Colorectal and Anorectal Surgery

结直肠肛门外科学

主编　魏　东　闫宏宪

中国科学技术出版社
·北　京·

图书在版编目（CIP）数据

结直肠肛门外科学 / 魏东，闫宏宪主编 . -- 北京 : 中国科学技术出版社，2025. 7. -- ISBN 978-7-5236-1175-3

Ⅰ. R656.9；R657.1

中国国家版本馆 CIP 数据核字第 202465RT74 号

策划编辑 延 锦 焦健姿
责任编辑 延 锦
装帧设计 佳木水轩
责任印制 徐 飞

出　　版 中国科学技术出版社
发　　行 中国科学技术出版社有限公司
地　　址 北京市海淀区中关村南大街 16 号
邮　　编 100081
发行电话 010-62173865
传　　真 010-62179148
网　　址 http://www.cspbooks.com.cn

开　　本 889mm × 1194mm 1/16
字　　数 1263 千字
印　　张 43.75
版　　次 2025 年 7 月第 1 版
印　　次 2025 年 7 月第 1 次印刷
印　　刷 北京博海升彩色印刷有限公司
书　　号 ISBN 978-7-5236-1175-3/R · 3393
定　　价 398.00 元

编者名单

主　编　魏　东　郑州大学附属洛阳中心医院
　　　　闫宏宪　郑州大学附属洛阳中心医院
副主编　曹永丽　联勤保障部队第九八九医院
　　　　王思远　联勤保障部队第九八九医院
　　　　黄忠诚　湖南省人民医院
　　　　王云帅　郑州大学附属洛阳中心医院
编　者　（以姓氏笔画为序）
　　　　马江帆　郑州大学附属洛阳中心医院
　　　　王　瑞　郑州大学附属洛阳中心医院
　　　　王　毅　海军军医大学附属长征医院
　　　　王文航　河南省驻马店市中心医院
　　　　王伟军　海军军医大学附属长征医院
　　　　王佳佳　联勤保障部队第九八九医院
　　　　王绍臣　杭州师范大学附属医院
　　　　王秋实　陆军军医大学附属大坪医院病理科
　　　　王皇建　郑州大学附属洛阳中心医院
　　　　牛晓华　郑州大学附属洛阳中心医院
　　　　石守森　郑州大学附属洛阳中心医院
　　　　吕兵兵　郑州大学附属洛阳中心医院
　　　　朱杏莉　联勤保障部队第九八九医院
　　　　刘志伟　联勤保障部队第九八九医院
　　　　许沙沙　联勤保障部队第九八九医院
　　　　李　凡　陆军军医大学附属大坪医院
　　　　李玉玮　天津市人民医院
　　　　李春穴　陆军军医大学附属大坪医院
　　　　杨关根　杭州市第三医院
　　　　杨维维　联勤保障部队第九八九医院
　　　　张　卫　海军军医大学附属长海医院
　　　　张小桥　山东省立医院
　　　　张文渊　郑州大学附属洛阳中心医院
　　　　张远耀　联勤保障部队第九八九医院
　　　　张绍杰　郑州大学附属洛阳中心医院
　　　　张家平　陆军军医大学附属大坪医院
　　　　陈文斌　浙江大学附属第一医院
　　　　邵万金　深圳市中医肛肠医院
　　　　金榕兵　陆军军医大学附属大坪医院核医学科

周海洋　海军军医大学附属长征医院
郑建勇　空军军医大学附属西京医院
赵青川　空军军医大学附属西京医院
胡　杰　郑州大学附属洛阳中心医院
胡志前　上海同济大学附属同济医院
姜　军　联勤保障部队东部战区总医院
高文超　海军军医大学附属长征医院
黄　珂　郑州大学附属洛阳中心医院
梅志彪　郑州大学附属洛阳中心医院
曹　波　贵州中医药大学附属中医院
曹　磊　联勤保障部队东部战区总医院
龚水根　陆军军医大学附属大坪医院
童卫东　陆军军医大学附属大坪医院
魏　巍　河南省新乡市中心医院

内容提要

编者在广泛参考国内外新进展的基础上，结合自身的研究成果与实践经验，对结肠、直肠及肛门疾病的基础研究、临床诊断、手术方法、围术期处理、并发症的预防和处理进行了系统阐述。书中所介绍的手术方法，通过大量珍贵图片加以展示，具有较强的可操作性和实用性，已在大量临床外科实践中得到了充分验证，是编者长期从事临床手术实践的精华所在。书末附录摘选了国内外该领域相关指南及专家共识，可为读者日常开展临床及科研工作时提供规范指导。本书图文并茂，内容丰富，指导性强，适合结直肠外科、消化内科、肿瘤科、辅助诊断科医师阅读参考。

主编简介

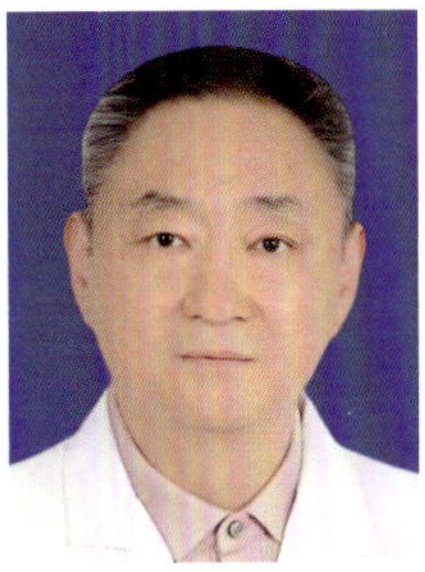

魏　东

医学博士，主任医师，教授。郑州大学附属洛阳中心医院胃结直肠肛门外科主任，享受国务院政府特殊津贴，郑州大学和新乡医学院硕士研究生导师。第三届、第四届中国医师协会肛肠医师分会副会长兼总干事，中国医师协会肛肠医师分会直肠肛门脱垂性疾病学组组长，中国医疗保健国际交流促进会结直肠病学分会副会长，中国初级卫生保健基金会结直肠癌专业委员会副主任委员，中国抗癌协会消化道息肉及癌前病变专业委员会常务委员，亚太结直肠联合会亚洲结直肠盆底疾病联盟第三届理事会副主席。《中华胃肠外科杂志》《解放军医学杂志》《中华结直肠疾病电子杂志》《世界华人消化杂志》编委。获军队医疗成果一等奖 1 项、河南省科技进步一等奖 1 项、军队科技进步二等奖 7 项、河南省科技进步二等奖 5 项。荣获首届“中国医师奖”；获国家发明奖 5 项、实用发明奖 13 项；发表学术论文 110 余篇，其中 SCI 论文 12 篇，撰写专著 7 部。

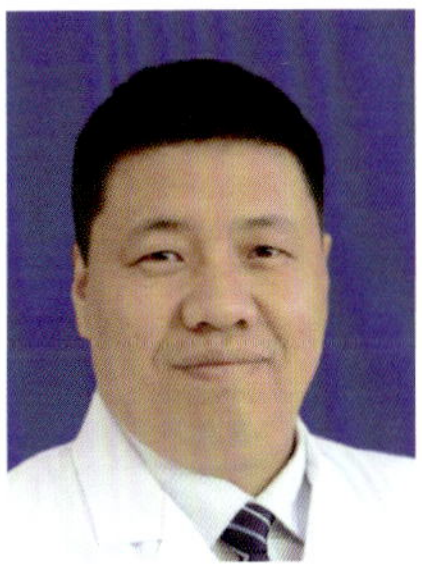

闫宏宪

医学博士，主任医师，硕士研究生导师，郑州大学附属洛阳中心医院党委副书记、院长。中国研究型医院学会移动医疗专业委员会常务委员，中国医院协会地市级医院分会委员，中国胰腺病学会全国委员，中华预防医学会肝胆胰疾病预防与控制专业委员会委员，河南省医院协会肝胆胰肿瘤精准治疗和创新管理分会副主任委员，河南省医学会外科学分会委员，河南省医学会器官移植学分会委员，河南省医学会普通外科学分会委员，第八批洛阳市肝胆胰外科学术技术带头人。曾任中国第 23 批援赞比亚医疗队党支部书记、队长，带领援赞医疗队在非洲工作 412 天，荣获全国援外医疗先进个人。师从董家鸿等国内众多知名肝胆外科专家，曾跟随国际著名肝胆胰专家高崎健学习，在河南省人民医院肝胆胰外科从事临床工作 14 年，并多次赴国外交流研修。率先在河南省内推广精准肝胆胰外科治疗理念，并推广标准化肝门部胆管癌、胆囊癌的诊疗规范，受到业界好评。作为负责人承担河南省呼吸疾病个体化 3D 打印先进材料与应用工程研究中心、河南省呼吸疾病生物医用材料工程研究中心平台建设，近几年发表论文 20 余篇，主持多项省、市科技攻关项目，获科研成果 2 项，获得河南省医学技术一等奖 1 项，发明专利 1 项，论著 1 项。

前 言

近年来，随着现代诊疗技术的应用，结直肠疾病领域在基础研究和临床治疗方面取得了显著进展。在基础研究方面，新的影像技术推动了肛管直肠解剖的深入研究，逐步阐明了正常排便和控便的生理机制；在低位直肠癌保肛手术方面，关于直肠癌向下方和侧方淋巴结转移规律的认识不断深化，低位直肠癌全系膜切除概念的推广为低位保肛手术奠定了基础。此外，“NOSES”手术和观察等待策略的出现，为结直肠癌患者提供了更多治疗选择。肿瘤早期诊断、免疫治疗、靶向治疗及放化疗的基础研究也取得了长足进展，进一步揭示了结直肠肿瘤的发生、发展和转移规律；与此同时，腹腔镜外科技术的快速发展，使得腹腔镜在结直肠外科的广泛应用成为可能，推动了结直肠恶性肿瘤手术的突破性进展。

在这些基础研究的指导下，结直肠外科的诊断和治疗取得了显著进展，如围术期处理，控制损伤外科理念的提出，手术技巧的改进，术后并发症的管理、预后评估，结直肠肿瘤的综合治疗，低位直肠癌保肛手术和会阴部人工肛门重建手术等方面都取得了重要成就。此外，盆腔整体理论的提出、各类便秘的诊断标准和新的手术方法的应用等方面也取得了可喜进展。这些成果急需总结、交流和普及，这也是我们编写本书的主要目的。

本书由郑州大学附属洛阳中心医院、中国人民解放军全军肛肠外科研究所、中国人民解放军普通外科研究所、中国人民解放军便秘诊治中心、中国人民解放军肛门疾病诊治中心的专家团队主编，经过广大医学同仁的共同努力完成。本书系统地介绍了结肠、直肠和肛门疾病的基础研究、临床诊断、手术方法、围术期处理及并发症的预防与治疗。书中图文并茂，包含大量珍贵的临床照片，其中大多来自编者的科研成果，充分展示了诸位编者在临床实践中的经验与智慧。这些经验和理论已在大量的临床手术中得到验证。外科手术是一门操作艺术，凝聚了手术医师的知识、判断力和技能，旨在为患者提供最优的治疗。完美的操作技术是手术成功的关键。本书所介绍的手术方法具有较强的可操作性和实用性，还特别介绍了编者根据临床经验对各类术式的评价、总结经验教训，并结合国内外最新的研究动态，为结直肠外科中青年医师的临床工作提供启发。此外，我们将最新的国内外专家共识和指南与编者多年的临床经验相结合，旨在为广大临床医生，特别是结直肠外科的中青年医师，提供一本权威且实用的参考书。

尽管我们在编写过程中尽力完善，但书中仍可能存在不足或错误，我们诚恳地希望读者提出宝贵意见和建议。

在本书付梓之际，衷心感谢所有为本书编写做出贡献的专家和同仁，正是有了他们的知识支持、技术协作和通力合作，才使得本书得以顺利出版。再次表示诚挚的谢意。

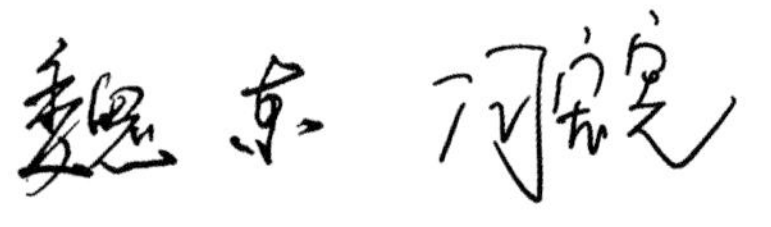

目　录

总　论

各　论

附　录

总 论

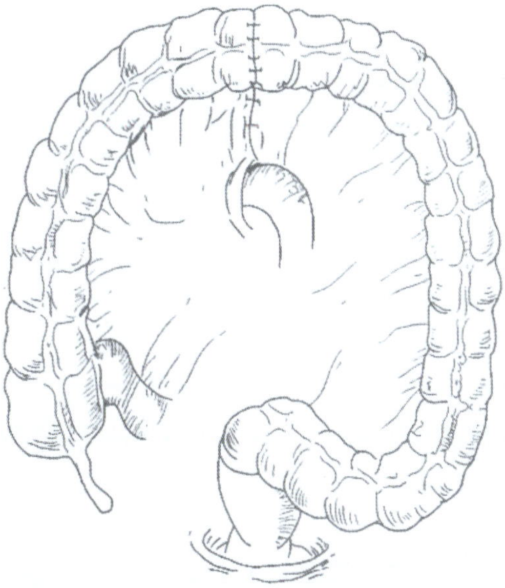

第1章　结直肠病学发展史

一、中医学对结直肠疾病的认识

医学是人类在漫长岁月里与疾病的不断斗争形成的，外科也不例外。从史前人类和猿类遗骸中已发现骨折愈合情况，南美秘鲁原始社会早有钻颅治病的证据。我国外科学历史悠久，殷代《卜辞》中已有13种外伤疾患的早期医学记载。伏羲氏时代，我国已有称为九针的简单外科和针灸器械。至公元100余年汉代医学家华佗使用麻沸散作为麻醉剂施行死骨刮除术和剖腹术等外科手术。出土于长沙的马王堆三号汉墓帛书《足臂十一脉灸经》《阴阳十一脉灸经甲本》《五十二病方》等，据考证其抄写不晚于秦汉之际，而其内容的产生年代应早于《黄帝内经》，系春秋战国时期所写，反映了我国春秋时期以前的医学成就，是我国已发现的最古老的医书。在这些珍贵的古文献中，尤其是《五十二病方》中有大量有关肠道病症的诊治记载。《黄帝内经》对肠道解剖、生理、病理及许多疾病有详细论述，如《灵枢·肠胃》记述了回肠广肠（结肠、直肠）的长度、大小、走行。《素闻·灵兰秘典论篇》说："大肠者，传道之官，变化出焉"；《灵枢·水胀》中最早提出了肠道息肉病名："寒气客于肠外与卫气相搏，气不得荣，因有所结，癖而内著，恶气乃起，息肉乃生"，《灵枢·刺节真邪》中所说："寒与热相搏，久留而内著……有所结，气归之，不得反，津液久留，合而为肠溜，久者数岁乃成，以手按之柔，已有所结。气归之，津液留之，邪气中之，凝结日以易甚，连以聚居，为昔瘤，以手按之坚。"在这里最早描述了肠道肿瘤的相关症状和发病过程。在《内经·灵枢》中的《四时气篇》和《胀渝篇》中描述了肠梗阻的相关病症及治疗。

二、结直肠外科的发展历程

肠管接合的最初尝试是将各种物体置于被切断的肠腔内，并将两断端附着，不进行额外的缝合。曾经用的物体有：芦苇秆管、鹅气管、甜油涂抹的纸板、鱼胶圆筒、一个蜡环和一个银戒指等。Balfour建议用管状结构，最有名气的是"Murphy"钮，这也许是吻合器具的雏形。结直肠外科发展的历史进程是比较短的，13世纪意大利学者利用动物气管为支架做肠吻合手术。1747年法国军队外科医生Duverger摘除几寸坏死小肠和肠系膜，用动物气管做支架，数针缝线吻合切断的肠管，术后21天支架由肛门排出，患者康复良好。在解决了连接肠管通道的吻合方法以后，这方面的手术得到迅速发展。英国的Astley Paston Cooper 1804年在动物实验中用线胶吻合犬的肠段成功。他提到在犬的肠吻合时，内外两层各缝4针，10天后处死动物发现肠管吻合愈合良好，线结已脱落到肠腔内。法国外科医师A. Lembert的Lembert缝法是学习Copper和Travers缝合法，在犬身上尝试后创造出来的。他间断缝合，缝针穿过肠壁全层，每针间距6～8mm，所以是一种全层缝法，从发现了肠管浆膜面严密对接能良好地愈合以来，经过数十年的多次实践找到了可靠的吻合方法。从Lembert的浆肌层内翻缝合到Connell（1982年）的全层内翻缝合和Cushing HC（1899年）创用的直角连续缝合及其他吻合方法，使结肠手术达到了完美的程度。

英国Halsted（1887年）研究的动物实验性肠吻合非常细致而且符合组织愈合规律。他指出缝线穿过肠壁全层吻合组织发生扭曲，缝结脱落到肠腔，若将缝针穿到微血管丰富的黏膜下层，组织愈合良好，缝线停留原位不会脱落。1843年美国Samuel D. Gross早在Halsted之前已经提出黏膜下层是肠壁最具张力的一层组织，肠吻合是很牢固的。美国芝加哥著名外科医生John B. Murphy 1892年创制了一种金属圈状快速吻合钮，由近远端两部分组成，连接后成荷包连续吻合。19世纪90年代，结肠外科受到广泛重视，这期间许多医生创造了各式各样的手术方法，试图找到更为安全的肠切除和肠吻合方法。Rebard在1833年做的第1例乙状结肠部分切除术，患者只存活了 1 年。10 年后 Thirsch 为急性肠梗阻患者做了第 2 例乙状结肠部分切除术。到 1880 年共有 10 例同类手术报道，但其中失败者竟达 7 例之多。在以后的 10 年中又有 48 例报道。手术死亡率降至 45%。Gussenbauer 于 1878 年报道了他做的第 1 例升结肠切除术。第 2 年他和 Martin 分别报道了各自的病例，手术方法类似；他们在切除乙状结肠肿瘤的同时，切除相连的肠系膜，留下一个永久的双腔造口。1884 年 Heineke 采用分阶段结肠切除术，他先把肠襻提出切口外，切除肿瘤后将肠管断端缝于皮肤上，经过一段时间后再吻合断开的肠管。Weir 在美国成功地完成第 1 例结肠切除手术，他所做的 35 例手术中有 8 例完全恢复健康。

三、肠外置与结肠造口

肠外置、肠造口术是结直肠外科最基础的重要术式，是认识和研究结直肠疾病的重要途径和手段，也是结直肠手术的起点，肠外置、肠造口手术在结直肠外科的发展进程中确实起着重要的作用。早在 1719 年 Fontanill 报道了他的老师 Littre 关于结肠造口的设想。他介绍说："Littre 先生的想象并设计了一个新的手术方法……，在腹部做切口，断开肠壁，将上段肠壁提出至腹壁表面，不再闭合，它将完成肛门的功能。" 据 Fontanill 说，Littre 是在对一个死婴的解剖时看到被断开的肠管上段充满胎粪而下段肠管却完全空虚的情形受到启发的，但是这一手术设想未能付诸实践。直到 1776 年，另一名法国医生 Pilore 做了第 1 次盲肠造口的尝试，患者于手术后 28 天死亡。死亡的原因是患者术前曾服用大量水银企图打通肠梗阻，这些水银坠积于小肠，引起肠壁糜烂、穿孔，导致腹膜炎。做过类似手术的还有 Dubois、Desant 等，但均未获得成功。真正成功完成结肠造口手术的是法国海军外科医师 Duret。他是遵照古训"尽管医生提供的是一个靠不住的治疗，也总比听任患者肯定会不治而死要好得多"行事的。

1793 年 Duret 给一个生后 3 天的先天性肛门闭锁的婴儿做了乙状结肠造口手术。为了防止肠管回缩，他用两条涂蜡的麻线穿过结肠系膜，将肠管固定于外，并立即在翻出的乙状结肠肠管一侧纵行切开，大量气体和胎粪随之排出。患者术后一直活到 45 岁，后因其他原因死亡。这一份完整的手术记录载于 Dinnick 的文章中并流传后世，使 Duret 的创举载入史册。19 世纪结肠造口手术得到推广，伯明翰医生 Freer 于 1815 年在英国做了第 1 例结肠造口手术。在美国首先开展这一手术的是 PhysickPS（1768—1837 年），他于 1826 年发表了《人工肛门手术》一文，在美国享有盛誉，被后人尊崇为美国外科之父。

从 18 世纪到 19 世纪人们对结肠造口的手术适应证、切口位置、肠襻处理及术后照料等不断地进行探索、研究、改进和创新。法国 Amussat（1796—1856 年）仔细回顾 1776—1839 年 63 年间所做的 29 例手术，得出的结论是结肠造口死亡率高的原因是经腹腔入路引起的腹膜炎。他建议在下列情况下应从腹部右侧手术：①在左侧的肿瘤有可能非常接近手术区时；②梗阻部位远离肛门者；③梗阻部位不能确定时。Amussat 对结肠造口术的评价是："事实上，人工肛门是非常虚弱的，但并不是毫无道理的"。他的学生 Erricson 于 1841 年著文提出结肠造口指征是：①肛门闭锁；②用其他方法不能解决的粪积；③大肠梗阻；④剧烈疼痛的直肠癌。在 19 世纪出现了很多改良方法，切口有脊柱旁腰部切口、十字形切口、腹直肌旁切口和腹白线正中切口等。后来 Amngham 提倡腹腔入路，切口与腹股沟韧带平行，并把腹膜缝于腹壁皮肤上，他特别强调外置肠管的固定。1888 年 Maidl 报道了他的固定方法，并介绍说，在肠系膜的无血管区穿通一口，插入细胶管或碘伏纱条并把肠襻附近的肠系膜缝于腹壁以防回缩。他强调指出，必须在外置的乙状结肠于腹壁紧密联结之后再打开肠壁。同一时期提出的其他固定方法有先切断肠管，近端固定于腹壁，远端肠段关闭后留置腹内（Schnilzinger）；提起外置肠襻，在其下缝合切口，缝线在肠系膜穿过（Kelsy）。Littlewood 第一个提出在乙状结肠肠襻和腹壁层之间缝合关闭结肠旁间隙，以预防小肠疝和嵌顿。

1892 年 Mikulicz 发表了他前后所做的 16 例结肠外置手术，其中只有 1 例失败。他的手术方法是把带有肿瘤的肠管置于腹部切口之外，敞开近端肠管减压，以后择期切除外置的肠襻和肿瘤，然后另找机会把两个肠断端吻合起来并送回腹内。虽然早在

2 年以前哥本哈根的 Bloch 就曾报道过这种手术，但是人们还是把肠外置手术与 Mikulicz 的名字紧紧地联系在一起。到 19 世纪后期，打开肠管，将肠黏膜与皮肤直接缝合已经是外科医生普遍采用的方法。造口佩戴粪袋是 1794 年 Daguescean 发明的，粪袋用特制革袋制成。因此，早期的结肠造口的出现和这一课题的深入研究，对结直肠外科的发展起着很大的推动作用；在没有麻醉和不知无菌技术的条件下，结肠造口是解决大肠梗阻的唯一有效方法；通过结肠造口的实践所提供的大量宝贵经验，为结直肠外科的发展打下了坚实的基础。到 19 世纪后期，已经注意到造口周围皮肤的护理工作和患者的精神治疗，为后来组织造口者协会和办学训练造口管理等措施奠定了基础。

四、直肠癌手术的沿革

进入 21 世纪，随着抗生素的出现，结直肠切除和一期吻合才被普遍使用。实际上，在许多地方，直到 20 世纪 50 年代才开展了没有结肠造口术的乙状结肠切除的尝试。Dixon 是无须结肠造口而行一期缝合的先驱者之一，已有为数众多的文章涉及如何避免肠切除时的粪便污染，如使用无齿镊、有橡胶包头的钳子关闭连接处等，并避免翻转过多的组织，如实行 Gember 缝合等。Getzen 等主张使用外翻，声称这是比内翻更安全的连接方式，这使问题更复杂。虽然有一些研究支持，但也有一些发现反对这一观点。早在 1714 年，意大利莫尔加尼有经肛门挖除直肠癌的设想，1839 年 Paget 大胆尝试而失败。1826 年法国 Lisfranc（1790—1847 年）切除直肠癌而未发表其方法。1830 年他的学生 Pinanlt 报道师生共做 30 例，方法是经肛门强行挖除低位直肠癌。当时尚未进入麻醉和无菌技术时代，病死率很高，还遗留肛门失禁和严重感染等问题。最终结果是可想而知的，但是这是最早的直肠癌手术方法。

1826 年 Lisfranc 报道了他做过的 9 例手术。手术在会阴部进行，在腹膜反折以下将肿瘤切除。他解释说，此方法只适用于那些经肛门指诊就能触到肿瘤的病例。据后来考证，Lusfranc 的这种手术虽然称为直肠切除术，但实际上只不过是附带少许下段直肠的肛门切除而已。这种非根治性手术效果很差，患者大多数在 2 年内死于癌复发或转移。在后来的一段时间里，后部入路的手术报道很多。1839 年法国 Aumssat 建议先做腰部降结肠造口术，再从骶尾部进入，摘除尾骨和挖除直肠癌，或许能避免 Lisfranc 手术的不良后果，但无人敢尝试。1873 年 Verneuil 根据以上设想改进手术，结果仍差，手术死亡率高，存活者的癌肿很快复发。瑞士 Theodor Kocher 1876 年做了改进，先做荷包封闭肛口，取得某种程度的无菌条件，手术死亡率降低到 20%。他宣称缝闭肛管改进虽小，却避免粪便污染手术野，减少了误入腹腔导致腹膜炎的风险。1883 年 Vincenz Czerny 按此法做了 26 例手术，手术死亡 1 例。1885 年 Kraske 发现如将骶骨下部切除扩大手术野，直肠显露范围随之增加，局部病灶切除可能性提高，上、下端距离还可以拉拢吻合，肛门得以保存，否则，上端拖出骶部成为无控制的骶尾肛门。Kraske 在第 14 届德国外科学会上宣读的论文是经典著作，他提出在骶部做正中切口，长度从骶尾关节直到肛门附近。从尾骨左侧向上分离到第 5 骶孔附近，切除尾骨，用骨凿凿去第 3 骶孔以下的骶骨。从直肠后壁向前分离到直肠前方，横断切除癌变的肠管，上下各距肿瘤 1～3cm，拉下肠管与肛门周围组织，包括外括约肌和皮肤相吻合。Kraske 手术在欧洲大陆和北美国家风行 25 年之久。虽然骶骨部分切除显露直肠较好，但是病灶切除后，上、下端能吻合的机会极少，多半只好将上端引出，从而带来骶部感染，手术死亡率达 90%，复发率也很高。为改善这种非常痛苦的结局，不少外科学家相继进行了探索。

波兰的 Ludwik Rydygier 甚至不惜切除更多骶骨来完成直肠癌的切除。1803 年，Marcy 对 1 例梗阻性直肠癌患者，先做肠造口术，2 周后切除骶骨和尾骨，摘除直肠癌后用 Murphy 钮完成肠吻合。法国 Amussat 1829 年经腹股沟做腹膜外乙状结肠造口术，因为早期外科医生很担心腹腔入路。英国伦敦圣马克医院的 Lockhart Mummery 1914 年先做了腹股沟造口，利用进入腹腔的机会，探查有无远处肝转移，以及病灶局部是否固定或周围浸润，这一步骤对提高手术效果有决定性作用。二次手术可切除直肠病灶高达 9～10cm，在无输血的条件下，这种手术简便而安全，他用这种方法治疗直肠癌直到 1926 年。从后部切开括约肌后切除直肠肿瘤的手术是以 Bevan 命名的。早在 1878 年 Harrison Cripp. S 首先报道了这一手术入路，但他做过的 36 例手术对切开的括约肌未加修复缝合。而 Bevan 是在后正中线切开，切除尾骨，切开全部括约肌，切除肿瘤后再依层缝合括约肌。通过阴道为女性患者切除直肠癌是 1889 年 Norton 最先报道的。1890 年 Mac Athur 把切除肿瘤后的近端肠管吻合在阴道后壁的一个相应的切口上，令人惊奇的是术后患者竟然能控制排便。

通过会阴和腹部联合切除直肠肿物的手术现在称为经腹会阴联合切除术，它的发展是饶有兴趣的。1884 年 Vincenz Czerny 在他进行一次会阴入路的手术时，发现肿瘤向高位发展，无法继续手术，被迫切开腹腔，在盆腔继续完成切除手术。这是第 1 例经腹会阴联合切除术。真正有计划地进行经腹会阴联合切除术是 1896 年 Gordano 报道的。现代的这一手术之所以和 Miles 的名字联系在一起，是因为他对手术方法和切除范围做了深入研究，并对手术结果进行了分析，最终使他的手术方法称为标准手术。根据文献回顾，在 Miles 发表他的经典性文章之前数年，美国的 Mayo C. 就已经著文提到与 Miles 类似的意见。这篇文章发表在 *Surg Gyn Obst* 上，从肛门脱出肠管的方法最早是新西兰医生 Maunsell 提出来的，1892 年他报道了乙状结肠和肛门外翻出肠段的吻合法。他先做剖腹探查，游离乙状结肠和直肠，然后扩张肛门，经扩大的肛门把乙状结肠和肿瘤一并拖出，切除肿瘤后两端加以吻合。1901 年 Weir R. 改良了上述方法，他是在肛门缘以上 6～7cm 处切断已经游离的直肠，然后翻出直肠，将带肿瘤的肠段经肛门和直肠残端内拉出。切去肿瘤，将断端和翻出的直肠在肛门外吻合，最后推回盆腔。1903 年 Ball C. 创用的方法与上述方法类似，但须先剥除直肠残端黏膜，拖出的乙状结肠断端缝合固定在肛门的皮肤上，直肠残端像套袖一样包绕在拖下的乙状结肠末端。不过后人把剥除肛管直肠黏膜这一术式的创新归功于 Sebarecht。这一方法后来演变成 Bacon H. 手术。前切除是 1897 年 Cripps H. 有计划地完成的。虽然早在 1883 年 Rebard 就曾在乙状结肠切除后做端端吻合术，但很难说是这就是真正的前切除。Balfour D. 是美国第一个报道前切除手术的人，不过 Balfour D. 说早在几年前他的同事 Mayo W. 就已经做过这种手术并获得成功。同一医院的另一位医生 Dixon C. 后来把这一手术扩展为低位前切除。19 世纪末，曾有各种各样的建议提出，对避免直肠癌的大面积切除是可取的。Byrne 于 1889 年率先报道了用电凝法治疗直肠癌。而 Koli Sher 又从理论上加以论述并建议推广应用，1910 年他推荐用电凝切除不能手术的肿瘤。他指出，电凝将导致某种物质的产生，并在释放于血液循环系统后，使患者获得抵抗本病的能力。现在，由于免疫学的进步，这方面的问题正成为结直肠外科医生感兴趣的课题。

伦敦圣马克医院的 W. E. Miles（1869—1947 年）对直肠癌经腹会阴联合切除术做出了里程碑的贡献。他开始也比较保守，按法国 Lisfrance 法从会阴部进入切除直肠癌，50 例中有 5～6 例短期内复发。经过对直肠解剖和淋巴引流认真而精细的研究，1908 年在《柳叶刀》发表了至今著名的论点：①腹部造口术是必要的；②造口术以下盆腔内结肠、直肠上行扩散转移区域之内必须全部切除；③动脉分叉处所有淋巴结必须清扫彻底；④会阴部切除侧方淋巴结。由于他的手术幅度较大，早期手术死亡率为 40%，当时都视为畏途，难为学者们接受。后经不断改进操作步骤，手术死亡率逐渐降低。随着时间的推移，他手术后复发率低于一般手术者，长期存活率也高于其他类型的手术方法。由于 Miles 有关直肠癌淋巴引流论述的启发，带动其他学者相继从这一角度来改进各自不同的直肠癌手术，加之后来外科其他方面的进步，开创了直肠癌各种手术齐头并进日臻完善的局面。英国伦敦 Lloyd Davies1938 年提出腹部和会阴手术由两组外科医师同时进行是一个改进。2030 例 5 年存活率为 54.4%，手术死亡率为 5.6%（113 例）。

直肠前切除（anteriorrecection）即经腹腔切除高位直肠癌。冠以“前”字是与其他直肠癌手术加以区别相对而言。Dixon 是这种手术的提倡者。英国苏格兰里兰大学 Goligher1915 年主张距肛管直肠 3.5cm 正常组织以上的直肠癌可考虑进行直肠切除，手术后 5 年存活率与经腹会阴联合切除相仿（Dixon，1984；Mayo 等，1958；Deddish 和 Steamns，1961；Morgan，1965）。奥地利的 Hochenegg（1859—1940）1888 年提出直肠癌肛管拖出手术，在欧洲大陆曾风靡一时，英国和北美国家则一直倾向 Miles 手术。1939 年后美国 W. W. Babcock 重新应用于临床，为费城 Bacon（1945 年）所支持，随后梅奥医院 Black（1948 年）相继采用。近年英国 Parks（1966 年）施行直肠癌切除后做乙状结肠肛管齿状线吻合，受到不愿接受肠造口患者的欢迎。法国 Dallaines 等（1943 年）提倡经左侧腹部切口保留肛管括约肌的直肠癌切除术，引起北美国家学者注意和兴趣，由纽约市

Localio 等引进，也取得一定的治疗效果。

1982 年由 Heald 等提出的全直肠系膜切除术（total mesorectal excision，TME）也称直肠周围系膜全切除术（complete circumferential mesorectal excision，CCME）术后局部复发仅为 3.6%，1995 年 Mccall 等对 1982—1992 年 10 465 例单线手术治疗患者的资料进行回顾性分析，发现直肠癌的平均复发率为 18.5%，而 1033 例行 TME 的直肠癌手术患者局部复发率平均为 7.1%，同时还使 5 年生存率达 68%，10 年生存率达 66%；1997 年 Heald 比较距肛缘 5cm 内的低位直肠癌行 Miles 手术和 TME 手术时发现 TME 手术可以使保肛率升至 77%，Enker 报道 TME 手术后性功能损害只有约 15%，很少有排尿功能损伤。TME 手术经 20 年的临床应用，已被证实在针对中低位直肠癌的治疗中可以有效降低局部复发率至 3%～7%，提高长期生存率，TME 在国际上已成为中地位直肠癌手术的“金标准”。

随着管状吻合器（线性吻合器、环形吻合器、双吻合器技术等）的临床应用，手术操作更为方便。吻合器早在 1908 年就由 Hultl 和 Fischer 发明，然而，真正同时期是当时的俄国人生产的。和其他人一样，他们完成肠吻合有时外翻有时内翻，最终发明了 SPTU 枪；它可通过置于肠腔内的圆形排列的钉实现端端内翻连接。美国外科公司是 21 世纪的最初发明者，其他公司进行了进一步的改良，他们进行了大量的成功应用报道。双吻合器技术由 Knight 和 Griffen 首创用于低位直肠癌的低位前切除术，从而提高了保肛手术的成功率。也使原来无法完成的直肠癌低位前切除术得以顺利完成，增加了保肛的可能性。Dean Griffen 运用双吻合器吻合技术对 80 例患者进行一次性吻合，其中中位、低位直肠癌患者为 56 例；对 11 例患者行第二期 Hartmann 手术的吻合。在这 91 例患者中，21 例吻合口在齿状线或齿状线附近。本组病例中出现吻合口瘘 3 例，占 3.3%，术后腹腔积血 1 例，占 1.1%，吻合口裂开 3 例，占 3.3%，无手术死亡；在随访到的 43 例直肠癌患者中，4 例局部复发。结果表明双吻合器吻合技术是齿状线及齿状线附近直肠重建较为安全的方法，它避免了远端直肠的荷包缝合，不用切开肠管，减少了污染的机会，避免了周围组织的聚集，能更精确地施行手术。Kusunoki 等发现所有行吻合器吻合术的患者都保留了正常的排便功能，即使直肠只剩下 1cm，吻合口也能恢复良好，功能效果也令人满意。

生物碎片吻合环（bifragmentable anastomotic ring，BAR）是一种新的无缝线吻合技术，它由多聚糖酸和 12.5% 的硫酸钡合成。BAR 技术在直肠癌患者行直肠前切除术中已有一定的应用，而在结肠手术中应用较多。Bezzi 等比较了分别采用 BAR、吻合器和手工缝合技术对狗结肠、直肠吻合的吻合口进行爆破压力试验，结果显示：术后第 3 天，采用 BAR 技术吻合口的爆破压力最强，术后第 7 天三种压力相当，而到第 28 天趋向于正常。说明生物碎片吻合环在结直肠外科中的应用具有广泛的前景。

五、原位人工肛门重建

从 Miles 术式根治直肠癌被医学界接受和推广起，就出现了新的术式研究，直肠癌根治术中原位人工肛门重建已成为结直肠外科中出现的新课题。自 1983 年以来，国内王志平、张庆荣、席中义、徐忠法等进行了大量的临床研究工作，对直肠癌根治术后会阴肛门成形做了深入研究，有应用臀大肌瓣、股薄肌条、肠肌片、肠套叠式、掌长肌、会阴深浅横机、海绵体肌等 10 余种，据报告近期效果较好，肛门功能优良率达 80%～93%。但由于该类手术将排便控制的贮存、感觉和括约肌机制全部破坏，用随意肌重建的括约肌也只能代替部分外括约肌和肛提肌的功能，睡眠时移植的随意肌松弛就可能出现大便失禁；因无齿状线致便意反射消失，排稀便时也常有感觉性失禁。而会阴部不能安置造口袋，若重建肛门功能不满意，则排便的管理较腹部造口更为困难。另外需要足够长度有充分血供的结肠牵拉到会阴部，结肠游离较常规的 Miles 术更广。臀大肌和股薄肌成形术还需要改变体位和另做切口。增加手术创伤的风险和手术时间及感染机会，对老年体弱者不宜采用。喻德洪等认为会阴部原位肛门尚不成熟，排便功能评价需要更为精准的客观指标和远期疗效报道，才具有科学性和说服力。但更科学、合理具有确切控便能力和排便感觉的原位人工肛门重建术已成为研究的焦点。作者经 20 年的临床研究对原位人工肛门的重建术和术后功能的恢复持肯定态度；在病情和患者需要情形下，是低位直肠癌、肛管癌根治术中可供选择的重要术式之一。

国内大肠癌发病率在恶性肿瘤中由过去的第四位已升至第三位，其中直肠癌占 70%；低位直肠癌和肛管癌的病例为数不少，约占 13% 以上。随着对直肠癌生物学行为的研究和肿瘤转移规律的了解，以及外科医师手术技巧的提高，尤其是双吻合器的普遍使用，使低位直肠癌的保肛手术顺利实施，避免了肛门被切除，保证了许多患者的生存质量。直肠系膜全切除术概念的深入和实施，肿瘤综合治疗的合理化、个性化、使患者生存期明显延长，完全根治直肠癌已成为可能。但是，患者的要求已不只是生存，还要求优质生活，非生理性的腹部造口排便已不被大多数患者所接受，要求肛门重回会阴部的呼声日渐高涨。但已侵袭浆膜外组织的中位、低位直肠癌和所有肛管癌须不可避免地切除肛门，此类患者和已行 Miles 手术对腹壁造口仍然不能适应的“健康患者”，他们渴望能恢复会阴部排便；这不仅是“上帝的呼声”也是一种“市场需求”。行内括约肌、人工肛门瓣和肛直角及新的直肠壶腹重建这种复合术式 - 会阴部人工肛门重建术，基本满足了肛门重建的合理性，虽支配神经及感受器无法重建，但外括约肌和内括约肌与残留的耻骨直肠肌固定，术后经 3～6 个月的功能锻炼，可恢复便意感及一定程度的控便功能，达到规律性的排便，恢复正常人的排泄生理，能完全恢复正常的生活和工作，在生理和心理上能够真正恢复健康。

直肠癌根治术中原位人工肛门重建手术，基于 Miles 手术操作前提，结合全直肠系膜切除术，科学设置会阴人工肛门，手术难度和危险性并不会增加，对患者不增加新的创伤，只要掌握好适应证，进行严格的手术操作，掌握正确的重建方法和进行有效的术后训练和指导，人工肛门功能是良好的。当然，排便机制是复杂的，原位人工肛门的功能具有自身的局限性，更不能与“原装肛门”相媲美，还需要我们进行不断研究、不断完善，造福患者。

六、结直肠外科的微创手术

手术刀是外科医生治疗疾病的标志性工具，它同时意味着创伤。长久以来，人类之所以苦苦追求外科手术的“微创化”，源于减少创伤对人体的伤害。强烈的创伤之后，患者虽然可以暂时生存但会出现严重的并发症，甚至会危及生命，成为限制重大手术实施的“瓶颈”。创伤对生命是一种恶性刺激，直接影响个体的生存。所以，长期以来外科医生借助手术刀，不断地为人类患有疾病的生命“制造”创伤，尔后“愈合”创伤。在去除病灶，保持疗效的前提下如何使患者的创伤更小一些，恢复更快一些，自然成为外科医生永远的追求。例如，美国约翰斯霍普金斯医院的外科医生 William S.Halsted，曾以手术时爱护组织、减少创伤、操作细致而备受尊敬。而在中国历来则有开腹“破元气”之说，都说明人类对生命机体创伤的认识与重视。从浅显的、模糊的理论概念出发，创伤愈小，患者恢复的过程就愈短。人类首例真正的腹腔镜检查通常认为是 Jacobaeus 于 1912 年所进行的用腹腔镜治疗腹腔积液；而将腹腔镜应用于普外的第一种手术是阑尾切除术。1983 年妇科专家 Semm 首次描述了腹腔镜阑尾切除术，许多关于这项技术的早期报道主要是切除腹痛患者的正常阑尾。在外科医生追求手术“微创”化，以至将微创外科推之高超的标志性之举，是 1987 年 3 月法国 Phillipe Mouret 利用腹腔镜在人体行胆囊切除术的成功，开创了微创外科发展的新纪元。现在微创外科手术与传统手术的单纯小切口“微创”相比，具有更深远的含义和更新的境界。

现代微创外科随着光导纤维的发展及电子显像技术的进步，以及外科医生对手术各种仪器设备的要求，相应出现了二维、三维电子成像系统，使得术者操作时在电视屏幕上所看到的影像比实际清晰放大了数倍，并从平面观察发展到立体观察，操作者的视野能够看到深层结构，同时有利于术者与合作者的交流，大大减少了手术的盲目性，同时放大的影像也有利于术者及时发现病变而采取措施，为手术的成功提供了支持。由于微创外科所用的照明可深达手术野，术者的手不进入体内，大大减少了对患者脏器的损伤和对其功能的干扰，使术后恢复的时间缩短。微创外科要求在无血的手术环境下操作，在切除病灶组织的过程中，采用超声刀取代普通的手术刀。超声刀头的高频（55.5Hz）机械振动可产生 80℃的高温，促使组织蛋白分解凝固，并产生止血、切割、分离的效果。有效地减少术中的更换器械（省时）和配置器械（省钱）。由于超声刀具有上述优点，改变了手术操作中先凝固止血再分离或边止血边分离的状况，使得微创手术过程出血量大大减少。所以现代微创外科手术借助现代科学技术，一方面扩大了术者的深层立体手术视野；另一方面保持无血手术环境。手术对患者机体内部组织及脏器功能的保护是一个质的飞跃，微创的革命性意义远非单纯的表皮切口缩小，此“微创”非彼“微创”也。

腹腔镜结直肠手术则出现在20世纪90年代初，这种手术有全腹腔镜手术和腹腔镜辅助手术两种。腹腔镜手术有很多优点，包括创伤小，疼痛轻，肠功能恢复快，住院时间短，术后康复快，短期疗效与传统手术相仿，对免疫功能可能有保护作用等。其用作结肠良性病变的手术，目前并无太多争议；但用于治疗癌肿则分歧较大，其最大的分歧是戳卡部位（Trocar sites）或开窗部位（port sites）肿瘤细胞种植的可能性。引起戳卡部位种植的原因有：①操作时肿瘤细胞逸出；②二氧化碳气腹时肿瘤细胞播散；③腹膜的机械性断裂；④戳卡部位成为肿瘤细胞的“陷阱”；⑤移去标本时肿瘤细胞外逸。看来开窗部位复发的发生率差异很大，具有“学习曲线”的特点。Franklin等报道一组非随机，前瞻性多中心研究，在194例大肠癌进行腹腔镜或剖腹手术，平均随访22个月，切除淋巴结数、切缘长度，以及生存率和无瘤间歇期均相仿，剖腹术复发率7%，腹腔镜8%。Lacey等报道一组西班牙随机研究，结果显示腹腔镜手术和剖腹术在去除淋巴结数、切缘长度、病理分期等方面都相同，而腹腔镜手术并发症较少。

欧美在20世纪末即开始了一系列腹腔镜与开腹结直肠癌手术的大宗病例随机对照试验（randomized controlled brial，RCT）。1993年，西班牙的巴塞罗那试验率先开展了腹腔镜与开腹结肠癌手术的RCT研究，此后英国的CLASICC、欧洲的COLOR与美国的COST等RCT研究陆续开展，我国香港地区的Leung等也进行了针对腹腔镜与开腹直肠乙状结肠手术的RCT研究。2002年，巴塞罗那试验首先发表了关于腹腔镜结肠癌短期、远期疗效的RCT研究结果。此后，上述RCT试验先后完成并发表，研究内容涉及肿瘤根治、远期疗效、生命质量（quality of life，QOL）和成本–效益（cost-effectiveness）分析等各个方面，从循证医学的高度，为腹腔镜结直肠癌手术的广泛开展提供了切实可信的临床依据（表1–1）。

这些大宗病例的前瞻性临床随机对照研究已经证实了腹腔镜结直肠癌手术与传统手术相比，在短期疗效方面具有以下优点：①术后疼痛明显减轻；②伤口愈合时间缩短；③腹壁切口明显缩小；④术后胃肠道功能恢复较快；⑤恢复正常活动较快；⑥患者自身免疫的影响较小。早期一度受争议的关于腹腔镜技术是否能达到肿瘤根治，并且不增加肿瘤细胞种植转移可能的问题，就目前所能得到的国内外临床研究资料显示，腹腔镜结直肠癌手术同样可做到严格遵循根治原则，并有着理想的短期恢复和长期存活率。我们可以认为，腹腔镜行结肠癌手术已从循证医学Ⅰ级证据的高度，证实了其长期生存问题（表1–2）。而这些RCT研究在成本效益分析中也证实了腹腔镜手术总的治疗成本并不高于传统开腹手术。

目前，除了CLASICC研究已初步证实了腹腔镜与开腹直肠癌手术的远期疗效之外，尚有COLORⅡ期试验针对腹腔镜直肠癌手术与开腹手术的RCT研究。韩国就$T_3N_{0\sim2}$期的中位、低位直肠癌腹腔镜手术与开腹手术的多中心RCT研究显示腹腔镜在术后恢复和术后躯体功能、排便控制功能等生活质量方面显著优于开腹手术，肿瘤根治效果与开腹手术相当。关于远期疗效的结果则有待更多大宗病例的RCT研究加以证实。循证医学的依据已证实了微创手术的可行性，其肿瘤根治性和远期疗效的结果在结肠癌手术中的应用也已得到认可，而在中位、低位直肠癌手术方面则尚须更多的多中心随机对照研究来证实其远期疗效和生活质量。

从循证医学的角度来看，腹腔镜技术已初步确立了其在结直肠癌手术中的重要地位，并且正在逐渐的普及与推广。我们要在保证伦理、疗效的前提下，鼓励创新实践，最后需要有循证医学依据方能明确，最终会逐渐明朗。

总之，微创外科手术与脏器移植被喻为21世纪外科发展的两个方向。微创手术作为电子显示系统与高科技手术器械及传统外科手术相结合的前沿技术，目前已被发达国家广泛采用。中国自1991年开展第1例腹腔镜手术以来，已经走过了34年的发展历程，微创手术的应用领域越来越广泛，技术发展水平已经同世界发展同步。目前，微创外科手术几乎涉及传统外科手术的所有领域，甚至在切除恶性肿瘤（胃癌、肝癌、直肠癌、结肠癌）的治疗中成为首选手术方式。

作为外科医师应研究和了解结直肠外科的发展史，不忘为结直肠外科的发展做出重大贡献的先驱者。表1–3和表1–4列出为了直肠癌和结肠癌手术发展的重要变革而做出贡献的医学学者情况，可供参考。

表 1-1　腹腔镜与开腹胃肠肿瘤手术的循证医学 Ⅰ 级证据

作者	时间（年）	患者例数	随访时间	肿瘤部位	研究内容
CLASICC	2005	794	3 个月	结直肠	短期疗效、生活质量
COLOR	2005	1082	—	结肠	短期疗效
Janson	2004	210	12 周	结肠	成本 – 效益
Leung	2004	403	5 年	直乙结肠	短期、远期疗效
cOST	2004	872	4.4 年	结肠	短期、远期疗效
Lacy	2002	219	43 个月	结肠	短期、远期疗效
Weeks	2002	449	2 个月	结肠	生活质量
CLASICC	2007	794	3 个月	结直肠	远期疗效、生活质量
Braga	2007	168	54 个月	直肠	短期、远期疗效
Lacy	2008	219	95 个月	结肠	远期疗效
COLOR	2009	1248	—	结肠	远期疗效

表 1-2　腹腔镜与开腹结直肠癌手术远期疗效 RCT 研究的比较（Ⅰ 级证据）

作　者	肿瘤部位	患者例数	时间（年）	复发率（%）				存活率（%）	
				腹腔镜手术		开腹手术		腹腔镜手术	开腹手术
cOST	结肠	872	2004	17.5（76/435）		19.6（84/428）		79.1（91/435）	77.8（951428）
Lacy	结肠	219	2008	17.9（19/106）		28.4（291102）		66.0（70/106）	51.0（52/102）
CLASICC	结直肠	794	2007	局部	8.6	局部	7.9	68.4	66.7
				远处	15.2	远处	14.3		
				戳卡孔	2.5	截卡孔	0.6		
COLOR	结直肠	1248	2009	局部	4.7	局部	4.8	24.0	23.1
				远处	10.5	远处	10.1		
				戳卡孔	1.3	戳卡孔	0.4		

表 1-3 为直肠癌手术发展做出贡献者

贡献者	时 间	主要贡献
Morgagnil	1714 年	直肠癌手术摘除设想者
Lisfrance	1826 年	直肠癌切除第一次成功
Amyssat	1839 年	腹股沟肠造口、经骶骨直肠癌切除术
Dieffenbach	1848 年	经会阴直肠癌切除术
Vemeuil、Kmher	1873 年、1874 年	切除骶骨后直肠癌切除术
Cripps	1876 年	主持直肠癌切除术
Volkman	1878 年	提出经腹会阴直肠癌切除设想
Czemy	1883 年	经腹会阴直肠癌切除（患者死亡）
Kraske	1885 年	切除骶骨直肠癌创导者
Hmhenegg	1888 年	第一次直肠癌拖出手术
Maunsell	1892 年	腹 – 肛管直肠癌切除术
Quenu	1897 年	直肠癌切除保留肛管括约肌
Weir	1901 年	腹 – 肛管直肠癌切除术
Tuttne	1903 年	将 Quenu 手术引进北美国家
MayoC.H.	1904 年	经腹会阴直肠癌切除术
Moynihan	1908 年	提出大块摘除转移病灶
Miles	1908 年	经腹会阴直肠癌切除术
Lockhart-mummery	1914 年	造口术和直肠癌切除分期手术
JonesD.F.	1915 年	两期腹会阴手术
Hartmann	1923 年	缝闭末端直肠切除、造口术
Bbcock	1932 年	将 Quenu 手术方法改进
Gabriel	1934 年	经腹会阴直肠癌切除改良法
JonesT.E.	1935 年	Miles 手术引进北美国家
Lloyd-Davies	1939 年	Miles 手术两组手术者
Dixon	1939 年	直肠癌前切除
Bacon	1945 年	保留括约肌手术
Black	1948 年	经腹会阴直肠癌切除保留肛门括约肌
Waugh	1954 年	经腹会阴直肠癌切除保留肛门括约肌
Tumbull、Cuthertson	1961 年	经腹直肠拖出吻合
Parks	1966 年	直肠癌切除乙状结肠肛管齿状线吻合
Heald	1992 年	全直肠系膜切除术

表 1-4　为结肠癌手术发展做出贡献者

贡献者	时　间	主要贡献
Pillore	1776 年	结肠癌肠梗阻盲肠造口术
Reybard	1823 年	结肠切除和吻合术成功
Lembert	1826 年	肠管吻合法首创者
Schede	1879 年	肠外置切除倡议者
Martini	1879 年	Hartmann 手术概念的首行者
Bryant	1882 年	肠外置切除术
Mayell	1883 年	右半结肠分期切除术成功
Heinecke	1888 年	肠外置切除术
Bloch	1892 年	肠外置切除术
Murphy	1892 年	发明肠吻合钮
Paul	1895 年	肠外置切除导管引流术
Michlicz	1903 年	推行肠外置切换术
Friedrich	1904 年	现代右半结肠切除标准化
Jamieson、Dobson	1909 年	描述肠道淋巴结转移途径
Rankin	1930 年	阻断切除术（不做吻合）
Coller、Key、Mcintyse	1941 年	区域淋巴结转移研究
Grinnell、Hiatt 等	1952 年、1954 年	主动脉根部结扎肠系膜下动脉
Ault	1958 年	左半结肠广泛切除加淋巴结清扫术
Hohenberger	2009 年	完整结肠系膜切除术

第2章　结直肠胚胎学、生理学及应用解剖学

一、胚胎学

（一）结肠的发生

人类胚胎第4周末，由胃幽门至泄殖腔整个消化管为一个简单的直管，称原肠管。它可分为前肠、中肠和后肠三部分，结肠由后肠和部分中肠发育而成。

中肠增长速度很快，不久在腹腔内盘转而形成肠曲。最初原肠中段向腹侧弯曲形成U形肠襻，襻的顶部与卵黄囊相连，以卵黄囊蒂为分界点，可将肠襻分为头支和尾支两段；胃幽门与卵黄囊蒂之间的肠管为肠襻头支；卵黄囊蒂与泄殖腔之间的肠管为肠襻尾支。胚胎发育到第5周末，在肠襻尾支上发生一个囊突，称盲肠突，是盲肠和阑尾的始基，也是大小肠分界的标志点。随着肠襻继续增长并同时发生旋转和腔化两个过程。

1. 肠的旋转

胚胎第5～10周时，肠襻的头支和尾支以肠系膜上动脉为中轴发生了逆时针旋转运动（图2-1），导致肠襻头支从头侧转向右下，尾支从尾侧转向左上，从而建立了大、小肠在腹腔中的基本位置。这时肠管增长更迅速近而盘曲，以致腹腔暂时容纳不下，部分肠管突入脐带内而形成暂时的生理性脐疝。到胚胎第10周时，腹腔容积扩大，已能容纳全部肠管，突入脐带内的肠管又返回腹腔。其返回顺序，通常是头支在先，尾支在后，即空肠领先，回肠、盲肠、升结肠相继退回，同时呈逆时针方向旋转。十二指肠、空肠交界部转至肠系膜上动脉后方至中线左侧，盲肠、升结肠转至右上方，随后下降至右下腹固定。整个小肠部分便盘曲于腹腔中部。结肠被推向左侧部分则成为降结肠，盲肠下降至右髂窝处后其远端部分形成一狭窄憩室，即为阑尾。盲肠至胃左侧一段即为升结肠和横结肠；降结肠尾端移向中线，形成乙状结肠。

结肠在发育期由于旋转过程发生障碍，可出现肠道解剖位置的异常。如果肠襻自脐撤回腹腔时，不是空肠而是盲肠领先，则逆时针变成正时针方向旋转，可使十二指肠下部位于肠系膜上动脉的前方，横结肠位于肠系膜上动脉的后方。如果肠襻退回肠腔时，不发生逆时针方向旋转，保持在原来脐带内的关系，即小肠在右，大肠在左，盲肠在左下腹，阑尾即位于左侧。如果肠襻退入腹腔后旋转终止，则可出现盲升结肠位于幽门部或上腹部胃的下方。有时盲肠旋转正好停留在十二指肠降部前面。造成十二指肠直接受压形成梗阻。还可产生其他不正常情况，如高位盲肠（肝下区）、活动性盲肠、腹膜后盲肠及低位盲肠（在盆腔）等。

2. 肠的腔化

结肠在胚胎发育过程中，除上述旋转过程外，同时还有一个肠管腔化过程。

胚胎第5～10周，肠管的腔化过程可分为3个阶段。

(1) 第5周时腔管已形成，有上皮细胞被覆于肠腔。

(2) 第5周后，肠腔内上皮细胞迅速增生，但向长度生长较慢，致使细胞紧密堆聚，将肠腔闭塞，此时出现一个暂时性的“充实期”。

(3) 第9～11周时，在充实的上皮细胞组织内出现许多空泡，造成囊性的空隙，这些空泡沿肠的长轴排列成链状，空泡膨胀，相互融合，到第12周时，肠腔又再度贯通，出现“腔化期”，即形成正常的消化道。

如果胚胎肠管在第2个月或第3个月腔化过程发生障碍，某段未出现空泡，停留于实质期，或者出现空泡但未融合或融合不全，则可能形成大肠全部或部分缺如，结肠闭锁或狭窄呈细小结肠，以及结肠重复畸形，如双腔结肠肠管平行并黏附一起，但没有两个明确的功能性肠腔。若双腔管中之一有功能，则不致影响正常生存。

（二）肛－直肠的发生

1. 泄殖腔分隔与直肠的形成

胚胎发育到第3周末，后肠末端逐渐膨大，并与前面的尿囊相通，形成泄殖腔。其尾端被源于外

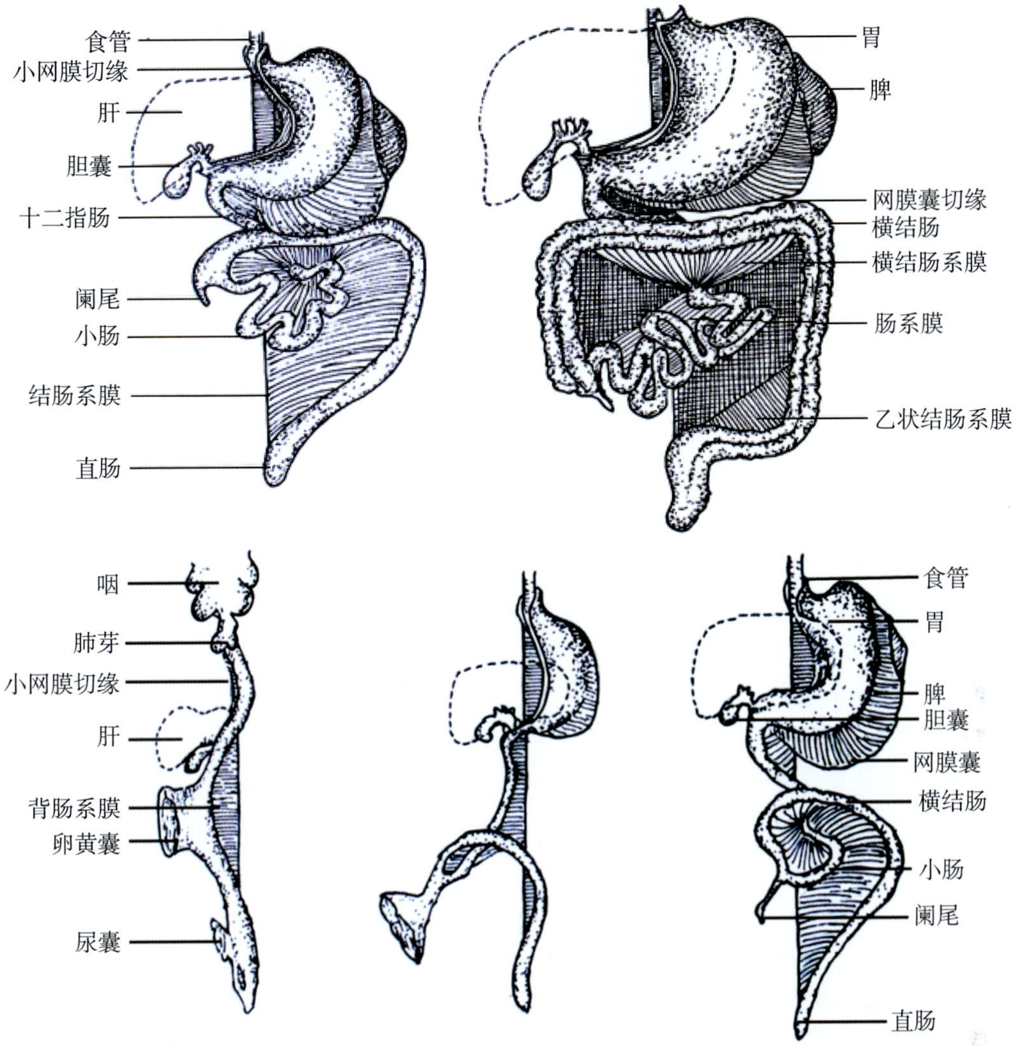

▲ **图 2-1　肠管发生时的位置变化及其系膜的关系**

图中的方格线区表示十二指肠系膜和结肠系膜与体壁融合的部位

胚层的一层上皮细胞封闭，称为泄殖腔膜，使泄殖腔与体外相隔。发育至第 5 周时，在泄殖腔的两侧外面，各有中胚层皱襞开始向腔内生长并与 Rathke 皱襞（内胚层）相融合形成纵行的尿直肠隔（图 2–2）将泄殖腔分隔为背腹互不相通的两腔，背侧为直肠，腹侧为尿生殖窦；泄殖腔膜也被分隔为背侧的肛膜和腹侧的尿生殖膜。

如果胚胎期尿直肠隔分隔泄殖腔发生异常，可导致直肠与邻近器官出现异常通道（瘘管），如直肠膀胱瘘、直肠尿道瘘、直肠阴道瘘、直肠子宫瘘，以及直肠与输尿管交通，直肠与会阴、阴囊、包皮或阴道口附近之间存在有先天性的管道。

2. 肛膜破裂与肛门的形成

胚胎发育到第 7 周时，先是肛门部形成一外胚层凹陷，称为原肛或肛凹。原肛起初由肛门肌肉围成环状，继而中央出现数个结节状肛突并融合成脐状，最后形成肛管，借肛膜与原始直肠相隔。肛膜的上方为内胚层，下方为外胚层。大约在胚胎第 8 周时肛膜才破裂形成肛门与直肠相通。若肛膜不破裂或吸收异常，可导致肛门完全闭锁或部分闭锁。完全闭锁时在肛门处仅见一凹陷，直肠正常，肛膜通常位于肛门以上 1.5～2cm 处，将手指置于肛管内，可隔着肛膜而触及直肠腔内压变化的搏动感。部分闭锁可能是肛膜的吸收停止，或者由于原肛留有一膜性索状物横在肛门口，也可呈环形或半月形的膜，胎粪排出可造成轻微受阻或完全阻塞。非完全性阻塞的患儿，有时直到成年时才被发现。

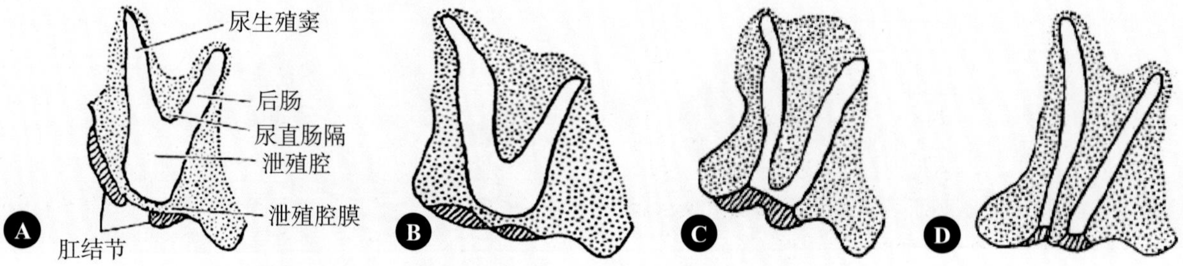

▲ 图 2-2 泄殖腔的分隔

A. 尿直肠隔向泄殖腔腔膜方向生长；B 和 C. 尿直肠隔逐渐将直肠、膀胱分开；D. 尿直肠隔降至泄殖腔膜，分别形成膀胱和直肠的出口

3. 肛直肠发生学新概念

1980 年埃及学者 Shafik 提出一个胚胎学的新概念，即肛管 – 直肠套叠学说。即在胚胎发育期，原肛凹向上套入后肠的下端，在套叠处形成两个环状间隙（图 2–3）。外侧为肛直窦，内侧为肛旁隙；肛直窦为后肠黏膜的折叠部分，肛旁隙位于肛管上皮与肛直窦之间。随着肛直窦闭合，肛管壁外移并逐渐与直肠壁融合，导致肛旁隙消失，肛管腔变宽，肛管形成。如果出生后肛旁隙继续保留，将会导致先天性肛管狭窄。

(1) 肛直窦（anorectal sinus）：肛直窦是肛直套叠的显著标志。据统计，生后仍有肛直窦者占 62%（窦大而深者占 45%，小而浅者 17%），无窦者 7%。其中窦大而深者多见于新生儿和小儿；小而浅或肛直窦缺如者，常见于成人。由此可见，肛直窦随着年龄的增长有由下而上逐渐闭合消失的趋势。此外，在肛直套叠的发育中，由于前方有前列腺（男）和阴道（女）的影响，致使肛管后壁的肛直窦比前壁发育良好，在肛直窦发育异常时，其胚胎剩件如肛直带和残留上皮等，也易积存于此，因此某些病理性损害（如慢性肛裂），肛后壁比前壁发病率高。

肛直窦的闭合意味着原肛与后肠融合的结束。若出生后肛直窦继续保留或部分闭合，则在肛管黏膜下可形成上皮性管状结构，即“肛腺”，实际上它是肛直窦的剩件，不是腺组织，这是对肛腺来源提出的新见解。

(2) 肛直带（anorectal band）：肛直窦可完全闭合而残留为纤维上皮带，即肛直带。成人出现率为 21%。肛直带由胶原纤维和上皮细胞群构成，位于肛壁黏膜下层内，沿内括约肌内侧面向下延伸。从它的解剖位置和性质来看，与 Fine-Lawes 黏膜下肌，Milles 的栉膜带或 Lord 纤维带类同。如果肛直带发育良好，在肛壁黏膜下可形成纤维性的狭窄管。排便时，致使肛管不能自由扩张，肛管上皮屡为粪块摩擦损伤而成肛裂，由于痔静脉丛在肛直带与粪块之间受到挤压，也可引起充血扩张而成痔。许多学者用肛管扩张法治疗肛裂和痔，获得满意效果，其原理就是破坏此狭窄带，解除影响肛管扩张的因素，从而达到治疗的目的。

(3) 残留上皮：肛直窦闭合后，有时不形成肛直带，而残留一些散在的上皮细胞群，成人出现率为 10%。残留上皮是胚胎剩件，分化较差，易感染和发生病变。肛门直肠周围炎症多呈迁延性并有形成肛瘘的趋势的原因是残留上皮在黏膜下起着“死骨”（segusetra）的作用，一旦感染常易滞留。肛管上皮的损伤，常造成残留上皮的反复感染，形成慢性肛裂。肛裂的常见部位是在齿状线以下内括约肌表面，此外正是残留上皮所在处，故进一步证实了肛裂的成因与此种组织感染有关。此外，根据肛直窦的发育和异常，对某些原发性肛门疾患的病因可得到合理解释，如肛门瘙痒症可能与肛直窦的残留上皮代谢产物或反复感染刺激有关。先天性肛瘘和肛管囊肿的病因，可能是肛直窦上口早期闭锁。肛管腺癌的来源，过去说法不一，有的认为来自肌间腺，有的主张来自移行上皮或顶浆分泌腺；目前看来极大可能来自肛直窦的残留上皮。总之，肛直套叠学说在探索某些迄今原因不明的肛门疾患的病因病理方面，有一定指导意义。

二、生理学

大肠有 3 个主要生理功能：①吸收来自小肠食糜

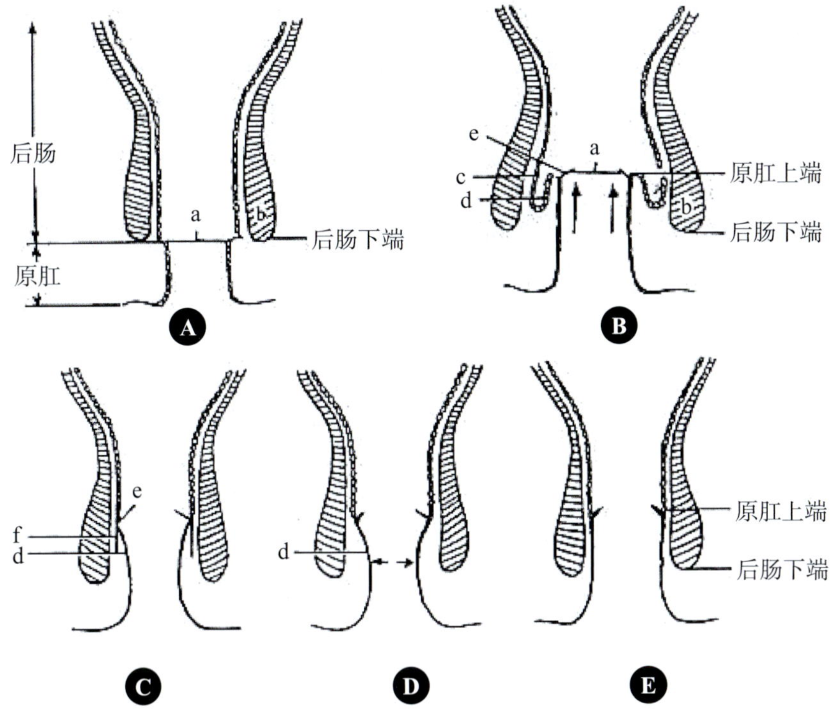

◀ **图 2-3 肛直肠套叠**

A. 原肛和后肠被肛膜分隔；B. 原肛套入后肠，肛直窦和肛旁隙形成，肛膜破裂；C. 肛直窦消失，残留肛直带；D. 肛直带消失；E. 肛管壁外移，肛旁隙消失（a. 肛膜；b. 内括约肌；c. 肛直窦；d. 肛旁隙；e. 肛瓣；f. 肛直带）

残液中的水、电解质；②是微生物生长环境；③形成粪便，并控制排便。

（一）大肠内的细菌及其作用

大肠内的细菌来自空气和食物。外界的细菌由口腔入胃时，大部分被胃酸杀死。在小肠上部，细菌的数量亦较少，只是到了回肠末端，细菌的数量才因繁殖而逐渐增多，并在结肠中达到最高值。据估计，每克结肠内容物含细菌 10^9～10^{11} 个；而粪便中的细菌可占粪便固体总量的 10%～30% 。这使结肠内容物呈中性或弱碱性，且移动缓慢，而有利于细菌大量繁殖。

大肠内的细菌种类很多，主要是厌氧菌和大肠杆菌。各种细菌所占的比例，在不同个体、不同情况下各不相同。大肠某些细菌所含的酶类，可部分使植物纤维和糖类分解或发酵，产生乳酸、二氧化碳等。有些细菌所含的酶类则使脂肪分解或发酵，产生脂肪酸、甘油和胆碱，还有些细菌能分解蛋白质，可产生氨基酸、肽类、胺类，因而大肠细菌分解食物残渣能提供少量营养物质，细菌对蛋白质的分解又称腐败作用，其部分产物有毒性。在正常情况下，胺类等有毒物质被吸收入血，可在肝内转化、解毒，因而不损害健康。

尿素是机体不需要的物质。但体内每天产生许多尿素，除了从尿中排出以外，还有 20% 被分泌到结肠。结肠细菌分解尿素等物质而产生氨气，产量可达 200～300mmol/d；其中大部分被结肠吸收，并随血流进入肝脏，是肝脏合成氨基酸所需的高效来源。

大肠细菌又能利用肠内某些简单物质，合成少量 B 族维生素（如核黄素、烟酸、叶酸），以及维生素 K 等，而具有重要的营养意义。若长期服用广谱抗生素，使肠内细菌被抑制或杀灭，就可能引起 B 族维生素和维生素 K 缺乏。

（二）食物中的纤维

过去认为，植物纤维能对抗胃肠道中水解酶的消化，食物消化吸收以后残存的这些植物成分并无营养价值，而实际上，食物中的纤维对人类的健康具有重要意义，但至今人们对此尚无充分认识。

食物纤维的生理价值可以从不同食谱人群的患病情况得到启发。某些西方国家和地区的人们摄入低纤维、低淀粉、高糖、高脂肪及高蛋白质的饮食，较易患便秘、痔疮、结肠癌等疾病。而发展中国家的饮食中则含大量纤维和淀粉，上述疾病的发生率较低。如在西方型的饮食中加入糠麸等纤维素，可减少这些疾病的发生率。食物中的纤维分为以下几类：①结构纤维，它构成植物的细胞壁，如纤维素等；②树胶和植物黏液，是修复损伤的物质；③贮存的多糖，如瓜拉树胶等，它们不同于可消化的多糖和淀粉；④其他，如细胞壁蛋白等，为纤维联合物质。目前认为食物纤维的生理作用如下。

1. 提供能量

过去认为，人每日进食的植物纤维绝大部分从粪便中排出，仅便秘者有部分纤维在结肠中被细菌酵解。研究证明，植物纤维在人类大肠中可部分被消化。食物纤维 50%～75% 被分解。其消化部位主要在结肠。但植物纤维的消化取决于肠腔中细菌的存在。

2. 影响能量物质的消化吸收

纤维素可影响糖类的吸收，可能是植物纤维凝胶使肠腔中的葡萄糖弥散率降低、上皮细胞转运减慢的缘故。糠麸等纤维素可限制脂肪的消化吸收，而使粪便的脂肪含量增加，还可影响蛋白质的消化吸收，使粪便的排氮量增加。

3. 改变粪便的理化性状

某些多糖纤维素与水结合而膨胀形成凝胶、果胶、树胶。植物黏液甚至结构性纤维都能结合一部分水分，限制其吸收，因而使粪便软化、体积增加。凝胶可形成滤过系统，从而清除某些物质分子和细菌。纤维素能与钙、铁、镁、锌等阳离子结合，增加其排泄。纤维素能结合较多的胆酸，从而增加其排泄。如三羟胆酸可被纤维素吸附，而甘胆酸和牛磺胆酸则最易为纤维素吸附。因而纤维素对调节胆酸的肠肝循环具有重要意义。

4. 促进排便

糠麸等纤维素可刺激肠肌运动，因而缩短肠腔内容物在肠道的传送时间。由于纤维素使粪便软化、体积增加，因而可刺激肠壁感受器，促进排便。富含纤维素的饮食可预防或缓解痔疮，这是纤维素能软化粪便、增加粪便体积，并刺激肠肌运动、促进排便的缘故。纤维素性饮食的人群结肠癌的发病率较低，这与纤维素能软化粪便，缩短食物残渣在肠腔的传送时间，促进排便，使致癌物的浓度降低，对肠道作用时间缩短有密切关系。

（三）大肠内的气体

健康人的消化道约有 150ml 气体，其中胃内含 50ml，大肠内 100ml，而小肠中的气体则很少。

1. 气体的来源

大肠中 60%～70% 的气体由吞咽而来，这主要是在进食液体和吞咽唾液时被带入的。进食后胃内分泌 HCl 约 30mmol/h，HCl 进入小肠后，被胰和肝分泌的 HCO_3^- 中和，同时产生 CO_2 2～3L。脂肪水解后的脂肪酸被重碳酸盐中和时，亦释放 CO_2。结肠中的细菌对食物残渣的作用，是结肠中气体的主要来源。在小肠中不能完全被消化吸收的物质，进入结肠后在细菌的作用下发酵产生气体。大部分人每分钟能产生约 0.6ml 甲烷。

2. 气体的去路

大肠中的部分气体被细菌消耗利用，部分气体由肛门排出。有报道称人们每天由肛门排气 200～1600ml。正常情况下胃肠道内的气体大部分被肠壁细胞吸收，并通过肺的呼吸排出体外。通过血液 – 呼吸途径排泄的胃肠道气体，较由肛门排泄的量高出 20 多倍。

3. 气体的成分

胃肠道的气体，氮气为 26%～88%、CO_2 为 5.5%～27%、甲烷为 0%～20%、氢气为 0.2%～49%、氧气为 0.1%～1.8%。上述气体无臭味；但从肛门排出的气体则几乎不含氧，而以氮和 CO_2 为主要成分。

由于大肠细菌发酵产生的气体中含氢气及甲烷（浓度分别为 0.6%～47% 及 0%～26%），它们为易爆气体，两者在空气中可引爆的浓度分别为 4%～75% 及 5.3%～14%。Ragins 测定 14 例未做肠道准备的患者直肠中有 42.8% 被检者的直肠中含易爆浓度的气体。经结肠镜做电灼等操作时引起致命的爆炸事故已有报道，临床医师务必予以注意。

（四）大肠的分泌

结肠的黏膜中有许多含分泌腺的隐窝，其间由上皮细胞覆盖。隐窝和上皮都有密集的杯状细胞，分泌液富含黏液。肠管间的摩擦、粪便通过的机械刺激可引起结肠分泌。但在病理情况下，结肠黏膜受二羟胆汁酸或某些细菌毒素的刺激时，可分泌大量液体，达 500ml/d 或更多。当杯状细胞受刺激时，浓稠的黏液从细胞中分泌出来。结肠分泌碳酸氢盐时与吸收的氯离子相交换，因而其分泌液呈碱性。大肠黏液腺分泌的浓稠黏液可润滑粪便，保护肠壁免受机械损伤，还可保护黏膜免受细菌的侵蚀。由于结肠分泌液呈碱性，因而可中和食物残渣发酵时的酸性产物；所以粪块表面常为中性，而其中心则为酸性。大肠分泌液不含消化酶，但有溶菌酶，可能与大肠内菌群调节有关。

（五）大肠的吸收与排泄

在正常情况下，结肠的重吸收占优势。当分泌物与结肠黏膜接触时，其液体部分迅速被重吸收，而只留下浓稠的黏液。大肠每天从回肠接受600～1500ml 食糜残液（粪流）；结肠从中吸收液体 500～1350ml，尚吸收钠离子、钾离子、氯离子，并将钾离子和碳酸氢盐排至肠腔。每天随大便排出100～150ml 水分、钠离子、钾离子、氯离子和碳酸氢盐。由于大肠具有强大的吸收潜能，使它在小肠吸收障碍时，能起部分代偿作用。但在腹泻时，则可丢失大量水、电解质。

1. 与大肠吸收有关夫人结构及特点

大肠黏膜上皮含吸收细胞（即柱状细胞），后者也有微绒毛，但比小肠的稀少。其顶端的质膜上，如同小肠上皮细胞，亦有糖蛋白覆盖层。而质膜则是嵌有蛋白质和载体分子的磷脂双层。亲脂性物质靠非离子的扩散而透过质膜；亲水性溶质则靠特殊的载体而通过质膜。细胞顶部的胞质有许多有膜的含糖蛋白的小泡，直径 0.1～1μm，可能与分泌糖蛋白及水、电解质吸收有关。大肠对水、电解质的通透性有区段性差异；即结肠上段对钠、氯离子和水的通透性较高，下段通透性较低，而直肠则不易通透。

2. 水、电解质的吸收与排泄

同位素示踪法研究显示，水和钠、钾等离子可在结肠腔与黏膜上皮细胞间做双向运动。当水、电解质从肠腔向黏膜上皮细胞及血管的移动较反向多时，其净移动称吸收；反之，称分泌或排泄。

(1) 钠离子的吸收：钠离子是结肠吸收最多，且是最重要的离子。结肠吸收钠离子的能力很强，每天进入大肠的钠离子约 196mmol，大肠可吸收其中的 99%。大肠甚至可从仅含 25～30mmol/L 钠离子的低浓度液体中，靠主动转运逆浓度差吸收钠离子（图 2-4）。

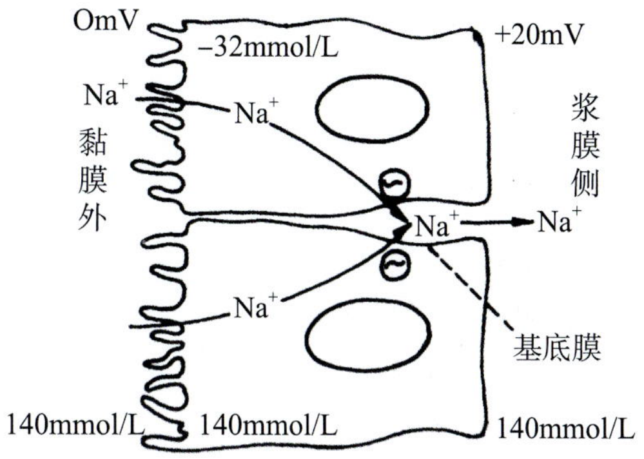

▲ 图 2-4　钠离子的吸收

结肠的钠泵为钠钾 -ATP 酶，它位于上皮细胞的基底侧膜，而不在靠近肠腔的黏膜面。因此在结肠钠离子并非靠钠泵直接由肠腔进入上皮细胞内，而是钠泵先将上皮细胞内的钠离子经基底侧膜泵至组织间隙，上皮细胞内的钠离子浓度因而明显低于肠腔内的钠离子，即由于这个化学梯度而进入上皮细胞内。

(2) 钾离子的排泄：在生理情况下，从组织进入大肠肠腔的钾离子稍多于其吸收。一般认为，结肠中钾离子的分泌主要靠钠泵建立的电 - 化学梯度而被动转运的。由于钠泵的作用，使结肠腔内较组织间液低约−10mV；钾离子因该电位差而被动地由浆膜向黏膜方向扩散，并可能经旁细胞途径进入肠腔。即使肠腔内的钾离子的浓度高于血浆时，钾离子也被动地转运至肠腔。

(3) 氯离子的吸收及其与碳酸氢离子的交换：结肠尚吸收较大量的氯离子，即使氯离子在肠腔的浓度低至 24mmol/L，也能继续逆浓度差吸收。钠泵建立的结肠浆膜，面对黏膜面为正的电位差，促使氯离子由肠腔通过旁细胞途径被动吸收。但结肠中氯离子吸收较钠离子吸收快。

尽管碳酸氢盐在结肠是向肠腔净排出的，但它在大便中的浓度并不高。这是由于肠道细菌发酵产生的有机酸与碳酸氢盐作用。该中和作用产生 CO_2，由肛门排出；同时丧失碳酸氢离子和氢离子这两种具有渗透活性的颗粒。因此结肠中氯离子与碳酸氢离子的交换不但能促进氯离子的吸收，而且还有助于水分由肠腔向组织间液扩散。

(4) 水的吸收：经回盲瓣进入结肠份额液体约 1.5L/d。大肠对水分的吸收很有效，由回肠进入大肠的内容物为液状，而最终排出的粪便呈半固体状，其中仅剩 0.1L 左右的水分，即大肠的吸收率达 90%，而且大肠的吸收还有很大的潜力。结肠的水分吸收为被动的，它继发于钠、氯离子的吸收。

(5) 钙的吸收：结肠能主动吸收钙，维生素 D 能促进结肠对钙的吸收。

3. 其他物质的吸收

(1) 胆汁酸的吸收：胆汁酸主要在回肠中吸收，

而仅有 5%～20% 从大肠吸收。每天尚有 300～600mg 胆汁酸从大便排出。胆汁酸在结肠主要以非离子形式的被动弥散，通过黏膜上皮的脂性屏障；亦可以离子形式弥散，通过黏膜而吸收。在回肠广泛病变或其他异常情况有大量的胆汁酸进入大肠时，大肠细菌可将胆汁酸水解，转化为脱氧胆酸和鹅脱氧胆酸。这些非结合胆汁酸可抑制结肠对水、钠离子和氯离子吸收而引起腹泻，称胆溢性肠病。考来烯胺可与胆盐结合，而使这类腹泻减轻。

(2) 糖类的吸收及代谢：葡萄糖不能被结肠黏膜主动吸收，而能被动吸收，但它对血糖的影响很小。任何不被吸收的六碳糖，都在结肠中被细菌作用生成短链脂肪酸，后者是粪便主要的阴离子。47% 的短链脂肪酸属挥发性的，它们可进一步代谢为氢、甲烷和 CO_2 等气体排出。

(3) 短链脂肪酸的吸收：结肠中细菌发酵产生的短链脂肪酸如乙酸、丙酸、丁酸等靠非主动转运、主要为非离子的弥散而吸收。结肠对短链脂肪酸吸收的速度很快，并同时促进水和钠离子的吸收。

(4) 氨的吸收：结肠细菌分解食物残渣和尿素等物质而生成氨，其中约 90% 的氨被结肠吸收，而粪便中仅含微量的氨。已知氨在结肠中可溶解，并离解为铵。非离子化的氨具有脂溶性且缺乏电荷，因而容易通过黏膜而扩散。而铵离子则具有电荷且脂溶性低，所以难以通过黏膜。当肠腔内容物的 pH 降低时，铵离子比例增加，氨的吸收减少。非离子化的扩散耦联可促进氨的吸收。被结肠吸收的氨随血流进入肝脏，是肝合成尿素或氨基酸所需氨的高效来源。

（六）影响结肠吸收与分泌的因素

1. 自主神经对结肠吸收与分泌的影响

刺激勃起神经外周端可引起结肠分泌，其递质为乙酰胆碱。副交感神经兴奋或拟副交感药物促使结肠分泌，且伴结肠运动及黏膜血流量增加；而阿托品可阻止其分泌。刺激交感神经使结肠分泌减少，同时结肠运动减弱、血管收缩。

2. 壁内神经对结肠吸收与分泌的影响

肠管间的摩擦和粪便通过等机械刺激对结肠分泌的促进，可能是通过局部反射的作用，而与外来神经无关。实验发现，去黏膜下神经丛者对钠离子、氯离子的吸收较有神经丛者强；应用河豚毒阻断神经活动时，标本对钠离子、氯离子的吸收亦增加。提示黏膜下神经丛对结肠的钠离子、氯离子吸收起抑制作用。

3. 中枢神经对结肠分泌的影响

中枢神经亦影响结肠的分泌。在情绪极度紊乱时，结肠分泌可大量增加。

4. 胃肠道激素对结肠分泌与吸收的影响

结肠的分泌还与胃肠道激素或局部激素有关。研究发现大肠黏膜中富含血管活性肠肽（vasoactive intestinal peptide，VIP）、生长抑素、P 物质和肠高血糖素的免疫活性物质。结肠的 VIP 含量较消化道的其他部位高。VIP 亦使人结肠的吸收减少，分泌增加。目前认为，VIP 促使小肠、结肠分泌，是它使黏膜中的腺苷酸环化酶活性增加，cAMP 水平随之升高，从而对水、电解质转运增强。

5. 肾上腺皮质激素对结肠分泌与吸收的影响

尽管醛固酮在小肠对钠离子的交换仅有轻微的作用，但在结肠，它却是钠离子重吸收的重要调节因素。醛固酮促进结肠黏膜对钠离子和水的吸收，并间接使钾离子的分泌轻微增加，醛固酮分泌增加时，大便排钠减少；相反，大便排钠就增多。该作用对机体保钠具有重要意义。原发性醛固酮分泌增多患者，大便中的钠 / 钾离子比值降低，其主要原因是结肠中的钠离子吸收增加。醛固酮使结肠排放钾离子增多的作用，可被利尿药螺内酯消除。糖皮质激素如地塞米松，对结肠钠的吸收和钾排泄也具有相当强的作用，因而亦可用于治疗某些腹泻。

6. 胆酸及脂肪酸对结肠分泌与吸收的影响

胆酸及脂肪酸使结肠分泌增加、吸收减少，因而胆酸及脂肪酸吸收障碍可引起腹泻。羟化脂肪酸较未羟化脂肪酸的促分泌作用强；碳链短于 12 的脂肪酸对结肠分泌无明显影响。饮食中的脂肪酸能被肠内细菌羟化为羟化脂肪酸，而长链羟化脂肪酸浓度过高则可导致腹泻。胆酸及脂肪酸影响结肠分泌的机制可能包含多种因素。有学者报道，它们能增强腺苷酸环化酶的活性，使结肠黏膜 cAMP 水平升高，从而促进阴离子包括氯离子的分泌，因此液体净分泌增加。

（七）大肠的运动与粪便自制

1. 结直肠运动的形态学基础

(1) 结直肠平滑肌层：肠壁的纵肌在外，产生肌张力；环肌在内，产生位相性收缩蠕动和分节运动。环肌和纵肌由上到下依次发生的推进性收缩运动，将内容物推进直肠，排出体外。自主神经与平滑肌细胞接点处，神经纤维末梢膨大形成突触，兴奋性发放传导到神经末梢膨大端时，促进神经介质入突触间隙。介质与中心肌细胞膜上受体结合，兴奋通过中心肌细胞迅速传遍至运动单位中所有肌细胞，产生平滑肌收缩。所以，结直肠平滑肌的收缩与舒张是由化学能转变为机械能的过程，并受到外来神经和体液因素影响的调控。

(2) 肠肌运动的起搏器——Cajal 细胞：近年来，由于 c-Kit 受体免疫组织化学技术的发展，证明 Cajal 细胞是消化道运动的起搏细胞，相当于心脏窦房结的起搏细胞。这一发现无疑使人们对消化道动力的发生有更进一步的认识。

Cajal 细胞为多形性或不规则形细胞，存在于环肌间，与肠壁间神经末梢和平滑肌细胞有密切的关系。许多证据表明，Cajal 细胞与肠道抑制性神经递质如一氧化氮（NO）及血管活性肠肽（VIP）有密切关系，Cajal 细胞通过增波的生成不仅控制肠壁平滑肌的收缩时机，因而很可能是抑制性神经通路的调节细胞。Cajal 细胞分布和功能异常可能与一些动力紊乱性胃肠疾病的发病机制有关。

(3) 结肠壁内神经丛：结直肠壁内神经丛构成丛状结构。根据神经丛的位置可分为两类，一类位于肠壁的黏膜下层，称为黏膜下神经丛；另一类位于环肌层和纵肌层之间，称为肠肌神经丛。有人将壁内神经丛更为细分化：浆膜下丛、肌间丛、外肌丛、内肌丛、黏膜下丛和黏膜丛。肠肌神经从黏膜下丛中包含许多神经节，这些神经节与外来神经纤维及其他壁内神经节发出的纤维纵横交织相互联系，有些纤维直接支配肠壁平滑肌。也有人提出，肠肌神经丛内神经节细胞超过 500 万个，比黏膜下丛内的细胞数多 2～3 倍。自结肠近端 1/3 至肛门内括约肌，其神经节细胞数最多。因此目前已公认，壁内神经系是在形态和功能上都与自主神经系显然不同且相对独立的整合系统。它与中枢神经系在传递感觉信息和发放神经冲动以达到调控效应的协调一致方面是极为相似的，故有肠道“小型脑”之称。

2. 结直肠的运动形式和推进作用

(1) 非推进性分节运动：又称袋状往返运功（图 2–5）。这是由于环肌无规则收缩引起肠黏膜折叠形成袋形。它在不同的部位交替反复发生。这种运动使肠腔内容物向两个方向缓慢地往返移动而并不向前推进，但使内容物混合。空腹时此种运动形式多见。

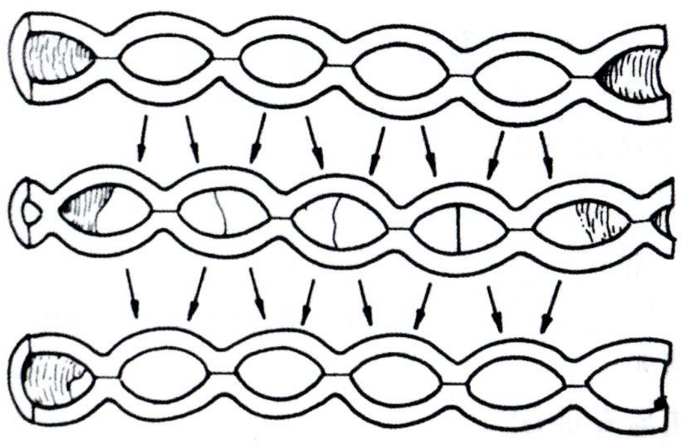

▲ 图 2–5　非推进性分节运动

(2) 推进性分节运动：推进性分节运动是指一个结肠袋收缩，其内容物被推移到下一段的运动，这种运动可将肠内容物挤向两个方向，出现逆向的机会是正向的 2/3。分节收缩为胆碱能刺激，摄食时增加，睡眠时减弱。

(3) 多袋推进运动：几个节段大致同时收缩，将其中一部分或全部内容物推到邻近的一段结肠中，并使袋形消失。随后，接受内容物的远端结肠也以同样的方式收缩，这样使肠内容物得到较大的推进。进食后多袋推进运动增强。

(4) 蠕动：结肠的蠕动波与小肠相似，但速度比小肠慢得多。结肠的蠕动将粪便以 1～2cm/min 的速度向前推进。收缩波前面的肌舒张。舒张的肠段往往充有气体，收缩波后面保持收缩状态，使该段肠管排空并闭合，可持续 5min～1h 之久。

(5) 集团运动：是一种进行快、推进远（可达 15cm）的强烈的蠕动每天发生 2～3 次。常从结肠肝曲开始，将大便推进到降结肠。如大便在乙状结肠，则可被推入直肠。此类运动一般在进食后、谈论食物和排便时发生。进食后发生者又称为“胃 – 结肠反射”。

结肠对其内容物的推进比胃 – 小肠慢得多。通过胃 – 小肠的时间不超过 12h，但通过结肠的时间则较长。膳食的纤维含量对结肠推进有明显的影响。结肠推进如此缓慢的原因，除了结肠的蠕动比小肠慢外，还由于升结肠段常有逆向的运动，使肠内容物在盲肠中停留的时间较长。结肠的分节运动引起肠内容物向前及向后往返，也阻碍可向前的推进速度。正常人结肠内容物向前移动的速度 8cm/h，而向后返回的速度 3cm/h，这样，实际向前推进的速度为 5cm/h。

3. 结直肠运动功能的调控

结肠运动的调控非常复杂，单个时相收缩主要由 3 个机制调控，即肌源性、神经性和化学性控制，而结肠群集性收缩和移行性运动复合波的调控机制目前还不清楚，肠神经系统可能在调节过程中起主要作用。

(1) 肌源性调控：肌源性调控是指通过结肠平滑肌膜电位的振荡从时间和空间上来控制收缩。平滑肌细胞与横纹肌细胞一样存在着静息电位。膜电位可自动周期去极化，称为电控制活动，又称为慢波或基础电节律，它不能引起平滑肌收缩，但它是引发动作电位的基础。慢波不仅控制每个平滑肌细胞收缩的时间，还控制相邻平滑肌细胞收缩的空间协调。当膜电位去极化达到阈电位水平时，即可触及动作电位或峰电位，又称电反应活动，可引起平滑肌收缩，同时还控制着结肠平滑肌活动。

(2) 神经性调控：调控结肠运动的神经可分为 3 类，中枢神经调控、自主神经调控和肠神经调控。

① 中枢神经调控：控制结肠的中枢神经信号来自大脑，通过自主神经在时间上和空间上调控结肠收缩活动。中枢神经系统除了在排便时协调结肠运动、肛门括约肌松弛和腹肌收缩外，对正常结肠运动的影响很小。

② 自主神经调控：支配结肠的自主神经有副交感及交感神经。电刺激副交感神经可引起全结肠的纵肌和环肌的运动，这种反应不因静脉注射阿托品而阻滞。刺激盆神经可以释放非胆碱能的兴奋性神经递质，可能是 P 物质。电刺激副交感迷走神经同样可以引起结肠运动，但是能被阿托品完全阻滞。电刺激迷走神经或盆神经的传出神经并不能抑制结肠运动，电刺激交感腰神经可以抑制自发性结肠收缩或由迷走神经与盆神经引起的结肠收缩，刺激内脏神经仅能抑制近端结肠的收缩。

③ 肠神经调控：结肠平滑肌由兴奋性与抑制性神经元支配，这些神经元的胞体主要位于肠肌间神经丛内。另外，黏膜下神经丛的神经元可以通过与肌间神经丛的突触连接而间接支配平滑肌。兴奋性与抑制性神经元相互竞争来控制结肠运动，结肠平滑肌是收缩还是舒张取决于兴奋性与抑制性神经元所释放神经递质数量的时间比。

(3) 化学性控制：化学性控制是指神经末梢、内分泌、旁分泌细胞通过释放化学物质对结肠平滑肌收缩活动的调控。这一类的化学物质目前已发现 10 余种，依其对结肠运动的作用可以分为兴奋性和抑制性两类（表 2–1）。

表 2–1 神经递质及激素对结肠运动的作用

兴奋作用	抑制作用
乙酰胆碱	去甲肾上腺素
组胺	血管活性肠肽
P 物质	胰泌素
缩胆囊肽	生长抑素
5– 羟色胺	一氧化氮

4. 结肠感受器及反射

(1) 结肠的感受器：主要感受化学性、张力性和损伤性信号。在结肠的黏膜表面、肌层、浆膜和肠系膜存在感受器，依据其位置不同，感受的内容也不同。结肠的黏膜受体用来感受生理和化学的刺激，肌层受体用来感受张力性刺激，而浆膜和肠系膜受体则用来感受内脏的变形。结肠感受器的细胞胞体可位于结肠壁、壁外神经节和脊髓内。

(2) 结肠反射：结肠反射依据其传入和传出途径的不同可分为迷走反射、椎及椎前反射、骨盆反射及肠源性反射 4 种。

① 迷走反射：迷走反射刺激结肠运动的作用可部分被阿托品抑制，提示迷走神经反射传入神经可包括胆碱能性和非胆碱能性两种神经纤维。

② 椎及椎前反射：这些反射由脊髓、腹腔及肠系膜上下神经节组成。传入支为肽能及胆碱能神经元，传出支为非肾上腺素能及生长抑素能神经元。椎及椎前反射的作用是通过肠神经节释放去甲肾上腺素来减少突触前释放乙酰胆碱，从而抑制结肠的运动。椎前神经节还为结肠与其他器官的反射如回肠、胃、腹壁、胆道和胰腺等提供神经通道。这些反射在腹部手术和外伤后结肠运动的抑制中起主要作用。

③ 骨盆反射：与迷走反射相似，是兴奋性反射。骨盆反射的传入支从结肠壁到骶髓，传出支从骶髓至结肠肌间神经从。骨盆反射可以加强每一次的结肠收缩，但不引起自发性的结肠收缩，因为切断双侧骨盆神经不能使结肠收缩消失，只能导致结肠自发性收缩的幅度下降。

④ 肠源性反射：可使刺激点以上的肠段兴奋，刺激点以下的肠段抑制。刺激点近端的肠段受肠内容物的扩张及化学性刺激而兴奋收缩，而刺激点远端的肠段抑制舒张以接纳肠内容物。

5. 影响结肠运动的因素

(1) 进食对结肠运动的影响：食物进入人体后数分钟内便可由胃进入小肠，然而到达结肠则需数小时。因此，餐后结肠的反应可分为 3 部分：餐后即时反应、餐后早期反应和餐后晚期反应。

① 餐后结肠即时反应：食物进入胃后所引起的结肠运动改变称餐后结肠即时反应。结肠对进食的即时反应只发生在进餐时处于静止状态的结肠，如果进食时结肠处于收缩状态，那么结肠的餐后即时反应就不明显。结肠对进餐的即时反应发生在进食 10min 内。

② 餐后结肠早期反应：餐后结肠即时反应后至食糜进入结肠之前的一段时间结肠对进餐的反应称餐后结肠早期反应。应用测压管或腔内电极研究发现，结肠近端和远端餐后结肠运动增加至少持续 1h。

③ 餐后结肠晚期反应：肠内容物进入结肠后引起的结肠运动改变称餐后晚期反应，餐后结肠晚期反应大约出现在进食后 2h，在这段时间内全结肠的运动均匀增加。

(2) 活动对结肠运动的影响：有两项证据提示身体活动对结肠运动的影响。首先，早晨起床和运动能使结肠运动显著增加；其次，长时间不活动的患者和缺乏运动的老年人容易发生便秘。体育运动能促发结肠的巨大移动收缩、集团运动的排便。

(3) 手术对结肠运动的影响：腹部手术后结肠运动会有一段时间的麻痹，通常持续 48～72h。在胃肠运动的恢复中，结肠是恢复最慢的。手术后结肠麻痹的时间与腹部手术类型、手术时间和手术处理内脏的范围没有关系，这提示手术对结肠的影响主要是因腹部切开时的刺激引起，其机制可能是手术刺激释放抑制胃肠运动的儿茶酚胺所致。

(4) 年龄对结肠运动的影响：老年人结肠运动功能的主要问题是大便失禁或便秘。老年人的便秘不仅仅是结肠运动改变导致的，还因为缺乏身体的运动，随着年龄增长，结肠环肌对化学和电刺激的最大反应减弱，导致结肠收缩力下降，转运时间延长。

(5) 睡眠对结肠运动的影响：有报道通过对横结肠、降结肠和乙状结肠活动的观测发现睡眠中的结肠运动功能是减弱的，表现为结肠缺乏高幅度的蠕动性收缩和结肠运动指数下降。唤醒后的结肠运动功能明显增强，这解释了许多人睡醒后有紧迫的便意和排便现象。

6. 粪便自制

粪便自制的定义是有延缓排便、鉴别直肠内容物性质及保持夜间控制排便的能力。影响排便自制的因素有很多，简要归纳如下。

(1) 粪便的容积和稠度：粪块大小和黏稠度影响排便速度。单个固体粪球的排出时间与粪球的直径成反比，即大块软便排出时间短而省力，小块硬便排出时间长而费力，这可能是由于小的粪块很难产生一个足够的直肠内压。健康人摄取的大量水分，其 1/10 作为粪便残留。如水分吸收不良则成为稀便，在直肠内不能停留，向肛门外溢以致失禁。

(2) 肛管长度：在排便活动中，肛管长度的自制作用不容忽视。肛门关闭良好主要依赖于盆底括约肌的压力，但其效能可因肛管不足或过短所抵消。

肛管长度即肛管高压长度或括约肌的“功能长度”，此长度并不完全与解剖上的肛管长度相等。当括约肌用力收缩时肛管变长，用力排便，要扩张管状管腔，所需力量与管腔的直径成反比，即管腔越小，扩张其管腔所需的力量越大，据此可以解释肛管何以具有关闭力。如肛管短于 2cm，则括约肌压力与直肠静息压之比至少为 3（2.4～4.0kPa，18～30mmHg）才能关闭良好，因此肛管的长度和压力大小与肛门自制有关。肛管的长度越长，抗粪便溢出的自制能力越强。

(3) 内、外括约肌与肛直肠角：肛直肠角与内、外括约肌较高的张力性收缩是在静息状态下维持自制的三大要素，其中以肛直肠角最重要（图 2–6）。

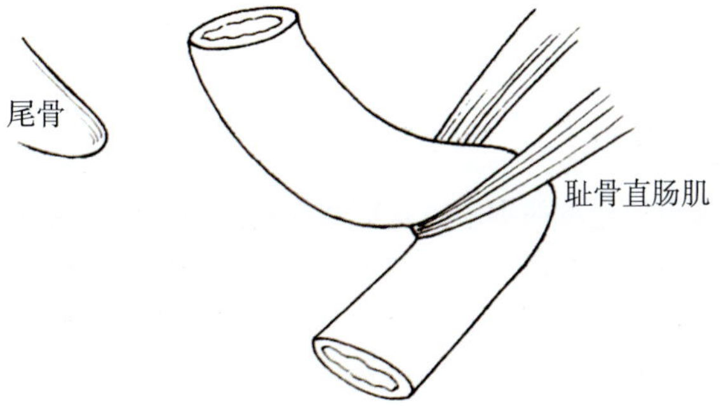

▲ 图 2–6　耻骨直肠肌与肛直肠角

在一般情况下，当进入直肠的粪便量较少，不足以引起直肠充胀，起自制作用的是内括约肌。而当进入的长内容物较多引起直肠充胀时，自制功能主要取决于外括约肌。压力最高点约在肛缘以上2cm，此处恰位于耻骨直肠肌下端，居内外括约肌的重叠部位，对直肠扩张的反应最敏感和准确。通常，静息状态下腹内压为0.49～0.98kPa（5～10cmH_2O），直肠内压为0.98～2.94kPa（2～30cmH_2O），而肛管静息压高于前者，为2.94～4.9kPa（30～50cmH_2O），形成一个反向的压力梯度，阻止粪便进入肛管。但是腹内压可因咳嗽、喷嚏而骤然上升，高达19.6kPa（200cmH_2O）以上；直肠内压可因腹泻、痢疾而急剧升高，大大越过肛内压。此时，盆底肌虽可通位相反射或随意收缩增大肛内压，最大增至16.6kPa（168.25cmH_2O），但力量有限且不能持久（仅能维持55s），照理会发生失禁，但事实却不然。这是由于存在肛直肠角。

肛直肠角是由耻骨直肠肌将肛管直肠结合部向前牵拉而成，其作用原理各家解释不一。肛直肠角恰处于一个压差平面，腹内压升高作用于角处0.5cm段的高压区，导致此区闭合。而Parks认为肛直肠角静息时呈直角，下部直肠前壁覆盖于肛管上口，形同活瓣，腹内压升高压迫此“活瓣”，会使肛管伤口关闭更牢，但有人持有异议。目前，尽管肛直肠角的作用机制尚有争论，但临床上不少大便失禁的患者，此角往往呈钝角，出口梗阻型便秘患者则呈直角或锐角。

(4) 结肠贮袋作用：结肠可容许其内容物和压力增加，只有当其越过某一极点方激起蠕动，此即所谓的贮袋作用。此种功能的维持主要依赖于以下因素。①机械性因素：乙状结肠的外侧角和Houston瓣能阻止或延缓粪便前进的速度，粪便的重量可增加此角度的栅栏作用。②生理性因素：直肠的运动频率和收缩波幅均高于乙状结肠，这种反方向的压力梯度，可阻止粪便下降，对维持直肠经常处于空虚和塌陷状态是必要的，对少量稀便和气体控制是重要的。若结肠的贮袋作用遭到破坏，则结肠内粪便不断进入直肠，而直肠内粪便又不能借逆蠕动返回结肠，势必造成直肠粪便堆聚，内压上升，排便反射及便意频频不断，而外括约肌和耻骨直肠肌收缩已为时过久，因疲劳而不能坚持，则必然引起失禁。

(5) 直肠顺应性：直肠能保持低压下粪便潴留。当直肠充胀，其容量上升300ml，直肠内压不出现任何变化，甚至下降，直到直肠所能耐受的最大容量引起便急感，压力才明显上升，此种特性称直肠顺应性。它是一种反射性的适应性反应，在某种意义上讲与膀胱类似。顺应性的大小反映肠壁伸展性及贮袋功能状况，正常人为4～14ml/cmH_2O，顺应性过高可导致慢性便秘；顺应性过低，如慢性肠管缺血导致肠壁硬化及Crohn病或放射性直肠炎患者，即使少量粪便也能使直肠内压升高，越过括约肌的抵抗力以致排便失禁。因此，直肠顺应性是影响粪便自制的重要因素。

(6) 直肠感觉：大约100ml粪便充盈直肠即可产生便意。即使正常括约肌存在，切除直肠亦可出现自制障碍，说明直肠感觉在维持粪便自制方面起着重要作用，排便感觉缺失是一部分人大便失禁的原因。近代概念认为，排便自制感受器不在直肠，而在盆腔组织或耻骨直肠肌内。充胀的直肠间接刺激这些感受器引起外括约肌收缩，最初阶段可能是由于粪块刺激肠壁引起的无意识反射活动。但当直肠感觉出现，就会立即由随意性收缩来补充，接着对粪便和气体的微细鉴别及决定是否维持括约肌收缩或放松，这一过程是通过耻骨直肠肌的随意性控制来实现的，这种随意性反应的先决条件是意识到便意紧迫，故肛门自制基本上是有意识的活动。有人主张，在直肠切除术时，须保留直肠末端即肛缘以上不得少于8～10cm，目的是保护随意性自制的感觉通路。

(7) 神经－肌肉反射：各种排便自制反射活动必须协调方能维持肛门自制。当直肠内有较多粪便时，直肠肛门抑制反射可使内括约肌松弛，静息压下降，括约肌变短，近段肛管上皮与肠内容物接触，为机体有意识地明确粪便形状提供信息。若环境不许可排便时，则直肠肛门收缩反射可使外括约肌及耻骨直肠肌反射性或主动性收缩，压缩内括约肌，间接地引出Debray反射抑制直肠收缩，加上直肠扩张度，提高了直肠顺应性，因而自制时间得以延长。由此看来，自制活动不能单纯以盆底肌对肛管的挤压来解释，尤其是当腹内压或直肠内压升高时，盆底肌将因不能持久收缩而疲劳，若不能通过盆底反射改变直肠顺应性，则失禁将不可避免。因此外括约肌及耻骨直肠肌的自制作用并非依赖于其随意收缩力的大小，而是取决于其反射活动增大直肠顺应性的结果。因此，健全的肌肉神经性的协调控制，对保证正常排便活动是重要的。

三、解剖学

（一）结肠

由盲肠至直肠的一段大肠，在腹腔内沿腹后壁外周围成 Π 形。依次为盲肠、升结肠、横结肠、降结肠、乙状结肠。从发生学上，结肠可分为左右两半；由横结肠中部至盲肠的一段为右半结肠，来源于中肠，由肠系膜上动脉分布。由横结肠中部至直肠的一段为左半结肠，来源于后肠，由肠系膜下动脉分布。

1. 结肠各部

结肠介于盲肠与直肠之间，可分为升结肠、横结肠、降结肠和乙状结肠 4 个部分（图 2–7）。

(1) 升结肠：长 12～20cm，直径为 6cm。位于腹腔之右侧，是盲肠的延续，上至肝右叶下方，向左弯成结肠右曲（肝曲）而移行于横结肠。升结肠较降结肠稍接近躯干正中线。下端平右髂嵴，上端在右第 10 肋处横过腋中线。其在背部的投影，约相当于腰椎的横突附近。

升结肠一般仅前面及两侧有腹膜覆盖，其后面借疏松结缔组织与腹后壁相贴，位置较固定。如有外伤造成升结肠的后壁破溃时，可引起严重的腹膜后感染，但在腹前壁不易发现腹膜炎体征，据报道由少数人的升结肠全部包有腹膜而游离于腹膜腔中，此种现象在男性约占 16.7%，女性约占 11.7%。另有人统计，约 25% 的人有升结肠系膜，成为活动的升结肠，可引起盲肠停滞，或者向下牵引肠系膜上血管蒂使十二指肠受压，造成十二指肠下部梗阻。

结肠右曲（肝曲）在右侧第 9 和第 10 肋软骨的深面，其后面与右肾前面下外侧部相邻；上面与前外侧和肝右叶的下面接触；内侧前方紧靠胆囊底，胆石有时可穿破胆囊到结肠内；内侧后方有十二指肠降部，在行右半结肠切除术时，应注意防止十二指肠损伤，尤其在粘连时更应注意。

(2) 横结肠：长 40～50cm，直径为 5.2cm。自结肠右曲开始，横位于腹腔中部，于脾门下方完成锐角，形成结膜左曲（脾曲），向下移行于降结肠。横结肠完全包以腹膜并形成较宽的横结肠系膜。此系膜向肝曲及脾曲逐渐变短，而中间较长，致使横结肠成弓状下垂。其下垂程度可因生理情况的变化而有所差别，例如，当肠腔空虚或平卧时，肠管向下的凸度较小，位置较高；肠腔充盈或站立时，则肠管向下的凸度较大，其最低位可达脐下，甚而可下降至盆腔。女性横结肠位置较低，容易受盆腔炎症侵犯与盆腔器官粘连。横结肠上方有胃结肠韧带连于胃大弯，下方连续大网膜，手术时容易辨认。横结肠系膜根部与十二指肠下部、十二指肠空肠曲和胰腺关系密切，在胃、十二指肠及胰腺等手术时，应注意防止损伤横结肠系膜内的中结肠动脉，以免造成横结肠的缺血坏死。分离横结肠右半时，应防止损伤十二指肠和胰腺。

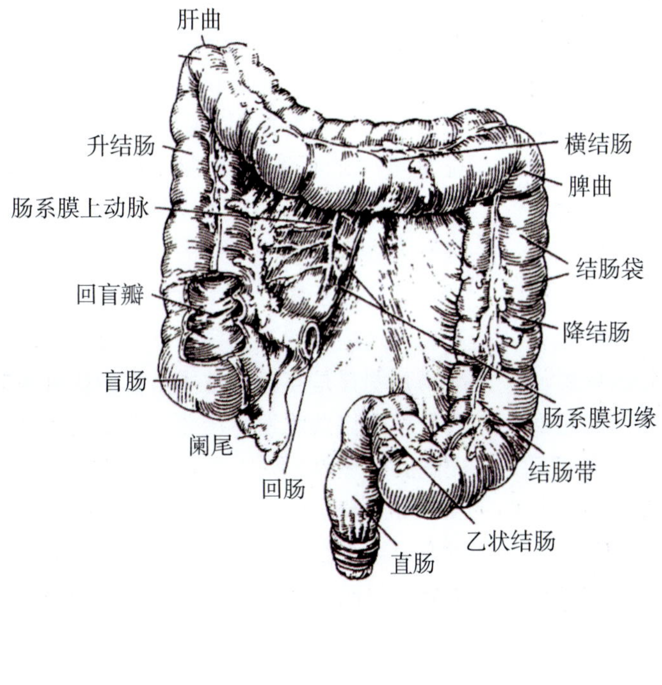

◀ 图 2–7　大肠

横结肠的体表投影一般相当于右第 10 肋软骨前端和左第 9 肋软骨前端相连的弓状线上。

结肠脾曲是大肠中除直肠外最为固定的部分。其位置较肝曲高且偏后，约在第 10、第 11 肋平面。侧方有膈结肠韧带将其悬吊膈肌上；后方有横结肠系膜将其连于胰尾；前方有肋缘，部分被胃大弯所掩盖，故脾曲的肿瘤有时易被忽视，手术进入也比较困难。由于脾曲位置较高且深，上方与脾、胰紧邻，因此，在左半结肠切除时，须注意对脾、胰的保护；反之，在巨脾切除时，也应防止结肠脾曲的损伤。此外，脾曲弯曲的角度一般要比肝曲小，故在纤维结肠镜检查时，脾曲比肝曲更难通过。

(3) 降结肠：长 25～30cm，直径约 4.4cm。自结肠脾曲开始，向下并稍向内至左髂嵴平面移行于乙状结肠。降结肠较升结肠距正中线稍远，管径较升结肠为小，位置也较深。腹膜覆盖其前面及两侧，偶尔有降结肠系膜。降结肠的后面有股神经、精索或卵巢血管及左肾等，内侧有左输尿管，前方有小肠。在降结肠切除术时，应注意防止左肾及输尿管的损伤。降结肠的下部由于肠腔相对狭小（2.2～2.5cm），如有病变易出现梗阻。又因该处肌层较厚，可因炎症及其他刺激而引起痉挛。

(4) 乙状结肠：乙状结肠是位于降结肠与直肠之间一段大肠。据国内资料：乙状结肠上端位置多数在髂嵴平面上、下各 0.5cm 的范围内（89.2% ± 3.07%）；下端位置最高在骶岬平面，最低在第 3 骶椎体上缘，其中以位于第 1 骶椎体下半和第 2 骶椎体上半范围者为数最多（占 80.4% ± 3.93%）。乙状结肠的长度变化很大，有的长 13cm～15cm，有的超过 60cm 以上，平均长约 38cm；肠腔直径约为 4.2cm，乙状结肠通常有两个弯曲：由起端向下至盆腔上口附近，于腰大肌的内侧缘便转向内上方，形成第一个弯曲，此弯曲的位置较固定，一般大都在盆腔内；肠管向内上方超过髂总动脉分叉处，又转而向下，形成第二个弯曲，该弯曲的位置不固定，多数可位于正中线的左侧（占 76.5% ± 4.20%）。从第二个弯曲下降至第 3 骶椎的高度时便延续为直肠。

乙状结肠全部包以腹膜，并形成乙状结肠系膜。系膜长度平均为 8.9cm，在肠管中部较长，向上、下两端延伸时则逐渐变短而消失。因此，乙状结肠与降结肠和直肠相连处固定而不能移动，中部活动范围较大，可将入盆腔，或者高置肝下，也可移至右髂部。小儿的乙状结肠系膜较长，最易发生乙状结肠扭转。乙状结肠系膜呈扇形，系膜根附着于盆壁，呈“人”字形；由腰大肌内侧缘横过左侧输尿管及左髂外动脉。向上向内至正中线，然后在骶骨前方垂直向下，止于第 3 骶椎前面。乙状结肠前方与膀胱或子宫之间有小肠，后方有左输尿管经过，手术时应避免损伤。乙状结肠是多种疾患的好发部位，也是人工肛门设置的部位，临床上极为重视。

2. 结肠壁大体形态

(1) 结肠长度和宽度：盲肠和结肠全长 120～200cm（平均约 150cm），约为小肠的 1/4，大肠宽度为 5～7cm，盲肠较宽，充盈时其内径约 8.5cm，从右至左肠管逐渐变窄，至乙状结肠末端其内径仅约 2.5cm。结肠的顺应性很强，空虚收缩时肠腔只能通过拇指，梗阻时肠腔扩张，直径可达 7～10cm。钡餐或钡灌肠做 X 线检查时，有时可见大肠有多个生理性狭窄，又称生理性收缩或生理括约肌收缩。表现为收缩区局部一小段肠腔狭窄，长数毫米至数厘米，短者似肠壁长出的薄隔膜，长者呈光滑肠管状，但均可变，黏膜亦完整无损，不可误认为病变。大肠生理性狭窄常见者有 7 处：横结肠中段，直肠、乙状结肠交界处，乙状结肠、降结肠交界处，降结肠下段，脾曲远侧，升结肠近段及盲肠、升结肠交界处。

临床上有时可见细小结肠，有的细小结肠可在脾曲处终于一个扩大的盲囊。有的结肠管径特别细小，约相当于 12 号或 14 号探针的直径。这些多半属于先天性发育异常。有报道称，少数小肠肥大患者可并发细小结肠。

(2) 结肠带、结肠袋和肠脂垂（图 2–4）

① 结肠带：结肠在外观上与小肠有明显的不同，其主要特征是纵肌层不像小肠分布那样均匀，而是聚集增厚，形成大约等距离的 3 条纵带，每条宽 0.5～1.0cm，统称为结肠带。其中一条位于横结肠系膜附着处，称系膜带。另一条在大网膜附着处，称网膜带。两者之间的一条为独立带。结肠带在盲肠、升结肠及横结肠较为清楚，从降结肠至乙状结肠逐渐不甚明显，在乙状结肠与直肠的交界处三带消失而分散为直肠纵肌。结肠带较厚且坚韧，带与带之间的肠壁非常薄弱。

有人发现，在结肠带边缘的纵肌纤维突然改变方向，由纵行变为环行，在升结肠和横结肠近侧部更明显。两层肌肉在结肠带之间的联结可以说明与结肠袋的形成有关，也说明为何当结肠过度扩张时破裂常发生于结肠带之处。

结肠带有自发活动，各部结肠的结肠带自发活动不同，尤其是横结肠及降结肠。在降结肠癌和憩室病的患者，其结肠带的自发活动亦有不同。乙酰胆碱、卡巴胆碱及新斯的明能使结肠带产生收缩反应，而东莨菪碱可对抗乙酰胆碱、卡巴胆碱和新斯的明的作用，这说明新斯的明的收缩反应可能是由于释放内源性乙酰胆碱所致。以上实验结果说明，结肠带的生理及药理反应与局部及病理因素有关。研究结肠疾病时应考虑这些病理生理问题。

② 结肠带：3 条结肠带之间形成 3 排大小不等的袋状突起，称结肠袋。各袋之间隔以横沟，横沟处肠壁的环肌层较发达，向肠腔内深陷，致使肠黏膜向内面隆起，形成半月状皱襞，称结肠半月襞。在钡灌肠的 X 线片上能清楚显示结肠袋，整个大肠表现为结构连贯、轮廓光滑、密度均匀的串珠状影。在盲肠、升结肠处结肠袋大而深，分布不太规则；在横结肠处分布均匀而对称；至乙状结肠处则逐渐不明显。

③ 肠脂垂：在肠管表面，特别是沿独立带和网膜带的两侧，分布有许多大小不等、形状不定的脂肪小突起，名为肠脂垂。它是由肠壁浆膜下的脂肪组织集聚而成。肠脂垂有时内含脂肪量过多，可发生扭转，甚或陷入肠内引起肠套叠。

3. 结肠壁微细结构

由外向内，结肠壁可分为 4 层。

(1) 浆膜层：即腹膜脏层。

(2) 肌层：包括外纵肌和内环肌。纵肌集中组成 3 条结肠带。环肌纤维在相邻两结肠袋之间较集中，突向肠腔形成结肠半月襞。外纵肌、内环肌层间有肌间神经丛（Auerbach 神经丛）。

(3) 黏膜下层：有血管、淋巴管、黏膜下神经丛（Meissner 神经丛）和丰富的疏松结缔组织。

(4) 黏膜层：包括黏膜肌层、网状组织、血管、基底膜及柱状上皮。

大肠黏膜表面结构在正常时是由很多利贝昆隐窝单位（LieberkÜhn crypt unit）所组成。每个单位的外周轮廓由毛细血管网包绕，其形态如多边形，故也称多边形单位（multiple polygonal unit）。每 20～100 个隐窝单位组成一个条状或岛状的相互联络的肠小区（ferritety），区间由沟裂分隔；但有时这种肠小区不明显，肉眼和放射学所见是很多与肠轴垂直的平行走向的无名沟，在这些沟间起伏的黏膜表面是一些规则排列呈蜂窝状的隐窝单位，故也把大肠黏膜表面结构称为蜂窝单位（honeycomb unit）。这些表面结构的三维空间图像比较单一，但只有在实体显微镜和扫描电镜下才看得清楚。当大肠黏膜病变时，这种表面结构的规则图像变成不规则，直到完全紊乱呈无结构像。在过去，大肠黏膜表面结构在诊断中的重要性被忽视了，自从应用扫描电镜技术后，特别是在研究大肠癌旁移行带黏膜在肠癌发病过程中其形态和组化的变异及机制时才重视起来。

4. 结肠的系膜、韧带及其周围间隙

(1) 联结结肠的系膜和韧带

① 横结肠系膜：自腹后壁垂至横结肠，系膜内有中结肠动脉。

② 乙状结肠系膜：其系膜根附着于左髂窝至骶骨岬之间，后面有输尿管下行进入盆腔。系膜内有乙状结肠动脉及直肠上动脉。

③ 胃结肠韧带：大网膜在胃大弯和横结肠之间的部分。

④ 膈结肠韧带：又名脾支持带，是由膈至结肠左曲的腹膜皱襞，犹如脾的吊床。

⑤ 腹膜附加带或膜：是胎儿出生时残留的原始肠系膜发育而成。与结肠有关的附加带或膜有以下几种。a. Lane 结肠膜：起于左髂窝，将降结肠和乙状结肠交接处固定于骨盆缘；b. Jackson 膜：是从升结肠右侧腹后壁向内、下延伸，超过盲肠或升结肠前面结肠带的腹膜壁上，此膜薄而透明；c. 结肠间隙：分为两部分，一部分在结肠肝曲，连接升结肠与横结肠，一部分在结肠脾曲，连接横结肠与降结肠。

上述附加带可使结肠、回肠末端扭曲成角，导致大便不通。

(2) 结肠周围的腹膜、筋膜间隙

① 右结肠后间隙（reft retrocolic space，RRCS）：又叫右侧 Toldt 间隙，是右结肠系膜和右侧肾前筋膜之间充满疏松结缔组织的融合筋膜间隙。右结肠后间隙是腹腔镜右半结肠切除术中的关键平面。维持在右侧 Toldt 间隙内解剖，始终保持肾前筋膜的完整性是减少出血、避免损伤腹膜后器官的关键有效措施。

② 右结肠外侧沟：位于升结肠与腹膜外侧壁间的纵沟（图 2-8B）。向上可与膈下间隙和肝下间隙交

通。右结肠外侧沟腹膜反折（右侧 Toldt 线）是外侧游离右半结肠的解剖学标志。为盲肠外侧壁至肝结肠韧带的一条“黄白交界线”。因 Toldt 线内侧系膜脂肪颜色较深而外侧腹膜外脂肪颜色较浅而形成黄白两色界线分明的外观而得名。这一交界线，从解剖学角度看是结肠系膜与腹壁的分界线，从外科学角度看是盲肠、升结肠外侧的腹膜切开线，是进入右侧 Toldt 间隙的外侧入路。

③ 左结肠后间隙（left retrocolic space，LRCS）：是位于降乙结肠、结肠脾曲及其系膜与腹后壁之间的筋膜间隙（图 2-8A）。左结肠后间隙即左侧 Toldt 间隙，是腹腔镜左半结肠切除术中的关键平面。维持在左侧 Toldt 间隙内解剖，始终保持肾前筋膜的完整性是减少出血、避免输尿管损伤和保护神经的关键措施。

④ 左结肠外侧沟（图 2-8B）：位于降结肠与腹外侧壁之间。上方有膈结肠韧带，向下经左髂窝入盆。左结肠旁沟腹膜反折（左侧 Toldt 线）是外侧游离降结肠的解剖学标志，为自乙状结肠第一曲外侧与左侧腹壁之间的粘连至膈结肠韧带的一条“黄白交界线”。粘连带是左结肠旁沟腹膜反折的下端和结肠外侧解剖的腹膜切开点，由此切开左侧 Toldt 线，直至切断膈结肠韧带，结肠脾曲即从侧腹壁上松解下来。

⑤ 右结肠下间隙：又称右肠系膜窦。位于升结肠、横结肠系膜及小肠系膜根之间。为上宽下窄的三角形区域。

⑥ 左结肠下间隙：又称左肠系膜窦。位于横结肠系膜、小肠系膜和降结肠之间，围成斜方形。左、右结肠下间隙借斜行的小肠系膜根从左上至右下隔开。左结肠下间隙向下可沿乙状结肠系膜入盆。

⑦ 乙状结肠间隙窝：位于乙状结肠系膜与腹后壁腹膜之间，其大小深浅有明显的个体差异。常见于胎儿，儿童出现率高于成人。

5. 结肠的血管、淋巴和神经

(1) 结肠血管：结肠血管主要来自肠系膜上、下动脉。简言之，右半结肠动脉来自肠系膜上动脉，左半结肠动脉来自肠系膜下动脉（图 2-9）。

① 肠系膜上动脉（superior mesenteric artery，SMA）：起自腹主动脉前壁，约在第 1 腰椎平面，位于腹腔动脉起点以下 1.0～1.5cm 处。该动脉在胰腺后面经十二指肠下部前面穿出，随即进入小肠系膜。

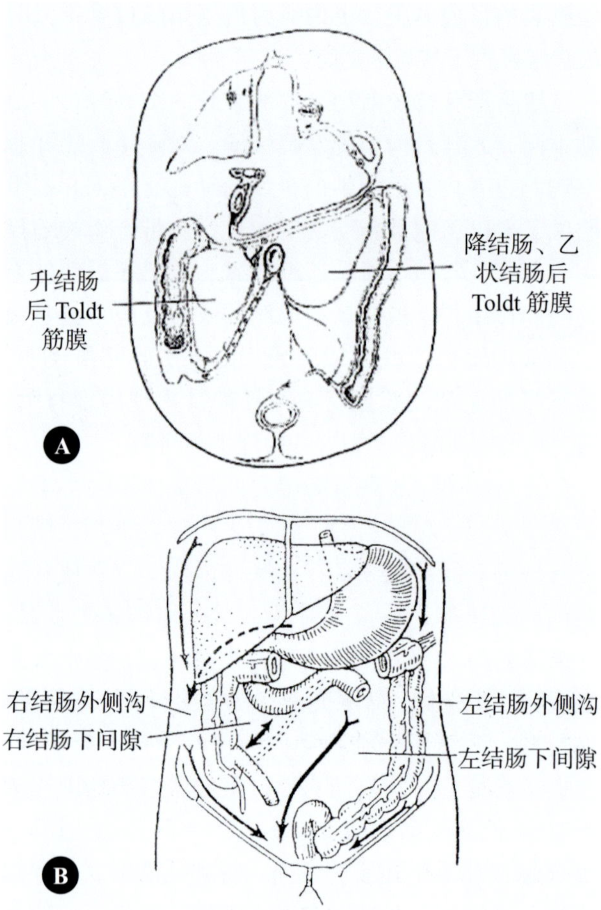

▲ 图 2-8 **A. Toldt 融合筋膜分布范围；B. 结肠周围间隙**

SMA 位于肠系膜上静脉（superior mesenteric vein，SMV）左侧者占 72.5%～80%，其余可位于 SMV 的前方或后方，未见 SMA 位于 SMV 右侧者，故 SMA 的右侧分支可从前方或后方跨越 SMV。SMA 的结肠支包括回结肠动脉、右结肠动脉和中结肠动脉。三者同时出现的概率为 10.7%～45%。

• 中结肠动脉：在胰腺下缘起自肠系膜上动脉右缘，在胃后进入横结肠系膜内，分为 2 支：右支在肝曲附近多与右结肠动脉的升支吻合，分布于横结肠右半部（或 1/3）；左支多与左结肠动脉的升支吻合，分布于横结肠左半部（或 2/3）。由于中结肠动脉主干多数由中线右侧进入横结肠系膜，故手术中切开横结肠系膜时，宜在中线的左侧进行。

中结肠动脉多数为 1 支（占 72.3%），也可出现 2～3 支（占 24.9%），有时尚可缺如（占 2.8%）。副中结肠动脉一般比较细小，多起于肠系膜上动脉的左侧壁，偏左进入横结肠系膜，行于系膜的左侧半。有的副中结肠动脉尚可起始于肠系膜下动脉的左结

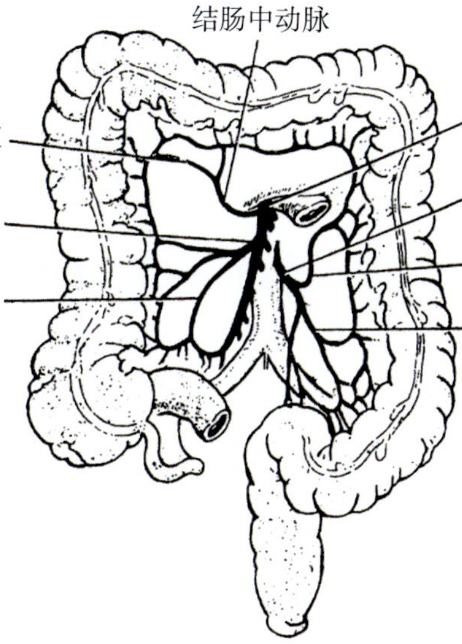

▲ 图 2–9　结肠动脉

肠动脉。因此，手术时应注意副中结肠动脉的存在和位置，以免误伤（图 2–10）。

• 右结肠动脉：在中结肠动脉起点的下方 1～3cm 处起于肠系膜上动脉（占 40%）；有时两者可合起一干（占 30%）；有时右结肠动脉与回结肠动脉共干起始（占 12%）；该动脉如者占 18%。右结肠动脉经腹后壁腹膜的深面横行向右，至升结肠附近分为升支和降支，分别与中结肠动脉右支和回结肠动脉的结肠支吻合，并沿途分支至升结肠。

右结肠动脉多为 1 支，占 62.4%；2 支者较少，占 13.7%；缺如者占 23.9%。

• 回结肠动脉：在右结肠动脉起点的下方，或者两者共干起自肠系膜上动脉，经腹膜后向右下方斜行，至盲肠附近先分为上、下两干，由此两干再发出结肠支和盲肠支。结肠支多为上干的延续，转向上，与右结肠动脉的降支吻合，主要营养升结肠；盲肠支起自回结肠动脉分歧部或上干，分为前、后 2 支，分布于盲肠。

② 肠系膜下动脉：约在腹主动脉分叉处以上至少 4cm。距骶岬上方 10cm 处，发自腹主动脉前壁，有时有变异（图 2–11）。动脉起始处常被十二指肠上部掩盖，所以直肠切除时，如在腹主动脉处高位结扎该动脉，须将十二指肠稍向上向右移动。动脉的走行呈弓状斜向左下方，跨越左髂总动脉。移行为直肠上动脉。其分支如下。

• 左结肠动脉：起点距肠系膜下动脉根部为 2.5～3.5cm。该动脉经腹膜的后方向左向上走向脾曲，主干分升、降 2 支。升支进入横结肠系膜与中结肠动脉吻合，降支下行进入乙状结肠系膜与乙状结肠动脉吻合，沿途分支，分布于降结肠和脾曲。左结肠动脉多数为 1 支（占 94.95%），有时有 2 支。

• 乙状结肠动脉：数目为 2～6 支，一般分为第一、二、三乙状结肠动脉；其起点也不一致，有的可自肠系膜下动脉先分出 1 个主支，再分成 2～4 个小支，或者几个小支均直接发自肠系膜下动脉。乙状结肠动脉经腹膜深面斜向左下方，进入乙状结肠系膜内，各分出升支和降支，互相吻合成动脉弓，分支分布于乙状结肠，最下 1 支乙状结肠动脉与直肠上动脉之间缺乏边缘动脉。两动脉之间称 Sudeck 点，若在此点以下结扎直肠上动脉，将引起直肠上部坏死。

边缘动脉是对各结肠动脉的结肠支在结肠系膜缘吻合的动脉弓而言，肠系膜上、下动脉的血流借边缘动脉相互交通。从边缘动脉至肠管的终末支称直动脉。直动脉有长支和短支两种（图 2–12）。长支在系膜缘（或系膜带）处或在长支的起点附近又分为前、后 2 支，沿结肠的前、后面，经浆膜与肌层之间，至系膜缘的对侧缘，分布于对系膜面的 1/3 肠管，最后，前、后 2 支在独立带与网膜带之间构成极不充分的血管吻合，这是结肠血液供应的一个重要特点。短支起于边缘动脉或长支，一般为 2～3 支，在系膜缘立即穿入肠壁，供应系膜面的 2/3 肠管。短

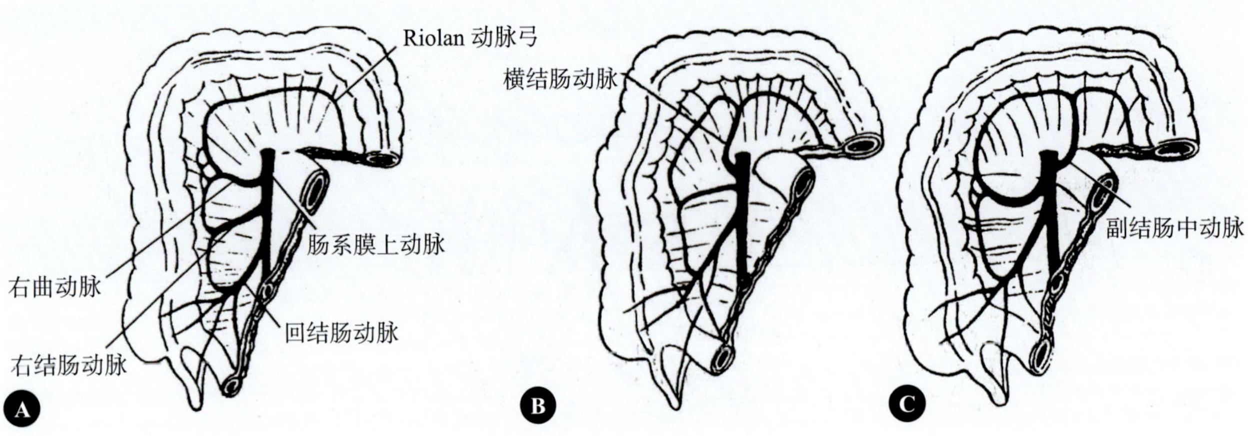

▲ 图 2-10 结肠中动脉的变异

A. 右曲动脉；B. 横结肠动脉；C. 副结肠中动脉

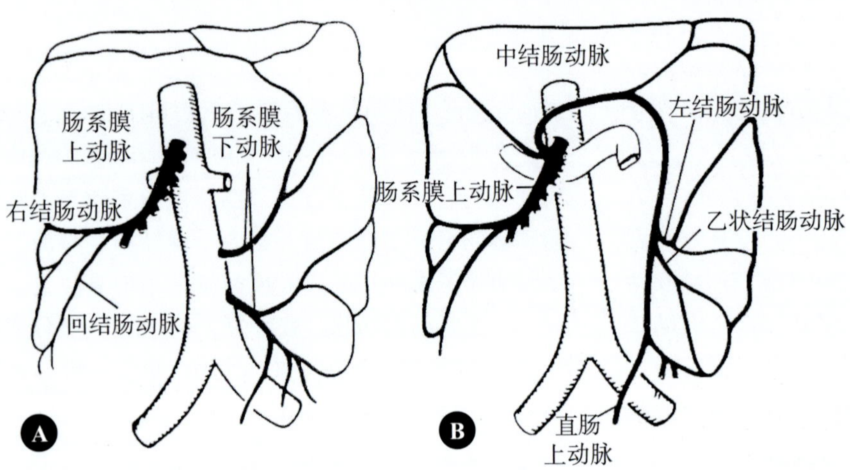

◀ 图 2-11 肠系膜下动脉的变异

A. 双肠系膜下动脉，中结肠动脉缺如，横结肠由副肠系膜下动脉分支分布左；B. 肠系膜下动脉缺如，左半结肠系膜上动脉分支分布

支和长支共同营养结肠壁的系膜部分，故此部肠壁血液供应相当丰富。而肠壁的其余部分仅由长支营养，血管是贫乏的，故在结肠壁做纵向切口时，宜在独立带与网膜带之间进行。有报道称，损伤 1 长支可使肠管坏死约 2.5cm，因此结肠切除时为了保留足够的直动脉，边缘动脉应在肠管断端远 1cm 处结扎。

结肠的静脉分布大致与动脉相同。右半结肠的静脉汇入肠系膜上静脉，然后注入门静脉。左半结肠的静脉汇入肠系膜下静脉，然后经脾静脉或肠系膜上静脉入门静脉。

(2) 结肠淋巴：包括结肠淋巴分壁内丛和壁外丛。

① 壁内丛：包括结肠黏膜内丛、黏膜下丛、肌间丛和浆膜下淋巴丛。

- 黏膜内丛：有些学者认为，大肠与肠道其他部分不同，其黏膜层内无淋巴管，故局限于黏膜层的大肠癌不会发生淋巴结转移。但是，Kuwahara 和 Nishi 用墨汁加硝酸银动脉注射法及淋巴管色素穿刺注射法，观察犬和人的大肠壁内淋巴管，结果证实大肠黏膜内有淋巴管。在人体中，至少在黏膜肌层表面淋巴管是存在的。而犬除了有黏膜肌层淋巴丛外，在黏膜表层也有淋巴丛，两丛均呈水平排列，其间借交通支垂直穿经黏膜固有层面相互移行。因此，黏膜内癌沿黏膜表层水平方向扩散或经淋巴结转移都是可能的。
- 黏膜下丛：黏膜内毛细淋巴管穿越黏膜肌层，在黏膜下层内形成黏膜下丛。此处淋巴管较丰富，多沿血管走行。黏膜内癌一旦突破黏膜肌层进入黏膜下层，淋巴结转移的可能性极大。
- 肌间丛：黏膜下淋巴管向外穿入肌层，在内环肌和外纵肌之间形成肌间丛。
- 浆膜下丛肌间丛的淋巴管斜穿外纵肌至浆膜下形成，再由浆膜下丛离肠壁连于壁外丛的淋巴管。

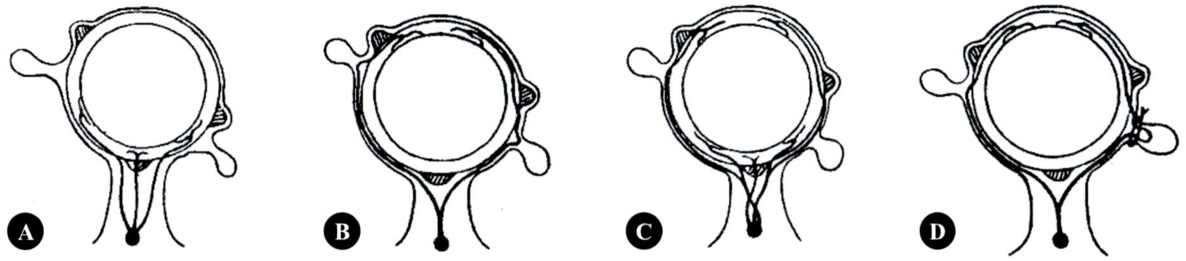

▲ 图 2–12　直动脉的分布

A. 短支；B. 长支；C. 长、短支；D. 不可用力牵引肠脂垂，避免误扎长支

大肠壁内丛的淋巴管上下交通不如环绕肠壁交通丰富，故肿瘤围绕肠壁环状蔓延较上、下纵行蔓延为快，容易造成肠梗阻。

② 壁外丛：结肠壁外淋巴结可分 4 类（图 2–13）。

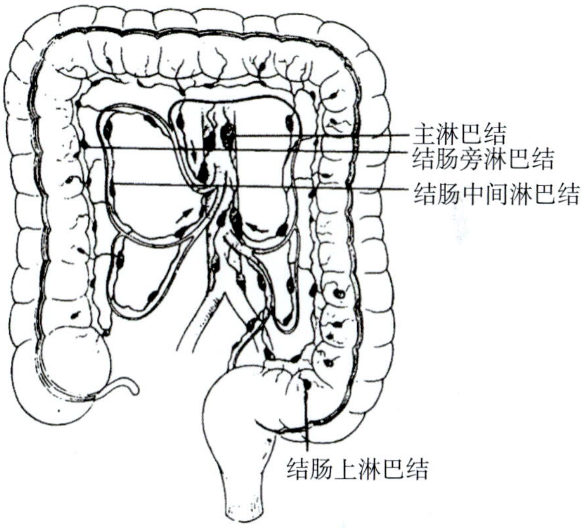

▲ 图 2–13　结肠的淋巴结群

• 结肠上淋巴结（epicolic nodes）：位于肠壁的浆膜下及肠脂垂中，是一些很小的淋巴结。浆膜下及黏膜下淋巴管网在肌层内吻合后，首先汇入此群淋巴结。

• 结肠旁淋巴结（paracolic nodes）：沿结肠系膜缘及边缘动脉排列。

• 结肠中间淋巴结（intermediate nodes）：沿各结肠动脉排列。如沿回结肠动脉、右结肠动脉、中结肠动脉、左结肠动脉及乙状结肠动脉排列的淋巴结，分别称为：回结肠淋巴结、右结肠淋巴结、中结肠淋巴结、左结肠淋巴结及乙状结肠淋巴结等。

• 主淋巴结（main nodes）：或称中央淋巴结，位于肠系膜上、下动脉根部及腹主动脉周围。如肠系膜上、下淋巴结和主动脉旁淋巴结（腰淋巴结）等。

结肠各部淋巴流向：结肠淋巴引流方向有一定顺序，常由壁内丛至壁外丛到结肠上淋巴结，再到结肠旁淋巴结，然后经各结肠动脉附近的中间淋巴结至中央淋巴结。结肠各部淋巴管通常沿结肠血管分别汇入有关的中间淋巴结。如升结肠淋巴经其淋巴结注入回结肠及右结肠淋巴结。升结肠上部淋巴可经其旁淋巴结注入中结肠淋巴结。横结肠淋巴经其旁淋巴结也注入中结肠淋巴结，但近肝曲者可注入右结肠淋巴结，近脾曲者则可注入左结肠淋巴结，降结肠和乙状结肠的淋巴经其旁淋巴结分别注入左结肠与乙状结肠淋巴结。概括来说，右半结肠（升结肠和肝曲，以及横结肠右侧部）的淋巴管，大部伴随肠系膜上动脉的分支，终于肠系膜上淋巴结；左半结肠（横结肠左侧部及脾曲以下结肠的淋巴管，主要终于肠系膜下淋巴结或腰淋巴结，它们最终到达主动脉周围淋巴结，所以大肠的淋巴可分为肠系膜上、下淋巴系和主动脉周围淋巴系。

• 肠系膜上淋巴系（图 2–14）：回盲部淋巴管沿回结肠动脉的回肠支和结肠支注入 2 支分歧部的淋巴结，其输出管沿回结肠动脉注入回结肠动脉根部的回结肠淋巴结。

升结肠和横结肠右半的淋巴管沿右结肠和中结肠动脉注入该动脉根部淋巴结，其输出管入肠系膜上静脉右侧缘的淋巴结，有些淋巴管横越肠系膜上静脉至肠系膜上动脉前面的淋巴结。

总之，右半结肠的淋巴大部分注入右结肠和中结肠淋巴结，继而注入肠系膜上静脉右缘的主淋巴结。

• 肠系膜下淋巴系（图 2–15）：左半结肠的淋巴经肠系膜下淋巴结终于主动脉周围淋巴结，来自上、下、左、右 4 个方向的淋巴管汇集于此。

右侧和上方来的淋巴管入主动脉前淋巴结，继而至主动脉和下腔静脉间淋巴结的最上部淋巴结。

左侧来的淋巴管向上行至主动脉左侧的主动脉外侧淋巴结。

下方来的淋巴管至肠系膜下淋巴结，有些淋巴管中途向右侧横行至主动脉前淋巴结与右侧主动脉、下腔静脉间淋巴结、左侧最下部的主动脉外侧淋巴结相联系。这些由下方来的淋巴管是直肠上淋巴结的输出管，它们横越上腹下丛的前面而至肠系膜下动脉起始部下方的主动脉前淋巴结。

上方优位型淋巴结是主动脉、下腔静脉间最上部淋巴结群。

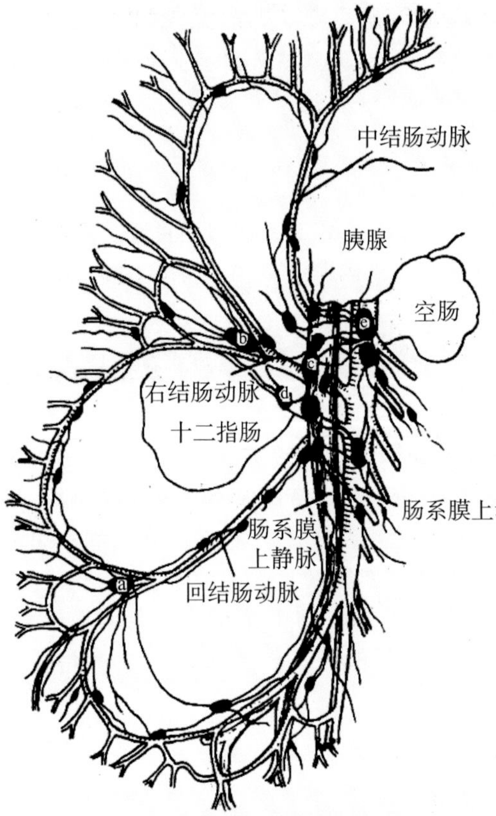

▲ **图 2–14　右半结肠淋巴系**

回盲部淋巴管沿结肠动脉汇集于该动脉的回肠支及结肠支分分布淋巴结（a）；升结肠和横结肠右半淋巴管沿右结肠动脉和中结肠动脉先入其共同于处淋巴结（b）；继而入肠系膜上静脉右侧缘的淋巴结（c、d）；随之横行于肠系膜上静脉前面至肠系膜上动脉前面的淋巴结（e）

下方优位型淋巴结是主动脉、下腔静脉间的最下部淋巴结群。淋巴廓清术须注意上述问题。降结肠淋巴入上方优位型淋巴结，直肠入下方优位型，乙状结肠入中间型。

• 主动脉周围淋巴系（图 2–15）：肠系膜上淋巴系最终汇入主动脉与左、右肾动脉（左肾静脉）之间呈四边形排列的淋巴结群。

肠系膜下淋巴系沿主动脉两侧由下而上行，终于左肾静脉下方的左、右淋巴结。

右侧主动脉、下腔静脉间淋巴结与左侧主动脉外侧淋巴结的输出管，主要形成左、右腰淋巴干，经主动脉后通过膈肌主动脉裂孔合成胸导管。

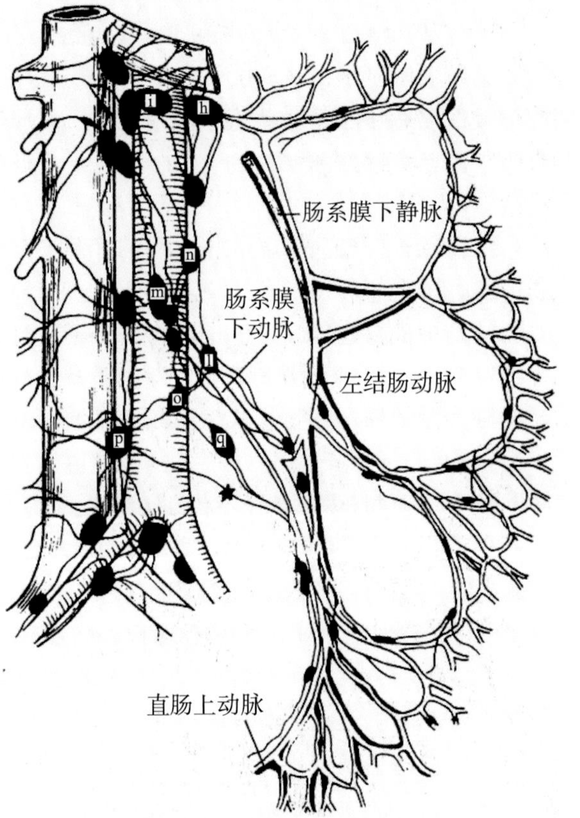

▲ **图 2–15　左半结肠淋巴系**

横结肠左半和脾曲的淋巴管入主动脉中部的主动脉前淋巴结（m），至主动、静脉间淋巴结的最上部淋巴结（i）；降结肠淋巴管上行至主动脉左侧的淋巴结（n）；乙状结肠淋巴管至主动脉下方入肠系膜下动脉根部的淋巴结，其淋巴管途中右行至主动脉前淋巴结（o），与右侧主动、静脉间淋巴结（p）、左前下部的主动脉外侧淋巴结（q）相联系；直肠上动脉起始部淋巴结收集直肠淋巴，其输出管（★）横行于上腹下丛的前面至肠系膜下动脉根部下方的淋巴结（1）

在肠系膜下动脉起始部和主动脉分歧部之间的区域内。左、右腰内脏神经在此合成上腹下丛（骶前神经），合成的位置恰位于主动脉分歧部。若在此内廓清主动脉周围淋巴结，极易损伤此神经而引起性功能障碍，故须特别注意。

(3) 结肠神经（图 2–16）

① 交感神经：结肠的交感神经主要来自肠系膜上丛和肠系膜下丛。肠系膜上丛为腹腔丛向下的连续，位于肠系膜上动脉的根部。丛的上部有肠系膜上神经节，来自第 10 胸椎至第 3 腰椎侧角的内交感神经节前纤维至此节交换神经元，节后纤维形成次级的神经丛，伴随肠系膜上动脉的分支分布盲肠阑尾、升结肠和横结肠右半（即右半结肠）。肠系膜下丛位于肠系膜下动脉根部，丛内有肠系膜下神经节。来自第 1～3 腰椎侧角的交感神经节前纤维至此交换神经元，节后纤维形成次级的神经丛，随肠系膜下动脉的分支分布于横结肠左半、降结肠、乙状结肠和直肠上部（即左半结肠）。

② 副交感神经：右半结肠的副交感神经一般认为来自右迷走神经的腹腔支。该支参加腹腔丛和肠系膜上丛后，伴肠系膜上动脉及其分支，分布至盲肠阑尾、升结肠及横结肠右半。左半结肠的副交感神经来自第 2～4 骶椎侧角，经骶神经出脊髓后合成盆内脏神经至下腹下丛，与交感神经相混。这些神经纤维分布于直肠、膀胱等盆腔器官外，其中部分纤维向上行，经上腹下丛到肠系膜下丛，伴肠系膜下动脉及其分支，分布于结肠脾曲、降结肠、乙状结肠及直肠上部。

③结肠传入神经：结肠的传入神经纤维混合在副交感神经（迷走神经或盆内脏神经）中，其神经细胞体在脊神经节或脑神经节内。一般来说，大肠的痛觉是经交感神经传导的，这种纤维的神经元在脊神经节内，伴经后根入脊髓。结肠的痛觉传导纤维经胸、腰内脏神经。有人研究发现，切除右侧交感神经以后，刺激在正常时可引起疼痛的右半结肠，却发生痛觉丧失，向远侧可达横结肠中部。但在横结肠左半、结肠左曲及降结肠上部仍可引起疼痛。切除左侧交感神经以后则相反，牵拉髂嵴以上腹腔左侧的结肠不发生疼痛，而牵拉或电刺激右半结肠可引起疼痛，并在右下腹引起牵涉痛。在左侧交感神经切除后，降结肠以下的肠管疼觉丧失范围至肛门以上 16cm 处（相当于直肠与乙状结肠合部），在此平面以下则痛觉仍存在。这是因为直肠的痛觉纤维及反射性传入纤维均经盆内脏神经（副交感），而不是交感神经。

（二）直肠

直肠长 12～15cm，它是结肠的延续，但形态上已失去结肠的特征，即没有结肠袋、结肠带和肠脂垂。

◀ 图 2–16　左结肠的神经支配

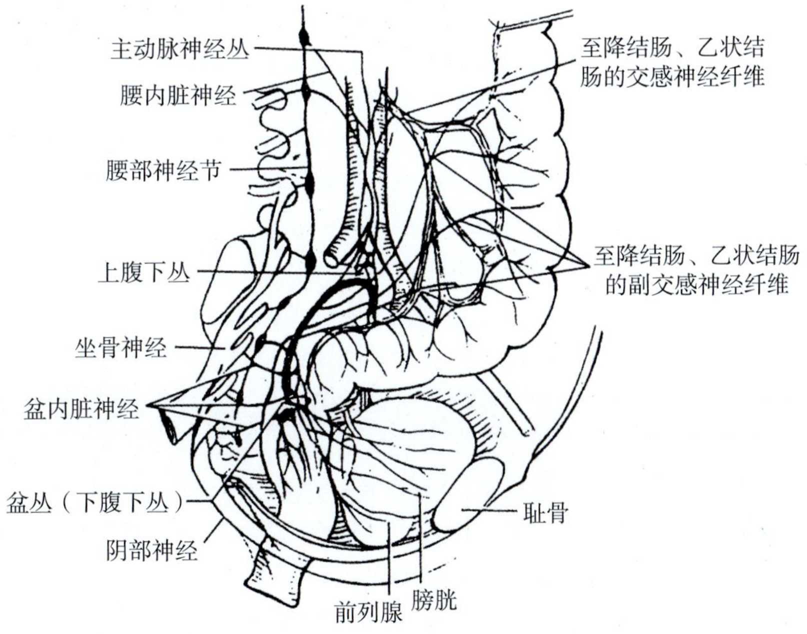

1. 直肠的上界和分段

直肠和乙状结肠是否存在确切界限及界限何在，外科学界和解剖学界也有不同的看法。Mayo 等研究认为，直肠和乙状结肠之间环肌增厚，既往有“乙状结肠直肠幽门”“直肠乙状结肠括约肌”“第三肛门括约肌”等不同名称描述这个增厚的部位。内镜检查也证实，此处肠腔直径最狭小，可能是直肠和乙状结肠的交汇点。Stoss 通过尸体解剖研究认为，直肠乙状结肠交界处应位于骶岬下 6～7cm，大体是结肠袋终止的部位，这个部位在功能上存在主动性的扩张性闭合和被动性的痉挛性闭合机制。

当前，学术界有关直肠上界定位和直肠分段的说法有两种。

(1) 解剖学定位：直肠上界在第 3 骶椎平面。以盆膈为界，通常将直肠分为两部，即盆膈以上部分称直肠盆部或直肠壶腹；盆膈以下部分称直肠会阴部亦称肛管。此种区分法从个体发生上讲是合理的，因盆部的发生来自后肠，而会阴部是由泄殖腔衍生而来。

(2) 外科学定位：直肠上界在骶岬平面。临床上常借此平面辨别肿瘤的部位；当患者仰卧位式手术时，乙状结肠由盆腔上移，直肠乙状结肠曲消失，分不清两者界限。此时要确定肿瘤部位，常从骶岬做标志，将乙状结肠由盆腔牵出，拉紧直肠，如肿瘤在骶岬以下即直肠肿瘤，如在骶岬以上即乙状结肠肿瘤。

临床上将直肠分为上、中、下三段。

① 上段 – 直肠乙状部（Rs）：骶岬至第 2 骶椎下缘。

② 中段 – 直肠上部（Ra）：第 2 骶椎下缘至腹膜反折。

③ 下段 – 直肠下部（Rb）：腹膜反折至耻骨直肠肌附着部上缘。

上段距离肛缘 2～16cm，中段距离肛缘 8～12cm，下段距离肛缘 8cm 以下。

2. 直肠曲、直肠角、直肠瓣

(1) 直肠曲：直肠的行程并非笔直，在矢状面和额状面上都有不同程度的弯曲。在矢状面上，直肠沿骶尾骨的前面下降，形成一个弓向后方的弯曲，称直肠骶曲。直肠进一步绕过尾骨尖，转向后下方，又形成一弓向前的弯曲，称直肠会阴曲，此两曲在乙状结肠镜检查时是必须注意的解剖特点。直肠在额状面上还有 3 个侧曲：上方的侧曲凸向右；中间的凸向左，是 3 个侧曲中最显著的一个；而最后直肠又超过中线形成一个凸向右的弯曲。因而直肠侧曲呈“右 – 左 – 右”的形式。但直肠的始、末两端则均在正中平面上。直肠侧曲在中位、低位直肠癌的保肛手术中有重要意义，通过游离侧曲，可以使癌远端的直肠长度延长而增加保肛手术的概率。

(2) 直肠角：直肠会阴曲又名直肠角或肛直肠角（anorectal angel）。其正常值：排便前平均为 91.96°（±1.52SEM），排便时为 136.76°（±1.51SEM），比排便开始时增大 44.8°。正常情况下，肛直肠角至肛门上方 2.74cm±0.78cm。距尾骨尖 1.87cm±0.44cm。盆底肌痉挛综合征患者，其肛直肠角至尾骨尖的距离（11.0cm±0.4cm）比大便失禁患者（6.4cm±0.5cm）要大。

肛直肠角是由 U 形的耻骨直肠肌悬吊而成。排便时，耻骨直肠肌放松，肛直肠角增大，肛管开放以利粪便排出。耻骨直肠肌收缩时，肛直肠角减小，呈锐角，使局部造成一机械性高压，能有效地阻止粪便下行，起到控制排便的作用。因此，肛直肠角的变化反映了耻骨直肠肌的活动情况。

(3) 直肠瓣：是直肠壶腹内呈半月形的黏膜横皱襞（图 2–17）。1830 年由 Houston 首次提出，故又称 Houston 瓣。直肠瓣宽度 1.4cm（侧面 0.8～1.6cm）；长度为 3cm（1.6～5.6cm），约相当于直肠圆周的 2/3。它由黏膜、环肌和纵肌层共同构成，在此处取活检导致肠穿孔的危险性最低。直肠瓣的数目多少不定，可出现 2～5 个（图 2–17），一般多为 3 个。直肠瓣向肠腔内突入，高 1～2cm，或者很小不清楚。直肠瓣最上方的一个接近于直肠与乙状结肠交界处，位于直肠的左侧壁，距肛门约 11.1cm。偶尔该瓣可环绕肠腔 1 周，在这种情况下，肠腔可程度不同地被缩窄。中间的一个直肠瓣称 Kohlrusch 瓣，是 3 个瓣中最大的一个，位置恒定，内部的环肌层特别发达，位于直肠壶腹稍上方的前右侧壁，距肛门约 9.6cm，相当于腹膜由直肠前壁反折到膀胱或子宫的水平。因此，通过乙状结肠镜检查确定肿瘤与腹膜腔的位置关系时，常以此瓣为标志。最下方的一个，位于中瓣的稍下方，位置最不恒定，一般多为于直肠的左侧壁，距肛门约 7.9cm。当直肠充盈时，该瓣常可消失，而排空时则较显著。直肠检查时可用手指触知，易误认为新生物。

3. 直肠纵肌层分离的肌束

(1) 直肠尿道肌：亦称尿道提肌（图 2–18），最

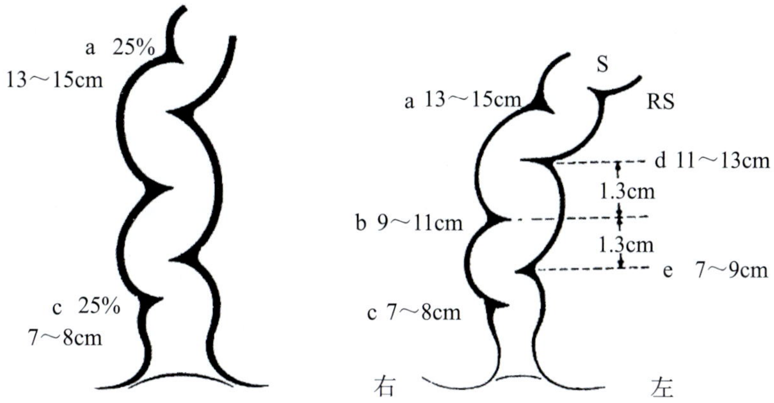

▲ 图 2-17　直肠瓣数目的变异（引自 Abramson）

S. 乙状结肠；RS. 直肠乙状部；a. 右上瓣；b. 右中瓣；c. 右下瓣；d. 左上瓣；e. 左下瓣

初由 Kohlrausch（1854 年）提出，后经 Rouy 对该肌进行详细描述，并强调指出，该肌虽小而临床意义很大。直肠尿道肌为起自下部直肠纵肌层的平滑肌束，向前延伸至尿道膜部，与尿生殖膈上筋膜连接，并与膀胱外括约肌相融合。该肌跨越前列腺后间隙的底，所以它是到达直肠前列腺分裂平面的重要标志。直肠尿道肌极易与耻骨尾骨肌向前延伸至尿道和前列腺的肌纤维（Uhlenhuth 直肠前肌）相混淆。

Smith 将上述的直肠尿道肌改称肛管尿道肌，他把起自直肠纵肌层止于前列腺尖和 Denonvillier 筋膜下面的平滑肌束，称为直肠尿道上肌。Morgan 也认为有 2 条直肠尿道肌，上面的一条在 Denonvillier 筋膜后方，向前下行至前列腺体和底部。2 条肌恰夹在两个耻骨直肠肌内侧缘之间。经会阴做直肠切除术时，在分离耻骨直肠肌打开直肠与前列腺之间的平面时，须分离切断此肌。

女性的直肠尿道肌称直肠阴道肌，位于直肠阴道间隙的底部，肌纤维混入会阴体，不如直肠尿道肌清楚，不易辨认，无临床意义。

(2) 直肠尾骨肌（图 2-18）：为一薄而小的平滑肌束，起自直肠纵肌层，与盆膈上筋膜的反折纤维融合，止于骶骨下端和第 1 节尾椎。换言之，此平滑肌束起自骶尾前韧带，与直肠壁的纵肌层融合。直肠尾骨肌变异很大，当排便时，它对直肠有支持作用。Courtney 根据该肌与盆膈上筋膜的纤维相连和，特称其为“髂骨直肠尾骨肌”（iliorectococcygeus musele）。它组成肛提肌后间隙的顶，在直肠周围化脓性炎症时具有重要临床意义。

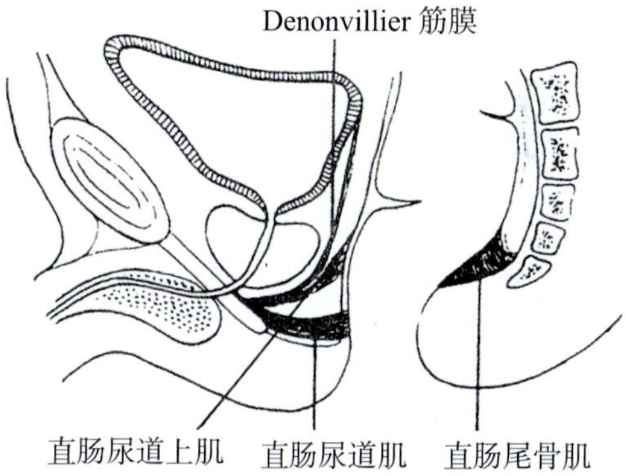

▲ 图 2-18　直肠尿道肌与直肠尾骨肌

4. 直肠的毗邻

直肠的前面与全部盆腔脏器相邻，这些脏器大部分包有腹膜。直肠新生物直接向前伸展，可累及邻近器官或腹膜腔，故有人称直肠的前面为“直肠的危险面”。在男性，腹膜反折线以下的直肠前面相邻的器官，由下向上为前列腺、精囊腺、输精管壶腹、输尿管和膀胱壁。所以外科常通过指肛检查，隔着直肠前壁，触摸上述诸器官以诊断疾病。腹膜反折线以上的直肠前面，隔着直肠膀胱陷凹与膀胱底的上部和精囊腺相邻，有时回肠襻和乙状结肠沿着直肠壁伸入直肠膀胱陷凹内。在女性，腹膜反折线以下，直肠直接位于阴道后壁的后方。腹膜反折线以上，直肠隔着直肠子宫陷凹与阴道后穹隆及子宫颈相邻，陷凹内也常有回肠襻和乙状结肠伸入。

直肠的后面借疏松结缔组织与下 3 个骶椎、尾骨、肛提肌和肛尾韧带等相连。在疏松结缔组织内有骶丛、交感干、骶中血管、直肠上血管和骶淋巴结等。

5. 直肠的腹膜、筋膜和韧带

(1) 腹膜内直肠、腹膜外直肠（图 2-19）：腹膜仅覆盖于直肠上 1/2 或 1/3 段，大约在距肛门 12.5cm 处开始，直肠的前面和两侧被覆以腹膜；向下约至第 4 或第 5 骶椎平面，腹膜仅覆盖于直肠的前面；直肠下 1/3 段完全在腹膜之外，无腹膜覆盖。直肠上部与腹膜结合较紧，向下由于脂肪组织增多而两者结合逐渐疏松。据上所述，临床上常依靠腹膜与直肠的关系，将直肠分为腹膜内直肠或高位直肠和低位直肠两部分。

男性直肠前面的腹膜约在距肛门 8～9cm 处，向前反折到膀胱的上面及侧面，形成直肠膀胱陷凹。女性约在距肛门 5～8cm 处，直肠前面的腹膜向前反折于阴道后壁，转而向上覆盖于子宫表面，形成直肠子宫陷凹，腹膜的反折位置有明显的个体差异，没有一个固定的标志。女性较男性腹膜反折位置为低，直肠全脱垂的女性患者，直肠子宫陷凹可异常得深，甚至突入直肠由肛门脱出。直肠指诊时上述两个陷凹均可探到。

(2) 直肠筋膜囊、直肠系膜

① 直肠筋膜囊（图 2-20A）：或称直肠深筋膜，由覆盖髂内血管的筋膜分裂包围而成。直肠覆有腹膜的部分，其筋膜囊不明显；而直肠的腹膜外部分，筋膜囊很清楚。此层筋膜含有痔上血管、神经及淋巴结。直肠筋膜囊的后层与骶前筋膜之间为直肠后间隙，内有疏松组织，易于分离。

② 直肠系膜（图 2-20B）："系膜"是指连接肠管的双层腹膜皱襞而言。直肠上端自骶岬平面开始，其后壁已失去腹膜，故从解剖学概念上讲，直肠是没有系膜的。"直肠系膜"不是一个解剖学名词，而是一个外科学名词。Heald 所指的直肠系膜是指筋膜囊所包绕的直肠后方及两侧呈半环状的结缔组织层，厚 1.5～2.0cm，内含丰富的神经、血管、淋巴结组织和脂肪组织。直肠及其系膜组成一个解剖单位，直肠癌所有区域性播散（邻近器官受累除外）都包括在此解剖单位内。筋膜囊与盆筋膜壁层之间存在着无血管的"神圣界面"，直肠癌全直肠系膜切除术（TME）的理论基础即建立在这一外科平面的认识上，这一平面的直肠癌完整切除，设定了切除范围，即切除第 3 骶椎前方至盆膈直肠后方及两侧连系直肠的全部直肠系膜。

直肠系膜内的神经有腹下神经和盆内脏神经，前者在骶岬处位于中线旁 1cm，同侧输尿管内侧 2cm，后者多自 $S_{2\sim4}$ 前孔发出向外、向下、向前走行 3cm 分支进入直肠系膜。腹下神经的完整对于膀胱功能及射精功能是必要的，而盆内脏神经主要负责阴茎的勃起。系膜内血管主要是直肠下动脉，在距中线 4cm 处跨过第 3 骶岬经的近侧。功能和神经此种固定解剖关系，可以作为寻找该神经的标志。

(3) Denomvillier 筋膜（图 2-21）：即腹膜会阴筋膜或称尿直肠隔。1836 年，法国学者 Denonvillier 首次描述直肠与精囊之间有一层类似肉膜样的膜，故称 Denonvillier 筋膜，它是盆脏筋膜增厚部分。Denonvillier 筋膜很易辨认，它下起会阴筋膜，向上

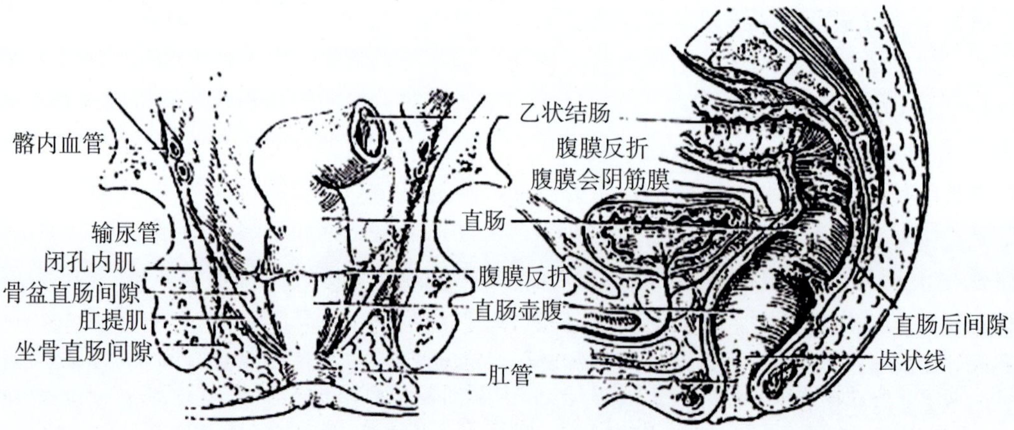

▲ 图 2-19　腹膜与盆腔器官的关系（左 . 冠状切面；右 . 矢状切面）

与 Douglas 窝处的腹膜相连，然后向侧方与环绕血管和腹下丛的结缔组织融合。该筋膜分 2 层，较厚的前层附着于前列腺及精囊表面，后层与直肠间有一层薄的疏松结缔组织，这些资料对外科医生有非常重要的意义。在直肠癌手术中必须将该筋膜切除。一些关于减少泌尿生殖功能损伤的研究认为，有些外科医生没有辨认出 Denonvillier 筋膜的前层，而是在其 2 层之间进行解剖，导致泌尿系统损伤增加，若损伤阴道后壁，可造成直肠阴道瘘。女性的 Denonvillier 筋膜位于直肠与阴道之间，称直肠阴道隔，较薄，不分层，向下行呈楔状，形成直肠阴道三角。但是也有解剖学家认为，Denonvillier 筋膜在女性并不存在，仅在直肠阴道之间由盆内筋膜及肛提肌部分中线交叉纤维组成的松散的网状组织，楔状结缔组织并不明显。直肠阴道隔若组织发育缺陷、分娩损伤或不良排便习惯导致腹压增高，使薄弱的分隔组织扩张，直肠前壁即可疝入阴道，形成直肠前突。

(4) 骶前筋膜（图 2–20 和图 2–21）：位于直肠与骶骨之间，是盆壁筋膜增厚部分，很多外科医师称其为 Waldeyer 筋膜。在骶前筋膜与直肠深筋膜之间为无血管间隙，其深面是骶前静脉丛和骶正中动脉，故此该间隙是手术游离直肠后壁的最佳间隙。骶前静脉没有瓣膜。通过椎体静脉与椎内静脉系统交通。在患者处于截石位时，骶前静脉系统的压力的 2～3 倍。Corman 等总结，直肠癌手术时这种出血的机会可高达 4.6%～7.0%。骶前静脉损伤后，血管残端周围组织牵拉开放或缩入骶孔，由于其静脉压力高，出血量常较多，加上手术视野较小，是非常难处理的。

(5) 直肠骶骨韧带：是直肠末端朝向前下方增厚的筋膜反折，从骶前筋膜 S_4 水平达到肛门直肠环上方的直肠深筋膜，是直肠后壁远端游离的解剖学标志。

(6) 直肠侧韧带（图 2–20）：位于直肠下 1/3 段前外侧，在腹膜和肛提肌之间，周围充满纤维脂肪组织，这些纤维成分是盆筋膜的一部分，由直肠外侧壁连至盆壁形成直肠侧韧带，它是使直肠固定于骨盆的最坚固的支持物，在女性，此韧带分 2 层，一层在直肠后方，另一层在直肠及阴道之间。在男性，侧韧带包绕直肠、前列腺和膀胱。直肠下血管经侧韧带达直肠。盆内脏神经在侧韧带内有许多细小分支，手术时应注意保护。

关于直肠“侧韧带”在解剖学上存在着较大分歧。Gray 解剖学曾提出筋膜沿直肠下动脉从盆后外壁伸展至直肠，由此命名为“侧韧带”。从外科角度来看，

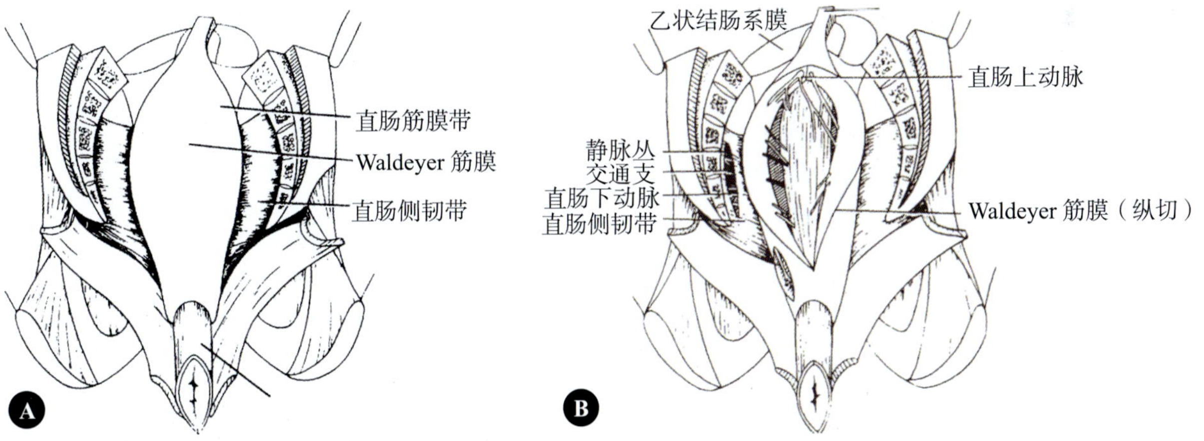

▲ **图 2–20　直肠筋膜囊及直肠系膜**

A. 骶骨正中切开，从后面观（直肠筋膜囊）显露直肠后部及其筋膜囊。Waldeyer 筋膜可认为是直肠囊的后部。筋膜囊的两侧延伸部为外侧韧带，与盆壁层筋膜相连续。Waldeyer 筋膜消失于乙状结肠系膜的结缔组织中。穿入 Denonvillier 筋膜构成直肠囊的前壁。B. 骶骨正中切开，从后面观（直肠囊后壁切开）纵行切开 Waldeyer 筋膜，显露分布于直肠的神经及血管，注意：神经和血管主要从两侧穿入直肠壁，前面和后面很少有分支。直肠上动脉与同名静脉及腹下神经一起穿入直肠筋膜囊。将左侧直肠韧带切开，可见直肠下动脉、静脉丛。盆内脏神经和盆交感干发至直肠囊下部的交通支经此韧带内。侧韧带内的血管或神经从也至直肠上部

直肠“侧韧带”为基底位于盆腔侧壁、顶端进入直肠的三角结构。但 Jones 等研究 28 例尸体标本的盆腔中并无一般所提的直肠“侧韧带”结构，只有部分标本在直肠系膜与盆腔侧壁之间有不太坚固的结缔组织索带。索带距直肠肛管平面 0～10cm，中位高度 4cm。直肠下动脉及自主神经丛不参与该韧带的组成。研究表明直肠平面并无任何结构穿过，有时可见比较疏松的结缔组织索带，并不代表直肠“侧韧带”，而且经常缺如。另有学者认为：由于所有神经血管均为脂肪和纤维组织包绕，将直肠系膜向侧牵拉时，直肠下动静脉、骶神经即构成所谓的“直肠侧韧带”，如果没有手术分离过程等人为因素，人体中实际并不存在此结构。而 Butegard 等不同意此种说法，认为双侧的直肠“侧韧带”是存在的，其中均有神经、脂肪及纤维组织等。直肠侧韧带将直肠固定于盆壁，手术时必须将侧韧带切断方可将直肠游离。此处还是直肠系膜开放处，直肠癌也可以通过此途径转移到盆壁淋巴结。

6. 直肠周围间隙

肛直肠周围有许多蜂窝组织间隙，间隙内含有较丰富的血管、淋巴、脂肪和结缔组织，易发生感染和形成脓肿。肛周间隙约 10 余个，有成对的和不成对的。按位置可大致分为两类，即肛提肌上间隙

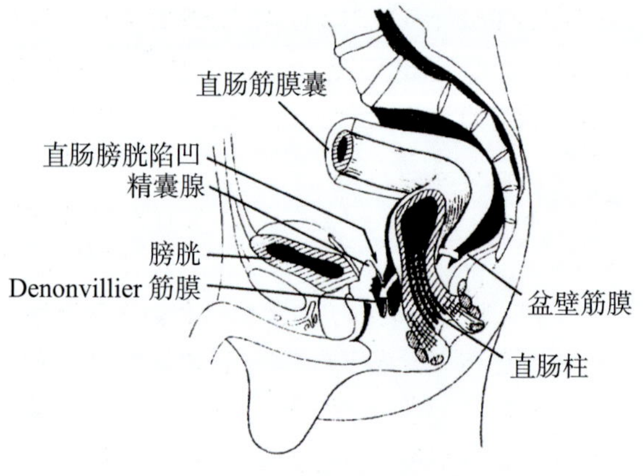

▲ 图 2-21 男性盆腔矢状切面

直肠包在筋膜囊内。囊的后面通称 Waldeyer 筋膜。该筋膜向上消失于乙状结肠系膜内的腹膜后组织中，向下反折至盆壁筋膜。在女性筋膜囊的前面形成直肠阴道筋膜。在男性形成前列腺会阴筋膜（Denonvillier 筋膜）。直肠前面的腹膜，在女性反折至子宫、阴道后穹后上部，构成直肠子宫陷凹。在男性腹膜反折至膀胱、精囊腺上部，构成直肠膀胱陷凹。箭表示全直肠分离的最简单途径

和肛提肌下间隙。

(1) 肛提肌上间隙

① 骨盆直肠间隙：位于肛提肌上方直肠两侧，因其位置较深，而其顶部和内侧又为软组织，故一旦积脓，虽大量亦可不被发觉。多数学者认为骨盆直肠间隙与坐骨直肠间隙相交通，前者感染可通过后者蔓延至肛周皮肤。Shafik（1976）不同意此说法，他指出，上述两间隙间无直接交通，骨盆直肠间隙感染只能通过内侧纵肌和中间纵肌之间的括约肌间间隙先至中央间隙，再从中央间隙至坐骨直肠间隙。

② 直肠周围间隙：在直肠壁后方和骶骨之间，从前向后依次存在 4 个筋膜层：覆盖直肠系膜的直肠深筋膜、骶前筋膜、梨状肌筋膜与骶骨骨膜的融合筋膜。它们与直肠前方的 Denovilliers 筋膜在直肠周围形成两个相连续的筋膜环：直肠深筋膜和 Denonvilliers 后叶组成的覆盖直肠系膜的筋膜环；骶前筋膜和 Denonvillier 筋膜前叶组成的环绕在直肠周围的第 2 个筋膜环，这一筋膜环将直肠周围间隙分为直肠后间隙和骶前间隙。TME 手术中理想的外科平面是直肠后间隙，环绕直肠扩展。在这一间隙内操作既可满足肿瘤学要求，又能最大限度地避免副损伤。

(2) 肛提肌下间隙

① 黏膜下间隙：位于肛管黏膜与内括约肌之间，向上与直肠的黏膜下层连续。间隙内有黏膜下肌、内痔静脉丛与痔上动脉的终末分支。其下部与中央腱的纤维相混。黏膜下间隙借穿内括约肌的联合纵肌纤维与括约肌间内侧间隙相交通。

② 肛管后浅间隙：位于肛尾韧带的浅面，常是肛裂引起皮下脓肿所在的位置，一般不会蔓延至坐骨直肠间隙与肛管后深间隙。

③ 肛管后深间隙：即 Courtney 间隙，位于肛尾韧带的深面，与两侧坐骨直肠间隙相通，为左右坐骨直肠窝脓肿相互蔓延提供了有利通道。

④ 肛管前浅间隙：位于会阴体的浅面，与肛管后浅间隙相同，一般感染仅局限于邻近的皮下组织。

⑤ 肛管前深间隙：位于会阴体的深面，较肛管后深间隙为小。

⑥ 皮下间隙：位于外括约肌皮下部与肛周皮肤之间，内侧邻肛缘内面，外侧为坐骨直肠窝。间隙内有皱皮肌、外痔静脉丛和脂肪组织。皮下间隙借中央腱的纤维隔向上与中央间隙相通，向内与黏膜

下间隙分隔，向外与坐骨直肠间隙直接连续。

⑦ 坐骨直肠间隙（图 2-22）：在肛管两侧，左右各一，其上面为肛提肌，内侧为肛管壁，外侧为闭孔内肌及其筋膜。间隙内有脂肪组织和痔下血管神经通过，其容量为 50ml 左右，如积脓过多而致窝内张力过高时，脓液可穿破肛提肌，进入骨盆直肠间隙内；坐骨直肠间隙与皮下间隙直肠交通，还可沿中央腱的纤维隔与中央间隙相通，通过纵肌外侧隔或括约肌间外侧隔，或者外括约肌浅部肌束间纤维与括约肌间间隙交通。此间隙向后内侧经 Courtney 间隙与对侧的坐骨直肠间隙相通。

⑧ 括约肌间隙（intersphincter space）：有 4 个间隙，纵行，位于联合纵肌 3 层之间。

- 内侧纵肌内侧隙：位于内侧纵肌与内括约肌之间，该间隙借穿内括约肌纤维与肛 – 直肠黏膜下间隙交通。
- 中间纵肌内侧隙：位于中间纵肌与内侧纵肌之间，该间隙向上与骨盆直肠间隙直接交通，是骨盆直肠间隙感染蔓延的主要途径。
- 中间纵肌外侧隙：位于中间纵肌与外侧纵肌之间，该间隙向外上方与坐骨直肠间隙的上部交通。
- 外侧纵肌外侧隙：位于外侧纵肌与外括约肌浅部之间，该间隙借穿外括约肌浅部的纤维与坐骨直肠间隙交通。

上述 4 个括约肌间隙向下均汇总于中央间隙。

⑨ 中央间隙（central space）（图 2-23）：位于联合纵肌下端与外括约肌皮下部之间，环绕肛管下部 1 周。间隙内有联合纵肌的中央腱。中央间隙借中央

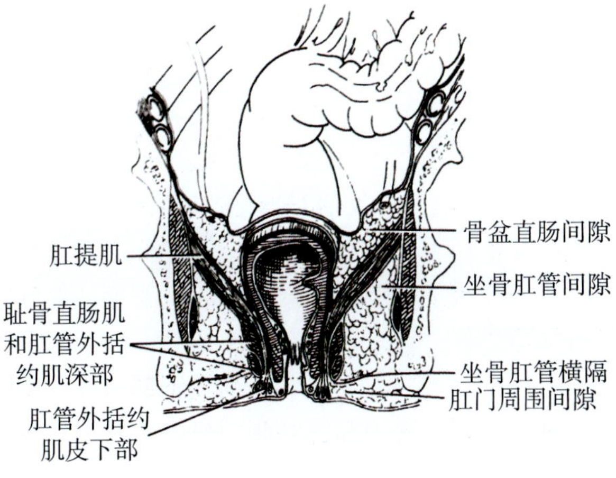

▲ 图 2-22　直肠周围间隙

腱的纤维隔直接或间接地与其他间隙交通。向外通坐骨直肠间隙，向内通黏膜下间隙，向下通皮下间隙，向上通括约肌间隙并经此间隙与骨盆直肠间隙交通。中央间隙与肛周感染关系极为密切；间隙内脓液可沿上述途径蔓延至其他间隙，反之，来自其他间隙的脓液在未流向皮肤和肛管之前均先汇总于中央间隙。

7. 直肠的血管、淋巴和神经

(1) 直肠的血管（图 2-24 和图 2-25）：直肠的动脉血主要来自直肠上动脉，其次是直肠下动脉和骶中动脉等。

① 直肠上动脉：直肠上动脉是肠系膜下动脉的终末血管，该动脉的起点多数平第 1 骶椎（53.3%）。主干经乙状结肠系膜的两层间进入盆腔，约至第 3 骶椎高度在直肠后壁的中部分为左、右支。直肠上动脉的分支最初在直肠的后面，以后绕至外侧，每支再分数支穿直肠壁达黏膜下；其终末支相互吻合。直肠下动脉与肛门的分支在齿状线以上亦有吻合，

② 直肠下动脉：直肠下动脉是髂内动脉的分支，经直肠侧韧带达直肠下段的前壁。直肠下动脉变异很大，两侧直肠下动脉很少出现对称性起源、同等的长度和一样的走行。直肠下动脉的直径 1.0～1.5mm。Jomes 解剖 28 例标本中，17 例有直肠下动脉，且均为双侧，其中 14 例直肠下动脉穿过直肠系膜平面，另 3 例为含有结缔组织的神经血管束。其距盆底的高度为 0～7mm，中位高度 2cm，直径为 0.5～2.0mm，中位直径 1mm。在盆腔可见分支，直肠下动脉起自盆内脏神经起点前，向前中方向走行，在同一高度进入直肠。有学者报道，双侧直肠下动脉的出现率为 35%～80%，仅在右侧出现的约占 40%，而女性大多缺如。Sato 等认为直肠下动脉有 3 种来源：阴部内动脉、臀下动脉和髂内动脉的主要分支。直肠下动脉若高位起自髂内动脉时，主干较长，且紧贴肛提肌上面，较难发现。两侧直肠下动脉的数目不完全相等，右侧动脉有 3 支者占 14%，有 2 支者占 32%，有 1 支者占 54%。左侧有 3 支者占 11%，有 2 支者占 26%，有 1 支者占 63%。直肠下动脉分支的分布也有不同的解释，根据一些学者的研究，大多数直肠下动脉的终末支分布到泌尿生殖器官，以致将其当作主要的泌尿系统动脉。直肠下动脉的走行报道不一，许多学者认为直肠下动脉不在侧韧带中走行，而是在侧韧带的下方走行。直

肠下动脉具体的走行是从前外向后内方向，在精囊腺和前列腺附近穿过 Denonvillier 筋膜的下部到达直肠前部，然后直接进入肛提肌。

③ 骶正中动脉：由腹主动脉分叉点上方 1cm 处发自后壁，于骶骨前面下降，发出分支供给直肠与肛管交界处和肛管后壁，与直肠下动脉吻合。

④ 直肠静脉：直肠的静脉主要来自两组静脉丛，即黏膜下静脉丛和外膜下静脉丛。黏膜下静脉丛位于整个直肠的黏膜下层，静脉丛呈横行环形排列，其旁支穿经直肠肌层，在外膜下形成大量的斜形静脉，即外膜下静脉丛。外膜下静脉丛位于直肠肌层的外面，较黏膜下静脉粗大，由稀疏、不规则的斜行静脉相互交织而成，直肠黏膜下静脉丛的血液汇集于此，经直肠上静脉入门静脉。

(2) 直肠的淋巴

① 直肠的器官内淋巴管

• 黏膜层及黏膜下层的毛细血管及淋巴管：黏膜上皮下无淋巴管，在直肠黏膜固有层的深面，于

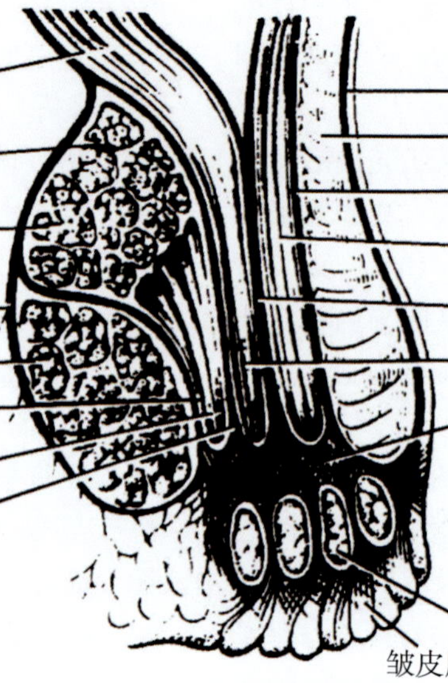

▲ 图 2-23　括约肌间隙及中央间隙

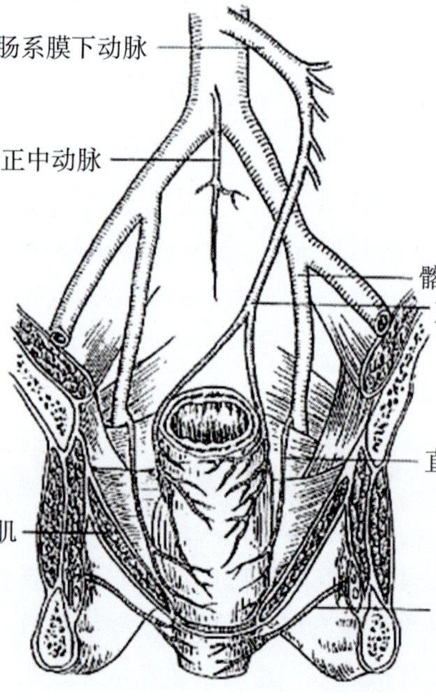

▲ 图 2-24　直肠肛管的动脉

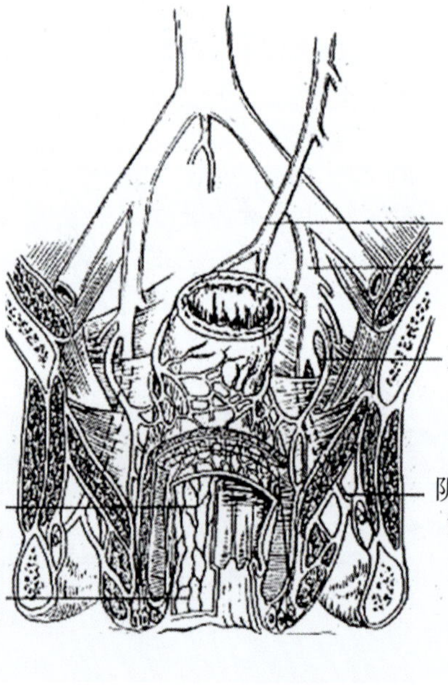

▲ 图 2-25　直肠肛管的静脉

腺体与黏膜肌层之间，有一层毛细淋巴管，在固有层淋巴小结的周围，毛细淋巴管吻合成网，呈筐状包绕淋巴小结，但毛细淋巴管并不伸入淋巴小结内。淋巴小结周围的毛细淋巴管入黏膜层毛细淋巴管网，或者注入黏膜下层毛细淋巴管网。黏膜层毛细淋巴管网，借短的吻合管与黏膜下层毛细淋巴管网相通。黏膜下层淋巴管吻合成丛，并发出集合淋巴管穿过肌层汇入直肠周围淋巴结。

- 肌层的毛细淋巴管及淋巴管：在直肠的纵肌层与环肌层的肌纤维束之间，可见有毛细淋巴管，直肠纵、环肌之间的结缔组织内，也有一层毛细淋巴管网。肌层中的毛细淋巴管网发出的淋巴管，一部分汇入通过肌层的黏膜下层淋巴管，其余直接出器官外注入局部淋巴管。

② 直肠的周围淋巴结（图 2–26）：直肠周围的淋巴结是指能直接接受直肠淋巴管的淋巴结，包括以下几部分。

- 直肠旁淋巴结：位于直肠的两侧及后面，沿直肠上动脉的分支处及其左、右支分布，有 1～7 个淋巴结。它们接受直肠的集合淋巴管，其输出淋巴管沿直肠上动脉注入直肠上淋巴结或直接注入肠系膜下淋巴结。
- 直肠上淋巴结：沿直肠上动脉排列，位于直肠系膜内或位于乙状结肠系膜根部内下方。汇集直肠旁淋巴结直肠旁淋巴管和乙状结肠下部的淋巴管，其输出淋巴管注入肠系膜下淋巴结和腰淋巴结。
- 骶淋巴结：沿骶正中动脉及骶外侧动脉排列，位于骶前孔的内侧，有 1～4 个淋巴结。接受盆后壁、直肠肛管和直肠前方脏器的集合淋巴管，其输出淋巴管注入主动脉下淋巴结及髂总淋巴结。
- 臀下淋巴结：沿臀下动脉及阴部内动脉的起始处排列，有 1～4 个淋巴结。臀下淋巴结接受股后部、臀部浅层、会阴部、直肠下段及相毗邻的前方脏器的集合淋巴管，其输出淋巴管注入髂内淋巴结主群或直接注入髂总淋巴结。
- 腹股沟浅淋巴结上群：该淋巴结群接受肛管及肛门的集合淋巴管，也接受下肢浅层的大部分集合淋巴管，其输出管注入腹股沟深部淋巴结或直接注入髂外淋巴结。

③ 直肠的淋巴引流途径（图 2–26）：位于直肠黏膜下层、直肠纵肌与环肌之间及直肠腹膜下的淋巴管网在直肠壁外互相吻合、交织成丛。其较大的集合淋巴管汇入直肠周围淋巴结。一般情况下，直肠周围淋巴结按下述 4 条途径将淋巴引流至腹主动脉周围的淋巴结或髂内淋巴结。

第 1 条途径：属于向上方的转移途径。直肠旁淋巴结的输出管沿直肠上动脉，分别汇入直肠上淋巴结，并随着肠系膜下血管，到达肠系膜根部附近，

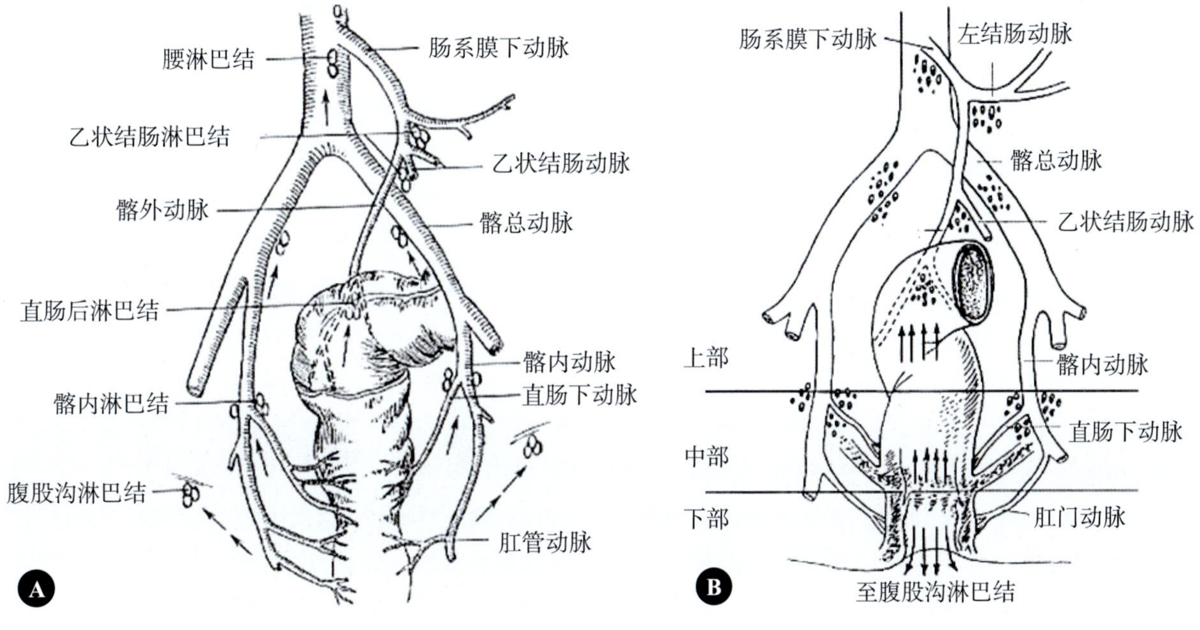

▲ 图 2–26　直肠的淋巴

A. 直肠周围淋巴结；B. 肛 – 直肠的淋巴回流方向

汇入肠系膜下淋巴结。此途径收集上、中、下三段直肠的淋巴液，是直肠最重要的淋巴引流通路，也是直肠癌沿淋巴系统转移的主要途径。

第 2 条途径：属于向侧方转移途径。直肠中下段的一些淋巴管沿直肠下动脉经肛提肌上缘引流，最终汇入沿髂内动脉排列的髂内淋巴结，后者再汇入髂总淋巴结。个别也可以直接汇入髂总淋巴结。另外，还有人提出齿状线上方的淋巴管也可以直接穿过肛提肌注入髂内淋巴结，并最终注入髂总淋巴结。

第 3 条途径：直肠外淋巴丛的一部分淋巴集合管汇入沿骶外侧和骶正中动脉排列的骶淋巴结，其输出管注入主动脉下淋巴结及髂总淋巴结，直肠癌可经此途径转移至骶淋巴结。因此骶淋巴结也列为直肠癌根治术必须清扫的淋巴结。

第 4 条途径：齿状线上方直肠黏膜部的少数集合淋巴管，沿肛门动脉经坐骨直肠窝，汇入坐骨直肠窝内淋巴结（此淋巴结不恒定，有时缺如），其输出管随阴部内血管入盆腔，汇入臀下淋巴结，其输出管汇入髂内淋巴结主群或直接汇入髂总淋巴结。有些学者认为，齿状线上方的淋巴管，有的可穿过肛提肌向下进入坐骨直肠窝，汇入坐骨直肠窝淋巴结，输出淋巴管随阴部内血管汇入臀下淋巴结。Blair 等认为不存在穿经肛提肌的途径，该部淋巴管都是沿肛门动脉走行。

上述 4 条途径中，第 1 条是直肠淋巴引流最主要途径，起主要作用。Miles 认为，在直肠癌转移时，只有当第 1 条途径被癌细胞浸润或堵塞，导致淋巴回流受阻时，才有可能出现后面 3 条途径的转移。但也不尽然。由于向上的淋巴引流只是主要途径，淋巴液也可以沿未堵塞的其他淋巴引流途径转移。事实是，直肠也并非在各段均有 3 个方向的淋巴引流，腹膜反折以上的直肠一般只有向上的淋巴引流，腹膜反折以下直肠则有向上和侧方两个方向的淋巴引流，只有近肛管部才有向上、侧方和下方三个方向的淋巴引流。淋巴引流的规律是直肠癌根治术中行淋巴结清扫的基础。一旦出现后 3 条途径的转移时，往往预示直肠癌已进入晚期，手术治愈的可能性不大。

(3) 直肠的神经分布：直肠的神经主要来自下部胸髓和上部腰髓的交感神经系、骶部副交感神经系及阴部神经丛 3 部分，前两者参与构成上腹下丛及下腹下丛，后者应属躯体神经系，但从反射角度来看，它与直肠的自主机制有关，排便活动不仅是不随意的自主神经反射，而且受高级中枢的随意支配。

① 上腹下丛（图 2–27）：上腹下丛位于第 5 腰椎及第 1 骶椎上部的前面，腹主动脉的末端及其分叉处。此丛常称为骶前神经（presacral nerve），但事实上它很少聚集成单独的神经，位置也是常位于腰椎前面，而较少位于骶椎前面。上腹下丛的纤维来自腹主动脉丛、肠系膜下丛及交感干第 3、4 腰节分出的腰内脏神经；盆内脏神经的副交感纤维也经下腹下丛上升加入此丛，一般这种副交感纤维至上腹下丛的左侧，也可单独成腹膜后神经，沿肠系膜下动脉分支，分支于左半结肠。上腹下丛一般居正中线稍偏左，包在直肠系膜内，行径较长，易受手术损伤，特别在主动脉前和髂淋巴结清扫时为然。实验证明：切除上腹下丛或骶前神经后，对排便、排尿不发生影响，但不能射精。有人提出，支配射精活动的纤维，可能主要集中于第 1～3 腰交感干神经节内。在双侧切除腰交感干神经节的病例中，发现有 54% 的人永久性失去射精能力，故认为这些与射精活动有关的交感干神经纤维是经腰内脏器神经到达上腹下丛，继而分布于前列腺、精囊腺及射精管。

② 下腹下丛（图 2–27）

• 位置与形态：下腹下丛即盆腔神经丛（plexus pelvicus）位于直肠两侧，腹膜反折部以下与肛提肌之间的腹膜组织中。其界限十分清楚，前后约 50mm，上下约 30mm，呈扁平四边形，女性较小，其延伸于宫颈后方部分称子宫阴道丛，丛内有较大的 Frcnkcn-Hauer 神经节。盆丛的后缘在直肠侧方；

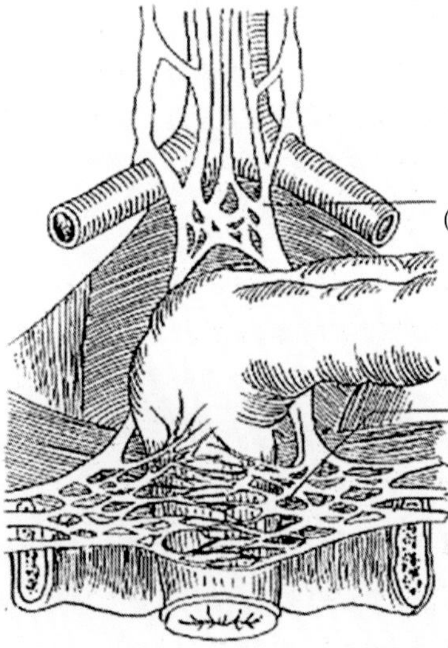

▲ 图 2–27　直肠的神经

男性前缘在膀胱后缘，女性前缘在膀胱阴道隔的后方；上缘在直肠、输尿管末端与膀胱下动脉的分支交叉；下缘在肛提肌上面与直肠下动脉交叉。该神经丛沿盆侧壁下行，居髂内动脉与直肠之间，血管分支贯穿盆丛，伴盆丛分支分布于盆腔器官。值得注意的是，盆腔神经丛因固定于直肠侧韧带内，与韧带纤维相互交错，尚有痔中血管贯穿其中，故切断韧带时务必慎重剥离，避免损伤盆腔神经丛。

- 组成成分：盆腔神经丛的组成成分有以下 4 种。
  - 交感神经系：腹下神经（上腹下丛的分支）、骶内脏神经。
  - 副交感神经系：盆内脏神经。
  - 腹下神经：左右 2 支，由上腹下丛分出，沿髂内动脉内侧入盆丛后上角。在其起始处附近，有最下的腰内脏神经与之连接。
  - 骶内脏神经：起自骶部交感干神经节，非常纤细，一般由第 4 骶椎起源，直接与第 4 骶神经发出的盆内脏神经汇合，从后下角进入盆丛。交感干的骶部位于骶前孔的内侧，骶内脏神经的起始部在盆内脏神经内侧。

盆内脏神经（勃起神经）是阴部丛的脏支，可来自 $S_{2\sim5}$ 各神经根，其中以发自 S_3 的为最多（58.1%），S_4 次之（35.1%），S_2 与 S_5 最少（5.4% 和 1.4%）。每个骶神经根发出盆内脏神经支数不等，其中来自 S_3 平均支数为（3.61 ± 1.4）支，S_4 为（2.4 ± 1.1）支；S_2 为（2.9 ± 0.9）支；S_5 为（1.1 ± 0.4）支。各分支的粗细不同，通常由 S_3、S_4 的分支较粗，S_2 的分支教细，且直行距离较长，手术中最易受损。盆内脏神经（pelvic splanchmic nerve）又称勃起神经，实际上司勃起的神经纤维，仅为 3 支中的 1 支，行于最粗的神经支中。盆内脏神经常与肛提肌神经起自共同干（62.5%），沿盆膈上面前行，入盆丛后下角。盆内脏神经在阴部丛诸分支中居最内侧和最腹侧，盆内手术时易受损伤；盆丛被破坏，该支残留的可能性很小。有人提出以第 3 骶椎上缘平面和后正中线为基准，确定在第 3 骶椎上缘平面以下（2.6 ± 0.8）cm～（2.3 ± 0.7）cm 和正中线旁开（2.5 ± 0.5）cm～（2.5 ± 0.4）cm 的区域为盆内脏神经占位区，术中应注意保护。由于该神经紧贴于直肠侧韧带外侧，若切断侧韧带过于偏外时有可能受损。如因肿瘤或其他原因不得已偏外时，有学者主张应掌握在距直肠侧缘 1.5cm 为宜。

直肠癌根治术保留自主神经是指保留上述交感神经和副交感神经。这些神经均走行于直肠系膜和盆内筋膜之间。其损伤可导致排尿和性功能障碍。在直肠癌手术中，自主神经损伤常见于以下几个部位：在高位结扎肠系膜下动脉靠近主动脉时，可能损伤跨越其前方的交感神经，因此，一般提倡结扎肠系膜下动脉的位置要距离根部 1.5～2.0cm；在骶岬水平分离时，容易损伤直肠两侧的盆丛的两个分支，该分支在直肠侧方紧贴直肠系膜下行；在切断侧韧带时，过于接近精囊和前列腺，则易损伤前列腺周围神经丛，该神经丛是盆丛的一个分支，位于 Denonviller 筋膜前面，损伤后可引起勃起障碍和神经源性膀胱松弛。

③ 直肠的感觉神经：直肠的内脏感觉纤维末梢广泛分布于直肠黏膜，形成大量内脏感受器，可感受压力、张力及各种化学刺激，但其感觉不敏感，因此，直肠癌早期无疼痛。直肠的内脏感受器均匀分布在直肠下 1/3 段，齿状线以上 5cm 的范围内最丰富，在施行外科手术时，应尽量保留此段黏膜的完整。

直肠的感觉神经纤维随盆内脏神经传入脊髓骶段。左侧交感神经切除后，由降结肠向下的一段肠管感觉丧失。但乙状结肠与直肠连接部以下的直肠依然存在感觉。说明直肠的传入纤维是经盆内脏神经而不是经交感神经。

8. 直肠在粪便自制中的作用

(1) 直肠顺应性：直肠能保持低压下粪便潴留。当直肠充胀，其容量上升为 300ml 时，直肠内压不出现任何变化，甚至反而下降，直到直肠所能耐受的最大容量引起便急感时，压力才明显上升，此种特性称直肠顺应性（rectal compliancy），而且使排便动作推迟，这是一种反射性的适应性反应，在某种意义上讲与膀胱类似。顺应性的大小反映肠壁伸展性及储袋功能状况；正常人为 1～14ml/cmH_2O，如顺应性过低，即使少量便也能使直肠内压升高，超过括约肌的抵抗力以致出现便频，甚至失禁。反之，顺应性过高可造成慢性便秘。所以直肠是协调粪便容积的排出器官。

(2) 直肠可维持结肠储袋功能（reservior function）：结肠可容许其内大便和压力增加，只有当其超过某一极点时，方激起蠕动，此即所谓的储袋作用。此种功能的维持是因直肠的运动频率和收缩波幅均高于乙状结肠，这种反方向的压力梯度可阻止粪便下降，对维持直肠经常处于空虚和塌陷状态是必要的，对少量稀便和气体的控制是重要的，若结肠的储袋作用遭到破坏，则直肠内粪便又不能借逆蠕动返回结肠，势必造成直肠粪便堆积，压力上升，排便反射及便意频频不断，而外括约肌和耻骨直肠肌收缩已为时过久，因疲劳而不能坚持，则必然引起失禁。因此，直肠对结肠储袋功能的维持，对延长控便时间具有重要意义。

(3) 直肠感觉：实验证明，直肠感觉神经能觉察到 50ml 容量的球囊内 5ml 气体所引起的直肠充胀感。约 100ml 粪便充盈直肠即可产生便意。Pierce 发现即使正常括约肌存在，切除直肠亦可出现自制障碍，说明直肠感觉在维持粪便自制方面起着重要作用。近年来，发现盆底骨骼肌和肛周组织中有大量与排便反射有关的感受器，否定排便感受器位于直肠壁内的传统说法。研究证实，耻骨直肠肌的前 2/3 段和肛门括约肌的两侧段内有较多的功能性牵张感受器（肌梭），充胀的直肠间接刺激这些感受器引起括约肌收缩，最初阶段可能是由于粪块刺激肠壁引起的无意识反射活动。但是当直肠感受达到意识之内，就会立即由随意性收缩来补充。接着对粪便和气体做微细鉴别，以及决定是否维持括约肌收缩或放松，这一过程是通过耻骨直肠肌的随意性控制而实现的，这种随意性反应的先决条件是意识到便意紧迫，故肛门自制基本上是有意识的活动。

（三）肛管

1. 解剖学肛管、外科学肛管

肛管是境界有两种说法：一种指齿状线以下至肛缘的部分；另一种指肛管直肠肌环上缘平面以下至肛缘的部分，即从齿状线向上扩展约 1.5cm。前者称解剖学肛管，因管腔内覆以移行皮肤，故又称皮肤肛管；后者称外科肛管，因管壁由全部内、外括约肌包绕，故又称括约肌性肛管。外科肛管平均长（4.2 ± 0.04）cm，男性（4.4 ± 0.05）cm 较女性（4.0 ± 0.05）cm 稍长。解剖学肛管平均长（2.1 ± 0.03）cm，男性［（2.2 ± 0.05）cm］也较女性［（2.0 ± 0.04）cm］长。但是，解剖肛管长度与外科肛管长度并不相关，即长的解剖肛管并不意味着外科肛管将相应地延长；反之亦然。

从上述肛管的分界来看，解剖肛管与外科肛管两者的区别即是否把末端直肠包括在肛管之内，解剖肛管从发生上看，此部是胚胎期的原肛发育而成，来自外胚胎，与人体的皮肤为同一来源，它不包括末端直肠。外科肛管是从临床的角度出发而提出来的，其范围较解剖肛管大，包括了末端直肠。但从字面上看“外科学肛管”不能反映有直肠成分，因而容易造成临床工作的混乱，如本发生于直肠（柱）区的疾病如内痔、肛瘘归属于肛门病。低位或超低位直肠癌常误诊为内痔等。因此有人主张用“肛门直肠”（ano-rectam）一词取代“外科肛管”。

2. 肛直线、齿状线、括约肌间沟

肛管外口皮肤薄，没有毛发和腺体。肛外缘以远被覆上皮明显增厚，色素沉着重。这是鉴别肛门外缘的一个重要标志，也是测量肿瘤距离肛门缘的标志。肛管壁的结构由内向外共 5 层，依次为：皮肤黏膜、黏膜下层、内括约肌、联合纵肌、外括约肌（图 2–28）。皮肤黏膜层由上向下有 3 条标志线。

(1) 肛直线（Herrmann line）：距齿状线上方约 1.5cm，是直肠柱上端的连线。指诊时，手指渐次向上触及狭小管腔的上缘，即达该线的位置。此线与内括约肌上缘、联合纵肌上端及肛管直肠肌环上缘的位置基本一致。

(2) 齿状线（dentate line）：又名梳状线，是由肛瓣的游离缘连合而成。距肛缘 2cm，居内括约肌中部或中下 1/3 交界处的平面上。人们一般习惯称齿状线是后肠与原肛相连接的标志线，是内、外胚层的移行地带。是外科手术的重要“路标”。齿状线以上是直肠，属内胚层；以下是解剖肛管，属外胚层。两者来源不同，故齿状线上下的组织结构、血管神经分布及淋巴回流方向也各有区别（图 2–29）。

(3) 括约肌间沟（intersphincteric gnove）：即肛门白线、距肛缘上方约 1cm。此沟正对内括约肌下缘与外括约肌皮下部的交界处。1877 年 Hilton 称此沟为白线，故又称 Hilton 白线，但实践证明此线并不存在，即一般很难用肉眼辨认，能摸到不能看到。Ewing 提议在教科书和文献中将“白线”一词取消。括约肌间沟是一个重要临床标志，用手指抵在肛管内壁逐渐向下，可在后外侧摸出此沟。沟的上缘即内括约肌下缘，沟的下缘即括约肌皮下部的上缘；外括约肌皮下部多呈前后椭圆形故沟的前后部不易触知。沟的宽度为 0.6～1.2cm。

3. 肛垫区、齿状线区、栉膜区

依据上述三条标志线、肛管内面可分 3 区，即肛

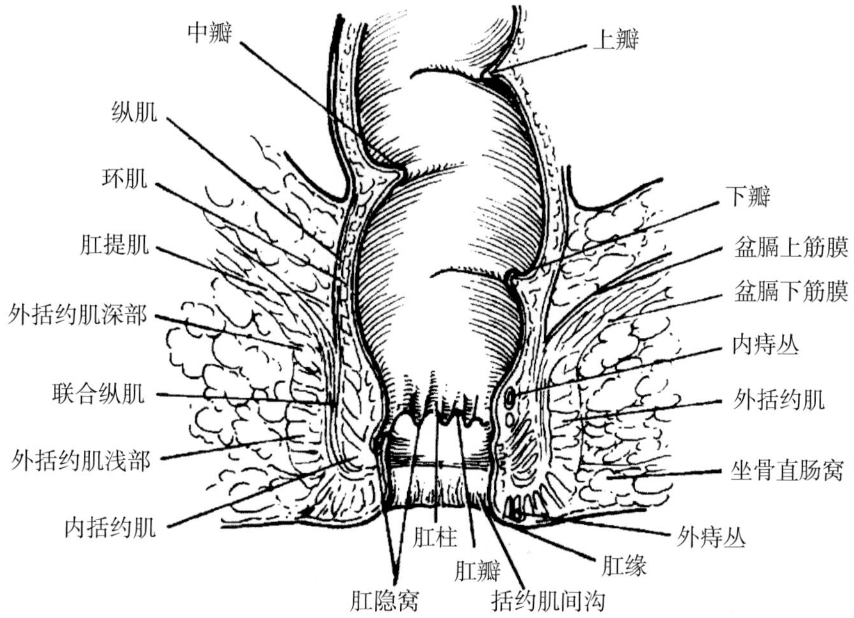

▲ 图 2-28 肛管、直肠冠状切面

垫区、齿状线区和栉膜区。

(1) 肛垫区（amal cushions zowe）：肛垫区是指齿状线与 Herrmann 线之间宽 1.5～2.0cm 的环状区，有人通常称为痔区（heamorrhoidal zone）。由于有 12～14 个直肠柱（Morgagni 柱）纵列于此，故痔区又称柱区（zona columais）。该区黏膜呈紫红色，有光泽，表面有纤细地横行皱纹，与其上方的天鹅绒样直肠黏膜和下方无光泽的肛管黏膜大不相同。直肠柱相对集中而成数目不等和大小不一的肛垫，它们之间通常由 Y 形沟分割为右前、右后及左侧位排列，与临床上 3 点、7 点、11 点“母痔”区相同，但非病态。只有肛垫组织发生异常并合并出血、脱垂、不适等症状时，才称为病，即痔病（hemorrhoidal disease）。

肛垫内的血管和支持组织如下。

① 动静脉吻合：是指小动脉和小静脉直接吻合管。血液可不经毛细血管直接从动脉流向静脉，肛垫区的供血量之所以远远超过该区相应组织正常代谢的需要，肛垫组织之所以具有勃起组织的特性，都是因为有动静脉吻合管存在。吻合管壁内有丰富的特殊感觉神经末梢器，提示它是一个复杂的调节系统，即肛垫血管内压调节器，又称肛垫血量调节器。

② Treitz 肌：位于内括约肌内侧面得一层特殊的纤维一肌性组织，其起源是多元性的，部分来自联合纵肌上部纤维，穿经内括约肌近侧端肌束之间，斜向内下行进入肛垫区黏膜下层。还有部分纤维来自联合纵肌的最下部，穿过或绕过内括约肌的远侧端，呈 U 形逆行进入黏膜下层，与前者共同汇集于内括约肌的内表面结合形成弓状结构，在齿状线区最为密集。Treitz 肌的作用是向上悬吊和支持肛垫。

(2) 齿状线区（dentate-line zone）齿状线区是指齿状线附近宽约 15mm 的狭窄地带，代表了原始肛膜破裂的位置，该区内有肛乳头、肛瓣和隐窝腺（图 2-29）。

① 肛乳头（anal papilia）：呈三角形小隆起，在直肠柱下端，沿齿状线排列，有 2～6 个，基底部发红，尖端灰白色，高 0.1～0.3cm，肥大时可达 1～2cm，肛乳头由纤维结缔组织组成，含有毛细淋巴管，表面覆以皮肤。肛乳头的出现率为 13%～47%，多数人缺如。

② 肛瓣（anal valve）：各直肠柱下端之间借半月形的黏膜皱襞相连，这些半月形的黏膜皱襞称肛瓣，有 6～12 个，肛瓣是比较厚的角化上皮，它没有“瓣”的功能。当大便干燥时，肛瓣可受硬便损伤而被撕裂。

③ 隐窝腺：“隐窝腺”（ceyptoglandula）一词是肛隐窝与肛腺的合称。其实肛隐窝和肛腺是 2 个完全独立的解剖学概念，不可混为一谈。

肛隐窝（Morgagni 隐窝）或称肛窦，是位于

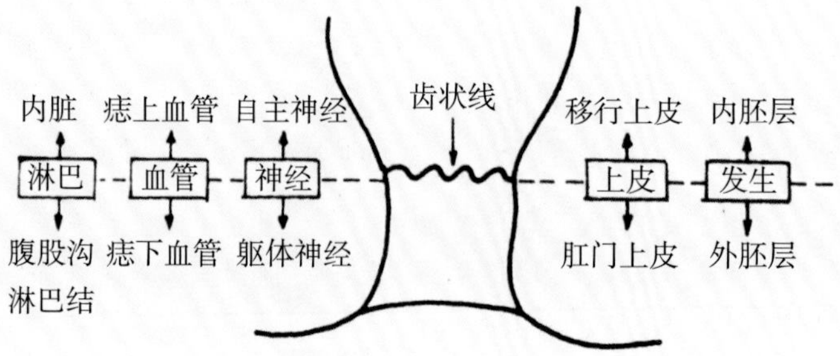

▲ 图 2-29 齿状线上下解剖学差异

直肠柱之间肛瓣之后的小憩室。它的数目、深度和形状变化较大，一般有6～8个，呈漏斗形，上口朝向肠腔的内上方，窝底伸向外下方，深度为0.3～0.5cm。在窝底或肛瓣上有肛腺的开口。

肛腺（anal gland）共有4～18个。每个肛腺开口于一个肛缘窝内；2～4个肛腺同时开口于一个隐窝内者也不少见。肛隐窝并不都与肛腺相连，约有半数以上（60%）的肛隐窝内没有肛腺开口，有少数肛腺可直接开口于肛管和直肠壁。肛腺多集中于肛管后部，两侧较少，前部缺如。腺管长2～8mm，由肛隐窝底开口处向下延伸1～2mm，即沿各个方向呈葡萄状分支。据统计，肛腺导管与齿状线呈垂直状排列者占65%；不与齿状线垂直者占35%；其中导管走向在齿状线下方者占68%，在齿状线上方者占28%，部分在齿状线上、部分在齿状线下者占4%。肛腺和肛隐窝在外科上的重要性在于它们是感染侵入肛周组织的门户，95%的肛瘘均起源于肛腺感染。

(3) 栉膜区（pecten zone）：栉膜是就齿状线与括约肌间沟之间的肛管上皮而言。宽0.5～1.5cm，是皮肤与黏膜的过渡区，皮薄而致密，色苍白而光滑。上皮是移行上皮，固有层内没有皮肤的附属结构（如毛囊、皮脂腺和汗腺等）。

在临床上栉膜的含义不仅包括此区的上皮，还包括上皮的结缔组织，其中有来自联合纵肌纤维参与组成的黏膜下肌，有肛腺及其导管，以及丰富的淋巴管、静脉丛和神经末梢。栉膜区还是肛管的狭窄地带，先天或后天造成的肛管狭窄症、肛管纤维样变、肛门梳硬结和肛裂等均好发于此。因此，栉膜区在解剖学和临床上都具有重要意义。

栉膜带（pecten band）是60年前Miles作为肛裂的病因学说而提出来。他设想由于某些慢性炎症对肛管的刺激，致使栉膜区上皮之下结缔组织增生，形成一条环形纤维组织带，束缚着肛门括约肌，使之失去弹性，在外力作用下可形成肛裂。Miles称此纤维组织带为“栉膜带”。目前，实验证明，栉膜带实际上是不存在的，是对痉挛的内括约肌下缘的误解。新近国外出版的教科书上，“栉膜带”这个名词已不复出现。

4. 肛门内括约肌

肛门内括约肌是直肠环肌的延续，属平滑肌。其上界通常认为在齿状线平面，下界多数在齿状线平面以下（7.9 ± 0.11）mm或距肛缘以上（9.0 ± 0.11）mm，未发现与肛缘平齐者。

(1) 内括约肌厚度：平均为（5.4 ± 6.5）mm，全周并不一致，应在肛管不同部位分别测量。Nielsen给30名健康志愿者（其中男性10名，女性无阴道分娩史者10名，有2次以上阴道分娩史者10名）用直肠腔内超声测得内括约肌的参数值，发现男女内括约肌平均厚度相同，女性不因产次多少而改变。超声下测得内括约肌平均厚度为1.5mm（1.0～33mm）。并认为出现直肠腔内超声测量值与解剖学的差异，可能是直肠内探头对肛管产生扩张的结果。Burmett发现，内括约肌随着年龄的增长而逐渐萎缩，纤维组织增加，故其厚度也逐渐增加。年龄＜55岁者，内括约肌厚度在2.4～2.7mm；＞55岁者，内括约肌厚度增至2.8～3.4mm。Nielsen就内括约肌厚度与年龄大小做了深入研究，得出的结论是：所有内括约肌厚度的最大值、最小值与平均值与年龄呈明显的正相关，并认为50岁以下人群的内括约肌最大厚度超过4mm，50岁以上人群的内括约肌最大厚度超过5mm时均属异常。这时临床上可能伴有痉挛性的肛门痛、便秘、直肠孤立性溃疡综合征的症状。近期报道1例痉挛性直肠痛患者，电子显微镜下观察其明显增厚的内括约肌切除标本上，显示严重的平滑肌病。相反，老年人群中内括约肌厚度≤2mm者，常提示平滑肌萎缩，可能伴有肛管静息压降低。

(2) 内括约肌神经支配：内括约肌内无神经节细胞，但缠绕肌细胞的神经纤维较多。内括约肌受交感和副交感神经的双重支配，同样也有感觉神经，但这方面的研究还不多。

① 交感神经：内括约肌的交感神经来自腹下神经，实验证明：内括约肌含去甲肾上腺素的浓度较结肠平滑肌高2倍。交感神经兴奋或去甲肾上腺素使内括约肌收缩。有人对脊髓麻醉下（或阻断阴部神经）的患者进行观察，此时外括约肌已麻痹，而内括约肌的自主神经支配未受影响，在静息状态下交感神经强力兴奋传向内括约肌，如果兴奋被消除，肛管压力可下降50%，对健康志愿者注射α受体激动药甲氧明（美速克新命），可使括约肌压力持续增高。实验还证实，交感神经的兴奋性效应是靠其节后神经末梢所释放的去甲肾上腺素，并通过去甲肾上腺素的α受体，直接作用于平滑肌细胞引起的。

② 副交感神经：内括约肌的副交感神经来自盆神经（$S_{1\sim2}$）。其末梢神经与壁内神经丛的突触后神经元相接触。实验证明，副交感神经具有明显的抑制作用，电刺激盆神经，内括约肌表现松弛。Andersen和Bloom等刺激骶神经观察脑肠肽（brain gut hornone）中的血管活性肽（vasoactive intestinal polypeptide，VIP）和P物质的变化及其对内括约肌作用，发现VIP对内括约肌有抑制作用。P物质有兴奋作用，胃肠道非肾上腺素非胆碱能神经（NANC）所释放的递质一氧化碳（NO）可使内括约肌呈浓度依赖性松弛反应。

(3) 内括约肌生理特性：内括约肌的主要作用如下。①有较高的肌张力，能维持长时间的收缩而不疲劳；②有较高的静息压，约占肛管总压力的80%；③反射性的松弛反应，保证排便时肛管有足够程度的扩张。

内括约肌的上述活动主要靠肌肉本身的张力、肠壁的神经支配和血液中激素3个因素。内括约肌平滑肌束的张力较结肠环肌束为高，肌内没有神经节，可有极少的能量消耗，能维持长时间的收缩状态而不疲劳，即使部分切除也不影响肛门自制功能。内括约肌是胃肠道中最典型的括约肌，它较邻近的非括约肌区有较高的静息压。刺激内括约肌近侧端可迅速引起反射性松弛，括约肌松弛并不依赖于上方肠管蠕动的推进。经测定，肛管最大压力为2.45～8.40kPa，而直肠静息压仅为0.2～0.5kPa。肛管静息压反映了内括约肌和肛提肌力在静息状态下的总和。据估计，灌注导管所测静息压的50%～75%由内括约肌产生。交感神经活动被消除后，内括约肌仍保持约50%的正常基础张力，说明其可能为肌源性。当外括约肌麻痹时，肛管内压力即迅速下降，因此在肛门自制中内括约肌的作用是主要的。在静止状态下测得内括约肌为平滑肌的电活动，表现为慢正弦波，称为基础电节律，频率为6～26/min，比直肠环肌（3～6/min）高，且无尖峰波。高频基础电节律伴有高静息压和括约肌松弛时基础电节律受抑制，这两点说明括约肌肌张力的保持是受基础电节律支配的主动过程。

5. 肛门外括约肌

(1) 外括约肌形态学的传统概念：1710年Santorini最早提出外括约肌分3层；1889年Holl将3层命名为皮下部、浅部和深部，这一名称一直沿至今。

① 皮下部：在皮下，环绕肛门呈圆形，位于内括约肌的外下方宽0.3～0.7cm，厚0.3～1.0cm。此部被联合纵肌纤维分割成许多肌束。

② 浅部：位于内括约肌的外面，肌束呈椭圆形，宽0.8～1.5cm，厚0.5～1.5cm，两侧后部纤维经肛尾韧带附着尾骨。

③ 深部：位于外括约肌的浅部的外上方，肌束呈圆形，其上缘与耻骨直肠肌相融合，两者分界不清，深部宽0.4～1.0cm，厚0.5～1.0cm。

(2) 外括约肌影像解剖学：外括约肌非三环状，前部呈罅状缺损。MRI三维图像显示：外括约肌不是三环状（皮下部、浅部、深部）分层模式，而是上、下两部形态各异的复合体。

外括约肌上部是耻骨直肠肌向下延伸特化而成。在此平面外括约肌不是一个完整的肌环；其前正中线常缺如，女性较多见。Bollard等报道，75%的女性外括约肌前部有平均宽度约1.5cm的自然缺损。Fritsch等指出，此种现象在胎儿出生前就已存在，可能发生于泄殖腔分化期，与阴道的发育密切相关。

外括约肌下部呈环状，组织学证实，此部外括约肌纤维与内括约肌呈肌性连续（muscular continuum），并与联合纵肌纤维交织混合，即该区不仅有横纹肌纤维还有平滑肌纤维，提示外括约肌下部是一种特化的肌肉复合体。由于该区发现有大量的本体感受器，因而 Fritsch（2002）认为：外括约肌下部是维持肛门自制的重要部分，它不仅可鉴别粪便的性质，必要时还有延缓排便能力。

6. 联合纵肌

直肠穿过盆膈时，其纵肌层与肛提肌及其筋膜汇合，走行于内、外括约肌之间，形成一个包围肛管的纤维一肌性鞘。称括约肌间隔或联合纵肌（comjaint longifudinsl muscle），它的上界平肛管的 Herrmanm 线，下界平内括约肌下缘，全长约 10mm，宽约 1.6mm。

联合纵肌是支持和悬吊肛管的核心架构，它的起源、成分及其与肛管各部的联系，分析如下。

(1) 联合纵肌的起源和成分：联合纵肌的肌性部分有内、中、外 3 层，分别来自直肠纵肌层（平滑肌）、肛提肌（横纹肌）、耻骨直肠肌（横纹肌）。由齿状线平面向下，3 层肌纤维逐渐减少，至内括约肌下缘平面以下，除直肠纵肌的平滑肌纤维有少量保留外，其余 2 层横纹肌纤维绝大部分为结缔组织纤维所代替。3 层纵肌间的筋膜隔分别来自直肠深筋膜和盆膈上、下筋膜的向下延伸，肌间筋膜膈及上述 3 层纵肌纤维向下至内括约肌下缘平面，均止于中央腱。中央腱是胶原纤维、弹性纤维及少量肌纤维与脂肪组织交织而成。位于纵肌下端与外括约肌皮下部之间的环行间隙内。有中央腱分出许多小的纤维膈，附着于肛周皮肤。

(2) 联合纵肌与肛管各部的联系：联合纵肌鞘好似肛管的中轴，借其丰富的放射状纤维将肛管各部包括内、外括约肌联系在一起，形成一个功能整体。

① 内侧纤维：有以下 3 种去向。a. 穿入内括约肌，呈网状缠绕每一根肌纤维并与其黏着；b. 进入肛管肛垫区，参与 Treitz 肌缠绕痔血管；c. 进入肛管栉膜区的纤维体，称为“Parks 韧带”，将栉膜区皮肤固定于内括约肌。

② 外侧纤维：穿入外括约肌，呈网状缠绕每一条肌纤维并与肌内衣和肌外衣黏着。

③ 终末纤维：即由中央腱发出的纤维，向内止于括约肌间沟的皮肤；向外进入坐骨直肠窝；向下呈放射状穿括约肌皮下部止于肛周皮肤。

值得注意的是，肛管位于盆膈之下，相距盆壁较远；外括约肌仅仅微弱地附着于尾骨和会阴体，而且肌束很小，不能抵挡粪块下降时的垂直压力，因而以联合纵肌为代表的肛周结缔组织系统，将肛管各部连接起来，通过肛提肌及其筋膜悬吊并固定于盆壁两侧的肛提肌腱弓上，就显得特别重要。Courtney 认为，联合纵肌纤维实际上就是肛提肌腱纤维的延伸和连续，它不仅作为支持肛管的“钢筋架”，还支持前会阴区的阴道和尿道。

7. 肛管血管、淋巴、神经

(1) 肛管血管：主要是 1 对肛门动脉（痔下动脉），它起自阴部内动脉，经坐骨直肠窝外侧壁上的 Alcock 管至肛管，主要分布于肛提肌、内外括约肌和肛周皮肤，也分布至下部直肠。肛门动脉与庤中、上动脉与对侧的血管虽也有吻合支，但一般很细小，不致引起大出血。

肛垫区的微血管来自直肠上、下动脉、肛门动脉、直肠、乙状结肠动脉长降支、骶中动脉等，它们从 5 个方向汇集于此。微血管密度在肛垫区内均等配布，没有偏倚。因此传统地认为“母痔”有特殊的好发部位与直肠上动脉 3 主支的终末血管密度有关的说法，没有解剖学依据。

肛垫区的静脉丛又名内（上）痔丛。静脉丛在直肠柱内呈囊状膨大，但非病理现象，各膨大以横支相连。其旁支汇合成 5～6 支集合静脉垂直向上，行约 8cm，穿出直肠壁与外膜下静脉丛相连。

齿状线以下肛管的静脉丛称外（下）痔丛。位于直肠肌层表面和肛门皮下，由肛管壁内静脉、肛周静脉、直肠壁外静脉汇集而成，沿外括约肌外缘连成一个边缘静脉干。

内痔丛的旁支在直肠外膜下汇成直肠上静脉（痔上静脉）。经肠系膜下静脉入门静脉，外痔丛分别汇入直肠上静脉、直肠下静脉和肛门静脉。直肠上静脉不成对，向上与肠系膜下静脉相延续，静脉内无瓣膜。直肠下静脉成对，有瓣膜，伴随同名动脉注入髂内静脉；肛门静脉成对，有瓣膜，注入阴部内静脉。

研究表明，外膜下静脉丛有小支与前列腺或阴道静脉丛相连，称痔生殖静脉。该静脉有静脉瓣的作用，只允许痔静脉丛的血液流向生殖系统，而体循环血液则不能流向门静脉，因而门静脉若携有来自结直肠的细菌，则可通过痔静脉丛导致泌尿生殖器官的感染。痔、肛裂和肛周脓肿等疾患引起的肛门充血，可进一步引起泌尿生殖器官充血，使其更易罹患来自门静脉的感染。

门静脉高压不能导致肛垫静脉曲张而成痔，原因如下。

① 痔静脉丛并非门 – 体静脉侧支循环的重要场所：近代学者应用经动脉门静脉造影（TAP）、双功能多普勒超声（DUS）、门静脉测压、CT、MRI 和三维影像诊断技术及尸体解剖等，研究证实，门静脉侧支循环有 20 条径路之多，但据临床报道，常发生静脉曲张的部位并不是肛直肠周围的门 – 痔静脉吻合处（表 2–2）。

表 2–2　门静脉高压导致门 – 体静脉曲张的部位

门 – 体静脉侧支循环部位	静脉曲张部位	出现率（%）
门 – 奇静脉吻合	食道胃底静脉曲张	75～94
门 – 肾静脉吻合	脾肾静脉曲张	5.6～15.7
腹膜后门 – 腔吻合	Retzius 静脉曲张	32～75
门 – 膈静脉吻合	心包膈、纵隔静脉曲张	11～28
门 – 痔静脉吻合	肛直肠静脉曲张	3.6

② 门静脉高压时直肠静脉内压并无明显增高：门静脉主干与直肠静脉之间的距离较长，因而反流血液的阻力较大，据测定，直肠静脉内压与门静脉压相等或稍高。又因直肠静脉压（0.76kPa）与髂内静脉压（0.13kPa）的压差较大，容易分流，故门静脉高压时对直肠静脉影响不大，不可能导致痔静脉曲张。

(2) 肛管的淋巴：根据肛管的淋巴流向，以齿状线为界，可分上、下两组。

① 上组：包括肛管黏膜部与内、外括约肌之间的淋巴网。向上与直肠淋巴网，向下与肛门周围淋巴网相连。其中以直肠柱内的淋巴网最密集。此组淋巴管的走行有 3 个方向：a. 多数沿直肠下动脉经肛提肌上面，汇入该动脉起始部的淋巴结。后者的输出管入髂内淋巴结或髂总淋巴结；b. 少数沿骶外侧动脉向上方走行，注入骶淋巴结或直接注入髂内淋巴结；c. 起自齿状线稍上方的肛管黏膜部的少数集合淋巴管，沿肛门动脉经坐骨直肠窝，注入沿阴部内动脉起始部的臀下淋巴结，后者的输出淋巴管注入髂内淋巴结或髂总淋巴结。

② 下组：位于肛管与肛门内外括约肌和肛门皮下的淋巴网，在肛门皮下形成淋巴丛，其集合淋巴管经坐骨直肠窝和会阴皮下，注入腹股沟浅淋巴结（有些例子是在淋巴管途中穿插有坐骨直肠窝淋巴结或会阴皮下淋巴结）、腹股沟淋巴结的输出淋巴结，随髂外血管到髂外淋巴结。肛管部癌肿主要经此途径转移扩散。肛门皮下的淋巴结管与臀部的淋巴结管间也存有吻合，其集合淋巴管绕过大腿的外侧部转至股前部，注入腹股沟上外侧部的淋巴管。

③ 齿状线上、下方淋巴管间的联系：一般认为直肠与肛管的淋巴流向是不同的，直肠的淋巴管向上注入直肠上淋巴结，向内注入髂内淋巴结。肛管的淋巴管向下注入腹股沟浅淋巴结。像 Blair 所描述的那样："从肛管下部进行淋巴结注射，充色的淋巴管向上至齿状线为止，不能越过齿状线"。实际上这种绝对界限是不存在的。齿状线上、下方的淋巴管网间是相互延续的（或存有丰富的吻合），在齿状线上、下方做普鲁士蓝氯仿溶液注射，可清楚地见到普鲁士蓝氯仿溶液顺淋巴管向上下扩散。临床上也已证实，直肠癌可以通过齿状线处淋巴管的吻合而转移到肛管周围淋巴管，再通过肛管周围淋巴管引流入腹股沟浅淋巴结，直肠癌越接近齿状线，癌细胞经肛管淋巴结的转移率就越高。一般规律是侵袭至齿状线上方 1cm 左右，出现腹股沟浅淋巴结转移的概率约为 1%；如侵袭至齿状线上方 0.1～1.0cm 以内，腹股沟淋巴结转移率可达 8.5%。

综上所述，直肠的淋巴结主要向上汇入肠系膜下淋巴结和髂内淋巴结，肛管及肛门周围的淋巴结主要流向腹股沟淋巴结，再至髂外淋巴结。直肠与肛管淋巴结组织在齿状线处有着广泛的吻合。尽管平时直肠与肛管的淋巴回流各有主次之分，但当局部条件改变时，可以由顺流变为逆流，生长在直肠肛管任何一个平面的恶性肿瘤，其淋巴转移的方向，主要是顺流转移，逆流是次要的。直肠恶性肿瘤发生的部位愈靠近肛管，其转移途径复杂，转移比较快。了解和掌握肛直肠淋巴引流的规律，对于认识该部位恶性肿瘤的发生、发展和扩散及指导肿瘤的切除术有重要意义。

(3) 肛管与肛周皮肤的神经分布：肛管及肛周皮肤由内脏神经和躯体神经共同支配。

① 内脏神经：来自盆丛的直肠下动脉神经丛分支经耻骨直肠肌上缘，即距齿状线上方 2cm 以内（距肛缘 2～4cm）穿入肛管壁。这些分支内以交感神经为主，其传出途径是通过腰内脏神经→上腹下丛→腹下神经→盆丛→直肠下动脉神经丛→肛门内括约肌。部分分支经联合纵肌达括约肌间沟，分布于肛门皮下。耻骨直肠肌也有该支支配。肛提肌的神经支配来自盆腔面的骶神经根（$S_{2\sim4}$）及下面的阴部神经分支支配。

② 躯体神经：肛管及肛周皮肤的感觉和运动是由阴部神经支配。阴部神经起自 $S_{2\sim4}$ 前根，自梨状肌下孔穿出盆腔至臀部，跨过坐骨棘，经坐骨小孔至坐骨直肠窝侧壁的阴部管内，在该管内与阴部内血管伴行。于阴部管的后部分出肛门神经（1～3 支），横过坐骨直肠窝至肛门外括约肌及肛周皮肤。单侧阴部神经切除以后，肛门外括约肌的功能依旧保留，因为在脊髓平面两侧神经纤维有相互交叉之故。有时肛门神经单独发自 $S_{3\sim4}$ 前支。肛门神经可与会阴神经分支及股后皮神经的会阴支相吻合，并与尾丛（由骶神经前支与尾神经前支组成）发出的肛尾神经相吻合。肛管上部皮肤含有丰富的感觉神经末梢，尤其是在肛瓣附近，包括 Meissner 小体（触觉）、Krause 终球（温觉）、Gogi-Mazzoni 体（压力）和生殖小体（摩擦）等。

8. 肛管在粪便自制中的作用

(1) 肛管长度与自制力大小呈正相关，即肛管高压带长度或括约肌的“功能长度”，平均（3.8 ± 0.11）cm，女性较男性稍短，<3 月龄的婴儿更短。当括约肌用力收缩时肛管变长，用力排便时变短。临床研究证实，肛管长度在不少于 3cm 的情况下，其静息压仅需达到 1.6kPa（12mmHg）（即为直肠静息压的 2 倍），则能充分维持肛门的关闭状态。如肛管短于 2cm，则括约肌压力与直肠静息压之比至少为［2.4～4.0KPa（18～30mmHg）］，才能关闭良好。肛门的关闭主要依赖于盆底括约肌的压力，但其效能可因肛管长度不足或过短所抵消。肛管的长度愈长，抗粪便的溢出能力越强，因此，在排便活动中，肛管长度的自制作用不容忽视。

(2) 肛直肠角的“快门”机制（shultter mechanism）：传统的观点认为，自制力的维持主要依赖于肛门括约肌的收缩；但近代学者却不以为然，理由如下。

① 内括约肌的闭肛作用不尽如人意：尽管它具有较高的张力和持续收缩而不疲劳的特性，但它平时经常受到结肠的蠕动和直肠的充胀刺激而引发自主性或反射性松弛。实验证明部分或全部切除内括约肌仍能维持自制，人工扩张直肠导致内括约肌松弛，但粪便并不必然地外漏。

② 外括约肌易疲劳自制意义不大：因为腹内压通常较外括约肌收缩压大，可达 15.7～19.6kPa（160～200cmH_2O），外括约肌收缩压为 1.6～4.9kPa（16～50cmH_2O）最大限度地随意性收缩其压力可增至 3.9 ～23.5kPa（40～240cmH_2O），但是随着腹内压升高，随意性关闭肛门的力量就会减弱。因骨骼肌的特性是易疲劳，一般随意性收缩时间仅能维持 50s，不能持久，而主动地做增加腹内压动作往往可持续较长时间，因而肛门关闭时时时刻刻依赖于外括约肌的主动收缩也是不可能的。尤其是腹内压可因咳嗽、喷嚏而骤然上升，高达 19.6kPa（200cmH_2O）以上；直肠内压可因腹泻、痢疾而急剧上升，大大超过肛内压，尽管外括约肌通过随意收缩将肛内压最大增至 16.7kPa（168.25cmH_2O），但力量有限且不能持久，照理会发生失禁，但事实却不然，这是由于存在肛 - 直肠角。因此，目前专家们认为在控制排便方面，肛门括约肌活动的直接效果并不是唯一的，而且也不是最重要的因素，关键在于维持正常的肛 - 直肠角。

③ 肛垫是肛门密闭的必备条件：肛垫富含血管，类似勃起组织，在静息状态下，借其丰富的血管交错穿插填塞肛管防治溢液。它不但具有很大的可塑性，而且可通过其中的血流量多少，动态地调整其弹性和大小。肛垫三叶状的排列方式宛如心脏的三尖瓣，可协助括约肌维持肛管的正常闭合。实验证明仅仅依靠括约肌的自身收缩，难于有效地维持肛门自制，因为环形的括约肌长度有限，收缩时对肛管并没有较强的约束力。肛管要达到满意密闭的目的，即能控制固态便又能防止气体、液体的溢出，就需要依赖于增大的肛垫。文献报道，肛管静息压由内、外括约肌与肛垫三者共同维持，它们各占 60%、25% 和 15%，肛垫内压实际上是指肛垫的血管内压。当腹压升高（如咳嗽、提重物或用力排便）此时括约肌的收缩压为 10～180cmH_2O，而肛垫内侧压从 10cmH_2O（0～25cmH_2O，基础压）可迅速上升至 30cmH_2O（10～50cmH_2O，咳嗽时）或 55cmH_2O（40～80cmH_2O，用力排便时）。提示：肛门自制特别

是防止气体（甲烷）、液体（稀便）的溢出，需要依赖肛垫。Loder 将肛垫比作水龙头的垫圈，对肛门自制功能起微调（fien funing）作用。垫圈密闭不严可导致小的渗漏，肛垫受损也会影响肛管控制液体的能力。根据临床报告，痔全切除术后患者漏气者占 10%，漏粪者占 6%～30%，污便者占 2%～17%，多有不同程度的肛门自制功能损害。

(3) 肛管的排便感觉

肛管的辨别觉：组织学发现，肛管尤以肛垫区的感觉神经末梢器极其丰富，如游离神经末梢（痛觉）、Messner 小体（触觉）、Krause 终球（冷觉）、Pacinian 小体和 Golgi Mazoni 小体（压觉和张力觉）、Genital 小体（摩擦觉），以及许多无名的感受器。由于肛管不同区域的神经末梢密度不一致，触、压、冷、热、痛觉的分界线不同。因而有人推测：肛管的辨别觉可能是因直肠不同性质的内容物（气体、液体、固态便）对肛管压力不同之故。也有人推测：正常肛垫黏膜上皮司温觉的 Krause 终球数目很多，它们可能有能力辨别任何与以相同方式接触的不同温度团块的性质。在静息时，由于括约肌呈收缩状态，肛垫被保护在关闭的肛管内，有效地防止与直肠内容物接触，因而无辨别觉。然而当直肠充胀时，可使内括约肌短暂松弛（直肠肛门反射）；内括约肌松弛使肛管上口短暂地张开；此时少量直肠内容物即可乘机进入肛管，与肛垫的敏感上皮短时间的接触，从而使肛垫能受到不同温度或压力的影响来分辨不同内容物的性质。这个过程，Duthy 称之为“取样反射”（sampling response）。Miller 等用一种很复杂的经肛门的记录仪器测量一些患者在 30h 内的肛门内括约肌中段和直肠的压力。他们发现每小时有 7 次肛门内括约肌的压力下降到等于或低于直肠内压。这表明直肠肛门反射是一种正常的生理现象。当粪便或气体积聚于直肠并使直肠扩张时，内括约肌反射性松弛的同时而外括约肌收缩，防止内容物溢出，使其在开放的肛管内充分接触肛垫，进行有效的取样反射，以便肛垫能在接收到已逼近肛门的粪便刺激信号，即可立刻发出紧迫排便的警报，因而肛垫感觉不仅有控便作用，而且有某种保护功能，防止粪便外溢污染内裤，是维持肛门自制的组成部分。

（四）盆底

1. 概述

(1) 解剖学盆底和临床盆底：盆底（pelvic floor）有两种概念，在解剖学上，盆底即指盆膈（diaphragma pelvis）；盆膈是由肛提肌、尾骨肌覆盖其表面的筋膜，共同构成的漏斗形肌板。从临床观点来看，盆底包括的范围较广，即自盆腔筋膜以下至会阴皮肤的全部肌肉筋膜层，由上而下依次为：腹膜、盆内筋膜、盆膈、尿生殖膈、肛门外括约肌和浅层尿生殖肌群。在盆底诸层中以盆膈和尿生殖膈最为重要。盆膈组成盆底的后大部，尿生殖膈组成盆底的前小部。

(2) 盆膈与尿生殖膈：盆膈由肛提肌、尾骨肌及其筋膜构成。骨盆额状切面观（图 2–30）：盆底呈 M 形，M 的中央 V 字示盆膈，V 的尖端示肛门。盆膈的内面衬以纵肌纤维，其外面由下向上分别为外括约肌、耻骨直肠肌及肛提肌的环肌所包绕。M 的两侧垂线示骨盆侧壁，其内面有闭孔内肌，该肌虽然不参加盆膈的组成，无直接支持盆腔内脏的作用，但由于覆盖闭孔内肌的筋膜与盆膈筋膜相连续，故亦起到间接协助支持盆膈的作用。盆膈前方为一三角形裂隙，故较薄弱，但是在正常情况下，有尿生殖膈像一张卡片似地将其前方封闭加固（图 2–30）。

尿生殖膈又称三角韧带（friangular ligament），由会阴深横肌、尿道膜部括约肌及覆盖其表面的筋膜共同构成的三角形肌板，除后缘外，其周边附着于耻骨弓的骨缘上。

(3) 会阴与会阴中心：盆膈以下的软组织称会阴或盆底会阴区。其境界与骨盆下口一致。会阴中心或称会阴体，在女性是指阴道前庭后端至肛门前壁之间的楔状组织块而言，男性系自阴囊根部至肛门前壁的间隔。会阴体内为腱性组织，来自盆壁周边的盆底肌及筋膜纤维组，多数集结会阴体。直肠和肛管壁的纵层平滑肌也有纤维参与会阴体的组成。所以会阴体是盆底组织的中心枢纽，在巩固盆底方面起着重要作用。

(4) 肛门三角与尿生殖三角：盆底会阴区略呈菱形，周边由耻骨、坐骨、尾骨及韧带围成。此区有肛门，男性还有阴囊和阴茎根，在女性则有女外阴，通常沿两侧坐骨结节做一横线，将会阴区分为前方的尿生殖三角及后方的肛门三角。

① 肛门三角区的结构层次

- 皮肤及皮下组织。
- 坐骨直肠窝：在坐骨与直肠之间，呈尖端向

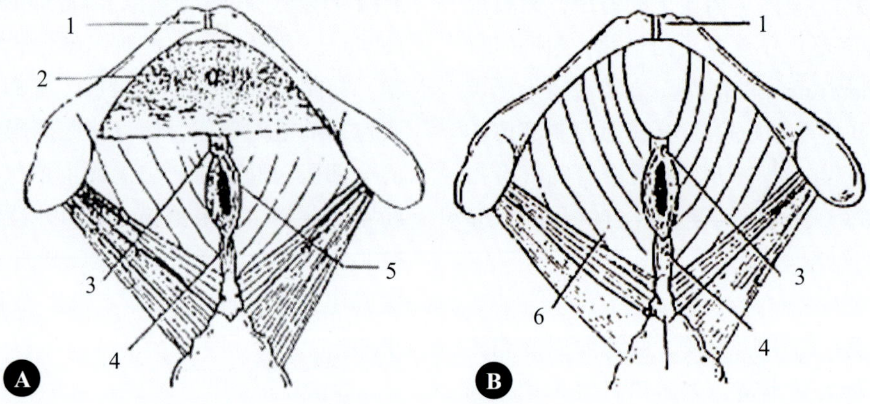

▲ 图 2-30 盆底下面观

A. 尿生殖覆盖盆膈前部；B. 切除尿生殖膈、显露盆全部；1. 耻骨联合；2. 尿生殖膈；3. 会阴体；4. 肛尾韧带；5. 外括约肌；6. 盆膈

上的楔状腔隙，窝内含有血管、神经和大量脂肪组织，血管有阴部内动脉及肛门动静脉；神经有肛门神经，其内侧壁有肛门外括约肌、肛提肌及尾骨肌。外侧壁有闭孔内肌。窝尖为盆膈下筋膜与闭孔筋膜汇合形成。

② 尿生殖三角区的结构层次

• 皮肤及皮下组织。

• 会阴浅袋（间隙）：由会阴浅筋膜与尿生殖下筋膜围成。间隙后缘上述 2 个筋膜相附着，故后方是封闭的，而前方是开放的。会阴浅袋内有球海绵体肌、坐骨海绵体肌肌会阴浅横肌。在男性有阴茎海绵体脚及尿道球。女性有阴蒂脚、前庭球及前庭大腺。血管为阴部内动脉的分支会阴动脉。神经为阴部神经的分支会阴神经。

• 会阴深袋（间隙）：即尿生殖膈。其前缘由尿生殖膈上下筋膜融合形成骨盆横韧带。后缘两筋膜联合，形成会阴横膈，作为肛门三角与尿生殖三角的分界线，会阴深袋内有会阴深横肌与尿道外括约肌。男性有尿道膜部通过，女性有阴道通过。血管为阴部内动脉分支阴茎动脉。神经为阴茎背神经。

盆底包括自盆腔腹膜以下至会阴皮肤的全部肌肉筋膜层，其解剖层次由浅而深列表简述于下（表 2-3）。

2. 盆筋膜

盆筋膜可分为盆壁筋膜、盆膈筋膜和盆脏筋膜等 3 部分。

(1) 盆壁筋膜（parietal pelvic fascia）

① 闭孔筋膜：覆盖闭孔内肌表面。

② 梨状肌筋膜：覆盖梨状肌表面。

③ 骶前筋膜：此筋膜为盆壁筋膜的增厚部分，又称 Waldeyer 筋膜。在直肠筋膜囊的后面，骶骨的前面。此筋膜与骶骨之间夹有骶前静脉丛。直肠切除分离直肠后方时，应在直肠筋膜与骶前筋膜之间分开，不应将骶前筋膜自骶骨前面剥离，否则极易撕破骶前静脉丛，引起难以控制的出血。

(2) 盆膈筋膜（fascia of pelvic diaphragm）

① 盆膈上筋膜：较厚，覆盖于肛提肌上面，环绕于盆腔器官通过盆膈处，并与这些器官的筋膜袖及出口肌肉相融合，构成对盆内脏出口的重要支持结构。从耻骨联合后面至坐骨棘之间的连线上，筋膜显著增厚形成肛提肌腱弓，又称盆筋膜腱弓（fendinons arch of pelvic fascia）。

② 盆膈下筋膜：较薄，覆盖于肛提肌下面，环绕肛管形成肛周筋膜。在尿生殖膈上方，筋膜反折至坐骨直肠间隙的前隐窝，附着于耻骨坐骨支的内侧缘，与闭孔筋膜相融合。向下与向下内移行于尿道括约肌和肛门括约肌的筋膜。

(3) 盆脏筋膜（visceral pelvic fascia）：盆脏筋膜或称盆内筋膜，是位于腹膜与盆壁和盆膈上筋膜之间的结缔组织，疏松地包绕着盆腔各脏器及其血管神经，形成这些结构的外鞘，如直肠囊、前列腺囊及血管神经鞘等。在水平位上，盆内筋膜有的部分增厚形成韧带，呈辐射状将盆内器官悬吊、固定于盆壁周缘，其中重要的有耻骨膀胱韧带、直肠侧韧带、主韧带和子宫骶骨韧带（女）等。在额状位上，盆内筋膜形成许多筋膜隔，分隔插入盆底各中线器

表 2-3 盆底解剖层次

肛门三角区	尿生殖三角区
皮肤 ↓ 皮下组织	皮肤 ↓ 皮下组织
坐骨直肠窝	会阴浅筋膜
盆膈下筋膜、闭孔筋膜	球海绵体肌、坐骨海绵体肌、会阴浅横肌
肛提肌、尾骨肌	尿生殖膈下筋膜
	会阴深横肌、尿道膜部括约肌
	尿生殖膈上筋膜
盆膈上筋膜 ↓ 腹膜下组织 ↓ 盆腔腹膜	盆膈上筋膜 ↓ 腹膜下组织 ↓ 盆腔腹膜

官之间，在女性，有膀胱阴道隔、尿道阴道隔和直肠阴道隔。男性的膀胱、前列腺、精囊腺及输精管壶腹后面与直肠之间有直肠膀胱隔和直肠尿道隔。这些筋膜隔除对器官位置有固定作用外，因其上方均与上述韧带相连接，间接地起到悬吊、支持盆底中线器官的作用。

3. 盆底肌

盆底肌包括肛提肌、耻骨直肠肌及肛门外括约肌。

(1) 肛提肌

① 大体解剖（图 2-31）：肛提肌是盆底的主要肌肉，发育状况因人而异。发育良好者，肌束粗大密集；较差者肌束稀疏，甚至出现多数裂隙，于裂隙处仅由筋膜封闭。两侧肛提肌附着于盆壁内侧面，左右对称性排列，尸体解剖中呈漏斗状。肛提肌可分 3 部分。

- 耻骨尾骨肌：为肛提肌的重要组成部分。起自耻骨弓后面和肛提肌腱弓前部。此肌内测部纤维向后行，外侧部纤维向后内行。两侧肌束在肛尾缝处交叉，少数纤维不交叉直接附着于尾骨尖。
- 髂骨尾骨肌：主要起自肛提肌腱弓后部和坐骨棘。有时起始的腱弓与闭孔内肌之间形成很大的裂隙（盆外侧裂隙）；在该肌前缘与耻骨尾骨肌后缘之间，也可能有一仅为结缔组织填充的裂隙。该纤维向后下内的方向行走，止于尾骨侧缘和肛尾缝。
- 尾骨肌：起自坐骨棘的内面，向后至于骶骨下部和尾骨前面的外侧缘。尾骨肌与骶棘韧带呈表里关系，其发育情况及抵止极不恒定，有的发育较好，有的较差，甚至以少量肌纤维混入骶棘韧带内。

1983 年国际解剖学名词编审委员会颁布的 *Nomina Anatomica* 规定：由耻骨起源的肛提肌纤维，依其附着的盆底器官不同，分别命名为耻骨直肠肌、耻骨肛管肌、耻骨尿道肌等。但是有学者建议，应将此组肌肉统称为“耻骨内脏肌”（puboviscerali s）。“耻骨尾骨肌”一词仅用于肛提肌中少量直接附着于尾骨的纤维。1996 年 Strohbehn 等首次采用“耻骨内脏肌”一词代替耻骨尾骨肌和耻骨直肠肌，他提出将肛提肌分两部分，即耻骨内脏肌和髂骨尾骨。

② 影像解剖：盆底影像学资料显示，肛提肌的

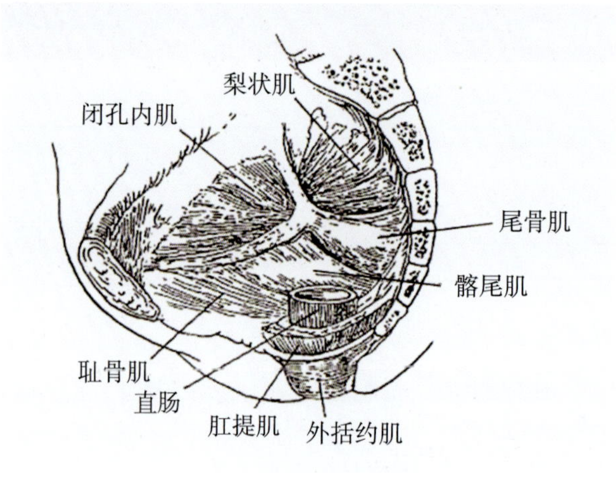

▲ 图 2-31　肛提肌

形态和功能与传统地解剖学概念大不相同，表现在以下几个方面。

• 肛提肌影像学分类法包含两种功能成分：耻骨 – 直肠 – 肛管肌（puborectoanalis）（肛提肌的下内侧部肌束）：它们起自耻骨向后内方行，沿尿道、阴道和直肠外侧，然后绕至直肠后方穿入肛管的内、外括约肌之间。该部肌束呈厚的 U 形结构，环绕终末直肠和肛管，其运动方式呈前后相。调节肛 – 直角，司括约功能。

耻骨 – 髂骨 – 尾骨肌（puboileococy-geus）（肛提肌的上外侧部肌束）：它们起自耻骨和髂骨，止于尾骨，单纯是骨与骨间的联系。该部肌束呈搁板状或膈状，其运动方式呈上下相。对抗腹内压，司支持功能。

上述两种成分，它们分别位居盆底的不同平面，形态不同，功能不同。故肛提肌 MRI 分类法，更符合人体生理状态，有助于正确评估盆底肌与盆底病变的关系。例如，直肠或阴道脱垂，提示髂骨尾骨肌薄弱；若伴有大便失禁，提示耻骨直肠肌薄弱。

• 肛提肌的形状在静息时非漏斗形而呈圆顶状（图 2–32 和图 2–33），尸体解剖所见的肛提肌形态是因肌张力缺失。传统的概念认为，排便时肛提肌收缩，向上运动，提肛、开肛、助排便。但是 MRI 显示，肛提肌在排便时是向下运动，由圆顶状变为盆状，降肛和开肛；便后闭肛时，则肛提肌上升恢复其圆顶状（表 2–4）。

③ 肛提肌 CT：排粪造影测量（表 2–4）。

④ 神经支配：肛提肌主要由肛提肌神经支配，有 1～3 支，起源于 $S_{2\sim4}$ 前支，由后向前走行于肛提肌上面，在髂尾肌与耻尾肌的移行部分支穿入肌内。肛提肌神经的内侧紧邻盆内脏神经，两者合成共同干的出现率为 62.5%。

⑤ 生理功能：肛提肌是盆底最大、最重要和抗压力最强的肌群，它有较好的弹跳力、较大的伸展性和较高的静息压。如阴道分娩时，高达 320～329cmH_2O 的产力和重为 3000～6000g 的胎儿压向盆底，将肛提肌向下推拉，致使其拉伸比值（牵拉后肌长度 / 肌初长度）超过该肌本身的最大拉伸比例的 217%，可是产后 2 周即可恢复原状，肛提肌这种神奇般的抗压力的维持，主要借助于肌内含有大量（74%～86%）抗疲劳的 I 型肌纤维并混有极富伸展性的平滑肌纤维之故。当慢性腹内压增加时（如妊娠、负重等），可以依赖于其伸展性和抗伸拉力防止器官脱垂：还可通过反射性收缩抬高盆底维持器官的正常位置；尤其是在腹压骤然升高的情况下（如咳嗽、喷嚏或大笑时）。它可以瞬间做出反应，关闭直肠及尿生殖孔道防止大小便外溢。此种应急性反射机制是通过盆底神经而实现的（表 2–5）。

(2) 耻骨直肠肌

① 大体解剖：耻骨直肠肌为 U 形肌，位于耻骨尾骨肌内侧部的下面，联合纵肌的外侧，外括约肌深部的上缘。从形态、功能及神经支配方面均与肛提肌不同，有人主张将其归属外括约肌，但从胚胎学上看，两者并非同一起源。该肌的发育程度有较大的个体差异，耻骨直肠肌与肛提肌分界不清，宛如肛提肌下缘增厚部分者，占 34.5%；耻骨直肠肌弱小与外括约肌融合者，占 6.9%；缺如者占 5.2%。

耻骨直肠肌起自耻骨联合的下部和领近耻骨，其两侧肌束在肛管直肠连接部的后方连和成 U 形，像一条吊带将肛管直肠连接部向前上方牵引形成肛直肠角（anorectal angulation，ARA）（图 2–34）。

② 影像解剖

• 肛直肠角的动态性直肠造影：肛直肠角的变化暨反映了排便和控便功能，也反映了耻骨直肠肌的活动情况。动态性直肠造影显示，肛直肠角度大小因体位不同而异（表 2–6）。

排便时，因耻骨直肠肌放松，导致肛直肠角增大（118° ± 16°），直肠与肛管开放呈漏斗状，以利粪便排出。缩肛时，因耻骨直肠肌收缩，使肛直肠角变小呈锐角（84° ± 11°），可有效地阻止粪便下行，起到控便效应。

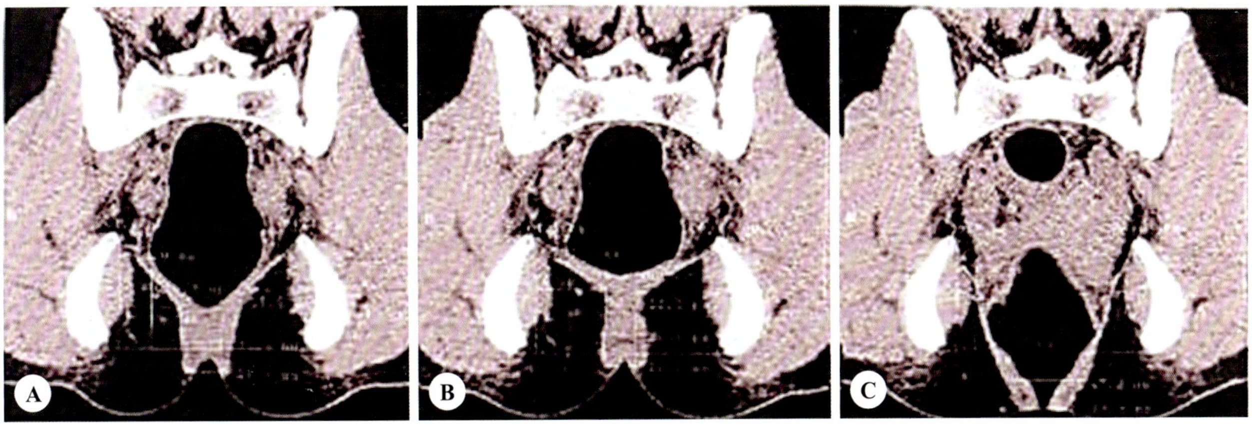

▲ 图 2-32　坐位 MSCT 排粪造影冠状位图像（坐骨棘层面）

A. 静息态，肛提肌呈漏斗状；B. 缩肛态，肛提肌上升呈平台状；C. 排便态，肛提肌下降（没有变短）变成盆状，其离心力开肛

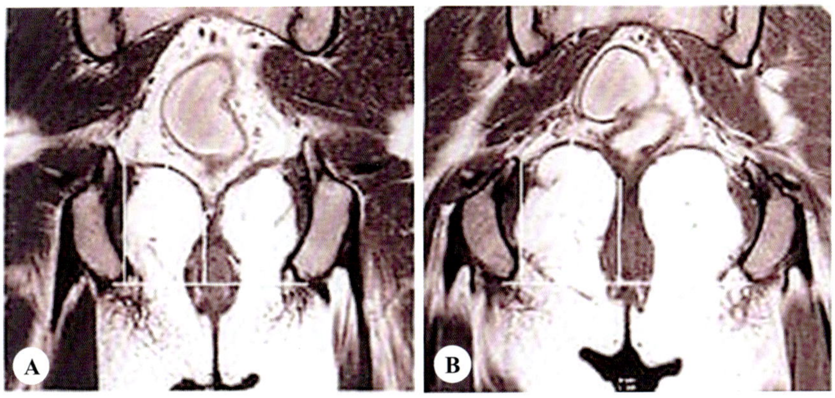

◀ 图 2-33　静息时肛提肌形态（MRI）

A. 男性；B. 女性

表 2-4　肛提肌影像学征象与解剖学概念的比较

	解剖学概念	MRI 表现
静息时	漏斗状	圆顶状
排便时	向上运动，由漏斗状变为平台状，提肛、开肛，肛提肌变短	向下运动，由圆顶状变为盆状，降肛、开肛（图 2-31），肛提肌拉长
缩肛时	肛提肌下移，闭肛	肛提肌上移，闭肛

值得注意的是，在造影中发现不同体位的肛直肠角改变的同时盆底也发生相应的改变。缩肛时，耻骨直肠肌缩短，肛直肠角缩小，此时盆底也随之升高，排便时，耻骨直肠肌伸长，肛直肠角增大，则盆底也随之下降。这一征象提示：肛直肠角的缩小和增大与盆底的升降呈正相关；耻骨直肠肌具有双重作用，即它不仅是个控便肌，还是一个提肛肌。

另外值得注意的是，在造影中还发现，静息状态下的耻骨直肠肌长度无变化，俯卧位时盆底下降为 0°，肛直肠角为 95.3° ± 15°。当由卧位转为直立位时，盆底随之上升，此时肛直肠角变小，由 95.3° ± 15° 减至 79.8° ± 14°，但耻骨直肠肌长度仍无变化，这一征象提示：肛直肠角的缩小是继发于盆底升高之后，静息状态下的肛门自制似乎与耻骨直肠肌的缩短无关。

- 耻骨直肠肌的 MRI 测量：动态 MR 显示，耻骨直肠肌的运动方式不同于肛提肌，不是上下运动而是前后方向运动。静息时，耻骨直肠肌 U 形肌环的前后径不超过 4cm，缩肛时显著缩小，前后径为

表 2-5 静息时和排便时肛提肌的长度、厚度		
测量项目	静息时	排便时
长度（mm）	92.44 ± 6.93	103.70 ± 6.64
厚度（mm）	2.22 ± 0.58	1.89 ± 0.46

肛提肌平均体积为 46.6ml

3cm；排便时增大为 5.2cm。肌环缩肛时，继发性提升盆底，肌环放松增大时则盆底下降。排便时耻骨直肠肌与肛提肌都变长，缩肛时只有耻骨直肠肌变短，而肛提肌变化不大。

MRI 三维图像显示：耻骨直肠肌左右两侧半肌束的厚度不均等，尽管各家报道不一，但绝大多数人认为右侧较左侧细小，相反的情况极为罕见（表 2-7）。

耻骨直肠肌的 MR 信号强度平均为 45.1 ± 11.2，若强度增加，提示耻骨直肠肌肥大。Kirschner-Hermanns 等（1993）强调，T_1 信号强度增加与应激性大便失禁有关。

③ 神经支配：支配耻骨直肠肌的神经有 4 个来源。

- 肛提肌神经：在其分布于肛提肌诸支中，常有一粗大而恒定的支直接分布于耻骨直肠肌。
- 盆内脏神经：有数支可经盆丛（或不经盆丛）而达耻骨直肠肌。
- 肛提肌神经与盆内脏神经共同干：约有 1/3 的情况，由共干发 1 支专门至耻骨直肠肌。
- 盆丛发出的直肠肌：直肠支多数穿直肠纵肌呈树枝状下行达内括约肌，并经内括约肌下端与外括约肌之间的括约肌间隙，分布于肛管皮下。

上述各神经发出的耻骨直肠肌神经，其走行位置在最内侧和最腹侧，其入肌点常紧靠直肠侧壁，一般距直肠后外侧（1.4 ± 0.94）cm 处穿入肌内。手术中如能紧贴直肠肌层沿直肠旁隙，即从直肠筋膜内面游离直肠，即可避免伤及该神经。

④ 生理功能

- 耻骨直肠肌是维持肛门自制的关键性肌肉：Morgan 曾断言，只要耻骨直肠肌保持完整，甚至可以切断全部内、外括约肌而仍能保持肛门自制。目前在控制机制方面有种说法，即肛门括约肌活动对控便的直接效果并不是唯一的而且也不是最重要的因素，关键在于维持一个正常的肛直肠角。任何原

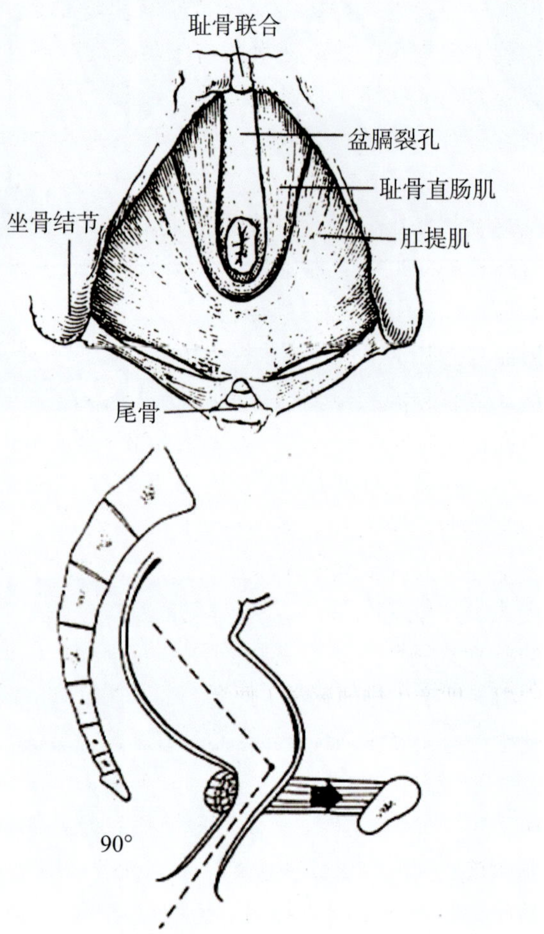

▲ 图 2-34 耻骨直肠肌

表 2-6 不同体位的肛直肠角（°）	
体 位	肛直肠角
直立位	79.8 ± 14
半俯卧位	95.3 ± 15
用力缩肛	84 ± 11
紧急排便	118 ± 16

表 2-7 耻骨直肠肌两侧半肌束厚度（mm）		
作者	右侧半肌束	左侧半肌束
Tunm 等（1998）	5.2	7.6
Fielding 等（2000）	2.2 ± 0.5	4.4 ± 0.7
郭茂林等（2005）	4.9	6.5
Garavoglia（1993）	20.0	8.0

因引起的腹内压增高，总伴随耻骨直肠肌反射性收缩使该角变小，并驱使直肠前壁黏膜入肛管上口使其阻塞，从而防止直肠内容物的溢漏，腹内压越大则肛管关闭越紧。有人将耻骨直肠肌左右两侧半肌束比作张开的血管钳，可夹闭直肠类似阀门的作用，又称快门机制。因此，耻骨直肠肌活动正常与否，直接影响对肛门自制的维持。例如，耻骨直肠肌痉挛综合征患者，排便时耻骨直肠肌不松弛反而收缩，因而肛直肠角不仅不增大反而缩小，造成排便困难。反之，有些病例由于损害了耻骨直肠肌，导致排便前肛直肠角超过了 130°，即出现排便失禁。

- 耻骨直肠肌是排便自制反应的感觉中心：组织学证实，排便感觉器不在直肠壁内而在耻骨直肠肌本身或围绕该部平面的直肠周围的结缔组织之中。当大量粪便充胀低位直肠，间接地刺激包绕肠壁外的耻骨直肠肌内的牵引感受器，冲动经骶神经传至中枢，即产生排便感觉（便意）或自制反应。因而排便感觉并非充胀刺激直接作用于直肠壁的结果。

肌电图（EMG）显示：在静息时（甚至在睡眠时），它仍呈持续性电活动，用轻微扩张的方法直接刺激该肌，可引起强烈收缩；咳嗽或捏鼻屏气动作，均使耻骨直肠肌收缩加强。正常情况下，一旦直肠内压增高危及自制作用时，耻骨直肠肌即发生收缩，患者感到胀满或急于排便，同时此肌尽可能收缩以对抗推进波的力量。耻骨直肠肌还可在睡眠中维持肛门自制，睡眠时如果由于肠内容物的推进性运动使直肠内压升高超过耻骨直肠肌反射性收缩的限度，报警信号即可唤醒患者，并促其主动收缩以增加肛管内压，防止失禁，所以正常人不在睡眠中排便。如上所述，耻骨直肠肌的控便活动，维持无意识性收缩，以及在睡眠中维持肛门自制等，不是通过自主神经反射，而是一种脊髓反射功能。

(3) 肛门外括约肌

① 大体解剖：传统的概念是将外括约肌分为 3 部分：深部、浅部和皮下部，近年来，有关外括约肌的上、下两部与邻近肌肉的解剖学连系有了新的认识。

- 外括约肌深部与耻骨直肠无肌性连续：教科书记载外括约肌深部和耻骨直肠肌纤维连续，两者密不可分。但从 20 世纪 70 年代以来，医学文献报道，外括约肌与耻骨直肠肌无论从胚胎来源、神经支配及解剖功能角度来看，两者不是不可分的。Fucini 等（1999）解剖 20 具成人尸体，发现外括约肌与耻骨直肠肌之间有一层厚约 3mm 的结缔组织构成的分界平面，并横向延伸至坐骨直肠窝，分界处的肌肉排列有个体差异，79% 的标本肛管由外括约肌单独包绕，齿状线以下肛管部分有耻骨直肠肌包者占 21%。作者在行肛后修补术（PAR）时，术前用神经 – 肌肉刺激器刺激分界平面以下时，外括约肌收缩；刺激平面以上时，则耻骨直肠肌收缩，而外括约肌不收缩。他们在切除直肠癌行结肠 – 肛管吻合术前，为了判断是否可以将耻骨直肠肌和外括约肌分开，作 MRI 检测时发现：20 例中有 14 例耻骨直肠肌与外括约肌之间存在明确的解剖功能分界面，3 例二肌有重叠，1 例二肌分离，术后证实二肌容易分开。由于外括约肌和耻骨直肠肌的神经支配不同，故通过其分界面，保留肛门，切除直肠癌成为可能。Fucini 等报道 4 例直肠后或外侧直肠癌，经分界平面去除平面以上带有癌组织和肛提肌的部分直肠，保留远端肛管及其阴部神经支配，并对残留的肛管施行低位结肠 – 肛管吻合术获得成功。

- 外括约肌下部与内括约肌呈肌性连续：组织学证实，外括约肌皮下部混有内括约肌纤维，并与联合纵肌纤维相交织，即该部不仅有横纹肌纤维还有平滑肌纤维，提示外括约肌下部是一种特化的肌肉复合体。由于平滑肌能维持长时间的收缩状态而不疲劳，故混有平滑肌的外括约肌有持久地维持肛门自制能力，动物实验证实，全部切除内括约肌后，保留的外括约肌活检发现，肌内平滑肌成分有明显增加趋势；术后第 2 周～第 5 个月，外括约肌变性肥大，第 6～10 个月，随着横纹肌纤维再生，平滑肌纤维数量剧增；术后第 10 个月。外括约肌平滑肌纤维数量超过横纹肌纤维。此种组织学的改变，可能是结构 – 功能适应性的结果。Shafik（1981）曾介绍一种新的保肛术式，即切除肛直肠及内括约肌保留外括约肌。起初肛压从术前（72 ± 16）cmH_2O 下降至（38 ± 8）cmH_2O，但是术后 10 个月，肛压逐渐恢复至（66 ± 10）cmH_2O，EMG 显示术后外括约肌静息张力增加，提示括约肌已发生了组织学改变。

② 影像解剖：肛门 MRI 研究发现外括约肌与传统地解剖学概念在许多方面不尽相同。

外括约肌不是围绕肛管大部，而是仅围绕肛管下 1/2 段。肛管上 1/2 段由耻骨直肠肌围绕。

外括约肌最下端不是单层，而是由内向上皱褶，形成双层外括约肌，联合纵肌纤维伸入皱褶之间。

外括约肌全周厚度并不均等，其后部明显增厚。

外括约肌有明显性差：男性外括约肌前部较薄，呈椭圆形（yoblong），与球海绵体肌相联结，有时两者很难分清楚。女性外括约肌前部较厚，呈卵圆形（oval），因球海绵体肌被阴道分成两半，所以外括约肌前正中线无肌纤维支持。

75% 的女性外括约肌前部存在自然缺损，宽约 1.5cm。

70% 的人体外括约肌与耻骨直肠肌之间有解剖功能分界平面。

肛门括约肌复合体的 MRI 测量：肛管内 MRI 成像可以清晰地勾勒出括约肌复合体的边界，特别是超声难以确定的外括约肌，也能够得到很好的显示。利用三维重组 MRI 成像，外括约肌呈漏斗形，头侧窄尾侧宽，前后径长，测量结果如表 2-8 所示。

表 2-8　肛门括约肌复合体的 MRI 测量

测量项目		平均值
外括约肌厚度（mm）	前部	2.5
	外侧	3.0
	后部	16.0
外括约肌上下长度(mm)	正中、冠状面	27.0
外括约肌上下长度(mm)	前部	18.0
	后部	19.0
外括约肌体积（ml）		13.82
内括约肌厚度（mm）		2.5
内括约体积（ml）		18.77
联合纵肌厚度（mm）		1.3

Hussain（1995 年）将早期学者的描述与近代 MRI 的研究发现作对比时指出，MRI 是评估括约肌复合体的最佳方法，它可提供外括约肌最精确地病损信息，精确度高达 93%。

③ 神经支配：支配外括约肌的神经有 4 种，根据它们的起源和走行可分为 2 组。

第 1 组：S_4 会阴支和肛门尾骨神经：起自 S_4-CO，垂直穿过尾骨肌与肛提肌之间的裂隙，沿肛尾韧带外侧 10cm 处下行至肛门后端。

第 2 组：肛门神经和会阴神经：支配外括约肌的主要神经是肛门神经，它多数在外括约肌区穿入肌内，而会阴神经多在肛提肌区穿入肌后，下行一段距离进入外括约肌。两者的分布区是会阴神经支配肌的前 1/4～1/2，肛门神经是后 1/2～3/4，两者有部分重叠。此种现象是由于肛门神经比会阴神经的入肌点较低之故。S_4 会阴支和肛门尾骨神经仅分布于肛门的后端，对全肌的作用影响较小。肛门神经与其邻近神经存在着广泛联系，吻合神经的出现率为 63%，其中与臀下皮神经，股后皮神经会阴支吻合者居多数占 38%，与会阴神经吻合者占 21%，与肛门尾骨神经吻合者占 4%，较多的神经吻合是肛门区麻醉效果常不够理想的原因存在。外括约肌内有种种神经吻合，括约肌后端双侧神经有交互吻合现象。Kuzuhara 等（1980）证实，切断一侧的神经，外括约肌张力不消失。

④ 生理功能：外括约肌的控便机制主要表现以下两个方面。

外括约肌抗疲劳性 Ⅰ 型肌纤维：生理学认为，横纹肌的特点是收缩快而有力，但易疲劳。但是，外括约肌属横纹肌，为何总是处于不疲劳地、持续性张力收缩，即便在睡眠时也是如此？研究证实，这是因为肌内抗疲劳性 Ⅰ 型肌纤维数量大大超过易疲劳性 Ⅱ 型纤维之故，宫岛神智等（1988）报道：外括约肌内 Ⅰ 型（85.85%）加上稍有抗疲劳性 Ⅱα 型肌纤维（16.15%），总数约占 92%。Ⅰ 型肌纤维内含有大量高能量的代谢燃料（如脂质、糖原），能够有效地保证提供肌纤维所需的能量。Ⅰ 型纤维收缩时所产生的变形要比 Ⅱ 型肌强烈些，故其收缩终止时，维持缩短状态下的时间要比 Ⅱ 型长得多。Ⅰ 型纤维越多，肌肉收缩时间越长，其伸展性越大，肌肉弛缓时间也就愈慢，因而 Ⅰ 型纤维占明显优势的外括约肌有较强而持久的控便能力维持粪便自制。临床上，如选用人体他处的横纹肌（如股薄肌、臀大肌等）用以替代外括约肌，施行肛门重建术时，须知这些供肌是 Ⅱ 型肌，没有外括约肌的特性，所以术后控便效果往往不够理想。不过肌型是有可塑性的；生理实验证明，切断支配的 Ⅱ 型和 Ⅰ 型肌的神经，进行交叉移植。一定时间后，则受 Ⅱ 型神经支配的 Ⅰ 型肌可转为 Ⅱ 型肌；Ⅰ 型神经支配的 Ⅱ 型肌转为 Ⅰ 型肌，再如 Ⅱ 型肌如被持续的低频（10～20 次 / 秒）脉冲（正常 Ⅰ 型肌所接受的神经模式）刺激后，其生理生化特性可向Ⅰ型肌特性转变，反之亦然。根据上述原理，供肌必须经过“训练”或“改造”，方向可发挥原肌的效能。Williams（1991）采用低频电刺激神经干的方法，使股薄肌转变为Ⅰ型肌、抗疲劳的肌肉。这样使转移后的股薄肌在生理上更接近于正常的外括约肌，为肛门重建术在临床上的应用开拓了新的前景，

外括约肌随意性抑制作用：即指外括约肌主动性收缩引起直肠反射性扩张的现象，此种反射是间接地通过内括约肌作中介来实现的。

在正常情况下，排便时粪便充胀直肠可引起直肠–内括约肌反射，使内括约肌呈舒张状态。若此时外括约肌舒张，则粪便得以排出。如果因某种原因必须立刻中断排便，或者便急达到难以忍受程度（肛压 400cmH_2O）时，则外括约肌通过随意性收缩，压缩处于舒张状态的内括约肌，后者再通过逆向发射抑制直肠肌收缩，直肠腔因而扩大以提供新的容积，贮存粪便，便意随即消失。此种由于外括约肌随意性收缩通过内括约肌的逆向反射抑制直肠肌收缩而达到自制目的的作用，即称随意性抑制作用，又称 Debray 反射，由此看来，可以得出以下两个结论。

外括约肌的控便作用并非依赖其机械性收缩力的大小，而是反射性的提高直肠顺应性，加大直肠扩张度，延长自制时间，达到控便目的。

外括约肌的控便作用是通过内括约肌作中介而实现的。因而保持内括约肌的完整十分重要。据此原理，在肛门重建术中，转移的横纹肌必须紧贴新直肠，借其收缩时压迫肠壁平滑肌即可重建 Debray 发射。

4. 盆底纤维–肌性复合体

盆底肌的部分横纹肌纤维，由内脏迷离的平滑肌纤维及筋膜–腱纤维在盆底不同平面相互交织混杂，构成若干具有一定形态功能的复合体，它们协助盆底肌加强盆底支重和控便能力，重要的分述如下。

(1) 盆底裂孔（pelvic floor hiatus）：盆底裂孔即盆膈裂孔或称肛提肌门。由肛提肌的前内缘围城，正常人裂孔呈卵圆或近似三角形，呈前后方倾斜位：倾斜度为 0.5～1.0cm。裂孔分为前、后两部分，前部为尿生殖裂孔，有尿道和阴道通过；后部为直肠裂孔，有直肠通过。裂孔的宽度一般为 4cm，面积 5cm^2。MRI 测量裂孔大小有显著的性别差异，裂孔的横径女性＞男性，前后径则男性＞女性。裂孔的面积、周长，无论静息时或排便时，女性均大于男性（表 2–9 至表 2–11）。

表 2–9　健康成人盆底裂孔的 MRI 测量

测量项目	男　性	女　性
横径（mm）	29.5 ± 2.8	35.1 ± 3.0
前后径（mm）	51.7 ± 4.0	50.8 ± 14.9
面积（mm^2）	1164.0 ± 169.7	1282.2 ± 179.1

表 2–10　健康成人静息和排便时盆底裂孔面积的 MRI 测量

测量项目	男性（mm^2）	女性（mm^2）
静息	1920 ± 241	2006 ± 358
排便	2477 ± 1081	2783 ± 1399
增大值	557 ± 1177	777 ± 1347

表 2–11　健康成人盆底裂孔周长的 MRI 测量

测量项目	男性（mm）	女性（mm）
静息	175 ± 13	183 ± 20
力排	193 ± 34	201 ± 41
改变值	17 ± 37	18 ± 37

盆底裂孔是盆底薄弱区，Berglas 称它犹如“盆底阀门”，若腹压升高或“阀门”失去关闭能力时，裂孔内器官极易由此脱出。因此裂孔周边结构的形态和功能状况，直接影响该区的稳固和“阀门”的正常启闭。裂孔周边结构如下。

① 提肌脚（levator crura）：就肛提肌两侧最内侧肌束而言，左右两脚在后方连接呈 U 形围成盆底裂孔。提肌脚收缩时裂孔缩小，弛缓时则扩大，约有 28% 的成人两脚在耻骨附着处重叠或相互交叉（图 2–35），致使裂孔面积较小，不利于排便，但有利于裂孔内器官位置的固定，可防器官脱垂。

② 提肌板（levator plate）（图 2–36）：两侧髂尾肌纤维在尾骨前方交叉形成的中缝称肛尾缝（anococcyaeal raphe）平均缝宽（1.42 ± 0.29）cm，厚（0.18 ± 0.05）cm，大部分为单交叉型（80%），部分为三交叉型（20%）。

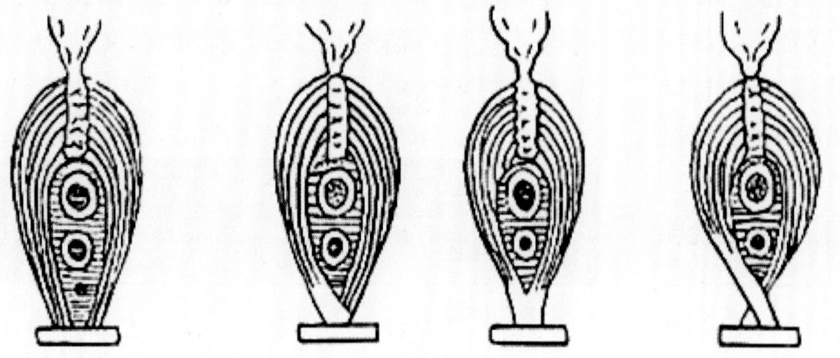

◀ 图 2-35 提肌脚的类型

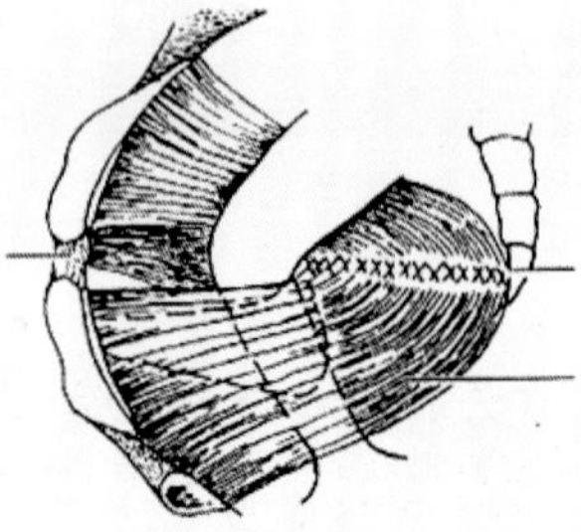

▲ 图 2-36 提肌板（肛尾缝）

该缝为板状的肌性腱性结构，故又称提肌板；除髂尾肌纤维外，还有耻尾肌和耻骨直肠肌后部纤维参加，其上下覆以盆膈上下筋膜。提肌板前缘即盆底裂孔后界，在正常情况下，板呈水平位或拱状。排便时板的前缘向下倾斜，盆底裂孔增大。当腹压增加或受到急性压力时，髂尾肌可反射性收缩，抬高提肌板，缩小盆底裂孔，对抗腹压并稳定盆底器官，防止其从板的前缘向下滑。故提肌板是盆底最重要的支重平台，也是启闭“盆底阀门”的重要钥匙。MRI 研究显示，正常成人在静息和力排时，提肌板与耻尾线是平行的或两者形成的角度为 8.5°±97°，即提肌板角（levator plate angle）。若角度增大，提示提肌板倾斜度增加，表明提肌板有缺陷或松弛，若角度＞10°，则提示病变严重，可能发生盆底器官脱垂。

③ 裂孔韧带（levator ligament）：是连于盆底裂孔周缘至直肠肛管结合部的索状物，含有弹力纤维和少量胶原纤维及平滑肌纤维。韧带周围有致密的脂肪组织，呈袖状包绕肛管及其上方 1.3～1.9cm 长的直肠，称脂肪环。裂孔韧带和脂肪环在肛管与提肌脚之间构成柔软可动的连结，使排便时允许有某种程度的活动。但是更重要的作用是，它们作为填充组织将盆底裂孔密封，是保证肛管正常开放的必要条件。如用力排便时，腹压升高，肛提肌反射性收缩关闭盆底裂孔的同时，裂孔韧带拉紧直肠壁紧贴孔缘，令腹压“无懈可击”，这样，腹内压只能压迫裂孔平面上方的直肠，促使粪便下移，而不能入侵裂孔平面以下的隧道压迫肛管，故肛管仍能正常开放，保证粪便畅通，排便活动得以正常进行，如果这一阻挡腹压的屏障遭到破坏，则排便时肛管因受腹压作用而关闭，即可发生便秘。

(2) 提肌隧道（levator tunnel）：（图 2-37）提肌隧道是由裂孔至会阴部包绕全部裂内器官的肌性管道。由于提肌隧道是前后倾斜位，故隧道后壁较前壁长。成人隧道后壁长 3～4cm，前壁长 2.5～3.0cm。隧道壁由双层横纹肌组成，其形态和功能特点如下。

① 双层拮抗肌的协调运动：隧道壁的内层为肛门悬带（anal suspensory sling），来自提肌脚，在直肠裂孔的边缘处急转向下形成垂直方向的“肌袖”。由纵行排列的横纹肌束构成，呈漏斗状包绕肛管，下端穿外括约皮肌下部，附着于肛门和周围皮肤。隧道壁的外层是袢状的耻骨直肠肌。前者是隧道的“扩张器”，后者是隧道的“收缩器”。两层交替作用，一肌收缩时另一肌放松。收缩时，隧道内层肌使肛管开放，而外层肌起闭合肛管的作用。所以提肌隧道在排便机制中是重要的部分。

② 双括约肌控便复合体：在提肌隧道内，耻骨直肠肌环包尿道、阴道和直肠，故该肌是这些器官的共同括约肌或“总括约肌”，又称“隧道括约肌”。从耻骨直肠肌分离出一些纤维至上述各器官，组成每个器官自身的括约肌，如尿道外括约肌、阴道括约肌及肛门外括约肌，这些括约肌可称为器官括约肌或“单括约肌”。所以，隧道内每个器官均受到两

个括约肌，即器官本身括约肌和各器官共同的总括约肌的双重控制。在正常情况下，各器官在双括约肌的控制下，不仅使之成为统一整体，而且可以协调这些器官的运动。如果两者之一受损时，肛管的括约肌功能不致完全丧失。

根据提肌隧道的上述解剖生理特点，Shafik 提出一种新的保留肛门括约肌的手术方法，即经提肌隧道拖出切除直肠癌行结肠型肛管重建术，方法是通过括约肌间隙，经肛门悬带和直肠纵肌之间向上分离肛管直肠达骨盆直肠间隙。肛管或低位直肠癌可经此途径将其从隧道内拖出肛门之外切除，然后将直肠或结肠断端固定于肛周皮肤，使其置于提肌隧道括约肌控制之下。此种手术由于保留了提肌隧道的完整性，故术后仍能维持正常的排便机能。

(3) 肛 – 直肠环（anorectal ring）：肛 – 直肠环是指肛管与直肠结合部括约肌群的总称。耻骨直肠肌在此处，其纤维与耻骨尾骨肌和外括约深部相融合，并与盆膈上、下筋膜和直肠纵肌层的纤维相交织；深肌纤维与内括约肌，浅肌纤维与外括约肌，交错掺混，形成一个具有多种成分的强有力的纤维性环。环的前部与后部相比：前部较薄弱、短窄，其位置较后部低 0.7～0.8cm；后部肌束粗大，直接与外括约肌深部接触，有移动性，容易触知。肛 – 直肠环宽为 2～3cm，指检时，手指由括约肌间沟沿内括约肌向上移动，至肛管上端突然向后触到一个清楚的边缘，即为此环的正常位置。在此平面以上手指稍向后即可钩住这个肌环。如令被检查者做收缩肛门动作，则手指钩住肌环的感觉更为明显。该环向肛管两侧延伸而逐渐变为不明显，至前壁则触之有软感。传统的概念认为肛直环对维持肛门自制起重要作用，手术中如完全切断肛直环，必将引起肛门失禁；如果保留了肛直环，即使牺牲了全部括约肌，肛门的自制功能也无重大影响。故手术时应注意保护此环。若手术中必须切断肛直环，最好的途径是循肛管后正中线，正对尾骨，沿肛尾韧带纵行切开。这是因为肛门外括约肌的浅部、深部及耻骨直肠肌都有一部分肌纤维附着于肛尾韧带，耻骨直肠肌的部分纤维还与耻骨尾骨肌相交错，因此，循肛尾韧带纵行切开肛直环时，切断的肌纤维还与肛尾韧带相连接，不至于大幅度地回缩，术后可恢复肛直环的完整性，不会造成严重肛管闭合不全，可以减少术后发生大便失禁的可能性。

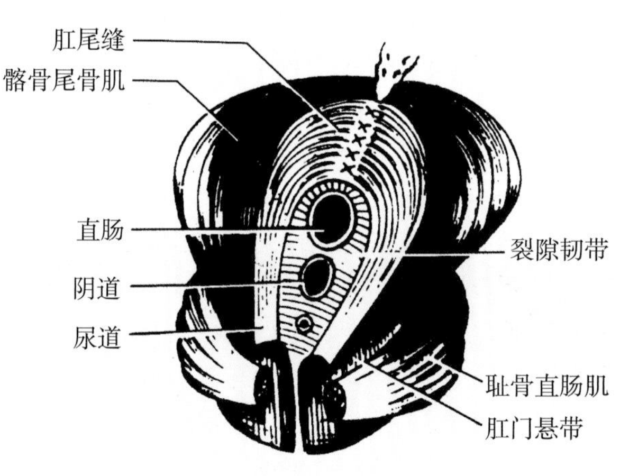

▲ 图 2–37　提肌隧道

(4) Minor 三角（Minor's triangle）：外括约肌浅部呈梭形，其上下面夹在呈环形的皮下部和深部，因而在浅部附着于尾骨部分形成三角形间隙，即 Minor（或 Brick）三角（图 2–38），该处在肛门后壁正中，适与括约肌间沟相对应。由于此三角区的存在，致使肛门后方不如前方保护严密，肛门过度扩张时后方易于裂伤。尤其是肛管后壁为隐窝炎的好发部位，持续性的炎症造成组织脆弱，易为硬便擦伤，形成肛门溃疡，溃疡底部深向三角区的凹窝内，伴有粪便杂质的贮留，外括约肌皮下部收缩可阻止其引流，以致经久不愈而形成慢性炎症，此外，肛门后方由外括约肌和肛提肌双重固定于骶尾骨，较

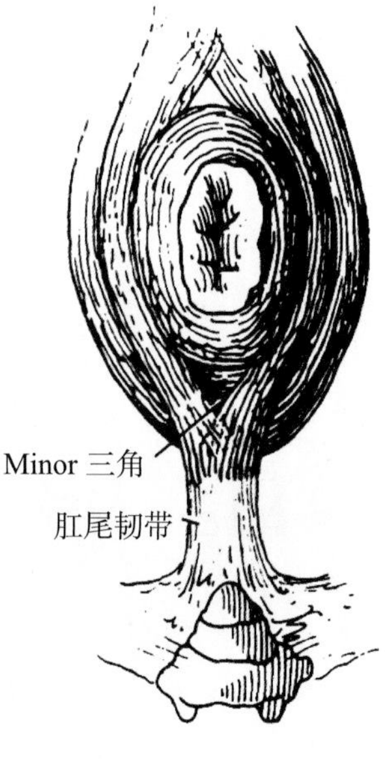

▲ 图 2–38　Minor 三角

前方缺乏移动性；加之耻骨直肠肌牵引肛管上部向前，外括约肌拉肛门向后，致使直肠下部和肛管的长轴形成突向前的角度，肛管后壁凸向肠腔，因此排便时后壁受到的碰击和摩擦力较大，易发生创伤。肛门后壁上的肛隐窝因损伤而致隐窝炎的机会也较多，因而肛周脓肿和肛瘘的原发部位 80% 发生于肛管后壁。

(5) 会阴体（perineal body）（图 2–39）：会阴体亦称会阴中心腱，是一个坚固的椎体形的纤维肌性结构，被认为是盆底支持组织的“瓶颈口”，防止直肠脱垂的最后一道防线。男性位于肛管与尿道球之间，女性位于肛管与阴道之间。长约 1.25cm，呈楔状，其尖向上，底向盆底，深 3～4cm。胚胎期，该处是由两侧肛结节融合的地点，并由此将泄殖腔括约肌分为肛门部和尿生殖部。所以会阴体是来自各个方向的筋膜肌肉相互交织的结合点，也是肛门外括约肌与尿生殖肌群附着于此的固定点。参与会阴体组成的肌和筋膜，按由上向下的顺序排列如下。

- 直肠尿道肌（男）或直肠阴道肌（女）
- 来自肛提肌前缘的盆膈上筋膜和尿道肌纤维或阴道纤维（女）
- 盆膈下筋膜
- 三角韧带的后缘
- 球海绵体肌、会阴浅横肌、会阴深横肌及尿道阴道的部分纤维
- 会阴深筋膜（Buck 筋膜）的反折部
- Colles 筋膜反折部
- 肛门括约肌和联合纵肌的纤维
- 皮肤及皮下浅筋膜

成人会阴体极富弹性并与肛门、阴道的活动相一致，有惊人数目的神经节和神经纤维控制其活动性和顺应性。上述来自盆底一些重要连接组织纤维和骨骼肌肌束从各个角度与其相连，犹如车轮的轴与辐的关系，使其具有战略性地位，当肛提肌群因某些因素遭到破坏，并且在衰老等一些不利因素持续影响下，此时会阴体充当最后一道防线的捍卫者，起着关键作用，一旦这一关键因素破坏，包括直肠在内的全盆腔脱垂就会像多米诺骨牌效应一样突然进行性发展并产生症状。因此，有学者提出，即使患者无主观症状，若有会阴损伤者同样需要行会阴修补。因盆腔其他部位病变需要进行手术时，不论合并何种程度的会阴松弛，也应同时予以修补。

(6) 肛尾韧带（anococcygeal ligament）：肛尾韧带为尾骨尖与肛门之间的纤维性结缔组织索，从种系发生上看，它是低等动物的尾巴，含有下列成分。

- 外括约肌深部有少量纤维，但不恒定
- 外括约肌浅部止于尾骨的肌束
- 后三角间隙浅层的蜂窝组织
- 会阴浅筋膜和皮肤
- 有时外括约肌皮下部有少量纤维参加

肛尾韧带对保持直肠与肛管间的正常角度十分重要，手术切断肛尾韧带处理不当时，会造成肛门向前移位，影响正常排便。

5. 盆底功能解剖学新概念

盆底功能障碍疾病（pelvic floor dysfunction，PFD）或称盆底缺陷（pelvic floor defects），又称盆底支持结构松弛（relaxation of pelvic supports），在后盆底，主要表现为肛直肠脱垂、膨出、套叠和肠疝等，它们多半伴有便秘或失禁等排便功能障碍。当前，此类疾病已成为肛肠学界关注的热点。传统的盆底

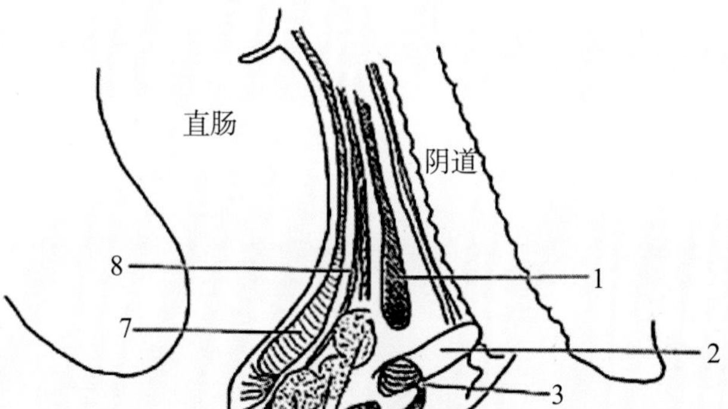

◀ 图 2–39　会阴体（示包含成分）

1. 肛提肌；2. 三角韧带；3. 会阴深横肌；4. 球海绵体肌；5. 会阴浅横肌；6. 外括约肌；7. 内括约肌；8. 直肠阴道肌

解剖学概念已经无法满足更深入了解此类疾病发生机制的需要。早在 20 世纪初，国外学者已对盆底解剖做了深入细致的研究，并获得突破性进展，使长期奉为经典的尸体解剖发展到与临床密切结合的动态解剖和功能解剖；加深和更新了对盆底的认识；正常盆底是包含多层肌肉、筋膜及血管神经的有机整体，而不是各部分的筋膜叠加；盆底与穿越其中的肛直肠、阴道和尿道是密不可分的形态功能复合体，是一个动态平衡系统，而不是单纯的器官容器。在这些认识的基础上，他们就解决盆底功能障碍性疾病相继提出了一系列的新理论，为盆底支持结构的研究以及盆底功能障碍性疾病手术治疗带来了飞跃性的进展，这些新理论大致如下。

(1) 盆底腔室系统（compartment system）：男性盆底可分前、后两个腔室，前腔室包括泌尿生殖系统（膀胱、尿道、精囊、前列腺），后腔室即肛直肠系统。盆底后腔室功能障碍主要表现为直肠脱垂、直肠膨出、直肠内套叠、会阴下降及盆底腹膜内疝等。1990 年 Petors 将女性盆底分为前、中、后 3 腔室（图 2–40）。将盆底功能障碍性缺陷量化或定位于各区，在临床上可作为诊断和施术图解（pictorial diagnostic algorithm），指导外科医师术前论证，以决定其功能障碍表现和程度以及修复手术选择。

① 前腔室：包括阴道前壁、膀胱、尿道。该区功能障碍主要是指阴道前壁的膨出，同时合并或不合并尿道及膀胱膨出。阴道前壁松弛可发生在阴道下段或上段，发生于阴道下段者称前膀胱膨出与压力性尿失禁密切相关，故前腔室功能障碍表现为下尿道功能障碍疾病。

② 中腔室：包括阴道和子宫，中腔室功能障碍表现为盆底器官膨出性疾病，主要以子宫或阴道穹隆脱垂、肠膨出、直肠子宫陷凹疝形成为特征。

③ 后腔室：包括阴道后壁和直肠，后腔室功能障碍主要表现为直肠膨出和会阴体组织的缺陷。

(2) 盆底力学层面（levels support）：Delancey 于 1994 年提出了阴道支持结构的 3 个层面的理论，故又称 Delancey 力学层面。即在水平方向上，将阴道支持轴分为上、中、下 3 个层面（图 2–41），在临床上，为医生判断盆底缺陷的类别和层次，以及确定修复层面和方法提供依据。

第 1 层面为顶端悬吊支持（suspension）：由子宫骶韧带 – 子宫主韧带复合体垂直悬吊支持子宫和阴道上 1/3，是盆底最主要的支持力量。

第 2 层面为侧方水平支持（lateral attachment）：由肛提肌群与耻骨宫颈筋膜附着于两侧腱弓形成的白线及直肠阴道隔一起水平支持膀胱、阴道上 2/3 和直肠。

第 3 层面为远端融合和支持（distal fusion）：由耻骨宫颈筋膜和直肠阴道隔远端延伸融合于会阴体。会阴体与括约肌共同支持尿道远端和肛管。

Delancey 支持层面理论同样适用肛直肠与其他器官。肛直肠的顶端支持层面有直肠系膜和侧韧带，中层面有肛提肌和提肌板。部分肛提肌内侧缘纤维在直肠与阴道间交叉，构成“∞”性肌环，其前后端分别附于耻骨和提肌板。该肌环酷似一顶轿子，盆底中线器官（膀胱、子宫、直肠）恰坐其中，肌环收缩时有缩小提肌裂孔抬高这些器官的功能。远端支持层面有会阴体和肛门括约肌；两侧外括约肌浅部纤维在肛门与阴道口之间交叉构成的又一个“∞”形肌环，从下方给予盆内器官有力支持。

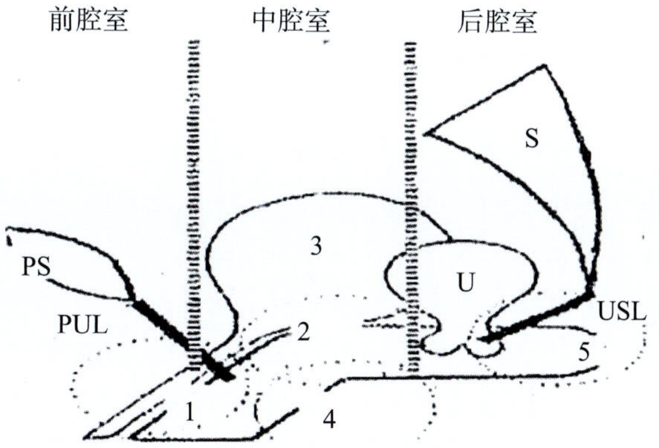

◀ **图 2–40　女性盆底三腔室系统**

PS. 耻骨联合；PUL. 耻骨尿道韧带；USL. 子宫骶韧带；S. 骶骨；U. 子宫；1. 尿道；2. 膀胱颈；3. 膀胱；4. 阴道前壁；5. 阴道后壁

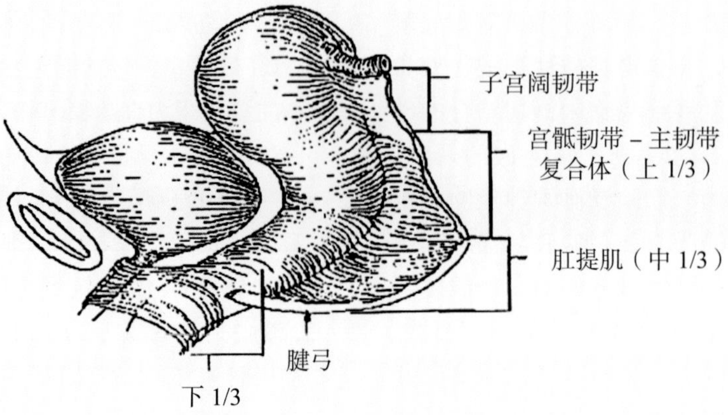

▲ 图 2–41　盆底 3 个支持层面

需要指出的是，不同层面和上述各腔室之间的缺陷可能是相互独立的，同时，不同腔室和层面的缺陷又可能是相互影响和共同存在的，因而不同腔室，不同层面是一个解剖和功能的整体。盆底功能障碍在临床上常表现肛直肠与尿生殖器官两个系统疾病的共病性，即多种症状共存的综合征。如粪便失禁患者中，24%～53% 存在尿失禁，7%～22% 存在生殖器官脱垂。

因此盆底病的诊治涉及肛肠科、妇产科和泌尿科；也涉及影像科、物理医学康复科；还需要盆底解剖和有关基础学科参与。可以认为此类疾病是多学科交叉，全方位的医疗卫生与社会保健问题。所以盆底外科作为亚学科，它具有边缘学科的特点，需要多学科的密切合作，才能不断发展。

(3) 盆底吊床假说（hammock hypothesis）：早在 1994 年 Delancey 提出尿道吊床假说，试图解释尿自控和尿失禁的发生机制。“假说”认为，女性尿道位于阴道前壁之上，阴道两侧与之相连的盆筋膜腱弓和肛提肌构成篷架样结构，宛如支撑尿道的“吊床”，“吊床”升降可司尿道启闭，一旦“吊床”被破坏，即可发生尿失禁。根据这一假说，瑞典医生 Ulmsten（1996 年）设计了“耻骨后无张力尿道中段悬吊术”（TVT 手术），即用人工吊带置入尿道中段后方，重建吊床功能，微创、高效，目前被公认为是治疗压力性尿失禁的金标准。事实上，统览全盆。无论是盆筋膜、韧带或盆肌纤维，大多呈棚架状或吊床式编织和排列，不仅有尿道吊床，还有阴道吊床（直肠阴道隔）和直肠吊床（提肌板）；一旦吊床松弛下垂，即可导致器官膨出或脱垂；提肌板抬高术、阴道后壁桥式缝合术、经阴道后路悬吊术（P-IVS）、骶棘韧带固定术（SSLF）、髂尾肌筋膜固定术等，都是根据吊床原理而设计的盆底重建术新术式。

(4) 盆底整体理论（integral theory）：1990 年 Petros 和 Ulmsten 提出了“整体理论”。该理论认为盆底的各种组织结构是一个相互关联的整体，对盆底功能和功能障碍要以相互联系和动态的解剖学新视角进行认识。在整体理论中，“结构”是静态的，“形态”是动态的，结构决定形态，形态赋予结构功能，静态与动态相互转化。结构的损伤导致形态和功能异常，同样结构的修复能引导功能的恢复。整体理论的核心即盆底功能障碍性疾病的发生是由于各种原因导致盆底支持结构损伤所致的解剖结构改变，手术应通过修复受损的支持结构完成解剖结构的重建，从而达到恢复盆底功能的目的，

(5) 干船坞学语（dry dock theory）（图 2–42）：Petros 为了阐明“整体理论”曾提出这样一个比喻，将盆底器官比作停泊在码头的船，肛提肌像是水面，筋膜和韧带比作是固定船只的绳索。保持盆底器官的正常位置，需要水面和绳索的共同作用，没有水面托浮，船将下沉，没有绳索固定，船也难平稳。大多数情况下，盆底肌是盆底器官的主要支撑力量，作为“绳索”的盆筋膜、韧带血管少，不变形，抗压力强，但是，一旦盆底肌薄弱，支撑盆底器官重量的责任全部落在盆底筋膜和韧带上，短时间内尚可

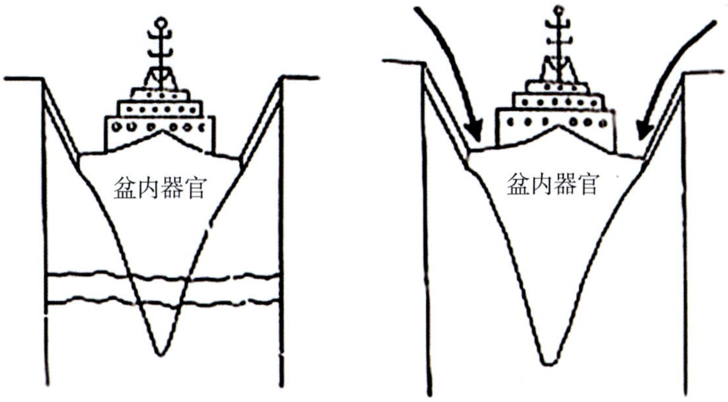

▲ 图 2-42　干船坞学说

维持，随着时间的推移，持续性张力将使筋膜韧带的连续拉伸、薄弱、断裂，器官稳定性丧失，脱垂将不可避免。需要指出的是，由于盆底肌（水）、筋膜韧带（绳）出了问题，导致器官（船）脱垂，而器官（船）是完好的，因此，传统的观念是切除脱垂器官，而新的观念是“重建”盆底。

第3章　结直肠疾病症状鉴别诊断学

一、腹痛

（一）概述

腹痛（abdominal pain）是消化道的常见症状，是一种主观感觉，其性质和强度不但受疾病本身和刺激的影响，还与心理、神经诸多因素相关。腹痛常由腹腔内脏器质性病变或功能紊乱所引起，也可见于腹腔外或全身性疾病。

（二）病因分类

根据起病缓急和病程长短，分为急性腹痛或慢性腹痛两大类型。

(1) 急性腹痛：引起急性腹痛的原因，按发生部位大致可分为腹部脏器病变和由腹外脏器或全身性病变两类。引起急性腹痛的主要腹部脏器疾病见表 3–1。

引起急性腹痛的腹外脏器疾病或全身性疾病见表 3–2。

(2) 慢性腹痛：是指起病缓慢、病程长或急性发作后间歇发作的腹痛。主要引起慢性腹痛的疾病有以下几类。

① 腹腔脏器慢性炎症：慢性胃炎、十二指肠炎、消化性溃疡、慢性胆囊炎、慢性胰腺炎、溃疡性结肠炎、Crohn 病、结核性腹膜炎、原发性腹膜炎等。

② 机械性梗阻和间歇性肠梗阻：疝、肠粘连、肠扭转、肠套叠引起的肠梗阻，胆石症、壶腹部狭窄、十二指肠壅滞症等。

③ 实质性脏器肿大和包膜牵张：肝炎、脂肪肝、肝瘀血、肝癌、肝脓肿等。

④ 肿瘤压迫及浸润：腹部器官原发性或转移性恶性肿瘤、腹膜假性黏液瘤。

⑤ 代谢性疾病及外源性有毒物质：糖尿病酸中毒、卟啉病、尿毒症、化学毒物如铅、砷等引起的中毒。

⑥ 神经、精神因素：各种原因引起的神经根压迫、脊髓痨、腹型癫痫等；胃、肠、胆道运动功能失调及精神因素所致的腹痛。

（三）病史要点

1. 年龄与性别

儿童腹痛以肠道疾病多见，如蛔虫病、肠套叠、嵌顿性疝和原发性腹膜炎等；青壮年腹痛以消化性溃疡、阑尾炎、胆道蛔虫病和腹部结核较为常见；中老年腹痛应多考虑胆石症、胰腺炎、恶性肿瘤及血管疾病。女性患者必须注意盆腔器官的病变，如卵巢囊肿扭转 、输卵管炎和异位妊娠等。此外胆石症更多见于肥胖女性，而消化性溃疡、心肌梗死和肝癌结节破裂较多见于男性患者。

2. 诱因

腹痛前有饱餐、酗酒或高脂餐史者，多见于胆囊炎、胰腺炎和胃穿孔；腹痛前有不洁饮食史常为急性胃肠炎；幼儿上呼吸道感染后出现腹痛应考虑肺炎、肠系膜淋巴结炎和原发性腹膜炎等；有腹部外伤史者，首先考虑内脏破裂；心房颤动患者急性腹痛，可能因肠系膜血管栓塞症所致；与月经有关的腹痛则可见于子宫内膜异位症、卵泡破裂发作者，女性患者应该追询月经史，排除异位妊娠破裂腹痛。

3. 起病情况

急性起病短期内腹痛加剧者多见于急性腹腔脏器的炎症、结石或急性脏器缺血性病变、穿孔、内脏破裂等；发病时间短且迅速恶化甚至休克者提示腹腔内出血，如急性腹膜炎、出血坏死性胰腺炎等。起病隐匿、发展缓慢、程度较轻及反复发作者，以消化性溃疡、慢性胆囊炎、慢性胰腺炎、慢性阑尾炎、慢性腹泻和肿瘤性病变等常见。

4. 腹痛部位

病灶往往在最先出现腹痛的部位，但也有些病灶与体表疼痛的定位关系不明显，也要联想到腹外疾病及全身性疾病引起的腹痛的可能性。根据患者提供的腹痛部位（往往是最痛的部位）通过体检加以核实。转移性右下腹痛提示急性阑尾炎；网膜炎症、回肠下段炎症首先表现为脐周或上腹疼痛，以后才

表 3-1　引起急性腹痛的主要腹部脏器疾病

腹腔器官急性炎症
- 急性胃炎
- 急性肠炎
- 急性胰腺炎
- 急性胆囊炎
- 急性梗阻性化脓性胆管炎
- 急性盆腔炎
- 急性阑尾炎
- 急性结肠憩室炎
- 急性肠系膜淋巴结炎

急性空腔脏器的机械性梗阻、扭转
- 急性肠梗阻
- 肠套叠
- 急性胃扭转
- 胆石所致胆道梗阻
- 胆道蛔虫病
- 肾与输尿管结石
- 大网膜扭转
- 卵巢囊肿扭转

脏器破裂
- 异位妊娠破裂
- 腹主动脉瘤破裂
- 脾破裂
- 肝破裂

空腔脏器穿孔
- 急性胃穿孔
- 急性十二指肠穿孔
- 阑尾炎合并穿孔
- 小肠或结肠穿孔

腹腔脏器缺血性疾病变
- 肠系膜动脉急性栓塞
- 肠系膜动脉粥样硬化
- 肠系膜静脉血栓形成
- 急性门静脉血栓形成
- 急性肝静脉血栓形成
- 脾梗死
- 肾梗死

腹腔脏器其他疾病
- 急性胃扩张、痛经等

表 3-2　引起急性腹痛的腹外脏器疾病

胸部疾病
- 急性心肌缺血和心肌梗死
- 急性心包炎
- 急性充血性心力衰竭
- 肺炎
- 胸膜炎
- 肺栓塞和肺梗死
- 气胸
- 食管裂孔疝
- 食管破裂

代谢性疾病
- 卟啉病
- 糖尿病酮中毒
- 尿毒症
- 急性肾上腺功能不全

血液疾病
- 过敏性紫癜
- 急性白血病
- 镰刀细胞贫血
- 溶血性贫血

神经系统疾病
- 神经根炎：脊髓或周围神经肿瘤
- 变性性脊椎关节病
- 腹型癫痫
- 脊髓痨

生殖系统疾病
- 睾丸扭转

毒素
- 铅中毒
- 昆虫咬伤
- 爬虫类动物毒素

感染
- 带状疱疹
- 伤寒
- 骨髓炎

其他
- 结缔组织疾病
- 腹壁肌肉挫伤、血肿
- 尼古丁戒断
- 心理障碍

局限到病灶所在部位；右肩背放射痛多见于胆石症和胆囊炎；腰背部放射痛常为胰腺炎、胰腺癌和穿透性十二指肠球部溃疡；沿输尿管向外阴部的放射痛是肾绞痛的特点；此外腹腔外器官和全身性疾病（如大叶性肺炎、胸膜炎、心肌梗死、糖尿病、酸中毒）也可出现上腹痛。

5. 腹痛性质与程度

隐痛或钝痛多为实质脏器引起，持续性隐痛提示内脏炎症或包膜过度伸张所致。持续性疼痛呈阵发性加剧是空腔脏器腹痛的特点，因蠕动加强或平滑肌痉挛所致，一般见于胃肠炎、胆囊炎等。绞痛提示器官的管腔急性阻塞，如胆道结石、输尿管结石和急性肠梗阻等。持续性剧痛主要见于急腹症，包括急性腹膜炎、胃肠穿孔、内脏破裂和宫外孕破裂等。

6. 腹痛伴随症状

(1) 腹痛伴休克、贫血：见于腹腔脏器破裂，如肝、脾破裂或异位妊娠破裂，无失血性贫血可能为腹腔脏器穿孔、重症胰腺炎、绞窄性肠梗阻或急性心肌梗死。

(2) 腹痛伴发热：提示炎症、感染、如胆道感染、肠道感染、盆腔感染、尿路感染、急性胰腺炎或急性阑尾炎等。腹痛发病前数小时出现高热伴寒战提示有急性肾盂肾炎或肺炎的可能，而不是急性阑尾炎或急性胆囊炎。

(3) 腹痛伴呕吐：见于梗阻性腹腔脏器疾病、炎症性病变。发病后症状出现的时间顺序非常重要。如急性阑尾炎、急性胆囊炎或急性肠梗阻时，其恶心、呕吐几乎不会在腹痛之前发生。腹痛在呕吐之前发生多为器质性疾病所致。呕吐物为橙棕色且带臭味提示有低位小肠梗阻。

(4) 腹痛伴黄疸：见于胆道梗阻（且常伴发热、寒战）、肝脏病或急性溶血性贫血。

(5) 腹痛伴腹泻：见于肠炎、痢疾、溃疡性结肠炎、肠道肿瘤等。

(6) 腹痛伴血尿、尿频尿急：见于尿路结石、急性肾盂肾炎。

(7) 腹痛伴便血：见于痢疾、肠套叠、急性出血坏死性肠炎、过敏性紫癜、绞窄性肠梗阻及缺血性肠病。

7. 腹痛与进食、排便关系

餐后腹痛可见于胃溃疡、胃炎、肝胆疾病或功能性消化不良；餐后腹痛伴肠蠕动亢进多为小肠炎或部分肠梗阻；饥饿痛、进餐可以缓解考虑十二指肠球部溃疡有关；下腹痛随排便或排气而缓解，提示结肠、直肠病变；阵发性腹痛无肛门排气或排便者，首先考虑肠梗阻；腹痛伴腹泻，一般为急性肠炎，黏液性血便考虑结肠、直肠病变，小儿则提示肠套叠；剧烈腹痛解血便者，肠绞窄、肠系膜血栓形成的可能性大。

（四）体征

1. 生命体征

观察患者体温、脉搏、呼吸、血压、神志等基本生命体征的变化，注意有无急性痛苦表情、贫血、黄疸等一般状况。

腹部检查：是腹痛患者体检的重点。对腹痛尤其是急性腹痛患者可按视诊、听诊、叩诊和触诊（最后触诊最痛部位）的程序进行检查。注意观察腹式呼吸是否消失、腹部有无外伤或手术瘢痕、皮疹、瘀斑、腹部外形有无变化，有无蠕动波、胃型、肠型。听诊肠鸣音应有足够的时间，在多个部位进行听诊，注意肠鸣音是否增强、减弱或消失（提示肠麻痹），有无金属音、气过水声（提示肠梗阻）。叩诊若发现肝浊音界消失，结合腹部X线检查（腹部平片）对确定胃肠穿孔有重要意义。腹部移动性浊音有助于判断腹腔积液存在。触诊有无压痛、肌紧张、反跳痛，以及压痛的部位和程度。固定深压痛伴肌紧张、反跳痛，多为该部位有炎症的表现；腹部轻压痛，不伴有肌紧张、反跳痛，可能为邻近器官的牵涉痛；全腹压痛并有腹肌紧张强直及反跳痛，局部呼吸运动受限时提示腹膜炎。有无腹部肿块，及其部位、大小、形状、质地（如囊性感、软、硬）、活动性、边界是否清楚和有无压痛。炎性肿块一般边界不清、压痛、局部肌紧张，非炎性肿块常边界清楚、有一定活动度、无压痛、癌性肿块有浸润时同样边界不清，质地多坚硬且固定。

2. 直肠指诊

指诊发现右侧隐窝压痛或肿块，提示低位阑尾炎或盆腔炎。

3. 妇科检查

阴道分泌物性状，有无子宫颈、子宫体、子宫附件触痛或压痛，有无扪及肿块，必要时后穹隆穿刺以了解有无盆腔内出血。

（五）重要辅助检查

1. 实验室检查

血、尿、便常规可能分别为感染、炎症、寄生虫、贫血、黄疸等提供重要线索；如白细胞计数分类在急腹症时往往增高，中性粒细胞升高者提示细菌性、化脓性感染；嗜酸粒细胞增加，提示寄生虫感染或过敏性疾病所致腹痛。疑有急性胰腺炎应常规检查血、尿淀粉酶、脂肪酶。

2. 影像学检查

(1) X线检查：腹部X线片，坐位时显示气腹可确定胃肠穿孔所致腹痛；肠腔积气液平面提示肠梗阻；腹膜线消失应考虑腹膜炎；腰大肌影模糊或消失、肾轮廓不清时，常与后腹膜炎症或腹膜后积液或出血等有关。脾破裂可见脾轮廓不清或消失，脾周围积血与出血可致左膈、左肾、胃大弯、脾曲结肠及腰大肌受压推移现象。胸部X线片有助于排除肺炎、胸膜炎和心脏等胸腔疾病所致的腹痛。吞钡X线片或钡剂灌肠可检查消化道炎症、溃疡、肿瘤或肠梗阻性病变，但一般不适于急性腹痛，主要应用于慢性腹痛。选择性腹腔动脉造影可显示腹腔动脉或肠系膜上动脉，对肠系膜动脉闭塞、动脉瘤和消化道肿瘤等病变的诊断具有重要价值。

(2) B超、CT、磁共振（MRI）、内镜、超声胃镜、超声肠镜是发现胃、十二指肠、肝、胆、脾、胰、肾脏及盆腔病变的主要诊断措施。

(3) 腹腔镜检查对于急性腹痛患者，尤其是下腹痛的女性，有利于判断是妇科疾病还是急性阑尾炎或肠道疾病，而且尚可经腹腔镜治疗急性阑尾炎或输卵管妊娠。

3. 其他检查

腹腔穿刺有助于内脏破裂出血、腹膜炎、出血坏死性的胰腺炎和胆囊穿孔等疾病的诊断。肝穿刺活检有助于肝实质病变的鉴别诊断。阴道后穹隆穿刺有助于异位妊娠破裂、腹腔脏器破裂出血的诊断。

二、腹泻

（一）概述

腹泻一般是指每天大便次数增加或排便频繁，

同时粪便稀薄或含有黏液脓血、不消化的食物及其他病理性内容物。

腹泻的含义包括排便次数、粪便质地、粪便量3个方面。仅有排便次数增多一般不能认为就是腹泻。通常腹泻指每日排稀便超过3次，且粪便总量超过200g。因每日粪便量与饮食习惯有关，故存在一定变异，200g是一般正常人的上限。根据病程可将腹泻分为急性腹泻和慢性腹泻。

（二）发病机制

粪便的质地则取决于粪便中非结合的游离水量。根据腹泻发生过程中肠道对水分的分泌、排泄、回吸收障碍的环节不同，将腹泻发病机制归纳如下几类。

1. 渗出性腹泻

这种腹泻是各种原因使肠黏膜血管通透性增加，蛋白、血浆等大量渗出所致。渗出性腹泻又分感染性腹泻和非感染性腹泻。感染性腹泻见于痢疾、肠炎、肠结核等，非感染性腹泻常见于过敏、缺血性结肠炎、烟酸缺乏症等。

2. 渗透性腹泻

肠腔内溶质成分过多，致使渗透压增加，肠腔内大量水分聚集，肠管扩张、蠕动加速而发生腹泻。引起渗透性腹泻的常见原因如下。①消化与吸收不良，胃、胰腺、胆道系统病变导致的消化不良；小肠细菌过度增生、热带性口炎性腹泻、乳糜泻、乳糖酶缺乏及乳糖不耐受症等肠道吸收功能障碍性疾病。②肠系膜淋巴管梗阻，常见病有腹腔淋巴瘤、淋巴肉瘤、霍奇金病、Whipple病均可影响小肠淋巴回流而发生脂肪泻。③常用泻药，如硫酸镁、甘露醇、山梨醇所致的腹泻。

3. 分泌性腹泻

指小肠分泌大量电解质继而增加水的分泌致使肠腔内容积增大肠蠕动加速而发生的腹泻。根据病因可分为以下两类。①感染性腹泻：霍乱、致病性大肠杆菌、弯曲杆菌、沙门菌属等感染可刺激肠隐窝细胞大量分泌。②非感染性腹泻：如结直肠的绒毛腺瘤可分泌大量含氯化钠/氯化钾的黏液而造成结肠水分回吸收障碍、导致腹泻。心力衰竭、肝硬化门静脉高压、缩窄性心包炎等造成肠道静脉内压力升高，细胞外液增多，影响水的吸收同时增加水的分泌而腹泻。

4. 肠道运动功能紊乱

常见于IBS、神经性腹泻、甲状腺功能亢进等。APUD肿瘤、非胰岛B细胞瘤、胃泌素瘤等具有内分泌功能的肿瘤，可分泌生物活性物质，引起胃肠功能紊乱，导致腹泻，当然也合并有分泌性腹泻的因素存在。

5. 外科手术

如小肠大部分切除形成短肠综合征者，营养素吸收不良；次全或全大肠切除患者，小肠造口患者，大肠水分回吸收功能丧失；胃、胰腺、胆道系统病变手术后导致的消化不良。

（三）病因与分类

引起腹泻的病因很多，按病因及病程分类有利于临床诊断思路和制订治疗方案。急性腹泻主要疾病分类（表3-3），慢性腹泻主要疾病分类（表3-4）。

（四）诊断

1. 病史

(1) 年龄与性别：轮状病毒性胃肠炎和致病性大肠杆菌肠炎以婴幼儿多见。细菌性痢疾可见于各种年龄组，以儿童和青少年多见。阿米巴痢疾以成年男性多见。肠结核、肠道寄生虫、Crohn病和慢性非特异性溃疡性结肠炎多见于青壮年。恶性肿瘤多见于老年，血管硬化所致小肠缺血性腹泻亦常见于老年。

(2) 起病与病程：急性腹泻一般以感染性占大多数。如急性细菌性痢疾常有与痢疾患者接触史或不洁饮食史，以夏秋季节多见。霍乱在抵达旅游地后2～3周内发生，以产毒素性大肠杆菌引起者为多见，表现为水样性腹泻，病程2～3天，为自限性。急性食物中毒常见于进食后2～24h发病，亦以夏秋季节多见，有集体暴发或同餐多人先后发病史。长期接受广谱抗生素或腹部大手术患者，突然发生腹泻，应考虑抗生素相关性肠炎。慢性腹泻见于分枝杆菌感染、炎性肠病、肠道肿瘤、内分泌和代谢性疾病、胃肠病术后、吸收不良、肠易激综合征等。

(3) 发病季节：小儿尤其是2岁以内婴儿，发生在秋季，以轮状病毒肠炎可能性大；成人发生在5—6月要考虑成人型轮状病毒肠炎；发生在夏季以产毒素性大肠杆菌肠炎可能性大。

(4) 腹泻次数和粪便性状：应详细询问粪便的外形、量、稠度，以及有无食物残渣、黏液、出血和脓性分泌物等。急性水样腹泻，多为轮状病毒或产毒性细菌感染；稀水样无里急后重见于食物中毒；水样便或米汤样便，腹泻不止伴有呕吐，迅速出现

表 3-3 急性腹泻主要疾病分类

急性肠道感染性疾病
- 细菌性感染
- 细菌性痢疾
- 霍乱、副霍乱
- 致泻性大肠杆菌肠炎（ET、EI、EH、O157：H7 型）
- 艰难梭状芽孢杆菌肠炎
- 空肠弯曲菌肠炎
- 沙门菌肠炎
- 病毒感染
- 轮状病毒
- 诺瓦克病毒
- 巨细胞病毒
- 腺病毒

寄生虫 / 原虫感染
- 溶组织阿米巴痢疾
- 梨形鞭毛虫感染
- 隐孢子虫感染
- 蠕虫感染
  - 如急性血吸虫病、旋毛虫病、粪类圆线虫病

真菌感染
- 白色念珠菌性肠炎

消化不良
- 食饵性（饮食性）腹泻

食物过敏
- 如菠萝过敏

急性食物中毒
- 细菌性食物中毒
- 沙门菌属
- 金黄色葡糖球菌
- 变形杆菌
- 嗜盐菌
- 肉毒中毒
- 致病性大肠杆菌
- 绿脓杆菌
- 真菌
- 其他细菌引起的食物中毒

急性中毒所致的腹泻
- 植物类：如百果等
- 动物类：如河豚、鱼肝等
- 药物不良反应：如氟尿嘧啶等
- 化学毒剂：如砷、锑等

急性缺血性肠病

急性盆腔炎症

全身性疾病所致腹泻
- 急性全身性感染
- 甲状腺危象
- 尿毒症
- 过敏性紫癜

其他腹泻

表 3-4 慢性腹泻主要疾病分类

肠源性慢性腹泻
- 慢性感染性疾病
  - 细菌感染
  - 慢性细菌性痢疾
  - 溃疡性肠结核
- 肠菌群失调
- 肠寄生虫病
  - 慢性阿米巴痢疾
  - 肠鞭毛虫病
  - 慢性血吸虫病
  - 肠道蠕虫病
  - 其他
- 炎症性肠病
  - 溃疡性结肠炎
  - Crohn 病
- 肠肿瘤
  - 结肠直肠癌
  - 绒毛状腺瘤
  - 小肠淋巴瘤
  - 恶性类癌综合征
- 肠吸收功能障碍
  - 吸收不良综合征
  - Whipple 病
- 缺血性肠炎
- 放射性肠炎
- 嗜酸性粒细胞性肠炎
- 显微镜肠炎
- 肠易激综合征

胃源性慢性腹泻
  - 慢性萎缩性胃炎
  - 胃切除术后
  - 恶性贫血
  - 胃泌素瘤
- 肝胆疾病所致慢性腹泻
  - 慢性肝炎
  - 肝硬化
  - 门静脉高压症
  - 胆囊切除术后
- 胰源性慢性腹泻
  - 慢性胰腺炎
  - 胰性霍乱综合征
  - 胰高血糖素瘤
  - 生长抑素瘤
- 内分泌代谢疾病
  - 甲状腺功能亢进
  - 甲状腺功能减低
  - 甲状旁腺功能减低
  - 慢性肾上腺功能减退
  - 垂体前叶功能减退
  - 糖尿病
- 胶原性血管病
  - 系统性红斑狼疮
  - 硬皮病
  - 混合性结缔组织病
- 尿毒症
- 低丙种球蛋白血症
- 其他腹泻

严重脱水，要考虑霍乱、副霍乱；粪便呈黏液脓性或脓血便伴里急后重，要考虑细菌性痢疾；若血多脓少、呈果酱样多为阿米巴痢疾及侵袭性细菌感染，如侵袭性大肠杆菌肠炎、空肠弯曲菌肠炎或沙门菌肠炎；慢性腹泻每日多次稀便，或者带黏液脓血见于慢性痢疾、炎性肠病，亦应警惕结肠直肠癌；粪便臭而黏稠提示消化吸收不良或伴肠道感染；粪便中大量黏液而无病理成分者见于肠易激综合征。

(5) 既往史：应仔细询问腹部手术史。有无全身性疾病，如肾炎、糖尿病、甲状腺功能亢进和肾上腺皮质功能减退等疾病。有无传染病接触史、饮酒史、旅行史、服药史、过敏反应史、放射治疗史、家族史等重要病史及诱因。

(6) 伴随症状：以发热起病的急性腹泻应注意急性全身感染；伴皮疹的腹泻，可见于败血症、伤寒与副伤寒、过敏性紫癜；伴重度脱水，可见于霍乱或副霍乱、沙门菌食物中毒等；伴里急后重，可见于急性痢疾、慢性痢疾急性发作。慢性腹泻伴发热、明显消瘦需考虑慢性溃疡性结肠炎急性发作、Crohn 病、肠结核、肠道恶性肿瘤肠道阿米巴病等。慢性腹泻伴体重减轻，但无发热需考虑引起吸收不良的各种疾病、肠道恶性肿瘤、甲状腺功能亢进和肠道慢性炎症。腹泻和便秘交替见于肠结核、结肠癌、Crohn 病、溃疡性结肠炎、肠易激综合征和滥用

泻剂。腹泻伴关节痛、虹膜睫状体炎、皮肤结节红斑常见于溃疡性结肠炎、Crohn 病等。慢性腹泻伴神经疾病或多发性消化性溃疡见于糖尿病或促胃液素瘤。

2. 体检重点

(1) 观察精神、体温、脉搏、呼吸、血压变化，注意皮肤有无弹性、眼窝有无凹陷等脱水症状。

(2) 甲状腺肿大、血管杂音和突眼等体征，提示腹泻与甲状腺功能亢进有关。

(3) 关节炎、皮肤结节红斑等提示非特异性溃疡性结肠炎、Crohn 病。

(4) 密切观察腹部疼痛的部位及体征的变化

① 腹部肿块：常提示肿瘤或慢性炎性病变，恶性肿瘤的腹部肿块常较硬而固定，Crohn 病或腹部结核的肿块常有较明显的压痛。

② 腹部压痛：脐周压痛常与小肠病变有关，结肠病变时压痛在下腹或右（左）下腹。

③ 直肠指诊：触及坚硬而不移动的结节或肿块，指套染有血迹，常提示直肠癌；若发现肛瘘，则提示肠 Crohn 病或结核；若直肠指检发现直肠周围有压痛，考虑腹泻可能由阑尾炎、阑尾周围脓肿和盆腔炎等引起。

④ 黄疸、腹水、肝脾大等体征提示腹泻与肝脏疾病有关。

3. 重要辅助检查

(1) 血常规、尿常规、血沉、C 反应蛋白、电解质、肝肾功及传染病（病毒性肝炎、艾滋病、梅毒）的血清学检查和免疫功能检查。

(2) 粪便常规检查、便隐血试验：粪便白细胞提示炎症性疾病，但注意缺血性肠炎、炎性肠病或放射性肠炎亦可致粪便出现白细胞。乳铁蛋白是一种铁离子结合糖蛋白，常见于多核白细胞内。检测粪便乳铁蛋白，是一项较敏感的确定炎症性腹泻检测指标，有助于排除非炎症性腹泻病。便隐血检查消化道的不显性出血，可作为消化道恶性肿瘤的筛选指标，其阳性也可见于肠结核、溃疡性结肠炎和 Crohn 病等。

(3) 便涂片和粪便细菌培养：粪便涂片检查寄生虫卵、原虫滋养体和包囊、真菌，针对肠道细菌感染做涂片染色菌群分析和细菌培养，抗酸染色检查结核杆菌。粪便细菌培养是诊断细菌性肠道感染的主要方法。疑为厌氧菌或真菌等引起的腹泻，应选用厌氧菌或真菌培养。特殊染色对识别结核杆菌、隐孢子虫和阿米巴原虫等具有一定价值。

(4) 小肠吸收功能检查：粪涂片苏丹Ⅲ染色镜下可观察脂肪滴。粪脂含量测定主要指 72h 粪便脂肪定量，正常人每日脂肪排泄量应不超过 6%。胰腺疾病引起的吸收不良，可使粪便中的脂肪含量明显增高。右旋木糖吸收试验反映小肠吸收功能，阳性提示空肠疾病或小肠细菌过度生长引起的吸收不良。胰腺疾病引起的吸收不良，木糖吸收实验一般正常。核素标记维生素 B_{12} 吸收试验反映回肠吸收功能的方法，在回肠吸收功能不良或切除过多，肠内细菌过度生长，以及恶性贫血时，维生素 B_{12} 吸收试验异常。

(5) 胰功能试验：常用的方法有胰功能肽试验，可检查胰腺外分泌功能低下引起的腹泻。

(6) 呼气试验：^{14}C- 甘氨酸 – 呼气试验，在回肠功能不良、切除过多或肠内细菌过多时，肺呼出的 $^{14}CO_2$ 明显增多。氢呼气试验对诊断乳糖或其他双糖吸收不良、小肠内细菌过度生长和小肠传递过速有一定价值。

(7) 内镜检查：急性腹泻患者一般不宜做纤维结肠镜检查。对疑有假膜性肠炎时，可做直肠镜检查，以发现有无假膜。对慢性腹泻应常规做乙状结肠镜或结肠镜检查。小肠镜可诊断某些小肠疾病。

(8) X 线检查：胃肠钡餐可显示小肠功能性与器质性病变，观察消化道运动功能状态，也可显示部分肠梗阻、胰腺钙化和淋巴结钙化等病变，如有小肠扩张、分泌增多、钡影絮状分布不均及黏膜皱襞改变，则提示小肠吸收不良。钡剂灌肠应为慢性腹泻的常规检查，对不宜行结肠镜检查或结肠镜不能到达部位的患者尤为重要。

(9) 其他检查：内镜逆行胰胆管造影对胆道和胰腺疾病有诊断价值。若疑诊腹部实质脏器肿瘤和腹部肿块的患者，可行腹部 B 超、CT 或 MRI 检查。

(10) 小肠黏膜活检：在 X 线引导下经口插入活检钳，取小肠黏膜做活组织血检查或电镜检查，对弥漫性小肠黏膜病变，如乳糜泻、弥漫性小肠淋巴瘤等有诊断价值。

三、便血

（一）概述

便血是指经直肠肛门排出鲜红色或酱紫色或黑

色血液，包括纯血、混有粪便的血或血凝块。另外还有一种隐性便血，粪便外观颜色无变化，但粪便潜血试验阳性，通常提示消化道出血量很少（每日在5ml以内）。黑便一般多提示上消化道（屈氏韧带以上的消化器官，包括食管、胃、十二指肠、肝、胆、胰）出血；而鲜红和暗红色血便提示下消化道（屈氏韧带以下的空肠、回肠、结肠、直肠、肛门）出血，但也可见于大量上消化道出血。

（二）病因

引起便血的原因主要有以下几类。

(1) 炎症性、免疫性疾病

① 感染性腹泻：因致病微生物侵入性感染破坏黏膜完整性而引起出血，如细菌性痢疾、阿米巴痢疾、出血性肠炎等，一般出血量不大，但有凝血障碍者或免疫功能低下者出血量可以很大。

② 炎症性肠病：溃疡性结肠炎和Crohn病的出血概率较高，出血灶多见于结肠广泛存在的糜烂溃疡。

③ 血管炎：全身性血管炎因可导致黏膜缺血和溃疡可引起消化道出血，尤其是过敏性紫癜、结节性多动脉炎、类风湿关节炎发生出血概率高，其次尚有系统性红斑狼疮、Behcet病、冷球蛋白血症、血栓闭塞性脉管炎、Wegener肉芽肿等。

④ 失用性结肠炎：肠造瘘术等改变了正常粪便排泄途径，使绕过结肠，致使结肠上皮的营养底物如短链脂肪酸等严重缺乏，出现广泛的糜烂、溃疡，发生出血。

(2) 血管异常

① 痔：内痔出血是成年人下消化道出血最常见原因。供应齿状线近侧的直肠黏膜下层的痔上动脉分3支：外侧支位于左侧，前后分支位于右侧。这些分支的引流静脉与内痔的好发部位一致。齿状线远端的外痔是由痔下静脉丛形成的。由于局部黏膜支持结构的变化、血管内压升高静脉回流障碍或由此引发的动静脉畸形均可引起痔出血。

② 血管发育不良症：本病是指胃肠黏膜下静脉和毛细血管发生的扩张性病变。内镜检查检出率0.2%～6.2%。此病大多见于老年人，男女发病率相近，以右半结肠和盲肠多见，可能与该段肠腔压力反复增高、肠壁张力增加而使静脉回流受阻相关。

③ 结肠小肠静脉曲张、门静脉高压性肠病：门静脉高压症患者在结肠和远端小肠可出现类似食管胃底静脉曲张样的病变。结肠镜下可见肠黏膜广泛水肿、黏膜下血管扩张、扭曲呈蓝色征或红色征或附有血凝块。约75%的结肠或小肠静脉曲张与门静脉高压有关，其他罕见原因为充血性心力衰竭、肠系膜静脉血栓形成、门静脉梗阻、术后肠粘连等。

④ 动静脉畸形：罕见的先天性血管发育异常。位于黏膜下层的动静脉由异常血管构成，有内弹性层的小动脉与缺乏内弹性层的静脉相通。右半结肠较左半结肠多见。血管造影可发现出血病灶。确诊需手术标本活组织检查。

⑤ 放射性肠损伤：恶性肿瘤放射线治疗后引起的肠道放射性损伤，可直接损伤血管内皮细胞导致末端小动脉栓塞或造成黏膜毛细血管扩张，导致缺血性肠病引起下消化道出血。

(3) 肿瘤：下消化道的原发肿瘤如结肠直肠癌、结肠直肠腺瘤、息肉或小肠的平滑肌肉瘤、平滑肌瘤、淋巴瘤等，以及来自乳腺癌、肺癌、黑素瘤等肠道转移瘤均可发生出血，为肿瘤组织的小糜烂穿透其表面上皮之故，累及小动脉则可导致大出血。

(4) 缺血性肠炎：因各种病因引起的肠系膜缺血均可能出现消化道出血。肠系膜动脉栓塞、血栓形成、非闭塞性肠梗死（各种因素引起的肠低灌注所致），以及肠系膜静脉血栓形成，可因血管本身病变和血流灌注不足引起急性肠缺血，加之肠道细菌入侵破坏肠黏膜屏障形成急性炎症发生水肿、充血、坏死、出血乃至穿孔。

(5) 憩室病：憩室病是西方国家下消化道出血的最常见原因之一。结肠黏膜从肌层之处向外突出形成假憩室，随之穿过结肠黏膜的小动脉常暴露于憩室颈部易损伤破裂出血，或者继发憩室炎引发出血。以右半结肠憩室出血肠黏膜为多，常为无痛性血便。

(6) 其他：非甾体抗炎药（NSAID）引起下消化道出血是因为直接损伤或抑制血小板活性使结肠存在的其他病变出血的机会增加。育龄期女性的子宫内膜异位症可出现月经期腹痛、腹泻及结肠直肠出血，是因种植于浆膜的子宫内膜组织穿透结肠直肠全层达结肠直肠黏膜所致。内镜检查可见黏膜形态异常，经组织病理活检可确诊。经超声细针穿刺活检也是诊断率高而且安全简便的方法。

（三）诊断

1. 病史

(1) 既往史；是否有饮食不洁史、食物中毒史、酗酒、NSAID 及抗凝药等特殊药物应用史，有无颅脑损伤或手术、大面积烧伤、创伤、严重感染、休克、多脏器功能衰竭等应激因素，既往肝病、溃疡病、血液病、肾病、高血压病、缺血性心脑血管病、痔、肛裂、肛瘘等病史。

(2) 年龄：青年患者多来自炎性肠病、幼年性息肉、遗传性毛细血管扩张症、Meckel 憩室出血；中年患者出血来源于痔、息肉、炎性肠病、憩室，少数为肿瘤；老年患者则以恶性肿瘤、缺血性肠病、息肉、憩室和血管发育不良症为多见。

(3) 出血方式：是黑便还是便鲜红或暗红色血、是否伴有呕血。便前后滴血或喷血者表明肛门直肠疾病，如痔、肛裂和直肠肿瘤。血液可与粪便相混或单独便出，便血鲜红附于粪便表面不与粪便混合，常提示左半结肠出血。

(4) 出血的颜色和性状：便血颜色可因出血部位、出血量多少、出血速度及血液在肠腔内停留时间的长短而不同。下消化道出血量多、速度快、部位低多呈鲜红色；出血少、停留时间长、部位高多呈暗红色或酱紫色，可有血块。黑便多为上消化道出血或小肠出血超过 50ml，停留在肠腔内的血红蛋白与肠内硫化物结合形成硫化亚铁，使粪便呈黑色，形成黑便；当出血量超过 300～500ml 时，形成较大量的硫化亚铁刺激肠黏膜分泌黏液使粪便黑而油亮，状如柏油，故称柏油样便，通常被认为是上消化道出血的标志。细菌性痢疾多有黏液脓血便，阿米巴痢疾脓血便常呈暗红色果酱样。急性出血坏死性肠炎可排出洗肉水样血便。

(5) 出血的时间：包括首次出血时间，末次出血时间，是短期之内反复出血，还是在较长时间内间断或持续出血。

(6) 出血的量：短期内反复出血要问清便血频次，每次便血量。一般如果仅有便潜血阳性，说明日出血量在 5ml 以下。短期内少量出血（＜500ml）可无症状，或轻微头晕、乏力；中等量出血（出血量 800ml 以上）出现头晕、冷汗、口渴、心慌、四肢厥冷、皮肤苍白、脉搏加快、可能伴有晕厥和心绞痛发作。出血量超过 1000ml 以上为大量出血，有急性周围循环衰竭表现，多有气促、肢冷、尿少、脉搏细微、血压下降等表现，甚至出现休克和意识障碍。

(7) 伴随症状：是否伴有腹痛是病史的重要特点，有助于判断出血的病因。弥漫性腹痛见于缺血性肠病及炎性肠病；慢性上腹痛，周期性与节律性发作，出血后腹痛减轻，提示消化性溃疡，上腹绞痛、伴黄疸、发热与寒战而有呕血及便血者，提示肝和胆道出血，急性持续性上腹痛伴腹部瘀斑征（脐部 Cullen 征，腰部 Grey-Turner 征）见于急性重症胰腺炎；中老年慢性无规律性腹痛、食欲不振、消瘦、粪便隐血试验阳性伴贫血者应警惕胃肠恶性肿瘤。无痛性血便常见于憩室病、血管发育不良症、息肉、恶性肿瘤。伴发热、便血及全身出血倾向者常见于前述急性传染病、白血病等部分恶性肿瘤。伴肝脾大、肝掌、蜘蛛痣、腹壁静脉曲张、腹水提示门静脉高压。伴里急后重、肛门坠胀、屡有便意、排便未净感：提示痢疾、肠炎等肛门、直肠疾病，也应警惕直肠癌。常做肛门指诊检查。伴全身出血倾向考虑血液病、肝病、急性传染病、恶性肿瘤、尿毒症等病。伴腹部肿块考虑相应部位恶性肿瘤、结核病灶、肠套叠及 Crohn 病。

2. 体检重点

(1) 生命体征：体温、脉搏、呼吸、血压、神志。最主要的是脉搏和血压。

(2) 营养状况：有无消瘦、器官衰竭、恶病质等情况。

(3) 皮肤：色泽是否苍白、黄染、瘀斑、瘀点、血肿、毛细血管扩张、蜘蛛痣，皮肤弹性，有无水肿和脱水，皮肤湿度和温度。

(4) 浅表淋巴结：注意颈部、锁骨上、腋窝和腹股沟淋巴结有无肿大、压痛，以及其活动度和质地。有助于判断炎症、肿瘤或血液系统的病变，对于左骨上淋巴结肿大且质地坚硬，应警惕食管癌和胃癌。

(5) 五官：巩膜有无黄染、鼻腔、口腔有无血迹及活动性出血，呼出气体是否有血腥味。

(6) 腹部：腹部是检查的重点，注意有无腹部隆起、静脉曲张、有无皮肤毛细血管扩张、结节性红斑、紫癜、压痛及肿块，肝脾是否肿大，有无移动性浊音、肠鸣音是否活跃等。腹部血管杂音考虑动脉瘤。

(7) 肛门直肠：视诊有无脱出的内痔及活动性出血。肛门指诊对了解有无直肠病变及肛门附近病变很有价值。便鲜血者，指诊如有触痛，见于肛门直肠的感染或肛裂；触及坚硬肿块考虑直肠癌；手指套表面带有黏液、脓血、说明炎症或组织坏死、出血部位较低。

3. 辅助检查

(1) 血常规：血红蛋白降低是判断失血量的重要指标，然而在出血早期，由于全血的丢失，单位体积的血红蛋白并不一定降低。综合判断血红蛋白含量、红细胞数目、压积、平均红细胞体积、血红蛋白含量等对判断急性、慢性失血也很有帮助。

(2) 粪便检查：肉眼可见大便呈鲜红色、暗红色、脓血便、柏油样便或黄色便。镜检，大量的红细胞、较少的白细胞见于上消化道大出血和肠道下段的出血；大量的白细胞及吞噬细胞，对细菌性痢疾有诊断价值；果酱样粪便考虑肠阿米巴病，粪便检查还应注意查找血吸虫卵，必要时进行粪便孵化检查。

(3) 肝功能：肝功能损害，凝血功能受损；全面受损，白 / 球蛋白比例倒置，对于肝硬化诊断有帮助。

(4) 肾功能：上消化道出血后，肠道的含氮物质吸收增加，血清尿素氮可以一过性的轻度升高，支持小肠以上消化道出血的诊断，此时并不代表肾脏有器质性病变。如果血清尿素氮持续明显增高伴有肌酐增高，往往提示存在肾功能不全，甚至可能是导致消化道出血的原因。

(5) 内镜检查：是消化道出血病因检查的首选检查方法。结肠镜检查国内报道对下消化道出血的诊断阳性率达 85%，同时可以取活检确定病变的性质，并在内镜下止血治疗。大量便血若不行肠道准备，紧急进行结肠镜检查，可通过粪便颜色的分界线大致判断出血部位，但是因肠道内粪便、积血和血凝块等影响，视野不清，有时不能发现病变或不容易成功止血。现在对于急性下消化道出血也有研究报道主张给予正常的肠道准备，认为安全可行，不会影响腹壁血栓形成或诱发出血。方法是患者在密切监护下行肠道准备，同时积极改善血流动力学变化，肠道准备完成后进行急诊（床旁）肠镜检查。若未发现结肠病变，应行上消化道内镜检查，若仍未发现病变，应考虑小肠镜检查。结肠镜检查时应尽可能插至回肠末段，尤其是在全结肠见有血，如同来自回肠末端的鲜血一样，这是小肠出血的征象。失血量不大、出血速度不快、病情不急、原因未明的下消化道出血，内镜检查也是非常重要的检查方法，可择期进行结肠镜、小肠镜或胶囊内镜检查。

(6) 血管造影检查：选择性肠系膜血管造影可发现最低为 0.5ml/min 的活动性出血。其特征为造影剂自血管溢出，在胃肠道聚集成片状、点状、条状或不规则状，确诊率为 40%～70%。其适应证为：①持续或反复的消化道出血；②内镜或其他检查未能确定病变部位；③因各种原因不能接受急诊内镜检查，而又需明确诊断者；④为手术及介入性治疗做术前准备。

(7) ^{99m}Tc 标记红细胞扫描：这是一种非创伤性、消化道出血定位诊断的检查方法，适用于年老体弱而不能耐受创伤性检查的患者。用放射性核素 ^{99m}Tc（可在血液中存留 48h）标记红细胞，反复、延迟扫描，可检出该物质进入肠道的信号，可显示 0.05～0.1ml/min 以下的出血。该方法的缺点是患者在接受检查时需有活动性出血，而且肝脾的快速摄取、出血的定位较困难。近期报道用于诊断消化道活动性出血的敏感率为 48%。

(8) X 线钡剂造影：X 线钡剂灌肠造影用于患者出血病情稳定后，其他方法不能确定出血部位时应用，急性出血尤其是危重患者，不宜采用。待出血停止 3 天后谨慎操作，避免引起再出血或出血加重。对慢性小量的出血，不一定要等到出血停止，只要患者一般情况允许就可进行。检查方法有两种：怀疑上消化道和小肠病变出血，选用上消化道或全消化道钡餐；怀疑大肠病变出血，则选用钡剂灌肠气钡双重检查。

四、腹部肿块

腹部肿块是临床常见症状、体征，表现为腹部可视的或可触及的肿块，其病因主要有腹腔内实质脏器的病理性肿大、空腔脏器的扩大、炎症性肿块、良恶性肿瘤、寄生虫、血肿及腹壁疝的内容物突出等。临床上易将一些正常的解剖结构和生理现象误认为腹部肿块，必须仔细辨别，如便秘者粪便积聚在乙状结肠形成的肿块、急性尿潴留患者增大的膀胱、妊娠子宫等。因此对腹部肿块应加强鉴别诊断，以排除生理性肿块。

（一）病史

1. 腹部肿块发生发展过程

(1) 腹部肿块最初出现的部位：外伤后 2～3 天内出现的腹部肿块，有明显压痛、多提示为腹腔内血肿。

(2) 过去有腹部挫伤，继之出现腹部肿块，考虑胰腺或肠系膜囊肿。

(3) 腹部肿块发生前有短暂的腹痛，伴有局部腹膜刺激症状和全身感染症状，应怀疑为炎性腹块或脓肿。患者曾患肺结核、长期低热、食欲不振并伴有腹痛，应考虑结核性。

(4) 肿块增长缓慢而又无特殊症状者提示良性；反之如腹块呈进行性增大而又无外伤，且伴有恶病质者多考虑为恶性肿瘤。

(5) 如患者有腹腔手术、创伤或感染的病史，腹部肿块时而增大、时而缩小并伴有疼痛起伏，常提示空腔器官的间歇性、不完全性梗阻，如肠梗阻。若肿块时有时无者，多为功能性障碍，如肠易激综合征。

2. 腹部肿块伴随症状

(1) 胃肠症状：上消化道肿块较多伴有呕吐，呕吐物含有胆汁提示肿块位于十二指肠乳头远侧，且幽门通畅；如无胆汁，则肿块可能在幽门附近。下消化道肿块较多伴有腹泻、腹胀或便秘。当腹部肿块伴有呕血、黑便提示病变位置较高，位于上消化道；有鲜血者，则说明腹部肿块多来自结肠、直肠或更高部位。

(2) 腹痛：剧烈阵发性腹痛，伴有肠蠕动亢进者提示肿块直接影响胃肠道的通路，如结肠肿瘤；疼痛持续固定，甚或向背部放射，提示肿块已浸润至后腹壁，如恶性肿瘤或消化性溃疡后壁穿孔等病变。疼痛向后背部放射者，多与肝胆病变有关。

(3) 黄疸；上腹肿块伴有进行性黄疸，提示胰头癌、胆道系统肿瘤或其他占位性病变压迫胆道出口。黄疸伴脾大可能为溶血性贫血。

(4) 消化道出血：腹部肿块伴有呕血提示病变在胃、十二指肠或胆管；黑便提示出血部位较高，鲜血便则病变可能来自结肠或直肠，亦可来自较高部位的出血。大便隐血持续阳性考虑胃肠道恶性肿瘤的可能。

(5) 其他症状：伴有尿路症状、如尿频、尿痛、尿急、脓血便、尿潴留或排尿困难时常提示腹部肿块与泌尿系统疾病有关。有贫血及白细胞计数显著减少或增多者，病变可能在脾脏和血液、淋巴系统。伴有肾上腺功能紊乱者提示肾上腺肿瘤。女性患者月经紊乱，妊娠异常及产后感染时，应考虑腹部肿块与内生殖器官疾病有关。

（二）体检

除全身检查外，应对腹部肿块本身进行细致的检查，患者如有尿潴留或长期便秘，检查前先导尿或清洁灌肠，以免充盈的膀胱或粪块混淆腹部肿块的检查。

1. 肿块位置

某些位置的肿块常来源于该部的脏器，如上腹中部触到肿块常为胃或胰腺的肿瘤、囊肿或胃内结石；右肋下肿块常与肝和胆有关；两侧腹部的肿块常为结肠的肿瘤；脐周或右下腹不规则、有压痛的肿块常为结核性腹膜炎所致肠粘连；下腹两侧类圆形、可活动、有压痛的肿块可能系腹腔淋巴结肿大，如有较深、坚硬不规则的肿块则可能系腹膜后肿瘤；卵巢囊肿多有蒂，故可在腹腔内游走；腹股沟韧带上方的肿块可能来自卵巢及其他盆腔器官。

2. 肿块的大小

前后径难以测出时，可大概估计，明确大小以便于动态观察。为了简便和形象，也可以用公认大小的实物做比喻，如鸡蛋、拳头、核桃等。巨大肿块多发生于卵巢、肾脏、肝、胰和子宫等实质性脏器，且以囊肿居多。膜后淋巴结核和肿瘤也可达到很大的程度。胃肠道肿物一般在未达横径长度时就已出现梗阻，如肿块大小变异不定，甚至自行消失，则可能是痉挛、扩张的肠襻所引起。

3. 肿块的形态

触及肿块应注意其形状、轮廓、边缘和表面情况。规则圆形且表面光滑的肿块多为良性，以囊肿或淋巴结居多；不规则、表面凹凸不平且坚硬者，应多考虑恶性肿瘤、炎性肿物或结核性肿块；条索状或管状肿物，短时间内形态多变者，多为蛔虫团或肠套叠。右上腹触到边缘光滑的卵圆形肿物，应疑为胆囊积液。左上腹肿块有明显切迹多为脾。

4. 肿块质地

肿块若为实质性的，其质地可能柔韧、中等硬或坚硬，见于肿瘤、炎性或结核浸润块，如胃癌、肝癌、回盲部结核等。肿块若为囊性，质地柔软，见于囊肿、脓肿，如卵巢囊肿、多囊肾等。炎性病变或结核肿块有时质地亦硬。有明显压痛，甚至伴有腹肌紧张、发热、白细胞高的肿块考虑感染或炎症，多见于急性过程。慢性炎性肿块可仅有压痛，有时甚至压痛不明显，肿瘤一般无压痛或仅有轻度深压痛。

5. 肿块的活动程度

如果肿块随呼吸而上下移动，多为肝、脾、胃、肾或其肿物，胆囊因附在肝下，横结肠因借胃结肠韧带与胃相连，故其肿物亦随呼吸而上下。肝脏和胆囊的移动度大，不易用手固定。如果肿块能用手推动者，可能来自胃、肠或肠系膜。移动度大的多为带蒂的肿物或游走的脏器。局部炎性肿块或脓肿及腹腔后壁的肿瘤，一般不能移动。

6. 肿块与腹壁的关系

腹壁肿块位于腹壁内，位置表浅，容易触及，可随腹壁移动。腹腔内肿块与腹膜后肿块在体格检查时往往难以鉴别，患者取肘膝位做腹部检查，腹腔内肿块下垂，更容易被触及，而腹膜后肿块由于大部分固定在后腹壁，不易推动，难以扪及。

7. 搏动

腹主动脉瘤、血管瘤、血供特别丰富的肉瘤或三尖瓣闭锁不全所致肿大的肝脏，均有膨胀性搏动；紧靠腹主动脉前方的肿块可以有传导性搏动。

8. 叩诊与听诊

通过腹部叩诊，可以鉴别膨胀的胃肠和实质器官的肿块，亦可以鉴别实质肿块与空腔器官的前后和毗邻关系。听诊可以了解肠蠕动、肿块的血管搏动和杂音情况。肿块的血管搏动和杂音是肿块血供丰富的证据，多见于原发性肝癌。

9. 浅表淋巴结检查

发现腹部肿块时，应常规行颈部、腋下及腹股沟淋巴结的检查，如发现有肿大的淋巴结，而又怀疑转移性癌肿或原发性肿瘤时，应行淋巴结活检。

10. 直肠指检和阴道盆腔检查

直肠癌、直肠旁凹转移性癌、盆腔脓肿、阑尾脓肿和女性生殖器官病变等均可经直肠指检提供重要线索。在已婚女性有下腹部肿块者，必须常规进行阴道双合诊检查，对鉴别结直肠和子宫、附件肿瘤有重要意义。

（三）重要辅助检查

1. 血液检查

白细胞计数在腹部炎性肿块患者可见升高；嗜酸性细胞增多提示寄生虫感染；中性粒细胞增多提示细菌感染性病变；血中儿茶酚胺测定有助于肾上腺肿瘤的诊断；一些血清癌标的异常，如甲胎蛋白增高提示肝癌；癌胚抗原增高提示肠道肿瘤；绒毛膜促性腺激素 β-HCG 升高提示卵巢绒毛膜瘤。

2. 粪便检查

便常规查是否存在寄生虫疾病，长期隐血试验阳性也应考虑胃肠道及胆管肿瘤的可能性。

3. 小便检查

尿常规检查有助于泌尿系统检查。疑为嗜铬细胞瘤则测定 24h 尿中 3 甲氧 -4 羟苦杏仁酸（VMA）、24h 尿儿茶酚胺、24h 甲氧肾上腺素及去甲氧肾上腺素。

4. X 线检查

腹部 X 线片可以帮助了解有无液平面，还可了解有无钙化、牙齿及骨片阴影以明确是否为畸胎瘤。阿米巴肝脓肿早期常有右侧膈肌抬高和运动受限、胸膜反应及肺底炎症。X 线钡餐检查发现黏膜充盈缺损或黏膜中断等征象提示胃肠道肿瘤；胰头癌可有十二指肠曲扩大，受压征象，十二指肠降段内测有压迹或呈反“3”形改变。胆囊造影检查若发现胆囊不能正常显影考虑造影剂被肿瘤所阻。CT 检查、选择性腹腔内动脉造影术对肝脏占位病变、腹腔脏器肿瘤，以及淋巴结及邻近器官浸润的诊断有很好价值。

5. MRI 和放射性核素检查

放射性核素检查主要用于肝胆胰实质脏器的显像，对肝内占位性病变的诊断及其良、恶性鉴别有重要作用。MRI 主要用于肝内占位性病变的鉴别诊断及直肠癌的诊断分期。

6. 内镜检查

胃、十二指肠镜及结肠镜可以直观检查胃肠黏膜病变并取活组织检查，对消化道占位性病变具有诊断与鉴别诊断价值。腹腔镜检查对腹块有重要意义。超声内镜有助于消化道黏膜下肿瘤、管壁外压迫性病变、胃肠道肿瘤浸润深度及范围的检查，以及有助于周围淋巴结是否肿大等的诊断。

五、便秘

（一）概述

便秘表现为排便次数减少、粪便干硬和（或）排便困难。排便次数减少是指每周排便少于 3 次。排便困难包括排便费力、排出困难、排便不尽感、排便费时及需手法辅助排便。慢性便秘的病程至少为 6 个月。

（二）病因

正常排便生理大致分为两个步骤：①粪便向直肠推进；②直肠的排空。当粪便充满直肠后即产生便意，通过大脑皮层和腰骶部脊髓内低级中枢的调节，直肠收缩、肛管括约肌松弛、腹肌及膈肌收缩而将粪便排出。可见排便是由神经反射引起的复杂的协调动作，它的完成需要三大要素：①足够的直肠推动力；②肛门括约肌、耻骨直肠肌的彻底放松；③直肠感觉功能正常。

1. 继发性便秘

(1) 生活方式的改变：因各种原因（时间、地点、生活环境的改变，精神因素）抑制或忽略排便致使排便反射减弱；活动少肠动力下降；进食少、食物缺乏纤维素、习惯性少渣食物等使大便量减少，不足以触发有效的肠蠕动。

(2) 精神心理因素：抑郁症、强迫症患者便秘发生率高。

(3) 内分泌或代谢性疾病：糖尿病、卟啉病、甲状腺功能低下、高钙血症、低钾血症、低镁血症、脱水等均可引起便秘。

(4) 神经系统疾病：中枢神经系统疾病如脊髓损伤或肿瘤、腰椎间盘疾病、脊柱结核、帕金森病、多发性硬化、脑肿瘤、脑血管病，周围神经疾病如自主神经疾病、神经纤维瘤、神经节瘤等。肠神经系统疾病如先天性巨结肠，因肠肌间神经丛缺乏神经节细胞，阻碍结肠的正常运动和肛门内括约肌对直肠扩张的反射性松弛。又如神经源性慢性假性肠梗阻和长期滥用泻剂导致的“结肠黑变病”便秘也与损害肠神经有关。

(5) 肌病、遗传性肛门内括约肌病、系统性硬化、硬皮病、肌萎缩等由于改变了结肠排空或直肠、肛门内外括约肌的功能而引起便秘。

(6) 结肠疾病：各种原因引起的不全性肠梗阻、来自肠外病变的压迫、憩室病、子宫内膜异位症、各种肠炎等因素形成的肠腔狭窄，都可发生便秘。

(7) 盆底无力、内脏下垂：排便过程因盆底肌松弛无力导致直肠缺乏支撑，过度下降（通常伴内脏下垂），粪便无法有效排空。

(8) 药物不良反应：镇静药、三环抗抑郁药、抗震颤麻痹药、拟交感神经药、抗精神病药、阿片药物等直接作用于中枢神经或肠神经；钙离子通道阻滞药直接作用于平滑肌；抗胆碱能药；利尿药、抗组胺药、抗酸药、钙剂、铁剂、止泻药、化疗药等。

(9) 肛肠外科手术：如麻醉、镇静药物的应用使便意减低，术后疼痛、术后活动少等导致便秘。

2. 特发性便秘

不存在上述原因的便秘，统称为特发性便秘，根据病理生理机制分为以下 3 类。

(1) 慢传输型便秘；

(2) 出口梗阻型便秘；

(3) 合并以上 2 型的混合型便秘。

各型便秘特点具体可参见各论的第 21 章和第 22 章。

（三）诊断

1. 病史

(1) 详细询问病史，了解有无器质性疾病如糖尿病、肿瘤、帕金森病、脊髓损伤、硬皮病、多发性硬化、甲状腺功能减退、系统性红斑狼疮等，以及有无药物性因素如服用钙离子通道阻滞药、镇痛药、铝剂、铁剂、抗惊厥药等，以及生理周期（如月经期、妊娠期）等因素。

(2) 详细询问排便频率、每次排便时间、伴随症状、排便困难持续时间，并将便秘程度进行量化评分（表 3-5）。

2. 功能性检查

(1) 肠道通过时间：测定肠道通过时间可帮助了解便秘患者的病理生理，以便指导治疗。

① 氢呼气试验：其测定原理是有些碳水化合物如乳果糖不能在小肠吸收，原形到达结肠后经细菌酵解，释放氢气并由肺呼出。因而口服乳果糖后一定时间（10～15min）收集呼气氢，利用气敏色谱仪测定呼气氢浓度，测算从口到盲肠通过时间。

② 核素扫描：原理是将放射性核素标记的药物与普通食物混匀后服用，用照相机在检查区域进行连续照相，根据放射性核素在胃肠道内的分布量来评价胃肠动力。多用于胃和小肠的检查。这一检查方法具有符合人体生理、简便、无创、可重复、可精确定位等优点，它对胃肠道功能研究具有重要的临床价值，是测定胃排空的金标准。但放射性核素显像法也有不足之处，患者要接受小剂量的射线照射，而且价格昂贵。

③ 不透 X 线标志物法：其测定原理是口服一种或一种以上（须间隔一定时间）不透 X 线标志物后定期摄片，根据腹部 X 线片上标志物的分布，测算全胃肠通过时间、口－盲通过时间及各段结肠通过时间。该方法是一种无创性的检查方法，可观察小肠、结肠运行时间，了解下消化道运动功能。

氢呼气试验方法简便、设备价格不昂贵，是目前较常用的方法。有小肠动力减弱或紊乱时，常合

表 3-5 便秘评分

变 量	分 值				
	0	1	2	3	4
每次排便时间	≤5min	6～10min	11～20min	21～30min	>30min
每天尝试排便的次数	1 次	2 次	3～4 次	5～6 次	>6 次
手指经肛门或阴道辅助排便	无	>1 次 / 月，<1 次 / 周	1 次 / 周	2～3 次 / 周	每次排便
是否需要使用泻药	无	>1 次 / 月，<1 次 / 周	1 次 / 周	2～3 次 / 周	每次排便
是否需要灌肠	无	>1 次 / 月，<1 次 / 周	1 次 / 周	2～3 次 / 周	每次排便
有无排便不尽感	无	>1 次 / 月，<1 次 / 周	1 次 / 周	2～3 次 / 周	每次排便
有无排便费力感（时间）	无	<25%	<50%	<75%	每次排便
粪便性状	软便	质硬	质硬且便少	粪球	

并细菌过度生长，本试验对评估小肠细菌过度生长很有价值。不透 X 线标志物测定结肠通过时间方法简单易行，是临床上较为常用的方法。但是，肠道通过时间受食物组成、热量及膳食纤维含量的影响，即使对同一健康人不同时间的测定结果也难以完全一致。

(2) 压力测定：应用仪器将小肠、结肠的动力活动记录下来进行分析，能帮助阐明动力障碍的性质和部位，与肠道通过检查有互补作用。传统的压力测定方法为小气囊导管法、灌注式导管法、固态测压导管和容积向量检测导管法等，测压导管的放置和移动较困难，干扰因素产生的伪压力较多，很难反应压力与蠕动、推进性运动的相关性；此外，测压技术和图形的判断分析均比较复杂，难以推广。随着内镜技术的不断发展，可应用胶囊式内镜测量胃肠道压力、pH 和温度变化，从而更准确地测算胃排空、肠转运时间，与作为金标准的核素显像检查有较高的一致性。但该检查比较昂贵，目前尚未普及。

(3) 直肠 - 肛门运动功能检测

① 排粪造影：排粪造影是通过向患者直肠注入造影剂（模拟粪便），对“排便”时肛管直肠部位进行动、静态结合观察的检查方法，具体包括观察静坐、提肛、力排、排空后直肠肛管形态及黏膜相变化，借以了解排便过程中盆底及盆腔内脏器有无功能及器质性病变。常用的有 X 线排粪造影和动态磁共振排粪造影两种方法。模拟排便时由于排便环境和方式的改变，部分患者存在心理紧张因素，容易导致诊断出现偏差。

② 球囊排出试验：该试验简单易行，可用于评价受试者对人工粪便的排出能力。一般是将球囊置于受试者直肠壶腹部，注入 37℃水 50ml，嘱受试者取习惯排便姿势尽快将球囊排出，正常在 5min 内排出。球囊排出试验多与肛门直肠测压结合应用。一项大型研究表明球囊排出试验在诊断盆底肌肉不协调收缩患者的灵敏度为 88%，阳性预测值为 64%，在排除盆底肌肉不协调收缩的阴性预测值为 97%，提示该试验可作为盆底肌肉不协调收缩患者的筛选方法。但需辅以其他检查结果，综合分析。

③ 肛门直肠测压：肛管直肠压力测定是通过置于直肠内的压力导管和球囊检测静息、收缩、模拟排便等状态时的压力数值，判断肛管括约肌功能、感觉及反射功能，为诊断和治疗提供精确、量化的指标，是一种安全、简便、无损伤、无痛苦的检查技术。目前常用的有水灌注式测压法、固态高分辨率测压法。固态测压电极，检测时无须牵拉电极，操作简单，检测结果重现性高，可实现 360° 测压，生成高分辨率三维轮廓图（图 3-1）。根据肛门直肠测压结果可将盆底肌肉不协调收缩分为 4 种类型：Ⅰ型，直肠内压可升高（≥6.0kPa），但肛门括约肌压力矛盾性上升；Ⅱ型，直肠推动力不足，肛门括约肌压力矛盾性升高；Ⅲ型，直肠推动力足够，但肛门括约肌松弛不完全或无松弛；Ⅳ型，直肠推动力不足，肛门括约肌松弛可。

（四）与便秘型肠易激综合征鉴别

功能性肠病中便秘的诊断标准，目前仍参考国

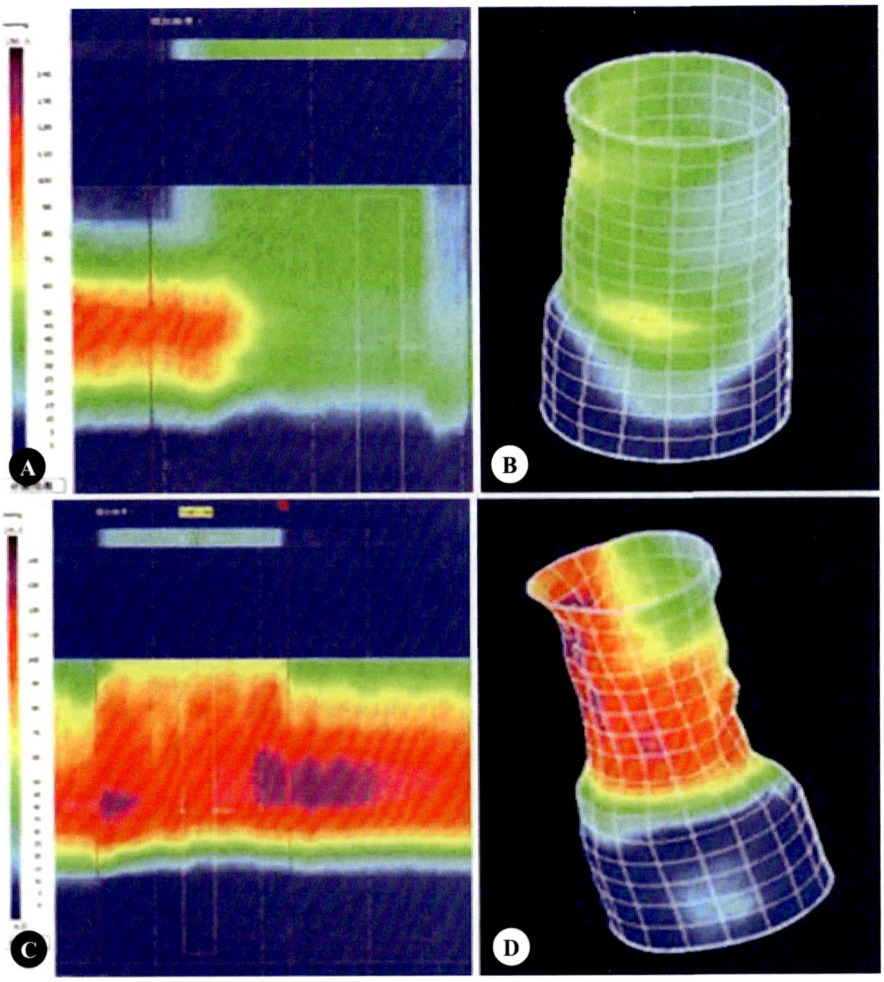

◀ 图 3-1　肛门直肠测压图

A. 模拟排便二维正常压力图；B. 模拟排便三维正常压力图；C. 慢性功能性便秘患者模拟排便二维压力图，肛门括约肌矛盾性收缩；D. 慢性功能性便秘患者模拟排便三维压力图

际功能性胃肠疾病 RomenⅢ诊断标准工作组提出的功能性肠病标准：①必须包括下列 2 个或 2 个以上症状：a. 至少有 25% 的排便感到费力；b. 至少有 25% 的排便为块状或硬质粪便；c. 至少有 25% 的排便有排便不尽感；d. 至少有 25% 的排便有肛门直肠阻塞感；e. 至少有 25% 的排便需要用手抠；f. 每周排便次数少于 3 次。②若不用泻药，很少有松散便。③诊断肠易激综合征的证据不足。而肠易激综合征是一种功能性肠病，特征是与排便或排便习惯改变相关的腹部疼痛或腹部不适，在确诊前 6 个月即存在，而近 3 个月仍处于活动阶段，并具有下列中的两项：①排便后改善；②伴随排便频率的改变；③伴随粪便性状的改变。

下列症状可支持 IBS 的诊断：①异常的排便频率，每周≤3 次排便或每天>3 次排便；②异常的粪便性状，块状便 / 硬便或松散便 / 稀水便；③排便费力；④排便急迫感或排便不尽感；⑤排出黏液；⑥腹胀。而一般便秘患者较少有严重的腹痛和周期性症状的变化。

六、肛周分泌物

肛周分泌物是肛周疾病常见伴随症状。肛瘘、肛周脓肿、内痔、混合痔、肛周湿疹、肛裂、直肠肛管息肉、肛门部肿瘤如肛周 Paget 病、肛周基底细胞癌、肛管癌等均会出现肛周分泌物。肛周分泌物迁延日久又可导致一系列其他症状如肛周瘙痒、皮肤皲裂、疼痛。

诊断时须详细询问肛周分泌物出现时间、诱因；是否伴有肛门部肿物脱出；是否伴有便血；是否伴有肛周肿物，红肿热痛、是否伴有肛周肿物破溃，是否伴有肛周瘙痒、肛周皮肤皲裂、红斑、糜烂、渗出等。仔细观察肛周分泌物颜色、性状，必要时进行分泌物细菌培养、查肿瘤细胞。配合肛门部体检、肛门直肠指检。一般来说混合痔引起的肛周分泌物伴有肛门肿物便时或便后脱出，或者便时、便后鲜血，肛周瘙痒等，肛门镜检查及肛门指诊即可确诊。肛周脓肿或肛瘘破溃出现肛周分泌物多伴有剧烈疼痛，局部红肿，皮温增高，分泌物多成血性或黄白色脓稠液体。肛周湿疹伴有肛周分泌物、局部皮肤红疹、红斑、糜烂、渗出、结痂、脱屑等病变，日久肛门周围皮肤增厚，颜色灰白或暗红，粗糙。肛裂是齿状线下皮肤层裂伤出现的小溃疡，溃疡面可出现血性渗出，也即血性分泌物，伴有典型的便后周期性疼痛，便秘，查体可见肛周梭形裂口，慢性肛裂可见前哨痔、肛乳头瘤。肛周皮肤性病如梅毒、尖锐湿疣等肛周分泌物伴局部瘙痒、渗出增多、破溃、斑丘疹、典型的乳头状、疣状突起，不洁性交史等。肛周肿瘤（如肛周 Paget 病、肛周基底细胞癌，肛管癌）肿瘤破溃出现的肛周分泌物，伴有肿物质地坚硬、破溃，边界不清，指诊触之易出血等等，确诊需要病理学结果支持。

七、肛门瘙痒

肛周瘙痒是多种原因引起的肛门区的瘙痒症状，也是一种神经功能障碍性皮肤病。急性肛源性瘙痒通常是由感染或接触性皮炎引起。慢性瘙痒症中应排除皮肤炎症和恶性疾病。肛周湿疹，肛周瘙痒症、肛周接触性皮炎、肛周神经性皮炎等发生在肛周的皮肤疾病均可出现肛门瘙痒。

肛周瘙痒症无原发皮肤损害而仅有肛门周围皮肤顽固性瘙痒，好发于成年人，近年来发病率呈上升趋势，临床表现为肛周持续性瘙痒，夜间或安静湿热刺激时加剧，呈阵发性，常见烧灼蚁行虫爬感觉，在发病过程中由于搔抓可出现各种继发性皮肤变化，如形成溃破糜烂出血血痂。日久色素沉着或肤色脱白，皮肤增厚呈苔藓样改变是肛肠科常见的顽固难治的皮肤病，常常迁延不愈，严重影响患者生活质量。一般局限于肛门周围，有时也可蔓延至会阴部及阴囊部。

肛周湿疹（perianal eczema，PE）是一种常见的、变态反应性非传染性皮肤病，症状具体如下：①瘙痒是肛周湿疹的最主要也是最明显的症状。呈阵发性极度瘙痒，搔抓局部肛周皮肤后，可使皮肤破损而痛痒加剧，呈现瘙痒 - 搔抓 - 痛痒恶性循环疾病过程。②肛门潮红，肛周皮肤因湿润时常摩擦或搔抓，使肛周皮肤或皮肤皱襞呈淡粉红色引起水肿。渗出液可引起肛周皮肤湿润不适，内裤污染和皮肤摩擦损伤。肛门内分泌物反复刺激，故肛门及其肛周皮肤常常变厚，皮革样变化，皮肤明显皲裂。③疼痛，肛门周围皮肤因搔抓后引起破溃，可导致皲裂，继发感染，常发生肛门疼痛和排便时疼痛，随之影响肛门排便功能。④肛周湿疹除了有其特定的体征外，还可引起消化不良、腹胀、便秘和腹泻、头晕、失眠、烦躁等神经症状。

（一）病因

研究表明导致肛周瘙痒的病因复杂，多样多变，且各种因素相互影响相互作用产生病变，包括各种物理、化学、生物外界因素和正常人机体内在的精神神经失衡，代谢功能障碍，器官功能失调，在临床上变现为一种非特异性、非传染性的变态反应，该病难以确认某一单纯因素引起发病，也难以用排除某一因素而使症状缓解而痊愈。其发病原因可分为原发性和继发性两种，前者原因至今未明确，可能是和患者生活习惯，平常接触的事物及自身的免疫功能有关系，后者多由内痔、外痔、混合痔、肛瘘、肛裂等产生炎症或分泌物刺激所致。

该病发病的常见因素如下。

1. 变态反应是发病的主要原因，如病灶感染、致敏的食物、药物或接触某些致敏物品。

2. 在某些疾病如内分泌失调、营养不良、消化功能紊乱、肠道寄生虫病等的患病过程中，患者对某些过敏性物质感受性增强容易诱发。

3. 局部病变如痔、肛瘘、肛裂、肛门失禁、慢性消化系统疾病、胃肠道功能障碍等疾病的慢性炎症刺激，也可诱发。

4. 肛门直接受到酒精、碘酒及强酸强碱等较强的刺激性物质而诱发湿疹，再者如肛门受到化学物质和日常生活用品，如化妆品、肥皂、香皂、人造纤维等物质的刺激也可患病。

5. 外界刺激，如寒冷、炎热、太阳光线、紫外线、干燥、多汗、搔抓、摩擦、气候变化、生存环境、动物皮毛、植物碎屑等都可刺激肛周发病。

6. 因精神紧张、过度疲劳、忧郁、失眠、神经衰弱等神经功能障碍及内分泌失调也可诱发该病。

（二）诊断和鉴别诊断

细询问病史及查体，结合肛周局部检查和详细的全身检查，必要的辅助检查，尽可能找出可能的诱因。排除下列引起肛门瘙痒的原发性疾病：

(1) 季节性瘙痒：多见于秋冬季节发作，多发生于躯干、小腿、关节周围、股内侧、肛周和外阴部。

(2) 内分泌性瘙痒：糖尿病患者因血糖高引起皮肤内糖含量高，刺激皮肤神经末梢可引起全身或肛周、外阴部为瘙痒，甲状腺亢进患者多汗、可有全身皮肤瘙痒。

(3) 肝胆疾病引起的瘙痒：胆道梗阻性黄疸、肝内胆汁淤积性黄疸因血液胆盐浓度高刺激皮肤引起瘙痒。

(4) 肾脏疾病引起的瘙痒：尿毒症期肾病全身性皮肤瘙痒是常见症状，可能与钙盐在皮肤及神经末梢沉积和继发甲状旁腺功能亢进有关。

(5) 老年性瘙痒：老年人皮肤干燥、萎缩或变性、易出现全身性皮肤瘙痒，以躯干和四肢为主。

肛周湿疹可根据病变形态，清洗后症状难以缓解，以夜间瘙痒更重，难以入睡，病变界限不清，病程较长，反复发作等特点诊断。肛周皮肤性病尖锐湿疣有不洁性交史，肛周瘙痒、潮湿，局部查体可见典型疣状突起。肛周瘙痒症先发生有瘙痒症，但无渗出液，皮肤损伤的改变，经患者搔抓破后，继而有渗出、出血、糜烂等症状产生。肛周接触性皮炎有明显的接触物刺激的病史，并且容易查清，与肛周湿疹的皮疹不同在于，该病仅限于接触部位，形态单一，且水疱大，界限清楚，只要去除病因后，则皮炎消退较快，很少有复发的情况。肛周神经性皮炎常先生瘙痒，后出现扁平丘疹，有苔藓样变，淡褐色，干燥而坚实，病变部位可延至尾部、会阴及阴囊，但瘙痒不如肛周 湿疹瘙痒症状明显。

对于持续时间长、治疗无明显效果的顽固性肛门瘙痒，应考虑恶性病变，如肛门鳞状细胞癌、乳房外肛周 Paget 病即是一种少见的表皮内腺癌。

八、肛门肿物

肛门部肿物是临床常见症状，临床上肛周脓肿、肛瘘、外痔、肛管直肠癌、肛周平滑肌瘤、皮肤纤维瘤、血管瘤、尖锐湿疣，以及一些罕见肿瘤如表皮样囊肿、黑素瘤、基底细胞癌等均可出现肛门肿物，临床上应根据详细病史、全身及局部查体，以及必要辅助检查、病理检查加以鉴别。

（一）病史

应仔细询问患者肛周肿物出现时间、持续时间、伴随症状。

(1) 肛周肿物伴有局部疼痛：肿物伴有疼痛者多为炎性外痔、血栓性外痔、肛周脓肿、肛瘘或肛管癌等。肿物疼痛局部皮温增高、颜色发红、质软有波动感者为肛周脓肿。肿物局部反复疼痛破溃、溢液，形成结节者多为肛瘘。

(2) 肛门肿物无疼痛：稳定状态的外痔、反复脱出的内痔、直肠息肉及早期肿瘤性病变等均可表现为肛门部的无痛肿物。

(3) 是否能随排便脱出肛门外：混合痔、肛乳头瘤、直肠息肉等可随排便脱出肛门外，便后肛门肿物不同程度缩回。

(4) 肛周肿物伴有瘙痒、皮肤破溃：尖锐湿疣等肛周皮肤性病查体可见肛周典型的乳头状、疣状突起，伴有瘙痒、肛周分泌物。肛门部肿瘤可出现皮肤破溃等。

(5) 是否伴有便血：混合痔肛门部肿物脱出伴有便血，肛管癌肿瘤破溃可出现局部渗血。

(6) 全身其他症状：如发热、消瘦、腹痛腹泻、便秘、全身皮肤是否存在斑丘疹、玫瑰糠疹等均有助于鉴别诊断。

（二）体检及辅助检查

鉴别肛周肿物疾病还需要进行严格的全身检查以及经肛门部检查、肛门直肠指诊，注意肿物大小、活动度、质地、局部是否有破溃、边界是否清晰，表面是否光滑、触诊是否有波动感、触诊是否易出血，结合 B 超、CT、MRI 检查帮助诊断，必要时依据病理组织确诊。

第 4 章　结直肠疾病检查及诊断技术

一、一般检查

直肠长 12～15cm，上段位于骶骨岬，与乙状结肠相连；下端连与肛管。肛管下端在体表的开口为肛门，位于会阴中心体与尾骨尖之间。肛门与直肠的一般检查包括视诊和触诊，检查方法简便，常能发现一些有重要临床价值的体征。

（一）体位

肛门与直肠一般检查时，根据需要可采取不同的检查体位，常用的体位有以下 4 种。

1. 膝胸位

患者两肘关节屈曲成直角，跪于检查台上，胸部尽量靠近检查台。此体位最常用，视野宽阔，检查方便。

2. 左侧卧位

左侧卧位适用于病重或年老体弱患者。患者右腿向腹部屈曲，左腿伸直，臀部靠近检查台右侧。检查者位于患者背后进行检查。该体位是常见的检查体位，优点是方便，缺点是肛门视诊受一定影响，如肛裂不容易发现。

3. 截石位

截石位适用于病重症、年老体弱、需要膀胱直肠窝检查的患者。患者仰卧于检查台上，臀部垫高，两腿屈曲并外展。该体位除应用于肛门与直肠视诊和触诊外，还可进行直肠双合诊检查。直肠双合诊检查方法：右手示指在直肠内，左手向下压下腹部，双手配合，检查盆腔脏器病变的情况。

4. 蹲位

蹲位适用于检查直肠脱出、内痔脱出等。患者下蹲呈排大便的姿势，屏气向下用力。

（二）视诊

用手分开患者臀部，观察肛门及其周围皮肤颜色及皱褶，以及有无肛周疾病。肛周皮肤正常颜色较深，皱褶自肛门向外周呈放射状。患者提肛收缩肛门时，肛周皮肤皱褶更明显，做排便动作时皱褶变浅。同时观察肛周疾病，如肛门周围有无脓血、湿疹、红肿、肛裂、外痔和瘘管等。

(1) 肛裂：肛裂是齿状线以下肛管深达皮肤全层裂口，呈纵行及梭形状，有时裂口见“前哨痔”。“前哨痔”是肛裂下端形成的肉芽组织。肛门与直肠检查时，肛门常可见裂口，多位于肛门后部；触诊时有明显触压痛。患者自觉排便时疼痛，有时粪便表面常附有少许鲜血。

(2) 肛门周围红肿：如果肛门周围红肿并有压痛，常为肛门周围炎症和脓肿。如果触及波动感，可以诊断为肛周脓肿；深部肛周脓肿很难触及波动感。

(3) 肛门瘢痕：多见于外伤或手术后。

(4) 痔：内痔位于齿状线以上，可见紫红色肿块，表面被直肠下端黏膜所覆盖。如果内痔脱出时，在肛门内口可见柔软的紫红色肿块。外痔位于齿状线以下，可见紫红色柔软肿块，表面被肛管皮肤覆盖。如果发生血栓，可触及质地硬的栓子。混合痔在齿状线上、下均可发现紫红色肿块，兼有外痔与内痔的特点。

(5) 肛瘘：有内口和外口，内口多在齿状线的肛隐窝，瘘管经过括约肌和肛门软组织开口于肛门周围皮肤，检查时可见，用力挤压时，有时瘘口有脓性分泌物流出，可触及瘘管形成的条状硬结。

(6) 直肠外脱垂：是指部分或全层直肠向外翻并脱出于肛门外，又称脱肛。检查时患者取蹲位，嘱患者屏气做排便动作，可见紫红色球状物突出肛门外，呈螺旋状。停止排便时突出物有时可回复至肛门内，有时用手还纳。

(7) 肛门闭锁与狭窄：多见于新生儿先天性畸形、感染、外伤或手术引起的肛门狭窄，肛周可发现瘢痕。

(8) 肛管癌：可见肛管部有肿块，多呈菜花状。

(9) 肛门湿疹：由于感染和性传播疾病引起。性传播疾病多为尖锐湿疣。

（三）触诊

患者可采取膝胸位、左侧卧位或仰卧位等。触诊时右手示指手套涂润滑剂，将示指置于肛门外口轻轻按摩，使患者肛门括约肌适当放松，然后将示指缓慢插入肛门和直肠内，以减轻患者的疼痛。先检查肛门及括约肌的紧张度，再检查肛管及直肠的内壁。检查时，注意有无压痛、肿块、搏动感，以及黏膜是否光滑。男性还可触诊前列腺和精囊，女性可检查子宫颈、子宫等。必要时配用双合诊，对子宫颈、子宫疾病诊断有重要价值；对盆腔的其他疾病如阑尾炎、髂窝脓肿也有诊断意义。

直肠指诊时应注意有无以下异常改变。

(1) 直肠剧烈触痛常因肛裂和肛周感染引起。

(2) 触痛伴有波动感多为肛门、直肠周围脓肿。

(3) 直肠内触及柔软、光滑而有弹性的肿块常为直肠息肉，肿块表面呈绒毛状多为绒毛状腺瘤。

(4) 触及表面不平的肿块，应考虑直肠癌。应详细记录肿块大小、表面、质地、活动度，以及与肛门的距离。

(5) 指套表面带有黏液、脓液或血液除考虑直肠肿瘤外，还应考虑直肠炎症性疾病。应进行涂片镜检或细菌学检查，以及直肠镜和乙状结肠镜检查，进一步明确诊断。

二、实验室检查

（一）粪便隐血试验

1. 粪便隐血试验（facal occult blood test，FOBT）的原理

消化道少量出血后，红细胞被破坏，粪便外观无异常，肉眼和显微镜不能证实的出血称为隐血。血红蛋白中有含铁血红素，具有催化过氧化物分解的作用，能够催化试剂中的过氧化氢，然后分解和释放新生态氧，氧化色原物质而显色。显色的深浅与血红蛋白的含量呈正相关。

2. 参考值

阴性。

3. 临床意义

隐血试验能够诊断有无消化道出血。消化性溃疡的出血呈间歇阳性，阳性率为 40%～70%；消化道恶性肿瘤（胃癌、结肠癌等）的出血呈持续性阳性，阳性率可达 95%；急性胃黏膜病变、肠结核、Crohn 病、溃疡性结肠炎、钩虫病及流行性出血热等经常导致消化道出血，粪便隐血试验常为阳性。

（二）结直肠肿瘤标志物的检测

目前，结直肠癌诊断方法如下。①影像学检查：X 线胃肠道钡餐造影、CT、MRI、经直肠腔内超声；②结肠镜检查，上述各种方法不同程度地存在患者依从性差的问题可考虑结肠镜检查；③血清肿瘤标志物（tumour marker，TM）检测作为一种有效、无创的检查方法，已成为重要辅助检查手段之一。能够辅助结直肠癌的早期诊断，检测肿瘤的复发和转移，判断肿瘤手术效果和预后。

1. 肿瘤标志物的定义

肿瘤标志物是肿瘤在发生和发展过程中，由肿瘤细胞合成、释放，或者机体对肿瘤细胞反应所产生的，可出现于患者血液、细胞、组织或体液中，采用免疫学的技术可以检测到。用于肿瘤诊断、评价治疗效果、判定患者预后。

目前，临床常用结直肠肿瘤标志物包括癌胚抗原（carcino embryonic antigen，CEA）、大分子糖蛋白抗原（carbohydrate Antigen，CA）和铁蛋白。常采用的大分子糖蛋白抗原有 CA125、CA19-9、CA242、CA72-4 等。根据多项研究显示，大肠癌患者血清中 CEA、CA125、CA19-9、CA242 等肿瘤标志物，无论哪项单独检测的灵敏度和准确度都比较低，而两项或多项联合检测可明显提高对大肠癌诊断的灵敏度和准确度。马红等报道 CEA、CA19-9、CA242、CA50 联合检测的灵敏度为 89.0%，准确度为 81.5%，明显高于单项检测，说明肿瘤标志物联合检测对大肠癌的早期诊断有一定价值。陈恺杰也报道了 CEA 与 CA199、CA242 联合检测可使其敏感性提高（83.6% vs. 46.7%）。

2. 结直肠癌的标志物临床意义

(1) 癌胚抗原（CEA）：在人类发育过程中，许多原本只在胚胎期才具有蛋白类物质，随着胎儿的出生，逐渐停止合成和分泌。但因某种因索的影响，特别是肿瘤状态时，会使机体一些“关闭”的基因激活，出现返祖现象，而重新开启并重新生成和分泌这些胚胎、胎儿期的蛋白。CEA 是最早由 Gold 和 Freedman 在 1965 年发现并定义，是应用最广的结直肠癌肿瘤标志物。CEA 与肿瘤细胞黏附、免疫及凋亡相关，可反映机体抗肿瘤的敏感性。

① CEA 参考值：＜5ng/ml。

② 临床意义

- 用于消化系统恶性肿瘤的诊断：分泌 CEA 的肿瘤大多位于空腔脏器，如结直肠癌、胰腺癌、胆管癌、肝癌等，当 CEA 含量比正常持续升高 5～10

倍时，提示恶性肿瘤，特别是结直肠癌。

• 用于结直肠癌的分期诊断：吴道宏等报道CEA在结直肠癌Dukes A + B期患者血清中的表达量明显低于Dukes C + D期，CEA表达越强时，肿瘤浸润范围越大。因此，血清CEA水平与结直肠癌浸润深度、Dukes分期有关。臧健等研究表明，结直肠癌患者术前血清CEA水平随着TNM分期的增加而增高，CEA阳性患者的TNM分期比CEA阴性患者的TNM分期更晚，血清CEA水平对结直肠癌的TNM分期有指导意义。

• 用于指导结直肠肿瘤的治疗及随访：Huh的研究结果表明CEA正常组患者的5年生存率为81.7%，CEA升高组患者的生存率为69.9%。Sadahiro等研究表明，CEA水平的可以作为预警结直肠癌患者术后是否复发。一般手术切除肿瘤后6周CEA水平恢复正常，如果CEA水平在术后又明显升高，往往预示肿瘤复发。若CEA水平持续升高，其数值超过正常5～6倍者，提示预后不良。

③ CEA监测：《NCCN结直肠癌临床指南（2001）》要求每3～6个月监测1次，共2年，以后每6个月1次，总共5年。

(2) 糖类抗原标志物（carbohydrate antigen，CA）：是临床上最常用来检测结直肠癌的肿瘤标志物，它存在于肿瘤细胞表面的抗原物质，或者由肿瘤细胞分泌。CA又可分血型类抗原和高分子糖蛋白类抗原。这类抗原标志物的命名是没有规律的，根据肿瘤细胞株或抗体的物质编号。用于肿瘤的辅助诊断、疗效观察、预后判断等，是一种既简便又有效的方法。

① CA19-9（属于血型类抗原）：是Koprowski等1979年从人结肠癌细胞株中提取出来的一种糖蛋白，属于低聚糖肿瘤相关抗原，是由单克隆抗体116NS19-9识别的抗原成分。在多种腺癌中血清CA19-9水平升高。主要用于大肠癌、胰腺癌、胃癌、卵巢癌的诊断、疗效和预后的判断。

• 参考值：0～37U/ml。

• 临床意义：CA19-9在恶性肿瘤和非肿瘤性疾病中均有表达。以往认为是诊断胰腺癌的一项特异指标，目前研究表明CA19-9在良、恶性胃肠道肿瘤中的均表达增加，但在恶性肿瘤中上升幅度更加明显。在恶性肿瘤中多见于消化道的恶性肿瘤，包括结胰腺癌、直肠癌、胃癌、肝、胆系癌。田华等报道CA19-9对结直肠癌诊断的灵敏度和特异度分别为48.3%（29/60）和63.3%（76/120）。钟娃等报道CA19-9与肿瘤的大小、Borrmann分型、淋巴浸润和病理类型有关。CA19-9在非肿瘤性疾病也有表达，包括慢性胰腺炎、胆石症、肝硬化、肾功能不全、糖尿病、胆囊炎、卵巢囊肿、子宫内膜异位症、消化道出血。但是，CA19-9增多往往是低浓度的或一过性的。

② CA242（属于血型类抗原）：CA242是一种酸化的黏蛋白型糖类抗原，是从人结直肠癌细胞Colo205单抗发现的。存在于正常胰腺和结肠黏膜中。良性疾病的血清中CA242含量也很低；当细胞出现恶变时，CA242含量显著增加，尤其是胰腺癌和结直肠癌增高更加明显。因此，在临床上对胰腺癌和结直肠癌的诊断起着重要作用。

• 参考值：＜20U/ml。

• 临床意义：CA242在下列疾病中含量增高，但增高比例不一样。首先，在恶性肿瘤中升高的比例较高，例如：55%～85%的结直肠癌患者和68%～79%的胰腺癌患者CA242升高。CA242对大肠癌的灵敏度为68.75%，与对胰腺癌的灵敏度66.2%～80.7%。其次，在非恶性肿瘤亦有升高，如结肠、胃、肝、胰腺和胆道疾病。再次，在胰腺炎、结肠炎、慢性肝炎等中升高甚微。与单独采用CEA检测相比，CA242与CEA联合检测结肠癌可提高40%～70%，对直肠癌提高47%～62%，两个指标无相关性并具有独立的诊断价值，且两者间有互补性。

③ CA72-4（属于血型类抗原）：是一种由CC49和B72.3两株单抗识别的黏蛋白样的高分子量糖蛋白，是检测胃癌和各种消化道癌症的非特异性肿瘤标志物。

• 参考值：正常人血清中含量＜6U/ml。

• 临床意义：首先，对于胃癌的检测特异性较高，42.6%的胃癌CA72-4升高，如与CA 19-9同时检测，阳性率可达56%。其次，在结肠癌、直肠癌的表达也较高，常用于临床观察肿瘤手术后的疗效。再次，在卵巢肿瘤和非小细胞肺癌灵敏度较高。最后，对胰腺癌等有一定的敏感性。

④ CA125：是一种糖类分化抗原，由鼠抗人乳头状囊性卵巢上皮细胞系OC125制备而成。在健康人群、良性病变及早期肿瘤患者中CA125升高不明显；在消化道肿瘤晚期，CA125升高较明显，有一

定的诊断和预后判断价值。CA125 对大肠癌诊断敏感性较低，与其他肿瘤标志物联合检测能够提高临床诊断价值。

- 参考值：正常人血清中含量＜35U/ml。
- 临床意义：首先，CA125 是卵巢癌相关抗原，在非黏液性卵巢癌和上皮细胞性卵巢癌细胞株上表达，在正常或良性卵巢组织中，以及黏液性卵巢癌不表达，卵巢浆液性腺癌患者阳性率为 82%，Ⅲ～Ⅳ期的病变阳性率可达 100%。CA125 升高可先于临床症状出现，因此是观察疗效的良好指标。其次，在其他非卵巢恶性肿瘤中也有表达，如乳腺癌 40%、胰腺癌 50%、胃癌 47%、肺癌 41.1%、结直肠癌 34.2%。再次，在肝硬化、慢性胰腺炎、肝炎、子宫内膜异位、子宫肌瘤、子宫肌腺症、盆腔炎症等疾病都可见 CA125 升高，子宫肌腺症和肝硬化患者 CA125 的阳性率可达 80% 和 90%。最后，在心功能不全时，CA125 可大幅度升高，胸部疾病所致的胸腔积液中的 CA125 浓度也升高非常明显。

(3) 铁蛋白（Fer）：是一种脱铁蛋白组成的具有大分子（450kD）结构的糖蛋白，由 24 个亚单位聚集而成，每个铁蛋白分子可贮存 4500 个铁原子。铁蛋白是人体重要的铁贮存蛋白，血清中铁蛋白水平可反映铁贮备情况及机体营养状态，它与多种疾病相关。恶性肿瘤细胞合成铁蛋白量增加，所以铁蛋白也是恶性肿瘤的标志物之一。

① 参考值：不同的检测法有不同的正常值参考值。

新生儿：25～200μg/L（25～200ng/ml）

6 个月—15 岁：7～140μg/L（7～140ng/ml）

成年男子：15～200μg/L（15～200ng/ml）

成年女子：12～150μg/L（12～150ng/ml）

② 临床意义：一是癌细胞合成铁蛋白增加，血清铁蛋白升高。铁蛋白升高的疾病包括肝癌、肺癌、胰腺癌、白血病、结直肠癌、乳腺癌、胆道癌、卵巢癌、食管癌。二是非肿瘤性疾病也可以升高。例如，输血后含铁血黄素沉积、特发性血色素沉着炎性综合征、肝炎、心肌梗死、肝硬化、消化性溃疡等。三是患肝病时肝细胞受损功能下降，使血清铁蛋白升高。

（三）结直肠癌中 *K-ras* 基因突变的检测

目前，新的分子靶向药物研发，结直肠癌的“靶向治疗”已广泛应用于临床，使转移性结直肠癌患者的存活率显著提高。人们逐渐认识到相关基因检测能够指导靶向药物治疗。尤其是 *K-ras* 基因检测较重要。

1. *K-ras* 基因

ras 癌基因参与人类肿瘤的发生发展，与人类肿瘤相关的 *ras* 基因有 3 种：*H-ras*、*K-ras* 和 *N-ras*，分别定位于 11 号、12 号和 1 号染色体上。*K-ras* 是一种原癌基因，突变率最高，为 17%～25%。*K-ras* 基因是表皮生长因子受体（epidermal growth factor receptor，EGFR）的下游分子，在膜受体腺苷环化酶信号转导途径中发挥主要作用。研究表明，*K-ras* 基因与肿瘤的生成、增殖、迁移、扩散及血管生成均有密切关系。*K-ras* 基因被公认为是用于检测大肠癌的有效标记物。

2. *K-ras* 基因在结直肠癌患者中的突变

结直肠癌患者中 *K-ras* 基因的突率为 35%～40%，且 90% 的突变发生在 12 位、13 位密码子，12 位密码子约占 70%，13 位密码子约占 30%。王旋等检测 67 例结直肠癌中 *K-ras* 基因的突变情况，*K-ras* 基因突变率为 38.8%（26 /67）。发现 *K-ras* 基因突变在女性结直肠癌患者及有淋巴结转移的患者中多见。杨瑞钦等检测 230 例结直肠癌患者中 *K-ras* 基因，突变率为 36.5%（84/230）。发现结直肠癌 *K-ras* 基因突变可能与肺转移存在相关性。宋枫等报道 *K-ras* 基因突变与肿瘤大小、分化程度无相关性；与浸润深度、淋巴结转移、肝转移有相关性。因此，大量研究表明 *K-ras* 基因的突变与患者年龄、性别、大肠腺癌组织学类型及分化程度无关，与结直肠癌转移有关。

3. *K-ras* 基因检测的意义

(1) 用于判断结直肠癌预后：王璇报道女性患者的直肠癌 *K-ras* 基因突变率（57.7%）显著高于男性患者（26.8%，$P<0.05$）；有淋巴结转移组 *K-ras* 基因突变率（58.8%）高于无淋巴结转移组（32.0%，$P<0.05$）。宋枫等报道 *K-ras* 基因突变与结直肠浸润深度、淋巴结转移和肝转移密切相关（$P<0.05$），这对结直肠癌的防治有重要意义。

(2) 用于结直肠癌患者临床个体化治疗：在结直肠癌的靶向治疗中，抗 EGFR 单抗对 *K-ras* 基因突变型的结直肠癌疗效差，但是，能够特异性抑制 *K-ras* 基因野生型的大肠癌细胞生长。主要是 *K-ras* 基因突变后导致 K-ras 蛋白不依赖上游信号而永久激活，从而导致细胞永生化。Van-Cutsem 等也报道西妥西单

抗对 *K-ras* 突变型肿瘤的疗效较野生型肿瘤的疗效差。因此，大肠癌 *K-ras* 基因的突变状态是决定靶向治疗疗效的关键指标，检测结直肠癌中 *K-ras* 基因状态对指导临床治疗有重要意义。

Ahnen 等报道对 *K-ras* 基因野生型的Ⅲ期结肠癌患者，行 5-Fu 和左旋咪唑辅助联合治疗有效，对 *K-ras* 基因突变型无效。赵刚等报道 26 例直肠癌术前新辅助放化疗（preoperative chemoradiotherapy，CRT）后的疗效，7 例（26.9%）*K-ras* 基因野生型获得病理完全缓解；治疗后降期的 17 例（65.4%）中 *K-ras* 基因野生型 14 例，突变型 3 例。结果表明 *K-ras* 基因是否突变同 CRT 能否达到病理完全缓解密切相关（P=0.048）。因此，*K-ras* 基因野生型可能预示着较好的新辅助治疗效果。

三、钡灌肠

钡灌肠造影是检查肛管、直肠病变的常用方法，可以诊断结直肠肿瘤、炎症性病变、肠套叠、肠扭转，以及结肠憩室。钡剂灌肠又分为单对比钡灌肠（single contrast barium enemas，SCBE）和双重对比钡灌肠（double contrast barium enemas，DCBE），SCBE 检查的优势主要为中晚期的癌肿及肠梗阻，DCBE 对于直径＜10mm 的病灶较敏感。Tawn 等的研究显示 DCBE 发现结直肠癌的概率为 92.9%，诊断率可达 85.9%。钡灌肠造影最大优势是能够对比显示结肠的轮廓和黏膜，肿瘤部位定位准确，该技术操作简单，并发症发生率低，是一种安全、有效、常用的全结直肠检查方法。钡灌肠造影缺点是不能进行病理分期，不能对病灶进行活检，容易受肠道内粪便影响。

（一）钡灌肠的适应证和禁忌证

1. 适应证

大肠病变，如肿瘤、炎症、溃疡、息肉等，腹部肿块及肠梗阻的鉴别诊断，原因不明的下消化道出血，慢性腹泻，顽固性便秘。

2. 禁忌证

全身情况较严重，有明显肠梗阻症状，有明显腹膜炎症状，急性阑尾炎，中毒性巨结肠，结肠穿孔或坏死。

（二）钡灌肠方法

1. 造影前准备

检查前一日吃清淡流质或少渣软食，少进软食，多饮水；当日晚饭后服泻药。检查当日做清洁灌肠，造影前 10min 口服 1mg 阿托品，用以减少结肠肌肉收缩力和黏液的分泌。钡灌肠检查包括充盈相，排钡后黏膜相及注气后双对比相三个步骤。

2. 操作方法

(1) 钡剂盛入灌肠筒内，采用消毒肛管或双腔气囊肛管。

(2) 将肛管与灌肠筒导管相连接。透视下灌入钡剂，跟踪钡首直到回肠末端显影。灌肠时应随时转动患者位置，使钡剂处于最低部位，以便钡剂顺利到达回盲部为止。

(3) 跟踪过程中，可用手或压迫器压迫欲详细观察的部位，必要时摄片。

(4) 当发现病变或可疑病变时，即可停止注钡，用手指在该处按摩或推压，观察结肠轮廓、肠腔宽度、有无压痛和激惹征象等，必要时摄片。观察完毕再继续注钡检查，当钡剂达升结肠中段即停止注钡。

(5) 结肠充盈状态检查完毕，嘱患者排便，将钡全部排空，再观察黏膜皱襞情况。并可注入适量气体，拍摄气钡双重对比像。

3. 充盈相、黏膜相及注气后双重对比相观察

(1) 充盈相：经肛管灌入充分量的钡剂，使结肠充盈直至盲肠。根据其形态改变，检查结肠病变的方法。本法优点是造影剂可即时排出，对于肠梗阻患者也可进行检查；由于清洁灌肠，消除了粪便影的干扰，可根据结肠形态改变，诊断病变。尤其肠管边缘的病变可观察得很细微。缺点是对远离边缘部位之肠管中心部的病变常常观察不满意，微小病变有可能被遮盖。

(2) 黏膜相：将结肠内充盈之钡剂排出后，结肠内残留的少量钡剂可显示结肠黏膜皱襞，根据黏膜皱襞的变化，观察结肠病变。黏膜相可以补偿充盈法的不足，因此，常与充盈相结合，成为灌肠法的互不可缺的组成部分。

(3) 双重对比相：造影前给予患者口服抗胆碱药，降低结肠张力，以便使结肠蠕动减弱，降低结肠腔内压力，有利于造影时结肠腔的充盈显像。注入气钡后嘱患者快速旋翻 3 圈，以便钡剂与肠壁充分接触并黏附，有利于病变的显示及观察。造影过程及排便后检查中适当增加压迫像的观察，有利于微小病变的发现。气钡双重造影与普通钡灌肠法相比，能够提高结肠病变的诊断率，减少了漏诊率。

根据 William 等的统计，双重造影法对直径>1cm 和<0.5cm 的结肠息肉的诊断率为 98%。而一般钡灌肠造影对直径>1cm 的结肠息肉的诊断率只有 77%。

（三）钡灌肠的表现

1. 正常钡灌肠表现

正常结肠 X 线表现的主要特征：结肠充钡时可见较多大致对称的袋状凸出，称为结肠袋。它们之间由半月皱襞形成不完全的间隔。结肠袋的数目、深浅、大小因人而异。结肠袋以升结肠和横结肠较明显，降结肠逐渐变浅，乙状结肠接近消失。充盈过度或肠管收缩均可使结肠袋消失（图 4-1）。直肠没有结肠袋，但在壶腹的两侧和前壁可见浅切迹，由半月形皱襞造成。

结肠的黏膜皱襞表现出纵、横、斜三种方向交错结合的纹理。盲肠、升结肠和横结肠的皱襞较密，以斜行及横行为主；降结肠以下皱襞渐稀且以纵行。结肠的蠕动主要是总体蠕动，右半结肠出现强烈的收缩，成细条状，将钡剂迅速推向远侧，一般口服钡剂后 24～48h 排空。

阑尾在钡灌肠时都可能显影，呈长条状影位于盲肠内下方。一般正常时粗细均匀，边缘光滑，易于推动。阑尾不显影和充盈不均匀可能是慢性炎症改变，不一定是病理性的；阑尾有粪石可造成充盈缺损。阑尾的排空时间与盲肠相同，但有时可以延迟达 72h。

2. 结直肠肿瘤钡灌肠表现

赵桐等报道了 32 例钡灌肠检查结果，共发现病变 30 例，漏诊 2 例。在阳性的 30 例中，27 例诊断准确，误诊 3 例。钡灌肠对结直肠病变的灵敏度为 97.5%，准确度为 84.4%。蔡香然等报道钡灌肠对结直肠癌诊断的灵敏度为 96.9%（31/32），准确度为 92.3%（36/39）。

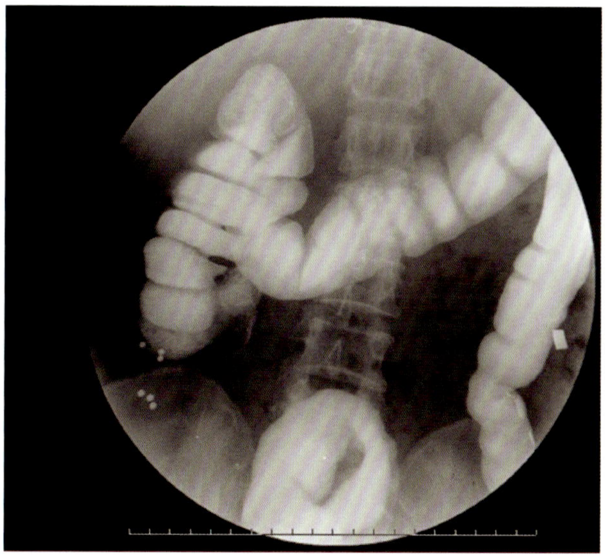

▲ 图 4-1　钡剂灌肠造影正常表现

结肠癌 X 线表现错综复杂，变化多端，主要有以下几个方面。

(1) 肠道充盈缺损：气钡双重对比造影可直接显示肿块，因为肿瘤或息肉向腔内凸起形成钡剂充盈缺损。恶性肿瘤边缘不规则，伴有黏膜破坏或不规则粗大、局部管壁僵硬、皱襞消失，不能扩张。

(2) 腔内龛影：龛影位于结肠腔内，一般 2～3cm，也可达 7～8cm，龛影边缘不整齐，形态多种多样，常见到“尖角征”或“半月征”。

(3) 肠腔狭窄：多见于浸润性结肠癌。肿瘤较小时，引起局部肠壁僵硬，狭窄偏于一侧；肿瘤环绕整个肠壁时，黏膜破坏消失，肠壁僵硬，引起局部呈环形或短管状狭窄，轮廓不规则或较光滑整齐，狭窄段与正常段有截然分界，狭窄段以上肠管扩张或出现肠梗阻。

(4) 回肠末端的改变：盲肠肿瘤或靠近回肠末端的升结肠肿瘤可直接侵犯回盲瓣和回肠末端，引起回肠狭窄，狭窄段近端的肠管多扩张。

(5) 肠套叠：杨林报道了 3 例，可见正常肠管随癌肿组织一起套入远端肠管内，深达数厘米甚至超过 10cm 以上。有时可见到较细的黏膜纹，如果套得较紧时，肠黏膜缺血水肿形成粗大环形黏膜纹。

(6) 肠道移位：因为癌肿较大，使结肠与后腹壁或侧腹壁距离增宽。腹腔内癌肿转移，引起肠道压迫和粘连，可出现多处肠管狭窄。

依据肿瘤生长方式不同，结肠癌的造影有几种表现。①增生型：腔内出现不规则充盈缺损，轮廓不规则，病变多发生于肠壁的一侧；②浸润型：病变区肠管狭窄，常累及一小段肠管，可形成偏于一侧的狭窄或环状狭窄。狭窄段的轮廓可光滑整齐，也可不规则。钡剂往往完全不能通过；③溃疡型：腔内较大的龛影，形状多不规则，具有一些尖角。龛影周围有不同程度的充盈缺损及狭窄。以上各种类型均具有黏膜破坏中断，肠壁僵硬，结肠袋消失等特点。

结肠癌术后吻合口复发：吻合口肿瘤复发侵及黏膜时，易被钡灌肠检出，检查准确率达 88%。结肠癌术后吻合口肿瘤复发的钡灌肠表现包括：①吻合口常为偏心性或不规则性狭窄；②吻合口也可以是光滑、对称性吻合口狭窄，不易与良性狭窄鉴别；③吻合口邻近出现的肿块。但是，如果术后吻合口炎性水肿，可使吻合口肠壁增厚，厚度多<1cm。如果是骶前瘢痕组织，多表现为横向新月形肿块，边缘不清，术后3～9个月肿块可消失。

3. 炎症性结直肠疾病钡灌肠表现

(1) 溃疡性结肠炎（ulcerative colitis，UC）

① 功能性改变：气钡通过病变段肠管时有激惹征象，结肠袋变浅甚至消失，结肠边缘呈针刺状突出（或棘状突起）及正面的“靶样征”。这是溃疡性结肠炎早期X线征象。

② 黏膜改变：病变早期黏膜皱襞显示粗细不一，黏膜排列紊乱或模糊不清，无名沟消失。随着病情进展，黏膜展平消失，呈颗粒状改变。急性期出现“纽扣征”和“鹅卵石征”。在双重对比相下，呈现许多赤豆般大小的息肉状充盈缺损。

③ 器质性病变：病变段肠管呈橡皮管样向心性狭窄，肠壁僵硬。慢性期局部肠腔呈铅管样狭窄。气钡通过时也不能使管腔扩大，有的病例甚至结肠有缩短征象。这是由于组织修复，促使纤维组织增生收缩，从而显现的X线征象。

④ 龛影：是诊断本病特有的直接X线征象。病变段肠管的多发、细小、表浅溃疡，呈现出小夹刺状或锯齿状改变。少数较大溃疡使结肠边缘出现一串大小相仿壁龛。较深的溃疡，其周围有一圈透亮的黏膜水肿区，中央细点状钡剂停留，为溃疡形成的龛影。

古丽巴合尔报道了13例UC的结肠低张气钡双重造影结果，13例患者均可见不同程度的结肠袋变浅甚至消失，肠管狭窄。其中10例伴多发假性“息肉”改变，呈现为直径< 5mm的“环圈征”。肠管蠕动性增强，钡剂排空快。袁兴红等报道91例钡灌肠检查结果，60例（65.9%）表现为黏膜粗乱及颗粒样改变，肠壁边缘呈锯齿状，肠壁小龛影和肠腔狭窄，结肠袋变浅或消失，因炎性息肉而形成的局部充盈缺损。

(2) Crohn病（Crohn’s disease，CD） CD的气钡双重造影影像学表现

① 肠黏膜改变：正常肠黏膜结构消失，肠黏膜皱襞不规则增厚和（或）紊乱。肠黏膜表面大小不等结节样充盈缺损，纵行或横行溃疡分隔增厚的肠壁，形成“卵石征”。

② 肠壁改变：病变的肠壁边缘不规则，呈移行性，肠腔痉挛性狭窄，邻近的近端肠管局限性扩张。病变肠壁有多发溃疡形成，呈典型纵行裂隙状溃疡。病变严重时，形成肠腔狭窄，管腔内异常液气平面形成。

③ 病变部位与范围：末段回肠单独受累，也可多处小肠受累，或者升结肠及末段回肠受累。

④ 并发症：窦道造影可见肠瘘、腹腔内脓肿、窦道形成。

4. 结肠憩室

结肠憩室是肠壁向外凸出形成袋状，可单发和多发，以多发常见。根据发病机制又可分为真性（先天性）与获得性（后天性）两类，以获得性多见。结肠憩室病多见于老年人，国外报道60—70岁者发病率为25%，70岁以上为50%，80岁以上为65%，男女之比4∶1，肥胖者占1/3。

钡灌肠时，右半结肠肠腔内粪水不易排出，低张气钡灌肠时右侧大肠一般充盈欠佳，导致气钡难以进入而不显影，只有在排便后检查时，这些憩室才能显现（图4-2）。左半结肠距离肛门插管较近，当大量钡剂和空气被注入时，腔内压迅速增高，气钡均比较容易进入，左半结肠的容易显现。曾良成等报道低张气钡灌肠容易发现结肠憩室，96例患者中发现新增大肠憩室病例数18例，大肠憩室诊断率从33.3%（32/96）升高到52.1%（50/96），升高了18.8%。

结肠憩室的X线表现：①乳头状或圆球形影突出结肠腔外，为造影剂填充所致（图4-2）；②钡剂涂布在憩室内的粪块周围，形成环形、水泡状或烧瓶状；③如果粪球堵于憩室底部，钡剂充盈憩室颈部或近端，形成杯状或抱球状。憩室大小不一，直径为数毫米至数厘米，大多数为0.5cm左右。

并发憩室炎的X线表现：①憩室不显影，憩室颈部及病变肠段黏膜水肿引起颈部阻塞，炎症消退后又显示其特征；②憩室呈不规则状；③激惹痉挛僵硬改变，炎症刺激引起激惹征象；如果有纤维组织增生，肠壁增厚结肠憩室消失，或者呈蜡肠样。

结肠憩室的好发部位：国外以左半结肠多见，西方国家乙状结肠憩室最常见，约90%的患者累及乙状结肠和降结肠。国内的报道多显示好发于右

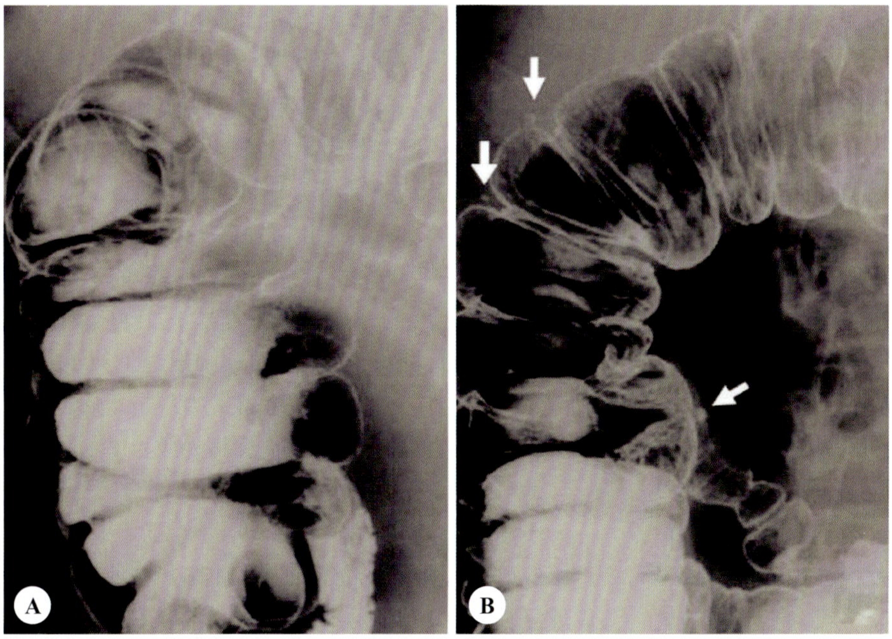

◀ 图 4-2 结肠憩室

A. 排便前摄影，未见明显憩室；B. 排便后摄影升结肠区内侧和外侧有 3 枚大小约 2cm 的憩室（箭所示）

半结肠。国内 Tan 等报道右半结肠憩室占 77%，且多以单发为主，左半结肠占 13%，其中多发憩室达 62%。莫洪波报道了 31 例，主要发生于右半结肠，4 例侵及全结肠。结肠憩室的发病率随着年龄的增长而增加，这可能与年长者肠壁肌张力生理性下降、肠运动功能减弱、便秘致肠腔内压增高等因素有关。

5. 肠套叠

肠套叠是指一段肠管套入与其相连的肠腔内，并导致肠内容物通过障碍。绝大多数肠套叠是近端肠管向远端肠管内套入，逆性套叠很少见。肠套叠多见于儿童，占肠套叠病例的 90%～95%；成人肠套叠少见，70%～90% 合并有原发病变。王泉华等报道 21 例成人肠套叠中良性肿瘤 11 例，恶性肿瘤 4 例，炎症 2 例，Meckle 憩室 1 例，不明原因 2 例。戴斌等报道 15 例成人肠套叠中恶性肿瘤 8 例，良性肿瘤 4 例，小肠憩室 2 例，炎症 1 例。

肠套叠多采用空气或气钡灌肠，当空气或气钡到达肠套叠部位时，突然停止前行，呈杯口状或钳状充盈缺损，如果钡剂进入鞘部与套入部之间，特征性 X 线表现为袖套状平行环状，或者呈典型的“弹簧”征象。婴幼儿肠套叠采用气体或钡灌肠做出明确诊断后，并试行复位治疗。复位标准：①套入部阴影消失；②气体进入小肠；③停止灌肠后排出正常大便；④患儿安静，临床病状及体征消失。虽然气钡灌肠对肠套叠诊断有特异性的 X 线征象，但易发生肠穿孔，造成腹腔感染。肠套叠造成急性肠梗阻者不主张作 X 线钡餐胃肠检查。

6. 急性肠扭转

肠扭转多发生在乙状结肠，将钡剂灌入肠扭转的远端直肠、乙状结肠后，扭转梗阻处乙状结肠可显示出两种影像：①乙状结肠末端渐渐变细，边缘光滑指向一侧的鸟嘴状影；②钡剂流注至梗阻点时，进入扭转肠襻，形成的皱襞纹征象。稀钡灌肠时，钡剂可出现反流及肠管逆蠕动。

（四）钡灌肠并发症

1. 钡石的形成

钡灌肠后钡石的形成临床较常见，由于钡剂成分中有阿拉伯胶和淀粉成分，有极强的黏度和收敛作用，易滞留，水分被吸收，形成钡石。评价标准为钡剂灌肠检查完毕 48h 后，经肛门镜或结肠镜检查，发现肠道内有白色钡剂干结块状物，即为钡石形成。王传英等观察 30 例行钡灌肠检查的患者，其中有 8 例形成钡石（26.7%），钡灌肠后行清洁灌肠的 30 例患者中没有钡石的形成。钡石沉重，表面粗涩，再加其刺激易引起肠管痉挛和局部肠壁水肿，甚至引起钡石性肠梗阻，增加患者痛苦。钡剂灌肠检查后给予清洁灌肠可彻底清除肠道内钡剂，避免了肠粘连及钡石形成。

2. 钡灌肠诱发直肠穿孔

钡灌肠诱发直肠穿孔的病例较少，国内王济平和张国良等共报道了 4 例。王济平等报道行钡灌肠检查时，X 线下全结肠充盈后，左半结肠钡剂突然消失。腹部X线片显示腹腔广泛散布钡剂，升结肠部分充钡。影像诊断结肠穿孔（图4-3）。因此，在钡灌肠时应注意以下几点：①肛管应光滑、硬度适中；②进入直肠的肛管不要超过8cm；③灌肠压力不要超过10.7kPa，不要过度腹部加压；④病史中若有便血，应防止癌性自发性穿孔。

四、结肠传输试验和排粪造影

（一）结肠传输试验

1. 定义

结肠传输试验指的是口服标志物通过胃肠道的时间，主要包括三个部分：胃排空时间、小肠通过时间和结肠通过时间。测定的方法主要包括口服不透X线标志物法、核素扫描法、测定呼出气体氢浓度测定法。

放射性核素法常用放射性核素 ^{99m}Tc 和 ^{111}In 作为示踪剂，通过闪烁扫描来测定胃肠通过时间（gastrointestinal transit time，GITT）的时间。正常人摄入核素后在结肠内迅速扩散，24h排便后活性消失，72h基本全部消失。慢传输型便秘表现为结肠放射性活性增加，表明全结肠通过时间延长和结肠各节段的传输延缓。目前，核素扫描法和呼出气体氢浓度测定法临床应用较多困难，没有应用于结肠传输试验。临床主要采用是口服不透X线标志物法测定GITT。由于标志物体积小，质量轻，无不良反应，不干扰胃肠的消化和转运，能反映生理状态下的胃肠通过功能，且X线法测GITT方法简单，受试者易于接受，便于推广。

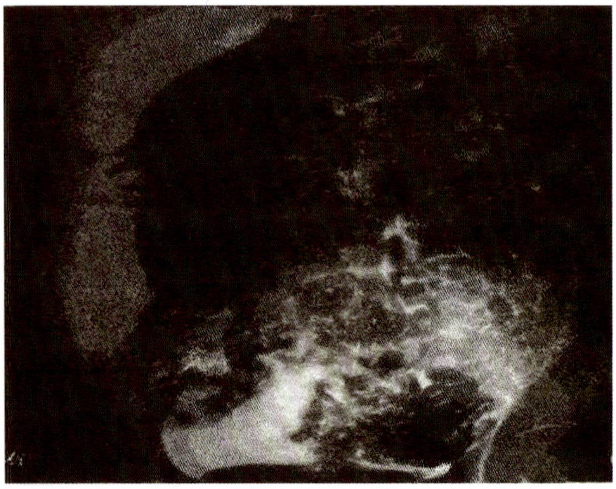

▲ 图4-3 腹部仰卧位片，腹腔广泛散布钡剂，升结肠部分充钡

2. 口服不透X线的标志物法及标准

(1) 常用判断方法：受试者自检查前3天起禁服泻剂及其他影响肠功能的药物。检查当日服含有20粒不透X线的标志物胶囊1个，于48h、72h摄腹部X线片，计算标志物的排出率及其分布，正常值是在72h内应排出80%。临床应用中，口服标志物后摄腹部X线片时间各家医院有所区别，有些作者增加6h腹部X线片，观察小肠通过时间；也有作者摄24h腹部X线片，认为能观察标志物在结肠通过的详细过程。

(2) 其他判断方法

① 李映等报道结肠传输试验方法：根据标志物每天在结肠各区的分布情况，将异常情况分为3型。a. 结肠型：标志物在结肠停留时间超过72h；b. 结肠直肠混合型：标志物在结肠、乙状结肠和直肠，停留时间超过72h；c. 乙直肠型：标志物停留于乙状结肠和直肠时间超过72h。判断标准采用应用运输指数（transport index，TI），TI=第3天乙状结肠和直肠标志物数/第3天全大肠标志物数。TI越大，越接近1，出口梗阻可能性越大；TI越小，越接近0，结肠病理性慢传输可能性越大。这种判断方法，在一定程度上可以区别出口梗阻型和结肠慢传输型便秘。

② 展淑琴等报道结肠传输试验方法：报道将腹平片上划分回盲部、右半结肠、左半结肠、乙状结肠、直肠分为1～5区，由以下公式计算分布重心。分布重心=Σ（各区域编号数 × 各区残存标志物数）/20。以时间为横轴，分布重心为纵轴，在此坐标上可描记各检查时刻的分布重心，各点间以直线相连，由此坐标图可得50% GITT。正常传输型便秘50% GITT为（25.50±7.75）h，右无力型50% GITT为（50.05±10.96）h，左无力型50% GITT为（62.13±21.32）h，出口梗阻型50 %GITT为（84.39±45.52）h，全无力型50 % GITT为（69.53±27.53）h。

③ Metcalf等报道结肠传输试验方法：受试者在第1天早上9点服下包含20粒第1种标志物的胶囊，第2天早上9点服用包含20粒第2种标志物的胶囊，第3天早上9点服用包含20粒第3种标志物的胶囊，72h后拍腹部X线片。计算公式：MCT=1.2（$N_1+N_2+N_3$），其中MCT表示平均结肠传输时间（h）；N_1、N_2、N_3分别表示3种标志物在平片上出现的数目。研究发现总结肠传输时间为（35.0±2.1）h；右侧结肠传输时间为（11.3±1.1）h；左侧结肠传输时

间为（11.4 ± 1.4）h；直肠乙状结肠传输时间为（12.4 ± 1.1）h；男性比女性 MCT 短，主要差异表现在右半结肠（$P<0.05$）；年龄和食物中是否添加少量的纤维对 MCT 影响不大。

④ 柯美云等报道结肠传输试验方法：运用双标志物法，对健康人和功能性便秘患者的 GITT 进行了比较，两组 24h、48h、72h 的排出率均有显著差异（表 4–1）。

3. GITT 存在的问题

GITT 在国内外已经开展多年，目前无统一的操作规范和公认的评判标准。多数研究所用的方法都是根据医师的个人经验来选择，研究样本数目也偏少。对于结肠各节段通过时间的正常值应该在什么范围，国内也缺乏大宗的研究资料。还需要国内各医院加强合作，按照统一的规范进行大规模的研究。

（二）排粪造影

1. 定义

排粪造影（defecography）即将一定量的钡剂注入被检查直肠内，模拟正常生理排便活动，在符合生理状态下对肛直肠部及盆底肌做静态和动态观察，主要用于诊断肛直肠的功能性疾病，如直肠黏膜脱垂、直肠套叠、直肠前突、会阴下降综合征、盆底肌痉挛综合征及肠疝（小肠或乙状结肠疝）、会阴疝、多发性硬化等。

Ritchie 等用电影 X 线录像动态观察了乙状结肠的功能活动，为动态观察肠道的功能活动提供了一种有效的检查手段。20 世纪 60 年代，Broden 等、Phillips 等用电影 X 线照相成功地观察了肛直肠的全部排便过程，对正常排便活动有了初步认识。但此法费时，设备条件要求高，不利于推广应用。1978 年 Mahieu 等设计了一种简单的排粪造影方法，并对造影剂做了改进。在 1984 年，Mahieu 等首次较为系统地报道了排粪造影在临床上的应用。此后，国内外有关排粪造影在临床上应用的文献报道不断出现。20 世纪 80 年代初，卢任华等、龚水根等亦报道了国人排粪造影正常表现和异常表现在临床上的应用。2002 年刘宝华和龚水根等报道了盆腔四重造影，全面了解盆腔脏器间相互关系，对盆底疾病的诊断和治疗有较大帮助。

2. 排粪造影的检查方法

(1) X 线机的基本要求：500mA 以上带电视、有点片装置的 X 线机可供检查。若具备遥控，快速照相（每秒摄 1～2 张）、配有 100mm 摄影装置和数字式摄影更为理想。

(2) 排粪检查装置及注钡器具：排粪桶由可透 X 线的物质制成。目前有 3 种：塑料桶、木桶或排粪椅和配有踏脚板的有机玻璃椅。中央有孔，其内放置充水橡皮圈或多个充满水的互相间隔的小囊。注稠钡器具有 2 种：一种是宽头注射器，作者采用美国产 130ml 塑料注射器，将其喷口内径稍加扩大以便于将稠厚的造影剂注入直肠内；另一种是注射枪、堵缝枪或矫形水泥枪将钡糊注入直肠内。

(3) 造影剂的选择：有关造影剂的选择问题，目前国内外学者尚存在争议。主张用稀钡做造影剂者认为稀钡配制简便、显示直肠黏膜好，可观察乙状结肠疝，如临床需要可同时做结肠检查。多数学者倾向于用稠厚硫酸钡作造影剂。主张用稠钡者认为稠钡黏稠度与正常粪便相似，符合生理排便过程；能观察盆底肌的功能活动，发现一些潜在的病变，同样可很好地显示直肠黏膜。稀钡因排出快、不易摄片、不能观察盆底肌功能活动，对一些潜在病变易遗漏。龚水根等通过用稠、稀钡两种造影剂做比较研究，结果表明稠钡优于稀钡。

(4) 检查前患者的准备：排粪造影检查前无须做任何准备。因为直肠通常处于空虚状态，对检查无不利影响。如果做清洁灌肠，直肠内存留液会冲淡造影剂，使造影剂与直肠黏膜的黏附性减低。

(5) 排粪造影的检查方法：患者左侧卧于检查

表 4–1　健康人和功能性便秘患者不同时间标志物排出率比较

	健康组（n=60）	功能性便秘组（n=56）	P 值
24h 排出率	（51.3 ± 1.9）%	（21.0 ± 1.5）%	＜0.01
48h 排出率	（89.7 ± 1.8）%	（41.0 ± 2.8）%	＜0.01
72h 排出率	（99.0 ± 2.4）%	（59.3 ± 3.9）%	＜0.01

床上，头侧抬高约 10°，经肛管向直肠内注入稠钡 250ml～300ml，直肠充盈后将肛管慢慢退出，同时不断注射造影剂（稠钡）使肛管充盈或用长约 3.5cm 市售灯芯线，浸泡 100%W/V 钡混悬液放入肛管内以显示其轮廓，便于准确划出排便前的肛管轴线，以便测量肛直角（anorectal angle，ARA）。为观察直肠阴道隔的变化，可将一吸附有钡剂的纱条放入已婚女性阴道内抵达后穹隆以显示直肠阴道隔。患者取标准侧位端坐于特制排粪桶上，左侧靠近荧光屏，尽量让患者坐着舒适自然，避免精神紧张，争取患者合作。在电视监视下，采用 X 线片、100mm 缩影片、录像或数字摄影等摄排便前和用力排便过程中肛直肠侧位片。常规摄排便前静止相 1 张，排便过程中摄 3～4 张，排便末平静时（提肛后）再摄 1 张。肛直肠侧位为常规相，个别患者需加摄肛直肠部正位相或斜位相，有助于显示和（或）明确某些异常征象。

3. 排粪造影的名词解释和测量指标

(1) 肛直角（ARA）：ARA 为肛管轴线与直肠下段轴线相交所形成的背侧夹角。由于直肠壶腹的轮廓是由多个弯曲的弧线构成，要准确划出其轴线受到限制。目前，常用的测量方法有两种，即轴线法及近似轴线法。

① 轴线法：Bartolo 等提出根据肛管直肠的轮廓划出各自的轴线，两轴线相交后方所形成的夹角即为 ARA（图 4–4）。

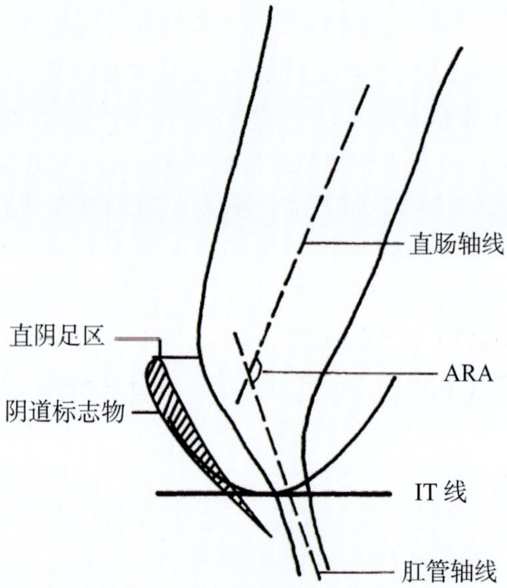

▲ 图 4–4　轴线法测量肛直角（ARA）

② 近似轴线法：Mahieu 等提出用近似直肠轴线来测量 ARA，即画一平行于直肠壶腹末端后缘的平行线作为直肠下段轴线，该轴线与肛管轴线相交所形成的背侧夹角为 ARA（图 4–5）。它反映耻骨直肠肌的状态。该肌的紧张性与耻骨直肠肌压迹和肛管直肠角大小有关。排便的控制主要依靠维持正常的 ARA。由于测量方法不同，各家报道的 ARA 正常值亦各异（表 4–2）。

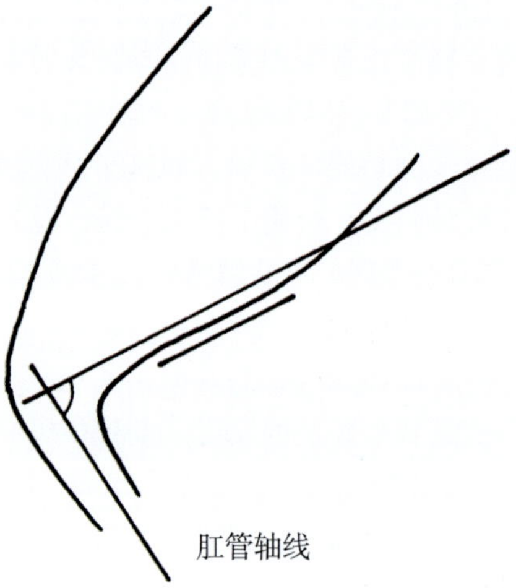

▲ 图 4–5　近似轴线法测量

(2) 会阴下降（descending perineum，DP）：会阴下降指在排便过程中肛直肠及盆底的下移程度，有两层含义：一是排便前盆底的位置，它反映盆底的紧张度，二是用力排便时盆底下移程度，它反映盆底的抵抗功能。目前文献报道主要有两种测量方法：①耻尾线（pubococcygeal line，PC 线）是指耻骨联合下缘至尾骨尖的连线。② IT 线（ischiatic tuberosity line，IT 线）是指坐骨结节下缘最低点的切线。以肛管直肠交界处的中点（A 点）代表盆底水平。DP 的测量是根据 A 点与 PC 线或 IT 线的相互关系来确定，排便前测量 A 点至 PC 线或 IT 线的垂直距离，代表排便前盆底的位置；用力排便时再测 A 点至 PC 线或 IT 线的垂直距离，排便前后两者的差值即为会阴下降的程度（图 4–6）。

(3) 耻骨直肠肌压迹：耻骨直肠肌起于耻骨下面，经直肠侧面向后下至直肠后方与对侧者相结合形成一“U”形吊环，位于肛门内外括约肌之间，绕肛管直肠交接处后缘使之前屈而固定于耻骨，有收缩肛门及阴道的作用。正常人静息状态下，耻骨直肠肌

表 4-2　轴线法和近似轴线法肛直角正常值比较

作者	患者例数	测量方法	肛直角正常值		
			排便前	用力排便时	增大
Ekbery	28	轴线法	114°	134°	20°
Bartolo	35	轴线法	92.5°	111°	18.5°
Read	27	轴线法	88° ± 3°	115° ± 7°	27°
龚水根	82	轴线法	116.17° ± 12.44°	137.44° ± 11.15°	21.27°
Mahieu	56	近似轴线法	91.96° ± 1.52°	136.76° ± 1.51°	44.8°
Selvaggi	10	近似轴线法	90° ± 4.76°	111° ± 5.02°	21°
卢任华	84	近似轴线法	97.18° ± 12.39°	116.8° ± 15.22°	19.62°

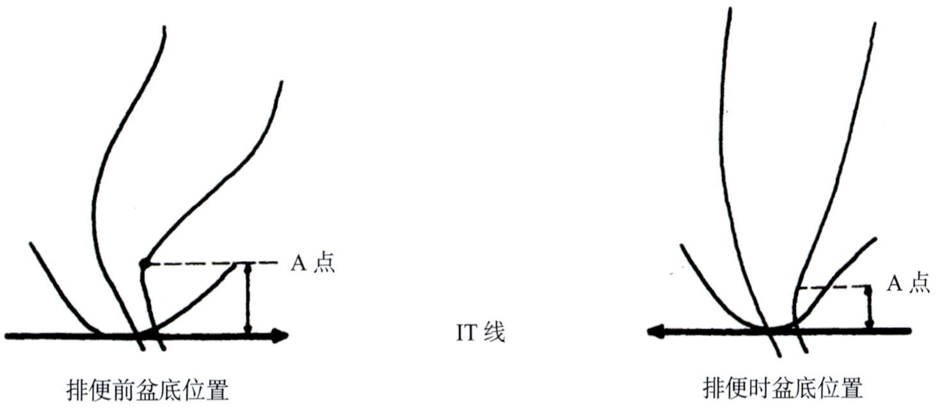

▲ 图 4-6　会阴下降测量法

呈收缩状态，形成一浅压迹，长约 0.5cm。

(4) 直肠阴道隔（rectovaginal septum）：位于直肠与阴道之间，为一额状面的纤维结缔组织隔，上起自直肠子宫陷窝，向下伸展达盆底，是直肠前壁的支持结构。正常排便时此隔无变形。

(5) 直肠内脱垂和套叠的深度：测量排便相上黏膜脱垂或套叠的最深凹陷点至内折直肠轮廓上缘的垂距离（图 4-7）。

(6) 直肠前突的深度：根据直肠前突最远点至估计直肠正常轮廓间的距离来测量突出的深度（图 4-8）。

(7) 耻骨直肠肌压迹的长度与深度：压迹的长度即划一直肠壶腹远端后缘向前上凹入起点至肛管上部压迹缘处的连线；耻骨直肠肌压迹的顶部至该线的垂直距离为其深度（图 4-9）。

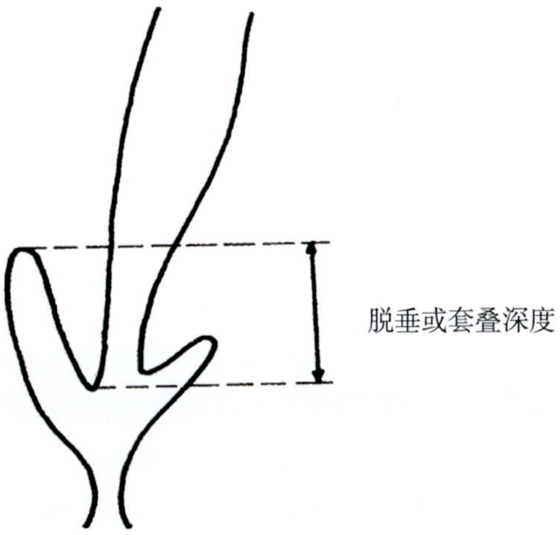

▲ 图 4-7　脱垂或套叠的深度测量

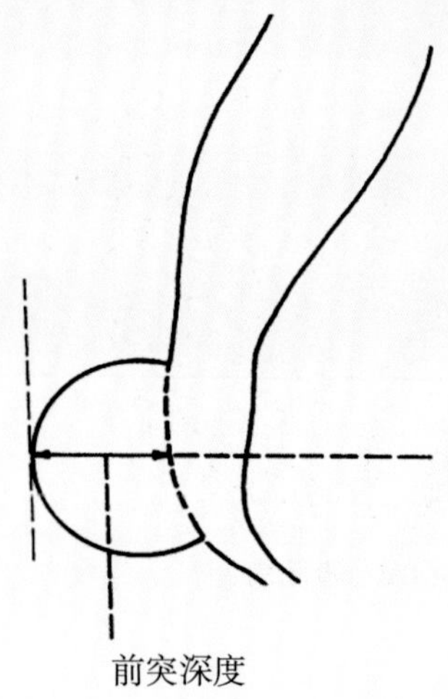

▲ 图 4-8　直肠前突深度的测量

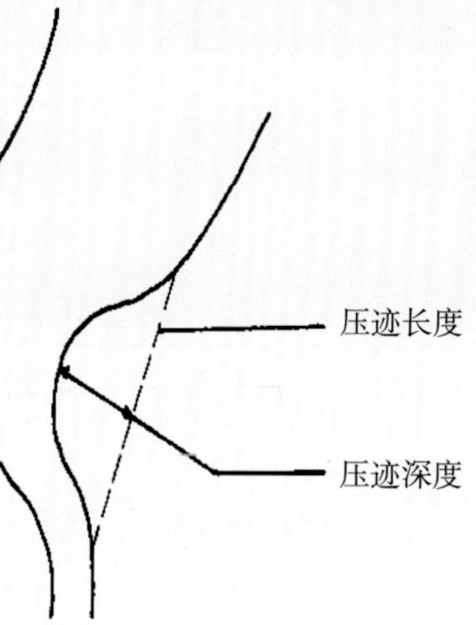

▲ 图 4-9　耻骨直肠肌压迹的长度与深度的测量

(8) 直肠阴道距离（简称直阴距）：测量阴道标志物顶端中点至直肠前下壁之间的水平距离。

(9) 肛管宽度：肛管宽度（width of the anal canal，AW）的测量为排便时肛管上端开口，相当于齿状线处的最大扩开宽度。

(10) 直肠排空的估计：成人直肠长 12～16cm，估计直肠末段 6～8cm 内钡剂排空情况，以了解其排空功能。

4. 排粪造影的异常表现

(1) 直肠黏膜脱垂（rectal mucosal prolapse，RMP）：直肠黏膜脱垂指脱垂的组织仅为部分或全环的直肠黏膜，当黏膜下层组织十分疏松时，黏膜便易与肌层分离而发生脱垂。多见于女性及老年人。RMP 可发生于直肠前壁、后壁及全环。

排粪造影表现：①用力排便时，直肠下段前壁或（和）后壁上出现内折，直肠黏膜下向伸入，致直肠壶腹部变窄（图 4-10）；② ARA 异常增大；③提肛放松后，直肠前后襞内褶消失；④女性患者直肠阴道隔呈“一”字形变形，提示子宫后倾。直肠前壁黏膜折叠到肛管上方的直肠内，肛直肠交界处后缘光滑连续，称直肠前壁黏膜脱垂（anterior mucosal prolapse，AMP）。直肠前壁和后壁黏膜环形折叠到直肠内，未见杯口状的套鞘，称全环直肠黏膜脱垂(full thickness rectal mucosal prolapse，FTRMP)。直肠脱垂到肛门外者称直肠外脱垂（external rectal prolapse，ERP）。根据脱垂的深度将脱垂分三度：Ⅰ度脱垂深度≤1.5cm；Ⅱ度为 1.6～3.0cm；Ⅲ度≥3.1cm。

(2) 直肠全层内脱垂：直肠全层内脱垂也称为直肠套叠（rectal intussusception，RI），是指近端较活动的肠段各层全部套入远端较固定的肠段，套叠大多始于乙状结肠直肠交接处或直肠腹膜反折平面、肛管上 6～8cm 或肛直肠环之上的直肠，随后逐渐向下套入，套叠头部向下进入肛管而又尚未突出肛缘，使肛管增宽称肛门内直肠套叠（图 4-11）。套叠头部脱出肛门外者称完全性直肠外脱垂。

排粪造影表现：①用力排便时，直肠前和（或）后壁上出现内折，逐渐加深形成套叠；②套入部管腔变细呈漏斗状，套鞘部呈杯口状；③ ARA 异常增大，常合并直肠前突及异常会阴下降综合征、孤立性直肠溃疡综合征；④直肠阴道隔呈“一”字形变形；⑤提肛放松时，套叠征象消失。双套叠者，套鞘部表现为上下双层杯口状，较为特殊。

(3) 会阴下降综合征（descending perineum syndrome，DPS）：是指排便时会阴下降异常伴有一系列临床症状。目前，异常会阴下降的测量方法和诊断标准各异。Mahieu 等提出正常会阴下降不大于 2.0cm。Jorge 等指出排便时正常会阴下降不大于 PC 线以下 3.0cm。笔者提出排便前后正常会阴下降标准不大于 3.0cm。

排粪造影表现：①用力排便时，盆底迅速下降到 3.0cm 以上并伴一系列临床症状即可诊断；② ARA 异常增大；③常与 RMP、RI 共存，单纯 DPS 极少。将 DPS 分为三度：Ⅰ度下降 3.1～4.0cm；Ⅱ度 4.1～5.0cm；Ⅲ度＞5.1cm。

(4) 直肠前突（rectocele，RC）：女性多见，多为直肠前下壁向阴道突出。直肠后壁向后突出称为直

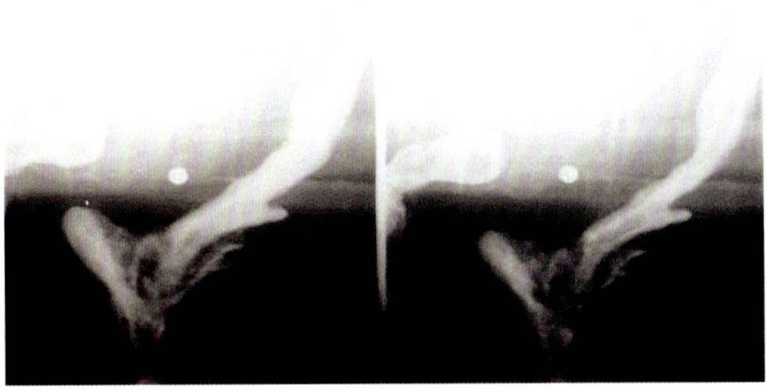

▲ 图 4-10　直肠黏膜脱垂

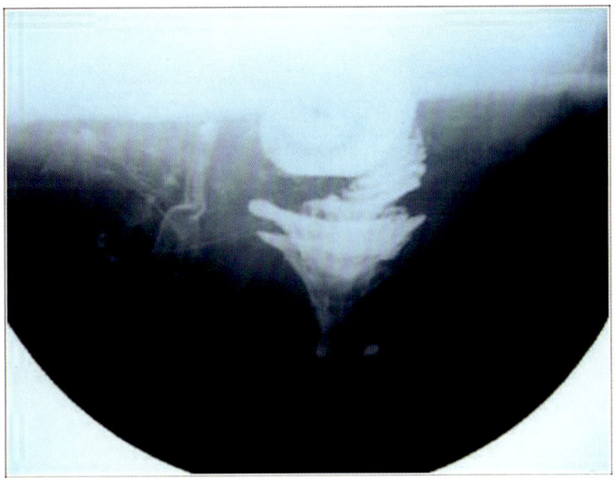

▲ 图 4-11　直肠全层内脱垂

肠后突，较少见。女性正常直肠前壁只有直肠阴道隔支持，并与阴道分开，当盆底及直肠阴道隔松弛时，直肠前壁向前突出。病因尚不清楚，与老年结缔组织松弛、多产妇、分娩时阴道撕裂、排便习惯不良、会阴部松弛及便秘导致腹内压增高有关。

排粪造影表现：①排便时，直肠前壁向前或直肠后壁向后呈囊袋样突出，边缘光滑，排便末囊内仍有钡糊充盈（图 4-12）；②直肠前壁向阴道内突出使相应部位的直肠阴道隔被推压、变形；③单纯直肠前突，排便时 ARA 减小，合并直肠黏膜垂或直肠套叠时，ARA 往往异常增大；④提肛放松时，前突明显变小或消失。根据直肠前壁最远一点至估计直肠正常轮廓间的距离来测量突出的程度分为三度：Ⅰ度突出深度≤1.5cm；Ⅱ度为 1.6～3.0cm；Ⅲ度为≥3.1cm。

(5) 盆底痉挛综合征（spastic pelvic floor syndrome，SPFS）：又称耻骨直肠肌压迹加深、耻骨直肠肌综合征、出口综合征、肛直肠共济失调及会阴固定等，

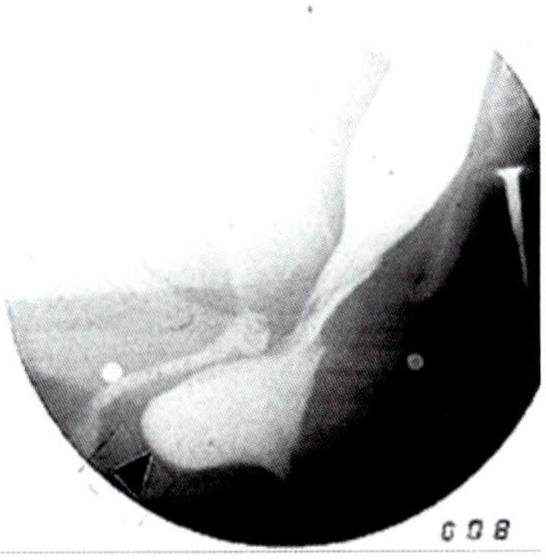

▲ 图 4-12　直肠前突

为盆底肌肉一种功能性疾病。

排粪造影表现：①排便时 ARA 不增大，仍保持原来角度或更小；②耻骨直肠肌压迹不但不变浅，反而加深；③肛管开放差，钡剂排出缓慢，似挤牙膏（图 4-13）；④盆底水平无下移，似乎有上移，提示此种肌肉痉挛似乎是以耻骨直肠肌为主；⑤如合并直肠前突时即出现“鹅征”（图 4-14），宛如一只在水中游泳的鹅。前突似鹅头，肛管似鹅嘴，受痉挛变细的直肠远段似鹅颈，直肠近段及乙状结肠似鹅身尾。

(6) 孤立性直肠溃疡综合征（solitary rectal ulcer syndrome，SRUS）：SRUS 是一种非特异性良性疾病，其特征性的组织学改变为肛缘上 6cm 直肠前壁黏膜溃疡或息肉样病变。多数学者认为 SRUS 与肛直肠功能性疾病往往并存。并认为 SRUS 是直肠内脱垂和直肠脱垂的特殊状态。排粪造影时发现直肠黏膜脱垂、直肠套叠、盆底痉挛综合征及会阴下降综合征等，应注意有无 SRUS 存在，建议临床内窥镜检查。

(7) 大便失禁（incontinent）：大便失禁是指大便不能控制而排出。大便失禁多见于年龄较大的经产妇。由创伤，尤其分娩，感染、放疗或恶性肿瘤等累及肛门内外括约肌所致。长期过度用力排便，引起阴部神经病损，导致肛直肠感觉丧失及括约肌运动力减弱或消失。排粪造影表现肛管扩开，直肠呈一狭管状，仅能容纳少量钡剂。排便前和排便时 ARA 异常增加伴异常会阴下降。排粪造影有助于判定大便失禁患者的手术效果和制订治疗计划。

(8) 直肠壁僵硬：Mahieu 等报道 132 例排粪造影患者中发现 2 例直肠壁僵硬，可能为全身性疾病如硬皮病及皮肌炎在直肠上的表现。直肠局部注射硬化

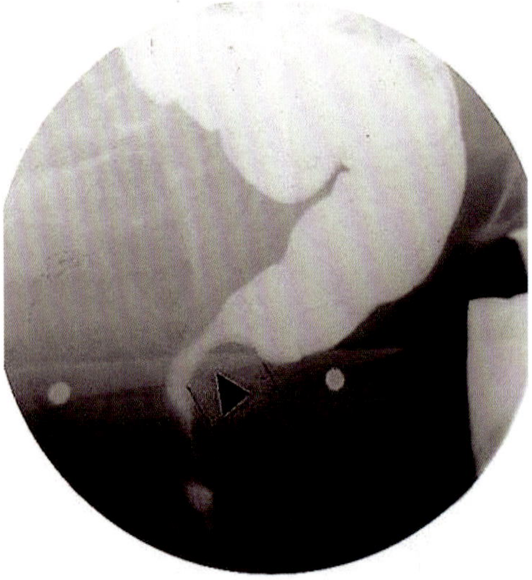

▲ 图 4-13　盆底肌痉挛综合征

剂或痔科医师用药过量或注射过深，亦可能引起直肠壁僵硬。

(9) 多发性硬化：便秘是多发性硬化的一个常见症状，发生于43%～54%患者。Gill等报道11例多发性硬化的排粪造影表现：10例有盆底痉挛综合征，5例直肠不排空，其余直肠排空不全。其中3例发展为直肠套叠，2例发展为侧后壁突出。多发性硬化是一种原因不明的进行性神经性疾病。特征是中枢神经系统脱髓鞘性病变。在肛直肠表现为功能紊乱导致出口梗阻。排粪造影对诊断多发性硬化引起的排便障碍很有价值，它可排除其他病因，确定治疗方案。

(10) 会阴疝（perineal herniation）：会阴疝是指患者用力排便时，部分或全部直肠通过肛提肌缺损处向下脱出或疝出。Poon等报道37例会阴疝，5例手术证实有不同程度的提肛肌缺损和萎缩。排粪造影表现为用力排便时，肛直肠交接处上方充盈的部分直肠或全部直肠向前下通过肛提肌缺损处则可诊断会阴疝。会阴缺损可能与儿童出生时的损伤或长期用力摒便，盆底过度伸长使肛提肌变弱或萎缩有关。会阴疝的患者不伴有直肠前脱垂，可能与肛提肌过于薄弱有关。当腹压升高时，用力向下引起会阴疝，而不是向前形成直肠前脱垂。会阴疝与直肠前突的区别在于突出处的直肠阴道隔无推压变形，亦无Douglas陷凹的异常下移。

(11) 肠疝：肠疝（enterocele）是指腹膜囊向下疝入阴道和直肠之间或衬有腹膜的疝囊进入直肠膀胱陷窝或直肠子宫陷窝（Douglas陷窝）内低于阴道上

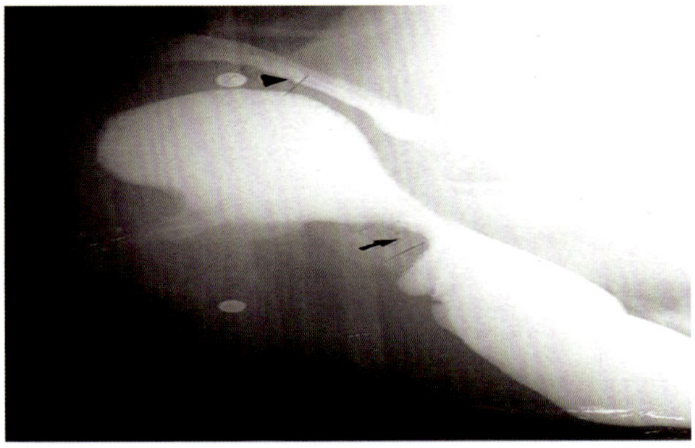

▲ 图 4-14　SPFS 合并直肠前突时出现的“鹅征”

1/3水平。疝的内容物有小肠、乙状结肠、网膜、子宫或附件等。女性多见，最常见的为小肠疝和乙状结肠疝。最突出的临床症状是直立时背痛，直肠有一种压迫或牵拉感，仰卧时症状缓解。任何的盆部手术，如子宫切除术或尿道固定术等都会改变正常阴道轴的水平和牵拉阴道前移，陷窝撇开和离开的阴道易受损而易形成肠疝。

排粪造影表现为用力排便时，疝入的内容物使直肠阴道隔及直肠和阴道之间的间隙分离、增宽（图4-15）。小肠襻亦可疝入到直肠前壁，甚至突出于肛管类似部分直肠外脱垂。乙状结肠疝入时，可能酷似部分直肠前突或小肠疝。因此，有时要明确区别是小肠疝或乙状结肠疝有困难。目前文献报道肠疝诊断标准各异。卢任华等提出用力排便时，小肠或乙状结肠低于耻尾线（耻骨联合下缘至尾骨尖的连线）以下即可诊断。Agachan等根据用力排便时乙状结肠襻最下缘下降的程度将乙状结肠分为三度：Ⅰ度为盆腔内乙状结肠襻未下降至耻尾线以下；Ⅱ度为乙状结肠在耻尾线以下，但在坐骨尾骨连线（坐尾线）以上；Ⅲ度为乙状结肠襻下降至坐尾线以下。Kelvin等提出用力向下摒便直肠排空后期，阴道上段与邻近直肠分离达2.0cm或2.0cm以上诊断肠疝。

（三）盆腔四重造影

排粪造影对于识别直肠内脱垂和直肠前突颇有价值，但不能显示腹膜轮廓，难以识别肠疝、会阴疝、坐骨疝等罕见盆底疝；不易识别用力排便时出现的直肠套叠。1980年，Gullmo运用腹腔造影技术，通过将阳性造影剂直接注入腹腔显示盆底腹膜轮廓及疝囊诊断各类疝。1996年，国内学者张胜本等应用排粪造影加盆腔造影技术，了解有无盆底腹膜下降，同时鉴别直肠内脱垂和全层套叠。刘宝华等在

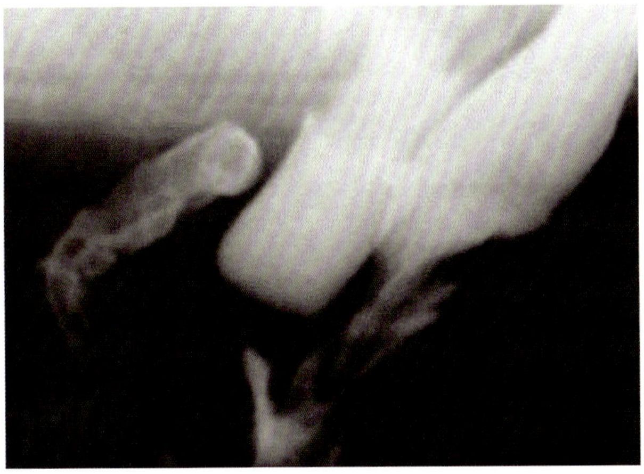

▲ 图 4–15 盆底疝（直肠间隔型腹膜疝）

此基础上采用了排粪造影同时行盆腔、阴道及膀胱四重同步造影方法，对女性出口梗阻型便秘患者盆腔器官进行了较为整体的形态及动力学研究，通过对照研究发现出口梗阻型便秘可引起盆底腹膜及盆腔泌尿、女性生殖器官一系列形态、位置改变，同时，这些变化又影响了排便功能，加重便秘症状，多重同步造影诊断的阳性率高，而且对盆底疝、膀胱及子宫、阴道脱出等隐匿疾病提供了形象客观的诊断依据，有助于选择正确合理的治疗方式。

1. 技术简介

四重同步造影包括盆腔造影、女性阴道内放置浸钡标志物、结合排尿膀胱造影和排粪造影。长期便秘患者，特别是合并有泌尿系或妇科症状者，四重同步造影是其适应证，其禁忌证为碘过敏试验阳性。多重同步造影主要的检查仪器有带电视遥控并可快速点片的胃肠 X 线机，特制的排便桶以盛放排出的钡剂，检查试剂主要有注入肛直肠内的阳性造影剂稠钡糊，注入腹盆腔的非离子型碘造影剂欧乃派克（Omnipaque，300mgI/ml），注入膀胱的离子型造影剂泛影葡胺等。

2. 诊断价值

出口梗阻型便秘可引起盆底腹膜及盆腔各器官的形态、位置改变，其发生原因可能与长期不良的排便习惯，如长时间用力摒便，分娩及盆腔、腹部手术引起的盆底神经肌肉损伤，盆底松弛等诸多危险因素有关。而这些形态、位置变化反过来又直接或间接地作用于肛管、直肠末端，造成排便出口处的阻塞，加重便秘的症状。盆底疝、膀胱脱出都是在用力排便排尿时出现，静息相并不存在，排便终末消失，而且其位置、体积及下降程度随着充盈钡剂直肠的不断排空而增大，这也说明出口梗阻型便秘患者用力排便诱发并加重了盆底腹膜及盆腔脏器的下降，另外盆部的容量有限，直肠、盆底腹膜及其他器官被迫竞争同一个向下移位的解剖空间，互相制约。而在“狭小”的盆底空间内，出口梗阻型便秘伴发的泌尿、女性生殖器官位置及盆底腹膜的形态改变势必扰乱正常的盆底结构和毗邻关系，直接或间接地作用于肛直肠，加重便秘的症状，并引发排便排尿功能障碍。

出口梗阻型便秘在排便过程中伴发的泌尿、女性生殖系器官及盆底腹膜的形态改变，可以单独存在，也可以多个同时并存，而且相互之间有支撑和外压的作用（正负两方面的影响）。多重同步造影可发现盆底疝压迫直肠前壁或直肠前突的颈部，脱垂的膀胱压迫阴道前壁使其成为水平状，后倒的子宫压迫直肠前壁形成弧形凹陷等特征性改变（图 4–16），在盆腔这个“有机”的整体内，每一个器官的位置变化势必会造成毗邻器官形态和功能的改变，它们互相影响，形成连锁反应。而受压的器官相应地起到了一定的支撑作用（图 4–17）。正如 Hock 描述的那样：膀胱脱出压迫阴道前壁致阴道脱垂，或者阴道后疝压迫直肠前突的颈部并推动直肠向下方穿过功能不全的肛管括约肌向外脱垂，直肠前突支撑和阻挡膀胱三角区疝。

通过向腹盆腔内注入阳性造影剂，显示盆底腹膜及 Douglas 陷窝的形态，在用力排便过程中直肠阴道隔异常增宽或 Douglas 陷窝加深，盆底腹膜异常下降，提示了盆底疝存在，国外学者根据疝入的部位，将其盆底腹膜疝分为直肠型、间隔型和阴道型盆底疝三种类型。直肠型盆底疝见于直肠全层内脱垂，也称为即直肠壁内疝（图 4–18），四重造影见直肠前壁的浆膜层 – 盆底腹膜的一部分随套入部一起下降形成的浆膜环袋，构成了直肠壁内疝的疝囊。间隔型盆底疝在多重同步造影中见造影剂充盈阴道间隔（图 4–15），用力排便时可抵达会阴体部，有时突入阴道后壁，形成临床所称的阴道腹膜疝（图 4–19）。阴道型盆底疝多重同步造影见充盈于子宫膀胱陷凹的造影剂疝入阴道内，临床检查易被错认为阴道脱垂。疝囊内大多充填造影剂，若疝囊内显示肠管形态则为肠疝，根据疝入的内容物可分为肠疝、乙状结肠疝等。当出口梗阻型便秘患者伴发盆底疝时，疝内容物势必压迫直肠末端或肛管前壁，如果合并

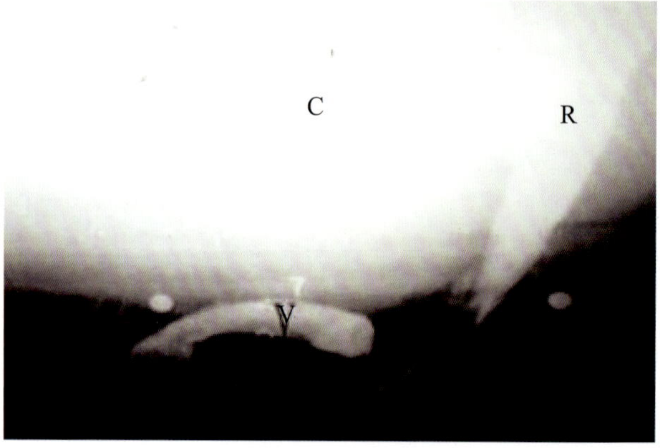

▲ 图 4-16　子宫后倒

V. 阴道；R. 直肠

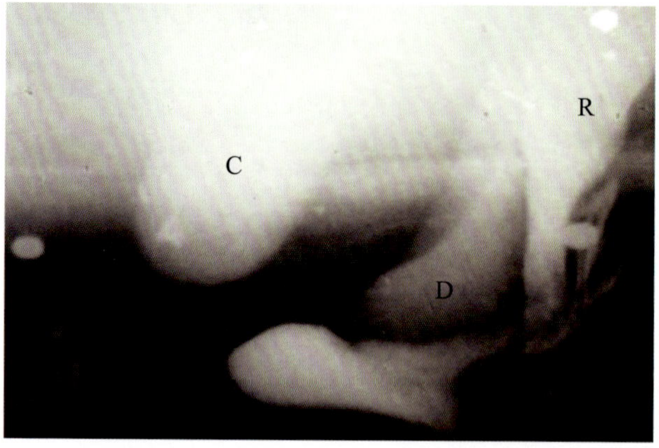

▲ 图 4-17　疝囊底部压迫直肠前突的颈部

C. 膀胱；R. 直肠；V. 阴道；D. 间隔型盆底疝

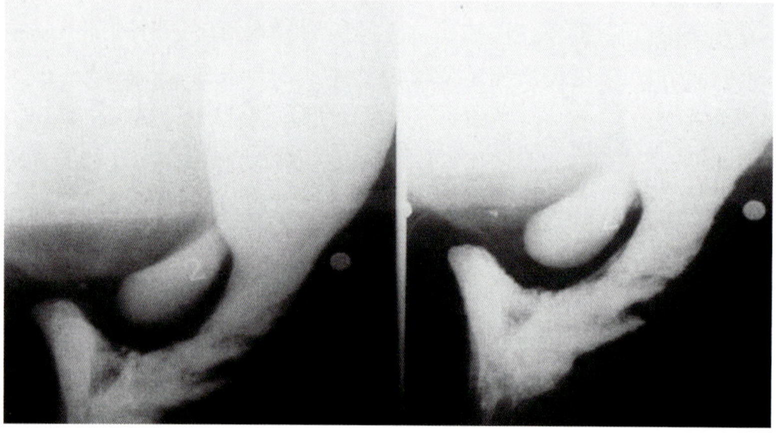

◀ 图 4-18　直肠型腹膜疝

肠疝，肠管的扭曲或成角均可造成粪便排出障碍，加重出口梗阻型便秘的症状。

通过向阴道内注入阳性造影剂或阴道内放置浸钡标志物，显示阴道周壁，避免了阴道腔的膨胀，显示其真实的变形或脱垂，使子宫脱垂、子宫后倒及阴道型盆底疝的诊断更形象直观。女性患者子宫后倒压迫直肠下段或肛管上口的直肠前壁，形成一个弧形的压迹（图 4-19），此时愈用力排便，向下的腹内压使后倒的子宫将直肠向骶尾部压迫愈紧，直肠内容物愈难通过，造成梗阻性排便。

排粪造影同时作膀胱排尿造影检查，不仅可以发现膀胱下垂、脱出（图 4-20），而且可观察排尿前后膀胱后角的变化，进行排尿动态研究，可对梗阻性排便的同时合并排尿障碍症状这一现象有一个辨证的认识。出口梗阻型便秘患者，特别是经产妇，用力排便及分娩造成的盆底神经肌肉损伤引起盆底松弛、盆底脱垂，可导致膀胱或尿道经阴道前壁脱垂或膨出。脱垂引起压力性尿失禁的机制尚存在争议。人们普遍认为：正常情况下，作用于膀胱和尿道的腹内压力是相等的，只有当膀胱颈下降到盆底以下，腹内压对尿道作用减弱，膀胱内压大于尿道内压并失去对抗作用，才引起压力性尿失禁。同时膀胱脱出又间接地作用于肛管及直肠末端，构成了排便出口处阻塞的肠外因素，加重了便秘症状。

（四）磁共振排粪造影

磁共振排粪造影可以提供正确、可靠的盆底动态图像，了解盆腔器官、组织结构。优点是 X 线排粪造影对患者有辐射风险，不足是患者仰卧位，无法模拟正常人体排便姿势。随着 MRI 技术的进一步发展，未来 MRI 排粪造影的应用将更加广泛。排粪造影在直肠排空及显示结构异常方面优于 MRI 排粪造影，MRI 排粪造影会低估患者盆底疾患的严重程度，特别对于无法排空的患者。

Pilkington 等认为在诊断直肠前突，常规排粪造影与 MRI 排粪造影效果相当。但对于直肠前突中的造影剂排空诊断，排粪造影优于 MRI 排粪造影，主

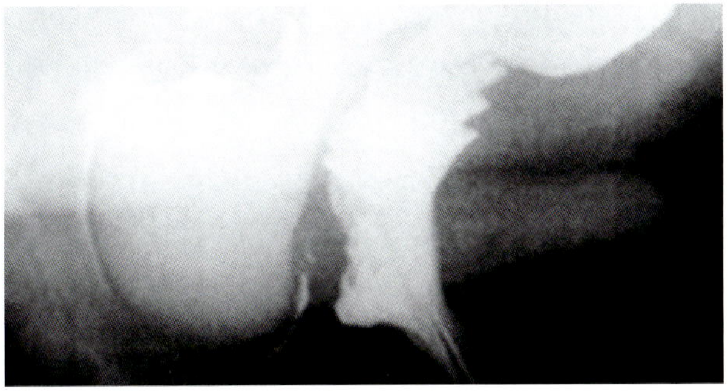

▲ 图 4–19　阴道型腹膜疝

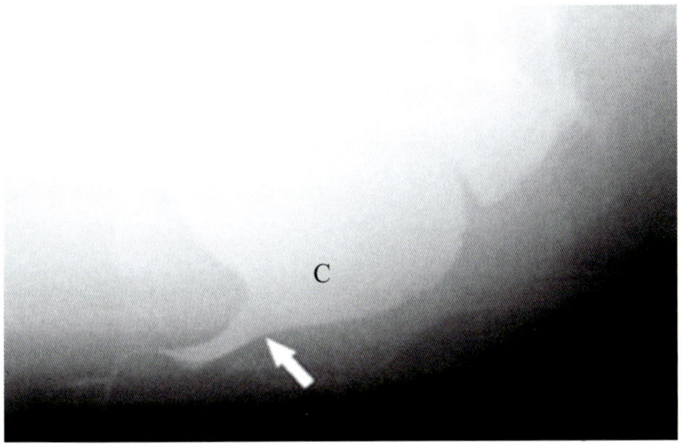

▲ 图 4–20　膀胱脱垂

C. 膀胱

要在于 MRI 排粪造影患者直肠排空比例低，主要是 MRI 排粪造影患者是仰卧位，非生理的检查体位。此外，关于前突深度的测量，常规排粪造影与 MRI 排粪造影相差约 2.6cm，这种差别有临床意义。所以，不能用 MRI 排粪造影评价前突程度。

排粪造影用于诊断直肠内套叠和直肠黏膜脱垂的影漏诊率约为 8%，而 MRI 排粪造影漏诊率达 31%。另外，MRI 排粪造影不能很好地评估直肠的套叠程度。在 Pilkington 等检查的病例中仅发现 7 例，而 MRI 排粪造影漏诊 3 例，40%～50% 内套叠并发小肠疝患者被漏诊。肛直角在排粪造影各期的变化方面，MRI 排粪造影诊断效果与常规排粪造影相当。

五、PET/CT 的结直肠成像

PET/CT 是整合了 PET（功能代谢显像）和 CT（解剖结构显像）的功能分子影像技术，使 PET 的功能显像与螺旋 CT 的精细结构显像两种最高档显像技术的优点融于一体，形成优势互补，可以在一次检查得到患者同一解剖部位的功能和解剖图像，既可准确地对病灶进行定性，又能准确定位，其诊断性能及临床实用价值更高。

正电子发射层析术（positron emission tomography，PET）是利用正电子核素标志物示踪显示活体内的生物活动的影像技术，可利用特征性的药物来反映疾病的分子生化改变。把需要研究的分子标记上特定的核素注入体内，再使用特殊的探测成像设备，就可以在体外无创伤、定量、动态地观察这些物质进入人体后的生理、生化变化，从分子水平洞察代谢物或药物在正常人或患者体内的活动。药物的特征性是利用 PET 进行医疗诊断的关键。

（一）肿瘤 PET 成像原理

肿瘤的恶性行为与其代谢特性密切相关，将正电子核素如 ^{11}C、^{13}N、^{15}O 或 H 的类似物 ^{18}F 标记到生物活性物质上后参与其代谢，就可用 PET 获得含肿瘤的生物化学信息的影像。

恶性肿瘤的一个代谢特征是有氧葡萄糖酵解增强，^{18}F– 氟代脱氧葡萄糖（F-18 fluorodeoxyglucose，^{18}F-FDG）在结构上类似天然葡萄糖，两者可竞争结合膜转运蛋白进入细胞内，再经高活性的 6– 己糖激酶催化分别形成 6– 磷酸 –^{18}FDG 和 6– 磷酸 – 葡萄糖。由于前者既不能参与进一步的糖酵解，又难于逆转流失，即使经磷酸戊糖途径进入糖代谢旁路，速度也非常慢。所以 ^{18}F-FDG 代谢陷落成为肿瘤成像的基础。组织氧含量、局部血供和周围炎性反应可影响肿瘤摄取 ^{18}F-FDG 及其意义。

恶性肿瘤的氨基酸摄取与蛋白质合成可被碳［^{11}C］蛋氨酸、酪氨酸所表现。此外，核酸代谢、氧代谢和病灶血流灌注、缺氧情况也可由相应的正电子发射药物显示。

（二）示踪剂

如表 4–3 所示，可根据不同的研究目的选用不同药物，其中 ^{18}F-FDG 最常用。

（三）^{18}F-FDG PET/CT 显像方法

患者应禁食至少 4h，安静放松休息。静脉注射 ^{18}F-FDG（0.1～0.15mCi/kg），45～60min 后行 PET/CT 扫描，120～180min 后视前面结果的具体情况决定是否行延迟显像。

（四）^{18}F-FDG PET/CT 影像分析

1. 正常图像

脑部灰质有明显放射性摄取；心肌摄取量变异较大，决定于注入 ^{18}F-FDG 时血糖水平；肾集合系

表 4-3 肿瘤 PET 显像研究方法及其药物

方 法	药 物
糖代谢（糖酵解）	^{18}F-FDG
氨基酸摄取与蛋白质合成	^{11}C- 蛋氨酸、^{11}C- 酪氨酸、^{18}F-DOPA、^{18}F- 甲基酪氨酸
核酸代谢（DNA 复制）	^{18}F- 脱氧尿嘧啶、^{11}C- 胸腺嘧啶核苷
脂肪酸代谢	^{11}C- 乙酸盐
灌注	$^{13}NH_3$、$H_2{}^{15}O$
受体	^{18}F- 奥曲肽、^{18}F- 雌二醇、^{18}F- 孕激素
缺氧	^{18}F- 甲氧甲基硝基咪唑乙醇

FDG. 氟代脱氧葡萄糖；DOPA. 多巴

统和膀胱放射分布明显。中度摄取见于眶周、口腔、鼻咽和咽部的肌肉、黏膜和淋巴组织，还见于肝、脾及骨髓。胃肠道常有放射性分布，其中结肠肝曲、脾曲和乙状结肠处放射性分布颇为明显。给药期间肌紧张或肢体活动可导致肌肉放射性增强，皮肤放射性摄取则形成明显的体表轮廓。

2. 异常图像

高度恶性的结直肠肿瘤通常 CT 可见局部增厚甚至形成肿块，^{18}F-FDG PET 表现为局灶性异常放射浓集，恶性度低者或经有效治疗者放射性摄取稍低。可根据半定量指标肿瘤 / 非肿瘤（T/NT）比值、标准摄取值和定量指标摄取率定性肿瘤。

（五）临床应用

^{18}F-FDG PET/CT 显像在以下情况有独特的优势：①恶性肿瘤的诊断，有助于鉴别良恶性肿块和探查全身转移灶，如肺部孤立性结节的良恶性质的鉴别，纵隔淋巴结及全身远处转移提供的肿瘤的代谢情况；②病程病期的分类为制订合理的治疗方案提出依据；③肿瘤术后复发和瘢痕组织的鉴别；④肿瘤放疗后复发与放疗后坏死的鉴别；⑤肿瘤治疗如放疗和化疗前后疗效监测等；⑥对于血肿瘤标志物如 CEA、AFP、CA19–9 等持续增高的患者进行原发和全身转移灶的寻找，PET/CT 更有其独特的优势。

^{18}F-FDG PET/CT 对结直肠癌的诊断、分期及复发的判断具有优势，其灵敏度、特异度和准确性分别为 93%、97% 和 95%，对复发者分期灵敏度、特异度分别为 93%～100% 和 67%～98%。^{18}F-FDGPET/CT 比其他常规检查可探测出更多的病灶，可减少 10% 的带有根治愿望的手术。由于辐射损伤和炎性反应，治疗后短期内病灶 ^{18}F-FDG 摄取变化不能预测个体疗效，但氟［^{18}F］5– 氟尿嘧啶检查可用于疗效评价。

在方法学上，由于 FDG 在病变组织浓集多而血液清除快，有较高的靶 / 非靶比值，再加以采用全身衰减校正，图像的清晰度和分辨率有了进一步的提高，可分辨 0.5cm 大小的深部肿瘤。此外，应用 T/NT、标准摄取值和局部葡萄糖代谢率（rLGluMR）等定量指标，使方法的正确性得到保证，特别是对良恶性病变的鉴别有重要价值，虽然 ^{18}F-FDG PET 显像有上述诸多的优点，并有广泛的应用前景，但是 FDG 的摄取并非肿瘤组织所特有，也可浓集于心、脑等正常组织，而且炎症、肉样瘤、结核病变及泌尿道等也有较多的 FDG 浓集，应结合临床加以鉴别。总之，目前 ^{18}F-FDG PET 显像是最具发展前景的一种阳性核医学显像技术，相信随着临床应用经验的不断积累，PET 显像仪的进一步改进和正电子显像剂的不断发展，PET 显像对肿瘤的诊断治疗和研究是具有很大潜力的。

六、结肠血管造影及重建

经血管诊断治疗消化疾病方面的技术已经广泛应用于临床。结肠血管造影及重建是采用数字减影血管造影（digital subtraction angiography，DSA）技术，选择性对肠系膜上动脉、肠系膜下动脉造影，通过 DSA 图像，了解结直肠肿瘤类型和侵犯深度，为不明原因的下消化道出血和结肠炎症性等疾病的诊断治疗提供一定参考。血管造影与其他方法比较，有以下特点：①血管造影是利用结直肠疾病所发生的血管异常图像，对疾病进行判定。如癌症是基于肿瘤新生血管，肿瘤染色等血运改变进行诊断。②该方法可以诊断治疗一次完成。③血管造影的灵敏度比其他方法高，如对早期肿瘤的诊断。④该方法属于微创检查，患者依从性好。

（一）结直肠血管造影的主要适应证

1. 不明原因的下消化道出血。

2. 消化道肿瘤的栓塞或局部灌注化疗前的病情判断。

3. 结直肠炎症性疾病（溃疡性结肠炎、Crohn 病）

经血管介入治疗前的病情判断和介入治疗。

4. 消化道肿瘤外科手术前，判定病变恶性程度，血供及静脉引流情况，评估预后和转移，为手术或手术时机提供依据。

5. 观察治疗后的效果。

6. 疑为血管内血栓，如肠系膜动、静脉血栓等。

（二）造影方法

1. 造影检查前准备

行血管造影检查和介入治疗的患者，术前生命体征平稳。同时进行血常规、凝血功能检查，要求血红蛋白≥60g/L，凝血酶原时间≤18s。术前禁食，肌内注射 654～210mg。

2. 造影方法

根据病变部位不同，选择性插入的血管不同，见表 4–4。

表 4–4　选择性插入的血管名称

部　位	血管名称
回盲部	回结肠动脉
升结肠	右结肠动脉
横结肠	结肠中动脉
降结肠	左结肠动脉
乙状结肠	乙状结肠动脉
直肠	直肠上动脉
直肠下段和肛管	双侧髂内动脉及直肠上动脉
直肠不同部位	
• 直肠壁右侧	右侧髂内动脉
• 直肠壁左侧	左侧髂内动脉
• 直肠前、后壁或环形	双侧髂内动脉

采用 Seldinger 技术常规穿刺患者右侧或左侧股动脉，用 4～5F 鞘进入股动脉后，换用 4～5FRH、Cobra、SM1 或 RLG 导管做肠系膜下动脉、肠系膜上动脉、腹腔动脉造影。首先常规腹腔动脉、肠系膜上、下动脉造影，如发现可疑出血病灶或出血病灶时，再行选择性或超选择性血管造影。为避免膀胱区造影剂积聚对 DSA 的影响，一般造影次序为先行肠系膜下动脉造影，其次行肠系膜上动脉，最后行腹腔动脉造影。造影速率及剂量采用低流速高剂量的原则，一般为 2～6ml/s，总量 10～20ml。金士毛等报道腹腔动脉和肠系膜上动脉每次注射 20ml，注射速率 8ml/s，肠系膜下动脉每次注射 8ml，注射速率 4ml/s。曝光时间包括动脉期、毛细血管期（实质期）、静脉期，取像每秒 6 帧。

王兴清等报道各种肠道疾病的灌注治疗方法：①发现出血病灶的供血动脉，超选择性将导管插入该支动脉进行灌注或栓塞治疗。②发现炎症、憩室病灶，多采用垂体后叶素灌注治疗，微泵注入垂体后叶素 6U（稀释于 20ml 无菌注射用水中），灌注速度为 0.2U/min。灌注 0.5h 后造影复查，如出血停止，还需要再持续灌注 0.5h。灌注治疗后的 1～2 天，还需要静脉滴注垂体后叶素（10U/d）。③发现血管畸形、肿瘤，超选择插管成功后，采用明胶海绵或不锈钢圈进行栓塞治疗。

（三）各种疾病的 DSA 表现

1. 正常结直肠 DSA 表现

正常肠系膜下动脉 DSA 图像：降结肠供给动脉沿管壁排列，呈枯藤状；乙状结肠和直肠上端血管丰富，呈圈网状血管丛，尤其乙状结肠和直肠交接处最明显。由于乙状结肠的纡曲走行，极易造成前后位投射的圈网状血管丛相互重叠，形成血管团，类似于肿瘤血管染色。

2. 结直肠肿瘤 DSA 表现

肿瘤血供多少不同，各自 DSA 表现也不同：①多血供肿瘤表现为供血动脉增粗并有丰富的血窦；血管结构不良则表现为粗细不均的血管丛，血管受压移位；末梢血管杵状扩张、扭曲、紊乱、僵硬、截断、成团。实质像可见肿瘤染色、血管池、血管湖、静脉早显、区域淋巴结染色。②少血供肿瘤 DSA 表现为乏血管、实质像无肿瘤染色。

王剑等报道了 8 例肿瘤的 DSA 表现：动脉期肿瘤的血管表现为粗细不等、紊乱和结节状，有血管移位、包绕、痉挛、狭窄、管壁不规则甚至断裂；实质期可见肿瘤有均匀或不均匀的斑片状较浓的染色；动脉后期或实质期可见静脉早期显影。

黄伟等报道结直肠肿瘤 DSA 可显示肿瘤独特的血管征象，了解肿瘤类型和浸润深度。①结肠肿瘤独特的血管征象：表现为肿瘤供血动脉略增粗，扭曲；肿瘤染色的形态多不规则，边缘模糊，呈毛玻璃样改变，其密度不均匀；乙状结肠远端肿瘤染色团可使血管丛变形移位。肿瘤染色团和正常血管丛形态不同：正常血管丛的血管纹路清晰，其间有不显影的正常组织；肿瘤染色团均显影，无不显影的正常组织。黄伟等还报道黏液腺癌染色率高于管状腺癌，但无统计学差异。侵犯肌层的肿瘤染色率非常显著高于局限于黏膜的肿瘤染色率（$P<0.001$）；局限于黏膜的肿瘤往往无染色。DSA 图像初步判断肿瘤侵犯深度提供了依据。

3. 下消化道出血的 DSA 表现

DSA 能明确下消化道出血部位、病因，可经导管灌注和栓塞治疗，具有十分重要的临床意义。

(1) DSA 阳性率：袁文谋等报道了各种检查方法用于诊断 110 例下消化道出血的阳性率：其中血管造影（腹腔动脉、肠系膜上动脉、肠系膜下动脉）阳性率最高，为 70%，结肠镜检查例数最多，阳性率也较高。详见表 4–5。

(2) DSA 判断消化道出血的标准：最可靠的征象是造影剂溢出血管外，当消化道出血量为 0.5～2.0ml/min 时可见造影剂的外溢，在动脉期见某一血管外旁有造影剂积聚。如果造影剂涂抹在肠道腔内的表面，可见表面黏膜影，并可随肠道蠕动而运动，并缓慢消失。

(3) 不同出血性肠疾病的 DSA 表现

① 血管畸形：动脉期可有供血动脉异常增多，末梢血管杵状不均匀增粗和扭曲；实质期可见毛细血管不规则团絮状、片状染色；少数可见静脉早期显影。

② 血管瘤：DSA 直接征象为血管瘤供血动脉增多增粗并丰富血窦，或者有快进慢出的血管瘤样改变。间接征象为动脉期病灶部位血管增多、紊乱、静脉早期显影。这些间接征象在肿瘤、动静脉畸形、憩室中均存在。

③ 平滑肌瘤：DSA 表现为动脉远端增粗，实质期染色均匀，边界清楚，无静脉早显。平滑肌肉瘤表现为远端血管增粗，实质期涂色不均匀，边界不清楚，有时可见静脉早期显影。

④ 癌或淋巴瘤：DSA 表现为动脉远端增粗，实质期染色不均匀，边界不清楚，可见病理血管。

4. 结肠炎症 DSA 表现

(1) 溃疡性结肠炎 DSA 表现：宋海洋等报道了 52 例溃疡性结肠炎（ulcerative colitis，UC）患者 DSA 表现，肠系膜动脉增粗 47 例（90.4%），毛细血管像出现肠壁浓染 51 例（98.1%），静脉像可见静脉回流浓集 49 例（94.2%），直动脉纡曲紊乱 50 例（96.2%），以及边缘动脉纡曲 8 例（15.4%）。血管造影对活动期 UC 灵敏度较高，而特异度相对较低。各段结肠血管造影检查灵敏度及特异度见表 4–6。宋海洋等认为对内科治疗效果欠佳的 UC 患者，在经肠系膜动脉药物灌注治疗前先行肠系膜上、下动脉造影，分析对比患者病变部位的血管变化，为 UC 的诊断治疗提供一定参考。

朱晓玲报道了 50 例溃疡性结肠炎的 DSA 表现，43 例见肠系膜下动脉增粗，壁支扩张，毛细血管像见肠壁染色，静脉象见静脉回流浓集现象。

(2) Crohn 病 DSA 表现：宋海洋等报到 29 例 Crohn 病患者 DSA 表现，回结肠动脉扩张，血管分支增多且纡曲紊乱，毛细血管像可见肠壁浓染。其中回结肠动脉扩张 25 例（86.2%），血管分支增多且纡曲紊乱有 26 例（89.7%），毛细血管像可见肠壁浓染有 28 例（96.6%）。宋海洋等认为对内科治疗效果欠佳的 Crohn 病患者，采用经肠系膜动脉药物灌注疗法，治疗前对患者均行肠系膜上动脉造影，分析比对其病

表 4–5 各种检查方法的阳性率

检查方法	检查例数	阳性例数	阳性率（%）
结肠镜	93	58	62.4
血管造影	20	14	70.0
全消化道钡餐	35	9	25.7
钡灌肠	32	7	21.8
肛门镜	32	11	34.3
^{99m}Tc-RBC 扫描	5	1	40.0

表 4-6　各段结肠管血管造影检查灵敏度及特异度

部　位	灵敏度（%）	特异度（%）
回肠	100.0	90.0
盲肠	93.0	56.5
升结肠	86.2	60.9
横结肠	87.8	36.4
降结肠	87.7	50.0
乙状结肠	95.6	33.3
直肠	94.1	100.0

变部位血管变化，为 Crohn 病的诊断治疗提供参考。

(3) 缺血性结肠炎 DSA 表现：DSA 检查是确诊该病的主要方法，能够明确病因，判断缺血程度，并行血管内药物灌注治疗。DSA 检查为诊断该病的金标准。刘庭等等报道了 18 例缺血性结肠炎 DSA 检查结果：7 例肠系膜动脉有不同程度的狭窄，其中 2 例可见侧支循环建立。5 例肠系膜动脉血管弓痉挛，动脉期大多不显影，肠壁血供明显减少。2 例肠系膜动脉血流速度减慢，肠壁持续染色，延迟 10s 以上才见肠系膜静脉主干显影。4 例肠系膜动脉造影未见明显异常征象。贺磊等报道 49 例缺血性肠炎的 DSA 检查结果：31 例见其主干 3～4cm 处有不同程度狭窄，动脉床末梢显影不满意；15 例左半结肠动脉床部分不显影或显影不满意；3 例距肠系膜下动脉开口 2cm 处血管中断。

七、肛门镜及结肠镜检查

随着人们生活水平的提高，以及不良饮食和生活习惯，导致结肠息肉和肠癌发病率逐渐增加。据文献报道大多数结直肠肿瘤由结直肠息肉等癌前病变进展而来，结肠镜下能够观察结直肠肿瘤的大小和形态，切除腺瘤性息肉，取活检明确结直肠肿瘤性质，因此，结肠镜在结直肠肿瘤诊断中具有重要意义，对降低结直肠癌发病率具有较大的临床价值。肛门镜在诊断距肛门 10cm 以内直肠肿瘤也具有重要意义。

（一）肛门镜检查

患者可采取膝胸位，患者两肘关节屈曲成直角，胸部尽量靠近检查台。首先指肛门指检，目的是使肛门括约肌适当放松和初步了解肛管和直肠有无病变。

肛门镜下异常改变。

1. 直肠息肉

观察息肉数目、大小、形态、有无蒂，对判断息肉类型甚为重要。如果直肠息肉直径＞2cm 恶变率增加；绒毛状息肉，常凸入和塞满肛门镜。发现息肉，均应取活检，进行病理诊断。息肉病理分为腺瘤性息肉和非腺瘤性息肉，后者分为增生性息肉和炎症性息肉，腺瘤性息肉有恶变可能。

2. 早期直肠癌

早期直肠癌是指原发肿瘤浸润深度位于黏膜和黏膜下层者。在肛门镜下，早期结直肠癌形态有隆起型和平坦型。

3. 进展期大肠癌

肛门内镜下，进展期大肠癌形态有肿块型、浸润型和溃疡性。

4. 炎症性肠病

常见溃疡性结肠炎涉及直肠病变，肛门镜下见黏膜广泛肿胀、红斑、糜烂，表面有黏液样和脓性渗出，可见细小、表浅溃疡并伴炎性息肉形成。

5. 内痔

内痔位于齿状线以上，可见紫红色肿块，表面被直肠下端黏膜覆盖。内痔脱出时，在肛门内口可见柔软的紫红色肿块。

6. 肛瘘

内口多在齿状线的肛隐窝，肛门镜下可见肛隐窝有点状的突出肉芽组织，或者见到肛瘘的内口。

（二）结肠镜检查

结肠镜可达回盲部甚至末端回肠，了解部分小肠和全结肠病变。结肠镜对大肠病变的具有诊断性意义，有助于结直肠癌、结直肠炎和结直肠息肉的早期防治，从而提高患者的生活质量。

1. 适应证

随着结肠镜的改进和普及，结肠镜检查和治疗的适应证逐渐增大，包括以下几方面。

(1) 不明原因的消化道症状：便血、大便习惯改变。

(2) 不明原因的腹部体征：腹痛、腹胀、腹部肿块、消瘦、贫血等征象。

(3) 不明原因的实验室检查结果：转移性腺癌，CEA、CA19-9 升高，需寻找原发病灶者。

(4) 不明原因的低位肠梗阻。

(5) 钡剂灌肠发现病变：结肠狭窄、溃疡、息肉、癌肿、憩室等病变，需进一步确诊者。

(6) 炎症性肠病的诊断和随访：溃疡性结肠炎、Crohn 病。

(7) 结直肠癌术前确诊。

(8) 息肉切除和结直肠癌术后随访。

(9) 急性下消化道出血：能够明确病因和镜下治疗。

(10) 肠套叠和肠扭转复位、扩张肠狭窄。

(11) 置入金属支架治疗直肠癌性梗阻：能有效缓解或解除患者的梗阻症状，该方法操作简单、术后并发症少，提高患者的生活质量，提高直肠癌切除率。

(12) 结肠镜在早期结肠癌腹腔镜手术中定位：可提高腹腔镜结肠癌手术的准确性。

(13) 结直肠肿瘤普查。

2. 禁忌证

结肠较长，弯曲较多，检查技术要求也较高，为了防止出现操作并发症，应严格掌握适应证，避免给患者造成不应有的损伤。结肠镜的禁忌证如下。

(1) 肛门和直肠严重狭窄。

(2) 急性重度肠炎、急性细菌性痢疾、急性重度溃疡性结肠炎。

(3) 疑有急性弥漫性腹膜炎、腹腔脏器穿孔。

(4) 多次腹腔手术，疑有腹内广泛粘连。

(5) 大量腹腔积液。

(6) 妊娠期女性。

(7) 严重心肺功能不全，精神失常及昏迷患者。

3. 检查前的准备

(1) 肠道清洁度分级和清洁范围分度标准：良好的肠道准备是结肠镜检查与镜下治疗必要前提条件。肠道清洁度分为 4 级（表 4–7），肠道清洁范围分为 4 度（表 4–8）。

(2) 肠道准备注意事项：①行结肠镜下治疗时，对肠道清洁度要求高，有利于寻找肠道病变。②行结肠镜下息肉电切术时，因为甘露醇可在大肠内被细菌分解产生氢气，是可燃气体，在行高频电凝术时，可引起爆炸，故应避免用甘露醇行肠道准备。③疑有肠道病变较大，导致部全性肠梗阻时，可选择清洁灌肠，避免加重肠梗阻症状。④对于急性下消化道出血患者，酌情采用清洁灌肠的方法；如果出血部位位于乙状结肠和直肠，可不行肠道准备。

表 4–7　肠道清洁度分级

级　别	肠道清洁程度
Ⅰ	结直肠黏膜暴露良好，肠道内少量清亮粪水
Ⅱ	结直肠黏膜大部分暴露良好，肠道内较多粪水，粪水中有少量粪渣
Ⅲ	结直肠黏膜显露欠佳，肠道内大量粪水，较多粪渣
Ⅳ	肠道内粪渣多，无法观察，被迫中断检查

表 4–8　肠道清洁范围分度标准

分　度	肠道清洁范围
Ⅰ	乙状结肠以下肠道无粪渣
Ⅱ	降结肠以下肠道无粪渣
Ⅲ	横结肠以下肠道无粪渣
Ⅳ	全结肠无粪渣

(3) 肠道准备方法

① 传统清洁灌肠或肠道清洗机灌肠：将一定量的液体经肛门由直肠灌入结肠，以帮助患者排气排便。清洁灌肠具有操作简便、患者痛苦小等特点。清洁灌肠清洁度和清洁范围受灌肠方法、体位、肛管插管的深度、灌肠的压力等因素的影响。肠道清洗机灌肠效果较好，不受上述因素影响。

② 复方聚乙二醇电解质散：主要成分聚是乙二醇 4000，是一长键高分子化合物，可通过氢链固定肠腔中的水分子，增加粪便的含水量，提高肠腔内渗透压，引起腹泻。与其他导泻剂相比，不影响电解质平衡，可用于电解质紊乱，心、肝、肾功能不全者，以及老年人和儿童。另外，聚乙二醇电解质散在消化道内不被细菌代谢，不影响脂溶性维生素的吸收，不产生爆炸性气体，不影响术中电治疗操作。复方聚乙二醇电解质散是目前国内外常用的肠道准备方法。

③ 甘露醇：将甘露醇 250ml 于检查前 3～4h 服用，15～20min 服完，再配合饮水或 5% 葡萄糖氯化钠注射液口服约 2000ml，直至排出水样便。甘露醇在肠腔内被细菌分解产生爆炸性气体，不能用于高凝电切术。同时甘露醇具有强脱水作用，可造成水、

电解质紊乱。甘露醇做肠道准备的严重不良反应还有肠梗阻、肠穿孔、急性肾衰竭。

4. 检查方法

(1) 国内多采用无 X 线透视下，双人操作检查，亦可单人操作。

(2) 患者穿上带空洞的检查裤，取左侧卧位，双腿屈曲。

(3) 助手将肠镜前端涂上硅油，不损坏肠镜前部橡胶外皮。嘱患者张口呼吸，放松肛门括约肌，以右手示指按压镜头，滑入肛门。目前，多采用静脉麻醉下的结肠镜检查，检查过程中，患者无腹胀和疼痛等不良反应。

(4) 遵照循腔进镜原则少量注气；要适当钩拉、去弯曲直、防襻、解襻；特别注意抽吸气体，能够使肠管缩短；在脾曲、肝曲处适当钩拉、旋镜，有时改变患者体位，以利于减少转弯处的角度和缩短检查距离。

(5) 肠镜到达乙状结肠和横结肠时，容易结襻。助手适当按压腹部，以减少结肠镜结襻及肠管弯曲，以利检查。

(6) 回盲部有典型标志，可见到鱼口样的回盲瓣，调整结肠镜前端角度，可插入回盲瓣，观察末端 15～30cm 回肠。结肠镜到达回盲部后，内侧壁皱襞夹角处可见圆形、椭圆形漏斗状的阑尾开口，Y 字形的盲尖皱襞。

(7) 退镜时，上、下、左、右旋转结肠镜的前端，看清肠壁四周。在结肠转弯部位或未见到全周的结肠，应适当更换患者体位，也可多次进出结肠镜，重复观察。

(8) 对结直肠肿瘤应摄像、取活检进行病理学检查。

(9) 做息肉切除及止血治疗者，如果创面较大可服用止血药物，进食半流食，适当休息 3～4 天。

5. 结直肠病变的镜下表现

(1) 结肠息肉：绝大多数结肠息肉是在结肠镜下发现的，并可以同时行结肠镜下息肉切除治术。因此，结肠镜是大肠息肉最主要的诊疗手段。

① 息肉发生部位、数目、大小和形态：要注意观察息肉数目、大小、形态、有无蒂，对判断息肉类型甚为重要。检查发现息肉，均应取活检，病理诊断。翟爱军等报道接受结肠镜检查的 4800 例患者，大肠息肉的检出率为 12.3%（590/4800）。590 例共 1128 枚息肉，其中单发息肉 430 例（72.9%），多发息肉 160 例（27.1%）。大肠息肉直径＞2cm 的有 88 枚，其中有 51 枚发生了癌变，癌变率为 58%。1128 枚息肉中有 730 枚（64.7%）发生于直肠和乙状结肠。宋森涛等报道息肉与年龄的关系，多发息肉多见于 50—79 岁年龄组（$P<0.01$）；亚蒂息肉多见于 20—40 岁年龄组，40 岁以上无蒂息肉癌变发生率明显增高（$P<0.01$）。息肉的发生部位以直肠最多见（$P<0.01$）。

总之，结直肠息肉多发生在直肠和乙状结肠，单发息肉多见，大肠息肉直径＞2cm 恶变率增加；随年龄增长，多发息肉发生率呈上升趋势，年龄较大者的息肉多为无蒂息肉；绒毛状腺瘤癌变率最高。

② 息肉病理分类：分为腺瘤性息肉和非腺瘤性息肉，后者分为增生性息肉和炎症性息肉，腺瘤性息肉有恶变可能。翟爱军等报道 1128 枚息肉中 716 枚为腺瘤性息肉，占 63.5%，其中有 95 枚为癌变息肉，息肉癌变率为 8.4%（95/1128）。

(2) 早期结直肠癌：是指原发肿瘤浸润深度位于黏膜和黏膜下层者。在内镜下观察，早期结直肠癌形态有 2 个基本类型，即隆起型和平坦型。日本大肠癌研究会将早期大肠癌分为 4 种类型（表 4–9）。

表 4–9　早期结直肠癌内镜下分型

分　型	镜下表现	亚　型
Ⅰ	隆起型	有蒂型（Ⅰp）、亚蒂型（Ⅰsp）、无蒂型（Ⅰs）
Ⅱ	表面型	表面隆起型（Ⅱa）、表面平坦型（Ⅱb）、表面凹陷型（Ⅱc）、混合型（Ⅱa+Ⅱc、Ⅱb+Ⅱc、）
Ⅲ	凹陷型	—
Ⅳ	结节集族型	以侧方扩散为主，沿肠壁表层发展

(3) 进展期大肠癌：内镜下常见分型为肿块型、浸润型和溃疡性。高慧淳等报道了 98 例结直肠癌的病理类型，以腺癌为主，其中中分化腺癌占 76.5%（75/98），低分化腺癌 4.1%（4/98），黏液腺癌 3.1%（3/98）；未分化癌、印戒细胞癌及腺鳞癌、鳞癌等其他病理类型则较为少见（表 4–10）。

表 4-10 98 例结直肠癌患者病理分型

病理分型	例 数	构成比（%）
腺癌（n=82）		
• 中分化	75	76.5
• 低分化	4	4.1
• 未分化癌	3	3.1
黏液癌	3	3.1
印戒细胞癌	5	5.1
其他	8	8.2

(4) 炎症性肠病：①溃疡性结肠炎，镜下见黏膜广泛肿胀、红斑、糜烂，表面有黏液样和脓性渗出，可见细小、表浅溃疡并伴炎性息肉形成。② Crohn 病，镜下见跳跃式分布的纵形或匐行性深溃疡，常有多发大小不等的炎性息肉，周围黏膜正常或鹅卵石样增生，肠壁明显增厚，肠腔明显狭窄。贺杰等报道结肠镜是大肠炎性肠病诊断的主要方法，尽管这种肠病缺乏特异性，但结肠镜检查能准确地确定病变累及的范围、异常表现的分布及病变的严重程度。

6. 并发症

(1) 肠穿孔：在检查时或检查后短时间内，突然出现剧烈腹痛、腹胀，并有急性弥漫性腹膜炎体征，应考虑肠穿孔。X 线腹部透视可见膈下游离气体，可以明确诊断。发生肠穿孔有 4 种原因：①肠道准备欠充分，导致结肠视野不清，易顶破肠壁；②检查时过度注气，造成肠腔内压力过大，使肠壁扩张变薄而造成穿孔；③结肠镜下治疗息肉时，圈套器所套位置过于贴近肠壁或取活检时钳夹过深；④无痛肠镜检查时，被检查者处于肌张力松弛状态，容易出现肠腔内过度充气而出现撕裂穿孔。结肠镜诊疗中并发肠穿孔治疗，主要取决于患者的临床状况及有无基础的肠道疾病：①肠穿孔并发腹膜炎或有肠道基础疾病时，行手术治疗（开腹或腹腔镜）。手术方法包括行肿瘤根治性切除术后一期缝合；若为老年体质差患者，可行结肠修补加造瘘术，一般情况改善后再行二期手术。②穿孔较小，患者一般状况好时，可行内镜下钛夹将破口组织钳夹，将破口封闭。③腹痛较轻和较局限，行保守治疗（禁食水加抗生素）。

(2) 肠出血：多由插镜损伤、息肉切除后电凝止血不足、活检时多处夹取组织等引起。迟发性出血因电凝电切术后患者饮食不当，大便干结，用力排便使术后焦痂过早脱落而导致出血。黄丽韫等报道了 2439 例患者中 23 例发生了迟发性出血（0.94%），迟发性出血多发生在息肉切除后 1～6 天，平均（4.2 ± 3.1）天，平均年龄（55.4 ± 11.7）岁，息肉平均直径（7.8 ± 2.6）mm。作者认为高龄、高血压患者及盲肠升结肠有病变患者与息肉切除术后迟发性出血有显著相关性。

(3) 肠系膜裂伤：操作时动作幅度大，或者腹部手术后的患者有腹腔粘连时，易造成肠系膜裂伤。少量出血可保守治疗，大量出血至血压下降时，应剖腹探查做相应处理。

(4) 心脑血管意外：内镜检查操作时牵拉胃肠平滑肌，导致迷走神经功能亢进，引起反射性心律失常，甚至心搏骤停。高血压患者检查时，情绪紧张可加重高血压，引起脑血管意外。应立停止检查，进行抢救。

(5) 气体爆炸：常见于使用甘露醇做肠道清洁准备患者，因为甘露醇可在大肠内被细菌分解产生氢气，在行高频电凝术时，可引起爆炸。故行息肉电切时应避免使用甘露醇做肠道清洁准备。在息肉电切前反复注气，吸气 2～3 次，有助于降低肠道内可燃性气体浓度，避免发生爆炸。

（三）超声内镜

1. 概述

超声内镜（endoscopic ultrasonography，EUS）可以通过内镜直接观察消化道腔内的形态改变，能准确定位并清晰地分辨肠壁各层结构，以及周围组织器官。超声结肠镜具有结肠镜和超声功能，结肠镜尖端配有转换装置，能旋转 360°，能够观察到结直肠肿瘤侵犯的深度，判断有无淋巴结转移，了解直肠癌术后局部复发。超声内镜对结直肠癌的术前诊断、选择手术方案有重要指导意义。随着超声内镜引导下的细针穿刺术、造影剂增强超声淋巴造影术、三维腔内超声临床应用，EUS 在结直肠癌诊断和治疗中的地位日益提高。

2. 超声内镜种类

超声内镜分两种：一种是将超声探头直接固定于内镜前端，另一种是超声探头经内镜活检孔导入。根据扫描方式分为两类：一类是与内镜轴相垂直的扇形扫描 EUS，能旋转 360°，进行环形扫描，目前应用最广泛。另一类是与内镜轴相平行的线形扫描 EUS，能定向做 90°～120° 线性扫描，主要用于 EUS 引导下细针穿刺。

3. 检查方法

(1) 清洁肠道。

(2) 检查时患者左侧卧位，膝关节均屈曲。

(3) 先做指诊，了解直肠肿瘤位置和狭窄程度。肠腔狭窄者可利用端扫描探头在肿瘤下缘扫查，女性患者经阴道检查。

(4) 腔内探头涂上耦合剂后套上保护套，以免粪便污染。

(5) 旋转探头扫查直肠壁四周，查找病灶。

(6) 显示病变后行纵、横切面扫查，观察病变范围、浸润深度及周围淋巴结有无转移。

(7) 采用直接接触法、水囊法、水充盈法等方法。

4. 正常直肠图像

正常直肠壁的 EUS 图像自腔内向腔外分为 5 层，肠壁全层厚 2～4mm，不超过 5mm。第 1 层：高回声带为界面波及黏膜层；第 2 层：低回声带为黏膜肌层；第 3 层：高回声带为黏膜下层；第 4 层：低回声带为固有肌层；第 5 层：高回声带为浆膜下层及浆膜层（腹膜反折以下或肠周脂肪组织）。随着超声频率及设备性能的提高，有些机型可能显示更多层次。

5. 超声结肠镜的临床应用

(1) 结直肠癌早期诊断：能区分早期癌位于黏膜内或黏膜下层。

(2) 术前分期：超声内镜评估直肠癌 T 分期的总准确率为 80%～92%。王军等报道直肠癌 T 分期的准确率 82%，T_1～T_4 期的诊断准确率分别为 71%、70%、89%、75%。张鹤鸣等报道直肠癌 T 分期总的诊断准确率为 84.0%，其中 T_0、T_1、T_2、T_3、T_4 分别为 50.0%、83.3%、77.1%、88.2%、72.7%。研究结果提示超声内镜对 T_3 期直肠癌的诊断价值最大，对 T_0、T_2 的诊断价值则相对较小。超声肠镜有一定的局限性，主要因为肠腔内气体过多、储水不足或肠壁显示不充分导致。要达到更加准确地判断直肠癌的分期，需要结合 CT 和 MRI 影像学资料。

(3) 判断肿瘤的淋巴结转移：超声内镜下转移性淋巴结呈椭圆形或圆形的低回声结节，边界清楚，回声均匀；有时成群出现。超声内镜可准确探查出直径＞3mm 的淋巴结。Jurgensen 等报道 EUS 判断淋巴结转移准确率在 76%～93%。但是，超声内镜在 N 分期中存在不足，主要是由于内镜超声频率越高，超声波衰减越大，对肠壁周围淋巴结的观察越不清晰，或者淋巴结外形和回声强度的多样性导致超声内镜确定淋巴结癌转移有一定困难。

(4) 直肠癌的局部复发的诊断：对于直肠癌术后出现局部复发，在直肠黏膜未破坏时，普通结肠镜难以发现。超声内镜显示直肠吻合口层次不清、增厚，呈欠均质稍低回声，疑有局部复发，其灵敏度为 100%，准确性为 80%～95%。超声内镜对于直肠癌术后局部复发诊断具有重要意义。

EUS 临床评估直肠病变的可靠性存在局限：①良性腺瘤和早期的癌仅侵犯黏膜层，在超声图像上较难鉴别；②肿瘤周围的炎症改变与浸润到深层结构的改变相似，可提高分期；③肿瘤距离肛管较近，或者肿瘤靠近一个 Houston 瓣时，较难进行腔内超声检查；④对于不在换能器焦距长度内的息肉样肿瘤，或者巨大肿瘤也可出现误诊；⑤肠腔明显狭窄，妨碍准确进行超声内镜检查。

八、直肠腔内超声检查

（一）概述

经直肠腔内超声（endoluninal ultrasonography，ELUS）在 20 世纪 80 年初开始应用于临床，因为主要经直肠检查病变，又称为直肠内超声（endorectal ultrasonography，ERUS）或经直肠超声（transrectal ultrasonography，TRUS）。ELUS 采用腔内超声检查，探头紧邻病灶，对直肠病变检出率较高。能清楚显示肠壁层次，准确判断肿瘤来源、大小、范围、浸润深度，与直肠周围邻近器官关系，以及肠周有无肿大淋巴结，目前被认为是直肠癌术前分期的最准确的分期方法。因此，ELUS 有助于术前肿瘤分期及疗效评价。

（二）仪器及检查方法

ELUS 的仪配备专用经直肠腔内超声探头，频率为 5～10MHz，该探头可进行 360° 环形扫查。检查前行清洁灌肠，患者左侧卧位，先行指诊了解直肠肿块情况，将探头涂上耦合剂再外套安全套，缓慢插入直肠腔，探头前端尽可能达到肿瘤水平以上，直到清晰显示肿块后，观察肿块的位置、大小、形态，内部回声、血流、浸润深度，以及肠周淋巴结情况。

（三）正常肛管直肠声像图

1. 肛管的声像图

正常人肛管由上皮组织和周围包绕的括约肌组成，有 4 层结构。由内至外分别为：①上皮下层，高回声层；②内括约肌层，弱回声层；③纵行肌层，高回声层；④括约肌，较高回声层。

2. 直肠壁声像图

直肠壁呈 5 层结构，3 层高回声中夹杂 2 层弱回声。从内至外分别为：①黏膜层，高回声层；②黏膜肌层，弱回声层；③黏膜下层，高回声层；④固有肌层，弱回声层；⑤直肠外膜层，高回声层。

3. 内括约肌的声像图

内括约肌是直肠环肌层的延续，属平滑肌，呈均质性弱回声带。

4. 外括约肌的声像图

外括约肌属横纹肌，分皮下、浅、深 3 部分。从超声图像上难以区分 3 部分之间界限，外括约肌由两种肌纤维组成，呈较高回声带。当肛门收缩时，可见收缩运动，这也是区分内、外括约肌的方法之一（图 4–21）。

5. 耻骨直肠肌的声像图

在肛提肌平面，呈较高回声图像（图 4–22）。

（四）直肠癌腔内超声诊断

1. 声像图表现

(1) 肠壁不同程度增厚，少数呈息肉状或结节状自壁凸入腔内。

(2) 肿瘤大多数呈弱回声，少数为等回声，较大病变回声可强弱不均。

(3) 肠壁层次结构不清晰或消失，腹膜不平。

(4) 表面如出现溃疡，肿瘤表面回声增粗、增强，典型者呈“火山口”样凹陷。

(5) 增厚的肠壁内血流异常增加，血管多粗细不等、不规则。

(6) 常伴直肠周围淋巴结肿大。

(7) 术后吻合口复发。吻合口处肠壁局部增厚呈弱回声，边界不清，肠腔狭窄。

(8) 放射治疗后局部肿瘤缩小或壁变薄，回声稍增强。

2. 超声分型

(1) 息肉型：肿瘤较小，基底较窄，息肉凸出直肠腔，多见于早期癌。

(2) 隆起型：肠壁增厚，基底宽，向肠腔内隆起，与正常肠壁分界清，常不伴溃疡或伴浅溃疡。

(3) 溃疡型：肠壁不均匀增厚，肿瘤表面可见明显溃疡凹陷，病变边界清或欠清，此型最常见。

(4) 浸润型：病变范围较广，肠壁明显增厚，管腔狭窄，边界欠清晰，溃疡浅或不明显。

（五）ELUS 在直肠癌诊断中应用

ELUS 能清楚显示肠壁层次，肠周有无肿大淋巴结，显示病变与邻近脏器及盆壁的关系，是目前术

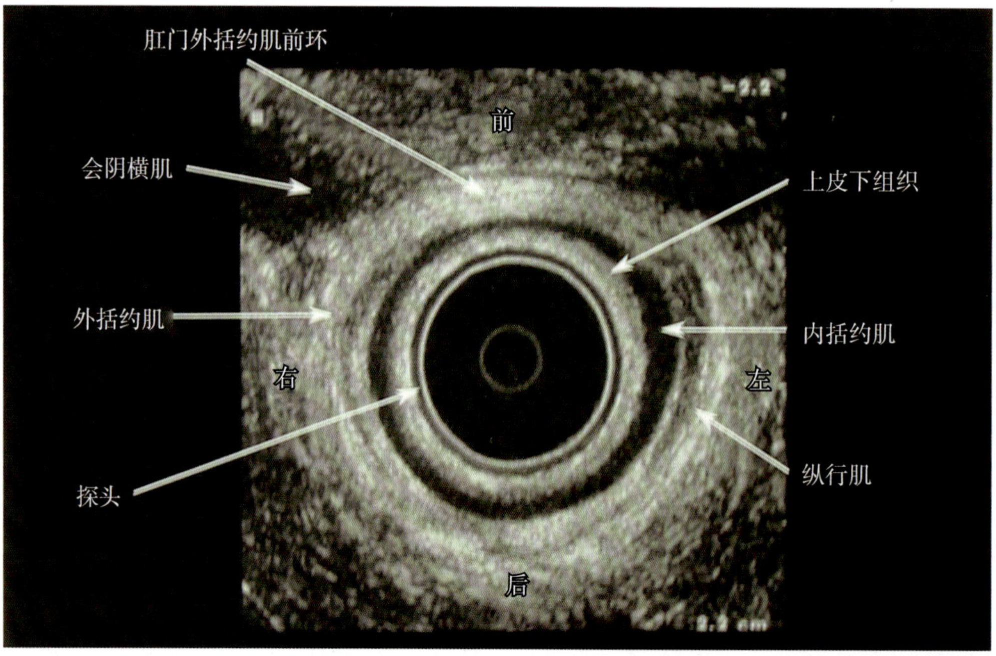

▲ 图 4–21　肛门括约肌的正常超声解剖

前分期较准确的方法。为直肠癌手术方案制订，以及是否术前行新辅助放化疗提供可靠依据。例如，如果 ELUS 诊断直肠癌为中晚期，可采用术前新辅助放疗或化疗，以提高手术切除率、降低复发率。

1. ELUS 对直肠癌浸润深度的诊断

(1) 参考 TNM 分期标准，直肠癌浸润深度分为 4 期：T_1 期，肿瘤局限于黏膜层及黏膜下层。肌层及外膜未见异常；T_2 期，肿瘤侵及肌层。黏膜层及黏膜下层消失，肌层增厚，外膜尚平整；T_3 期，肿瘤侵及浆膜或肠周脂肪组织。肠壁层次消失，壁中断不连续；T_4 期，肿瘤侵及邻近组织或脏器。肿瘤侵及壁外，与周围组织或脏器分界不清。

(2) Beynon 的分期标准：uT_0 期，直肠腺瘤，黏膜层强回声完整（图 4-23 和图 4-24）；uT_1 期，肿瘤局限于黏膜下层，表现为黏膜下层强回声带尚完整（图 4-25）；uT_2 期，肿瘤浸润固有肌层，但局限于直肠壁内，表现为黏膜下层强回声带破坏，肌层低回声增厚，浆膜和直肠周围脂肪强回声带完整（图 4-26）；uT_3 期，肿瘤累及全层并浸润到直肠周围纤维脂肪组织，表现为浆膜和直肠周围脂肪强回声中断，可见不规则低回声凸起（图 4-27）；uT_4 期，肿瘤累及周边脏器，表现为周边脏器的边缘强回声消失，与肿瘤低回声无分界（图 4-28）。

直肠腺瘤与直肠原位癌从影像学上很难区别，两者在 ELUS 分期中均为 T_0 期。目前，直肠癌术前分期影像学检查包括 CT、MRI 和 ELUS。CT 和 MRI 对直肠肠壁层次显示欠清，只对进展期直肠癌（T_3、T_4 期）的浸润深度分期准确性高，而对早期直肠癌的浸润深度分期准确性偏低，仅为 33%～80%。Bipat 等报道了一项 Meta 分析，比较 CT、MRI 和 ELUS 在直肠癌分期的作用，发现 ELUS 对固有肌层侵犯评估的特异度可达 86%，是评估直肠癌局部浸润深度的最准确的方法。Puli 等在另一项 Meta 分析中，ELUS 对于 T_1 期分期的灵敏度和特异度分别为 87.8% 和 98.3%；对于 T_2 期分期的灵敏度和特异度分别为 80.5% 和 95.6%。由此可见，ELUS 诊断早期直肠癌的特异度较高。

虽然直肠腔内超声对直肠肿瘤的良恶性诊断有

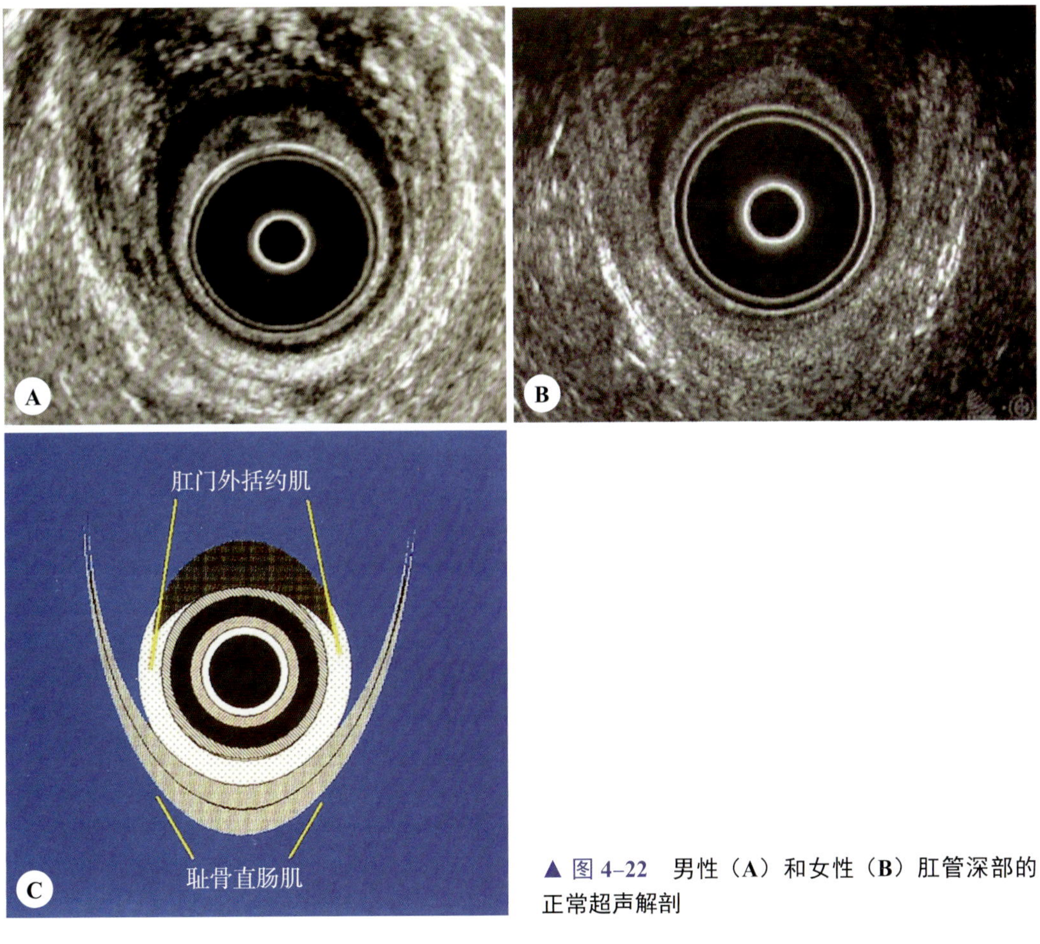

▲ 图 4-22 男性（A）和女性（B）肛管深部的正常超声解剖

一定的价值，但是直肠腔内超声也有一定局限性，如直肠腔肿瘤造成直肠明显狭窄，使探头不能进入，就无法对直肠肿瘤进行全面评估。但直肠腔内超声有诸多优点（无创伤、无辐射、操作方便、费用低、可重复性强、无痛苦），患者容易接受，为直肠肿瘤的诊断提供了一种直接、安全的辅助方法。

2. ERUS 对直肠癌肠周淋巴结转移的诊断

目前认为转移性淋巴结呈圆形低回声结构，而良性淋巴结呈强回声、边界欠清。但是，回声并非诊断直肠癌肠周淋巴结转移客观指标，单凭回声并不能可靠鉴别良恶性。因为回声受多种因素影响：淋巴结内部结构、探头频率、声束经过组织、仪器设置、检查者主观判断等。

ERUS 诊断直肠癌肠周淋巴结转移准确性低于判断浸润深度分期。Puli SR 等报道了一项 Meta 分析，研究发现转移淋巴结诊断的灵敏度及特异度仅分别为 73.2% 和 75.8%。以短径>3mm 为诊断淋巴结转移的指标。此外，淋巴结转移与肿瘤浸润深度存在相关性，Akasu 等研究发现 T_{is} 期、T_1 期、T_{1-mass} 期、T_2 期肿瘤淋巴结转移率分别为 0%、0%、22%、30%。虽然未发现直肠周围淋巴结转移，但存在淋巴结转移风险，应在术后每隔 3 个月定期复查。

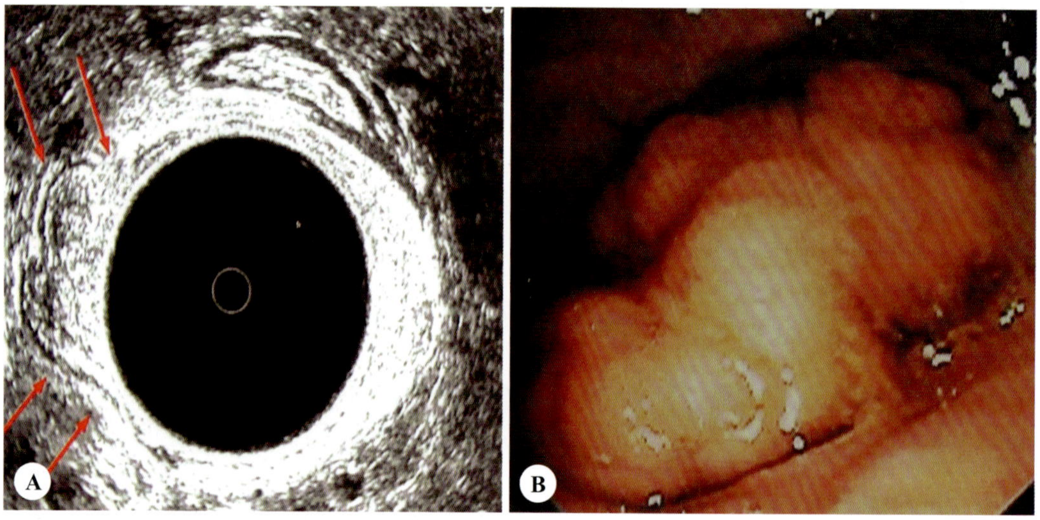

▲ 图 4-23　**uT_0 直肠肿瘤（绒毛状腺瘤）**

病变使内层弱回声层扩展并被均匀的中间强回声层包绕（箭）（A），内镜所见（B）

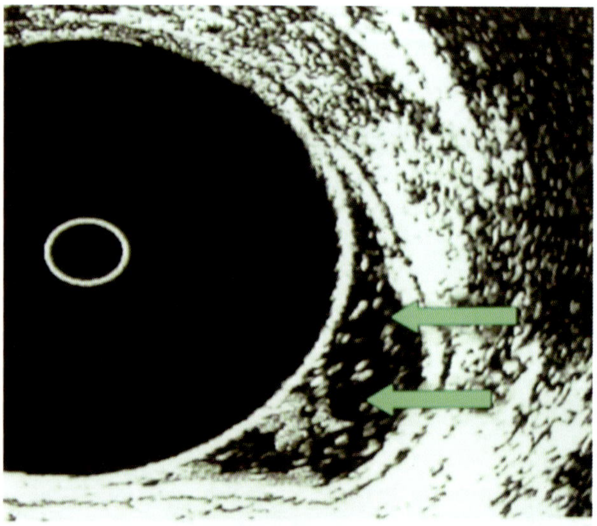

▲ 图 4-24　通过均质回声丰富的绒毛状腺瘤里存在弱回声灶（箭），识别早期侵袭性癌

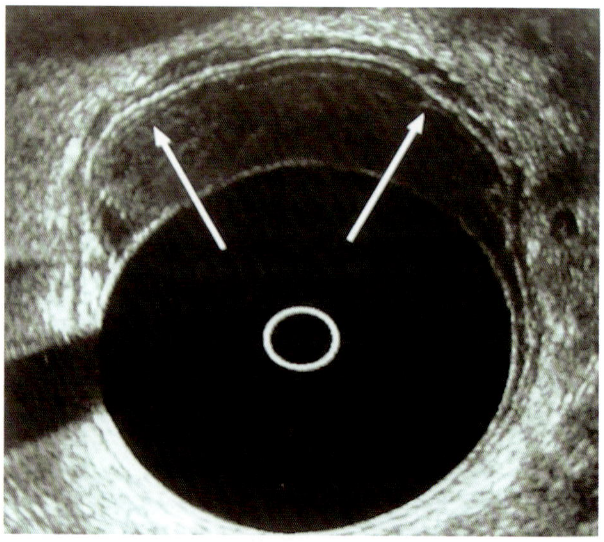

▲ 图 4-25　**uT_1 期直肠肿瘤**

病变扩展到内侧中强回声的黏膜下层（箭），并被相当于固有肌层的均质的低回声层所包绕

张春爽等报道 53 例直肠癌，病理检出淋巴结 659 枚，其中 15.78%（104/659）淋巴结发现转移性，而超声仅发现淋巴结 32 枚，其中转移性淋巴结 20 枚（62.5%）。ERUS 检出淋巴结数量远低于实际存在的淋巴结，考虑与如下原因有关：①直肠腔内探头为高频探头，穿透力较低，限制了视野，无法评价视野外淋巴结；②正常淋巴结可为等回声结节，超声难以发现；③超声难以显示<2mm 的淋巴结；④探头无法探及直肠上段肿瘤上方的淋巴结。由于可显示的淋巴结数量少，本研究超声诊断淋巴结转移的结果与病理的一致性欠佳（Kappa=0.228），但结果可能提示 ERUS 更倾向于发现转移性淋巴结（图 4-29）。

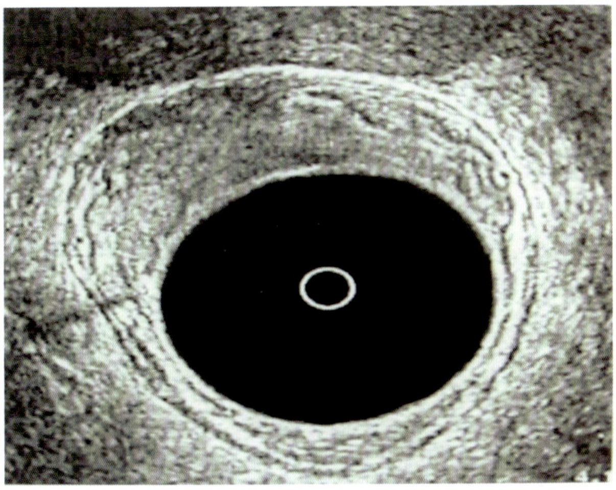

▲ **图 4-26　uT_2 期直肠肿瘤**

肿瘤侵犯固有肌层的超声诊断依据为低回声层的厚度增加。对应于直肠周围脂肪界面强回声层仍保持完整

3. 直肠癌术前放化疗后对腔内超声分期影响

放疗为治疗直肠癌重要的辅助疗法，大剂量的放疗能缩小肿瘤、降低分期、提高手术切除率，并能降低局部复发率，提高长期生存率。有关放疗后直肠癌 ELUS 诊断价值争议较多，有学者认为放疗后肿瘤组织发生变化，导致图像识别困难，ELUS 准确性明显下降；也有文献报道 ELUS 对于放疗后直肠癌分期仍是较好的方法。

放、化疗后肿瘤呈不同程度的变性坏死，癌细胞明显减少，有炎症及纤维化表现。因此，放、化疗后病变的声像图上均呈低回声，难以与肿瘤区分，易导致 ELUS 误诊，这些因素均可能导致放疗后 ELUS 准确性下降。叶卫华等对新辅助治疗组术中及术后病理标本进行观察，可见新辅助治疗后，患者照射野内组织肿胀不明显，大部分患者直肠黏膜层可见不同程度水肿，瘤体周围纤维组织增生，部分有炎性粘连，但不影响手术操作。本研究中新辅助治疗组经直肠腔内超声对 T 分期诊断总准确度为 92.11%，与对照组比较差异无统计学意义。但是，作者认为经直肠腔内超声亦可较准确评估新辅助治疗后原发病灶 T 分期，但是因本研究中新辅助治疗组病例数较少，癌肿部位、操作者经验对经直肠腔内超声评价浸润层次准确率的影响，经直肠腔内超声对直肠癌术前 T 分期准确率较高，能够为临床选择治疗方案提供可靠依据。对于行新辅助治疗的患者，应治疗过程中多次检查，才能比较客观的评价治疗效果。

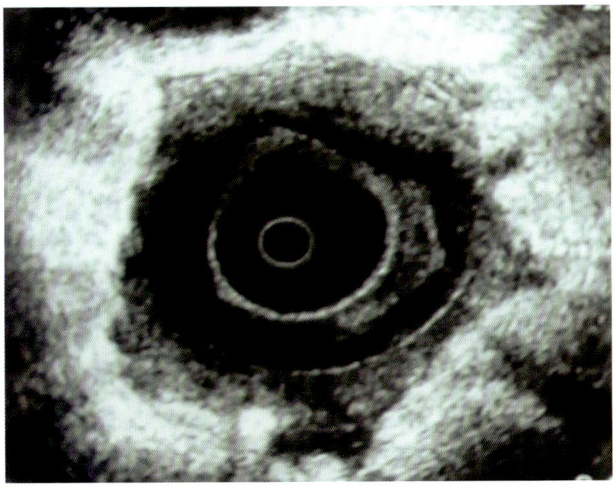

▲ **图 4-27　浸润至直肠周围脂肪（uT_3 期）的直肠肿瘤**

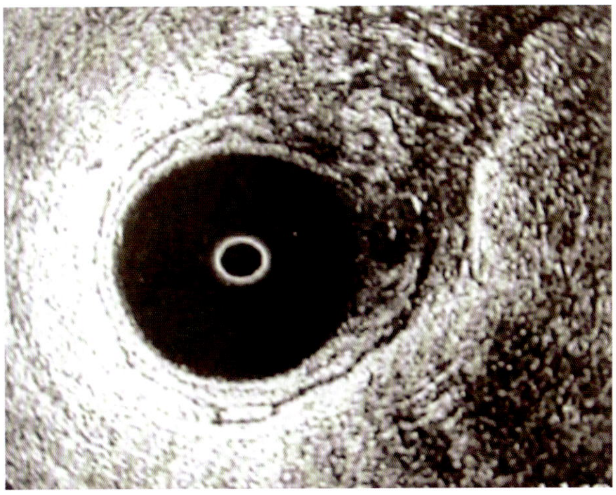

▲ **图 4-28　uT_4 期广泛性前壁直肠肿瘤**

直肠壁回声层完全被肿瘤破坏，晚期深层浸润穿透肠壁

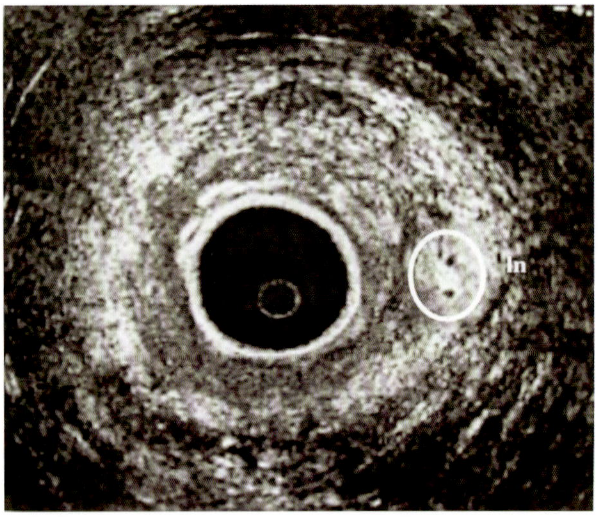

▲ 图 4-29　转移性淋巴结

原发肿瘤旁边的 2 个直径 3mm 的淋巴结（ln）超声图像，病理结果证实其中一个淋巴结中有微转移存在

九、肛门直肠压力测定

肛管直肠测压（anorectal manometry）是指利用特制的压力测定仪器，检测肛管直肠内压力和直肠肛门间存在的某些生理反射，以了解肛门直肠的功能状态。主要用于以下方面：①了解肛管、直肠及盆底肌肉的正常生理功能；②评价直肠切除术后的效果；③协助肛肠疾病的诊断；④为肛肠功能性疾病治疗方法的选择提供依据。

（一）肛管直肠的正常生理功能

1. 肛管静息压

肛管静息压是在受试者静息时测得的肛管内压力。该压力主要由内括约肌产生，占总压力的75%～85%。耻骨直肠肌和外括约肌也参与维持肛管静息压，组织学上证实它们含有 74% 的Ⅰ型肌纤维，该肌纤维不易疲劳，作用慢而持久，静息时呈持续紧张状态。Teramoto 认为内括约肌产生 85% 的肛管静息压，是一个过高的估计。肛管压力除肌带作用外，肛管周围软组织的弹性回缩力和组织充盈反射也参加该压力的形成。

2. 括约肌长度

括约肌长度（sphincter length）即肛管最高压力带的长度，也就是肛管静息压起点回到 0 时，测压探头经过的距离。综合 19 篇文献报道的 708 例，平均长度为（3.75 ± 0.85）cm。男性大于女性，因为女性肛管前壁较短，男性臀部穹隆比女性高而窄所致。

3. 肛管直肠压力差

肛管直肠压力差是肛管静息压与直肠静息压之差，为肛门自制的重要因素。直肠静息压一般低于肛管压力 3～10 倍。Poos 认为肛管与直肠壶腹部压力差至少在 2.7kPa 以上，才能防止静息状态下粪便流出。

4. 肛管最大收缩压

肛管最大收缩压主要代表外括约肌、耻骨直肠肌及盆底肌的收缩功能。肛管静息压和最大收缩压在肛管不同平面，不同侧壁压力不相等；随受试者体位变化而变化；在年龄、性别上也有差异。目前，人们一致认为，肛管近端压力前壁最低，中部平面的压力四壁相等，远端压力后壁最弱。肛管近、中、远三个部位的压力，以中部最高。因为此处恰位于内、外括约肌重叠的部位。肛管 3 个部位的压力与 Shafik 描述的外括约肌三环肌襻系统所形成的力的向量相似。Johnson 等认为坐位和立位测量肛管压力比左侧卧位更符合生理状态。结果表明，肛管静息压坐位和立位时明显增高；最大挤压力升高不明显。肛管压力在年龄、性别上的变化总趋势是一致的。随年龄增长而降低，男性高于女性。Laurberg 从组织学上观察分析，老年人肛管压力下降与盆底肌肉的去神经因素有关；女性肛管压力低，除盆底肌肉较男性弱，还与分娩引起肌肉损伤有关。

5. 直肠肛门抑制反射

直肠肛门抑制反射（rectoanalinhibitory reflex）包括抑制和收缩反射，正常人直肠适当扩张时，肛门内括约肌松弛，肛管压力下降；同时，外括约肌收缩，肛管压力上升。两者为肛门自制的重要因素。直肠被剧烈扩张时，外括约肌也转为松弛，肛管压力明显降低。此时，如直肠持续扩张，肛管压力仅轻度回升，但恢复不到静息压水平。目前，正常的直肠肛门抑制反射下降程度尚无统一标准。

6. 直肠容量

直肠容量包括直肠初感容量和最大耐受量。直肠初感容量是指引起直肠短暂感觉的最小容量，代表直肠的敏感性。直肠最大耐受最是直肠所能耐受而不排出血门的容量。此时，受试者有便急感或疼痛。Rasmussen 报道直肠初感感觉量对判别肛门自制功能优于直肠最大耐受量。综述 11 篇文献，正常的直肠初感容量为（35.15 ± 11.94）ml，最大耐受量为（199.09 ± 54.00）ml。

（二）3 种测压方法比较

综合 26 篇文献报道的肛管静息压，同时用方差分析比较了 3 种测压方法的结果（F=5.84，$P<0.01$），（表 4-11）。结果表明，应变计法和充液管法明显高于充气管法，前两者之间无差异。这是由于气体的特性所决定，气体可压缩性造成灵敏度低，压力传递过程中衰减度大，所以，充气管法测得的压力最低。应变计法是将应变片直接安装在测压管内，传感器就在“探头”内，可直接感受压力信号，将瞬间压力集合反映出来，因而测出压力最高。上述 3 种测压方法还有下述优缺点，充液管法受水温、灌注速度的影响，充气、充液管法均易受人为因素的影响，如测压管的摆动、管径大小及测压管开口的位置。充气管法的优点是易做、易用，试验中不必排出气泡。应变计法可同时测量肛管不同平面的四周压力，但易受管端应变片接触面积大小的影响，以及该部位组织性质的影响。

综合 24 篇文献报道的肛管最大收缩压结果（表 4-12），方差分析，F=3.87，$P<0.05$。表明各测量方法间有显著差异。其结果与肛管静息压结果相似点是应变计法压力最高，充气管法最低。不同点是仅应变计法明显高于充气管法（$P<0.05$），其余各组间无显著差异（$P>0.05$）对肛管最大挤压力而言，结果受测压方法影响较小。

（三）直肠切除术后肛门功能评价

1. 直肠癌低位前切除术后应用

肛管静息压和最大挤压力基本正常。Gibbons 报道即使肛管最大收缩压术后明显下降，半年后可恢复正常。说明低位前切除（low anterior resection，LAR）术后肛管压力的变化，还不至于影响排便功能。主要是 LAR 手术能完整保存内外括约肌及盆底肌肉。孙永红等报道直肠癌 LAR 术后肛管直肠静息压、直肠最大耐受容量、直肠顺应性与肛门功能呈显著性正相关；肛管最大收缩压、直肠肛门抑制反射与肛门功能无相关性。肛管最大收缩压与肛门功能无相关性原因，首先是肛管最大收缩压由肛门外括约肌、肛提肌、盆底肌的位相性收缩产生，手术本身对肛门外括约肌、肛提肌、盆底肌影响不大；其次是与肛门外括约肌受躯体神经支配有关。唐晓丹等报道 LAR 术后肛管直肠压力受到影响，而该变化与残留的肛管直肠的长度有关，残留肛管直肠越短，其功能所受的影响越大。残留肛管直肠随时间推移在逐步调节、代偿，但残留肛管直肠长度<4cm 以下者代偿不良。邓罕等报道 LAR 术后吻合口距肛

表 4-11　肛管静息压（kPa）的测定结果及各均方差

测压方法	例数	组数 +	X±SD	两均方差	
				X-6.84	X-9.01
应变计法	222	7	10.05 ± 2.37	3.21**	1.04
充液管法	463	8	9.01 ± 2.11	2.17*	
充气管法	445	11	6.84 ± 1.76		

注：*：$P<0.05$，与充气管法比较；**：$P<0.01$，与充气管法比较；+：每篇文献为一组

表 4-12　肛管最大收缩压（kPa）的测定结果及各均方差

测压方法	例数	组数 +	X±SD	两均方差	
				X-17.40	X-20.67
应变计法	196	6	26.70 ± 8.58	9.30*	6.03
充液管法	430	9	20.67 ± 5.77	3.27	
充气管法	430	9	17.40 ± 5.18		

注：*：$P<0.05$，与充气管法比较；+：每篇文献为一组

缘≤4cm患者的肛门直肠功能明显差于>4cm者。刘畅等也报到低位/超低位直肠癌切除吻合术后患者肛门功能的恢复取决于外科性肛管保留的完整性、直肠保留的长度、吻合口水平及黏膜完整性。

LAR术后的患者中，绝大多数存在直肠肛门抑制反射。Williams等观察LAR术后，直肠肛门抑制反射仍然存在。Duthie从组织学方面证实直肠壁内无感觉神经末梢。从而人们认为压力感受器位于盆底肌肉及耻骨直肠肌内。目前，直肠切除术后直肠肛门抑制反射的正常判定标准尚未统一。

肛门排便自制功能除依赖于正常感觉功能，以及括约肌的完整外，还与直肠容量有明显关系。LAR术后患者直肠感觉功能存在，最大收缩压基本正常。但是，直肠最大耐受量降低，直肠顺应性下降，临床表现大便次数明显增多。Gaston认为直肠有“贮存自制”（reservoir continence）功能，表明了直肠容量的重要性。LAR术后直肠最大耐受量降低，与下列因素有关：①吻合口狭窄限制了直肠扩张；②术后盆腔组织水肿及继发瘢痕形成，限制了直肠扩张。

2. 结肠或回肠肛管吻合术后应用

该手术包括3种手术方式：①全直肠切除、结肠肛管吻合术；②结直肠全切除、回肠肛管吻合术；③结直肠全切除、回肠储袋肛管吻合术。3种手术方式切除直肠后，肛管静息压及最大收缩压均明显低于正常人及术前，肛管压力下降主要是术中牵开器应用，以及术中扩肛造成的内外括约肌受损。但是，也有些作者报道肛管压力无明显降低。得出上述相反的结果，除受测压方法影响外，主要是手术步骤不同所致，如直肠肌鞘保留长度。结肠或回肠肛管吻合术后，肛管压力下降，特别是最大收缩压下降，临床表现为大便次数增多。肛管最大收缩压尚未下降到引起大便失禁的程度。因而，与大便失禁无关。Pappalardo指出保留肛管外括约肌及耻骨直肠肌可维持排便自制功能。Varma认为仅保留耻骨直肠肌即可形成肛管压力屏障（pressure barrier）。另外，耻骨直肠肌收缩形成肛直角及活瓣（flap valve），防止粪便漏出。

绝大多数患者在3种方式手术后，直肠肛门抑制反射未引出。但这与肛门功能好坏无关。人们对此观点是一致的。如前所述，肛门压力感受器位于盆底肌肉及耻骨直肠肌内，直肠肛门抑制反射不受直肠切除的影响。该反射未引出，可能是直肠气囊放在回肠肛管吻合口之上，耻骨直肠肌及保留的直肠肌鞘未受到扩张。在“新直肠”扩张时，部分患者肛管压力不下降，反而上升。人们认为是大脑皮层意识到直肠在扩张，同时产生一种排便“紧迫感”，肛门括约肌反射性收缩，防止粪便流出。也说明术后肛门排便功能在逐渐恢复。

直肠全切除术后肛门排便功能的维持还与“新直肠”容纳量有关。在结肠或回肠肛管吻合术后，“新直肠”容纳量减少，并且“新直肠”内压力升高。Oconuell报道行盆腔回肠储袋成形术后，“新直肠”最大耐受量及顺应性接近于正常人，明显好于单纯回肛吻合的患者。肛肠测压结果表明，“新直肠”最大耐受量、顺应性与排便次数成反比。

总之，LAR和直肠全切除术、结肠或回肠肛管吻合术后，肛管静息压和最大收缩压下降，后者尤其明显，但仍能维持排便自制功能。直肠肛门抑制反射在LAR术后大多数患者是存在的，而结肠或回肠肛管吻合术后消失。临床观察无论直肠肛门抑制反射存在与否，对肛门排便自制功能影响不大，无显著相关。直肠初感容量在直肠切除后无明显降低，而直肠最大耐受量及顺应性下降明显，并与大便次数成反比关系。总之，肛管直肠测压法，为正常人及直肠切除术后肛门功能评价提供了客观依据。

（四）肛管直肠测压在便秘诊治中应用

王李等报道便秘组患者直肠初始感觉容量、初始便意容量与对照组相比无统计学意义（$P>0.05$），而最大耐受容量明显增加（$P<0.05$）。便秘组所有患者肛管静息压、肛管收缩压均明显低于对照组（$P<0.05$）。慢传输型便秘组患者肛管静息压、肛管收缩压、咳嗽时肛管压及排便时肛管压均明显低于对照组及出口梗阻型便秘组（$P<0.05$）；而出口梗阻型便秘组患者排便时肛管压明显增高（$P<0.05$）。Czerwionka等对100例慢性功能性便秘患者进行肛门直肠测压、直肠镜检和组织学检查，结果发现肠神经细胞缺失与直肠肛门抑制反射消失有明显相关性。Karlbon等研究结果显示，慢传输型、出口梗阻型及混合型便秘患者肛管静息压、肛管收缩压差异无统计学意义，但均高于正常对照组。陈艳敏等报道功能性便秘患者直肠感知阀值增高，最大耐受量增大，肛直肠抑制反射阀值明显增高。但是，功能性便秘盆底肌功能紊乱患者存在肛门外括约肌收缩力下降、收缩持续时间缩短。

王学勤等选择 40 例结肠传输功能正常的功能性出口梗阻型便秘患者行肛肠测压和肛管肌电图测定，计算肛肠动力参数，运动指数，并与 20 例自愿受试者做对照分析。结果表明，出口梗阻型便秘患者的静息状态下内括约肌压力明显高于正常对照组（$P<0.05$）；直肠感知敏感性降低。出口梗阻型便秘组与正常对照组比较，肛管超慢波及不规律波增多，运动指数升高，自发性松弛减少；出口梗阻型便秘组 25% 肛管外括约肌出现无排便时的松弛反射，52.5% 肛肠即肌电图为矛盾性收缩。说明出口梗阻型便秘患者存在平滑肌、横纹肌、自主神经或体神经的功能障碍。

十、球囊逼出试验

球囊逼出试验（balloon expulsion test）是检查直肠排便功能的一项辅助检查，其对判断盆底肌功能和直肠感觉功能有重要意义。

（一）球囊逼出试验的原理

球囊逼出试验以充液体或气体的球囊模拟粪便测试直肠、肛管的排空能力，其对出口梗阻型便秘、大便失禁均具有诊断价值。基本原理是球囊体积的变化对直肠内排便感受器产生刺激，从而影响球囊排出时间。试验注入球囊的液体容量小，球囊排出时间会相应延长，注入液体加大，球囊排出时间就会相应缩短。球囊逼出试验球囊内充水（或空气）以 50ml 为最佳，其能充分反映试验结果。也有研究者将稀释钡剂注入球囊并联合排粪造影对球囊逼出情况进行观察，取得了良好的观察效果。

（二）球囊逼出试验的测定方法

受试者检查前 1～2 天尽量避免食用刺激性食物，保持排便通畅。在检查开始前尽可能排空粪便，必要时可行灌肠将直肠内粪便排空。检查时受试者尽量穿宽松衣服，并保持肛门周围清洁。检查人员在检查前要对受检者的病史进行了解，检查前要准备好 37℃温水，并将球囊导管在 37℃温水预热，准备好检查所需物品及排便设施。

检查应在安静、舒适的环境中进行，首先请受试者侧卧于检查床上，检查人员首先检查球囊导管是否完整无破损，然后用液状石蜡充分润滑后，将球囊置入肛门 5～10cm（约在直肠壶腹水平）。固定导管，向球囊内缓慢注入 50ml 37℃温水，注水时间要＞10s。在注水的过程中，询问患者有无便意感，刚开始引起便意时，记录注入的水量（直肠感觉阈值）。注水完毕后夹闭导管，嘱受试者采用侧卧位或习惯的排粪姿势做排便动作将球囊排出，不要对球囊做任何牵拉，以免影响检查结果，记下排出球囊所需的时间。目前认为球囊排出时间＞5min 者为阳性。若受试者无法排出 50ml 的球囊，可再注入 50ml 温水增大球囊体积，直至 200ml，若仍无法排出时亦为阳性。也可以向球囊内注入空气代替温水，进行上述检查。

（三）球囊逼出试验的结果和临床意义

直肠感觉阈值正常值为（46 ± 8）ml，凡阈值增高者应考虑慢传输型便秘和先天性巨结肠。直肠感觉阈值降低者要除外直肠炎症。直肠、肛管排空能力正常的人均在或在规定时间内排出球囊，5min 将球囊排出为球囊逼出试验阴性，表明出口功能正常；排出时间超过 5min 甚至排不出为球囊逼出试验阳性，患者可能存在出口阻塞，需要考虑耻骨直肠肌痉挛、直肠脱垂、直肠前突、会阴下降综合征等。当肛门括约肌受损时，括约功能下降或功能丧失，球囊可自行滑出肛门，或者轻微增加腹压后即可将球囊排出。大便失禁患者球囊逼出时间明显缩短，部分患者仅为 2s 左右。

用球囊逼出试验做出口梗阻型便秘的初筛检查，具有方法简便、易行的优点，但其尚不能判断引起出口梗阻的病因，还需要结合排粪造影和其他检查进一步诊断。此外，有作者认为其与测压结果发现的不协调性收缩可能不完全一致。因此，该方法仅是出口梗阻型便秘的初筛方法。

十一、肛肠肌电图

肌电图（electromyograph，EMG）是研究肌电活动的一种方法。借以判断神经肌肉系统机制及形态学变化，有助于神经肌肉系统的研究或提供临床诊断。肛肠肌电图不但可了解肛肠功能状态，而且可用于早期发现疾病、鉴别诊断和预后的判断。目前，人们利用不同的引导电极，观察肛肠肌电的变化，从而了解盆底神经和肌肉的正常生理功能，协助肛肠疾病（特别是大便失禁和肛肠功能性疾病）的诊断和治疗。评价直肠切除术后的肛门功能。

（一）常用检测指标及临床意义

英国外科研究学会（Surgical Research Society）在 1988 年的布里斯托（Bristol）会议提出，肛肠肌电图的研究有以下几种方法：①会阴肛管反射；②阴部神经终末电位潜伏期的检测；③肌纤维密度；④动作电位时程、波幅测定。前两者是判断阴部神经有无传导障碍，后两者是评价肌肉去神经支配的客观指标，但最好与前两者结合应用。

1. 会阴肛管反射

自 Rossolimo（1891 年）第一次描述以后，在一段时期内未引起人们的重视。Parks（1977 年）从组织学上证实在特发性大便失禁的患者中，肛门外括约肌和耻骨直肠肌发生去神经损伤。此后，有关会阴肛管反射（pudendoanal reflex）的研究逐渐增多。

会阴肛管反射的测量方法：患者左侧卧位、同心针电极于肛缘后外插至外括约肌表面，会阴皮肤用双极表面电极刺激，地线放置于大腿表面。利用不同刺激强度刺激肛周皮肤，每秒刺激 1 次，每次 0.1～0.2ms。综合 168 例正常人的潜伏期为（8.5 ± 0.82）ms（5～11.3ms），波幅 50～500μv。多数作者认为年龄、性别之间无明显差异。会阴肛管反射的潜伏期代表神经冲动从刺激部位至肌电位偏转所需的时间。所以，潜伏期的长短常能单独反映神经的传导功能。

盆底神经有两个来源，阴部神经和来自骶髓 3～4 运动神经的直接分支。后者支配耻骨直肠肌，前者由骶 2～4 运动神经的前支组成，支配肛门外括约肌，对维持肛门自制功能起主要作用。Percy 指出，阴部神经走行于盆底下方，易受牵拉性损伤。Henry 通过 2 例尸解，测量阴部神经从骶髓到外括约肌的长度分别为 20cm 和 28cm。因为阴部神经的传导速度为 56.3m/s，所以，理论上会阴肛管反射的潜伏期为 8.6～11.5ms（包括两个突触延搁 3ms）。因此，凡引起阴部神经损伤者均可导致会阴肛管反射的潜伏期延长。常见病因有会阴下降综合征、分娩时产伤、直肠脱垂等。Beersiek 和 Henry 先后报道神经性（特发性）大便失禁的患者阴部神经被拉长 20%～30%。Sunder Lana 认为阴部神经拉长 12% 可造成不可逆损伤。因此，会阴下降的患者避免人工扩肛术和括约肌切开术，以防大便失禁。所以，会阴肛管反射用来诊断神经性损伤，是一种简单有效的方法。

2. 阴部神经终末电位潜伏期

测量装置包括一个橡胶指套，指套顶端有两个纵形排列、间距 1cm 的金属刺激电极，直径 0.1cm；与其相距 3～4cm 的底部，有两个横形排列，间距 1.5cm 的圆形表面电极板，直径 0.5cm；地线固定于大腿表面。橡胶指套放入直肠，慢慢外拖，直至感觉到被肛门括约肌紧紧围绕。此时，肌电图机的示波器上显示出最大波幅的动作电位。然后，利用不同电压，每秒刺激 1 次，每次持续 0.1～0.2ms。潜伏期时间测量方法与会阴肛管反射相同。Laurberg 观察了 121 例正常人，正常人阴部神经终末电位潜伏期（pudendal nerve terminal motor latency，PNTML）为（2.0 ± 0.2）ms；PNTML 在女性中随年龄增加潜伏期延长，50 岁以上尤为明显，说明随年龄增加括约肌有去神经现象。Kiff 观察了 30 例大便失禁的患者，PNTML 为 3.2ms（2.0～5.4ms），显著高于正常人。Wexner 认为大便失禁者如术前 PNTML 正常，术后肛门功能恢复较好。所以，PNTML 用来预测术后效果，较肛肠测压更理想。PNTML 的临床意义与会阴肛管反射相似。除此之外，与会阴肛管反射相比，PNTML 不受神经突触延搁的影响。

神经性大便失禁仅仅用阴部神经受损来解释是否恰当，还是人们关注的问题。生理学研究表明，耻骨直肠肌在维持肛门自制功能中是最重要的因素。然而，耻骨直肠肌不属于阴部神经支配。所以，Kiff 指出神经性大便失禁是否仅由于阴部神经受损还需要进一步探讨。

3. 单根肌纤维肌电图

单根肌纤维肌电图（single fiber electromyography，SFEMG）是研究运动单位所属单根肌纤维肌电图。它的记录电极是用一根直径 0.6mm 钢管，其中装有 14 根绝缘的直径 25μm 的白金丝，做成多导同心轴针电极。在电极装置的某一点，自单个运动单位电位记录区内（半径约为 5μm），可以记录出平均肌纤维的密度变化。测量方法：以同一块肌肉内 4 个不同部位的 20 个位点，记录到肌纤维动作电位的平均数表示。肌纤维密度的正常值为 1.5 ± 0.16。Laurberg 认为女性 50 岁以上肌纤维密度明显增加，男性与女性之间无明显差异。实验观察凡引起阴部神经牵拉性损伤的疾病，均可导致肌纤维密度增加。女性多由于分娩造成的外括约肌损伤。肌纤维密度增加，是由于阴部神经损伤后，同轴运动神经纤维的侧支增多，支配肌纤维在数量上的增加，从而 SFEMG 表现为肌纤维密度增加。实际肌纤维在数量上未发生变化。在直肠切除术、结肠或回肠与肛管吻合术后，SFEMG 表现肌纤维密度增加，表明阴部神经束受损。

肌肉的定位和进针方向：耻骨直肠肌较易定位。检查者示指进入肛管后，指腹朝向后方继续前进，感觉在越过一道厚实强大的肌环后，进入直肠壶腹。该环为肛管直肠环，由耻骨直肠肌和外括约肌深部组成。环内上缘部分即耻骨直肠肌，向前可触及两翼间的直肠前壁较薄，嘱患者做收缩和放松肛门动作，使耻骨直肠肌收缩或放松，确定进针位置，从后正中线适当位置进针，向肛直环的后方游离缘方向前进，至黏膜下后退少许，同时听取扬声器发出的肌音，不断调整针尖位置获得清脆肌音。外括约肌的皮下部最易判断，位于肛门皮下略成环状，检查者指诊轻置肛门处嘱患者轻度收缩放松动作即可。浅部较易到达，后中线进针，针尖位于皮下部于深部之间听到肌音即可。深部位于耻骨直肠肌下部，后中线进针针尖位于下后方肌肉丰厚处，进针深度较浅。括约肌间沟内上方肥厚坚实肌肉即为内括约肌。

4. 肌电图

引导肛肠肌电图（EMG）的常用电极为针电极和表面电极。针电极中最常用的是单极同心针电极，它能记录每个刺激点引起不同运动单位兴奋数目，从而了解神经损伤后的再生情况。还可以分别记录外括约肌及深部耻骨直肠肌的动作电位。表面电极有两种：一种置于肛周皮肤；另一种为肛塞形电极，用丙烯酸制成，以包在表面的不锈钢片作为电极，外涂导电胶后插入肛管内，便可测量。表面电极能引导出电极下局部肌肉的整合肌电图。

静息时，肛肠肌电图的动作电位不会消失，可能与外括约肌和耻骨直肠肌含Ⅰ型红肌纤维较多有关，该肌纤维在静息时呈持续性收缩状态。Taverner还观察到静息时出现一个有固定频率的动作电位，随呼吸有规律地变化。原因是呼吸时腹压升高，引起盆底肌肉有规律的紧张收缩。在轻用力收缩肛门或咳嗽时（腹压升高），能观察到动作电位的波幅和时程。用力收缩肛门，外括约肌和耻骨直肠肌紧张度增加，参加活动的运动单位增多，肌电图出现混合相（mixed pattern）及干扰相（interference voltage）。混合相的有些部位可分出稀疏的单个动作电位，干扰相的肌电图上出现大量运动单位，电位互相重叠，使个别的动作电位波形不易区分，仅仅能测量其动作电位的波幅。用单极同心针电极引导的正常肌肉的动作单位，单相者少，双相者和三相者多见，约占 80%，四相者在 10% 以内，五相者极少，五相以上者多为病理或异常多相电位。

肛肠肌电图的测量受以下诸因素影响：①记录电极类型；②肌电极位置与兴奋肌纤维的距离；③神经纤维的传导速度；④年龄和周围环境温度的影响。

（二）肛肠肌电图的临床应用

1. 成人盆底痉挛综合征引起的便秘的病理生理分型

肖元宏（2007 年）报道，在正常情况下，肛门外括约肌静息电位及模拟排便时电位均不超过 2μV，考虑到生物反馈训练仪电路的基础电压 1.53μV，因此将外括约肌静息电位和模拟排便时电位超过 3.53μV 判定为存在高静息电位，在模拟排便时外括约肌存在矛盾运动（即不协调性收缩）。采用肌电图进行的研究发现由成人盆底痉挛综合征引起的便秘存在 3 种病理生理亚型（表 4–13），即Ⅰ型：高静息电位＋矛盾运动（占 44.44%）；Ⅱ型：高静息电位（占 33.33%），Ⅲ型：矛盾运动（占 22.22%）。

肛门外括约肌和耻骨直肠肌不同于一般的骨骼肌，其中耐疲劳、保持着持续张力性电活动的Ⅰ型纤维含量占 78%，而不耐疲劳、完成短时收缩活动的Ⅱ型纤维数量相对较少。正常静息状态下，肛门外括约肌和耻骨直肠肌处于一种部分持续收缩状态，与内括约肌持续张力性收缩协同维持静息状态下肛门的节制功能。外括约肌和耻骨直肠肌中Ⅰ型纤维保持一定的静息张力是Ⅱ型纤维完成一次收缩或反

表 4–13　成人盆底痉挛综合征引起的便秘的病理生理分型

病理分型	例　数	比例（%）	静息电位均数（μV）	静息电位标准差（μV）
高静息电位＋矛盾运动	8	44.44	10.510	4.640
高静息电位	6	33.33	4.251	0.551
矛盾运动	4	22.22	2.504	0.301

射活动的基础，这是由排便和节制的脊髓低级反射中枢γ和α运动神经元对外括约肌及耻骨直肠肌Ⅰ型、Ⅱ型纤维进行神经支配，以及脊髓上位各高级调节中枢，如网状结构、小脑、大脑等对脊髓中枢活动进行综合调控的结果。

盆底痉挛综合征引起的Ⅰ型便秘表现为外括约肌高静息电位和模拟排便时外括约肌的矛盾运动，其可能的病理生理机制在于此类患者静息状态下，网状结构下行的兴奋性神经传导冲动较正常高，使外括约肌Ⅰ型纤维处于一种高水平的电活动状态，因此属于一种中枢调节的失调。当患者试图排便时，大脑高级中枢又发放了错误的命令，即不是主动放松肛门外括约肌，而是相反，这样，很容易出现外括约肌Ⅰ型纤维高静息电活动基础上的Ⅱ型纤维的一次位相性收缩活动，即矛盾运动。表现为脊髓前角γ运动神经元的电活动没有减少反而增加，更容易激发α运动神经元的一次放电活动，产生Ⅱ型纤维的一次位相性收缩活动，表现为静息高电位水平上的矛盾运动。

盆底痉挛综合征引起的Ⅱ型便秘表现为外括约肌高静息电位，模拟排便时并不表现为外括约肌的矛盾运动，仅由外括约肌及耻骨直肠肌Ⅰ型纤维超过正常张力水平的电活动状态造成盆底出口的阻力，仅属于一种中枢调节的失调而不存在中枢的错误命令，并且其高静息电位水平显著小于Ⅰ型便秘患者，其病理生理程度较后者轻微，外括约肌Ⅰ型纤维高张力电活动尚未能达到α运动神经元的一次放电阈值，因此未能激发其一次位相性收缩的矛盾运动而仅表现为高静息电位。

盆底痉挛综合征引起的Ⅲ型便秘表现为外括约肌的矛盾运动，可以将其考虑为Ⅰ型中的一些特例，原因是其脊髓前角α运动神经元的放电阈值低于一般水平，以至于在外括约肌及耻骨直肠肌Ⅰ型纤维较低水平电活动的激发下也容易出现放电，使其支配的Ⅰ型纤维出现反射性收缩活动，即矛盾运动，从而造成了排便时盆底阻力。

高静息电位在本组便秘中占77.77%，说明了盆底痉挛综合征发病机制中外括约肌及耻骨直肠肌的高静息电位起到了主导作用，其实质是脊髓上位高级中枢调节机制的失调，而生物反馈能够有效减少这种异常的神经冲动，从而使中枢的调节机制得到康复，有效降低了外括约肌及耻骨直肠肌的高静息电位，并消除在此基础上可能出现的矛盾运动。

2. 在出口梗阻型便秘中的应用

张波（2007年）报道90例出口梗阻型便秘患者的静息相，出口梗阻型便秘包括直肠前突、直肠内脱垂、肠疝、盆底痉挛综合征、会阴下降。5种出口梗阻型便秘均可出现异常电位，以松弛性盆底疾病多见，尤以会阴下降患者居多。松弛性疾病表现出内外括约肌的异常，静息电位居多，痉挛性疾病表现出耻骨直肠肌的异常电位居多。

轻度收缩相：引起出口梗阻型便秘的动作电位电压下降，波幅缩短，表明肌源性损伤。重度收缩相：松弛性盆底疾病多见异常，痉挛性盆底疾病相对较少。模拟排便相：痉挛性盆底疾病多见反常收缩，并以耻骨直肠肌异常居多；松弛性盆底疾病相对较少。总体评价是，90例患者中，盆底肌电图检查正常者仅有4例，出口梗阻型便秘的盆底肌电图异常率高95.56%。

余苏萍（2000年）曾报道使用盆底肌电图和排粪造影诊断耻骨直肠肌综合征，其中盆底肌电图的灵敏度为89%，排粪造影灵敏度为86%。崔毅（1995年）认为盆底肌电图检查在诊断盆底肌失弛缓症时，其诊断价值比排粪造影更大。

崔毅报道了便秘组275例（直肠前突79例，直肠内套叠或直肠黏膜脱垂94例，耻骨直肠肌痉挛及肥厚102例），肿瘤术后组24例，脊髓疾患组61例的肌电图变化。便秘组肌电异常占82.2%（226/275），其中直肠前突患者肌电图的异常率为68.35（54/79），直肠内套叠或脱垂的异常率为85.1%（54/79），耻骨直肠肌痉挛及肥厚的异常率占90%（97/102）。一般来说，它的动作电位波幅、时限无重要临床意义，而放电的频率和间隔具有重要的诊断价值。

十二、结直肠疾病临床病理检查

（一）概述

肠镜病理活检的重要意义是鉴别良恶性病变及鉴别溃疡性结肠炎和Crohn病等特殊性病变；还应仔细寻找寄生虫等传染性肠炎。病理活检标本制作时重要的是把黏膜定向包埋，这样切片中的黏膜隐窝呈直管状排列，垂直于黏膜肌层之上即保持肠黏膜正常的组织学关系，这就要求临床医师取出活检后应该立即把标本平铺在滤纸上，黏膜下层向下。活检标本连同滤纸一起固定，这样制片时才能保持黏膜正确的方向。以利于病理医师在阅片时镜下观察辨认。

（二）炎症性疾病

1. 溃疡性结肠炎

患者表现为下腹部疼痛发作和血性腹泻，长达数个月、数年甚至数十年，约 30% 的病例在 3 年内需要切除结肠。并发症包括中毒性巨结肠和穿孔。肠外并发症包括多动脉炎、骶髂关节炎、强直性脊柱炎、葡萄膜炎和原发性硬化性胆管炎。少部分病例有进展为癌的风险。

溃疡性结肠炎大体和内镜形态：典型者累及直肠和不同长度的结肠（没有跳跃性病变），常常累及整个结肠，偶尔累及回肠（倒流行性回肠炎）；不规则溃疡可以区域或广泛存在，周围黏膜呈岛屿状保留（可有假息肉和炎性息肉）蔓延到深部肌层的溃疡通常与暴发性临床疾病有关。

溃疡性结肠炎组织病理学：镜下以致密的淋巴细胞和中性粒细胞浸润为特征，一般局限于黏膜和黏膜下层；在间隙较宽的再生性、结构扭曲的腺体之间有炎细胞浸润，包括上皮内和腔内中性粒细胞（隐窝炎和隐窝脓肿）。在慢性病例，再生性腺体扭曲，且可能有分支或缩短；杯状细胞数目可能减少，在扁平和隆起性病变，部分患者可发生上皮异型增生。

2. Crohn 病

小肠 Crohn 病与 *IBD-1* 基因（*NOD2/CARD15*）有关，开始通常为间断性轻度腹泻、发热和腹痛，持续数周到数月。约 20% 的患者表现为严重的急性腹痛，肠道并发症包括狭窄、瘘管和吸收不良；肠外并发症包括多关节炎、强直性脊柱炎、原发性硬化性胆管炎和葡萄膜炎。发生小肠和结肠癌的危险性增加。

Crohn 病大体和内镜形态：可累及消化道任何部位，典型者累及回盲部和小肠，受累肠段肠壁增厚、僵硬呈节段性或跳跃式分布；散在浅表性溃疡、可见有纵行或匐行性溃疡，溃疡周围黏膜正常或增生呈鹅卵石样，溃疡深入裂隙，最后可能形成瘘管。肠腔狭窄，X 线检查时常常出现线样征。

Crohn 病组织病理学：典型的特征包括片块状透壁性炎症伴有跳跃性病变，急性炎性裂隙可穿入深部肌层，伴有整个肠壁淋巴细胞浸润，但常常沿浆膜分布（串珠样结构）。在慢性病例中，出现 Paneth 细胞和幽门腺化生，可能出现中性粒细胞浸润和隐窝脓肿；黏膜肌层肥厚，黏膜下神经增生，肠壁纤维化，可能发展为狭窄。

3. 特殊染色及免疫组化意义不明显

其他诊断技术：血清学试验，如 pANCA（用于溃疡性结肠炎）和 ASCK（用于 Crohn 病），可能有帮助，但仅 50% 的患者呈阳性。*NOD2/CARD15* 突变的遗传学试验与小肠 Crohn 病有关。

（三）肿瘤与瘤样病变

1. 息肉与息肉病

多发性息肉称为息肉病，大肠的息肉及息肉病有以下几种。

(1) 炎性息肉：是一种结肠黏膜损伤后黏膜上皮增生及有肉芽肿形成的增生性病变，常见于溃疡性结肠炎、阿米巴性结肠炎、肠血吸虫病、Crohn 病等。有两种类型：真性纤维性息肉和炎性假性息肉。临床常有腹泻、便秘及体重减轻；大体上可见结肠黏膜多发性指状突起或呈地毯状。镜下可见腺体囊性扩张，间质有不同程度的慢性炎细胞浸润。炎性息肉可以多发。

(2) 良性淋巴样息肉和良性淋巴样息肉病：淋巴样息肉通常为小圆形广基肿物，多见于直肠下 1/3 处，常为单发，亦可 3～5 个；男性多见，多发年龄为 20—40 岁。无症状，常为体检时偶然发现，直径数毫米至 3cm，表面很少破溃。镜下为真增生的淋巴组织，伴淋巴滤泡形成，其形态像正常淋巴结但无包膜和淋巴窦，表面黏膜不同程度萎缩；淋巴样息肉病很少见。

(3) 增生性（化生性）息肉：呈广基，表面光滑，少数有蒂，直径多在 5mm 以下；多见于直肠和左半结肠；有时可自行消退；常为多发，尤其在肠癌周多见，但与癌症的发生无关。组织学可见杯状细胞减少，隐窝上皮细胞增多，呈假复层排列并形成小乳头突入隐窝腔内，使隐窝面呈锯齿状，隐窝中部和底部可见核分裂，固有膜有淋巴细胞和浆细胞浸润。

(4) 幼年性息肉和息肉病：以往称为潴留性息肉或先天性息肉；为错构瘤性质，好发于 2—7 岁的儿童及青少年，约 10% 可以发生在成人。直肠多见，临床以无痛性便血为主要症状。息肉直径多为 0.5～1cm，大部分有蒂，呈球形，深红色，表面光滑，有时蒂较长，甚至从肛门脱出。镜下主要为肉芽组织被覆分化成熟的上皮，表面上皮可坏死脱落形成溃疡面，邻近腺体扩张，充满黏液，间质丰富，纤维组织增生，可见大量淋巴细胞浸润，单个幼年性息肉一般不会癌变。

(5) Petz-Jeghers 息肉和息肉病：Petz-Jeghers 综合征包括三个部分：①胃肠道 Petz-Jeghers 息肉；②常染色体显性遗传；③皮肤黏膜黑色素沉着。Petz-Jeghers 综合征又称皮肤黏膜黑斑息肉病。男女发病率相等，多见于儿童和青少年，息肉多见于小肠，特别是空肠，其次是胃和大肠，多数患者为多发，直径为数毫米至 5cm；镜下由黏膜肌层的肌纤维增生形成树枝样结构，其上被覆其所在部位消化道黏膜上皮、腺体和固有膜；所以一般认为 Petz-Jeghers 息肉是一种错构瘤，但少数报道 Petz-Jeghers 息肉发生癌变及淋巴结转移。

2. 腺瘤与家族性腺瘤病

(1) 管状腺瘤：为结肠上皮的良性肿瘤，以增生的腺体为主构成。息肉一般在 1cm 以下，呈圆形或卵圆形，表面不规则，多数有蒂，暗红色，约 30% 为广基型，无蒂。镜下肿瘤由致密排列的腺管构成，固有膜及黏膜肌板常位于息肉以内，腺上皮呈复层，核较大，黏液分泌减少，胞质嗜碱性，有不典型增生。直径在 1cm 以下时，手术切除标本癌变率为 1.0%，而直径在 2cm 以上时，其癌变率达到 35%；同时癌变率也因数量不同而异，息肉多则癌变率高。

(2) 绒毛状腺瘤：腺瘤呈绒毛状、菜花状突出于黏膜表面，质脆，多数无蒂，肿瘤与正常黏膜分界不清，表面可有糜烂与溃疡。肿物直径为 0.3～20cm，平均直径 3.4cm。可单发亦可多发；临床大多有出血，少数无症状，切除后易复发，其恶变率因肿瘤大小及数量而异；镜下为指状突起被覆不典型增生上皮，其早期癌变的诊断除了有重度不典型外，更重要的依据是浸润，特别是蒂的浸润是恶变的重要依据之一。

(3) 管状绒毛状腺瘤：为腺瘤的混合型或称中间型，肉眼观察与管状绒毛状或绒毛状腺瘤相似，可有蒂或无蒂，表面光滑或不规则，癌变率较管状腺瘤多。

(4) 家族性腺瘤性息肉病：最早在 1882 年 Cripps 首先描述并命名，后来研究表面这种息肉病具有高度恶变倾向，并证实为常染色体显性遗传性疾病，常在大肠呈多发性地毯样息肉，息肉少时 100 多个，多则可达 3000～5000 个，诊断以 100 个为界，超过 100 个为家族性腺瘤性息肉病，少于 100 个为多发性腺瘤；家族性腺瘤性息肉病易发生癌变，从腺瘤发展到癌一般需 10 年以上。

3. 上皮性肿瘤

大肠癌的发生与遗传和环境因素有关，多发年龄为 30—50 岁，结肠癌女性较多见，而直肠癌则男性多见；发病部位以直肠最多，向近端逐渐减少，到盲肠又稍增多。大体形态分为：①溃疡型；②巨块息肉型；③浸润型。其中溃疡型最常见。镜下见大部分为不同分化程度的腺癌，多数分化较好，10%～15% 为黏液腺癌；纯印戒细胞癌和未分化癌少见；其他罕见的癌有微乳头腺癌、梭形细胞癌、腺鳞癌和鳞状细胞癌等。癌组织偶尔可钙化和骨化。免疫标记：CK20、CDX-2、Villin（+），分化差的癌 CK7 可（+），黏液腺癌 MUC1、MUC3（+）。影响预后的形态因素如下：高分化的癌淋巴结转移率低，5 年存活率高；反之分化低的癌、印戒细胞癌、未分化癌淋巴结的转移率高，5 年存活率低。

4. 非上皮性肿瘤

(1) 胃肠道间质肿瘤（gastrointestinal stromal tumor，GIST）：少见，仅占消化系统 GIST 的 1%，好发于乙状结肠；大体为小的壁内结节到大的盆腔肿物，引起肠梗阻及出血；镜下 GIST 细胞多数为多种多样的梭形细胞，可呈编织状束状排列或无明显的排列结构，有些特殊类型的可有部分或全部由上皮样细胞构成。免疫组织化学 CD117、CD34 及 Dog-1 阳性，但不少 GIST 可对上述几种抗体均阴性表达。少数 GIST 可以 SMA、Desmin 或 CK18 及 S-100 阳性。Kit 突变大多在 11 外显子，少数为 q13 或 17 外显子。

(2) 大肠平滑肌肿瘤：较少见，镜下形态由大量的平滑肌细胞和胶原组紊乱交错成排列的肿瘤；平滑肌肉瘤，多见于直肠，形成结节状隆起，表明有完整的黏膜，中心可有溃疡，直肠平滑肌肉瘤的特点是分化好，特别是小块活检组织不易辨别良恶性；易侵入肠壁血管而转移到肝和肺等部位，预后差。

(3) 淋巴瘤：大肠淋巴瘤较小肠淋巴瘤少见，好发部位为盲肠，其次为直肠，因为这两处均有较丰富的淋巴组织；主要以 B 细胞淋巴瘤为主，MALToma、DLBCL、Burkitt 淋巴瘤、套细胞淋巴瘤、滤泡性淋巴瘤等，亦可发生髓外浆细胞瘤及 T 细胞淋巴瘤。

(4) 恶性黑色素瘤（malignant melanoma，MM）：多数黑色素瘤发生在肛管的上部，呈息肉状突入直肠下段肠腔或形成黑色圆形浅表溃疡在肛门口，这时可以为血栓栓塞或感染的内痔。约 1/2 的肿瘤内可找到黑色素；无黑色素或黑色素少的肿瘤可以行免疫组织化学，S-100、HMB-45 及 Melan A 呈阳性反应。

(5) 其他：包括神经鞘瘤、节细胞神经瘤、颗粒细胞瘤及脂肪瘤等。

5. 转移性肿瘤

大肠和肛门转移瘤主要来自肺、肾和前列腺等处的癌。

十三、结直肠肿瘤分子诊断

（一）*K-ras*、*BRAF* 基因突变与结直肠癌

在我国，结直肠癌发病率已位居恶性肿瘤的第 4 位，在大城市已位居第 3 位，发病率上升趋势非常明显，上升速度超过了国际平均水平，达到了 3.9%，结直肠癌是导致肿瘤相关死亡的第 2 大原因，已成为严重威胁我国人民健康的主要肿瘤之一。目前，手术治疗、化学治疗、放射治疗等传统治疗手段仍未能明显提高结直肠癌的 5 年生存率。随着以抗表皮生长因子受体（epidermal growth factor receptor，EGFR）为代表的分子靶向治疗的兴起，丰富和发展了结直肠癌的综合治疗，使进展期结直肠癌患者的治疗预期有了一定的改善，但是其疗效的预测一直是治疗研究的重点及难点。

众多的研究证实基因突变在结直肠癌的发生、发展过程中起着非常重要的作用，并已经证实多种基因在结直肠癌的早期诊断、预后判断及临床治疗等方面有重要的意义。*K-ras*、*BRAF* 基因是 EGFR 依赖的下游信号转导通路 Ras-Raf-MAPK 途径和 PI3K/AKT 途径的重要基因，据报道，*K-ras* 和 *BRAF* 基因的突变率约占结直肠癌总体患者的 56%。多项研究显示它们的突变状态与 EGFR 单克隆抗体治疗的反应及预后有密切的关系，它们在结直肠癌的发生、发展及治疗中发挥着举足轻重的作用。国内外众多大型的临床研究已经证实，存在 *K-ras* 基因突变的结直肠癌患者不能从西妥昔单抗（Cetuximab，C-225）等靶向治疗中获益。

BRAF 基因是 Ikawa 首先于 1988 年在人类尤因肉瘤发现的，是 ras 的下游基因，属于 *RAF* 基因家族。该酶将信号从 ras 转导至 MEK1/2，MEK1/2 再激活 ERK1/2，使前有丝分裂原有效分裂能力增强，同时抑制促凋亡因子 BIM，引起细胞异常增殖分化。*BRAF* 基因突变与多种肿瘤的发生、发展及临床结局有关。近来的一些研究发现，BRAF 突变在结直肠中广泛存在。Yokota 等报道，晚期或复发结直肠癌患者合并 *BRAF* 基因突变为生存不良的强预测因素。同时，研究报道 *BRAF* 和 *K-ras* 突变并不重叠，说明由 *BRAF* 基因参与的异常 B-raf 信号通路在结直肠癌中有别于 *K-ras* 基因参与的肿瘤发生机制。另外，西妥昔单抗等抗 EGFR 靶向治疗的疗效也与 *BRAF* 的基因型有关，因此，*BRAF* 基因是一个很好的早期预防及治疗结直肠癌的靶点。

（二）*C-kit*、*PDGFRα* 基因突变检测与胃肠间质瘤

胃肠道间质瘤是胃肠道最常见的间叶源性肿瘤，占全部胃肠道肿瘤的 1%～2%。发病率有不断升高的趋势。1992 年 Maeda 发现肠壁存在 C-kit 阳性细胞。随后 Huizinga 等证实肠壁 C-kit 阳性细胞即卡哈尔间质细胞（interstitial cell of Cajal，ICC）。1998 年，Kindblom 发现 GIST 表达 *C-kit* 基因蛋白质产物，日本学者 Hirota 等发现 GIST 中存在 *C-kit* 基因功能获得性突变。而真正的平滑肌肿瘤和神经鞘瘤无 *C-kit* 基因突变和蛋白质表达。

2003 年 Heinrich 发现部分缺乏 *C-kit* 基因突变的 GIST 出现了血小板衍生生长因子受体 α（PDGFRα）的基因功能获得性突变，证实 PDGFRα 基因突变是 GIST 发生的另一种机制。

C-kit 基因突变主要见于第 11 号外显子，其次为第 9、第 13、第 17、第 14、第 15 号外显子突变。*PDGFRα* 基因突变，突变主要出现在 12 号外显子和 18 号外显子。根据基因突变类型，可从分子水平将 GIST 分为 3 类：C-kit 突变型（80%～85%），血小板源性生长因子受体（plateletderived growth factor receptor alpha，PDGFRα）突变型（5%～10%）和野生型 GIST（10%）。甲磺酸伊马替尼，商品名格列卫，是一个小分子靶向治疗药物，能够有效地选择性抑制所有类型的酪氨酸激酶活性，包括 V-abl、PDGFR 和 C-kit 蛋白等。格列卫应用于胃肠道间质瘤的治疗，取得令人瞩目的疗效，彻底改变了的治疗模式，使得胃肠道间质瘤治疗进入了分子靶向的时代。

（三）结直肠肿瘤基因检测方法及样本

建立准确、规范的结直肠肿瘤基因突变检测

方法，为结直肠肿瘤患者靶向治疗疗效提供有价值的指导，具有重要的临床意义。目前国内外检测 *K-ras*、*BRAF*、*C-kit* 和 *PDGFRα* 基因突变的方法很多，如 PCR 产物直接测序法、Taqman 探针法、单链构象多态性分析法（single strand conformation polymorphism，SSCP）、限制性酶切片片段长度多态性方法（restriction fragment length polymorphism，RFLP）、焦磷酸测序法、变性高效液相层析法（denaturing high performance liquid chromatography，DHPLC）、扩增受阻突变系统（amplification refractory mutation system，ARMS）和高分辨率测压法（high resolution manometry，HRM）等。根据不同肿瘤特点（手术方式、肿瘤细胞富集程度等）和各方法学的优缺点，综合考虑最佳的检测方法。

结直肠肿瘤基因突变检测适用范围广，血液标本、穿刺标本和石蜡包埋的手术标本均可。目前，大多肿瘤基因检测都是基于石蜡包埋组织标本。但是，由于福尔马林固定将破坏 DNA 双链结构，造成 DNA 片段化，容易造成 PCR 为基础的基因突变检测结果的不稳定性。但是在基因突变检测前，对肿瘤样本进行规范化的病理评估（如肿瘤细胞富集度、肿瘤细胞总数及组织坏死程度等），以及 DNA 样本质量评估（DNA 浓度和纯度、DNA 片段化程度等），则可有效地避免这种情况的发生。如果再结合显微切割或选择性组织抽提，将进一步减少非肿瘤组织对检测结果的影响，大大提高突变检查的敏感性。

各 论

第 5 章　结肠癌

一、流行病学

结肠癌是常见的恶性肿瘤之一，每年约有 40 万人死于结肠癌；据世界流行病学调查，发现结肠癌在北美、西欧、澳大利亚、新西兰等地的发病率最高，居内脏肿瘤前 2 位，但在亚、非、拉美等地发病率则相对较低。虽然结肠癌在中国的发病率低于欧美国家，但近年来其在中国发病率呈增高趋势，在上海、福建、浙江等地，发病率甚至已接近欧美国家，已经成为常见的恶性疾病之一。性别、种族、年龄及经济因素均与结肠癌的发病率存在着密切关系。大多数国家的结肠癌发病率男女相似，而年轻的结肠癌患者中以男性患者为多。在种族分布方面，既往认为白种人可能更易患结肠癌，但从移民中的流行病学资料分析，这种人种差异并不显著，移居美国的第 1 代与第 2 代日本人患结肠癌的概率是生活在本土的日本人的 2.5 倍。移居在美国的中国人结肠癌的发病率与病死率也明显高于本国居民，而与美国居民相接近，是中国（上海）人的 7 倍；而女性的结肠癌发病率处于中国人与美国白种人之间，比中国人高 3～4 倍。因此，除部分结肠癌的主要原因为遗传因素外，饮食习惯与结构也是可能结肠癌的重要诱因。结肠癌发病率还随着年龄的增长而逐步上升，以 40—50 岁为多，年龄组中位数为 45 岁左右，40 岁以下者占全部病例的 1/3 左右，30 岁以下者占 10% 左右。高发国家结肠癌高发年龄为 60—70 岁，30 岁以下者占 6% 左右。我国结肠癌高发年龄比国外提早 10—15 岁，30 岁以下者占 11%～13%，40 岁以下占 40% 左右。

二、病因学

结肠癌的发病原因尚未完全阐明，从大量研究资料来看，结肠癌的发病分内外两种因素。

（一）外在因素

1. 生活环境

结肠癌在不同地区的发病率有明显区别，结肠癌在北美、西欧、澳大利亚、新西兰等地发病率较高，日本、智利、非洲等地相对较低，而我国属于该病的低发区，但移民到美国的中国人和日本人第 1 代即可见到结肠癌发病率上升，第 2、3 代基本接近美国人的发病率，远比本国发病率高，这些说明环境因素是发生结肠癌的重要因素。

2. 饮食环境

一般认为高脂肪、低纤维素的饮食习惯，加之大量食用含亚硝胺类化合物的食品是结肠癌主要发病原因。

(1) 高脂肪饮食：世界范围内的调查发现，在结肠癌高发的北美、西欧、澳大利亚等国家和地区，人们每天进食的脂肪量在 120g 以上。在结肠癌发病率居中的波兰、西班牙等国家，每人每天消费的脂肪在 60～120g。而在大肠癌低发的哥伦比亚、斯里兰卡、泰国等地每人每天的脂肪消费量只有 20～60g。高、低发区结肠癌的发病率相差可达 6 倍以上。中、低发区则可相差 3 倍左右。结肠癌高发的美国人饮食中脂肪含量占总热量的 41.8%，且以饱和脂肪为主。而结肠癌低发的日本人（结肠癌的发病率较美国低 1 倍左右），其饮食中脂肪占总热量的 12.2%，并以不饱和脂肪为主。关于高脂饮食可增加结肠癌发病率的原因，日本北海道大学微生物生理学横田笃教授领导的一个研究小组发现，食用脂肪多的食物会促进更多胆汁分泌，同时可杀死对人体有益的细菌，对肠内细菌平衡有着破坏作用，引起肠道内某些厌氧菌的生长。胆汁酸经厌氧菌的作用可生成 3- 甲胆蒽，该物质是一种致癌物质；胆固醇和胆盐经厌氧杆菌的分解作用所形成的不饱和脂肪酸，如脱氧胆酸和石胆酸在肠道内都有增加，后两者都是致癌物质，这些致癌物质如果不能及时排出，就会长期与肠黏膜接触，不断刺激黏膜，从而导致结肠癌的发生。

(2) 低纤维素饮食：食物纤维包括纤维素、果胶、半纤维素、木质素等，吸收水分，增加粪便量，稀释肠内残留物浓度，能够缩短粪便通过大肠的时间而减少致癌物质与肠黏膜接触的时间，膳食纤维还可以被降解，产生有机酸，增加肠道酸度，以利于有益菌群的生长，增强肠道消化功能。若膳食纤维不足，就会引起结肠癌的发生。美国防癌协会推荐每人每天摄食 30～40g 膳食纤维；日本 70 岁以下每天标准摄入量是 19～27g；我国推荐的标准是每日膳食纤维 30g。

(3) 亚硝胺类化合物：亚硝酸盐是亚硝胺类化合物的前体物质。亚硝酸盐广泛存在于自然界环境中，尤其是在食物中（如粉嫩熟肉、腌菜、烧烤等食品）。在人们日常膳食中，绝大部分的亚硝酸盐在人体内像“过客”一样随尿排出，只有在特定条件下才转化成亚硝胺。所谓特定条件，包括酸碱度、微生物和温度。所以，通常条件下膳食中的亚硝酸盐不会对人体健康造成危害，只有过量摄取，且身体内缺乏维生素 C 的情况下，才能对人体引起危害。此外，长期食用亚硝酸盐含量高食品，可能诱发癌症。亚硝胺的化学式是 NR_2NO（R 代表 H 或羟基）。大量的动物实验已确认，亚硝胺是强致癌物，并能通过胎盘和乳汁引发后代肿瘤。同时，亚硝胺还有致畸和致突变作用。人群中流行病学调查表明，人类某些癌症，如胃癌、食管癌、肝癌、结肠癌和膀胱癌等可能与亚硝胺有关。由不致癌性的亚硝酸与二级胺在 pH 为 2～4 的正常胃酸条件下生成亚硝胺。亚硝胺可以在人体中合成，是一种很难完全避开的致癌物质。实验证明，维生素 C 有抑制亚硝胺合成的功能。与上皮细胞分化密切相关的维生素 C 亦有抑癌作用，因此每天多吃含维生素 C 的食物是非常有益的。

(4) 维生素、微量元素和矿物质

① 维生素：维生素 A 和前维生素 A 物质如 β- 胡萝卜素已被广泛研究证实与癌症的关系。已发现某些维 A 酸有助于预防皮肤、肺和膀胱癌。它们也用于治疗白血病、骨髓发育不全综合征与前骨髓细胞白血病。动物实验证实维生素 A 在预防结肠癌中的作用，但在人体的研究就没有说服力。所以维生素 A 对结肠癌可能影响的程度仍是未知的。维生素 C 的研究结果则是矛盾的，有些研究显示维生素 C 缺乏的动物肿瘤增多，但另一些结果则相反，人类流行病学研究表明在维生素 C 摄入低的人群中直肠癌的危险性增加，但其他研究则未能显示出这种影响。《营养与癌症》上发表的两项研究证实维生素 D 与结肠癌存在相关性。意大利开展的一项研究纳入了 1225 例结肠癌患者和 728 例直肠癌患者，以及 4154 名对照者，结果发现在饮食维生素 D 摄入量最高的一组患者中，维生素 D 摄入量与结肠癌危险呈反相关；通过对 60 项观察研究中 26 335 例患者的综合分析，美国南卡罗来纳大学的学者发现，维生素 D 水平与结肠癌危险降低弱相关。在有些研究中血清低维生素 E 值伴结肠癌危险性增高。血清维生素 E 值的纵向研究也显示在某些癌症患者中有较低的倾向。然而维生素 E 真正在结肠癌中的地位仍不知。

② 硒：硒是人体中的微量元素，为一种强抗氧化剂，它的一个最重要的生物作用是抑制过氧化反应，而过氧化反应可促使致癌原附着于脱氧核糖核酸。几项大规模研究已发现，多种癌症的死亡率（包括结直肠癌）与当地膳食中的硒摄入量呈负相关。但硒等无机元素对人类肿瘤病因学的影响可能受到其他食物成分的作用（或存在交互作用，或存在混杂、偏倚等），因此也有人认为这些因素可能仅仅是一些伴随因素，而并不直接影响人群结肠癌的发生风险。

③ 钙：动物实验表明，钙能改善脱氧胆酸对肠道上皮的毒性作用。有学者认为肠道中胆汁酸与游离脂肪酸的浓度增加可以促进结直肠癌的发生，而钙可以与之结合形成不溶性的皂化物，使得它们对肠道上皮的刺激与毒性作用减轻。很多流行病学研究也提示，高钙摄入对防止大肠癌的发生起保护作用。杨工等 1994 年的一项营养流行病学研究结果表明膳食钙对结直肠癌的预防作用不但与摄入量有关，还与钙的食物来源密切相关。其中动物性膳食钙与降低结直肠癌的发生风险有关，而植物性膳食钙则与此不相关。由此推测出不同食物来源的钙离子与食物中一些有机成分的结合状态可能不同，并可以导致不同食物来源钙的作用差异。

④ 其他无机元素：有研究表明，钾、铁、磷与结直肠癌的发病风险呈负相关，锌、镁、铜可能影响致癌物的代谢或降解某些酶类，与抑制癌症发生有关。但还缺乏更多的证据支持。也有作者认为这些无机元素可能与一些“植物性”饮食因素（如膳食纤维、维生素 C 等）存在混杂作用，或仅仅是一些伴随因素。因此对这些无机元素在结肠癌发病中的影响还需要进行更为深入的研究。

3. 其他

(1) 职业因素：虽然一般认为，结肠癌并不是一种职业病，但职业因素和结肠癌发病的关系仍需要引起我们的重视。如 Donham 等研究发现，结肠癌患者中生产石棉绝缘材料的工人较常见，并且动物实验也证实，其吞食的石棉纤维能够穿透肠黏膜。此外，在金属工业、棉纱或纺织工业和皮革制造业等行业中，结肠癌的标化死亡率和死亡率也较高。有研究已经证实，在塑料、合成纤维和橡胶的生产过程中，经常应用的一种化合物质——丙烯腈会诱发胃、中枢神经系统和乳房肿瘤，且接触该物质的工人，其肺癌和结肠癌的发病率较高。尽管如此，一般不认为结肠癌是一种职业病。

(2) 体力活动：体力活动缺乏与结肠癌风险率升高的关系已经日益明确。目前大多数的研究偏重于职业性的体力活动，对有关业余时间多少，总的体力活动量及校园体育课的参加情况等都有相应的调查。所有上述研究均发现体力活动增加，结肠癌发病率就会下降。有人认为，体力活动可以增强自身免疫力，同时减少高脂，高蛋白饮食的负面影响，从而预防结肠癌的发生。

(3) 吸烟：尽管吸烟在总体上与结肠癌风险率无相关性，但是吸烟者结肠癌的发病率较对照组增加，但其生理机制不明，可能与吸入特异性致癌物如芳香胺类有关。人们已经注意到，吸烟者结肠腺瘤的风险率增加，并且已经有资料证实，长期及早期开始吸烟者是结肠癌发生的一个危险因素。

(4) 饮酒：早在 1957 年，Stocks 就报道了饮酒者结肠癌的风险率较不饮酒者增加，但是并无统计学意义。此后的许多研究调查了酗酒者及从事制酒业的人员中，酒精与结肠癌的关系，均未发现明显相关性。但是最近的一项研究发现，叶酸和甲硫氨酸摄入低的饮酒者，结肠癌发生的风险率增高。总之，多数的研究提示酒精与结肠癌有正相关性。

（二）内在因素

1. 遗传因素

与许多疾病一样，有结肠癌家族史的个体，其患结肠癌的风险率增加 2 倍。遗传性结肠癌有两种主要形式：家族性腺瘤性息肉病和遗传性非息肉病性结肠癌。

家族性腺瘤性息肉病多通过染色体不稳定途径的机制发病，主要表现为多发性的大肠腺瘤，其临床特点为在结肠内发生成百上千个具有高度癌变危险的腺瘤性息肉。发生息肉的平均年龄为 16 岁，而几乎所有罹患者在 35 岁时均将发生结肠癌。未经治疗的家族性腺瘤性息肉病患者，70% 在 21 岁时发生结肠癌，而 39 岁和 45 岁结肠癌的发生率分别为 50% 和 90%。出现症状的平均年龄为 35 岁。在具有症状的患者中，当被诊断为家族性腺瘤性息肉病时，2/3 的人已经发生了结肠癌。对家族性腺瘤性息肉病患者如不进行预防性结肠切除，结肠癌的发生则不可避免。

遗传性非息肉病性结肠癌则为错配修复基因突变，其中大部分与 *MSH2* 及 *MSH1* 突变有关。本病的发病特点主要为发病年龄早，平均在 45 岁左右；肿瘤多位于近端结肠，60%～70% 的遗传性非息肉病性结肠癌大肠肿瘤发生在近端结肠（盲肠、升结肠和横结肠）；同时或异时性多原发结肠癌明显增多，对于一个遗传性非息肉病性结肠癌患者，如果他的第一次手术仅仅是肠段切除术或半结肠切除术，那么他在手术后 10 年内再患结直肠癌的概率是 50%。

上述两肿瘤家系随年龄增长近 100% 均发生恶性肿瘤。在散发性结肠癌患者家族成员中，结肠癌发病率亦高于一般人群，其亲属发生结肠癌的危险性比一般人群高 3～4 倍。

2. 高危病变

(1) 结肠腺瘤、腺瘤病：腺瘤是由腺上皮发生的良性肿瘤，其上皮具有异型性，有较大的癌变危险。腺瘤癌变主要与其组织学类型、异型增生程度、腺瘤的大小、形态和数量有关。绒毛状腺瘤的癌变率最高，达 25.0%～40.0%。腺瘤的异型增生程度越高，癌变的危险越大。无蒂息肉型腺瘤，尤其是平坦型腺瘤癌变的危险性大。腺瘤的大小与癌变率呈正相关。研究表明，腺瘤＜1cm 的癌变率为 0.3%～1.3%，超过 1cm 但＜2cm 的癌变率为 3.6%～9.5%；超过 2cm 的癌变率为 6.8%～46%。多发腺瘤较单发腺瘤的癌变危险性大。而在大肠中发生成百上千个腺瘤的遗传性腺瘤病则发生癌变的机会最大，若不治疗，40 岁以上者 80% 癌变，55 岁以上者几乎 100% 癌变。早期发现并摘除腺瘤可降低结肠癌的发生率。

(2) 炎症性肠病

① 溃疡性结肠炎：大量研究证实：在溃疡性结肠炎病变的基础上，随着时间的推移，可出现黏膜的异型增生和癌变，可无息肉阶段。癌变以两种形

式出现：一种是低绒毛状突起，另一种在扁平黏膜上发生。各家报道的癌变率不同，基于116项研究的一项Meta分析得出：溃疡性结肠炎患者结直肠癌总的发病率估计为3.7%。溃疡性结肠炎癌变的发生率主要与病程及病变范围有关。有作者报道，病变范围广泛的溃疡性结肠炎患病超过10年者，发生结肠癌的危险性较一般人群高数倍；在此病发生后的第1个10年，估计患结肠癌的危险性是0%～3%；在第2个10年后患结肠癌的可能性增加到12%～15%；在第3个10年后则增加到50%。Rosen等认为患溃疡性结肠炎病史≥7年时属于结肠癌高危人群，应对其每年做一次全结肠镜检查。如连续2年病理检查无不典型增生，可改为每2年做1次全结肠镜检查。患溃疡性左结肠炎者可从患病第15年起做全结肠镜检查，每2年查1次。患溃疡性直肠、乙状结肠炎者可如一般人群做普查。Choi等报道2050例溃疡性结肠炎中有41例发生结肠癌，其中19例系定期做结肠癌监测检查发现，多为早期癌，5年生存率为77.2%。另22例则未做监测检查，因出现症状而检查发现，肿瘤多为较晚期，5年生存率为36.3%。然而，应予指出的是定期检查的目的不仅在于早期发现癌，更在于发现有癌变趋向时及早做结肠切除术而预防大肠癌的发生。Langholz等报道经对溃疡性全结肠炎患者的随访和结肠切除手术治疗后，其一生中患大肠癌的可能性和当地全部人群患大肠癌的可能性基本无差异（分别为3.5%和3.7%），提示积极的内科治疗、合理的监测检查，发现病变后进行适时手术，可降低此类患者患结肠癌的危险。

② Crohn病：Crohn病是一种慢性炎症性疾病，大多侵犯小肠，有时也累及大肠。长期患Crohn病且起病年龄在30岁以前者患结肠癌的危险估计为一般人群的4～40倍。从患本病到癌变平均为20年。癌倾向于发生在炎性狭窄之肠段。这些患者的结肠癌与一般结肠癌的不同之处为：患癌年龄平均为49岁，比一般人群患结肠癌早10年；10%以上为多原发结肠癌；黏液腺癌占50%（一般人群的大肠癌中只有9%为黏液腺癌）。Rosen等主张应从发病第15年起每2年做1次结肠镜检查及活检，第20年起则应每年检查1次。

③ 血吸虫性结肠炎：血吸虫流行区和非流行区的结肠癌发病率与死亡率有明显区别，过去认为慢性血吸虫病患者，因肠壁血吸虫卵沉积与毒素刺激，导致大肠黏膜慢性溃疡、炎性息肉等，进而引起癌变。1988年李英根据1974—1976年浙江省肿瘤死亡回顾调查和1975—1978年中国恶性肿瘤调查资料及中华血吸虫病地图集，对血吸虫病流行区与结肠癌发病率和死亡率之间的相关性进行了探讨，也发现在我国南方12个省市自治区和浙江省嘉兴地区10个县的血吸虫病发病率与结肠癌死亡率之间的等级相关系数，分别为0.706和0.903，提示血吸虫病可能与结肠癌高发相关。但对此观点尚有争议，在我国进行的几项结肠癌流行病学研究所得到的关于结肠癌与血吸虫病相关的证据不足；浙江海宁地区血吸虫与大肠息肉的流行病学及病理学研究报道也认为，息肉癌变与息肉中血吸虫卵的存在与否无关；而且，在目前血吸虫病日渐控制的浙江省嘉善县，血吸虫病感染率已很低，但结肠癌的发病率无明显变化，两者的变化趋势相反。此外，为了达到消灭血吸虫病，我国曾于20世纪60年代末和70年代大量使用五氯酚钠进行药物灭螺，总使用量达20多吨，生态学和生物化学的研究发现，五氯酚钠可产生致癌物二噁英。在血吸虫病的疫区江西、湖南，研究发现在土壤、湖底泥、水及人血、人乳中均有一定量的二噁英存在，在疫区人组织中的含量要高于非疫区，在未接触过五氯酚钠（1973年以后出生）的新生儿童血中也检出了一定量的二噁英。由于五氯酚钠的分解产物二噁英是公认的致癌物，可以在土壤、水中残留达数十年，长期接触环境中低剂量的二噁英，对人体可能产生长期缓慢的影响，提供了诱发恶性肿瘤如结肠癌的基础，因此，有观点认为有可能是由于五氯酚钠的分解产物二噁英的作用歪曲了血吸虫病与大肠癌之间的关系，但迄今尚无流行病学资料证实。

3. 其他疾病

胆石症或胆囊切除有诱发结肠癌的可能性。胆囊切除后，胆流动力学及胆汁的成分将引起一系列病理生理改变。正常胆囊具有储存及浓缩胆汁的作用。胆囊切除后，胆液失去贮藏的场所，肝细胞分泌的胆汁从此昼夜不停地进入肠道，胆汁酸的重吸收增加，势必增加胆汁酸的肠肝循环。Tempeer 1986年提出，肠肝循环增加，胆汁酸与肠黏膜接触比例增大，由此增加鸟氨酸脱羧酶的活性，进一步刺激结肠上皮细胞的增生，从而构成了结肠肿瘤发生的基础。另外，胆囊切除后肠道内次级胆汁酸增多，其中石胆酸的致癌作用已被较多研究证实。在胆汁酸增多的情况下，去氧胆酸就可转化为甲基胆蒽，后者已被证明是一种强有力的致癌物质。而胆囊结石患者，由于反复炎症刺激，胆囊的正常结构常被破坏，以致纤维组织增生，瘢痕形成，完全丧失了浓缩和排泄胆汁的功能。其胆汁酸代谢紊乱机制与胆囊切除术后并无差异。这也许可以说明胆囊结石的患者结肠癌发生的危险性也会增高。但也有研究未发现胆囊切除术后可以增加患结肠癌的危险性。

三、疾病筛查

结肠癌筛查可有效提高患者的生存率，降低发病率和死亡率。结肠癌早期多无特异性症状，诊时往往已发展到中晚期，失去治疗的最佳时期。因此做到早发现、早诊断、早期及时有效地预防和治疗是治疗结肠癌的关键。完整的结肠癌筛查包括筛查人群的确立、筛查方法的选择、不同人群的筛查策略等。

（一）筛查成效

美国较早地开展了人群大肠癌筛查，大肠癌死亡率1988—2001年下降25%。2003—2007年，全美国新诊断722 542例大肠癌，发病率从2003年的52.3/10万降低至2007年的45.5/10万（年平均变化率为3.4%），由此减少了65994例大肠癌的发生。同期全美共报告大肠癌死亡268 783例，死亡率从2003年的19.0/10万降低至2007年的16.7/10万（年平均变化率为3.0%），减少了31 800例死亡，研究证实大肠癌死亡率的下降程度与大肠癌筛查的参与程度密切相关。英国的研究显示参与大肠癌筛查的人群大肠癌死亡率降低了27%。欧美洲的研究结果显示，大肠癌筛查可以有效降低大肠癌的发病率和死亡率。

我国首次大肠癌筛查于1977年在浙江省海宁市进行，筛查对象为海宁市21个自然乡镇的30岁以上居民，共检出1985例单纯性息肉、6例腺瘤性息肉、20例息肉伴癌变、34例类癌、14例直肠癌和7例结肠癌。嘉善地区的首次大肠癌筛查于1989年进行，目标人群是该县随机选取的10个自然村镇的30岁以上的居民，共检出34例大肠癌。2007—2009年杭州下城区和嘉善地区大肠癌筛查工作覆盖人口4.3万人，共查出大肠癌52例，其中早期大肠癌34例（占65.38%），查出各种腺瘤569例。嘉善地区大肠癌随访资料显示，筛查工作开展8年后，目标人群的结肠癌和直肠癌累积死亡率分别降低了14.7%和31.7%。从筛查成本效益角度来看，浙江省嘉善地区的研究显示，通过筛查减少1例大肠癌发生的成本为12 768元，远低于大肠癌的手术及后期辅助治疗费用。从2008年6月至2011年12月，上海市疾病预防控制中心在项目点已完成了两轮筛查，确诊大肠癌33例，其中Ⅰ期比例为63.63%，远高于上海地区平均水平11.8%，同时发现癌前期病变524例。筛查的成效已初步体现。

近年来，随着我国大肠癌发病率的上升，基于自然人群的大肠癌筛查工作已引起重视，筛查工作已扩展至全国多个地区，由于大部分项目点开展工作时间较短，虽无具体数据可以对这些地区的筛查成效进行评估，但筛查成效值得期待。

（二）筛查对象

筛查人群的确立是结肠癌筛查的第一步，通过危险度评估，包括对筛查人群的疾病史、家族史及近期的肛肠症状等问题将筛查对象分为高危人群和普通危险人群。

1. 高危人群

高危险人群包括有家族或个人的结肠癌史或腺瘤史、炎症性肠病的个人史、家族性腺瘤性综合征（包括家族性腺瘤性息肉病和遗传性非息肉病性结直肠癌）病史的人群。国内郑树等定义的大肠癌高危人群包括：①既往有大肠癌病史或大肠腺瘤史；②一级亲属有大肠癌，年龄≥大肠癌患者年龄10岁者；③遗传性非腺瘤性结肠癌（HNPCC）家系的成员年龄≥10岁者；④一级亲属有家族性息肉病，年龄≥10岁者；⑤溃疡性结肠炎或Crohn病不愈10年以上；⑥胆囊切除10年以上；⑦下腹部放疗史10年以上；⑧结肠慢性血吸虫病；⑨具有以下2项及2项以上者：慢性腹泻、黏液血便、慢性便秘、慢性阑尾炎、精神刺激史、胆道疾患史。

2. 普通危险人群

发达国家普遍把50岁作为大肠癌筛查的起始年龄。在我国，起始年龄虽无统一标准，但近年来将50岁作为中国人群大肠癌筛查的起始年龄已经被逐步认可，因此普通人群中年龄≥50岁者，除上述高危人群外，被认为是普通危险人群。终止年龄的制订上，目前世界各国尚无统一的意见，但筛查对象的年龄越大，其检查风险也越大，甚至风险可能大于收益，因此美国预防医学工作组（USPSTF）认为应该为75—85岁人群制订更为个性化的筛查策略。

（三）筛查方法

1. 粪隐血试验

粪隐血试验在筛检结肠癌中简便易行，也是目前我国应用最为广泛的结肠癌筛查方法。粪隐血试验可筛检结肠癌的原理是结肠肿瘤较正常肠黏膜更易出血。免疫法粪隐血试验不受饮食影响，假阳性率低，目前已普遍开展。

2. 乙状结肠镜检查

乙状结肠镜检查可以直视下观察病变并可同时进行治疗，具有检查速度快，简便，并易于耐受的优点，但仅局限于远端大肠的检查。

3. 结肠镜检查

结肠镜可以检查全结肠，观察范围远大于乙状结肠镜，且直视下观察病变并可同时进行取材活检和治疗。结肠镜检查和病理学一起被视为结肠癌诊断的金标准，常用于其他筛查方法阳性时的复筛。肠镜检查也有其局限性，具有导致肠穿孔的危险，易受肠道准备质量、患者肠痉挛、检查者的熟练程度等的影响。无痛肠镜的开展减轻了患者的痛苦，但所附带的花费增高、麻醉风险亦使部分人群不易接受。

4. 双重对比钡剂灌肠造影

双重对比钡剂灌肠（double-contrast barium enema，DCBE）造影可以对全结肠进行评估，但它的诊断敏感性要低于结肠镜检查（特别是对于<1cm的息肉），并不具备治疗功能。由于通过X线片显影，DCBE常无法区分息肉和粪块，因此对肠道准备亦有一定的要求。

5. 仿真结肠镜

仿真全结肠镜（virtual colonoscopy，又称CT结肠成像术），检查前需进行肠道准备和使结肠充气膨胀，然后用螺旋CT扫描结肠。它在传统的螺旋CT断层扫描的基础上，增加了新的计算机模拟技术。通过相关的软件处理，螺旋CT产生的二维图像被重建为三维图像，如同内镜检查所见，故而得名。该技术价格昂贵，由于粪便及粪液的干扰，图像质量较差，图像分析困难，无法进行活检及治疗，因此在我国尚未大范围内开展。

6. 粪便的DNA试验

结肠癌的分子遗传学是粪便DNA试验的基础。检测粪便中基因突变体及其表达产物具有可行性和实用性，且取材方便，依从性好，尤其是聚合酶链反应（polymerase chain reaction，PCR）技术的应用使检测的敏感性大幅度提高，克服了粪隐血试验的一些缺点，为结直肠癌的普查开辟了新的途径。但目前还没有研究证实粪便的DNA试验可以减少结肠癌相关的死亡率，同时该试验技术尚无统一的操作标准。

7. 脱落细胞学检查

收集肠黏膜脱落的上皮细胞，检测细胞分子水平光谱的变化，可做出细胞良恶性的诊断，该法特异性高，客观性好，检测速度快，但目前仍处于试验阶段。

8. 胶囊内镜

这种技术已用于临床，胶囊内镜随肠蠕动通过整个胃肠道时拍摄并记录胃肠道内的情况，即可进行全消化道的检查。但其无法进行组织活检或治疗，费用相对较高。

（四）筛查策略

提高筛查手段和方案的特异性和敏感性，并且力求简单、经济，是结肠癌筛查研究的重要任务。开展无症状人群的筛查，发现早期癌及癌前病变并进行干预治疗，是降低结肠癌发病率和提高患者生存率的关键。我国没有开展常规性的结肠癌筛查工作，没有统一的筛查策略标准，现行的结肠癌筛查方案多为危险度评估便隐血检查初筛结合结肠镜确诊。

1. 普通高危人群

推荐每年2次免疫法FOBT，2次检查相隔1周。阴性者每年复查FOBT，阳性者则行结肠镜检查。结肠镜检查阴性者，每年复查FOBT，阳性者则行相应治疗。

2. 高危人群

(1) 个人史：结肠癌患者，术后前2年内每3个月复查1次，以后每6个月1次，至5年；5年后每1年复查1次，并进行详细问诊和体格检查，肝脏B超及CEA、CA19-9肿瘤标志物检测。高危复发患者可考虑每1年次胸腹盆增强CT检查（共3年）。术后1年内结肠镜检查，若无异常，每3年再复查1次；如果术前因肿瘤梗阻无法行全结肠镜检查，术后3～6个月结肠镜检查。腺瘤性息肉患者：结肠镜检查如发现多发腺瘤或1个>1cm的腺瘤，应内镜下切除，然后1～3年内复查肠镜。炎症性肠病、溃疡性结肠炎或广发的Crohn病发病8～10年后应每1～2年一次电子结肠镜检查，如病仅累及左半结肠，可在患病15年后行肠镜检查。

(2) 家族史：一级亲属患结肠癌者，40岁起或<40岁，但比亲属中最年轻发病者早10年者，需每3～5年行电子肠镜检查一次。家族性腺瘤性息肉病家族成员应每年进行一次肠镜检查。遗传性非息肉病性结肠癌家族成员应从20岁开始每1～2年行电子肠镜检查一次，40岁后每年检查一次。

3. 机会性筛查

目前国际上仍未有统一的筛查方案，我国不同地区经济条件、生活饮食习惯、人口构成、公共卫生条件等不同，而各项筛查手段的花费、优缺点、特异性、敏感性等各异，因此达成各地适用的统一的筛查方法不现实。同时社会人口、医疗及心理等方面的障碍影响着结肠癌筛查的依从性，因此结肠癌筛查的另一种筛查模式——机会性筛查成为结肠癌筛查的重要部分。机会性筛查，也称为个体筛查或个案检查。它是一种以个体为单位的临床筛查方式，可以是受筛查者主动前往医生处进行筛查，也可以由医生根据受筛查者的危险水平决定对其进行筛查。这种筛查模式主要针对个体，其目的在于检出早期癌症，提高患者的生存率，该筛查模式主要在门诊实施，筛查对象依从性较好、无须专门组织，总体费用较低。但该方法对潜在的结肠癌患者的受益程度仍未有明确的数据。

在全国范围内推广结肠癌的筛查仍比较困难，因此设想针对普通人群根据简单易行的信息获取，如姓名、性别、身高、体重、饮食模式、烟酒嗜好等先进行危险因素分层，再进一步重点筛查危险系数较高的人群，以节省医疗资源、提高诊断率，是结肠癌筛查的重要研究课题。

四、分子生物学

结直肠癌的发生、发展是一个由多因素作用、多基因参与及经历多个不同阶段的复杂的演变过程。近年来，随着分子生物技术的快速发展，贯穿结直肠癌发生、发展的分子事件研究取得了较大进展。

（一）结直肠癌相关的分子机制

1. 经典的腺瘤癌变途径

结直肠癌的发生、发展过程相当复杂，涉及众多癌基因的过度激活和抑癌基因的突变失活，最终导致肠黏膜上皮向异型增生、腺瘤、癌变及局部或全身转移等顺序发展。1990年Fearon和Vogelstein提出了结直肠癌发生的经典分子遗传学模型：腺瘤－癌变。该模型包括癌基因*k-ras*、*c-myc*激活，抑癌基因*APC*、*DCC*、*MCC*、*p53*等突变失活，该模式的提出在结直肠癌研究中具有里程碑式意义，为后续结直肠癌的基因诊断和个体化治疗提供了理论依据。近期文献报道，锯齿状息肉包括无蒂锯齿状腺瘤（sessile serrated adenomas，SSA）和传统锯齿状腺瘤（traditional serrated adenomas，TSA）也具有向恶性转化的潜能，是结直肠癌形成的另一条重要途径。该发现适时补充并纠正了只有管状或绒毛管状腺瘤才具有恶性转化潜能的传统观念。

2. 基因组和表观基因组不稳定

基因组和表观基因组不稳定是结直肠癌发生、发展的重要机制之一。目前研究发现其至少包括4种形式。

(1) 染色体不稳定（chromosomal instability，CIN）：CIN是基因组不稳定的最常见类型，其特征为染色体数目广泛失调及杂合性缺失。CIN在结直肠癌患者中检出率约为85%。尽管有文献支持CIN可促进肿瘤进展，但其确切分子机制尚未阐明。此外，一项大规模临床Meta分析指出，CIN可作为结直肠癌患者预后不良的标志。

(2) 微卫星不稳定性（microsatellite instability, MSI）：MSI发生是由于DNA错配修复基因（mismatch repair gene，MMR）突变失活，使得单核苷酸水平突变率增加所致，其在结直肠癌中的比例约为15%。根据检出位点多少可将MSI分为高频率MSI和低频率MSI，目前多个临床实验室已采用一组包括5个单核苷酸（BAT-25，BAT-26，NR-21，NR-24 and MONO-27）来评估MSI，敏感性和特异性大大提高。与CIN不同，MSI机制研究相对较多，尤其与DNA错配修复家族相关基因异常甲基化和突变相关。

(3) CpG岛甲基化表型（CpG island methylation phenotype，CIMP）：CpG岛甲基化是一种重要的肿瘤形成机制，DNA甲基化状态可以逆转，因此针对基因甲基化的靶向治疗逐渐引起人们重视。CIMP属于表观遗传学范畴，1999年由Toyota M等提出。有学者根据检出甲基化标志的多少，将CIMP分为CIMP-高和CIMP-低两种，但也有学者基于大规模的聚类分析将其分为截然不同的两组并命名为CIMP1和

CIMP2。目前在结直肠癌中发现的 DNA 甲基化基因主要有错配修复基因 hMLH1、MDR1、p14、p16 和 E- 钙黏蛋白等。近期研究发现 BRAFV600E 突变可能与 CIMP 发生相关，但其相关分子机制尚未完全阐明。

(4) 全基因组 DNA 低甲基化：甲基化异常状态是致癌作用的关键因素，基因组整体甲基化水平降低和 CpG 岛局部甲基化程度的异常升高是肿瘤包括结直肠癌的重要特征，这将导致基因组的不稳定，尤其与 CIN 肿瘤密切相关。

3. 肿瘤干细胞

肿瘤中只有一小部分具有自我更新和肿瘤再生能力的细胞被称为肿瘤干细胞。肿瘤干细胞通过多种耐药机制表现出对放疗及化疗药物不敏感的特性，是肿瘤复发和转移的根源。该假说的提出，为结直肠癌发生机制提供了新的思路。但肿瘤干细胞的来源尚有争议，目前认为它们可能来源于正常肠道干细胞、部分分化的前体细胞或完全成熟细胞。CD_{133} 是分选结直肠癌干细胞的一个重要标志，其他结直肠癌干细胞表面标志有 $EpCAM^{high}/CD_{44}^{+}$ 等。随着科学进步，我们可以认为结直肠癌干细胞的存在是当前治疗手段只能到达部分缓解的原因，因此，需要有新的治疗方法来针对这群特殊的细胞，达到有效清除肿瘤并防止复发的目的。

（二）结直肠癌相关分子通路

目前，结直肠癌中研究较为透彻的信号通路主要有 WNT-β-catenin 通路、TGFβ 通路、EGFR-MAPK 通路及 PI3K 通路，针对上述通路中的关键分子进行靶向治疗已经应用于结直肠癌的临床研究并取得了一定疗效。

1. WNT-β-catenin 信号转导通路

该通路在进化过程中高度保守，主要包括细胞外因子 Wnt 蛋白、跨膜受体 Frizzled、胞质内 Dishevelled 蛋白（Dsh）、糖原合成激酶 3β、支架蛋白 axin /APC 和 T 细胞因子 / 淋巴增强因子（Tcf/Lef）家族。其中 APC 和 β-catenin 蛋白功能状态对于 WNT 通路的影响较大。当 *APC* 基因突变后蛋白功能失活，阻断了 β-catenin 的降解过程，其转位入核，与 Tcf/Lef 因子结合，形成转录激活复合体，持续激活特定靶基因的转录。β-catenin 在结直肠癌中突变率较低。β-catenin 作为 Wnt 通路的核心蛋白，在核内过表达可能于 E- 钙黏蛋白相互作用使癌细胞发生上皮 – 间质转化（epithelial mesenchymal transition，EMT）和干细胞形成的能力，最终导致肿瘤的侵袭与转移。

2. TGF-β 信号转导通路

TGF-β 信号转导通路对结直肠癌的发生发展有着极其重要的作用。目前已研究发现 TGF-β 受体基因 *TGFβR2*、*TGFβR1*、通路中关键基因 *SMAD2*，*SMAD4* 及 TGF-β 超家族成员 *ACVR2* 均可发生突变而功能失活。

3. EGFR-MAPK 信号转导通路

癌基因 *KRAS* 是 EGFR 下游功能蛋白通过 BRAF 激活 MAPK 进而促进细胞的生长和存活。KRAS 在结直肠癌中的突变率达到 40%，尽管 KRAS 突变发生在 APC 突变后的腺瘤 – 癌变的过程中，但其依然是一个肿瘤形成的早起事件。*BRAF* 基因在结直肠癌中的突变率为 10%～15%，其编码的蛋白激酶是 KRAS 的直接下游功能基因并直接参与 Ras/Raf/MAPK 信号通路。此外，在一些结直肠癌患者中检测到 EGFR 配体及 EGFR 基因本身的改变，这些改变可能影响到针对 EGFR 靶向药物的治疗效果。

4. PI3K 信号通路

结直肠癌中 PI3K 通路中关键基因突变约为 40%，而 PIK3CA 和 PTEN 是最为常见的基因突变。*PIK3CA* 基因突变后导致其编码的催化亚基 p110a 酶活性增强，进而激活 AKT 信号，抑制细胞的凋亡和促进肿瘤的侵袭。PTEN 是一个具有磷酸酯酶活性的抑癌基因，可抑制 PI3K/AKT 信号通路。PTEN 的突变或丢失，使细胞内 PIP3 积聚，AKT 持续活化，细胞凋亡受限，持续增殖，最终导致肿瘤的发生。

综上所述，结直肠癌的发生发展的不同阶段伴随着多种癌基因、抑癌基因及多条信号转导通路参与，过程复杂，相信随着科学的快速发展必将发现更多的关键基因及信号通路，为攻克结直肠癌奠定理论基础。

五、病理学

（一）形态学分型

1. 早期结肠癌

早期结肠癌局限于黏膜或黏膜下层而未侵及固有肌层。其中限于黏膜层者为黏膜内癌，因黏膜层没有淋巴管，故不会发生淋巴转移。早期结肠癌可分为 3 型。①息肉隆起型（Ⅰ型）：肿瘤向肠黏膜表面突出，形成有蒂和无蒂两个亚型，该型肿瘤多为黏膜内癌。②表浅型（Ⅱ型）：肿块不明显，病灶较平坦或略微高出正常黏膜或形成浅表凹陷，据此又可分为扁平隆起型（Ⅱa 型），病灶略高出周围正常黏膜，但不超过黏膜厚度的两倍；平坦型（Ⅱb 型），病灶既不高出黏膜也无凹陷，于周围黏膜持平，以及凹陷型（Ⅱc 型）：病灶呈浅在凹陷。③混合型（Ⅱa+Ⅱc，亦称Ⅲ型）：呈小盘状，中央微凹形成溃疡，边缘略隆起。此型多为黏膜下层癌。

2. 进展期结肠癌

(1) 隆起型（图 5–1）：表现为肿瘤向肠腔突出生长，呈结节状、分叶状、乳头状、息肉样或菜花状，有蒂或为广基型，质地脆，易溃疡出血，并引起肿瘤表面坏死、感染、溃烂。此型多见于右半结肠，生长较慢，侵袭性低，预后较好。

(2) 浸润型（图 5–2）：肿瘤首先沿黏膜下呈浸润型生长并可累至肠腔全层，但表面无溃疡及隆起，因伴纤维组织增生，致局部肠壁增厚，肠管周径狭窄，浆膜面常可见因纤维组织牵拉而形成的缩窄环，并近端扩张，易发生粪性结肠炎，致典型的腹泻与便秘交替，甚至急性结肠梗阻。因肠腔狭窄，肠镜检查受阻，取材不易、表浅，组织学检查获取癌证据较困难。此型多见于左半结肠，恶性度高，预后差。

(3) 溃疡型（图 5–3）：最多见，肿瘤表面形成深达或超过肌层的溃疡，根据溃疡外形和生长情况，分为两类，一为局限溃疡型，貌似火山口状不规则溃疡，边缘隆起外翻，基底坏死，癌肿向肠壁深层浸润性生长，恶性程度高，多见于右半结肠；另一类为浸润溃疡型，肿瘤呈浸润性生长，与周围分界不清，中央坏死，形成底大的深在溃疡，溃疡边缘黏膜斜坡样抬高，而非肿瘤组织外翻。

（二）组织学分类

1. 乳头状腺癌

癌组织以外生性生长方式为主，呈粗细不等的乳头状或绒毛状结构，乳头中央为中央索。按其分化程度可分为高柱状、低柱状和介于两者之间的柱状。乳头状腺癌预后较好。

2. 管状腺癌

癌组织形成大小不等的腺管状结构，向肠壁浸润性生长，是结肠癌中最常见的组织学分型（图 5–4）。根据癌细胞分化程度，又可将其分为高分化、中分化、低分化腺癌三种。高分化腺癌占 15%～20%。癌组织全部或大部分呈腺管状结构。上皮细胞分化较成熟，多呈单层衬于腺管腔内，核大，多位于基地部，胞质内有分泌现象，可有杯状细胞分化。中分化管状腺癌占管状腺癌的 60%～70%。癌组织仍可见腺管结构，但外形不规则，上皮可排列成假复层，核位置参差不齐，一部分肿瘤细胞形成团状癌巢。低分化腺癌的腺管结构已不足 1/3，且细胞异型明显，其形态及预后与未分化癌类似。

3. 黏液腺癌

腺癌组织中（包括乳头状腺癌）含有大量细胞外黏液，其量超过肿瘤成分的 50% 以上者称黏液腺癌（图 5–5）。这些黏液成分多数在结缔组织中形成不规则的黏液湖。该肿瘤一般有两种形式，一种表现为大量黏液湖形成，其中漂浮着成串或成巢的癌细胞，有的也可见印戒形癌细胞。另一种表现为腺囊结构，囊腔内充满黏液，囊壁上衬复分化较高的黏液柱状上皮（又称高分化黏液腺癌）。

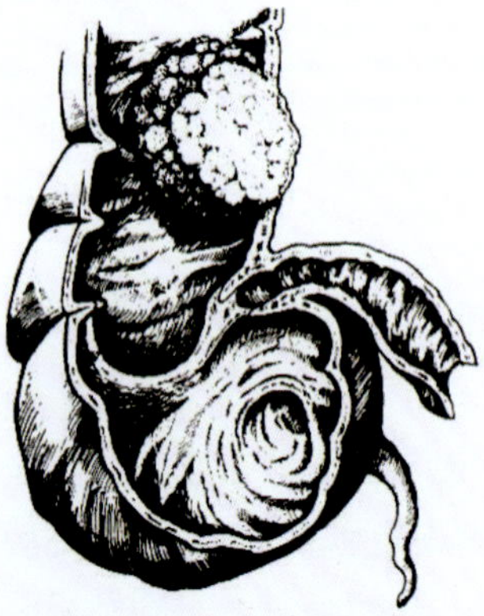

▲ **图 5–1** 隆起型结肠癌

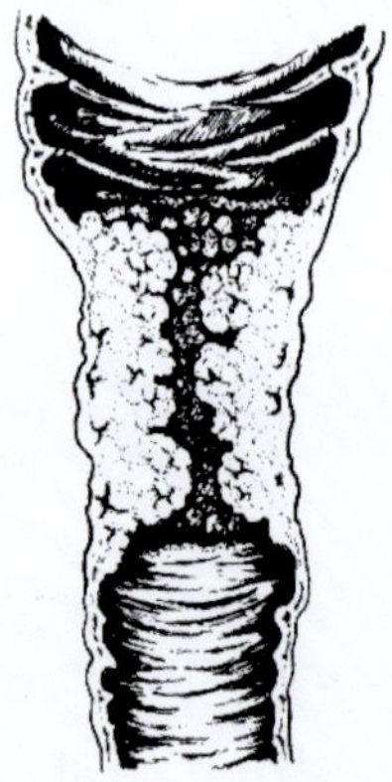

▲ **图 5–2** 浸润型结肠癌

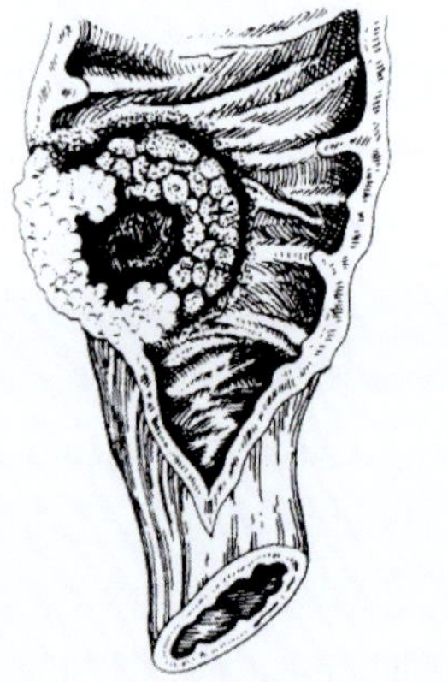

▲ **图 5–3** 溃疡型结肠癌

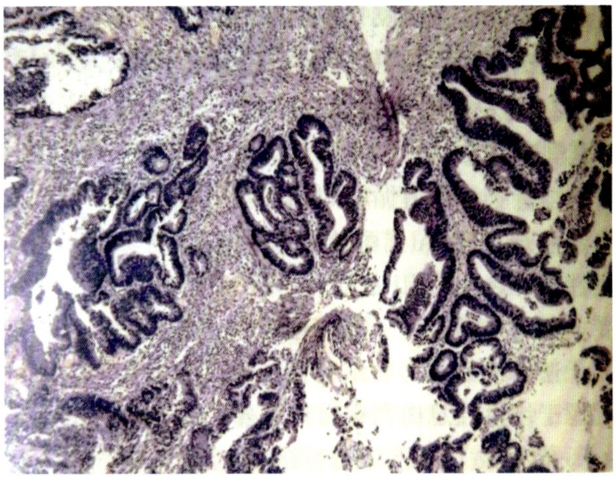

▲ 图 5-4 管状腺癌

腺管由单层癌细胞构成，异型性明显，浸润肌层

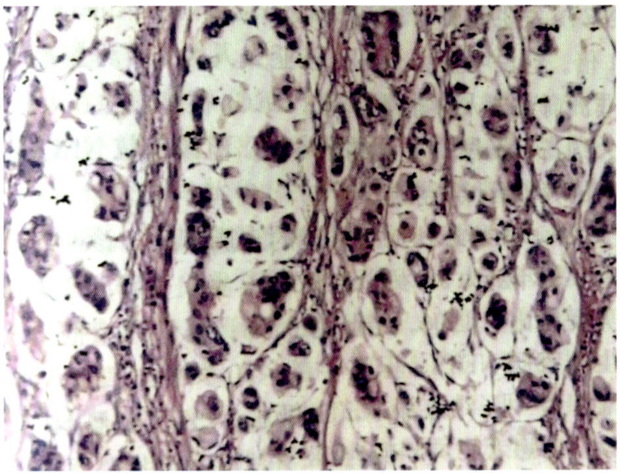

▲ 图 5-5 黏液腺癌

细胞外黏液形成大的黏液胡（混有肿瘤细胞团）

4. 印戒细胞癌

肿瘤组织半数以上由印戒状细胞构成（图 5-6）。这些细胞胞质内含有黏液，并把癌细胞核推挤向一侧，使核呈月牙状，癌细胞排列弥散，一般不形成管泡状结构。有学者认为印戒细胞癌应归类为低分化的黏液腺癌。

5. 鳞状细胞癌

癌细胞呈不规则的团块状或条索状，有明确的向鳞状细胞分化的特征，如角化珠的形成或出现细胞间桥。此型甚少见。

6. 腺鳞癌

腺鳞癌亦称腺棘细胞癌，肿瘤中含有腺癌及鳞癌两种成分，两者可互相分离或混合在一起，那种腺癌成分中伴灶性鳞状上皮化生者仍归入腺癌中，

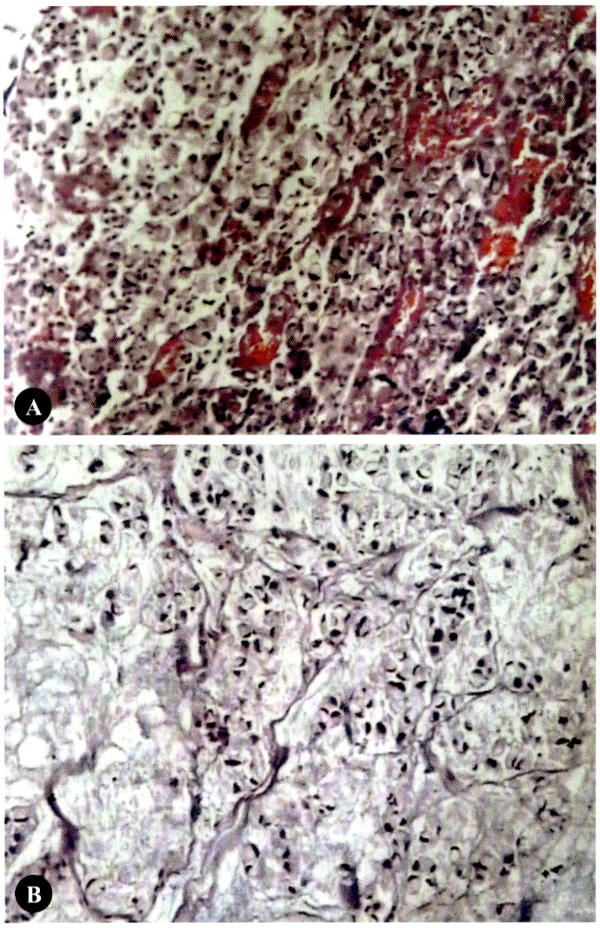

▲ 图 5-6 印戒细胞癌

A. 肿瘤呈弥漫性生长，几乎没有腺体结构；B. 有时形成和黏液腺癌一样的黏液胡，中间漂浮细胞形成典型的印戒状癌细胞

称腺癌伴鳞状化生。

7. 髓样癌

此型较罕见，表现为恶性肿瘤细胞排列呈大片状，核呈空泡状，核仁明显，边界不清，在肿瘤细胞间有明显的淋巴细胞浸润，其预后较低分化或未分化癌较好。

8. 未分化癌

癌细胞弥漫呈片或排列呈条索状、团块状，而缺乏形态学上向某种特定组织学类型分化的任何依据（图 5-7）。

9. 其他类型的癌

梭形细胞癌、多形性（巨细胞）癌、绒癌、透明细胞癌和隐窝细胞癌等均十分罕见。

同一种肿瘤出现两种或两种以上组织学分型时应按以下原则诊断：①两种组织学类型数量相似，则两种类型均应写明，且将预后较差的写在首位。

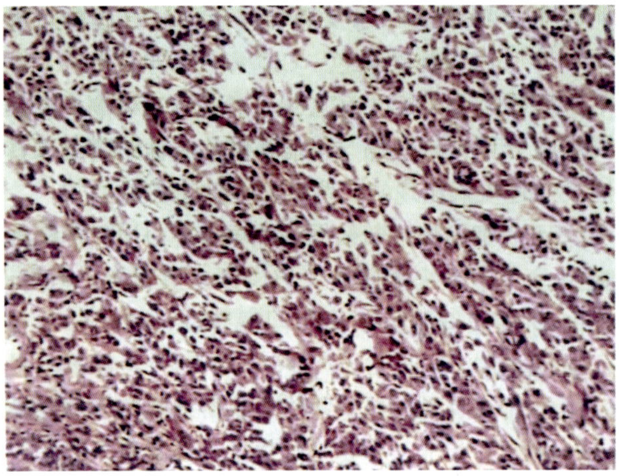

▲ 图 5-7 未分化癌

癌细胞呈弥漫浸润，没有明显癌巢

②两种组织学类型中一类占 2/3 以上，另一类占 1/3 以下时，若占小部分的肿瘤分化较差，则将主要的组织学类型写在诊断首位，分化较差的写在后面，若占小部分的为分化较高的，可不写入诊断。

肿瘤分化程度依照 Broders 法分为Ⅰ～Ⅳ级，分化程度按序降低。Ⅰ级：2/3 以上癌细胞分化良好，高分化，低恶性。Ⅱ级：1/3～1/2 癌细胞分化良好，属中分化。Ⅲ级：分化良好的癌细胞不足 1/4，属于低分化，高恶性。Ⅳ级：未分化。

（三）播散途径

1. 直接浸润

结肠癌局部浸润可向三个方向扩散：①沿肠壁纵行扩散，一般局限在 5～8cm，但癌浸润至黏膜肌层以下时，由于淋巴管、血管周围间隙扩散阻力小，所以手术时必须距黏膜表面的肿瘤相当距离切断肠管以保障切缘无癌细胞浸润；②水平方向环形浸润，一般浸润 1/2 周径约需 1 年，浸润一圈约 2 年；③肠壁深层浸润，可一直深至穿透肠壁甚至侵袭邻近器官，如十二指肠、输尿管、胃、子宫、子宫附件、小肠、膀胱等，且癌肿浸润至肌层后易发生血行转移。但由于结肠癌恶性程度较其他消化道肿瘤低，当结肠癌侵及邻近器官时，如能做到广泛切除，患者仍能获得根治而延长生存周期。

2. 淋巴转移

淋巴转移约占 60%，一般情况下结肠癌细胞通过肠壁内淋巴管依次由结肠上淋巴结、结肠旁淋巴结、中间淋巴结、中央淋巴结转移至主动脉旁淋巴结甚至左锁骨上淋巴结。但少数亦可跳跃式转移。由于 CME 等手术方式改良及清扫范围的扩大，以及廓清法取代触摸法使淋巴结检测效率的提升，现淋巴结检出数量较以往明显增加。且如今利用免疫组化法及分子生物学方法检测还可发现淋巴结中微转移情况，对病理分期提供指导性参考。

3. 血行播散

血行播散占 20%～30%，结肠静脉回流经肠系膜上、下静脉汇入门静脉。因此肝脏最易受累，其次为肺，再次为骨、脑、卵巢，极少转移至肾上腺及肾脏。Runers 等报道发现 15%～25% 的大肠癌患者在原发性肿瘤诊断时即有肝转移，20% 左右的患者在原发肿瘤治疗后出现肝转移。

4. 种植播散

腹膜种植是最常见的种植播散类型，以原发癌肿附近及盆腔底部腹膜最为密集，并可弥散至全腹腔，甚至产生癌性腹水。肿瘤表面的癌细胞可因手术等原因脱落进入肠腔。Cole 等研究发现，大肠癌手术切除标本中远、近侧肠段分别有 65%、42% 可找到癌细胞。脱入肠腔的癌细胞在正常黏膜上不至于形成种植，但如进入肠黏膜破损处，则可存活形成种植转移灶。手术时因肠腔内癌细胞污染肠管切缘，或者缝针、缝线沾染肠黏膜表面的癌细胞，也可使之种植于肠壁组织内，成为术后吻合口肿瘤复发的原因。另外术中切断引流肿瘤区的淋巴管或小静脉，也能使其中的癌细胞落入术野，Smith 等在 120 例根治性癌切除术的 26% 手术冲洗液中找到癌细胞，14% 找到可疑癌细胞。冲洗液中找到癌细胞者术后复发率为 40%，未找到者局部复发率为 26%。

5. 神经周围播散

神经周围播散少见，癌肿侵袭神经周期间隙或神经鞘后沿结肠神经扩散，提示预后不良。

结肠癌病理主要指术后病理，为评估结肠癌病情进展、制订治疗方案、评估预后疗效等提供了依据。病理报告应包括以下内容：肿瘤分级、浸润深度及周围组织受累情况、区域淋巴结评估数量及阳性淋巴结数量、远处转移情况、切缘状况、血管淋巴浸润、神经周围浸润、结外肿瘤种植。其中美国癌症联合委员会建议区域淋巴结评估数量至少为 10～14 个，以便明确分期及预后。

六、临床病理分期

结肠癌临床病理分期是根据肿瘤局部浸润深度

及淋巴、血行播散范围决定的。目前国际上常用的结肠癌病理分期方式包括 Dukes 分期和 TNM 分期两种。

Dukes 于 1930 年描述了肿瘤浸润与预后的意义并于 1932 年提出了 Dukes 分期，后几经改良修正，版本变化较大，现全国通用的是 1978 年我国第一次大肠癌科研协作会议提出的改良方案，具体如下。

A 期：肿瘤局限于肠壁。

A_0 期：肿瘤局限在黏膜。

A_1 期：肿瘤侵及黏膜下，即早期大肠癌（但不包括伴有淋巴结转移的病例）。

A_2 期：肿瘤侵及浅肌层。

A_3 期：肿瘤侵及深肌层。

B 期：肿瘤已穿透肠壁，侵入邻近组织结构或器官，但能切除，且无淋巴结转移。

C 期：肿瘤已发生淋巴结转移（包括早期结肠癌伴淋巴结转移的病例）。

C_1 期：肿瘤附近淋巴结转移。

C_2 期：肠系膜上或下血管根部淋巴结有转移。

D 期：肿瘤已发生远隔器官的转移（肝，肺等）；远处淋巴结如锁骨上淋巴结或主动脉旁淋巴结有转移；肿瘤广泛浸润邻近器官，已无法全部切除或形成冰冻盆腔；腹膜广泛播散者。

国际 TNM 分期是由国际抗癌联盟（UICC）提出用以统一恶性肿瘤的临床分期。现已获得广泛使用的是美国癌症联合委员会（AJCCS）制订的《AJCC 癌症分期手册》第 7 版中对结肠癌的分期。具体如下。

原发肿瘤（T）：

T_x：原发肿瘤无法评价。

T_0：无原发肿瘤证据。

T_{is}：原位癌，局限于上皮内或侵犯黏膜固有层。

T_1：肿瘤侵犯黏膜下层。

T_2：肿瘤侵犯固有肌层。

T_3：肿瘤穿透固有肌层到达浆膜下层，或者侵犯无腹膜覆盖的结直肠旁组织。

T_{4a}：肿瘤穿透腹膜脏层。

T_{4b}：肿瘤直接侵犯或粘连于其他器官或结构。

区域淋巴结（N）：

N_x：区域淋巴结无法评价。

N_0：无区域淋巴结转移。

N_1：有 1～3 枚区域淋巴结转移。

N_{1a}：有 1 枚区域淋巴结转移。

N_{1b}：有 2～3 枚区域淋巴结转移。

N_{1c}：浆膜下、肠系膜、无腹膜覆盖结肠 / 直肠周围组织内有肿瘤种植（tumor deposit，TD），无区域淋巴结转移。

N_2：有 4 枚以上区域淋巴结转移。

N_{2a}：有 4～6 枚区域淋巴结转移。

N_{2b}：有 7 枚及更多区域淋巴结转移。

远处转移（M）：

M_0：无远处转移。

M_1：有远处转移。

M_{1a}：远处转移局限于单个器官或部位（如肝、肺、卵巢、非区域淋巴结）。

M_{1b}：远处转移分布于一个以上的器官 / 部位或腹膜转移。

关于 Dukes 分期和 TNM 分期总结见表 5-1。

表 5-1 解剖分期 / 预后组别

期 别	T	N	M	Dukes
0	T_{is}	N_0	M_0	—
Ⅰ	T_1	N_0	M_0	A
	T_2	N_0	M_0	A
Ⅱ A	T_3	N_0	M_0	B
Ⅱ B	T_{4a}	N_0	M_0	B
Ⅱ C	T_{4b}	N_0	M_0	B
Ⅲ A	T_1～T_2	N_1/N_{1c}	M_0	C
	T_1	N_{2a}	M_0	C
Ⅲ B	T_3～T_{4a}	N_1/N_{1c}	M_0	C
	T_2～T_3	N_{2a}	M_0	C
	T_1～T_2	N_{2b}	M_0	C
Ⅲ C	T_{4a}	N_{2a}	M_0	C
	T_3～T_{4a}	N_{2b}	M_0	C
	T_{4b}	N_1～N_2	M_0	C
Ⅳ A	任何 T	任何 N	M_{1a}	—
Ⅳ B	任何 T	任何 N	M_{1b}	—

相较于其他常见的消化道肿瘤，结肠癌的预后较好，1994 年 steele 等报道的美国结肠癌患者 5 年生

存率为50%～55%，远高于胃、肝、食管等其他恶性肿瘤。随着对结肠癌研究认识的加深，早期、中期筛查的展开以及手术、放疗、化疗等综合治疗方式的展开，结肠癌患者的5年生存率较过去明显提高。截至2010年美国癌症数据中心的一项研究数据表明TNM各期的5年生存率分为：Ⅰ期97.1%，ⅡA期87.5%，ⅡB期71.5%，ⅢA期59.8%，ⅢB期42.0%，ⅢC期27.3%，对于Ⅳ期可切除术的结肠癌5年无病生存率仍有约20%。

（一）影响结肠癌预后的因素

1. 年龄

我国结肠癌发病的中位数年龄约较欧美国家早10岁左右。其中青年人结肠癌以分化差的黏液腺癌多见，多数在诊断时已有淋巴结等转移，预后差。Ⅲ期结肠癌青年患者即使行根治性手术其5年生存率仍较30岁以上患者低（30岁以下患者5年生存率为31.9%，65岁以上者为69%）。但青年期结肠癌患者若能在Ⅰ期、Ⅱ期时诊断和手术，其预后仍然较好，故青年期的结肠癌早期诊断尤其重要。

2. 临床病理分期

如前所述，病理分期越晚，5年生存率越低。而其中研究较多的是Ⅱ期结肠癌的亚病理分期。因Ⅱ期结肠癌的为异质性很大的群体，预后差别很大，从5年生存率来说，预后较好患者在80%以上，较差者则不到60%，比ⅢA期还差。近期对结肠癌亚病理分期的讨论集中在淋巴结外肿瘤种植和微转移上。

(1) 淋巴结外肿瘤种植：指沉积于远离原发肿瘤边缘的结肠周围脂肪组织内的不规则肿瘤实性结节，已经没有淋巴结组织的证据，但分布在淋巴引流途径上。2007年一项多因素分析提示在N_0患者中，存在肿瘤卫星结节的患者5年生存率仅为37.0%，远小于无肿瘤卫星结节者的91.5%，TNM分期中将其列为N_{1c}。因此病理报告应记录淋巴结外肿瘤种植的数量。

(2) 微转移：Ⅱ期结肠癌行根治性切除术后仍有25%的复发率，提示隐性淋巴结转移的存在，而这种淋巴结转移却不能被常规病理检查发现。近年来通过连续切片法、免疫组织化学法等方式可检测出离开原发灶＜2mm的癌细胞沉积，被称为微转移。这些微转移灶可在机体防御屏障减弱后增生导致转移复发。微转移检测标志物包括癌胚抗原（CEA）、黏附分子蛋白（CD44、CD20）、细胞角蛋白（CK）、K-ras、p53等。如丁彦青等应用CK和CEA免疫组化方法检测68例HE染色淋巴结阴性的结肠癌患者病理标本，发现19.1%存在微转移，且微转移（+）组和微转移（-）组的5年生存率分别为78.2%和95.3%。Yamamoto等用RT-PCR法以CD20为标记物检测结肠癌患者发现微转移（+）组和（-）组5年生存率分别为78.2%和95.3%，提示淋巴结微转移于预后相关。但亦有研究未发现上述现象，因此淋巴结微转移对结肠癌病理分期的影响仍需继续研究。

3. 切缘阳性

Hohenberger等将TME原则应用于结肠癌，提出了全结肠系膜切除（complete mesocolic excision，CME）的概念。其原则是直视下锐性游离脏壁层间筋膜间隙，保持脏层筋膜的完整性，根部充分显露营养血管结扎。大样本回顾性数据显示，CME可减少腹腔肿瘤播散和最大限度的区域淋巴结清除，从而获得更低的局部复发（5年局部复发率从6.5%下降至3.6%）和更好的生存受益（癌症相关存活性存活率由82.1%增加至89.1%）。并由此提出新的环周切缘定义，其为膜外软组织中最靠近肿瘤最深浸润处的地方，相当于无浆膜间皮细胞层覆盖之结肠的任何一部分，而不是单纯的外科切缘。为此鼓励外科医生在手术标本上标记无腹膜覆盖的区域。

4. 周围神经浸润

周围神经浸润被认为是全身复发的高危因素，可显著降低患者的无病生存率，尤其是Ⅱ期周围神经浸润患者5年无病生存率可由82%降至29%。

5. DNA错配修复（MMR）

基因的突变或修饰，导致MMR蛋白缺乏dMMR，是结肠癌重要的发病原因。Ⅱ期结肠癌研究中发现dMMR是预后良好的标志物，单纯手术后其5年生存率可高达80%。研究同时发现，MMR基因的突变可产生微卫星不稳定性（MSI）。微卫星是指基因组中＜10个核苷酸的简单重复序列，常作为提示肿瘤遗传不稳定性的一个敏感指标。一般来说，癌细胞分化差是预后不良的特征，Ⅱ期结肠癌考虑辅助化疗时，应除外MSI群体。

6. *K-ras* 基因

研究表明，结直肠癌患者中*K-ras*基因的突变率为35%～40%，约90%的突变发生在位于其12、13位密码子，极少发生于61、63位密码子。发生在

12、13位密码子的突变提示预后不良，即使病理组织学上淋巴结转移阴性。因*K-ras*基因突变会降低放疗敏感性及EGFR抑制药如西妥昔单抗、帕尼单抗的疗效，NCCN建议转移性结直肠癌患者应检测*K-ras*基因状况，以选择性的接受EGFR抑制剂治疗。

7. *BRAF*^{V600E} 基因

5%～9%的结肠癌存在*BRAF*^{V600E}突变。与*K-ras*基因突变类似，一项回顾性研究分析773例结直肠癌患者化疗耐药性分析表明，*BRAF*^{V600E}突变患者对西妥昔单抗治疗敏感性显著低于野生型（8.3% vs. 38.0%）。且研究发现*BRAF*^{V600E}突变患者预后均很差。

七、临床表现

结肠癌患者大多数在中年以上，平均年龄在50岁左右，90%以上患者在40岁以上，但也有少数患者可能在30岁以下。结肠癌早期常无症状，随着病情进展，病灶逐渐增大，对机体局部和全身性影响逐渐加重，从而产生一系列症状，如大便性状和排便习惯的改变、腹部肿块、急慢性肠梗阻、肠穿孔和腹膜炎，以及贫血、乏力、黄疸、水肿等表现，由于肿瘤的性质、部位和病程不同，其临床表现又有一定差异。通常以横结肠中左1/3交界区为分界点，把结肠分为右半结肠和左半结肠两部分，上述两部分在胚胎发育，血液供应及生理功能等方面有不同，所以在患结肠癌期间其临床表现有一定差异，具体分析如下。

（一）右半结肠癌临床表现

1. 贫血

由于大便在右半结肠内仍呈稀糊状，所以大便摩擦右半结肠癌灶而引起出血的症状较左半结肠及直肠少。由于盲肠及升结肠的蠕动较小较密集，便血和大便混合均匀，以致肉眼不易觉察。由于长期慢性失血，而患者又无明显的大便习惯的改变时，患者往往因贫血而就医，因此右半结肠癌有时虽无肉眼可见的便血，但贫血仍为其突出的症状之一。

2. 腹部肿块

腹部肿块是右半结肠癌最常见症状，占就诊时症状的79.1%，据Wallack等报道，右半结肠癌患者70%～80%可扪及腹部肿块，而左半结肠癌患者仅20%～40%可扪及腹部肿块，肿块多由肿瘤本身引起。当癌肿侵及肠壁全层后引起肠周的炎性反应，而邻近的脏器或肠曲粘连，这是形成腹腔肿块的一个另一个原因。随着肿块的增大，发生肠梗阻，特别是不完全性肠梗阻的概率亦随之增大，但两者不会完全平行，有梗阻者不一定能扪及肿块。

3. 腹痛

腹痛占就诊时症状的73%，Mcsherry报道的268例右半结肠癌，有腹痛症状者216例（81%）占各种症状的首位。腹痛多由肿瘤侵及肠壁肌层而致病灶部位隐痛；当肿瘤穿透肠壁引起肠周炎症，与腹膜或其他脏器粘连时，腹痛就逐渐加重，特别在行走、活动时可牵拉病灶而使加重。当腹痛和腹部肿块并存时，尤其是在肿块压痛明显时，很可能是肿瘤病灶穿透肠壁全层而导致肠周炎症或局限性脓肿。如病灶位于盲肠，则症状类似于阑尾周围脓肿，常发生误诊。

（二）左半结肠癌的临床表现

1. 便血

随着粪便由右半结肠进入左半结肠，由于水分的再吸收，大便由糊状逐渐变成固体，大便摩擦病灶可引起便血，在左半结肠癌中较右半结肠癌多见，相差约1倍。

2. 黏液便

大便带黏液的多少首先与肿瘤的性质有关，如绒毛状腺瘤癌变者分泌大量黏液。患者多有明显黏液便，其次为溃疡型结肠癌由于溃疡伴有继发性感染，使肠黏膜分泌黏液增多，黏液便虽然与肿瘤的性质有关，但与便血一样，肿瘤的位置仍是一个重要因素。右半结肠癌所分泌的黏液，由于肠蠕动细小和频繁，使黏液和糊状大便混合均匀，因而黏液不宜为肉眼所见，而左半结肠中粪便渐趋成型，黏液与大便不相混合。

3. 肠梗阻

肠梗阻是结肠癌晚期表现，以左侧结肠梗阻多见，据Ackerman报道，左半结肠癌发生梗阻的概率是右半结肠癌的8倍。左半结肠癌因左半结肠肠腔较小，大便呈半固体或固体，且局部癌肿多呈浸润型硬癌，所以极易肠腔狭窄，从而导致肠梗阻，溃疡型或增生型结肠癌向肠壁四周蔓延浸润致肠腔狭窄引起梗阻，常为不完全性机械性肠梗阻，先出现腹胀、腹部不适，然后出现阵发性腹痛、肠鸣音亢进、便秘或粪便变细（铅管状或羊粪状）以致排气、排便停止。而急性肠梗阻多由浸润性结肠癌引起，偶然有肿瘤引起肠套叠所致。无论急慢性肠梗阻，恶心、呕吐症状均不明显，如有呕吐则小肠（特别是高位小肠）可能已受肿瘤侵犯。

八、诊断与鉴别诊断

（一）诊断

早期结肠癌没有明显症状，诊断比较困难，即使有一些一般性消化系统症状，可能也不会引起患者及医生的重视，因此对于就诊的患者中 60% 以上都是临床变现典型，病程长至 1 年之久。目前多数学者仅将黏膜癌或黏膜下癌视为早期癌。其诊断主要靠动态观察大便潜血、X 线双重对比造影、纤维结肠镜检查并取活检。就诊的结肠癌患者，大多数属于进展期癌或较晚期癌，如有下列症状应高度怀疑结肠癌的可能性。

(1) 年龄在 30 岁以上，近期出现持续性腹部不适、隐痛、胀气等，经一般治疗后，症状缓解不明显者；

(2) 大便习惯既往正常，但近期出现便秘、腹泻或便秘、腹泻交替排便不畅或里急后重感；

(3) 粪便带血、黏液或脓而无痢疾和其他炎性肠病者；

(4) 原因不明的进行性贫血、乏力或体重减轻者；

(5) 腹部可触及肿块。

对于出现以上症状者，特别是大便潜血多次阳性者，应进一步行全结肠的检查。成年人发生肠梗阻，半数以上是结肠癌所致；老年人急性单纯性结肠梗阻更应考虑结肠癌的可能性。有慢性阑尾炎表现的中、老年人，也应疑有结肠癌的可能性。

对于结肠癌的诊断，可通过以下检查来帮助明确诊断。

1. 肛管直肠指诊

虽然肛管直肠指诊对结肠癌本身的诊断价值不大，但也应列为常规检查，其目的有两个，分别为：①排除直肠息肉、直肠癌或其他直肠肛管疾病。②了解盆腔内有无转移性肿块，如果是女性患者还应做直肠阴道双合诊。

2. 乙状结肠镜检查

乙状结肠镜可对距肛缘 25cm 的结肠做检查，直肠和乙状结肠癌经检查可明确诊断。其优点是操作简单，能在直视下观察病灶的情况，并取活检做病理诊断，且可通过内镜下高频电切除发现的腺瘤。

3. X 线气钡双重对比造影

常见的钡剂灌肠 X 线检查对较小的病变，尤其是＜2cm、早期癌和大肠腺瘤显示常有困难；而气钡双重对比造影的优点是能显示常见钡剂灌肠 X 线所不能发现的较小病灶，从而大大提高早期大肠癌和小腺癌的发现率和诊断准确率。目前的纤维结肠镜下发现＜0.8cm 的扁平腺瘤和早期大肠癌。

4. 纤维结肠镜检查

目前纤维结肠镜检查是对大肠内病变诊断最有效、最安全、最可靠的检查方法，它不但可澄清钡灌肠 X 线检查有疑问的病变，而对发现的癌前期病变——大肠腺瘤能及时治疗，广泛采用此检查方法能提高早期大肠癌的检出率。

5. 腹部 B 超检查

B 超扫描不能直接诊断结肠肿瘤，但对腹腔内有无肿块及肝脏内有无占位性病变则有一定诊断价值。

6. CT 扫描检查

主要用于发现肿瘤肠管外侵及程度，有无淋巴结转移及肝内有无转移灶。与钡灌肠和结肠镜相比较，多层 CT（MSCT）具有较大的优势，多平面成像（MPR）、最大密度投影（MIP）、CT 仿真肠镜（CTVC）图像的优势是可任意轴向和角度旋转，多方位观察。MPR 能直观反映肿块和肿瘤处肠壁及肠周侵犯情况；MIP 可显示病变与周围血管关系，了解肿瘤的供血动脉；CTVC 形象逼真，类似内镜，其 4D-Raysum 图像有气钡双重造影的效果；MSCT 不仅能显示病变肠管内外情况，而且能显示肠管周围淋巴结及病变肠管的血供情况；CTVC 除了具有可显示远段梗阻结肠癌患者的全部结肠、显示存在的结肠肿瘤和邻近肠管病变的准确性的能力外，还为结肠癌患者术前提供其他优势，如比结肠镜确定肿瘤位置更准确，从而为结肠癌的治疗提供外科导向。

7. 实验室检查

(1) 血红蛋白：对不明原因的血红蛋白降低，应考虑右半结肠癌的可能性，右半结肠癌由于长期慢性失血，而患者又无明显大便习惯改变的症状，而引起血红蛋白降低，不少医生仅做一般内科检查后常以不明原因的贫血而予以对症处理，结果症状无好转，直至出现腹部肿块后才考虑右半结肠癌变，从而延误病情。

(2) 大便潜血实验：大便潜血实验涉及整个消化道的出血性病变，故对大便潜血阳性的患者，在排除了上消化道出血病变后，应进一步做纤维结肠镜检查以排除大肠内病变。由于升结肠和盲肠的肿瘤，出血和大便混合均匀，可表现为大便潜血阳性和不明原因的贫血，在此种情况下应高度怀疑结肠癌的可能性。

(3) 血清癌胚抗原（CEA）检查：CEA 是一种糖蛋白，大肠癌或其他组织中均可有此类抗原，采用放射免疫法可以测定血清中血 CEA 含量，正常值为 5ng/ml 以下，约 60% 的大肠癌患者 CEA 值高于正常。如病变局限于肠壁内，CEA 高于正常不及 50%。CEA 测定对结肠癌的特异性不高，其他胃肠道癌或非胃肠道癌肿或结肠炎性改变亦可有血 CEA 值的增高。但如果结肠癌患者术前 CEA 值高于正常，切除癌肿 1 个月后，CEA 值仍无明显下降者，提示其预后不佳。癌切除后 CEA 值降至正常，以后可以定期复查，当又出现增高时，患者虽无明显症状，也大多数提示有癌复发可能，故对术前 CEA 值高的结肠癌患者，术后可借助此项检查帮助判断预后和复发。

（二）鉴别诊断

1. 大肠恶性淋巴瘤

大肠恶性淋巴瘤是源于肠壁黏膜下网状内皮系统的恶性肿瘤，分为原发性和继发性恶性淋巴瘤两类。继发性恶性淋巴瘤大都是源于体表和咽部恶性淋巴瘤累及大肠的，通常好发于淋巴组织比较丰富的末端回肠和盲肠内，其次为升结肠下端，主要形态学表现为息肉型、溃疡型、结节增生型和结节浸润型。原发性恶性淋巴瘤有时与癌很难鉴别，须组织活检病理明确诊断。

2. 大肠类癌

类癌是发展比较缓慢而又较少发生转移的一种低度恶性的嗜银细胞癌，好发于阑尾、直肠，其次为结肠。主要形态学表现为 0.3～0.5cm 大小圆形或扁圆形隆起结节，表面光滑、完整，因肿瘤内含类脂质或脑磷脂而呈黄色或棕黄色，类癌可能多发性。

3. 大肠平滑肌瘤

大肠平滑肌瘤多发于直肠内，主要形态学表现为半球状隆起，质较硬，肿瘤表面可有浅凹或溃疡，从而引起积钡，肿瘤较大者应考虑肉瘤可能性。

4. 大肠脂肪瘤

大肠内脂肪瘤是一种常见的良性肿瘤，特征是密度低、质地软，肠管收缩或受压时可变形。肿瘤好发于直肠和升结肠，圆形或卵圆形，亦可分叶，可广基，亦可有蒂。

5. 溃疡型结肠炎

多发于 20—40 岁，起病缓慢，常以腹泻为主要症状，血便是本病的重要特征。病变主要在黏膜层和黏膜下层，内镜检查可见黏膜充血、水肿，黏膜糜烂、出血，溃疡融合成片及假息肉的形成。病变发展可因黏膜及黏膜下层破坏而成深溃疡，溃疡愈合后因纤维组织增生而使肠管管壁增厚，肠腔狭窄及短缩，形成纤维性僵硬的铅管状结肠。

6. 局限性肠炎

局限性肠炎又称 Crohn 病，好发于回肠末端，累及结肠者多合并回肠病变。本病起病缓慢，表现为腹痛、腹泻，一般无脓血，内镜检查可见病变节段性、黏膜水肿或有溃疡，溃疡边缘清楚，并为纵行。病理检查为非干酪性肉芽肿，有淋巴细胞及浆细胞浸润。

7. 肠结核

肠结核好发于盲肠及升结肠，溃疡型肠结核表现为黏膜局限性坏死，溃疡形成，并易与周围组织形成粘连，增生型肠结核表现为结缔组织增生及肠腔狭窄，必要时行内镜检查，并做活检，一般能做出正确诊断。

8. 阑尾周围脓肿和阑尾周围黏液囊肿

共同表现为右下腹软组织肿块对末端回肠和盲肠造成推压和移位，压迹光滑整齐，阑尾多不显示，阑尾周围脓肿因炎症刺激致盲肠痉挛、激惹、缩小、变形，钡剂充盈不良，故盲肠底部压迹欠清晰，黏膜正常。后者对邻近肠管压迹清晰，局部肠管黏膜已亦正常，有时可出现阑尾近段小段显影。X 线片中出现囊壁细圈状钙化者有助于诊断。

九、临床检查及影像学检查

结肠癌的诊断方法很多，各种检查方法各有利弊，临床上可以互相取长补短，结合运用，以期提高结肠癌的诊断正确率。

（一）临床检验

肿瘤标志物：肿瘤标志物是肿瘤细胞在发生、发展、浸润及转移过程中分泌产生的一种活性物质，大多数为非特异性相关抗原。癌胚抗原（CEA）是临床上应用最为广泛的一种细胞膜蛋白，在胃肠道肿瘤及其他组织中均可测到此种抗原，在非肠道癌肿时均可升高。临床上可以看到，很多已经病理确诊的结肠癌患者，CEA 仍在正常范围内，但对于 CEA

明显升高的患者，病情一般处于中晚期，CEA 与肿瘤的病理分期呈现正相关。目前 CEA 为结肠癌患者术后定期复查的重要监测指标，其对术后复发的监测和预后的判断有重要的作用，对于术前 CEA 正常范围，术后 CEA 升高的患者，要警惕肿瘤的复发或新发肿瘤的生长。糖类抗原 19–9（CA199）对胰腺癌具有较高敏感性和特异性，对结直肠癌的敏感性不及 CEA，但特异性较 CEA 高，CEA 与 CA199 间并无明显特异性，将 CEA 与 CA199 联合检测可明显特高特异性及敏感性，对于术后早期发现复发和转移有很高的价值，现常作为结肠癌患者术后的常规监测手段。目前仍没有发现一种单一的高敏感性和强特异性的肿瘤标志物，单项检测敏感性低，阳性率较低，诊断的准确率不高，多项肿瘤标志物的联合检测可弥补其不足，采用多个肿瘤标志物的同时联合检测可提高敏感性和结肠癌的阳性检出率，常用的其他肿瘤标志物监测有 CA72–4、CA125、CA242 等，肿瘤标志物联合检测互为补充，弥补单项检测的不足，但总的来说对结肠癌的诊断和治疗后疗效评价还存在一定的局限性。

（二）内镜检查

1. 电子结肠镜

电子结肠镜是诊断结肠癌最主要、最有力的工具。内镜下可直接看到病灶，了解其大小、范围、形态、单发或多发，通过活组织检查可明确病变性质，是最为有效的检查手段（图 5–8 至图 5–10）。纤维结肠镜检查仍有一定的缺陷，它存在盲点；部分患者出现肠痉挛、剧烈疼痛、进镜困难或因肠腔狭窄而不能完成全结肠检查；个别患者甚至可造成结肠穿孔；无痛结肠镜检查（应用麻醉药）可解除患者痛苦，但会掩盖结肠穿孔症状；结肠镜检查也存在肿瘤定位欠准确，无法发现黏膜下肿瘤引起的无黏膜改变而漏诊。

2. 超声内镜

将内镜和超声相结合，在内镜直接观察消化道黏膜病变时，利用内镜下的超声探头行实时扫描，获得胃肠道的层次结构的组织学特征及周围邻近脏器的超声图像。对于结肠恶性肿瘤，可判断肿瘤的浸润层次、局部淋巴结的受侵情况，对术前病理分期的判断有很大的帮助。此外还有放大内镜检查，普通纤维结肠镜前端装有一个放大装置，可以将图像放大到 100 倍，能够清楚地观察到腺管开口的状

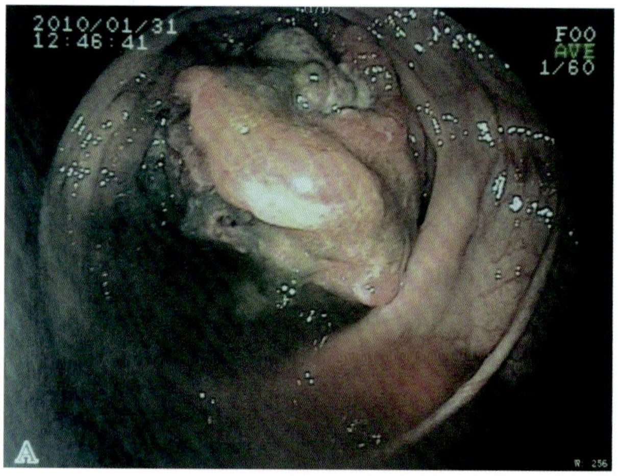

▲ 图 5–8　隆起型结肠癌

呈息肉状或菜花状，阻塞肠腔内，表面易溃烂、出血、感染、坏死

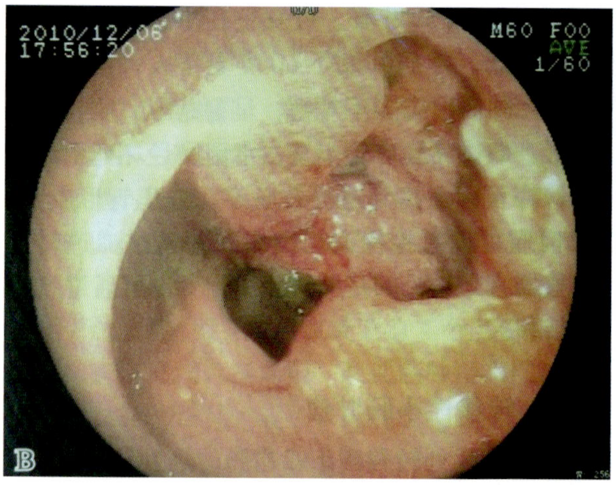

▲ 图 5–9　溃疡型结肠癌

外观呈火山口状，中央部坏死，脱落形成不规则地图样深溃疡，溃疡边缘呈围堤状隆起

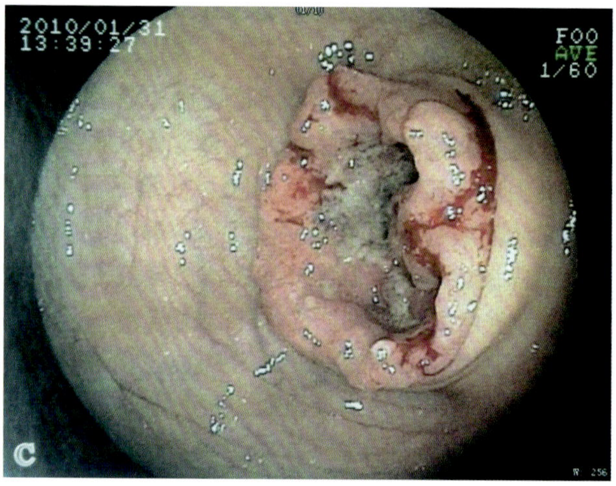

▲ 图 5–10　浸润型结肠癌

全周肠壁增厚，肠管周径明显缩小，形成环状狭窄

态，增加了镜下诊断的准确性。

（三）影像学检查

1. B 超

B 型超声不是诊断结肠癌的主要手段，仅在腹部扪及肿块时，对判断肿瘤的实质性或非实质性有帮助。肿块周围为空腔脏器，肠腔反射常使实质性的图像不能正确的反映出来，故阴性结果并不可靠。结肠恶性肿瘤时通过腹部 B 超扫描对判断肝脏有无转移有一定的价值，是常规术前检查的内容之一。

2. 钡灌肠

钡灌肠是采用薄钡和空气灌肠双重对比的检查方法显示结肠内的病变，该方法适应范围广，操作简单，并发症少，肿瘤病变部位定位准确，造影成功率高，易被患者接受。形态不同的癌肿在 X 线片中呈现不同的形状，由于癌肿首先破坏黏膜，继之浸润肠壁，因而 X 线片上共同显示肠黏膜紊乱、黏膜纹中断、肠壁僵硬、边缘不规则和结肠袋消失（图 5-11）。依据肿瘤生长方式不同分为 3 种类型。①增生型：腔内出现不规则充盈缺损，轮廓不规则，病变多发生于肠壁的一侧，肿瘤较大时可使钡剂通过困难，病变区可触及肿块；②浸润型：病变区肠管狭窄，常累及一小段肠管，狭窄可偏于一侧或环绕整个肠壁形成环状狭窄，其轮廓可光滑整齐，也可不规则，甚至钡剂止于肿瘤的远端完全不能通过，病变区亦可触及肿块；③溃疡型：腔内较大的龛影，形状多不规则，边界多不整齐，具有一些尖角，龛影周围有不同程度的充盈缺损及狭窄。以上各种类型均具有黏膜破坏中断，肠壁僵硬，结肠袋消失等特点。其缺点是易受肠道内粪块及肠道重叠影响结果，不能取活检，对于 3cm 者，特别是息肉癌变病例，结肠气钡双重造影的诊断能力低于结肠镜检，结肠癌好发于乙状结肠，在解剖上乙状结肠较长且弯曲，位置深在，不易触及，因而钡剂重叠导致局部细微结构显示欠佳，尽管结肠气钡双重造影可以通过双重影像尽可能克服钡剂重叠，但显示率仍不如其他结肠。临床上对各种原因不能完成结肠镜检查的患者，可改行结肠造影完成诊断，说明结肠气钡双重造影仍是诊断结肠癌有效、重要的方法，结肠镜检查不能完全替代结肠气钡双重造影检查。

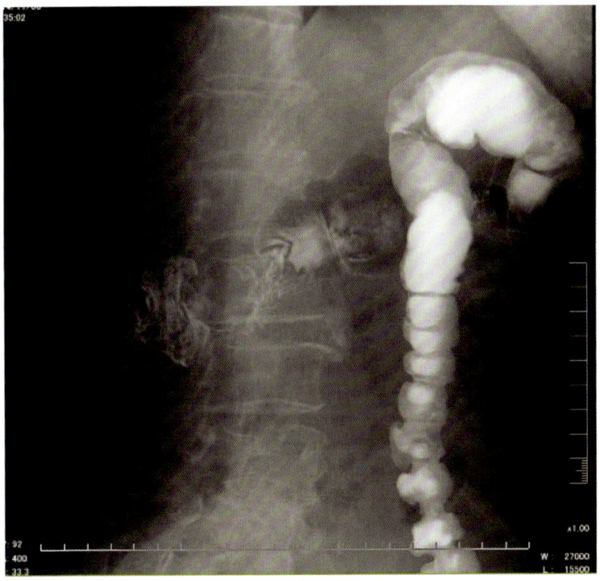

▲ 图 5-11　结肠癌

3. CT

螺旋 CT 检查能发现和显示病变的部位、大小和形态；确定病变的侵犯范围及转移情况，有助于临床确定治疗方式及判断预后。原发灶表现为肠腔内肿块，病变段肠壁的增厚，肠壁周围浸润性改变，肠壁模糊，周围网膜脂肪密度增高，条索样密度增高影，但并不都表现为浆膜受浸改变。一般认为，CT 不能显示肠壁各层，肿瘤 T 分期准确度为 48%～74%。对于 B 超检查肝内有占位病变时，腹部 CT 有助于精确判断转移病变的大小、数目、部位，对于查体发现肿物较大，活动度差及血液肿瘤标志物明显升高的患者，意义更大。但对单发肿块与息肉、肠炎性病变与单发浸润，有时不易鉴别，对较小腔内隆起不易与肠内容物区别，对巨大肿块又难以确定其原发脏器，故对结肠癌筛选意义不大。

4. 磁共振

磁共振不应作为每一病例的常规检查项目，对于肿瘤的局部侵犯、肝脏转移病变的具体部位、数目、大小等有重要的作用，对于术前病情分期、评估手术切除的可能性有一定的作用。本身所具有的多方位扫描和三维成像、软组织密度分辨率高、成像参数多、无离子辐射等优点，使在诊断结肠疾病中的作用日趋成熟。

5. PET/CT

正电子发射计算机体层扫描（positron-emission tomography/computed tomography，PET / CT）显像是利用 PET 功能成像和 CT 高分辨率将 PET 与 CT 融为一体，PET 提供病灶详尽的功能与代谢等分子信息，CT 提供病灶的精确解剖定位，一次显像可获得全身各方位的断层图像，具有灵敏、准确、特异及定位精确等特点，达到早期发现病灶和诊断疾病的目的。

^{18}F-FDG PET 显像是基于肿瘤组织葡萄糖代谢增高的原理，可灵敏地显示肿瘤组织的代谢状况。只要是有增殖能力的肿瘤组织，^{18}F-FDG PET 显像就会出现病灶的 ^{18}F-FDG 摄取增加而形成局部浓聚；只要是对于治疗有响应的肿瘤组织，其肿瘤组织增殖减缓或停止，代谢明显降低，^{18}F-FDG PET 显像就会出现病灶的 ^{18}F-FDG 摄取减低，这种表现可以在治疗后很快表现出来。再加上和同期 CT 图像融合后，既能显示出肿瘤组织代谢状况的改变，又能清晰地观察到病变及周围结构的解剖影像。其对 M 期的诊断较传统分段检查的优越性是显而易见的，不仅能发现远处病灶而且可鉴别其性质即是否为转移，对无症状的 M_1 期肿瘤具有诊断价值。因而，无论在诊断灵敏度、特异度及准确率方面均较 CT、MRI 高。通过 PET/CT 检查，对结肠癌进行早期诊断及临床分期、预后评估等已经得到了临床认可。对于术后因血清 CEA 动态增高、肠梗阻等怀疑复发，而纤维肠镜、超声、CT、MRI 等检查又找不到复发或转移灶者，PET/CT 全身显像检查更具优势。但是少数黏液腺癌和印戒细胞癌呈现 ^{18}F-FDG 低摄取。因此，采用 ^{18}F-FDG PET/CT 诊断结直肠癌及其手术后的复发、转移方面，应注意区别黏液腺癌及印戒细胞癌假阴性。

化疗过程中或化疗结束后内短期，即使 PET/CT 扫描显示复发、转移灶无异常显像剂摄取，肿瘤活性依然可能存在。此时不应以 PET 检查结果作为判断肿瘤是否存在活性的唯一标准，还应结合患者临床症状、其他影像学资料及实验室检查结果等对患者做出综合判断，尽量避免假阴性结果。

6. 仿真结肠镜

利用多层螺旋 CT 扫描计算机程序来将患者体内的结肠部分，以 2D 图像或 3D 图像的方式呈现出来。CT 仿真结肠镜将 TC 技术和先进的影像软件技术结合，产生出结肠的 3D 和 2D 图像，具有较高的灵敏度和特异度，不仅可以模拟电子结肠镜的检查方式，而且检查更加灵活。当结肠发生明显梗阻，结肠镜通过困难或不能通过，患者年老体弱不能耐受导致检查失败时，CT 仿真结肠镜就显得至关重要，此外 CT 仿真结肠镜对于结肠肿瘤的大小、浸润范围、与周边组织关系，以及周围及远处淋巴等亦可提供重要的信息，相信随着影像学技术及软件技术的不断发展，CT 仿真结肠镜将会得到更多的应用。

十、手术治疗

结肠癌的手术治疗迄今已有近 200 年的历史。起初，由于吻合口瘘和腹腔感染等致死性并发症的原因，人们主要采用结肠造口术来治疗结肠癌。随着现代外科学的发展及抗菌药物的问世，根治性切除和吻合成为现代结肠癌治疗最重要的方法。

（一）手术适应证

凡确诊为结肠癌，除去病变局限于黏膜内，在内镜下获得完整切除并且具有预后良好的组织学特征（分化程度高、没有血管浸润等）者，只要没有远处转移，病灶局部情况有可能获得根治性切除，全身情况能够耐受手术的患者，均应首选手术治疗。远处转移患者，对于可切除的同时性肝、肺转移患者（包括转化性治疗后可切除患者）可同期或分期施行结肠癌切除和肝 / 肺转移灶切除术。

对于那些虽然有无法切除的远处转移或肿瘤局部进展明显、无法根治性切除或难以切除的患者，如果存在梗阻、穿孔、出血等并发症，无法用药物或介入等方法控制时，也应当根据具体情况采取姑息性手术。具体的手术方式则需要根据病变所在部位，进展情况和患者全身状况等确定。

（二）围术期处理

1. 结肠癌的术前准备

除一般腹部手术常规术前准备外，结肠癌的术前准备尚包括三方面的内容：术前诊断、肠道准备及部分患者肠造口相关的术前准备。

(1) 机体重要脏器功能的评价、手术耐受性和风险的判断及并存疾病的纠正：结肠癌手术范围较广泛，对机体的创伤较大，而且多数患者处于老年期，因此术前须全面评价机体各重要脏器功能和并存疾病状态，以便判断患者的手术耐受性、评价手术风险。一般来讲，应当包括心、肺、肝、肾和凝血功能的检测和糖尿病等慢性疾病的筛查、贫血、营养状况的评定等内容。对于异常的检测结果，应当及时联系有关科室会诊、处理。

(2) 术前诊断：术前诊断包括对肿瘤部位和数目、浸润深度、淋巴结转移情况、远处转移的有无及是否合并有结肠息肉、肿瘤是否导致肠梗阻，以及梗阻程度等的判断。这些信息对于治疗方针和手术方式的决定具有重要的意义。为此，一方面要细致、全面询问病史、体格检查，另一方面要合理运用癌胚抗原（CEA）等肿瘤标志物的血清学检查、结肠镜、钡灌肠和钡餐透视、腹部平片、超声、CT、磁共振及PET/CT等检查手段，力争在术前能够全面、准确把握病情，制订出合理的治疗方案。

在对病变部位和数目的判断上，虽然多数大肠癌在术前均已通过内镜检查取活检获得明确的病理诊断，但有时结肠镜对病变的确切部位并不能准确定位。临床工作中肿瘤部位与术前结肠镜检查结论不相符合、甚至相差甚远的情况并不少见，因此，手术前除了做结肠镜检查明确诊断外，钡灌肠应是一项不可或缺的检查。另外，结直肠癌有5%～10%为多发癌，特别是具有家族性结肠息肉病史、遗传性非息肉性大肠癌，以及具有溃疡性结肠炎等基础疾病的患者。而由于解剖学上的特点，小的结肠病灶在术中探查时往往难以发现，因此，为了避免漏诊及手术中的尴尬，凡有条件的结肠癌患者在术前均应进行纤维结肠镜检查。

对于梗阻性结肠癌，凡术前能通过非手术治疗或介入治疗缓解梗阻、不必紧急手术者，也应当在处理梗阻的同时，尽快完善前述各项检查。

当前，腹腔镜结肠癌根治术已成为结肠癌的标准手术方式，术前通过增强扫描和三维重建技术可以清晰显示病灶及相应血管的走行、毗邻关系等，能够为手术提供翔实的解剖学信息，进一步提高了手术的安全性和准确性。此外，在病灶较小、浸润较浅的场合，应当在术前通过肠镜下注射燃料或放置金属夹等方法对病灶进行标记，以利于术中确认病变部位。必要时应做好术中结肠镜检查的准备。

(3) 肠道准备：一直以来，结直肠癌术前的肠道准备被认为是促进吻合口一期愈合、提高手术安全性的重要措施，近年来这一观点受到挑战，甚至在一些单位遭到摒弃，但学术界对此尚未达成共识，因此，一般来讲手术前仍应重视和认真进行肠道准备。

肠道准备包括通过泻药或灌肠来实施的机械性肠道清洁和通过口服或静脉应用抗生素来实施的化学性肠道清洁两部分。机械性肠道准备将在后文详细介绍。

肠道准备的实施根据患者肠腔的通畅情况而不同。

对于肠腔通畅、不伴有梗阻的患者，通常可在手术前2天起将饮食改为流质饮食，术前晚间口服泻药清洁肠道，服用的药物种类繁多，常用的有硫酸镁、番泻叶、聚乙二醇、甘露醇、蓖麻油等。服药期间应注意观察患者有无脱水及水电解质代谢紊乱的发生并及时纠正。

肠道的抗菌药物准备，传统的3天肠道准备法近年来已不再应用，多在术前1天口服抗菌药物，用以减少肠道内细菌数量从而希望达到减少术后并发症，特别是感染性并发症的目的，可选择的药物有甲硝唑、吡哌酸、新霉素、庆大霉素等。但口服抗菌药物是否为结直肠癌手术所必需，是否确实能减少术后并发症的发生也受到质疑。有前瞻性的随机对照临床试验结果表明，虽然术前口服抗菌药物的患者切口感染率低于未用药者，但总体上看是否服用抗菌药物对临床结局并无显著影响。此外，很多来不及做抗菌药物准备、急诊手术的成功实施也从另一方面证实术前的口服抗菌药物准备可能并非必需。但在当前，多数医院仍然将口服抗菌药物作为肠道准备的重要内容。

对于没有梗阻症状、能够排便、腹部X线检查没有梗阻表现，但钡灌肠、结肠镜等检查发现存在肠腔狭窄的患者，在入院后即应禁食或者仅应进食无渣饮食，并且提前开始服用聚乙二醇电解质或硫酸镁等泻药。一般可以在术前2天开始服用通常剂量1/3量至半量的聚乙二醇电解质或硫酸镁，此时应密切观察患者的腹部症状，并警惕发生肠穿孔等并发症。如果服药后未出现明显的腹胀、腹痛，可以将剩余剂量服下，一般可以得到较好的清洁效果。

对于已经出现肠梗阻的患者，无法进行上述的肠道准备。如果患者不需要紧急手术，则应首先着眼于包括脱水、电解质紊乱、贫血等异常全身情况的纠正。同时对于一部分患者，可以通过经肛门置入肠梗阻减压导管或在内镜下放置支架的方法来解除梗阻，从而使患者能够从容接受其他相关检查，在准备充分的情况下接受手术。

(4) 相关科室的准备：在病灶浸润至周围脏器的场合，因为手术过程中可能要涉及受累脏器的处置，事前应和各有关科室联系、确定术中协助处理的人员，备好特殊的手术器械、材料，并做好相应准备，如事先放置输尿管支架、阴道灌洗等等。肝转移但仍有切除可能的患者，应当和肝胆外科专科医师共同确定手术方式和手术时机。不同部位的结肠癌常见的浸润器官如表 5-2 示。

表 5-2　不同部位的结肠癌常见受累脏器

肿瘤部位	受累脏器、结构
盲肠	腹壁、髂腰肌、输尿管
升结肠	输尿管、十二指肠、胰头、肾脏
横结肠	胃、十二指肠、胰腺、脾、小肠
降结肠	肾脏、输尿管、胰尾
乙状结肠	膀胱、输尿管、子宫、卵巢

(5) 术前说明和知情同意：手术前应当向患者或其指定的代理人详细说明疾病的部位、分期、拟采取的手术方式、手术效果和预后、可能出现的并发症及对策、手术后的其他治疗方法及治疗费用等，同时充分倾听、了解患者或其亲属对手术的要求和期望值，指出其认识上的不足和偏差。特别是部分乙状肠癌手术，存在着损伤盆腔自主神经、导致性功能障碍等的可能性，有时还有可能进行暂时性或永久性结肠造口，这些情况一旦发生，将对患者的生活质量产生重大影响；对于病变局部进展明显，可能需合并施行胰头十二指肠切除、全盆腔脏器切除术时，手术创伤和风险、医疗成本等将大大增加。在这些情况下，术前充分的告知和沟通尤为重要，在条件允许时应当向患者本人详细介绍有关情况，争取其配合和支持。可能实施肠造口者，应尽可能在术前和患者共同讨论决定造口的造设位置，甚至术前即佩戴造口袋模拟术后情况，以利患者适应手术后身体的新变化。

(6) 机械性肠道准备：机械性肠道准备的目的在于清除肠腔内的粪便以利于有关结肠疾病的诊断、治疗措施的实施。肠道准备还要注意维持机体的水电解质代谢平衡、并且防止在应用电外科设备时发生爆炸的可能性。

早在 20 世纪 70 年代即有学者对机械性肠道准备必要性提出质疑，甚至通过事实证明肠道准备增加并发症的发生。但时至今日，多数学者仍然认为成功的肠道准备能够减少术中污染、有利于吻合口愈合及术后的恢复。因此，除了在肠梗阻的状态下进行过于积极的肠道准备可能导致结肠穿孔或诱发严重的感染外，结肠癌患者在术前一般都应进行机械性肠道准备。

①传统的 3 天肠道准备法：传统的机械性肠道准备包括禁食、肠道的清空及灌肠。这一方法需要从手术前数天就开始，多数单位一般采用 3 天准备法。即在手术前 3 天改为半流质饮食，术前 1 天进食流质饮食。手术前第 3 天开始每晚口服 50% 硫酸镁 30ml 或蓖麻油 30ml，术前 1 天适当补液、补钾，晚间口服 50% 硫酸镁 70～80ml，然后口服 5% 葡萄糖盐水 1000ml、并用肥皂水灌肠一次，但无须清洁灌肠。这种方法肠道准备确切、肠腔空虚、清洁度好，但准备时间较长，对患者一般状况影响较大。

②全肠道灌洗：全肠道灌洗的原理是根据小肠吸收水分的最大限度是 9ml/min，超过这一限度，未能吸收的水分就进入大肠。因此，在短时间内灌注大量生理盐水就能够进行全肠道清洗，从而达到清洁肠道的目的。具体方法是患者在灌洗前禁食，称体重、插胃管，坐在带便桶的靠背椅上，以 75ml/min 的速度注入 37 ℃生理盐水 4000ml，约 30min 后患者开始排便，90min 后几乎排空，然后再灌注 4000～8000ml，总液量达到 8000～12 000ml，历时 2～3h。这种方法用液量大，多数患者不易接受。后来改为口服聚乙二醇为主的非吸收性渗透性洗肠剂，只需要在手术前 1 天晚间口服聚乙二醇溶液 3000ml（1000ml/h）就能达到良好的清洁效果。除聚乙二醇外，口服少量磷酸钠溶液也能够实现快速清洁肠道的目的。这两种药物用量小、口感好，不仅大大地提高了肠道清洁效果，而且减少了传统肠道准备法的不良反应，为肠道准备的快速实现提供了有利条件，目前已经被广泛应用于结肠癌的术前肠道准备。

③要素饮食准备：要素饮食肠道准备主要利用要素饮食再补充能量和代谢底物的同时基本无渣的特点。通常需要在术前 5～7 天开始口服或鼻饲要素饮食。同时，这一方法往往需要结合灌肠等手段清除大肠内残存的粪便。但因为要素饮食往往口感欠佳、而多数结肠癌患者在术前并不需要要放置鼻胃管或鼻肠管，因此这一方法应用并不广泛，当前，这一方法仅适用于那些存在营养不良，同时肿瘤已经导致肠腔狭窄，不适宜其他肠道准备方法的患者。

④术中结肠灌洗：对于术前因梗阻不能进行肠道准备或因急性梗阻、穿孔、大出血等需要急诊手术的结肠癌患者，可以在术中通过结肠灌洗进行肠

道准备后做结肠切除一期吻合，从而避免结肠造口和二期手术。具体方法是在梗阻近段肠管插入一较粗导管或将肠管切断后置入粗的塑料管，导管的末端引入手术台下的塑料袋等容器内，然后切除阑尾，在阑尾残端插入导尿管至盲肠内，经该导管注入灌洗液进行结肠灌洗。在阑尾已经切除的病例也可自末端回肠插管并使导管头部越过回盲瓣进入结肠。灌洗液可以选择林格液或生理盐水，最好加温至体温以减少灌洗过程中患者热量的丧失。灌洗持续到经末端排出的灌洗液清亮、无粪渣即可。在最后注入的液体中可以加入庆大霉素、阿米卡星或甲硝唑等抗菌药物。梗阻远端的肠管可以经肛门逆行灌洗或在手术台上插管顺行灌洗。这种方法可以达到满意的肠道准备效果，但耗时较长，对于术中循环状态不稳定或感染严重、一般情况较差的患者应慎重选择，以免因腹腔内过多的操作而增加手术创伤甚至导致严重后果。

(7) 加速康复外科理念下的结肠癌围术期处理：近年来，随着加速康复外科（fast track surgery）理念在国内的推广，一些传统的围术期常规处理措施逐渐受到质疑和挑战。对结肠癌手术而言，受到最大挑战的围术期处理措施主要就是肠道准备。许多临床研究表明，结肠癌术前的肠道准备影响患者的进食、大量腹泻可能导致患者脱水，从而降低手术耐受性，影响麻醉状态和术后肠功能恢复，还会给患者带来不适。另外，不进行“正规的”肠道准备，仅在术前应用开塞露、乳果糖等药物促进排便，并没有增加结肠癌患者术后吻合口漏、腹腔感染等并发症的发生因此不应当作为常规术前准备的内容。

此外，和其他腹部手术一样，许多的随机、对照临床试验结果表明，结肠癌的手术前禁食、插胃管及手术后早期禁食、待肛门排气后方开始进食、放置腹腔引流及排便以后才拔除引流管等传统做法并非是保证手术安全性的必要条件，相反，不采取这些措施更加有利于患者手术后的康复。

作为现代外科的重要进展之一，加速康复外科理念的提出确实在一定程度上增加了手术的安全性，提高了医疗资源的利用率、降低了医疗成本。上述措施也大多有多个随机、对照的临床试验结果为依据。但毕竟其中的某些观点还没有得到学术界的一致认同，有些做法还需要进一步更大规模的临床试验去验证，因此，应当根据各自医疗单位的结肠癌围术期处理的具体情况、有选择地吸收其中的部分观点加以实践和检验，不可盲目照搬。

2. 结肠癌的术后处理

因病灶部位不同，结肠癌的手术方式多种多样，术后管理自然也根据具体手术方式不同而各有特点，但各种术式之间也具有共性的部分，同样，结肠癌的术后管理也存在着一些需要共同注意的地方。总体来讲，结肠癌的术后处理包括以下四方面内容：术后的一般管理、肠造口的管理、引流的管理、术后并发症及其处理。本节主要讨论前3项内容。

(1) 结肠癌术后的一般管理：结肠癌术后一般管理主要是指术后1周之内的医疗护理。这一时期的管理事关患者能否避免全身并发症和手术部位感染、吻合口漏等并发症的发生，从而使患者顺利康复、早日回归社会，因此具有重要的临床和社会意义。这一阶段的工作又可以分为三个阶段：①手术后第1天；②手术恢复期，亦即术后第3～5天；③稳定期，术后4～6天及以后（表5-3）。

① 手术后第1天的管理：患者自手术室回到病房后，首先应当进行生命体征的测量，观察是否已经清醒、有无舌根后坠或痰液堵塞气道。及时开始氧疗，有条件应监测动脉血氧饱和度，必要时应行动脉血气分析。调整输液速度和种类，以维持尿量在1ml/(kg·h）为宜［不应低于0.5ml/(kg·h)］。注意观察胃管、引流管等的引流液性状，监测有无消化道或手术区域出血。

② 恢复期（术后3～5天）：处在这一时期的患者已经基本摆脱了麻醉和手术创伤的直接影响，处于手术后的恢复过程。为了减少呼吸系统并发症，应当鼓励并帮助患者积极活动身体、早期离床活动。肛门排气后可以拔除胃管。这一阶段同样要注意切口、引流管周围的状态并保持其清洁。准确记录引流量并观察其性状变化、以便及时发现并纠正各种术后并发症。

③ 稳定期：手术后第4～6天开始，多数患者体温已经恢复正常，如仍有发热或体温再度升高，往往提示术后并发症的发生，应当注意查明、及时处理。常见原因有吻合口漏、切口感染、尿路感染、导管感染、肺不张、肺炎等。如患者没有腹痛、腹胀等消化道症状，亦没有吻合口漏表现，可以恢复口服饮食。一般先从饮水开始，随后开始流质饮食

表 5-3　结肠癌手术后的一般管理

	术后第 1 天	恢复期（术后 3～5 天）	稳定期（术后 4～6 天）
一般项目	生命体征监测（体温、血压、脉搏、呼吸频率）每 1～2 小时 1 次	生命体征监测（体温、血压、脉搏、呼吸频率）每 4～6 小时 1 次	生命体征监测（体温、血压、脉搏、呼吸频率）每 4～6 小时 1 次
	动脉血氧饱和度监测	血液检查，包括血常规和肝功能、生化	血液检查，包括血常规和肝功能、生化
	动脉血气分析（必要时）	胸部、腹部 X 线检查	胸部、腹部 X 线检查
	实验室血液检查（电解质、血糖）		
全身管理	麻醉清醒状态	促进患者变换体位、早日离床活动	鼓励没有并发症的患者多运动
	疼痛管理（良好镇痛）	切口管理	保持切口清洁、适时拆线
		疼痛管理（良好镇痛）	
呼吸管理	呼吸状态的观察	胸部体格检查（听诊、叩诊）	
	面罩或鼻导管吸氧	促进排痰（变换体位、雾化吸入，应用促排痰药物）	促进排痰（变换体位、雾化吸入，应用促排痰药物）
循环系统	心电监护	心电监护	
	监测尿量、动态测量尿比重	监测尿量、动态测量尿比重	
	中心静脉压测量（必要时）	中心静脉压测量（必要时）	监测尿量、动态测量尿比重
	输液速度调节		
消化系统	胃管引流液数量和性质	腹部体格检查	
	腹腔引流液性状和流量	胃管引流液数量和性质	腹部体格检查
	肠造口的管理	腹腔引流液性状和流量	腹腔引流液性状和流量、及时拔管
		肠造口的管理	肠造口的管理
液体和营养	调节、维持水电解质平衡	适量补充、维持水电解质平衡	逐渐增加口服饮食量，并适当调整输液量
	控制血糖	纠正贫血、低蛋白血症	
		增加热量摄入	

并根据进食后情况逐渐增加进食量并向半流质、普通饮食过渡。存在吻合口的患者、进食后 1～2 天没有异常，就可以拔除引流管。恢复口服饮食后应当注意有无便秘发生，一旦出现排便困难及时采用药物治疗。

(2) 肠造口的管理：肠造口的管理实际上在术前准备过程中就已经开始，也就是和患者共同决定造口的位置，以方便患者自己使用造口装置、管理造口。术后的造口管理，首先是造口并发症的观察与处理。

造口相关的早期并发症有出血、坏死、感染等。手术后应当使用透明的造口袋以便于观察出血、黏膜的颜色变化等。出血一般来自肠管断端或腹壁切口。少量出血可不处理或仅行压迫止血，但活动性的出血多需缝合止血。造口黏膜的颜色反映了肠管的血液循环状态，应当注意有无缺血、坏死表现。在术后早期，往往因为组织水肿等原因导致静脉回流障碍，黏膜色泽变暗、肿胀明显，一般多能短时间内恢复，但如果持续加重甚至黏膜发黑，则有坏死可能，甚至需要手术处理。造口周围皮肤状态也应当注意观察。造口袋黏合剂、粪便渗漏等均可刺激造口周围皮肤导致皮炎发生，应根据其发生原因采取更换造口袋、应用皮肤保护剂等措施处理。此外，造口周围还可发生蜂窝织炎、脓肿等感染性并发症。采用丝线缝合的场合，还可能因为线结反应导致肉芽肿形成，此种情况下可与术后 7 天左右拆除缝线。

由于近年来多提倡经腹直肌切口的肠造口，肠造口的位置更加接近正中切口，因此发生切口污染的机会增加。为此，应当选择合适的造口袋并佩戴妥当，以减少粪便渗漏导致切口污染的机会。

(3) 引流的管理：结肠癌手术后放置引流管，一方面，通过引流液性状和引流量的监测，便于观察是否发生手术区域出血、感染等并发症，对于肠吻合术后的病例来讲，更有助于判断是否发生吻合口漏；另一方面，将手术区域的渗出液引出体外，特别是一旦发生出血、感染、吻合口漏等并发症，有效的引流还具有重要的治疗作用。

通常结肠癌手术后均采用单腔引流管和引流袋组成的封闭式被动引流装置，在手术后应当准确记录每日的引流量和引流液性状，保持引流管的通畅。引流管的体外部分应当妥善固定，以免出现导管脱落或影响患者活动，导致疼痛等不适，同时要注意使引流袋始终处于低位以避免引流液反流、污染腹腔。如患者手术后恢复顺利，引流液外观正常，引流量逐渐减少，施行肠吻合术的患者经口进食，排便无异常即应尽早拔除引流管。一般可于术后 6～7 天拔除。

3. 结肠癌的围术期营养支持

围术期营养支持已被公认是提高营养不良或具有潜在营养不良风险患者手术安全性、促进手术后康复的重要治疗手段。显然并非所有手术患者都需要营养支持，但对于结肠癌患者，由于疾病本身对胃肠道的功能及通畅性等可能产生一定影响从而干扰人体正常的摄食、消化和吸收，营养不良的发生率较高，围术期营养支持已经成为结肠癌围术期处理的重要内容之一。

(1) 结肠癌围术期营养支持的适应证：营养状态良好、没有梗阻、手术后没有严重并发症的结肠癌患者，大多数能够在手术后段时间内恢复经口进食，患者也能够在短时间内顺利康复，对于这部分患者，没有必要进行特殊的营养支持治疗。需要实施围术期营养支持的患者主要是术前已经存在一定程度的营养不良，或者由于术后并发症导致无法进食或无法摄入足够营养物质的患者。此外，术前肠道准备阶段可以应用无渣的肠内营养制剂，既能补充营养物质，又不影响肠道的清洁。

评价营养状况主要根据病史、体格检查、实验室检查三方面的资料。病史中的疾病状态、病程长短、摄食情况，以及恶心、呕吐、腹泻等胃肠道症状具有重要的评判价值，特别是体重的变化，在排除水钠潴留等干扰后，体重减轻的幅度往往能准确反映出机体的营养状况，一般来讲体重减轻＜10% 的患者需要进一步的全面评价；减轻幅度达到 10%～20% 的往往存在中度营养不良；凡体重减轻＞20% 者多存在有重度营养不良。体格检查包括身高、身体质量指数（BMI），即体重 ÷ 身高 ^{2}（kg/m^2），一些人体测量参数如反映脂肪储备的三头肌皮褶厚度和代表瘦组织群（蛋白质含量）的上臂肌围等。常用的实验室检查指标包括白蛋白、转铁蛋白、前白蛋白等血清蛋白质的测定，以及外周血淋巴细胞计数、T 细胞亚群、NK 细胞功能、迟发皮肤超敏反应等免疫功能的测定（表 5-4）。

(2) 营养支持的时机和途径：凡经营养状况评定处于中、重度营养不良的患者，术前营养支持应当从术前 7～10 天开始，并持续至术后 7 天左右。对于虽有营养不良但因急诊手术等原因无法进行术前营养支持，以及因手术后并发症而需要营养支持的患者，则应根据患者全身情况，在心、肺等重要脏器没有严重功能障碍、内环境稳定的前提下及时开展营养支持。一般来说手术后 1～2 天即可以开始营养支持。

关于营养支持途径的选择，肠内营养是目前得到学术界公认的现代营养支持的首选途径，只要患者的胃肠道尚有一定功能，就应当想方设法使患者通过胃肠道来摄入部分或全部的营养物质。对结肠癌患者而言，除非存在肠梗阻等情况，术前均可以采用肠内营养的方式，手术后除非出现胃肠道功能障碍，例如，发生严重腹腔感染、肠麻痹、没有得到控制的吻合口瘘，也应首选肠内营养。而当胃肠道功能障碍，不能经胃肠道消化、吸收营养物质或仅有部分功能时，或者胃肠道虽有功能，但无法建立肠内营养的输注途径时就应当考虑实施肠外营养

表 5-4 常用的营养评价参数及评价标准

参 数	正常值 / 范围	营养不良		
		轻 度	中 度	重 度
身体质量指数（kg/m^2）	18.5～23	17～18.4	16～16.9	＜16
三头肌皮褶厚度、上臂肌围（%）	＞90	80～90	60～79	＜60
白蛋白（g/L）	＞30	25～30	20～24.9	＜20
淋巴细胞计数（10^9/L）	＞1500	1200～1500	800～1200	＜800

支持，以全部或部分替代胃肠道的消化、吸收功能。当前更为提倡将肠外、肠内营养支持两种途径联合应用，最大限度地保证营养支持的进行。

(3) 营养支持的剂量：人体的能量需要量可以通过公式计算或仪器测定，简易的估计热量需要的方法是：机体每公斤体重每天的基本需要量为 25kcal。机体的热量来源：15% 来自氨基酸，85% 来自碳水化合物及脂肪，其中脂肪提供的热量可占总量的 30%～50%。在营养支持时，所供氨基酸作为蛋白质合成原料，此时非蛋白质热量（kcal）与氮量（g）之比为（100～150）：1。正常机体的蛋白质（氨基酸）需要量为 0.8～1.0g/(kg·d)，相当于含氮量 0.15g/(kg·d)。应激、创伤时蛋白质需要量则增加，可达 1.2～1.5g/(kg·d)[氮含量为 0.2～0.25g/(kg·d)]。此外，为维持正常的代谢需要和生理功能，人体尚需要一定量的电解质、维生素、微量元素和水。无论选择何种营养支持途径，都应当注意营养物质全面、均衡的补充。

(4) 肠内营养：前文已述及，多数结肠癌患者胃和小肠功能均基本正常，除并发肠梗阻、腹膜炎外，可以通过肠内营养的途径开展营养支持。

① 肠内营养的途径：口服摄入肠内营养制剂则是可以首先采用的肠内营养支持途径，但在疾病状态下，经口进食往往受到多种因素的影响而出现摄食不足，在这种情况下可以开展管饲饮食，但在结肠癌患者中管饲饮食甚少使用。根据管饲饮食插管的位置可分为鼻胃管、鼻肠管、空肠造口和胃造口等四类。经鼻插管方便、无创，但舒适度差，各种造口导管多需手术放置，因此多用于手术后患者的营养支持。根据营养物质输入的靶器官又可将肠内营养分为胃内喂养和肠内喂养，前者可通过鼻胃管、胃造口等途经实施，不依赖输液泵等设备，一次可以灌注较多食物，因此较之经空肠喂养易于实施且更加符合生理，但患者发生误吸等的风险较高，经肠（十二指肠或小肠）喂养不容易发生误吸，较之胃内喂养更为安全，但其途径的建立往往较胃内喂养更为复杂，而且输注过程中应尽量匀速输注，因此常需要通过营养输注泵来实施。

② 肠内营养支持制剂的选择和输注方法：目前国内所见的肠内营养制剂成分都全面完整，包括人体所需的碳水化合物、蛋白质、脂肪或其分解产物、生理需要量的电解质、维生素和微量元素等营养素。剂型可分为固态（粉剂）和液态两种，前者在应用前需加水配制成一定浓度后应用，后者多为即用型。根据成分可将肠内营养制剂大致分成两类：以整蛋白为主的制剂和以蛋白水解产物为主的制剂。前者蛋白质多为酪蛋白或大豆蛋白，碳水化合物一般为麦芽糖、糊精，脂肪源为玉米油或大豆油，渗透压较低（约为 320mmol/L）。适用于胃肠道功能正常者。近年来随着对膳食纤维重要性的不断认识，又出现了添加膳食纤维的整蛋白配方制剂。以蛋白水解产物（或氨基酸）为主的制剂的蛋白质源为乳清蛋白水解产物、肽类或结晶氨基酸，碳水化合物源为低聚糖、糊精，脂肪源为大豆油及中链甘油三酯，渗透压较高，适用于消化、吸收功能不良者。

肠内营养制剂的输入应缓慢、匀速，要避免一次大量推注营养液，最好用输液泵控制输注速度。为使胃肠道适应，应从低浓度（5%～10%）和低速度（20～50ml/h）开始，逐渐增加至全量，室温较低时要将营养液适当加温。输注过程中应当监测误吸、腹胀、腹痛等常见并发症。

③ 肠内营养并发症的防治：一般来讲，肠内营养是较为安全的营养支持途径，但在实施过程中也容易出现一些并发症，特别是消化道并发症如腹胀、

腹痛、腹泻等，或者误吸及由此导致的吸入性肺炎等。

• 消化道并发症：肠内营养的腹胀、腹泻等并发症发生率为 5%～10%。与输入速度及溶液浓度有关，与肠内营养液的渗透压也有关。输注速度过快是引起症状的主要原因，故应强调缓慢输入。因渗透压过高所致的症状，可酌情给予阿片酊等药物以减慢肠蠕动。

• 误吸：由于患者年老体弱，昏迷或存在胃潴留，当通过鼻胃管输入营养液时，可因呃逆后误吸而导致吸入性肺炎。这是较严重的并发症。预防措施是患者取 30° 半卧位，输营养液后暂停输 30min，若回抽液量＞150ml，则考虑有胃潴留存在，应暂停鼻胃管灌注，可改用鼻空肠管输入。

(5) 肠外营养：凡不能或不宜经口摄食超过 7～14 天的患者，都是肠外营养的适应证。对于结肠癌患者而言，经常需要肠外营养支持的情况有：营养不良患者的术前营养支持、术后发生肠外瘘、严重感染与脓毒症、手术后肠功能障碍或恢复缓慢者。

肠外营养制剂包括葡萄糖、脂肪乳剂、复方氨基酸、电解质、维生素和微量元素等。①葡萄糖是肠外营养的主要能源物质，每克葡萄糖能供应 4.1kcal 的热量。每天补充 100g 葡萄糖就能够显著减轻蛋白质分解，但葡萄糖液剂量过高将导致高血糖、肝脏脂肪浸润、胆汁淤积等代谢并发症，因此在肠外营养支持时葡萄糖提供的热量一般不应超过非蛋白总热量的 60%～70%。②脂肪乳剂是另一种重要能源，具有能量密度大、血管壁刺激性小等优点，每毫升 10% 的脂肪乳剂溶液含 1kcal 热量。脂肪乳剂可按其脂肪酸碳链长度分为长链甘油三酯及中链甘油三酯两种。长链甘油三酯包含人体的必需脂肪酸——亚油酸、亚麻酸及花生四烯酸，是临床上应用最为普遍的脂肪乳剂。中链甘油三酯的主要脂肪酸是辛酸及癸酸，在体内代谢比长链甘油三酯快且不依赖肉毒碱，但不含必需脂肪酸，大量输入后还可致毒性反应。因此临床上没有单纯的中链脂肪乳制剂，而是将长链甘油三酯和中链甘油三酯按重量比 1∶1 混合成中长链脂肪乳制剂。近年来出现了将长链脂肪酸和中链脂肪酸结合在同一个甘油分子上的结构脂肪乳剂，相对于物理混合的中长链脂肪乳制剂更为优越，还有用鱼油为原料制成的脂肪乳剂，含有较高浓度的 ω-3 脂肪酸，具有一定的代谢调理作用，能够抑制过度的炎症反应。③复方氨基酸溶液是按一定模式配制的氨基酸溶液，是肠外营养的唯一氮源。复方氨基酸有平衡型及特殊型两类，其中平衡氨基酸溶液的组成符合正常机体代谢的需要，适用于大多数患者。当前，临床可用的平衡型复方氨基酸制剂种类很多，应用时应当根据其含氮量确定合适的用量。④用于肠外营养的微量元素和水溶性、脂溶性维生素制剂，均为复方制剂，每支含正常人每天需要量。⑤电解质多为常用制剂，肠外营养时需补充钾、钠、氯、钙、镁及磷等电解质。

进行肠外营养支持是应尽可能将各种营养素在体外先混合在 3L 塑料袋内（称全营养混合液）然后再输入人体，使配方所含的各种营养素同时进入体内，各司其职，有利于机体代谢。此外，混合后输注使得营养液渗透压处于最低水平，使经周围静脉输注成为可能，全封闭输注系统还显著减少了污染机会。肠外营养可以通过周围静脉输注，也可以通过中心静脉导管输注。一般来说，凡剂量较小、预计肠外营养支持不超过 2 周者全营养混合液可以经周围静脉输注，而对于需长期肠外营养支持者则以经中心静脉导管输入为宜。在进行中心静脉插管时，为减少感染等并发症，应当经颈内静脉或锁骨下静脉穿刺插管，尽量避免经股静脉插管，还可以采用外周中心静脉置管的方法。全营养混合液常需 12～16h 输完，也可 24h 连续输注。

肠外营养过程中应当充分认识其各种并发症，采取措施予以预防及积极治疗。并发症可分为技术性、代谢性及感染性三类。①技术性并发症多与中心静脉导管的放置或留置有关，包括穿刺致气胸、血管损伤，神经或胸导管损伤等，其中空气栓塞是最严重的并发症。②代谢性并发症包括营养物质补充不足、糖代谢异常，以及肠外营养本身所致的胆囊内胆泥和结石形成、胆汁淤积及肝酶谱升高等。因此在营养支持过程中应当加强对患者内环境的监测，除补充生理需要量的电解质（钾 50mmol、钠 40mmol、钙及镁 20～30mmol、磷 10mmol）、维生素和微量元素外，还要根据患者具体情况补充额外丢失量。对糖耐量异常的患者，应当根据血糖监测结果确定胰岛素的用量，防止血糖过高或过低。而对于肝胆系统并发症，减少肠外营养配方的热量、尽早开展肠内营养支持是防治的关键。③中心静脉导管性脓毒症是肠外营养重要的感染性并发症，临床表现为突发的寒战、高热，重者可致感染性休克。经中心静脉肠外营养支持过程中在找不到其他感染灶可解释患者寒战、高热时，应首先考虑导管性脓毒症，迅速拔除可疑的中心静脉导管并及时启用抗菌药物治疗。导管性脓毒症最常见的病原菌是凝固酶阴性葡萄球菌和金黄色葡萄球菌、革兰阴性菌和白色念珠菌，因此在微生物培养和药敏结果出来之前应当选择广谱的抗感染治疗方案应。当能够覆盖上述病原体。

4. 伴发疾病的围术期处理

随着人们生活水平的不断提高和医疗条件的改善，临床工作中经常收治合并其他疾病的结肠癌患者。这些伴发疾病显著增加了手术的风险，其围术期处理较单纯的结肠癌患者更为复杂，往往需要有关专科的指导与配合，但对于结肠癌外科医师而言，掌握这部分患者的围术期处理对于提高手术的安全性和成功率也具有重要的临床意义。本节简要叙述糖尿病、慢性阻塞性肺病这两种常见伴发疾病的处理。

(1) 糖尿病

① 术前检查与准备：对合并糖尿病或术前常规检查发现空腹血糖升高的患者均应进行相关的实验室检查，包括口服糖耐量试验、糖化血红蛋白测定等，对于病史长、血糖控制不良的患者必要时还应评估有无糖尿病的各种慢性并发症，全面了解其降糖药物和（或）胰岛素的使用情况。对于择期手术患者，应在术前将控制血糖在 8～10mmol/L 以下再做手术，且一般多采用皮下注射普通胰岛素的方法。

② 术后处理——血糖的管理：随着对糖尿病和高血糖危害性的认识，手术后的血糖控制日益受到关注。特别是在过去，应用胰岛素强化治疗严格控制血糖被认为是提高手术安全性的重要措施，但近年来的临床研究又显示过于严格的控制血糖更容易导致低血糖等并发症的发生，因此，手术后的血糖控制目标仍以传统的 10～11mmol/ L 以下为宜。在术后早期、禁食阶段，每天静脉补充葡萄糖 150g，根据术前经验和血糖检测结果确定胰岛素和葡萄糖的比例；患者进食后可改用胰岛素皮下注射，使血糖控制在 10～11mmol/ L 以下。另外由于糖尿病患者白细胞吞噬能力减弱，容易发生细菌感染，手术后必须应用足量有效的广谱抗生素及其他措施预防感染。

(2) 慢性阻塞性肺病（COPD）：COPD 是高龄患者常见的内科疾病，对于伴发 COPD 的结肠癌患者而言，一方面，麻醉和手术创伤等因素均可导致呼吸功能的恶化甚至呼吸衰竭；另一方面也将大大增加术后肺炎的发病率，而术后肺炎堪称是老年结肠癌患者围术期的致命性疾病，也是老年患者术后主要死亡原因之一。因此对这部分患者应加强围术期的管理，以减少术后 COPD 症状加重与术后肺炎的发生。

COPD 的治疗目的是减轻症状、改善肺功能、降低手术风险和减少术后并发症。其围术期处理可以分为术前、术中和术后三个阶段。术前准备包括气道湿化治疗、应用解痉平喘祛痰药物、痰培养、戒烟，以及预防性应用抗生素。COPD 患者常合并有呼吸道黏液分泌过多和纤毛功能失调，导致慢性咳嗽及咳痰，术前应用气道湿化治疗和解痉喘祛痰药物有利于气道通畅、改善通气。由于此类患者多有反复应用抗生素的经历，术前痰培养和药敏试验有助于预防性抗生素，以及手术后一旦发生肺部感染时抗生素的选择。术后处理包括取半卧位，尽早翻身，拍背，避免长时间仰卧不动；持续低流量氧疗；气道湿化、促进排痰，麻醉完全清醒后应当及时开始深吸气训练并作有效咳嗽；此外可是适当延长预防性应用抗生素的时间。

（三）结肠癌根治性手术概述

1. 手术原则

(1) 局部切除：手术前判断病变局限于黏膜层的 T_1 期结肠癌，如影像学检查没有淋巴结转移征象，可以施行肿瘤的局部切除术，但如果手术没有达到完整切除、切缘无法评价或有癌细胞残留，或者病变的组织学预后不良（分化程度低、脉管浸润等），就需要追加根治性手术。

(2) 根治性切除：进展期结肠癌应当施行根治性结肠癌切除术，将原发病灶和区域淋巴结整块切除。①肠管切除范围：为保证将原发病灶彻底切除，应将肿瘤连同其两侧足够范围的正常肠段一并切除，肠管的切除范围通常要根据结扎病灶所在区域主干血管后肠管的血运情况来确定，但至少要切除距离肿瘤边缘 5～10cm 的肠管；②淋巴结清除范围：根据肿瘤部位，在根部结扎其主干血管并整块清除其所在肠道区域的引流淋巴结，包括肠壁上、结肠旁和肠系膜根部的淋巴结。同时在手术中还要注意避免挤压肿瘤组织，并采取有效措施防止癌细胞在肠腔内播散。

(3) 完整结肠系膜切除（complete mesocolic excision，CME）理论：CEM 理论由德国外科医生 Hohenberger 在 2009 年提出，经过十几年来的实践和推广该理念被广泛接受，并被视为结肠癌手术划时代的革新。

这一理论的提出源自目前广为接受的直肠癌全系膜切除（TME）理论，即与直肠周围存在的解剖平面相似，结肠也存在脏壁层筋膜及两者间的疏松无血管间隙，并认为该平面是直肠“神圣平面”向腹腔的延续。沿该间隙锐性分离，可获得被脏层筋膜完整包被的整个结肠系膜，并结扎中央供血血管根部。其解剖学基础在于对升结肠和降结肠系膜及其后方筋膜结构的认识。在胚胎发育过程中，升、降结肠系膜和后腹膜融合形成位于肾前筋膜（Gerota 筋膜前层）、后腹膜下筋膜等结构浅面的 Toldt 筋膜。因此 Toldt 筋膜和壁层后腹膜间就包含了结肠的供应血管和伴行的神经、淋巴管的结构，沿这一筋膜间隙分离就能够实现升、降结肠系膜的完整切除，而不至于残留肠系膜后叶的淋巴结或系膜内的癌结节。手术操作限制在这一平面还有助于保护输尿管等腹膜后结构不受损伤。由于 Toldt 筋膜间隙是由疏松结缔组织构成的无血管区，易于解剖，是一个天然的外科操作平面，因此就成为 CME 手术的外科平面。

CME 理论的另一个要点是高位结扎血管从而保证足够的淋巴结清除。为此右半结肠切除术应当在 Toldt 间隙内分离显露肠系膜上动脉主干，以便真正做到在根部结扎血管。左半结肠切除则应当在肠系膜下动、静脉根部结扎。

由上面所述可以看出，CME 理论和日本学者所提倡的进展期结肠癌的 D_3 手术相类似，实际上 CME 并非一种全新的手术技术，其更重要的是提出了一种新的思路和操作标准，强调了在手术过程中应当注意保持结肠脏层筋膜的完整性，实现病变所在结肠及其系膜的完整切除，以符合将原发病灶和区域淋巴结彻底整块切除的肿瘤学原则要求。近年来的临床实践已经有大量证据证明了这一理论的安全性和有效性，但也还存在一定争议，比如Ⅰ期、Ⅱ期结肠癌是否需要 CME 理论要求的大范围切除，特别是紧邻肠系膜上动脉的血管高位结扎。而对于一些局部进展明显或具有不良预后特征组织学表现的肿瘤，也有学者认为切除范围不应仅局限于后腹膜下筋膜浅面，而应当将肾筋膜和其下方的后腹膜下筋膜一并切除。

(4) 手术顺序和入路：外侧入路和内侧（中间）入路：根据手术顺序，可以将结肠癌手术分为外侧入路和内侧入路两类。所谓外侧入路是指先游离肠管并由外向内、从周围向中枢侧游离肠系膜，最后处理系膜血管的操作顺序。这种方法具有操作方便的优点，但由于没有事先结扎病变结肠的供应血管，存在着操作过程中癌细胞播散的可能。而内侧入路则是指先处理供应血管的根部并由中枢向周围清除所属淋巴结，最后游离肠管的操作顺序。外侧入路在开放手术中应用较多，而腹腔镜手术多数采用内侧入路。相比较而言，内侧入路最大限度地减少了手术操作可能引起的癌细胞播散，因而更符合恶性肿瘤手术的要求，但在实际工作中也还要结合病变的情况灵活运用。

(5) 腹腔镜和机器人结肠癌手术：腹腔镜技术用于结肠癌的治疗已经有 20 余年历史，目前技术上已经成熟，已经确立了规范的手术步骤并得到广泛应用。其治疗效果也已经得到高级别循证医学证据的支持，规范的腹腔镜手术能够取得优于开放手术的生存结果，值得在有条件开展的医院推广。目前，绝大多数结肠癌的手术都能在腔镜下完成，仅有肿瘤病灶过大、肿瘤导致肠腔梗阻、近端肠管扩张严重等少数情况下腹腔镜手术操作困难，应当根据手术者和患者具体情况慎重决定开腹或腔镜下手术。机器人结肠癌手术迄今也有 20 余年历史，在美国等发达国家得到广泛应用，但在我国尚处于起步阶段。

（四）结肠癌根治性手术——开放手术

1. 手术体位和切口

除乙状结肠癌手术外，患者可取仰卧位，为便于显露，对于左半或右半结肠手术可以将患侧手术台抬高 20°～25°。而当病灶位于乙状结肠下段或直肠、乙状结肠交界处时，应采取截石位以便采用双吻合技术重建消化道，而且这一体位也有助于盆腔内的操作。

关于手术切口，出于较好的愈合强度等原因，传统多习惯采用旁正中切口等纵切口，但正中切口具有操作简便、进腹迅速等优点，适合于任一部位的结肠癌，只需要根据肿瘤部位等确定合适的切口长度，其另一优点是便于在腹壁的任意一侧做肠造口。另外许多临床实验已经证实正中切口的切口裂开和切口疝等并发症发生率并不高于旁正中切口，而相比之下，旁正中切口却伴随着更高的切口感染发生率，因此，对结肠癌手术而言，正中切口更具优越性。

2. 探查和手术方案的最终确定

进腹后应当进行全面、仔细的探查。首先应当认真进行肝脏触诊以便尽可能发现术前影像学未能发现的隐匿肝转移灶，有条件时可以应用术中超声进一步检查。其次是腹腔内其他脏器及有无腹腔积液和腹膜种植转移灶，然后检查结肠，判断有无同时性多原发病灶，最后检查原发病灶的局部进展程度，包括病灶大小、浸润深度和活动度、所属淋巴结的大小和质地等，并综合判断其可切除性。根据探查结果，结合术前检查情况做出术中分期并最终确定手术方案。

3. 右半结肠切除术

(1) 手术适应证：右半结肠切除术的切除范围包括大网膜、长约 15cm 的末段回肠、盲肠、升结肠、横结肠的右侧半，以及相应的肠系膜血管和淋巴结。该术式主要适用于位于盲肠、升结肠和结肠肝曲的肿瘤。在实际工作中可以根据肿瘤的部位和进展情况及肠管的血液供应情况等决定切除范围，比如在肿瘤位于盲肠或升结肠起始部、分期较早的情况下，可以适当缩小切除范围，甚至保留结肠肝曲，而当肿瘤位于结肠肝曲，特别是局部进展明显时，横结肠的切除范围就应当根据情况适当扩大。如果在结肠中动脉根部结扎、切断并切除全部横结肠，就称为扩大的右半结肠切除术。

(2) 手术步骤：右半结肠切除术可以分为 3 个主要部分：高位结扎血管和淋巴结的清除、结肠的游离，以及消化道重建。根据前 2 个部分的先后顺序分为首先结扎血管的内侧入路和首先游离结肠的外侧入路。内侧入路更加符合恶性肿瘤手术的要求，但在有些情况下，采用外侧入路更有利于手术的操作，因此需要根据手术中具体情况合理选择。

① 切口选择：经右腹直肌切口或右旁正中切口。上达肋弓下 2cm，下至脐下 8cm（图 5-12）。

② 腹腔探查：探查内容包括有无腹水，有无腹膜、肝和盆腔转移结节，同时应全面检查结肠有无其他肿物。最后，初步检查肿瘤的大小形态浸润程度及与周围脏器的粘连情况，同时还应检查淋巴结的情况。

③ 显露癌肿：将全部小肠推向左侧，横结肠拉向上方，以盐水浸湿的大纱垫隔开，显露出右侧结肠系膜。

④ 结扎肿瘤近远端结肠和回肠末端：用细纱布条结扎肿瘤近远端的结肠和回肠末端，将肿瘤近远端肠腔完全封闭（图 5-13）。

⑤ 切开侧腹壁腹膜：距升结肠与腹后壁腹膜相融合的白线外方数厘米切开侧腹壁腹膜。向下绕过盲肠下方，沿小肠系膜下方切开达右髂总动脉处，向上剪开侧腹壁腹膜达膈结肠韧带下方（图 5-14）。

⑥ 游离腹后壁：以纱垫盖住癌肿防止医源性扩散。提起升结肠和盲肠，自外向内剥离右 Toldt 筋膜，使升结肠后壁完全游离。此时透过腹膜下筋膜可以看到深部的右输尿管和右精索血管。若找不到输尿管，可先确定右髂总血管，输尿管一般位于髂总血

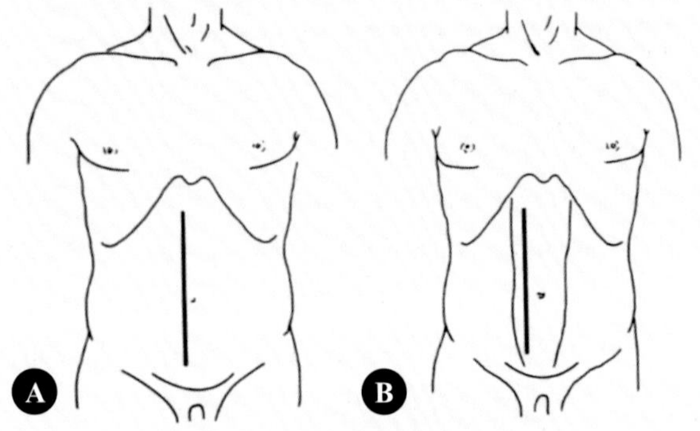

▲ 图 5-12　升结肠癌手术切口

A. 右旁正中切口；B. 右经腹直肌切口

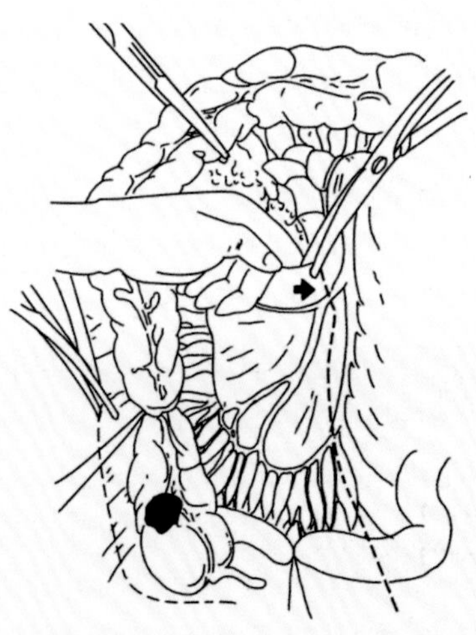

▲ 图 5-13　结扎肿瘤远近段肠管

管的分叉处的前方。若仍未找到，可提起右侧侧腹膜，输尿管可能黏附于腹膜内面（图 5-15）。

⑦ 游离肝曲：依次切断右膈结肠韧带、肝结肠韧带等，继续向内游离右 Toldt 筋膜，切断肾结肠韧带，向内达十二指肠降部。再向内剥离，越过十二指肠降部向内达胰头前方（图 5-16）。

⑧ 处理大网膜：如果肿瘤位于结肠肝曲，则在胃网膜弓上切断走向胃大弯的各血管分支，切除胃结肠韧带的右侧半及幽门下方的淋巴结。肿瘤位于盲肠者可在胃网膜右动脉弓的下方进行分离解剖（图 5-17）。

⑨ 切断结肠中动脉：如果肿瘤的位置靠近结肠肝曲，则应仔细分离主干至根部，通常要分离至胰腺下缘，并将此处的淋巴结组织清扫后，在其根部用 4-0 丝线结扎并封扎，距封扎线外侧 0.5cm 处切断血管；若肿瘤位于盲肠附近，则只需以同样的方式结扎切断结肠中动脉右支的起始部即可。在预切除横结肠根部用一把 Kocher 钳夹住肠管（图 5-18）。

⑩ 切断回结肠动脉：将横结肠拉向头侧，在横结肠系膜切开处插入左示指，置于右结肠系膜深面，用手指轻柔地解剖，即可在前方触及该动脉，向上稍分离即可见肠系膜上动脉主干。确认该动脉后，剪开其上面的腹膜，清扫周围的淋巴结，再次确认这两支血管后，在距回结肠动脉起始部 0.5cm 处双重结扎并切断（图 5-19）。

⑪ 解剖分离回肠系膜：在残余右结肠系膜后方

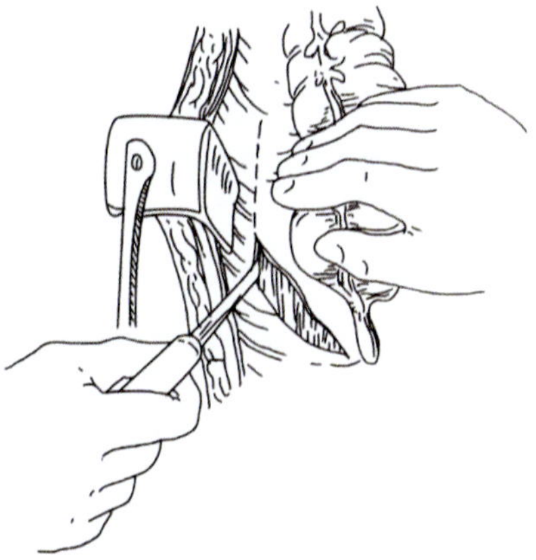

▲ 图 5-14　切开右侧腹壁腹膜

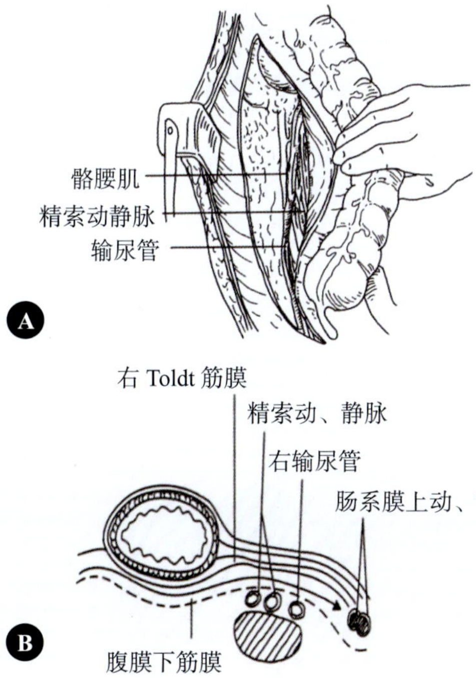

▲ 图 5-15　游离右侧腹后壁

A. 显露腹后壁各结构；B. 腹后壁的剥离层次

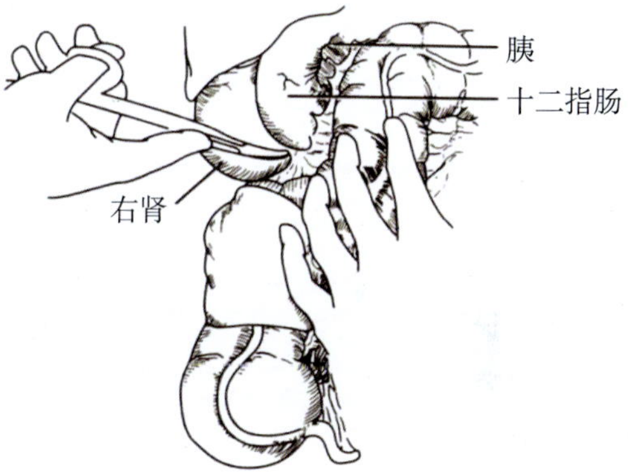

▲ 图 5-16　游离肝曲

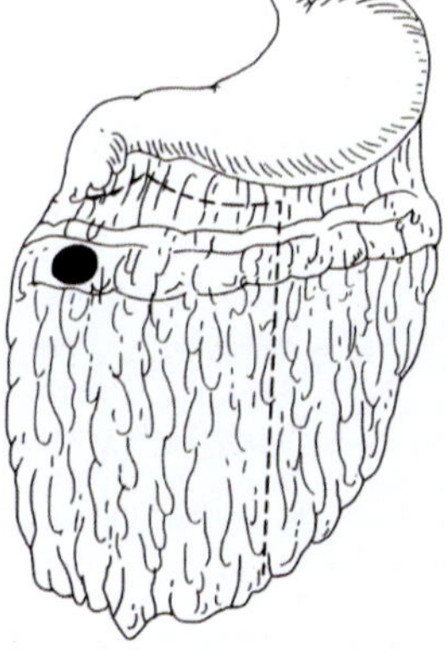

▲ 图 5-17　右半结肠癌大网膜切除范围

插入一手指，在其引导下仔细分离末端回肠系膜，在预切除的回肠部位用一把 Kocher 钳夹住肠管。由于末端回肠的血管弓极为细小，为小肠中血液供应最差处，其相当一部分血液来自回结肠动脉的回肠支，一旦回结肠动脉切断后很易因缺乏侧支吻合而发生血液供应障碍，因而右半结肠切除术应切去 10～15cm 的末端回肠。

⑫ 切断回肠及横结肠：在预定切除线的回肠和横结肠上各夹一把 Kocher 钳，于距该钳 5cm 处健侧肠管各夹一把肠钳，钳间切断回肠及横结肠（图 5-20）。

⑬ 回结肠开放式端端吻合：吻合前应仔细检查回结肠断端的血液供应情况及系膜是否扭转，确认无上述情况后，将回肠及横结肠断端对拢，用组织剪在回肠对系膜缘剪开 1～2cm 切口，使回肠内径与结肠内径相符。1-0 丝线分层缝合黏膜层和浆肌层，吻合完毕后应检查吻合口是否通畅。检查方法是，用拇指及示指于吻合两侧对接，正常情况下，吻合口应能通过拇指（图 5-21），也可以应用吻合器（图 5-22）。

⑭ 结束手术：关闭结肠系膜和回肠系膜间的裂孔，然后冲洗腹腔，常规关腹。

4. 横结肠切除术

(1) 手术适应证：横结肠切除术的手术范围包括横结肠和结肠肝曲、脾曲及附着于横结肠的大网膜和结肠中动脉支配区域的淋巴组织。这一术式主要适用位于肝曲和脾曲之间的肠癌。

(2) 手术步骤：横结肠切除术可以分为 3 个主要部分：高位结扎血管和淋巴结的清除、结肠的游离，以及消化道重建。

① 切口选择：腹正中切口，上达剑突下，向下绕脐延长 4.5cm，也可用肋弓下横切口。

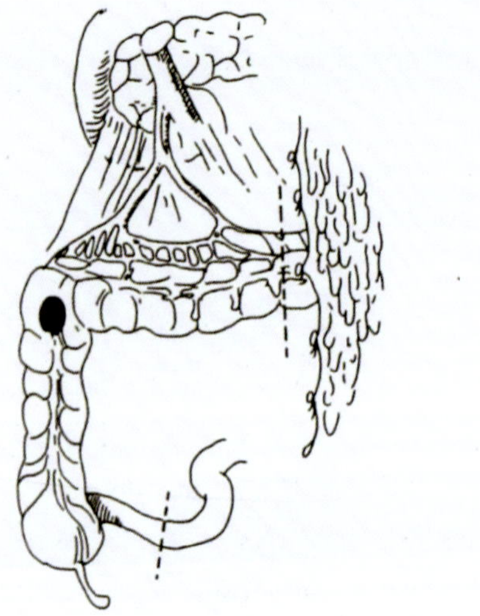

▲ 图 5-18　结扎、切断结肠中动脉主干

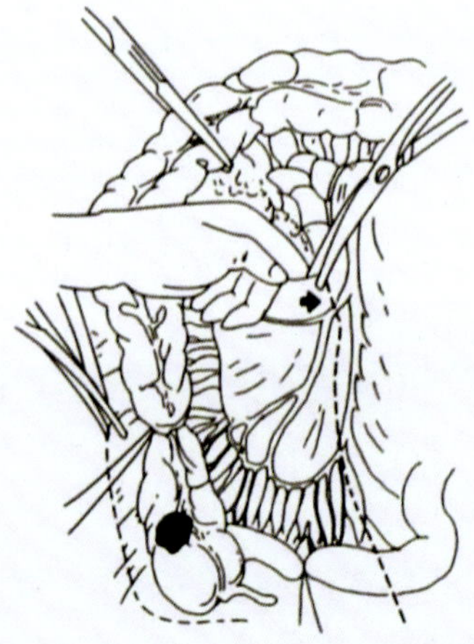

▲ 图 5-19　结扎、切断回结肠动脉干

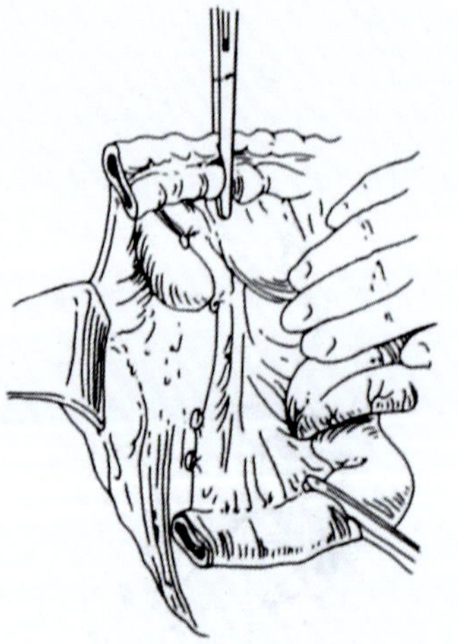

▲ 图 5-20　切除右半结肠

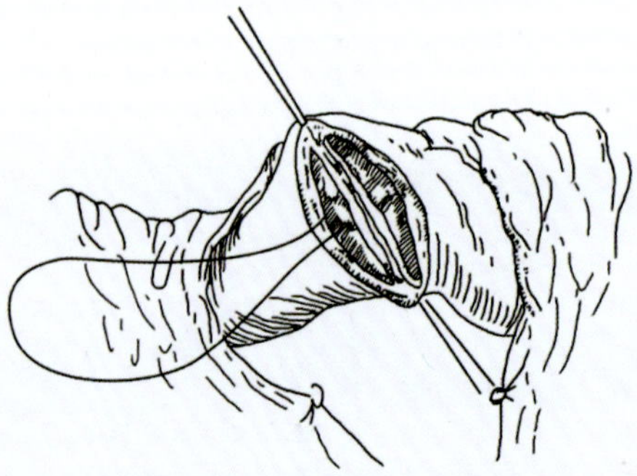

▲ 图 5-21　回结肠对端吻合

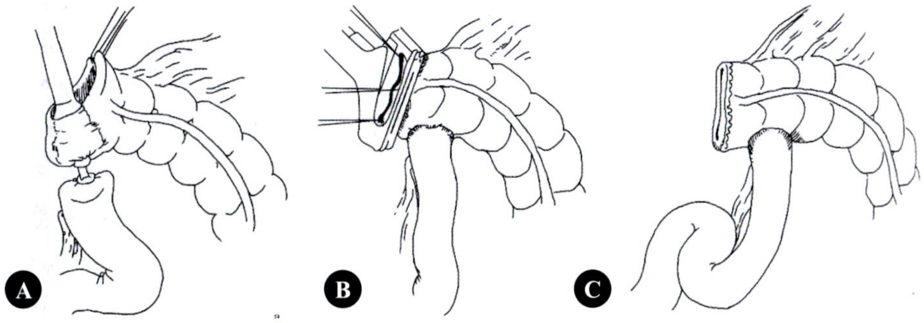

▲ 图 5–22　用吻合器行回结肠吻合

A. 器身和抵钉座对合吻合回结肠；B. 线性缝合器关闭横结肠断端；C. 吻合完成

② 探查腹腔：探查内容同右半结肠切除术。

③ 结扎肿瘤两端结肠：距肿瘤边缘两侧各数厘米处以纱布条结扎横结肠，连同边缘血管弓与纱垫一起；扎紧，使肿瘤近远端肠腔完全封闭。同时结扎结肠中动脉至肿瘤的主干分支（图 5–23）。

④ 游离结肠肝曲：于升结肠中部外侧剪开侧腹膜，向内向上剥离右 Toldt 筋膜。切断肝结肠韧带、右膈结肠韧带，使肝曲游离，继续向内游离直至显露出十二指肠降部（图 5–24）。

⑤ 切除大网膜：尽量靠近胃网膜血管弓切除大网膜。若肿瘤侵入浆膜，则应在胃网膜血管弓上切断走行胃大弯的各分支。自胃结肠韧带中部向右侧切除大网膜，显露出结肠中动脉，并于根部切断胃网膜右动脉，清除幽门下淋巴结，将大网膜右半自胃、十二指肠完全剥离。然后向左切断大网膜左半，再向左切断脾结肠韧带，达脾下极（图 5–25）。

⑥ 游离脾曲：自降结肠中部外侧切开侧腹壁腹膜，向上向内剥离左 Toldt 筋膜，将大网膜与横结肠牵向下方，切断脾结肠韧带和肾结肠韧带，使脾曲完全游离（图 5–26）。

⑦ 切断横结肠系膜根部：自脾区游离缘向右沿胰腺下缘切断横结畅系膜。注意勿损伤横结肠系膜后方的十二指肠空肠曲。向右游离达结肠中动脉根部（图 5–27A）。此处应注意勿损伤胰腺和十二指肠。若肿瘤侵犯十二指肠，应将被侵犯的十二指肠肠壁行楔形切除（纵向切除），然后横行缝合，再提上一段空肠浆膜贴附于修补处。也可不修补而提上一段空肠与缺损除吻合（图 5–27B）。肿瘤侵犯胰头深筋膜时，需行十二指肠切除术；侵犯胃时，行胃楔形切除；侵犯上段空场时则行被侵犯肠段的切除吻合术；侵犯脾脏时行脾切除。

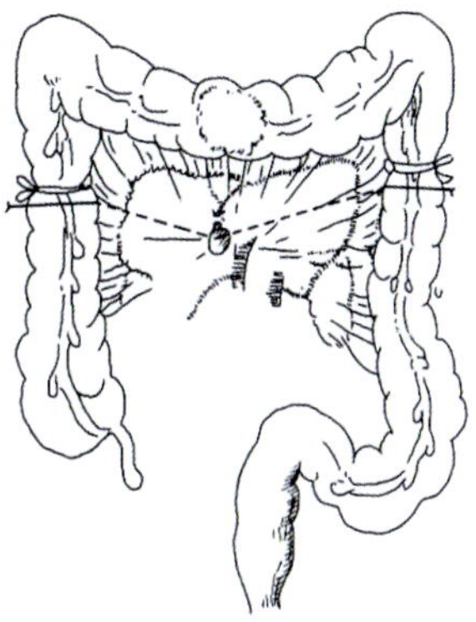

▲ 图 5–23　结扎肿瘤两端结肠

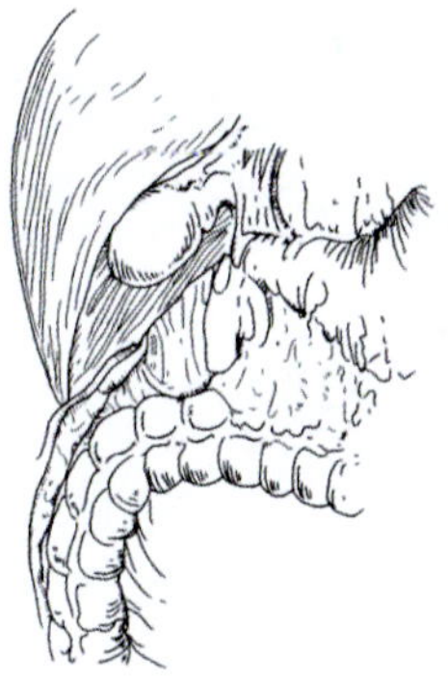

▲ 图 5–24　游离结肠肝曲

⑧ 切断胃结肠静脉干结肠支：在结肠中动脉右侧先找到肠系膜上静脉，然后沿肠系膜上静脉找到胃结肠静脉干，于其结肠支根部切断结扎。若边缘淋巴结有转移，需从胃结肠静脉干根部切断结扎，清除该部淋巴结（图 5–28）。

⑨ 根部切断中结肠动脉：将横结肠牵向下方，显露中结肠动脉，继而向上清除胰腺下缘以下的肠系膜上动脉周围淋巴结（图 5–29）。

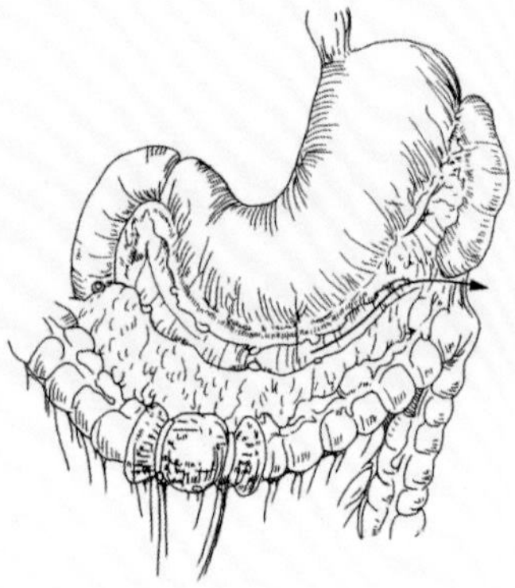

▲ 图 5-25　切除大网膜

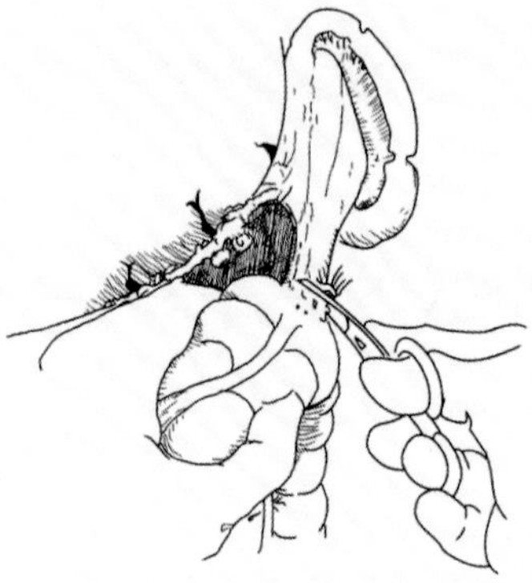

▲ 图 5-26　游离脾曲及降结肠

⑩ 切除横结肠：距肿瘤两侧 10cm 以上切断横结肠，像中结肠动脉根部方向扇形切除横结肠系膜，切断右结肠动脉升支和左结肠动脉升支的分支，将横结肠大网膜横结肠系膜及胰十二指肠前筋膜一起整块移去。

⑪ 肠道重建：行端端两层吻合。仔细闭合系膜间的裂隙。注意不要使十二指肠空肠扭曲而造成通过障碍（图 5-30）。同时要式吻合口无张力。

⑫ 结束手术：关腹前术者需更换手套，对已被污染的器械进行更换或处理。冲洗腹腔，按顺序排列小肠、腹膜后放置引流管，逐层缝合腹壁切口。

5. 左半结肠切除术

(1) 手术适应证：左半结肠切除术的手术范围包括横结肠左侧半、结肠脾曲、降结肠、全部或部分大网膜，以及相应的肠系膜血管和淋巴结。如果肿瘤位于降结肠下段，还要切除全部或部分乙状结肠。这一术式主要适用位于结肠脾曲、降结肠等部位的

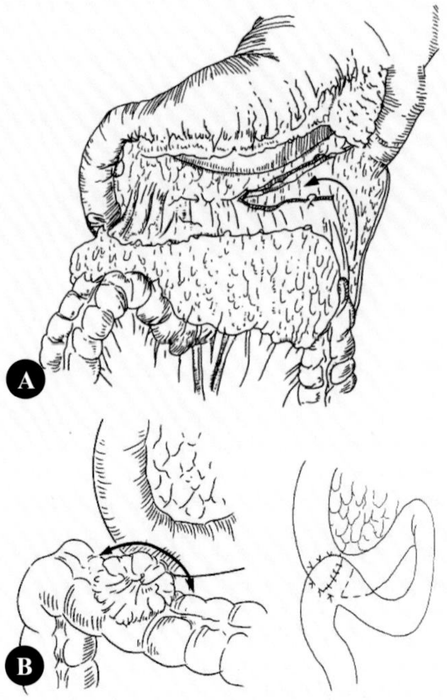

▲ 图 5-27　切断横结肠系膜根部

A. 向右游离达结肠中动脉根部；B. 做十二指肠楔形切除修补术

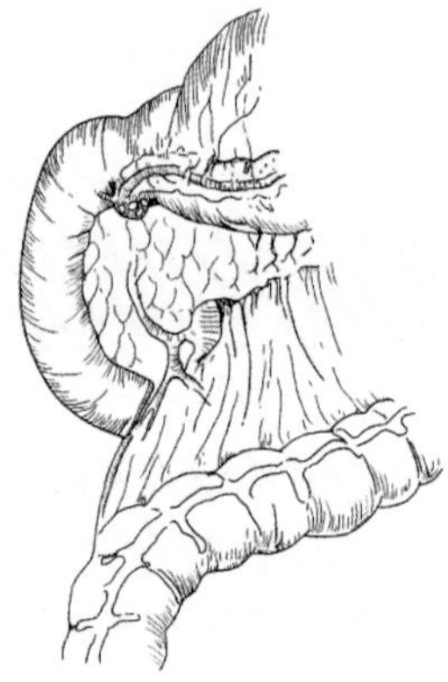

▲ 图 5-28　切断胃结肠静脉干结肠支

结肠癌。

(2) 手术步骤：左半结肠切除术可以分为 3 个主要部分：高位结扎血管和淋巴结的清除、结肠的游离，以及消化道重建。

① 切口的选择：一般选择左侧经腹直肌切口，上至脐上 3 cm，下至耻骨联合上缘。

② 探查腹腔：仔细探查腹膜有无转移结节，肝脏有无转移，盆腔有无转移，大肠其他部位有无肿物。

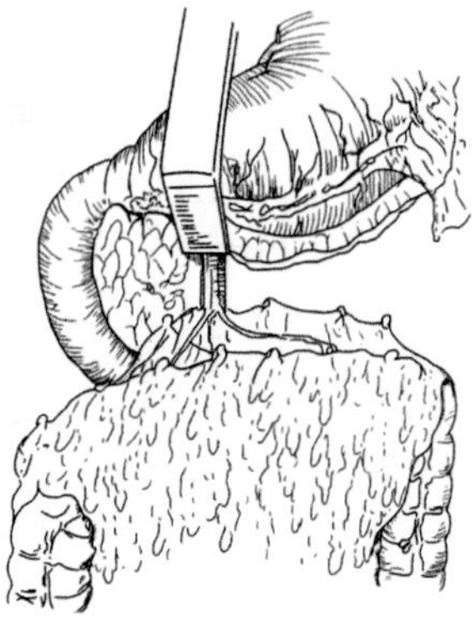

▲ 图 5-29　根部切断结肠中动脉

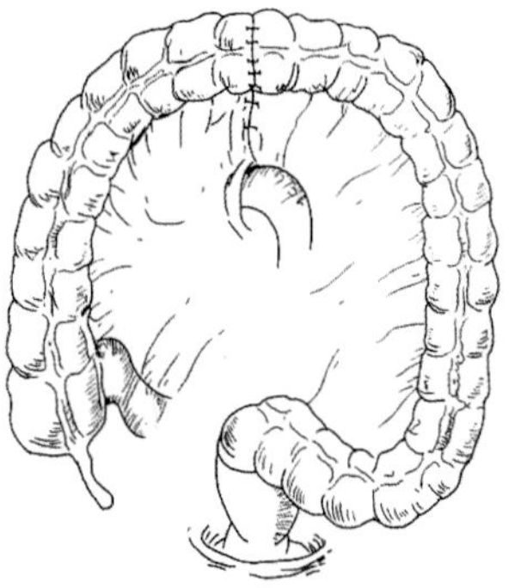

▲ 图 5-30　端端吻合、重建肠道

③ 显露肿瘤：将全部小肠推向右侧，以无菌生理盐水浸湿的大纱垫覆盖，若患者过于肥胖也可将全部小肠外置，以无菌生理盐水浸湿的大纱垫包裹。充分显露肿瘤，观察肿瘤是否已侵入浆膜，以及与周围的粘连情况。探查系膜内和腹主动脉旁淋巴结大的情况。以纱垫盖住癌肿，距癌肿边缘上下各 10cm 处以纱布条结扎住肠管，连同边缘动脉弓和纱垫一起结扎在内。将与肿瘤部位有关的各主干动静脉亦予以结扎（图 5-31）。

④ 切开侧腹壁腹膜：将降结肠、乙状结肠牵向内侧，在降结肠后壁与侧腹壁融合形成的白线外方切开侧腹壁腹膜，向上达结肠脾曲，向下达小骨盆腔（图 5-32）。

⑤ 游离腹后壁：沿侧腹膜的切开线仔细向内剥离左侧 Toldt 筋膜，切断肾结肠韧带后，向内侧继续分离，减少出血，同时注意寻找左侧的输尿管并加以保护（图 5-33）。

⑥ 游离脾曲：在横结肠中部上方切开胃结肠韧带，向左依次切断大网膜，切断脾结肠韧带

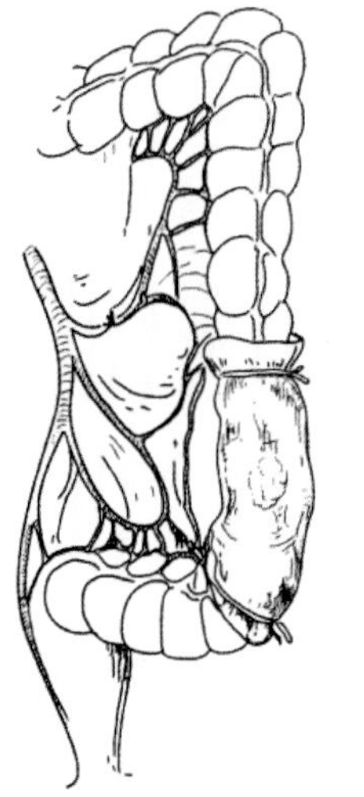

▲ 图 5-31　结扎肿瘤远近端肠管

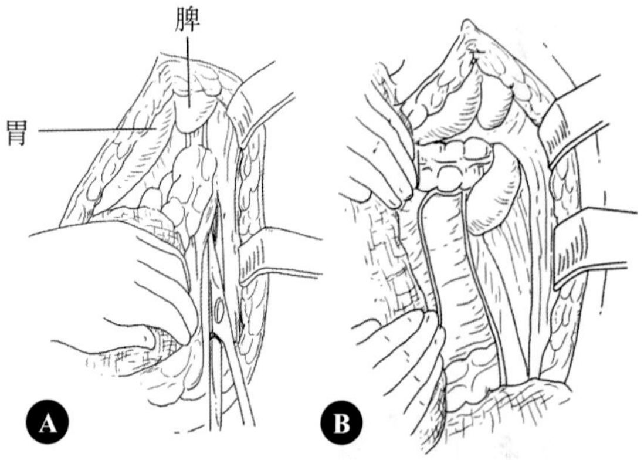

▲ 图 5-32　切开左侧腹膜

A. 游离横结肠；B. 游离脾曲

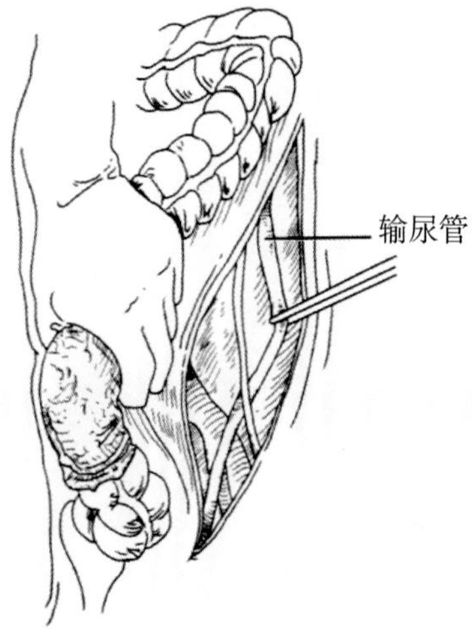

▲ 图 5-33　分离左侧 Toldt 筋膜

（图 5–34）。沿侧腹膜的切开线向上剥离至左膈结肠韧带，并仔细切断。此处操作宜轻柔，避免将脾脏被膜或脾实质撕破，造成大出血。将结肠脾曲牵向患者的右下方，仔细分离脾曲后方的融合筋膜，切断无血管的胰结肠韧带，达横结肠系膜根部，此时，横结肠左侧 1/2，结肠脾曲和乙状结肠已完全从腹后壁游离。

⑦ 切断各主干血管根部：在胰腺下缘找到肠系膜下静脉，切断并结扎。提起全部被游离的结肠，仔细辨认各主干血管的走行。自肠系膜下动脉根部向下剥离其周围的脂肪淋巴组织，达左结肠动脉根部。于左结肠动脉起始部切断双重结扎。再于根部切断 / 结扎中结肠动脉左支和乙状结肠动脉上 2 个分支。若肿瘤侵出浆膜层或有结肠旁淋巴结转移，则宜从根部双重结扎肠系膜下动脉。清扫腹主动脉旁淋巴组织时不要剥光腹主动脉前壁，以免切断腹主动脉交感神经而导致男性性功能障碍。至此，左半结肠主干血管全部被切除（图 5–35）。

⑧ 游离结肠系膜：依肿瘤所在的位置，在止血钳之间依次游离切断肠系膜直至拟切除结肠壁。

⑨ 切除左半结肠：在结肠预定切除线上用 Kocher 钳夹住肠管，在距该钳 5cm 处健侧结肠上各夹一肠钳以防切断时污染，清除待吻合结肠断端 1cm 范围内的淋巴结及血管组织，使其浆膜层完全显露，以利吻合。钳间切断结肠，整块移除左半结肠及其系膜（图 5–36）。

⑩ 肠管吻合：行横结肠乙状结肠端端吻合。吻合前应再次确认结肠断端的血液供应状态良好，注意吻合无张力，结肠系膜无扭转。吻合后应确认吻合口通畅，并仔细关闭系膜裂隙（图 5–37）。

⑪ 结束手术：常规关腹冲洗腹腔，于左结肠旁沟放置引流管。仔细将小肠放回腹腔并顺序排列，逐层缝合。

6. 乙状结肠切除术

(1) 手术适应证：乙状结肠切除术主要适用于位

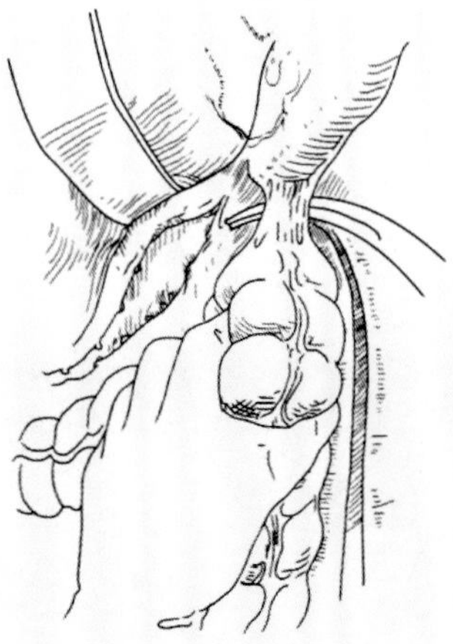

▲ 图 5–34　游离脾曲

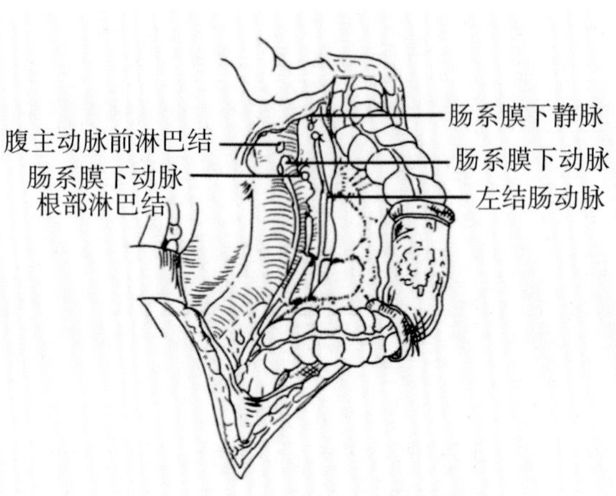

▲ 图 5–35　于根部切断各主干血管

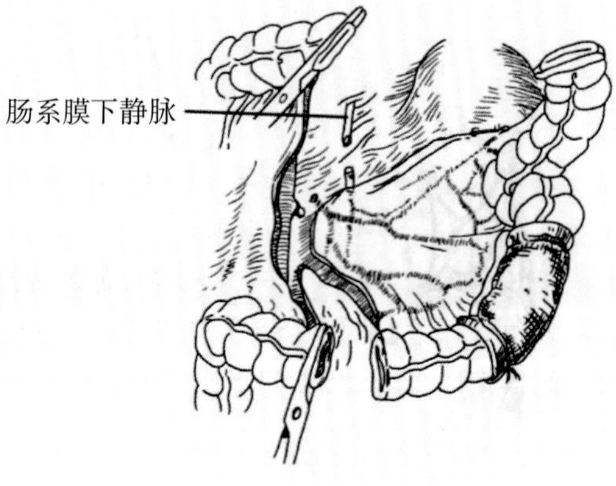

▲ 图 5–36　整块切除左半结肠

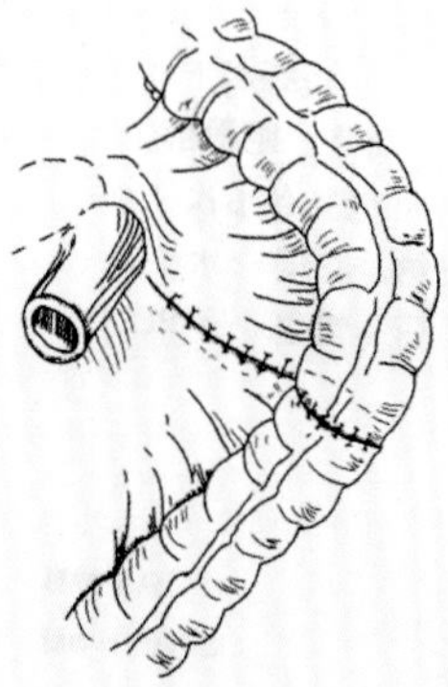

▲ 图 5–37　横结肠乙状结肠端端吻合

于乙状结肠的结肠癌，其手术范围包括全部或部分乙状结肠及相应的系膜血管和区域淋巴结。如果肿瘤位于乙状结肠上段，靠近降结肠时还要切除部分降结肠，同样如果肿瘤位于乙状结肠下段，靠近直肠，则手术切除范围还要包括一部分直肠。

(2) 手术步骤

① 切口选择：取左下腹经腹直肌切口，上述脐上 3～4cm，下达耻骨联合上方。

② 探查腹腔及肿瘤的显露：探查腹腔、肝脏、盆腔有无转移结节，全部大肠有无其他肿物，检查有无腹水。探查完毕后，将全部小肠推向右侧，以生理盐水浸湿的大纱垫覆盖，此时可肉眼判断肿瘤的位置、大小、浸润深度，探查腹主动脉旁及乙状结肠系膜内淋巴结大的情况。

③ 切开乙状结肠系膜左叶：以盐水纱垫覆盖癌肿，以纱布条距癌肿两侧各 5cm 处结扎肠管、边缘动脉，同时将纱垫一起扎紧。结扎在肠管结扎范围内的所有主干动脉分支（图 5–38）。

④ 游离乙状结肠：将乙状结肠牵向内侧，沿乙状结肠系膜左叶与腹后壁腹膜相融合的白线处，切开乙状结肠系膜左叶，向上连续切开将结肠旁的侧腹壁腹膜达结肠脾曲下方，向下达骶骨前方，自外向内游离乙状结肠系膜和左 Toldt 筋膜达腹主动脉左侧（图 5–39）。注意仔细寻找左侧输尿管和左侧卵巢血管或精索血管。仔细分离，避免损伤。

⑤ 切开乙状结肠系膜右叶：沿下腔静脉右缘切开乙状结肠系膜右叶。向上达十二指肠水平部下方，向下越过右髂总动脉分叉处向下进入小骨盆腔，达骶骨前方（图 5–40）。

⑥ 切断肠系膜下动静脉：沿乙状结肠系膜右叶切开线向左游离至十二指肠水平部下方、腹主动脉前方找到肠系膜下动脉。距根部 1.5cm 除切断该血管，4–0 丝线结扎缝扎各 1 次，同时清除肠系膜下动脉根部淋巴结。在同一水平，于其左侧 2～3cm 处找到肠系膜下静脉，予以切断、结扎（图 5–41）。

⑦ 游离乙状结肠系膜垂直根：自肠系膜下动脉根部切断处向下，沿腹主动脉前方自上而下剥离乙状结肠系膜垂直根，清除脂肪淋巴组织。向下进入直肠后间隙，游离直肠后壁达腹膜反折水平，使直肠充分游离。由于在腹主动脉前进行了广泛的剥离，因而需注意勿损伤盆腔的自主神经，以免造成术后性功能障碍。

⑧ 切断乙状结肠系膜：从肠系膜下动静脉切断处向乙状结肠肿瘤两侧 10cm 以上肠管预订切断处扇形切断乙状结肠系膜，仔细结扎所遇血管主干及其分支（图 5–42）。

⑨ 切断乙状结肠：于乙状结肠预定切除线处夹 2 把有齿钳，于两钳内切断肠管，将肠管与系膜整块

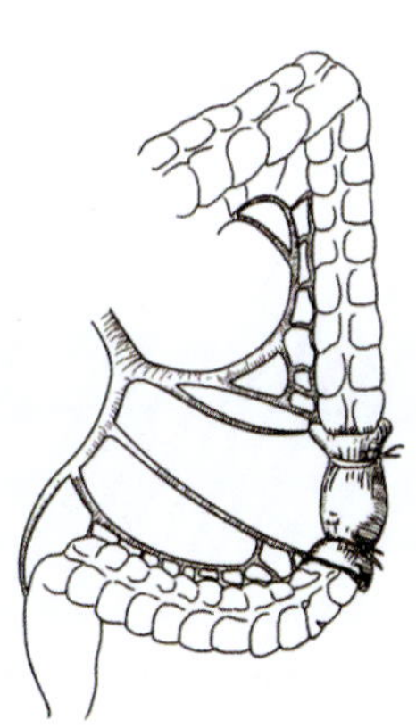

▲ 图 5–38　结扎肿瘤远、近端肠管

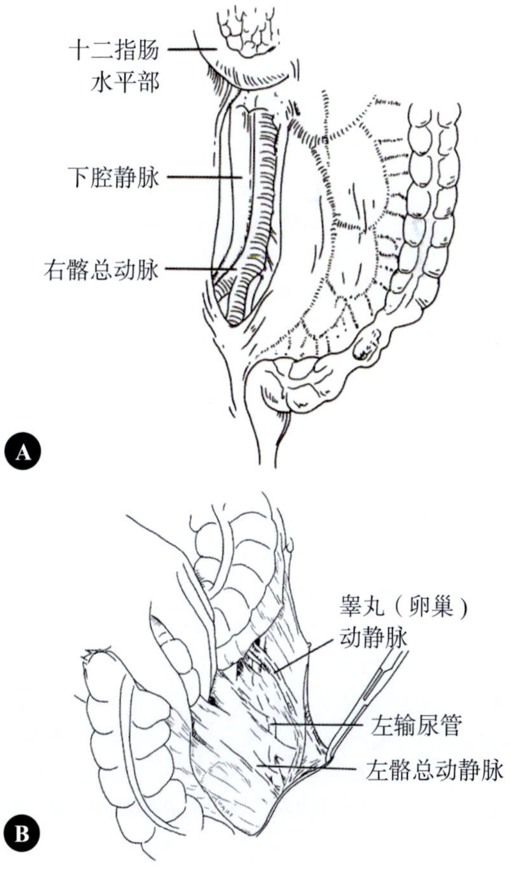

▲ 图 5–39　游离乙状结肠

A. 切口乙状结肠系膜右叶；B. 游离乙状结肠及其系膜

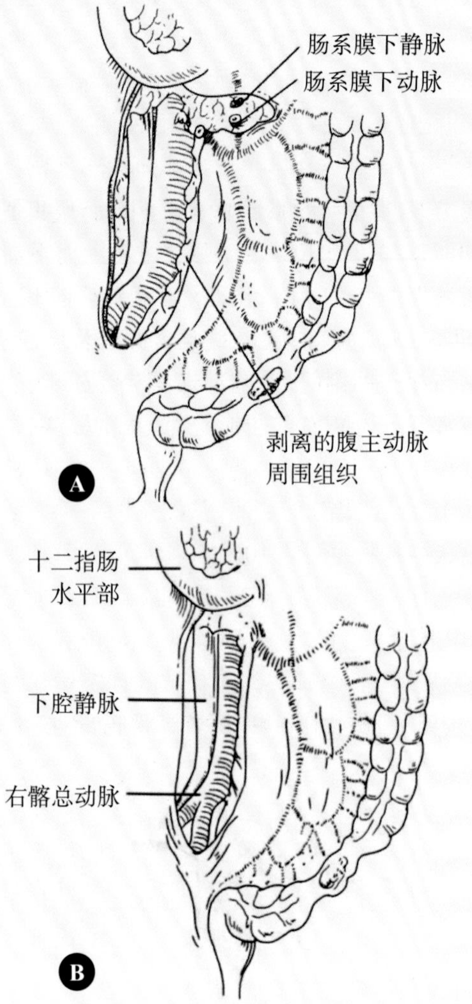

▲ 图 5-40 切开乙状结肠系膜右叶

A. 切断肠系膜下动静脉；B. 切开乙状结肠系膜右叶

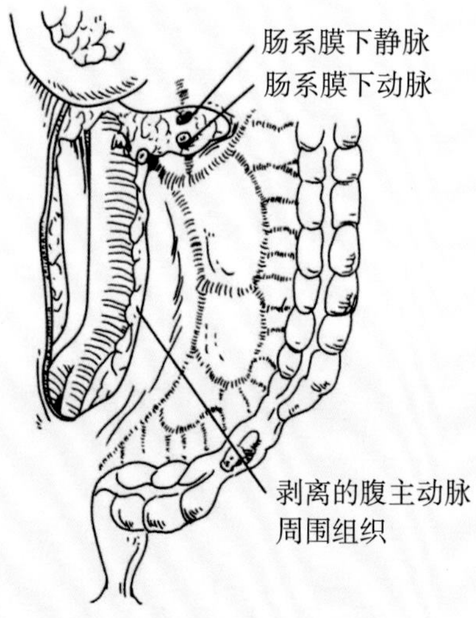

▲ 图 5-41 切断肠系膜下动静脉

移去，肠管断端以碘伏做消毒处理。

⑩ 结肠直肠端端吻合：行将结肠直肠端端吻合，注意吻合口没有张力，若有张力时应进一步游离脾曲。

⑪ 闭合系膜缺损：仔细闭合系膜的缺损，缝合系膜时进针勿过深，以免损伤血管（图 5-43）。

⑫ 结束手术：关腹前大量盐水冲洗腹腔，将小肠仔细顺序放回腹腔，吻合口后放置乳胶引流管。

7. 全结肠切除术

针对结肠癌的全结肠切除术适用于结肠的同时性多原发癌、伴有癌变的结肠息肉病等情况。其手术操作是前述各种手术方式的综合。结肠癌所在的肠襻应当根据各自区域结肠癌根治性手术的要求进行手术，而尚未癌变的区域不一定要在区域供应血管根部结扎。切除后的消化道重建方法包括回肠直

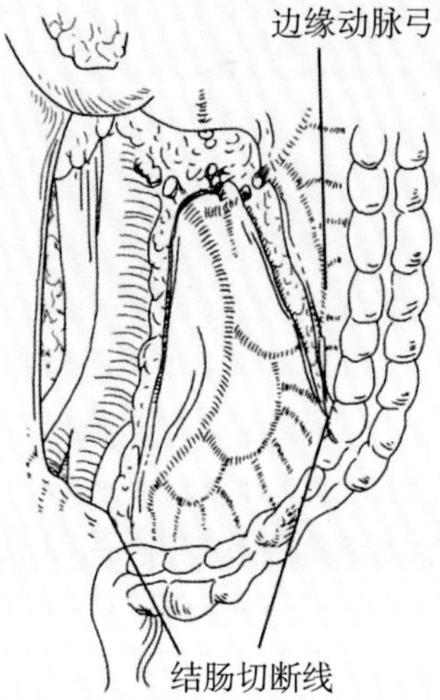

▲ 图 5-42 切断乙状结肠系膜

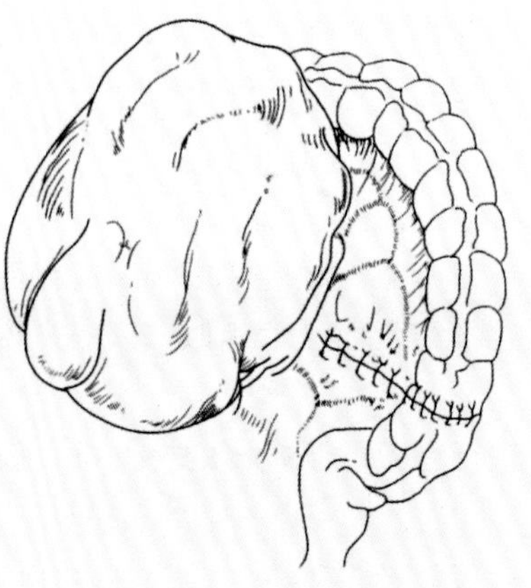

▲ 图 5-43 闭合系膜缺损

肠吻合术、回肠肛管吻合术和回肠造口术等。

（五）结肠癌根治性手术——腹腔镜手术

腹腔镜结肠癌手术具有 20 余年历史，目前已经成为结肠癌手术治疗可供选择的方式之一，并具有开放手术所不具备的优越性。

1. 体位和穿刺孔位置

除乙状结肠癌外，凡不需要经肛门放置吻合器实施肠吻合术的患者，手术体位均可以选择平卧位，横结肠癌及肿瘤位于肝曲或脾曲等情况时，可将患者双下肢分开，以利于处理横结肠或肝曲、脾曲时手术者或扶镜助手站立。乙状结肠癌手术通常取截石位，但考虑到腹腔镜手术的特点，在肿瘤位置较高、术中可能需要游离脾曲等情况下，应当注意使患者髋关节尽可能伸展，以免抬高的下肢妨碍手术操作，在这种情况下采用易于变换下肢位置的气动式腿架最为方便。为适应手术中体位变换的情况，术前应当将患者妥善固定在手术台上。

通常在脐部放置穿刺器作为观察孔，另外需要3～4 个操作孔。操作孔位置通常是以病灶为中心、病灶和脐部穿刺孔连线为轴线来确定，还要兼顾肋弓、髂嵴等骨性结构及各操作孔间的距离等。

2. 探查和手术方案的最终确定

和开放手术一样，腹腔镜手术首先也要对腹腔内情况进行探查。由于术者无法实现和开放手术相同的对腹腔脏器的仔细触诊，腹腔镜手术更加依赖于术前各种影像学检查对疾病进展程度和可切除性的判断。必要时，应当采用腹腔镜下超声探头对肝脏等进一步检查。另外，在病灶较小、未累积浆膜面，或者位于肠壁的腹膜外部分时，术中对病灶的准确定位也非易事。为避免术中无法确定病变位置等尴尬局面，术前应当通过 CT、钡灌肠等各种影像学手段将肿瘤准确定位，或者采用肠镜下注射染料、放置金属夹等方法标记，术中肠镜检查可能导致肠腔广泛充气扩张，应尽量少用。

3. 腹腔镜右半结肠切除术

(1) 手术适应证：腹腔镜右半结肠切除术的适应证和开放右半结肠切除术相似，一般来说，在病灶巨大或明显累及周围脏器；或者病灶导致肠梗阻，术前无法进行有效的肠减压的情况下，腹腔镜手术较为困难，可视为腹腔镜手术的禁忌证，除此以外，只要患者能够耐受腹腔镜手术并且腹腔内没有严重粘连等妨碍建立操作空间的情况，都可以在腹腔镜下完成手术。手术切除范围、重建方式等则和前述的开放手术相似。

(2) 手术步骤

① 体位与套管放置：患者取仰卧位，双下肢分开，呈“人”字位，采用 15°～30° 头高足低位，建立气腹后手术台向左侧倾斜 30°。用两台监视器，主监视器放在靠近患者右肩的位置，另一监视器放在患者头部左侧的位置。术者站立在患者左侧，助手立于患者右侧，扶镜者站在患者两腿之间，也可以术者站在患者的两腿之间。当右半结肠肿块位置较高，或者开始游离右结肠血管时，术者站在患者两腿之间更有利于操作。笔者常用的是前一种站位方法（图 5-44）。套管的位置采用 5 孔法，脐下缘 5cm 处戳孔置入腹腔镜作为观察孔，左锁骨中线肋下缘 5cm 放置 10～12mm 套管作为主操作孔。右侧锁骨中线肋下 5cm、双侧髂前上棘连线与双侧锁骨中线的交点放置 5mm 套管作为辅助操作孔（图 5-45）。

② 探查腹腔：建立气腹后，按如下顺序探查腹腔，腹膜→肝脏→胃、胆囊、胰腺→大网膜→小肠→除肿瘤以外的大肠→盆腔及脏器→血管根部淋巴结→肿瘤原发病灶。将手术床调至头低足高后再左倾斜，使小肠移到左上腹，大网膜及横结肠也移向上腹部，显露右结肠系膜的腹侧，预计要切除的血管及切除范围（图 5-46）。

③ 提起靠近回盲部的结肠系膜，可以看到十二指肠下缘向结肠方向有一搏动性的隆起，即为回结

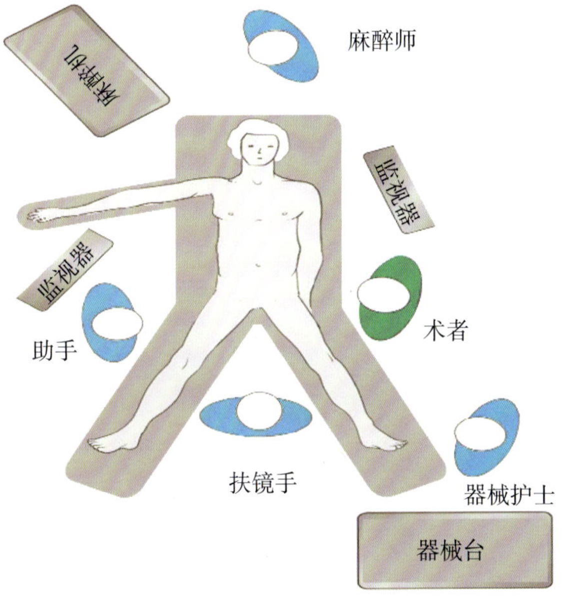

▲ 图 5-44 腹腔镜右半结肠切除术手术室的设置及人员

肠的血管干（图 5-47）。

右半结肠的手术入路有 3 种，从外侧到中间（外侧入路），中间到外侧（内侧入路），以及后腹膜入路。内侧入路对淋巴结清扫、无瘤技术，以及顺利地进入后腹膜的解剖平面相当有效，笔者一般都采用内侧入路（图 5-48）。

④ 从内侧回结肠血管干下缘切开右结肠系膜，然后剪开覆盖在肠系膜上血管的腹膜，把结肠系膜向右上腹部方向适当牵开，把回结肠血管从十二指肠连接的筋膜中游离出来。在肠系膜上静脉的左侧将回结肠血管结扎，离断（图 5-49 和图 5-50）。

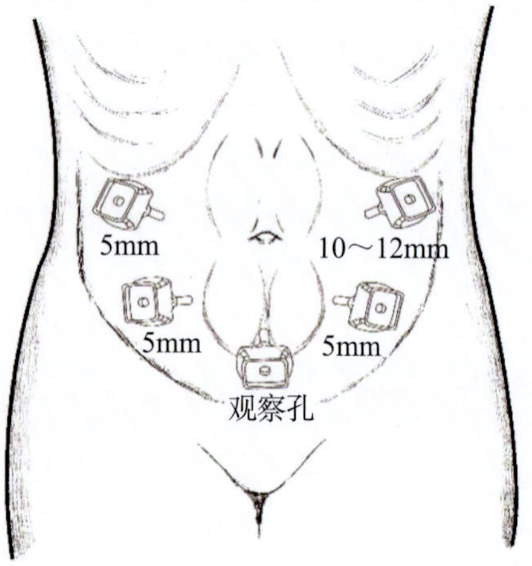

▲ 图 5-45　腹腔镜右半结肠切除术腹部穿刺孔的位置分布

⑤ 由血管结扎处自然进入 Toldt 间隙，沿十二指肠、胰头表面分离（图 5-51 和图 5-52），再沿肠系膜上静脉的前方进行分离，显露结肠中动、静脉的起始部。解剖 Henle 干，结扎、切断结肠中静脉的右支和右结肠静脉（图 5-53），再向右达肾脏包膜的表面，然后向阑尾方向分离至末端回肠系膜（图 5-54）。

⑥ 将横结肠向下拉，由胃结肠韧带中部向右，沿胃网膜血管弓的外面分离至十二指肠，离断肝结肠韧带，将结肠肝曲向下游离（图 5-55 至图 5-57），沿右侧腹壁黄白交界线，由上至下剪开侧腹膜。与由内侧分离的 Toldt 间隙相贯通。

⑦ 将小肠移向右上腹，在右骨盆壁确认腹膜下筋膜内的右输尿管和性腺血管后，沿回肠系膜根部剪开与上部腹膜，向上分离，将回盲部区域完全游离（图 5-58）。这样末端回肠、右侧结肠已完全游离。

⑧ 将右侧的套管孔扩大成 5～6cm 的切口，保护切口，将右半结肠取出（图 5-59），在体外切除病变

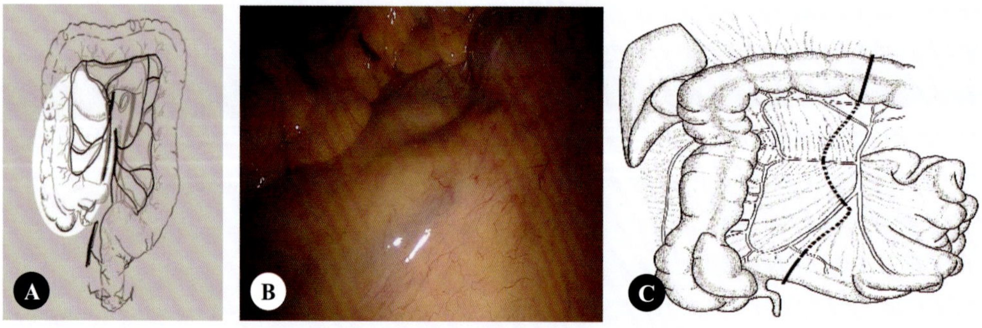

▲ 图 5-46　显露右结肠系膜的腹侧的区域

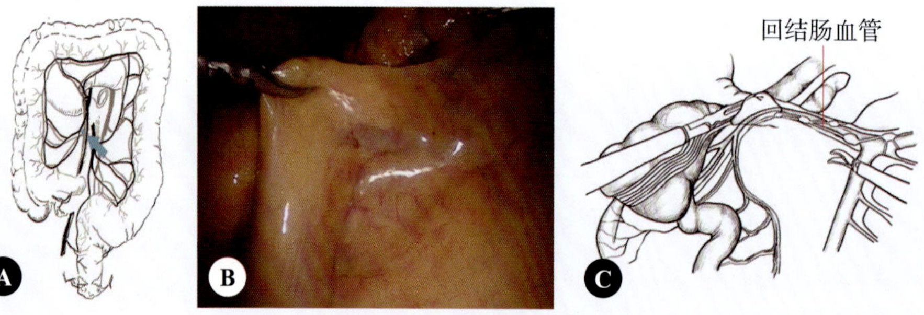

▲ 图 5-47　显露回结肠血管干

结肠及足够的远端，近端切至末段回肠 10cm 左右，切除右半结肠。采用吻合器或手缝的方法在体外行横结肠和末端回肠吻合（图 5-60），吻合后把肠管回纳入腹腔，缝合切口，重新建立气腹，用大量的盐水冲洗腹腔，置引流管于盆腔，缝合切口结束手术。

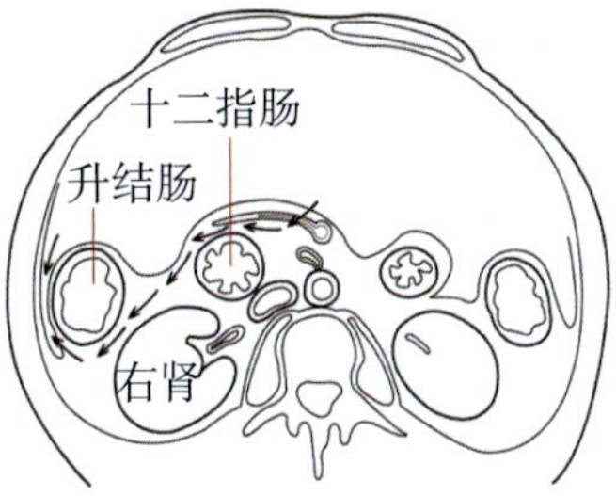

▲ 图 5-48　游离右半结肠的入路的解剖截面

4. 腹腔镜横结肠切除术

(1) 手术适应证：腹腔镜横结肠切除术的适应证和开放横结肠切除术相似，而在禁忌证方面，通常如果病灶巨大、妨碍操作或明显累及周围脏器；或者病灶导致肠梗阻，术前无法进行有效的肠减压；这两种情况下腹腔镜手术较为困难，可视为腹腔镜手术的禁忌证，除此以外，只要患者能够耐受腹腔镜手术并且腹腔内没有严重粘连等妨碍建立操作空间的情况，都可以在腹腔镜下完成手术。手术切除范围、重建方式等则和前述的开放手术相似。

(2) 手术步骤

体位与套管放置：患者仰卧位，两腿分开，呈

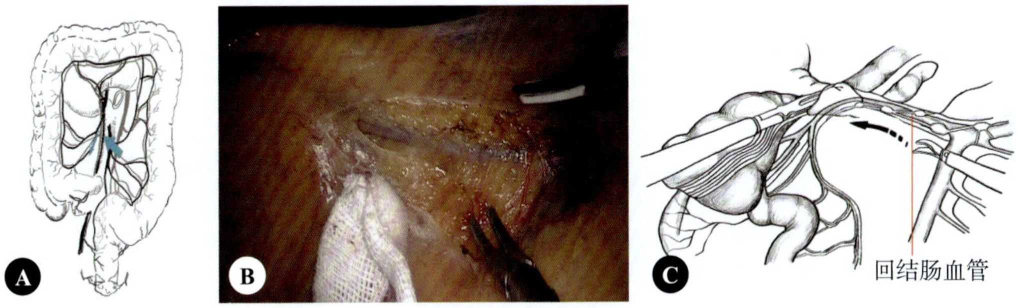

▲ 图 5-49　从回结肠血管干下缘切开右结肠系膜内测

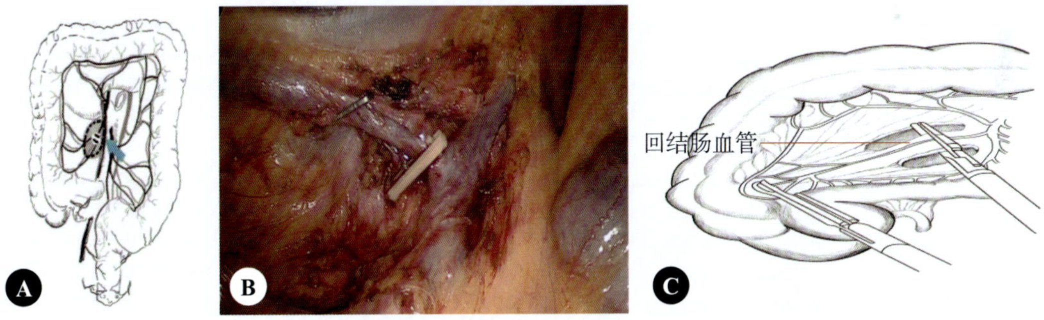

▲ 图 5-50　结扎、离断回结肠血管

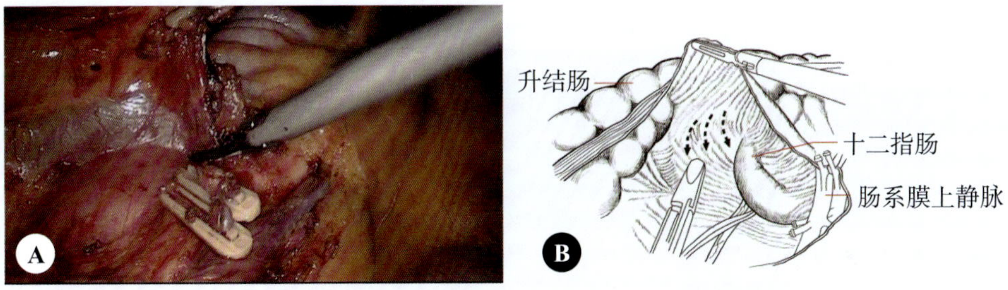

▲ 图 5-51　进入 Toldt 间隙，沿十二指肠表面分离（一）

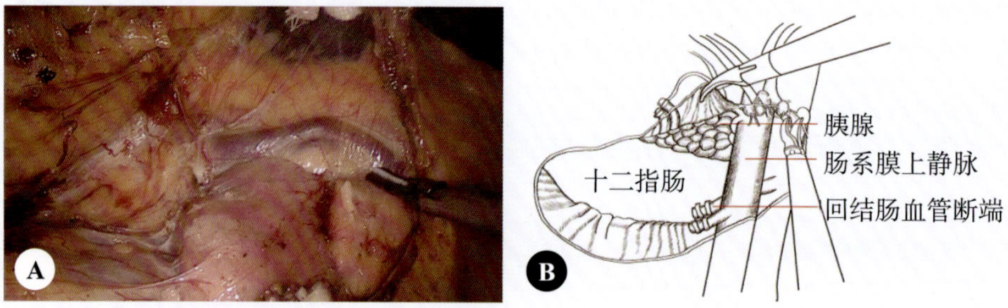

▲ 图 5-52　进入 **Toldt** 间隙，沿胰腺表面分离（二）

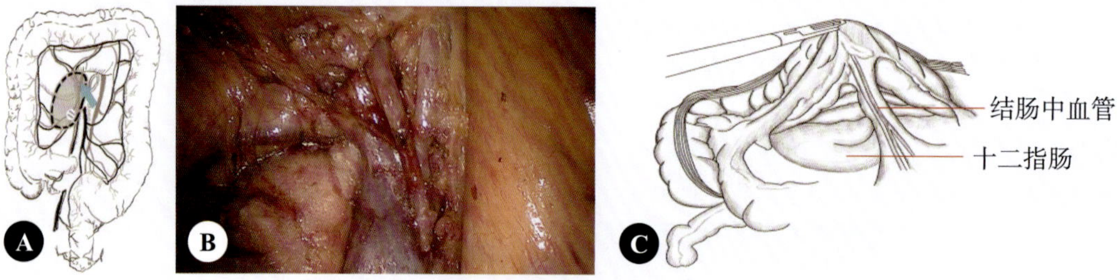

▲ 图 5-53　分离结肠中血管的根部

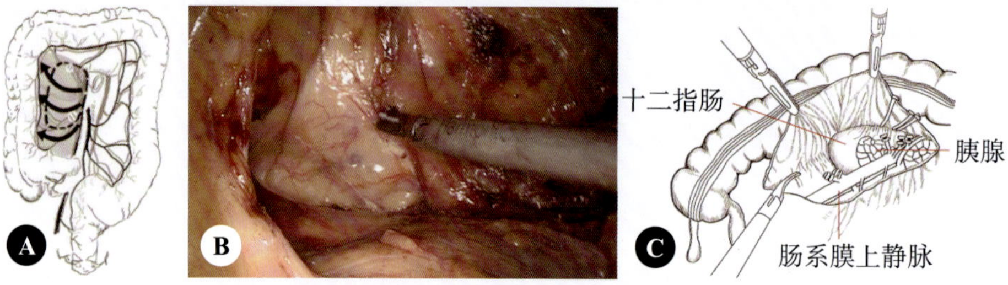

▲ 图 5-54　沿右侧 **Toldt** 间隙分离

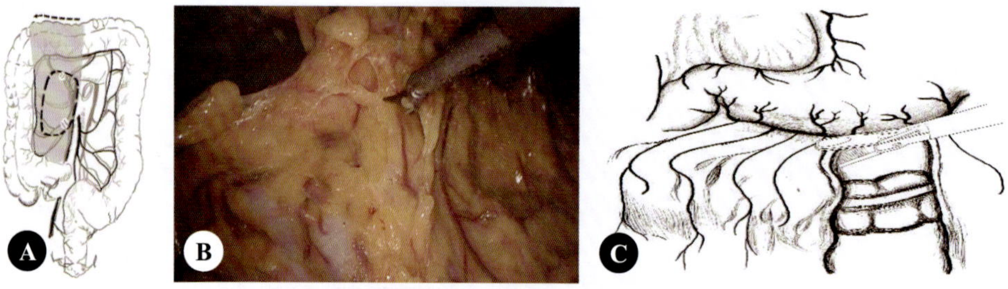

▲ 图 5-55　分离胃结肠韧带

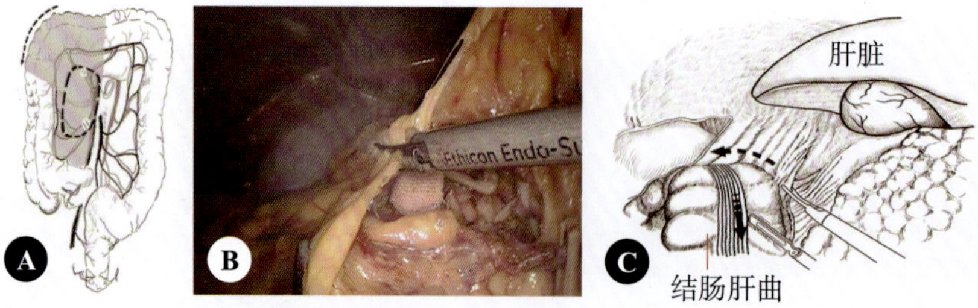

▲ 图 5-56　分离肝结肠韧带

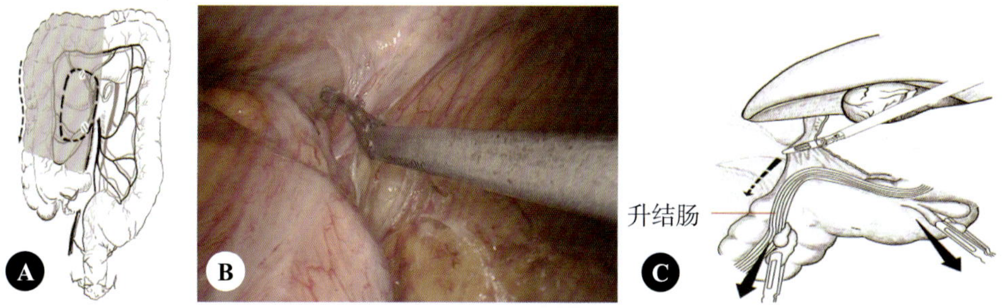

▲ 图 5-57 分离升结肠外侧腹膜

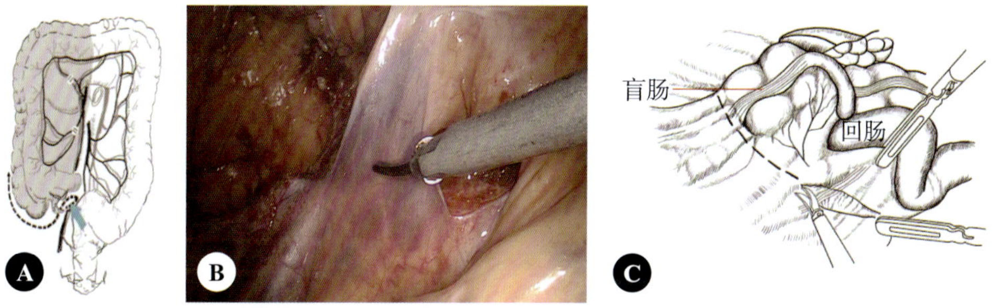

▲ 图 5-58 切开回盲部系膜

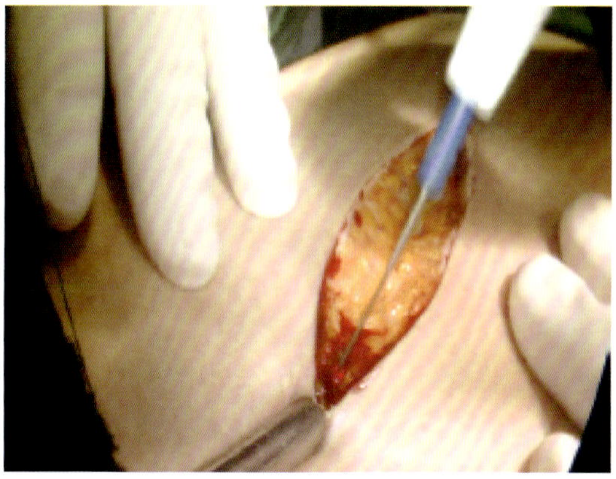

▲ 图 5-59 右下腹做长 5～6cm 的切口

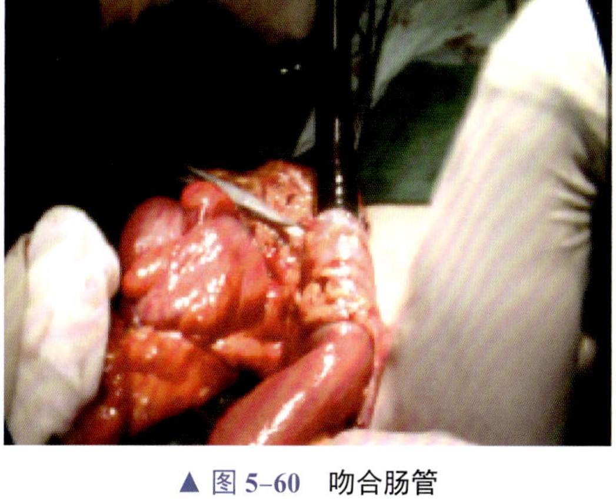

▲ 图 5-60 吻合肠管

“人”字位，或者改良截石位。头高足低 15°，向左倾斜 10°。脐下缘 5cm 放置 10mm 套管作为观察孔，接气腹机维持腹腔压力在 12～14mmHg。左侧腋前线肋缘下 2cm 放置套管作为主操作孔，左腹有肌外缘距主操作孔 10cm 向下处放置 5mm 套管作为辅助孔，在以上套管右侧对称位置也分别放置两个 5mm 套管（图 5-61）。术者立于患者左侧，助手立于右侧，扶镜手站在患者两腿之间（图 5-62）。

首先探查腹腔，明确术中肿瘤分期。助手提起横结肠，观察肿瘤部位，决定手术方式。

若肿瘤近肝曲，行腹腔镜右半结肠癌根治术；肿瘤近脾曲，行腹腔镜左半结肠癌根治术；肿瘤位于横结肠中部，行腹腔镜横结肠癌根治术。以下为腹腔镜横结肠癌根治术步骤。

① 助手提起横结肠，术者将大网膜推至横结肠上方。将小肠推向左侧腹腔，显露肠系膜根部。此时多可见横结肠根部至阑尾方向有一搏动性脊状隆起，在体瘦的患者常可见脊状隆起，其右旁有一条浅蓝色带，即肠系膜上静脉。回结肠血管恒定位于十二指肠水平段尾侧附近，腹腔镜下为微隆起的轻微搏动条索状结构（5-63）。

② 沿肠系膜上静脉方向在胰腺下缘打开后腹膜，显露该静脉。肠系膜上动脉多于其左侧并行，少部

分位于前方或后方。故解剖肠系膜上静脉过程中须避免损伤肠系膜上动脉或其右侧分支。在胰腺下缘、横结肠系膜根部可见有肠系膜上动脉发出的结肠中动脉，在其根部结扎切断。在其右侧结扎切断结肠中静脉。清除系膜根部淋巴结（图 5-64）。

③ 由结扎切断血管处自然进入 Toldt 间隙，用超声刀钝性加锐性分离，先沿十二指肠进入胰腺表面（图 5-65），再向左上沿胰腺表面进入小网膜囊和胰尾、脾下极。

④ 由内侧进入右结肠后间隙，即右侧 Toldt 间隙，由侧后方向游离升结肠，顺行向肝曲游离（图 5-66）。

⑤ 由胃结肠韧带中部向右，沿胃网膜血管弓外侧分离至球部（图 5-67）。沿升结肠旁沟切开 Toldt 线，离断肝结肠韧带，（图 5-68）将结肠肝曲向下游

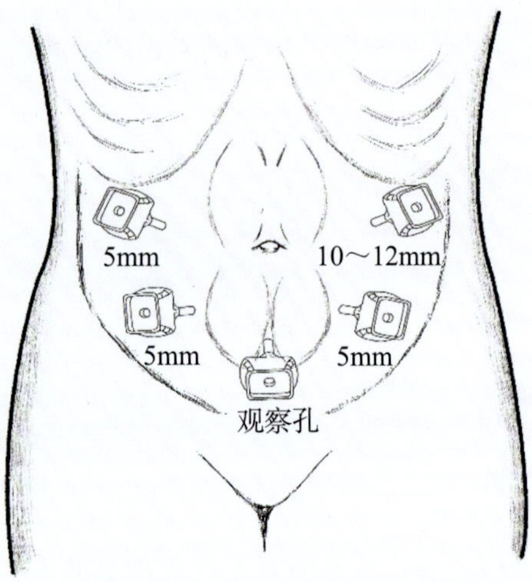

▲ 图 5-61　腹腔镜横结肠癌根治术套管位置

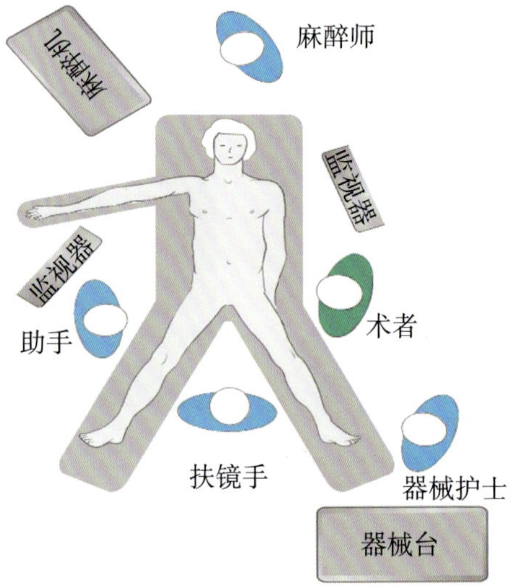

▲ 图 5-62　腹腔镜横结肠癌根治术手术间设置及体位

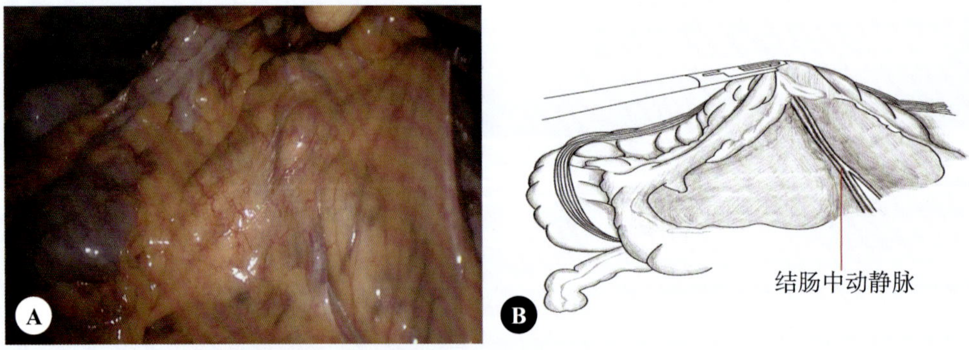

▲ 图 5-63　显露结肠中动静脉

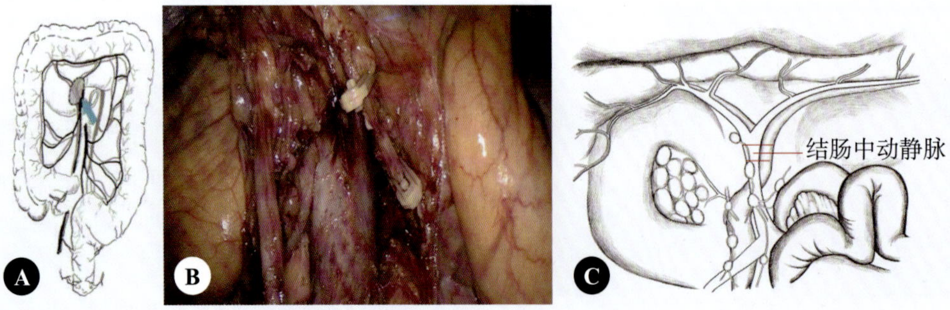

▲ 图 5-64　分离结肠中动、静脉根部

离，此时已游离结肠肝区，并与横结肠后间隙（Toldt 间隙）贯通。

⑥ 沿胰头及十二指肠表面进入左结肠后间隙，即左侧 Toldt 间隙，由侧后方向游离将结肠，逆行向脾曲游离（图 5-69）。

⑦ 沿胃网膜血管弓外侧向左分离至脾门。沿将结肠旁沟切开 Toldt 线至将结肠中段，离断脾结肠韧带，将结肠脾曲向下游离（图 5-70），此时已游离结肠脾区，并与横结肠后间隙（Toldt 间隙）贯通。

⑧ 做上腹部 5～6cm 正中切口，按横结肠根治范围完整切除肠管，吻合升结肠，将结肠残端，蒸馏水冲洗创面，右上腹放置引流管，关闭切口及套管孔。

(3) 关键步骤

① 结肠中动脉的分支特点与解剖方式：按照肿瘤根治原则，须完整切除横结肠、横结肠系膜、肝曲、脾曲、大网膜及其血管、淋巴组织。沿肠系膜上血管打开后腹膜，显露肠系膜上动脉、静脉，在胰腺下缘见到结肠中动脉、静脉。结扎结肠中动脉、静脉，分别以血管夹夹闭后离断，同时清扫血管根

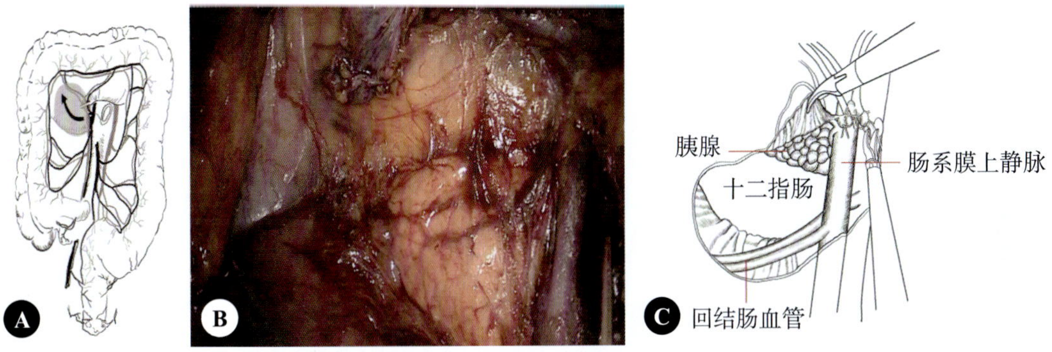

▲ 图 5-65　分离十二指肠及胰头

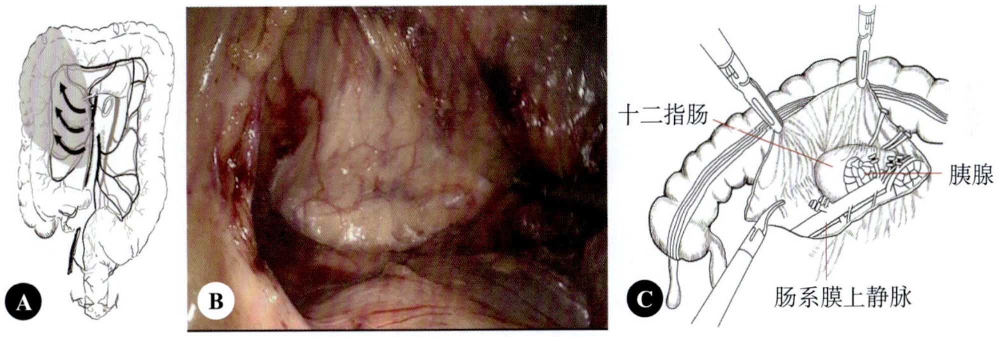

▲ 图 5-66　分离右侧 Toldt 间隙

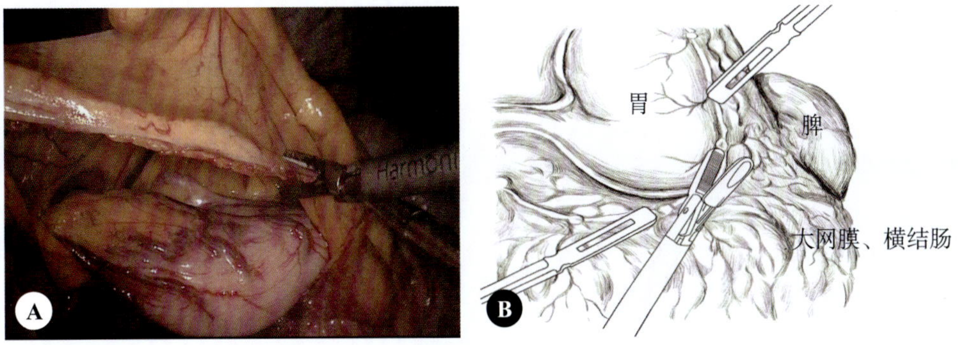

▲ 图 5-67　分离胃结肠韧带

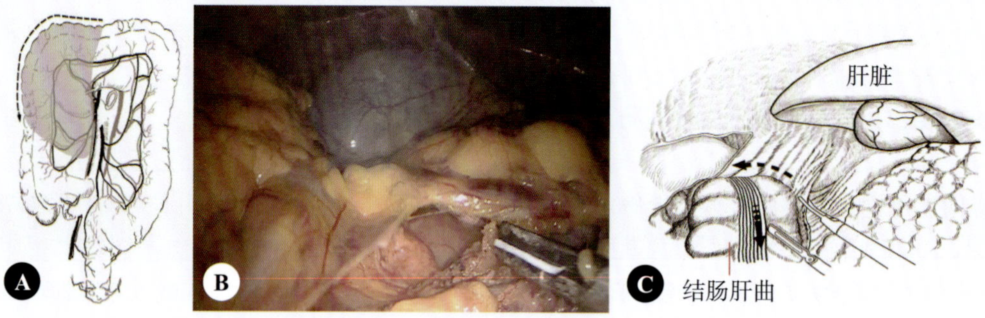

▲ 图 5-68　离断肝结肠韧带

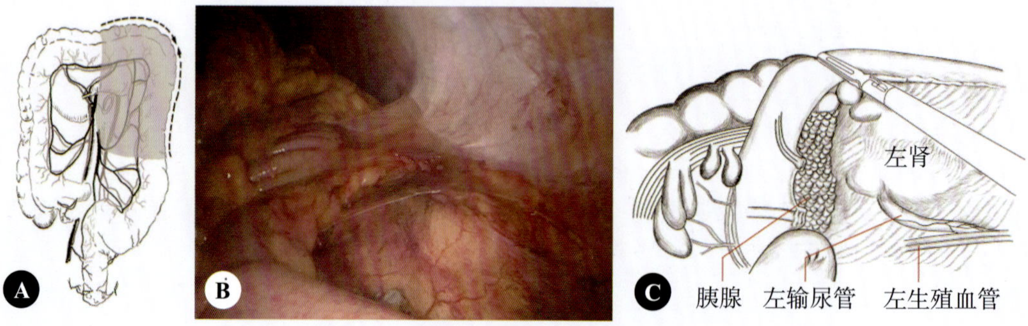

▲ 图 5-69　分离左侧 Toldt 间隙

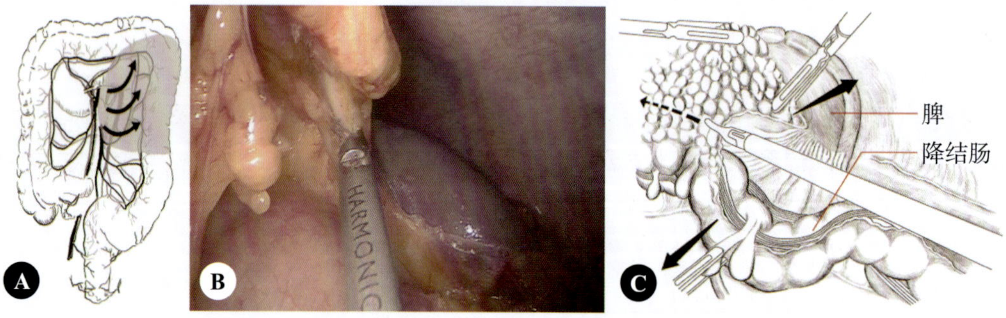

▲ 图 5-70　游离脾区

部淋巴结。肠系膜上静脉常宽大表浅，易于发现和显露。肠系膜上动脉位于其左侧，沿动脉向上，至胰腺下缘发出结肠中动脉，此时向上提横结肠系膜，可见此动脉向上方延伸。沿血管进行剥离的技术十分重要，既要剥离干净，又不能损伤血管，须注意把握好超声刀与血管壁的距离，用好刀头的保护面。肠系膜上动脉、静脉担负所有小肠的供血和回流，是必须保留的结构，术中如损伤出血，切不可结扎止血，一旦发生主干损伤，应立即中转开腹，修补血管壁。

② 横结肠区域 Toldt 筋膜的分离入路与方式：正常情况下由结肠中动脉根部结扎切断处，可自然进入 Toldt 间隙。由下向上、向左右钝性分离，沿 Toldt 筋膜扩展，向右经十二指肠胰头表面，向左经胰体尾表面进入小网膜囊内。向右分离过程中须注意避免损伤胃结肠干，其经典构成为胃网膜右静脉和右结肠静脉，根部紧贴胰腺颈部下缘，于胰腺钩突前表面汇入肠系膜上静脉。胃结肠干组成多变，游离过程中须注意避免牵拉过紧导致出血，甚至造成致

命的肠系膜下静脉大出血。向左分离过程中，须注意避免损伤肠系膜下静脉。肠系膜下静脉并不与肠系膜下动脉伴行，而是走行于结肠系膜，于十二指肠空肠曲左侧进入胰体胃后面，汇入脾静脉或肠系膜上静脉。在游离左侧 Toldt 间隙过程中，须以十二指肠空肠襞和胰尾为解剖学标志，避免损伤该血管。

③ 游离肝曲、脾曲结肠的方式与技巧：可采用以下方式进入：先在后腹膜沿 Toldt 筋膜向上游离进入小网膜囊内；再沿胃大弯下缘切断胃结肠韧带，向左、右分离至肝结肠韧带、脾结肠韧带，沿升降结肠与侧腹壁之间的黄白交界线分离，即可进入 Toldt 间隙，与内侧手术野贯通；最后牵拉横结肠和升、降结肠，在形成的一定张力下离断肝结肠韧带、脾结肠韧带。

④ Toldt 间隙：腹腔镜横结肠癌根治术中 Toldt 间隙包括右结肠后间隙（右侧 Toldt 间隙）、横结肠后间隙、左结肠后间隙（左侧 Toldt 间隙）。

- 右结肠后间隙：该间隙容纳右结肠系膜与右侧肾前筋膜之间疏松结缔组织。该间隙头侧界是十二指肠降段和水平段下缘，经此与横结肠后间隙、胰后间隙交通；尾侧界是小肠系膜末端、回盲部；外侧界是升结肠旁沟腹膜反折线；内侧界为肠系膜上静脉，经此与左结肠后间隙相通。右侧肾前筋膜覆盖右侧输尿管、生殖血管，在右结肠后间隙内走行，可避免损伤右侧输尿管、生殖血管及右结肠血管及其分支。
- 左结肠后间隙：该间隙容纳左结肠系膜与左侧肾前筋膜之间疏松结缔组织。该间隙头侧界是胰体尾下缘，经此与横结肠后间隙、胰后间隙交通；尾侧界是骶岬，经此与直肠后间隙交通；外侧界是降结肠旁沟腹膜反折线；内侧界为肠系膜上静脉，经此与右结肠后间隙相通。左侧肾前筋膜覆盖左侧输尿管、生殖血管，在左结肠后间隙内走行，可避免损伤左侧输尿管、生殖血管及肠系膜下静脉、左结肠动脉及其分支。
- 横结肠后间隙：位于横结肠系膜与胰十二指肠之间，是左、右结肠后间隙贯通部分。

⑤ 手术野显露的方法与技巧：将大网膜推向头侧，向上提起横结肠，显露横结肠系膜根部。此时术者站在患者两腿之间，更有利于根部血管的游离。准备一条小纱布，遇到渗血时压迫术野，及时止血，同时起到反光板作用，增加术野亮度。腹腔镜可使局部视野放大 6 倍，便于微小结构的显露，但横结肠手术范围广，操作跨度大，当镜头随操作部位移动时，要解决好组织游离度与腹腔镜管状视野的矛盾，既要兼顾整体，又要显示好局部。大角度移动镜头时，须将镜头缩回套管口后缓慢转动。

⑥ 肠管切除及吻合：根据肿瘤部位选择取标本口位置，将肿瘤及相连结构拉出腹腔，在体外进行切除，注意切除足够的肠段、系膜和大网膜。吻合方式可选择手工、吻合环或吻合器吻合。如技术娴熟，可在腹腔镜下缝合远近端结肠系膜。

(4) 术后处理

① 镇痛：持续硬膜外置管麻醉泵镇痛，或者必要时给予吗啡等镇痛药物。

② 饮食：术后待肛门排气后，可开始少量饮水，逐步过渡到流质、半流食和软食。

③ 体位：术后待麻醉清醒、血压平稳后改为半卧位，有利于呼吸，减少肺部感染的机会，有利于创面渗液向盆腔引流。

④ 按摩：术中较长时间气腹压力使四肢静脉回流受到一定影响，术后应注意间断按摩四肢，适度抬高双下肢，促进静脉回流，防止深静脉血栓形成。

⑤ 综合治疗：液体疗法调节水、电解质平衡，肠外营养支持，给予抗生素，对症处理。

(5) 常见并发症及防治

① 术中并发症：因视野不清、解剖不熟、操作粗糙损伤十二指肠或损伤肠系膜上动脉、静脉，引起无法控制的出血。发生以上情况应及时中转开腹，妥善修补。注意肠系膜上血管主干切忌结扎，因其担负着全部小肠的血供。

② 术后并发症：吻合口瘘是最严重并发症。若发现吻合口瘘应积极手术探查，其征象包括腹腔引流量大且有粪尿性质，患者发热并有腹膜炎体征，应拆除吻合口行近端结肠造口，彻底清洗腹腔，放置通畅引流。年老体弱患者易并发尿路感染、肺部感染等，应给予敏感抗生素和相应对症处理。

③ 较长时间气腹使深静脉血栓形成（多见于下肢）和肺栓塞的危险性增大，应注意预防和及时处理。常用预防方法有间断按摩双下肢、适度抬高双下肢和穿弹力袜。若发现下肢疼痛肿胀，B 超检查确诊下肢深静脉血栓形成，应抬高下肢，给予物理治疗及抗凝溶栓治疗。

④ 气腹针或穿刺套管导致肠管和组织损伤，术

中、术后出现肠漏。用开放法放置第一个套管相对安全，术中注意规范操作。

⑤ 皮下气肿多因套管放置不当，或者由大口径套管更换成小口径套管，或者术中套管脱离、拔出后仅缝合皮肤所致。如术中出现大面积皮下气肿，应及时中转开腹。

⑥ 套管针道肿瘤复发不仅局限于肿瘤自腹腔移出的部位，也可发生于侧套管针孔，但那里并没有器械进入和与肿瘤直接接触。可能与手术中肿瘤接触多有关，术中应避免直接钳夹肿瘤，避免频繁调整钳夹位置。

5. 腹腔镜左半结肠切除术

(1) 手术适应证：腹腔镜左半结肠切除术的适应证和开放左半结肠切除术相似，主要适用位于结肠脾曲、降结肠等部位的结肠癌。其禁忌证包括：①病灶巨大、妨碍操作或明显累及周围脏器；②病灶导致肠梗阻，术前无法进行有效的肠减压。在这两种情况下腹腔镜手术较为困难，宜选择开腹手术或经腹腔镜探查明确存在上述情况后中转开腹。除此以外，只要患者能够耐受腹腔镜手术并且腹腔内没有严重粘连等妨碍建立操作空间的情况，都可以在腹腔镜下完成手术。手术切除范围、重建方式等则和前述的开放手术相似。

(2) 手术步骤

① 患者体位、套管位置及仪器设备的放置

体位：通常取改良截石位，头低足高 15°～30°，气腹建立后手术台向右倾斜 15°～30°，术中根据手术的需要调整角度。术者站在患者的右侧，助手站在患者的左侧。扶镜者站在患者两腿之间（图 5-71）。右侧主监视器放在手术台的左侧，最好还有一台监视器放在患者头部的上方。观察孔位于脐下方 3～4cm 的中线上，主操作孔位于右下腹右锁骨中线约平髂前上棘水平 2mm 套管，双侧肋弓下 5cm 腹直肌外侧缘及主操作孔对侧置 5mm 套管作为辅助操作孔，左侧的 2 个辅助套管孔均可延长作为辅助切口（图 5-72）。

② 建立气腹后，按如下顺序探查腹腔，腹膜→肝脏→胃、胆囊、胰腺→大网膜→小肠→除肿瘤以外的大肠→盆腔及脏器→血管根部淋巴结→肿瘤原发病灶。探查腹腔有无粘连，腹膜、肝脾、盆腔有无转移灶，探查肿瘤的位置、大小、浸润情况、区域淋巴结转移情况，以及其他部位的结肠有无多发病灶。预计要切除的血管及切除范围（图 5-73）。

③ 选择中间入路，由内向外，由下向上。于骶骨岬水平切开乙状结肠内侧腹膜（图 5-74），沿腹主动脉向上剥离肠系膜，在距离左、右髂总动脉分叉上约 4cm 找到肠系膜下动脉根部（图 5-75），在此游离时注意将肠系膜下动脉后方束带状神经与其他腹膜后结构一起推向后方，避免造成脏层筋膜背侧上腹下神经的损伤。

④ 于肠系膜下血管左侧显露并裸化其发出的左结肠血管和乙状结肠血管第 1 支，在根部结扎切断上述血管（图 5-76），在肠系膜下动脉根部水平向左侧

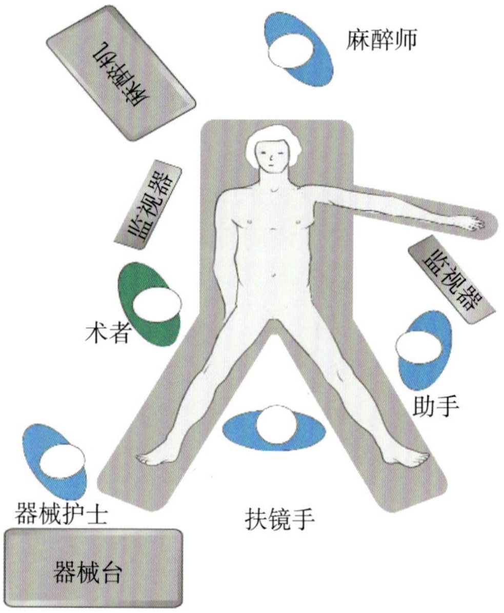

▲ 图 5-71　腹腔镜左半结肠切除术手术室的设置图及人员分布图

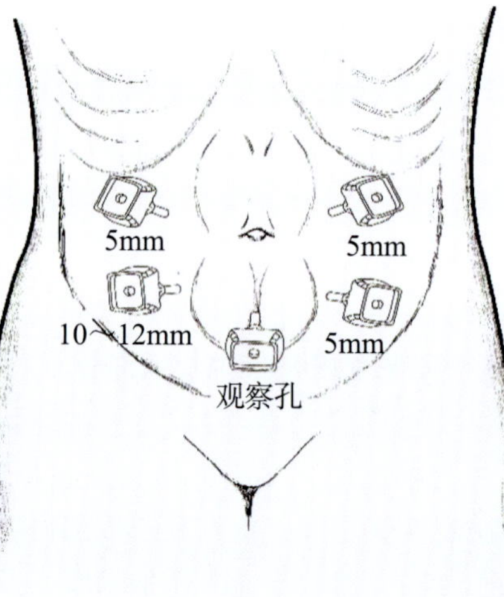

▲ 图 5-72　腹腔镜左半结肠切除术腹部穿刺孔的位置

分离，显露肠系膜下静脉，于胰腺下缘水平将其结扎切断（图 5-77）。

⑤ 自肠系膜下静脉左侧开始，沿 Toldt 筋膜和左肾前筋膜的血管间隙，在左生殖血管和左输尿管的表面，自下向上，自内向外，剥离左侧 Toldt 筋膜，使之完整掀起，外至左结肠旁沟的后腹膜，上至十二指肠水平部、胰腺下缘、结肠脾曲，下至直肠乙状结肠交界处（图 5-78）。

⑥ 将乙状结肠和降结肠牵向右侧，由下至上依次切开乙状结肠侧腹膜、左结肠旁沟后腹膜，并与先前剥离的结肠系膜面相贯通。继续向近端游离到脾曲（图 5-79）。

⑦ 将患者体位调至头高足低位，助手向上牵拉胃，术者向下牵拉横结肠，从胃网膜血管弓中点，沿胃网膜血管弓外，分离胃结肠韧带（图 5-80）。期间分离出中结肠血管的左支，并结扎切断（图 5-81）。

⑧向下牵拉降结肠，离断膈结肠韧带和脾结肠韧带（图 5-82），切断附着于胰体尾的横结肠系膜的

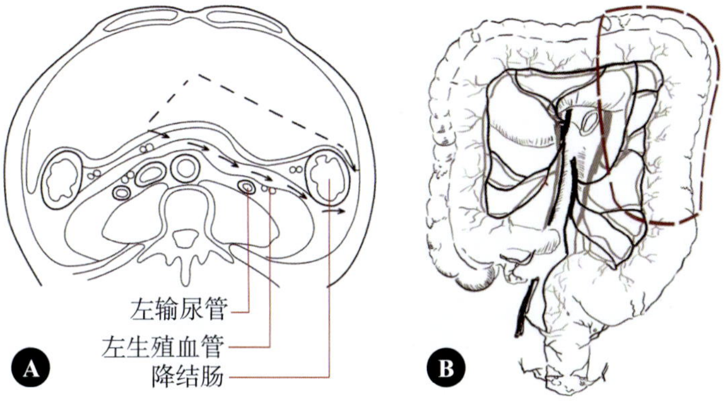

▲ 图 5-73 A. 左半结肠切除的手术入路；B. 手术中要离断的血管及切除范围

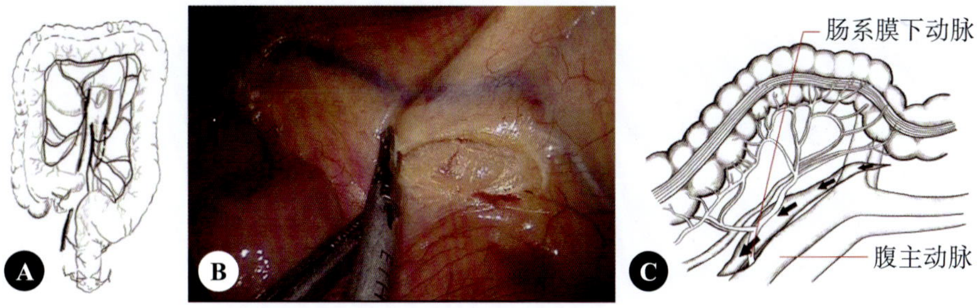

▲ 图 5-74 切开乙状结肠内侧腹膜

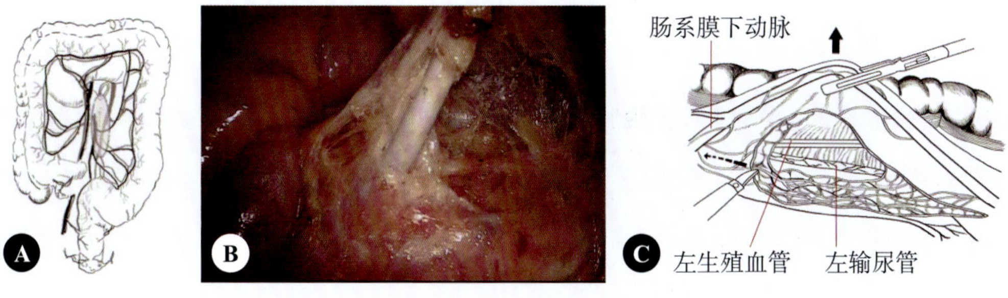

▲ 图 5-75 游离肠系膜下动脉

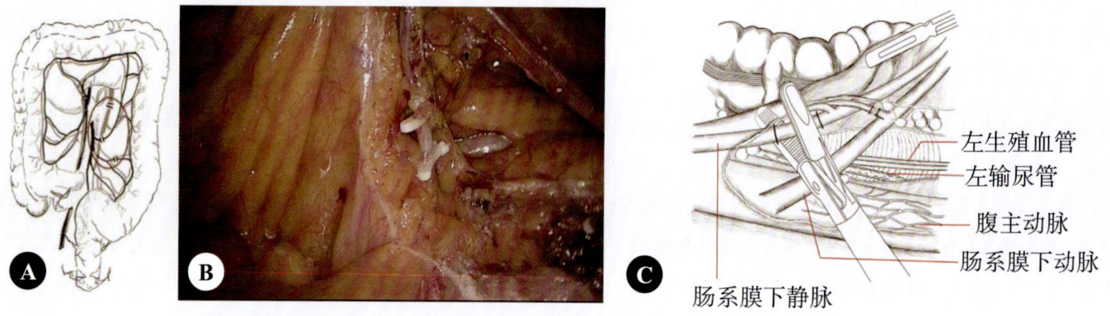

▲ 图 5-76　游离左结肠血管及乙状结肠血管第 1 支并夹闭离断

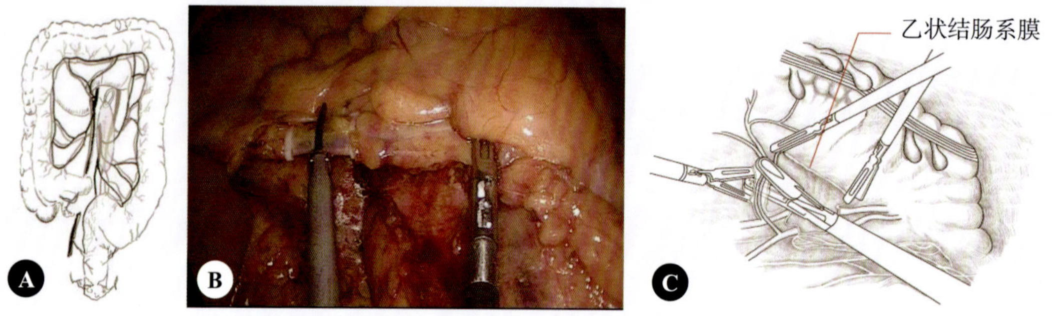

▲ 图 5-77　结扎、离断肠系膜下静脉

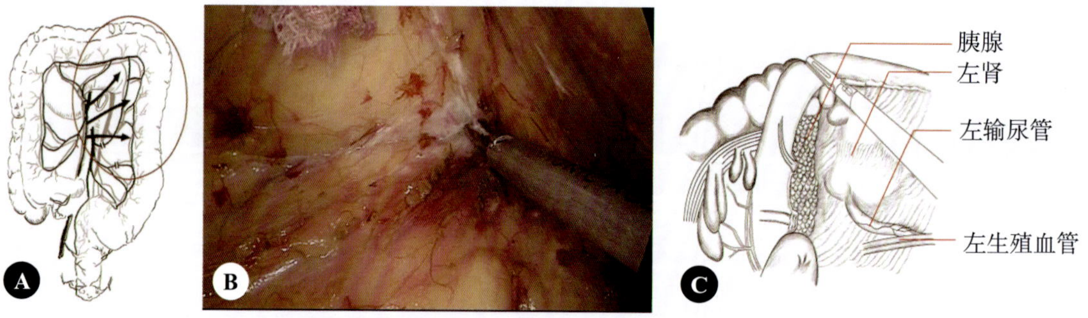

▲ 图 5-78　分离左侧 Toldt 间隙

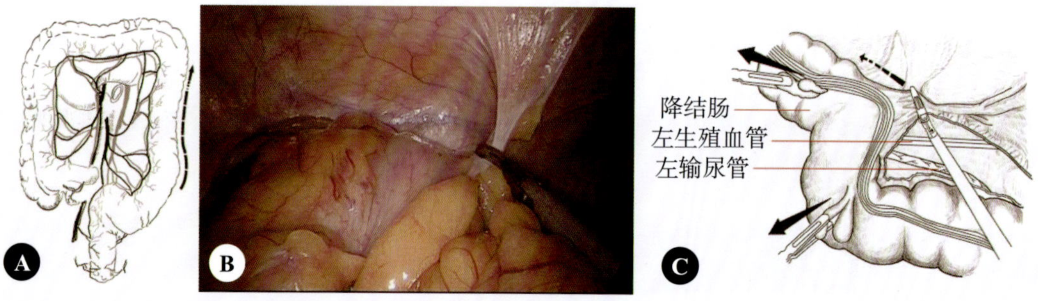

▲ 图 5-79　切开左结肠旁沟侧腹膜

根部，将左半结肠完全游离。

⑨左半结肠及其系膜游离后，在左侧腹部做 4cm 小切口，置入塑料套保护切口，从切口拉出左半结肠及其系膜，在体外直视下切除病变肠管，吻合肠管（图 5-83 和图 5-84）。系膜裂孔可以缝合，也可以不缝合。吻合时注意防止肠管扭曲，肠管无张力。吻合后将肠管放回腹腔，缝合切口，重新气腹，置入腹腔镜，生理盐水冲洗腹腔，检查术野无活动性出血，于左结肠旁沟放置引流管，放出腹腔气体，拔出套管，缝合戳孔，结束手术。

6. 腹腔镜乙状结肠切除术

(1) 手术适应证：乙状结肠切除术主要适用于位于乙状结肠的结肠癌，其手术范围包括全部或部分乙状结肠及相应的系膜血管和区域淋巴结。腹腔镜乙状结肠癌的手术适应证近似于开放手术。如果肿瘤位于乙状结肠上段，靠近降结肠时还要切除部分降结肠，同样如果肿瘤位于乙状结肠下段，靠近直肠，则手术切除范围还要包括一部分直肠。

(2) 手术步骤

① 患者体位、套管放置及仪器设备的放置：患者

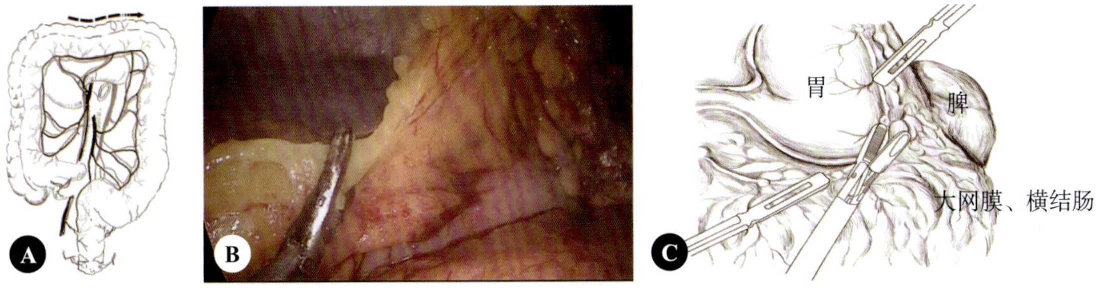

▲ 图 5-80 离断胃结肠韧带

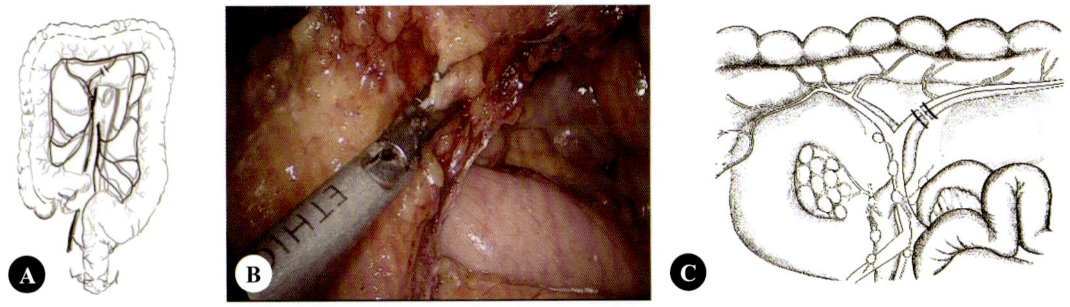

▲ 图 5-81 结扎、离断中结肠血管左支

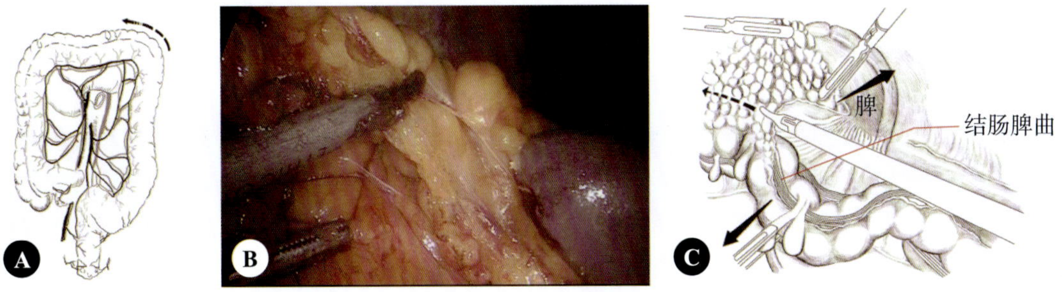

▲ 图 5-82 离断脾结肠韧带

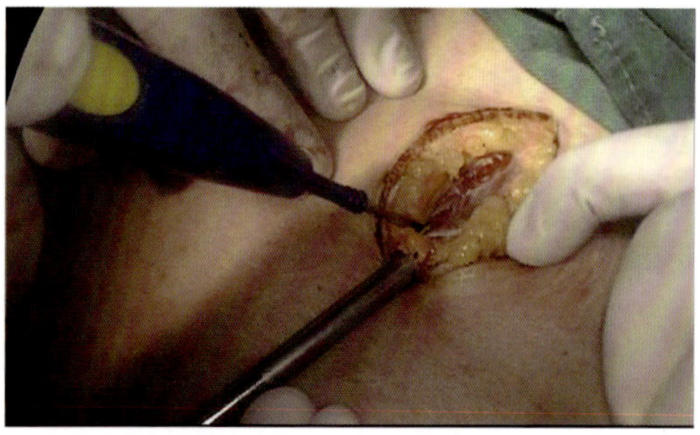

▲ 图 5-83 左下腹做小切口

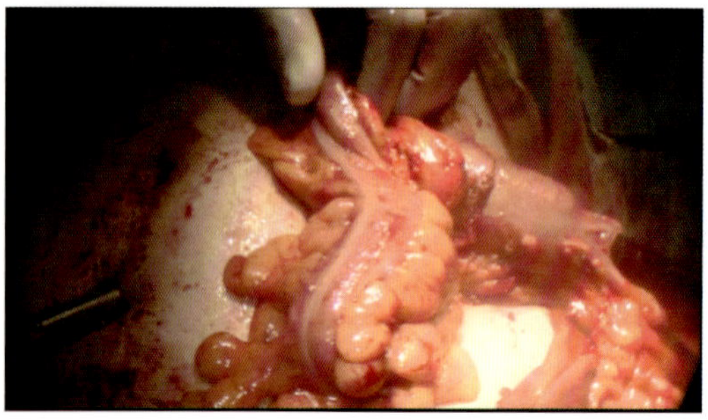

▲ 图 5-84 体外直视下吻合肠管

仰卧，取改良截石位，即右髋关节伸直，外展约 45°，膝关节向下弯曲 45°，右下肢的高度低于腹部，左髋关节屈 30°、外展 45°，膝关节屈 45°。右上肢内收。术者站在患者的右侧，助手站在患者的左侧。扶镜手位于术者左手侧。主监视器放在手术台的左侧，最好还有一台监视器放在患者右侧。10mm 套管针置于脐上 3cm，置 30° 镜观察。于右侧髂前上棘连线右下腹直肌外侧放置 10～12mm 套管作为主操作孔。于脐旁左右腹直肌外侧缘、左下腹麦氏点分别放置 3 个 5mm 套管作为辅助操作孔和助手的操作孔。左下腹麦氏点套管孔可以延长作为辅助切口（图 5-85 和图 5-86）。

② 切除乙状结肠时要离断的血管、切除的范围及手术入路见图 5-87 和图 5-88。

③ 通过左下腹的穿刺孔放入一把抓钳，将乙状结肠系膜牵向前方以显露其根部。在骶骨岬水平切开脏腹膜，沿着腹主动脉右前方向切开腹膜直达肠系膜下动脉（inferior mesencteric artery，IMA）的根部（图 5-89）。

④ 分离脂肪组织及右交感干的结肠支，显露肠系膜下动脉（IMA）的根部，确定能行足够范围的淋巴结切除后，把 IMA 解剖出 2cm，把动脉骨骼化，在距腹主动脉 1～2cm 处用结扎锁结扎后，切断肠系膜下动脉（图 5-90）。

⑤ 在 IMA 的左侧游离，显露肠系膜下静脉

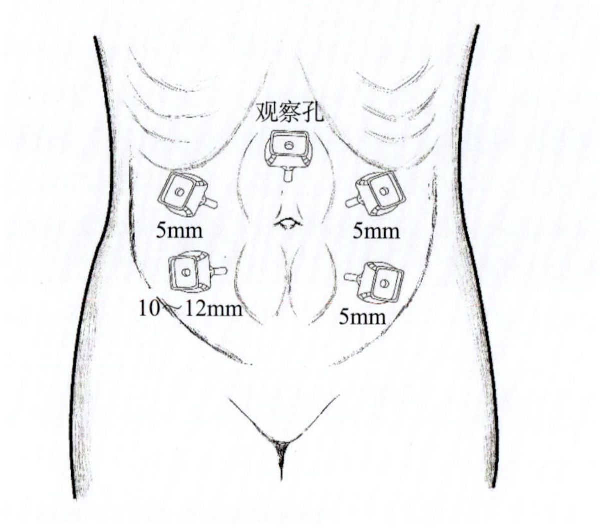

▲ 图 5-85 腹腔镜乙状结肠切除术腹部穿刺孔的位置

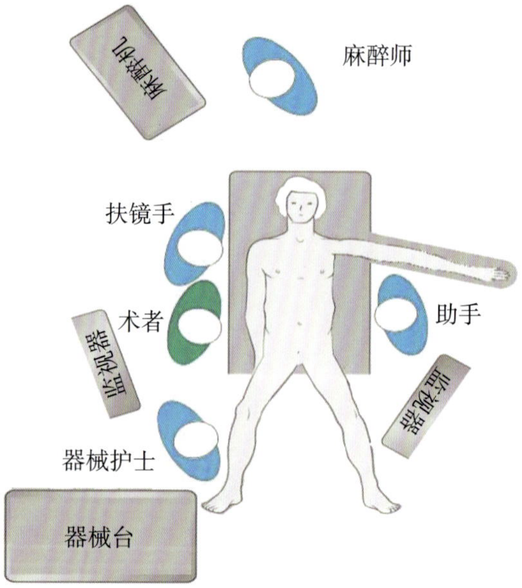

▲ 图 5-86 腹腔镜乙状结肠切除术手术室的设置及人员分布

（inferior mesenteric vein，IMV），在同样的水平结扎、离断 IMV（图 5-91）。

⑥ 游离乙状结肠和降结肠，采用腹腔镜从内侧至外侧的入路。内侧入路由于保证了操作空间和最少的乙状结肠牵扯，所以特别适合腹腔镜操作。将乙状结肠系膜向前提起以显露后面的空间，辨认 Toldt 筋膜与乙状结肠系膜之间的平面，分离乙状结肠后方至侧方的 Toldt 线，将乙状结肠完全游离（图 5-92）。

将乙状结肠襻牵向右上腹，显露 Toldt 线，沿上下方向切开腹膜反折，连接先前已游离好的内侧

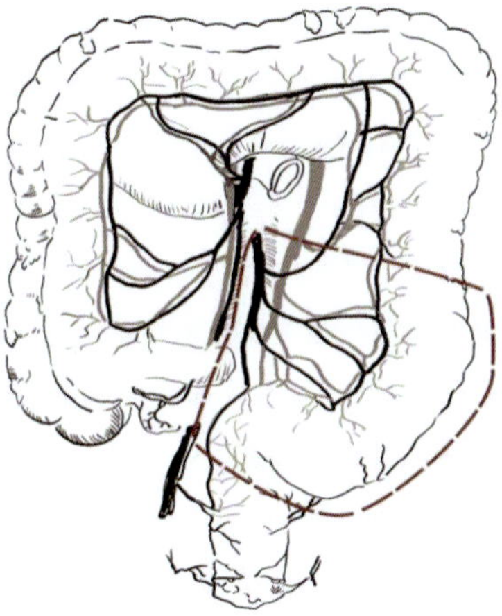

▲ 图 5–87　切除乙状结肠时要离断的血管及乙状结肠切除的范围

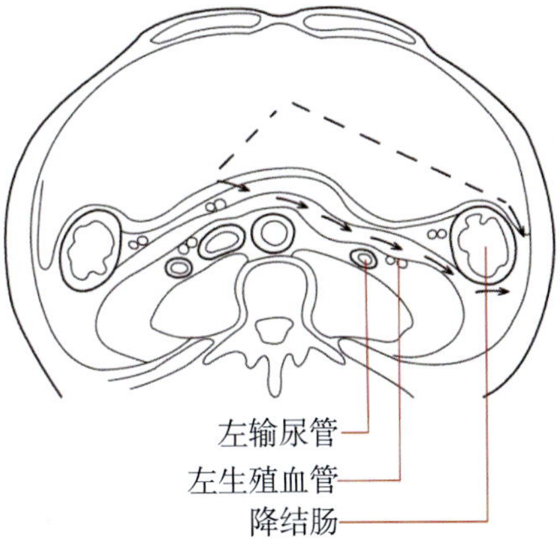

▲ 图 5–88　乙状结肠切除的手术入路的解剖截面

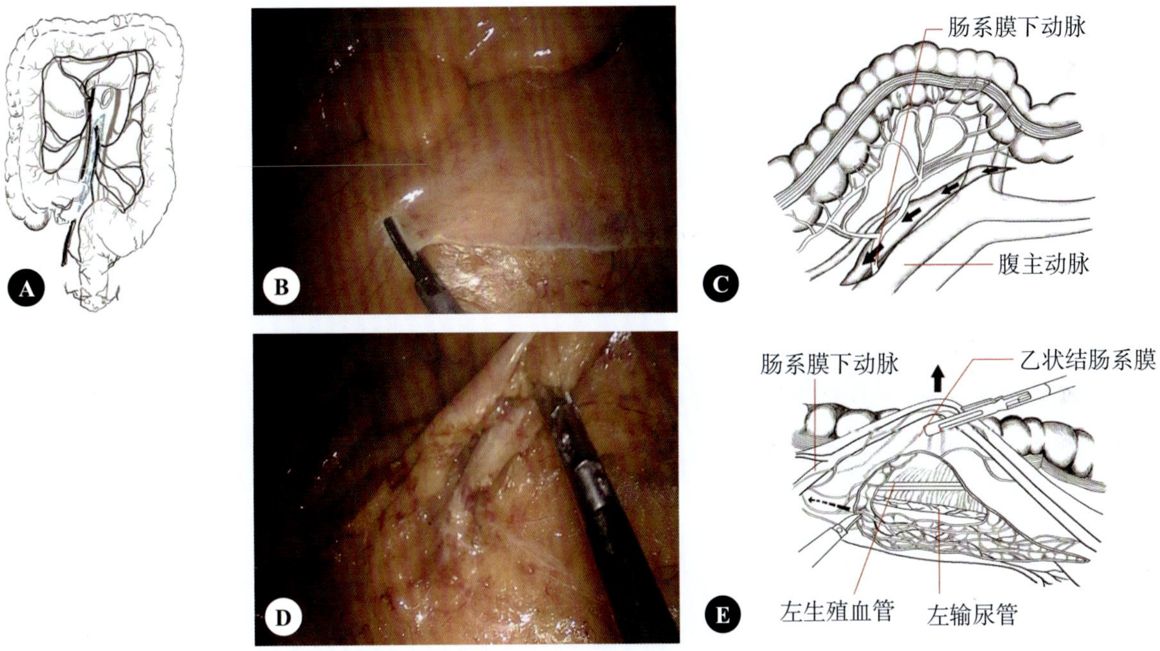

▲ 图 5–89　切开乙状结肠内侧腹膜

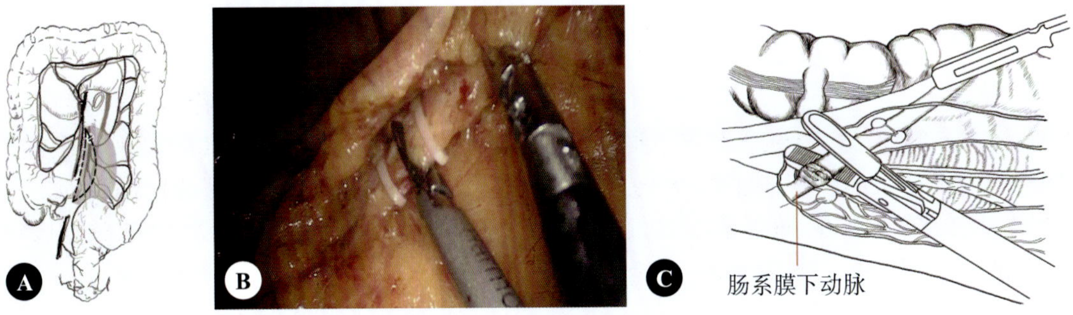

▲ 图 5–90　离断肠系膜下动脉根部

平面。在操作时注意避开生殖血管和左侧输尿管（图 5-93）。

⑦游离直肠系膜的上部，游离时要注意找到解剖间隙，特别是左侧，直肠系膜常常紧贴在盆壁筋膜上，而这里有下腹神经的上支和左输尿管，术中要注意保护（图 5-94）。

⑧距肿瘤 5cm 用超声刀清除直肠周围的组织，裸化直肠。使用线形切割闭合器从右下腹穿刺孔放入，垂直于肠管切断直肠（图 5-95 和图 5-96）。

⑨展开乙状结肠系膜，用超声刀游离肠系膜下血管向肠管的分支，夹闭后离断，注意保护好结肠的边缘血管弓，保证肠管的血供，游离系膜到肠管的预切断处。要注意，有时乙状结肠要切去很长或乙状结肠短，必要时要游离脾曲（图 5-97）。

⑩在左下腹做切口（图 5-98），切口的大小、位置，要兼顾标本的大小、美容和便利手术的原则。切口置保护器，取出标本和近段肠管，直视下在肿瘤近端 10cm 处离断结肠，移去标本。这一步必须要保证肠壁有充足的血液供应。随后吻合器的钉座放进肠管后荷包缝合关闭（图 5-99）。

⑪ 将肠管放回腹腔。缝合切口，重新建立气腹，把圆形吻合器通过扩肛后的肛门放入直肠，吻合器的

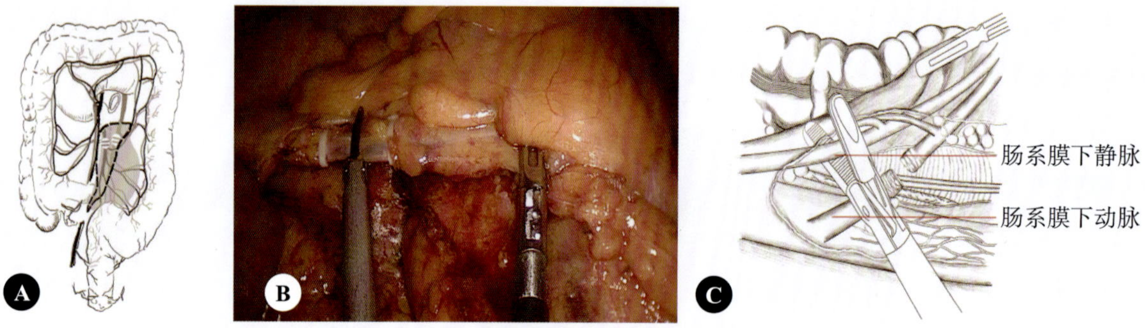

▲ 图 5-91　在同样的水平离断肠系膜下静脉

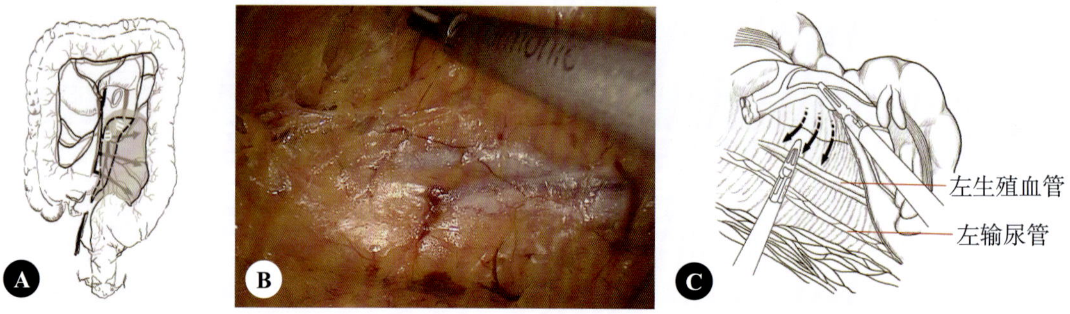

▲ 图 5-92　分离 Toldt 间隙

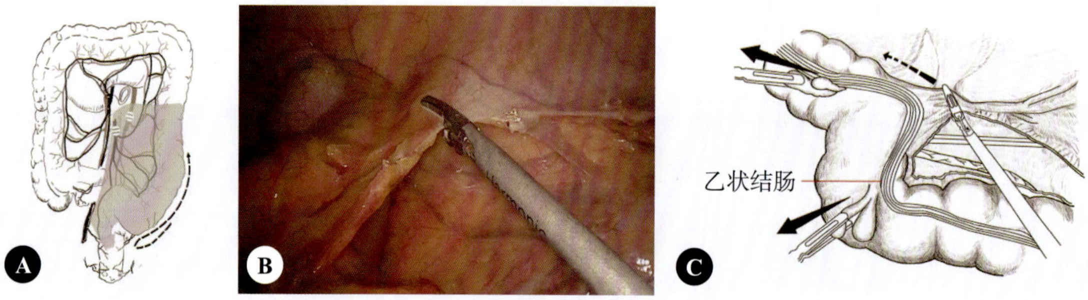

▲ 图 5-93　剪开乙状结肠外侧腹膜

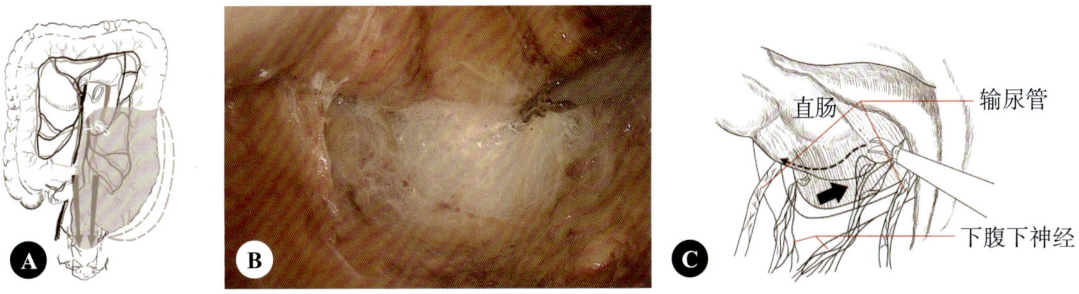

▲ 图 5-94　游离直肠后间隙

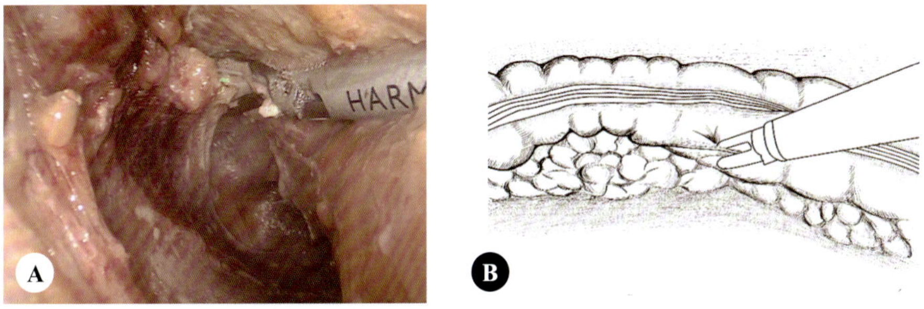

▲ 图 5-95　裸化直肠

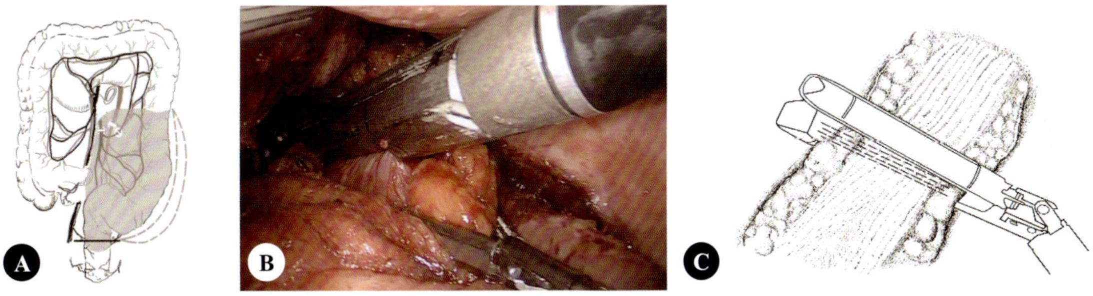

▲ 图 5-96　线形切割闭合器切割闭合肠管

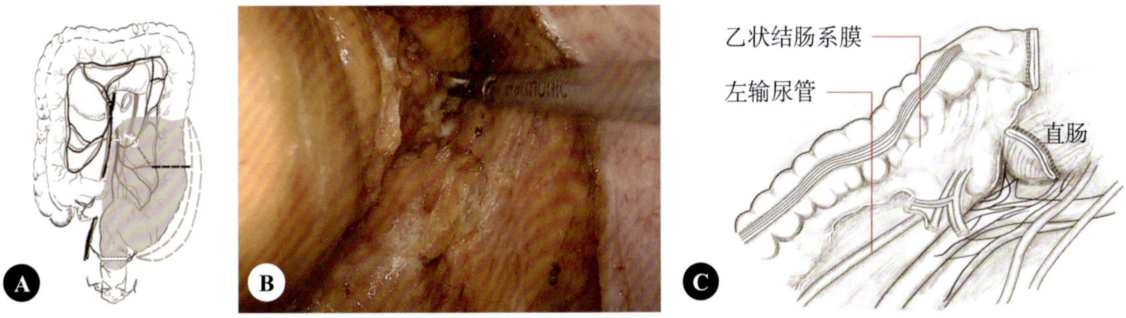

▲ 图 5-97　分离乙状结肠系膜

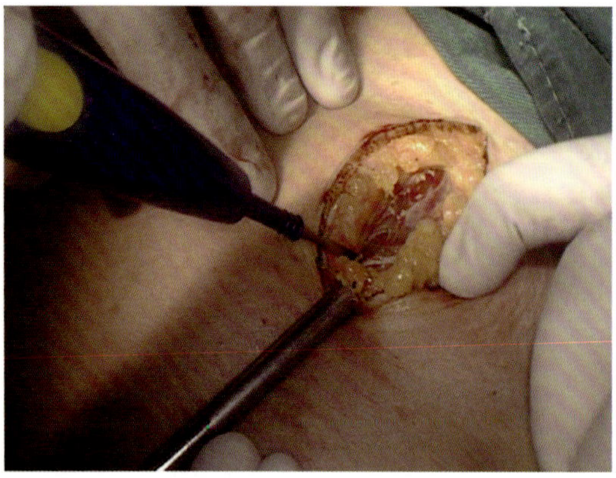

▲ 图 5-98　左下腹切口

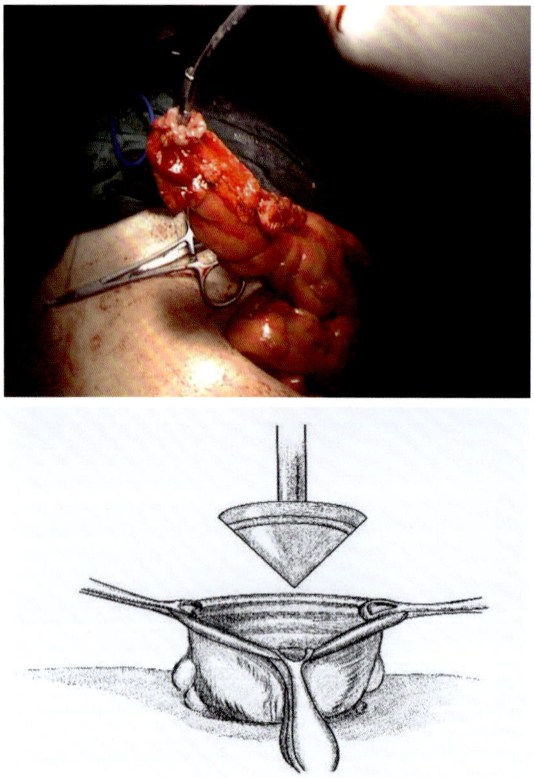

▲ 图 5-99　放置吻合器钉座

前端刺穿直肠残段，连接中心杆和钉座（图 5-100），检查肠管系膜无扭曲、无张力后，拧紧、击发、松开旋转，取出吻合器，完成吻合。通过检查切下的远近端的肠环和注水充气试验检查有无吻合口漏，大量的蒸馏水冲洗腹腔手术创面，检查戳孔无出血，从右下腹的戳孔放置引流管于盆腔，拔出穿刺器，缝合戳孔。结束手术。

(3) 术中、术后注意事项：输尿管损伤是主要的并发症之一，要避免输尿管的损伤，就要求术中的解剖层次清楚，只要保持在 Toldt 筋膜浅面游离，就可以不损伤输尿管。在一些复杂的病例，比如严重的炎症反应，肿瘤侵犯、粘连时，解剖发生变异，输尿管的辨认会很困难，在这种情况下可以在输尿管内插入输尿管导管，以利于术中输尿管的辨认。另外，术中游离乙状结肠系膜时一定要注意保护好边缘血管弓，保证肠壁的血供。游离直肠时要注意保护下腹神经。术后注意要保持引流管的通畅，早期下床活动，促进肠功能的尽快恢复，保证合理的营养支持治疗，促进患者的尽快康复。

7. 腹腔镜全结肠切除术

针对结肠癌的全结肠切除术同时适用于结肠性原发癌、伴有癌变的结肠息肉病等情况。其穿刺孔位置的确定和手术操作是前述各种手术方式的综合。结肠癌所在的肠襻应当根据各自区域结肠癌根治性手术的要求实行手术，而尚未癌变的区域就不一定要在区域供应血管根部结扎。切除后的消化道重建方法包括回肠直肠吻合术、回肠肛管吻合术和回肠造口术等。由于开放全结肠切除术手术范围广泛，切口长，腹腔镜全结肠切除术有着更为明显的微创效应。

(1) 麻醉和体位：全身麻醉，气腹压力维持在 10～12mmHg。患者取仰卧位，两腿略分开，监视器位于患者两侧下方，术者由患者右侧开始做对侧结肠的游离，一般不需要站在患者两腿中间。镜头指向术者分离方向，助手站在术者对侧。根据分离对象的变化，适当调整患者左右和纵向的倾斜度。手术范围包括直肠切除时，患者取改良截石位，两腿分开，髋部和膝部屈曲不超过 15°，注意大腿要低于腹壁，以保证术中腹腔镜设备自由旋转。整体手术操作人员站位和器械摆放参见图 5-101 至图 5-104。

(2) 腹部穿刺孔位置：通常采用 5 个穿刺切口，以肚脐为中心，脐下切口常为观察孔，在腹直肌外侧右上腹、右下腹、左上腹、左下腹分别做切口。脐下、左上腹为 10mm，右下腹为 12mm，其余为 5mm 操作孔。上腹穿刺点与同侧穿刺点距离＞10cm，同时注意避开肋骨，下腹穿刺点注意避开髂前上棘，以免影响手术操作（图 5-105）。

(3) 腹腔探查：建立气腹、安置套管后，30° 腹腔镜经脐部进入腹腔，常规探查腹腔、盆腔、大网膜、肝脏、腹膜、胃、小肠、结肠，了解腹内脏器情况，明确结肠疾病性质、程度和范围，了解有无肠道畸形，明确腹腔粘连情况，不能除外肿瘤时应注意有无明显转移、肿瘤部位浆膜是否受侵，以及有无腹腔种植等。

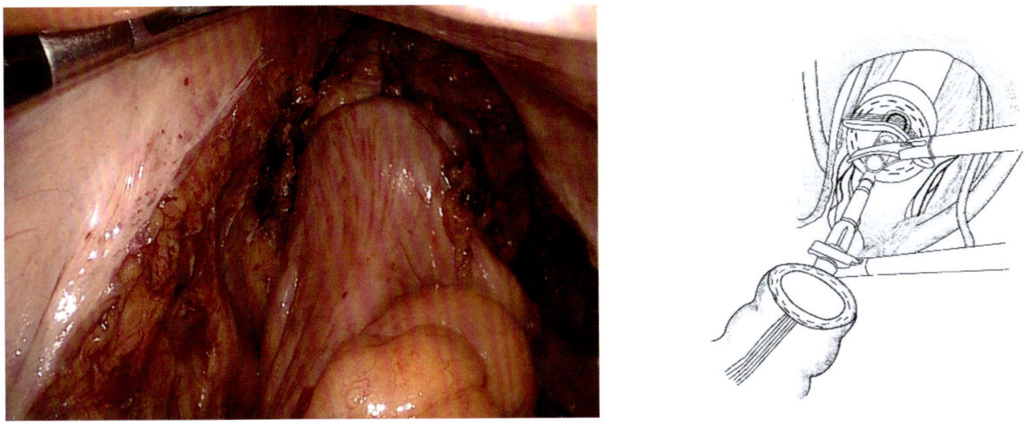

▲ 图 5-100　结肠直肠吻合

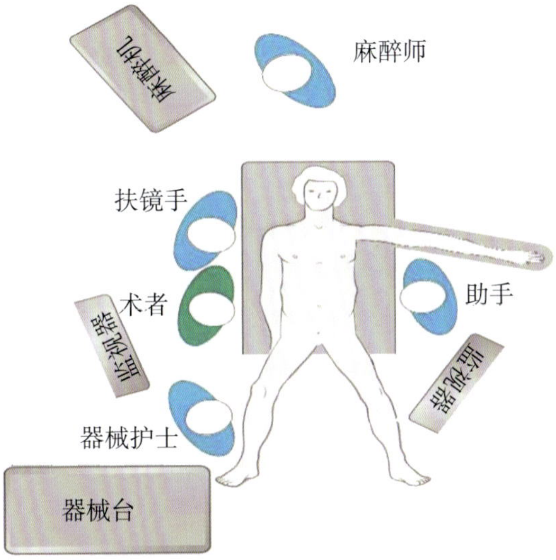

▲ 图 5-101　全结肠手术第一步

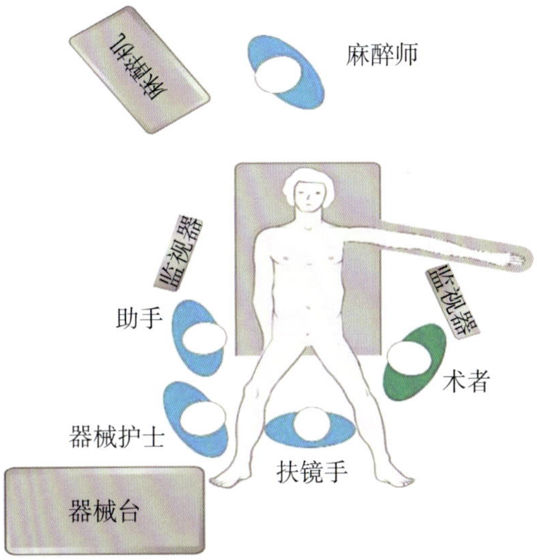

▲ 图 5-103　全结肠手术第三步

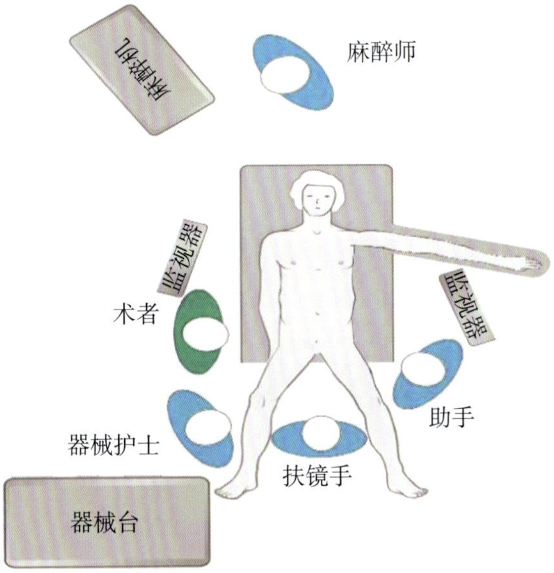

▲ 图 5-102　全结肠手术第二步

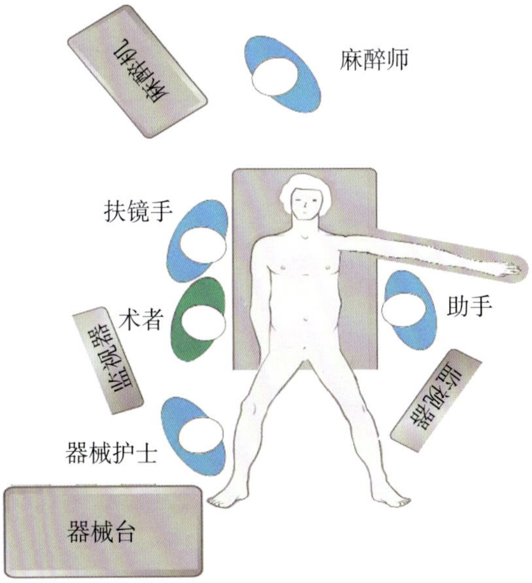

▲ 图 5-104　全结肠手术第四步

探查完毕，在腹腔镜监视下建立 Trocar 穿刺孔。

(4) 关键步骤

① 腹腔镜下游离乙状结肠和降结肠首先选定手术起始点，在距腹膜反折上 4～7cm 的直肠肠系膜的边缘夹一钛夹做标记，以乙状结肠血管最下支作为系膜分离起点，用超声刀切开乙状结肠系膜内侧，并一直向上分离，分别显露、分离二级血管——乙状结肠动静脉弓（3～4 个）及左结肠动脉血管弓，

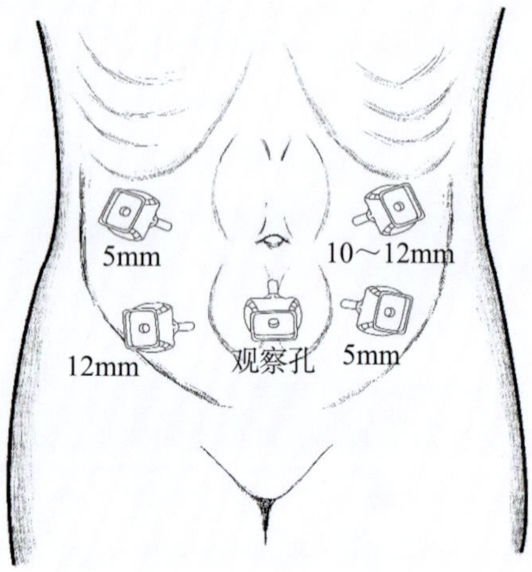

▲ 图 5-105 腹腔镜全结肠切除术腹部穿刺孔位置

骨骼化血管后分别用钛夹钳夹，超声刀离断（图 5-106 和图 5-107）。

剪开系膜，打开乙状结肠血管与左结肠血管弓之间的 Toldt 间隙，向上分离解剖肾前间隙，沿左肾筋膜前叶的 Gerota 筋膜表面分离左侧结肠系膜，由内向外、从下向上，分离至十二指肠水平、胰腺下缘、结肠脾曲，此时结胸系膜附着于胰腺下缘，注意避免损伤胰腺尾部或剥离至胰腺后方；向下至骶骨岬水平，完整分离左结肠系膜（图 5-108），游离乙状结肠和降结肠。将预断的乙状结肠或直肠处肠管裸化（图 5-109）。用超声刀切开乙状结肠旁的侧腹膜，上至脾曲，下至直肠与乙状结肠交界的腹膜反折，分离使乙状结肠和降结肠游离（图 5-110）。

② 游离脾区：沿降结肠起始部向上分离脾曲，切断脾结肠韧带、膈结肠韧带，游离脾曲（图 5-111），从脾下极开始，沿胃网膜与结肠附着点处用超声刀由左向右分离，切断大网膜与结肠连接，至横结肠中段（图 5-112）；此时扶镜者由右上方逐渐转到两腿之间，左侧助手位置略向下，两侧监视器上移。

③ 离段中结肠血管：检查确认脾区结肠已充分游离，进一步分离横结肠系膜，从脾曲沿胰腺下

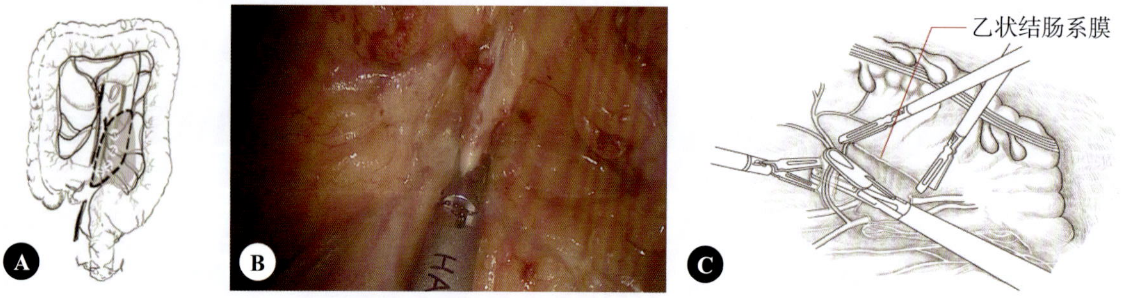

▲ 图 5-106 离断乙状结肠血管

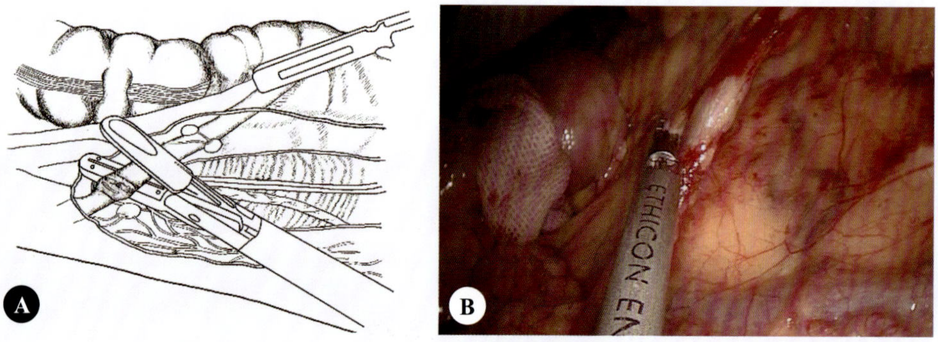

▲ 图 5-107 分离降结肠血管

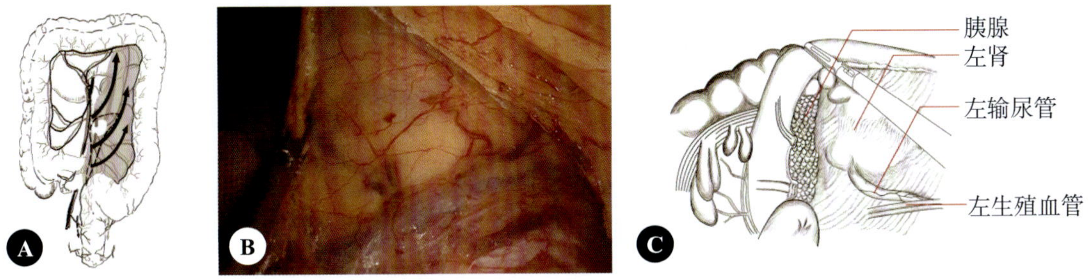

▲ 图 5–108　沿 Toldt 间隙分离结肠系膜

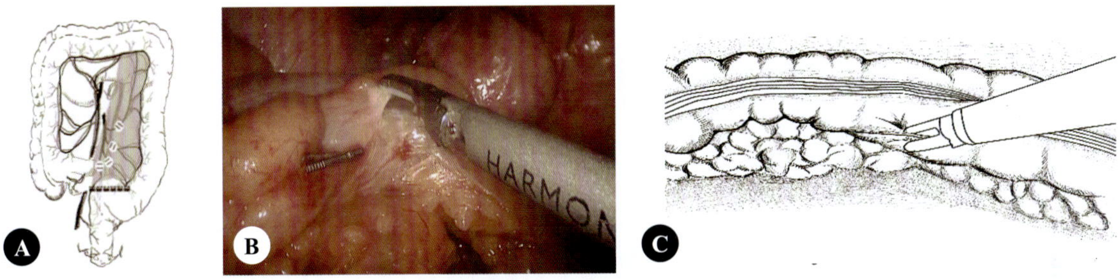

▲ 图 5–109　裸化肠管

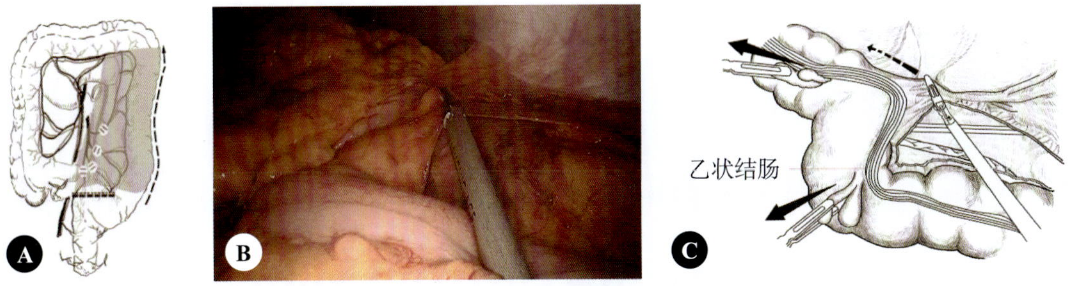

▲ 图 5–110　分离乙状结肠降结肠外侧腹膜

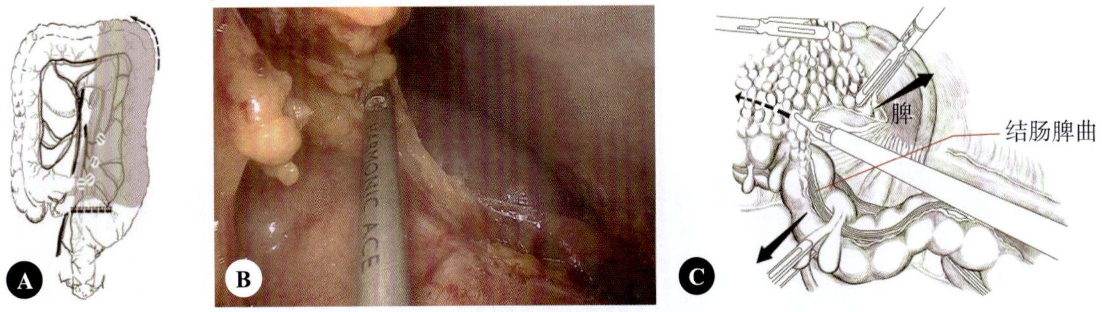

▲ 图 5–111　游离脾区

缘切断横结肠系膜根部的附着处，分离横结肠系膜（图 5-113）。游离出结肠中动脉、中静脉的左支并结扎切断（图 5-114）。

术者由患者右侧转至左侧，助手由左侧转至患者右侧。改变患者体位为左倾头高位，沿横结肠中段继续分离大网膜至横结肠肝曲，使横结肠游离。再进一步游离横结肠系膜，游离出结肠中动静脉的右支并结扎、切断（图 5-115）。

④ 游离肝区，处理升结肠和回盲部：继续游离横结肠根部系膜；沿右结肠动静脉发出的二级血管弓将其“骨骼化”，分别上血管夹并切断。由内向外、从下向上，沿肾前筋膜前叶分离右侧结肠系膜，并完整掀起达右结肠旁沟的后腹膜，切开右结肠旁沟的后腹膜，向上游离结肠肝曲，向下分离回盲部，避免损伤十二指肠胰头、右肾脂肪囊、右输尿管、右侧生殖血管和右侧腰大肌。此时已完成全部结肠腹腔内分离（图 5-116 至图 5-119）。

⑤ 横断直肠，取出标本，吻合肠管：距腹膜反折上方 4～6cm 预留标记处用直线切割闭合器（Endo GIA）离断并闭合两侧残端（图 5-120）。

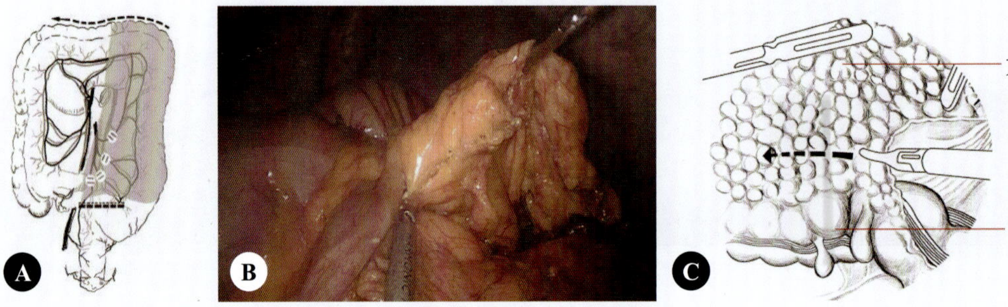

▲ 图 5-112　游离大网膜

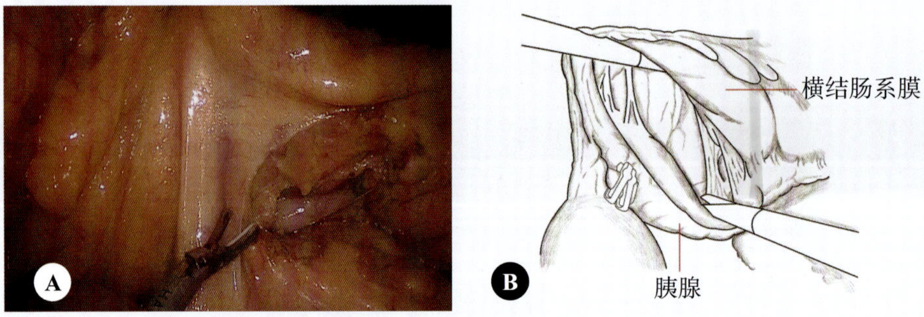

▲ 图 5-113　分离横结肠系膜

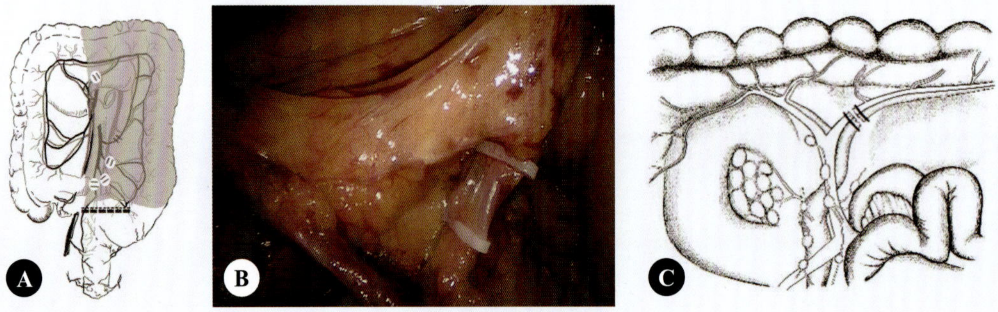

▲ 图 5-114　处理结肠中血管左支

根据具体手术方式不同，选取适合的切口，以保留回盲部的结肠次全切除为例：在距回盲部 7cm 处用直线切割闭合器切断并闭合双侧结肠残端，至此结肠已经完全被切断游离。

在右下腹做麦氏切口，长约 5cm，进入腹腔，在标本袋保护下移出切除的全部结肠，再将游离的回盲部从此切口拉出腹腔外，切除阑尾，在盲肠末端做小切口，放入 31～32 号吻合器底钉座，荷包缝合闭合，扩肛后经肛门置入吻合器，理顺回盲部肠系膜，将吻合器底座与头端结合，旋紧吻合器后行保留回盲部的结肠次全切除逆蠕动盲直肠吻合（图 5-121 至图 5-125）。检查吻合口吻合牢固后冲洗腹腔，必要时行充气试验：将吻合口浸泡入水中，夹闭吻合口近端，由肛门注气以确认吻合口贴合紧密没有漏气。再次检查创面，取医用蛋白胶喷入吻合口系膜下方，使其与盆腔后壁粘连，防止卡压小肠引起肠梗阻，放置腹腔引流管置于 Douglas 腔。

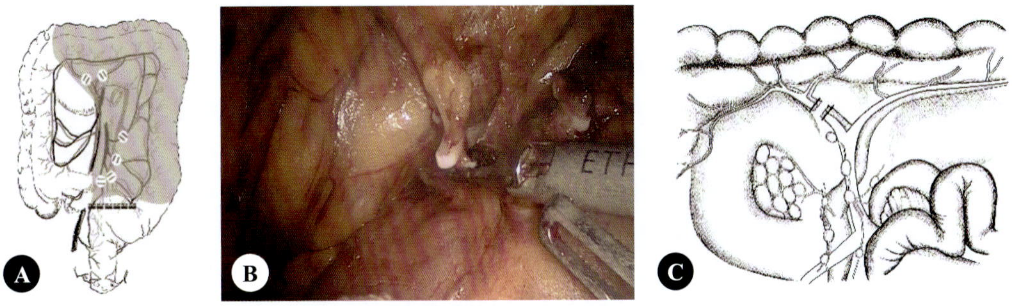

▲ 图 5-115　处理结肠中血管右支

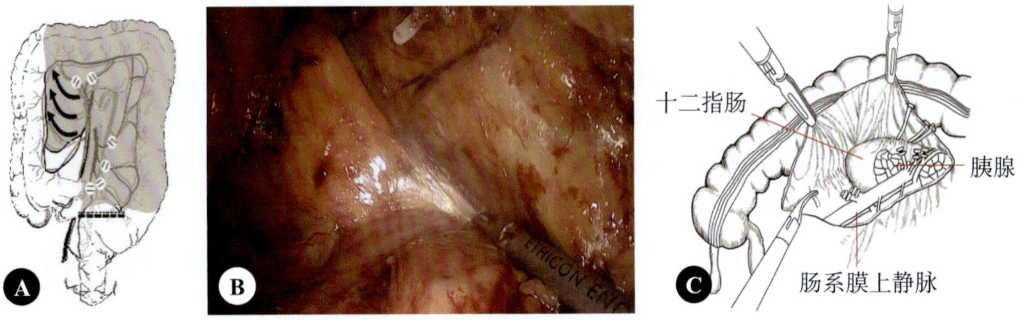

▲ 图 5-116　游离升结肠系膜

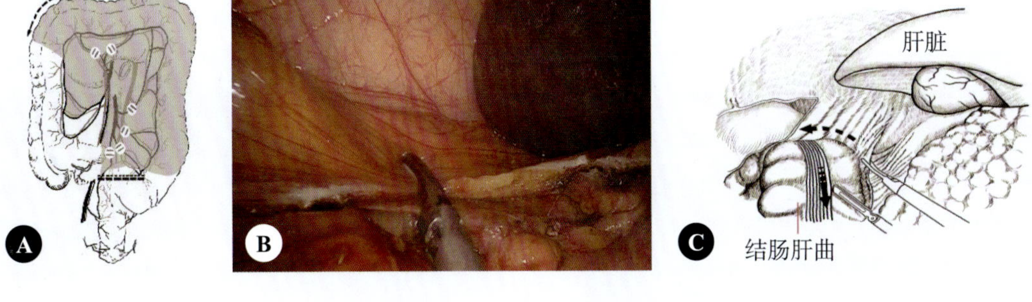

▲ 图 5-117　游离结肠肝区外侧腹膜

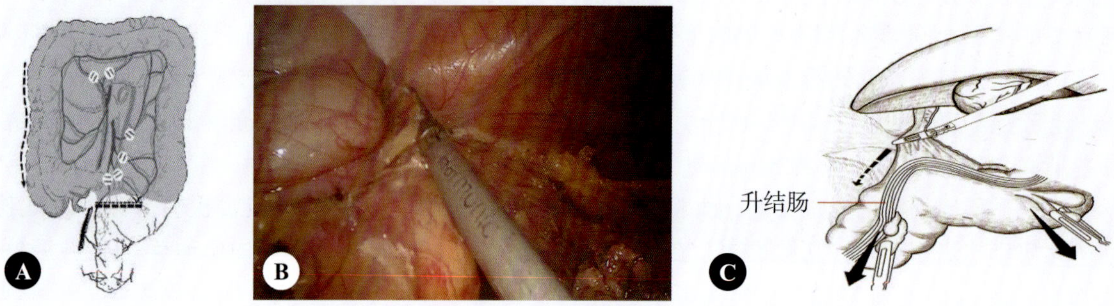

▲ 图 5-118　游离升结肠外侧腹膜

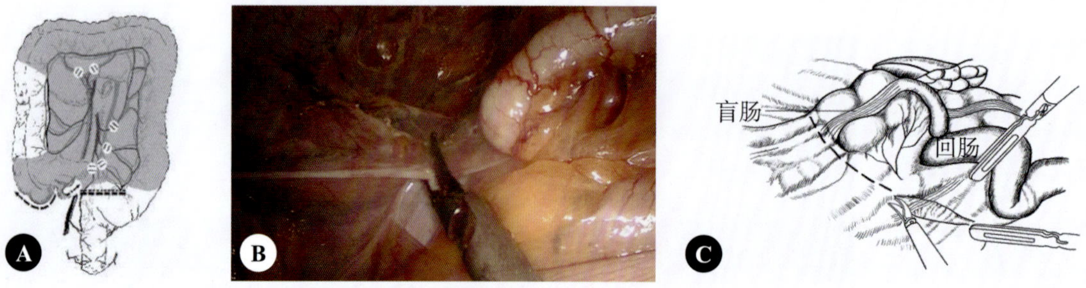

▲ 图 5-119　游离回盲部

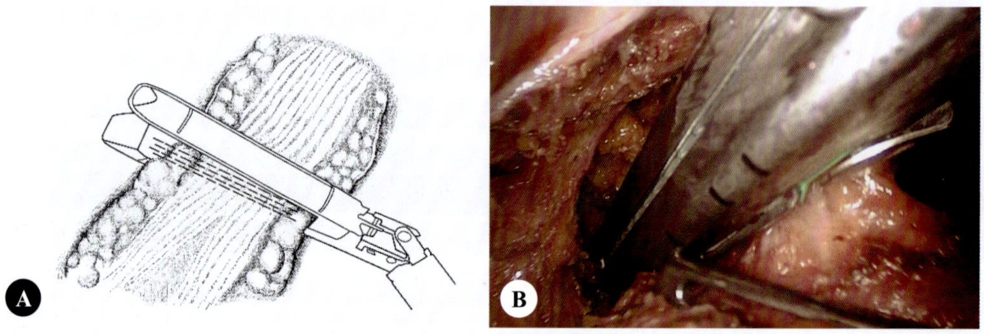

▲ 图 5-120　横断直肠

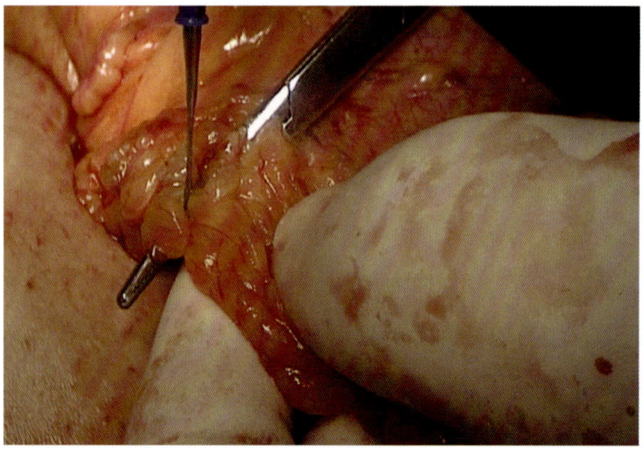

▲ 图 5-121　处理小肠系膜

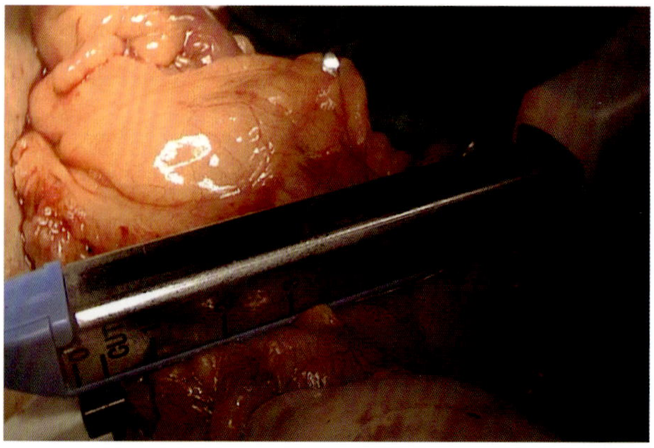

▲ 图 5-122　横断回盲部

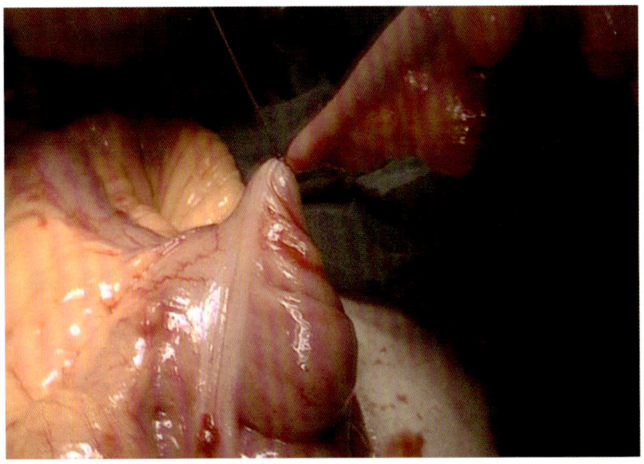

▲ 图 5-123　切除阑尾

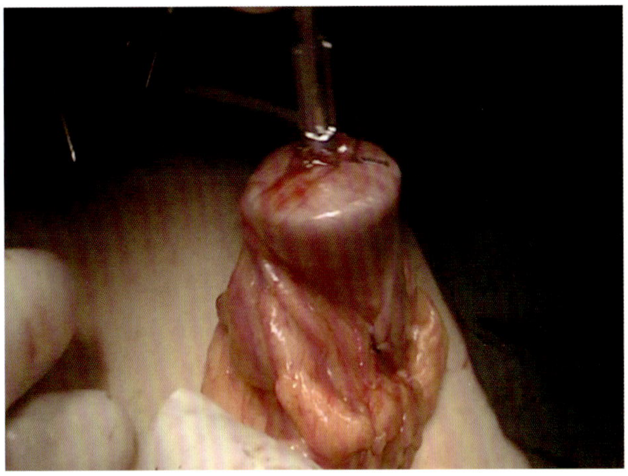

▲ 图 5-124　放置吻合器钉座

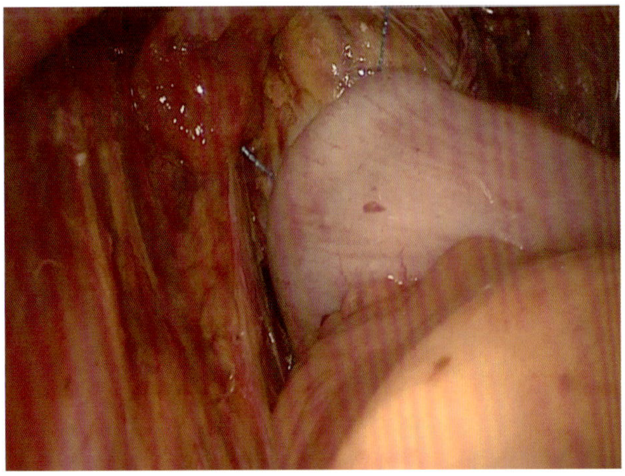

▲ 图 5-125　逆蠕动盲直肠吻合

十一、梗阻性结肠癌的处理

结肠梗阻是结肠癌的常见并发症。7%～29%的结肠癌患者在初诊时即有不同程度的肠梗阻表现。常因肿瘤近端干结粪便堆积或术前肠道准备时大量肠液夹杂粪块通过肿瘤狭窄部而引发急性肠梗阻。由于回盲瓣的存在，肿瘤引起的结肠梗阻多为闭襻型梗阻，加上结肠壁薄、肠腔内有粪便和大量细菌，一旦梗阻将导致肠腔内细菌大量繁殖，肠道细菌和内毒素易位，容易引起脓毒症甚至中毒性休克，而一旦发生肠管破裂更会导致严重的腹腔感染。因此梗阻性结肠癌的处理是一值得关注的临床问题。

由于梗阻性结肠癌的病理生理特点，许多患者就诊时病情较重，常伴有明显腹胀、水电解质紊乱、营养不良甚至心肺功能不全。手术时机和方式应当根据梗阻的部位、程度及患者的全身情况合理选择。

（一）手术时机

结肠梗阻往往属于闭襻型肠梗阻，且回肠内容物又不断经回盲瓣进入结肠，结肠进行性扩张，肠内压不断升高，进而导致肠壁缺血甚至坏死。若发生肠穿孔，就会产生弥漫性腹膜炎，患者病死率极高。此外，肠壁缺血使肠黏膜屏障受损，肠管微生态紊乱而促发肠管菌群易位，导致败血症或感染中毒性休克。因此对结肠癌梗阻外科治疗应持积极态度。除少数经保守治疗能使梗阻缓解者，大多数患者均在 2～3 天内因症状进行性加重而急诊手术治疗。一般来说，以下情况应及时手术。

1. 结肠梗阻一经诊断，8～12h 积极保守治疗症状仍无改善或进行性加重者。

2. 完全性肠梗阻在积极术前准备同时，应尽早施行手术治疗。

3. 并发腹膜炎者应立即施行剖腹探查手术。

4. 梗阻合并中毒性休克者，应在抗休克同时及时手术，去除病因。

（二）手术方式的选择

梗阻性大肠癌的外科治疗目的：一是解除梗阻，二是切除肿瘤。目前采用的手术方式如下。

1. 肿瘤一期切除，一期吻合。

2. 一期切除肿瘤，近端肠管造口，二期关闭造口。

3. 一期造口，二期切除吻合，三期关闭造口。

4. 对于不能切除的肿瘤，仅施行单纯造口或回结肠吻合转流手术。

可切除的梗阻性结肠癌手术历来存在着一期切除吻合和分期手术之争。由于左半结肠肠壁较薄，系膜边缘血管为一级血管弓，肠壁水肿、炎症时易出现局部供血不良且污染严重，传统观点认为急性左半结肠梗阻行一期切除和吻合容易发生吻合口瘘，手术导致的病死率较高。国内文献报道吻合口发生率为 5%～30%。因此对于右半结肠癌合并肠梗阻应行一期根治性肿瘤切除吻合术，学者们已达成共识，而对左半结肠癌和并肠梗阻，多数医生认为以肿瘤切除、近端肠管造口、二期手术还纳或行肿瘤近端肠管造口解除梗阻，二期切除肿瘤吻合术治疗的策略最为安全、可靠。这样既避免了一期切除肿瘤后的吻合口瘘，又达到了早期根治性切除肿瘤的目的，尚可行二期造口还纳，重新恢复消化道的连续性。该手术的适应范围如下：①年老体弱，合并重要器官疾病，感染中毒较重者；②梗阻近端肠管高度扩张，肠壁水肿明显者；③梗阻近端充满大量粪便，清洗不满意者；④对一期切除吻合口愈合有疑问者。但随着外科学技术的发展，以及术中灌洗结肠、肠腔内转流管、暂时性近端结肠造口及术前肠内置支架和肠梗阻导管的应用等，目前左半结肠癌伴梗阻的处理也出现一期切除并吻合的趋势。

对于一般情况极差、多器官功能不全、已处于感染性中毒休克期的患者或探查发现肿瘤病期太晚，存在腹腔脏器、腹膜转移、肿瘤病灶浸润固定，切除困难者，应行姑息性单纯性结肠或回肠造口术、回结肠转流术等，此时手术的意义仅在于解除梗阻。

（三）手术并发症的防治

吻合口瘘和腹腔感染引起腹膜炎是梗阻性结直肠肿瘤的严重并发症，是引起手术死亡的主要原因之一。对于一期切除吻合的患者应当尤为注意，以下方法可有效预防上述并发症的发生。

(1) 彻底冲洗腹腔。大量温生理盐水冲洗腹腔（每千克体重不少于 170ml）直至冲洗液澄清。

(2) 充分有效引流。吻合口旁及盆腔放置引流管，这样即可充分引流腹腔内液体，又可及时发现吻合口瘘，即使发生吻合口瘘，也可充分引流，局部形成瘘管而不使炎症广泛扩散。

(3) 术后扩肛，1～3 次 / 日，至患者自肛门自行排气为止。

(4) 术后应用抗生素及营养支持疗法，如发生吻合口瘘，应禁食水，采用全肠外营养疗法。

为减少术后吻合口瘘等并发症，保证患者顺利康复，对于结直肠癌并梗阻患者，术前、术中尚需进行一些处理。

1. 术前处理

梗阻性结肠癌多为肿瘤晚期症状，患者多体质较弱，因梗阻长期不能进食，机体多处于负氮平衡，往往合并贫血、低蛋白血症、水电解质平衡紊乱及酸碱平衡失调等，手术创伤也进一步加重机体营养成分的丢失，术后长时间禁食，容易发生营养不良，从而影响吻合口愈合，容易发生吻合口瘘、肠内容物流入腹腔而导致急性腹膜炎等严重的并发症。因此术前应制订合理、规范的治疗措施，有条件时尽可能改善患者一般情况和营养状态，纠正水电解质代谢和酸碱平衡紊乱，预防感染等。

鉴于梗阻性结肠癌导致的肠梗阻的严重后果，多数情况下应当积极急诊手术，但如能将梗阻缓解，待患者的一般情况得到明显纠正后择期手术，则更加安全，并且能够避免二次手术的所带来的各种损害。

内镜下金属支架置入术和内镜下肠梗阻导管置入术，是近几年发展起来的术前治疗结直肠癌梗阻的新方法，可使 70% 左右的梗阻症状得到缓解。因此对于梗阻性结直肠癌患者，采用上述两种方式可以有效避免急诊手术所带来的各种并发症，使急诊手术转变为限期手术。

2. 梗阻性结直肠癌的术中处理

如患者急性肠梗阻，术前无充足时间进行围术期处理，或者由于狭窄部位严重，肠梗阻导管和金属支架无法成功置入，则需行剖腹探查、充分肠减压及灌洗，目的是清除肠管内细菌及粪便，消除肠管扩张剂肠壁水肿，尽可能保证一期切除后吻合，减少术后吻合口瘘的发生。

目前众多学者认为术中灌洗一期切除病变治疗结直肠癌并梗阻，取得了满意的效果。

(1) 先切除肿瘤，再常减压、灌洗。① Dudley 法，先将病变肠管肿瘤远端切断，自肿瘤近端插入螺纹管，用粗丝线扎牢后连接台下接收装置，自末端回肠或阑尾根部插入 18F 的 Foley 尿管，经此管注水冲洗，直至澄清，也可在冲洗液中加入甲硝唑 250ml、庆大霉素 24 万 U，直至流出较澄清液体，最后注入聚乙烯吡咯烷酮（PVP）碘溶液 200ml 并排出；或者先输入 1000～3000ml 生理盐水，排尽粪渣，再输入 3% 碘伏 500ml，保留 5min 后再放出，再用 5000～8000ml 生理盐水充分灌洗后，输入甲硝唑 250ml；②改良 Duley 法，常规切除肿瘤段肠管后，将近端肠管提出腹壁切口，将其末端连接无菌接收装置，排出粪水，行阑尾切除术，于残端插入 Foley 尿管，用常温生理盐水 2000ml、常温甲硝唑 500ml、庆大霉素 32 万 U 注入灌洗，直至流出较为澄清液体，向肠管 Foley 尿管气囊注水约 10ml，气囊充气，右侧腹壁外侧戳口引出尿管、固定，更换手套后常规处理断端，一期吻合。术后 Foley 尿管接负压引流，引出肠腔内容物及气体。术后 14 天拔除尿管。

(2) 先行梗阻近侧肠管减压、灌洗后切除肿瘤。先游离拟切除结肠，将结肠内容物推向梗阻近端，使近侧一段肠管排空，用肠钳阻断肠内容物，在排空段切断结肠，近侧断端荷包缝合并插入螺纹管，固定后放开肠钳进行肠减压。然后切除阑尾，经其残端或末端回肠造口，插入 Foley 尿管至盲肠，充气后阻止回盲瓣，经尿管持续灌洗至流出液较为澄清，最后用甲硝唑及庆大霉素灌注 1 次，常规行肿瘤根治性切除、肠管一期吻合。

(3) 术中肠梗阻导管的使用，近来日本学者将术中结肠冲洗作了改进，即术中肠梗阻导管的使用。术中肠梗阻导管为 Y 型螺纹管，先切除肿瘤，然后一端插入结肠近端并固定，Y 型长臂与粪便收集袋对接；经 Y 型分叉螺纹开口可置入冲洗导管达到盲肠起始部，然后用生理盐水冲洗结肠至流出液变澄清。近端结肠冲洗后去除冲洗导管，经该通道可插入结肠镜检查近端结肠是否有未发现的病变或多原发癌的存在。

十二、化学药物治疗

近年来结直肠癌在全球的发病率和死亡率呈上升趋势。结直肠癌是美国男性和女性中第三大最常见的癌症和第三大癌症死亡原因。随着人民生活水平的不断提高，饮食习惯和饮食结构的改变，以及人口的老龄化，我国结直肠癌的发病率和死亡率均有上升趋势，其中，结肠癌发病率的上升尤为显著，大多数患者发现时已属中晚期。手术是局限期结直肠癌的主要治愈手段，但即使手术完全切除肿瘤，仍有部分患者术后复发、转移，其中绝大多数患者失去再治愈的机会。化疗的主要目的是杀死微小转移灶，减少复发，提高术后无病生存率和延长总生存期，提高治愈率。

Ⅲ期结肠癌术后应进行辅助化疗。Ⅲ期结肠癌患者术后通过辅助化疗可使总的 5 年生存率提高 10%～15%。Ⅱ期结肠癌的术后辅助治疗尚无结论。但对于以下预后不良因素的Ⅱ期结肠癌高危患者应推荐术后辅助化疗：T_4（ⅡB 期）、组织学分级（3 级或 4 级）、脉管瘤栓、术前肠梗阻或穿孔、淋巴结检出数目<12 个或切缘不净。通过化疗可以延长转移性结肠癌患者的生存期，提高生活质量，并可使部分无法手术切除的转移灶转变为可手术切除，或者不能手术切除的肿瘤降期变成手术可切除。结肠癌化疗最常用的药物包括氟尿嘧啶类化合物（5- 氟尿嘧啶、卡培他滨和替吉奥等）、奥沙利铂和伊立替康。常用的化疗方案是由氟尿嘧啶类药物与奥沙利铂或伊立替康组成联合方案。该两种组合的化疗方案治疗转移性结肠癌的疗效相当。对于 ECOG 评分在 0～1 分的患者，一线化疗可选择奥沙利铂或伊立替康联合氟尿嘧啶类药物。二线化疗可选择交叉选用一线未用过的药物。对于 ECOG 评分为 2 的患者，可采用 5- 氟尿嘧啶、卡培他滨或替吉奥单药化疗。对于身体状况较差（ECOG 评分≥3）者可给予最佳营养支持治疗，包括缓解疼痛、营养支持姑息处理等。

（一）氟尿嘧啶类药物

5- 氟尿嘧啶自 1957 年应用于临床以来，一直是治疗结直肠癌的主要药物。自 20 世纪 70 年代以来开始研究 5- 氟尿嘧啶的衍生物，主要有替加氟、优福定、卡莫氟等。总起来说，其单药有效率在 20% 左右。20 世纪 90 年代以来研制的 5- 氟尿嘧啶的衍生物主要有卡培他滨和替吉奥（S-1）等。

1. 5- 氟尿嘧啶（5–Fu）

是抗嘧啶类抗代谢药，进入细胞后转化为单磷酸脱氧氟尿嘧啶（FdUMP），后者可抑制胸苷酸合成酶（TS）的活性，进而阻止脱氧尿苷酸（dUMP）转变为脱氧胸苷酸（dTMP）干扰 DNA 的合成，作用于细胞周期合成期，属于细胞周期特异性药物，起到抑制肿瘤细胞生长的作用。25 项随机对照研究近 1000 例结直肠癌患者的回顾性分析提示：含 5–Fu 的辅助化疗比单纯手术治疗有生存优势。5–Fu 自 1957 年应用于临床以来，一直是治疗结肠癌的主要药物，但其单药方案疗效有限，有效率仅为 10%～15%。亚叶酸钙（CF，LV）是 5–Fu 的生化调节剂，可促使 5–Fu

的活性代谢产物5-氟尿嘧啶脱氧核苷酸与胸苷酸合成酶共价形成三联复合物从而使5-Fu的细胞毒性作用明显加强。一项总结18项临床试验包括约3300名患者的Meta分析显示，5-Fu联合LV的化疗有效率，可从5-Fu单药的11%提高至21%（$P<0.0001$）。此外，多项研究探讨了5-Fu的不同给药方式和剂量对疗效和不良反应的影响。相关Meta分析显示，5-Fu静脉滴注有效率显著高于静脉推注（22% vs. 14%，$P<0.0002$），消化道不良反应发生率也更低。因此，美国国立综合癌症网络（National Comprehensive Cancer Network，NCCN）推荐5-Fu联合LV静脉持续滴注作为5-Fu的标准给药方法。此外，INT0089研究显示：5-Fu联合高剂量LV比低剂量LV，9～12个月比6～8个月的辅助化疗均未显示出优势。因此，NCCN结肠癌临床实践指南推荐6个月的5-Fu/LV为低危Ⅱ期的结肠癌的标准辅助化疗方案。

2. 卡培他滨（Capecitabine）

由罗氏公司生产，商品名希罗达Xeloda，是一种可以在体内转变成5-Fu的抗代谢氟嘧啶脱氧核苷氨基甲酸酯类药物，是具有选择性靶向肿瘤细胞的口服化疗药物。卡培他滨本身无细胞毒性，是5-Fu的前体，口服给药后在胃肠道内几乎完全吸收，然后在肝脏内由羧酸酯酶转化为5'-脱氧-5-氟胞嘧啶（5-DFCR），在肝脏和多种实体肿瘤中被高度表达的胞苷脱氨酶转化为5'-脱氧-5-氟尿嘧啶（5-DFUR），最后5-DFUR进入肿瘤组织中被胸腺嘧啶磷酸化酶（TP）转化为真正具备抗肿瘤活性的5-Fu。5-Fu在体内转化为氟尿嘧啶核苷，对胸腺嘧啶核苷合成发挥抑制作用，可抑制胸腺嘧啶核苷酸合成酶，阻断尿嘧啶脱氧核苷酸转变为胸腺嘧啶脱氧核苷，影响肿瘤细胞酶系，阻止核酸生物合成，使DNA/RNA前体合成受阻，从而抑制DNA/RNA形成及肿瘤细胞代谢。通过上述三步酶的催化反应，该药最大限度地降低了5-Fu对正常人体细胞的损害，疗效高而毒副反应低。

2007年Twelves C在ASCO年会上汇报了一项比较卡培他滨（希罗达，Xeloda）与Mayo方案在Ⅲ期可切除结肠癌辅助治疗中的作用的临床试验的7年随访数据。Ⅲ期结肠癌患者随机分配到口服希罗达组（1004例）和静注5-Fu/LV组（983例，Mayo方案）。希罗达组：采用希罗达1250mg/m^2，一天2次口服，第1～14天，21天为1个周期，共治疗8个周期（24周）。5-Fu/LV组：LV 20mg/m^{2}静脉推注，随后5-Fu 425mg/m^{2}静脉推注，第1～5天，28天为1个周期，共治疗6个周期（24周）。希罗达单药治疗组与静脉注射5-Fu/LV组DFS（无疾病生存）至少相当。风险比（HR）为0.88（95%CI：0.77～1.01，$P<0.001$。非劣性研究可信区间的上限显著低于预先设计值，1.2～1.25）。优势分析显示希罗达组具有较高DFS的趋势（P=0.0682），希罗达组5年DFS率为60.8%，仍然优于5-Fu/LV组的56.7%。除外有复发证据或死于非结肠癌因素的患者（希罗达组21例，5-Fu/LV组18例），RFS（无复发生存）等同于DFS。随访3.8年的结果显示，希罗达组的RFS长于5-Fu/LV组（P=0.04; HR为0.86; 95%CI: 0.74～0.99）。累积的复发率（统计中包含无复发但死于研究性治疗相关或死于结肠癌相关疾病的患者）。希罗达组3年RFS为65.5%，5-Fu/LV组为61.9%，P=0.0407。两组OS（总生存）无显著差别（P=0.06），HR为0.86（95%CI：0.74～1.01）。希罗达组5年OS为71.4%，5-Fu/LV组为68.4%。DFS的亚组分析显示，根据多变量分析得到的预后因素分组分析，希罗达比5-Fu/LV均有生存优势的趋势。安全性分析：两组的不良反应主要均为腹泻、恶心/呕吐、疲乏、白细胞减少等，与5-Fu/LV组相比，希罗达组3级或4级不良反应的发生显著降低（$P<0.001$），并且发生时间也显著延后。但希罗达组3～4级的手足综合征及高胆红素血症发生率明显较5-Fu/LV为高。该Ⅲ期临床试验显示，作为Ⅲ期结肠癌患者的辅助治疗，口服希罗达的DFS至少相当于静脉推注5-Fu/LV。虽然DFS和OS非校正分析显示两组疗效无显著差异，但多变量分析提示希罗达有提高疗效的趋势。该研究显示，希罗达治疗70岁以下和70岁及以上患者至少与Mayo方案疗效相当，但在这些亚组中希罗达安全性都超过5-Fu/LV。因此，在结肠癌辅助治疗中，口服希罗达是静脉注射5-Fu/LV的一种有效的可靠替代方案，而且更适合老年人。

3. 替吉奥（S-1）

替吉奥是一种氟尿嘧啶衍生物口服抗癌药（是日本大鹏药品工业株式会社在替加氟基础上开发的口服化疗药，商品名爱斯万）。它包括替加氟（FT-207）和两类调节剂：吉美嘧啶（CDHP）及奥替拉西钾（OXO）。替吉奥中三种药物成分之比为替加氟：吉美嘧啶：奥替拉西钾=1：0.4：1。替加氟在体内转变为5-Fu发挥抗肿瘤作用；而吉美嘧啶主要在肝脏分布，对5-Fu分解代谢酶二氢嘧啶脱氢酶（DPD）具有选择性拮抗作用，能够抑制在二氢嘧啶脱氢酶作用下从替加氟释放出来的5-Fu的分解代谢，提高血浆中5-Fu的浓度，并延长有效药物浓度的保持时间，继而使肿瘤内5-Fu的磷酸化代谢产物5-FUMP以高浓度持续存在，增强了抗肿瘤作用。奥替拉西钾主要对消化道内分布的乳清酸磷酸核糖基转移酶有选择性拮抗作用，从而选择性地抑制5-Fu转变为5-FUMP，可减少5-Fu对消化道黏膜的损害，抑制5-Fu的磷酸化，减小其对胃肠道的不良反应。上述药物组成使该药抗肿瘤作用增强，但消化道毒性降低。

2014年ASCO会议上Young Suk Park报道了一项比较S-1+奥沙利铂（SOX）与卡培他滨+奥沙利铂（COX）一线治疗转移性结直肠癌的效果的Ⅲ期临床试验结果的更新。SOX组：S-1 80mg/m^{2}口服2次/天，第1～14天，奥沙利铂40mg/m^{2}静脉滴注，第1天，21天为一个周期。COX组：卡培他滨1000mg/m^{2}口服2次/天，第1～14天，奥沙利铂40mg/m^{2}静脉滴注，第1天，21天为一个周期。中位PFS，SOX组（95%CI：6.4～8.0）：COX组（95%CI：4.9～6.7）为7.1个月:6.3个月（P=0.10;HR为0.83）。中位OS,SOX组（15.3～23个月）:COX组（14.1～20.7个月）为19.0个月：18.4个月（P=0.10；HR为0.83）。更新的生存分析显示两者的疗效相当。基于独立评价的结果：SOX方案一线用于转移性结直肠癌的疗效非劣于COX方案，SOX方案与COX方案相比显示了良好的安全性，SOX方案可成为治疗转移性直结肠癌的新选择。

2010年入组426例患者的Ⅱ/Ⅲ期FIRIS研究结果显示，IRIS方案（伊立替康+S-1）治疗转移性结直肠癌疗效不劣于FOLFIRI方案，IRIS方案组：伊立替康125mg/m^{2}静脉滴注，第1天、第15天，S-1口服80～120mg/d，第1～14天，28天为一个周期。FOLFIRI方案组：伊立替康150mg/m^{2}静脉滴注，第1天、第15天，LV 200mg/m^{2}静脉滴注，第1天、第15天，5-Fu 400mg/m^{2}静脉推注，第1天、第15天，5-Fu 2400mg/m^{2}持续静脉滴注46h，第1天、第2天和第15天、第16天，第28天为一个周期。中位随访12.9个月时IRIS组和FOLFIRI组中位PFS分别为5.8个月对5.1个月（非劣效性分析P=0.039），IRIS方案对比FOLFIRI方案二线治疗不可手术的结直肠癌的非劣效性得以验证，不良反应可控，因而IRIS方案可作为转移性结直肠癌二线治疗的备选方案。

（二）奥沙利铂

奥沙利铂（oxaliplatin，L-OHP）是第三代铂类药物，与其他铂类药物作用机制相同，均以DNA为作用部位，铂原子与DNA链形成链内和链间交联，阻断DNA复制和转录。奥沙利铂和DNA结合较迅速，对RNA亦有一定作用。体内和体外试验均表明其与顺铂、卡铂等无交叉耐药，此外其血液学毒性轻微，因此更易与其他抗肿瘤药物联合使用。单药治疗初治的结直肠的有效率是20%～24%。二线有效率约为10%。L-OHP与5-Fu有协同作用。LV+5-Fu+L-OHP治疗初治的结直肠癌有效率50%左右。L-OHP的主要不良反应是蓄积性的外周感觉神经异常。停药后中位时间13周可恢复。

发表在新英格兰医学杂志的国际多中心的MOSAIC研究第一次证明了奥沙利铂联合5-Fu方案即FOLFOX方案辅助化疗疗效优于5-Fu/LV方案。该研究共入组2246例Ⅱ期或Ⅲ期结肠癌患者。结果FOLFOX组与5-Fu/LV组的患者其3年的DFS为78.2%（95%CI：0.756～0.807）vs. 72.9%（95%CI：0.702～0.757），FOLFOX方案比5-FU/LV方案降低了23%的风险（P<0.004，HR为0.80；95%CI：0.69～0.93）。NSABP C-07研究进一步确立了奥沙利铂在结肠癌辅助化疗中的地位。2407例Ⅱ期、Ⅲ期结肠癌患者术后随机接受FOLFOX或5-Fu/LV方案辅助化疗，两组3年的DFS分别为76.1%和71.8%，4年的DFS分别为73.2%和67.0%，FOLFOX方案比5-FU/LV方案降低了20%的风险（P<0.004，HR为0.80；95%CI：0.69～0.93）。目前NCCN推荐奥沙利铂联合5-Fu/LV的FOLFOX方案用于除ⅡA期（无高危因素）以外的根治术后的Ⅱ期或Ⅲ期结直肠癌的辅助治疗。NCCN推荐FOLFOX可作为晚期或转移性结直肠癌一线标准化疗方案。Cassidy J对2034例转移性结直肠癌患者中比较了奥沙利铂联合卡培他滨的XELOX方案和FOLFOX方案的疗效，结果发现两组患者的中位PFS相似：8.0个月vs. 8.5个月（HR为1.04；97.5%CI：0.93～1.16），中位OS相似：19.8个月vs. 19.6个月（HR为0.99；97.5%CI：0.88～1.12）。其结果表明在晚期结直肠癌的一线治疗中，XELOX方案不劣于FOLFOX方案。

（三）伊立替康

伊立替康（Irinotecan，CPT-11）一种半合成水溶性喜树碱的衍生物，通过特异性选择作用于拓扑异构酶Ⅰ，从而抑制拓扑异构酶发挥细胞毒性作用，对DNA空间构型、复制、重组、转录、修复及有丝分裂等过程具有十分重要的干预功能，使DNA单链及双链断裂，从而诱导癌细胞凋亡，为细胞周期特异性药。伊立替康的剂量限制性毒性是迟发性腹泻和骨髓抑制。

CALGB 89803研究比较了伊立替康联合静脉推注5-Fu/LV方案和单用5-Fu/LV方案治疗1264例Ⅲ期结肠癌的疗效，结果显示联合组的OS（P=0.74）或DFS（P=0.84）均没有提高，并且联合组发生不良反应，如中性粒细胞减少、发热性中性粒细胞减少和死亡的风险更大。此外PETACC-3研究和FFCD9802研究发现伊立替康联合静脉滴注的5-Fu/LV（FOLFIRI）方案用于Ⅲ期结肠癌辅助化疗并不优于5-Fu/LV方案。因此，含伊立替康的方案不适用于结肠癌的辅助化疗。FOLFIRI或FOLFOX6方案一线治疗晚期结直肠癌，病情进展后交换方案的GERCOR研究中显示：这两种方案作为一线治疗时其缓解率（56% vs. 54%），疾病进展时间（progression-free survival，PFS）（8.5个月 vs. 8.0个月）和中位生存期（21.5个月 vs. 20.6个月）相似。意大利的Colucci等的Ⅲ期临床研究也得出了相同的结论，该研究比较了FOLFIRI和FOLFOX4方案治疗晚期结直肠癌的疗效，两组患者在缓解率（31% vs. 34%）、中位进展时间TTP（7个月 vs. 7个月）和总生存期（14个月 vs. 15个月）方面均没有显著差异。基于上述循证学证据，NCCN推荐FOLFIRI方案用于晚期或转移性结直肠癌的姑息化疗。

（四）常用的化疗方案

1. 5-Fu/LV

LV　200mg/（m^2·d），静脉滴注2h，第1～2天

5-Fu　400mg/（m^2·d），静脉推注，第1～2天

5-Fu　600mg/（m^2·d），持续静脉滴注22h，第1～2天

每2周重复。

2. FOLFOX4

L-OHP　85mg/m^2，静脉滴注2h，第1天

LV　200mg/（m^2·d），静脉滴注2h，第1～2天

5-Fu　400mg/（m^2·d），静脉推注，第1～2天

5-Fu　600mg/（m^2·d），持续静脉滴注22h，第1～2天

每2周重复。

3. FOLFOX6

L-OHP　85mg/m^2，静脉滴注2h，第1天

LV　400mg/m^2，静脉滴注2h，第1天

5-Fu　400mg/m^2，静脉推注，第1天

5-Fu　1200mg/（m^2·d）×2，持续静脉滴注46h，第1天

每2周重复。

4. FOLFIRI

CPT-11　150～180mg/m^2，静脉滴注30～90min，第1天

LV　200mg/（m^2·d），静脉滴注2h，第1～2天

5-Fu　400mg/（m^2·d），静脉推注，第1～2天

5-Fu　600mg/（m^2·d），持续静脉滴注22h，第1～2天

每2周重复。

5. FOLFOXIRI

CPT-11　150～180mg/m^2，静脉滴注30～90min，第1天

L-OHP　85mg/m^2，静脉滴注2h，第1天

LV　200mg/（m^2·d），静脉滴注2h，第1～2天

5-Fu　400mg/（m^2·d），静脉推注，第1～2天

5-Fu　600mg/（m^2·d），持续静脉滴注22h，第1～2天

每2周重复。

6. XELOX或CapeOX方案

卡培他滨1000mg/m^2口服2次/天，第1～14天

L-OHP 130mg/m^2，静脉滴注，第1天

每3周重复。

7. CPT-11单药

CPT-11 350mg/m^2，静脉滴注30～90min，第1天

每3周重复。

8. 卡培他滨单药

卡培他滨1250mg/m^2口服2次/天，第1～14天

每3周重复。

十三、其他辅助治疗

（一）分子靶向药物治疗

1. 西妥昔单抗

西妥昔单抗（cetuximab，由默克公司生产，商

品名爱必妥 Erbitux）是一种以人表皮生长因子受体（epithelial growth factor receptor，EGFR）作为靶点的人鼠嵌合型单克隆 IgG1 抗体。首先，它可以与 EGFR 胞外区特异性结合，竞争性抑制 EGFR 与其配体的结合，阻断信号传导，通过抑制与受体相关的酪氨酸激酶的活化而抑制细胞周期进程、诱导肿瘤细胞凋亡，减少基质金属蛋白酶和血管内皮生长因子（vascular endothelial growth factor，VEGF）的产生，降低肿瘤血管生成、细胞的浸润和转移。其次，西妥昔单抗还具有激发补体介导的细胞杀伤效应和抗体依赖的细胞杀伤效应发挥间接抗肿瘤作用。*RAS* 基因编码一个 EGFR 信号传导通路上的 Ras 蛋白。RAS 野生型，该蛋白收到严格调控，仅在特定的刺激下（如 EGFR 信号）发生活化；在 *RAS* 基因发生突变的情况下，该基因很容易被肿瘤细胞中的多种因子激活，进而活化 RAS-EGFR 通路，刺激肿瘤生长。因此，检测患者的 *RAS* 基因突变状态可能是判断抗 EGFR 治疗效果的一个重要标志。大量文献报道 *RAS* 基因的状态可以作为西妥昔单抗疗效的预测标志物：*KRAS* 和 *NRAS* 基因的外显子 2、3 和 4 突变的肿瘤对 EGFR 抑制药西妥昔单抗治疗不敏感，对 *RAS* 突变型患者，疗效甚至不如单纯化疗。因此，对于已知有 *RAS* 基因突变的患者，不管是单药还是与其他抗肿瘤药物联合，均不应使用西妥昔单抗。

入组 1198 位患者的 CRYSTAL 试验证明了西妥昔单抗作为转移性结直肠癌一线治疗的作用。患者随机接受 FOLFIRI 加或不加西妥昔单抗。结果显示，对于 KRAS 野生型的患者，西妥昔单抗的加入使得联合组与化疗组的 PFS（9.9 个月 vs. 8.7 个月，*P*=0.016）和 OS（28.4 个月 vs. 20.2 个月，*P*=0.0024）得到了显著改善。而 KRAS 突变型的患者，联合组的疗效甚至不如单纯化疗：联合组与化疗组的 PFS（7.6 个月 vs. 8.1 个月，*P*=0.75，HR 为 1.07）和 OS（16.4 个月 vs. 17.7 个月，*P*=0.64 HR 为 1.05；95%CI：0.86～1.28）。西妥昔单抗联合 FOLFOX4 方案与单用 FOLFOX4 一线治疗晚期转移性结直肠癌的 OPUS 试验也得出了相同的结论：对于 KRAS 野生型的患者，与单用 FOLFOX4 相比，西妥昔单抗联合 FOLFOX4 能使客观缓解率（57% vs. 34%，*P*=0.0027）和 PFS（8.3 个月 vs. 7.2 个月，*P*=0.0064）显著提高，中位生存期延长（22.8 个月 vs. 18.5 个月，HR 为 0.855，*P*=0.39）。而对于 KRAS 突变型的患者，与单用 FOLFOX4 相比，西妥昔单抗联合 FOLFOX4 反而使客观缓解率降低（34% vs. 53%，*P*=0.0290），PFS（5.5 个月 vs. 8.6 个月，*P*=0.0153）显著缩短，中位生存期降低（17.5 个月 vs. 13.4 个月，HR 为 1.290，*P*=0.20）。OPUS 研究后续数据更新拟在 118 例原 *KRAS* 基因外显子 2 野生型患者中，增加外显子 *KRAS* 基因外显子 3、4 与 *NRAS* 基因外显子 2、3、4 的检测，目前完成检测 36 例，全部 *RAS* 基因野生型患者对比新的 *RAS* 基因突变患者接受 FOLFOX4+ 西妥昔单抗治疗，客观疗效、PFS 与 OS 分别为 61.1% vs. 47.1%、12 个月 vs. 7.3 个月、20.7 个月 vs. 14.8 月；在新的 *RAS* 基因突变患者中，接受 FOLFOX4+ 西妥昔单抗治疗对比 FOLFOX4 治疗，客观疗效、PFS 与 OS 分别为 47.1% vs. 36.8%、7.3 个月 vs. 7.4 个月、14.8 个月 vs. 17.8 个月；提示新 *RAS* 基因突变患者无法从西妥昔单抗治疗中获益。

基于以上多项独立的临床数据研究，默克公司联合欧洲药品管理局（EMA）发布通告，对西妥昔单抗的治疗适应证进行了更新，提示了使用西妥昔单抗进行治疗之前明确野生型 RAS（KRAS 和 NRAS 的外显子 2、3 和 4）状态的重要性，即该药仅用于 RAS 野生型患者。2014 版 NCCN 指南也推荐该 EGFR 抑制剂仅用于全 RAS 野生型患者。西妥昔单抗的主要不良反应有：皮疹、皮肤干燥、皴裂、疲倦、腹泻、恶心、呕吐、腹痛、便秘和超敏反应等。西妥昔单抗给药剂量和方法为，首次静脉滴注 400mg/m^2，在 120min 内输完，此后静脉滴注 250mg/m^2，至少 30min，每周结合方案。

2. 贝伐珠单抗

贝伐珠单抗（Bevacizumab，由罗氏公司生产，商品名安维汀 Avastin）是一种针对血管内皮生长因子（VEGF）的重组人源化单克隆 IgG1 抗体，序列结构中的 93% 来源于人类，7% 源于鼠。其可以选择性结合循环血中 VEGF，避免 VEGF 与细胞膜上的受体结合，抑制微血管生成。因为肿瘤血管内皮细胞中存在 VEGF 受体增加、通透性增高、渗漏、芽生、VEGF 依赖性等异常，所以 VEGF 抑制药贝伐珠单抗优先作用于肿瘤血管，阻断 VEGF 驱动的血管生成芽生。一方面破坏现存依赖 VEGF 的肿瘤血管，从而限制肿瘤细胞的血供，降低组织间隙压，降低血管通透性；另一方面又可使存活的不依赖 VEGF 的血管正常化，使血流增加，组织间氧分压上升，加速化疗药物的运输，使肿瘤组织对放疗的敏感性增加，从而增进放、化疗的疗效。

2004年在新英格兰医学杂志上发表的纳入813位转移性直结肠癌患者的AVF2107研究是一项比较单用IFL方案和IFL加用贝伐珠单抗一线治疗疗效的Ⅲ期临床研究。结果显示：IFL联合贝伐珠单抗比单用IFL方案有效率（44.8% vs. 34.8%，P=0.004）、中位持续反应时间（10.4个月 vs. 7.1个月，P=0.001）、PFS（10.6个月 vs. 6.2个月，P＜0.001）和OS（20.3个月 vs. 15.6个月，P＜0.001）均有显著提高。随后于2007年发表在临床肿瘤学杂志的E3200研究比较了FOLFOX4方案与FOLFOX4联合贝伐珠单抗治疗晚期转移性直结肠癌的疗效，结果证实：联合方案可以提高中位生存期（12.9个月 vs. 10.8个月，P=0.0011）、无进展生存期（7.3个月 vs. 4.7个月，P＜0.001）和总有效率（22.7% vs. 8.6%，P＜0.001）。NO16966研究是比较XELOX与FOLFOX4方案单独或分别联合贝伐珠单抗一线治疗转移性结直肠癌的非劣效性研究，结果表明：联合方案中位OS（19.8个月 vs. 19.5个月，HR为0.95；97.5%CI：0.85～1.06），XELOX与FOLFOX4单独方案中位OS（19.0个月 vs. 18.9个月，HR为0.95；97.5%CI：0.83～1.09）均相似。此外贝伐珠单抗跨线联合化疗的有效性在多中心随机对照的ML18147研究中得到证实：与仅在一线贝伐珠单抗治疗的对照组相比，贝伐珠单抗跨线治疗组患者的中位OS延长1.4个月（11.2个月 vs. 9.8个月，P=0.0062），死亡风险显著降低19%。由于两组接受各种后续（三线及以上）治疗的患者比例基本一致，因此认为研究组的生存优势由贝伐珠单抗跨线治疗本身所带来，而并非由后续治疗的不平衡所引起。次要终点分析同样显示了贝伐珠单抗跨线治疗的优势：研究组较对照组PFS显著延长1.6个月（自随机分组起算5.7个月 vs. 4.1个月，P＜0.0001），疾病进展风险下降32%。在可评估肿瘤缓解疗效的患者中，研究组的疾病控制率显著占优（68% vs. 54%，P＜0.0001）。

2013年一项患者总数超过3700例，共纳入使用贝伐珠单抗的7项随机对照研究的Meta分析（一线治疗研究AVF2107g/2192/0780、ARTIST、NO16966和AGITG MAX，及二线治疗研究E3200）结果显示：联合贝伐珠单抗对转移性直结肠癌患者的死亡风险降低20%，疾病进展风险的降低43%，由此显著延长患者中位OS和PFS分别达2.6个月和2.4个月，获益趋势在各研究间可均可重复。亚组分析进一步表明，无论联合单药或是双药、联合伊立替康或奥沙利铂的化疗方案，无论患者的KRAS状态如何，贝伐珠单抗均可带来显著的PFS优势。安全性方面，贝伐珠单抗各类3级以上不良反应发生率均低于10%。该项汇总分析全面地反映了贝伐珠单抗可安全地为转移性结肠癌的患者带来确切的生存获益。基于以上循证学依据，美国和欧洲的指南均推荐贝伐珠单抗可联合FOLFOX、FOFIRI、XELOX或卡培他滨单药等方案用于晚期或转移性结直肠癌。贝伐珠单抗的主要不良反应有：高血压、蛋白尿、血栓栓塞事件、伤口延迟愈合、胃肠道穿孔和出血等。贝伐珠单抗给药剂量和方法为：5mg/kg，首次静脉滴注时间需持续90min。如果第一次输注耐受性良好，则第二次输注的时间可以缩短到60min。如果患者对60min的输注也具有良好的耐受性，那么随后进行的所有输注都可以用30min的时间完成，每2周给药1次。

3. 帕尼单抗

帕尼单抗（Panitumumab）是第一个靶向表皮生长因子受体（EGFR）的全人源化IgG2单克隆抗体（由Amgen公司生产商品名：Vectibix）。而EGFR是一种跨膜糖蛋白，在许多正常上皮组织（包括皮肤和毛囊）中为一种组成性的表达成分，很多人类肿瘤（包括结直肠肿瘤等）中发现EGFR的过量表达。EGFR和其正常配体（如EGF，转化生长因子α）的相互作用导致一系列细胞内酪氨酸激酶的磷酸化和活化，从而实现调节细胞生长和存活、运动、增殖和转化中的分子转录。帕尼单抗可以特异性地与正常和肿瘤细胞的EGFR结合，是一种EGFR配体的竞争性抑制药。帕尼单抗与EGFR的结合可以阻止配体诱导受体的自磷酸化和受体相关激酶的活化，抑制细胞生长和诱导其凋亡，降低促炎症细胞因子和血管生长因子的产生及EGFR的内化。动物体内研究和体外研究均证明，该药可以抑制某些表达EGFR的人类肿瘤细胞系细胞的生长和存活。

在2006年ASCD会议上报道了一组Ⅲ期临床研究的结果，在469例对以往化疗包括5-Fu、OXA和CPT-11治疗失败的晚期结直肠癌患者随即分为2组，一组为支持治疗＋帕尼单抗，另一组单纯支持治疗

（BSC）。结果显示2组中位无进展生存期（PFS）分别为90天和60天。联合治疗组明显优于单纯支持治疗（$P<0.001$），联合治疗组有8%的有效率，至治疗第32周时，联合治疗组的存活患者数为支持治疗组2倍。鉴于帕尼单抗所取得的治疗效果，因此美国FDA于2006年9月批准了帕尼单抗可用于治疗对5-Fu，奥沙利铂和伊立替康已经失效的晚期结直肠癌患者，作为单药三线治疗。该试验后续的研究发现：共427例标本可检测*KRAS*突变，*KRAS*基因突变率为43%。野生型KRAS人群中，帕尼单抗亚组与BSC亚组PFS的风险比为0.45，而突变型人群中，两亚组PFS的风险比为0.99（$P<0.0001$）。帕尼单抗组中野生型亚组和突变型亚组的中位PFS分别为12.3周和7.4周，而BSC组中无论*KRAS*基因突变状态，两亚组的中位PFS均为7.3周。野生型并且接受帕尼单抗治疗的患者的客观有效率为17%，疾病稳定率为34%，而突变型患者接受帕尼单抗治疗后的客观有效率为0%，疾病稳定率为12%。结果表明：帕尼单抗仅在野生型KRAS基因患者中有效，*KRAS*基因检测也被推荐用于帕尼单抗治疗前的疗效预测。

关于靶向药物联合应用，抗VEGF与抗EGFR单抗同时联合化疗是否会取得更好的抗肿瘤作用。2009年Hecht发表了一个Ⅲ期临床研究，这项研究也是在化疗联合贝伐珠单抗的基础上加用帕尼单抗以探讨联合治疗的可能效果。在这个研究中共有823例和230例患者分别进入奥沙利铂为主和伊立替康为主的化疗。结果发现，中位PFS在联合帕尼单抗组和对照组分别为10.0个月和11.4个月，而OS分别为19.4个月和24.5个月。帕尼单抗组的毒副反应明显高于对照组，并且疗效与患者KRAS基因状态无关。试验结论是在化疗联合贝伐珠单抗的基础上加用了帕尼单抗，增加了不良反应，生存却没有收益。因此，从目前多数的临床试验的数据分析，不推荐在晚期直结肠癌的一线治疗中同时使用两种单抗药物。帕尼单抗的主要不良反应是皮疹、疲惫、腹痛、恶心、呕吐、便秘或腹泻及肺纤维化等。该药用法：帕尼单抗的推荐剂量是6mg/kg，持续静脉滴注60min，1/2周。如总剂量高于1000mg，需持续静脉滴注90min。

4. 瑞格非尼（Regorafenib）

Regorafenib是一个多靶点的酪氨酸激酶抑制药，由拜耳公司生产，商品名Stivarga。Regorafenib是甲苯磺酸索拉非尼片（Sorafenib）的一种姊妹产品，这两种药物都是多激酶抑制剂，可以抑制肿瘤的生长。Regorafenib和Sorafenib在结构上，就是苯环上多了一个氟基。

在名为CORRECT的国际多中心Ⅲ期临床试验中，在760例既往治疗过转移结肠直肠癌患者单个临床研究评价Regorafenib的安全性和有效性。患者被随机分为接受Regorafenib或安慰剂+最佳支持治疗（BSC），其中包括有助于处理不良反应和癌的症状治疗。患者接受治疗直至其肿瘤进展或副作用成为不能接受为止。505名患者被随机分配口服Regorafenib，255名患者进入安慰剂组。与安慰剂加最佳支持疗法（BSC）治疗相比，Regorafenib加最佳支持疗法（BSC）可显著改善标准疗法治疗后疾病仍有进展的转移性结直肠癌患者的总体生存时间（OS）（HR=0.77，单侧P=0.0052）及无进展生存时间（PFS）（HR=0.49，单侧$P<0.000\ 001$）。在该研究中，Regorafenib治疗组OS中位数为6.4个月，而安慰剂组为5.0个月；Regorafenib组PFS中位数为1.9个月，而安慰剂组为1.7个月。Regorafenib治疗组的生存期增加了29%，疾病控制率也优于安慰剂组（44% vs. 15%，$P<0.000\ 001$）。该资料还显示了在几乎所有的亚组分析中，Regorafenib组均有生存时间优势，其中包括KRAS野生型肿瘤及KRAS突变肿瘤患者之间无统计学差异。总体应答率方面未观察到差异。

基于该试验结果，2012年9月27日美国食品药品管理局批准Regorafenib（Stivarga）治疗经治疗后进展和播散至机体其他部位（转移）结直肠癌患者。Regorafenib治疗患者报道最常见的不良反应包括软弱或疲乏、食欲不振、手足综合征、腹泻、口腔溃疡（口腔黏膜炎）、体重减轻、感染、高血压和发音困难等。另外Regorafenib被美国FDA批准时同时带有黑框警告，指出可能有严重或致命性的肝毒性。除结直肠癌之外，该药还可用来治疗胃肠间质瘤。Regorafenib的给药方法：160mg口服1次/天，连服3周，休息1周，每4周为1个周期。

（二）放射治疗

对于可手术切除结肠癌，术前术后辅助放疗无意义。放射治疗结肠癌仅限于以下情况：①局部肿瘤外侵固定无法手术；②术中局部肿瘤外侵明显，手术无法切净应予以银夹标记；③晚期结肠癌骨或其他部位转移引起疼痛时做姑息镇痛治疗；④如术中发现肿瘤无法切除或切净时，可考虑术中局部照射再配合术后放疗；⑤除晚期结肠癌姑息镇痛治疗之外，结肠癌的放疗应基于 5-Fu 之上的同步放化疗。

1. 结肠癌的放疗种类

按其目的分为根治性放疗、对症性放疗及放疗、手术综合治疗。

(1) 根治性放疗通过放疗彻底杀灭肿瘤细胞。仅适用于少数早期患者及细胞类型特殊敏感的患者。

(2) 姑息性放疗以减轻症状为目的。适用于镇痛、止血、减少分泌物、缩小肿瘤等姑息性治疗。

(3) 放疗、手术综合治疗有计划地综合应用手术与放疗两种治疗手段。按进行的先后顺序，可分为术前、术中、术后三种。

术前放疗，术前照射能使肿瘤体积缩小、使已经转移的淋巴结缩小或消失，减轻癌性粘连，降低肿瘤细胞活力及闭合脉管，故适用于为控制原发灶及改变 Dukes 分期，并有利于提高手术切除率、减少复发率和医源性播散。手术一般在放疗后 4～6 周时进行。

术中放疗，适用于：①局部晚期不能切除的乙状结肠癌患者已做过术前放疗者；②手术探查时肿瘤与附近脏器如骶骨、骨盆侧壁、前列腺或膀胱有粘连或固定，姑息切除肿瘤后局部肿瘤有高风险复发的区域；③切缘阳性或切缘＜5mm 者；④肿瘤无法彻底切除，肿瘤残留腹腔或盆腔。

术后放疗，适用于：①已做根治手术肿瘤已侵及肠壁、浆膜或累及周围组织及器官者；②在病变附近及供应血管和肠系膜附近淋巴结有转移者；③存有残留病灶者。术后放疗开始于术后 1 个月左右。

2. 结肠癌的放疗剂量

常规分割放疗，每次 1.8Gy～2.0Gy，总计量如下。

(1) 根治性放疗 60Gy～65Gy/6～7 周。

(2) 对症性放疗 20Gy～30Gy/2～3 周（以症状消失或减轻为标准），50Gy～60Gy/5～6 周（抑制肿瘤生长）。

(3) 术前放疗 20Gy～45Gy/2～5 周，放疗后 4～6 周手术。

(4) 术后放疗伤口愈合后，照射 45Gy～50Gy/4～5 周，残留部位可缩野补充 10～15Gy。

(5) 术中放疗 β 射线一次照射 15Gy～17Gy。

3. 结肠癌放疗的并发症和预防

放疗的急性反应主要有：放射性结肠炎，临床表现为大便次数增加、腹痛、腹泻，严重者有血便、黏液样便。射线累及膀胱时会发生膀胱刺激征，如尿频、尿急。后期的放射并发症有：贫血、肠壁纤维化、肠粘连、肠营养吸收不良，较严重的会出现肠穿孔。放射过量是导致放射性损伤的主要原因。因为结肠的放射敏感性及耐受性差，仅能耐受常规分割照射 50Gy 的剂量，而根治性放疗的剂量已经超过结肠的放射耐受剂量。所以在制订放疗计划时要十分谨慎，保持结肠的放射剂量在安全的范围内。另外，合并高血压、糖尿病、盆腔炎病史及有腹部手术的患者发生放射性损伤的比例较高，需要提前控制好血糖、血压，并进行阴道冲洗，易消化、高蛋白饮食，保持大便通畅，禁食辛辣刺激性食物等。

（三）免疫治疗

MMR 基因是人体中的保守基因，可准确识别及修复 DNA 复制或重组过程中产生的碱基错误。*MMR* 基因发生突变导致基因功能缺陷，MMR 修复能力下降，表现为高频度微卫星不稳定（MSI-H）。pMMR 指 MMR 表达正常，表现为低频度微卫星不稳定性（MSI-L）或微卫星稳定性（MS-S）。dMMR/MSI H 型结直肠癌占所有结直肠癌的 15%～20%，具有免疫原性高、微环境淋巴细胞浸润性强及对化疗抵抗等特点。

荷兰的 NICHE 研究显示 20 例 dMMR 肿瘤患者均观察到病理缓解，其中 19 例肿瘤残留≤10%，12 例达到 pCR。Voltage 研究探讨了局部晚期直肠癌行长程同步放化疗后予以纳武利尤单抗的新辅助免疫治疗，dMMR 组的 pCR 率达到 60%。国内邓艳红团队的 PICC 研究的 PD-1 单抗单药组 pCR 率为 65%，特瑞普利单抗联合塞来昔布组 pCR 率高达 88%。中山大学团队的一项研究入组 18 例局部晚期 MSI-H 型直肠癌患者，采用信迪利单抗单药进行新辅助免疫治疗，临床完全缓解（cCR）和病理完全缓解（pCR）率已高达 75%。以上多项研究表明，免疫治疗可使 MSI-H/dMMR 晚期结肠癌患者显著获益。

与 dMMR 或 MSI-H 结直肠癌相比，pMMR 或微卫星稳定（microsatellite stability，MSS）肿瘤免疫治疗效果欠佳。近年对如何提高其疗效开展了诸多探索，联合放化疗的策略成为研究探索的热点。对于pMMR 或 MSS 直肠癌患者，加入免疫治疗有望提高肿瘤退缩率、深度及持续缓解时间以及 ypCR 率。所以，整体看，免疫治疗为直肠癌新辅助治疗的个体化治疗开辟了一条新路。

近年来，器官保留成为直肠癌新辅助治疗的新终点，包括接受非手术治疗（等待观察）和局部切除者。对传统放化疗后直肠癌病灶的评估手段包括直肠指诊、内镜检查、MRI 检查、血液肿瘤标志物检查等。评估达到 cCR 或近 cCR 的患者，可考虑在密切随访的前提下进行等待观察，对有明确肿瘤残留的患者，建议尽早进行根治性手术。与放化疗及靶向治疗不同，免疫新辅助治疗的特点之一是影像学与病理评估结果可能差异很大。由于免疫细胞浸润等原因，很多患者影像学上并没有观察到肿瘤缓解，而是维持稳定甚至有些增大，但病理检查会发现大量坏死。这就提示，目前的影像学评价标准或评价方式亟待改进，在免疫治疗的临床研究设计中需要关注相关问题。

十四、述评

结肠癌的诊断和治疗是结直肠病学专业的重要工作内容之一。一方面，其发病率较高，并且在我国还呈现上升趋势，日益成为危害人民群众生命健康的重要危险因素；另一方面，关于结肠癌发病机理、筛查手段的研究日益深入，以手术为中心的多学科治疗体系也日趋成熟，治疗效果不断提高，这就使得结肠癌成为当代结直肠病学乃至普通外科学领域一个非常活跃的疾病。

结肠癌在我国的发病率总体上低于欧美国家，但近年来呈逐渐增高趋势，在一些地区已接近欧美国家，成为最常见的恶性疾病之一。而病因学的研究表明，生活方式，特别是饮食习惯的西方化，和结肠癌的发生有一定的相关性，这就为我们预防结肠癌提供了有价值的切入点。关于结肠癌发生机制研究已经阐明了结肠息肉，特别是结肠息肉病和结肠癌的关系，得益于纤维结肠镜检查的日益普及和内镜下治疗技术的不断成熟，结肠癌的二级预防发现已经具备了可靠方法。随着基因芯片等高通量分子生物学检测手段的不断进步，结肠癌的筛查将变得更加容易实施和富有效率，从而大大提高结肠癌的诊断水平和治疗效果。

在结肠癌的病理诊断方面，制订了更加规范、准确地分期标准。近年来关于 *K-ras* 基因突变等一系列生物标志物的检测，不仅丰富和深化了人们对于结肠癌生物学特性的认识，能够更为准确的判断预后，更为重要的则是提高了对患者化疗和一些靶向治疗的敏感性的判断，进一步提高了治疗的针对性，甚至有望使得肿瘤的个体化治疗成为现实。在这一领域，结肠癌的有关研究走在了实体肿瘤治疗的前列。

手术仍然是当前结肠癌的主要和首选治疗方式。这一具有 200 年历史的治疗方式同样得到了不断地更新和完善。腹腔镜技术被较早用于结肠癌的手术治疗，在实体肿瘤的腹腔镜外科治疗领域，其治疗效果率先得到了较大规模随机对照临床试验的验证，堪称腹腔镜肿瘤外科治疗学的典范。同时这一结果也让人们更加关注手术创伤在肿瘤治疗中的负面效应，从而探索更加有效的肿瘤治疗模式。

完整结肠系膜切除（CME）理论的提出是近年来结肠癌手术划时代的革新。这一理论强调了在手术过程中应当注意保持结肠脏层筋膜的完整性，实现病变所在结肠及其系膜的完整切除。作为一种新的思路和操作标准，CME 理论不仅有助于进一步提高结肠癌的手术治疗效果，还将影响着其他实体恶性肿瘤、特别是腹部肿瘤治疗模式的转变。

已经证明化疗在结肠癌的治疗中具有一定作用，随着新型药物的不断涌现，结肠癌的化学治疗更加规范，不良反应进一步减轻，效果更明显。而前述的分子靶向治疗药物就能够更为明显地改善了部分局部进展明显或发生肝、肺等远处转移治疗效果。

各种有关结肠癌治疗的循证医学研究得到了广泛开展、逐步更新，形成了多个指南。根据这些研究结果和诊疗指南，结肠癌的诊断更加全面、详细，治疗模式更加规范合理，既提高了结肠癌的诊治效率，又减少了卫生资源的浪费和不合理消耗。

总之，结肠癌是当前常见的消化道恶性肿瘤，其诊断和治疗都具有较为悠久的历史，得益于现代医学的飞速发展，在诸多领域也有着显著的进步。深入理解、合理应用现代医学的这些研究结果，将有助于提高结肠的诊疗水平，进一步提高结肠癌的治疗效果。

第6章　直肠癌

一、流行病学

直肠癌是我国常见恶性肿瘤之一，在大肠癌中，直肠癌的发生率占60%～75%。从世界范围看，我国属直肠癌低发区，然而随着社会的发展、生活条件的提高和人们生活方式、习惯的改善，其发病率、死亡率呈明显上升趋势。直肠癌发病率明显呈现城市高于农村，高收入地区高于低收入地区，男性高于女性，老年人高发的特征。在我国东南沿海的一些城市，直肠癌的发病率正逼近居首位的肺癌。据上海市统计，2007年直肠癌的发病率已超越胃癌跃居第二位，仅次于肺癌。同时我国直肠癌流行病学趋势正在发生变化并呈现新的特点：一是直肠癌由低发趋向高发；二是直肠癌发病率上升趋势较结肠癌低；三是低位直肠癌所占比例高，早期直肠癌所占比例低；四是年轻人比例高，直肠癌平均发病年龄趋同于发达国家水平。此外，大多数患者诊断时多为晚期。有15%～25%直肠癌患者在确诊时即合并有肝转移。

二、病因学

直肠癌的病因目前仍不十分清楚，其发生是多因素、多步骤、内外因交互作用的结果。外因包括物理、化学和生物致癌物，内因包括遗传易感性等。其发病与社会环境、饮食习惯、遗传因素等有关。直肠息肉也是直肠癌的高危因素。目前基本公认的是动物脂肪和蛋白质摄入过高，膳食纤维摄入不足是直肠癌发生的高危因素。

（一）饮食因素

高脂肪食品，如肉类，高蛋白质食物和低纤维饮食，如淀粉、土豆、胡萝卜等与直肠癌的发生机制有着十分重要的关系，高脂肪膳食不但可刺激胆汁分泌增加，而且可促进肝中胆固醇和石胆酸的合成，因而在结肠细菌的作用下使之在肠腔内转变成胆固醇代谢物和石胆酸，有致癌的作用。低纤维食物不吸收水分，减少了大便次数，增加了废物在肠道的留宿，延长了粪便在大肠的停留时间，增加了致癌物质与大肠黏膜的接触时间，因而是直肠癌发病原因之一。高脂肪和低纤维两者都是致癌物质或辅癌物质，因此诱发直肠癌的发生。

（二）遗传因素

遗传因素是直肠癌的发病原因之一，在直肠癌患者家族中，约1/4的新发患者有直肠癌的家族史，亲属得过直肠癌，其后代在一生中患此病的概率比普通人群要多。遗传性非息肉病性结直肠癌（hereditary non-polyposis colorectal cancer，HNPCC）现已表明是一种错配修复基因所致的染色体显性遗传性肿瘤，其后代患恶性肿瘤的发生率明显高于一般人群。细胞遗传基因发生改变，造成肿瘤遗传特性的恶性不良性细胞，形成了恶性肿瘤的家族性。

（三）直肠息肉

直肠息肉是直肠癌发病的主要因素之一。直肠不良息肉是癌前病变的主要诱因，尤其是家族性多发性腺瘤息肉病，癌变的概率比较大。乳头状腺瘤性息肉癌变中绒毛样腺瘤样息肉癌变率为25%左右；管状腺瘤样息肉恶变比较常见。

（四）慢性炎症肠病

长期的慢性炎症可能是引起直肠癌的因素之一。慢性的炎症刺激，可引起直肠癌的发生，如慢性细菌感染、血吸虫病、阿米巴痢疾、慢性非特异性溃疡性结肠炎、憩室炎、慢性菌痢等，使得黏膜发生肉芽肿。可通过肉芽肿、炎性和假性息肉阶段而发生癌变。

三、疾病筛查

直肠癌疾病筛查的基本要求是方法简便易行，无创痛，易被接受，经济价廉，灵敏度和特异度兼备，能够从人群中分出高危人群，检出的患者以早期为主，可发现大量癌前病变。目的是通过筛查达到癌症发病率、死亡率有所下降。

（一）筛查时间

应该从50岁没有家族史人群开始。对于有家族史的人群，筛查应该从第一名亲属最初诊断为结直肠癌的年龄为界，提前至少 10 年进行筛查。溃疡性结肠炎患者也要提前 10 年，每 1～2 年接受检查。停止筛查时间未定，但是出现重大疾病时停止筛检。

（二）筛查方法

目前国际上现行的筛查方案有：①粪便潜血试验（FOBT）；②复合 FOBT（先进行 FOBT 检测，若阴性，每 1～2 年复查一次；若阳性，则行结肠镜检查）；③乙状结肠镜筛查；④全结肠镜筛查；⑤粪便基因学检测；⑥ CT 模拟结肠镜技术筛查。

（三）筛查方案

用问卷初筛高危人群，进而对高危人群进行结肠镜精筛，具体方案为：年龄≥40 岁，具有以下 1 项者可视为高危患者：①免疫法粪便隐血试验阳性；②一级亲属有结直肠癌病史；③本人具有癌症史或息肉史；④同时具有以下 2 项或 2 项以上者：慢性便秘、慢性腹泻、黏液血便、不良事件及慢性阑尾炎史。对高危患者做结肠镜检查，阳性者根据治疗原则处理；阴性者每年复查 1 次大便潜血试验。如筛检出肿瘤，按肿瘤治疗原则处理；检出息肉，切除后每 3～5 年复查 1 次肠镜。但 FOBT 不能发现不出血的直肠癌，或是由于出血是间歇的，漏诊较高，故建议使用免疫法 FOBT。

FOBT 法成本效益及依从性较好，故应用广泛，免疫法具有更高的特异度，但仍未能解决假阳性的问题。故与粪便脱落细胞联合检测应用于大肠癌筛查，形成互补，大大提高了其阳性检出率。粪便脱落细胞和 DNA 的检测在结直肠癌的筛查中有以下优点：标志物恒定；灵敏度和特异度高；假阳性率低；依从性好；可检测直肠任何部位的肿瘤脱落细胞。多数学者对这一筛查方法的前景看好。电子结肠镜检查仍为金标准，既能直接观察病变、取活检病理，又能镜下切除息肉等处理一些病变。

明确高危因素，确立高危人群及地区，有针对性地、多方法结合、广泛地开展直肠癌筛查，是提高直肠癌早期诊断的非常必要的、有效的手段。

四、直肠癌分子生物学

直肠癌的分子生物学领域已经有了巨大的发展，肿瘤的发生、发展是多基因、多步骤相互作用的过程，原癌基因的激活、抑癌基因的失活及其编码产物的错误表达，以及 DNA 的损伤修复系统缺陷等在细胞恶变及增殖中有着重要作用。1990 年 Fearon 和 Vogelstein 根据结直肠“腺瘤－癌”顺序演变规律和基因变化，提出了结肠癌发病过程的多步骤分子遗传模式，推动了结直肠癌的分子生物学研究。在此基础上，又进一步发现遗传性非息肉病性结肠癌（HNPCC）的发生与微卫星不稳定性（MSI）有关。近些年国内外学者在结直肠癌的分子生物学做了大量的研究，结直肠癌分子生物学进展必将为结直肠癌病的临床治疗提供巨大帮助。

（一）癌基因激活

癌基因（oncogene）是指细胞基因组中一旦被激活就能使正常细胞发生恶性转化的基因。1969 年美国学者 R.I.Huebner 和 G.I.Todaro 提出癌基因假说，认为在所有的细胞中都包含着致癌病毒的全部遗传信息，这些遗传信息代代相传，其中与致癌有关的信息称为癌基因。癌基因编码的蛋白与细胞生长调控的许多因子有关，这些因子参与细胞生长、增殖、分化等环节的调控。与直肠癌发生、发展相关的癌基因主要包括：*K-ras* 基因、*Her-2* 基因、*c-myc* 基因。

1. *K-ras* 基因

K-ras 基因是一种原癌基因，长约 35kb，位于 12 号染色体，是 *ras* 基因家族成员之一，因编码 21kD 的 ras 蛋白又名 *p21* 基因，与肿瘤的生成、增殖、迁移、扩散及血管生成均有关系。正常生理情况下，*ras* 基因编码的蛋白以软脂酸共价键形式固定于细胞膜内表面，处于非活化状态，当致癌物质接触后 *K-ras* 基因发生突变，致 ras 蛋白活化，不断激活靶分子，引起信号转导的持续效应，从而促进肿瘤细胞的增殖。结直肠癌 *K-ras* 基因报道各不相同，欧美为 30%～68%，我国为 14%～43.8%。

2. *Her-2/Neu* 基因

又称 *c-erbB-2* 基因，Her-2/Neu 代表人表皮生长因子受体 2（human epidermal growth factor receptor-2）。人类该基因定位于染色体 17q21.1，其编码产物为 185kD 的跨膜精蛋白 p185，由 1255 个氨基酸组成，为单链跨膜蛋白，720～987 位属于酪氨酸激酶区。Her-2/neu 蛋白是具有酪氨酸蛋白激酶活性跨膜糖蛋白，是 EGFR 家族成员之一。EGFR 参与肠黏膜的生长、增殖和再生，并在结直肠癌的发展过程中起着至关重要的作用。在 50% ～85% 的结直肠癌标本中 EGFR 呈阳性表达，并且其表达程度与临床分期、有无淋巴结转移、无病生存期、总生存期、5 年复发率等密切相关。

3. *C-myc* 基因

C-myc 基因是较早发现的癌基因，*C-myc* 基因是禽类髓细胞病毒（AMN）MC-29 的 V-myc 的细胞同源序列，它由 1358 bp 的 *gag* 基因与 1568 bp 的 *V-myc* 基因共同组成。*C-myc* 基因由 3 个外显子及 2 个内含子组成。研究表面，C-myc 可结合 RNA 聚合酶Ⅲ的特异性转录因子（TFⅢB）后，促进 RNA 聚合酶Ⅲ（POLⅢ）的合成，POLⅢ参与 tRNA 及 5s 核糖体 RNA 合成，C-myc 是调节人端粒酶反转录酶 hTERT 转录的重要转录因子，贯穿细胞恶性转化的整个过程。

（二）抑癌基因失活

抑癌基因（antioncogene）也称为抗癌基因。正常细胞中存在的基因，它们在被激活情况下具有抑制细胞增殖作用，但在一定情况下被抑制或丢失后可减弱甚至消除抑癌作用。正常情况下它们对细胞的发育、生长和分化的调节起重要作用。与直肠癌发生、发展相关的抑癌基因主要有 *APC* 基因、*p53* 基因、*DCC* 基因等。

1. *APC* 基因

1986 年 *APC* 基因首次由 Herrera 在一位患有直肠肿瘤及智力缺陷的 Gardner 综合征的患者染色体上发现，随后发现 *APC* 基因是家族性腺瘤性息肉病（familial adenomatous polyposis，FAP）的致病基因。*APC* 基因位于染色体 5q21，cDNA 全长 8535bp，共有 21 个外显子，*APC* 基因编码 2843 个氨基酸组成的蛋白，即 APC 蛋白。分子量为 300kD，为胞质蛋白，亲水性，位于结直肠上皮细胞基底膜侧。当细胞迁移到隐窝柱表面时 APC 表达更为显著。

虽然 *APC* 基因突变直接导致 FAP 发生，但其意义不只限于 FAP 病，散发性结直肠腺瘤中，5q21 的杂合性缺失（loss of heterozygosity，LOH）发生率为 29%，在非 FAP 的散发性结直肠肿瘤中同样观察到了 *APC* 基因的突变，*APC* 基因是散发性结直肠癌常见变化基因之一，发生率为 35%～45%，这表明 *APC* 基因突变不仅与 FAP 发生有关，而且涉及非 FAP 的散发性结直肠肿瘤。并且，*APC* 基因突变发生于＜1cm 腺瘤的事实，提示 *APC* 基因突变是结直肠肿瘤发生过程中的早期事件。

2. *p53* 基因

人类 *p53* 基因定位于 17 号染色体 p13.1，全长 16～20kb，含有 11 个外显子，转录 2.8kb 的 mRNA，编码蛋白质为 p53，是一种核内磷酸化蛋白。*p53* 是迄今为止发现的与人类肿瘤相关性最高的基因，过去一直把它当成一种癌基因，直至 1989 年才知道起癌基因作用的是突变的 p53，后来证实野生型 p53 是一种抑癌基因。

目前发现 *p53* 基因与人类 50% 的肿瘤有关，如结肠癌、胃癌、肝癌、乳腺癌、膀胱癌、前列腺癌、软组织肉瘤、卵巢癌、脑瘤、淋巴细胞肿瘤、食管癌、肺癌、成骨肉瘤等。不同种类肿瘤 p53 突变谱并不一致。在结直肠癌大部分突变为 G：C A：T 转换，约占 79%，而 G-T 颠换发生率较低。突变体将失去特异位点结合能力。p53 的改变可引起远离突变位点区段甚至整个蛋白构象的改变。这不仅影响突变体，也影响野生型 p53 的功能。野生型突变体组成的四聚体不能与结合位点结合，也丧失对目的基因激活作用。突变体与野生型 p53 结合形成更稳定的四聚体，解除内源野生型 p53 的负调控作用，从而引起细胞恶性病变。

p53 在肿瘤血管生成中发挥重要作用，并与 VEGF 相互联系，它可以调节细胞增殖活性及 VEGF 的表达，直接或间接影响肿瘤血管的生成，野生型 p53 能促进体外培养细胞血管形成抑制因子 TSP-mRNA 的表达，而突变型 p53 能下调 TSP-mRNA 的表达，同时促进 VEGF-mRNA 的表达。

3. *DCC* 基因

DCC 基因最初从直肠癌中得到鉴定，位于 18q21.1，含有 1.4Mbp 和 29 个外显子。其表达产物为 190kD 的跨膜磷蛋白，膜外有 1100 个氨基酸，膜内有 324 个氨基酸。*DCC* 基因的改变方式主要有：等位基因杂合性缺失、5′ 端纯合性缺失、外显子的点突变及 *DCC* 基因过甲基化等。等位基因杂合性缺失可能是 *DCC* 基因失活最普遍的机制。多数研究表明，*DCC* 等位基因的杂合性缺失（LOH）发生率一般为 66%～75%。

Mazelin L 等用小鼠（*APC*）/ *DCC* 基因敲除模型显示小鼠 *DCC* 基因的缺失。*DCC* 基因具有促细胞凋亡作用，这与半胱氨酸蛋白的裂解作用有关，半胱氨酸蛋白暴露于 DCC 受体的抗凋亡区域，可被 netrin-1 抑制。在小鼠模型上过度表达的 netrin-1 和 *APC* 基因的缺失抑制了促细胞凋亡作用，并可能跟促进肿瘤生长有关。Vogelstein 等报道，在结直肠黏膜上皮由正常上皮转化为增生上皮和腺瘤，并演变到癌变的过程中，有 47% 的进展期腺瘤（腺体或细胞呈中、重度不典型增生）和 73% 的结直肠癌细胞中可检出染色体 18q 有 *DCC* 等位基因的杂合性缺失，但在早中期腺瘤很少见。而在 90% 的有 18qLOH 的患者中，缺失区包含了 *DCC* 基因位点。

（三）转移抑制基因

肿瘤转移抑制基因是指一些基因编码的蛋白酶能够直接或间接地抑制具有促进转移作用的蛋白，从而降低癌细胞的侵袭和转移能力的一类基因。凡是能抑制肿瘤转移形成的基因均可命名为转移抑制基因。肿瘤抑制基因主要是抑制肿瘤细胞的恶性表型；而肿瘤转移抑制基因主要是抑制肿瘤细胞的转移表型。目前已经分离出几种能抑制肿瘤转移的基因如 *nm23*、*KAI1* 等。

1. *nm23* 基因

nm23 基因是采用差异杂交技术从低转移鼠 K-1735 黑色素瘤细胞系 cDNA 文库中鉴定的一种基因，该基因 mRNA 水平及编码产生的蛋白质在多种高转移表型的实验性肿瘤中明显减少，1988 年 Steeg 等首先发现 *nm23* 基因与癌转移能力有关。*nm23* 基因位于人类染色体 17q22，编码产物为 17KD 的核内及胞质蛋白质。是由 152 个氨基酸组成的蛋白质，与核苷二磷酸激酶（nucleoside diphosphate kinase，NDPK）的氨基酸序列具有高度同源性。人类 *nm23* 基因有 2 个亚型：*nm23H1* 和 *nm23H2*，两者有 88% 同源性，*nm23H1* 与乳腺癌的预后关系更密切。nm23 蛋白具有 NDPK 功能，通过影响微管聚合而调节细胞运动，并通过影响 G 蛋白的信号传递而发挥负向调节作用，从而抑制肿瘤转移。但其作用并不依耐于 NDPK 的活性，有实验结果表明，与转移潜能有关的是 nm23/NDPK 的表达水平而不是 NDPK 的活性。nm23 是独立预后指标，其表达与年龄、肿瘤大小、ER、PR 和 C-erbB-2 无关，与淋巴结转移状况、组织学分型、分级及临床分期均有显著关系，nm23 高表达者的预后明显好于低表达者。

结肠癌细胞中 *nm23H1* 能通过调节肌球蛋白轻链磷酸化程度降低细胞体外迁移能力和肝脏转移潜力，由表皮生长因子介导的体外细胞迁移也受到抑制，这也可能是 *nm23* 调控结肠癌转移的机制之一。*nm23* 已在胃癌、结直肠癌、乳腺癌、骨肉瘤、膀胱癌等具有转移潜能的肿痛细胞中呈低表达，*nm23* 低表达与肿瘤状态和远距离转移紧密相关。因此，检测 *nm23* 表达对于判断肿瘤有无转移，有一定临床意义。

2. *KAI1* 基因

KAI1 基因是 1995 年由 Dang 等从人前列腺癌杂交细胞 AT6.1 中的 11 号染色体克隆出的肿瘤转移抑制基因。*KAI1* 基因定位于人染色体的 11p11.2，长约 80kb，其 cDNA 片段为 2.4kb。结构基因由 10 个外显子和 9 个内含子组成，5′ 端有 8kb 的前导区，第 10 个外显子后有长约 8kb 的拖尾。

KAI1 基因编码的蛋白质由 274 个氨基酸组成，它与已知的 CD82 结构相同，CD82 是一种细胞膜糖蛋白，是 4 次跨膜超家族成员之一，具有 4 个高度保守疏水跨膜区和 1 个大的细胞外亲水区，后者包含 3 个潜在的 N 端糖基化位点，N 端糖基化与其抑制转移作用是一致的。在整合素细胞、黏附分子、IM4sF 蛋白和磷脂酰肌醇激酶之间存在着连接，说明 4 次跨膜超家族蛋白可能介导细胞与周围环境信号的转导。KAI1 蛋白主要定位于上皮细胞膜并表现广泛的糖基化，提示 KAI1 蛋白参与细胞与细胞间、细胞与细胞外基质间的反应，这两种反应在肿瘤的侵袭和转移中起相当重要的作用。

（四）凋亡抑制基因

细胞凋亡（apoptosis）指为维持内环境稳定，由基因控制的细胞自主、有序的死亡。细胞凋亡与细胞坏死不同，细胞凋亡不是一件被动的过程，而是主动过程，它涉及一系列基因的激活、表达及调控等的作用，它并不是病理条件下自体损伤的一种现象，而是为更好地适应生存环境而主动争取的一种死亡过程，而这种调节一旦失衡，就可能导致多种疾病及肿瘤的发生。研究发现，70% 的肿瘤的发生与细胞凋亡失控有关，凋亡相关基因的突变也可导致细胞增殖异常，并导致肿瘤的发生发展。

1. *Survivin* 基因

Survivin 是凋亡抑制蛋白家族成员，是目前发现最强的凋亡抑制因子。1997 年，AMBROSINI 利用效应细胞蛋白酶受体 -1 在人类基因组文库的杂交筛选中首次分离出 *Survivin* 基因，该基因定位于 17q25，全长 14.7kb，含 4 个外显子和 3 个内含子，*Survivin* 基因编码产物是由 142 个氨基酸组成的分子量约为 16.2KD 胞质蛋白。*Survivin* 基因具有抑制细胞凋亡，促进细胞转化并参与细胞的有丝分裂，血管的生成和肿瘤细胞耐药性的产生等作用。

Survivin 在直肠癌组织中选择性表达是直肠癌发生中的普遍事件，并与肿瘤转移、血管浸润等恶性生物学行为有关。Survivin 蛋白一方面通过 caspase 通路阻止凋亡，其有两个途径：其一干扰内源性凋亡信号通路上游启动因子 caspase9 的活化及直接抑制内 / 外源凋亡信号通路下游共同的终末效应因子 caspase3 、caspase7 而实现其抗凋亡作用；其二竞争结合 p21–Cdk4 复合物上的 Cdk4，使 p21 成为游离状态，游离的 p21 与 caspase3 结合后，反馈抑制 caspase3 的活性，间接组织细胞凋亡。另一方面还可以是促进细胞通过细胞周期 G1/S 检查点，在 G1/S 转换中起重要作用，加快细胞分裂增殖速度，还可以通过非 caspase 途径而抑制凋亡。近年来对 Survivin 蛋白在结直肠癌中作用的研究已取得一定新进展，在正常直肠癌组织中不表达或极少表达 Survivin 蛋白，而在癌组织中特异性高表达，进一步研究还发现主要表达在直肠癌细胞的胞质或细胞膜上，间质淋巴细胞及细胞核内未见阳性表达，提示在肿瘤细胞发生、发展过程中扮演了一个重要角色。

2. *bcl-2* 基因

Bcl-2 蛋白是 *bcl-2* 原癌基因的编码产物，是细胞存活促进因子，属膜整合蛋白，分子量为 26kDa，定位于线粒体、内质网和连续的核周膜，在胚胎组织中广泛表达。Bcl-2 蛋白家族是一个特别的家族，目前已发现 25 种 Bcl-2 家族同源蛋白，其成员中有些促进凋亡，如 Bad、Bid 、Bax，有些成员阻止细胞凋亡，如 Bcl-2、Bcl-x、Bcl-w。Bcl-2 能够阻止细胞色素 C 从线粒体释放到细胞质，从而抑制了细胞凋亡。

bcl-2 的异常表达与肿瘤的发生、发展有关。在正常结肠黏膜中，*bcl-2* 主要表达于隐窝底部的上皮细胞中，表面的 *bcl-2* 表达缺失。在结肠肿瘤组织中，*bcl-2* 表达弥散且位于胞质中。*bcl-2* 的表达增高与结直肠癌的发生有关。bcl-2 蛋白的过度表达会在肿瘤发展过程中抑制凋亡，使肿瘤细胞耐药性增高，有利于癌细胞生长、增殖。

五、临床病理学

结直肠癌是直肠黏膜上皮和腺体发生的恶性肿瘤，在全世界发病率居第三位，其发病率仍有上升趋势。病理学检查能明确直肠癌的形态、范围、组织学类型等，同时病理预后因素包括：原发病灶局部扩散情况，边缘累及情况，淋巴结转移情况，邻近器官受累情况对临床后期治疗提供重要的依据。

（一）上皮内瘤变

上皮内瘤变（intraepithelial，IN）是上皮恶性肿瘤发生前的一个特殊阶段，长期以来学者们对消化道上皮肿瘤分类和命名一直存在不同观点。这个概念最早由 Richart 于 20 世纪 60 年代用于宫颈上皮异型增生的描述，以后应用于许多器官系统的上皮性浸润前病变。1998 年 9 月在 Vienna 召开的国际胃肠道病学会议上，来自不同国家和地区的消化内镜专家、外科医生及病理学家经讨论制订了统一的胃肠道上皮性肿瘤分类方案，即胃肠道上皮性肿瘤的 Vienna 分类（表 6–1）。Vienna 分类以病理为基础，提出了治疗建议使分类与临床治疗紧密结合，有实用意义。

表 6–1 胃肠道上皮性肿瘤的 Vienna 分类及临床处理方法（2002）

级 别	诊 断	临床处理
1	无肿瘤	选择性随访
2	不确定肿瘤	随访
3	黏膜低级别瘤变	内镜下切除或随访
3.1	低级别腺瘤	
3.2	低级别异型增生	
4	黏膜高级别瘤变	内镜下或外科手术局部切除
4.1	高级别腺瘤 / 异型增生	
4.2	非浸润性癌（原位癌）	
4.3	可疑浸润癌	
4.4	黏膜内癌	
5	黏膜下浸润癌	手术切除

2002 年 WHO 分类，将上皮内瘤变概念引入结直肠肿瘤的诊断。结直肠上皮内瘤变分为低级别上皮内瘤变和高级别上皮内瘤变。WHO 分类将轻度（Ⅰ级）和中度（Ⅱ度）异型增生归纳入低级别上皮内瘤变，高级别上皮内瘤变包括重度（Ⅲ级）异型增生和原位癌。

1. 结直肠黏膜低级别上皮内瘤变

轻中度异型增生表现为腺管内杯状细胞减少，细胞核呈笔杆状拥挤、复层，但占胞质的 1/2～2/3，细胞顶端胞质仍存在。腺管延长、扭曲，大小不一，部分可见共壁及背靠背。

2. 结直肠黏膜高级别上皮内瘤变

重度异型增生（Ⅲ级）指胞核复层，占据整个细胞胞质，与上述低级别上皮内瘤变不同，细胞顶端胞质也为胞核所充满。杯状细胞罕见或消失。上皮细胞极性紊乱。腺管延长、扭曲、大小不一。腺管共壁及背靠背多见。

（二）早期直肠癌

早期直肠癌是指局限于黏膜及黏膜下层，肿瘤尚未累及肠壁肌层者。原位癌是指癌细胞未突破腺体上皮基底膜，但结直肠原位癌是指癌细胞局限于腺体基底膜内或固有黏膜内，并强调指出对结直肠原位癌采用高级别上皮内瘤变的诊断名称更合适，对黏膜内癌采用黏膜内瘤变更合适。

早期结直肠癌的肉眼分型如下。

(1) 息肉隆起型（Ⅰ型）：肿瘤呈息肉状向腔内隆起，根据肿瘤是否有蒂，可将肿瘤分为有蒂型（Ⅰp 型）、亚有蒂（Ⅰps）型或广基型（Ⅰs 型）。

(2) 扁平隆起型（Ⅱa 型）：肿瘤呈斑块状向腔内隆起。

平坦型（Ⅱb 型）：肿瘤表面较平坦，不形成明显的向腔内隆起，肿瘤表面亦不凹陷。

凹陷型（Ⅱc 型）：肿瘤局部呈浅表性凹陷。

(3) 扁平隆起伴溃疡型（Ⅲ型）：肿瘤如小盘状，边缘隆起，中央伴有溃疡形成凹陷。

（三）进展期直肠癌

进展期直肠癌系指癌肿浸润深度已超出黏膜下层，达肠壁肌层者。肉眼分型可分为肿块型、溃疡型、浸润型及胶样型四种，溃疡型最多见。

1. 肿块型

肿瘤向腔内呈结节状、息肉状及菜花样隆起，有蒂或广基。肿瘤切面呈灰白色，质硬，与周围肠壁分界较清楚。如肿瘤表面有坏死及浅表溃疡形成，形如盘状，则称为盘状型。

2. 溃疡型

表面有较深的溃疡形成，溃疡常深达肌层或超过肌层，特点是向肠壁深层生长并向周围浸润，根据溃疡外形及生长情况又分为局限性溃疡型和浸润性溃疡型两个亚型。

(1) 局限性溃疡型：肿瘤外观呈火山口样，中央坏死凹陷，边缘呈堤状隆起，肿瘤的界限多较清楚。

(2) 浸润性溃疡型：主要向肠壁内浸润性生长，与周围组织分界不清。肿瘤中央可见较深溃疡形成。溃疡周边的常黏膜呈斜坡状高起，不成明显的堤状隆起。

3. 浸润型

肿瘤沿肠壁内呈弥漫性浸润性生长，常累及大部分肠壁或全周，使肠壁增厚，变硬，肿瘤不形成向腔内隆起的肿块，表面无明显溃疡形成。常伴有纤维组织异常增生，使肠管周径明显缩小，形成环状狭窄。肿瘤切面呈白色，质地较硬，常浸润至肠壁全层。

4. 胶样型

肿瘤外形各异，可呈隆起、溃疡或弥漫浸润型，切面外观呈半透明胶冻状，切面有大量黏液，镜下为黏液腺癌或弥漫浸润的印戒细胞癌。多见于年轻人，预后较差。

（四）直肠癌的组织学类型及分级

1. 直肠癌的组织学类型

(1) 乳头状腺癌（papillary adenocarcinoma）：可见许多大小不一、粗细不等、分支状等乳突结构，乳头的中央为纤维结缔组织轴心，乳头表面被覆柱状及立方形的癌细胞，细胞核大，深染，可有不同的分化程度。

(2) 管状腺癌（tubular adenocarcinoma）：癌细胞排列成管状结构，分为 3 个亚型。

① 高分化腺癌：癌组织由大小不一的腺管构成。癌细胞分化良好，呈柱状单层排列，多位于基底部。胞质内可出现散在的杯状细胞。

② 中分化腺癌：癌细胞分化较差，大小不一，呈假复层，细胞质较少，细胞核上升至细胞的腺腔缘。癌细胞的腺腔缘无明显的细胞质带。

③ 低分化腺癌：管状结构不明显<25%，癌细胞分化差，异型性显著，细胞核大，胞质较少，细胞核比例较大，可见较多的核分裂象及病理性核分裂象。

(3) 黏液腺癌（mucinous adenocarcinoma）：又称胶样癌和黏液样癌，组织内有大量黏液，黏液湖内可见散在的及呈条索状排列的癌细胞。肿瘤内可见散在的印戒样癌细胞，此型肿瘤可呈半透明胶冻状。

(4) 印戒细胞癌（signet ring cell carcinoma）：又称黏液细胞癌，为黏液腺癌的一种特殊类型。由弥漫成片的印戒细胞构成，不形成腺管结构，有时可见少量细胞外黏液。

(5) 未分化癌（undifferentiated carcinoma）：癌细胞较小，呈圆形及卵圆形，细胞核大，细胞质较少，癌细胞排列成实性癌巢，条索状及片块状，不形成腺管结构或其他组织结构。

2. 直肠癌的组织学分级

国际上比较常用的病理组织学分级法是 Broder 分级法：1 级指 2/3 以上癌细胞分化良好，属高分化低恶性；2 级指 1/2～2/3 癌细胞分化良好，为中等分化，一般恶性；3 级指癌细胞分化良好者不足 1/4，属低分化，高度恶性；4 级指未分化癌。组织学分级在恶性息肉治疗决策中起重要作用，组织学分级（G）如下。

G_x 分化程度不能被评估；

G_1 高度分化；

G_2 中度分化；

G_3 低度分化；

G_4 未分化。

六、临床病理分期

病理分期被认为对前瞻性评价原发病灶范围、正确选定治疗方案和预测根治性手术后生存率和正确制订术后随访计划具有极重要的临床意义。良好的临床病理分期方法能把肿瘤的局部侵犯情况、周边淋巴结转移情况、邻近器官及远隔器官等因素综合起来考虑。虽然分期方法众多，众说纷纭，但基本是以经典的 Dukes 分期为基础，目前常用的方法还是 Dukes 分期和 TNM 分期系统，Astler-Coller 分期和中国分期均为 Dukes 分期的改良。目前国内外公认的肠癌分期标准是 2003 年修改的国际抗癌联盟（UICC）和美国癌症联合委员会（AJCC）联合制订的 TNM 分期法和改良版 Dukes 分期法。

（一）Dukes 分期

1932 年 Dukes 根据直肠癌的播散和淋巴结转移范围提出了原始的 Dukes 分期。

Cuthbert-Dukes 分期（1932 年）如下。

A 期：肿瘤局限于肠壁；

B 期：肿瘤穿透浆膜层；

C 期：有淋巴结转移。

1954 年 Astler-Coller 对 Dukes 分期做了改良，这种分期方式应用较为普遍。

Astler-Coller 分期（1954 年）如下。

A 期：肿瘤仅局限于黏膜层；

B_1 期：肿瘤侵犯但未穿出肌层；

B_2 期：肿瘤穿透浆膜层；

C_1 期：B_1 伴有淋巴结转移；

C_2 期：B_2 伴有淋巴结转移。

在改良的 Dukes 分期上，中国于 1978 年在杭州召开的第一届结直肠学术会议上制订了我国的结直肠癌临床病理分期。

Dukes 中国改良分期（1978 年）如下。

A_0 期：肿瘤仅侵及黏膜；

A_1 期：肿瘤侵及黏膜下；

A_2 期：肿瘤侵及肌层；

B 期：肿瘤穿透肠壁、侵及周围脂肪结缔组织或邻近器官，无淋巴结转移，尚可整块切除；

C_1 期：肿瘤附近淋巴结转移；

C_2 期：肠系膜内淋巴结转移，肠系膜血管根部淋巴结转移；

D 期：远处转移（肝、肺、骨等）；远处淋巴结转移（锁骨上）；肠系膜淋巴结广泛转移和肠系膜血管根部淋巴结无法切除者；腹膜广泛转移；癌瘤局部广泛浸润、侵及邻近器官无法切除者。

（二）TNM 分期系统（第 7 版）

1. T、N、M 的定义

原发肿瘤（T）分期如下。

T_x：原发肿瘤无法评估；

T_0：无原发肿瘤的证据；

T_{is}：原位癌，局限于上皮内或侵犯黏膜固有层；

T_1：肿瘤侵犯黏膜下层；

T_2：肿瘤侵犯固有肌层；

T_3：肿瘤侵透固有肌层到达结直肠旁组织；

T_{4a}：肿瘤穿透腹膜脏层；

T_{4b}：肿瘤直接侵犯或粘连于其他器官或结构。

区域淋巴结（N）分期如下。

N_x：区域淋巴结无法评估；

N_0：区域淋巴结无转移；

N_1：1～3 枚区域淋巴结转移；

N_{1a}：有 1 枚区域淋巴结转移；

N_{1b}：有 2～3 枚区域淋巴结转移；

N_{1c}：浆膜下、肠系膜、无腹膜覆盖直肠周围组织内有肿瘤种植，无区域淋巴结转移；

N2：有 4 枚以上区域淋巴结转移；

N_{2a}：4～6 枚区域淋巴结转移；

N_{2b}：7 枚及更多区域淋巴结转移。

远处转移（M）分期如下。

M_x：远处转移无法评价；

M_0：无远处转移；

M_1：有远处转移；

M_{1a}：远处转移局限于单个器官或部位（如肝、肺、卵巢、非区域淋巴结）；

M_{1b}：远处转移分部于 1 个以上的器官 / 部位或腹膜转移。

2. TNM 分期系统（第 7 版）

具体期别及其相对应的 Dukes 分期（表 6–2）。

Dukes B 期包括预后较好（$T_3N_0M_0$）和预后较差（$T_4N_0M_0$）两类患者，Dukes C 期也同样（任何 TN_1M_0 和任何 TN_2M_0）。MAC 是改良 Astler-Coller 分期。

Tis 包括肿瘤细胞局限于腺体基底膜（上皮内）或黏膜固有层（黏膜内），未穿过黏膜肌层到达黏膜下层。

位于腹膜后或腹膜下肠管的肿瘤，穿破肠壁固有基层后直接侵犯其他的脏器或结构，例如，中下段直肠癌侵犯前列腺、精囊腺、宫颈或阴道。

肿瘤肉眼上与其他器官或结构粘连则分期为 cT_{4b}。但是，若显微镜下该粘连处未见肿瘤存在则分期为 pT_3。V 和 L 亚分期用于表明是否存在血管和淋巴管浸润，而 PN 则用以表示神经浸润（可以是部位特异性的）。

（三）直肠癌分期实例

病史体格检查：男性，45 岁，因大便性状改变伴腹痛入院，无结直肠癌家族史。

辅助检查

结肠镜：距肛门 4cm 可见一菜花状肿物，占肠腔一圈。超声内镜：肿物侵犯直肠系膜脂肪组织。盆腔增强 CT：直肠肠壁局部增厚，管腔狭窄，最厚处约 2.5cm，增强扫描明显强化，直肠周围见 6 枚淋巴结影，大者长径约 1.6cm。上腹部 CT 肝脏未见转移，胸部 CT 未见肺转移。肠镜病理活检：浸润性腺癌。根据术前检查，临床分期 $cT_3N_{2a}M_0$，根据 NCCN 指南给予患者新辅助放化疗，后行腹会阴联合直肠癌根治术。

术中探查：肝脏未及肿物，盆腔未及转移结节，肿物位于齿状线上 2cm，未侵犯前列腺、精囊腺、尿道。

术后病理：肿瘤大小为 4.0cm × 3.0cm × 3.0cm，直肠腺癌，低分化，2 级；癌组织穿透肠壁至系膜组织内，切缘阴性，环周切缘阴性，肠系膜淋巴结见癌转移（2/14）；无神经及淋巴血管侵犯。

临床病理分期：$ypT_3N_{1b}M_0$ ⅢB 期。根据 NCCN 指南仍需进行辅助化疗。

（四）转移性直肠癌分期探索

对于转移性直肠癌分期 AJCC 2010 第 7 版做了细分（表 6–2），M_{1a} 远处转移局限于单个器官或部位（如肝、肺、卵巢、非区域淋巴结），M_{1b} 远处转移分布于 1 个以上的器官 / 部位或腹膜转移。这样的细分不足以区分各种转移性直肠癌的治疗策略及预后。

表 6–2　TNM 分期（第 7 版）与 Dukes 分期的比较

期　别	T	N	M	Dukes	MAC
0	T_{is}	N_0	M_0	—	—
Ⅰ	T_1	N_0	M_0	A	A
	T_2	N_0	M_0	A	B_1
ⅡA	T_3	N_0	M_0	B	B_2
ⅡB	T_{4a}	N_0	M_0	B	B_2
ⅡC	T_{4b}	N_0	M_0	B	B_3
ⅢA	$T_{1\sim2}$	N_1/N_{1c}	M_0	C	C_1
	T_1	N_{2a}	M_0	C	C_1
ⅢB	$T_{3\sim4a}$	N_1/N_{1c}	M_0	C	C_2
	$T_{2\sim3}$	N_{2a}	M_0	C	C_1/C_2
	$T_{1\sim2}$	N_{2b}	M_0	C	C_1
ⅢC	T_{4a}	N_{2a}	M_0	C	C_2
	$T_{3\sim4a}$	N_{2b}	M_0	C	C_2
	T_{4b}	$N_{1\sim2}$	M_0	C	C_3
ⅣA	任何 T	任何 N	M_{1a}	—	–
ⅣB	任何 T	任何 N	M_{1b}	–	–

注：cTNM 是临床分期，pTNM 是病理分期；前缀 y 用于接受新辅助（术前）治疗后的肿瘤分期（如 ypTNM），病理学完全缓解的患者分期为 $ypT_0N_0cM_0$，可能类似于 0 期或 1 期。前缀 r 用于经治疗获得一段无瘤间期后复发的患者（rTNM）

欧洲结直肠转移治疗建议根据转移部位及治疗策略将转移性直肠癌分期，将仅有肝转移划分为Ⅳ期，有肝外转移划分为Ⅴ期。

$Ⅳ_A$：可切除的肝转移；

$Ⅳ_B$：边缘可切除的肝转移（技术上切除困难）；

$Ⅳ_C$：潜在可切除的肝转移（经过新辅助治疗后可能转化为可切除）；

$Ⅳ_D$：不可切除的肝转移（包括多余 6 个转移病灶，术后残存肝组织不足 25%，3 个肝静脉或左右门静脉癌栓，合并肝实质性疾病等）；

$Ⅴ_A$：转移灶全部可切除（包括肝转移及肝外转移灶）；

$Ⅴ_B$：转移病灶不可切除［包括肝外转移灶和（或）肝转移灶不可切除］。

另一种分类根据是否可手术根治而不过分重视转移部位，Ⅳ期包括所有被认为可切除的转移病变，Ⅴ期包括经有经验的 MDT 讨论认为不可切除的转移病变。

ⅣA：仅有肝转移且可切除；

ⅣB：肝外转移（或肝转移），可切除；

ⅤA：转移灶潜在可切除（包括肝转移及肝外转移病灶，经过新辅助治疗后可能转化为可切除）；

ⅤB：转移病灶不可切除。

还有一种分类是将所有远处转移全归为Ⅳ期。MDT 根据转移病变是否可切除及转移部位分为 $Ⅳ_R$/$Ⅳ_U$ 及 a、b、c3 个亚期。

$Ⅳ_{Ra}$：仅有肝转移且可切除；

$Ⅳ_{Rb}$：肝外转移（无肝转移）且可切除；

$Ⅳ_{Rc}$：有肝转移及肝外转移且都可切除；

$Ⅳ_{Ua}$：仅有肝转移且不可切除；

$Ⅳ_{Ub}$：有肝外转移（无肝转移）且不可切除；

$Ⅳ_{Uc}$：有肝转移及肝外转移且至少有 1 个部位不可切除。

目前仍没有一个被大家都认可的转移性直肠癌分期，随着对疾病的不断探索，现有的分期系统将会不断得到完善。

七、临床表现

直肠癌早期无明显症状或仅仅表现为排便习惯改变，癌肿破溃形成溃疡、感染或梗阻时才出现症状。

（一）直肠刺激症状

便意频繁，排便习惯的改变，便前肛门有下坠感，里急后重，排便不尽感，晚期有下腹痛。

（二）肠腔狭窄症状

癌肿侵犯致肠管狭窄，初期大便变形、变细，逐步开始出现腹胀，当肿瘤继续生长造成肠管部分梗阻或完全梗阻时，则出现腹痛、腹胀，肠鸣音亢进等肠梗阻表现。

（三）癌肿破溃感染症状

随着肿瘤的生长及浸润，肿瘤表面坏死、溃疡及出血，并伴有黏液及分泌物，此时出现脓血、黏液血便或血便，一般均附于大便表面。

直肠癌症状出现的频率依次为便血 80%～90%，便频 60%～70%，便细 40%，黏液便 35%，肛门痛 20%，里急后重 20%，便秘 10%。

癌肿侵犯前列腺、膀胱，可出现尿频、尿痛、血尿。侵犯骶前神经可出现骶尾部持续性剧烈疼痛。低位直肠癌侵犯到肛门括约肌或肛门周围皮肤，以及肛管癌患者，可以出现肛门部疼痛，部分患者可能出现肛门失禁，有血便或黏液血便自肛门不自觉地流出。晚期出现肝转移时可有腹腔积液、肝大、黄疸、贫血、消瘦、水肿等。

八、诊断与鉴别诊断

根据病史、体检、影像学和内镜检查不难做出直肠癌临床诊断，准确率可达 95% 以上。但多数患者常有不同程度的延误，其中有患者对便血、大便习惯改变等症状不够重视，亦有医生警惕性不高等原因。

（一）与痔的鉴别

痔为最常见的肛肠良性疾病，其临床表现为肛门出血，血色鲜红，一般量不多，为手纸染血、便后滴血、粪池染血等，大便本身不带血，或者仅有少许血迹。出血一般为间歇性，多为大便干结时或进食辛辣刺激食物后出现。不伴腹痛、腹胀，无大便变细或大便性状改变。直肠指诊无明显肿块，指套一般不染血。反之，直肠癌为大便带血，血色鲜红或暗红，一般为每次大便均带血，直肠癌导致肠梗阻时可有腹痛、腹胀等，大便可变形。直肠指诊多数情况下可触及肿块，指套多染血。

（二）与直肠息肉的鉴别

直肠息肉一般无任何临床症状，只是在检查中无意发现，其症状与息肉大小及数量有关。最常见为大便带血，出血量少，间歇性，但很少引起腹痛、腹胀等。少数患者会因长期少量出血引起慢性贫血。直肠指诊可触及质软肿块。而直肠癌随着疾病进展逐步出现腹痛、腹胀等肠梗阻症状，并可引起乏力、体重下降等全身症状。直肠指诊可触及质硬肿块。纤维结肠镜检查及活检为有效鉴别手段。

（三）与肛裂的鉴别

肛裂为肛门出血，血色鲜红，一般量不多。其特点是伴排便时及排便后肛门剧痛。肛门视诊可见肛门皮肤裂口，有时可见前哨痔。直肠指诊有时可触及肥大肛乳头，一般指套无染血。

（四）与阿米巴结肠炎的鉴别

阿米巴结肠炎常常变现为腹痛、腹泻，病变累及直肠可伴里急后重。粪便为暗红色或紫红色血液及黏液。肠炎可致肉芽及纤维组织增生，使肠壁增厚，肠腔狭窄，易误诊为直肠癌，纤维结肠镜检查及活检为有效鉴别手段。

九、临床检查及影像学检查

明确直肠癌的诊断对于进一步的治疗十分重要，主要的检查应遵循由简到繁的步骤进行，常用的检查方法有以下几项。

（一）直肠指诊

直肠指诊是诊断直肠癌简单而重要的方法，由于中国人直肠癌约 70% 为低位直肠癌，能在直肠指诊时触及。因此凡是遇到患者有便血、大便习惯改变、大便变形等症状，均应行直肠指诊。很大一部分误以为痔出血的患者是由于没有认真进行肛门指诊而漏诊的。指诊可以明确诊断的部位，距肛缘的距离，肿瘤的大小、范围、固定程度，与周围脏器关系等。还可以了解肛门有无狭窄，肛门括约肌的宽度、厚度及强度，初步判断保肛术后肛门功能情况，以及经肛手术难度。

（二）大便潜血试验

可以检查出大便中微量血液，虽然有一定的假阳性率，但对于筛查直肠癌来说是一个简易方法，阳性者需要做进一步检查。

（三）肿瘤标志物

肿瘤标志物对直肠癌的辅助诊断意义重大，同时还可以作为肿瘤治疗的疗效评估，为预测早期复发及转移的重要参考项目。目前公认的在结直肠诊断和术后检测有意义的肿瘤标志物是癌胚抗原（CEA）和 CA19–9。但认为 CEA 缺乏对早期结直肠癌的诊断价值，且仅有 45% 患者升高。结直肠癌患者的血清 CEA 水平与肿瘤分期是呈正相关关系，Ⅰ～Ⅳ期患者的血清 CEA 阳性率依次分别为 25%、45%、75% 和 85%。术后 CEA 应在 6～20 周内恢复正常，持续升高说明治疗效果不好，预后较差。术后复查时若 CEA 升高，说明肿瘤有复发迹象。CA19–9 在胃肠道肿瘤、胰腺癌、肺癌、乳腺癌均有一定比例的升高，结直肠癌患者约 50% 有不同程度的升高。另一种是 CA125，如结直肠癌出现卵巢转移时 CA125 可以升高，如过高还要注意原发肿瘤部位可能为卵巢，有卵巢肿瘤侵犯直肠引起。

（四）内镜检查

内镜检查包括直肠镜（肛门镜）、乙状结肠镜和结肠镜检查，目前纤维全结肠镜是结直肠癌最常用的检查手段。内镜检查不仅可以直视下观察，还可以取组织行病理活检。门诊常规检查时可用肛门镜检查，操作方便，无须肠道准备。已明确直肠癌在手术治疗前必须进行纤维结肠镜检查，因为结直肠癌有 5%～10% 为多发癌。

（五）影像学检查

1. 钡剂灌肠

钡剂灌肠是一个直观、准确的影像学检查方法，是结直肠癌的重要检查方法，但对直肠癌诊断意义不大，用以排除结直肠多发癌和息肉病。同时钡剂灌肠常常有钡剂残留，检查后需行肠道清理，否则会影响手术和其他影像学检查（图 6–1）。

2. 腔内超声

腔内超声可用于早期诊断，并能区分早期癌位于黏膜内还是黏膜下层。可探测癌肿浸润肠壁的深度及有无侵犯邻近脏器，同时在判断淋巴结转移方面比较准确，在直肠癌、肛管癌的术前分期有重要意义（图 6–2）。

3. CT

CT 可以清晰显示肠腔、肠壁、肠壁周围脂肪间隙及淋巴结、血管等情况，同时还可以了解直肠癌盆腔内扩散情况，有无侵犯膀胱、子宫及盆壁等，是术前常用的检查方法。腹部 CT 还可判断肝、腹主动脉旁淋巴结是否转移。对直肠癌的诊断、分期、有无淋巴结转移，以及向外侵犯的判断有重要意义。

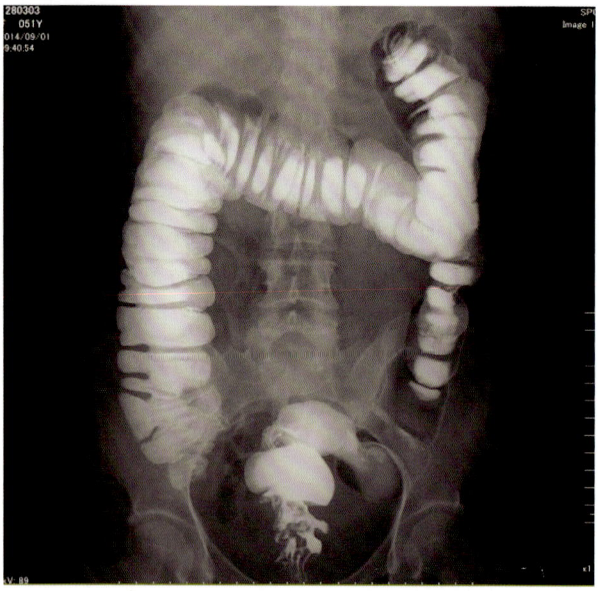

▲ **图 6–1　直肠癌钡灌肠大肠造影**

距离肛门口 4.0cm 处呈不规则狭窄，范围达 4.0cm，边缘不光整，黏膜破坏中断，肠壁僵硬

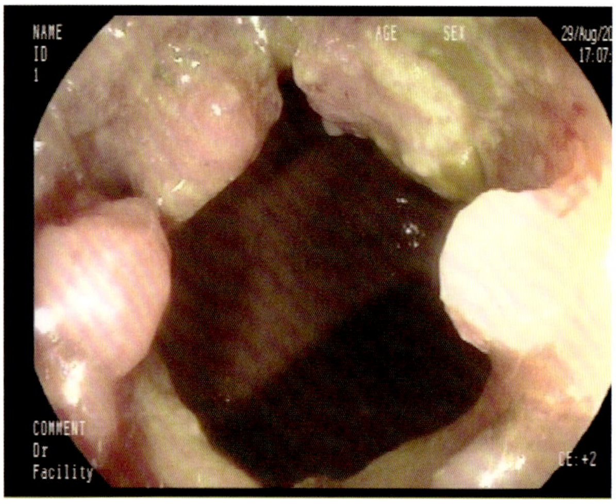

▲ **图 6–2　直肠癌肠镜下表现**

进镜约 4cm 可见环形肿物，表面黏膜充血、水肿、粗糙，质地脆，触之易出血，肿物导致肠腔狭窄，活检 2 块

4. MRI

在判断直肠肛管癌浸润扩散范围、正确分期及术后复发的鉴别诊断方面较 CT 为优。在中低位直肠癌的诊断及术前分期有重要价值（图 6–3）。

5. PET/CT

对一些小病灶、多源发病灶、不能明确病因的肿瘤病灶，以及不能进行的一些常规检查项目是一个重要的补充检查方法，同时还可以明确肿瘤转移情况，对肿瘤的影像学分期是一个较好的检查方法。

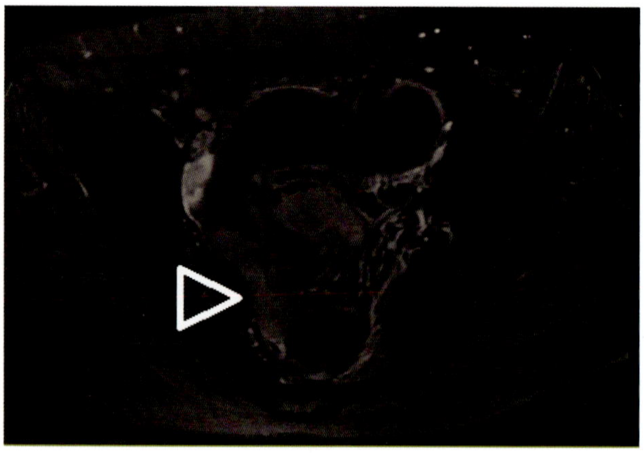

▲ **图 6–3　直肠癌盆腔 MRI 图像**

直肠与乙状结肠交界区肠壁显示明显增厚（△）

其并非直肠癌的常规检查方法。

十、手术治疗

（一）局部切除术

从结肠直肠外科临床角度出发，早期结肠直肠癌可以通过局部切除，进而达到根治的目的。局部切除术的术式包括内镜手术如内镜黏膜切除术（endoscopic mucosal resection，EMR）及内镜黏膜下剥离术（endoscopic submucosal dissection，ESD），经肛手术如经肛门途径的单纯直肠部分切除（transanal excision）、经肛门内镜显微手术（transanal endoscopic microsurgery，TEM），经骶部途径的手术（trans-sacral excision）如 Kraske 术、经肛门括约肌路径的直肠癌切除术（transsphincteric excision，即 Mason 手术）。

1. 内镜下切除

根据 2023 年《中国结直肠癌及癌前病变内镜诊治共识》，早期结直肠癌及癌前病变的内镜治疗方法选择需综合评估病变形态、大小及浸润深度，具体适应证为：①其中高频电圈套法息肉切除术，适用于直径≥5mm 的隆起型病变（巴黎分型Ⅰ型）；②冷圈套器息肉切除术（CSP），推荐用于≤10mm 的小息肉，切除以降低迟发性出血风险；③内镜黏膜切除术（EMR），主要适用于直径 10~20mm 的平坦型病变（巴黎分型 0~Ⅱ型）及部分侧向发育型肿瘤（LST），对于直径>20mm 的病变可采用分片 EMR（EPMR）或内镜黏膜下剥离术（ESD）。

(1) 内镜黏膜切除术（EMR）：EMR 作为治疗息肉、癌前病变及早期癌症的一种方法，由于其操作方便、操作时间短、安全性高、并发症少等特点，在临床上被广泛使用。EMR的操作步骤一般包括标记、黏膜下注射和切除。EMR方法很多，包括内镜下局部注射高渗肾上腺素切除术、剥离活检术、透明帽辅助内镜黏膜切除术和内镜下结扎方法黏膜切除术等。EMR治疗肠道恶性肿瘤的适应证为黏膜内（m）癌或黏膜下（sm）癌。研究发现就侧向生长型结肠肿瘤而言，平滑且无凹陷的结节，黏膜下浸润的发生率为0%；不平滑但无凹陷、直径<3cm的结节，黏膜下浸润的发生率为3.7%。认为凡符合上述标准的侧向生长型肿瘤应首先考虑EMR治疗。受EMR操作流程的限制，一般EMR治疗的病变范围其直径必须<20mm。研究发现用EMR治疗非息肉性结肠肿瘤，直径<20mm的病变完全切除率为100%。直径20～30mm的病变完全切除率达83.3%，而>30mm的病变多进行改良后的内镜下分次黏膜切除术（endoscopic piecemeal mucosal resection，EPMR）治疗。而EPMR治疗可能由于病灶残留等因素造成癌症复发率升高。据统计，EMR治疗后的复发率为0%～40%，因此EMR治疗后需要仔细观察创面是否有肿瘤残留，并做好严格的随访检查。通常在治疗后第6个月、第12个月复查。此后5年每年行内镜随访和活检，随访2年未见肿瘤复发可认为治愈。如发现局部复发可通过氩离子凝固术（argon plasma coagulation，APC）、EMR等方法进行局部治疗。

(2) 内镜黏膜下剥离术（ESD）：ESD是在EMR基础上发展而来的新技术，不是靠圈套器完成切除，而是以通电针刀切开黏膜及黏膜下层。因此ESD将切除深度扩大到黏膜下层。ESD的操作方法如下。①标记：靛洋红或NBI染色清晰显示病变边缘后，应用氩气刀于隆起病灶边缘进行电凝标记；因大肠黏膜层较薄，电凝功率宜小，以免损伤肌层。②注射：于标记点外侧黏膜下多点注射生理盐水（含靛洋红和肾上腺素），注射液中加入少量靛洋红和肾上腺素（一般采用100ml生理盐水+5ml 0.8%靛洋红+1ml肾上腺素）可以显著提高注射效果及作用，其中靛洋红可以使黏膜下注射的区域更清晰，即黏膜下层和肌层很好的分离，而肾上腺素可以收缩小血管，减少术中出血；如果有条件，可以注射透明质酸，与生理盐水相比，可以延长隆起的时间，且病变边缘的显露更清晰，减少了因为反复注射而浪费的时间。③边缘切开：用IT刀或Hook刀沿标记点切开黏膜。④病变剥离：应用IT刀或Hook刀在病灶下方对黏膜下层进行剥离；临床实践发现，完全切开病变组织周围整圈黏膜后，黏膜下注射液很快流失，隆起将会很快消失，而此后的剥离也将变得十分困难，故剥离中需要反复黏膜下注射，始终保持剥离层次在黏膜下层，大块、完整地切除病灶；必要时使用圈套器圈套切除边缘已切开的病灶。⑤创面处理：对于创面可见的小血管，应用氩离子凝固术（APC）凝固或热活检钳处理，必要时应用金属止血夹闭合创面。⑥标本处理：精确的病理诊断对评价ESD治疗效果至关重要，将切下的病变用大头针固定于平板上，中性甲醛液固定送病理检查，完全切除的标本应满足以下要求：①每个切片边缘均未见癌细胞；②任何一个切片的长度都大于相邻切片中癌肿的长度；③癌灶边缘距切除标本断端水平方向的距离要求，在Ⅰ级腺癌应>1.4mm，Ⅱ级腺癌应>2.0mm；④当病灶直径>20mm时，所有ESD分块切除被认为是非治愈性切除。

ESD治疗前，必须通过腔内超声检查浸润深度和病理类型以评估患者淋巴结转移的可能性，对于术后病理组织学检查提示以下情况者需追加补救外科手术：①明确的浸润癌，浸润深度超过黏膜下层者；②隆起型病变癌变且蒂部有癌残留者；③平坦型病变癌变并浸润至黏膜下层，切缘或基底有癌残留者；④有明确局部癌变，但未行全瘤活检，浸润深度无法判定者。

ESD的并发症主要包括出血和穿孔，肠道ESD的并发症发生率比EMR略高，其中出血的发生率约为2%，而穿孔的发生率约为5%。出血包括术中出血和术后迟发性出血。ESD过程中如有出血，应在明确出血点的基础上及时止血，否则因出血带来视野的不良而影响镜下的各种操作；对出血点的处理要准确、轻柔，否则容易造成穿孔。ESD治疗中止血手段多种多样，如IT刀凝固、氩离子凝固术（APC）、热活检钳、止血夹、药物止血等，必要时多种手段联合应用。ESD过程中要提倡预防止血，即及时凝固显露的小血管。迟发性出血多发生在术后2周内，手术后出血根据患者的症状和血常规检查，综合判断，及时补液并在消化内镜下处理活动性出血。术中常规应用金属夹夹闭创面或用热火活检钳等处理好肉眼可见的血管，可预防迟发性出血。

ESD操作过程中穿孔的发生率较传统的EMR高，发生率现在为3.5%～4.0%。穿孔的发生与术者的能力、病灶的特征、病灶的部位等有着密切关系。当术中怀疑穿孔时，应摄X线片以便及时确定。由于内镜治疗中发生的穿孔一般较小，且形状比较规则，只要术中及时发现，应用金属夹夹闭或缝合均能治愈。对于较大线性穿孔，只要满足金属夹的跨度要求，可以通过多个金属夹夹闭。对于较大非线性穿孔，由于金属夹跨度有限，不能一次性将穿孔夹闭的，可采用金属夹联合尼龙绳的方式进行缝合，分为以下四种方式。①金属夹联合尼龙绳间断缝合术：通过治疗内镜的双钳道分别插入尼龙绳和第1个钛夹，调整尼龙绳和钛夹至合适角度和方位，利用第1个钛夹夹持尼龙绳远端，尽量以垂直角度牢固顶住缺损远侧边缘的消化道壁并夹闭固定，插入第2个钛夹将近端尼龙绳夹持、顶住并夹闭固定在缺损近侧边缘的消化道壁上，收拢缩小尼龙绳把创面远侧和近侧缺损边缘拉拢贴靠在一起，必要时重复以上步骤将创面完全闭合，也可单纯追加数个钛夹进一步夹闭残余创面。②“包子式”缝合：指采用单个大号尼龙圈，用3个以上钛夹将尼龙圈夹到缺损边缘，拉拢聚集闭合的方式，因闭合处消化道皱襞如包子折，故而得名。③“荷包式”缝合：指采用单个大号尼龙圈，用3个以上钛夹将尼龙圈夹到缺损环周外的正常黏膜，拉拢聚集闭合的方式，因这样闭合后，原缺损处外翻，如包埋阑尾的处理，故而得名。④“捆扎”缝合：先用金属夹闭合缺损创面，再用尼龙绳结扎，将闭合的创面及全部金属夹捆扎在一起。应该指出的是，穿孔修补后出现腹部局限性压痛和腹腔游离气体不是外科手术指征，随访观察中只要无腹痛加剧和腹肌紧张，可以继续随访观察而不需要外科手术。外科介入首选联合腹腔镜下缝合穿刺孔解决。

2. 经肛门切除

从严格意义上讲，直肠癌局部切除术的指征只有无癌细胞转移的直肠癌才适合做局部切除。研究证明直肠癌在没有浸透黏膜肌层前不会发生淋巴途径的转移。因此 T_{is} 期的直肠癌（或称高级别上皮内瘤变）最适合做局部切除。在AJCC的分期系统中，T_1 期癌被定义为早期直肠癌。以往的研究认为 T_1 期直肠癌淋巴转移的概率为3%～10%，因此局部切除后也能获得良好的疗效。然而近来的研究认为 T_1 期直肠癌淋巴转移的概率同癌的组织分级有关，分级低（G_1～G_2）的淋巴转移的概率就低（3%），文献中称为低危癌（low-risk carcinoma），分级越高（G_3～G_4）的淋巴转移的概率就越高（12%），称之为高危癌（high-risk carcinoma），前者行局部切除术后局部复发率为4%，后者则达30%。这种对 T_1 期直肠癌患者进行再分类的方法将更有利于病例的甄别和选择，从而保证局部切除术后良好的远期疗效。为此美国结肠直肠癌治疗指南（NCCN）对经肛门切除早期直肠癌病例的指征做出如下规定：① T_1 期直肠癌；②为高－中分化腺癌；③无淋巴血管浸润或神经周围浸润；④肿块＜3cm，病变范围＜肠管直径的30%；⑤手术前未发现淋巴结病变的证据。因此手术前综合运用和选择各种现代影像检查手段来获取所要的证据和资料是对患者做出客观评估的重要策略。除了首先明确肿瘤的分化类型外，对直肠癌T分期和淋巴结分期证据的收集显得尤为重要。通常有4种影像检查技术可供选择：超声内镜（endoscopic ultrasound，EUS）、计算机X线断层扫描（computerized tomography，CT）、磁共振成像（magnetic resonance image，MRI）和正电子断层像（positron emission tomography，PET）。其中EUS最适合于T分期的检测，其准确率可达95%。CT和MRI可作为检测淋巴结转移灶的首选方法，但其准确率仅为22%～73%和39%～95%。对有条件者选择PET或PET/CT检查可能有望提高淋巴结转移灶的检出率。

(1) 经肛门途径的直肠癌切除术：这是一种利用人体天然腔道进行手术操作的术式，因而具有体表无切口、手术创伤小、术后无瘢痕等优点，是直肠癌局部切除术中被使用最多的术式。然而由于这一腔道的空间有限使得手术野的显露很不充分，又由于术中体位等，医师观察病灶的视角和各种手术操作只能在45°内进行，而且随着病灶距肛门越远，这一角度就越小，手术操作也就越困难，有时只能勉强行事，这就给手术的质量带来一些不确定因素，从而在一定程度上影响了手术的效果。鉴于此，该术主要适用于那些距肛门6cm以内的早期直肠癌。然而近年来大量关于 T_1 期直肠癌经肛门局部切除术后的报道提示肿瘤的局部复发率为5%～25%，各报道之间的结果差距悬殊。从这些资料表明，肿瘤复发主要在局部，因而局部切除不完全性是治疗失败的主要原因。局部切除不完全可有2种情况：①肿瘤切缘未净，这在经肛门切除术式中是较为常见的现象。Endreseth认为经肛门直肠癌局部切除术的患者中有50%切缘难以达到 R_0。②转移淋巴结的遗留，

即使是 T_1 期直肠癌仍有 3%～10% 的淋巴结转移概率，而且最近有人认为直肠下段的 T_1 期癌其淋巴结转移的概率高于大肠其他部位，达到 22%～34%。转移的淋巴结有可能位于肠周，也有可能位于盆腔内。经肛门切除术无法切除这两部位的淋巴结，而这些转移淋巴结的遗留将来必然会导致盆腔内的肿瘤复发。因此，对那些术前高度怀疑有淋巴结转移的 T_1 期直肠癌仍应视为这一术式的禁忌证。其次保证肿瘤缘外 1cm 的安全切缘和肠壁的全层切除（保持环周切缘阴性即 R_0）也是该术式提高长期疗效的重要前提。

(2) 经肛门内镜显微手术（TEM）：该手术最初由德国外科医师 Gehard Buess 设计发明。手术需借助于一些特殊的器械来完成，这些器械后由德国 Wolf 公司正式生产并在全世界上市。TEM 整套设备主要是由手术用直肠镜、专用手术器械、图像采集及显示系统和充气冲洗 4 大部件组成。特殊直肠镜的外径 4cm，备有 12cm 和 20cm 两种长度，以供不同病情时选用。前端制成有 45° 的斜口，以增加肠腔内的操作空间。利用双球关节活动臂装置（Martin 臂）将其固定在手术台适当的位置。直肠镜后端有一特殊橡胶面板将其封盖，面板上备有 4 个通道，供专用手术器械如针形高频电刀、特殊的组织镊、持针钳、剪刀、5mm 的超声刀等的插入使用。上端另有预留通道供立体双目镜使用。通过双目镜可以看到清晰放大 3 倍的三维手术视野影像。在双目镜上还可安装摄像头，连接到图像监视器后，外科医师也可像腹腔镜手术时那样在电视画面下进行操作。双目镜身上设有 3 个接口，一为注气孔，来自压力泵的 CO_2 气体可以 6L/min 的速率注入肠腔内并维持约 12mmHg（1mmHg=0.33kPa）的压力，为手术提供必要的操作空间；二为光源连接口，主要为术野提供良好的照明；三为注水孔，主要为术野的冲洗和清洁所用。

在这些系统下可经肛门完成对目标组织的切开、止血和缝合等传统手术操作，同传统的经肛门切除术和一般内镜下的电切术相比其最大的区别是该手术更具微创、显露优良（同腹腔镜下的显露一样）、切除精确等优点，另外，它能完成距肛门 20cm 以内所有具备适应证的结直肠病灶的切除，并能获取高质量的标本供病理科医师做病理分析和检查。优良的手术条件为取得良好的治疗效果提供了可靠的保障。Maslekar 统计了 22 个 TEM 研究共计 552 例 T_1 期直肠癌的疗效，结果表明 TEM 术后的肿瘤局部复发率为 6%，明显低于经肛门术后的 18%。1 项对 1857 例接受 TEM 治疗的直肠腺瘤随访也表明，其术后的局部复发率为 4.5%，远低于传统术后的 27.3%。研究还表明标本切除的完整性和具有安全切缘是 TEM 技术比较传统手术的最大优势。然而，如同掌握腹腔镜技术需要经历一段学习曲线一样，TEM 技术的学习同样需要一个过程，而且其学习曲线更陡直。在这段时期内易出的并发症有：腹腔内直肠穿孔、直肠阴道瘘、直肠内吻合口裂开，以及直肠创面出血等，随着 TEM 技术学习曲线的结束，这些并发症的发生率也逐渐下降，保持在 4% 左右。近年来，随着 TEM 在世界范围内逐渐普及和技术上的不断成熟，其适应证也从原来的直肠腺瘤、早期直肠癌等逐渐扩展到诸如直肠类癌、直肠脱垂、直肠吻合口狭窄、直肠阴道隔肿瘤等疾病。

(3) 经肛门括约肌路径的直肠癌切除术（Mason 手术）：最初该术式用于治疗进展期的直肠癌并专为中下段直肠癌的保肛手术所设计，即经腹 – 肛门括约肌直肠切除术（abdominotrans-sphincteric excision of the rectum），其手术步骤大致如下：腹部手术将直肠游离至盆底后，患者改俯卧取折刀位，自骶尾关节上至肛缘做一直切口，切除尾骨，切开外括约肌和盆底肌，从后方显露直肠并切入盆腔，拖下已游离的结直肠，将肿瘤段直肠切除后做结肠 – 直肠的端端吻合，最后解剖性修复缝合盆底肌和肛门外括约肌。由于该手术操作过于复杂，加之术中还需变换体位等因素，最终未被大家广泛采用。后来 Mason 将该术式主要用于治疗中下段直肠的早期直肠癌和其他一些直肠良性疾病，适应证改变后其手术步骤也有改变，在切开外括约肌和盆底肌后不进入盆腔，而是从肛缘向上切开直肠后壁，将直肠像书本一样打开，显露直肠内的病灶，然后根据病变的性质、位置和大小等决定施以何种切除方式，通常有 2 种方式：直肠壁的部分切除术和直肠的节段切除术。术毕前盆底肌和各组肛门外括约肌准确修复，以及尾骨窝放置必要的引流是预防术后并发症的重要措施。国内北京协和医院基本外科邱辉忠等自 1989 年以来采用该术式已为 120 例中下段直肠疾病患者施行手术，其中直肠癌 51 例，直肠类癌 9 例，直肠绒毛状腺瘤等其他疾病 65 例，术后肿瘤局部复发率为 5.6%，取得了理想的效果。值得一提的是在该组肿瘤病例的标本中无 1 例切缘阳性，这可能源于该手术良好的显露和宽敞的手术操作空间。该手术主要适用于距肛缘10cm以内的直肠各种腺瘤、腺瘤癌变、早期直肠癌、直肠类癌、直肠黏膜下结节、直肠阴道瘘和直肠良性狭窄等疾病，可以说是上述4种手术方式中适应证最广的术式。该术式比较常见的并发症有：切口积液感染、直肠皮肤瘘、短暂的肛门失禁和短期的骶尾部隐痛。

3. 经骶尾部切除（Kraske 手术）

1875年，瑞士的Theodor Kocher医生（伯尔尼大学外科教授，诺贝尔奖获得者）引入了经骶尾部入路的直肠外科手术，该手术需切除部分尾骨，经后路达直肠，术中保留肛门括约肌的完整。随后的德国外科医生Paul Kraske在德国外科医生协会第十四次会议上详细描述了这种手术方式，我们现在仍将其称为Kraske手术。手术方法为：患者取折刀位，旁正中切口，上至第3骶椎，下至肛周1cm，切除尾骨（或部分骶骨），当分离骶骨时，务必保留一侧的第3骶神经以避免术后出现排便控制不良的问题。经肛提肌或在肛提肌上方到达直肠。根据病变情况，可进行包括肿瘤周围1cm组织的局部切除或直肠袖状切除术，术后于骶骨前留置引流管，经臀部穿刺引出（图6-4和图6-5）。术后处理与低位前切除术相类似。术后恢复期间，应指导患者做会阴加强训练。术后短期可能出现控便困难的现象，但如无神经损伤，最终症状都能恢复。

Kraske手术作为局部切除手术之一，与其他局部切除手术（经肛门切除、Mason手术）相比，它具有入路直接、显露满意，能直视完整切除肿瘤、操作较简单、损伤小的优点。由于它不损伤肛门括约肌和盆腔神经而无手术后大便失禁后及性功能、膀胱功能障碍的发生。但手术后切口感染、粪瘘的发生率较高，约30%。有学者报道，在Kraske手术切除肿瘤后将直肠后壁缝合固定是提肛肌上和骶骨前面，从而达到消灭潜腔和固定直肠创面的目的，明

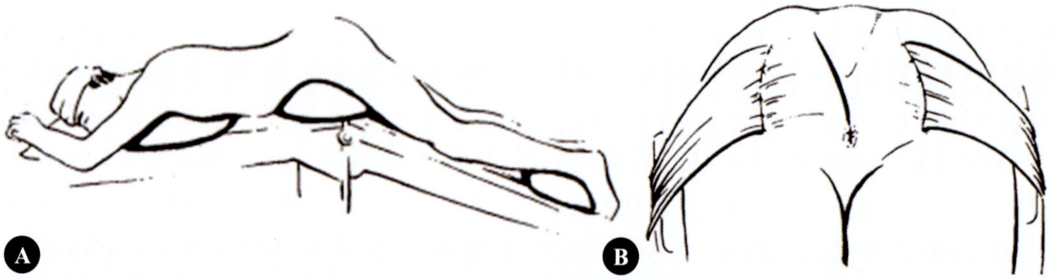

▲ 图6-4 **A. Kraske术手术体位（折刀位）；B. Kraske术手术切口**

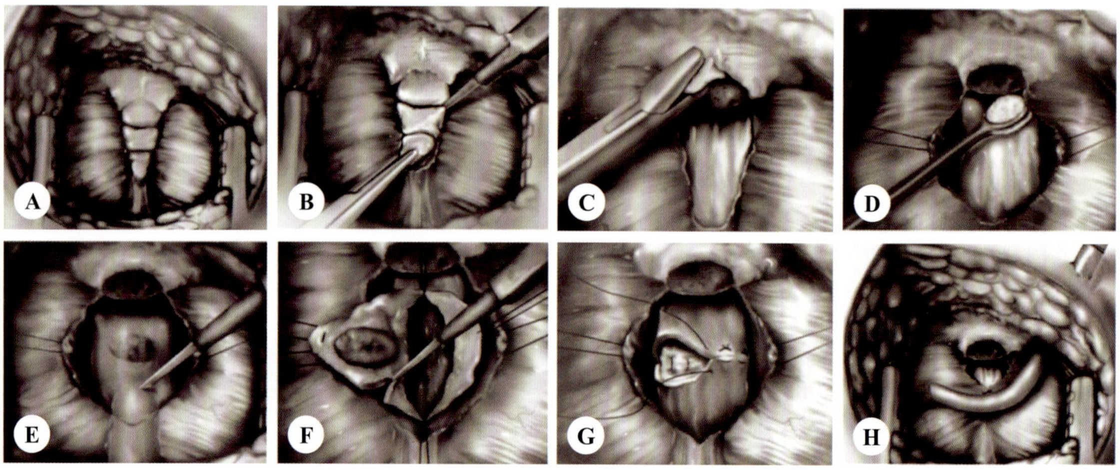

▲ 图6-5 **Kraske手术**

A. 切开皮肤、皮下组织显露尾骨、骶骨；B. 切除尾骨；C. 咬骨钳切除部分S_4椎体；D. 分开肛提肌上部，进入骶前间隙、游离直肠；E. 术者手指指引下切除直肠肿瘤；F. 切除直肠肿瘤；G. 关闭直肠壁切口；H. 修补切开的肛提肌，留置引流管

显降低了 kraske 术后的切口感染及粪瘘。

国外有学者认为，Kraske 手术是处理中上段直肠良恶性病变的一种显露良好、创伤较小、费用低廉的手术方法。但上述观点未得到普遍认同。Kraske 手术一般用于切除距肛门 8～10cm 的直肠肿瘤。但按照新的标准，这种手术不能将所谓的上方扩散区域切除，因此不能作为直肠癌根治的方法。因此该手术可能更适合作为一些良性疾病如绒毛状腺瘤、良性直肠狭窄、直肠阴道瘘等的一种治疗选择。另外，一些外科医生认为该手术可作为直肠间质瘤或骶前肿瘤的一种手术入路。

（二）经腹直肠前切除术

1948 年 Claude Dixon 发表论文介绍了中高位直肠癌的经腹前切除术，即 Dixon 术，是直肠癌保肛手术中的一种。腹部切除范围与 Miles 术相同，癌肿切除后近端结肠与直肠吻合。吻合口位于腹膜反折以上者称为高位前切除术；吻合口在腹膜反折以下者，称为低位前切除术。若吻合口距齿状线 2cm 以内者，称为超低位前切除术。Dixon 术式保留了部分直肠下段、肛管及肛提肌、肛门内外括约肌，故术后肛门功能较好，患者有较好的生活质量。自 20 世纪 80 年代以来，Dixon 术在直肠癌的治疗中得到了广泛应用。特别是远切缘由 5cm 变为 2cm 已获得循证医学支持后，Dixon 术已取代 Miles 术，成为直肠癌治疗的主要术式。但低位前切除术有一定的吻合口瘘发生率，术中要求掌握良好的吻合技术，保持吻合肠段良好血运及无张力状态。目前临床上可采用传统开腹方式完成 Dixon 术，也可采用腹腔镜下完成 Dixon 术。

1. 经腹切除低位吻合术（Dixon 术）

(1) 传统开腹 Dixon 术

① Dixon 术适应证：Dixon 术适用于距离肛门 6cm 以上的直肠癌，某些情况下距离肛门 5cm 的直肠癌也可以实施 Dixon 术。选择前切除术，不仅取决于肿瘤距离肛缘的距离，还要根据肿瘤的大小，细胞分化程度、局部浸润情况、患者骨盆宽度、身材等因素综合考虑。如肿瘤细胞分化差，有直肠周围浸润，若勉强行前切除术，局部复发可能性较大，这时应在肿瘤根治与保留肛门之间权衡利弊，不应为了保肛而牺牲肿瘤的根治性。

② 术前准备

- 肠道准备：可以按照传统肠道准备方法进行准备，如饮食控制、导泻、灌肠及非吸收性抗生素的应用。但近年来的研究表明术前不必进行饮食控制，不用抗生素，不常规导泻，仅在手术前晚口服复方聚乙二醇电解质散灌洗肠道，即可满足肠道手术的安全要求。特别是快速康复外科理念的应用，术前甚至不进行肠道准备，不仅能够保证手术的安全性，而且使得患者具有更好的全身状况来适应手术。
- 术前术者应亲自为患者行直肠指检及肠镜检查，以明确肿瘤大小、下缘距离肛门距离、在直肠内的具体方位及活动度等。
- 术前必须完成影像学评估：包括 CT、MRI 及超声内镜等。目的是了解肿瘤局部侵犯情况，如前列腺、阴道、盆壁及输尿管的侵犯等，以及了解肠壁侵犯深度及淋巴结转移状况。

③ 术中准备和麻醉：全身性气管内插管麻醉；常规导尿；胃管不作为常规。

④ 手术技术：患者取头低截石位，大腿外展，骶部垫高，术中根据患者盆腔显露情况调整头部降低的角度。注意腘窝处不要有压力。取下腹正中或左下腹旁正中切口。上自脐上 2～4cm，下至耻骨联合，切口下段注意防止损伤膀胱。进腹探查肝脏及腹膜有无转移结节，腹主动脉、肠系膜下动脉血管、髂血管周围淋巴结有无转移。最后探查癌肿局部情况，确定能否手术切除。常规保护切口，三叶拉钩撑开切口，用纱垫将小肠隔离在上腹部，以充分显露术野。用纱布带在肠管近端扎住肠管，并在直肠腔内注入化疗药。先后切开乙状结肠及直肠两侧腹膜反折，向上解剖出肠系膜下动脉根部，于根部结扎切断肠系膜下动脉。在动脉左侧解剖出肠系膜下静脉，注入化疗药后结扎切断肠系膜静脉。沿肠系膜下静脉后壁于 Toldt 间隙内解剖，向下延伸达骶前直肠后间隙，并最终游离到肛提肌平面。直肠后间隙游离过程中注意保护双侧输尿管、左侧性腺血管及自主神经。于直肠前腹膜反折稍上方切开腹膜，切开 Denonvillier 筋膜，将直肠前壁与精囊腺、前列腺或阴道后壁分离，防止损伤及出血。直肠侧壁主要是直肠侧韧带的切断，电刀可直接离断侧韧带，遇较大血管可给予结扎。此过程中注意直肠系膜前外侧的血管及可能的出血。在直肠前外侧的游离时注意不要超过精囊腺的尾部，否则将损伤 Walsh 神经血管束，引起支配泌尿及生殖功能神经的损伤。直肠完全游离后，在肿瘤远端 4～5cm 的直肠夹两把直角肠钳（低位直肠肿瘤远切缘 2cm 可以接受，但要

术中切缘冰冻病理检查为阴性），在钳间离断直肠。同法离断近端拟切断处乙状结肠，移除标本。肠管吻合可采用手工吻合及器械吻合。手工吻合仅适用于中高位直肠癌，由于盆腔狭小，直肠手工吻合相当困难。随着吻合器技术的进步，使用手工吻合已越来越少。这里不做介绍。随着各种进口和国产吻合器、闭合器及荷包缝合器的应用，直肠癌盆腔内的吻合已越来越方便而安全。直肠器械吻合分为应用管状吻合器端端吻合（end-to-end anastomosis，EEA）及运用双吻合器技术吻合。器械吻合技术的优点是扩大了直肠前切除术的适应证，使更低位的直肠癌患者保留了肛门，器械吻合与手工吻合同样可靠。

- 管状吻合器端端吻合（EEA）：用直角钳离断远端直肠时，需要手工缝合荷包。可用长持针器挟持矮胖针（穿 7 号丝线）全层连续缝合直肠残端 1 周，缝合不可过密，否则难于扎紧荷包。如果用荷包钳做荷包将会更加便利，缺点是直肠残端容易撕脱。肛门扩肛后，置入吻合器，吻合器中心干从直肠残端荷包线中间穿过后扎紧荷包。吻合器抵钉座置入近端乙状结肠也行荷包结扎。最后行近远肠管吻合器端端吻合。
- 双吻合器技术：对于低位直肠吻合，手术做荷包往往较困难。这时可应用直线切割闭合器或弧线形切割闭合器闭合及离断远侧直肠。然后再用管状吻合器行远近肠管端端吻合，即双吻合器技术。目前大量的临床实践表明，双吻合器技术是一种可靠的器械吻合技术，即使是在腹腔镜下进行的直肠癌手术也能顺利进行吻合。

(2) 腹腔镜 Dixon 术

1992 年 Kockerling 首次成功运用腹腔镜完成第一例直肠癌根治术，经过 20 余年的发展，腹腔镜结直肠恶性肿瘤手术治疗的可行性、安全性、肿瘤根治性及近、远期疗效正得到越来越多的临床研究结果证实，手术技术在实践和推广中也不断得到完善和发展。

① 腹腔镜 Dixon 术体位与套管放置：采用分腿位，臀下垫枕。手术开始后调整至头低足高 30°，向右倾斜 15°～20°。术者和扶镜者立于患者右侧，助手立于患者左侧。

在脐上缘放置 10mm 套管，充气后置入腹腔镜作为观察孔，右下腹髂前上棘内侧 2～3cm 处置一 12mm 套管作为主操作孔，右锁骨中线平脐处置一 5mm 套管作为辅助操作孔，左锁骨中线平脐处及左下腹反麦氏点各置一 5mm 套管作为辅助操作孔。

② 手术步骤：由乙状结肠系膜和小骨盆交界处切开后腹膜，沿乙状结肠系膜根部由下至上进行分离。在距左右髂总动脉分叉约 4cm 处，分离出肠系膜下动脉，用 Hemolok 结扎夹或可吸收生物夹结扎后，自根部切断。在同一平面肠系膜下动脉外侧结扎切断肠系膜下静脉，并由此向左进入 Toldt 间隙。打开左侧腹壁与乙状结肠系膜的先天性粘连，进入后腹膜 Toldt 间隙，与内侧游离的 Toldt 间隙相贯通，左腰大肌、左生殖血管及输尿管均隔着 Gerota 筋膜可见。沿 Gerota 筋膜表面向下游离，注意保护自主神经，进入直肠后间隙，切开骶骨直肠韧带进入骶前间隙，沿疏松间隙分离直肠后方。分别从左右两侧沿直肠系膜与盆筋膜壁层间的间隙向前分离。在直肠膀胱陷凹或直肠子宫陷凹切开盆底腹膜，在男性以显露精囊及前列腺为界，在女性以阴道后壁为界。确定肿瘤下缘后，裸化距肿瘤下缘 3～5cm 直肠壁，用肠钳夹闭该段管腔，经肛门用生理盐水冲洗直肠下段，以尽量避免闭合线肿瘤细胞污染，然后用腔镜下直线切割闭合器在此离断直肠确保远切缘≥2cm。将左下腹操作孔延长至 4～5cm，逐层进入腹腔后，放置切口保护套，将离断的直肠及其系膜提出腹腔外，在距肿瘤上缘 10cm 处切断乙状结肠，从而切除直肠肿瘤、近端部分乙状结肠及其系膜淋巴组织。在乙状结肠残端放置直径 29～33mm 圆形吻合器钉砧头。回纳肠管，缝合腹壁切口，重建气腹。由肛门插入吻合器手柄，与腹腔内的钉砧头衔接，确认无肠管扭转、衔接处未夹入其他组织后击发吻合。盆腔内注水，经直肠充气，观察有无气泡冒出，以检查吻合口是否严密。用氯己定及大量蒸馏水冲洗手术创面，吸尽积液，放置引流管于直肠后吻合口旁，由右下腹套管引出。缝合各皮肤穿刺口。

(3) Dixon 术中及术后常见并发症

① 术中并发症：使用吻合器术中并发症包括吻合肠管浆膜撕裂，吻合圈不完整，吻合口切割不全以至于器械取出困难等。为避免浆膜撕裂，在选择吻合器口径时，尽量避免选择过大口径的吻合器。首先根据近端乙状结肠直径来选择吻合器口径，以吻合器抵钉座可轻松置入为宜，即使用 25mm 吻合器行低位直肠吻合也不会产生任何问题。相反，吻合器口径过大反而容易发生浆膜撕裂，吻合口狭窄

甚至吻合口破裂等并发症。吻合击发后检查吻合圈，如果有不完整情况发生，应定位吻合缺陷位置，行手工缝合加固。必要时可行预防性末段回肠造瘘术。还有一种情况常发生在经验欠缺医师身上，即吻合口未能完全切割以至于吻合器无法取出。这常见于吻合器击发时未打开保险纽，或者击发力度不够以至于未能切割完全。这时术者应保持冷静，充分阔开肛门，显露吻合口，用电刀沿吻合口闭合线内侧将吻合圈切下。移除吻合器，检查吻合口钉合是否完全，有否出血。必要时可手工间断加固吻合口。如果术中出现以上问题不能用相应简单方法解决，建议进行吻合口重建。

② 术后并发症

• 吻合口出血：吻合口出血发生率约为 1%，多发生于术后 48h 内。常见原因为吻合口附近肠管系膜有较大血管进入吻合口，吻合器击发前闭合不够紧密，或者选择了不合适的钉仓等。最简单的处理方法是经肛门注入冰盐水去甲肾上腺素溶液（100ml 生理盐水 +8mg 去甲肾上腺素）。还可急诊行电子结肠镜检查，若证明是吻合口出血，可行肠镜下钛夹夹闭出血血管。直肠吻合口出血由于所处位置的便利性，一般经以上措施均可止血。很少需要手术止血。还有一种吻合口出血常常发生在手术后 7 天或更长时间，大多是由于盆腔血肿经吻合口后壁破入肠腔。这种情况要考虑到吻合口破裂的可能。

• 吻合口漏：吻合口漏是直肠前切除术后严重的并发症，也是术后死亡的重要原因。直肠前切除术后吻合口漏发生率为 3%～19%，低位直肠吻合更容易发生吻合口漏。术后 2～3 天发生的吻合口漏多与吻合口张力，血供及吻合技术相关。但大多数吻合口漏发生于术后 6～10 天，这除了与以上因素有关外，还有以下相关因素：肠管本身炎症、激素、术前放疗、营养不良、低蛋白血症、慢性阻塞性肺病、肠梗阻及输血等。吻合口漏的处理：直肠前切除术后 3 天以后，患者出现下腹部疼痛、发热、白细胞升高，进而出现腹胀、麻痹性肠梗阻等情况时，即使引流管内未见明显肠内容物流出也要考虑吻合口漏的可能，不能存在侥幸心理。特别是患者出现呼吸问题及明显代谢酸中毒时，再考虑外科干预恐怕为时已晚。如果引流管中出现明显的肠内容物，毫无疑问是出现了吻合口漏。但引流管未见明显异常，临床上又高度怀疑吻合口漏的可能时，就应及时行必要的检查。可考虑盆腔 CT 平扫、水溶性对比剂（如泛影葡胺）灌肠造影等检查措施。如果有造影剂漏入盆腔，吻合口漏的诊断就确证无疑。吻合口漏的处理：术后早期的吻合口漏由于吻合口周围组织还没有形成包裹，漏出肠液难以局限，容易形成弥漫性腹膜炎，往往腹痛症状重，腹胀肠麻痹、发热等症状明显，盆腔局部的引流作用有限。这时就应及时外科干预，手术方式以盆腔冲洗引流 + 近端转流性造瘘为宜。试图修补吻合口的努力往往是徒劳的。对于术后较晚发生的吻合口漏，腹部体征较轻，无明显全身感染中毒表现，经盆腔局部引流后症状改善明显的患者，可考虑保守治疗，给予患者进食，胃肠减压，抗感染，维持水电酸碱平衡及营养支持。最重要的是盆腔引流管接持续负压吸引。一般经 2～3 周的保守治疗往往漏口可以愈合。

2. 经腹、肛门直肠拖出切除术（Bacon 术）

中下段直肠癌（腹膜反折平面以下）约占 75%。对前切除后肛提肌上剩余直肠不足 1cm，很难经腹进行低位吻合时，为保留肛门，一般可采用经腹、肛门直肠拖出切除术。这类手术方法较多，Bacon 术是其中一种。Bacon 经腹肛门直肠切除术，为直肠中下段癌较早的保肛术式之一，1932 年由 Babcock 创用，1949 年由 Bacon 推广。适应范围为距离肛门 5～8cm 的中下段直肠癌无周围侵犯者。本术式能保留肛门，肿瘤切除范围不受影响，肠段不在腹腔内切除，而是在肛门外切除，手术野污染轻。但其切除了肛提肌及周围组织，损伤了部分肛门部神经，故术后排便机制受到较大影响，易发生结肠残端坏死、吻合口狭窄等并发症。且需二期手术切除肛门外结肠，因此很少被采用。偶尔可作为因超低位吻合失败的一种补救术式。

(1) Bacon 手术：患者取截石位，腹部操作与直肠前切除及腹会阴联合切除术相同，将直肠游离到肛提肌裂孔水平。会阴部的操作：扩肛至 4～5 指，肛管黏膜下注射 1：200 000 肾上腺素生理盐水，在齿状线下 0.3～0.5cm 环形切开肛管皮肤，于内括约肌表面游离，这步骤操作有利于二期的结肠黏膜与肛管皮肤吻合。继续向上沿着直肠黏膜下游离，注意保护内外括约肌。游离到内括约肌的上缘后，向外环形切断直肠壁，与骶前间隙汇合。将包含肿瘤的直肠由剥蚀的肛管拖出。于肿瘤近侧活力良好的肠管离断肠管，移除标本。肛门外肠管的长度为 7cm。经结肠断端置入直肠肛管给予固定。7～10 天后行二期肛门成形术。局部麻醉下沿肛缘切除多余的肠管，用可吸收线行结肠断端与肛管皮肤间断吻合。

(2) 改良 Bacon 手术：由于 Bacon 手术切除了齿状线及直肠下段黏膜，肛门无感觉功能，内括约肌常损伤，术后大便不易控制。1950 年由 Ravitch 改良后称改良 Bacon 手术。手术范围大致相同，但其不剥离肛管黏膜，并保留齿状线上 1cm 直肠黏膜。其余操作同 Bacon 手术。改良 Bacon 手术改善了肛门排便控便机制，且不需暂时性转流性造口，但仍需二期手术切除拖出肛门外的多余结肠，肛门功能也明显不如低位前切除好，本手术适应于在充分游离直肠至肛门直肠环平面，切除足够的癌远端直肠壁和周围组织后，肛提肌上剩余直肠不足 1cm，很难经腹腔进行吻合的低位直肠癌患者。

3. 经腹、肛门直肠切除、结肠–肛管吻合术（Parks 术）

经腹、肛门直肠切除、结肠–肛管吻合术是指经腹、肛门联合将病变直肠切除，再经肛门将结肠或末端回肠储袋与解剖肛管吻合的手术。1982 年 Parks 首次报道了经腹部切除直肠肿瘤，再将乙状结肠从肛门拖出与肛管直接吻合的保肛手术。该手术的吻合口在齿状线或肛管上缘，保留了肛门内外括约肌，在用于治疗低位直肠癌上被认为是既不影响远期疗效又能为更多的患者提供保留肛门功能的手术。但由于该术式吻合口低，缺乏直肠肛门反射，而且“新直肠”容量减少，因此术后可出现便频、便急、便不尽感及偶然的排便失禁等症状。1986 年来众多学者为此提出设计制作了多种结肠储袋（colonic reservoir）技术用于消化道重建，显著提高了术后控便能力，使得该术式更趋完善。

(1) 适应证

① 低位直肠癌切除后直肠残端过短，低位吻合有困难者。

- 高中分化腺癌，未浸润深肌层，<1/2 周，无肠旁淋巴结肿大，距离齿状线在 1～2cm 者。
- 高中分化腺癌，浸润深肌层，>1/2 周，肠旁淋巴结肿大，无盆壁淋巴结肿大，距离齿状线在 2～3cm 者。
- 低分化腺癌、黏液腺癌，未浸润深肌层，<1/2 周，距离齿状线在 3～4cm 者。
- 患者肥胖、肌肉强度大，盆腔过窄，肿瘤下缘足够切除后直肠肛侧切缘距齿状线不足 2cm 者。

② 结肠多发腺瘤病

- 非家族性息肉病，直肠内多发腺瘤过密，近端结肠内又无腺瘤者。
- 家族性腺瘤性息肉病行全结直肠切除，末端回肠储袋–肛管吻合。

③ 肛提肌平面以上高位直肠阴道瘘。

(2) 手术方法要点

① 腹部手术操作同腹会阴联合直肠癌根治术 Dixon 术，根据 TME 原则分离直肠至盆底肌。上方清扫肠系膜下血管时注意保护左结肠血管，可以保留较长的乙状结肠，以避免结肠拖出肛管时张力过大。向下游离直肠至肛提肌平面，直肠后壁分离要超过尾骨尖。前壁女性在直肠和阴道间分离，男性在直肠与前列腺间至前列腺平面以下。

② 在左结肠动脉分支结扎肠系膜下血管，必要时游离降结肠、结肠脾曲，一般情况当近端结肠下端下拉超过耻骨联合 2cm 以上方能使吻合口无张力。

③ 开始肛门部手术时先充分扩肛 4～6 指，在齿状线上 0.5cm 直肠黏膜下注入 1∶100 000 肾上腺素生理盐水，使黏膜浮起与肛门内括约肌分开。在齿状线上缘做环形切口，在黏膜下向上剥离肛管直肠黏膜，上至肛提肌上 1cm，向外环一周切断直肠，将标本自腹部切口移除。

④ 将近端结肠经肛门牵拉至肛门外，用 3–0 可吸收线间断将结肠断端全层与齿状线上方肛管黏膜断端行端端缝合，要求缝针应依次穿过结肠全层、肛门内括约肌和肛管黏膜断端。

⑤ 盆腔、骶前可放置引流，如对吻合的可靠性或对结肠的血运有怀疑可做预防性末端回肠造口，肛门可置入裹以凡士林纱布的软质肛管达吻合口上方并予以固定。

(3) 术中注意

① 肛门手术时扩肛要充分，否则易导致吻合困难，容易发生吻合口漏。

② 肛管黏膜分离不完整或残留：多因黏膜下注射肾上腺素生理盐水过深，肛管黏膜与黏膜下层分离不佳，导致剥离黏膜时过浅，肛管黏膜分离不完整或残留。可以重新注射肾上腺素生理盐水，再将黏膜剥离干净。

③ 结肠经肛管拖出时务必不要扭转，一般在腹腔中应做好标记。

④套入肛管直肠肌鞘拟吻合的肠管周围组织清理要适度。清理过少易导致套入组织过多，易导致脂肪液化、感染，或者形成较大瘢痕至吻合口狭窄。清理过多易导致肠管血供不佳，术后吻合口瘘或断裂。一般清理 1cm 左右吻合比较合适。

(4) 手术术式评价：保肛手术的理想目标是在保证患者肿瘤治疗效果的前提下，同时具有良好的排便及控便能力。Parks 术式经过 30 多年的临床应用验证，患者的局部复发率、5 年生存率与 Miles 术后比较没有差异，同时保留了肛管直肠环、少许直肠黏膜和肌鞘，术后的排控便功能良好，被不少学者认为是一个较为理想的保留肛门括约肌功能的术式。但是由于完全切除了直肠，维持正常排便和控便基本条件之一的“新直肠”的储便功能完全丧失，其最大耐受量和顺应性低于正常人，患者很长一段时间会出现便急、便频及便不尽等“直肠前切除综合征”症状。因此，许多国内外学者对 Parks 术式进行改良，各种结肠成形术和结肠储袋技术被推荐用于低位直肠癌的保肛手术中，使术后肛门功能恢复较前有明显的改善。明显提高了患者的生活质量。

4. 低位直肠癌腹腔镜经括约肌间切除术

距肛缘 5cm 以上的直肠癌可在不切除内括肌的情况下进行低位吻合，但对于距肛缘 5cm 以下的直肠癌，既往主张行腹会阴联合切除术（Miles 术），并一度被奉为金标准，然而永久性造口给患者的生活带来了极大的不便。研究发现肿瘤向远侧直肠浸润的距离很少超过 1cm，随着新辅助放化疗技术的开展，远切断的安全距离是 1cm 已成为共识；从解剖学角度来看，距肛缘 5cm 以下的直肠癌可通过切除肛门内括约肌来获得至少 1cm 的远切端，即经括约肌间切除术（intersphincteric resection，ISR），在保证肿瘤根治效果的前提下，这种手术方式保留了肛门的主要功能，是近几年超低位直肠癌保肛手术的重要进展。

直肠系膜在肛提肌附近变薄，形成呈环形片状的直肠末端系膜，其尾部环形附着于肛提肌裂孔表面，行 ISR 手术时，应完整切除直肠末端系膜。直肠向肛管内延伸部分称为无系膜直肠，其周围间隙为内外括约肌间隙（图 6–6）。

切除内括约肌的多少由肿瘤的位置决定。当肿瘤距齿状线超过 2cm 时，切除内括约肌上半部分即可获得一个安全的远切端，称为部分 ISR（partial ISR），其吻合口位置在齿状线水平附近，可以用吻合器在盆腔内行消化道重建；当肿瘤距齿状线不到 2cm 时，需切除内括约肌的大部分，吻合口的位置位于齿状线与括约肌间沟之间，称为低位 ISR（subtotal ISR）；当肿瘤临近或超过齿状线时，应切除全部内括约肌，吻合口在括约肌间沟水平，称为完全 ISR（total ISR）。低位 ISR 和完全 ISR 需要手工操作才能完成消化道重建（图 6–7）。

(1) 手术适应证和禁忌证

①适应证：对于距肛缘 5cm 以下的低位直肠癌，现在有三种手术方式可以采用，包括 ISR、Miles 术或经肛提肌外腹会阴联合切除术（ELAPE 术），适合做 ISR 的低位直肠癌应符合以下条件。

- 肿瘤距肛缘 5cm 以下；

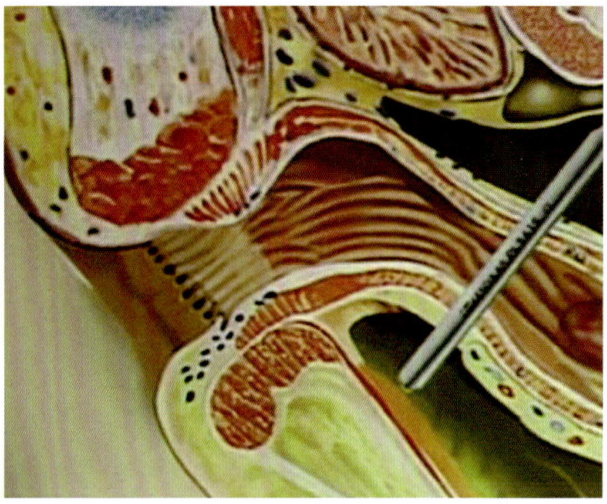

▲ 图 6–6　末端直肠系膜与无系膜直肠

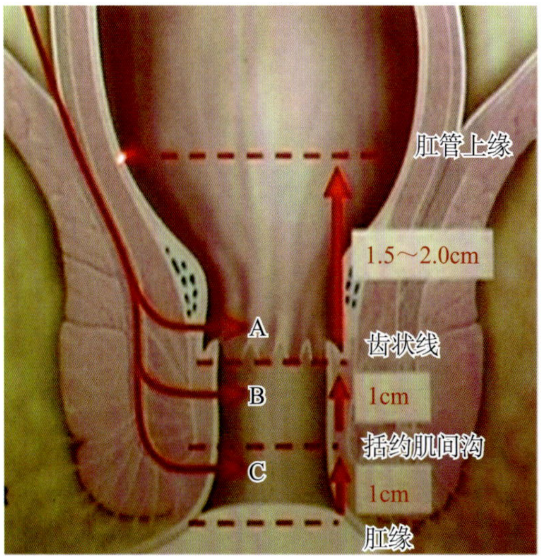

▲ 图 6–7　三种类型的 ISR 位置

A. 部分 ISR；B. 低位 ISR；C. 完全 ISR

- 术前病理提示高、中分化直肠癌；
- 肿瘤侵犯深度：T_1、T_2 期，部分 T_3、T_4 经新辅助放化疗后肿瘤退缩；
- 肿瘤没有侵犯外括约肌和耻骨直肠肌；
- 患者的肛门括约肌功能必须完好，近 6 个月没有大便失禁存在。

②禁忌证

- 肿瘤局部较晚侵犯外括约肌或耻骨直肠肌（侵犯阴道后壁除外），或者有局部淋巴结转移及远处转移；
- 术前病理提示低分化、未分化或黏液腺癌；
- 大便失禁超过 6 个月者；
- 年龄超过 70 岁，并且肛门功能较差；
- 保肛意愿不强者。

必须尊重患者意愿，行完全 ISR 时，须告知如手术失败术后有永久造瘘可能。

(2) 术前评估：低位直肠癌行保留括约肌手术前应对患者严格选择，术前评估包括肿瘤学评估、肛门功能评估及患者的保肛意愿。

肿瘤学评估通常采用 TNM 分期法。通过直肠指诊、内镜检查、活检、影像学检查（B 超、CT 和 MRI）等方法来确定肿瘤浸润的深度、有无淋巴结转移及远处转移。直肠指诊简便易行，对肿瘤浸润深度判断的准确性达 44%～83%，但无法了解淋巴结转移情况；直肠超声内镜（EUS）是确定浸润程度最为敏感的方法，其判断正确率达 90%，但对淋巴结转移判断的正确性仅为 50%～80%，且难于发现淋巴结微小侵害，对炎性淋巴结可致假阳性结果；一般认为盆腔 MRI 对肿瘤浸润深度的判断正确性低于 EUS，但对淋巴结转移的判断准确性较高。

(3) 手术要点：ISR 既可以通过开腹手术完成，也可以腹腔镜下完成，笔者推荐腹腔镜手术。

盆腔内操作须做到肠系膜下动脉高位结扎、TME、自主神经保护，以及必要时脾曲的游离。

① 末端直肠的游离：当游离至提肛肌表面时，应剥离提肛肌表面的筋膜，并向提肛肌裂孔方向延伸，接近尾骨可见直肠后正中隆起的致密组织，即 Hiatal 韧带（图 6–8），盲目切开 Hiatal 韧带有时会切破直肠壁，此时应在直肠右侧后方打开直肠末端系膜附着点，进入内外括约肌间隙（图 6–9），再以此为标记，向后正中切断 Hiatal 韧带（图 6–10），待左侧后方括约肌间隙游离完毕后再游离直肠前方的括约肌间隙（图 6–11）。尽管括约肌间隙很窄，但是，腹腔镜下可以清楚观察到此间隙，这也是笔者推荐使用腹腔镜手术的原因，另外间隙的游离应结合使用超声刀、电钩、电铲。游离深度应达到齿状线水平（图 6–12），以便于肛门部操作，盆腔内也可以游离到括约肌间沟（图 6–13）。

② 部分 ISR 的消化道重建：部分 ISR 的消化道重建可以用双吻合器，重建方法与 Dixon 手术的吻合方法相同。应注意以下两点：第一，因为末端直肠

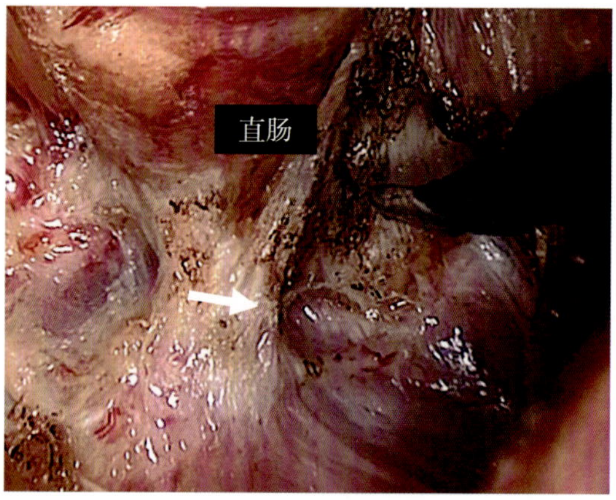

▲ 图 6–8 **Hiatal 韧带**

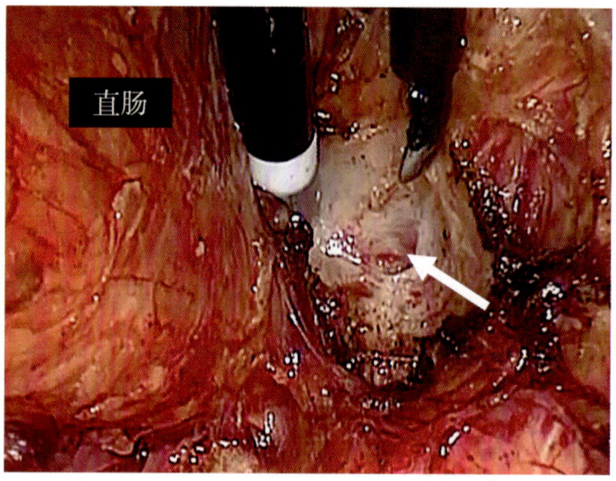

▲ 图 6–9 进入内外括约肌间隙

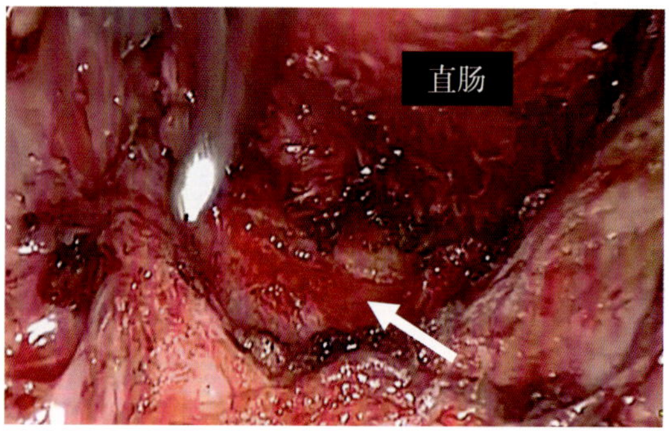

▲ 图 6–10 外括约肌深部

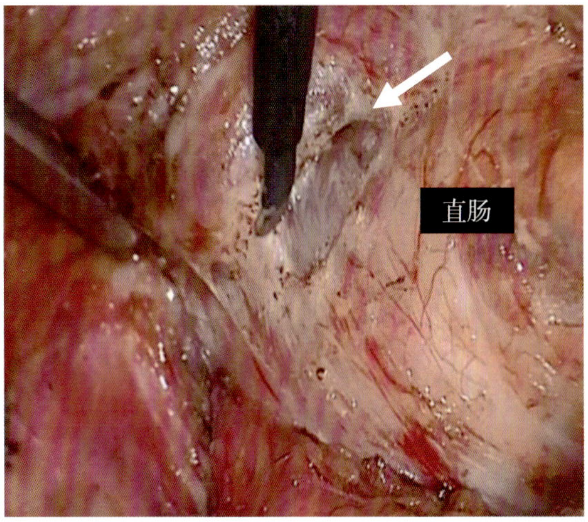

▲ 图 6–11　前方内外括约肌间隙

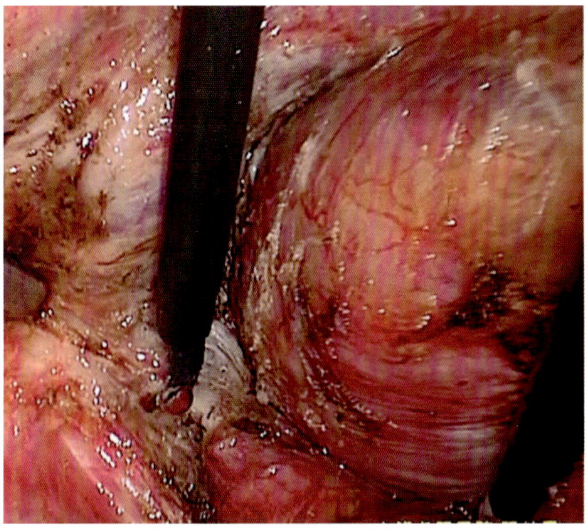

▲ 图 6–12　内外括约肌间隙游离结束

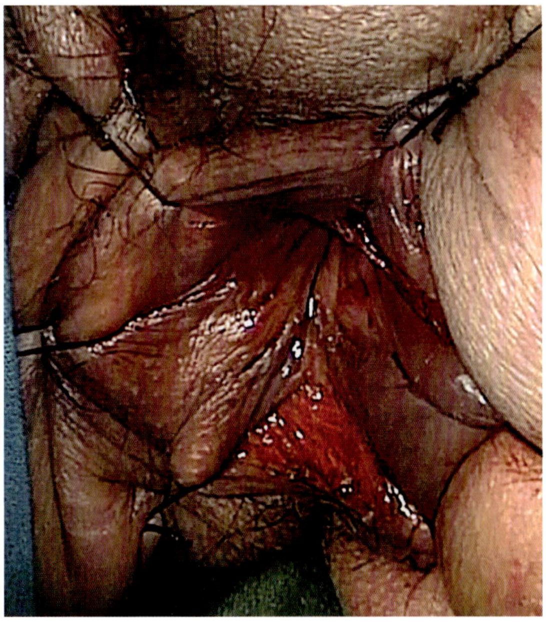

▲ 图 6–13　游离到括约肌间沟

比较狭小，应该选择口径大小合适的吻合器，如 28 号吻合器；第二，由于直肠残端很短，吻合器头部应插入直肠残端内，并维持适当的张力悬空（图 6–14 和图 6–15），这样可以避免把肛管组织、耻骨直肠肌或阴道后壁夹入吻合口。

③ 低位或完全 ISR 的肛门部操作：取截石位，肛门用圆盘拉钩牵开，也可用缝线代替。低位 ISR 的切开部位位于齿状线与肛白线之间，完全 ISR 应该在肛白线处切开（图 6–16），肛白线一般位于肛缘与齿状线的中间偏下位置。用电刀环形切开肛门皮肤做标记，然后在肛门后方切开至内外括约肌的间隙，再沿内外括约肌间隙向上分离，由于盆腔已经游离到齿状线水平，所以肛门部的操作很容易到达盆腔。直肠残端边游离边缝合，以便牵拉显露，以及避免肿瘤细胞在手术创面上脱落种植。游离完毕后将残端完全封闭并推入盆腔，手术创面彻底冲洗消毒及止血。然后将标本拉出肛门外，保留肛门外约 5cm 的结肠切除标本，以避免吻合后因张力而回缩。

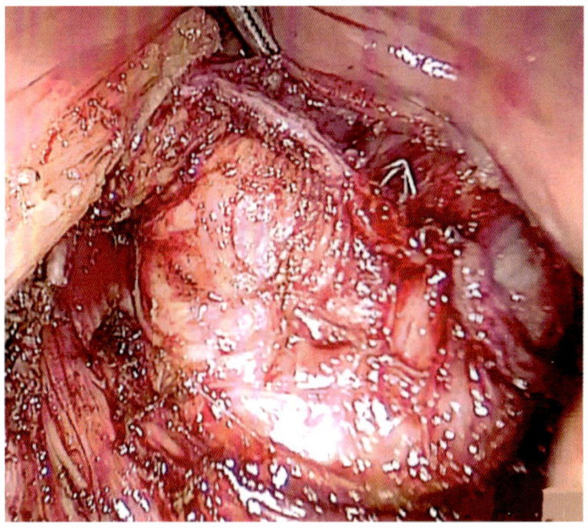

▲ 图 6–14　直肠残端内的吻合器

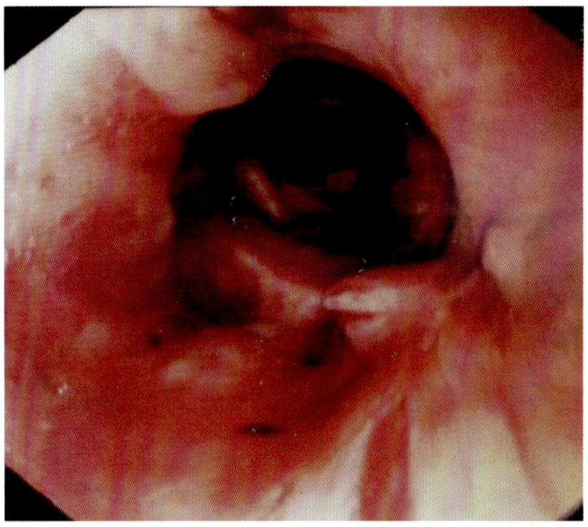

▲ 图 6–15　部分 ISR 吻合口（齿状线）

用可吸收线行结肠与肛门皮肤的吻合，先在前后左右垂直褥式缝合4针，然后在4个象限分别全层间断缝2～3针，总共16针（图6-17）。注意缝合时不要漏针，以免吻合口漏造成盆腔感染。

建议行ISR手术的患者常规行末端回肠造口。

④ 术后并发症与预后：低位和完全ISR术后早期肛门出现水肿及脱垂（图6-18和图6-19），属于正常情况，一般1个月左右回缩至正常（图6-20和图6-21），术后加强肛门功能锻炼，回肠造口可于术后6个月回纳。

术后应注意吻合口狭窄情况，建议术后每个月直肠指诊观察吻合口是否有狭窄等。如有狭窄，可用手指扩开，如果吻合口完全封闭，可用结肠镜经回肠造瘘口进镜至直肠，在肠镜引导下用手指扩开狭窄吻合口。

肛门完全失禁不多见，回纳后患者一般会出现排便次数增多，多者可达每日20余次，可给予药物调节。患者可出现排便急迫及肛门下坠感等类似直肠前切除术后综合征表现，有学者主张行J形储袋来消除症状。

只要严格掌握手术适应证，并结合新辅助放化疗，局部复发也不多见，笔者已完成50余例低位或

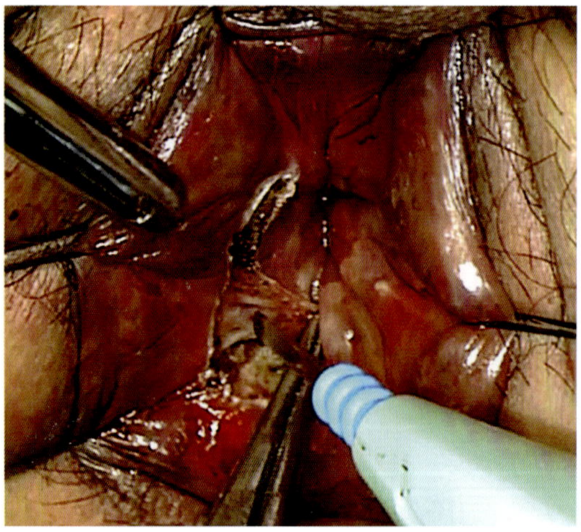

▲ 图 6-16　肛白线处切开

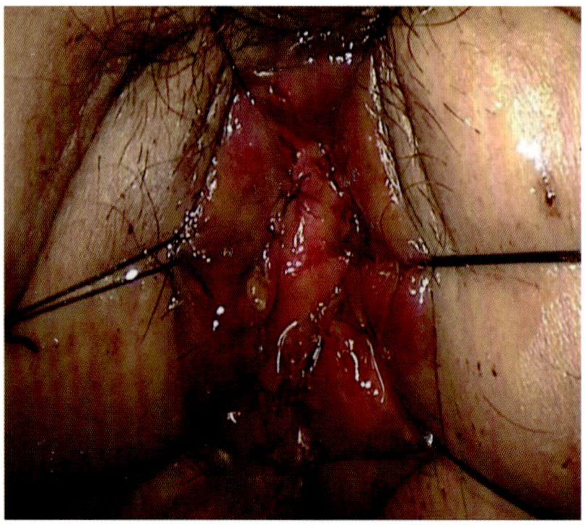

▲ 图 6-17　结肠与肛门皮肤吻合

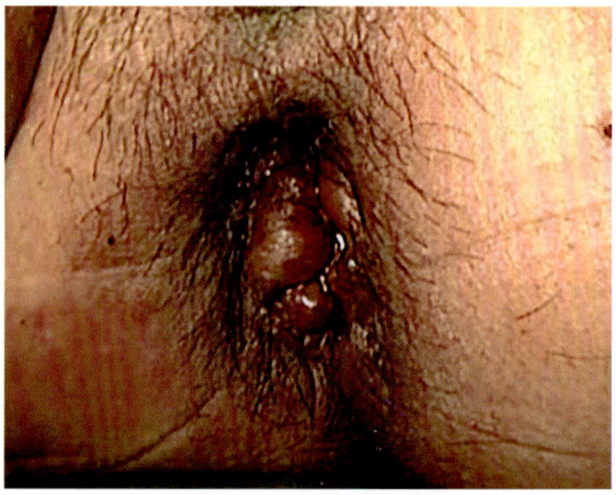

▲ 图 6-18　吻合后肛门外观

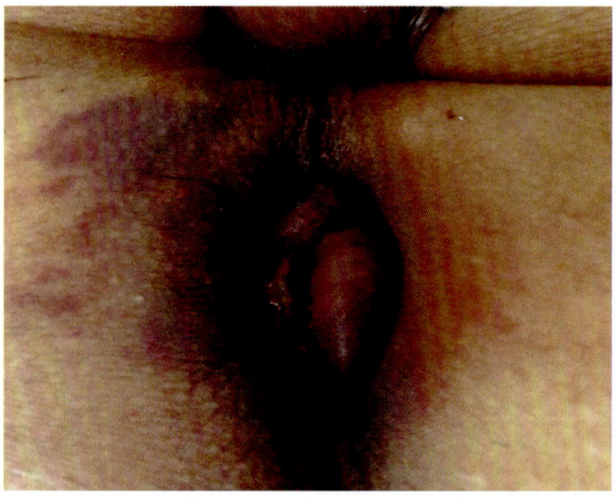

▲ 图 6-19　术后1周的肛门

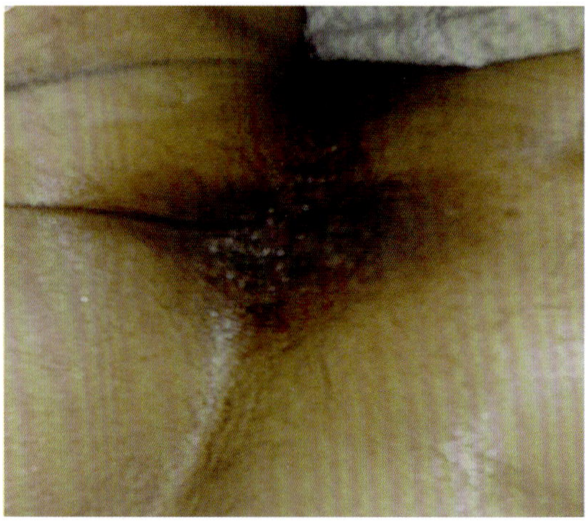

▲ 图 6-20　术后1个月的肛门

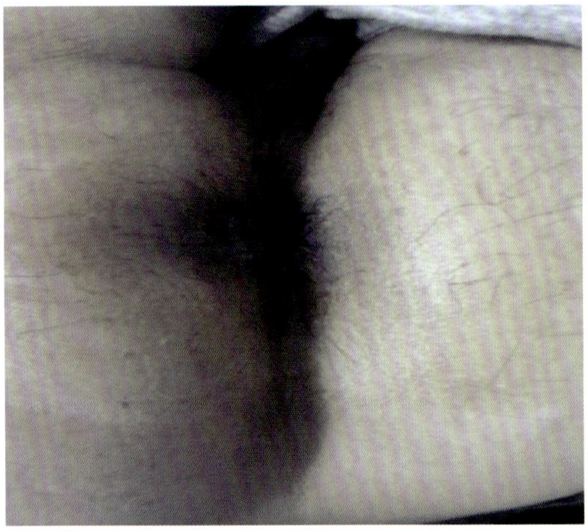

▲ 图 6–21　术后 6 个月的肛门

完全 ISR 手术，未见局部复发，应注意局部放疗对肛门功能的影响。

5. 经腹直肠癌切除、近端造口、远端封闭术（Hartmann 术）

(1) 适应证

① 全身情况很差、年老体弱，不能耐受 Miles 术（腹 – 会阴联合直肠癌根治术）的直肠癌患者。

② 因直肠癌合并急性肠梗阻或穿孔、肛门功能失禁等，原发肿瘤尚可切除，但近端肠腔内有大量粪便积存，不宜行一期 Dixon 术（经腹直肠癌切除术，直肠低位前切除术）的直肠癌患者。

③ 直肠癌已广泛浸润盆腔周围组织，原发肿瘤虽然能切除但局部复发可能性大，不宜做低位直肠吻合术。

(2) 手术方法要点

① 取左下腹部旁正中或下腹正中切口，常规行肿瘤的探查，探查肝脏、腹主动脉旁、肠系膜下动脉根部等有无转移，盆腔腹膜及各个脏器有无浸润或种植转移，肠梗阻或穿孔对腹腔的污染情况，直肠肿瘤能否根治性或姑息性切除。

② 确定直肠肿瘤能否根治性或姑息性切除后游离乙状结肠和直肠，同 Dixon 手术方法切开两侧后腹膜，离断肠系膜下血管，游离直肠后、两侧及直肠前间隙，分别根据根治性或姑息性要求游离到肿瘤下 2～5cm 直肠。

③ 直肠充分游离后，在直肠预切除处用闭合器关闭或离断后全层缝合直肠远端。近端距肿瘤 10cm 离断乙状结肠，移除标本。

④在左下腹脐与髂前上棘连线中点做直径 3cm 切口，行近端结肠造口。具体操作方法见腹会阴直肠癌切除术。

(3) 术中注意点

① 术中直肠及周围组织游离程度根据探查结果决定范围。

② 术中离断直肠时注意肠梗阻情况，防止术中污染腹腔。

(4) 术后处理：肠梗阻患者要尽快纠正水电解质平衡和酸碱平衡，加强营养支持。

术后随访 2 年，如果既没有局部复发，又没有远处转移，患者恢复后条件许可，可以考虑再行乙状结肠、直肠端端吻合，恢复结肠连续性。

6. 经肛提肌外腹会阴联合切除术

研究发现，尽管对于不能保肛的低位直肠癌采用了腹会阴联合切除术（Miles 术），与前切除手术相比，Miles 术仍有较高的局部复发率，造成这一问题的原因是腹会阴切除术有较高的环周切缘阳性率及术中穿孔的发生率。从解剖上看，直肠系膜自上而下逐渐缩窄，在耻骨直肠环水平消失，当术者游离到此处时，容易切割进入肠壁导致肠穿孔，且低位直肠肿瘤通常也位于该系膜裸露区，因此，手术标本常在此处存在狭窄段，称之为“外科腰”（图 6–22）。“外科腰”是造成标本环周切缘阳性及术中穿孔的首要原因。为解决这些问题，2007 年瑞典的 Holm 提出直肠癌柱状腹会阴联合切除术（cylindrical abdominoperineal resection，CAPR） 的新术式，2009 年此术式又演变为经肛提肌外腹会阴联合切除术（extralevator abdominoperineal excision，ELAPE），其切除范围包括全部肛提肌、直肠系膜和肛管，但不过多切除坐骨直肠窝组织及肛周皮肤（图 6–22）。因增大了低位直肠肛门周围组织的切除范围，切除的标本没有狭窄的“腰部”而呈“圆柱形”（图 6–23），环周切缘阳性率、术中肠穿孔的发生率及术后局部复发率显著降低，且为术者提供了良好的手术视野，是一种安全、可行、理想的术式，适合于侵犯肛提肌的临床 T_4 期低位直肠癌。

(1) 手术步骤

① 体位：行腹腔镜手术时可采用截石位，开腹手术时可采用截石位或腹部操作采取平卧位，而会阴部操作取俯卧折刀位，目前俯卧折刀位被大多数外科医生所认同，缺点是术中需改变体位。

② 腹部操作：患者取平卧位，按 TME 手术原则

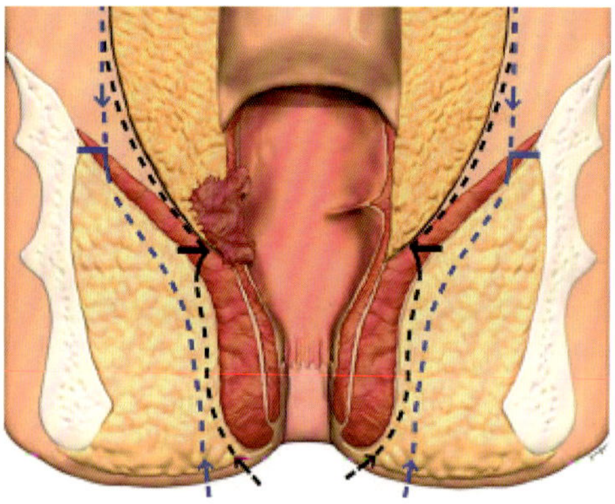

▲ 图 6-22 **Miles 术（黑线）和 ELAPE 术（蓝线）切除范围的比较**

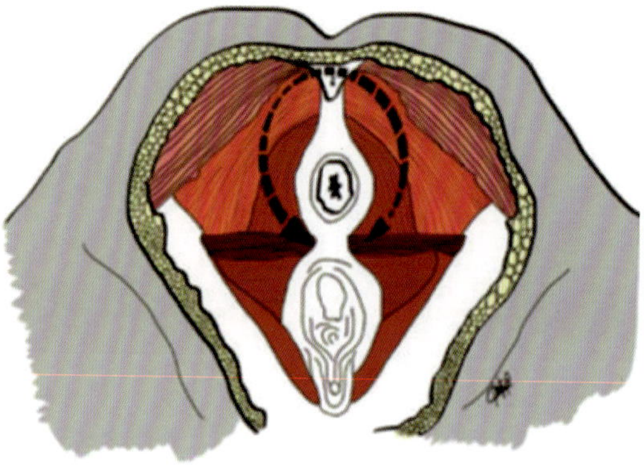

▲ 图 6-24 **提肛肌盆壁附着处的切除方向**

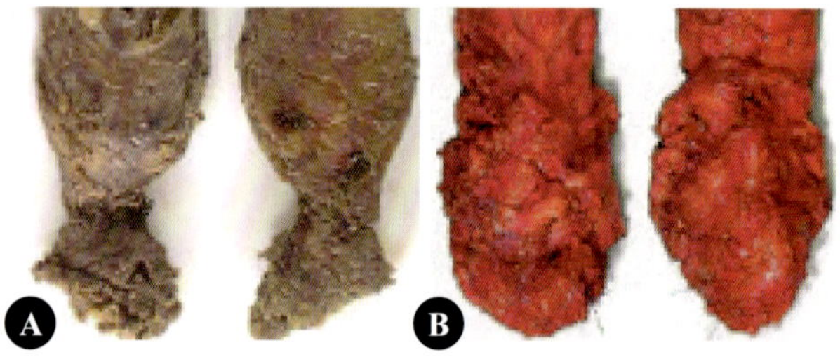

▲ 图 6-23 **Miles 术和 ELAPE 术切除的标本比较（正面和背面）**

A. Miles 术的外科腰；B. ELAPE 术呈圆柱形

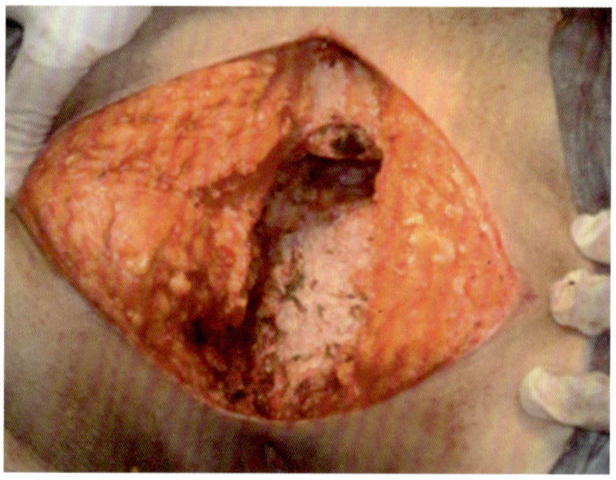

▲ 图 6-25 **标本移除后残腔（尾骨已切除）**

进行分离，与 Miles 术不同的是，行 ELAPE 术时不能将直肠系膜从提肛肌表面剥离，应将其与提肛肌一起做整块切除，因此，ELAPE 术向直肠下方游离的止点包括：在后方分离至骶尾关节处；在直肠两侧分离至提肛肌起点处；在直肠前方分离到精囊腺下方或阴道后壁中部，以避免向下分离过度导致直肠穿孔和“外科腰”的形成，最后游离乙状结肠和降结肠下部，切断乙状结肠并完成腹壁结肠造口。

③ 会阴部操作：通常取俯卧折刀位，两腿分开。荷包缝闭肛门后，采取梭形切口切开肛周皮肤，沿肛门外括约肌和提肛肌外侧与周围脂肪之间的间隙向外上方游离，直至提肛肌在盆侧壁的附着处，然后切除尾骨并与骶前间隙会师，再分别从两侧由后向前切断提肛肌止点及提肛肌脚（图 6-24），最后将标本从前列腺或阴道游离（图 6-25），阴道后壁或者前列腺如有侵犯，可行扩大切除。与 Miles 术相比，ELAPE 术更强调手术操作平面，即肛门外括约肌－提肛肌外侧平面，而不再强调切除过多的肛周皮肤和坐骨直肠窝脂肪，避免了脂肪内游离时解剖层次不清的问题。此外，ELAPE 要求将提肛肌连同肛管及低位直肠整块切除。虽然尾骨离断可以更好地显露术野，但是否一定要切除尾骨目前尚无统一意见。许多学者认为如果肿瘤位于直肠后壁，则主张行尾骨切除，以确保 CRM 阴性。

④ 盆底空腔的处理：ELAPE 术后巨大的盆底空腔可采取 2 种方法进行修补：一种是直接缝合皮下组织和皮肤，或者将盆底腹膜缝合后再缝合皮下组织和皮肤。另一种是生物补片修补，充分拉紧补片后，将补片间断或连续缝合于盆底筋膜和肛提肌断端，放置引流管后再分层缝合会阴切口。

(2) 神经保护：ELAPE 术中会阴部操作易在 3 个区域发生神经损伤。

① 前列腺的侧后方：该区域内包括海绵体神经在内的自主神经走行于 Walsh 神经血管束，同时也是 Denonvillier 筋膜黏附于盆腔侧壁筋膜的部位。神经纤维在该区交汇于 Denonvillier 筋膜。靠近这个区域分离操作容易发生海绵体神经损伤，导致勃起功能障碍。

② 坐骨直肠窝的侧壁：坐骨直肠窝内有阴部神经在阴部管（闭孔筋膜与会阴浅筋膜共同围成的管状

裂隙）内走行（图 6–26）。由于 ELAPE 术要求完整切除提肛肌，因此切除时会靠近该区域。确保闭孔筋膜完整，沿提肛肌外侧平面切除，可避免该神经的损伤。

③ 肛管前方：该区域容易受损伤的神经为阴部神经的会阴支，此神经走行于会阴浅横肌和会阴体的后方。因此，应注意保留会阴体和会阴浅横肌。

(3) 术后并发症

① 泌尿生殖功能障碍：Miles 术后的泌尿生殖功能障碍发生率明显升高，可能与肛提肌切除、永久性造口导致患者心理障碍，以及盆腔自主神经损伤有关，ELAPE 术扩大了会阴部切除范围，因此会进一步增加该并发症的发生率。

② 会阴部伤口并发症：主要包括切口感染、切口裂开、盆腔脓肿、切口疝和慢性窦道形成等，其中会阴部伤口感染和裂开的发生率较高，可达 40% 以上。

③ 骶尾部慢性疼痛：也是 ELAPE 术后常见的并发症之一。骶尾部慢性疼痛的发生与尾骨是否切除密切相关，但随时间延长疼痛可逐渐缓解。

(4) 预后：目前公认 CRM 阳性率高低是直肠癌预后好坏的评估指标，术中穿孔发生率高低也是影响局部复发及总体生存时间的重要因素。来自欧洲 ELAPE 研究小组的数据表明，相比 Miles 术，ELAPE 术可显著降低 CRM 阳性率及术中穿孔发生率（两种术式之比分别为 49.6% vs. 20.3% 和 20.7% vs. 6.4%）。Stelzner 等通过回顾性分析亦证实，与 Miles 术相比，ELAPE 术能将直肠癌术后局部复发的风险降低 40% 以上。但由于需要更长时间的随访及更大样本量的随机对照研究，目前尚无有关 ELAPE 术改善术后生存的报道。

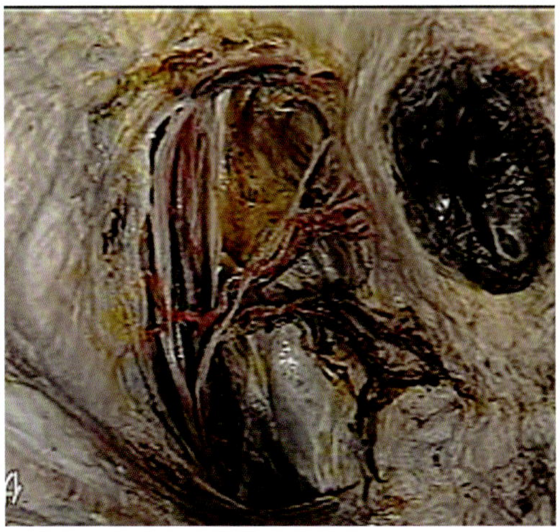

▲ 图 6–26 阴部神经、阴部动静脉及肛门动脉（左侧）

与 Miles 术相比，ELAPE 术可以降低直肠癌的 CRM 阳性率、术中穿孔发生率，以及术后局部复发风险，因此可能提高患者的生存率。虽然 ELAPE 手术在一定程度上增加了会阴区并发症的发生率，但总体而言仍是一种较理想的手术方式。

（三）经腹、会阴联合切除术（Miles 术）（腹腔镜）

1. 概述

结直肠癌目前是我国发病率为第三位（29/10 万）和死亡率（14/10 万）位于第五位的恶性肿瘤。按照最新统计数据显示，每年我国大概有新发病例 377 000 例。当早期直肠癌仅在局部时，它是一种高度可治愈的疾病。外科手术是直肠癌最主要的治疗方法，而且最终可以使约 45% 的患者获得临床治愈。

Ernest Miles 于 20 世纪初提出了“腹会阴联合切除术（abdominoperineal resection，APR）”治疗低位直肠癌，这种方法与当时“单纯经会阴切除术（pure perineal）”有很大差异。这种方法可显著降低低位直肠癌术后的局部复发率，但并发症的发生率和死亡率极高。1978 年，Heald 强调在直视下完整切除直肠周围的淋巴脂肪组织的重要性，这就是现在被称为全直肠系膜切除术（TME）的直肠癌根治术的理念。TME 显著降低了局部复发率而且成为国际上中下段直肠癌外科手术时普遍采用的首选方法。

腹腔镜的问世及内镜的各种科技进步不仅激起了普通外科医师应用腹腔镜技术的浓厚兴趣，同时也使很多主要手术操作可以通过小切口完成成为可能。结直肠癌的腹腔镜外科手术只能由具备相当的腹腔镜直肠癌根治的专业知识、训练有素并且有兴趣从事结直肠外科工作的外科医师来施行。腹腔镜手术早期手术时间较开腹时间长，但熟练的术者结直肠癌根治手术时间与开腹时间相当。此外，评价腹腔镜结肠肿瘤根治手术和开腹结肠肿瘤根治手术优劣的多中心、大样本、随机对照研究实验结果证明两者无论在切缘、淋巴结清扫数目，以及与肿瘤相关的远期复发率和死亡率等手术疗效的相关参数等方面疗效相当，而腹腔镜在减少术中出血、减轻术后疼痛、减少术中麻醉药物使用量、促进术后肠道功能快速恢复、降低术后切口感染发生率、减少住院时间等方面显示了一定的优势。而且腔镜手术的长期优势是其导致的继发性粘连形成减少，从而降低了小肠梗阻的潜在发生率。

尽管和开腹手术相比腹腔镜手术具有相同的预后及远期和近期的优点，但是目前腹腔镜结直肠癌手术的总体比例仍维持在5%～40%的较低水平。目前大多学者认为广泛开展腹腔镜手术的最主要的障碍是：许多经验丰富的结直肠外科医师在实践中几乎没有任何接触腹腔镜培训，所以他们将腔镜手术作为自己首选的手术方法相当困难；此外，还有很多普外科医师没有足够例数的结直肠癌病例来提升他们的学习曲线。

直肠癌切除术后的并发症和肿瘤侵袭性有关。此外，由于盆腔空间解剖上的局限性及不同的淋巴结转移方式使得TME手术操作的难度要比标准的结肠切除术大。当前，足够的基础训练及腔镜手术经验是从事腹腔镜胃肠道恶性肿瘤切除的两条基本原则，这不仅对于腹腔镜手术，甚至对于开腹手术也有重要的指导意义。腔镜外科医师的手术量及基础训练是和术后局部复发率和生存率相关的两个独立的相关因素。此外，如想用腹腔镜直肠癌手术取代标准的直肠癌根治手术步骤应该首先建立风险-效益比研究，因为如果缺乏足够的风险-效益比证据，即使腹腔镜手术能提供近期的临床获益结论而不能提供远期获益时贸然接受这种方式仍是不可以接受的。

1992年Kokerling首次成功地在腹腔镜下进行Miles术。此后由于腔镜技术的不断成熟，一些器械的普及（如超声刀、自动切割缝合器Endo-GIA等）和对全直肠系膜切除术（TME）概念的广泛认同，腹腔镜下直肠癌根治术已成为一种比较成熟的微创手术方式。2006年中华医学会制订了《腹腔镜结肠直肠癌根治手术操作指南》。腹腔镜直肠手术的安全性和可行性得到了逐步证实。

2. 适应证

理论上讲，当肿瘤距离肛缘＜7cm时，其标准的治疗方式是腹会阴联合切除术。高位的直肠癌通常采用低位前切除的方法，大多能保留肠管的连续性。随着对远端切缘的要求的提升和外科技术的进步，目前可以通过多种方法使更低位的直肠癌接受满意的低位直肠前切除术，并保留肠管延续性。因此，施行吻合的唯一禁忌就是肿瘤侵犯肛管或肛门括约肌（如肛提肌等）。若患者预期寿命至少还有几个月，即使存在转移病变，对能耐受手术的患者中实行姑息性切除比单纯的转流手术能达到更好的缓解程度，尤其是对于那些肿瘤侵犯括约肌产生里急后重感，或者当病变扩展到会阴，以及出血成为主要问题时。按照TME原则实行的腹会阴联合切除术已成为低位直肠癌最普遍成功的手术，但它作为括约肌保留手术的另一种选择，采用前必须权衡利弊。

3. 禁忌证

同腹腔镜直肠癌根治术：①肿瘤直径＞6cm和（或）与周围组织广泛浸润；②全身情况不良，术前治疗不能纠正或改善者；③有严重心、肺、肝、肾疾患而不能耐受手术；④相对手术禁忌：腹部严重粘连，重度肥胖者，急性梗阻、穿孔和心肺功能不良者。

4. 术前准备

术前常规检查已经在本章前文讨论。

了解患者的病史、既往手术史有助于外科医生评估腹腔内粘连的可能性，因为腹腔内的粘连会增加腹腔镜手术的难度，甚至使得手术无法在腔镜下完成。需要格外注意有出血倾向或肝病病史的患者（如门静脉高压症和食管胃底静脉曲张病史）。

由于使用二氧化碳气腹会损害气体交换功能，术前我们应该意识到呼吸系统发生问题的可能性，评估肺功能时应将阈值放低一些，尤其是对那些需行腹腔镜的老年人。如有这方面的问题可以尝试术中降低气腹压力，当然更安全的是考虑非气腹腹腔镜手术或开腹手术。

除非直肠肿瘤近端已近乎完全梗阻，均应用纤维结肠镜或钡剂灌肠的方法寻找可能同时存在的病变。CT扫描不仅可以确定是否存在转移性病变，更重要的是它可以评价肿瘤的浸润范围及输尿管是否有受压、扩张和移位。

不能忽视术前标记腹壁造瘘口位置的重要性，必须牢记造口是手术最重要步骤之一。不恰当的造口位置不仅不方便患者的管理，而且有造成患者残疾或失去生活能力的可能。最佳的造口位置应根据患者不同体位来选择，避开骨岬、瘢痕和脐。非急诊手术时，可以让患者戴一天造口袋以确定位置是否满意（如不能影响腰带等）。

如同所有的手术一样，腹腔镜手术也要做到患者知情同意。谈话内容应该全面讨论各种可能的问题及转为开腹手术的可能性。手术风险应该包括穿刺套管损伤的可能性、气腹问题、术后皮下气肿的可能性，以及签署开腹手术知情同意时要说明的常见并发症。每一份同意书均应包含有“腹腔镜……开腹的可能”。谈话应有患者亲属在场，并详尽记录谈话内容。

5. 术中准备及麻醉

建议该类手术使用全身性气管内麻醉。患者进入手术室后予以导尿。不建议常规使用鼻胃管。

6. 手术步骤

(1) 体位：因常用的截石位常可影响术者和第一助手的操作。笔者目前对有肛门部操作的直肠癌手术大多采用改良截石位：右下肢伸直外展，左下肢置于截石位（屈髋屈膝）置于搁腿架上，臀下垫枕（图 6–27）。该体位既可最大限度地避免影响术中术者和第一助手的操作，又能使肛门部手术操作便捷。

(2) 穿刺孔的选择和气腹的建立：于脐孔上缘做长 12mm 皮肤切口，穿刺置入直径 12mm 套管（观察孔），充 CO_2 气体使得腹腔压力达 12～14mmHg，于腹腔镜导向下于右侧脐水平下方脐旁 3cm 处（操作孔），以及左侧脐水平下方脐旁 3cm 处和近反麦氏点（一助操作孔）分别置入直径 5mm 套管各一只，麦氏点穿刺置入直径 12mm 套管一只（主操作孔）（图 6–28 和图 6–29）。

(3) 乙状结肠的游离：患者术中调整为头低足高右倾位，将小肠肠管向右上外侧推移以充分显露术野，助手分别将肠系膜上动脉投影区肠系膜钳夹后向头侧牵拉，骶骨岬部直肠向上牵拉以紧张系膜（图 6–30），切开系膜后可见疏松间隙即为 Toldt 筋膜间隙。沿此间隙由下而上分离至肠系膜下动脉（IMA）根部用电凝铲和（或）超声刀清扫血管周围淋巴脂肪组织，注意紧贴动脉后壁分离以保护腹下神经丛（图 6–31）。于根部结扎离断肠系膜下动脉后紧贴肠系膜下静脉后壁进入并拓展 Toldt 筋膜间隙，保持 Gerota 筋膜完整性以保护输尿管及性腺血管（图 6–32），在腔镜下见到左侧腹膜反折线（黄白线）时，可先将一块纱布填至已分离的 Toldt 筋膜间隙中保护输尿管和生殖血管，将乙状结肠牵向右侧，电凝铲和（或）超声刀打开乙状结肠和左侧腹壁的先天性粘连，沿乙状结肠系膜左侧根部打开（图 6–33），向盆腔部延长到直肠膀胱（子宫）凹陷。

(4) 骶前间隙的游离：上托直肠，电凝铲沿 Toldt 筋膜间隙进入骶前间隙（Holy plane，又称神圣平面）。电凝铲和（或）超声刀沿此平面锐性分离。上腹下神经丛一般位于骶骨岬尾侧 1～2cm 处，再分为左右腹下神经。紧贴直肠系膜并沿双侧腹下神经表面追踪保护腹下神经。在两条神经分叉间隧道样进

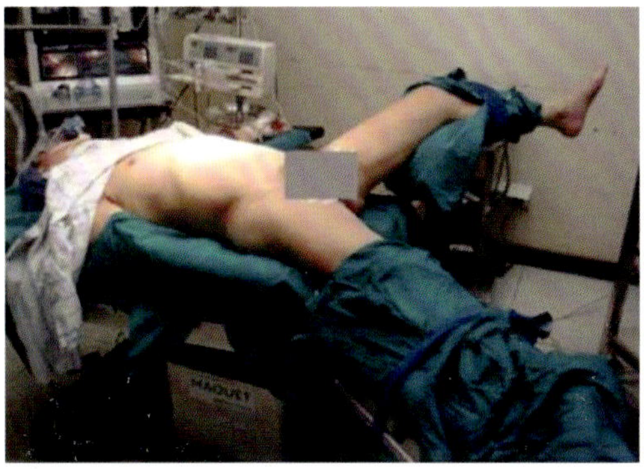

▲ 图 6–27　改良截石位

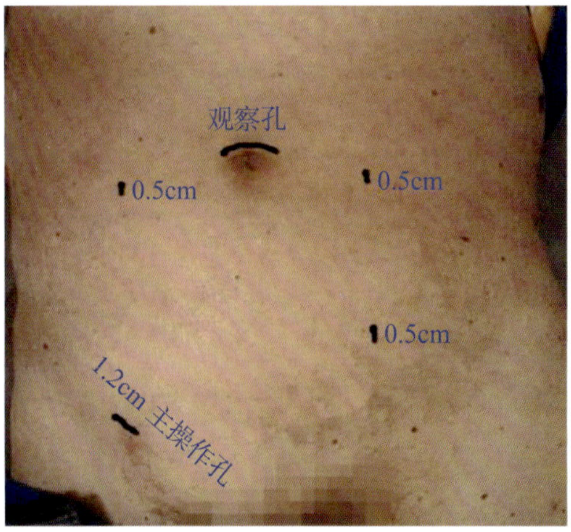

▲ 图 6–28　各穿刺孔位置

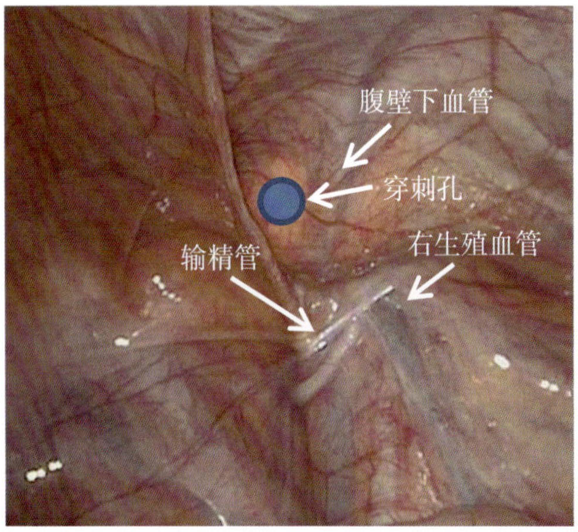

▲ 图 6–29　主操作孔腹腔内观

入骶前间隙，由于骶骨的生理弧度及此时直肠前壁，以及两侧壁尚未游离，继续向尾侧分离较为困难，所以至直肠骶骨筋膜部开始向两侧拓展。注意保护直肠脏层筋膜的完整（图 6–34 和图 6–35）。

(5) 直肠侧韧带和盆底的分离：按照易显露的先分离原则，笔者认为先分离直肠前壁和侧韧带前半部，再分离侧韧带后半部和侧方盆底，最后离断直肠骶骨韧带（Waldeyer 筋膜）。

首先助手右手将直肠向头侧牵拉，绷紧直肠，左手上提反折处前方的腹膜以产生腹膜反折拟切开处的组织张力。沿腹膜反折上方约 0.5cm 处打开可见疏松间隙即为 Denonvillier 筋膜间隙（图 6–36），沿此间隙电铲锐性分离可见间隙下方的邓氏筋膜。电铲沿邓氏筋膜的表面边横向切割边纵向推动，将两侧精囊腺完全显露。助手应保持已切开的腹膜反折部的张力以便清晰显露直肠前间隙，以免损伤前列腺、精囊腺（女性避免损伤阴道后壁）（图 6–37）。当前间隙分离至精囊腺远端水平线（肛提肌裂孔上缘）时，横断邓氏筋膜。不能将精囊腺外侧组织清除，以免损伤盆神经丛。分离切除侧韧带后半部，此时应注意助手分别对抗牵引直肠侧壁和盆壁以显露直肠壁两侧的神圣平面。如偏离此平面，向内则

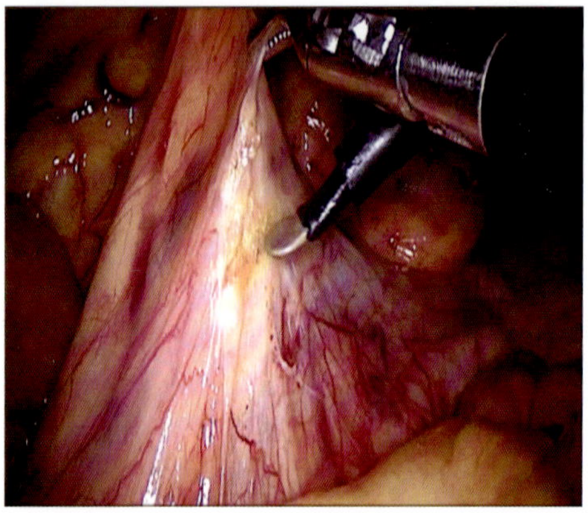

▲ 图 6–30　紧张乙状结肠系膜后电铲打开

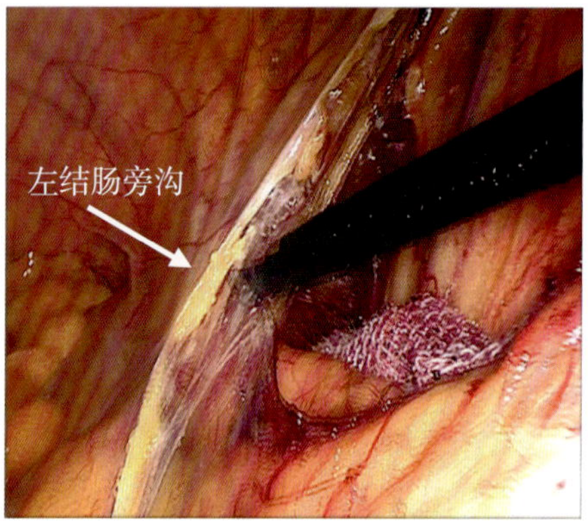

▲ 图 6–33　分离乙状结肠左侧

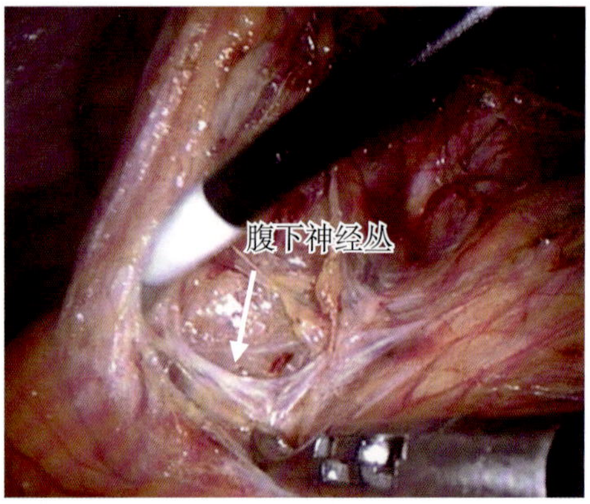

▲ 图 6–31　紧贴 IMA 根部分离保护腹下神经丛

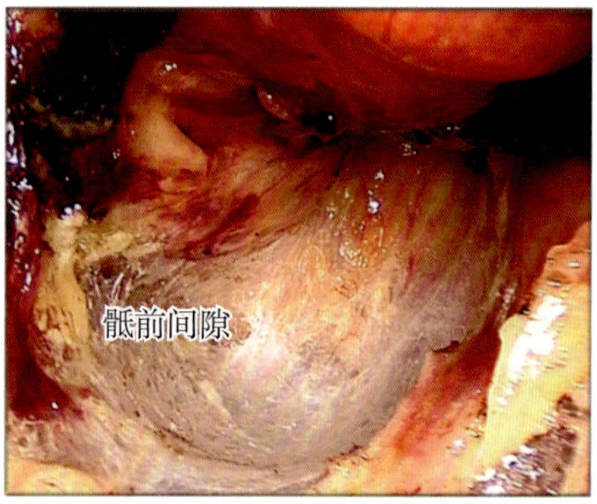

▲ 图 6–34　骶前间隙的分离

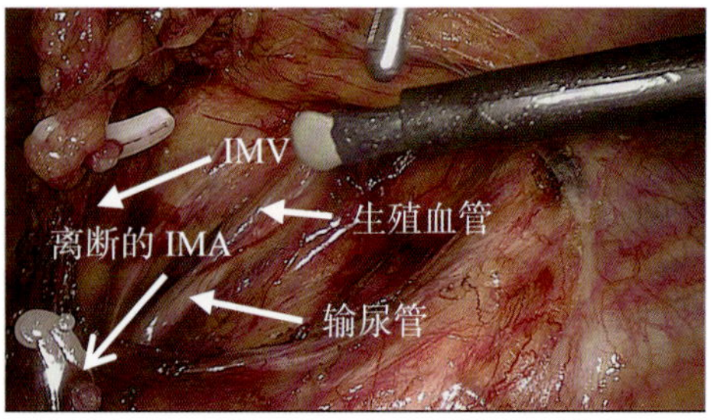

▲ 图 6–32　紧贴 IMV 后壁保护输尿管、生殖血管

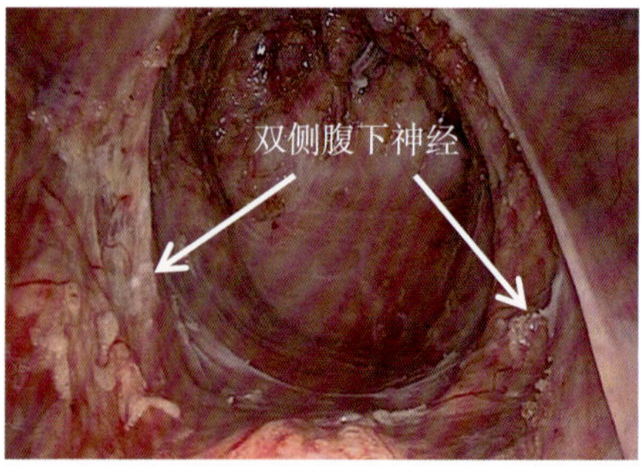

▲ 图 6–35　分离后的骶前间隙以及双侧腹下神经

进入直肠系膜；向外则可能损伤盆神经。充分游离直肠前壁和侧壁后离断直肠骶骨韧带后进入骶前筋膜下间隙（图 6–38 和图 6–39）。将融合筋膜分开，分离直肠后壁直达尾骨尖肛提肌平面。

(6) 乙状结肠系膜裁剪及肠管离断：术者辅助钳钳夹已离断的 IMA 远切端根部，助手分别抓住乙状结肠系膜使其呈扇形展开后分离并沿直肠上动脉外侧向系膜尾侧分离，注意勿损伤边缘动脉弓。距离肿瘤近端约 15cm 处裸化肠管，予以直线切割闭合器闭合切断乙状结肠（图 6–40）。

(7) 腹膜外结肠造口：将左下腹头侧助手 Trocar 拔出，在此处做一直径约 3cm 的圆形切口，切除皮肤、皮下组织，十字切开腹外斜肌腱膜，纵向分开腹内斜肌、腹横肌后十字形切开腹膜。将近端乙状结肠经此孔拖出体外约 4cm，采用开放吻合法做人工肛门，将肠壁边缘全层与周围皮肤间断缝合 1 周，针距约 1cm（图 6–41 至图 6–43）。注意观察造口处结肠血供是否正常。

(8) 会阴部手术：荷包缝合关闭肛门口，距肛门 3cm 做一梭形切口，前至会阴中间，后至尾骨尖端（图 6–44 和图 6–45）。切开皮肤和皮下组织，沿坐骨结节及臀大肌内侧缘分离，并尽量切除坐骨直肠窝脂肪，显露肛提肌，结扎肛门动脉。在尾骨尖前方切断肛门尾骨韧带。切断左侧和右侧髂骨尾骨肌。将肛门直肠向前方牵拉，切开盆筋膜壁层，钝性分

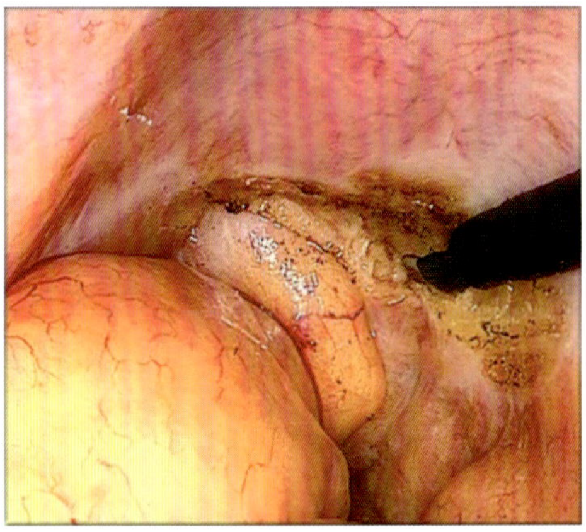

▲ 图 6–36　进入 Denonvillier 筋膜间隙

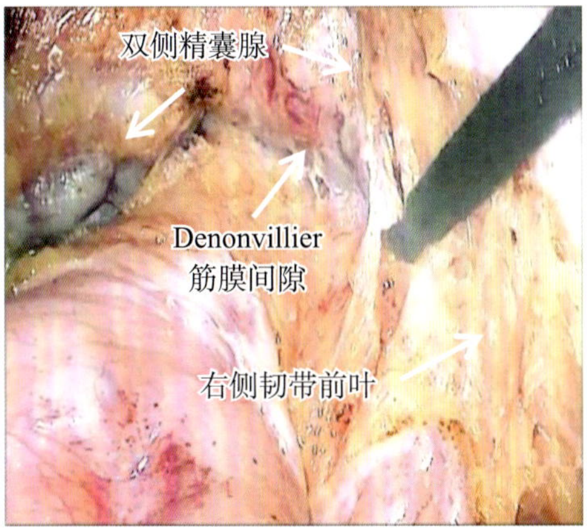

▲ 图 6–37　打开右侧韧带前叶

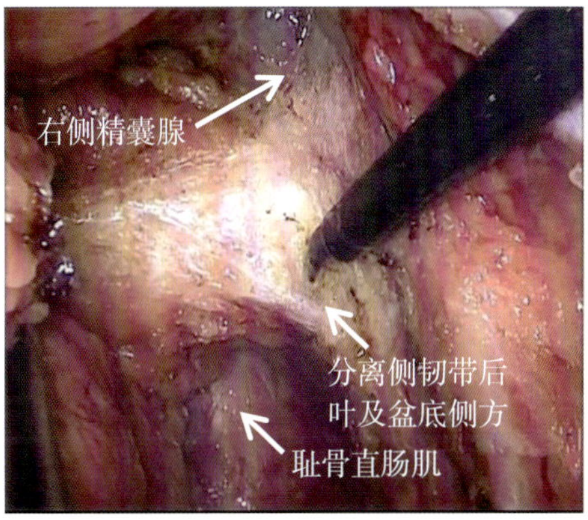

▲ 图 6–38　分离侧韧带后叶及侧方盆底

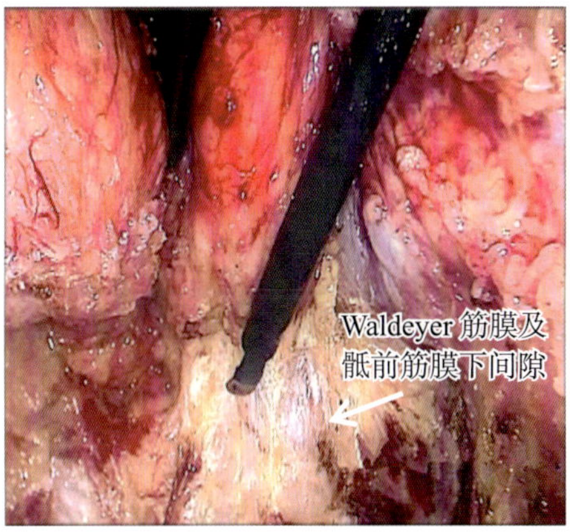

▲ 图 6–39　分离直肠骶骨韧带

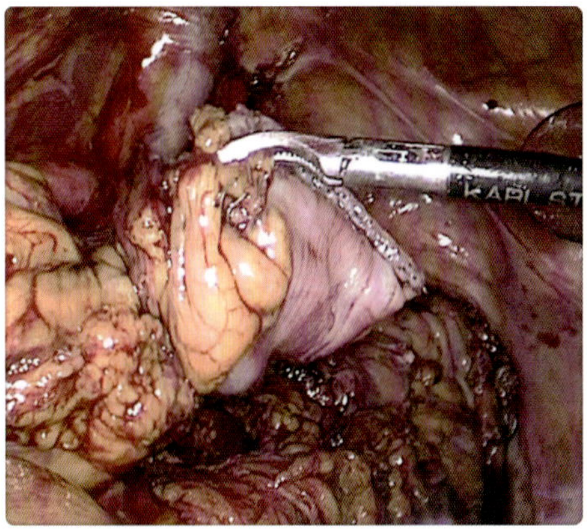

▲ 图 6–40　裸化、离断乙状结肠

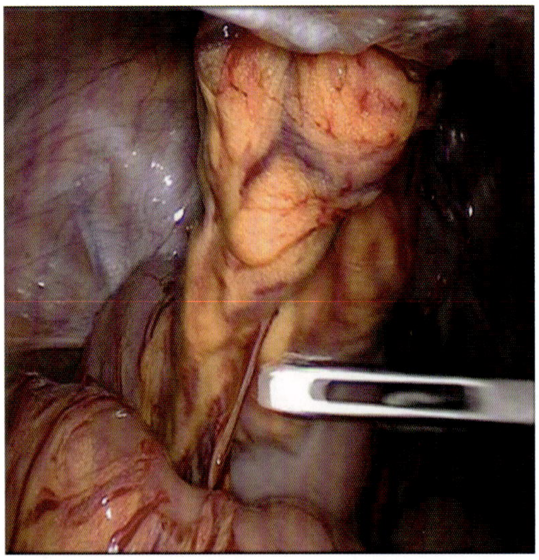

▲ 图 6-41　乙状结肠造口腔内观

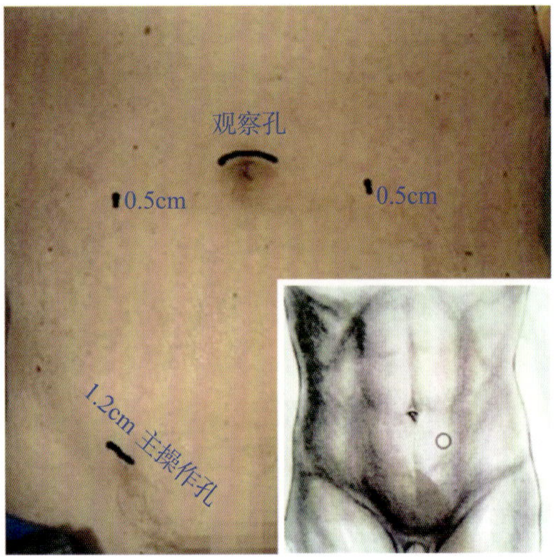

▲ 图 6-42　造口部位的选择

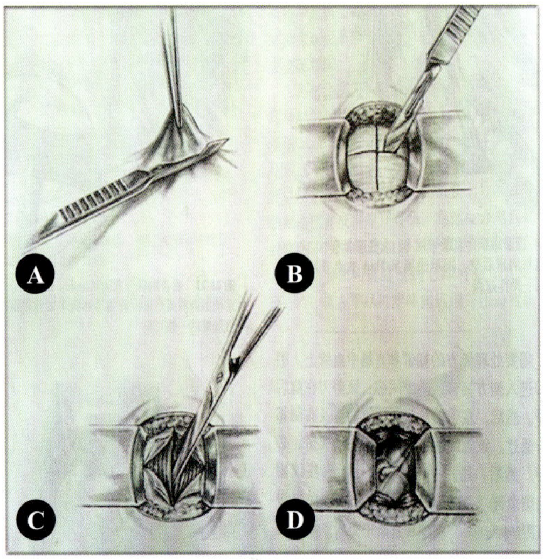

▲ 图 6-43　建立乙状结肠造口

离至骶骨前间隙，与腹腔内相通，将远端乙状结肠和直肠拉出切口外（图 6-46 和图 6-47），切断部分耻骨直肠肌，将肛门、直肠和乙状结肠由会阴部切除（图 6-48）。冲洗盆腔创面，确切止血，盆腔内留置负压引流管一根经肛门切口旁穿孔（或会阴伤口）引出并用 4 号线缝合固定（图 6-49）。

7. 其他需要注意的问题

(1) 神经保护：直肠癌腹会阴联合切除术（Miles 术）常见有排尿及性功能障碍等并发症。腹腔镜手术虽然较开腹手术对神经保护有明显优势，但由于盆神经等在侧韧带区域走行的个体差异很大，因此手术医生首先必须对解剖层次和交感神经、副交感神经的走行非常熟悉，因为阳痿的发生与盆腔两侧的解剖范围直接相关。同时，我们也不主张常规进行广泛激进的淋巴结清扫，因为对于这些患者来说，术后的性欲强弱和对性功能的影响要比手术淋巴结清扫范围重要得多。

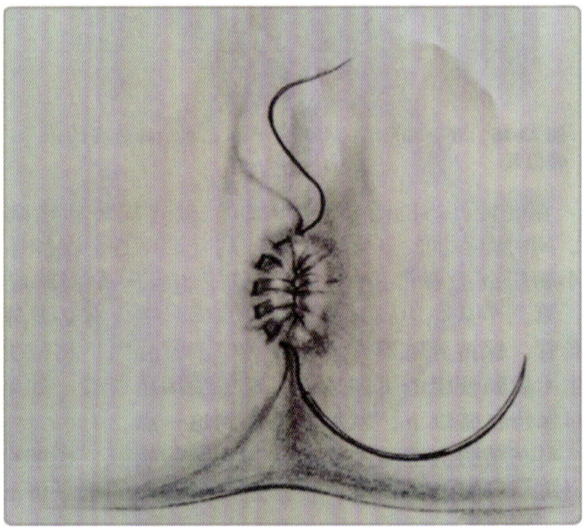

▲ 图 6-44　荷包缝合关闭肛门

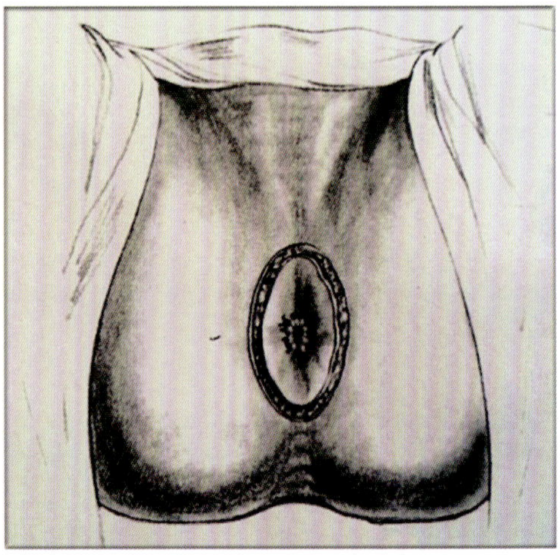

▲ 图 6-45　沿肛周做椭圆形切口

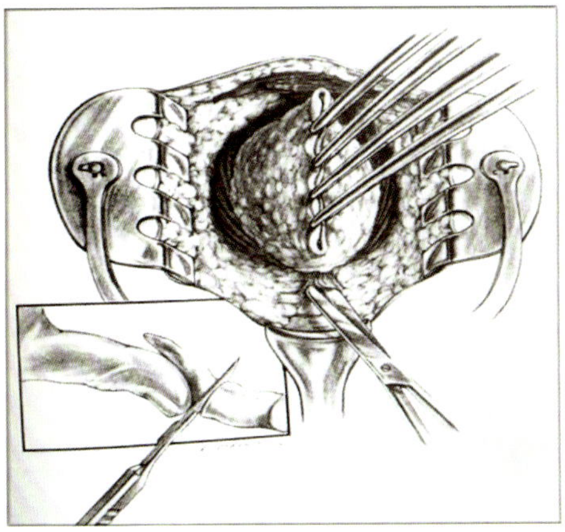

▲ 图 6-46　切断肛尾韧带由骶前进入（必要时可切除尾骨）

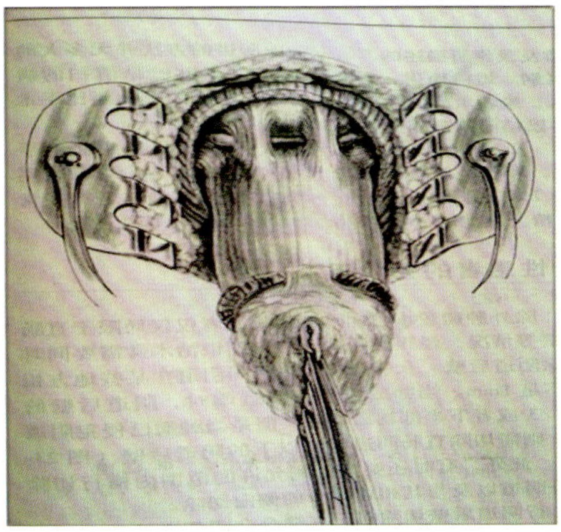

▲ 图 6-48　切断直肠尿道肌，分离直肠膀胱筋膜膈后进入腹腔

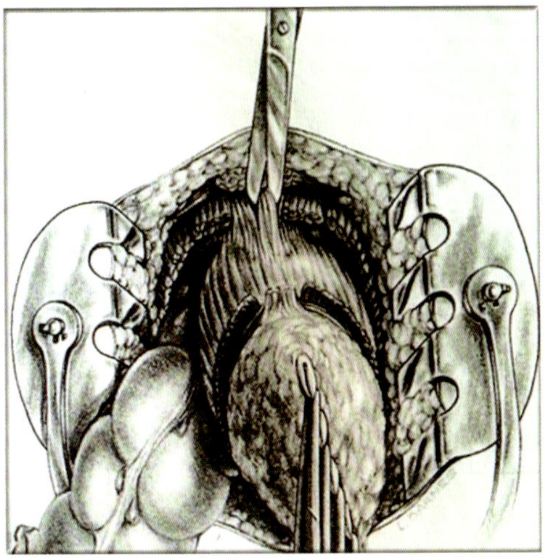

▲ 图 6-47　远端结肠已经被移出肠腔，仅余直肠前壁少量筋膜待分离

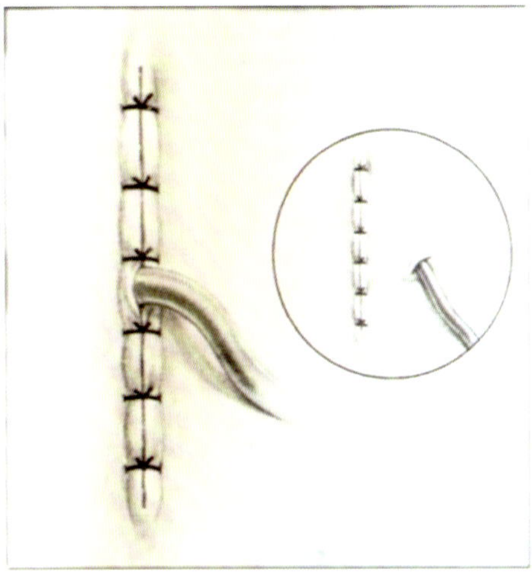

▲ 图 6-49　盆腔引流管由切口或者另戳孔引出并固定

(2) 姑息性 Miles 术：对放化疗不敏感和（或）不能耐受且有会阴痛、里急后重或有出的 Dukes D 期患者，目前建议有手术条件可考虑行姑息性切除，患者的生活质量将得到提高。Moran 等的研究发现，行单纯结肠造口患者平均生存期仅为 6.4 个月，而行 Miles 术的患者平均生存期为 14.7 个月。

(3) 子宫的切除问题：Miles 术子宫不是常规切除的。但当肿瘤侵犯子宫颈，子宫下段或宫体肌层时，为了达到根治的目的需行子宫切除术。此时，盆底腹膜切除范围要比常规 Miles 术相应扩大。子宫表面的腹膜应去除。腔镜下分离子宫主韧带时损伤输尿管的可能性极大。应尽量贴近盆壁用 Hemolok 分段钳夹主韧带并离断，同时应在腔镜直视下清晰地辨认输尿管的位置。将阴道后壁和直肠一起切除。阴道可缝合或不缝合，具体取决于阴道后壁切除的范围。

(4) 盆底的重建：一般情况下为了避免盆底腹膜关闭不全所导致的盆底腹膜裂孔疝，腹腔镜 Miles 术不关闭盆底腹膜。但当患者术后需要进行放疗，尤其是需接受 50Gy 甚至更大剂量时，为了避免小肠损伤，可以通过一些技术来重建盆底以减少这些易受损伤的脏器接受射线量的目的。一般选用聚乙醇酸补片，将其固定在骶骨岬水平并使用连续锁边缝合法将补片和两侧腹膜缝合，前方与前腹壁缝合，从而形成一个屏障或悬带避免小肠进入盆腔。如一块补片不够悬吊时可以将两块补片缝合后使用。

(5) 各种导管的留置和拔除：常规留置导尿管并于术后 5～7 天拔除，术前有排尿困难或前列腺肥大病史的患者则留置时间应更长。总体来说，Miles 术后在排尿功能恢复方面，女性的问题要比男性少见。

胃管不用常规留置。如果手术时间不太长，无明显术中并发症，大多数患者能很好地耐受。术后患者出现恶心，一般止吐药有较好疗效，但如果术后出现呕吐，那么应该留置胃管。

以前患者总是要等到排气以后才开始饮少量的水。现在按照快速康复外科理念可以较早的让患者进食，当然这种积极的饮食方案不一定适合每一位患者，前提是患者能耐受这种饮食改变。笔者的经验，这种较为积极的饮食方案开始应该以流食及其他一些有选择的食物为主，连续 2～3 天。

过去曾一度认为 Miles 术后患者应当卧床以避免小肠坠入盆腔，但这种情况的发生率较低。笔者的经验是建议术后早期活动，根据患者的体质及恢复情况，大多手术当晚可以鼓励半卧位，术后第 1 天可以下床行走。对腹腔内创面及伤口的担忧是不必要的。

会阴部引流管必须满足引流量＜75ml/24h 的标准方可拔除。当然原则上满足前述标准应尽早拔除引流管。

(6) 造口有关问题：患者术后造口外用肛门袋。一般术后 2～3 天后需要对造口进行护理。如果患者排便较晚，可考虑扩张造口后予以甘油灌肠剂进行灌肠。当然目前对造口行手指扩张并使用灌肠帮助排便还是患者自然状态下排便的优劣仍有争议。这其中还与护理因素有关。Miles 术对患者的巨大生理和心理创伤，以及其局限性已经越来越为结直肠外科医师所认知。德国 Marusch 等进行的多中心研究结果认为，拥有大量结直肠手术经验的医师可以减少需要进行永久造口的数量并显著降低了术后复发率，这说明建立结直肠病诊治中心有助于降低术后并发症发生率（由 57% 降至 24%）和死亡率（由 8% 降至 1%）。Hool 等对北美所有结直肠专业医师的问卷调查发现他们对低位直肠癌的治疗方法有很大差异，就不同的组织学和病理学分级的直肠癌最佳手术方式存在很大分歧。因此，建立专业的结直肠癌症治疗中心，并针对具体患者采用个体化的手术和术后治疗方案可能是我们在未来将要付诸行动并努力达到的目标。

（四）直肠癌全系膜切除术

1. 概述

1982 年，英国 Heald 等针对传统的直肠癌手术术后局部复发率高，预后差等情况提出了直肠癌的全系膜切除（TME）手术方法。TME 手术强调直视下锐性完整切除直肠系膜和保留自主神经。完整地锐性切除盆筋膜脏层包绕的直肠及其周围淋巴、脂肪和血管，同时切除的直肠系膜超过肿瘤下缘 5cm 以上。经过近 30 多年的临床实践证明，TME 是一种较好的中下部直肠癌根治性术式，可以有效地降低局部复发率（3%～7%），提高长期生存率。尽管对于 TME 手术提高直肠癌患者的保肛率与术后并发症特别是吻合口瘘发生率存在一定的争议，但该术式已经作为一种标准的直肠癌根治性方法被越来越多的外科医生所接受。

TME 的理论基础是认为可以在盆腔脏层和壁层之间的外科平面完成直肠癌根治术，因为现有的研究均表明，直肠癌所伴随的直肠周围直接浸润、肠周淋巴结转移和（或）直肠血管周围淋巴结转移等，65%～80% 直肠周围的局部病变均在盆腔脏层筋膜范围之内。事实上外科手术中当我们将直肠向上外方牵拉时，确实可以看到附着于直肠中上段两侧并有一定活动度的“直肠系膜”存在。虽然该事实和解剖学概念有不同，但 Heald 教授提出外科意义的直肠系膜不仅对手术操作很有帮助，而且对于术后病理学检查的意义尤为重大，因此视为外科重新定义的解剖学（surgery redefining anatomy）。

解剖学研究表明，直肠在腹膜反折以上的部分被覆腹膜，而反折以下则由盆筋膜所覆盖。盆筋膜脏层是由进入腹膜反折以下的腹膜下筋膜浅叶包绕盆腔的内脏，如膀胱、子宫、直肠等而形成的，壁层是由腹膜下筋膜的深叶进入盆腔后覆盖盆壁的四周而形成的。在 S_4 椎体前方脏层和壁层筋膜汇合形成一致密纤维束带，即直肠骶骨筋膜（Waldeyer 筋膜）。被脏层筋膜包绕的直肠周围脂肪即为直肠系膜（mesorectum），其内富含淋巴、血管组织，直肠原发肿瘤首先侵犯，转移至此。两层筋膜之间由无血管的疏松结缔组织充填。盆腔内的生殖血管、髂内血管、盆自主神经及盆腔侧壁的肌肉均为壁层筋膜所覆盖。腹下神经（hypogastric nerve）、盆腔自主神经丛（pelvic autonomic nerve plexus，PANP）和直肠中动脉等在 TME 中具有重要的意义。腹下神经有上腹下丛发出后分为两支，进入盆腔后走行骶岬距中线约 1cm 处（或位于输尿管内侧约 2cm 处），它紧贴盆壁沿输尿管、髂内动脉向侧方、尾侧走行。盆腔自主神经丛由骶神经内脏支在盆腔前侧壁与腹下神经汇合而成，PANP 位于精囊血管或子宫颈水平，为菱形的致密神经组织斑，它多支配泌尿生殖器官功能，也有一些小的分支进入直肠系膜，支配直肠。在保留神经的直肠癌根治术中，应该尽可能地保护这些神经的功能。直肠中动脉位于前列腺和阴道穹隆水平，由阴部动脉分出，向直肠方向走行，在距中线 4cm 处跨过第 3 骶神经（S_3）的近侧。由于脂肪和纤维结缔组织包绕直肠中动静脉和骶神经，构成了机体实际上并不存在所谓的"直肠侧韧带"。而直肠中动脉与 S_3 神经的固定解剖关系，可以作为寻找该神经的标志。此外，因直肠中动脉正好穿过 PANP，亦可作为手术时必要的解剖定位标识。

2. 适应证

TME 主要适用于无远处转移的直肠中下部的 $T_{1\sim3}$ 期直肠癌或经术前新辅助放化疗肿瘤减期后符合上述条件的直肠癌。而对于直肠上段和直乙交界处的直肠癌，Lopez-Kostner 等研究认为应和乙状结肠癌同等对待，不必行 TME。

3. 禁忌证

见上一节的相应内容。对于癌肿较大侵及壁层筋膜或周围器官、骶骨的患者，施行 TME 失去了原有的意义。

4. 手术步骤

TME 的手术原则：①直视下在骶前间隙中进行锐性分离；②保持盆筋膜脏层的完整无破损；③肿瘤远端直肠系膜的切除不得少于 5cm（表 6-3 和图 6-50）。

肛提肌裂孔以上的操作步骤如乙状结肠的游离、骶前间隙的游离、直肠侧韧带和盆底的分离同经腹、会阴联合切除术（Miles 术）[见腹腔镜经腹、会阴联合切除术（Miles 术）的相关手术步骤及图谱]。

直肠的切断和吻合：①术中肛指确定术前肠镜下放置肿瘤下缘的定位钛夹位置，可用长约 3cm 丝线测量并定位钛夹远端 3cm 处，用电凝铲或超声刀分离末端直肠壁之系膜处少量脂肪组织，应避免损伤或穿透肠壁。②扩肛使之可容 4 指后予以稀释的碘伏溶液灌洗直肠直至流出液澄清。腔镜直视下经右下腹主操作孔置入钉仓 60mm（根据肠腔大小也可选 2 枚 45mm 钉仓）的可旋直线切割闭合器（Endo-GIA），助手右手上提拉紧直肠，左手持钳将拟闭合线远端直肠左侧肠管向右侧推送，使得闭合器两叶均在对侧腔镜直视下显露并与肠壁垂直后夹闭肠管后击发，闭合离断肠管（图 6-51）。③通常在左下腹耻骨上 2 横指处取一长约 4cm 切口，逐层进腹后置入切口保护套。卵圆钳将近端肠管由切口提出，在距离肿瘤近端 10～15cm 处裸化乙状结肠肠管，荷包钳钳夹后切断远端肠管移除标本，置入相应大小的管状吻合器抵钉座，收紧荷包线结扎后将近端肠管重新置入腹腔。旋紧切口保护套后重建气腹。④经肛置入相应大小的管状吻合器，腹腔镜直视下行乙状结肠直肠端端吻合，击发吻合器前要仔细检查肠管血运情况及近端肠管是否有扭转，吻合圈中是否有其他组织夹入等（图 6-52 和图 6-53）。⑤预防性造口：一般对于高龄、营养状况较差、伴有其他疾病（如糖尿病等）、术前行新辅助放化疗、吻合口位置低（距离肛缘不足 5cm）等情况行预防性造口。笔者习惯采用末端回肠造口，其优点是造口及回纳手术均简便易行，术后造口护理简单，不易发生切口疝等。⑥笔者对于未行保护性造口的患者常规于吻合口前后壁各放置负压引流管一根，分别经双侧下腹部穿刺孔引出。行保护性造口

表 6-3　TME 直肠系膜完整性评价

直肠系膜	评　价
完整	
直肠系膜	完整光滑
缺陷	＜5mm
圆锥形	棒锥形
周边切缘	光滑完整
近完整	
直肠系膜	近完整，表面欠规则
缺陷	没有可见的肌肉组织脱出
圆锥形	中度圆锥形
周边切缘	不完整
不完整	
直肠系膜	破损
缺陷	自上而下可见肌肉组织脱出
圆锥形	呈圆锥形
周边切缘	完全不规则，不完整

患者一般于吻合口后壁最低位放置一根负压引流管即可。

5. 技术要点

① 第一平面的入路和分离：可经乙状结肠系膜左侧进入或经乙状结肠系膜右侧进入，可分别由骶岬、肠系膜下动脉根部、盆腔进入。笔者习惯由肠系膜下动脉根部进入第一平面。该方法的优点是进入平面便捷且定位相对准确，不容易损伤上腹下丛等结构（图 6-54 和图 6-55）。进入第一平面后沿 Gerota 筋膜与 Toldt 筋膜间的间隙分离，不要刻意显露 Gerota 筋膜下的输尿管以免造成不必要的损伤。

② 骶前间隙分离时易损伤腹下神经：骶前间隙位于直肠系膜与骶前筋膜之间，沿 Toldt 间隙向下分离即可进入。腹下神经呈“八”字形，紧贴直肠系膜的盆筋膜脏层表面，汇入盆丛上角。分离骶前间隙应沿腹下神经表面追踪保护该神经的左右分支。

③ 侧韧带（图 6-56 和图 6-57）、直肠骶骨筋膜、Denonvillier 筋膜的分离技术要点详见上一节。

④ 直肠末端系膜（图 6-58）：多呈环形片状，位于尾骨尖与平盆底肌之间，尾部环形附着于肛提肌裂孔，最低点向上 1～3cm 处仅有 2.1～3.7mm，该处系膜血供差、易分破导致残留。如直肠环周系膜未分离到肛提肌裂孔边缘就横断直肠系膜，这会造成 TME 末端系膜切除不全。因此直肠后方及两侧一定要分离到看到环形包绕直肠的耻骨直肠肌，

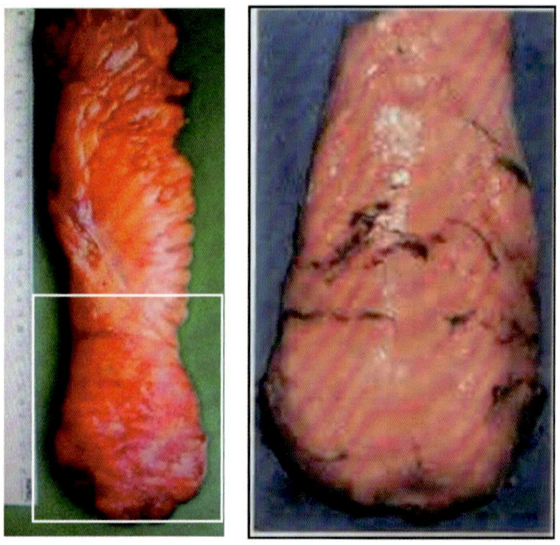

▲ 图 6-50　**TME 标本**

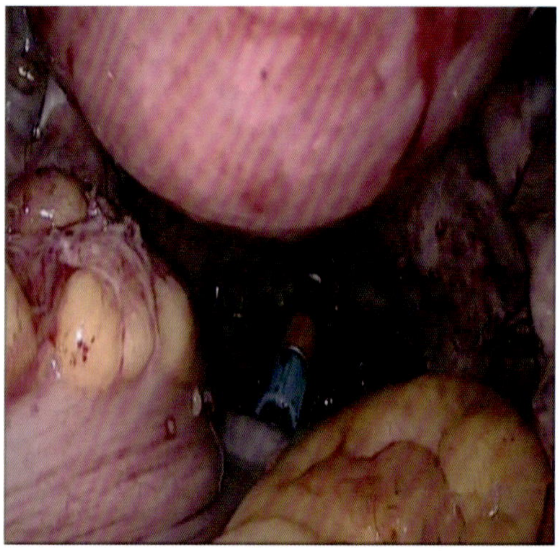

▲ 图 6-52　钉砧对合

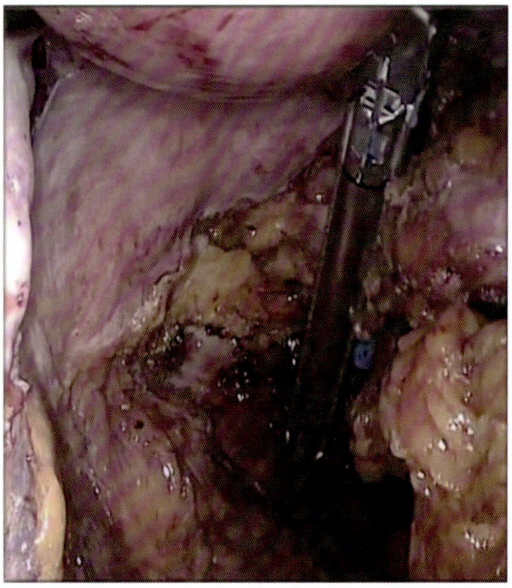

▲ 图 6-51　**Endo-GIA 钳夹已显露的肠管**

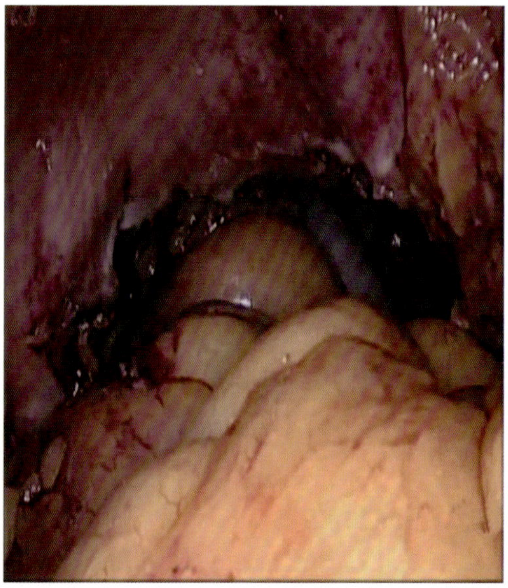

▲ 图 6-53　完成吻合

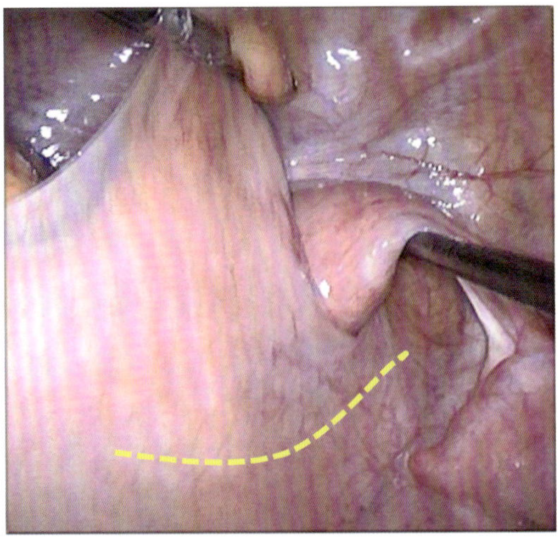

▲ 图 6-54　右侧腹下神经投影线

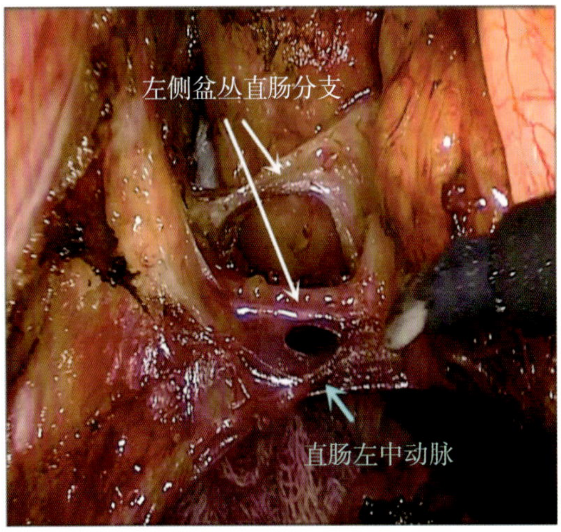

▲ 图 6-56　左侧韧带内中动脉及盆神经直肠分支

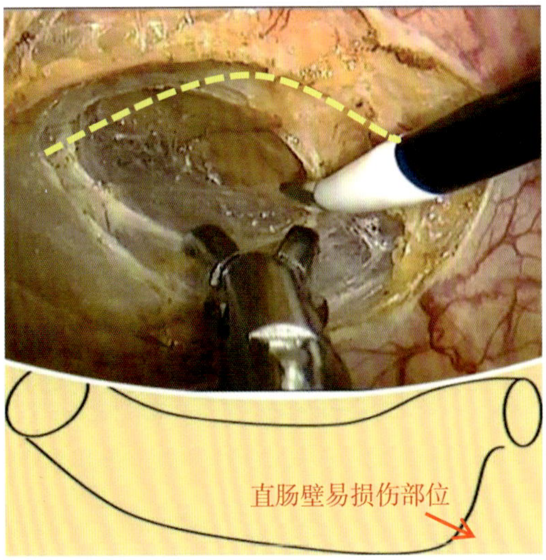

▲ 图 6-55　左侧腹下神经被提起及肠壁易损伤部位

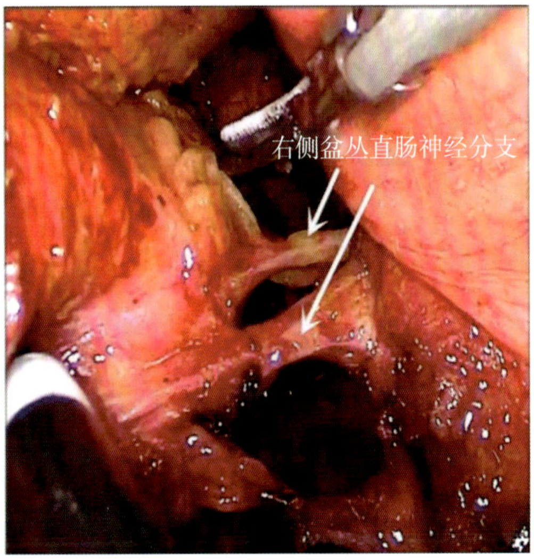

▲ 图 6-57　右侧韧带盆神经直肠分支

这提示已分离至肛提肌裂孔边缘；直肠前间隙应该分离达到前列腺上缘后横断邓氏筋膜，继续在该筋膜下间隙向下分离至肛提肌裂孔上缘。

⑤无系膜直肠：位于平盆底肌至齿状线之间，为外科肛管一部分（处于肛提肌裂孔内），长度约为 1cm。一般在拟行经括约肌间切除术（ISR）等结肠肛管吻合时需游离此段。首先切断直肠后方的裂孔韧带（Hiatal 韧带），使得直肠和肛提肌分离。再沿着肛提肌裂孔右侧直肠纵行肌表面向下分离，当见到齿状线水平的曲张血管表示分离到位。

⑥自主神经的保护：前述内容已有涉及神经保护的相关内容。大体来说有以下原因：a. 最主要的是解剖认识不足；b. 高位结扎肠系膜下动脉（IMA）及分离乙状结肠系膜根部时易损伤腹主动脉神经丛和骶骨岬前方上腹下神经丛；c. 侧方游离时易损伤直肠固有膜后外侧紧贴的腹下神经干；d. 处理侧韧带时易伤及骨盆神经丛，分离直肠前外侧易损伤精囊腺后外侧的神经丛分支（膀胱、神经血管束）。

直肠 TME 手术时需要注意：①直视下锐性分离，保持直肠深筋膜与骶前间隙（Holy plane）完整；②在不违背肿瘤学原则的情况下，尽量贴近直肠系膜操作；③避免过度牵引直肠系膜，造成局部解剖结构变形而发生误伤；④腹腔镜的放大作用在保护自主神经方面有独特优势。

TME 自创立后历经 30 余年的临床实践，能较满意地达到理想的直肠癌根治术的标准（治愈肿瘤，局部控制，良好的肛门功能，以及基本正常的排尿和性功能），理应视为一种理想的外科技术。但

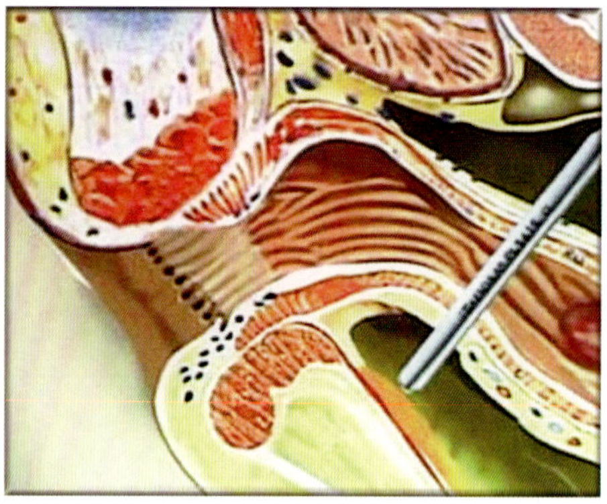

▲ 图 6-58 直肠末端系膜

不可否认的是对于低位直肠癌，TME 由于肠管系膜剥离较低，血供不佳，吻合口漏发生率较高，且有些病例尚须做预防性结肠造口，患者须经受两次手术。另外，手术指征与操作标准的不同，也直接影响了预后的评价。有报道直肠癌向肠壁下侵犯平均为 2.18cm，仅切除肿瘤下缘 2cm 的肠管，值得商榷。所以其综合治疗的价值仍须研究。

当然，TME 是一个涉及解剖、生理、病理、外科及肿瘤多学科综合治疗、预后分析等诸多因素的课题，它从诞生至今不过 30 年的时间，尚处于探索阶段，对其存在各种争议也无可厚非。TME 在降低直肠癌根治性切除术后局部复发中是极为重要的环节，但并不是唯一因素。

新近的研究提出，从临床角度来说未来需要一种全新的直肠癌治疗策略，应该把重点放在提高肿瘤的早诊率上，也就是未来的手术应该聚焦在保留直肠而不仅仅是保留括约肌。目前的经肛门内镜显微手术（TEM）有可能成为治疗早期直肠癌的标准术式。此外经肛门微创手术（transanal minimal invasive surgery，TAMIS）、单孔腹腔镜操作平台实施的 TEM 手术、机器人 TAMIS 手术的报道越来越多，这也说明通过早期筛查实现早期诊断、结合保留直肠的手术方式，这是未来直肠癌的治疗策略和方向。当然，新的治疗策略需要建立新的直肠癌筛查方式，而且是有别于结肠癌的筛查方式。

（五）经自然腔道取标本手术

1. 概述

经自然腔道取标本手术（natural orifiﬁce specimen extraction surgery，NOSES）是指使用腹腔镜、机器人、肛门内镜微创手术或软质内镜等设备平台完成腹盆腔内各种常规手术操作（切除与重建），经人体自然腔道（直肠、阴道或口腔）取标本的腹壁无辅助切口手术。术后患者腹壁没有取标本切口，仅存留几处微小 Trocar 瘢痕，表现出极佳的微创效果。目前，NOSES 已应用于腹盆腔内各个组织器官，包括结直肠、胃、小肠、肝胆、胰脾、泌尿系统及妇科等各个领域。结直肠 NOSES 主要包括经肛门与经阴道两种取标本途径。肛门是结直肠 NOSES 应用最普遍的取标本途径，主要适用于标本小，容易取出的患者。由于阴道具有良好的延展性，主要适用于标本较大，无法经肛门取出的女性患者。

随着对 NOSES 理论体系认识加深，NOSES Ⅰ式又得到了进一步更新完善，共包括六种操作方式：NOSES Ⅰ式 A 法（外翻法）、B 法（改良外翻法），C 法（结肠肛管吻合术，Parks 法）、D 法（经括约肌间隙切除术，ISR 法）、E 法（结肠经肛管拉出术，Bacon 法）、F 法（Petr V. Tsarkov 提出）。

2. 适应证

整体来说，肿瘤浸润深度以 T_2～T_3 期为宜，经肛门取标本要求标本最大环周直径<5cm 为宜，经阴道取标本要求标本最大环周直径 5～7cm 为宜。此外，还要求手术团队一定要具备丰富的腹腔镜手术经验，并能熟练完成全腔镜下消化道重建，以及术前肿瘤充分定位。良性肿瘤、T_{is}、T_1 期肿瘤病灶较大，无法经肛门切除或局切失败者，也是 NOSES 的合理适应证。

3. 禁忌证

同腹腔镜直肠癌根治术。相对禁忌证包括肿瘤病灶较大、肠管系膜肥厚、患者过度肥胖（BMI ≥ $30kg/m^2$）。此外，合并肛周疾病或肛门狭窄者不建议开展经直肠 NOSES，合并妇科急性感染、阴道畸形或未婚未育及已婚计划再育的女性，不建议开展经阴道 NOSES。

4. 术前准备

经自然腔道取标本及全腔镜下消化道重建对患者的肠道与阴道准备提出了更高要求。如术前准备不充分，很容易导致引起医源性腹腔感染。因此，推荐 NOSES 术前必须进行良好的肠道与阴道准备，这也是术中无菌操作的重要前提和保障。部分患者术中腹腔镜下肿瘤定位困难，术前或术中需采取一定手段协助肿瘤定位。建议对于存在肿瘤定位困难的高危患者，术前可行结肠三维重建 CT、经内镜注射染色剂等方法进行肿瘤定位。

5. 术中准备及麻醉

常规术中准备及麻醉，同腹腔镜直肠癌根治术。

6. 手术步骤

NOSES 术必须进行全面细致的探查，建议从三个方面进行手术探查。①全腹盆腔探查：探查顺序为肝脏、胆囊、胃、脾脏、大网膜、结肠、小肠及系膜表面和盆腔各脏器，确保无遗漏。②肿瘤探查：明确肿瘤大小、位置及浸润深度，判定开展 NOSES 的可行性及手术方式选择。对于中低位直肠肿瘤，建议术中再次行指诊检查。③解剖结构判定：充分显露术野后，观察结肠及其系膜血管长度、走行及肠系膜肥厚程度，明确标本能否经肛门或阴道拉出体外。待探查结束后，手术区域的游离同上所述，不作为本部分重点。罗列以下三种取标本方法。

(1) 经直肠断端取标本：经直肠断端取标本是目前结直肠 NOSES 术应用最广、创伤最小的首选取标本途径。为兼顾取标本操作的安全性与可行性，具体操作规范要求如下：术中取标本前必须进行充分扩肛，用大量碘伏水冲洗直肠断端；取标本前需置入无菌保护工具避免标本与自然腔道接触；取标本过程中需轻柔缓慢操作，避免暴力拉拽破坏标本完整性；如取标本阻力较大，可让麻醉医师适当给予肌松药物，降低肛门括约肌张力。经肛门取标本是否会损伤肛门括约肌及影响排便功能，是 NOSES 手术关注的焦点问题。结合目前研究结果可知，经肛门取标本并没有明显增加肛门损伤的风险。

(2) 经直肠切口取标本：经直肠切口取标本是另一种经肛门取标本操作，该途径主要适用于男性右半结肠或左半结肠切除的患者。该取标本方式增加了一处直肠切口，升高了术后肠漏风险，因此手术前必须与患者及家属进行充分沟通并取得同意才可开展该手术。经直肠切口取标本存在两处操作难点：第一，如何使标本顺利地经肛门取出，该操作要点与经直肠残端取标本一致；第二，如何选择直肠切口及具体操作规范。建议直肠切口位置应选择在直肠上段前壁，切口大小约 3cm，切口方向平行于肠管走行，肠管切开时勿损伤对侧肠壁。肠管切口缝合建议采用自切口远端向近端的连续缝合，缝合后需进行充气注水试验检测直肠切口是否缝合完整。

(3) 经阴道切口取标本：对于经阴道取标本手术，阴道切开与缝合是手术的操作难点。推荐阴道切口位置为阴道后穹隆，后穹隆便于腹腔镜下寻找和显露，具有良好愈合能力，周围无重要血管神经，对患者性生活影响小。阴道切开包括腹腔镜下切开和经阴道切开，术者可根据操作习惯进行选择。阴道切口长度建议 3～4cm，方向为横行切开，切开深度为阴道壁全层，完成标本取出后，需经腹腔冲洗阴道。阴道切口缝合包括经阴道缝合和腹腔镜下缝合，缝合方式多采用倒刺线从阴道切口一端向另一端进行连续全层缝合，缝合后须行阴道指诊检查切口是否缝合确切。

7. 其他需要注意的问题

(1) 消化道重建方式选择：结直肠消化道重建主要包括结肠 – 直肠吻合、结肠 – 结肠吻合、回肠 – 结肠吻合、结肠 – 肛管吻合。结肠 – 直肠吻合主要有两种方式，即结肠 – 直肠端端吻合、结肠 – 直肠侧端吻合，直肠 NOSES 手术消化道重建推荐端端吻合。结肠 – 结肠吻合适用于横结肠、左半结肠切除，吻合方式可以分为端端吻合、侧侧吻合。回肠 – 结肠吻合适用于右半结肠切除，多采用直线切割闭合器进行侧侧吻合，侧侧吻合又包括功能性端端吻合与功能性侧侧吻合（顺蠕动）。结肠 – 肛管吻合主要适用于全直肠切除，吻合方式多为经肛门手工吻合。

(2) 消化道重建注意事项：吻合前必须检查肠壁血运、吻合口张力、系膜方向是否扭转；吻合后检查吻合口渗漏、是否有出血、通畅程度等情况，检查方法包括充气注水试验、术中肠镜检查等。对于吻合不确切者，可于腹腔镜下进行吻合口加固缝合。对于中低位直肠吻合保肛手术，也可采取经肛门吻合口加固缝合。完成消化道重建后，须在吻合口旁放置引流管，进行通畅引流。

(3) 无菌操作与无瘤操作：第一，术者要具有良好的无菌与无瘤观念，这是任何手术操作都需具备的前提；第二，术前必须进行充分肠道和阴道准备；第三，必须掌握一定的手术操作技巧，重视手术团队的整体配合，尤其是消化道重建和标本取出环节，这是完成高质量 NOSES 手术的核心步骤，比如腹腔内碘伏纱布的妙用、助手吸引器的密切配合、经肛门注入碘伏水灌洗肠腔、大量碘伏蒸馏水冲洗术区、取标本保护套的使用等一系列操作技巧，均能够降低腹腔污染和肿瘤种植发生的风险；第四，抗肿瘤药物及抗菌药物的合理使用。建议对有高危复发风险的结直肠癌患者，特别是肿瘤侵及浆膜、有淋巴结转移、腹腔冲洗液细胞学检查游离癌细胞为阳性或可疑阳性者、术中瘤体被过度挤压或瘤体破裂者等可进行腹腔化疗。

目前，NOSES 手术相关研究虽然逐年增多，但多数研究结果的证据等级不足。推荐开展大样本、多中心、前瞻性的随机对照临床研究，得出更多高级别循证医学证据，来全面评估 NOSES 手术的近期远期疗效，得出更加科学可信的结论。结直肠 NOSES 的主要临床研究方向包括术中及术后并发症发生率、手术病理标本的评价、患者术后恢复情况、术后生活质量评价（包括疼痛评分、肛门功能、生理功能、家庭功能和心理状态等）、肿瘤局部复发率、无瘤生存时间和总体生存时间及 NOSES 手术的卫生经济学评价。NOSES 作为一项创新手术，外科医生必须重视 NOSES 手术的疗效评价。

十一、直肠癌放射治疗

直肠癌的治疗是以手术为主的综合治疗。对于临床可切除的直肠癌，治疗模式按手术的时间顺序主要分为两种：①手术，然后根据术后的病理检查结果，给予术后辅助放化疗；②术前新辅助放疗 ± 化疗，然后手术，根据术后的病理检查结果，给予术后辅助化疗。复发或临床不可切除的肿瘤，可先给予外照射，然后争取手术，同时给予术中放疗或近距离放疗。在选择性的 T_1～T_2 期肿瘤病例中，可应用局部切除结合腔内放疗或外照射，保留手术作为挽救性治疗。单纯根治性放疗仅在患者拒绝手术或因其他疾病而无法接受手术时采用。

对直肠癌治疗中辅助放疗的作用，结直肠癌协作组对 22 项随机研究共 8507 例病例进行了 Meta 分析，其中术前放疗联合手术与单纯手术比较的研究为 14 项，共 6350 例；手术联合术后放疗与单纯手术比较的随机研究有 8 项共 2157 例；分析显示，接受放疗患者的总生存率提高的获益在临界水平，为 63% vs. 62%。然而，对于局部复发的控制，与单纯手术相比，术前和术后联合放疗可降低局部复发率（分别为 46% 和 37%）；两者相比，术前放疗较术后放疗对局部复发控制的作用更为明显。同时，术前放疗的剂量效应显示与生存率和局部控制率相关，生物有效剂量需≥30Gy；其他相关因素显示年轻人、有高危因素的患者中，术前放疗可能提高生存率。

直肠癌最常见的治疗失败原因是局部复发，随疾病分期的增加局部失控明显增加，但腹股沟淋巴结的转移少见。最常见的远处转移部位是肝脏，其次是肺。

影响直肠癌预后最主要的因素是肿瘤的分期。肿瘤的浸润程度（T）、淋巴结转移的情况（N）与疗效密切相关。Creene 对 5987 例病例的分析，证实了 T 分期对淋巴结转移阳性患者的预后影响意义。对 N_1 病例，T 分期的不同显示有不同的预后差异，$T_{1\sim2}$ 的预后较 $T_{3\sim4}$ 好。而对 N_2 病例，预后较 N_1 病例差；但不同的 T 分期，未显示有在 N_1 病例所见到的预后差异。

肿瘤的切除彻底性对预后也有很大影响。肿瘤环周切缘（circumferential radial margin，CRM）是影响复发的独立预后因素。

受检淋巴结的总数对 N_0 的确定非常有意义。如果受检淋巴结的总数过少，则 N_0 的分期是不可靠的，对预后及综合治疗的指导意义有限。美国病理学院推荐，明确诊断分期为 N_0 时，需要受检淋巴结的总数为 12～15 个。

其他影响预后的因素还有：血管、淋巴管的侵犯，肿瘤的病理分级，肿瘤微环境的不稳定性，分子生物学指标，机体淋巴对肿瘤的反应，手术医师的经验和接受培训的情况，这在全系膜切除术尤为重要。

（一）可切除直肠癌综合治疗中的放疗

根治性手术是直肠癌的最主要治疗方法，目的是切除原发肿瘤包括其血供和周围淋巴结。早期的临床研究提示 $T_{1\sim2}N_0M_0$ 的局部失败率＜ 10%，$T_3N_0M_0$ 和 $T_1N_1M_0$ 为 15%～35%，$T_{3\sim4}N_{1\sim2}M_0$ 则可达 45%～65%，尽管远处转移也是治疗失败的重要原因，但局部复发是直肠癌治疗失败的主要原因，这也是在可切除直肠癌治疗中采用辅助治疗的依据。辅助放疗，无论是术后或术前新辅助放疗均可降低局部复发，这已经在Ⅲ期随机试验结果得到证实，而局部控制是直肠癌放疗时的重要观察目标，因此即使在生存上的获益仍未得到全面证实，放疗在直肠癌治疗中是有价值的。

1. 术后辅助放疗

(1) 术后辅助放疗的随机临床研究：北美在 20 世纪 80 年代后期发表的单中心研究显示，Ⅱ/Ⅲ期直肠癌术后单纯放疗的局部控制失败率为 15%～22%，无病生存率为 50%～57%。在单中心研究的基础上，80 年代起开始了多中心随机临床试验，这些试验的结果确立了术后辅助治疗的标准方式，所有试验的病例选择均为肿瘤完全切除的 T_3、T_4 和（或）N^+ 患者。

在欧洲进行的 3 项随机研究，比较了术后单纯放疗与单纯手术的结果。研究采用的放疗剂量是 40～50Gy/20～25 次，比较Ⅱ/Ⅲ期直肠癌术后辅助放疗和单纯手术的疗效，3 项研究均显示辅助放疗可提高局部控制率，但没有观察到无病生存率或总生存率的提高。

美国胃肠道肿瘤研究组（gastrointestinal tumor study group，GITSG）进行的试验，术后患者被随机分成 4 组：无术后辅助治疗、术后化疗（5-Fu+MeCC-NU）、术后放疗（40～48Gy）、术后放化疗。结果显示，与单纯手术比较，术后放疗可提高局部控制率（80% 术后放疗，76% 单纯手术），但术后放化疗联合治疗可明显提高无病生存率（$P<0.009$）和局部控制率（89%）。

Mayo 多中心研究（NCCTG 7947-51），比较术后放疗（45～50.4Gy）与术后放化疗（放疗联合 5-Fu+MeCC-NU）的疗效。此研究证实了 GITSG 的结果，放化疗联合较单纯放疗明显提高了无病生存率（58% vs. 38%，P=0.0016），局部控制率（86% vs. 75%，P=0.036）。同时，此研究中还观察到放疗剂量的效应，在能避开小肠的情况下，肿瘤床加量 5.4Gy 显示可提高局部控制率。NSABP R01 和 R02 的研究结果，显示术后联合放化疗较单纯术后化疗明显增加了局部控制率，但未显示放化疗生存率的提高。

鉴于多中心研究中术后放化疗可提高局部控制率和生存率的结果，美国国立癌症中心（NCI）1990 年治疗会议达成的共识是，T_3 和（或）$N_{1\sim2}$ 期患者，术后标准的辅助治疗是放化疗联合的综合治疗。

随后进行的术后辅助治疗研究主要关注辅助放疗中化疗的应用。O'Connell 报道的随机研究评估了放疗 ± 化疗、化疗的方案及 5-Fu 的用法。与放疗联合，化疗方案随机分成 5-Fu 持续静脉滴注（每周 1575mg/m^2）或静脉推注（500mg/m^2，放疗的第 1 周和第 5 周各用 3 天）。结果显示，持续滴注的用法可降低远处转移，明显提高了生存率，可能与持续滴注方案中的化疗剂量强度较高有关。

综上所述，放化疗联合为直肠癌术后辅助治疗的方式。

(2) 术前及术后放疗：这种治疗方式也称为“三明治”式放疗，它包括了术前的短疗程放疗（5～15Gy），随后手术，对术后病理分期为 $T_{3\sim4}N_{1\sim2}$ 的患者，再接受 40～45Gy 的术后放疗。这种治疗方法的发展主要是在影像学对肿瘤 T 和 N 分期不足的时代，目的是试图通过术前的低剂量短程放疗降低肿瘤的种植，并保留对术后病理 $T_{3\sim4}$ 和（或）$N_{1\sim2}$ 期的患者可接受较高放疗剂量的可能。

美国放射治疗协作组（RTOG81-15）的随机研究结果，350 例患者随机分为术前 5Gy 放疗组和手术组，术后病理为 T_3 和（或）$N_{1\sim2}$ 分期的患者，接受 45Gy 的术后放疗，未应用辅助化疗。在至少 5 年的随访后，两组间的局部控制率、远处转移率或总生存率均无差异，法国的 Gustave Roussy 研究所对 155 例病例回顾性分析结果也显示，“三明治”式治疗方法无优势。

随着影像学的发展，使何类患者可在术前放疗中获益的评价更为准确，同时鉴于回顾性和随机临床研究均无明确的证据支持，“三明治”式治疗目前不再提倡。

(3) 术前新辅助放疗：术前放疗与术后放疗相比在肿瘤反应和对正常组织的保护两方面都具有一些优点。首先，术前行辅助放疗后肿瘤退缩、降级，方便于手术切除，有助于提高保肛的成功率；其次，术前肿瘤周围区域血供未破坏、血供好、氧合程度高，对放疗敏感性高；再次，术前放疗能避免术后放疗对粘连在盆腔内小肠的损伤；最后，术后放疗可能对吻合口造成影响，而术前放疗并不存在这方面的问题。

而术前放疗需要顾及的问题是不要过度治疗。主要由于术前分期误差可造成少部分 $T_{1\sim2}N_0$ 期患者混入高危患者组，从而造成不必要的治疗。因此，术前评价系统至少包括 MRI 或腔内超声系统。但即便如此，德国直肠癌研究组发表在 2004 年《新英格兰》杂志的对术前或术后给予辅助治疗的对比研究中，仍有 18% 的 $T_{1\sim2}N_0$ 期患者被腔内超声误判为高危患者（T_3 期或有淋巴转移）。另外，少数分化较差的直肠癌可能对新辅助治疗抵抗，在治疗过程中肿瘤继续增大，这类患者要及时检查、评价，按标准及时改为手术治疗。

对术前放疗的随机研究，多数显示可降低局部复发，并且其中有 5 项研究达到统计学意义，但生存的获益尚不肯定。有关术前放疗对提高生存率的优势，Meta 分析的结果也不尽相同。Camma 的分析显示有生存率的提高，而结直肠协作组的分析则未发现有生存率的得益，但两者都显示术前放疗可降低局部复发，且显示有剂量效应，需等效生物剂量（生物有效剂量≥30Gy）。

多项欧洲进行的随机临床研究，采用短程快速放疗。以瑞典斯德哥尔摩研究为代表的一系列研究，确立了术前放疗、短程放疗方式的有效性。斯德哥尔摩研究Ⅰ期和Ⅱ期，比较单纯手术与25Gy /5次术前放疗，手术在1周内进行。研究Ⅱ期的放疗范围及技术较研究Ⅰ期有改进，研究显示术前放疗明显提高了，无病生存率和局部控制率（58% vs. 48%）。

但在瑞典研究中，并非所有手术为全直肠系膜切除术（TME）。而在近期的荷兰CKV0 95–04随机研究中，手术为规范的TME，术前放疗并未显示有生存率的提高。此外，在直肠癌的治疗中还有其他重要的观察目标需要注意分析，包括肛门括约肌的保留及其功能、急性毒性反应、生活质量等。

在TME广泛开展前进行的研究存在有对手术质控的质疑。荷兰的术前放疗随机研究（CKV0 95–04），是比较有手术质控的直肠癌TME的情况下术前放疗的作用。患者被随机分成TME或术前快速短程放疗（25Gy /5次）+TME两组。在TME组，术后如切缘阳性，则接受50Gy /25次的术后放疗。2年的局部失控率，TME组为8%，术前放疗+TME组为2%。在Ⅲ期切缘阴性的患者中2年的局部复发率，TME组为15%，术前放疗+TME组为4%（$P<0.001$）。结果显示，Ⅲ期和直肠中下段的肿瘤可从放疗中得益。

此项研究显示了术前放疗可进一步降低局部复发，且与肿瘤的临床特点有关。全系膜切除术后的局部复发率低于10%，部分学者认为在TME后无须辅助治疗。但是，CKV0 95–04随机试验证实了TME仍需联合辅助放疗的必要性，尤其是对Ⅲ期中、低位直肠癌患者，可明显降低局部复发率。全系膜切除术的应用提出了对手术者技术重要性的认识，而且强调了接受直肠肿瘤手术专科培训技术的重要性。

(4) 术前放疗与化疗的联合治疗：在20世纪90年代，欧洲将术前放疗作为Ⅱ～Ⅲ期直肠癌的标准治疗方式，从而降低了局部复发风险；而放疗合并化疗最近几年才被重视。EORTC 22921试验选择了1101例局部进展期直肠癌病例，将其随机分为单纯术前放疗、术前放化疗、术前放疗加术后放化疗及术前、术后均放化疗4组，放疗为45Gy/25次，化疗为5–Fu/LV连续5天，放疗的第1周和第5周应用，术后化疗为5–Fu/LV 4个疗程。EORTC结果显示，在术前放疗中增加化疗，虽然增加了Ⅱ度腹泻等急性毒性反应的发生率（34.3% vs. 17.3%，$P<0.005$），但入组患者耐受性良好，并未影响整体治疗方案和手术的进行，也没有增加手术相关并发症的发生；在术前放疗中增加化疗，有助于改善肿瘤降期，改善肿瘤生物学功能，病理完全缓解率明显增加（14% vs. 5.3%，$P<0.0001$），但并不改善环周切缘的阳性率；对于接受术前放疗的进展期直肠癌来说，无论是术前或术后化疗都可以增加肿瘤的局部控制率、降低局部复发率，但对总体生存并不构成影响；而进一步的亚组分析显示，术前放化疗后肿瘤有降期（$ypT_{1\sim2}$）的患者较肿瘤没有降期的患者（$ypT_{3\sim4}$）有明显生存提高（$P=0.008$），提示对于放化疗后肿瘤有降期（$ypT_{1\sim2}$）的患者来说，是能够从化疗中得到获益的。另一项法国的研究（FFCD 9203）将733例随机分为两组，术前放化疗或术前单纯放疗，然后手术；放疗的剂量为45Gy，同期化疗为5–Fu/LV，术后采用同样的化疗方案4个疗程。结果与EORTC 22921试验基本相似，放化疗组发生Ⅲ度和Ⅳ度急性反应较单纯放疗组多，为14.6% vs. 2.7%（$P<0.05$）；病理完全缓解率放化疗组高，为11.4% vs. 3.6%（$P<0.0001$）；局部复发率放化疗组低，两组分别是8.1%和16.5%（$P<0.05$）；两组总体生存率没有差异。采用Meta分析的方法将EORTC 22921和FFCD 9203两个研究的资料一起分析显示，与单纯放疗相比，术前放化疗并不增加直肠癌的无病生存期或总体生存期，肿瘤的降期或局部控制并不能转化为生存期，提示以后Ⅲ期的研究需采用生存期为主要研究指标。

目前，放化疗同期应用主要是以5–Fu为基础的化疗，在NCCTG研究结果证实放疗同期持续滴注5–Fu与放疗同期短时推注5–Fu相比，持续滴注5–Fu无病生存率和总生存率显著优于短时推注5–Fu；INT 0144的Ⅲ期临床随机研究，未显示5–Fu联合LV或左旋咪唑比5–Fu单药可增加疗效。卡培他滨是口服的氟尿嘧啶衍生物，近年来进行的随机对照试验研究显示在直肠癌的围术期放化疗中，口服卡培他滨与滴注5–Fu具有同等效果；Sanghera等进行的包含71个临床试验共4732例患者的Meta分析结果也显示，口服卡培他滨联合放疗与滴注 5–Fu 联合放疗相比具有相同肿瘤完全缓解率（17% vs. 20%），这些循证医学证据充分证明卡培他滨可作为直肠癌围术期放化疗中静脉滴注 5–Fu 的替代。已在转移性结直肠癌治疗中证实有效的药物，如奥沙利铂、CPT-11，生物靶向药物如西妥昔单抗、贝伐珠单抗是否可与放疗同期应用以提高疗效也是近年来研究的热点。然而，在欧美进行的 2 项Ⅲ随机临床对照试验 ACCORD 12（299 vs. 299），STAR-01（379 vs. 368）显示，在 5–Fu 联合放疗的基础上，再连用奥沙利铂并不能增加进展期直肠癌的病理缓解率，且反而导致毒性反应的增加；只有德国的 CAO/ARO/AIO-04 研究显示在 5–Fu 联合放疗的基础上，再连用奥沙利铂是可行的，并能增加肿瘤的完全缓解率（103/591 vs. 81/606，OR=1.40，95%CI=1.02～1.92，P=0.038）。关于靶向药物在术前新辅助治疗的应用方面，EXPERT-C 多中心研究显示加用西妥昔单抗并不能提高 5–Fu 联合放疗的病理缓解率；虽然另一个多中心研究 SAKK 41/07 显示在同步放化疗中联合帕尼单抗可以提高 *KRAS* 野生型患者的病理缓解率，但与此同时联合帕尼单抗也增加了手术的并发症；因此，还需要设计更好的大样本临床试验来评估靶向药物在术前新辅助治疗中作用。

(5) 术前放疗的方式：目前，实施术前放射治疗主要有两种方案。一种为短程快速大分割放疗，多采用每次 5Gy，25Gy /5 次，放疗结束后 1 周内手术。另一种为常规分割，45～50.4Gy，每次 1.8Gy，在放疗结束后 4～6 周进行手术。

传统方案放化疗（CRT）认为放射治疗的精髓在于分次照射。通过分次使得周围正常组织能在治疗间歇（＞8h）得以充分修复，而肿瘤组织不能完成修复，因此对射线的反应更大，从而达到杀伤肿瘤组织同时保护正常器官功能的目的。另外，射线杀伤肿瘤细胞主要是通过细胞的分裂性死亡造成的，只有在放疗结束的一段时间后，方可达到最大限度的肿瘤退缩；因此期望推迟手术时间，在保证疾病总体控制的基础上，达到肿瘤临床分期降级目的，使手术切缘阴性率（R_0）提高。

短程放疗（short course radiotherapy，SCRT）的最初思路是来源于 20 世纪 70 至 80 年代对膀胱癌术前短程放疗的经验，其主要目的是想通过术前放疗而降低高危患者术后肿瘤局部复发的风险。SCRT 最早由瑞典直肠癌协作组报道，其具放疗时间短、疗程总时间缩短，单次剂量高，生物效应接近于传统放疗，且不合并化疗、近期不良反应小、患者耐受好等优点。与单纯行手术治疗的患者比较，其 5 年生存率有 10% 的提高。然而，术前放疗除提高局部控制率外，另一个主要的目标为肿瘤的退缩和降期，从而增加保肛的机会；术前快速短程放疗，手术与放疗间隔时间短，未给肿瘤足够的时间产生退缩，这点可被荷兰 CKV0 95 –04 研究证实。此外，荷兰研究的长期随访显示，术前短程放疗与单纯手术相比，大便失禁发生为 51% vs. 35%（P=0.002），性功能障碍发生为 31% vs. 21%（P=0.03）。因此，对短程大分割放疗而言，较高的晚期反应组织生物有效剂量使其有较高的后期并发症发生的可能。

关于 SCRT 与传统 CRT 治疗的随机对照比较研究较少。波兰直肠癌试验报道 19 家医院对于在 1999 年、2002 年分别接受 SCRT 和传统 CRT 治疗的 316 例直肠癌患者的随机对照研究，结果发现，SCRT 与传统 CRT 在局部控制率和长期生存率方面并无明显差异。与波兰研究相似，Trans-Tasman Radiation Oncology Group Trial 01.04 包含 326 例患者的随机对照试验研究显示，SCRT 组 3 年局部复发率为 7.5%，与 CRT（4.4%）相比并无明显差异；SCRT 组 5 年远处转移率为 27%，与 CRT（30%）相比并无明显差异；SCRT 组 5 年生存率为 74%，与 CRT（70%）相比并无明显差异。此外，在后期并发症方面，波兰研究和 Trans-Tasman 研究均未发现 SCRT 组和 CRT 组的实质性差异。而瑞典斯德哥尔摩Ⅲ期研究显示，CRT 组保肛的成功率明显高于 SCRT 组；CRT 组术后并发症和二次手术的发生率低于 SCRT 组，但两者没有统计学差异；在 SCRT 组，在放疗开始后 11～17 天进行手术是最危险的，10 天内或 18 天以上手术是相对安全的。最近在英国进行Ⅲ期随机对照试验将手术时间均放在 CRT 或 SCRT 后的 6 周，结果显示 CRT 组肿瘤体积退缩率和肿瘤病理缓解率明显优于 SCRT 组，两组 R_0 手术切除率、保肛率和手术并发症的发生率均无明显差异。

综合来看，对低位直肠的局部进展期，推荐常规分割放化疗，可有更多的肿瘤降期，提高 R_0 切除率，降低局部复发，提高保肛率，更重要的是有提高生存率的潜在可能。短程大分割放疗的方式可降低局部复发率，对临床分期较早、患者年龄较大、期望寿命较短而较少机会出现晚期治疗并发症时可考虑。另外，其放疗费用低，时间短，对有经济、交通等问题的患者有一定的方便性。

(6) 哪些患者需接受辅助治疗：Gunderson 对直肠癌辅助治疗Ⅲ期随机研究的数据重组，分析 TNM 分期对局部控制率、生存率等的影响，按复发概率分为低至高危复发 4 个组，其中中度复发危险的 T_3N_0 或 $T_{1\sim2}N_1$ 期患者中，术后放化疗与化疗相比，并未显示有生存率的提高。由此提出对中度复发危险的患者是否需要放疗，需综合考虑其他的预后影响和疾病因素来确定，从而避免过度治疗。目前认为除分期因素外，还应考虑原发肿瘤距肛缘的距离、病理分化程度、环周切缘是否足够、有无淋巴管和血管侵犯、受检的淋巴结总数是否达到≥12～14 个、手术医师的熟练程度和经验。复旦大学附属肿瘤医院对直肠癌 T_3N_0 患者回顾性分析，低位者 p21 低表达和 CD44 高表达与局部复发相关。对中度危险患者是否需接受辅助治疗，须进行前瞻性随机临床研究加以明确。

在决定患者的治疗方案时，须按多学科治疗原则，经多学科综合治疗组在治疗前讨论决定，而不是由患者就诊的某一领域的医师所决定。

(7) 术前与术后辅助治疗的比较：对可切除直肠癌的辅助治疗，术前还是术后更好，在德国研究发表前是一个争议很久的问题。虽然回顾性的 Meta 分析提示术前放疗的局控较高，但需Ⅲ期随机临床研究证实。共有 4 项随机临床研究设计比较术前和术后辅助治疗临床可切除肿瘤的疗效。2 项为美国的 INTO 147 和 NSABP R03 研究，另 2 项为德国的 CAO/ARO/AIO 94 研究和英国的 MRCCR07 研究。前 3 项研究的放疗方式均为常规分割，放疗同期应用 5-Fu 为基础的化疗。在随机分组治疗前，由手术医师评估需接受的手术类型。英国的研究中术前放疗为短程大分割放疗。遗憾的是，在美国进行的 2 项临床研究均因为入组病例数太慢而提前终止。

即便如此，NSABP R03 研究的一年随访初步报道提示术前治疗的优势。肿瘤降期和保肛率在术前治疗组高于术后治疗组。而且该研究显示，在术前放化疗后，获得病理完全缓解的 15% 患者，在长期随访后未发现有局部复发，提示了术前放化疗后病理完全缓解的治疗优势。

德国 CAO/ARO/AI0 94 研究是确立术前放化疗地位的基石性Ⅲ期随机临床研究，研究比较了术前和术后放化疗间的差异。手术方式均为 TME。放疗的剂量均为常规分割，每次 1.8Gy，50.4Gy/28 次。在术后组，瘤床加量 5.4Gy，采用多野照射技术，均联合 5 -Fu 同期化疗。术前治疗后 6 周手术。结果虽未观察到两组有生存差异，然而，局部复发率在术前组（6%）要较术后放化疗（13%）低（P=0.006），而且肿瘤降期、病理完全消退率在术前比术后放化疗组高，分别是 8% 和 0%（P<0.001）；淋巴结转移率也降低（Ⅲ期），术前组为 20%，明显低于术后的 40%（P<0.001）；行保肛术的病例，术前组为 45/116（39%），比术后组 15/78（19%）明显增多（P=0.004）。急性和长期治疗的严重毒性反应，术前组也明显低于术后组。德国的研究证实了在Ⅱ期和Ⅲ期直肠癌中，术前放化疗优于术后放化疗，因此已成为Ⅱ/Ⅲ期直肠癌的标准辅助治疗方法。需注意的是，研究中临床分期是依据直肠腔内超声，术后组 18% 术后的病理结果显示分期过高，因此推荐术前分期以腔内超声结合 MRI 为佳。

MRCCR07 研究，一组为术前短程大分割放疗，照射 5Gy 5 次；另一组为直接手术，术后病理环切缘阳性的患者接受术后放化疗。结果显示，术前放疗组的局部复发率较术后放疗组低 6.2%（4.4% vs. 10.2，P<0.000 1），且 3 年无疾病生存率提高（75.5% vs. 71.5%，P=0.013），但生存率无差异。同时与早期较高治疗毒性反应的瑞典相比，该研究的术前放疗组的毒性反应较低，与未接受术后放疗的单纯手术患者类似。

综上所述，NSABP R-03，CAO/ARO/AIO 94 和 MRCCR07 研究均显示在将放化疗提到术前进行虽然不影响Ⅱ～Ⅲ期直肠癌的生存期，但可使Ⅱ～Ⅲ期直肠癌显著降期，有助于提高保肛率，改善患者对放化疗毒性反应的耐受性，降低肿瘤的局部复发率，提高局部控制率。因此，术前放疗已被推荐为目前Ⅱ～Ⅲ期直肠癌的标准治疗方式。

当临床分期为 $T_{1\sim2}$ 直接手术的患者，术后病理为 T_3 或 N_+ 者，应采取术后放化疗。

2. 放疗在早期直肠癌中的应用

对早期直肠癌的治疗手段有多种，但影响治疗结果的关键在于对患者的选择。根治性手术中的手术风险，手术时可能引起的肠、膀胱损伤和性功能的影响，使局部切除或局部保守治疗在部分选择性的病例中成为治疗手段。选择局部保守治疗作为替代根治性手术的依据是有文献报道局部保守治疗失败后，1/3～1/2 的病例可经标准的根治性手术挽救。但鉴于局部切除术后较高的局部复发率，因此在采用局部治疗后须密切随访。目前，对局部切除术及其联合的辅助治疗疗效尚无大样本的随机临床研究。

高度选择的 T_1 期和 T_2 期、无淋巴结转移证据的病例，无预后差因素的肿瘤，可以考虑局部治疗。采用的方法主要有两种：局部手术切除原发肿瘤和腔内高剂量放疗。局部治疗后是否需要结合外照射以消除盆腔内的亚临床病灶和可能残留的原发肿瘤，单中心或较小样本的研究报道的结果不一，目前无大型随机临床研究的报道，但是，局部治疗不进行淋巴结清扫，而影像学检查包括 CT、MRI 和直肠腔内超声检查有其局限性，无法提供完整的肿瘤 TNM 分期，因此，在采用局部治疗时须严格掌握适应证，尽可能地减少局部区域复发的发生。

总体而言，适合采用局部治疗的病灶为：低位肿瘤，直肠腔内超声或 MRI 证实的 T_1 或 T_2N_0；完全活动，无固定，病灶占位肠腔不超过肠壁的 40%；病理为分化好或中等细胞；活检未发现有淋巴管和血管的浸润；无直肠指检或影像学证据有区域淋巴结转移；肿瘤不超过 3cm。虽然，这些标准并未要求临床应用中必须遵循，但小样本的研究显示，如不完全遵循这些条件选择病例，局部治疗后发生局部复发的危险性相当高。尤其是对 T_2 病灶须慎重，因为隐匿淋巴结转移发生随 T 分期而增加，T_1 淋巴结转移率＜10%，而 T_2 则上升到 20%～30%。需要注意的是，即使联合外照射，局部治疗仍有较高的复发率。Willett 对 125 例 T_1 期和 T_2 期直肠癌的回顾性分析发现，具有预后因素好的早期直肠癌，局部切除＋外照射与根治性手术的生存率和局部控制率相似，而有预后差因素的患者，如分化差、有血管侵犯等，局部切除相对于根治性手术，肿瘤的控制无论是生存还是局部控制率都较低。但手术的创伤较小，且可保肛，由此在临床实际中应用指征的掌握必须慎重。

(1) 局部切除：局部切除术结合盆腔外照射，选择性病例中的局部控制率为 85%～94%，经挽救性手术后的局部控制率为 87%～97%。而采用单纯局部切除术，未联合盆腔外照射的局部控制率为 48%～73%。提示采用局部切除术后盆腔外照射可提高局部控制率，挽救性手术可提高约 15% 的局部控制率。

两项前瞻性多中心Ⅱ期试验评价采用局部切除术的保守治疗。局部切除术均为肠壁全层切除，除病灶为高或中度分化的 T_1 病灶，切缘在 4mm 以上，无淋巴管、血管浸润的病例外，其他所有病例均接受了术后放疗联合 5-Fu 为基础的化疗。

第一项Ⅱ期试验是由 RTOG 进行的，盆腔外照射的剂量为 45Gy，根据手术后切缘的情况，缩野加量 5～20Gy；化疗为 5-Fu，剂量为每天 1000mg/m^2，静脉连续滴注 4 天，共 2 次。5 年的随访结果显示局部控制率分别为 T_1 期 96%（26/27）、T_2 期 86%（21/25）、T_3 期 77%（10/13）。此研究显示，T_1 期有相当高的局部控制率。但此研究结果中对 T_2 期和 T_3 期肿瘤的局部控制率可能过高，因为分析时剔除了肿瘤为部分切除的病例。

第二项Ⅱ期试验是由 CLGB（Cancer and Leukemia Croup B）、RTOG、ECOG（Eastem Cooperative Oncology Group）和 SWOG（Southwest Oncology Group）联合进行的。与 RTOG 试验不同的是，缩野加量的剂量考虑到前项 RTOG 的 10% 后期毒性反应，缩野剂量降低为 9Gy，5-Fu 的应用方法为静脉推注。在除外了切缘阳性或 T_3 期肿瘤的病例后，此项研究的初步结果与 RTOG 研究相似。但此项研究的长期随访结果尚未报道。

局部切除术选择病例时，术前正确评估肿瘤的浸润情况非常重要。对术前正确估计肿瘤浸润的检查，推荐行经直肠腔内超声或腔内 MRI，以降低对无局部切除适合证的患者行局部治疗，而降低其手术彻底性发生的可能。

(2) 腔内放疗：腔内放疗可考虑为小病灶全层局部切除术的替代治疗。无预后不良因素的小病灶用低能射线（50kV）接触治疗，每次给予 20～30Gy 的剂量。用于接触治疗的施源器开口仅 3cm。尽管可以采用重叠照射野的方法，但总的可治疗体积仍较小，故仅适用于小病灶。由于治疗的体积小，虽然剂量高，但患者可很好地耐受。单纯腔内治疗后的局部控制率可达 86%～91%，仅适用于非常小且恶性程度低的肿瘤。若病灶条件非如此“理想”，如溃疡型肿瘤，其局部控制率为 76%，甚至更低（仅 33%）。此外，未联合盆腔外照射的单纯腔内放疗与单纯局部切除术相比，局部控制率更低。华盛顿大学对 15 年治疗的 199 例病例进行的多因素分析显示，未行挽救性治疗的病例，影响局部控制最明显的因素是腔内放疗前有无接受过盆腔外照射（$P<0.001$）。盆腔外照射通常在腔内治疗前的 5～7 周进行，剂量为 45Gy /25 次。目的是降低亚临床病灶的转移和减小原发灶的体积，使腔内治疗可得到更好的效果。

需注意的是，如果直肠腺癌已侵及肛管，则不宜行腔内放疗。因为 10%～20% 接受过腔内放疗的患者可出现短期的浅表溃疡，愈合需要数个月。这种溃疡如发生在直肠，常无症状或仅有轻度症状；如发生在肛管，会非常疼痛。因此，对病灶已侵及肛管，保守治疗的选择可考虑局部切除术结合外照射，低剂量的腔内放疗可用于肿瘤加量。

直肠癌的保守治疗，无论是局部切除术还是腔内放疗，在早期选择性病例中可作为一种治疗选择，可获得较高（90%）的局部控制率。但报道均为小样本研究，因此临床实际应用时需慎重。在局部保守治疗时，联合盆腔外照射的应用可提高局部控制率。需要认识到在选择预后较好的情况下仍有 12%～44% 的复发危险。T_3 期或大病灶 T_2 期被认为不适合局部保守治疗，但如患者有内科疾患，接受根治性手术风险大时，可考虑先接受外照射，使肿瘤缩小后再接受局部治疗。局部治疗中需考虑平衡低并发症与保肛的益处和较高复发危险，所有接受治疗的患者都需要术后密切随访。

3. 复发性直肠癌的放疗

复发性直肠癌的预后较差，复发的主要症状有疼痛、便血、盆腔感染和梗阻等。影响复发性直肠癌的局部控制率和生存的因素，不同的研究者有不同的结果，而且研究的较少。

在复发性直肠癌的治疗中，可再次手术的患者肿瘤控制较好，但再次手术后的切缘对肿瘤控制的影响意义尚无明确结论。MGH 报道 40 例复发患者，5 年的局部控制率为 35%。但切缘阴性和阳性的局部控制率及生存率不同，分别为 56% vs. 13% 和 40% vs. 12%。MSKCC 的 74 例复发性直肠癌治疗结果相似，5 年的局部控制率为 39%，切缘阴性和阳性分别为 43% 和 26%。5 年总生存率是 23%，切缘阴性和阳性分别为 36% 和 11%。提示切缘阳性可降低疗效。但也有学者认为在复发性直肠癌的治疗中局部控制率和生存率与切缘状态无关，而与是否接受放疗相关。Mayo 报道接受放疗和无放疗患者的 5 年局部控制率分别为 63% 和 34%，生存率分别为 20% 和 12%，显示接受放疗的患者有较高的局部控制率和生存率，而与切缘状态无相关。因此，切缘阳性的患者是否能从积极的治疗方式中获益尚不清楚。

Mohiuddin 的研究中对复发直肠癌的再程放疗，剂量采用 30Gy，如果放射野中包括的小肠体积小，可加至 40Gy 左右。103 例患者，原先接受的放疗剂量为 30～74Gy（平均 50.4Gy）。复发后，仅照射局部的复发病灶，放疗剂量为 15～49.2Gy。放疗后 34 例患者可手术切除，5 年生存率为 22%，而未能手术的仅 15%（P=0.001）。

意大利多中心报道，59 例复发患者采用超分割放疗，每次 1.2Gy，靶区范围为 GTV 外放 4cm，至 30Gy 后，缩小至 2cm 边界加量 10.8Gy。结束 5 年生存率为 39%，放疗后可 RO 切除的生存率为 67%，而 $R_{1\sim2}$ 切除的仅 22%。

对复发直肠癌的放疗，除症状控制外，要争取为再次手术提供机会，使通过放疗后肿瘤达到可切除，因此提高生存率。

（二）放疗技术

放疗外照射采用高能射线多野照射，剂量由治疗计划系统计算优化，使照射的靶体积受到所需的高剂量，且保护周围正常组织。

虽然有放疗的规范化原则，准确的射野仍需根据具体的临床情况。直肠癌治疗的局部区域性失败，主要是由原发灶及转移的淋巴结残留病灶所致。直肠的淋巴区主要为直肠周围、髂内和骶前淋巴区，引流至髂外的情况仅在肛管受侵或肿瘤侵犯盆腔其他器官时发生。因此，髂外淋巴引流区不做常规放疗，仅在上述肿瘤情况下才考虑照射。

局部复发主要发生在盆腔。在常规放疗中，放射野的上界设为骶岬上缘，通常直肠癌的盆腔软组织浸润较少超过此水平。射野的下界较上界稍复杂。大部分的教科书的下界设置是依据骨性标志，但骨性标志如坐骨结节与肛门括约肌、肛门边缘或齿状线等结构并无明确的对应关系，因此需要综合考虑手术及术前肿瘤的位置情况来决定。一般建议原则上放射野下界在术前病灶下缘下 3～5cm，但在肿瘤得到充分治疗而肛门括约肌照射体积又减少等因素之间需平衡。由于肿瘤可能对盆壁浸润，因此前、后野的侧界包括骨盆外 1.5～2cm。对于侧野，上下界与前后野相同。后界需包括所有的骶前软组织，考虑到患者的移动和剂量变化，通常为从骶骨前缘向后 1.5～2cm，前界需考虑到直肠充盈状态有差异，结合原发肿瘤的位置，给予足够的边界。

目前运用 CT 模拟，三维适形技术可以更好地照射肿瘤，保护正常组织，是目前推荐应用的技术。勾画 CTV 时，考虑可能产生复发的原发灶和淋巴引流区域，主要为肿瘤或原肿瘤床、直肠系膜区、坐骨下窝、骶前区及闭孔淋巴引流区、髂内淋巴引流区。在有盆腔其他脏器如膀胱、前列腺、阴道、子宫等受侵犯时需包括髂外引流区。PTV 应考虑包括摆位和器官移动的误差，常给予 CTV 外约 1cm 边界。但需结合治疗单位的实际数据。

直肠癌的放疗不同于头颈部肿瘤，器官的移动、不同的充盈状态等问题使 IMRT 计划的实施受到限制，目前 IMRT 在直肠癌治疗中的应用尚未得到确立。RTOG 正在进行的研究 0826，目的是评估 IMRT 在直肠癌治疗中的作用。盆腔上部分的靶区形态接近 U 形（避免进入盆腔的小肠照射），此种形态的靶区，常规或三维适形的剂量分布无法得到，故 IMRT 可提供更佳的剂量分布。在有肿瘤存在时，如术前放疗、复发灶放疗或针对术后高度复发危险区缩野加量放疗时，同期加量调强放疗可得到较理想的剂量分布。

（三）放疗的并发症

虽然后期反应并非常见，但功能性胃肠道紊乱还是相当常见。主要的相关因素可能是术后的肠功能重建、神经功能受损，以及放疗后的肠道及神经功能反应。多数患者会有肠激惹等症状，但随时间的推移多可减轻，患者可适应其胃肠道的情况而保持正常生活。

小肠相关的并发症与放射野内小肠的容积直接相关。在放化疗的联合治疗中，受照射的小肠体积也限制了 5-Fu 的剂量递增。单野照射后，小肠梗阻的发生率可高达 21%，而多野照射后则为 9%。采用多野照射技术和俯卧位等方法可进一步降低小肠的容积，IMRT 可进一步降低小肠的受照体积。

术后放疗或盆腔手术后，小肠会产生粘连，在放射野内形成固定的小肠襻。在这种情况下，即使采取俯卧位、多野照射等技术，对小肠容积减少的影响有限。相反，如果是术前放疗，小肠的活动度大，可减少小肠的受照容积，从而降低治疗的毒性反应。

其他的治疗并发症还有放疗区域的皮肤反应、尿道炎和膀胱炎等，经对症处理后一般均能缓解。

十二、直肠癌的化学及免疫治疗（见第 5 章“化学药物治疗”部分）

十三、特殊类型直肠癌的处理

（一）早期直肠癌的处理原则

1. 早期直肠癌的定义

1975 年，日本大肠癌研究会提出：癌局限于直肠黏膜层及黏膜下层的称为早期直肠癌（early rectal cancer，ERC）。而第 7 版美国癌症联合委员会（American Joint Committee on Cancer，AJCC）TNM 分期系统（AJCC cancer staging handbook，2010）则对 ERC 提出了更准确的定义：癌症仅限于腺体基底膜（上皮内）或黏膜固有层（黏膜内）（T_{is}）和黏膜下层（T_1）或癌仅限于固有肌层（T_2），且没有淋巴结转移和远处转移。按照该 TNM 分期系统，也即 0 期（$T_{is}N_0M_0$）和 I 期（$T_1N_0M_0$、$T_2N_0M_0$）的直肠癌可被诊断为 ERC。其中，局限于黏膜层的为黏膜内癌（M 癌），浸润至黏膜下层但未侵犯固有肌层的为黏膜下癌（SM 癌）。M 癌局部切除后即治愈，SM 癌淋巴转移的危险性为 5% 且有淋巴转移者的术后 5 年生存率明显下降。

2. 早期直肠癌的病理特征

(1) ERC 大体所见可分为 3 种类型

① 息肉隆起型：该型外观或为局部隆起的黏膜，基底部直径明显小于病变的最大直径；或者为半球形，基底部直径明显大于病变头部直径。此型多为黏膜内癌。根据其基底部及蒂部情况可再分为 3 种亚型。a. 有蒂型：肿瘤基底部有明显的蒂与肠壁相连；b. 亚蒂型：肿瘤基底部有亚蒂与肠壁相连；c. 广基型：肿瘤明显隆起与肠壁相连，但基底部却无明显蒂结构，其直径大于或小于肿瘤最大直径。

② 扁平隆起型：该型黏膜略厚，肿瘤表面不突起或轻微隆起，呈硬币状。此型基底部直径接近或等于肿瘤表层的最大直径。

③ 扁平隆起伴溃疡型：该型肿瘤表面隆起而中心凹陷，如小盘状。此型多见于黏膜下层癌。

日本有人根据肿瘤细胞浸润黏膜下层的程度而将早期直肠癌分为 3 型。a. SM1：肿瘤浸润黏膜下层的上 1/3；b. SM2：肿瘤浸润黏膜下层的上 2/3；c. SM3：肿瘤浸润黏膜下层的全层。这种分型方法将早期直肠癌进行了更细微的分类，对判断早期直肠癌预后与转移更具实用性。SM1 和 SM2 型一般不具转移性，在此期如能完整切除肿瘤，则患者预后良好甚至痊愈。而 SM3 则因其已浸润至黏膜下层的全层，对肌层的侵犯更具危险性，故其淋巴结转移的风险也相应提高。

(2) ERC 镜下所见绝大部分为高分化腺癌，少部分为低分化腺癌。国内有报道，早期直肠癌中，腺癌占 93.5%。此外还有一部分为浸润黏膜或黏膜下层的类癌。

3. 早期直肠癌的临床表现

ERC 患者大多数无明显的临床症状。少数患者出现轻微的血便，但是往往因患者的疏忽或自认为是痔疮等而并不在意此症状；另一些患者可能会出现排便习惯改变、排便次数增多、大便不成形、便秘、腹泻、便秘与腹泻交替或便后不适感。同样由于这些症状都比较轻微而得不到患者的重视，最终错过了最佳的诊治时间，而使 ERC 进展为中晚期直肠癌。此外，有的患者只出现轻微的黏液血便或大便隐血实验阳性，这种患者一般很难在早期阶段被诊断出来。

4. 早期直肠癌的诊断

由于 ERC 的症状很不明显，故对于 ERC 的诊断应遵循一定的原则。首先对于出现任何排便异常情况的患者应常规进行大便隐血实验检查。因其有费用低廉、检查方便、易于重复检查等特点，也可将其用于大规模普查或对直肠癌高危人群的初筛。其次，对于隐血实验阳性的患者应进行直肠指诊。虽然此法不能明确诊断出 ERC，有经验的医生往往能发现直肠腔内出现的异常肿块。要注意误将子宫后倾、前列腺肥大、干粪块等误为肿瘤，故其准确性为 65%～88%。最后，对于隐血实验阳性而直肠指诊阴性的患者则要进行进一步的影像学或内镜检查。目前，临床上常用的方法有 CT、MRI、超声内镜检查（EUS）、纤维结肠镜检查。此外，直肠腔内超声（ERUS）能清楚显示直肠层次、直肠周围邻近器官及直肠周围肿大淋巴结，目前被认为是术前对直肠癌最准确的分期方法之一，现已越来越受到临床医生的重视和应用。还有一些近几年开始使用的检查技术，如 3D-CT，直肠内磁共振（endoreetal magnetic resonance imaging，ER-MRI）、窄光谱成像（narrow band imaging，NBI）技术、CT 仿真结肠镜等，这些新进出现的检查技术对于术前分期、判断直肠肿瘤浸润程度、指导制定进一步治疗方案均有一定价值。但是，根据《美国国立癌症综合网络（NCCN）结直肠癌临床指南》2013 年中文第 4 版专家组的共识是基线检查时 PET/CT 不应列为常规检查。术前检测患者的癌胚抗原（CEA）、甲胎蛋白（AFP）、CA19-9 也是必需的。

任何一种检查技术，对于 ERC 的诊断都必须以病理学检查为依据。由于 ERC 往往是局灶性的病变，因此可能单纯通过内镜活检不一定能获得病理学的明确诊断。但是对于内镜检查中发现的异常肿块，均应常规取材并送活检，甚至整体切除后再送活检。只有两种组织标本能准确从病理学上诊断 ERC：一种是内镜整体切除的标本；另一种是经外科手术切除的标本。

5. 早期直肠癌的治疗

对于 ERC，主要有 3 种治疗方法：外科手术、单纯放疗和手术加辅助放化疗。对于 ERC 手术，在术前患者进行几方面的评估：①患者是否能耐受某种手术，这种手术对患者会产生哪些损伤；②计划所施行的手术是否能适合患者的情况，这种手术能否取得预定的效果；③对于 ERC 的手术，要考虑这种术式能否获得根治的效果；④综合考虑患者局部及全身情况，进行全面评估，避免术后产生各种并发症。

(1) 外科手术：目前临床上用于治疗 ERC 的手术方式主要有：内镜下黏膜切除术、内镜黏膜下剥脱术、经肛门内镜微创手术、经肛门切除术、经肛门括约肌切除术、经骶骨旁切除术。

① 内镜黏膜切除术（EMR）：EMR 已广泛用于切除直肠内的扁平隆起性病灶，其不仅能获取整块病变组织做病理检查协助诊断，且对一些癌前病变和限于黏膜层的早期癌更是一种有效的治疗手段。EMR 可用于消化道早期癌、无蒂及扁平息肉的内镜治疗，近年来也有学者将其用于黏膜下肿瘤的治疗。现在主要有用透明帽负压吸引法和直接圈套法行 EMR。用透明帽负压吸引法行 EMR 的基本步骤如下。a. 标记：应用 APC 于病灶边缘约 0.5cm 处进行电凝标记；b. 注射：于标记点外黏膜下多点注射 1∶100 000 肾上腺素生理盐水，必要时可添加亚甲

兰，使病灶及其周围组织隆起（抬举征阳性）；c. 内镜前端安装透明帽；d. 再进镜：将圈套器置于透明帽的内沿，通过负压吸引将病灶组织充分吸入透明帽内，释放圈套器，收紧圈套器，切除病灶；e. 处理创面：对于创面可见的小血管，应用热活检钳钳夹电凝处理，局部喷洒止血及抗感染药物，必要时应用钛夹局部或完全闭合创面。直接圈套法行 EMR 的步骤见图 6-59。有学者应用双内镜的 EMR 手术来切除直肠良性肿瘤，与单内镜的 EMR 手术相比，获得了更高的完整切除率。但是这种方法要应用于早期直肠癌，还需更进一步研究与实践，因为良性肿瘤不存在局部浸润和淋巴结转移。

② 内镜黏膜下剥离术（ESD）：1994 年，Takeoshi 等发明了尖端带有陶瓷绝缘头的新型电刀（insulatedtip knife，IT），它使医生对更大的胃肠道黏膜病变进行一次性完整切除成为可能。1999 年，日本 Gotoda 等首先报道了使用 IT 刀进行病灶的完整切除，即 ESD。国内在 2006 年开始使用 ESD 手术治疗早期直肠癌。其具体步骤如下。a. 标记：应用针形切开刀于病灶边缘 0.5～1.0cm 进行电凝标记；b. 黏膜下注射：为使 ESD 手术进行得更顺利和安全，不同的术者在病变黏膜下注射不同的液体，如生理盐水加靛胭脂加肾上腺素、50% 葡萄糖液、甘油、透明质酸钠、纤维蛋白混合液等，于病灶边缘标记点外侧进行多点黏膜下注射，每点约 2ml，可以重复注射直至病灶明显抬起；c. 切开病变外侧缘黏膜：应用针形切开刀沿病灶边缘标记点切开结直肠黏膜；d. 剥离病变：应用头端屈曲的针形切开刀于病灶下方对黏膜下层进行剥离；e. 创面处理：切除病灶后对于创面可见的小血管，应用氩离子血浆凝固术（argon plasma coagulation，APC）进行凝固治疗，必要时应用金属夹缝合创面，复方角莱酸酯栓（太宁栓剂）1 枚纳肛保护直肠创面（图 6-60）。由于直肠壁较薄，故要进行 ESD 手术，必须仔细谨慎，切忌因求快而导致术后穿孔、出血等并发症。

③ 经肛门内镜显微手术（TEM）：TEM 是新近发展起来的一门外科技术，它采用一种微创的方法对直肠肿瘤进行局部切除，且易获得阴性切缘的完整切除。TEM 是麻醉下使肛门括约肌松弛，手术器械经肛门插入直肠内，在内镜观察下进行外科手术。TEM 手术操作可分为直肠内充气的正压法和常压法。前者需要应用保持直肠腔内气体封闭的手术器械，使肠腔膨胀、扩大直肠腔内固有的空间，进行手术操作；后者在直肠腔内压力正常情况

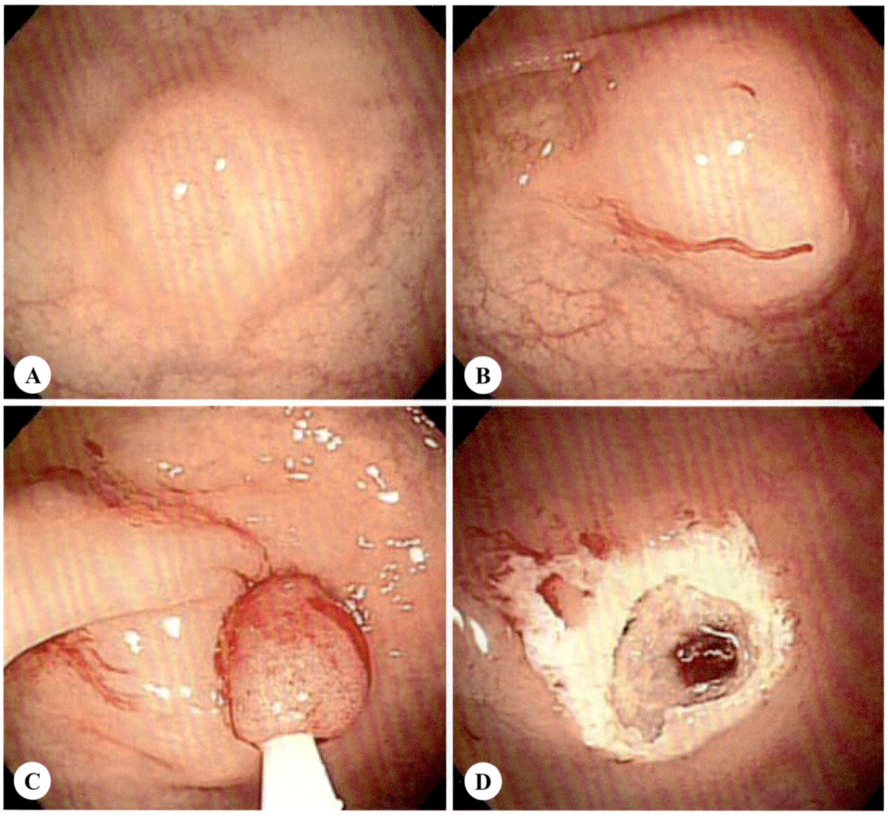

◀ 图 6-59　直接圈套法

A. 直径约 6mm 的早期直肠癌；B. 黏膜下层注射生理盐水；C. 用圈套器套住病灶后，直接在内镜下用高频电刀行黏膜切除；D. 切除后的类溃疡创面

下，不需要保持气体的密闭性，利用直肠固有管腔的空间进行手术。TEM 的具体步骤：扩肛约 2 指宽后向直肠内插入长度适当的特制直肠镜，在照明下找到病灶后将直肠镜固定在手术床上。盖上直肠镜的后面板，插入电视镜，连接各种管线及显示器后向直肠腔内注入 CO_2 气体，调节气压控制在 12～15mmHg（1mmHg=0.133kPa）。从直肠镜后面板插入针形电刀和组织钳，在瘤体的四周用电刀电凝出切除的标记线，切线应距肿瘤边缘 1cm 以外。手术从瘤体的右侧缘切开黏膜直至肠壁外脂肪层，用组织钳轻轻牵起切开的瘤体侧，然后沿标记线将瘤体包括整块肠壁完整切除。取出标本后，用可吸收滑线将直肠创面做横向行进的连续缝合。最后用锚钉固定缝线。TEM 手术器械图 6-61。TEM 拥有很多特点，如手术微创、术野显露较好、切除范围确切且完整、能全层切除肿瘤、术后并发症较少，这些都成为其广泛应用于临床的原因。但在术前也要严格掌握 TEM 的适应证：肿瘤仅浸润至黏膜层、最大直径应小于直肠周径的 1/3、距肛缘 5～15cm。

④ 经肛门切除术（transanal excision，即 Parks 术）：Parks 于 1983 年提出的一种治疗早期直肠癌手术方法。由于其经肛门放入了 Parks 牵开器，因此整个手术视野更开阔、清晰，也更便于操作。但是由于牵引器顶端位于肿瘤的上界，这就使得上方黏膜向下方垂悬，容易遮住近端视野，从而影响切除肿瘤上界。对于 ERC 距离肛缘 6cm 以内，且经直肠内超声检查未见直肠肠壁周围淋巴结有转移的患者，可选择经肛门切除术进行治疗。此外，如果患者高龄、一般状况较差，难以耐受开腹手术，也可以选择经肛门切除术。具体手术步骤参见本章“手术治疗”部分。

⑤ 经肛门括约肌切除术（intersphincteric resection，ISR，即 York-Mason 手术）：对于早期直肠癌，传统的经腹切除或经肛门和骶骨后途径切除均存在一定的不足和缺憾，它们或是对组织损伤太大或术野显露不满意，而 ISR 手术则弥补了这几种手术方式的不足。ERC 患者行 ISR 的标准：a. 肿瘤下缘距肛缘＜5cm（肿瘤下缘距肛管直肠环＜2cm）；b. 术前腔内超声显示局部浸润局限于直肠壁内或内括约肌内，未侵犯外括约肌，无排便功能障碍；c. 病理组织学分级为高、中分化腺癌或腺瘤癌变；d. 无远处转移。因此，对于 ERC 患者术前的分期至关重要，因为这直接影响对于患者手术方式的选择与判断。具体手术

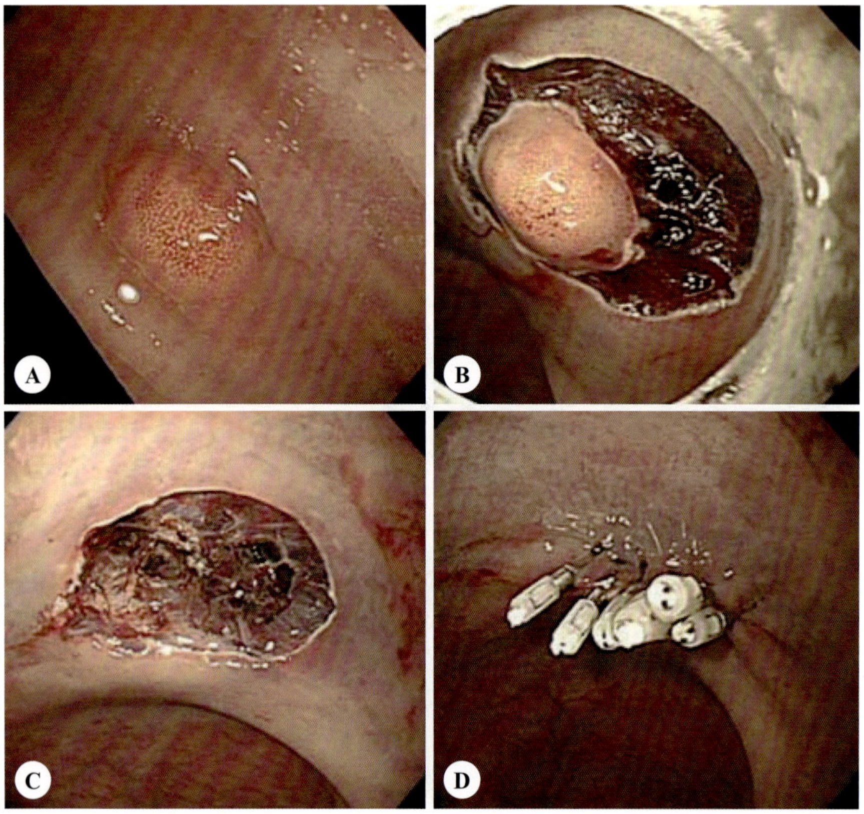

◀ 图 6-60　内镜黏膜下剥脱术

A. 直径约 5mm 的早期直肠癌；B. 切开黏膜，将肿块与周围黏膜下层一起切除；C. 内镜黏膜下剥脱后的类溃疡创面；D. 用金属钛夹夹闭创面

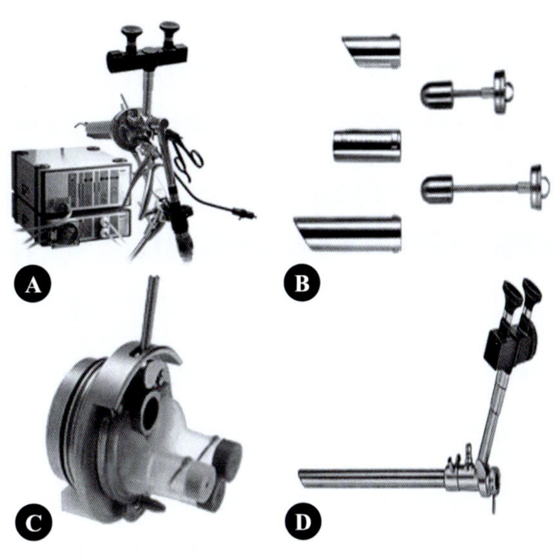

▲ 图 6-61　TEM 手术器械

A. 吹气装置；B. 直肠镜；C. 面板；D. 电视镜

步骤参见前文。

⑥ 经骶骨旁切除术（transoccygeal excision，即 Kraske 术）：对于 ERC，尤其是浸润深度为 M、SM 的分化型或局限型癌，在经肛门切除有困难时可选择这种手术来治疗。如果在内镜下切除肿瘤后，病理提示有淋巴管和血管侵袭、低分化和未分化腺癌、切缘有癌细胞浸润的患者，同样适用这种手术。另外一种情况，当患者因高龄或心肺功能不全及其他全身状况不良，而难以耐受开腹直肠癌根治手术时，Kraske 术也是一种选择。当然，临床上应该应该严谨的进行术前各项检查，并综合分析患者全身状况后在制订出一个个体化的手术方案，不能仅凭医生的主观意识或经验而盲目选择手术方式为患者治疗。具体手术步骤参见前文。

如果 ERC 经局部切除术后的病理检查发现肿瘤组织学分化差、切缘阳性、肿瘤浸润至黏膜下肌层外 1/3（SM3 级）或淋巴管血管浸润（LVI）或肿瘤重新分期为 T_2，此种情况应该行开腹切除术。具体可以根据患者病变局部及全身情况选择经腹前切除术（LAR 术）、经腹会阴联合切除术（APR 术）、经腹切除低位吻合术（Dixon 术）或经腹直肠癌切除、近端造口、远端封闭术（Hartmann 术）。对于具有上述高危因素而未能接受二次手术切除的患者，应该考虑行全身化疗和放化疗。

腹腔镜直肠癌根治术已得到临床医生广泛的青睐。随着这项技术的不断成熟，其适应证也在不断扩大。虽然对于 ERC，腹腔镜手术不是首选手术方式，但是因其创伤小、术后恢复快、盆腔显露清楚等优点，有时也会带来较好的治疗效果。笔者曾腹腔镜下行一例距肛缘 3cm 的 ERC（$pT_1N_0M_0$），术后患者 5 天即出院，2 年随访未出现局部复发。此外，还有达·芬奇机器人手术、3D 腹腔镜手术等最新的微创手术也均可应用于 ERC 的治疗。但因目前在国内开展这些手术的医院还很有限，还未得到很好的推广，其具体的治疗效果还有待验证，故此处不再进行详细论述。

(2) 单纯放疗：主要包括腔内放疗（近距离放疗）和腔内放疗联合外照射。腔内放疗于 20 世纪 50 年代首先在法国的蒙彼利埃应用于直肠癌的治疗。腔内放疗对 $T_1N_0M_0$ 期的直肠癌是一种非常有效的治疗方式，有研究显示其疗效与直肠癌局部切除术相当。有人收集了 242 例早期直肠癌患者，220 例行治愈性的根治性放疗，其中的 124 例同时辅以腔内放疗作为治疗的一部分，结果 24 例（11%）患者出现肿瘤残留；中位随访时间为 4.6（0.25～11.25）年，所有患者的生存率为 71%，肿瘤特异生存率为 93%，仅 15 例（12%）患者需要永久性结肠造瘘。这种治疗方式对于患者有一定的要求：直肠周围未见淋巴结转移且转移概率很低；肿瘤为高分化，最少应为中分化；患者能耐受 3～8min 的膝胸位治疗姿势及直肠镜的插入。腔内放疗联合外照射能够使肿瘤体积缩小、分期下降，且能较好的消灭局部微小转移灶或淋巴转移，这对于单纯腔内放疗是一种有效补充，可使一些极微小的转移灶和淋巴转移被控制，甚至杀灭。

(3) 手术加辅助放化疗：根据《美国国立癌症综合网络（NCCN）结直肠癌临床指南》2013 年中文第 4 版专家组的共识：ERC 经局部切除后，如果病理检测为 $pT_3N_0M_0$ 或淋巴结阳性，推荐术后应接受“三明治式”的辅助治疗方案，包括初始第一疗程的 5-FU ± LV 或 FOLFOX 或卡培他滨或 XELOX 的辅助化疗；然后进行同期 5-FU/ 放疗［持续灌注（首选）或推注 + LV］或同期卡培他滨 / 放疗（首选）；再进行 5-FU ± LV 或 FOLFOX 或卡培他滨或 XELOX 的辅助化疗。专家组推荐围术期总疗程约为 6 个月。对于上段直肠癌，术后病理证实为 $T_3N_0M_0$，切缘阴性，无预后不良的组织学特征者，术后放疗的额外临床获益很小，术后可以考虑单纯辅助化疗。

（二）梗阻性直肠癌

直肠癌是消化道常见的恶性肿瘤之一。随着我国生活方式和饮食条件的不断改善，直肠癌的发病率和死亡率也在不断上升。8%～23% 的患者可表现为不全或完全性肠梗阻。合并梗阻的直肠癌有两大特点：①病期晚，Dukes C 期、D 期患者多见，占 70% 以上；②老年患者多见，且常合并有多种疾病，手术风险大，预后差，死亡率高；③体质差，营养状况不好，均有不同程度低蛋白血症，水电失衡，急症手术风险大，并发症多，不易行确定性手术。因此，直肠癌如发生梗阻时，要尽量将急诊手术变为择期手术，为争取获得最佳的治疗效果而争取机会。

直肠癌患者在早期大部分有便秘、腹泻、血便、黏液血便、慢性腹痛等非特异性临床表现，而当直肠发生梗阻时一般为直肠癌已进展为晚期的表现。因此，对于长期有上述消化道症状的患者应提高警惕，这些慢性反复发作的症状对于诊断直肠癌乃至梗阻性直肠癌均有一定的价值，临床工作中不应忽视。对下列情况的低位性肠梗阻须高度警惕癌性梗阻：①年龄超过 50 岁；②无明显诱因肠梗阻；③病程长；④保守治疗 24～48h 效果欠佳；⑤贫血。一般根据患者病史、体征和症状，以及腹部立位 X 线片可对低位梗阻性直肠癌做出诊断。对于诊断不能明确的患者，可进一步行直肠指诊、纤维结肠镜、盆腔 CT、MRI、EUS 等检查。如以上检查仍不能明确，则需行剖腹探查。

目前对于梗阻性直肠癌主要有姑息性治疗和手术治疗两种方式。

1. 姑息性治疗

对于年龄较大（>80 岁），存在凝血功能异常、重要脏器（心、脑、肝、肾）等功能不全而不适合手术、直肠癌术后复发梗阻、不愿接受手术者，均可施行姑息性治疗，以达到缓解梗阻症状、维持水电解质平衡、改善生活质量、延长生命等目的。主要包括以下两种。①直肠金属内支架置入：需要行暂时性直肠金属内支架置入的患者，一般病情重并伴有水电解质平衡紊乱且无法彻底清洁肠道，因此需要在 X 线监视下进行。将导丝穿过肿瘤梗阻部位，然后沿导丝送入导管，并注入泛影葡胺 80～100ml；再了解梗阻的程度和范围后，选择合适长度的支架。笔者的经验推荐使用两端长于梗阻部位 8～10cm 的支架。随后退出导管，沿导丝送入水囊扩张器至梗阻部位，注入造影剂使水囊扩张，扩张最大达 1.5cm，持续 3～5min，再退出水囊扩张器。沿导丝置入已装好支架的置入器，确认置入器内支架的前端已超过狭窄 3～4cm 后释放支架，支架自行膨胀梗阻解除。而永久性直肠内支架置入则需要彻底的清洁肠道，其余步骤和暂时性直肠金属内支架置入的一致。此外，有报道称在置入直肠金属内支架的同时植入缓释氟尿嘧啶 + 西咪替丁能显著提高梗阻性直肠癌患者的生存时间（352 天 ± 221 天，$P<0.05$）。这种方法使患者保持了肛门排便，避免了结肠造口，改善了生活质量，是一种有效、实用的姑息性治疗方法。②肠梗阻导管：肠梗阻导管是由日本人首先应用于治疗消化道狭窄的技术，整个导管由一个封闭的引流系统组成，其在缓解肠梗阻症状的同时，能维持患者的水电解质平衡。因为在患者梗阻症状缓解后，可给予患者流质饮食，有利于维持患者肠道功能和水电解质平衡。该导管的置入方法较为简单且属于无创操作，对患者影响小，有助于改善全身一般状况。在清洁肠道的同时，为进一步的营养支持和择期手术提供机会。

2. 手术治疗

梗阻性直肠癌的患者全身状况一般较差，肿瘤也大多处于晚期，因此对于手术方式的选择还存在一定争议。传统的观点认为，梗阻性直肠癌近端肠管扩张明显，直肠壁水肿严重，并且直肠内细菌量及毒力较其他肠段大，术中容易污染腹腔造成严重的腹膜炎，故主张行一期肿瘤切除 + 近端肠管造口，二期关闭造口。如 Hartmann 手术（手术过程详见“手术治疗”部分）。近年来，随着术前术中肠道处理方法的改进、强效抗生素的应用、重症患者监护治疗水平的提高及全肠外营养的发展，梗阻性直肠癌施行一期切除吻合的观点越来越得到认可。目前主要有进行术中结肠灌洗和不进行结肠灌洗两种方式的一期吻合术。支持前者的研究认为进行术中结肠灌洗能大大降低术后吻合口瘘及严重腹膜炎的发生率。同时有学者认为灌洗后结肠内容物及肠黏膜需氧菌和厌氧菌显著下降，达到甚至低于择期结肠手术行口服抗生素及机械性肠道准备的水平。而支持后者的研究认为术中结肠灌洗延长了手术时间，大量的结肠灌洗液容易导致水电解质紊乱及低体温状态，同时溢出的灌洗液容易导致腹膜炎。有研究报道，术中不进行结肠灌洗的一期吻合术的患者死亡率和吻合口瘘均仅有 1%。对于一期吻合术是否需要进行结肠灌洗，应该进行多方面评价，主要包括：凝血功能、美国麻醉师协会（ASA）评分、肿瘤是否能切除，而不需要考虑腹膜炎严重程度、是否存在穿孔、肠管扩张程度、肠壁是否水肿。

（三）穿孔性直肠癌

直肠癌性穿孔是直肠癌的晚期症状，是严重的急腹症，如处理不当，后果严重。因此，提高直肠癌并发穿孔的诊断和外科治疗具有重要的现实意义。

1. 病因

结直肠癌肠穿孔发病率占结直肠癌总数的 3%～8%。原因主要为：①肿瘤组织坏死、溃疡侵蚀穿透肠壁；②结直肠癌并发急性完全性肠梗阻，其中左半结肠的血运相对差，且管腔相对狭窄，易引起梗阻而由于回盲瓣的原因，造成闭襻性肠梗阻，使近端结肠腔内压力增高，最终导致肠壁缺血坏死、穿孔。

2. 临床表现及诊断

直肠癌性穿孔患者可表现为：下腹痛不适或里急后重感，腹胀、呕吐，发热，黏液血便，大便性状或次数改变，腹部肿块，局限性腹膜炎或弥漫性腹膜炎；腹腔穿刺抽出粪臭混浊液，腹部平片提示膈下游离气体，肠腔积气等。B 超检查提示盆腔内有不同程度液性暗区并盆腔肿块。实验室检查血红蛋白可低于 100g/L，白细胞计数＜4×10^9/L 或＞10×10^9/L。

直肠癌性穿孔是癌肿部位坏死、破溃穿孔，常见于溃疡型癌。在穿孔周围形成脓肿后其病理改变属于亚急性穿孔，患者症状无特殊，体征不明显，因此较难做出正确诊断。为了提高早期诊断率，改善治疗效果，自患者入院即应有针对性采集病史，特别注意有无大便性状及排便习惯的改变，原因不明的体重减轻，出现贫血、乏力等表现，发病前是否有服用泻药、排便用力、重体力劳动等诱因。重视腹痛的变化情况及腹部体征，发病前有无腹胀、呕吐、停止排气排便等肠梗阻表现，突发腹痛的最初位置，这些有利于与消化道穿孔鉴别。腹部查体则要注意腹膜刺激征出现的部位定位和范围大小、移动性浊音、肠鸣音变化等重要体征。常规肛门指检是否触及肿物，这些均有助于鉴别诊断。同时行必要的辅助检查，腹部 X 线片常可见膈下游离气体，诊断性腹腔穿刺术可在腹部超声定位下进行，螺旋 CT 快速和不增加患者痛苦的特性使其成为高龄患者重要的检查方法之一。

3. 治疗

直肠癌穿孔可严重污染腹腔，造成严重的腹膜炎，易致中毒性休克，大大降低患者的手术耐受性。在腹膜炎与肿瘤的双重打击下，威胁患者生命的主要矛盾显然是腹膜炎，肿瘤对全身的影响相对处于次要地位，从急诊处理角度讲，应以抢救患者的生命为首要目的，其次争取远期疗效。

术前积极预防休克，纠正水电解质失衡，术中迅速彻底清除腹腔污染物，大剂量抗生素温溶液反复多次冲洗腹腔，使患者全身情况趋于稳定。一旦腹膜炎得到有效控制，而脓肿得以彻底清除后，对原发肿瘤的治疗将成为主要矛盾。过去大肠癌并穿孔、腹膜炎、盆腔脓肿等常被认为是结肠一期吻合的禁忌证，近年来的临床研究证明，在腹膜炎、盆腔脓肿存在的情况下行结肠切除吻合术是可行的。大肠癌并发穿孔患者的长期预后主要与癌肿的病理分期和浸润程度相关。文献报道，病理分期相同的大肠癌穿孔与未穿孔者的远期生存率基本相同，提示穿孔后种植转移的可能性很少，这是由于穿孔后某一段时间为炎症过程，可能延迟或阻碍癌细胞的种植和扩散。直肠癌性穿孔的预后决定于有无转移灶的存在，如无转移灶，肿瘤边缘明显可见，一期肿瘤切除直肠癌的并发症低，生存期不亚于无穿破直肠癌者。

穿孔性直肠癌以往一般行肠造瘘手术，但随着高效广谱抗生素的应用和消化道吻合技术的提高，现也可一期切除术中行肠道灌洗后一期吻合。但对于全身情况差、有感染中毒性休克、穿孔时间较长者，应行肿瘤切除、结肠造瘘或穿孔修补、近端结肠造瘘术，以挽救生命为主，以期二期手术，所以对直肠癌穿孔患者我们应采取积极态度。

直肠癌并发急性肠穿孔一期切除吻合术后最严重并发症是吻合口瘘，有报道吻合口瘘的病死率高达 25%～40%。可采取的预防措施如下：①术中常规大量 0.9% 氯化钠溶液＋庆大霉素、甲硝唑氯化钠行结肠灌洗，彻底肠管减压清除污染物；②大量温蒸馏水冲洗腹腔，尽可能减轻污染，减少毒素吸收；③常规于吻合口附近置双腔负压引流管和放置肛管引流；④术后加强营养支持治疗，行全胃肠外营养（TPN）1 周以上。

术后出现呼吸功能不全或呼吸窘迫综合征（ARDS）给予有创呼吸支持或行气管切开术；监测预防 DIC 发生；做中心静脉置管监测中心静脉压及给予 TPN；大剂量高效广谱抗生素及免疫球蛋白对重症感染是非常必要的，血液过滤内毒素吸收对术后脓毒性休克是有效的附加治疗手段。

（四）复发直肠癌

结直肠癌是目前世界第 3 位常见的恶性肿瘤，我国的发病率已超过世界平均水平，与欧美国家不同，我国的大肠癌以直肠癌为主，占总数的 1/2 以上。以外科手术为主的综合治疗可明显延长患者的生存时间、生存质量，但术后复发转移仍是影响患者预后的主要因素。直肠癌局部复发（locally recurrent rectal cancer，LRRC）一般是指直肠癌根治性手术后，在原发肿瘤手术野范围内发现的与原发肿瘤病理性质相同的癌灶。直肠癌手术局部复发一般在 2 年内，随着全系膜切除术（TME）的出现，使局部复发率明显下降至 2.6%～11.5%，但未经治疗患者平均生存期仅 8 个月，中位生存期仅 14 个月。目前，对于复发性直肠癌临床上尚无明确的诊疗规范，有必要对直肠癌根治术后局部复发的原因及相应的处理原则和措施进行认真分析和研究，以期有效降低术后局部复发率，提高患者的治愈率。

1. LRRC 的评估

(1) 既往病史：第一次手术情况，了解手术中肿瘤大小、位置、局部浸润或远处转移情况，术中吻合方式、术后病理分期、术后随访过程及辅助治疗情况。

(2) 临床表现：在 LAR 保肛手术患者中，因肿瘤好复发于吻合口附近或侵及周围组织器官出现排便习惯或大便性状改变如血便、脓血便、里急后重、腹痛，指检常可触及肿块。在 APR 患者中主要为盆腔内复发，常因侵及邻近器官出现腹痛、会阴部疼痛，膀胱输尿管受压出现肾积水、侵犯生殖系统出现阴道流血等。髂外血管受侵可导致下肢水肿，坐骨神经痛则可能是放弃根治性手术的重要参考。

(3) 实验室检查与辅助检查

①指诊：包括直肠指诊、阴道指诊及腹会阴触诊。注意有无肿块及肿物大小、质地、压痛、与周围组织临近关系、位置是否固定等。APR 术后的女性患者可通过阴道指诊，指套染血常提示肿瘤侵及直肠黏膜或阴道黏膜。

②肿瘤标志物：CEA 在临床上最具有诊断价值，可作为中低位直肠癌复发的辅助检查，其重要性对判断疗效、估计预后、检测术后复发有一定作用，如术前正常，术后随访升高，常预示直肠癌已有复发或转移。此外 CA24-2、CA19-9 也有一定的辅助诊断价值。

③结肠镜：对于怀疑吻合口复发常行结肠镜检查可以观察复发病灶大小，并取得病理学依据。同时直肠超声内镜对肠壁肿物浸润情况评估敏感性与 MRI 相当，可达 94%，且特异性更有优势，达 86%，是吻合口复发性病灶评估首选。

④影像学检查：胸部 X 线检查可以除外肺部转移病灶，上腹部 CT 平扫可以判断有无肝脏转移。检查 CT 在 LRRC 的诊断、术前评估、术后监测等方面有很重要的价值，若 CT 表现为骶前软组织阴影、肿块形态不规则、边缘模糊有毛刺征，是诊断局部复发的重要依据。但是，CT 对于鉴别术后形成的瘢痕组织团块有一定的困难。MRI 具有优良的软组织对比度，能从 3 个方向检查盆壁，很好地显示直肠癌术后复发情况，对器官侵犯的探查比 CT 更精确。PET/CT 通过经核素标记的 FDG 在肿瘤组织中浓聚来早期发现肿瘤。在直肠癌复发上灵敏性高，但对于黏液性肿瘤（如放化疗后）鉴别困难，而费用较高限制了临床广泛应用。

2. LRRC 的分型和分期

LRRC 分期方法有很多，但迄今为止尚未有一个公认的标准。现有的分期方法的临床价值在于帮助医生术前评估 LRRC 患者能否达到 R_0 切除，从而可以准确判断患者的预后及手术价值。目前临床比较常用的有 Wanebo 分期法、Guillem 分类法、Yamada 分类法和 Suzuki 分类法。

Wanebo 参照原发直肠癌 TNM 分期提出复发直肠癌 TR 分期，根据肿瘤浸润范围将 LRRC 分为 $TR_{1\sim5}$（表 6-4）。其 R_0 切除率随着 TR 分期的增高而逐渐降低，但其分类方法过于复杂，另外对 APR 术后复发病变范围缺乏分类，限制了其临床应用。

Guillem 根据复发的部位和肿瘤浸润的方向将复发分为：轴向型（包括低位前切除术后的吻合口复发、经肛门切除或经括约肌切除后的局部复发及 APR 后的会阴部复发，但直肠前方、后方的邻近器官和盆腔侧壁未受侵犯）；前向型（肿瘤侵犯膀胱、阴道、子宫、精囊或前列腺）；后向型（肿瘤侵犯骶

表 6-4　Wanebo 复发直肠癌 TR 分期

	复　发	浸润范围
	局部 / 微浸润	肠壁
$TR_{1\sim2}$	原手术切除部位局部复发（吻合口或切除部位）	T_1：侵犯黏膜下层或肌层 部分浸润 T_2：侵犯肌层全层（达浆膜下层）
TR_3	吻合口部位局部 / 中等浸润	T_3：浸润肠壁全层至直肠周围软组织
	局部 / 区域广泛浸润	T_4：侵及邻近脏器
TR_4	直肠或其他脏器 APR 或其他手术后	前方：阴道、子宫、前列腺、膀胱、精囊腺 后方：骶前组织（累及，但未固定）
TR_5	盆腔广泛浸润	侵犯骨盆骨性韧带结构 后方 / 骶骨、低位骨盆 / 侧壁、骶结节 / 坐骨韧带

骨和尾骨）和侧壁型（肿瘤侵犯盆腔骨骼或紧邻侧壁的髂血管、输尿管、侧方淋巴结、盆腔自主神经和盆壁肌肉）。

Yamada 与 Guillem 分类法有一定相似分为：局限型（肿瘤局限于盆腔内，仅侵及邻近器官或结缔组织，骶骨及盆腔侧壁无浸润，多发生于吻合口周围，伴或不伴有周围泌尿生殖器官侵犯）。骶骨型（肿瘤向后侵犯 $S_{3\sim5}$ 节段骶骨、尾骨或骨膜）。侧壁型（肿瘤浸润侧壁 $S_{1\sim2}$ 节段骶骨、坐骨神经或坐骨大孔）。

Suzuki 根据术中所见和病理结果分期，他将盆腔分为 4 部分：前方邻近脏器、右侧盆壁、左侧盆壁、后方骶骨或尾骨。他根据肿物侵及范围将复发类型分为 4 型：F_0 为未侵及；F_1 为 1 处累及；F_2 为 2 处累及；F_3 为 3 处或 3 处以上累及。Asoglu 研究发现 F_2/F_3 型 R_0 切除率最低，只有 6%，远低于其他类型。

3. LRRC 的外科治疗

一旦出现术后局部复发，手术是唯一可能治愈的方法。再次手术目的主要有两点：一是结合其他综合治疗，通过再手术达到根治，延长患者的生存时间；二是缓解肿瘤复发引起的症状，减轻患者痛苦，提高生存质量。原则上，LRRC 无远处转移、局限于盆腔内、无盆腔外淋巴结转移、无腹腔积液、无下肢水肿、坐骨神经痛等表现，均有手术探查适应证，根据 LRRC 的分期决定手术时机。Hansen 等报道的一项大型前瞻性队列研究显示，R_0 和 R_1 切除患者 5 年生存率分别为 55% 和 22%。而 Fazia 为术前准备提出了自己的意见：了解是局部还是远处转移；术前输尿管插管；当天应早做好准备；做好请会诊的准备；请有经验的助手配合；注意切口的选择；可选择稍倾斜的 Trendelenburg 卧位；注意灯光保持手术清楚，可使用头灯；对出血过多有所准备。这些仅仅是为了在术前提醒术者，对因肿瘤复发而进行再次手术的难度应有清醒认识。

F_0、F_1 期患者 R_0 切除率高，可直接手术；F_2 期 R_0 切除率低，可经过放化疗后再手术；F_3 期患者不宜手术。根据肿瘤的具体部位及侵犯邻近组织范围的不同而选择相应的术式：根治性手术，主要包括经腹低位前切除术，经腹会阴联合切除术、Hartmann 手术等；扩大根治切除，需要联合一个或多个盆腔器官、骨骼或大血管切除，主要包括全盆腔脏器切除术（total pelvic exenteration，TPE）、联合盆腔脏器切除术经腹骶直肠切除术（abdominosacral resection，ASR）。

(1) LAR、APR、Hartmann 术：再次手术的方式应根据肿瘤的侵犯范围而确定，LAR 术后复发易于早期发现，如复发局限在吻合口或吻合口附近，则可以考虑行前切除术或经腹会阴联合切除术。保肛手术局部复发病灶一般较孤立，切除率 54.5%，3 年、6 年存活率分别为 40.0% 和 24.0%.

由于 LRRC 术后局部复发率高达 49%～58%，

因此，原则上应切除肛门，行永久性乙状结肠造口。但对于距肛缘 8cm 以上（女性 6cm 以上）、高位中央型、中—高分化的 LRRC，在确认 R_0 切除的基础上，可慎重保留肛门。将直肠肿块充分游离，从而更准确的地判断保肛的可行性，且能给予更多的空间进行吻合，此外避免双造口可明显改善患者术后生活质量。

Remine 总结了 107 例直肠癌复发患者行 Hartmann 术，接近一半的病例接受了姑息性切除，最后仍可行结肠直肠吻合的仅占 10%，这种方法切除了引起症状的肿瘤病灶，对于患者有一定好处，如果试图通过这种手术以达到根治目的，那么通常需永久结肠造瘘。

(2) 盆腔脏器联合切除术：整块切除是癌根治性手术的基本原则。对于已侵及周围组织与脏器的局部复发直肠癌，盆腔联合脏器切除术是唯一可能有效的手术方式。女性患者由于子宫阴道的屏障作用，癌肿较少累及膀胱。对于仅侵及子宫阴道的患者可行保留膀胱的盆腔脏器切除术，即后盆腔脏器切除术。男性患者常侵犯前列腺、膀胱、输尿管，需行 TPE。术后中位生存时间为 20 个月，5 年存活率为 18%，局部再复发率 37%～69%。但 Hahnloser 等研究证明，扩大切除范围不能延长生存时间及提高 5 年存活率，而且 TPE 手术风险极高，手术死亡率 10%，并发症 40%～80%，故施行 TPE 应十分谨慎，严格掌握适应证。

① 盆腔脏器切除术禁忌证：远处多发转移；腹腔种植；大量腹腔积液；一侧下肢疼痛或一侧盆神经受侵；一侧下肢水肿或一侧髂血管受侵；一侧盆壁侵袭范围超过 10cm 或超过坐骨大孔，或者固定范围超过 3 面；骶骨侵犯累及 S_2 及以上。此外，如患者存在严重心肺疾患、精神病、明显营养不良等手术高危因素时亦不宜行 TPE。

双侧肾盂积水伴肾功能受损过去视为手术禁忌，现在观点认为，通过肾盂穿刺造瘘，肾功能改善者仍可考虑手术治疗。鉴于盆腔脏器切除术风险较大，并发症发生率高，姑息性手术不能延长生命，因此仅合并有可切除的孤立性肝、肺转移的 LRRC 患者和术前评估可预期 R_0 切除者可考虑手术治疗，若仅行姑息性盆腔脏器切除术则需慎重。

② 盆腔脏器切除术操作要点：盆腔脏器切除术切除范围包括直肠、肛门、膀胱、前列腺、精囊，女性患者还包括子宫、阴道、卵巢，此外还包括髂血管旁淋巴结；重建范围包括消化道及泌尿系重建。术中需要注意以下几个问题。

• 术中出血的预防及处理：由于首次手术后瘢痕纤维化或放疗及肿瘤浸润，正常的解剖间隙消失，LRRC 再手术的危险之一是术中大出血发生率较高。

– 骶前静脉丛出血：Barras 报道并发骶前大出血患者平均出血量达 4750ml，骶前静脉丛位于骶前筋膜前方与直肠深筋膜之间的直肠后间隙内，由骶前静脉横干、骶中静脉、骶外侧静脉、骶椎旁静脉、骶椎椎前静脉、骶前孔脊支及属支组成。在椎体静脉穿出骨孔时骶椎前筋膜组织包括骨膜与静脉外膜结合，这是导致该静脉一旦破裂后不能回缩闭合的一个重要原因，临床上极难处理的骶前大出血常指此类型。因此建议在分离骶前按先中后侧顺序进行，骶骨中轴线血管较少口径较小，因压迫常闭塞，出血机会少。一旦发生大出血，要求外科医生有良好的心理素质，过硬的解剖基础及娴熟的手术技巧，切忌盲目钳夹缝扎。可先压迫出血部位，继续分离其他部位，待肿瘤去除后再止血，压迫一段时间后出血会明显减少或停止。如对于难以控制的大出血或多处损伤以可吸收性止血海绵、止血纱布、凡士林纱布填塞压迫骶前间隙，缝合盆底腹膜，纱布末端置于会阴口，待术后 5～7 天分次拔出。

– 盆壁侧方髂内动静脉及其分支的出血：如膀胱上下血管和直肠中血管，常发生于肿瘤侧方分离及膀胱外后侧分离时。术中经正常间隙显露髂内血管，再经血管走行分离侧方，遇有血管分支进入肿瘤时可预先处理。

– 耻骨后前列腺静脉丛出血：位置较深、显露较困难，分离膀胱颈部、前列腺尤其处理尿道时，极易损伤造成大出血，在手术过程中，尽量在直视下进行，显露耻骨后静脉丛，预先做结扎处理。

• 输尿管损伤及预防：LRRC 患者输尿管远端常与周围组织粘连严重，其正常解剖位置发生改变，术中必须警惕输尿管损伤的可能，必要时术前行输尿管置管术。切除过程中有三处较容易损伤：第一处在结扎肠系膜下血管时左侧输尿管可能被损伤，必须小心将左侧输尿管牵向一侧；第二处是盆腔侧韧带处，如需同时切除子宫时这种可能性会更大，在实际操作中为避免损伤每次不要钳夹过多的组织；第三处是松解腹膜和缝合盆腔腹膜时，一侧或双侧输尿管在牵拉腹膜时被牵拉损伤，也有可能与腹膜缝合在一起，仅20%～30%的损伤在手术过程中被发现，术者盆腔解剖较困难而怀疑是否有输尿管损伤时，可静脉注射5ml靛胭脂之后再静脉滴注12.5g甘露醇或术野出现蓝色则说明损伤。如用止血钳误损伤应去除结扎线，是行局部修补还是置管减压应根据具体情况而定，可请泌尿外科医师台上会诊。

- 膀胱损伤：术后发现膀胱损伤可用2-0可吸收线分层缝合修补，当损伤发生在膀胱颈部应特别注意误将输尿管末端缝合。

(3) 腹骶联合切除部分LRRC患者肿瘤累及骨性盆壁，对于肿瘤侵犯骶骨的患者，将肿瘤从骶骨表面切除极可能是经瘤切除，为保证R_0切除须行腹骶联合切除术。1981年Wanebo首次介绍了腹骶联合切除治疗LRRC。2004年日本Moriya报道了57例腹骶联合切除病例，围术期死亡率为3.5%，中位失血量和手术时间分别为2500ml和682min，3年与5年生存率分别为61%和36%。Melton等2006年报道了29例腹骶联合切除病例，手术死亡率3%，并发症发生率为59%，5年生存率为20%，R_0切除率可达62%。由此可见盆腔脏器切除联合骶骨切除能增加部分F_1型LRRC患者的根治性切除率，从而提高远期生存率。高位骶骨切除并发症发生率更高，患者术后生活质量较差。目前认为肿瘤侵及S_2水平以下者均适合行骶骨切除，超过S_2水平的骶骨切除将影响骨盆的稳定性，并可能波及脊髓，腹骶联合切除应尽可能保留S_1神经根，S_2、S_3神经根至少保留一侧以保证其排尿功能。

4. 多学科综合治疗

LRRC的治疗一直是个难题，往往由于患者身体条件较差、解剖结构改变、局部组织粘连等情况，经验丰富的多学科治疗团队是治疗直肠癌局部复发的重要保证。

(1) 术前新辅助放化疗：对可以切除的局部复发肿瘤，术前新辅助放化疗有助于局部控制，病变侵犯可能减轻，从而降低手术难度减少，为R_0切除提供机会。Dresen等报道147例LRRC患者表明术前放疗或放化疗可明显提高R_0切除率，尤其是既往接受过放疗患者，再放疗仍有效并且可提高生存率。一般认为，未接受放疗的患者术前放疗剂量为45～60Gy，既往行放疗现再放疗追补30～40Gy患者可以耐受，但2次放疗间隔需长于6个月，而且小肠不应在放疗区之内。

Mohuiddin对103例既往接受过放疗的LRRC患者进行再放疗研究，这些患者既往放射剂量30～74Gy，平均50.4Gy；再次放疗剂量15～49.2Gy，平均34.8Gy；总放疗剂量为70.6～ 108Gy，平均为85.8Gy。研究显示总体中位生存时间为26个月，总体5年生存率为19%。并发症发生率：严重慢性腹泻17%、小肠梗阻15%、肠瘘4%、结肠狭窄2%。

(2) 术中放疗（intraoperative radiotherapy，IORT）：可直接准确地照射局部复发肿瘤部位，发挥最大的肿瘤特异效应，对周围正常组织损伤小。IORT的剂量取决于手术根治程度：R_0剂量为10Gy，R_1为15Gy，R_2为17.5Gy。Hashiguchi等报道IORT+手术组与单纯手术组3年存活率为分别为43%和5%。但Heriot等建议只有在手术中切缘不净时才需要考虑术中放疗。

IORT治疗最常见的并发症是输尿管狭窄和外周神经病变。在Mayo Clinic的研究中，输尿管狭窄发生率为6%，其中10%需要放置输尿管支架管。外周神经病变发生率为16%～34%。

(3) 术后辅助放化疗：术后辅助化疗究竟用多长周期，治疗方案选择哪一个，甚至到底要不要术后化疗，这些都存在一定的争议。手术后的化疗要根据患者情况，而且应把术前的化疗周期计算在总时间内。如患者短时间内复发，应更改化疗方案。大于1年的，原方案可酌情使用，必要时行肿瘤组织的基因检测。氟尿嘧啶类药物、奥沙利铂、伊立替康都是治疗直肠癌局部复发的有效药物。如基因检测对复发严重的具备分子靶向药物治疗适应证的患者可以通过靶向治疗。第1类是抗血管内皮生长因子（VEGF）的单克隆抗体，代表药物是贝伐单抗。第2类是抗表皮生长因子受体（EGFR）的单克隆抗体西妥昔单抗及帕尼单抗。

术后放疗可以降低复发性直肠癌手术后的再复发率，但不能改变远期生存。术后放疗通常是那些不能完成R_0切除的患者，放疗剂量、手术的部位、是否切除肛门都是术后放疗的重要因素。

(4) 疼痛的控制：对于放疗不能缓解的疼痛，可使用麻醉类镇痛药，必要时可向神经外科医生咨询，对于这种顽固性的疼痛可选用硬膜外、鞘内或者心室内通过导管给于镇痛药物，也可考虑行鞘内注射酒精和脊髓前侧柱切断术。

十四、述评

近年来我国直肠癌呈现出发病率逐年升高，发病年龄趋于年轻化的特点。因此，直肠癌筛查显得尤为重要。新近的研究提出，从临床角度来说未来需要一种全新的直肠癌治疗策略，应该把重点放在直肠癌的早期诊断上，未来的手术也应该聚焦在保留直肠而不仅仅是保留括约肌上。通过早期筛查实现早期诊断、结合保留直肠的手术方式，是未来直肠癌的治疗策略和方向。而新的治疗策略需要建立在有效的直肠癌筛查方式上，目前直肠癌的筛查方法主要包括直肠指诊、粪便隐血试验和结肠镜检查等，40 岁以上人群都应至少进行一次直肠癌筛查。

虽然近年来在直肠癌的分子生物学领域已经有了巨大的发展，但根治性手术、化疗和放疗仍然是治疗直肠癌的主要手段。

（一）直肠癌的手术治疗

1. 直肠癌的全系膜切除手术

1982 年，英国 Heald 等针对传统的直肠癌手术术后局部复发率高，预后差等情况提出了直肠癌的全系膜切除（TME）手术方法。TME 手术强调直视下锐性完整切除直肠系膜和保留自主神经。经过近 30 多年的临床实践证明，TME 是一种较好的中下部直肠癌根治性手术术式，能较满意地达到理想的直肠癌根治术的标准（治愈肿瘤，局部控制，良好的肛门功能，以及基本正常的排尿和性功能），可以有效降低局部复发率（3%～7%）、提高长期生存率。尽管对于 TME 手术提高直肠癌患者的保肛率与术后并发症特别是吻合口瘘发生率存在一定的争议，但该术式已经作为一种标准的直肠癌根治性方法被越来越多的外科医生所接受。

2. 早期直肠癌的局部切除术

早期直肠癌的局部切除术包括 EMR、ESD、TEM 和 Kraske 手术等。内镜黏膜切除术（EMR）和内镜黏膜下剥离术（ESD）要应用于早期直肠癌，还需更进一步研究与实践。经肛门内镜显微手术（TEM）拥有很多特点，如手术微创、术野显露较好、切除范围确切且完整、能全层切除肿瘤、术后并发症较少等，这些都成为其广泛应用于临床的原因。但在术前也要严格掌握 TEM 的适应证：即肿瘤仅浸润至黏膜层、最大直径应小于直肠周径的 1/3、距肛缘 5～15cm。

3. 腹腔镜直肠癌手术

1992 年 Kockerling 首次成功运用腹腔镜完成第 1 例直肠癌根治术，经过 20 余年的发展，腹腔镜结直肠恶性肿瘤手术治疗的可行性、安全性、肿瘤根治性及近、远期疗效正得到越来越多的临床研究结果证实，手术技术在实践和推广中也不断得到完善和发展。此后由于腔镜技术的不断成熟，一些器械的普及（如超声刀、自动切割缝合器 Endo-GIA 等）和对全直肠系膜切除术（TME）概念的广泛认同，腹腔镜下直肠癌根治术已成为一种比较成熟的微创手术方式。2006 年中华医学会制订了《腹腔镜结肠直肠癌根治手术操作指南》。腹腔镜直肠手术的安全性和可行性得到了逐步证实。

腹腔镜的问世及内镜的各种科技进步不仅激起了普通外科医师应用腹腔镜技术的浓厚兴趣，同时也使很多主要手术操作可以通过小切口完成成为可能。结直肠癌的腹腔镜外科手术只能由具备相当的腹腔镜直肠癌根治的专业知识、训练有素并且有兴趣从事结直肠外科工作的外科医师来施行。腹腔镜手术早期其手术时间较开腹时间长，但熟练的术者结直肠癌根治手术时间与开腹时间相当。此外，评价腹腔镜结肠肿瘤根治手术和开腹结肠肿瘤根治手术优劣的多中心、大样本、随机对照研究实验结果证明两者无论在切缘、淋巴结清扫数目及与肿瘤相关的远期复发率和死亡率等手术疗效的相关参数等方面疗效相当，而腹腔镜在减少术中出血、减轻术后疼痛、减少术中麻醉药物使用量、促进术后肠道功能快速恢复、降低术后切口感染发生率、减少住院时间等方面显现了一定的优势。而且腔镜手术的长期优势是其导致的继发性粘连的形成减少从而降低了小肠梗阻的潜在发生率。

尽管和开腹手术相比腹腔镜手术具有相同的预后，以及远期和近期的优点，但是目前腹腔镜结直肠癌手术的总体比例仍维持在 5%～40% 的较低水平。目前大多学者认为广泛开展腹腔镜手术的最主要的障碍是：许多经验丰富的结直肠外科医师在实践中几乎没有任何接触腹腔镜培训，所以他们将腔镜手术作为自己首选的手术方法相当困难；此外，还有很多外科医师没有足够例数的结直肠癌病例来提升他们的学习曲线。建立规范的腹腔镜直肠癌手术培训基地显得尤为重要。

4. 低位直肠癌的保肛手术

保肛在直肠癌的手术中占有重要的地位，直接关系到患者的生存质量。保肛手术的理想目标是在保证患者肿瘤治疗效果的前提下，同时具有良好的排便及控便能力。直肠癌低位保肛手术主要有 Bacon 术或改良 Bacon 术，Parks 术和 ISR 术。

Bacon 术主要适应于距离肛门 5～8cm 直肠癌患者，其切除了肛提肌及周围组织，损伤了部分肛门部神经，故术后排便机能受到较大影响，易发生结肠残端坏死、吻合口狭窄等并发症，且需二期手术切除肛门外结肠，因此很少被采用；改良 Bacon 术虽然改善了肛门排便控便机能，且不需暂时性转流性造口，但仍需二期手术切除拖出肛门外的多余结肠，肛门功能也显然不如低位前切除好，只适应于在充分游离直肠至肛门直肠环平面，切除足够的癌远端直肠壁和周围组织后，肛提肌上剩余直肠不足 lcm，很难经腹腔进行吻合的低位直肠癌患者。

Parks 术式经过 30 多年的临床应用验证，患者的局部复发率、5 年生存率与 Miles 术后比较没有差异，同时保留了肛管直肠环，少许直肠黏膜和肌鞘，术后的排控便功能良好，被不少学者认为是一个较为理想的保留肛门括约肌功能的术式。但是由于完全切除了直肠，维持正常排便和控便基本条件之一的“新直肠”的储便功能完全丧失，其最大耐受量和顺应性低于正常人，患者很长一段时间会出现便急、便频及便不尽等“直肠前切除综合征”症状。因此，1986 年开始许多国内外学者对 Parks 术式进行改良，各种结肠成形术和结肠储袋技术被推荐用于低位直肠癌的保肛手术中，使术后肛门功能恢复较前有明显的改善。明显提高了患者的生活质量。但 Parks 术只也只适用于距肛缘 5cm 以上者。

低位直肠癌腹腔镜经括约肌间切除术（ISR）为距肛缘 5cm 以下的直肠癌提供了保肛的机会，这种术式在保证肿瘤根治效果的前提下，也保留了肛门的主要功能，是近几年超低位直肠癌保肛手术的重要进展。ISR 手术的适应证为：①肿瘤距肛缘 5cm 以下；②术前病理提示高、中分化直肠癌；③肿瘤侵犯深度：T_1、T_2 期，部分 T_3、T_4 经新辅助放化疗后肿瘤退缩时；④肿瘤没有侵犯外括约肌和耻骨直肠肌；⑤患者的肛门括约肌功能必须完好，近 6 个月没有大便失禁存在。低位和完全 ISR 术后早期肛门出现水肿及脱垂，属于正常情况，一般 1 个月左右回缩至正常，术后加强肛门功能锻炼，回肠造口可于术后 6 个月回纳。肛门完全失禁不多见，回纳后患者一般会出现排便次数增多，多者可达每日 20 余次，可给予药物调节。患者可出现排便急迫及肛门下坠感等类似直肠前切除术后综合征表现，有学者主张行 J 形储袋来消除症状。只要严格掌握手术适应证，并结合新辅助放化疗，局部复发也不多见。

（二）直肠癌的放化疗

新辅助放化疗的实施是近年来在直肠癌治疗上里程碑式的进展，NSABP R-03、CAO/ARO/AIO 94 和 MRCCR07 研究均显示在将放化疗提到术前进行虽然不影响Ⅱ～Ⅲ期直肠癌的生存期，但可使Ⅱ～Ⅲ期直肠癌显著降期，有助于提高保肛率，改善患者对放化疗毒性反应的耐受性，降低肿瘤的局部复发率，提高局部控制率。因此，同步 5-Fu 的放疗以获得指南的推荐作为Ⅱ～Ⅲ期直肠癌的标准治疗。但可使Ⅱ～Ⅲ期直肠癌显著降期，有助于提高保肛率，改善患者对放化疗毒性反应的耐受性，降低肿瘤的局部复发率，提高局部控制率。因此，同步 5-Fu 的放疗以获得指南的推荐作为Ⅱ～Ⅲ期直肠癌的标准治疗方式。

已在转移性结直肠癌治疗中证实有效的药物，如奥沙利铂、CPT-11，生物靶向药物如西妥昔单抗、贝伐珠单抗是否可与放疗同期应用以提高疗效也是近年来研究的热点。然而，在欧美进行的二项Ⅲ随机临床对照试验 ACCORD 12（299 vs. 299）、STAR-01（379 vs. 368）显示，在 5-Fu 联合放疗的基础上，再连用奥沙利铂并不能增加进展期直肠癌的病理缓解率，且反而导致毒性反应的增加；只有德国的 CAO/ARO/AIO-04 研究显示在 5-Fu 联合放疗的基础上，再连用奥沙利铂是可行的。并能增加肿瘤的完全缓解率（103/591 vs. 81/606，比值比 1.40，95% CI 1.02～1.92，P=0.038）。关于靶向药物在术前新辅助治疗的应用方面，EX-PERT-C 多中心研究显示加用西妥昔单抗并不能提高 5-Fu 联合放疗的病理缓解率；虽然另一个多中心研究 SAKK 41/07 显示在同步放化疗中联合帕尼单抗可以提高 KRAS 野生型患者的病理缓解率，但与此同时联合帕尼单抗也增加了手术的并发症。因此，还需要设计更好的大样本临床试验来评估这些药物在术前新辅助治疗中作用。

此外，在手术和放疗后进行化疗，患者对化疗的不耐受也逐渐被人们重视，约 1/3 的患者在做完手术、放疗后因为手术并发症等各种原因未能完成足疗程的化疗。因此，有学者提出诱导化疗的概念，即将化疗提前到新辅助放疗和手术之前进行。目前的Ⅱ期临床试验显示患者对诱导化疗耐受性好，而诱导化疗也影响同步放化疗和手术的实施，不增加手术并发症；在肿瘤控制方面，虽然诱导化疗并不增加直肠癌的局部控制率，但有可能会有益于对直肠癌远处转移的控制率，进一步的Ⅲ期临床试验将有益于评价诱导化疗的效果。

第 7 章　肛门部恶性肿瘤

一、概述

（一）肛门部解剖分区

肛门是一个形态学概念，是指位于消化道末端、排泄粪便和气体的出口。从解剖学上看，根据美国癌症联合委员会（AJCC）给出的定义，肛门是指由肛管和肛周共同构成的解剖学区域。肛管的定义有多种，通常分为外科学肛管（也叫功能性肛管）和组织学肛管（也叫解剖学肛管）。根据 AJCC 给出的定义，肛管的上界位于肛管直肠环的上缘，在齿状线以上 1～2cm，下界位于肛管黏膜与肛缘皮肤的交界处，这一概念对应我们通常所说的“外科学肛管”；而肛管鳞状细胞癌（SCC）主要发生于齿状线以下的鳞状上皮黏膜，也就是“组织学肛管”。肛缘也称肛周，是指从肛管黏膜与皮肤交界处向外延伸 5cm 之内的区域，由鳞状上皮覆盖。

肛门部恶性肿瘤由肛管癌和肛周癌组成，两者的生物学特性存在差异：肛管癌多更具有侵袭性而需要放化疗；肛周癌则经常仅仅需要局部切除。免疫组织化学研究发现肛周癌与肛管癌的 cadhcrin、cytokeratins 和 p53 的表达水平不同，提示两者存在着不同的组织来源。美国癌症联合委员会在最新版的分期手册中，提出了方便所有医疗从业人员采用的分类方法。这种分类方法将肛区分为 3 个不同的部分：肛管、肛周和皮肤（图 7–1）。肛管癌是指完全不能看见的病灶和轻轻分开臀部仍不能完全显露的病灶；肛周癌是指在轻轻分开臀部时可以完全显露，并且在以肛门口为中心的 5cm 半径范围以内的病灶；皮肤癌是指位于以肛门口为中心的 5cm 半径范围以外的病灶。这一标准的提出有助于使不同岗位的医疗从业人员都可以在不借助其他检查手段的条件下很容易的完成分类。

（二）流行病学资料

肛门部癌占所有消化道肿瘤的 1.5%，占下消化道肿瘤的 4%，其中近 80% 是鳞状细胞癌，16% 是腺癌 4% 是其他类型的恶性肿瘤。2013 年美国新发肛门部癌病例 7060 例，约有 880 例死与该病。在过去的 10 年中，伴随着人类乳头状瘤病毒（HPV）感染的增加，肛门部癌的发病率也在逐渐增加。在艾滋病患者及接受器官移植而需要接受免疫抑制治疗的患者中，肛门部癌的发生率也较高。

根据美国相关资料统计，在 1994—2000 年侵袭性肛门部癌发病率与 1973—1979 年统计数据比较，男性增加了 1.9 倍，女性增加了 1.5 倍。在所有胃肠道恶性肿瘤中，肛门部癌是唯一对放化疗高度敏感的恶性肿瘤。根据美国的流行病学监测结果数据库（SEER）资料，50% 的肛门部癌为局部病灶，29%

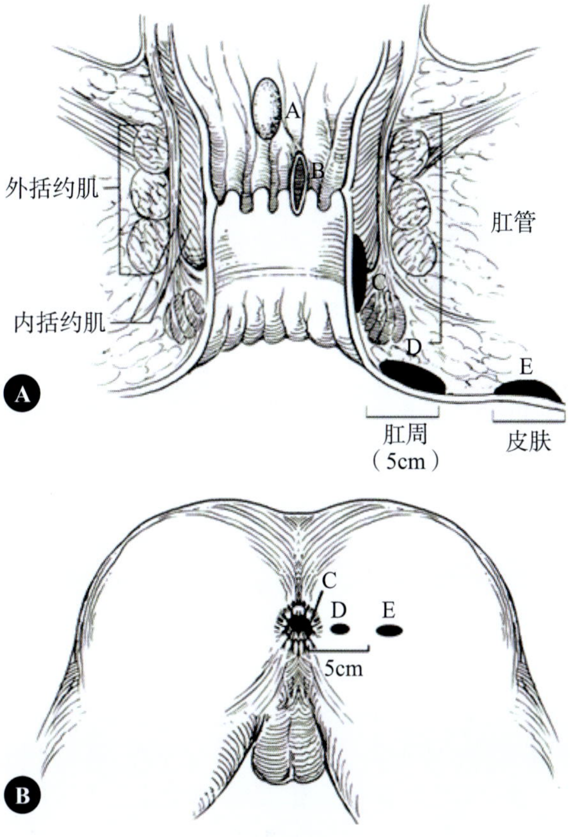

▲ 图 7–1　肿瘤 A、B、C 代表肛管癌，为完全不能看见的病灶和轻轻分开臀部仍不能完全显露的病灶；肿瘤 D 代表肛周癌，为轻轻分开臀部时可以完全显露的病灶；肿瘤 E 为皮肤癌

存在区域淋巴结转移或对周围组织的直接侵犯，12% 有远处转移，而 9% 无法分期。

（三）病因

历史上曾认为肛门部肿瘤是由于肛瘘、肛裂等局部刺激及炎症性肠病引起，目前研究发现并证实其发病与以下因素相关：人乳头瘤病毒（HPV）感染，肛门性交史，性传播疾病史，宫颈、外阴、阴道癌病史，实体器官移植后应用免疫抑制药，HIV 感染，恶性血液病，自身免疫疾病，吸烟等。其中研究最为深入的是 HPV 感染。HPV 是一种 DNA 病毒，基因组全长 8kb，是最常见的经性传播感染的病毒。10%～46% 的患者（HPV-16、HPV-18、HPV-31、HPV-33、HPV-35 感染）发展成亚临床的感染，有恶变的可能。肛门部癌的发生与高致癌性的 HPV（HPV-16，HPV-18）持续感染密切相关。一项丹麦和瑞典的研究发现，在 84% 的肛门部癌标本中，检测到高致癌性 HPV 的 DNA，在 73% 的标本中检测到 HPV-16 的基因。而在直肠癌标本中则未检测到这些高危 HPV 的基因。一项系统评价显示，HPV-16/18 存在于 72% 的侵袭性肛门部癌中。一项最新的研究指出 86%～97% 的肛门部癌由 HPV 感染引起。免疫抑制药的使用和 HIV 感染都可以促进肛区的 HPV 感染。对 HIV 感染人群的肛门部癌发病率进行统计，从 1992—1995 年的 19/10 万人增加到 2000—2003 年的 78.2/10 万人，根据最新统计，该发病率在男性同性恋者中达到 131/10 万人。这些数值均远超过肛门部癌在总人群中的发病率。

（四）病理学

世界卫生组织（WHO）对肛门区域肿瘤进行详细分类（表 7–1）。第 2 版 WHO 分类系统中将肛管癌分为鳞状细胞癌和腺癌。鳞状细胞癌又分为医学肛周癌和大细胞角化型、大细胞非角化型、基底细胞样癌 3 种鳞癌亚型。而现在认为，医学肛周癌和大细胞非角化型鳞癌是同一种类型，角化型和非角化型肿瘤具有相似的自然史和预后。因此，在第 3 版和第 4 版 WHO 关于肛管肿瘤已去除上述鳞状细胞癌的分型。

肛管癌主要病理类型是鳞状细胞癌，其他少数类型包括肛管腺癌、恶性黑色素瘤。肛管腺癌包括直肠型腺癌向下侵犯、肛直肠瘘内腺癌和肛门腺癌。

（五）淋巴回流

肛门部癌的淋巴结转移取决于肿瘤的位置，肛周癌和齿状线远端的肛管癌主要转移的腹股沟的浅层淋巴结；齿状线近端肛管癌主要向肛门直肠、直肠周围、椎旁及髂内淋巴结转移；更近端的肿瘤甚至可以通过直肠周围淋巴结转移到肠系膜下淋巴结。不同部位的肛管及肛周癌淋巴转移并不是孤立存在的，虽然肛管及肛周癌主要转移到髂内淋巴结系统，但是近端的肛管癌也可以向髂内淋巴结转移。

（六）分期

根据 AJCC 分期手册，肛管及肛周癌发展经历了从正常组织、低级别鳞状上皮内病变、高级别鳞状上皮内病变到癌的过程。在过去，考虑到肛周癌与皮肤癌具有相似的生物学特性，对于肛周癌的分期标准都是参考 AJCC 皮肤癌的分期标准。最新版的 AJCC 分期手册对皮肤癌进行了实质性的修改，修改后的标准并不适合对肛周癌进行分期。考虑到肛周癌多有肛管受累及，或者在肛管处可以发现高级别上皮内瘤变、癌前病变等。目前的肛周癌分期采用与肛管癌相同的分期标准（图 7–2）。

肛管腺癌的生物学特性与直肠腺癌相似，可参考直肠癌相关章节。本章重点讨论肛管的鳞状上皮细胞癌；对基底细胞癌、恶性黑色素瘤等少见肿瘤进行简要介绍；由于肛周鳞状上皮细胞癌与肛管鳞癌有所不同，本章将两者分别加以论述。

表 7–1 WHO 肛门部肿瘤分类

上皮内肿瘤	
癌前病变	**神经内分泌肿瘤**
• 低级别上皮内瘤变	• 神经内分泌瘤（NET）
• 高级别上皮内瘤变	– NETG1（类癌）
• Bowen 病	– NET G2
• 肛周鳞状上皮内瘤变	• 神经内分泌癌（NEC）
• Paget 病	– 大细胞 NEC
癌	– 小细胞 NEC
• 鳞状细胞癌	• 混合型腺神经内分泌癌
• 疣状癌	
• 未分化癌	
• 腺癌	
• 黏液腺癌	
间叶肿瘤	
继发肿瘤	

肛管癌

T_x	原发肿瘤无法评估
T_0	无原发肿瘤的证据
T_{is}	原位癌
T_1	直径≤2cm
T_2	2cm＜直径≤5cm
T_3	直径＞5cm
T_4	任意大小的肿瘤累及邻近器官，如阴道、尿道、膀胱等
N_x	区域淋巴结无法评估
N_0	无区域淋巴结转移
N_1	直肠周淋巴结
N_2	单侧的髂内和（或）腹股沟淋巴结
N_3	直肠周和腹股沟淋巴结和（或）双侧髂内和（或）腹股沟淋巴结
M_0	无远处转移
M_1	远处转移
注：	直接侵及直肠壁、肛周皮肤、皮下组织或括约肌不归 T_4

▲ 图 7-2 肛管癌分期标准

二、肛管鳞状细胞癌

（一）概述

肛管鳞状细胞癌包括了大细胞角化型，大细胞非角化型和基底细胞样型等组织类型。所谓的表皮样癌，医学肛周癌和黏液性表皮瘤样癌都包括在其中。肛管鳞状细胞癌的发病率是肛周鳞状细胞癌的 5 倍，但是其发病率也仅仅相对于直肠癌的 1/10。

（二）临床表现及诊断

1. 临床表现

肛管癌好发年龄以中老年多见，女性发病略高于男性。肛管癌最常见的症状是出血和疼痛，其他的症状包括可触及的肿块、瘙痒、异常分泌物、肛门下坠感、排便习惯改变、肛门失禁、腹股沟淋巴结肿大等。多数肛管癌的患者表现为肛门处缓慢生长的肿物，约 1/2 的患者伴有疼痛和便血，20% 的患者无任何症状，询问病史要注意上述临床表现。

肛管 SCC 有明确的致癌危险因素，问诊时一定不要遗漏。这些危险因素包括：人类乳头瘤病毒（HPV）和艾滋病病毒（HIV）感染史，HPV 相关性恶性肿瘤史（包括宫颈癌、宫颈上皮内瘤变、外阴癌等）、性传播疾病史、吸烟、肛交、多个性伴侣、器官移植史，以及免疫抑制药应用史。这些危险因素不仅与肛管癌的发病密切相关，而且关系到肛管癌的治疗：对于确诊 HIV 感染的肛管癌患者，如果 CD_4^+T 细胞＞200/ml，可以照常实施常规治疗，如果 CD_4^+T 细胞＜200/ml 则常规治疗难以开展。因此，控制 HIV 的感染对于肛管癌的治疗至关重要。

2. 体检

肛管癌的查体应包括直肠指诊（DRE）、双侧腹股沟触诊和肛门镜视诊。DRE 须查清楚肿瘤的位置、大小、活动度，以及与肛门括约肌的关系。肿瘤较少呈环形或半环形生长，常有肛管皮肤上呈真菌感染样生长，有的呈慢性肛瘘的形状出现在外口上。约 1/2 的肛管癌可以累及肛管括约肌，也可以侵及阴道形成直肠阴道瘘。直肠指诊可扪及肿块，有的呈疣状，可推动，若形成溃疡，则有压痛，由于疼痛，有的患者拒绝检查，必要时可在麻醉下进行检查。肛门镜是在指诊的基础上直接观察肿瘤，并可同时完成病理活检，以进一步明确诊断。肛门镜检查显示肿瘤位于肛管，呈宽基的溃疡型肿块，溃疡表面高低不平、污秽、质地脆、易出血。双侧腹股沟触诊对于肛管癌有着重要意义，因为腹股沟淋巴结转移是肛管癌最常见的转移部位。而腹股沟淋巴结转移一旦病理确诊，肿瘤的临床分期和预后将会发生显著变化。因此，腹股沟淋巴结触诊是不可缺少的查体项目。

3. 辅助检查

(1) 结肠镜、病理活检及胸部、腹部和盆腔计算机体层摄影（CT）是肛管癌必要的辅助检查，腔内超声（endoanal ultrasound，EAUS）和磁共振成像（MRI）是最重要的临床分期依据。对于肛管癌，结肠镜检查是必要的（图 7-3）。虽然肛管癌并不是结直肠癌发生的危险因素，但 15% 的肛管癌合并结直肠癌。因此，结肠镜检查有助于筛除结直肠癌，此外，肠镜下病理活检是确诊肛管癌的金标准。淋巴结肿大可能由于肿瘤继发的炎症引起，所以对于肿大的淋巴结，术前需要对其进行细针穿刺活检。患者在超声引导下细针穿刺活检，如果穿刺不能明确诊断可以切除肿瘤活检。胸部、腹部和盆腔 CT 有助于确定有无区域淋巴结转移，腹股沟转移及远处转移。EAUS 和 MRI 有助于明确肿瘤大小、与周围器官的关系及区域淋巴结情况，两者的准确性相当，都是治疗前临床分期的有效手段。正电子发射断层扫描（PET）有助于发现常规检查不能发现的隐匿转

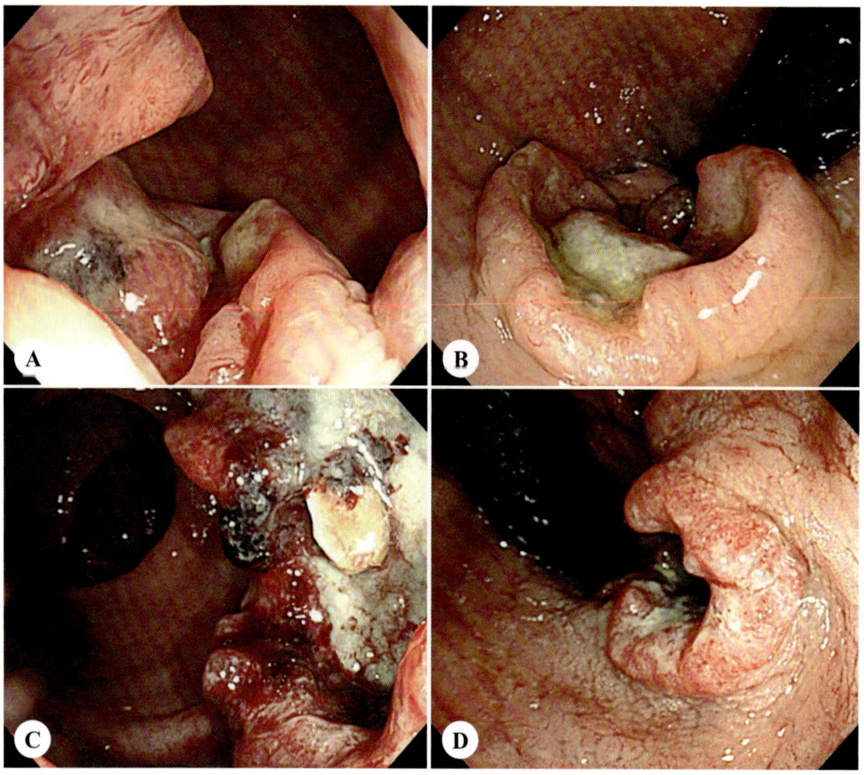

◀ 图 7-3 肛管癌内镜下表现

移病灶，能够改变 5%～19% 患者的治疗策略，可以作为常规检查项目的有益补充；但 PET 在肛管癌中的作用并未得到广泛认可，因此并不推荐 PET 作为肛管癌首要的常规检查项目。腹股沟的前哨淋巴结活检（SLN）对于判断肛管癌的淋巴结转移有一定的作用，但由于其准确性未得到充分验证，也不作为常规检查项目的推荐。

(2) 肛管内超声：肛管内超声是一种相对安全、廉价、患者耐受性好的检查，可以用来评估肿瘤原发灶的范围。它也存在一定的局限性：对于肿瘤造成肛门狭窄的患者不适合采用肛门内超声检查；不能评价直肠系膜、腹股沟和髂血管周围淋巴结转移情况；评价肛周淋巴结转移的特异性和敏感性也存在一定困难。由于大多数肛管癌患者接受联合放化疗治疗时并没有对肿大淋巴结进行活检，有的机构将超过 1cm 作为转移淋巴结的预测标准。转移淋巴结呈现典型的低回声圆形结构。

(3)MRI：MRI 检查可以提供关于原发肿瘤和盆腔病灶更多的信息；但 MRI 检查更昂贵，操作更复杂，对于比如植入心脏起搏器的患者等，也不适于采用 MRI 检查。与臀部肌肉比较，肛管癌在 T_1 加权和 T_2 加权图像上都呈中等信号，在 T_2 加权图像中更容易分辨肿瘤是否侵犯括约肌或尿生殖膈等结构。转移淋巴结和原发肿瘤信号强度相似；通常以直肠周围淋巴结最大短轴直径＞5mm 和腹股沟淋巴结的最大短轴直径＞1cm 为存在肿瘤转移的标准。欧洲肿瘤学会推荐 EAUS 和 MRI 作为肛管癌治疗前分期的首选。EAUS 进行肛管癌的 T 分期可能更加精确，特别是对于早期肛管癌，而 MRI 可以发现更多的淋巴结。

(4) PET/CT：在诊断方面，氟脱氧葡萄糖摄入正电子发射断层扫描 / 计算机体层摄影（FDG-PET/CT）可被用来评价淋巴结转移和远处转移情况。其对于肿瘤的发现率可达到 93%。PET 扫描还可以提供标准摄取值（SUV）作为预测淋巴结转移和肿瘤复发风险的生物标志物。治疗前肿瘤高 SUV 值提示治疗后更容易复发。最大 SUV 值≥5.6 提示预后更差。PET/CT 对于治疗的选择也有重要作用。在一项研究中，12.5% 的患者根据 PET/CT 检查结果对于治疗方案进行了调整，其中 7.5%（*n*=3）的患者是因为发现了腹股沟淋巴结 FDG 活跃而扩大了放疗照射的范围。1 个患者发现肺部转移而进行了转移灶切除。

(5) 前哨淋巴结活检（SLNB）：前哨淋巴结活检术可作为一项辅助检查用来评价淋巴结阳性的病例。将 ^{99m}Tc 胶体注射进癌周组织后进行淋巴结闪烁成像。在手术时也可用蓝色染料代替 ^{99m}Tc 胶体。用手持的

γ 射线探测器或者观察淋巴结染色来鉴别腹股沟前哨淋巴结。有 56% 的患者存在多个方向的淋巴引流。有报道称 27% 的患者发现了存在常规检查未能查出的转移淋巴结。还有很多研究者关心通过该方法来确定是否对患者实施腹股沟区的放疗，特别是对于存在高危原发灶的患者。也有人报道了对于 SLNB 阴性的患者，仍然有 7%～14% 的患者在 2 年内发生腹股沟淋巴结转移。而这些患者中很多人在初始治疗时并未进行腹股沟区的照射。我们称其为 SLNB 假阴性的患者。De Jong 对包含 143 例患者的 8 项研究进行了综述，SLBN 的检出率达 96.5%，但是作者没有统计假阴性的前哨淋巴结检出率。对于是否推广该项检查还需要进一步的研究证实。

（三）治疗

肛管癌的治疗可以划分为 2 个阶段。在 20 世纪 80 年代之前，腹会阴联合直肠切除，永久性结肠造口术是一直是肛管癌的一线治疗方法。1977 年 Nigro 医生首先肯定了放疗联合 5-FU 和 MMC 化疗治疗肛管癌的疗效。从那时起至今联合放化疗一直是肛管癌的一线治疗方法。肛管鳞状细胞癌其目前的治疗方式是以放疗和化疗为主的综合治疗；手术治疗适用于疾病的组织病理活检确诊或者综合治疗效果不佳后的补救措施。单纯放疗仅在有明显化疗禁忌的情况下采用，一般不将化疗单独作为肛管癌的治疗方法（图 7-4）。

手术治疗

历史上，根治性手术一直被认为是治疗肛管癌的标准方案，这种治疗包括伴或不伴腹股沟淋巴结清扫的腹会阴联合切除术。总体 3 年生存率为 30%～70%，手术死亡率 2.55%～5%。术后局部复发率 18%～45%。虽然目前外科手术不再是肛管癌的主要治疗手段，但仍发挥重要作用。

(1) 局部手术：肛管癌淋巴结转移与肿瘤的大小及浸润程度有关，直径＜2cm 的病变很少有淋巴结转移，也很少侵犯肛门外括约肌。因此，局部切除可适用于恶性程度较低的鳞状细胞癌、基底细胞癌中肿瘤直径≤2cm 者，但是仍然有 8%～11% 的患者会局部复发，术后辅助放化疗仍值得推荐。

手术步骤：以肿瘤位置中心，做梭形切口，切除肿瘤边缘 2～2.5cm 皮肤，皮下和部分括约肌，一期修复缺损的括约肌，必要时可转移皮瓣或肛管成形以避免肛管狭窄。术后 2～3 周开始辅助放射治疗，包括病灶局部和区域淋巴结，以减少复发率。

手术时应区别肛管癌和肛门周围癌。后者手术简单，对肛管癌则应保证良好的显露，必要时可采用直肠后部切开及经肛门后经括约肌方法切除，以保证手术切除的彻底性。

(2) 经腹会阴联合切除 + 乙状结肠造口术：该术式对能切除的肛管癌、肛门周围癌均是标准有效的手术方式。术前准备、手术步骤等有关事项与直肠癌经腹会阴切除术相同。近年来对直肠癌会阴切除范围多较传统 Miles 术小，但对肛管恶性肿瘤会阴部切除范围应更广泛，包括肛周广泛的皮肤（至少肿瘤 5cm 以上）、肛门内外括约肌、坐骨直肠窝的

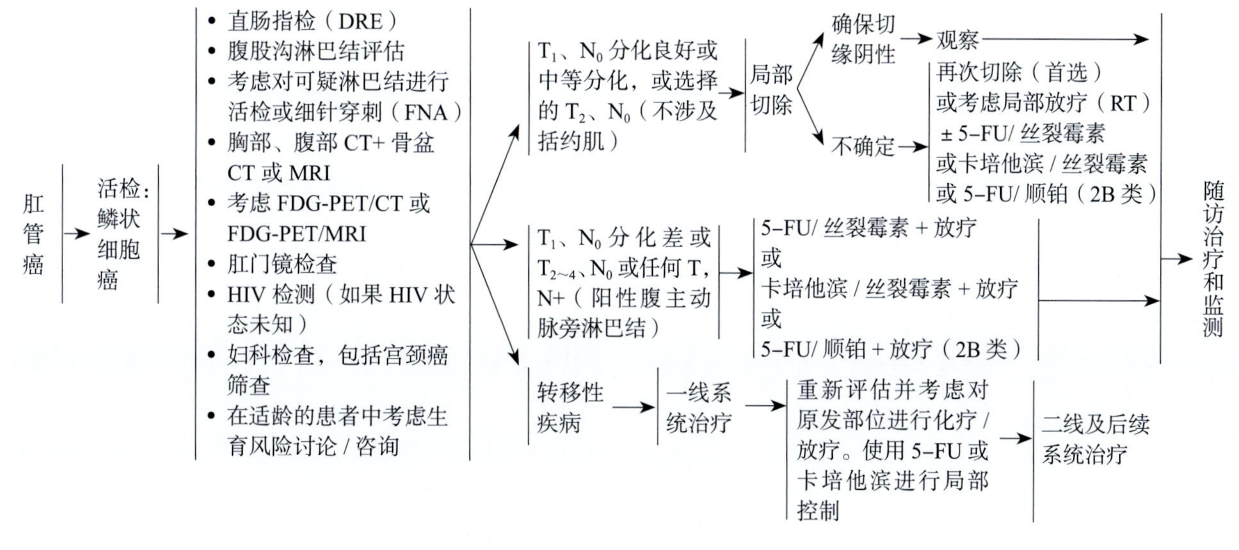

▲ 图 7-4 **NCCN2022 版肛管癌诊疗流程**

脂肪组织、肛提肌及盆底腹膜下的所有引流淋巴结（图 7-5A）。此手术广泛地组织切除后，会阴部切口有时需采用开放法处理，即以纱垫充实于手套内压迫（图 7-5B）。若女性患者肿瘤侵及阴道后壁，应行阴道后壁部分切除术。如果行扩大的腹盆腔淋巴结清扫、预防性腹股沟淋巴结清扫、联合盆腔其他脏器切除者，会阴部切口愈合后行会阴部、盆腔及腹股沟区放射治疗，以巩固疗效，减少复发。

(3) 腹股沟淋巴结清扫：肛管癌经联合放化疗后 10%～20% 的患者出现异时性腹股沟淋巴结转移，多发生于治疗结束后的 6 个月内。对于这些腹股沟淋巴结转移的患者，放化疗仍然可达到满意疗效。腹股沟淋巴结清扫术创伤大、并发症多，仅选择性地用于放化疗抵抗的转移灶。

(4) 挽救性手术：主要适用于局部复发和放化疗抵抗的肛管癌患者。复发是指治疗结束 6 个月后出现局部进展。手术方式采用伴或不伴腹股沟淋巴结清扫的腹会阴联合切除术。肿瘤对于放化疗反应差，不能缓解，则称为抵抗。复发和抵抗性肛管癌预后较差，即使接受腹会阴联合切除术术后 5 年局部控制率仅为 30%～77%，5 年总存活率仅为 24%～69%。

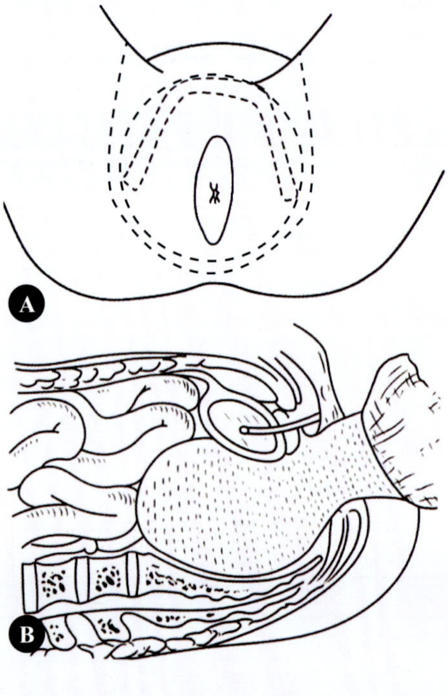

▲ 图 7-5　经腹会阴联合切除 + 乙状结肠造口术

A. 肛管与肛周癌会阴部切口（细虚线）与直肠癌 Miles 术会阴切口（粗虚线）；B. 腹会阴切除后会阴部切口开放

总的来说，对于局部复发或进展的肛管癌患者，腹会阴联合切除术是主要治疗手段，如果腹股沟淋巴结阳性，应加做腹股沟淋巴结清扫。异时性腹股沟淋巴结转移的患者，应先行放化疗，如果效果不佳，则行腹股淋巴结清扫。对于肝、肺等远处转移灶，缺乏相应的手术切除证据。原发肿瘤控制好，肝脏或肺单发转移灶可考虑手术切除。

(5) 单纯放疗：肛管癌应用单纯放疗（外照射）或近程放射治疗（如放射性粒子植入）已经证明可以使 70%～90% 的患者疾病得到控制，但是对直径＞5cm 的肿瘤，治愈的可能性仅为 50%。已有文献报道对 $T_{1\sim2}N_0$，病灶直径≤3cm 的患者使用单纯放疗获得满意效果，其放疗剂量为 59Gy。肛管癌放疗疗效与照射剂量明显相关，见表 7-2。

表 7-2　肛管癌放疗疗效与照射剂量相关性

作　者	局部控制（%）	
	＜54Gy	＞54Gy
Hughes et al.	50	90
Constantinou et al.	61	77

但是由于当放疗剂量超过 40Gy 之后，提高放射剂量时必须充分考虑其疗效的提高和并发症的增加。放疗完全严重的并发症包括肛门坏疽、狭窄、溃疡形成、腹泻、里急后重、大便失禁、膀胱炎、尿道狭窄、肠梗阻等。治疗严重的肛门放疗并发症常需要进行永久性结肠造口。有研究发现 6%～12% 的患者由于放疗剂量过大而需要进行结肠造口。但是也有一项研究认为影响患者是否需要结肠造口的唯一的危险因素是肿瘤的大小。单独近距离照射或同时联合外照射治疗也有很好的效果，局部控制率达 75%～79%，5 年生存率可达 61%～65%，但有 3%～6% 的患者由于严重并发症而需要手术治疗。大多数患者就诊时已是进展期，单纯放疗的疗效并不理想。随机试验组 UKCCCR 和 EORTC 报道单纯放疗组局部控制率分别仅为 39% 和 50%，提示有必要进行综合性治疗。无化疗禁忌的情况下尽量联合治疗，不建议单纯放疗。

(6) 联合放化疗：自 20 世纪 80 年代起，放化疗逐步取代手术成为肛管癌的首选治疗。Nigro 等首先采用放疗同步 5 氟尿嘧啶（5-FU）和丝裂霉素（MMC）

化疗治疗肛管癌获得满意效果，这种放化疗方案及其改良治疗方法开始广泛应用，并在多种试验中得到肯定，疗效优于单纯放疗及根治性手术治疗。

虽然联合 MMC 化疗取得了很好的疗效，但近年来顺铂更为人们所青睐，顺铂不但是放疗的增敏剂，而且骨髓抑制作用明显小于 MMC。目前顺铂已经用于 MMC 无效的患者。但是美国胃肠协助组进行的一项比较分别以顺铂或 MMC 为基础联合 5-FU 及放疗治疗肛管癌的随机对照试验，发现与 MMC 比较顺铂并不能提高患者的无病生存期，而且顺铂组的结肠造口率更高。

最新版的 NCCN 指南推荐对于局部癌症患者应用丝裂霉素 + 5-Fu+ 放疗；对于远处转移的患者，推荐以卡铂为基础的化疗方案 ± 放疗（图 7-6）。

放疗方案推荐总剂量 45Gy、分 25 次完成的长程方案；对于 T_3～T_4 期病变，可以适当增加放疗剂量（通常总剂量 56～60Gy）。初始放疗范围应当包括腹股沟淋巴结、骨盆、肛门和会阴。需要注意的是，并不是放疗剂量越大效果越好，初始治疗结束之后再额外增加放疗量并不能使患者获益，反而增加毒性反应和并发症发生率。当传统放疗方案增加放疗剂量后，40%～60% 的患者出现放疗相关并发症导致治疗中断。放化疗可以同时进行或顺序进行。若顺序治疗，化疗先于放疗。但是顺序治疗的效果差于同时进行的效果，肛管癌的治疗应选择同时进行（图 7-7）。此外，从患者方便性和疾病的预后来看，不间断治疗是首选。已有报道提示局部治疗失败与治疗时间过长有关。

调强放射治疗（intensity modulated radiation therapy，IMRT）是近些年发展起来的一项新技术，能够实现在不提高总照射剂量的前提下调节靶区内各点的剂量分布，从而增强肿瘤区域的局部照射剂量并减少对周围正常组织的照射。得到更高的肿瘤局部控制率。肛管周围有着众多重要的正常组织，如贮存着大量骨髓的腰椎，放疗还会加重化疗引起的骨髓抑制，因此 IMRT 非常适合于肛管癌的治疗。IMRT 通过 PET/CT 确定高危、中危和低危的计划靶体积（planned target volume，PTV）。使用治疗计划软件，针对不同危险程度的 PTV 给予调整照射剂量。高危的 PTV 包括原发肿瘤和大的阳性淋巴结。中危的 PTV 包括髂关节下方髂骨内侧区域，直肠周

局部癌症的化疗 / 放疗方案	
首选方案	次选方案
• 5- 氟尿嘧啶（5-FU）+ 丝裂霉素 + 放疗 • 卡培他滨 + 丝裂霉素 + 放疗	5- 氟尿嘧啶（5-FU）+ 顺铂 + 放疗（2B 类推荐）

全身治疗原则 – 转移性癌症	
首选方案	次选方案
卡铂 + 紫杉醇	• FOLFCIS • mFOLFOXe • 5-FU + 顺铂（2B 类） • 卡铂 + 紫杉醇 + retifanlimab-dlwr（2B 类） • 改良多西他赛 / 顺铂 / 氟尿嘧啶（DCF）（2B 类）

▲ 图 7-6　2013 NCCN 化疗方案

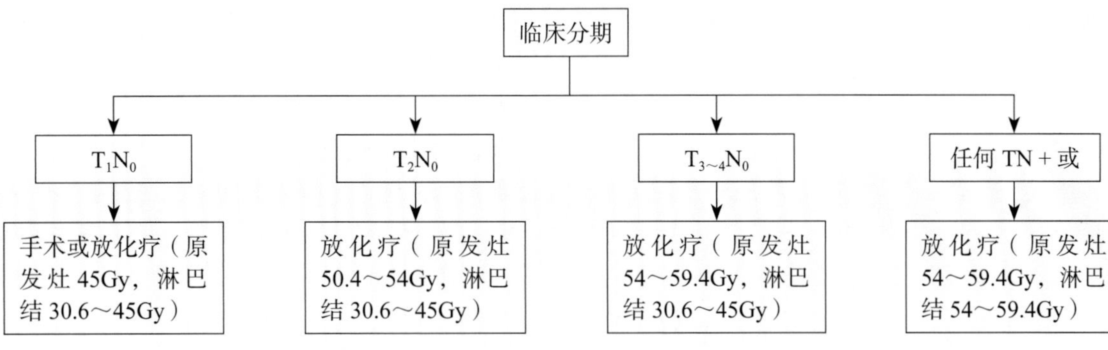

▲ 图 7-7　针对不同临床分期选择放疗方案的选择

围淋巴结；低危 PTV 包括腹股沟淋巴结髂外淋巴结核和髂骨上方的髂内淋巴结。最新一项小样本的回顾性研究提示强调放疗联合化疗的优势包括显著降低放疗毒性反应，减少放疗后休息时间，缩短了疗程。与传统放疗比较，调强放疗的 3 年总生存率更高（84% vs. 57%），局部控制率更好（92% vs. 57%），无进展生存率更高（84% vs. 57%）。但是从长期的局部控制率、存活率及无造口生存率上看，IMRT 并未比传统放疗表现出明显优势，因此，IMRT 可作为一种可选的治疗手段，尤其在患者不可耐受传统放疗毒副反应时。目前一项前瞻性研究 RTOG0529，正在进行中。

(7) 淋巴结的处理：如果检查中发现腹股沟淋巴结阳性，放疗的范围需要包含这些淋巴结。但是对于腹股沟淋巴结转移的处理方法目前尚未统一，根据各中心的报道，主要包括放疗（45～64Gy）、放化疗、放疗后淋巴结切除等方法。对于亚临床的腹股沟淋巴结转移，推荐给予 30～34Gy 的低计量放疗。但是否对于腹股沟区常规进行放疗尚存争议。目前有许多学者推荐进行腹股沟区的预防性照射。根据报道，预防照射组患者 5 年的腹股沟淋巴结复发率仅为 2%，远低于非照射组的 16%。对于未接受预防性照射的 $T_{1\sim2}$ 期患者，其腹股沟淋巴结复发率为 12%，而 $T_{3\sim4}$ 期患者的复发率将高达 30%。

(8) 远处转移的处理：肛管癌盆腔以外最常见肝、肺和盆腔外淋巴结转移。由于肛管癌本身发病率较低，而且仅仅有 10%～20% 的患者存在盆腔外转移，对于远处转移的患者的资料很少。尽管如此，也有一些证据支持 5-FU 联合顺铂化疗对于远处转移有效。但是并没有证据支持手术切除远处的转移灶。但是也有人认为对于肝、肺孤立的转移灶，在控制了原发灶之后，可以考虑手术切除。对于同时存在的局部的原发灶或复发灶，可以在化疗基础上给予局部行姑息性放疗。如果应用顺铂化疗仍无效，目前就没有可供选择的方法了。

(9) 特殊患者的处理：特殊患者包括 HIV 感染、脏器移植、系统性红斑狼疮等。HIV 感染患者比较非感染患者有一下特定：年轻，男性居多，发病时多处于早期。大多数患者正在接受高效的抗反转录病毒（HAART）的治疗。一些研究指出，HIV 阳性患者的完全缓解率和总生存率均较低。也有研究认为其生存率并没有显著差异。有研究认为 HIV 阳性患者在放化疗过程中，放化疗的毒性反应发生率更高，而这些毒性反应限制了放化疗的剂量，进而影响了患者生存率。

实体脏器移植的患者肛门部癌的标化发病比达到 5.84，绝对风险高达每年 9.6/10 万。系统性红斑狼疮患者出现 HPV 感染相关的恶性肿瘤的机会更大。根据丹麦的一项队列研究，经过 13 年随访发现，系统性红斑狼疮患者肛门部癌的标化发病比达到 26.9（95%CI 8.7～83.4），同时外阴癌、宫颈癌和非黑色素皮肤癌的标化发病比也显著增加。对于仅有 HIV 感染的初期症状的患者，特别是 CD_4^+ 计数≥200/mm^3 的患者，可以接受与非 HIV 感染患者同样的治疗方案。如果患者存在或曾经出现过 HIV 相关的并发症（恶性肿瘤、机会感染等），则多不能耐受全剂量的治疗，而需要根据情况进行调整。对于 HARRT 治疗对于肛门部癌治疗的影响目前还没有定论。

(10) 治疗进展：联合放化疗的方案广泛应用于肛管癌患者，使大多数患者获益，完全缓解率达到 79%～92%，5 年总生存率 75%。即使对放化疗反应不佳的患者也可行解救手术获得良好的预后。鉴于目前治疗方案的较高成功率和肛管癌发病率不高，新治疗药物的研究异常困难。自 1974 年 Nigro 提出联合放化疗的概念后，治疗方式未发生明显改变。对于远处转移和放化疗反应差的患者，目前治疗方式有限。此方面的研究多是借鉴其他肿瘤的治疗经验。大多数肛管鳞状细胞癌常强烈表达表皮生长因子受体。有文献报道单用西妥昔单抗或联合伊立替康治疗远处转移和放化疗抵抗的患者获得良好治疗效果，但是缺乏大规模临床试验证据。西妥昔单抗联合放化疗方案治疗局部进展期肛管癌获得较好疗效，Olivatto 等报道联合治疗病理完全缓解率 95%，中位生存期 43.4 个月，3 年局部控制率 64.2%；Deutsch 等研究显示 1 年无结肠造口生存率、疾病无进展率、总生存率分别为 67%、62%、92%。但这些临床试验因严重化疗毒性反应而终止。新的针对表皮生长因子受体的靶向药物联合放化疗治疗肛管癌值得进一步研究。此外，有研究表明肛管癌患者治疗前白细胞增高提示预后不良，白细胞升高可能与肿瘤集落刺激因子和细胞因子有关，这可能提供免疫调节方面的治疗靶点，为治疗肛管癌提供新的策略。

（四）并发症

放疗相关的血液毒性发生率达 60%，部分患者会因此中断治疗。非血液毒性的发生率可以通过调强放射治疗技术的应用而降低。腹股沟区的放疗急性和迟发毒性可以导致多种严重并发症。急性毒性包括表皮松解、溃疡形成、皮肤感染；迟发毒性包括腹股沟纤维化、外阴水肿、神经性膀胱功能障碍、下肢淋巴水肿、股骨头坏死、动脉硬化和软组织肉瘤等。在 EORTC 和 UKCCR 两个临床研究中，单纯放疗和联合放化疗的迟发毒性没有差异。

（五）预后

患者的生存率与 T 分期呈负相关（T_1 94%；T_2 79%；$T_3$53%；$T_4$19%）。淋巴结转移情况和预后的相关性较弱，肿瘤放疗协作组一项研究（RTOG 87–04）发现淋巴结阳性的患者结肠造口率更高（局部复发的间接指标）。与之类似，欧洲癌症研究治疗协作组（EORTC）的一项临床试验显示采取单独放疗或联合放化疗，淋巴结阳性的患者都表现为更高的局部复发率和更低的生存率，但是淋巴结的大小和范围对于患者预后没有影响。而在一项对 167 例肛管癌患者的 12 年回顾性研究中，T 分期（HR 1.7）和 N 分期（HR 1.47）与局部复发都呈正相关。特定的病理类型（如基底细胞样癌）和 HIV 感染的患者的生存率更低。其他与不良预后相关的因素还包括高龄、未能完成放疗、HIV 阳性、化疗剂量强度未超过 75%、吸烟等。吸烟者更容易在青年阶段发生 SCC，而且吸烟者的复发率更高（32% 吸烟者 vs. 20% 非吸烟者），复发间隔时间更短。

（六）随访及复发的处理

SCC 治疗后制订怎样的随访计划更加合适，目前尚未形成共识。但对于放化疗后未缓解及局部复发的患者，早期进行挽救性手术治疗已经被广泛认同。目前推荐 2 年内每 3 个月进行一次直肠指诊和肛门镜检查，然后继续每 6 个月进行一次检查直至 5 年。超声检查也是复查常有的手段。放化疗后需要进行 CT 或 MRI 检查，作为以后复查时的参照。MRI 可以较好地发现疾病的进展和复发。

对于残余和复发肿瘤的处理的几点注意事项：①放化疗后局部未缓解及缓解后复发的肿瘤实施挽救性手术；②术前需对肿瘤局部情况及是否存在远处转移重新评估，MRI 可评估复发灶是否可以切除，PET 可以用来鉴别肿瘤复发还是放疗后的组织改变，以及可以发现隐匿的转移灶；③放化疗后进行挽救性的 APR 手术，会阴部伤口的并发症明显增加，有时需要采用旋转皮瓣、前移皮瓣等整形外科的技术手段或真空辅助闭合治疗（VAC）以促进创面愈合。目前挽救性 APR 术后是否需要辅助化疗尚不清楚。对于同时存在腹股沟区的转移灶，也可以手术切除，如果初始放疗未达到最大剂量，也可以考虑继续附加放疗。

三、肛周癌

肛周癌（也称肛缘癌）发病率仅占到肛门部肿瘤的 7%，男女发病率相等。目前没有大样本的前瞻性研究。肛周 SCC 的肿瘤学特点与肛管 SCC 不同，治疗原则也存在差异。免疫组化研究发现肛周癌与肛管癌的 cadherin、cytokeratins 和 p53 的表达水平也存在差异。肛周癌的肿瘤特性与皮肤 SCC 有较多相同之处，临床上多表现为肛周皮肤瘙痒、溃疡、肿物及出血（图 7–8）、里急后重、漏粪甚至肛门失禁。肛周癌位于肛门外直径 5cm 范围内。经常侵犯到皮下组织，但是很少侵犯括约肌。肛周癌的病理分期与肛管癌近似，但 T_4 期的定义稍有不同：对于肛周癌，只要肿瘤累计皮外组织，如骨、神经、横纹肌和软骨等结构即归入 T_4 期，而肛管癌只有累计邻近脏器才属于 T_4。根据文献报道，单纯局部切除的局部复发率高达 18%～63%。为了保证不少于 1cm 的切缘且不影响括约肌的功能，只有 T_{is} 和 T_1 期的肿瘤适合局部扩大切除。多项研究结果证实，T_{is} 和 T_1 期肿瘤进行局部扩大切除 5 年生存率可以达到 100%。对于 T_1 和早期的 T_2 肿瘤，放疗和局部切除的局部

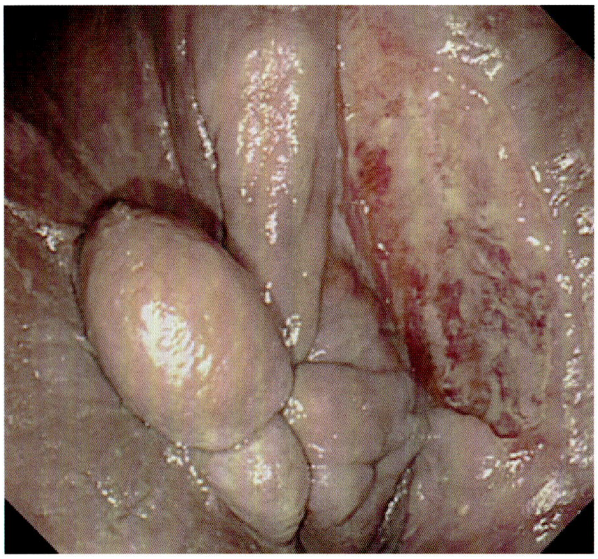

▲ 图 7–8　肛周癌

控制率相当（60%～100%）。目前认为，对于肿瘤大小<2cm、无淋巴结转移、分化良好的肛周癌推荐行局部切除或扩大局部切除术，手术切缘应确保不少于1cm，严格符合手术适应证的肛周癌预后良好，术后5年存活率达88%。对于T_1期和早期T_2期的肿瘤，广泛的局部切除虽然疗效与放疗相当，但更容易被接受。而对于手术切除可能造成括约肌损害或影响括约肌功能的患者，放疗是更好的选择。对于晚期的肿瘤，放化疗是目前治疗的首选方案。对于大的T_2期肿瘤，由于局部切除容易复发且存在淋巴结转移的风险，需要进行原发灶和腹股沟淋巴结的放疗。对于T_3、T_4期或分化差的肿瘤，应给与包括原发灶、腹股沟区和盆底的放疗。对于放疗抵抗或放疗后复发的患者才考虑APR治疗。一项研究指出，联合5-FU和MMC的放化疗的局部控制率优于单纯放疗（88% vs. 64%.）对于局部切除术后复发的肛周癌，可视情况再次行扩大局部切除，也可选择APR或放化疗。对于治疗抵抗或复发的肛周癌，补救性手术APR仍然是主要的治疗手段。对于肛周癌的随访可以参考肛管癌相关部分。

（一）肛门恶性黑色素瘤

肛门恶性黑色素瘤是一种少见肿瘤。肛管直肠是黑色素瘤原发部位的第3位，肛门恶性黑色素瘤占肛门部肿瘤的比例不到5%。肛门恶性黑色素瘤的发病率，女性为1/100万，男性为0.7/100万。在过去的几十年间，肛门部癌的发病率并未增加。由于其发病率低，在过去的几十年里，仅有一些小样本的研究，而且各个研究之间存在明显的差异。大多数患者表现为直肠出血和肛门疼痛。根据多项回顾性研究的报道，约50%的患者首诊为痔疮，其中部分患者仅仅是在对痔疮进行病理检查时才确诊为黑色素瘤。肛门直肠的黑色素瘤起源于肛管黏膜的黑色素细胞，可以侵犯近端直肠固有层。一些学者对于黑色素瘤能否起源于肛管近端的变异上皮持怀疑态度。组织学研究发现20%～30%的肿瘤并没有黑色素细胞。一些肿瘤显示溃疡和交叉的活动。可以发现纺锤形的组织，这也可以解释为什么一些肿瘤会被误认为是肉瘤。肛门直肠的黑色素瘤可以蔓延的直肠系膜、腹股沟区和盆腔淋巴结。直肠系膜的淋巴结转移最常见，在APR术后的标本中，其发生率达到42%～69%。

对于肛门恶性黑色素瘤，目前尚没有AJCC分期标准。可以参考皮肤黑色素瘤的分期标准（图7-9）。根据病例报道，尚无根据原发肿瘤的特征预测肿瘤转移的证据，所有患者都必须进行断层扫描来明确有无转移。其远处转移多发生在肝和肺。目前尚没有使用PET/CT诊断肛门部黑色素瘤的报道。对于其肿瘤标志物的研究和相当少，仅有Ishizone等在5例患者中发现1例存在患者的血清5-S-cysteinyldopa（5-S-CD）存在差异。

1. 治疗

(1) 手术治疗：手术治疗肛门恶性黑色素瘤包括扩大局部切除和APR。几乎所有的研究都认为这两种手术方式的生存率并无差异。所以学者们普遍认为APR仅仅适合肿瘤已经侵犯括约肌而不能局部扩大切除的患者。甚至对于早期的黑色素瘤患者，也不能从激进的手术切除得到益处。在对一项荷兰的研究中的I期的患者进行分析中发现，APR患者与局部切除患者的生存率相当。但是在一项韩国的包括19名患者的研究中发现，与局部切除的11.2个月的中位生存期相比，APR患者中位生存期达到了66个月。在局部病灶的控制率方面，APR手术要优于局部切除。有很多研究报道了局部广泛切除有很高的复发率。在Pessaux等的研究中APR和局部扩大切除的局部复发率分别为22.2%和48%。Ross等报道了在32名来自MD Anderson癌症研究中心肛

T_x	原发肿瘤无法评估
T_0	无原发肿瘤证据
T_{is}	原位癌
T_1	深度≤1.0mm
T_{1a}	无溃疡且核分裂<1/mm^2
T_{1b}	有溃疡或核分裂≥1/mm^2
T_2	深度1.01～2.0mm
T_{2a}	无溃疡
T_{2b}	有溃疡
T_3	深度2.01～4.0mm
T_{3a}	无溃疡
T_{3b}	有溃疡
T_4	深度>4.0mm
T_{4a}	无溃疡
T_{4b}	有溃疡
N_x	区域淋巴结无法评估
N_0	无区域淋巴结转移
N_1	一个淋巴结

▲ 图7-9 皮肤黑色素瘤的分期标准

门恶性黑色素瘤的患者，APR 和局部扩大切除的局部复发率分别为 29% 和 58%，但是 82% 的患者出现了远处转移。Haitao 和 Belli 等也得到了相似的结果，APR 的局部复发率低，但是无论哪种手术方式都无法降低远处转移的高发。由于各个研究的样本量过少，还不能确定患者是否能从实施 APR 后局部复发率降低中获益。镜下切缘阴性是区分局部切除和 APR 的标准，但是还没有研究将镜下切缘阳性作为局部复发的危险因素。有研究报道 R_2 切除生存率差于 R_0 切除，但是 R_1 切除和 R_0 切除的 5 年生存率没有差异。

(2) 化疗：对于远处转移的患者给予化疗。药物包括达卡巴嗪、尼莫司汀、长春碱、顺铂。但是除了少数个案报道，化疗的反应率并不理想。达卡巴嗪的反应率最高为 20%。辅助化疗也有报道，根据日本的一项报道，术后辅助化疗并不能提高患者生存率。干扰素、白介素 –2 等生物治疗也有少量报道，除了个别病例也没有明确的成功经验。

(3) 放疗：在各个研究中偶尔也有放疗的报道。一项来自 MD Anderson 的研究指出局部切除后给予 30Gy 的外照射可以使 Ⅰ 期、Ⅱ 期患者 5 年生存率达到 31%。也有学者报道了对于部分患者采用调强放疗，但并未详细描述患者的筛选标准。

2. 复发

大多数患者在治疗后都会复发，其中 40%～65% 会发生远处转移，单纯局部复发很少见。约 39% 的患者治疗后会出现腹股沟淋巴结复发，根据 Brady 报道，约 27% 患者出现孤立的腹股沟淋巴结的复发。

3. 预后

肛门恶性黑色素瘤的总体生存率很差。病变局限在原发部位患者 5 年总生存率为 32%，有区域淋巴结转移的患者 5 年生存率下降到 17%，而有远处转移的患者 5 年生存率为 0%。普遍报道的中位生存期在 12～18 个月，有部分研究报道延长到 22 个月。Brady 报道，在行 APR 手术的患者中，无系膜淋巴结转移患者的无病生存期明显高于存在系膜淋巴结转移的患者（40% vs. 11%；$P<0.01$）。Ballo 认为肿瘤的厚度也和患者的预后相关，根据瑞典国家癌症登记机构统计，肿瘤＜2cm 提示患者的预后更好。然而 Pessaux 等回顾了 40 例患者，发现总生存期与肿瘤大小和厚度无关。在不同的报道中，肿瘤的浸润深度也不是都被认为是预后的危险因素。肿瘤中是否存在黑色素也与患者预后不相关。

（二）基底细胞癌

基底细胞癌（basal cell carcinoma，BBC）又称基底细胞上皮样癌或侵蚀性溃疡。起源于表皮最深层的基底细胞。肛门部的基底细胞癌极少，其发病率与身体其他阳光照射部位相比低很多。仅占所有基底细胞癌的 0.1%。肛周 BBC 的流行病学和阳光暴露皮肤区域的基底细胞癌不同，大多数的肛周 BBC 发生在男性（60%～80%），平均年龄 65—75 岁。将近 1/3 的患者既往或同时存在皮肤其他部位的 BBC。

1. 临床表现

患者主诉一般都＜2cm，虽然有时其可以延伸进入肛管 10cm。其临床表现可能为红斑状丘疹、斑块、结节、溃疡等。BBC 一般很表浅、活动好，浸润转移发生率低。

2. 病理

肿瘤多不侵犯肛管括约肌。镜下见到成片的呈嗜碱染色的肿瘤细胞，即蓝染、细胞有不同程度的角化，中心有钙化。细胞核大、胞质少。

3. 治疗

对于直径＜2cm 的病灶，可给予局部扩大切除以保证足够的切缘。对于更大的病灶在切除后需要进行植皮或采用莫氏显微手术来保护未被肿瘤侵犯的组织。局部切除的复发率为 0%～29%。对于复发的病灶可以再次切除。对于已经侵犯肛管的大的病灶，最好给予放疗或者 APR。

（三）肛周 Paget 病

Paget 病一般分为两类：乳腺 Paget 病和乳腺外 Paget 病。乳腺外 Paget 病发生于肛周、腋窝、阴囊、阴茎、外阴、腹股沟、大腿和臀部等有顶分泌腺的部位。目前认为 Paget 病是一种有很长的浸润前期的上皮内腺癌，它最终会发展成为汗腺癌。目前文献报道不到 200 例，男女之间平均，60—70 岁高发。

1. 诊断

肛周顽固性瘙痒是最主要的症状。继之以肛门疼痛、出血、肛门直肠肿物、腹股沟淋巴结肿大、体重减轻、肛门泌液、便秘等。从出现症状到确诊中位时间约为 3 年。病灶多呈红斑、湿疹样，有类似皮疹样的清晰的边界。也可为溃疡、斑块样表现，伴有渗出和结痂。

约 1/3 的病灶包括整个肛门，肛周 Paget 病经常容易被误诊，需要与高级别鳞状上皮内病变、Crohn

病，尖锐湿疣、化脓性汗腺炎、肛门瘙痒症和 SCC 鉴别。活检对于诊断肛周 Paget 病非常重要。组织学上，病损位于表皮内，过度角化，基底层苍白。细胞大而圆、核大、胞质淡染或空泡状。PAS 染色呈阳性。

2. 治疗

有 30%～50%Paget 病患者同时存在相关脏器的恶性肿瘤，制订治疗方案之前需要先排除其他部位的肿瘤。手术切除是主要的治疗方法。有学者认为肛周 Paget 病应分为浸润性型和非浸润型两种。前者应行 APR，后者行局部切除即可。手术方式有 3 种：第 1 种，病变单纯累计肛周表皮，仅将局部病变及周围＞1cm 的正常皮肤切除，并行皮瓣转移；第 2 种，病变侵犯深层皮肤附属器，切除是应包括肿瘤基底的深筋膜和肿瘤周围＞1cm 的正常组织，并行皮瓣转移或游离植皮术；第 3 种，因病变累及更深部的直肠、尿道等，行 APR 对于有腹股沟淋巴结转移的患者，加行腹股沟淋巴结清扫术。辅助放化疗的疗效还不确定，目前仅用于一些侵袭及复发的患者。

3. 预后

Paget 病的复发率为 37%～100%，对于大多数复发的患者给予扩大再切除可以取得良好效果。浸润型患者有 25% 有远处转移，所有因 Paget 病死亡的患者都为浸润型。肛周 Paget 病的疾病特异性 5 年和 10 年生存率分别为 54%～70% 和 39%～45%。

第 8 章　结直肠间质瘤

结直肠间质瘤仅占胃肠道间质瘤（gastrointestinal stromal tumors，GIST）的 5%～10%，多见于直肠，它虽是一种发病率偏低的消化道肿瘤［（1～2）/ 10 万］，但是胃肠道最常见的间叶源性肿瘤，散发于各个年龄阶段，主要集中于 40—80 岁，男性略多于女性。最早由 Mazur 和 Clark 在 1983 年提出。以前因为缺乏有效的诊断手段，多被误诊为胃肠道平滑肌瘤、平滑肌肉瘤或平滑肌纤维瘤。直到 CD117（KIT）及 DOG-1（discovered on GIST-1，DOG1）成为其研究热点后，诊断率才明显上升。目前认为它来源于肠肌丛的 Cajia 间质细胞（ICC），其作用是作为消化道内的起搏细胞调节胃肠道的运动；因酪氨酸激酶受体编码基因突变引起，组织学上多由梭形细胞、上皮样细胞、偶或多形性细胞排列成束或弥漫状，免疫组化检测通常表现为 CD117 或 DOG-1 表达阳性。

间质瘤患者的临床表现多种多样，主要的两种表现是无痛性腹腔肿块和消化道隐匿性出血，有时也可出现像其他消化道恶性肿瘤一样的临床表现，包括腹痛、腹胀等消化道不适，以及消化道出血或穿孔等急腹症表现；结直肠间质瘤比较隐匿，一般都是在体检或其他疾病复查过程中发现，肝脏转移或腹腔种植播散是临床上最常见的恶性表现，一般不出现淋巴结转移，只有在肿瘤晚期才可能会出现肺部转移或腹腔外转移。

一、分子机制及靶向治疗

（一）组织病理

结直肠间质瘤肿瘤大小差异性很大，直径从 1cm 以下到 20cm 以上，一般多局限，边界清晰，覆以假包膜。在组织学上，根据细胞形态可分为 3 大类：梭形细胞型（70%）、上皮样细胞型（20%）和梭形细胞 / 上皮样细胞混合型（10%）。较大的结直肠间质瘤可出现囊性变性或中心性坏死。在免疫组化上，主要标志物以 CD117 和 DOG1 为主，阳性率分别约为 95% 和 98%，其他一些高表达的标志物还包括 CD34（70%）、平滑肌肌动蛋白（smoothmuscle actin，SMA）（25%）、S-100 蛋白（5%）及 Desmin（2%）。

（二）分子病理

绝大多数 GIST 都表达 KIT，它是一种跨膜酪氨酸激酶，在人体组织分布中较局限，主要集中在造血细胞及 ICC。约 80% 的 GIST 在酪氨酸激酶受体编码基因 *KIT* 存在变异，这种变异导致肿瘤细胞的增殖能力和存活力大大提高，其突变位点主要发生在 *KIT* 基因的跨膜区域第 11 号和胞质区域第 9 号外显子（分别占 GIST 的 65% 和 10%），还有一些比较罕见的突变位点位于酪氨酸激酶区域第 13 和 17 号外显子，约占 2%；另外，还有 5%～10% 的 GIST 在另一酪氨酸激酶受体相关编码基因血小板源性生长因子受体 a（PDGFRA）存在突变，其突变位点绝大多数位于酪氨酸激酶区域 2 的第 18 号外显子，还有极少部分位于跨膜区域的第 12 号外显子和酪氨酸激酶区域 1 的第 14 号外显子。

通常 *KIT* 和 *PDGFRA* 基因突变相互排斥，两者同时突变的情况基本不存在；虽然有 85% 以上的 GIST 都有 *KIT* 或 *PDGFRA* 基因突变，但是仍有 10%～15% 的 GIST 无法检测出 *KIT* 及 *PDGFRA* 基因突变，通常称为野生型 GIST；一部分表现出琥珀酸脱氢酶（succinate dehydrogenase，SDH）基因亚单位的丢失功能突变或者免疫组化 SDHB（succinate dehydrogenase subunit B）染色缺失，称为 SDH 缺失型 GIST，可通过 SDHB 免疫组化染色诊断。另外还有实验报道，一些无 *KIT* 及 *PDGFRA* 基因突变的高危小肠 GIST 中检测出 BRFA 第 15 号外显子突变。

DOG1 为 anoctamin 1 基因表达的产物，是一种依赖钙离子受体激活的氯离子跨膜转运通道蛋白。同 KIT 一样，DOG1 也在 ICC 及大多数 GIST 细胞上表达，其中也包括 KIT 阴性的 GIST。因为 DOG1 的表达与基因突变类型不相关，因此它也被作为 KIT 阴性 GIST 诊断的补充。随着 GIST 分子机制研究的深入，其诊断思路也越来越清晰（图 8–1），也为靶向治疗提供了依据。

（三）靶向治疗

在 GIST 发现早期就已被证实对传统的细胞毒性药物化疗不敏感，因为 GIST 发病的主要分子机制是 KIT 的激活，因此抑制 KIT 成为药物治疗的主要手段。

1. 伊马替尼

伊马替尼是治疗 GIST 最主要的靶向药物，是首个小分子酪氨酸激酶抑制药（tyrosine kinase inhibitor，KTI），其靶点为 KIT、PDGFRA 及 bcr-abl，作为假性底物与 ATP 竞争结合 KIT 或 PDGFRA 受体酪氨酸激酶位点，从而发挥抑制酪氨酸激酶激活的作用。对诊断明确的 KIT 阳性 GIST，不管术前还是术后，都推荐使用伊马替尼，但使用目的却不尽相同。术前治疗主要是缩小肿瘤，以降低肿瘤分期，达到阴性切除的目的，同时减少并发症风险和术中医源性播散的可能性；而术后治疗的目的是减少术后肿瘤的复发或转移。对术前治疗、不可切除和（或）转移性 GIST 来说，推荐起始剂量为 400mg/d，若基因检测明确 KIT 外显子第 9 号基因突变，如果患者能够耐受药物作用，建议将药物剂量增加为 400mg，每天 2 次。术后治疗的推荐剂量为 400mg/d，但根据恶性程度的不同，见表 8-1，用药时间也无差异，一般中度恶性患者应至少辅助治疗 1 年，高度恶性患者辅助治疗时间为 3 年。伊马替尼的常见不良反应有水肿、腹泻、恶心、乏力、肌肉痉挛、腹痛和皮疹，严重的不良反应包括肝功能损害、肺毒性和消化道出血，但都可以随着停药而好转。

2. 舒尼替尼

舒尼替尼是一个小分子多靶点 TKI，可抑制多个与肿瘤生长和血管生成相关的受体酪氨酸激酶，可作为伊马替尼耐药或不可耐受患者的替代方案。推荐用药方案有两种：① 50mg/d，连续口服 4 周，停药 2 周（4/2 给药方案）；② 37.5mg/d，连续不间断口服药物。常见不良反应包括消化道毒性（恶心、呕吐、腹痛、腹泻、食欲减退、厌食、黏膜炎等）、血

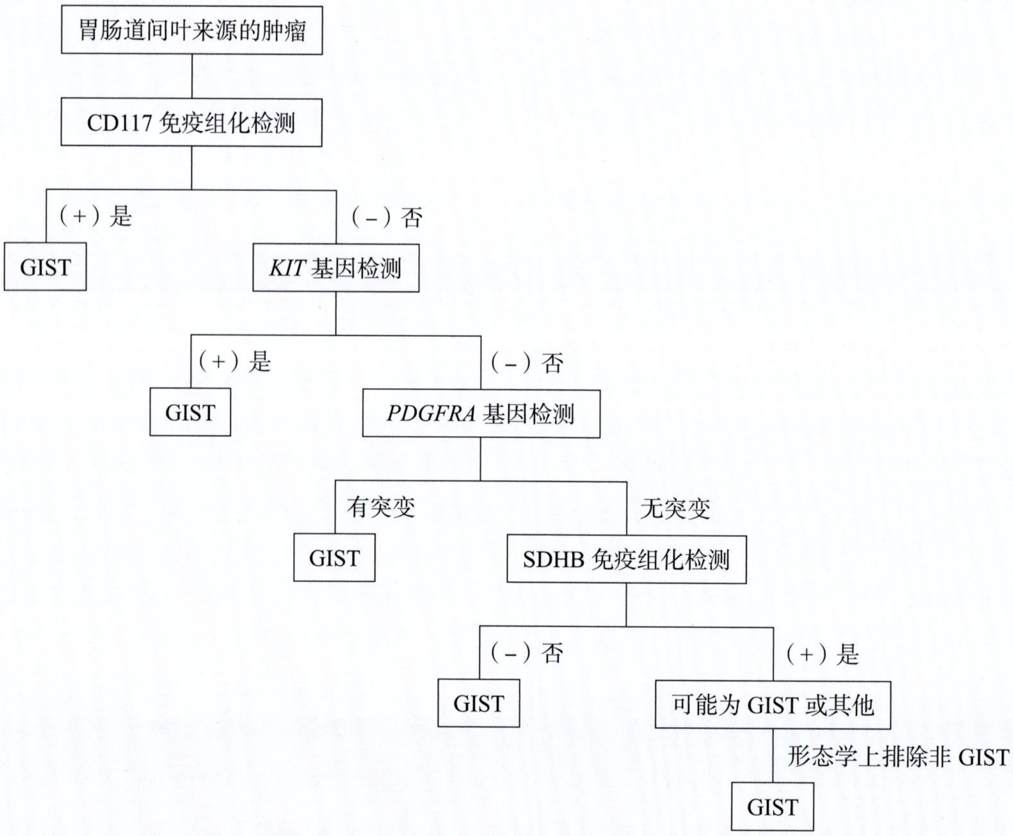

▲ **图 8-1　GIST 病理诊断思路**

GIST. 胃肠道间质肿瘤

液学毒性（贫血、中心粒细胞减少、血小板减少、淋巴细胞减少等）、心血管毒性（高血压、左心室功能障碍、左心室射血分数下降、静脉血栓等）、甲状腺功能减退、手足综合征等。

3. 瑞戈非尼

瑞戈非尼是一个针对多个激酶活性的抑制剂，抑制 KIT、PDGFRA、血管内皮生长因子受体（vascular endothelial growth factor receptor，VEGFR），用于局部进展期、不可切除或转移性 GIST 伊马替尼和舒尼替尼耐药的患者。推荐剂量为 160mg/d，口服药物连续 3 周后停药 1 周（3/1 治疗方案）。常见的作用包括高血压、手足综合征、腹泻及肝功能异常等。

二、外科治疗

（一）穿刺活检

超声引导下细针穿刺活检对于需要确认原发 GIST 进行术前药物治疗的是非常有必要的，但应当引起注意的是，不恰当的活检可能引起肿瘤的破溃、出血和增加肿瘤播散的风险，尤其是肿瘤位置较深时，活检更应该谨慎。对于高度怀疑恶性的原发 GIST 不应该活检，直接行手术治疗。

（二）手术治疗

虽然靶向治疗药物在结直肠间质瘤的治疗中取得了良好的疗效，但手术治疗仍是所有局限型或潜在可切除结直肠间质瘤患者的首选治疗方案。

1. 手术适应证

(1) 当局限型结直肠间质瘤肿瘤直径＞2cm 时，原则上可行手术切除；对于潜在可切除，但手术风险较大或严重影响脏器功能者，应先行术前药物治疗，待肿瘤缩小后再行手术治疗。

(2) 肿瘤直径≤2cm 的可疑局限型结直肠间质瘤，有症状者应进行手术治疗；若无症状，但超声内镜风险分级存在不良因素者（不良因素为肿瘤边界不规则、溃疡、强回声和异质性），应考虑手术治疗；直肠间质瘤由于恶性程度较高，且肿瘤一旦增大，保留肛门功能的手术难度也相应增大，因此更倾向于早期手术治疗。

(3) 复发或转移性结直肠间质瘤，若评估为能完全切除且手术风险不大者，可考虑手术切除全部病灶；若广泛性进展，原则上不考虑手术；姑息减瘤手术只局限于患者不能耐受手术但预计手术能够改善患者生活质量的情况。

(4) 结直肠间质瘤引起完全性肠梗阻、消化道穿孔、保守治疗无效的消化道大出血及肿瘤自发破裂引起腹腔大出血时，必须行急诊手术治疗。

2. 手术原则

(1) 手术目的是追求完全切除包含完整假包膜的肿瘤，为了获得阴性切缘，部分切除或局部切除也可接受。

(2) 对于术后切缘阳性者，不建议再次手术，倾向于分子靶向药物治疗。

(3) 结直肠间质瘤肿瘤质脆易碎，术中动作应尽量轻柔，避免肿瘤破裂，造成腹腔播撒种植或破溃出血。

(4) 结直肠间质瘤很少发生淋巴结转移，除非有明确转移迹象，一般情况下不必进行淋巴结清扫。

3. 腹腔镜手术

虽然腹腔镜手术在 GIST 切除过程中的作用在不断壮大，有相关报道腹腔镜下切除或腹腔镜辅助切除间质瘤不仅技术可行，而且患者获益更大，但腹腔镜手术容易引起肿瘤破裂出血和腹腔种植，所以不推荐作为常规手术应用。若肿瘤直径≤5cm，可以考虑腹腔镜下手术切除，同时必须保证肿瘤假包膜完整切除和避免腹腔播撒种植，取出是必须使用“保

表 8-1 结直肠间质瘤恶性潜能评估

肿瘤大小	核分裂象	生物学行为预测
≤2cm	≤5 核分裂 /50HPF	良性，转移或肿瘤相关死亡率为 0%
2～5cm	＜5 核分裂 /50HPF	低度恶性，转移或肿瘤相关死亡率为 20%
5～10cm	≤5 核分裂 /50HPF	中度恶性，转移或肿瘤相关死亡率为 25%
＞10cm	＞5 核分裂 /50HPF	高度恶性，转移或肿瘤相关死亡率为 50%～90%

HPF. 高倍镜视野

护袋”避免肿瘤破裂和播撒。

4. 结肠间质瘤手术

结肠间质瘤比较少见，肿瘤一般较大，主要表现为消化道出血或梗阻被发现，手术方式主要是结肠部分切除术。少量病例可出现淋巴结转移，须酌情掌握淋巴结清扫范围。

5. 直肠间质瘤手术

直肠间质瘤较结肠多见，因直肠所处解剖位置特殊，故临床症状表现较结肠间质瘤早，造成的潜在后果也较严重，并且直肠间质瘤恶变的可能性大，手术方式一般是局部切除、直肠前切除或经腹会阴联合直肠恶性肿瘤根治术。

第9章　结直肠良性肿瘤

结直肠良性肿瘤主要包括各种类型的结直肠息肉。根据 WHO（2010）消化系统肿瘤分类，其病理类型主要包括上皮源性和间叶性肿瘤，而淋巴瘤和继发性肿瘤多为恶性。在本章中，我们主要讨论结直肠良性病变，尤其是其中与肿瘤相关的癌前病变。

息肉（polyp）泛指一切空腔脏器向腔内突出和隆起的病变。任何结肠黏膜上隆起性病变均可称为结肠息肉。良性结直肠息肉大体上可以分为肿瘤性息肉和非肿瘤性息肉：非肿瘤性息肉包括增生性息肉、错构瘤性息肉（如幼年性息肉和 Peutz-Jeghers 综合征息肉）、炎性息肉、淋巴性息肉和黏膜脱垂性息肉等；肿瘤性息肉为腺瘤，属上皮内瘤变范畴，包括早期腺瘤（异常隐窝灶）、传统腺瘤（管状腺瘤、绒毛状腺瘤、管状绒毛状腺瘤）、锯齿状腺瘤（传统锯齿状腺瘤、广基锯齿状腺瘤）等。进展性腺瘤即高危腺瘤（advanced adenoma）具有较高的癌变危险性，其组织特征包括息肉或病变直径超过 10mm；绒毛状腺瘤或混合性腺瘤中绒毛样结构超过 25%；伴有高级别上皮内瘤变者。通常认为肠道息肉数目超过 100 个者为肠道息肉病，包括家族性腺瘤性息肉病、锯齿状息肉病、Peutz-Jeghers 综合征、幼年息肉病综合征、Cowden 综合征、Cronkhite-Canada 综合征、炎性息肉病、淋巴性息肉病等。

新版分类与 2010 年 WHO 消化系统肿瘤分类比较，对“上皮内瘤变、异型增生”一些诊断名词进行重新解释和定义；在结直肠良性肿瘤方面突出强调了“锯齿状病变”的意义（表 9-1）。就目前对肿瘤的认识而言，在一定时限内，遗传学分子类型和分子序列异常会导致细胞增生和分化失调控，加大了发生肿瘤的危险性，但这一时刻并不一定伴有非浸润性癌的形态学特征。上皮内瘤变囊括了所有浸润性癌的癌前病变，不论其是否存在传统肿瘤的形态学特点，通常表现为细胞学或组织结构形态改变，这些改变被发现可以反映出那些能够引发浸润性癌的潜在分子学异常，然而这并不能一定反映出存在细胞学 / 结构的不典型性。异型增生指的是具有明确的肿瘤性上皮，但尚无组织浸润的证据，如发生在食管、胃和结肠的产生于慢性炎症状态下的肿瘤。因为异型增生存在瘤变的形态学特征，所以与上皮内瘤变的概念有区别。结直肠锯齿样病变指具有异质性的一组病变，上皮腔隙具有锯齿状（星状）的形态结构，将在“胃肠道增生性息肉”部分进一步阐述。

鉴于息肉的发生率日渐增高及其与结直肠癌有密切的联系，结直肠息肉越来越被临床医生和患者重视。随着诊疗技术水平的逐步提高，新的内镜技术（包括共聚焦激光显微内镜，窄带成像内镜 NBI，放大内镜和色素内镜）为识别各种类型的息肉及开展内镜下黏膜切除术（EMR）和内镜下黏膜剥离术（ESD）带来极大的便利。已有借助于新技术对结直肠息肉的分类或进一步细分，有助于决定临床治疗方案、判断预后和指导预防随访机制的建立。根据其特点发现和归纳各种少见甚至罕见的综合征，也是为了更好地实现上述目标。作为临床医生，我们在研究各种类型的结直肠息肉时，首先要从病理角度入手，用好这个“金标准”，熟悉各类典型息肉及常见息肉病（综合征）的特点，概要性了解少见的各类息肉病综合征。做到不遗漏、不治疗过度，尤其是当治疗方案有可能对患者脏器功能和生活质量造成影响时。掌握好这些原则，不仅有利于临床实践，对各级预防、筛查和随访工作也具有指导意义。

一、结直肠息肉

（一）炎性息肉

炎性息肉（inflammatory polyp）主要包括假息肉病性息肉、非特异性孤立性炎性息肉、血吸虫性息肉、良性淋巴样息肉和息肉病。大体上多表现为肠腔内正常或近似正常的黏膜或黏膜下层的岛状或丘状突起。是一种结肠黏膜损伤后黏膜上皮增生及有肉芽肿形成的增生性慢性炎性病变。组织学上由反应性上皮、炎性肉芽组织及纤维组织按不同比例构

表 9-1 WHO 结肠与直肠肿瘤分类[a]

上皮性肿瘤		**神经内分泌肿瘤**	
癌前病变		神经内分泌肿瘤（NET）	
腺瘤	8140/0	NET G1（类癌）	8240/3
管状	8211/0	NET G2	8249/3
绒毛状	8261/0	神经内分泌癌	8146/3
管状绒毛状	8263/0	大细胞 NEC	8013/3
异型增生（上皮内瘤变），低级别	8148/0	小细胞 NEC	8041/3
异型增生（上皮内瘤变），高级别	8148/2	混合性腺神经内分泌癌	8244/3
锯齿状病变		EC 细胞，5- 羟色胺生成性 NET	8241/3
增生性息肉		L 细胞，胰高血糖素样肽和 PP/PYY	
无蒂（广基）锯齿状腺瘤 / 息肉	8213/0	生成性 NET	8152/3
传统型锯齿状腺瘤	8213/0	**间叶性肿瘤**	
错构瘤		平滑肌瘤	8890/0
Cowden 相关性息肉		脂肪瘤	8850/0
幼年性息肉		血管肉瘤	9120/3
Peutz-Jeghers 息肉		胃肠间质瘤	8936/3
癌		Kaposi 肉瘤	9140/3
腺癌	8140/3	平滑肌肉瘤	8890/3
筛状粉刺型腺癌	8201/3		
髓样癌	8510/3	**淋巴瘤**	
微乳头状癌	8265/3		
黏液腺癌	8480/3	**继发性肿瘤**	
锯齿状腺癌	8213/3		
印戒细胞癌	8490/3		
腺鳞癌	8560/3		
梭形细胞癌	8032/3		
鳞状细胞癌	8070/3		
未分化癌	8020/3		

a. 形态学编码来自国际疾病肿瘤分类（ICD-O）[904A]。编码 /0 为良性肿瘤，/1 为生物学行为不清、未定或交界性肿瘤，/2 为原位癌和Ⅲ度上皮内瘤变，/3 为恶性肿瘤

成，形态与幼年性息肉相似。常见于多种慢性炎性病变，譬如溃疡性结肠炎、阿米巴性结肠炎、憩室炎、肠血吸虫病、Crohn 病，可以形成息肉、肿块、侵蚀、溃疡等。大体标本可见结肠黏膜多发性指状突起或呈地毯状，息肉较小，直径多<1cm，放入水中时可漂浮于水中。息肉系由于黏膜溃疡导致残存的黏膜上皮岛及肉芽组织增生而形成，组织学上多由上述两种组织及纤维组织按照不同比例混合组成，

常见两种类型，即真性纤维性息肉和炎性假性息肉，镜下可见腺体囊性扩张，间质有不同程度的慢性炎细胞浸润。临床上常见腹泻、便血、便秘及体重减轻，较大的息肉可以引起肠梗阻或肠套叠。治疗主要针对引起慢性结肠炎症的病因，辅助以相应的对症治疗。炎性息肉本身不是肿瘤性疾病，内镜下也难以从外观上直接判断，炎症消退后有可能自行消失，但需要进行规范地筛查和相应的病因学治疗。

对于各种类型的炎症性息肉，由慢性非特异性炎症（溃疡性结肠炎、Crohn 病）引起的肉芽肿性息肉，如果炎症得到控制，肉芽肿可能随之消失；反之持久的慢性炎症刺激，则可能癌变。癌变率与病程时间正相关。病程 10 年以上癌变率明显增高，是公认的癌前病变。

血吸虫性息肉（schistose egg polyp）主要是因为大肠黏膜下血吸虫卵沉积，周围纤维组织增生形成虫卵结节，在黏膜固有层增生的虫卵破坏腺管引起增生。通过长期慢性反复感染的刺激，进一步发展成为炎性肉芽肿，成为癌前病变。我国浙江省嘉宁市嘉善县和海宁市既是日本血吸虫病流行高发区，也是大肠癌死亡率最高的地区，其标准化死亡率接近欧美等国家。分布部位以乙状结肠为最多，直肠次之，降结肠及横结肠亦可受累。大体上息肉通常较小，多发，呈圆形、不规则或指突状，表面光滑。切面中心呈枯黄色。镜下息肉中有大量变性血吸虫卵沉着，伴纤维组织增生。根据息肉纤维间质的数量可将息肉分为纤维型、上皮增生型和混合型 3 种。纤维型其纤维间质占息肉总面积 1/3 以上，上皮增生型占 1/6 以下，腺体常有增生延长，大小不一，排列不规则，常伴有异型增生。黏液组化显示上皮增生型黏液分泌明显增加，类似于腺瘤。

良性淋巴样息肉（lymphoid polyp）与幼年性息肉类似，好发于儿童，常见于直肠及回肠末端，其病因尚不清楚，多数认为属慢性炎症所致的反应性增生。好发于直肠腹膜反折以下者也叫直肠良性淋巴瘤。多数无蒂、单发，直径大多在 1cm 以下。大体上呈广基型圆形黏膜结节状，表面光滑呈白色或灰黄色，少数表面有浅溃疡。切面呈灰白色分叶状，有纤维间隔。患者常无自觉症状，偶见便血，亦有可能自行消退。多由于肠道炎症对直肠黏膜下丰富的淋巴组织刺激，引起淋巴滤泡增生并形成息肉突入肠腔。因此，其实质上是增生的、高度活跃的淋巴样组织。其细胞分化良好，表面覆盖正常的直肠黏膜上皮，主要分布于黏膜及黏膜下层，有时可以累及固有肌层。镜下为灶性淋巴组织增生，细胞为清一色的淋巴细胞，多为小淋巴细胞，无淋巴滤泡形成，也无其他炎细胞浸润，增生的淋巴组织边界清楚，但无包膜，亦无淋巴窦结构。病理类型上不属于错构瘤，目前多认为它是黏膜相关淋巴瘤的一种，属于低度恶性的非霍奇金淋巴瘤，有自行消退的可能，容易与恶性淋巴瘤区分。当息肉多发时称为良性淋巴样息肉病，需要与弥漫性恶性淋巴瘤性息肉和多发性腺瘤性息肉病鉴别。临床上可以按照低度恶性淋巴瘤处理。

（二）胃肠道增生性（化生性）息肉

胃肠道增生性（化生性）息肉（hyperplastic polyp，HP）：属于消化道非肿瘤性息肉，根据 WHO（2010）消化系统肿瘤分类，增生性息肉是最常见的锯齿状病变，占所有锯齿状息肉的 75% 以上。对正常结肠黏膜做大体检查，30%～50% 的成人可见增生性息肉。其好发于直肠或乙状结肠，经常位于黏膜皱襞和直肠横襞顶部，表现为黏膜赘生物，表面光滑，多呈广基，少数有蒂，直径多在 5mm 以下，个别直径可达几厘米或附有短蒂。组织学可见黏液分泌减少，上皮细胞增生、致密，排列的上皮失去了规则的柱状细胞和杯状细胞结构。一般无临床症状，多在肠镜体检时发现。

镜下观察可见腺体结构变长伴有腺腔内折，形成锯齿样外观。核分裂活性增加仅见于基底部，与正常黏膜相似，而与腺瘤性息肉和绒毛状腺瘤显著不同。另外，上皮细胞具有不明显的位于基底的细胞核，胞质丰富充满黏液。表面上皮下的基底膜增厚，这种改变在 HE 染色的切片上能容易看到。随着息肉体积增加，出现结构和分化的改变，伴有 CEA 分泌增加，血型抗原表达改变，涎黏蛋白分泌减少，并且局部出现腺瘤性改变，包括内翻和假浸润性生长。病理上还可再分为三种亚型：微泡型、富于杯状细胞型和黏蛋白缺失型。这些亚型在统计学和分子学上存在差异，且都具有拉长的隐窝及不同程度的锯齿样结构；隐窝平直，且增生区位于隐窝下 1/3。锯齿状结构出现很多腺腔；隐窝的基地很窄，被覆未分化细胞，夹杂神经内分泌细胞。其中微泡型最常见，杯状细胞型为黏蛋白缺少型，较罕见且研究较少。增生性息肉和锯齿状息肉显示相同的黏液表型，比如杯状细胞黏液 MUC2 分泌增多，肠型黏液 MUC4 和新表达的胃型黏液 MUC5AC 分泌减少。这提示两者表现出组织学发生的连续性。

正如病名所表述的那样，传统上认为增生性息肉是增生性而非肿瘤性病变。近年研究发现，它们似乎与结直肠癌具有统计学相关性，尤其是与以 DNA 微卫星不稳定性为特征的结直肠癌有关。Jass 等将增生性息肉分为两类：Ⅰ型体积较大，具有锯齿状腺瘤样息肉并伴有异型增生；Ⅱ型尽管数目较多，但体积小，并且甚少出现异型增生。而锯齿状病变除了增生性息肉（HP），还包括异常隐窝灶（ACF）/ 广基锯齿状腺瘤 / 息肉（SSA/P）和传统的锯齿状腺瘤（TSA）。它们泛指具有异质性的，其上皮腔隙具有锯齿状（星状）形态结构一组病变。虽然 TSA 具有典型的细胞学特点，但将增生性息肉从中区分主要依据结构标准。后几种病变具有更多能反映出肿瘤向癌转化的细胞学特征，它们有某些共同的组织学特征，但分子水平有显著差异，其癌变途径与腺瘤性息肉的“腺瘤 – 腺癌”序列不同，有可能是通过“增生性息肉 – 锯齿状腺瘤 – 腺癌”的顺序，因此被称为“锯齿状途径”。20%～30% 的结直肠癌的分子生物学通路是基因的过度甲基化，该通路所致的结直肠癌的癌前病变就是锯齿状息肉（serrated polyp）。增生性息肉伴异常增生这一病变过程与 *BRAF* 突变和 DNA 过度甲基化相关，在导致 *Hmlh1* 基因表达缺失时尤为明显。由于取材原因或标本埋面不理想等原因，目前已经认识到对锯齿状病变很难归类。这种情况下，可以使用“锯齿状息肉，未分类”诊断。也有研究认为在放大内镜和高清晰结肠镜白光及窄带成像（NBI）模式下，增生性息肉与锯齿状腺瘤在瘤体边界、隐窝开口、表面积云样结构。表面血管网等形态要素上有各自的特点可以区分鉴别。色素内镜检查有助于区分增生性息肉和腺瘤性息肉。增生性息肉在使用蓝胭脂红染色并用结肠镜放大后可以看到星形凹陷样结构。这一特征在鉴别腺瘤与非腺瘤性息肉的灵敏度为 93%，特异度为 95%。对于多发锯齿状息肉患者，称为锯齿状息肉病，WHO 将其定义为具有以下特征之一的病变：在结直肠任何部位发现锯齿状息肉超过 30 个，大小不限；脾区近端锯齿状息肉数目多于 10 个且有 2 个直径＞10mm，有 SPP 家族史，息肉大小数目不限。

增生性息肉在诊断上主要依靠结肠镜和病理检查，治疗手段与腺瘤性息肉类似。对于伴各种类型的锯齿状息肉，应注意以下几个问题。

1. 确保摘除处理的完整性，即确认异型增生组织无残留；

2. 病理报告有癌变时要结合肿瘤浸润深度标准追加手术，防止遗漏黏膜下层浸润性癌；

3. 应根据息肉大小、形态、数量、组织学类型、家族史等情况综合决定随访时间：①＜10mm、无蒂、无异型增生的锯齿状息肉患者应 5 年复查 1 次肠镜；②＞10mm 的无蒂锯齿状息肉、伴有异型增生的无蒂锯齿状息肉（无论直径大小），3 年内重复结肠镜检查；③传统锯齿状腺瘤（无论大小），3 年内重复结肠镜检查；④锯齿状息肉综合征患者应在 1 年后复查结肠镜，如果息肉减少可以适当延长间隔时间。

（三）错构瘤性息肉

错构瘤是指由正常组织构成的非肿瘤性增生，用于那些细胞排列异常但是结肠每层细胞增生不异常的肿瘤。这一定义提示肿瘤 / 息肉是由于在发育过程中出现错误而形成，它可以是正常组织的异构现象，由一种或几种组织过度生长；也可以是非肿瘤性局限性肿瘤样增生，包括以异常和紊乱方式排列的正常组织。这些息肉通常被认为是非肿瘤性的，在结直肠常见两种类型：幼年性息肉（juvenile polyp）和黑斑息肉病性息肉（Peutz-Jeghers polyp）。一些少见的包含错构瘤性质息肉的疾病还包括 Cowden 综合征，多激素瘤综合征、遗传学息肉综合征、Cronkhite-Canada 综合征、基底细胞母斑综合征，以及多发性神经纤维瘤等。

1. 幼年性息肉

以往称为潴留性息肉或先天性息肉，为大肠黏膜上皮的错构瘤。70% 为单发，30% 为多发，好发于 2—7 岁的儿童。国内发病率约占无症状儿童的 1%，是见于儿童的最常见的结肠息肉，但它并非先天性，约 1/3 的病例发生在成人。传统上将其描述位于直肠乙状结肠部位的单发息肉，多数发生在距肛缘 5cm 以内。近些年研究表明，许多病例不只有一个息肉，而且有很高比例的息肉发生在乙状结肠近侧。大体上息肉直径多在 0.5～1cm，大部分有蒂，呈球形或椭圆形，与腺瘤性息肉特有的乳头样表面相比，其表面光滑呈鲜红或深红色颗粒状，有时可见长蒂存在，甚至排便时从肛门脱出。组织学检查主要为水肿样炎性肉芽组织组成，被覆分化成熟的上皮，邻近腺体呈囊性扩张充满黏液，间质丰富纤维组织增生，其中可见大量淋巴细胞浸润；胞核小，位于上皮基底侧，胞质丰富，清晰透亮。根据囊腔扩大的程度，内衬上皮可呈高柱状、低柱状或扁平状。有些囊腔上皮可部分或完全脱落，形成黏液囊肿。囊腔内充满黏液及中性粒细胞。囊腔间有丰富间质，常伴有充血水肿和大量炎细胞浸润。有时可见淋巴滤泡形成。是一种良性自限性疾病，不同于肿瘤和结核等特异性炎症，恶变率极低。然而镜下偶尔可见重度非典型增生 / 原位癌病灶及遗传学改变（如 K-*ras* 突变）。临床以无痛性血便和息肉自肛门脱出为主要症状，便血为鲜红色，多不与粪便相混合，息肉可以自行脱落经肛门排出，有时伴有腹痛腹泻等症状。诊断主要依靠直肠指诊和肠镜，可见到圆球形或椭圆形，红色光滑带蒂肿物。治疗上可经肛门镜或结肠镜予以电灼切除，或者在直肠指诊时扪及息肉蒂部，将其套扎或结扎；对于息肉较小、便血量不大、位置较高且患儿不能配合者，可以密切随访观察，因为目前没有明确的证据表明独立的结直肠错构瘤会恶变，而且极有可能自行脱落。

幼年性息肉病综合征又称普遍性幼年性息肉病、错构瘤性胃肠道息肉病，是家族性癌综合征，常染色体显性遗传。特点是胃肠道内多发幼年性息肉，主要位于结直肠、胃和小肠也可发生。常具有叶状生长方式，较散发性息肉间质较少、扩张腺体更多、增生的小腺体（微管方式）更多。2/3 的患者发生在 20 岁前，诊断平均年龄为 18.5 岁。患者常表现为消化道出血、黑便、结肠息肉脱垂引起肠套叠的相关症状。需要明确的是，散发性幼年息肉罕见异型增生，但幼年性息肉病综合征患者发生结直肠癌风险增加。

2. Peutz-Jeghers 息肉

Peutz-Jeghers 息肉又称黑斑息肉，结直肠单发的错构瘤伴皮肤、黏膜的色素斑沉着，较为少见，系非肿瘤性错构瘤性息肉。最重要的特征是缺乏非典型性，腺体排列紊乱，具有几种细胞类型和来自黏膜肌层的平滑肌纤维。大体上息肉可以有蒂或无蒂，大小不一，表面光滑或呈分叶状。镜下可见分化良好的腺上皮，其组成成分及其细胞形态特点与周围黏膜类似，但组织结构上排列较紊乱，腺体常呈分支状或葡萄状，腺腔可轻度扩张，腺管排列较紧密，间质较少，炎症反应不明显，黏膜肌增生呈树枝状穿插于腺管间，是病理诊断的重要依据。少数息肉可出现假性浸润，腺管进入肠壁深层，甚至达浆膜层。

临床上大多数表现为多发性胃肠道错构瘤伴皮肤、黏膜的色素斑沉着，即 Peutz-Jeghers 综合征（PJS）。Peutz-Jeghers 综合征是常染色体显性遗传性癌综合征，其特点为黏膜皮肤色素沉积，胃肠道错构瘤性息肉病，小肠多发。PJS 患肠外肿瘤风险增高，包括卵巢、宫颈、睾丸、胰腺和乳腺肿瘤。具体临床表现及处理方式见下文。

3. Cowden 综合征

Cowden 综合征又称多发性错构瘤综合征，为常染色体显性遗传病，特征是出现多发性错构瘤，可累及 3 个胚层来源的器官。经典的 CS 相关性错构瘤为外毛根鞘瘤。受累的家族成员发生乳腺癌和甲状腺滤泡上皮来源癌的风险很高。该综合征由 *PTEN* 基因突变所致，部分未发生 *PTEN* 基因突变，而是具有 *SDHB* 或 *SDHD* 基因的胚系变异。临床表现还包括黏膜与皮肤的病变、非恶性病变的甲状腺异常、乳腺纤维囊性变、胃肠道错构瘤、早发性的子宫平滑肌瘤、大头畸形、智力低下及小脑发育不良性神经节细胞瘤。

（四）腺瘤性息肉

1. 腺瘤

腺瘤性息肉（adenomatous polyp）又称腺瘤（adenoma），起源于胃肠道上皮细胞、是结肠中最常见的肿瘤性息肉。它是大多数结直肠癌的先兆病变，某些特征与癌的同步或延时发生相关，因此也是临床工作的重点。其中体积较大（直径＞10mm）、具有更多广泛的绒毛状结构、伴高级别上皮内肿瘤 / 异型增生的腺瘤称为高级别腺瘤。直径＞20mm、具有更多的绒毛管状结构、结肠上段的绒毛状腺瘤、多发性腺瘤（＞5 个）或男性患者更容易发展成为高级别腺瘤或癌。

腺瘤规律的分布于整个大肠，40% 见于左半结肠，40% 见于右半结肠，20% 在直肠，发病率随年龄上升，有家族性倾向。大多数息肉没有临床症状，但可因扭转或血管阻塞造成出血或慢性失血；如果息肉进一步增大，可能会引起排便习惯改变或肠套叠，息肉较大及多发的情况下，可能会引起电解质紊乱、甚至顽固性腹泻。直肠腺瘤会造成便血、黏液便、里急后重或脱垂等症状。大体上腺瘤多为呈球形息肉状凸向肠腔，直径多<1cm，有蒂或无蒂广基状。少部分表面平坦或凹陷，依靠黏膜颜色变红、黏膜纹理的细微改变和特殊的内镜技术鉴别。腺瘤在形态学上分为有蒂和广基两种类型，按外观也可以分为隆起性腺瘤、扁平腺瘤、凹陷性腺瘤3种类型，平坦凹陷型腺瘤具有更高的恶变率。腺瘤的组织学定义指异型增生的上皮细胞，多具有管状结构，细胞核大深染、不同程度的核梭形、复层并缺乏极向。依据腺体结构的复杂程度、细胞核分层程度及核异型程度，可将异型增生分为低级别与高级别。高级别异型增生中可见局灶浸润，应诊断为高级别异型增生或黏膜内癌。部分腺瘤还可见Paneth细胞、神经内分泌细胞或鳞化细胞聚集。具有管状腺体结构的结肠腺瘤称为管状腺瘤；叶状或指状上皮被覆少量固有层者称为绒毛状结构；管状与绒毛状结构混合构成称为管状绒毛状腺瘤。

(1) 管状腺瘤（tubular adenoma）：为结肠上皮的良性肿瘤，以增生的腺体构成为主，直径<1cm，圆形或卵圆形，表面不规则，多数有蒂呈暗红色，约30%广基无蒂（图9-1）。切面呈灰色，中央有条索状间质。此外少数腺瘤呈扁平状略微凸起的斑块，也有呈平坦型或凹陷型。扁平和凹陷型腺瘤的发生率日益增高，尤其在高倍染色内镜条件下。镜下肿瘤由不同程度异型增生的黏液增生上皮，排列成致密的腺管构成，腺管间为固有膜间质所分割。固有膜及黏膜肌层常位于息肉范围内，腺上皮呈复层高柱状，核大深染，黏液分泌减少，胞质嗜碱性，有不典型增生（图9-2）。轻度异型者，胞核排列在上皮基底侧，随着异型性增加，胞核向上偏移，形成假复层结构。据统计其癌变率因肿瘤大小而异：74%的息肉在1cm以下，手术切除标本，癌变率1%，直径在>2cm癌变率达35%。

(2) 绒毛状腺瘤（villous adenoma），又称绒毛状乳头状瘤（villous papilloma）是一种独特的、相对少见的息肉类型，多数病例表现为老年人直肠或直肠乙状结肠单发性肿物（图9-3），有时伴有体液或电解质的丢失。肿瘤持续性生长可能环绕肠腔，质地柔软以致指诊时遗漏。它具有乳头状绒毛状突起，或呈菜花状突出于肠壁黏膜。通常有一个宽的基底附着于肠壁，不足10%的附有蒂，质脆，表面可伴有溃疡或糜烂面，与周围黏膜界限不清。肿瘤直径不等，可以单发，亦可多发。因此，如果一个具有明确蒂部息肉样病变的活检标本出现绒毛状区域，最可能的诊断是绒毛状腺管状息肉。镜下可见绒毛状结构呈指叶状或指状向黏膜表面垂直生长。绒毛中央为中心索，由纤维血管间质构成，表面不典型增生上皮被覆少量固有层（图9-4）。绒毛状突起呈分支状，形成一个细长乳头状花冠样肿物。黏蛋白类型和CEA反应性与腺瘤性息肉相似。对于乳头状腺瘤的质硬部位都要进行活检，因为相当比例的绒

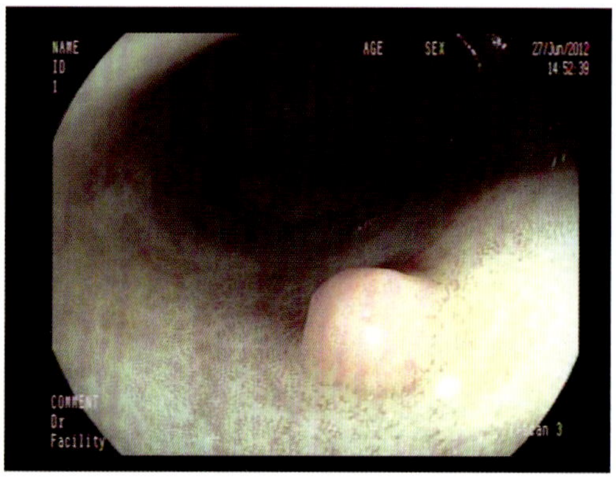

▲ 图9-1　管状腺瘤内镜下表现

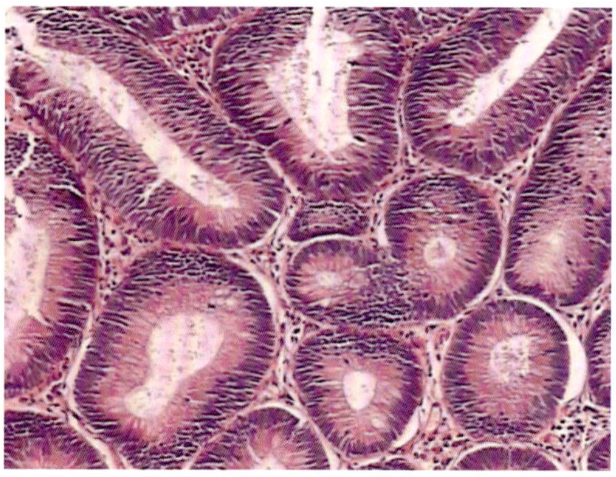

▲ 图9-2　管状腺瘤显微结构

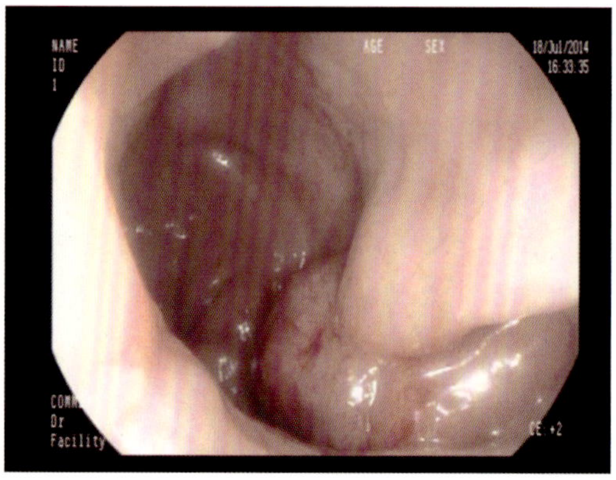

▲ 图9-3　绒毛状腺瘤内镜下表现

毛状腺瘤会发生恶变，直肠指诊可以发现癌的区域比周围的腺瘤质地变硬。其早期癌变的依据，除了重度不典型增生，更重要的是癌变区域是否浸润息肉蒂部。有研究表明：绒毛状腺瘤的切除标本中，伴有浸润性癌的占 30%。息肉体积大，数量多者癌变率越高，未发现癌变时选择局部切除，个别情况下瘤体巨大可以行腹会阴联合切除。

(3) 管状绒毛状腺瘤（tube-villous adenoma）定义为管状与绒毛状结构相混合，两种结构所占比例不等，多在 25%～75%，故又称混合性腺瘤。大体形态上与管状腺瘤或绒毛状腺瘤相似，可以带蒂或广基，表面光滑或不规则，略呈绒毛状结构，其癌变率也介于两者之间。

总体来说，结直肠息肉癌变危险性从高到低依次是腺瘤、锯齿状息肉、增生性息肉，而错构瘤和炎性息肉一般不癌变。其中腺瘤的恶变发生率也与组织学类型密切相关。伴有轻度不典型增生的腺瘤样息肉，其癌变率分别为：管状腺瘤（13.9%），绒毛状腺瘤（36.2%）；伴有重度不典型增生的有：管状腺瘤（27%）、管状绒毛状腺瘤（34%）、绒毛状腺瘤（50%）。不同部位的大肠肿瘤性息肉发生率不同：Shinya 等报道的 3725 例腺瘤中，发生在右半结肠占 11%，横结肠 12%，降结肠 24%，乙状结肠 48%，直肠 5%。我国的数据，尤其在直肠息肉的发病率上和国外差异较大，这也从侧面反映出我国直肠癌发病率较高的特点。一般认为，肠道息肉数目多于 100 个的称为肠道息肉病。少于 100 个则诊断为多发性腺瘤 / 息肉。以家族性腺瘤性息肉病为例，其特征为多发性，发生部位不仅在结直肠，也可以同时在消化道其他部位，还可伴有其他系统肿瘤，有遗传因素。内镜诊断、治疗方法选择和决定随访间期时应充分重视这类腺瘤。

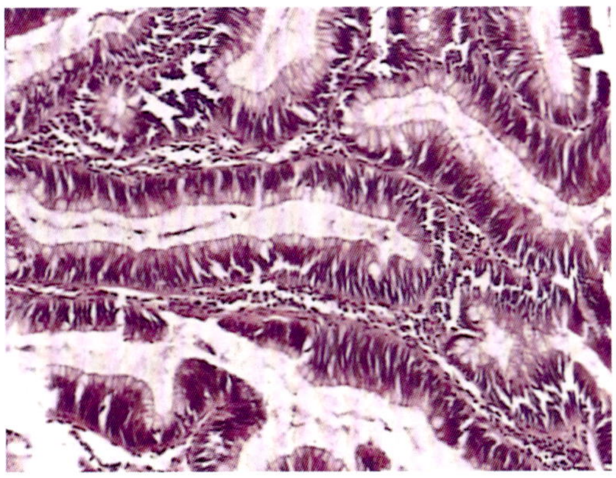

▲ 图 9-4　绒毛状腺瘤显微结构

2. 结直肠息肉与癌变的关系及处理

结直肠息肉与癌变在肿瘤病理学中，结直肠上皮性息肉的癌前性质是有争议的，也确实是一个复杂的话题，通过现有的相对完整的资料，我们总结出一些公认的原则来规范这一方向的研究。①孤立性增生性息肉：代表绝大多数结肠上皮性息肉、错构瘤性息肉几乎不发生恶变。②任何类型的息肉病综合征：发生大肠癌的危险性均有增加。在家族性息肉病和 Gardner 综合征中，癌的发生率极高；在 Peutz-Jeghers 综合征、幼年性息肉病和增生性息肉病中的发生率较低，但在不断增加。其原因与任何一种息肉病综合征的某些息肉可能伴有腺瘤性改变有关。③绒毛状腺瘤：可以恶变，且比例较高。④腺瘤：a. 可以恶变，扁平腺瘤或绒毛状腺瘤均可伴有局灶性癌发生。b. 虽然腺瘤具有癌变的可能性，但并非所有的腺瘤都会恶变，至少在个体正常生存期间如此。腺瘤越大、绒毛状结构越明显，含有局灶性癌的可能性越大。c. 其与结直肠癌之间具有对应关系。流行病学研究明确提示：腺瘤是结直肠癌高危险性的指标；腺瘤发生率高的群体，癌发生率也高，反之亦然。病理学研究也证实：在切除的大肠癌标本中腺瘤发生率高于无癌的大肠，而腺瘤非典型性最严重的区域与腺癌具有极其相似的形态学、组织化学、免疫组化、流失细胞学、核形态测量及超微结构特征。⑤息肉恶变：在化学诱导的动物结直肠肿瘤中已经证实“腺瘤 – 癌序列”（adenoma-carcinoma sequence），并且已经成为上皮组织恶变过程的经典模式。在伴有轻度非典型性的腺瘤发展为中度、重度非典型性增生（原位癌）及浸润性癌和转移癌的形态学进展的过程中可能伴有一系列分子改变，包括癌基因突变激活和抑癌基因的失活等。

肠镜下摘除或烧灼息肉是目前最常用和最简便易行的治疗手段。除非有明确的禁忌或技术条件所限，对任何单发的息肉样病变都应切除。对异型增生明显的息肉应注意以下几个问题：①确保摘除的完整性，即确认异型增生组织无残留，组织学上看到摘除标本的异型增生组织以外，尤其是基底部有正常组织；②要综合考虑本地区具体的医疗条件和患者的依从性，术前做好知情同意工作，一旦病理报告有癌变者要追加根治手术；③对摘除的标本病理检查要有规范的操作方法和判断癌浸润深度的标准，以防止遗漏黏膜下层浸润癌；④即使息肉被完整切除，明显异型增生者1～3年内仍有30%的复发率。应根据息肉的大小、形态、数量、组织类型、家族史、全身症状等情况综合判断，决定随访时间和次数。

3. 筛查建议及化学预防

结直肠镜是目前最精确的息肉测试手段，尤其与气钡双重造影相比较。CT结肠成像或“虚拟结肠镜”也已经成为可能的筛选方式。更新的筛选方法，如色素内镜或染料喷内镜，窄带成像技术、放大内镜和胶囊内镜被大多数团队视为辅助检测/监测手段。美国癌症协会和结直肠癌协会在2008年提出了息肉切除术和结直肠癌切除术的结肠镜随访监测指南。增生性息肉患者具有平均风险，推荐每10年进行1次结肠镜检查。超过1cm的腺瘤性息肉要在切除后3年重复1次；具有绒毛状结构的腺瘤或高级别上皮内瘤变的患者推荐在3年内进行结肠镜监控；具有＜3个的小腺瘤患者每5～10年调查1次。患有结直肠癌患者（＜60岁）或腺瘤性息肉的一级亲属在40岁开始进行结直肠癌筛查，或者是亲属受累年龄前10年，每5年重复1次。

化学预防：现有的化学预防手段均相当于针对结直肠癌的一级预防；而对结直肠息肉来说却是二级预防，即预防其复发，因为尚未见预防息肉初发的临床研究。有报道认为阿司匹林等非甾体抗炎药（NSAID）和环氧合酶（COX-2）抑制药可以不同程度地减少腺瘤性息肉的复发，降低散发或家族性结直肠癌的发生率，但应考虑到胃肠道和心血管系统的不良反应。对于预防腺瘤性息肉的复发，叶酸及纤维素饮食和短链脂肪酸的作用目前尚无定论，也有报道认为钙剂和维生素D联合应用可减少结直肠腺瘤的复发。

二、息肉病和息肉综合征

（一）家族性腺瘤性息肉病

1. 流行病学

家族性腺瘤性息肉病（FAP）是一种常染色体显性遗传病，FAP的发生率约为出生人口的1/10 000，FAP如不予手术治疗100%发生癌变，无一例外地将死于大肠癌，子女遗传比约为50%，亦有15%～20%的患者无家族史。FAP患者在15岁以前发生癌变的概率为0.2%，16—20岁前为1.3%，通常癌变的平均年龄为40—50岁。

2. 病因学

FAP与*APC*（adenomatous polyposis coli）基因突变密切相关。*APC*基因位于5q21上，有15个外显子并编码一个长8.5kb的开放读码框。它的主要功能之一是识别并结合β-catenine，通过β-catenine下调与结直肠癌有关的Wing less/Wnt信号通路，或者通过影响β-catenine下调途径，影响β-catenine下游基因TCF作用因子的作用。*APC*基因的突变部位与息肉数目有关：＞5000个息肉的突变（主要为移码突变）大多位于1255～1467位氨基酸之间，1000～2000枚息肉之间的患者*APC*基因突变（主要为错义和移码突变）位于蛋白的5′端。*APC*基因突变位置还与有无CHRPE有关：位于第9位外显子前的突变常不伴有CHRPE，位于其后者则有CHRPE。1250～1454密码子之间突变，特别是1309突变为严重型FAP。

*MUTYH*基因突变也可导致较轻的腺瘤性息肉病（MAP），属于隐性遗传。2002年发现，有缺陷的碱基切割修复基因（*BER*）在遗传性大肠癌有作用，BER 2个对等基因胚系突变可导致隐性遗传多发性大肠腺瘤及癌。随后研究发现MUTYH 2个对等基因突变在10～100枚腺瘤患者中占26%～29%，在100～1000枚息肉患者中占7%～29%，＜10枚息肉及仅有大肠癌的患者中则罕见。MAP的特点为息肉数目较典型的FAP少，肠外病变少见，只有通过遗传分析才能识别。研究表明*MUTYH*基因变异会增加APC基因变异频率。

3. 病理特点

FAP的共同特征是大肠黏膜上广泛分布大量小型腺瘤，成群密集或成串排列，其数目往往可多达数百个乃至数千个（图9-5和图9-6）。一般多于100枚，但少于100枚，有家族史也可确诊。腺瘤数量分布从多至少依次为右结肠、左结肠、横结肠、乙状结肠、直肠；而密度分布高低依次是左结肠、右结肠、乙状结肠、横结肠、直肠。息肉的数量随着年龄增大而增多，开始生长的平均年龄是15岁，在患者青少年期整个大肠有成百上千的腺瘤性息肉，直径一般＜1cm，息肉多数是宽基底，＞2cm的息肉通常有蒂。组织学类型包括管状腺瘤、管状绒毛状腺瘤或绒毛状腺瘤、混合腺瘤，以管状腺瘤最多见，呈绒毛状腺瘤结构的十分少见。约8%的患者大肠内息

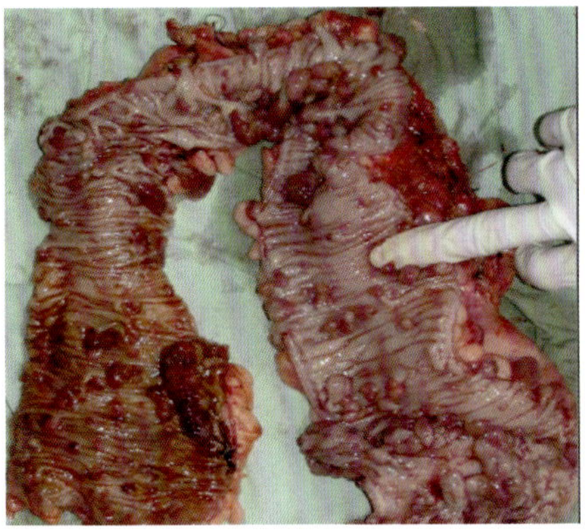

▲ 图 9-5 标本肉眼观

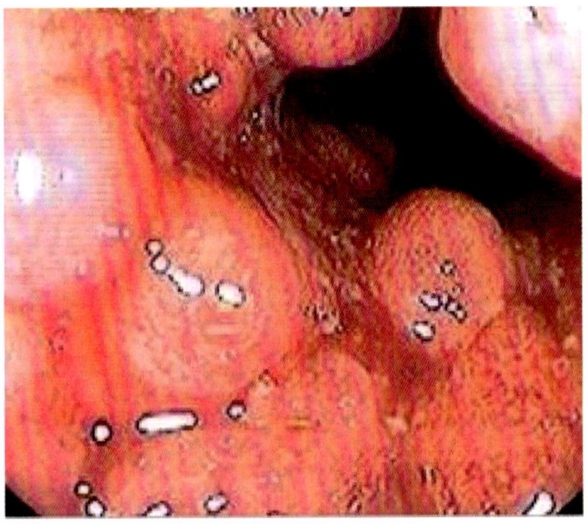

▲ 图 9-6 肠镜所见

肉不到 100 枚，且发病年龄较晚，称为减弱型 FAP（attenuated FAP，aFAP）。aFAP 的主要特征是结直肠腺瘤数<100 枚且直肠腺瘤稀少，腺瘤、肠道症状和结直肠癌（colorectal cancer，CRC）出现晚，所有受累患者早期似乎不发展为 CRC 且死于 CRC 的年龄晚，比率低。结肠外特征少见，但胃和十二指肠腺瘤常见。

本病的另一个重要特征是具有很高的大肠癌并发率。FAP 发生癌变年龄比普通的结肠直肠癌早。若 FAP 未予治疗，几乎每一病例都将发生一个或几个大肠癌变。息肉越大并且越呈绒毛状，发生局灶性癌的可能性越大。>1cm 的腺瘤癌变机会明显增大。

4. 临床表现

(1) 肠道症状：典型的 FAP 患者在少年期大肠内出现成百上千的腺瘤性息肉，主要症状是便血，为鲜红或暗红色，可附于大便表面或掺杂其中、腹泻、黏液性便、稀便次数增多、排便不净感，可伴或不伴腹痛、贫血等。少数患者发生肠梗阻、穿孔、恶病质等并发症。

(2) 肠外症状

① Gardner 综合征：1/4～1/3 患者有肠外表现。家族性腺瘤性息肉病合并多发性骨瘤、皮肤软组织瘤、纤维瘤和牙齿发育异常等大肠外病变者称为 Gardner 综合征。

骨瘤最常发生于下颌角的颅骨、长骨等骨组织，某些家族性腺瘤性息肉病家族还可出现多余牙。

纤维瘤虽呈良性过程，边界清楚，好发于腹壁、筋膜，患者常可发生明显的临床症状，多为对腹部脏器或血管压迫所引起的临床表现，且具有较高的发生率和死亡率。10%～15% 的 FAP 患者可发生韧带瘤，界限不清，呈浸润性生长，切除不彻底易复发。大多数硬纤维瘤在手术后发生，因此外科创伤是主要的诱发因素；男女患者中的发病率是 1∶3，哺乳期、妊娠过程中及口服避孕药女性患者的硬纤维瘤发病率较高，有学者认为性激素（特别是雌激素）也是诱发因素。骨瘤和软组织瘤可先于肠息肉而发生，因此，当见到该类病变时，应考虑其系家族性腺瘤性息肉病肠外表现的可能性。

表皮囊肿是皮下病变，主要位于四肢末端、头皮及面部，通常在青少年期生长。

胃、十二指肠息肉：FAP 可能会伴发两种类型胃息肉，腺瘤性和基底腺瘤。后者的发生率约 50%，位于胃体或胃底，散发于胃窦部。基底腺息肉在病程中会不断增加，病理特征是腺体的扩张及囊性变，即使有异常增生也不会癌变。腺瘤性息肉的发生率约 6%，弥漫整个胃黏膜，与基底腺息肉不同的是胃腺瘤是癌前病变。

小肠的腺瘤主要呈集簇生长在十二指肠乳头周围，息肉通常是多发性，无蒂且主要位于降部，乳头部可有较大的腺瘤生长。FAP 患者中 50%～90% 可发生十二指肠腺瘤，其癌变的进展很慢，但最终发展成十二指肠癌或壶腹部癌，其发病率比正常人群高 100 倍。

视网膜病变：有部分 FAP 患者有特征性的色素沉着性眼底病变，称为先天性视网膜色素上皮细胞肥大，是一种散在的、圆形或椭圆形约有 1/10 个视盘大小的黑色素沉着，临床上可以通过眼底镜检查发现病变。病变主要是视网膜色素上皮的增生并伴有黑色素颗粒沉着的肥大细胞呈簇生长而来，用来鉴别 FAP 家族中尚无临床表现的致病基因携带者。

其他如甲状腺癌、肝母细胞瘤、肾上腺瘤或肾上腺癌等的合并发生也可见文献报道。

② Turcot 综合征：当结肠腺瘤性息肉病与中枢神经系统原发性恶性肿瘤同时存在时，则称为 Turcot 综合征，但中枢神经系统肿瘤中脑膜瘤和恶性淋巴瘤除外。因此，对于合并有中枢神经系统恶性肿瘤的家族性腺瘤性息肉病恶变患者，不应盲目诊断为结肠癌脑转移，而应考虑到两种恶性肿瘤同时发生的可能性，从而尽量避免漏诊 Turcot 综合征。Turcot 综合征的临床症状通常在 20 多岁时出现，由中枢神经系统肿瘤引起的头痛、晨吐、复视，以及由结肠息肉引起的腹泻、便血等，均可成为首发症状。由于此类患者预后较差，故对症状未完全出现患者的监测非常重要，应尽早明确诊断，采取有效的治疗措施。

5. 诊断及监测

(1) FAP 的诊断标准：结肠腺瘤性息肉超过 100 个，对于腺瘤少于 100 个的患者，可结合家族史和视网膜色素上皮增生等结肠外病变进行诊断。

(2) aFAP 的诊断标准：① 30 岁以后出现息肉，家族中至少有 2 人发病，腺瘤 10～99 个；② 30 岁以上发病，有 10～99 个息肉，一级亲属中有人患大肠癌，并有少数息肉。以上家族中均不能有 30 岁以前发病、息肉数目多于 100 个者。典型的 FAP 患者 70% 以上能检测到 APC 基因突变。有家族史的家庭成员应进行遗传咨询和突变分析，或者从少年期开始行肠镜检查。

(3) 诊断方法：结肠镜是临床上最主要的诊断方法，是 FAP 必不可少的检查，可用以明确病变的部位、范围，更重要的是可取活组织检查明确诊断，从而与炎性息肉、增生性息肉、错构瘤性息肉鉴别。钡灌肠可用于了解范围和部位。B 超、CT 和 MRI 可用于了解癌变的范围、侵袭和转移情况，还可发现硬纤维瘤的部位和范围。胃十二指肠镜应作为常规检查。眼底检查视网膜色素上皮肥大也可作为一项辅助诊断方法。

(4) 肠道监测

① 大肠检测：文献表明，有症状的 FAP 患者中大肠癌的发生率为 50%～70%，家系登记后而通过定期监测发现的 FAP 患者中大肠癌的发生率仅为 3%～10%。由此可见，定期监测的重要性。至少有 3 个报告提示进行 FAP 家系登记及监测，可以降低大肠癌相关病死率。FAP 患者在 15 岁以前发生癌变的概率很低（0.2%），16—20 岁前也仅为 1.3%。应注意患者的症状，有稀便、便频、黏液血便、腹痛或背痛。任何年龄的有症状者都应开始进行监测。已知突变的家族成员应监测终身，未检测出突变者可每 2 年做肠镜 1 次，40 岁以后可每 3～5 年检查 1 次，监测到 45 岁如仍无息肉，再发生的可能性极小。由于直肠几乎全部受累，初检时可用乙状结肠镜，如发现息肉再行全结肠镜检。一般从发现息肉到癌变的时间需 15～20 年，首次未发现息肉可间隔 2 年检测，如发现息肉则每年检测 1 次，直至决定进行预防性大肠切除为止。aFAP 出现肠癌的年龄平均为 54 岁，较典型 FAP 患者晚 10～15 年。因此，对 aFAP 的监测可以延迟到 18—20 岁开始。由于其息肉较多见于右半结肠应行全结肠镜检。息肉的肠镜监测应根据息肉多少而定，如息肉多且＞5mm 应半年至 1 年检查 1 次。

② 十二指肠监测：用侧视镜以便观察腺瘤高发部位的十二指肠乳头部。用 Spigelman 分类评估十二指肠息肉，0～Ⅰ期每 5 年 1 次，Ⅱ期每 3 年 1 次，Ⅲ期每 1～2 年 1 次，Ⅳ期考虑手术。

6. 治疗

(1) 手术治疗：可采用传统开腹手术，但目前微创手术治疗已成为主流的手术方式，如腹腔镜下的手术治疗。关于手术时机，一般认为如有大量＞5mm 的息肉，或者活检证明有重度不典型增生时应及时手术，通常以 15—25 岁为宜。

① 全结直肠切除、永久性回肠造口术：此术式被认为是治疗本病最早、最经典、最彻底的手术方式。因去除了发病的病理基础，无残留结直肠黏膜、息肉复发及癌变之虑。但回肠腹壁造口与结肠腹壁造口不同，回肠造口粪便不易成形，腐蚀性强，可使造口周围皮肤糜烂感染。且腹部造口丧失排便控制能力，排便次数多，患者生活质量差，患者及其家属很难接受。仅适用于直肠息肉较多、病变严重，直肠下段有癌变确实无法保肛或已有癌变者及回肠系膜短无法拖至盆腔吻合者。故此术式为治疗 FAP 手术的最后选择。

② 全结肠切除、回直肠吻合术：此手术简单安全，避免腹壁造口，保留了肛管和直肠，肛门排便控便功能完整，易为患者接受。但残留直肠易癌变。保留直肠，要求术中术后将直肠息肉全部处理，定期随访，发现息肉及时处理。因此，此手术的缺点

是术后仍有便血，贫血不易纠正，需反复多次复查治疗，增加患者的经济负担，特别是保留直肠段即使无息肉存在，直肠黏膜也存在癌变隐患，患者需终身承受恐癌的压力。此术式适用于直肠息肉较少，随访方便者。

③ 全大肠切除回肠造袋肛门吻合术：此术式切除了全结直肠黏膜，无直肠癌变危险，保留了肛管，保证了一定的排便控便功能，更避免了腹壁造口之苦。但手术较复杂，技术要求较高，容易出现一些并发症，特别是吻合口瘘、盆腔感染等，为此可做二期手术，先暂时性行回肠造口，几周或几个月后行造口关闭。该术式术后排便功能不太理想，为此许多学者对回肠储袋做了一些设计改良，如J型、S型、W型、倒置双环型、三环型贮袋等。直肠内息肉多15～20个或更多者宜选择。对有韧带瘤家族史、基因检测1444以远突变的发生韧带瘤的高危患者宜采用。

总之，术式选择应综合考虑患者年龄、直肠内息肉多少、是否需要生育、发生韧带瘤的危险性以及基因分析突变位点的信息。术前应将本病的自然病程，各种术式的利弊与患者及其家属进行讲解和讨论。

(2) 特殊治疗

① 韧带瘤：目前主张口服舒林酸（Sulindac）300mg /d，同时口服三苯氧胺40～120mg /d（或福瑞米芬180mg /d）。如无效再采用化疗（DOX+ DT IC或MTX + VLB）或放疗。韧带瘤的手术治疗仍有争论，有学者认为腹壁的韧带瘤可手术广泛切除，缺损处用网片转移组织瓣修复；也有学者认为，多数巨大韧带瘤难以手术切除，且复发率高，宜药物治疗。腹腔韧带瘤累及系膜主要血管，手术难以根治，切除肿瘤可导致大出血或短肠综合征。手术还可刺激肿瘤生长。

② 十二指肠腺瘤的处理：无随机研究报道，总的癌变机会为5%左右，但Spigelman Ⅲ期、Ⅳ期腺瘤癌变率可达7%～36%，应密切监测并及时处理，可行内镜治疗和手术治疗。内镜治疗包括电凝套切、热灼除、激光凝固、光动力治疗。这些处理方法的并发症如肠穿孔、出血和胰腺炎等都较高（达17%），且复发率可高达50%以上，应予注意。如腺瘤数目较少，属Ⅰ期、Ⅱ期可以观察，数目多且属Ⅲ期以上可将较大（＞1cm）或合并重度不典型增生者电切。广基腺瘤可在基底部注射生理盐水后切除。手术方式的选择应根据具体情况，可采用十二指肠切开切除息肉、保留胰腺的十二指肠切除。胰十二指肠切除并发症发生率较高，只宜用于有恶变时。指南指出，虽然局部切除的复发率高，但可以重复施行，从而避免对40岁以前的年轻人过早施行胰腺十二指肠切除术。

③ 药物治疗息肉：长期服用舒林酸可使息肉数目减少50%以上，但不能预防息肉的生成。此外，长期应用也有胃溃疡出血、穿孔的危险，应同时口服H_2受体或质子泵抑制药预防。口服COX-2抑制药塞莱昔布（西乐葆）可减少息肉数目28%，也可使十二指肠内息肉减少。但塞莱昔布的长期大剂量使用有发生心血管事件的危险。非甾体抗炎药（NSAID）目前主要用于推迟FAP患者预防性手术时间，以及作为IRA术后减少直肠内息肉及腹腔韧带瘤的辅助治疗。必须注意，目前尚未证明NSAID能够预防肠癌的发生，且仅能用于无心血管危险因素的患者。对使用NSAID的FAP患者，即使息肉有所减少，仍不能放松对肠癌的警惕。

7. 展望

家系登记及家庭成员监测可显著降低FAP肠癌的发生率及相关病死率。目前FAP患者的预后与肠外病变，特别是与十二指肠癌和韧带瘤相关。今后应着力于改善对这类肿瘤的治疗效果。在SpigelmanⅣ期十二指肠腺瘤中，各家报告的恶变概率也存在很大差异，如何找出其他可靠预测癌变的危险因素，以有助于对高危患者行十二指肠切除手术方式的选择；对低危患者行局部治疗，也是今后的努力方向。

（二）Peutz-Jeghers综合征

Peutz-Jeghers综合征（PJS），又称家族性黏膜皮肤色素沉着胃肠道息肉病，简称黑斑息肉综合征。本征有三大特征：①黏膜、皮肤特定部位色素斑；②胃肠道多发性息肉；③遗传性。以往认为本病罕见，近年来临床报道病例较多。本病可发生于任何年龄，多见于儿童和青少年，男女发病大致相同。

1. 病因

PJS是属于家族遗传性疾病。其遗传方式是常染色体显性遗传，由单一多效基因所传递。患者的染色体分纯合子和杂合子，由于基因的突变，两者都可能发病。纯合子的出现率很低，而往往易致死胎或夭亡。在临床上所见的患者中以杂合子居多。在双亲中的一方正常，另一方为杂合子，其子女中约有 1/2 可能发病。患者的健康子女如果不是近亲婚配，不会有致病基因传给后代而发病。PJS 的患者约有 50% 无明显家族史，可能是由于新的基因突变导致，但其后代仍有发病的可能。目前还不能通过遗传标志预测本病患者子女中谁可能发病，这有待进一步研究。

2. 病理

PJS 的主要病理改变为黏膜、皮肤色素斑和胃肠道息肉。黏膜、皮肤色素斑为真皮基底内黑色素细胞数量增加黑色素沉着所形成（图 9–7）。本病的息肉为错构瘤性，非肿瘤性息肉。息肉的表面是正常肠或胃上皮细胞所构成的腺管。

本病的癌变问题文献讨论颇多，大多数作者认为错构瘤癌变机会少，即便有恶变，也须严格区分是息肉恶变还是合并与息肉无关的肠管原发性癌症。有人发现癌多发生于有错构瘤及腺瘤同时存在的病例，因此认为癌变很可能是由腺瘤演变而来，不一定来自本病的息肉。有些在癌性溃疡的边缘也密布着息肉，但终究是伴发还是癌变尚难定论。一般认为本病息肉即使发生癌变，其恶性程度也较低。病变局限，转移也不多见。癌变多发部位，作者的报道不一致。

3. 症状体征

本病临床变现不一，个体差异很大。病情轻者可无自觉症状，严重者可出现腹痛、腹泻、黏液便、便血、便秘、呕血等消化道症状。除以上症状外，本征尚有色素沉着、胃肠道息肉两大特征性表现。

(1) 色素沉着

①部位：色素斑主要发生于面部、口唇周围、颊黏膜、指趾及手掌足底部皮肤等处（图 9–8）；②色泽：多数患者发生于上下唇和颊黏膜的色素斑为黑色，其余部位多为棕色或黑褐色；③出现时间：可出现于任何年龄，斑点多在婴幼儿时发生，至青春期明显，部分患者在 30 岁后可逐渐减退或消失；④与息肉关系：绝大多数病例为两者同时存在，仅约 5% 的患者仅有胃肠道多发性息肉或色素沉着。两者在出现顺序上，临床多为先有色素斑点，然后才发生息肉，但色素斑的数目和深浅与息肉的数目无相关性；⑤色素斑的特征：其外形圆形、椭圆形、梭形等多种形态，一般界限清楚，以口唇及颊黏膜最明显，下唇尤为突出。色素斑常紧密相连，不高出于皮肤及黏膜表面。

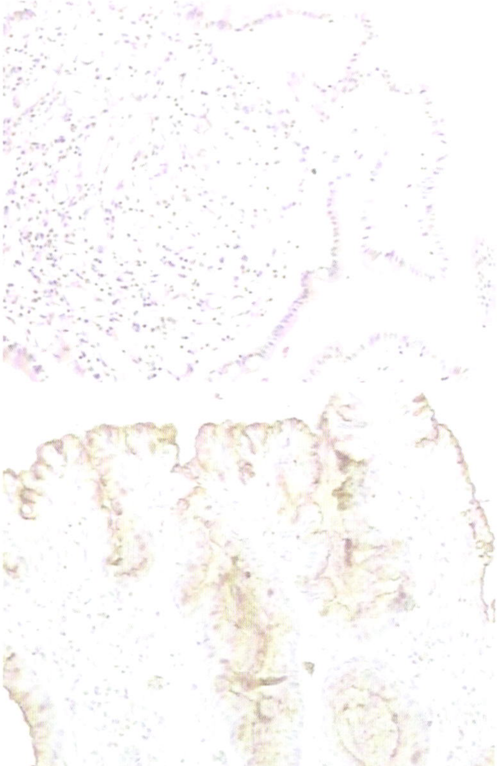

▲ 图 9–7 **Peutz-Jeghers** 综合征的病理表现

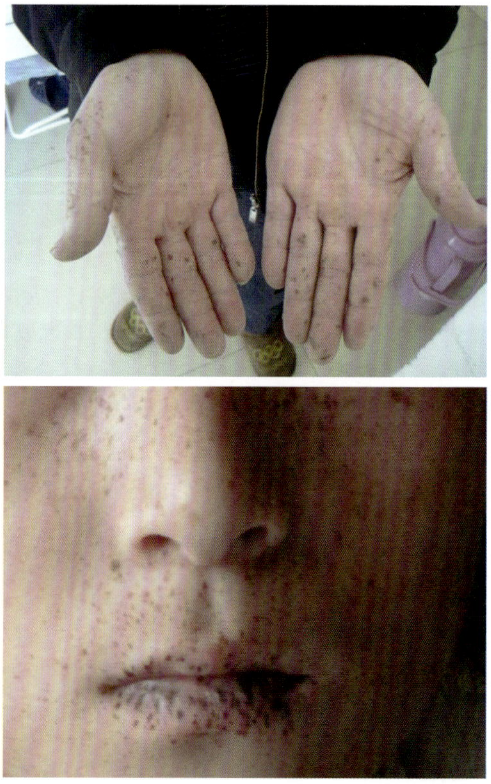

▲ 图 9–8 **Peutz-Jeghers** 综合征，色素沉着表现

(2) 胃肠道息肉：常呈多发性，息肉可发生在整个胃肠道，以小肠多见，在胃、大肠、阑尾腔也有生长（图 9-9）。这些息肉大小不定，小者仅为针头般大小的隆起，大者直径可达 10cm，多为 0.2～0.5cm，表面光滑，质硬，蒂的长短、粗细不一，也可无蒂。较大息肉可呈菜花样。

此外，胃肠道息肉所引起的长期腹泻和便血可导致贫血；当息肉发展成大型息肉时，可发生肠梗阻；也可因息肉过多或息肉牵拉引起肠套叠，有时还可并发直肠脱垂。肠套叠大多数可自行复位，如不能及时复位，延误较久可引起肠坏死。

4. 检查

(1) 视诊：应检查口唇、口腔黏膜，手掌、足底、指趾、肛门周围等部位，观察有无色素斑。

(2) 直肠指诊：在示指可及的直肠范围内检查有无息肉。

(3) X 线检查：因为本征的息肉可散在地分布于整个消化道，所以，对发现皮肤黏膜有色素斑的可疑患者，必须做胃肠钡餐造影和钡餐肠双重对比造影，以了解是否有息肉存在。但应说明，如未发现息肉并不能排除本征的存在，其理由是：①息肉的出现多晚于色素斑点；②一些较小的息肉或基底宽且低平的息肉不易直接观察到。所以还须应用内镜检查加以证实。

(4) 内镜检查：包括胃镜、直肠镜、乙状结肠镜和纤维结肠镜检查，如发现息肉和可疑组织应取活组织检查。

(5) 超声波检查：怀疑并发肠套叠和肠梗阻者可作腹部超声波检查。

(6) 组织学检查：本病所发生的肠息肉在镜下多数显示为正常细胞的排列畸形或错构瘤的结构。黏膜肌有带有上皮成分的树枝样畸形，在息肉内有平滑肌纤维，上皮细胞虽然有异常排列，但亦为分化正常的杯状细胞而无增生。

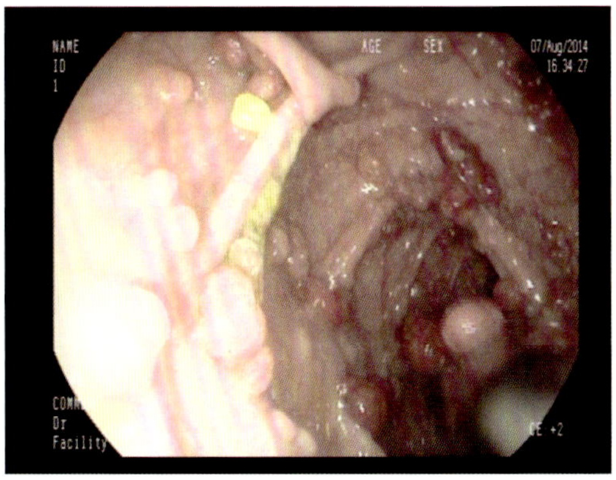

▲ 图 9-9　多发性胃肠道息肉

5. 诊断

如发现口唇、口腔黏膜等部位的色素斑，结合 X 线及内镜检查发现有消化道息肉存在并经组织学证实为错构瘤，即可确诊。然而，近年来因不典型患者报道有所增加，故在直肠中发现腺瘤性息肉或绒毛状息肉亦不能排除本病。

大多数患者都有家族史，但必须强调指出，并不是所有患者都有家族史。故有人将具有色素斑、胃肠道多发性息肉及家族遗传这 3 大特征者称为完全性 PJS，仅有黑斑及家族史或仅有黑斑及息肉而无家族史者称为不完全性 PJS。

6. 治疗

本病的治疗，主要是对胃肠道息肉和其并发症的治疗。若患者感到黑斑有碍美容，且要求治疗时，也可对黑斑治疗。

(1) 胃肠道息肉的治疗：①对息肉较小无症状者，以内科保守治疗为主，并定期随访，每隔 1～2 年做纤维结肠镜检查 1 次，但应告知患者，胃肠息肉随时有并发出血及肠套叠、肠梗阻的可能，一旦发作，应及时诊治。②有蒂息肉在 1cm 左右者，可经内镜行电凝切除，一次可摘除多个息肉。③息肉较大（2cm 以上）且有症状者应尽早手术，可行肠切开单纯息肉摘除术，以免发生肠套叠梗阻。④并发肠套叠、肠梗阻者，应行急诊手术，具体术式应根据当时情况而定。⑤结肠、直肠内息肉较大且密集丛生无法逐个摘除者，可行全结肠切除术，保留部分直肠，行回肠直肠吻合，保存良好的肛门功能，直肠残留息肉，可经内镜做电凝或冷冻切除。

本病的手术适应证是：①并发肠套叠者；②癌变或梗阻者；③有腹痛、贫血者；④息肉＞2cm 者；⑤位于胃、十二指肠、结肠、直肠等易发生癌变的部位者。常采用以下三种方法清除肠道息肉。

① 择期剖腹术＋小肠切开，纤维结肠镜经小肠切口插入用 PSD 清除息肉。

② 剖腹术结合纤维结肠镜清除回肠及结肠息肉。该法的优点是，进境速度较快，不污染手术野，对回肠息肉的清除较彻底、安全。缺点是内镜进入空肠较困难，故空肠息肉不宜用此法。

③ 经纤维结肠镜圈套摘除清除大肠息肉：此法

无须在术中进行，是对大肠息肉治疗的一大改进。但应注意摘除息肉前应抽换肠腔内气体 3～4 次，吸尽粪水。有蒂大息肉行分叶切除，注意每次圈套不宜＞2.0cm，以防圈套丝陷入切割的组织内进退不能。无蒂息肉＞2.0cm 多主张手术切除。门诊患者经纤维结肠镜摘除息肉后留观 3～7 天。一般认为，一次圈套摘除息肉不应超过 8 枚，但对于无高血压、心血管疾病的中青年患者，可以适当增加摘除息肉的枚数。

(2) 黑斑的治疗：对皮肤、黏膜黑斑目前尚无特效治疗方法，一般也无须治疗，如年轻患者有碍美容，可外用“立得”消斑灵，每日早晚各 1 次外涂，涂后轻轻按摩，有一定效果。或由整容科进行治疗。

（三）错构瘤性息肉

幼年性息肉及息肉病

幼年性息肉是由腺体的局部扩张和丰富的间质形成。临床症状以结直肠出血为最多见，好发年龄为 2—8 岁，20 岁以上患者约占 20%。有人将 20 岁以上的病例称为青年型息肉。在中国人民解放军联勤保障部队第九八九医院的病例中共检出 514 例，占全部息肉患者的 24.4%，男女之比为 1.6∶1，年龄＜6 岁者占 26.8%，25—30 岁者占 10.9%。83.3% 为单发，并多见于直肠（44.2%）、乙状结肠（47.3%）。息肉数目在 100 枚以上则称为息肉病（polyposis）

幼年性息肉病少见，好发年龄为 5—15 岁，也可见于新生儿。息肉可散在于整个胃肠道，但多数只见于大肠（图 9-10）。主要症状仍为便血，常因长期便血和消化道症状而出现严重贫血，低蛋白血症及发育不良等。幼年性息肉可通过坏死、溶解或蒂部断裂而自行消退。本病尚无确切的人群发病率。

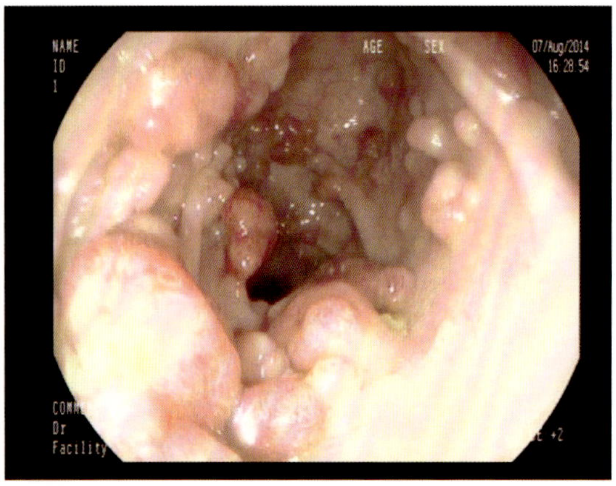

▲ 图 9-10 幼年性息肉病

本病的发病机制尚无定论，一种观点（占大多数）认为系错构瘤性病变，另一种观点认为属炎性范畴。还有人认为息肉具有嗜酸性细胞浸润并常具有个人和家族过敏史，从而考虑系一种过敏反应。同样，人们也注意到了免疫缺陷和家族遗传问题，如在幼年性息肉病例中，约 30% 的患儿可伴有先天性缺陷，如先天性心脏病、颅骨大小与形态异常、胃肠转位、Meckel 憩室、隐睾等。但仅约 1/3 的病例其家族中有本病患者，尚无足够证据证明其为遗传性疾病。形态学观察，息肉多呈短蒂的球形肿物，息肉直径平均约 1cm，偶尔可达 6～8cm，表面光滑，鲜活或暗红色，切面呈多囊性，囊内含灰白色黏液或淡黄色液体，周围为淡红色实体性组织。显微镜下囊腔被覆以立方、扁平或柱状上皮细胞，囊腔内充满黏液，囊腔占据息肉大部分区域。同时，囊腔还是产生炎症的场所，表现为上皮脱落、脓肿形成及出血。未扩张的腺体被覆以具有黏液分泌功能或萎缩的上皮细胞。位于息肉基底部的腺体常呈高度分泌状态。息肉间质丰富，水肿充血，含有大量纤维细胞、炎性细胞及出血灶和与囊腔炎症扩散有关的化脓灶，无肌细胞。Roth 和 Helowig 提出病变首先累及腺体的颈部，后因纤维素渗出及肉芽组织阻塞腺管而致腺体扩张，故有“潴留性息肉”之称。关于幼年性息肉的性质，目前主要有三种观点。以 Morson 为代表的研究组认为此类息肉属错构瘤性，系错置的胚胎组织，临床上不发生恶变。Roth 等则主张幼年性息肉为炎症性，认为慢性结肠炎、直肠炎、溃疡性结肠炎，寄生虫性炎症等均可导致黏膜增厚，表面发生息肉性炎性增殖而构成幼年性息肉。但相反的意见认为幼年性息肉炎症的变化完全可用息肉的继发性改变来解释，例如息肉表面上皮受粪便等摩擦，坏死脱落形成溃疡，部分腺体开口受阻，腺腔成囊性扩大、破裂，黏液溢出至间质进一步加重炎症，并引起纤维组织增生。Goss 等认为幼年型息肉系真性肿瘤。1971 年 Kaschula 首次报道 1 例 11 岁女孩同时存在有幼年性息肉和腺瘤，有的息肉还同时具有幼年性息肉和腺瘤的特点，此后陆续有不少类似的报道。近年来国内一些学者主张幼年性息肉是一种特殊的病理类型的管状腺瘤，因此可以恶变或在理论上存在恶变的潜能性。国外 Schilla 于 1954 年报道 1 例幼年性息肉恶变，1978 年我国刘彤华报道 1 例幼年性息肉中出现印戒细胞癌。由此可见，幼年性息肉虽然恶变机会非常低，但确有发生恶变的病例。中国人民解放军第 150 中心医院在 514 例幼年性息肉中，发现 6 例合并腺瘤，其中一个腺瘤呈现重度不典型增生，同时还发现 2 例幼年性息肉癌变。

幼年性息肉患儿的大肠内散在或密集分布着多枚息肉，可达数百或上千枚。组织结构与单发者相同，偶尔息肉可累及小肠，即称全胃肠道幼年性息肉病。Morson 观察此类病例约 1/3 合并有先天性心脏病，胃肠转位等畸形。约有 30% 有家族遗传性。值得注意的是大肠幼年性息肉病与幼年性息肉不同，其癌变率较高，1988 年 Jass 报道的 8 例幼年性息肉癌变病例中，除 1 例呈重度不典型增生或原位癌外，其他 7 例均为浸润癌，在英国 St.Mark 医院报道的 87 例幼年性息肉患者中，有 18 例发生了大肠癌。解放军 150 中心医院曾对 7 例幼年性息肉病进行随访，随访最长时间为 6 年，未发现癌变，可能和这些患者治疗较早，阻断息肉癌变过程有关，但在息肉切除后，每次随访均再发现有新的息肉生长。

息肉治疗的一般原则应从以下方面考虑。

(1) 组织学类型：错构瘤性息肉虽常为多发性，但很少有恶变倾向，尽可能经内镜摘除。

(2) 息肉的大小：直径在 1.0cm 以下的息肉，经内镜摘除较易完成；直径＞4.0cm 时，宜考虑在不同径路的手术切除。

(3) 息肉的形状：带蒂息肉易于经内镜摘除。平坦、弥漫性生长或浸润性病变，以及大而无蒂的息肉，应行手术切除。

(4) 息肉的数目：多个结肠息肉，如在 50 枚以上，应考虑为息肉综合征，在详尽追寻家族史、病史，细致全面查体的同时，应先取 1 枚或数枚行组织学检查，然后再决定治疗方案。

(5) 病灶部位：由于肛门功能的特殊需要，对直肠息肉或累计直肠的息肉病的治疗，病灶的部位对术式选择具有一定的影响。如在处理结肠较大的息肉时，宜行肠段切除，而在处理直肠内此类病变时，如其他因素允许，应首先考虑经肛肿瘤切除术。

第 10 章　结直肠少见肿瘤

虽然腺瘤和腺癌是结直肠和肛门最常见的肿瘤，但在这一解剖区域也有其他少见肿瘤及瘤样病变。许多病变出现相似的临床表现，但其病理学性质不同，强调充分的病理学检查的重要性并不过分。另一些病变相当罕见，目前尚没有大规模研究，难以为患者选择合适的治疗方案。这些病变由于发病率较低，临床医生应充分警惕其症状及体征，避免漏诊、误诊。

一、上皮源性肿瘤

（一）神经内分泌肿瘤

神经内分泌肿瘤（neuroendocrine neoplasm，NEN）是起源于肽能神经元和神经内分泌细胞的异质性肿瘤，最常原发生于胃肠道，但也可以发生于全身许多器官和组织，如支气管、卵巢和肾脏等。其中胃肠胰神经内分泌肿瘤（gastroenteropancreatic NEN，GEP-NEN）最常见，占所有 NEN 的 55%～70%。国内尚无大规模流行病学数据，国外流行病学研究显示，肺和 GEP-NEN 发病率明显增高，约为 5.25/10 万，较 30 年前增高约 5 倍。其发病率的增加主要是与临床诊断手段的进步有关，实际发病率也可能在增加。

1. 分类

长期以来，NEN 在命名和分类上较为混乱。1988 年 Lubarsch 首先描述了一个类癌的临床病例，命名为“karzinoid tumor”。1907 年 Oberndorfer 将其命名为类癌（karzinoide）。由于胃肠道的亲银细胞、嗜银细胞及支气管的透明细胞具有内分泌功能，具有摄取胺前体和脱羧（amine precursor uptake and decarboxylation，APUD）功能，被称为 APUD 细胞，类癌被称为 APUD 瘤。

由于 APUD 瘤这一名称并未反应肿瘤产生多肽类激素的代谢本质，同时肿瘤细胞并非都来源于神经嵴外胚层，也可来源于内胚层和中胚层的局部多能干细胞，“类癌”这一名词仍被广泛使用。现已认识到，这是一组异质性肿瘤，具有从惰性的缓慢生长、低度恶性、高度恶性、高转移性的一系列生物学行为。2009 年欧洲神经内分泌肿瘤学会（European Neuroendocrine Tumor Society，ENETS）提出神经内分泌肿瘤的 TNM 分类系统，按照核分裂计数和 Ki67 指数把神经内分泌肿瘤分为 3 级，能够较好地评估预后。

2010 年，WHO 参照 ENETS 对消化系统肿瘤分类对 NEN 的命名和分类做了修订。WHO（2010 分类）提出神经内分泌肿瘤（NEN），泛指所有起源于神经内分泌细胞的肿瘤。根据组织学分化程度，将高分化神经内分泌肿瘤命名为神经内分泌瘤（neuroendocrine tumor，NET），包括 NET 1 级（类癌）和 NET 2 级；将低分化神经内分泌肿瘤命名为神经内分泌癌（neuroendocrine carcinoma，NEC），包括大细胞 NEC、小细胞 NEC 和混合性腺神经内分泌癌（mixed neuroendocrine carcinoma，MANEC）；另外，部位特异性和功能特异性神经内分泌肿瘤，包括产生 5- 羟色胺 NET、产生胃泌素 NET、节细胞副神经节瘤、产生高血糖素样肽和产生 PP/PYY 的 NET、产生生长抑素 NET、杯状细胞类癌、小管状类癌、胃泌素瘤、高血糖素瘤、胰岛素瘤、生长抑素瘤和血管活性肠肽瘤等。

GEP-NEN 必须按照增殖活性分级，推荐采用核分裂象和（或）Ki67 指数进行。分级标准见表 10-1。

消化系统中的肝脏、胆囊、胆管、胆囊壶腹部、胰腺分期可参照癌的 TNM 分期，但胃、小肠、阑尾和结直肠 NEN 的分期不同于相同部位癌的 TNM 分期，具体分期见表 10-2 至表 10-4。

2. 组织病理学

GEP-NEN 的确诊有赖于组织病理学，其多数发生于黏膜和黏膜下层，呈息肉样隆起型肿物为主，恶性程度高者可能出现肿瘤的破溃，以溃疡型肿物为主。镜下形态表现各异，神经内分泌瘤多呈梁状、带状或巢状排列，其间由纤维组织分隔，细

表 10-1　胃肠胰神经内分泌肿瘤的分级标准

分　级	核分裂象（/10HPF）	Ki67 指数（%）
G1，低级别	1	≤2
G2，中级别	2～20	3～20
G3，高级别	>20	>20

表 10-2　WHO（2010）阑尾的神经内分泌肿瘤 TNM 分期

原发肿瘤（T）	
T_X	
T_0	无原发肿瘤证据
T_1	肿瘤最大直径≤2cm
T_{1a}	肿瘤≤1cm
T_{1b}	1cm<肿瘤≤2cm
T_2	2cm<肿瘤≤4cm；或者侵犯至盲肠
T_3	肿瘤>4cm；或者侵犯至回肠
T_4	肿瘤侵透腹膜或浸润邻近其他器官或结构（如腹壁或骨骼肌等）
区域淋巴结（N）	
N_X	区域淋巴结不能评估
N_0	无区域淋巴结转移
N_1	有区域淋巴结转移
远处转移（M）	
M_0	无远程转移
M_1	有远程转移

注：如为多发肿瘤，在任何 T 上加（M）

胞大小较一致，异型性小，细胞核圆形或椭圆形，核仁不清，染色质呈粗颗粒状，核分裂象不见或偶见（图 10-1）。神经内分泌癌由小细胞或中到大细胞组成，肿瘤细胞异型性明显，细胞核呈泡状，核仁清晰，染色质粗糙，多灶性坏死和核分裂象数高（>20/10HPF）。小细胞癌细胞体积小，排列紧密，胞质少，细胞核呈椭圆形或纺锤形，染色质呈颗粒状，核仁罕见。MANEC 是腺癌样和神经内分泌癌样两种成分组成的恶性肿瘤，任一种至少占 30%，但

表 10-3　WHO（2010）结直肠的神经内分泌肿瘤 TNM 分期

原发肿瘤（T）	
T_X	原发肿瘤不能评估
T_0	无原发肿瘤证据
T_1	肿瘤浸润固有层或黏膜下，且直径≤2cm
T_{1a}	肿瘤≤1cm
T_{1b}	1cm<肿瘤≤2cm
T_2	肿瘤浸润固有肌层或直径>2cm
T_3	肿瘤浸润浆膜下或无腹膜覆盖的结肠周围组织
T_4	肿瘤穿透腹膜或浸润其他器官
区域淋巴结（N）	
N_X	区域淋巴结不能评估
N_0	无区域淋巴结转移
N_1	有区域淋巴结转移
远处转移（M）	
M_0	无远程转移
M_1	有远程转移

注：如为多发肿瘤，在任何 T 上加（M）

表 10-4　WHO（2010）阑尾、结直肠的神经内分泌肿瘤 TNM 分期

疾病分期	T_1	T_2	T_3	T_4
N_0M_0	Ⅰ	Ⅱ	Ⅱ	Ⅲ
N_1M_0	Ⅲ	Ⅲ	Ⅲ	Ⅲ
任何 NM_1		Ⅳ		

腺癌中经免疫组织化学证实存在散在的神经内分泌细胞不能归入此类。其镜下表现各异，肿瘤细胞异型性明显，核仁突出，染色质粗糙。

例如，某男性患者，送检直肠一段，长 15cm，直径 2.5cm，剪开肠管，肠腔黏膜面完整，见一直径 4cm、3cm、2.3cm 的肿块各 1 枚，切面见出血坏死，灰红或灰白色，质软。肠系膜触及肿大淋巴结 4 枚。镜下癌细胞大小形态较一致，异型性明显，可见病

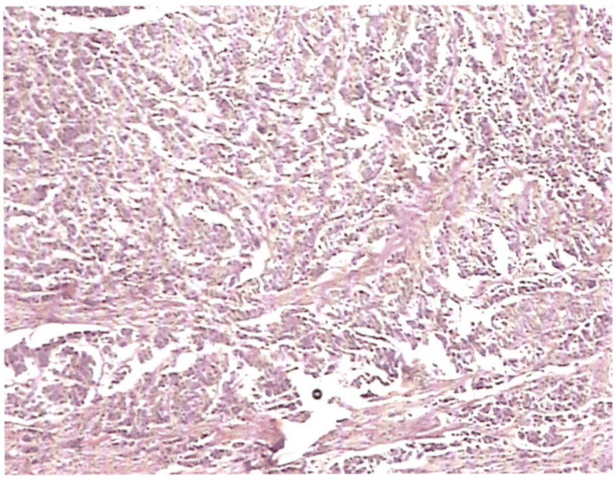

▲ 图 10-1　直肠多发性小细胞癌

理性核分裂象，癌细胞呈片状、条索状、巢状分布，有大片坏死区域，癌细胞浸润全层，肠管两切端未见癌细胞，4 枚淋巴结呈反应性增生。

为了确诊肿瘤具有神经内分泌分化的特性，必须应用免疫组织化学检测神经内分泌标志物——突触泡蛋白（synaptophysin，Syn）和嗜铬粒蛋白（chromogranin，CgA）。Syn 和 CgA 广泛表达于 NEN 细胞的细胞质中，呈弥漫性阳性，但后者敏感性较差。高巍等的一项研究中，肠道神经内分泌肿瘤，Syn 阳性率为 97.4%，CgA 阳性率为 43%，两项联合检测阳性率为 99.1%。CgA 的阳性率较低，主要是因为直肠和乙状结肠中，肿瘤多表达 CgB，而一般的抗体只是抗 CgA 或 CgA、CgB 的混合。因此，在用于 NEN 的诊断中，须同时检测 Syn 和 CgA。

3. 症状和体征

肠道神经内分泌肿瘤在发病年龄和部位上，国内外报道有所不同。叶必星和林琳报道，肠道神经内分泌肿瘤男性好发于 45—54 岁，女性好发于 34—44 岁，男女比例约为 1.4∶1。美国癌症研究所监测的流行病学及预后中心统计数据显示，肠道神经内分泌肿瘤的发病率依次为直肠（17.7%）、小肠（17.3%）和结肠（10.1%）。

(1) 阑尾：一般认为阑尾是最常发生神经内分泌肿瘤的部位，占所有发病部位的 38%～40%，主要为 NET1 级，即以类癌为主。最常出现在阑尾的顶端（67%），体部占 21%，而基底部仅为 7%。通常出现右下腹部的疼痛和阑尾炎的体征和症状，症状较轻，多误诊为慢性阑尾炎。它经常是术中或术后被偶然发现的，其中约 1/2 是妇科手术时附带切除的阑尾，肿瘤本身的确定通常依赖病理学的诊断。

(2) 结肠：结肠神经内分泌肿瘤发病率较低，但其恶性比例最高，主要发生于降结肠、乙状结肠。通常在出现症状前已经较大，表现出恶性生物行为。分化差的神经内分泌肿瘤多发生于右半结肠，多伴发胃肠道腺瘤或腺癌，诊断时多数已有转移，预后较差。它们与结肠腺癌相比，较少引起梗阻或直肠出血。患者早期无症状，肿瘤较大时出现腹泻、腹痛，大便习惯改变或便血，少数可出现不全性或完全性肠梗阻。不到 5% 患者可出现类癌综合征，常提示肝转移。

(3) 直肠：直肠神经内分泌肿瘤以良性多见，通常较小，多位于距肛缘 4～13cm 处，以直肠前壁及侧壁多见。最常见的主诉是肛门直肠的不适，其次是直肠出血，可有便秘、体重减轻、排便习惯的改变、直肠梗阻、腹泻和痔等症状，偶有触及腹部肿块。

(4) 类癌综合征：为神经内分泌肿瘤的特征性临床表现，包括面红、流泪、腹泻、心动过速、血压波动、收缩压下降、支气管痉挛、毛细血管扩张、右心瓣膜疾病及心力衰竭等。较罕见的症状表现为硬皮病样皮肤损害、手关节疼痛和关节病、阴茎皮革样浸润（Peyroine）等，通常可由活动或进食（特别是含酪胺高的食物如奶酪、巧克力等）、饮酒诱发。在国外的文献报道中，其发生率占神经内分泌肿瘤的不足 10%。国内高巍等报道，114 例肠道神经内分泌肿瘤仅有 1 例出现类癌综合征。该综合征是由于神经内分泌肿瘤细胞大量产生 5- 羟色胺，超过肝脏代谢为 5- 羟吲哚乙酸（5-HIAA）的能力或未经肝脏处理直接进入血液循环系统，超值系统中过量的 5- 羟色胺、组胺、速激肽和缓激肽等多肽物质所致。引起类癌综合征的情况包括：神经内分泌癌肝转移；腹膜后神经内分泌癌广泛转移，导致静脉血流入椎旁静脉，不经肝脏代谢直接进入循环系统；原发灶在胃肠道以外，如支气管、卵巢、睾丸肿瘤等，肿瘤产生的多肽激素也未经肝脏代谢。典型的类癌综合征与中肠肿瘤相关（40% 可分泌儿茶酚胺），而直肠起源于后肠，其神经内分泌肿瘤具有非嗜银性，即使晚期、伴有肝转移或全身转移，也极少出现类癌综合征的表现。神经内分泌肿瘤合并类癌综合征者存活期较短。

4. 诊断

(1) 生物化学诊断：目前最常用的是血、尿液检查 5- 羟吲哚乙酸（5-HIAA）。5-HIAA 是 5- 羟色胺（5-HT）的代谢产物，血正常参考值为 0.1～0.2mg/L，神经内分泌肿瘤患者可达 0.2～0.8mg/L；24h 尿的正常参考值 2～8mg/L，可疑肿瘤患者 10～30mg/L，>30mg/L 则可肯定诊断，类癌综合征者可高达 500mg/L。食用含色氨酸含量高的食物如菠萝、香蕉、核桃、西红柿或药物如利血平、大黄、乙酰苯胺、唛酚生等，可使尿 5-HIAA 增高；在热带口炎性腹泻、Whipple 病及小肠梗阻等疾病时也可增高。由于某些不典型神经内分泌肿瘤患者其并不增高，因此该检测缺乏敏感性和特异性。

血 5-HT 测定：正常参考值为 1.4～4.4μg/L，肿瘤患者可高达 10～88mg/L。对于部分临床高度怀疑患者，若其血 5-HT 不升高，可行诱发试验，静脉注射 5- 肽胃泌素后出现腹泻、血 5-HT 升高，肿瘤的诊断则成立。

(2) 影像学检查：阑尾神经内分泌肿瘤较小时常难以发现，肿瘤较大时 CT 可表现为阑尾炎或阑尾内的局灶性软组织肿块。发生在阑尾基底段和中段者，阻塞阑尾腔产生类似阑尾炎的表现，局部管腔可扩大，有时肿瘤较大，压迫回盲部形成压迹。

大肠神经内分泌肿瘤 X 线表现为不规则狭窄或大的不规则蕈样腔内肿块，直径多>5cm，钡剂造影多显示为充盈缺损，肠腔局部狭窄，可并发肠套叠，钡剂造影的诊断率为 30%。

CT 难以探测大肠<1cm 的神经内分泌肿瘤，肿瘤直径>1cm，出现黏膜溃疡时，CT 对比扫描可发现病变呈“牛眼征”，但这种改变也可以出现在淋巴瘤、恶性黑色素瘤或 Kaposi 肉瘤。肝转移病变血管丰富，增强 CT 有特异性。三维 CT 血管造影检查对确定肿瘤有无血管浸润有效。接近 2/3 的肠系膜转移灶具有针状、星状钙化灶。

生长抑素受体扫描（SRS）对神经内分泌肿瘤的诊断较有价值，可以发现 CT 或 MRI 遗漏的肿瘤。因为生长抑素类似物奥曲肽结合于生长抑素受体，而 80%～85% 的神经内分泌肿瘤表达该受体。SRS 对测定原发肿瘤和肝脏转移的灵敏度达 90%，这种方法对于类癌综合征患者，灵敏度达到 90% 以上。喷曲肽 ^{111}In 可作原发神经内分泌肿瘤的定位诊断，并对肿瘤进行分期以选择最佳治疗，还能鉴别转移病变的受体状态以指导奥曲肽治疗或化疗。

^{131}I- 间碘卞胍（MIBG）是去甲肾上腺素的结构类似物，^{123}I 或 ^{131}I- 间碘卞胍可用来确定内分泌肿瘤。MIBG 扫描确定原发神经内分泌肿瘤敏感性接近 50%～75%，较 SRS 低。当其他检查不能确定肿瘤时，MIBG 扫描可以起到辅助作用，尤其是在测定转移时成功率高。

(3) 直肠指诊：直肠神经内分泌肿瘤多位于距肛缘 4～13cm 肠段范围内，且大部分位于直肠前壁、侧壁，距肛缘 8cm 以内者占 89.5%～96.1%。因此常规的直肠指诊检查相当重要，当指诊触及表面光滑的圆形或是类圆形、可移动的黏膜下硬结时，应考虑神经内分泌肿瘤可能。

(4) 结肠镜：内镜下典型的神经内分泌肿瘤为黄色或苍白色的广基隆起肿块，表面多有正常黏膜覆盖，凸向肠腔，边缘平或陡峭或呈亚蒂状，质地较硬，可推动。少数瘤体较大，表面可出现溃疡，形成脐样外观。结肠镜及其活检是术前确诊的主要方法。由于病变位于黏膜深层或黏膜下，常规取材易漏诊，应在取材点深处重复取材或以超声内镜引导下细针穿刺的方式从结节中心深部取材，要注意避免肠穿孔或出血。有 30% 的患者伴有同时或异时癌，通常是结直肠腺癌，要注意检查全结肠。

(5) 超声内镜：超声内镜检查可清楚显示肠壁层次及病灶起源，对诊断和确定直肠神经内分泌肿瘤的局部分期及治疗后随访有价值。据病灶和邻近正常肠壁的结构可以判断肿瘤所处的肠壁层次及回声强度，表现为黏膜内低回声图形，椭圆形肿块边缘清晰，外形光滑。文献报道治疗前通过超声内镜对直肠神经内分泌肿瘤肿块大小及浸润深度的判断，与术中通过活检及组织病理学获得的结果相符率可达 100%。

(6) 全面体检：有 30% 的患者伴有同时或异时癌，通常是结直肠腺癌，须全面体检以免遗漏胃肠道或其他部位的肿瘤。

5. 治疗

GEP-NEN 对于放疗和化疗不敏感，主要治疗手段是根治性手术，局限性肿瘤的根治性手术是在靶向治疗出现之前唯一可能治愈的方法。对于无法切除或转移性肿瘤，由于放化疗的治疗价值有限，原发肿瘤一般生长缓慢，局部并发症如肠梗阻或肠套叠等常见，仍应切除原发灶。

(1) 手术治疗：对于未发生转移的神经内分泌肿瘤，手术切除是最好选择。手术时注意神经内分泌肿瘤具有同时癌的特点，尤其是常与胃肠道肿瘤并存，手术探查腹腔必须仔细，避免手术遗留。

阑尾直径<1cm 的神经内分泌肿瘤可通过阑尾切除术切除。肿瘤直径为 1～2cm 的病例可根据术中冰冻切片结果选择手术方案，通常可行阑尾切除术，若病理提示恶性程度高、有转移可能性，选择右半结肠切除术。右半结肠切除术指征包括肿瘤直径>2cm，肿瘤位于阑尾根部并已侵犯盲肠，侵犯阑尾系膜、回盲部肠壁，区域淋巴结术中冰冻切片证实有转移。有淋巴结转移者应行结肠次全切除术加淋巴结清扫术，以达到肿瘤完全切除。阑尾切除术后病理发现的神经内分泌肿瘤，若符合右半结肠切除术指征，根据身体状况，可考虑再次手术。

结肠神经内分泌肿瘤恶性比例高且常见转移，就诊时多以有浸润肌层或淋巴结转移。其主要的治疗是手术切除。肿瘤直径<1cm 可考虑行内镜电灼切除，行冰冻切片病理明确无肌层浸润；直径>1cm 应按照结肠癌手术原则进行。即使发生肝转移，也尽可能切除原发灶和肝转移灶。

直径<1cm 的直肠肿瘤罕有淋巴管、固有肌层侵犯或淋巴结转移，术前通过超声内镜确定肿瘤的确切大小和浸润深度，可行经肛门局部切除术（transanal local resection，TAR）或经肛门内镜显微手术（TEM），如内镜下黏膜切除术（EMR）或内镜下黏膜下剥离术（ESD），切除标本应行病理冰冻切片检查切缘以除外肌层浸润；肿瘤直径<1cm，但有淋巴管、固有肌层侵犯或是淋巴结转移，遵循早期结肠腺癌切除原则；直径为 1～2cm 的肿物应行超声内镜检查或 MRI 检查，如确切没有肌层浸润或局部转移，选择肿瘤局部切除而不是直肠切除。直径>2cm，大多数可以出现转移，包括局部淋巴结及远处转移，应按照大肠腺癌的手术原则，行根治性切除术。

类癌综合征患者最有效的治疗是完全切除原发灶和肝内转移灶，即使肠系膜淋巴结和肝内转移灶不能切除干净，也应争取尽量多切除，常可使患者症状明显减轻，并可消除致命并发症，延长患者生命。

肝脏是大肠神经内分泌肿瘤最常见的转移器官，尚无标准的治疗方案。对于已发生肝脏转移的患者，应进行评价，若能完整切除，手术仍是最有效的治疗方法。手术适应证包括病变为孤立性、局限于某一叶或双叶多分病灶估计手术可完整切除、全身情况许可、剩余肝功能可以代偿者。有多叶转移者，仅 5%～10% 的患者适合手术切除。对于孤立性或大的转移灶，可行肝叶切除术或节段性切除，对于合并的小转移灶，还可行肝脏楔形切除术或剜除术，采用门静脉栓塞以刺激肝脏再生的两阶段切除法可能会降低发生肝衰竭的风险。Schnirer 等的一项研究显示 50 例多灶神经内分泌肿瘤转移接受肝脏切除，4 年生存率接近 70%，有 1/4 患者出现复发。

肝脏转移灶不能切除者可采用如冷冻治疗、酒精注射和射频治疗，镥标志生长抑素类似物治疗等。介入治疗手段如细胞毒素药物、碘油、吸收性明胶海绵或酒精聚乙烯粒子的肝动脉化疗栓塞也可采用，以缩减肿瘤体积，缓解或部分缓解类癌综合征的症状。

Le Treut 报道，神经内分泌肿瘤转移者行肝移植后围术期死亡率很高，痊愈的患者非常少，移植后肝脏又可能出现新的转移灶。接受原位肝移植的神经内分泌肿瘤肝转移患者的 5 年生存率为 69%，最常见的复发部位是骨骼。因此明确手术指征时应仔细权衡行肝移植治疗和化学治疗的利弊。Rosenau 等报道，低 Ki67 指数（<10%）是行肝移植的必要条件。

部分神经内分泌肿瘤患者术中可出现类癌危象，表现为高热、休克、心律失常、极度面红或气道梗阻等，可通过术前静脉注射生长抑素类似物奥曲肽（500mg 溶于 500ml 生理盐水，59mg/h）进行预防治疗。

(2) 生物治疗和靶向治疗：生长抑素类似物如奥曲肽（octreotide）、兰瑞肽的出现使神经内分泌肿瘤的治疗有了新的突破，能有效缓解类癌综合征的相关症状，并且能抑制肿瘤生长，诱导凋亡，阻止肿瘤血管生成。有文献报道 50%～80% 的类癌综合征患者可以改善症状和生活质量，但使用 9～12 个月后常会发生药物快速耐受，需要增加药量以达到治疗效果。长效生长抑素类似物的出现让患者使用更方便，并且提高了生活质量。该类药物的不良反应包括结石形成，胰酶缺乏，胆绞痛相关症状等。

已有 2 项Ⅲ期临床研究证实，mTOR 抑制药依维莫司和蛋白酪氨酸激酶抑制药舒尼替尼可延长高分化、中分化 NET 患者的无进展生存时间。

已经证实干扰素能减少激素的分泌，也能缓解神经内分泌肿瘤患者症状，并可通过激发免疫系统和抑制血管生成，对低增殖率肿瘤有抗肿瘤作用。临床上使用干扰素能使约 50% 的患者生化指标和自觉症状改善，35% 患者病情稳定，有效时期持续约 3 年左右。干扰素联合生长抑素类似物能提高治疗有效率并且延长疗效时间。因此对于手术不能治愈的患者，可考虑采用生长抑素类似物联合干扰素的生物制剂疗法。

用于检查和治疗神经内分泌肿瘤的放射性同位素 ^{90}Y 标记生长抑素和 ^{177}Lu 标记生长抑素分别显示对其有效。

(3) 化学治疗：链脲霉素在 1984 年于国外批准上市，用于无法切除肿瘤的化疗，但无论单独或联合（阿霉素或氟尿嘧啶）应用，效果均不理想。

Moertel 等研究了 18 例转移性 GEP-NEN 患者，予依托泊苷联合顺铂方案化疗，总有效率达 67%。Hainsworth 等报道了一项Ⅱ期临床研究，78 例较差分化的神经内分泌癌患者予以依托泊苷、卡铂联合紫杉醇方案化疗，有效率达 67.9%。

(4) 放射治疗：其对射线不敏感，因此放射治疗运用不多，对于肿瘤直径＞2cm、侵犯肌层、有淋巴结转移的患者，术后易出现肿瘤的局部复发，放疗科减低局部复发的风险。

(5) 类癌综合征的治疗：最有效的方案是外科手术。尽可能多地切除原发和继发肿瘤以便限制多肽类的产生，起到肿瘤减负，减轻消除症状作用。术前应避免饮酒、刺激性食物、过度体力活动等易引起症状突然发作的诱因，详细检查心脏功能，针对心力衰竭、支气管痉挛、哮喘、腹泻、肠梗阻、输尿管梗阻等对症治疗，生长抑素也可用于抑制类癌伴有的严重腹泻和潮红发作。建议在手术前 2 周内开始，日治疗量 100～600μg，分 2～4 次皮下注射。

其他治疗包括各种控制症状的方法，如甲基麦角酰胺用于腹泻患者，剂量 2～4mg，3 次 / 日。急性发作时，用 10～20mg 加入生理盐水 200ml 中静脉滴注，于 1～2h 滴完，但长期营养可导致腹膜后纤维化；赛庚啶对于腹泻、皮肤潮红者有较好的疗效；氯苯丙氨酸对腹泻、吸收不良者有效，但应间断使用，避免发生肌肉疼痛和情绪低落等不良反应；β 受体拮抗药吩噻嗪、组胺受体拮抗药、血管舒缓素抑制药、H_1 受体拮抗药（苯海拉明）及 H_2 受体拮抗药（西咪替丁）均能够缓解症状。烟酸替代品治疗颜面潮红及硬皮病样变。

6. 预后

由于神经内分泌肿瘤相对生长缓慢，病程较长，在发生恶变或转移前通常缺乏特异性症状，难以及时诊断和早期治疗，目前所报告的生存率有较大差异。影响预后的因素主要包括发病部位、疾病分期、手术是否彻底等。原发肿瘤越大，预后越差。

阑尾肿瘤预后较好，5 年生存率达 99%，即使发生转移，多数仍可存活 5 年以上。结肠肿瘤的 5 年生存率为 50%，主要是因为就诊时多数肿瘤直径较大、有局部扩散或远处转移。如果肿瘤直径＞2cm，侵及肌层或已有淋巴结转移，中位生存期＜12 个月。直肠肿瘤无转移者 5 年生存率 44%，有转移者为 10%。

类癌综合征自首次发作潮红开始的中位生存期为 38 个月，25% 的病例存活 6 年以上。尿 5-HIAA＞150mg/d 者，中位生存期为 14 个月。如已出现心脏症状，中位生存期为 11 个月。

肝转移者行肝部分切除术可使疾病平均缓解 36 个月，采用肝动脉结扎者仅获得 4.8 个月的症状缓解。

神经内分泌肿瘤死亡原因中，25% 为心瓣膜病损，而心律失常、充血性心力衰竭占死因的 50%。

（二）鳞癌和腺鳞癌

结肠和直肠原发鳞癌和腺鳞癌非常罕见，其发病率占结直肠恶性肿瘤的 0.025%～0.85%，其中 93.4% 位于直肠，位于结肠者更为罕见。其病理如图 10-2。由于该病缺少大宗病例的系统性研究，故对其发病原因和组织起源仍无定论。

关于病因学和发病机制理论包括腺上皮的化生、胚胎期鳞状上皮的残留癌变，已有腺瘤或腺癌的鳞

▲ 图 10-2　结肠鳞状细胞癌

状化生，由毒性物质所致的上皮损伤及基底细胞的间变。其组织起源尚无定论，推测来自黏膜隐窝底部具有多向分化潜能的多能干细胞、慢性炎症刺激下腺上皮鳞化或是腺癌向鳞状上皮分化，也可能与易位于肠黏膜中的鳞状上皮有关。目前认为鳞癌和腺鳞癌属于同一种病变，鳞癌成分更具有侵袭性。易感因素包括溃疡性结肠炎、放射治疗、结肠重复、阿米巴病、血吸虫病，以及一些生殖系统的恶性肿瘤。

临床症状与腺癌相同，主要包括出血、腹痛、消瘦及排便习惯的改变等。诊断原发性结直肠腺鳞癌和鳞状细胞癌，要排除其他器官的转移癌，肛门鳞状细胞癌向低位直肠浸润和瘘管鳞状细胞癌变亦应排除。当诊断直肠腺鳞癌或鳞状细胞癌时，建议肿瘤距离肛门齿状线 8cm 以上。同时伴有良性和恶性肿瘤并不少见，建议进行全结肠镜检查。患者的治疗应该按结直肠腺癌的方案进行，以根治性切除手术为主的，辅以放疗和化疗的综合治疗。早期及无淋巴结转移的结直肠腺鳞癌和鳞状细胞癌与同期腺癌的预后相似，但有淋巴结转移病例中，腺鳞癌和鳞状细胞癌的预后明显差于腺癌患者。约有 1/2 腺鳞癌患者在 1 年内死亡，其 5 年生存率仅为 34%，有淋巴结转移者为 23%，推测与近 1/2 患者就诊时已经发生肝、肺等远处器官转移有关。

男性患者，结肠长 34cm，直径 5cm，黏膜面见 5cm × 4cm × 1.5cm 的肿块；镜下见肿瘤细胞大小形态不规则，核分裂象多见，异型性明显，大部分区域呈鳞癌样分化，可见癌珠。肠系膜淋巴结可见癌组织（3/9）。

（三）Bowen 病

Bowen 病多见于中年以上人群，可发生在身体任何部位的皮肤和黏膜，多发生于头面部和四肢，肛周发病较少见。1912 年由 Bowen 首次报道，病理表现为鳞状细胞原位癌，3%～5% 发展为鳞状细胞癌。其确切病因尚不明确，但与 HPV 感染关系密切，其他可能的原因包括辐射、砷剂、长期使用免疫抑制药如艾滋病或肾移植患者、色素痣、遗传史等。早期表现为淡红色或暗红色丘疹和小斑片，表面有少许鳞屑或结痂，逐渐扩大后常融合成大小不一、形状不规则、境界清楚的暗红色或褐色斑块，皮损表面以角化过度和结痂多见。病理上为鳞状细胞原位癌改变，表皮真皮界限清楚，基底细胞层完整，表皮各层细胞排列紊乱，表皮角化过度伴角化不全，大部分细胞不典型，细胞核大而深染。真皮浅层见大量炎性细胞呈灶状或带状浸润，常波及末端毛囊、毛囊漏斗部外毛根梢和皮脂腺导管。确诊前易被误诊为湿疹、病毒性疣、脂溢性角化、银屑病、Bowen 样丘疹病、基底细胞癌等，因此临床上出现轻度脱屑的单发性浸润红斑，逐渐向四周扩展，无自觉症状，持续存在，长期不愈者应考虑 Bowen 病的可能，应做病理检查明确诊断。

治疗目标主要是治疗并防止发展为侵袭性鳞状细胞癌，同时维持其功能和美观。首选外科手术切除。如果病灶较小且边界清楚，切除范围应距离病灶边缘 0.5cm，深达脂肪层；如果病灶较大且边界不清，建议扩大手术切除，采用皮瓣转移或植皮术。Mohs 显微外科手术是于肿瘤残留边缘逐层切除做病理检查，直至将病变清除干净。这样不仅能保证一次完整彻底切净肿瘤组织而且能最大限度地减少皮肤缺损面积。药物治疗有咪喹莫特软膏。咪喹莫特是一种小分子免疫调节药，主要通过诱导体内干扰素 -α（interferon，INF）等细胞因子而产生抗病毒活性。激光疗法：常用激光有氩激光、CO_2 激光、Nd：YAG 激光灯。冷冻疗法常用液氮，价格低廉，使用安全。放疗应用于其他方法较为困难的情况下。局部光动力疗法（photodynamic therapy，PDT）是一种联合应用光敏剂及相应光源，通过光动力学反应选择性破坏病变组织的治疗技术。目前光敏剂有三代：第一代以血卟啉衍生物为代表，需静脉给药，穿透组织深度有限；第二代以氨基酮戊酸（aminolevulinic acid，ALA）为代表，可局部皮肤用药，无明显刺激性，半衰期短，治疗后无须避光，对肿瘤更有选择性，其最显著的不良反应是疼痛，常出现在开始的几分钟内，随后不适感很快减轻；第三代尚处于动物研究阶段。

临床上对鲍温病治愈标准是至少随访 5 年无复发。

（四）恶性黑色素瘤

恶性黑色素瘤（MM）于 1857 年由 Moore 首先报道，是由源于外胚层神经嵴黑色素细胞恶变形成的高度恶性肿瘤，占全身恶性黑色素瘤发病率的 3% 以下，占全部肛管直肠恶性肿瘤的 1% 以下。原发于胃肠道的恶性黑色素瘤少见，恶性程度高、病情发展快、诊治困难、病死率高，应予以足够的重视。此病发病有显著的性别差异，其中女性占 54%～76%，发病年龄常见于 60 岁左右，原发于肛管直肠的恶性黑色素瘤相对较多（图 10-3），其发病仅次于皮肤、眼睛，占人体全部恶性黑色素瘤的 0.2%～3.0%，占大肠肿瘤的 0.1%～4.6%，多发生在齿状线附近，也是胃肠道黑色素瘤最好发的部位。

肛管直肠恶性黑色素瘤主要通过以下方式转移。①血行转移：为常见的转移方式，主要转移至肝、肺、脑、骨等处；②淋巴转移：是主要的转移方式，原发灶周围的“卫星结节”由皮下淋巴管播散而来，转移至腹股沟淋巴结后通过股管淋巴结侵犯髂血管旁、闭孔及腹主动脉旁淋巴结，继而侵犯腹腔器官；③直接浸润：侵及周围盆腔组织，一般不侵犯子宫、膀胱等邻近器官。广泛转移和局部复发是死亡主要原因。其临床表现无特异性，患者首发症状多为大便出血、肛门疼痛或肛门肿块、瘙痒，此外也可以有里急后重、肛门脱垂、大便习惯改变及腹泻等症状，容易与痔疮、直肠息肉、胃肠道其他恶性肿瘤混淆。部分病例以转移灶为首发表现。

其病因不明，与种族、紫外线照射、遗传、化学致癌物质、HIV 感染等因素有关。其组织结构呈腺泡样排列，镜下瘤细胞有类圆形、多边形和短梭形，呈巢状、索状或腺样排列，向黏膜肌内生长。有时可见到巨大瘤细胞，胞质丰富，可含有细小粉末状黑色素颗粒，约 1/3 患者很少或无色素。细胞核呈椭圆形或梭形，核大畸形、泡状、染色深，核分裂象多见（图 10-4）。特异性的免疫组化指标 HMB45、S-100 特异性达 90% 以上，有助于诊断。

例如，男性患者，距肛缘 1.5cm 处黏膜面见一溃疡型肿物，大小为 4cm × 4cm × 1cm，肠系膜检出淋巴结数枚。镜下瘤细胞有类圆形、多边形和短梭形，呈巢状排列，可见到巨大瘤细胞，胞质丰富，可含有细小粉末状黑色素颗粒，核大畸形，染色深，核分裂象多见。肿瘤侵及深肌层，肠系膜淋巴结可见肿瘤组织。

肠镜检查多呈息肉状、偏心性生长。可有或无色素，亦可呈结节、菜花状等，多伴表面溃疡或卫星灶，质脆，易出血，85% 病例可见色素沉着。部分色素型黑色素瘤与肿瘤瘀血、坏死或色素型息肉不易区别。X 线钡餐仅表现为充盈缺损，局部黏膜破坏等占位病变，类似消化道肿块型癌。经直肠超声（TRUS）：可了解病变范围、直肠周围及淋巴结转移情况，对临床分期和决定治疗方案，指导外科区域淋巴结清扫尤为重要。CT 在诊断恶性黑色素瘤转移中诊断价值有限，原因在于其假阳性率相似于甚至高于真阳性率。MRI 对黑色素极为敏感，以出血顺磁性物质的多少及黑色素的含量和分布决定其信号的变化。特征性改变呈 T_1W_1 高信号、T_2W_1 低信号，在发现脑转移中具有优势。PET/CT 扫描用于监测黑色素瘤的放射性示踪剂的摄取并观察肿瘤转移，作为一种有效的评估复发性Ⅲ～Ⅳ期恶性黑色素瘤的工具，用于患者术前诊断和评估具有较明显的诊断优势。

外科手术一直是治疗肛管直肠恶性黑色素瘤最基本的手段。由于肛门直肠恶性黑色素瘤更容易转移到肠系膜淋巴结、腹股沟淋巴结，腹会阴联合切除术一直是标准的手术方法。早期、局限于直肠内、肛门指诊病变活动未及全层、保肛意愿较强的患者

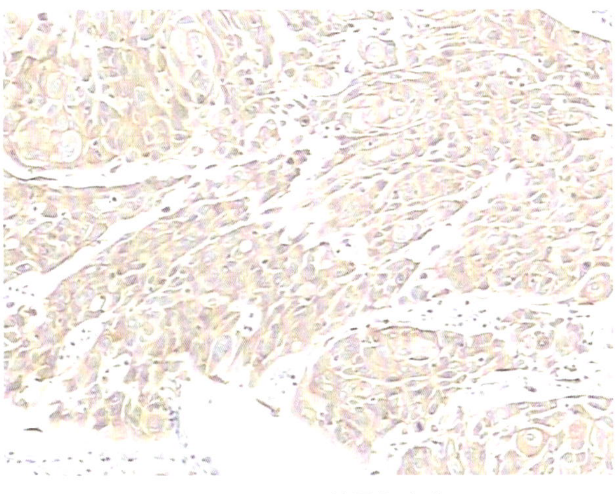

▲ 图 10-3　肛管黑色素瘤

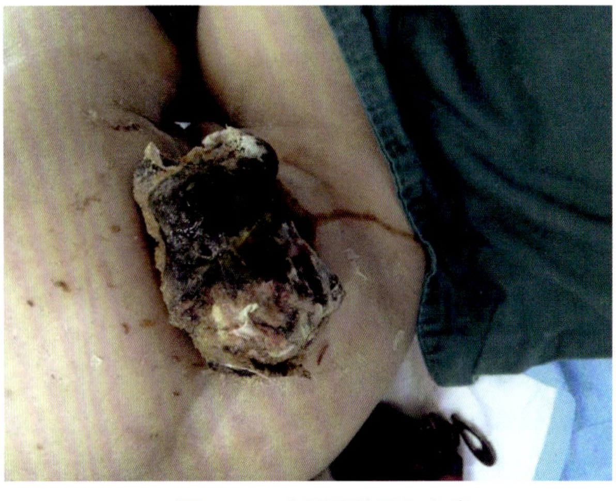

▲ 图 10-4　直肠恶性黑色素瘤

可选择局部扩大切除术，对于腹股沟淋巴结应行清扫术。对于晚期恶性黑色素瘤，如果手术能完整切除转移灶，将延长生存。

术后综合治疗包括化疗、免疫治疗。化疗仍以达卡巴嗪为主要标准，一般认为有效率为15%～20%，以顺铂加达卡巴嗪（DTIC）方案为主。由于替莫唑胺可更好地透过血脑屏障，达卡巴嗪已经部分被口服替莫唑胺所代替。替莫唑胺主要毒性是血细胞减少。

由于恶性黑色素瘤的免疫原性良好，因此对免疫治疗较敏感，通过免疫治疗提高其疗效被认为是最有希望的方式。免疫治疗的方法主要包括替代性细胞因子、过继免疫治疗、免疫调节药、信号传导抑制药、多肽疫苗、联合疗法等。

细胞因子治疗以白细胞介素 –2（IL-2）效果最好。IL-2 存在于 T 细胞，能够促进 T 细胞增殖和维持 T 细胞存活。1998 年 FDA 批准 IL-2 用于治疗不能手术切除的黑色素瘤，这也是黑色素瘤的第一个免疫疗法。接受高剂量细胞因子治疗的患者中，IL-2 反应率为 16%，中位生存期 11.4 个月。CR 患者有 2/3 在治疗 10 年后仍完全缓解。其主要不良反应为低血压、氮质血症、少尿、肾功能衰竭、缺氧和心律失常等，限制了其在临床的大范围使用。IL-12、IL-21 和 GM-CSF 等仍有待于进一步研究。

过继性免疫治疗是另一种极具潜力的免疫治疗方法，目前的研究也最为广泛。过继性细胞治疗是患者免疫细胞经体外抗原和细胞因子刺激，筛选并大量扩增具有肿瘤杀伤活性的免疫效应细胞，然后回输患者体内杀伤肿瘤。过继性细胞包括淋巴因子激活的杀伤细胞（lymphokine activated killer cells，LAK）、细胞因子激活的杀伤细胞（cytokine-induced killer cells，CIK）、肿瘤浸润淋巴细胞（tumor infiltrating lymphocytes，TIL）、树突状细胞（dendritic cells，DC）。其中以 TIL 的回输效果最为显著。肿瘤浸润淋巴细胞（TIL 细胞）是从肿瘤组织分离得到的 CD_8^+T 细胞，经细胞因子如 IL-2 诱导，通过分泌 γ 干扰素等溶解自体肿瘤细胞，使其具有强大的杀伤肿瘤活性，可过继转移到患者体内进行治疗。

免疫调节抗体细胞毒性 T 细胞相关抗原 4（CTLA-4）是一种在 T 细胞内表达的蛋白质。其抗体可阻止 CTLA-4 与其天然配体的结合，从而阻断 CTLA-4 对 T 细胞负调节信号的传导，增强 T 细胞对各种抗原的反应性。2011 年 3 月 FDA 批准了伊匹单抗用于晚期恶性黑色素瘤的治疗，这是第一个被批准的用于治疗恶性黑色素瘤的抗体。

信号传导抑制药 60% 以上的黑色素瘤患者可以发生 B 型有丝分裂原激活的蛋白激酶依赖性激酶的激酶（BRAF）的突变，尤其是比较年轻的来源于非慢性光线损伤的患者，其中 90% 以上主要是在密码子 600 位发生谷氨酸与缬氨酸的突变（BRAF V600E）。Vemurafenib 为作用于突变 BRAF 的单克隆抗体，能够特异性地降低黑色素瘤细胞活化产物的表达，但不会影响正常组织，仅杀死肿瘤细胞。BRAF 选择性抑制药 PLX4032 于 2011 年 8 月 17 日被 FDA 批准用于治疗晚期（转移性）或不可切除（无法通过手术摘除）黑色素瘤。单独使用有效率可以高达 80%，而且明显延长了患者的无进展生存期。常见的不良反应有光过敏、皮疹、脱发和关节痛，大多属于轻到中度。

黏膜和肢端黑色素瘤在总黑色素瘤中的发生率在西方国家＜20%，而在亚洲国家却＞90%。国内报道的一个 imatinib 的Ⅱ期临床试验证实了该药物治疗恶黑的有高效率及较长的无进展生存期。HLA 限制性黑色素瘤肿瘤相关抗原（TAA）制成的瘤苗，特异性地以肿瘤细胞为靶向，治疗恶性黑色素瘤。抗程序性死亡蛋白 –1（PD-1）抗体、抗 CD40 抗体、抗 OX-44 及抗 CD137 等仍需进一步研究。

本病恶性程度高，且转移早，各种治疗效果都不太满意，平均生存时间低于 2 年、5 年生存率低于 10%。预后差的原因包括：疾病诊断时就有进行性发展期的特点；呈溃疡型浸润生长；直肠黏膜富有血管，易发生血行转移；肿瘤生物侵袭性高。

（五）肛周 Paget 病

肛周 Paget 病（perianal Paget's disease，PPD）又称肛周湿疹样癌，属于乳腺外 Paget 病，是一种罕见的发生于皮肤内的腺癌，由 Darier 和 Coculillard 于 1983 年首次报道。肛周 Paget 病好发于高龄患者，平均年龄为 63 岁，男女比例 2：1。对于本病的起源并无统一的认识，多数倾向来源于汗腺细胞。其解剖区域为齿状线下方，以肛门为中心，直径 6cm 区域内的癌肿。本病组织学特征为表皮内有分散或成群的 Paget 细胞。临床特征性损害为边界清楚的湿疹斑伴有顽固性的瘙痒，严重者出现糜烂、溃疡，可出现便血、排便习惯改变等情况，少数表现为痔疮、结肠炎、尖锐湿疣及慢性肛周感染等。体检一般呈现为肛周皮肤糜烂，结痂或灰白苔样物，基底坚硬，轻度浸润，与正常皮肤有较清的界限。该疾病的诊断主要依靠病理组织学检查，发现特征性 Paget 细胞，位于表皮内，分散或成群出现，细胞大而圆，胞质淡染，核大。尽管肛周 Paget 病很少见，但它伴发结直肠癌的比例却很高，为 33%～86%，因此在治疗前必须进行细致完善的检查，如直肠指诊、电子肠镜等。需要与肛周湿疹、Bowen 病、Paget 样恶性黑色素瘤等少见疾病鉴别。需特别警惕出现肛周皮损伴有顽固性瘙痒，局部外用皮质类固醇药物不能缓解，按照肛周湿疹正规治疗 6～8 周无明显效果，应高度怀疑肛周 Paget 病可能，常规行活检病理检查以协助诊断。治疗以手术为主，必要时辅以放疗和（或）化疗的综合治疗。Shutze 和 Gleysteen 于 1990 年提出本病的分期和治疗方案，详见表 10–5。对于局灶性病损，局部扩大切除术（wide local excision，WLE）为最经典术式，即广泛切除皮下脂肪部分外括约肌，其切除范围包括病变缘外至少 3cm，肛管黏膜和齿状线以上 5mm 黏膜，完整保留内括约肌，术中行冰冻病理检查以保证阴性切缘，若切缘阳性应扩大再切；Ⅲ期患者应行根治切除 + 局部淋巴结清扫术，主要指腹股沟淋巴结清扫，常出现皮肤坏死、切口感染、淋巴管瘘等手术并发症，导致切口延迟愈合。若病损大或为环状病变，则应环状切除肛管，钟点法行术中冰冻病理检查，根据皮肤缺损范围决定行植皮或是皮瓣转位，甚至是肠道转流手术。若病损伴发肛管或直肠肿瘤则应行腹会阴手术，如肿瘤浸润至真皮的网织层或皮下组织，临床疑为淋巴结转移和活检证实为淋巴结转移则应行淋巴结清扫术。肛周 Paget 病的预后与病变的浸润深度、淋巴结转移和切缘阳性相关，其切除后易局部复发，复发率高达 31%～61%，即使是切缘阴性者也有 26% 的复发率，因此长期随访和复发后再切除尤为关键。症状持续存在的患者，术后每 3 个月随访 1 次，必要时可行活检。

二、淋巴组织源性肿瘤

（一）恶性淋巴瘤

恶性淋巴瘤是一组高度异质性疾病，其发病率在全球逐年升高，占恶性肿瘤的 3%～4%。在我国肿瘤登记地区，淋巴瘤的发病率和病死率居恶性肿瘤的第 8 位和第 9 位。原发结肠恶性淋巴瘤（primary colonic malignant lymphoma，PCML），是一种少见的淋巴结外恶性淋巴瘤，多为非霍奇金淋巴瘤（NHL），高发年龄为 50—60 岁，男性较女性的发病率要高。近年来，原发性肠道淋巴瘤发病率有所增加，其发病与多种因素相关，如细菌感染、放射性因素、炎性肠病、乳糜泻、EB 病毒感染和人类免疫缺陷病毒感染，以及器官移植后免疫抑制剂的应用等。

1. 体征和症状

大肠淋巴瘤较为少见，仅占大肠恶性肿瘤的 0.1%～0.3%。大肠淋巴瘤主要累及盲肠和直肠，尤其是儿童。临床症状不典型，常被误诊为结直肠癌，常见症状为腹痛、便血，腹痛通常是绞痛并且位于肿瘤区域。有些患者首发症状为原因不明的持续高热或反复发热，最高可达 39℃。也可表现为体重减轻、排便习惯改变、腹泻、乏力、恶心、呕吐、厌食等类似肠结核或脂肪泻症状；若有消化性溃疡也可表现为急腹症或大出血，少数可出现肠穿孔、肠梗阻的症状。分散的腹内肿块通常直到病变的后期才出现。

表 10–5　肛周 Paget 病肿瘤分期及治疗方法

分　期	性状描述	疗　法
Ⅰ	Paget 细胞局限在肛周真皮及其附件，不伴原位癌	广泛性局部切除
Ⅱ A	表皮 Paget 病且伴随皮肤附件癌	广泛性局部切除
Ⅱ B	表皮 Paget 病且伴随肛管直肠癌	经腹会阴联合切除术
Ⅲ	Paget 病且已有局部淋巴结转移	根治切除 + 局部淋巴结清扫
Ⅳ	Paget 病且已有远处转移	放疗 + 化疗 + 局部姑息治疗

直肠病变早期，黏膜完整，有下坠感或感到直肠胀满，伴有直肠刺激症状及下背部疼痛。当黏膜层有溃疡形成时，出血和黏液分泌可能出现；晚期，如果肿瘤生长并侵犯肛管，可以出现疼痛及剧痛。因为原发肿瘤的生长，通常没有达到局部肠管的1/4，并且也没有环周性生长，通常不发生直肠梗阻。

2. 病理学

为了保证病理学诊断和分型的准确，建议所有患者手术切除标本。细针穿刺细胞学不能作为初诊的依据，只能在确诊后复发时使用。

肿瘤的大以体肠壁环状增厚为主要类型，也有隆起肿块型，或者弥漫增厚型。肠壁增厚并且呈橡胶样弹性，切面显示灰白色鱼肉样，局部可出现坏死，黏膜增厚达到1～2cm，有类似于脑表面的沟回，深溃疡和穿孔少见。直肠淋巴瘤要与良性病变鉴别，诸如脂肪瘤、肌瘤及结节性的淋巴组织增生、炎症性病变如肌肉内的脓肿鉴别，因此，活检和组织学检查对这一病变的诊断是至关重要的。约有1/2的患者有区域淋巴结的受累，但肿大淋巴结的出现也可能是反应性的淋巴组织增生。

3. 辅助检查

结肠和直肠淋巴瘤难以依靠临床和放射影像明确诊断，常被误诊为结直肠癌。内镜下的表现类似于Crohn病，黏膜下浸润表现为鹅卵石样外观或弥漫增厚的、皮革样改变。其具备形态多形性（如溃疡周围黏膜紊乱粗大）、复合性（多发病灶既有浸润型、结节型，也有溃疡型）与多灶性（尤其是跳跃式多发溃疡）损害特征，病变呈高度不规则性或跨区域（如跨回盲部损害）提示诊断，但确诊依赖于活检。根据其大体形态，可分为溃疡型、浸润型及结节型：①浸润型主要为黏膜下浸润，肌层浸润较少，除霍奇金淋巴瘤外，均无成纤维反应，肠壁仍有一定伸展性及柔韧性，充气时管壁扩展性尚可。其表现颇具特征性，如肠黏膜皱褶肥大似脑回状，或者黏膜增厚呈颗粒状粗糙，伴有糜烂，病变常累及相当长一段肠管；②结节型，呈多发性、复合性特征，表面糜烂、易出血、覆盖白苔等多种表现，且各种表现混合存在；③溃疡型，病变广泛，覆污秽脓苔，边缘锐利，周边堤状隆起，且常多发出现溃疡，其大小、形态、深浅不一。内镜活检时注意深取、重复取材，可提高诊断阳性率。若活检病理未能证实，应密切随访和重复活检，甚至手术切除病灶后行冰冻切片检查。

超声内镜可提供直肠各层浸润深度和周围淋巴结受累资料，进行初步TNM分期，与手术后分期相关性良好，可动态观察病情变化。主要有三种表现：①浸润型，表现为肠壁弥漫性增厚，各层有低回声；②肿块型，局部形成低回声团块，突向肠腔，并可形成局部溃疡；③混合型，同时具有浸润型和肿块型特点。超声内镜可引导穿刺活检，提高病理阳性率。

放射学诊断结肠弥漫性淋巴瘤必须与家族性息肉病、伴有假性息肉病的溃疡性结肠炎，肉芽肿性结肠炎、结节性淋巴组织增生及血吸虫病相鉴别。X线钡灌肠大肠造影其可表现为肠腔狭窄、肠壁不规则，毛糙，黏膜粗大、多发结节的充盈缺损，往往充盈缺损的边缘整齐，溃疡围堤整齐，与溃疡型大肠癌的溃疡表现形态不同。

CT主要表现如下。①结节样改变：表现为不对称、阶段性结节样增厚肠壁，常伴有增大的肠系膜结节，病变段肠壁与正常肠壁呈过渡性转变；②浸润型：大肠壁呈节段性不对称增厚，病变段常较长，边界不清楚，可显示为动脉瘤样扩张；③外生性：表现为巨大不规则的肿块，可破溃呈较大空腔样改变，伴有或不伴有邻近肠段的瘘口形成。肿瘤可沿系膜浸润，腹膜后和肠系膜多发肿大淋巴结形成肿块，包绕肠系膜血管及周围脂肪，形成典型的“汉堡包征”或“三明治征”。④狭窄型：肠管不规则增厚伴管腔狭窄，增强后病灶呈轻度增强，在肠壁扩张的病例其扩张的肠壁较薄且壁厚度均一，又称为瘤样扩张征象。

4. 分类及分期、诊断

WHO于2008年出版了第4版《造血和淋巴组织肿瘤WHO分类》。大肠淋巴瘤的主要病理分型有胃肠道黏膜相关淋巴组织淋巴瘤（mucosa-associated lymphoid tissue，MALT）、弥漫性大B细胞淋巴瘤（diffuse large B-cell lymphoma，DLBCL）、肠道相关T细胞淋巴瘤（enteropathy associated T-cell lymphoma，EATL）和套细胞淋巴瘤（mantle cell lymphoma，MCL）。

(1) MALT淋巴瘤：多为惰性经过，发展缓慢，自然病程长。

(2) DLBCL：是最常见的PCML之一，恶性程度较高，对化疗较敏感，可采用综合化学治疗方案，预后较 MALT 淋巴瘤差，5 年生存率为 30%～45%。2000 年 Alizadeh 发现 2 种基因表达与临床特性不同的亚型，一类称为生发中心 B 细胞样（germinal center B cell-like，GCB），另一类称为活化 B 细胞样（activated B cell-like，ABC）。另有研究发现第 3 型。GCB 型 5 年生存率明显高于非 GCB 型（包括 ABC 型和第 3 型），前者为 60%～76%，后者为 12%～35%。其病理如图 10-5。

(3) EATL：胃肠道 T 细胞淋巴瘤少见，预后较差，5 年生存率仅 10% 左右。又可分为Ⅰ型和Ⅱ型。Ⅰ型占 80%～90%，病变易发生于空肠和近端回肠，结直肠少见，可出现腹痛等症状，其前驱病变为顽固性乳糜泻（refractory celiac diease，RCD），可伴或不伴有溃疡；Ⅱ型占 10%～20%，患者无谷蛋白饮食史和乳糜泻史，病因不明。两者均预后差。

(4) MCL：占 NHL 的 6%，多发生于空肠及末端回肠，也可发生于胃肠道其他部位，常同时侵犯咽淋巴环、肠系膜淋巴结、骨髓等，老年男性多见。

诊断 PCML，应符合 Dawson 提出的诊断标准：①无浅表淋巴结肿大；②周围血白细胞分类正常；③肝脾无肿大（但除外因原发性淋巴瘤Ⅳ期浸润肝脾所引起的肿大）；④ X 线片证实无纵隔淋巴结肿大；⑤手术时除区域淋巴结受累外，未发现其他肿块。

临床分期由于肿瘤大小、侵犯胃肠壁的深度、淋巴结受累、周围脏器受累等情况是预测生存期很重要的因素，故目前临床常用的是 Musshoff 对 Ann Aabor 分期的改良分期：I_1 期，病变局限于黏膜层和黏膜下层；I_2 期，病变累及肌层、浆膜和浆膜下层；Ⅱ期，肿瘤侵及腹腔，淋巴结受累；II_1 期为引流区淋巴结受累，II_2 期为远处淋巴结转移（肠系膜、腹主动脉旁、腔静脉或腹股沟等膈下淋巴结），ⅡE 期，病变穿透浆膜及邻近器官或组织；Ⅲ期有更远处淋巴结转移；Ⅳ期有弥漫性非胃肠道器官或组织累及。同时根据有无发热（不明原因体温≥38℃）、盗汗及体重下降（近 6 个月体重下降＞10%），将所有病例分为 A 和 B 两型。

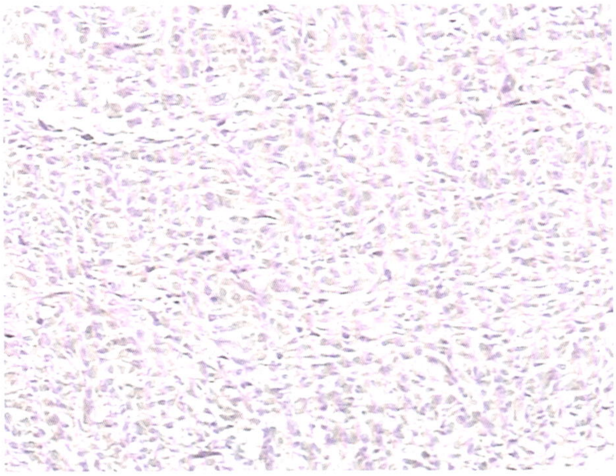

▲ 图 10-5　结肠弥漫大 B 细胞淋巴瘤

结肠可见一个 7cm × 5cm × 4cm 的隆起型肿物，肿块下方可触及阑尾，长 8cm，直径 0.5cm。肠系膜触及质硬结节 12 枚。免疫学分型为活化 B 细胞样型（ABC），肠系膜淋巴结 12 枚，11 枚为反应性增生，1 枚可见肿瘤组织

5. 治疗

目前尚无统一的 PCML 的最佳治疗方案，对每位患者应根据其病理类型、分期和国际预后指数（international prognostic index，IPI）制订个体化治疗方案。化学治疗是 PCML 的主要治疗方法，以化疗为基础的联合治疗（化疗加放疗、手术等），可取得良好疗效。手术是 PCML 的重要治疗手段，可减少肿瘤负荷和化疗治疗过程中出血、穿孔等并发症的发生，但不能防止远处复发，因此手术与化疗结合的综合治疗是原发性大肠淋巴瘤患者的最佳选择。

(1) 化学治疗：MALT 淋巴瘤发展缓慢，自然病程长，预后好，大部分可以治愈，多数患者单药化疗疗效好，强烈化疗并不能延长生存期。单药治疗可使用烷化剂（环磷酰胺或苯丁酸氮芥）、氟达拉滨、蒽环类药物为基础的化疗，联合化疗可用 COP 方案（环磷酰胺、长春新碱、泼尼松）或 CHOP 方案（环磷酰胺、多柔比星、长春新碱、泼尼松）。DLBCL、EATL 等侵袭性淋巴瘤首选 CHOP 方案，5 年生存率可达 41%～80%。各期 MCL 的治疗均为化学治疗，以 R-CHOP 为主，与 DLBCL 相似。

(2) 放射治疗：PCML 的放疗存在争议。Ⅲ期、Ⅳ期患者以化疗为主，辅以局部放疗。对于 MALT 淋巴瘤Ⅰ期、Ⅱ期患者，单纯受累野放射治疗效果较好。放射治疗的主要问题是可能造成胃肠道出血穿孔及放射性肠炎，发生率为 1%～40%。

(3) 手术治疗：虽然 PCML 的手术切除效果仍有争议，但其仍是 PCML 的重要治疗手段，其主要具有以下难以替代的作用：①开腹手术可获得足够的标本，常作为获得活检组织，明确诊断和准确分型、分期的主要手段，对预后判断也有帮助；②手术可缓解患者腹部的不适，对消化道出血、穿孔、梗阻等急腹症十分必要，并可减少化疗过程中出血、穿

孔等并发症的发生；③手术虽不能改善Ⅱ期、Ⅲ期的远期疗效，但可减少化疗的肿瘤负荷，有利于术后放化疗等综合治疗；④对于早期 PCML 仅仅局限于黏膜下层，有可能通过手术切除获得长期无病生存。因此手术与化疗结合的综合治疗是 PCML 患者的最佳选择。手术方式应按照大肠腺癌的手术原则进行，应切除范围足够，切缘行术中快速病理检查确保切缘阴性，并清扫区域淋巴结。

(4) 生物学治疗：在低度恶性淋巴瘤缓解期重组人 IFN-α 的治疗有重要意义。CD20 是大部分 PCML 良好的免疫治疗靶点。CD20 单抗（利妥昔单抗）除通过补体依赖的细胞毒性作用、抗体依赖的细胞介导的细胞毒性作用和凋亡机制清除肿瘤性 B 细胞外，还可提高耐药淋巴瘤细胞株对化学治疗药物的敏感性，适用于 CD20 阳性的 B 细胞肿瘤。利妥昔单抗与化疗药物联用，则可明显提高疗效，延长缓解期。利妥昔单抗联合 CHOP 方案（R-CHOP 方案）现已成为 DLBCL 的标准治疗方法。此外，利妥昔单抗也可与 E-POCH、ICE 等方案联用，提高有效率；其分别与干扰素、粒细胞巨噬细胞集落刺激因子（GM-CSF）、白介素 -2（IL-2）及白介素 -12（IL-12）等细胞因子具有协同作用，提高抗肿瘤活性。

6. 预后

目前淋巴瘤预后判断常使用 IPI，它通过年龄、功能状态、血清乳酸脱氢酶水平、结外病灶数量，以及临床改良的 Ann Arbor 分期等 5 个临床特征对患者评分，年龄≥60 岁、ECOG 评分≥2 分、乳酸脱氢酶（LDH）≥参考值、Ann Arbor 分期为Ⅲ期或Ⅳ期、结外受累部位>1 个等均计 1 分，以上 5 项计分相加，总分 0～1 分为低危，2 分为低中危，3 分为高中危，4～5 分为高危。但在临床上仍常遇到具有相同 IPI 的患者预后完全不同。因此影响 PCML 的预后因素中组织学分型也有重要参考价值。

PCML 预后与组织学分型相关：① MALT 淋巴瘤，多呈惰性病程，自然病程长，预后相对良好，5 年生存率为 86%～95%；② DLBCL，具有侵袭性，复发率高，预后差；③ MCL，诊断时多数已是Ⅲ期以上病变，常侵犯骨髓及外周血，化学治疗完全缓解率低，效果差，预后差；④ EALT，常侵犯多个部位，化学治疗效果比 DLBCL 差，预后不良。

（二）髓外浆细胞瘤

髓外浆细胞瘤（extramedullary plasmacytoma，EMP）由 Schridde 在 1905 年首次报道，在身体的许多部位有描述，但最常见于鼻咽部，在结直肠的 EMP 极为罕见，目前文献多为个案报道，罕见大样本量研究。

浆细胞瘤分为 5 个类型：多发性骨髓瘤、骨孤立性浆细胞瘤、髓外浆细胞瘤、浆母细胞瘤。EMP 是一种原发于骨髓造血组织以外，单克隆浆细胞异常增生引起的软组织恶性肿瘤，占浆细胞肿瘤的4%。如果患者的随访时间足够长，局部浆细胞瘤的患者经常发展为弥漫性的多发性骨髓瘤。因此，一旦诊断为浆细胞瘤，应该进行包括骨髓检查、全身影像学检查、蛋白电泳等的全面检查以排除多发性骨髓瘤。直肠发病者可出现的症状包括反复无痛性便血、恶心、呕吐和体重下降，肿块较大者也可出现便秘、腹痛、腹胀等梗阻性症状。直肠指诊可触及单发或多发的肿块或结节，质地中等，边界清楚，肿块表面可出现糜烂或溃疡，与直肠癌鉴别困难。确诊依赖于病理组织学检查。降钙素原（PCT）在发现隐匿性病变中很有帮助。

EMP 的诊断标准：①病理证实浆细胞单克隆增值的髓外单一肿块，诊断浆细胞瘤；②骨髓活检正常，浆细胞数<5%；③骨骼检查正常；④无贫血、高血钙或肾功能衰竭。约 25%EMP 蛋白电泳发现单克隆电泳带，血浆 M 蛋白和尿本周蛋白阳性不是排除 EMP 的标准。根据临床发展可分为三期：Ⅰ期局限在原发部位；Ⅱ期侵袭周围组织或累计区域淋巴结；Ⅲ期发生远处转移。

EMP 的治疗存在争议。在可能的情况下，理想的治疗应该是肿瘤完整切除。如果肠道病变切除的目的是诊断并且肿瘤被完整切除、切缘阴性、区域淋巴结无转移，可能不需要其他治疗。

EMP 对放疗敏感，可进行单独、术前或术后区域放疗。化疗的作用尚较少报道。由于 EMP 可转化为多发性骨髓瘤，建议密切随访。

三、间叶性肿瘤

胃肠道间叶性肿瘤（gastrointestinal mesenchymaltumor，GIMT）是指胃肠道所有非淋巴非上皮的软组织肿瘤，包括胃肠道间质瘤（gastrointestinal stromal tumor，GIST）、平滑肌肿瘤、神经鞘瘤、脉管瘤和脂肪源性肿瘤。间叶源性肿瘤由原始间叶组织发生，具有多相分化特征，可由各种间叶组织以不同比例组成。

良性间叶瘤为界限分明的瘤结，具有血管、平滑肌等成分，属于错构瘤。恶性间叶瘤是由幼稚的和成熟的，包含两种以上不同组织来源的肉瘤成分构成，例如可有平滑肌、脂肪、软骨、骨、网织细胞等肉瘤成分。

（一）间叶性肿瘤好发部位

间叶性肿瘤在消化道任何部位均可发生，以胃、食管、小肠多见，其次为回盲部和结肠。消化道间叶性肿瘤占消化道肿瘤的 3.40%，其中平滑肌瘤占 1.33%，平滑肌肉瘤占 0.67%，恶性淋巴瘤占 1.00%。

（二）间叶性肿瘤临床表现

消化道间叶性肿瘤临床主要表现有消化道出血、腹痛、腹胀、腹部肿块、梗阻、黑便、便秘及因肿瘤破裂出现急腹症等症状。

（三）间叶性肿瘤影像学诊断

超声内镜（EUS）、CT、消化道钡餐造影等检查有助于胃肠道间叶性肿瘤诊断，影像学诊断的局限性主要在于：对早期病变易发生漏诊或误诊，以及只能定位而不能定性，确诊只有靠消化道内镜取活体组织行组织病理学和免疫组织化学检查。EUS 能清晰分辨胃肠道壁的各层结构，图像分辨率高，能清晰显示肿瘤的起源，内部回声情况，肿瘤的边界和周围组织关系，其定位准确率高，是诊断 GIMT 的最佳手段，并可鉴别其他黏膜下肿瘤及壁外压迫，佐以细针抽吸或经内镜黏膜切除技术，可对病变做出病理诊断。EUS 显示 GIMT 为起源于消化道管壁固有肌层或黏膜肌层的低回声病灶，多呈球形或梭形，边界清楚，内部回声多均匀（图 10–6）。根据 EUS 声像图特征判断良恶性的参考标准为：以肿瘤直径≥4cm（食管病灶≥3cm），加上以下 3 项中存在 2 项判断为恶性：①内部回声不均匀（强回声光斑等）；②边缘不规则（包括分叶状）；③液性暗区；其他则判断为良性。

多层螺旋 CT 由于采取容积扫描，多平面重建（MRP）图像能多方位、多角度观察、分析病灶，可以明确肿瘤的形态、大小、密度、内部结构及周围脏器关系，能明确肿瘤侵犯及其他脏器转移情况。特别是对小肠间叶性肿瘤，能在一次屏气下行全腹扫描。多层螺旋 CT 多期动态扫描结合 MRP 和 CT 血管成像（computed tomography angiography，CTA）对肿瘤的准确定位及定性具有重要价值（图 10–7）。

消化道钡餐造影检查可以发现腔内型及腔内外型 GIMT 引起的腔内改变，可以观察黏膜皱襞的情况，以及引起消化道腔大小的改变，而对腔外型病变的鉴别能力有限（图 10–7）。

（四）间叶性肿瘤常见类型的病理学诊断

消化道间叶性肿瘤中最常见的类型为胃肠道间质瘤、平滑肌肿瘤、神经鞘瘤 3 类，其中绝大部分为间质瘤。GIST 既往常诊断为平滑肌源性和神经源性肿瘤，1996 年 Rosai 通过免疫组化染色和超微结构

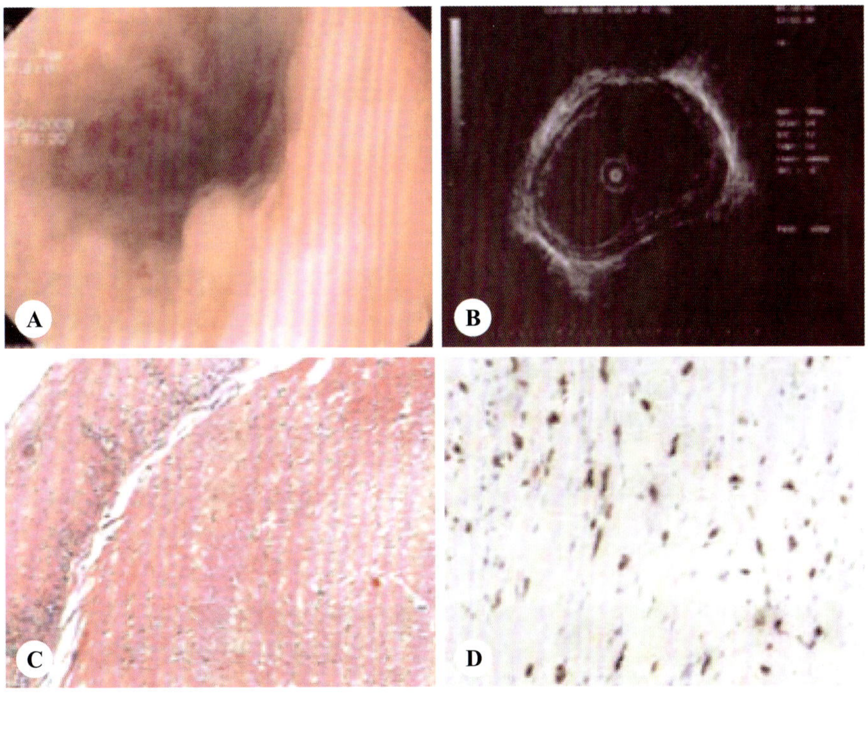

◀ 图 10–6　食管间质瘤

A. 普通内镜下见食管下段左侧壁椭圆形黏膜肿；B. 小探头超声示肿物起源于黏膜浅肌层，无回声，边界清楚，诊断为食管间质瘤；C. 食管复层鳞状上皮下可见梭形肿瘤细胞呈栅栏状排列，病理诊断为食管间质瘤；D. CD 117（+），胞质、胞核表达，免疫组化结果为食管间质瘤

观察发现这些肿瘤并非均为上述肿瘤，存在4种类型：平滑肌型、神经型、平滑肌神经混合型和未定型。随着1998年Hirota的研究认为CD117是GIST特征性表现，以及后来发现GIST多数表达CD34，而平滑肌肿瘤却不表达CD34，近来更多学者接受GIST不是肌源性肿瘤的观点。2000年世界卫生组织（WHO）消化系肿瘤分类将GIST独立出来。根据免疫组化结果，结合组织病理形态学表现，以CD117和（或）CD34阳性者判断为间质瘤；SMA表达阳性而CD117、CD34阴性者判断为平滑肌瘤；S-100阳性，CD117、CD34、SMA均阴性者判断为神经鞘瘤。

（五）间叶性肿瘤良恶性诊断标准

对胃肠道间叶性肿瘤良恶性判断，分为良性、交界性（潜在恶性）及恶性三类。恶性指标为：①肿瘤具有浸润性；②侵犯邻近器官及肝脏、淋巴结及腹膜等远处转移。潜在恶性指标：①瘤体直径>5cm，在食管瘤体直径>4cm；②核分裂象>5个/50HPF（高倍视野）；③肿瘤组织出血、坏死；④肿瘤细胞有明显异型性；⑤肿瘤细胞生长活跃，排列紧密。具备1项恶性指标或2项潜在恶性指标时诊为恶性；仅有1项潜在恶性指标诊为交界性；无上述指标则为良性。

（六）间叶性肿瘤的治疗

间叶性肿瘤大部分对化疗、放疗均不敏感，手术切除是唯一有效的治疗手段。食管、胃平滑肌瘤以局部切除为主，肿块较大者行大部切除；平滑肌肉瘤以根治性切除为主，清扫周围淋巴结，可望获得较好疗效。

四、神经源性肿瘤

消化道神经源性肿瘤较罕见，包括神经鞘瘤和神经纤维瘤，后者更少见，早期临床表现多种多样，缺乏特异性，术前诊断较困难，误诊率高。消化道神经源性肿瘤可以发生于消化道的任何部位，但以胃部多见，结直肠和小肠少发。

神经鞘瘤（neurilemmoma）又称神经膜纤维瘤（schwann cell tumor）或Schwann瘤，通常为单发性神经鞘瘤，是由周围神经Schwann鞘（神经鞘）所形成的一种良性肿瘤。神经纤维瘤是源发于神经主干或末梢的神经轴索鞘的Schwann细胞及神经束膜细胞的良性肿瘤。此瘤多无被膜，即使有也不完整，肿瘤内有神经组织的各种成分的增生，其中以神经鞘细胞的增生最明显。瘤组织内除有大量纤维组织增生外，还有大小不等的血管及条索状的粗大神经，显微镜下和神经鞘瘤的不同处，在于无完整的被膜及瘤细胞不呈栅栏状排列。

（一）临床症状

消化道神经源性肿瘤临床表现多样，缺乏特异性，多表现为反复腹部不适，腹痛，肿瘤表面若有

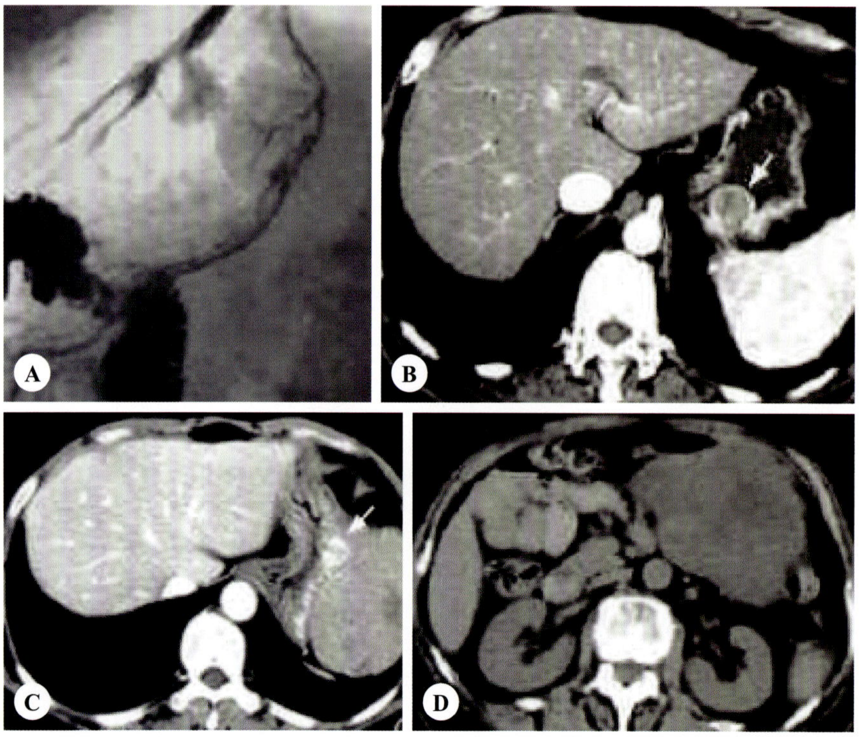

◀ **图10-7 胃GIST**

A. 胃肠道钡餐检查，显示为黏膜下病变，诊断为平滑肌瘤；B. 横断面CT增强扫描，显示胃底部腔内类圆形不均匀强化肿块，可见强化的黏膜（箭）；C. 胃的恶性GIST，横断面CT增强扫描，病变与胃壁关系密切，可见胃壁明显强化及囊变（箭）；D. 横结肠系膜恶性GIST，横断面CT，肿块密度不均

溃疡，可出现呕血、黑便、便血等消化道大出血症状，严重时可引起休克。而有些患者无明显不适，仅于体检时偶尔发现。肿瘤若较大，且位于贲门或幽门，引起贲门或幽门狭窄，导致吞咽困难、恶心呕吐等症状。而有部分患者因扪及腹部肿块而就诊。此外还有消瘦，食欲不振，消化不良等症状。消化道神经纤维瘤可以因肠肌层和黏膜下神经丛纤维数增多和增厚，影响胃肠动力，主要表现为便秘。

（二）诊断

1. 血液学化验检查对诊断该病无明显诊断意义。其术前诊断主要依靠 B 超、CT、MRI 及超声内镜。确诊仍依赖内镜活检病理或术后手术标本的组织病理学和免疫组化。

2. 消化道神经源性肿瘤在超声下多表现为均质低回声的边界清晰的肿块，这和头颈部等外周软组织的神经鞘瘤的超声特点相似。这可能是因为肿块内部很少出现出血、坏死及囊性变，而主要是实性的肿瘤组织。而梭形细胞稠密分布导致的回声衰减则是肿瘤回声较正常固有层回声低的原因。而在一些恶性肿瘤或内部有囊性变的较大的良性肿瘤内，比如平滑肌肉瘤及部分坏死的平滑肌瘤，内部回声表现则是不均匀的。总的说来，超声能够评估肿瘤的大小和来源，明确肿瘤和周围器官和血管的关系。

3. 良性神经源性肿瘤的 CT 表现为平扫时均匀的低密度肿块，偶伴有钙化点，增强表现为肿块不强化，或者周围强化，恶性肿瘤 CT 平扫时肿瘤密度不均匀，可出现坏死、出血、囊性变等形态不规则的低密度灶。增强后肿瘤出现不规则、不均匀的强化。

4. MRI 可以明确肿块位置，以利于了解肿瘤生长程度和与周围组织器官和血管的关系，对于肿瘤性质的判断有时更优于 CT。良性肿瘤 T_1 加权时表现为等低信号影，T_2 加权时呈高信号，边界清楚，增强时呈中等强化。恶性肿瘤 T_1 加权常为不均质的低信号影，T_2 加权为不均质的高信号影，原因为恶性肿瘤内部常伴有囊性变或坏死区域。因此当 CT 发现有胃肠道肿块影时，可进一步行 MRI，以协助判别肿瘤的类型及良恶性。

5. 消化道神经源性肿瘤在内镜下的表现主要决定于肿瘤的位置及生长情况。当肿瘤向黏膜面生长时，内镜下可发现向肠腔突起的肿块，可伴有溃疡、出血或坏死，甚至肠套叠，肿块质较韧，固定于消化道，可单发，也可多发，甚至呈“地毯式”覆盖消化道，容易被误诊为炎症性肠病。内镜下可取活检行病理检查，但当肿瘤位置较深时，活检容易失败。并且当肿瘤向浆膜面生长时或完全突出浆膜，内镜下可能无法发现，容易漏诊，需结合 CT、MRI 以提高诊断准确率（图 10–8）。

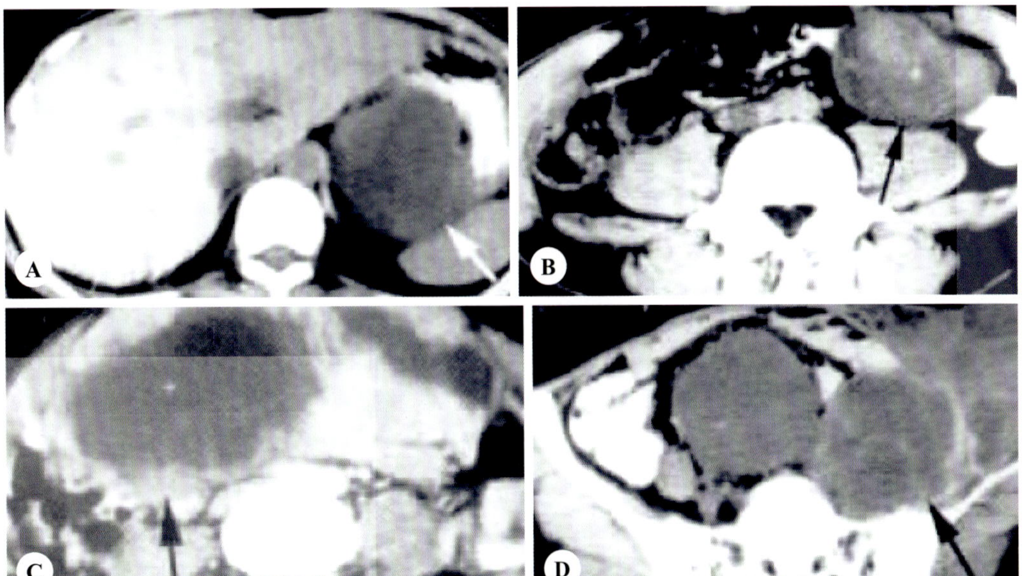

▲ 图 10–8　**A.** 胃良性神经鞘瘤，边缘光滑，密度均匀；**B.** 肠系膜神经鞘瘤，呈不均匀强化；**C.** 恶性神经纤维瘤强化不均匀，边缘不规则，中心见大片状液化坏死；**D.** 恶性神经纤维瘤多个肿瘤融合，侵蚀髂骨组织

超声内镜（EUS）在诊断黏膜下肿瘤方面已趋于成熟，其诊断良恶性黏膜下肿瘤的灵敏度和特异度分别为 64% 和 80%。EUS 引导下细针穿刺对于诊断胃肠道黏膜下肿瘤也有较高的灵敏度（67%～97%）和特异度（100%）。考虑到 EUS 具有更高的灵敏度和特异度，目前多推荐使用这一方法为怀疑消化道神经源性肿瘤的患者进行术前诊断。况且，EUS 引导下细针穿刺可以避免单纯内镜下活检时存在的因取材表浅而失败的问题。内镜下超声多表现为均匀低回声的圆形或椭圆形的规则肿块，肿块周围有低回声光晕，术后病理发现与至对应的是肿瘤周围的“淋巴套”。

6. 病理诊断主要与 GIST，平滑肌瘤等鉴别，免疫组化是鉴别的金标准。NSE 为神经元特异性烯醇酶，以往认为只存在于神经元中，但现已证实除神经元外它也存在于神经纤维和神经内分泌细胞，在神经纤维瘤中，可表现为阳性。S-100 在神经鞘瘤中多呈弥漫强阳性，GFAP 也多表现为阳性，而 CD117、CD34、C-kit 多表现为阴性反应。而 GIST 则多为 CD117、CD34 阳性，而 S-100 及 GFAP 多阴性。平滑肌瘤免疫组化除了 SMA（ smooth muscle antigen）和 desmin 表现为阳性外，其余免疫学标记物多均为阴性。

神经纤维瘤和神经鞘瘤鉴别主要依靠免疫组化，两者 S-100 均表达阳性，但有报道神经鞘瘤表达 S-100 的反应强度神经纤维瘤更强。calretinin 在大部分（96%）神经鞘瘤中呈现出中到强阳性，而只在 7% 的神经纤维瘤患者中表达阳性。另外 Factor ⅩⅢa、neurofilament 和 en56 也可以有一定参考价值。

（三）治疗

对于胃肠道神经源性肿瘤的治疗，以往有 2 种不同的观点：①胃肠道神经源性肿瘤都有恶变的可能，尤其对于伴有 1 型神经纤维瘤病（NF1）的患者，恶变的概率更高，所以应积极手术切除。而且有报道手术后的预后相对较好。②据 Zbinden 统计发现 12 例胸腔内神经纤维瘤患者术后有 5 例已明确有复发而且恶变，另有 3 例高度怀疑，推断认为胃肠道神经纤维瘤会发生同样的复发、恶变，所以推断手术不能改善预后，反对行手术切除，除非有消化道梗阻、穿孔、出血需手术解除。至今尚无对胃肠道神经源性肿瘤预后及复发的大样本调查，现在大多学者认为对于诊断明确的胃肠道神经源性肿瘤应尽早手术，对于术前不能明确诊断，但术前怀疑有恶性可能的，也应积极手术。对于内镜下偶尔发现的体积较少、边界清楚的单发肿瘤，可无须手术处理，但具体的体积没有统一的标准。对于难以控制的腹痛、便秘、腹泻，可考虑手术。大部分胃肠道神经源性肿瘤都无明显症状。一般都是因为腹痛、肠梗阻、黑便才来就诊，或因急性消化道出血而急诊，所以对于来医院就诊的胃肠道神经源性肿瘤患者，一般都需手术处理。

（四）手术方式

1. 开腹手术

由于胃肠道神经源性肿瘤术前诊断一般都不明确，而且有些患者是因急腹症、出血而就诊，所以对于大多数的患者，都是行剖腹探查术，根据冰冻结果调整手术方式。手术一般只需完整切除肿瘤，保证切缘阴性，无须行淋巴结清扫，即使肿瘤发生恶变，一般也很少有淋巴结转移。

2. 腹腔镜手术

Numakura K 等报道过腹腔镜下的后腹膜神经纤维瘤切除，术后患者无明显并发症，预后良好。对于腹腔镜下胃肠道神经源性肿瘤切除至今只有谷青山等的报道过 2 例，均为体积较少的胃单发神经纤维瘤，但无随访报道。对于肠道的神经纤维瘤尚无报道，所以腹腔镜下胃肠道神经源性肿瘤切除术的手术指证、安全性及预后尚需进一步研究，而且需有丰富腹腔镜手术经验的方能进行。

3. 内镜下切除

Petersen J M 于 1984 年报道过对于神经纤维瘤患者伴发的胃、十二指肠神经纤维瘤，内镜下切除是安全的，由于胃肠道神经源性肿瘤多起源于浆膜下肠肌层神经丛，且突向浆膜面多见，所以内镜下切除多不能完成，对于少部分发突向面膜面生长的患者，可能存有内镜下切除的机会，但内镜下切除存在肿瘤不能完整切除、穿孔、出血等风险，手术指征应严格把握。

4. 化疗

神经纤维瘤对于化疗不敏感，对于良性的神经纤维瘤一般不要求化疗，对于恶变者，也不推荐单独行化疗，以往有文献报道恶变的神经鞘瘤术后可辅助化疗。神经纤维瘤恶变多为神经纤维肉瘤及恶性神经鞘瘤，由此可推断对于部分恶性的神经纤维瘤术后辅助化疗可能有所帮助。

5. 放疗

Lambrou 等报道过对于盆腔神经纤维肉瘤，术后辅以放疗，可以有效避免肿瘤复发。对于良性的神经纤维瘤无须放疗，对于神经纤维肉瘤，有些由于体积巨大，或者广泛侵犯转移而无法行手术者，可考虑放射疗法。但大多还是作为手术切除或肿瘤部分切除后的辅助手段，但是优先于化疗。

6. 靶向治疗

Thoma SdeRaeut 等发现在小肠神经纤维瘤的患者中发现血小板源性生长因子受体（PDGFR）的突变，并且与家族遗传性胃肠间质瘤的 PDGFR 是等位基因，所以认为小肠神经纤维瘤应归为胃肠间质瘤（CD-117 阴性者）。有报道显示，格列卫、索拉非尼等血小板源性生长因子受体抑制药，已用于对胃肠道神经纤维瘤患者伴有的肿瘤（丛状神经纤维瘤等）进行靶向治疗，并且初见成效，但至今尚属于临床试验阶段，无确定的疗效报道，尚需进一步研究。

第 11 章　阑尾疾病

一、急性阑尾炎

（一）解剖

1. 形态与结构

阑尾是位于回肠末端下方、附着于盲肠后内侧的一段细小肠管，其长度和形态各异。阑尾长度为 1～25cm，通常长度为 6～8cm，直径为 0.6～0.8cm，亦有报道阑尾缺如或阑尾重复者。阑尾远端为盲端，近端与盲肠腔相通，其交界处有一皱襞称为 Gerlach 瓣，该瓣缺如或闭合不全时，粪便即可通过阑尾开口处进入阑尾腔。阑尾外形与蚯蚓相似，故有“蚓突”之称。

阑尾多为腹膜内位器官，根部固定，其根部位于 3 条结肠带汇合处，盲端游离，手术中常借此特征寻找阑尾。阑尾全长被腹膜包裹，借阑尾系膜连于回肠系膜下方。约有 2% 的阑尾属于腹膜外器官，此种阑尾通常附着于盲肠或升结肠后方，手术中须切开侧腹膜将盲肠翻起后寻找。

阑尾的结构与盲肠壁相似，同样存在 4 层结构。阑尾外面被浆膜包裹，浆膜下有少量疏松结缔组织，肌层分为两层：外纵肌层和内环肌层，外纵肌层平均分布在环形肌层外，并与结肠带相延续。某些时候，阑尾肌层会较薄弱，这时阑尾黏膜与浆膜之间只有少量结缔组织相连，当黏膜出现炎症时容易扩散甚至穿透，形成腹腔炎症。

一般认为，阑尾是消化系统中的一个废用器官，但最近的研究发现阑尾与肠道免疫密切相关，并且还与多种肠道炎症性疾病甚至肿瘤相关。因阑尾的管径和尿道相似，长度足以代替尿道膜部，因此是修补尿道狭窄的良好自体材料。

2. 阑尾的血供、淋巴回流及神经支配

阑尾由阑尾动脉供血，阑尾动脉是回结肠动脉回肠支最重要的分支，经回肠末端后方下行后进入阑尾系膜。阑尾动脉为终末动脉，一旦出现动脉栓塞或阑尾系膜扭转时，会引起阑尾坏死甚至穿孔。

阑尾静脉与阑尾动脉伴行，注入回结肠静脉后经肠系膜上静脉回流至门静脉。阑尾静脉的血液往往回流至肝右叶，因此当化脓性阑尾炎时，细菌栓子脱落后往往停留在肝脏右叶，引起肝右叶脓肿。因此，阑尾手术时操作应轻柔，避免挤压阑尾造成炎症扩散或栓子脱落，对有肝右叶脓肿的患者应询问其是否有化脓性阑尾炎病史。

阑尾存在丰富的淋巴组织，其黏膜下层存在丰富的淋巴网，阑尾的淋巴管首先注入位于阑尾系膜内的阑尾淋巴结，其伴行阑尾血管后注入回结肠淋巴结，再向上注入肠系膜上淋巴结。

阑尾的神经支配均来自肠系膜上丛，其中副交感节前纤维来自迷走神经，交感节后纤维来自腹腔神经节。因此，阑尾炎早期可出现内脏牵涉痛，其特点是钝痛、定位不准确。当阑尾炎发展、蔓延后刺激腹前壁腹膜时可出现右下腹痛，其特点是敏感、定位准确、位置固定。因此，当出现右下腹痛固定时，可初步诊断阑尾炎。

虽然阑尾根部与盲肠相连并固定，但阑尾末端游离且长短不一，因此阑尾末端可位于多个部位，最常见的为以下几种：盲肠内位、盲肠下位、盲肠后位、回肠前位、盆位等（图 11-1）。由于盲肠的位置存在变异，而阑尾形态、长度、位置各异，因此阑尾炎的临床表现差别极大。阑尾的位置变化是引起阑尾炎不同临床表现的重要原因，不同位置的阑尾炎可导致不同的临床症状，如回肠前位多表现为右下腹痛，回肠后位阑尾炎腰大肌征明显，盆位阑尾右下腹痛不明显，而闭孔内肌征明显。

尽管阑尾位置多变，但其多处于右侧髂窝内，因此临床上多用麦氏点（McBurney's point）和兰氏点（Lanz's point）作为定位阑尾压痛点的标志，其中麦氏点位于右侧髂前上棘与脐部连线的中外 1/3 交点，而兰氏点位于两侧髂前上棘连线中右 1/3 交点（图 11-2）。

（二）发病率及地理分布

虽然阑尾炎是最常见的急腹症，但由于容易

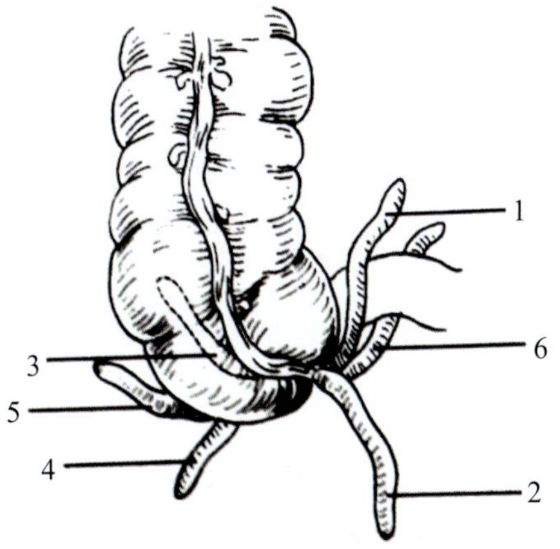

▲ 图 11-1　阑尾位置变异图

1. 回肠前位；2. 盆位；3. 盲肠后位；4. 盲肠下位；5. 盲肠外侧位；6. 回肠后位

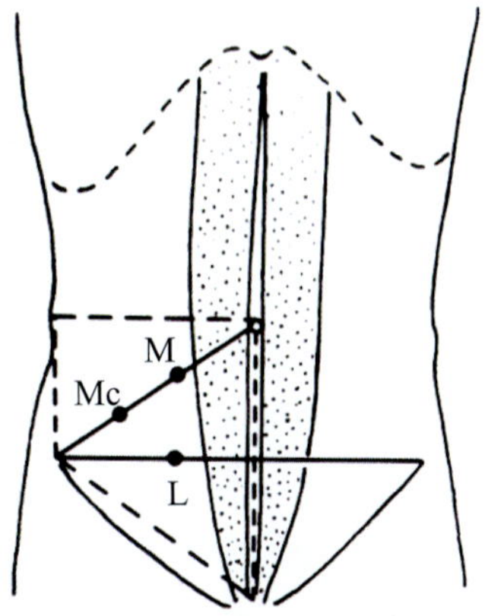

▲ 图 11-2　阑尾位置及体表定位

Mc. 麦氏点；M. Morris 点；L. 兰氏点

误诊及重视不够等原因，阑尾炎的发病率并无确切的统计学数据，通常认为，急性阑尾炎的发病率在 1/1000 左右。阑尾炎可发生于任何年龄阶段，但约 85% 的阑尾炎发生在 10—40 岁，男性阑尾炎发病率高于女性，其比例为（2∶1）～（3∶1）。

阑尾炎高发于北美、澳大利亚、新西兰等国家，少发于中非等地。研究证实，环境因素在阑尾炎的发病中所起的作用不大，而饮食是个重要因素。肉食为主的人群阑尾炎发病率明显高于杂食性人群。

（三）发病机制

关于急性阑尾炎的发病机制有众多不同的学说，主要有以下几种。

1. 阑尾腔梗阻学说

该学说认为阑尾腔的梗阻是造成急性阑尾炎的根本原因。由于阑尾腔纤细且曲折，极易被粪石或异物堵塞，而阑尾末端为盲端，因此被堵塞的阑尾腔形成了一个盲襻，容易导致管腔内压力急剧升高，最终造成阑尾的血供受阻，若合并细菌感染则会加重阑尾炎症。这确实与临床中所观察到的现象相符，大多数阑尾炎与阑尾腔梗阻有关，梗阻的原因包括以下几种：粪石梗阻、管腔狭窄、淋巴组织增生、寄生虫等。

2. 细菌感染学说

该学说认为细菌的侵入才是阑尾炎的原因。细菌侵入阑尾的途径包括：直接侵入、血供侵入及邻近组织感染侵入。

3. 神经反射学说

该学说认为当阑尾腔已出现部分梗阻等特定病理条件下，若合并神经肌肉痉挛或血管痉挛，则可导致阑尾腔完全梗阻的一系列变化，最终导致阑尾壁血供发生障碍、细菌感染等。

（四）病理学

急性阑尾炎在病理解剖上主要分为 3 种类型，即单纯性阑尾炎、化脓性阑尾炎和坏疽性阑尾炎。这 3 种类型可以是疾病进展过程中不同阶段的表现，也可是不同病因引起的直接结果。

1. 单纯性阑尾炎

阑尾浆膜轻度充血及纤维性渗出，轻度肿胀，阑尾壁各层可见白细胞浸润，阑尾腔内可有少量无菌性渗出液。该型阑尾切除的标本往往不能发现阑尾腔梗阻和细菌感染征象，代表了阑尾炎的早期病理变化。

2. 化脓性阑尾炎

化脓性阑尾炎又称为蜂窝织性阑尾炎，其病理变化为：阑尾浆膜面充血严重，并可见较多的纤维素渗出甚至脓性分泌物，阑尾肿胀明显，并可与周围组织形成粘连。

3. 坏疽性阑尾炎

阑尾全层坏死，范围可波及整个阑尾。坏死部分呈紫黑色或暗绿色，可并发穿孔。阑尾黏膜大部分糜烂，腔内充满血性或脓性渗液，阑尾周围有渗液，脓液培养通常呈阳性。

（五）临床表现

阑尾炎是最常见的急腹症，若无法及时或准确诊断往往会导致严重的后果，因此及时处理非常重要。多数阑尾炎可根据患者的病史和临床表现做出初步诊断，辅助检查往往只用于确定诊断或在少数情况下推翻诊断，因此熟悉阑尾炎的临床表现至关重要。

多数患者的临床表现是：发病初期为上腹部或脐周钝痛，定位往往不准。数小时至数天后疼痛转移至右下腹并持续加重，腹痛的变化在之前阑尾的神经支配中已做解释。有些患者可能没有典型的转移性右下腹痛症状，上腹部或脐周疼痛不明显，甚至有些患者从发病至阑尾坏疽或腹膜炎仅需 12h。

消化道症状包括恶心、呕吐、腹泻、便秘等，恶心、呕吐是仅次于腹痛的常见症状，见于病程早期，由反射性胃痉挛造成。腹泻、便秘往往不常见，便秘主要由反射性肠蠕动减弱引起，腹泻更少见，但危害更严重，因为腹泻易与肠炎或炎症性肠病混淆而延误诊断甚至误诊，并且该类患者往往肠蠕动亢进，炎症不易局限。盆位阑尾出现阑尾炎时因为直肠受到刺激，往往会出现排便次数增多。除非出现阑尾坏疽穿孔导致腹膜炎，否则阑尾炎患者的全身反应不重。多数患者会出现体温升高，升高幅度不等，一般在 1℃左右，高热少见，但儿童阑尾炎可出现高热，应加以注意。

（六）体格检查

急性阑尾炎的体征较临床表现更具诊断价值，但由于阑尾位置、大小、游离度等多方面的差异，不同患者的体征差异非常大。

1. 体位

若患者步行来就诊可发现患者为弯腰行走，双手按在右下腹部位，若患者被平车推来就诊可发现患者右腿常呈屈曲位。

2. 病灶触痛

病灶触痛是阑尾炎最重要体征和诊断依据。根据阑尾的位置不同有不同的体格检查方法，现介绍如下。

(1) 右下腹压痛及反跳痛：因阑尾一般位于右侧髂窝内，因此按压右下腹时往往有明显触痛，为壁腹膜炎症时受到牵拉刺激的表现，具体按压点为麦氏点和兰氏点。按压最痛的部位往往就是阑尾的位置所在。若患者过于肥胖、腹肌发达或阑尾位于盲肠后位时，右下腹压痛不明显。缓慢按压右下腹后突然放松按压，若患者感右下腹痛突然加重，则为反跳痛阳性，是壁腹膜受到炎症播散的原因，可辅助诊断。

(2) 结肠按压试验（Rovsing 征）：若按压左下腹降结肠时，患者感右下腹痛症状加重，则为 Rovsing 征阳性。原因是按压降结肠时，结肠压力增加，肠腔内气体被挤入盲肠甚至进入阑尾腔，导致其扩张，从而使右下腹痛加重。当阑尾腔已存在穿孔或结肠内有粪块堵塞时，Rovsing 征可为阴性，但不能排除急性阑尾炎的诊断。

(3) 腰大肌试验：当阑尾位于盲肠后位时，右下腹压痛及反跳痛不明显，这时可做腰大肌试验。具体方法为：嘱患者取左侧卧位，牵拉右腿使其过度后伸，这时患者感右下腹痛加重。原因是当右腿伸直或过度后伸时，腰大肌牵拉了盲肠后位的炎症阑尾，从而造成腹痛。因盲肠后位阑尾往往造成术中寻找阑尾困难，术前行腰大肌试验可明确阑尾位置，为手术寻找阑尾提供方便。

(4) 闭孔内肌试验：当阑尾为盆位时，嘱患者平卧，右腿屈曲并向内旋转时，患者感腹痛加重，则为闭孔内肌试验阳性，原因是闭孔内肌运动刺激了盆位阑尾。

3. 腹肌强直

当阑尾炎症较重时，右下腹局部可触及腹肌强直，原因是局部壁腹膜受到刺激、腹肌反射性收缩。当阑尾炎症扩散或出现阑尾坏疽穿孔等情况时，下腹部腹肌可出现强直甚至板状腹。在老年患者、极度消瘦、过度肥胖的患者中可能无法触及腹肌强直征象。

（七）辅助检查

1. 白细胞计数

有人认为白细胞及中性粒细胞比例增高是诊断急性阑尾炎的有力依据，研究发现 3/4 的患者白细胞计数高于 12×10^9/L，但其余的患者白细胞升高不明显甚至处于正常范围，尤其是老年或极度消瘦的患者，当阑尾炎症已很重时其白细胞计数可能并无明显升高，因此白细胞及中性粒细胞比例增高可以辅助诊断急性阑尾炎，但若该值正常亦不能排除阑尾炎诊断。

2. 尿液检查

尿液检查可在急性阑尾炎时提供鉴别诊断的依据。阑尾炎往往需与输尿管结石相鉴别，前者在尿液检查中往往没有阳性发现，仅当阑尾处于盆位或靠近输尿管、膀胱时，炎症刺激可导致尿中出现少量白细胞或红细胞。但输尿管结石往往可以在尿液中发现不等量的白细胞和较多的红细胞。

3. 影像学检查

阑尾炎时立位或仰卧位腹部 X 线片并无特异性，其主要征象包括：盲肠及回肠末端积液积气、阑尾积气、右下腹脂肪影增强、腰大肌影模糊等，当阑尾坏疽穿孔时有时可发现腹腔游离气体，但需与消化道穿孔相鉴别。

急诊钡灌肠往往可以发现：阑尾部分显影或不显影、盲肠受压缺损、盲肠及回肠末端激惹征等。因急性阑尾炎时行急诊钡灌肠有导致阑尾穿孔可能，因此临床上不常用。

4. 腹腔镜检查

随着越来越多的外科医生使用腹腔镜，其在阑尾炎的诊断和治疗中的地位逐渐被大家所认识。腹腔镜不仅可以作为诊断工具，也可以作为治疗工具，所以其在急性阑尾炎的诊治中具有优势，尤其对于诊断不明的患者，其优势更加显著。

（八）鉴别诊断

一般来说，典型的急性阑尾炎诊断并不困难，绝大部分患者起病时有上腹部或脐周钝痛，后转移至右下腹痛，查体时可发现右下腹固定点压痛，伴腹肌紧张或强直。但有些患者体征可能不典型，诊断上存在困难，容易造成漏诊或误诊。有些疾病的症状与急性阑尾炎的症状存在相似，需仔细鉴别。需要与急性阑尾炎鉴别的疾病种类众多，但主要有以下几种。

1. 肺炎或胸膜炎

右下肺炎或胸膜炎同样可导致右侧腹部牵涉痛或腹肌紧张，尤其是在疾病早期、肺部症状和体征尚不明显时。肺炎患者早期就可出现体温升高，胸部听诊可发现呼吸音减弱、啰音、胸膜摩擦音等，而腹部虽可能出现牵涉痛，但腹部体检却无阳性发现。

2. 急性胃肠炎

发病前一般存在不洁饮食史，症状以腹痛、呕吐、腹泻为主，急性胃肠炎患者的腹痛范围较广，位置不固定，没有“转移性右下腹痛”的特征。体格检查中右下腹无固定点压痛为主要鉴别要点。

3. 过敏性紫癜

患者发病前有摄食或接触过敏源史，过敏导致的毛细血管出血可累及腹膜和肠系膜而引起腹痛，腹痛范围较广，体格检查时可发现腹壁、关节处皮肤及口腔黏膜小瘀点甚至多形红斑、荨麻疹等。腹壁压痛的范围亦较广，不局限于右下腹。

4. 急性肠系膜淋巴结炎

急性肠系膜淋巴结炎多发于 3 岁以上儿童，该病的特点是多次发病，且发病前一般存在上呼吸道感染。发病初期即可出现高热及右下腹痛，查体时右下腹痛范围较急性阑尾炎广，且部位偏高、偏内侧。若患者腹壁较薄甚至可以触及多个肿大淋巴结。

5. 输尿管结石

盲肠后位阑尾炎症状往往与右侧输尿管结石症状相似，典型的输尿管结石所引起的绞痛常明显地向同侧大腿根部和阴部放射，其疼痛程度较急性阑尾炎重，疼痛部位在右腰部，查体时可发现右腰部有明显叩击痛。右侧输尿管结石与阑尾炎鉴别的最主要依据在于前者小便中可发现大量红细胞及少量白细胞，而盆位阑尾炎虽亦可导致小便出现红细胞及白细胞，但红细胞数量少。B 超可以明确诊断。

6. 卵巢滤泡、黄体或输卵管妊娠破裂出血

卵巢滤泡或黄体破裂时会出血，输卵管妊娠破裂也可导致出血，并且其出血量往往大于前两者。该病的发生与经期关系密切，卵巢滤泡破裂多在两次月经的中期，黄体破裂则在月经中期以后，而输卵管妊娠破裂者往往有明显的停经史及受孕史。卵巢滤泡、黄体或输卵管妊娠破裂出血导致的腹痛多为突发性、持续性。因盆腔存在积血，患者常有直肠刺激症状。体格检查时可发现贫血貌及失血征象，腹痛范围较广，不局限于右下腹固定点，直肠指诊时直肠前壁有触痛。若诊断不明可行诊断性腹腔穿刺术，若穿刺得到血液可明确诊断，输卵管妊娠者可查尿 hCG。

7. 消化性溃疡穿孔

当胃或十二指肠前壁溃疡穿孔后，消化道内容物可顺着右结肠旁沟流至右髂窝，其症状与急性阑尾炎的症状极其相似。该病常有消化道溃疡病史，腹痛一般迅速累及全腹，疼痛亦较为剧烈，体检时上腹部而非右下腹压痛最为明显，腹肌强直明显甚至出现板状腹。X 线片可发现膈下游离气体。

8. Meckel 憩室炎

Meckel 憩室一般位于末端回肠，腹痛位置与阑尾相近，因此 Meckel 憩室炎的症状往往与急性阑尾炎症状极其相似，难以鉴别。临床上若考虑急性阑尾炎而术中阑尾却无明显炎症时，需探查末端回肠至少 100cm 以排除 Meckel 憩室炎的可能。

9. Crohn 病

Crohn 病为累及整个消化道的肠道炎症性疾病，好发部位为末端回肠及回盲部。当末端回肠或回盲部出现炎症时可表现为右下腹痛，部位与急性阑尾炎腹痛部位相似。但该病患者通常有间断性腹痛、腹泻、消瘦等病史，部分患者有口腔溃疡或肛瘘，若术中发现阑尾炎症不重，而末端回肠节段性炎症时应考虑此病。

（九）治疗

1. 开腹阑尾切除术

近代外科对阑尾炎的治疗原则是：无论阑尾腔是否梗阻，无论阑尾炎的类型是单纯性、化脓性还是坏疽性，只要没有形成阑尾周围脓肿、患者能够耐受手术，均需手术切除阑尾。原因是虽然一部分阑尾炎患者可以通过抗生素等非手术治疗得到缓解，但仍有复发可能，而已有阑尾化脓、穿孔时保守治疗效果不佳。但在急性阑尾炎早期尚无坏疽或穿孔前行手术治疗恢复顺利，且永不复发，因此阑尾切除术是急性阑尾炎的首选治疗方法。

(1) 切口选择

① 麦氏切口：为阑尾切除术最常用的手术切口，取髂前上棘与脐部连线中外 1/3 点的垂直线为手术切口，皮肤切口长 6～8cm，其中切口 1/3 在连线上方，2/3 在连线下方（图 11–3）。切开皮肤及皮下脂肪后，将腹外斜肌腱膜沿纤维方向切开，钝性分离腹内斜肌及腹横肌直至腹膜外脂肪，最后横向切开腹膜，将腹膜钳夹至手术巾固定以保护皮肤。麦氏切口一般显露良好，很少伤及腹壁肌肉、神经和血管，术后伤口愈合较好，切口疝的发生率低。当麦氏切口不能良好显露时，还可将原切口向两侧延长以充分显露。

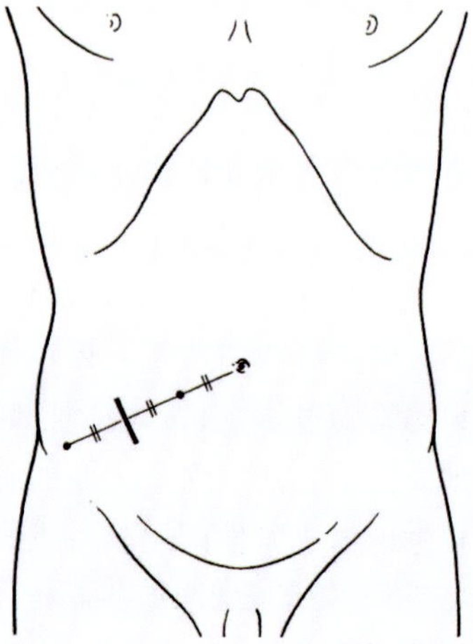

▲ 图 11–3　开腹阑尾手术切口

② 右下腹旁正中或经腹直肌切口：儿童患者或诊断不明需行手术探查时常选用该切口。

③ 右下腹沿皮纹切口：是麦氏切口的改良，该切口避免了麦氏切口术后瘢痕不够纤细的缺点，常用于儿童。术中沿着右下腹皮纹切开皮肤，腹壁分离的层次及方法与麦氏切口相似。

(2) 手术步骤

① 寻找阑尾是手术中最关键的步骤，有的阑尾在切开腹膜后即可发现，但也有的阑尾可能很难发现，使手术变得十分困难。寻找阑尾根部有以下几个方法：三条结肠带的汇聚处即为阑尾根部；回肠与盲肠交界处下方即为阑尾根部；沿末端回肠系膜寻找阑尾系膜即可找到阑尾根部。

② 将盲肠和阑尾用长纱布包裹后提出腹腔，这样不仅可以更好地显露阑尾，而且可以预防脓液污染腹腔内其他脏器。

③ 切断并结扎阑尾系膜后结扎阑尾根部，并于结扎线远端切断阑尾，将切除的阑尾移出体外。在结扎切断阑尾根部时，一般先用血管钳钳夹阑尾根部并形成一道压迹，用丝线在压迹上予以结扎，然后用直血管钳在结扎线远端 0.3～0.5cm 处钳夹，以防阑尾腔内脓液流出。于直血管钳近侧面用刀切断阑尾，阑尾残端用石炭酸、酒精和生理盐水消毒。此方法适用于阑尾炎症较轻、阑尾与周围组织粘连不重时。当阑尾炎症严重、与周围组织粘连严重或阑尾处于盲肠后位时，则须逆行切除阑尾：先在阑尾根部钳夹阑尾并切断，逐步逆行切断阑尾系膜直至阑尾末端后移除标本。

④ 最后绕阑尾残端在盲肠壁做一圈荷包缝合，将阑尾残端包埋后收紧荷包线打结。做荷包缝合时荷包不宜过大、缝得不宜过深、荷包线收得不宜过紧（图 11–4）。阑尾残端的处理方法还有多种，有人认为阑尾残端不结扎而直接包埋至盲肠腔后形成荷包内脓肿的可能性较小，还有人认为阑尾残株结扎后无须包埋，对于阑尾根部坏死不能耐受包埋的患者可以在阑尾切除后于盲肠壁行间断 Lambert 内翻缝合。

⑤ 一般情况下，急性阑尾炎行阑尾切除术时无

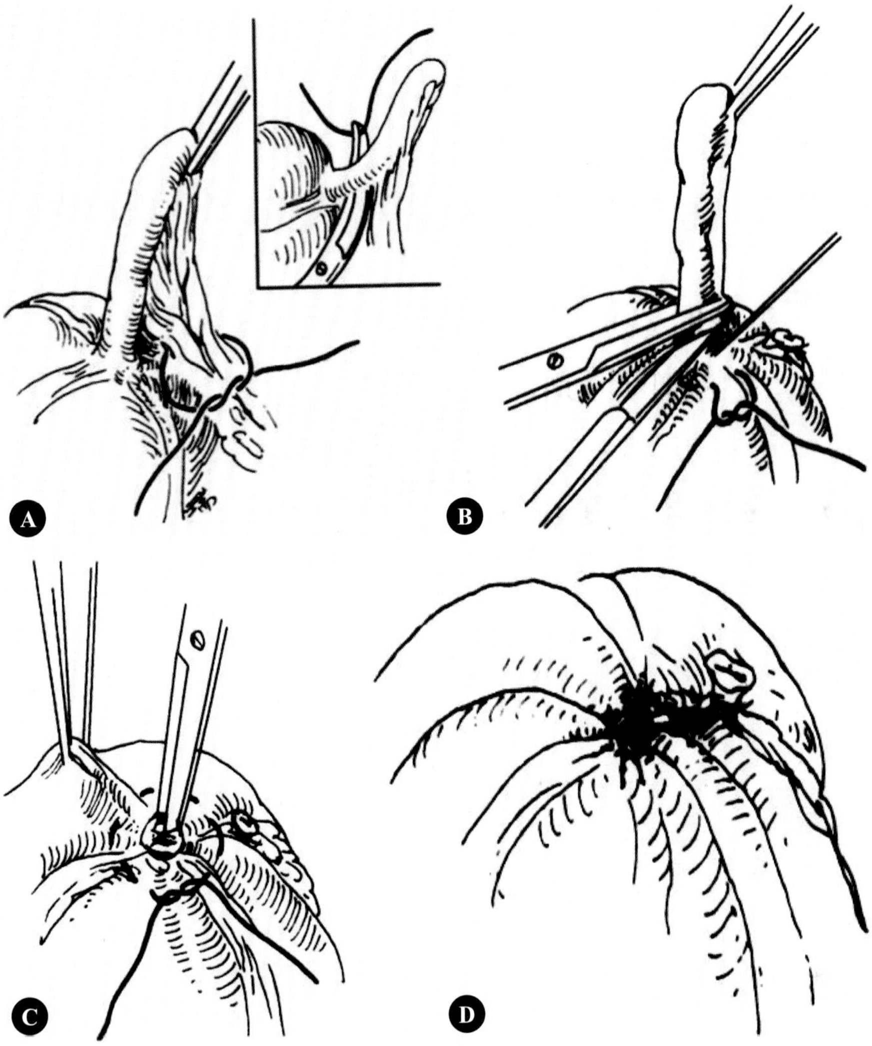

▲ 图 11-4　开腹阑尾切除术

A. 阑尾系膜结扎；B. 切断系膜，做荷包缝合；C. 阑尾切除，残端内翻；D. 收紧荷包线结扎

须放置腹腔引流管，但以下情况时需要放置腹腔引流管：阑尾炎症严重、粘连明显，手术极为困难，术后术野仍有渗血者或坏死物质无法完全清除时；阑尾根部炎症坏疽严重，阑尾根部包埋不理想或无法包埋时；阑尾周围已形成局限性脓肿等。

2. 腹腔镜下阑尾切除术

阑尾炎是普外科常见的急腹症，手术常作为首选治疗方法。1983 年德国医生 Semm 首次报道腹腔镜阑尾切除术（laparoscopic appendectomy，LA），随着腹腔镜技术的发展和微创理念得到广泛认同，LA 越来越多地应用于临床，并且 LA 适应证越来越广泛。在超声刀的帮助下，下腹部有明显粘连的阑尾炎、腹膜后阑尾炎也能在腹腔镜下完成，阑尾周围脓肿亦可行腹腔镜探查引流。手术时，患者的体位需右侧升高 15°～20°，足端升高 15°～30°，以便将肠管拉至左侧腹及上腹部，显露回盲部。对于腹壁较薄、阑尾系膜游离的单纯性阑尾炎且腹腔无粘连者甚至可以采用单孔腹腔镜阑尾切除；如果阑尾系膜较短，自脐部牵出困难，也可以考虑使用二孔法：即从阑尾根部投影点另取切口置入操作钳牵出阑尾切除；对于阑尾系膜过短，从其腹壁投影点也无法提出阑尾者则改为三孔法。腹壁太厚的肥胖患者和病程较长并且考虑为化脓性阑尾炎者应直接选择三孔法。以下为三孔法腹腔镜阑尾切除术手术步骤。

(1) 患者取平卧位，手术开始后酌情调至头低左倾位，以利于显露回盲部。术者立于患者左侧，扶镜手立于术者右侧，显示器设置在术者对面（图 11–5）。在脐上缘置入 10mm 套管作为观察孔，建立气腹后置入 30° 镜，再于左侧麦氏点及左腹直肌外侧缘与脐耻骨连接线中下 1/3 处分别放置 10mm 和 5mm 套管作为操作孔（图 11–6）。也可将两个操作孔设计在双侧耻骨结节上方，术后阴毛可遮盖瘢痕，使用此法应注意避免损伤膀胱，术中体位为人字位，术者立于患者两腿之间。

(2) 腹盆腔探查：腹腔镜多角度的腹腔内视野具有突出的探查优势。术中应先全面探查腹盆腔，再重点针对右下腹，明确阑尾炎诊断。若术前诊断急性阑尾炎，但术中所见阑尾病变不符，应提高警惕，考虑其他鉴别诊断，腹腔镜探查对此多提供明确信息。在腹腔镜下观察回盲部形态及寻找阑尾都更加容易。如果阑尾不易显露，可用无创钳提起盲肠使其充分显露。如果在推开盲肠后阑尾仍不易显露，这常是由于盲肠后位或阑尾炎性粘连于腹膜后，须切开盲肠及结肠的侧腹膜，向中间及头端推开盲肠来显露阑尾。若化脓性阑尾炎局部脓苔多，有大网膜、回肠或盲肠覆盖包裹，须用无损伤肠钳钝性剥离显露阑尾。浆膜下阑尾部分或全部位于盲肠浆膜下，无明显阑尾系膜，可用剪刀剪开盲肠浆膜显露，不要用带电操作，以免损伤盲肠。对化脓、坏疽病变严重的阑尾不要过度牵拉，避免阑尾破裂或断裂，多量脓液和粪石漏出加重腹腔污染。阑尾头端水肿或感染较严重，不能安全钳夹时，可用套扎器套扎阑尾用于牵引。探查同时应先尽量吸尽所见脓液。

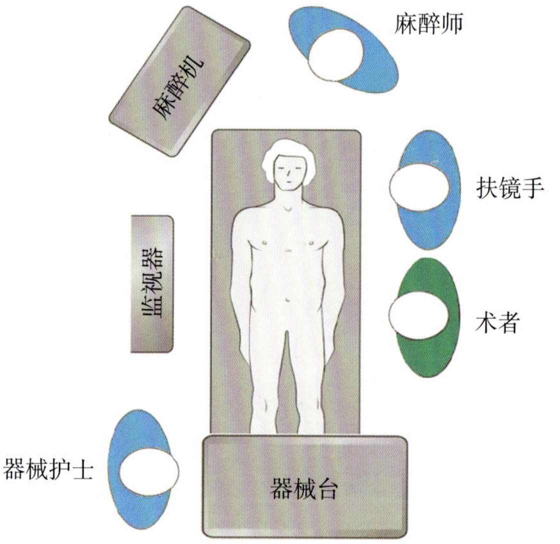

▲ 图 11–5 腹腔镜阑尾切除术手术间设置及体位

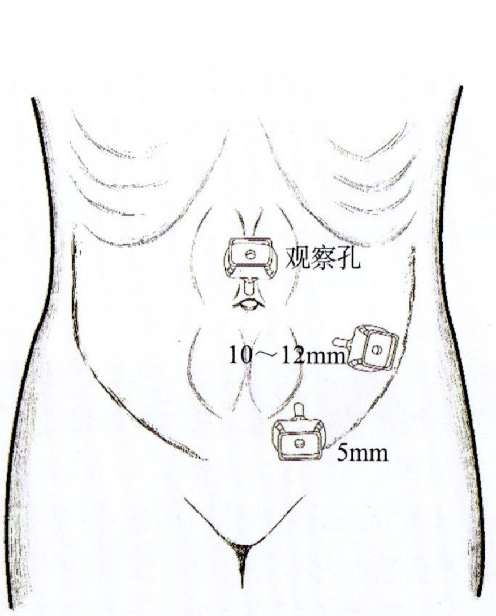

▲ 图 11–6 腹腔镜阑尾切除术套管位置

(3) 结扎离断阑尾系膜：阑尾动脉多为 1 支，少数为 2 支，在回肠末段后进入阑尾系膜，沿其游离走行。大多数阑尾系膜近阑尾根部有无血管区，由此处穿过器械较容易且安全。根据阑尾长短在合适部位提起阑尾，展开系膜，分离钳钳尖闭合并紧贴根部穿过系膜，经此孔带入 10cm 7 号丝线。如阑尾系膜水肿明显，须分次结扎，也可用带电血管钳切开部分系膜后再结扎。距结扎丝线约 5mm 处用剪刀剪断或电凝离断阑尾系膜。除腹腔内打结外，也可用套扎线在腹腔外打结后推入结扎。在解剖清晰、显露良好时，可以用结扎锁、钛夹等方法结扎系膜。临床实践证实，在局部粘连化脓严重、阑尾位置隐蔽、系膜较短或卷曲等情况下，结扎系膜较困难，而用带电器械凝切是简便安全的，操作时应先夹持电凝较大范围的系膜，使阑尾动脉在热损伤下凝固闭合，再于此范围内电凝离断。但带电操作必须注意与肠壁距离，并间断、短时通电，避免副损伤，此方法仅建议有较成熟腹腔镜手术技术的医师使用。

另外，使用超声刀离断阑尾系膜是非常方便安全的（图 11–7）。如果夹闭根部时不满意可在近端用丝线结扎或丝线缝扎。当阑尾根部坏疽或回盲部周围水肿明显、上述方法均难奏效时，须放置腹腔引流。

(4) 切除阑尾：有多种方法，较快的一种为使用切割闭合器如 Endo-GIA，这需要一个直径 12mm 的套管来完成。也可通过放置两个套扎器套扎阑尾来完成阑尾分离，但过于昂贵。较经济的方法为腹腔镜下结扎切除阑尾。两手持器械配合，用 10cm

长 7 号丝线结扎阑尾根部，若阑尾化脓严重，粗大饱满，估计内有较多脓液，或者夹持感觉内有粪石，应在根部结扎线远端再结扎一次，避免切除阑尾时污染腹腔。也可应用血管夹或钛夹结扎阑尾（图 11-8）。在距离阑尾根部 5mm 处切开阑尾，电凝烧灼残端黏膜面，再完全离断阑尾。标本应及时置入标本袋内，以避免污染腹腔。阑尾残端结扎切实，根部周围无明显病变时无须包埋，腹腔镜下阑尾残端均是外露的，一般无须包埋，若阑尾根部粗大或有坏疽穿孔，不适宜单纯结扎，可行腹腔镜下荷包缝合、8 字缝合或浆肌层间断缝合包埋。荷包缝合：经 10mm 套管将 2-0 缝针放入腹腔，带线长约 15cm。充分显露阑尾残端，由盲肠内侧缘进针缝合，进针点距阑尾根部 5～8mm，缝至盲肠外后方时须将针反持，完成下方和内侧的缝合。荷包缝合完成后用抓钳轻轻反推阑尾残端至肠腔内，同时收紧荷包线打结。

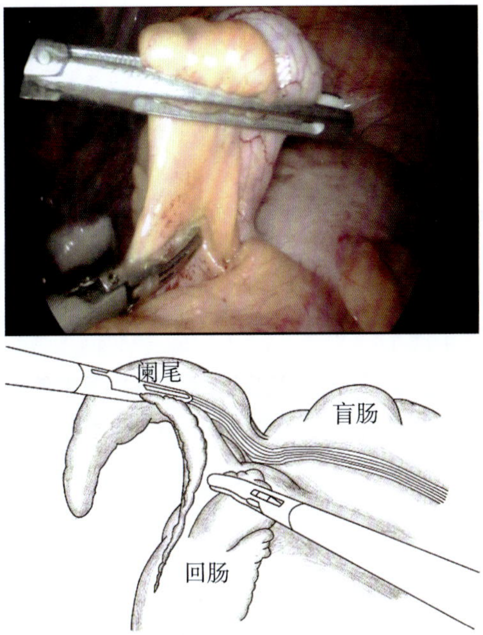

▲ 图 11-7　超声刀离断阑尾系膜

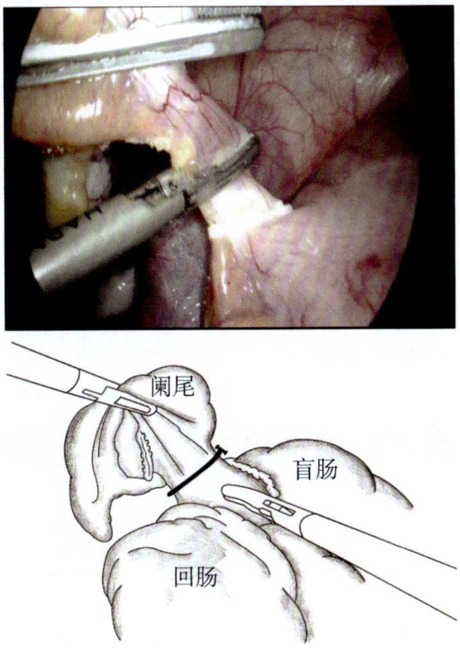

▲ 图 11-8　钛夹结扎并切断阑尾

(5) 取出阑尾：将装有阑尾的标本袋口夹闭，腹腔污染严重时可先冲洗袋壁后再取出，避免污染取标本孔。用右下腹器械夹持标本袋，将脐部观察套管朝向右下腹套管，将标本袋口置入观察套管，器械保持紧贴套管，随套管拔出而将标本袋口带出腹腔。阑尾粗大者可于袋内分次取出。慢性阑尾炎和单纯性急性阑尾炎标本可不必置入标本袋，而直接由脐部套管孔取出。

(6) 冲洗引流：标本取出后重建气腹置入腹腔镜，吸尽残余积液，污染严重时冲洗术野、盆腔并吸尽液体，但不主张大范围腹腔冲洗，以免感染扩散。同时观察阑尾残端及系膜处理是否牢靠。若化脓感染严重，粪石或脓液漏出污染严重时，应放置引流管，经麦氏点套管引入，放置于右下腹或盆腔。放尽气腹，拔出各套管，所有>5mm 的套管口都要关闭（缝合前可用活力碘浸泡消毒），术毕。

术中最常见的并发症是意外损伤，常见的损伤部位是肠管及系膜血管，少见的有右侧精索动脉和右侧输尿管损伤，但只要掌握了 LA 的手术技巧，灵活处理，把握好中转的指征，就可以安全可靠地完成手术，并且最大限度地减少并发症。

（十）术后并发症

1. 切口感染

切口感染是阑尾炎手术后最常见的并发症。若患者术后数日仍有发热，血常规检查发现白细胞及中性粒细胞比例增高，伤口红、肿、热、痛等情况则应考虑存在伤口感染。若感染仅局限于皮下层，则拆除 1～2 针缝线后挤出伤口内积脓，脓液较多时须放置皮片引流；若感染位于深层导致引流不畅时则须彻底清创，去除坏死组织和异物后加强引流，必要时可全身使用抗生素。预防术后切口感染的措施包括：术中用纱布或手术巾小心保护切缘，在切断阑尾根部时勿使其触碰切缘及周围组织，缝合切口时严密止血，对于感染风险较大的患者，缝合切口时应尽量使用可吸收线。

2. 出血

阑尾切除术后 72h 内若患者出现腹痛、失血性休克，应高度怀疑阑尾系膜血管结扎线滑脱造成出血的可能，但这种情况比较少见。若怀疑出血应再次开腹，清除腹腔内血肿后明确出血部位，确切止血后关腹。

3. 粘连性肠梗阻

阑尾切除术后发生粘连性肠梗阻的概率较高，一般为不完全性肠梗阻，偶尔会有完全性肠梗阻，但须注意鉴别术后早期炎性肠梗阻，因其可经保守治疗好转而无须手术治疗。不完全性肠梗阻绝大部分可经保守治疗好转，但若多次发作可考虑行肠粘连松解术，若为完全性梗阻则须行急诊手术治疗。

4. 阑尾残端炎

手术中若阑尾根部残留过长，术后仍可能出现和阑尾炎一样的症状，称为阑尾残端炎。预防方法是术中避免残留过多的阑尾根部，一般仅保留 0.2～0.4cm，既能保证结扎线不至于脱落，也不至于导致阑尾残端炎的发生。

5. 粪瘘

阑尾切除术后的粪瘘一般分为早期和晚期两种。早期粪瘘一般发生在术后 3～5 天，多为阑尾根部结扎不牢所致的阑尾残端瘘，少数情况是由于放置于盲肠周围的引流管压迫导致盲肠壁局部坏死。晚期粪瘘一般发生在伤口拆除缝线之后，此种粪瘘一般是由于末端回肠或盲肠病变所致，包括 Crohn 病、肠结核、肿瘤等。早期粪瘘一般经保守治疗可治愈，晚期粪瘘因一般合并回肠或盲肠病变，保守治疗效果欠佳，须行造影、CT 等影像学检查明确病变范围甚至性质后行手术治疗。

二、慢性阑尾炎

慢性阑尾炎包括以下两种：反复发作的轻度或亚急性阑尾炎、阑尾周围因过去的急性炎症而遗留的慢性病变。

（一）病理学

临床诊断为慢性阑尾炎时，术中一般可以发现阑尾有以下几种变化。

(1) 阑尾壁增生肥厚：阑尾变粗、短而坚韧，阑尾系膜缩短、肥厚、僵硬。该反应是由于阑尾急性炎症后纤维组织增生造成，有人认为慢性阑尾炎患者的阑尾神经组织亦有增生，容易受到增生的纤维组织压迫从而导致疼痛。

(2) 阑尾腔狭窄或闭塞：多由于阑尾黏膜瘢痕造成，也可因纤维组织增生造成。当阑尾腔部分闭塞而远端黏膜仍有分泌功能时，黏液可聚集在阑尾腔远端从而形成阑尾黏液囊肿甚至憩室。

(3) 阑尾腔内有一个或多个粪石存在。

(4) 阑尾周围的粘连。

（二）临床表现

1. 间歇发作的亚急性阑尾炎

患者一般有过一次较典型的急性阑尾炎发作史，经保守治疗或未经治疗后症状消失，之后间歇性地发作右下腹痛，疼痛一般没有第一次剧烈。体检时通常可以发现右下腹有固定点压痛，局部腹部肌肉紧张，甚至可以在右下腹触及条索状肿块。

2. 经常发作的慢性疼痛

该类患者一般无典型的急性阑尾炎发作病史，但右下腹经常有绞痛或隐痛不适，病因一般为阑尾腔被粪石梗阻或因反复发作的阑尾炎症导致阑尾腔狭窄或闭塞。

（三）诊断和鉴别诊断

从临床表现来看，患者既往可能有过一次或没有典型的急性阑尾炎发作史，反复发作的右下腹疼痛多为患者的主诉，体检时可发现右下腹固定点压痛，但无其他阳性体征，这时可考虑诊断慢性阑尾炎。

目前尚无明确的慢性阑尾炎的影像学征象，超声影像图表现为：阑尾形态增粗、失常、管壁不规则增厚，厚度在 0.3cm 以上，回声减低，管腔相对变窄，回声较强且不均匀，和周围组织有粘连，活动度差，少部分患者可在阑尾尖部或全部显示囊性肿块，即形成黏液囊肿。超声表现与临床症状和麦氏点压痛相结合，更有助于诊断。X 线钡剂造影对于慢性阑尾炎的诊断具有重要意义，表现为外形不规则分节状、充盈不全、不充盈、扭曲、单个或多个充盈缺损、位置固定、排空缓慢等。薄层 CT 对阑尾炎诊断亦有价值，慢性阑尾炎的 CT 影像学特征为阑尾增粗，直径超过 6mm，周围脂肪间隙清晰，未见液体及气体影，增强有均匀强化，阑尾腔狭窄，可以见阑尾腔内结石影等。

因慢性阑尾炎的症状与众多疾病的临床表现存在重叠，因此须仔细鉴别，但大体上有以下几类疾病。

(1) 胃肠道疾病：包括消化性溃疡、慢性胆囊炎、肠系膜上动脉压迫综合征、Crohn 病、慢性结肠炎、溃疡性结肠炎、结肠肿瘤、肠易激综合征、小肠憩室炎、Meckel 憩室炎等。

(2) 盆腔脏器疾患：输尿管下段结石、慢性输卵管炎、慢性盆腔炎、卵巢功能紊乱、黄体破裂等。

(3) 其他病变：慢性肠系膜淋巴结炎、肾盂积水、肠道寄生虫病、腹壁神经痛、胃肠道神经症等。

（四）治疗

慢性阑尾炎是普通外科的常见病和多发病之一，致病原因为急性阑尾炎治疗不彻底导致炎症遗留。慢性阑尾炎对患者的身心造成极大负担，往往需要手术治疗。但在手术治疗之前，应当首先详细了解患者的既往病史及各项体征，充分客观地评价患者的身体状况，运用排除法等方式确定疾病，避免误诊。与传统的开腹手术相比，腹腔镜阑尾切除术不仅可有效治疗慢性阑尾炎，而且术中出血量少、术后恢复较快，并发症少，患者的生活质量得到提高，因此腹腔镜阑尾切除术是治疗慢性阑尾炎的良好方式，值得推广应用。

三、特殊类型阑尾炎

（一）小儿阑尾炎

小儿阑尾炎是儿童最常见的外科急腹症之一，早期正确的诊断不仅能提高治愈率，而且可以减少术后并发症的发生。但小儿阑尾炎具有临床表现不典型、病史询问困难、查体不合作等特点，年龄越小，临床表现越不典型，误诊率越高。

腹痛是小儿急性阑尾炎的最常见症状。学龄期儿童可表现出典型的转移性右下腹疼痛，而学龄前期的儿童腹痛多无转移性右下腹疼痛的特点，疼痛部位始终位于右下腹或某一部位。3 岁以下的患儿常不能准确表述腹痛的部位，多诉脐周部疼痛，幼儿甚至不能表示有腹痛而代之以哭闹或烦躁不安。腹痛性质多为持续性，若伴阵发性加剧，多提示阑尾腔发生梗阻。如腹痛表现不典型、感染中毒症状不明显时极易误诊为肠蛔虫症或肠痉挛。恶心、呕吐、腹泻和便秘亦为儿童阑尾炎的常见症状，儿童阑尾炎时恶心、呕吐症状较成人多见，且较成人表现严重。腹泻和便秘症状中又以腹泻多见，部分患儿甚至有明显的里急后重感，如不注意腹部检查，极易误诊为急性胃肠炎。小儿阑尾炎的感染中毒症状出现早且发展快，早期发热较成人多见，婴幼儿常较早出现高热。

右下腹的固定点压痛和腹肌紧张是儿童阑尾炎最重要的体征。由于儿童表述不清，到医院后存在焦虑和恐惧的心理，对外界刺激非常敏感，如检查手法过重或粗暴，极易出现假阳性体征。儿童腹壁较薄、腹肌发育不健全，即使在腹膜炎时腹肌紧张也可能较轻，如检查不仔细或经验不足，常出现假阴性体征。

目前关于小儿阑尾炎的诊断，国内外研究主要集中在以下三个方面。①辅助诊断评分系统：现有研究认为，计算机评分系统（computerized scoring systems），如 MANTRELS score、Alvarado score、Lindberg's score、PAS（pediatric appendicitisscore）等能够在一定程度上提高小儿阑尾炎的诊断率，并有可能降低剖腹探查阴性率；②影像学检查：阑尾超声检查目前被称为超声下阑尾精确压痛点检查（detection of pinpoint tenderness on the appendixunder ultrasound, DOPTAUS）：检查者将超声探头置于患儿最明显的压痛点，如果观察到病理征象，检查者将手指置于探头下进行精确触诊检查，明确压痛点，如果在阑尾部位及阑尾附近有明确的压痛，则急性阑尾炎的诊断确立。结肠或直肠增强的阑尾聚焦螺旋 CT（focused appendiceal computed tomography with colon contrast，FACT-CC）还可进一步提高其准确率，降低误切率。

诊断性腹腔镜检查：当病史、临床表现都不典型且无须马上手术时，为进一步明确诊断，有学者认为可以继续观察病情 6～10h，这样做可在不增加阑尾穿孔率的情况下减少阑尾误切的发生率。对于观察 6～10h 后诊断仍模棱两可且病情加重的患儿，有学者建议在腹腔镜下辅助诊断，不仅可以降低阑尾误切率，而且有助于阑尾炎鉴别诊断及采取相应处理。

1983 年首次实施腹腔镜阑尾切除术，1990 年 Gotz 等首次报道经腹腔镜行小儿阑尾切除术，但这一技术至今在我国仍未得到广泛开展。与传统开放性阑尾切除术相比，大多数学者认为腹腔镜下阑尾切除术不仅同样安全有效，而且在降低切口感染、缩短住院时间、减少术后并发症及美容效果等方面具有不可比拟的优越性，值得推广。

（二）老年阑尾炎

老年人的急性阑尾炎往往有以下几个特点。①临床表现不典型：老年患者因为反应迟钝，阑尾炎症状体征不典型，症状严重程度往往与阑尾实际病变程度不符，许多患者可能已有早期腹膜炎但却无严重的腹痛症状，腹部检查往往仅有阑尾区压痛，有时部位亦不固定。由于腹肌萎缩或腹壁脂肪过多，即使阑尾穿孔时可能都无法触及肌紧张；②病程长，坏疽穿孔及脓肿形成较多：由于老年患者症状体征不典型，往往容易忽视或误诊，延误手术时机，使病程延长。老年人多由于高血压、高血脂等合并症容易造成阑尾血管硬化，阑尾供血不足加之脂肪浸润和阑尾组织纤维化，使阑尾容易迅速坏疽、穿孔；③老年人免疫功能较弱，对疾病的防御能力差，发病后的全身反应如体温、血白细胞计数等变化不明显，即使阑尾化脓穿孔时这些指标也可能正常或稍高，不能作为判断阑尾病变程度的标准。

老年阑尾炎诊断一旦成立，应尽早手术切除阑尾。年龄大并非外科手术的禁忌证。及时诊断、早期手术治疗尤为重要，可使病变控制在较早阶段，减少并发症，缩短住院时间。若不及时手术，不仅会使阑尾炎进一步加重，而且可使原有并存病加重。但对术前有急性心肌梗死、心肌缺血、心功能在 1 级以上、肺部感染性疾病、严重心律失常者手术应慎重，在积极手术治疗阑尾炎的同时应对原有并存病进行积极治疗。术中加强心电监护，尽量缩短手术时间，减少对腹腔的干扰，这样才能有效提高老年急性阑尾炎的治愈率，减少并发症和病死率。

（三）孕期阑尾炎

孕期阑尾炎（appendicits in pregnant，AIP）是妊娠期间常见的外科急腹症，其发病率国内外报道不一，我国发病率为 0.5‰～1.0‰，国外报道发病率为 1/766～1/600，其中 50% 的病例在妊娠中期发病。腹痛是 AIP 最主要症状，尽管随着子宫的增大，阑尾位置逐渐上移，但多数患者仍以右下腹痛为主要症状。其次，恶心、呕吐是常见的临床症状，但由于妊娠本身特别是早期妊娠可出现恶心、呕吐，应注意鉴别。

由于阑尾移位及妊娠时肌肉松弛，AIP 患者对壁腹膜刺激的反应性降低，右下腹固定点压痛不明显，疼痛部位可能不固定，难以确定疼痛来源。ALDERS 征有助于鉴别，方法：先让患者平卧位，检查压痛部位；然后让患者左侧卧位，如果此时压痛部位左移，说明疼痛来自子宫或附件；如果压痛仍固定于局部。则很可能是阑尾炎引起的疼痛。

白细胞增多并不是 AIP 诊断的可靠指标。但分类计数中性粒细胞超过 0.8，表明炎症在进展，具有临床意义。

超声是目前诊断阑尾炎最常用的检查手段，具有方便、经济、无辐射等优点。据报道 B 超诊断阑尾炎的灵敏度、特异度和准确度分别为 85.9%、96.4% 和 94.0%。考虑到辐射对胚胎的潜在致畸作用，孕早期应避免 CT 检查，对于拟行 CT 扫描的急腹症育龄期妇女，也应做妊娠试验以排除妊娠。CT 用于中、晚孕期急腹症诊断是安全的。大多数证据表明，MRI 对孕妇没有影响，无须担心因辐射给胎儿和孕妇带来危险。MRI 不仅可以避免因解剖改变给诊断带来的困难，还可以帮助鉴别是否是其他部位病变引起孕妇腹痛，如盆腔炎、附件扭转等。

尽管有文献报道，对于不存在并发症的 AIP 可以选择保守治疗，但一旦保守治疗失败，阑尾穿孔可使病情更为复杂甚至导致流产等，因此对于 AIP 的保守治疗务必谨慎。一般认为如果 AIP 的诊断明确，为避免因时间延误给孕妇和胎儿带来危险，无论处于妊娠何期都应该手术治疗。过去认为妊娠是腹腔镜手术的绝对禁忌证，但是近年来已有众多的腹腔镜成功应用于 AIP 诊治的文献报道，因此如果能够恰当应用，妊娠阑尾炎的腹腔镜与开放手术安全性并无明显差别。尽管有报道称腹腔镜在整个妊娠期都可以应用，但大多数研究认为在妊娠早、中期应用腹腔镜是比较安全的。

四、阑尾肿瘤

原发性阑尾肿瘤较少见，据国内文献报道，本病占阑尾切除标本的 0.2%，其中类癌占 0.165%，黏液腺癌占 0.146%，腺癌占 0.088%。阑尾肿瘤无特异性的临床表现，当阑尾腔梗阻时，阑尾腔内压力增高、压迫阑尾系膜引起阑尾缺血并继发细菌感染时表现出急性阑尾炎的症状和体征，因此术前极少获得明确的诊断。即使在术中有时也难以辨认，术前误诊率达 97.6%～100%。

阑尾类癌为最常见的阑尾肿瘤，常见于妇女，好发于阑尾远端，有良恶性之分，绝大多数呈良性特征，生长缓慢且局限，转移率低，术前诊断极为困难，类癌综合征的表现很少出现，若出现此征则肿瘤已有转移，转移主要至肝脏和后腹膜。类癌常并发急性阑尾炎，其原因如下：①肿瘤生长使阑尾管腔狭窄闭塞引起梗阻，继发感染；②肿瘤使阑尾扭曲、粘连；③肿瘤侵犯或压迫导致阑尾血供和淋巴循环受阻；④根部肿瘤引起肠腔梗阻导致阑尾炎。阑尾类癌的术式选择主要根据瘤体大小，大多数类癌直径＜1cm，其转移率几乎为零，为良性类癌，只需行单纯阑尾切除，而直径＞2cm 者转移率较高，可视为恶性类癌，应行右半结肠切除术，这亦是大多数学者的共识。

阑尾黏液性肿瘤分为良性的阑尾黏液囊肿和恶性黏液囊肿腺癌，前者发病率大于后者，有以下特点：①有急慢性阑尾炎或阑尾脓肿史，治疗后右下腹仍有肿块。②右下腹可触及表面光滑、质地柔韧、边界较清楚、有一定活动度的腹部肿块，可有轻度压痛。③超声检查可见右下腹囊实性肿块或液性暗区，暗区可随体位移动而变动。④钡灌肠检查可见盲肠内下方半月形压迹，边缘整齐，阑尾不显影，盲肠黏膜正常。对阑尾良性黏液囊肿手术治疗原则是完整切除包括囊肿在内的阑尾及其系膜，恶性者行右半结肠切除术即可，在囊肿切除术中要遵循无瘤原则，严防囊液渗入腹腔而种植。

阑尾腺癌好于阑尾根部，易浸润至回盲部及结肠而形成肿块，出现类似右半结肠癌的表现，其特点有：①高发于 40 岁以上患者；②右下腹长期隐痛、腹泻，经消炎对症治疗不见根本好转，又见明显加重者；③右下腹触痛及无痛性肿块，经消炎治疗后肿块不能完全消散或有增大；④超声检查提示右下腹实性肿块。⑤钡灌肠检查示盲肠内侧壁有不规则充盈缺损。阑尾腺癌恶性程度高，术中肉眼诊断困难，只有通过病理才能确诊。因其呈浸润性生长，易向回盲部及结肠浸润而形成肿块，并沿淋巴途径转移，故确诊后即使早期也应及时行右半结肠切除并区域淋巴结清扫，可减少复发。

五、阑尾其他疾病

（一）阑尾黏液囊肿

阑尾黏液囊肿的名称只是来源于对阑尾腔阻塞导致黏液在腔内积聚的描述。引起这种囊性病变的原因具体包括单纯性黏液囊肿（潴留性囊肿）、阑尾假性黏液瘤、黏液囊腺瘤、黏液囊腺癌。值得注意的是，阑尾黏液囊肿破裂后可能会引起腹腔假性黏液瘤，它会显著降低患者的存活率。

采集病史时应详细了解以往有无反复发作阑尾炎史，提高对反复发作的慢性阑尾炎的警惕性。B 超及 CT 检查有助于诊断。B 超的典型表现主要为右下腹囊性占位。内部可有细小点状回声，有些囊壁上有钙化表现。CT 检查不仅能观察病情特征，还能了解病变与周围脏器的解剖关系。典型表现为紧贴回盲部的囊性肿块，囊壁亦可有钙化表现。如囊壁局部有灶性结节性回声增强往往提示黏液性囊腺癌可能。

本病唯一有效的治疗方法是手术切除。具体术式与囊肿的部位、大小、性质有关：如囊肿较小，位于末端，距阑尾根部有一定距离可行单纯阑尾切除；如囊肿大、粘连严重，有肠梗阻征象，应扩大切除范围。术中不应强行分离粘连，以免囊肿破裂，引起腹腔内种植。

（二）阑尾憩室

阑尾憩室少见，国内有少数个案报告。阑尾憩室分为先天性和后天性两类。先天性阑尾憩室源于个体发育期。有阑尾各层组织；后天性多由阑尾腔近端梗阻，远端腔内压力增大所致，缺乏完整的肌层，壁薄易穿孔。憩室一般在 2cm 以下，大多单发，亦可多发，多无症状。阑尾扭曲、憩室排空障碍及炎症阻塞是导致阑尾憩室炎的常见原因，阑尾憩室炎局限于黏膜及黏膜下层时，临床表现如急性阑尾炎，术前难以鉴别。阑尾憩室与阑尾腔相通，憩室内为肠内容物，术中易与阑尾黏液囊肿鉴别。将阑尾及憩室一并切除效果良好。

（三）阑尾放线菌病

放线菌病是衣氏放线菌或牛放线菌引起的慢性肉芽肿性疾病。临床特点是化脓，脓肿形成，经久不愈。放线菌可累及腹内任何脏器。阑尾放线菌病的病变溃破可使脓液溢至腹腔，如果手术中置放腹腔引流管，拔管后可出现引流口逐渐红肿，组织变硬，形成窦道。放线菌侵入组织后，有大量的单核细胞和多形核的白细胞浸润，形成类上皮细胞和肉芽肿。放线菌侵入腹腔后，应尽快发现并采取有效措施予以控制，否则后果较为严重。疑有本病者，可通过脓液或组织检查，找到黄色硫黄样颗粒或放线菌体，即可确定诊断。若发现阑尾周围脓肿术后伤口红肿变硬，形成脓窦经久不愈，应考虑此病。

第12章 炎性肠病

肠道炎症性疾病包括以肠道炎症为主要表现的不同疾病，如感染性肠炎、中毒性肠炎、自身免疫性肠炎及慢性非特异性肠炎等。炎性肠病（inflammatory bowel disease，IBD）是指一组累及胃肠道的病因不明的慢性炎症性疾病，包括两个独立的疾病，即溃疡性结肠炎（ulcerative colitis，UC）和Crohn病（Crohn's disease，CD）；还有约10%的结肠炎经内镜、活检及手术病理标本检查尚不能区分是UC或CD，这组病变称为不确定性肠炎（IBD unclassified）。IBD是北美和欧洲的常见病，近30年来我国IBD发病率亦呈逐步增高的趋势。IBD病情反复，至今仍缺乏有效的治愈方法。患者往往长期反复使用药物进行治疗，但由于疗效不佳，不能达到完全缓解，肠道炎症处于长期活动状态，最终导致严重的并发症，须行外科手术治疗。

早在1793年，英国的Morson在文章中提到死于UC的患者；1859年Wilks首次详细描述了UC是不同于细菌性痢疾的结肠炎症性疾病。随后，发病率逐渐增高的UC引起人们的关注。该病首先累及直肠，并向近端结肠发展；临床表现有腹泻、腹痛、黏液脓血便等，症状反复并为慢性经过。结肠炎症的特点为表浅和弥漫性改变；活动期的病理表现为黏膜充血水肿，淋巴细胞和中性粒细胞等炎性细胞浸润、隐窝脓肿和溃疡形成，长期病变可见腺体结构紊乱。20世纪欧美国家报道的溃疡性结肠炎患者增多，成为当时医学界的主要研究项目之一。从20世纪至今，人们利用化学物质或各种营养素的缺乏在动物身上模拟溃疡性结肠炎的发病过程，虽然可以复制出溃疡性结肠炎的炎症反应，但却无法模拟溃疡性结肠炎的慢性反复发作过程。其表现根据侵犯结肠的部位和程度确定，有时因炎症逆行侵犯末端回肠，称之为倒灌性肠炎（backwash ileitis）。

19世纪，Combe、Saunders、Fenwick分别在他们的著作中描述了CD，其好发部位为回肠末端，但可累及包括口腔到肛门在内的任何部位，症状主要有腹痛、腹泻，并可伴发肠瘘和肠梗阻等。由于通过病理检查可发现非特异性肉芽肿，CD曾被误认为是"肿瘤"或"肠结核"。随着显微镜的使用，人们观察到CD肠壁有裂隙样溃疡、淋巴组织增生，并且病变呈节段性。1932年Crohn教授再次描述了当时被称之为"末端回肠炎"的CD临床和病理表现，并强调了其与肠结核的不同。此后，该病用Crohn教授的名字命名。随后的研究对此做了补充，指出CD是一种可以累及结肠的疾病。

以往认为，IBD好发于欧美国家，但近年来随着生活方式的变化和诊疗手段的提高，我国IBD的发病率逐年上升。以医院为基础的调查数据估计，UC的患病率为11.6/10万，CD的患病率为1.4/10万，并仍在逐渐增加，儿童IBD尤其是儿童CD的发病率也呈逐渐增加的趋势。由于IBD首先出现于经济较发达的国家，这些特殊的地理分布反映了环境因素的重要作用，如饮食习惯、吸烟、阑尾切除术、寄生虫感染和其他一些不确定性因素等。除此之外，持续肠道感染、肠黏膜屏障缺损、肠黏膜免疫调节异常，以及遗传和环境等因素共同参与了疾病的发生过程，其中肠道菌群所构成的肠道微生态可能扮演重要角色，肠道细菌稳态失衡作为IBD发病机制中的一种重要因素越来越受到重视。目前已经确定了多个与IBD基因连锁的遗传易感位点，其与症状和临床表现之间的关系尚待进一步的研究证实，以便为临床提供新的诊治策略。

IBD的诊断缺乏金标准，主要结合临床、内镜和组织病理学表现进行综合分析，在排除感染性和其他非感染性结肠炎的基础上做出诊断并通过随访观察进行印证。UC无特征性病理改变，尤其是黏膜活检标本，因此需尽可能多段、多点进行黏膜取材，以获取更多有用的病理信息。结肠镜下表现对诊断帮助很大，因此临床医师在填写送检病理单时需尽可能多地提供结肠镜下病变特点，以便病理医师做出诊断。依据手术切除标本进行诊断相对容易，大体标本见病变呈弥漫性、连续性，多累及全结肠，尤其在有直肠受累、黏膜面有溃疡形成时，可做出 UC 的病理诊断。CD 的诊断同样没有统一的金标准，裂隙样溃疡、非干酪样肉芽肿、炎症以肠壁固有层底部和黏膜下层为重是 CD 较为特征性的病理改变；非干酪样肉芽肿仅见于 30%～60% 的病例，肉芽肿的特征（密度、大小、排列等）对 CD 的诊断及其与肠结核的鉴别有一定帮助。CD 手术切除标本病理诊断主要与肠结核鉴别，有时鉴别有一定困难，可行抗酸染色或 PCR 检测结核分枝杆菌 DNA 以协助诊断，但抗酸染色阳性率不高。

IBD 的治疗主要包括药物治疗和外科治疗，目前的治疗目标已从既往的缓解症状发展为黏膜愈合甚至是深度缓解。内科治疗代表了治疗理念和疗效的演变，包括水杨酸类制剂、糖皮质激素、免疫调节制剂、生物制剂和干细胞移植等。寻求新的治疗途径成为 IBD 治疗未来的热点和难点，随着对肠道菌群在 IBD 发病中作用认识的深入，合理使用肠道微生态制剂使得更多患者从中受益。由于 IBD 是消化系疾病，且常并发感染，不但有营养物质的消化和吸收障碍，而且常处于高分解代谢状态，所以，IBD 患者营养不良的患病率很高，营养支持不仅能纠正营养不良，补充充足的营养底物也是保证肠黏膜溃疡愈合的重要前提。对于 CD 患者单独使用营养支持治疗，尤其是使用肠内营养或联合药物治疗，是诱导和维持病情缓解的重要手段，其诱导缓解的效果虽不如糖皮质激素，但与其他治疗药物如美沙拉嗪（5- 氨基水杨酸，5-ASA）、糖皮质激素、免疫调节剂等相比，营养支持治疗不仅无毒副作用，还能在诱导病情缓解的同时改善患者的营养状况。此外，针对 IBD 患者体液免疫和细胞免疫的各种靶向生物制剂和干细胞移植的应用，也为 IBD 的治疗带来了更多空间。

然而，从另一角度看，治疗方法越多，越说明治疗尚未达到目的，未能有效控制疾病的发展，有效维持缓解，更没有控制病因，最终达到治愈的目的，也没有降低并发症的发生率。不可否认，外科治疗是 IBD 治疗中不可缺少的措施，众多 IBD 患者最终需要行外科手术解除各种并发症，因此对于有手术适应证的患者，应及时进行外科手术治疗，回避外科治疗而过度强调药物治疗，不但达不到治疗效果，而且因为延长了无效治疗时间，耽误了治疗时机而导致手术风险增加。迄今已明确无效的内科治疗、使用糖皮质激素、营养不良和腹腔感染均是手术并发症的危险因素，急诊手术和活动期手术亦增加了手术风险。

根据 2012 年的《我国炎症性肠病诊断与治疗的共识意见》，UC 的绝对手术适应证为出血过多、肠穿孔、癌变或疑为癌变，而相对手术适应证为积极内科治疗无效的重度 UC、合并中毒性巨结肠经内科治疗无效者和内科治疗效果不佳或药物不良反应已影响患者生活质量者。暴发性结肠炎患者的急诊处理，应遵循损伤控制外科理念，行全结肠切除、回肠末端造口术，择期手术推荐选择全结直肠切除、回肠储袋肛管吻合术（ileal pouch-anal anastomosis，IPAA）。IPAA 适用于年龄＜50 岁、一般情况好、无癌变、肛门括约肌功能尚可的 UC 患者，对于一般情况差或长期使用激素或免疫抑制药者应慎重；对结肠和上段直肠癌变或上皮重度不典型增生的 UC 患者，有学者认为不宜行 IPAA 术，可先行全结直肠切除、回肠造口，随访 1 年确定无癌变者再行贮袋及肛管吻合术。

CD 主要表现为肠黏膜炎症、溃疡、消化障碍、腹痛、稀便、营养不良、发育迟缓等，并可继发外科并发症。需要外科处理的是穿孔、出血、梗阻、局部脓肿或腹腔脓肿、癌变。处理这些并发症的外科手术技术相对并不困难，但具有以下易被临床忽略的特点应引起注意：①外科手术处理 CD 并发症的目的是控制症状，并且不能达到切除病变以致治愈的目的；② CD 是急性发作与缓解间隙交替的慢性炎症性疾病，在急性期行手术，创伤可加剧炎症反应，增加并发症发生率；③曾经接受过免疫抑制药、生物制剂等治疗的患者，免疫功能受到抑制，抗感染能力下降，会导致术后手术创伤难以愈合，增加感染，甚至出现肾上腺危象等不良后果；④ CD 患者多有长期营养不良，尤其是低蛋白血症。因此，Crohn 病的围术期处理有其特殊性，要做到“适时”“有效”，这对 Crohn 病患者的术后康复极其重要。CD 的手术应遵循“以最小的创伤达到最大限度的症状改善”的原则，以消除症状、延长缓解、保留小肠为目标。

随着对 IBD 特性的认识，外科治疗也得到了进一步的发展。腹腔镜和机器人等先进手术设备和技术已经应用到临床，但清楚认识 IBD 的病理生理特性，根据临床特征制订具体的治疗方案，以最小的风险换取最长时间的病情缓解，仍是贯穿治疗始终的理念。

本章将对 IBD 的临床表现、诊断和内外科治疗等做具体的阐述。

一、流行病学

IBD 在西方国家相当常见，IBD 的发病率和患病率在欧洲和北美等发达国家最高且较为稳定，德国的 IBD 发病率为 11/10 万，美国的 UC 和 CD 患病率分别为 238/10 万和 201/10 万。亚洲和拉丁美洲的 IBD 发病率相对较低，但目前正在逐渐上升。据统计，中国 UC 和 CD 的患病率分别为 11.6/10 万和 1.4/10 万，中国 IBD 发病率 1990—1995 年平均每年上升 1.68%，1995—2000 年平均每年上升 5.26%，2000—2005 年平均每年上升 1.31%，2005—2010 年平均每年上升 2.54%，2010—2015 年平均每年上升 1.73%，2015—2019 年平均每年上升 2.55%。IBD 病程迁延，显著影响患者的生活质量，又有癌变威胁及发生严重并发症的可能性，因此相关研究逐渐受到重视。

（一）流行病学分布

疾病分布是以疾病的频率为指标，描述疾病在不同地区、时间和人群中的分布现象。IBD 的疾病分布受致病因素、环境因素和人群特征等的影响，是动态过程。发病率是指某特定人群中某疾病新病例出现的频率，对于死亡率较低的疾病（如 IBD）尤为重要。患病率是指在特定时间内，一定人群中某疾病新、旧病例数所占比例，亦称现患率、流行率。影响患病率的因素很多，但主要受发病率和病程的影响。当某地某病的发病率和病程在相当长的期间内保持稳定时，患病率 = 发病率 × 病程。因而可根据患病率和发病率计算出平均病程。对一些病程较短的急性病，患病率等于发病率；对一些慢性疾病，人群中的病例会不断累积，从而使患病率超过发病率，IBD 即是如此。一项最近的研究显示，发病率从西方到东方呈梯度逐渐递减。世界发病率最高的国家是法罗群岛，约为 81.5/10 万。每年西欧国家 IBD 的发病率几乎是东欧国家的 2 倍，这可能和欧洲东西部的医疗保障体系有关，而产生这种差异的具体机制尚不清楚。

随着社会经济的发展，既往认为发病率较低的亚洲地区，IBD 发病率也逐年上升。以往的研究缺乏统一的评定标准，因此难以得出令人信服的结论。最近的一项包括亚洲 8 个国家在内的大规模流行病学分析得出，IBD 的发病率波动在（0.54～3.44）/10 万。发病率最高的地区为中国的广东省，其次为中国香港和中国澳门，这些城市文化和经济均较为发达。城市中 IBD 的发病率要高于农村，并且由于人种的差异，一些在马来西亚和新加坡等多种族人群聚集国家的研究显示，印度人群较中国人种更易患 IBD，这可能是受不同人种基因易感性、生活环境和饮食习惯的影响。与之相似的是，IBD 患病率在欧洲、加拿大和美国等国家较高。加拿大 UC 患病率为 248/10 万，CD 患病率为 319/10 万；在美国 UC 和 CD 的患病率分别为 238/10 万和 201/10 万。诸多统计显示亚洲 IBD 的患病率近年来显著增加，但仍低于欧美发达国家。

（二）临床特征

亚洲人种 IBD 发病的表型和并发症的概率与高加索人群很相似，但在亚洲不同族群之间仍有差异。表 12-1 显示了亚洲 IBD 和西方国家之间的差别。大部分西方国家的研究表明，UC 在性别之间没有差异，而 CD 则略倾向于女性；在发病概率较低的亚洲区域，男性患 CD 则较多见。亚洲国家的这种男性 CD 多发性和发达国家的女性多发性形成对比，可能是由于基因易感性，其确切原因尚待进一步研究证实。西方国家 CD 发病的中位年龄为 20—30 岁，UC 为 30—40 岁。与之相似的是，亚洲 CD 的诊断年龄也要低于 UC，诊断 UC 的平均年龄为 35—44 岁，略高于西方。亚洲国家 IBD 的家族患病率为 0%～3%，而西方国家为 10%～25%。亚洲国家 IBD 的家族患病率较低，可能是由于该病在亚洲地区的病程较短。西方国家 IBD 肠外表现（extra-intestinal manifestations，EIM）的发病率为 25%～40%，而亚洲国家 EIM 的概率则相对较低。大部分的研究表明，EIM 同时伴有硬化性胆管炎的病例较少见。

亚洲国家 IBD 的发病部位和西方国家报道的较为一致，西方国家 CD 发生于回肠、结肠和回结肠的比例大致相同，而东亚地区回结肠型病变较为多见。亚洲 CD 的病变行为多样，包括狭窄、穿透和肛周疾病。中国香港 CD 患者中约有 1/3 伴有肛周疾病。UC 发病部位在亚洲和西方国家之间没有显著区别，直肠炎分别占 37% 和 32%，左半结肠炎为 32%

和 27%；全结肠炎为 31% 和 41%。亚洲和发达国家 UC 和 CD 的临床进程和缓解率较为相近，但亚洲发生中毒性巨结肠的概率相对要高，而行结肠切除术的概率较低，包括 UC 和 CD 在内，具体机制尚不清楚，可能是东西方文化的差异和亚洲 UC 严重程度较轻的缘故。

总之，IBD 的发病表型及并发症在东西方之间具有差异，包括男性 CD 发病率高、回结肠病变多见、手术概率低、EIM 家族患病率低等。这些差异可能与基因表型、环境因素如饮食和肠道菌群等因素有关（表 12-1）。

（三）危险因素

1. 遗传和种族

多项研究证实，IBD 发病具有家族性和遗传倾向，家族病史是 IBD 的危险因素。IBD 发病存在种族差异，白种人的发病率较高。针对双胞胎的临床流行病学统计显示，单卵双胞胎中两人同患 UC 的概率是 16%，同患 CD 的是 35%，明显高于双卵双胞胎的发病率，提示遗传因素对 IBD 发病具有重要作用，并且 CD 比 UC 的遗传倾向更明显。遗传因素主要与遗传变异有关，有研究指出 TNFSF15 与 CD 有一定相关性，并有种族特异性，在亚洲人种的相关性明显高于欧洲人种。

2. 饮食

食物抗原是仅次于细菌抗原的肠道常见抗原，对 IBD 的发生有一定的影响，流行病学调查显示，饮食是 IBD 发病的危险因素。日本的研究表明，糖摄入量的增加是 IBD 发病的危险因素，脂肪摄入量的增加、单不饱和脂肪酸和多不饱和脂肪酸及鱼类的摄入会增加 CD 的发病风险。我国有研究报道少吃或不吃豆类、鱼类及水果可能与 CD 发病有一定关系。还有研究表明，牛奶和油炸食品是 IBD 的危险因素，这可能是由于牛奶中的酪蛋白和牛血清白蛋白可引起胃肠道黏膜的变态反应，油炸食品的制备过程中产生的多种有害物质（如多环芳烃及羟基过氧化物等）会损伤机体 DNA，使肠道局部免疫状态的负性调控和免疫功能下降，从而有可能导致 IBD。除此之外，维生素 C、摄入较多蔬菜、水果、植物纤维等能显著降低 CD 发病的危险。

3. 吸烟

吸烟是目前已证实的影响 IBD 发病的重要因素。多项研究结果显示，吸烟是影响 IBD 发病的重要因素。1982 年首次有研究证实，吸烟对 UC 发病具有保护作用，Meta 分析显示，吸烟会降低 UC 的发病风险，吸烟者的 UC 发病率较不吸烟者低 42%，已戒烟者的 UC 发病风险比从不吸烟者高。与之相反，吸

表 12-1　与西方国家相比亚洲炎症性肠病的临床特点

	亚　洲	西方国家
性别	CD 患者多为男性 UC 性别无差异	CD 患者多为女性 溃疡性结肠炎性别无差异
主要诊断年龄段	与西方基本无差异，但第二高峰期年纪年龄较小	CD 为 20—30 岁 UC 为 30—40 岁
CD 临床表型	回结肠病变为主 肛周病变更常见（33%～40%）	病变均匀分布，但某些研究中单纯结肠病变为主
UC 临床表型	与西方轻度病程病变分布相似	直肠炎，远端结肠炎及广泛结肠病变各占 1/3
肠外表现	较低（6%～14%） 原发性硬化性胆管炎（0%～1%）	21%～41% 原发性硬化性胆管炎（2%～7%）
结直肠癌	较低（0%～1.8%）	3%～5%
结肠切除比例	各国地区不同但是比西方低，尤其是溃疡性结肠炎	—
家族病史	家族聚集性低（0%～3%）	10%～25%

烟者的 CD 发病风险比从不吸烟者高 2～5 倍，既往有吸烟史者患病的风险亦有增加，但目前正在吸烟者的风险最大。最近有研究显示，儿童期及青春期被动吸烟也能增加罹患 CD 的风险。吸烟对 IBD 发病的影响可能与尼古丁对直肠和结肠血流、细胞因子及花生四烯酸等物质的影响有关。

4. 肠道微生态

目前认为，肠道微生态在 IBD 的发病过程中起着核心作用，出生后的第一年是个人菌群发展最为关键的一年，维持内稳态抑或是发展为炎症。重要的是，细菌在儿童时期即能介导黏膜免疫的致病作用，影响自身免疫性疾病的发展。随着生物学技术的发展，人们进一步认识到肠道菌群和细菌如何作用于宿主，引起肠道炎症。众多的研究证实，儿童时期使用抗生素能增加成年时发展为 CD 的风险。幽门螺杆菌（H. pylori）具有诱导免疫耐受、限制炎性反应的作用，能通过作用于树突状细胞抑制自身免疫性疾病的发生。通过外科手术病理进行的临床研究显示，HP 感染和 IBD 的发生呈负相关。但目前尚无充足的证据证实 HP 感染究竟是如何作用于 IBD 患者。

5. 感染

有研究指出，患有感染性胃肠炎病史能增加 IBD 患病的风险，但这有可能和使用抗生素及之后的肠道菌群紊乱有关。Malekzadeh 等的研究指出，使用冰箱会增加 CD 的发病风险，这可能与冷冻食品中某些嗜冷细菌作用于肠道有关。蠕虫是一种复杂的多细胞动物，能够抑制炎症反应，被认为具有调节肠道菌群的作用。南非的一项临床研究显示，蠕虫对 IBD 的发生具有保护作用。

6. 避孕药

避孕药物与 IBD 的相关性一直存在争议。一项 Meta 分析显示，口服避孕药的妇女发生 CD 和 UC 的相对危险度分别为 1.51（P=0.002）和 1.53（P=0.001），而停用避孕药后 IBD 的发病风险不再增加，提示口服避孕药是 IBD 的危险因素。避孕药影响 IBD 发病的机制目前尚不明确，有研究认为可能与避孕药的某些成分引起胃肠道多部位的微血管栓塞有关，是否与避孕药中的雌、孕激素有关尚需进一步研究。

7. 阑尾切除术

阑尾切除术对 UC 发病具有保护作用，Meta 分析研究显示，阑尾切除术后 UC 的发病率明显降低，多变量分析也显示，阑尾切除术对 UC 的保护作用很显著。与之相反，阑尾切除术后 CD 的发病风险显著增加，阑尾切除术后 1 年内最高，而 5 年后 CD 的发病风险则不再增加。

8. 心理因素

精神心理因素与多种免疫系统疾病有关，被认为在 IBD 发病中起重要的作用。一项病例对照研究认为，心理压力是 IBD 的危险因素之一，并且对 IBD 病情复发或加重也有促进作用，这可能与 IBD 患者血清中一些与应激相关的激素和细胞因子（如促肾上腺皮质激素、β 内啡肽和 IL-6 等）水平明显升高有关。

综上所述，IBD 的病因目前尚不清楚，流行病学调查所发挥的作用可以理解为通过客观科学地收集各种病例和现象，运用统计学方法将其中有统计学意义的危险因素显示出来，对人们的生活方式进行正确引导。随着我国大范围随机、对照、大样本和前瞻性流行病学研究的开展，进一步确定 IBD 的危险因素，对我国 IBD 的预防和治疗十分重要。

二、发病机制及病因

IBD 的发病机制及病因尚不明确。虽然越来越多的学者在关注和研究这一难题，但并没有哪个学说能够完整地诠释 IBD 的病因及发病机制，这给该类疾病的预防、诊断、治疗带来了诸多困难。本节介绍 IBD 可能的病因、诱因或发病机制，主要包括遗传因素、环境因素和免疫因素等。

（一）遗传因素

过去的十几年里，基因检测技术的迅速发展促进了 IBD 遗传学改变的研究。大量的临床资料显示，单卵双生子共患率高于双卵双生子；白种人的发病率高于黑种人、拉丁美洲人及亚洲人。提示本病的发病有明显的种族差异和一定的家族聚集性，存在着遗传易感性。从遗传方式上看，此病既不符合常染色体显性遗传，也不符合常染色体隐性遗传，可能是多基因位点调控的复杂基因异质性疾病。为此，人们对 CD 基因进行了大量的研究，于 1996 年发现并证实，CD 的基因易感位点位于第 16 条染色体的着丝点附近，称为 IBD1 位点。2001 年，Ogura 等报道了 IBD1 位点的 *NOD2* 基因，现命名为 *CARD15* 基因，是人类 CD 的第一个易感基因。至今为止已经发现了 163 个 IBD 相关基因位点，其中 110 个为 CD 与 UC 所共有，30 个为 CD 独有，23 个为 UC 独有。

研究较多的 IBD 相关基因为 *NOD2* 基因，位于 16q12，是与 IBD1 连锁的高发区域，其编码蛋白质与植物疾病抵抗基因的产物具有高度的同源性。NOD2 表达于巨噬细胞，用作细菌脂多糖的识别受体，对来源于细菌的致病成分起作用，可能调节核因子（NF-κB）激活和巨噬细胞凋亡。CD 的突变率在 17% 以上，而正常人为 5%，UC 为 4%。在欧洲和北美，CD 患者比正常人更可能有 NOD2 变异体。NOD2 变异体的纯合子对 CD 的易感性增加 20 倍以上，尤其是回肠病变患者。另一些研究显示，中国香港和日本的 CD 患者未发现目前常见的 *NOD2* 基因变异体。*NOD2* 基因突变是否与种族有关，尚需进一步证实。CD 的遗传易感性涉及多个基因，*NOD2* 基因突变仅在约 20% 的 CD 患者中得到证实，还有许多其他的易感基因尚未被发现，有待深入研究。

（二）环境因素

1. 吸烟

1982 年人们发现，吸烟对 UC 具有保护作用，此后便展开了更为详尽的研究，很快就发现吸烟是 CD 的危险因素，且可以显著增加术后复发的概率。虽然人们尝试从黏膜免疫、肠道菌群等多方面去解释这种双重影响，但由于 UC 和 CD 的发病机制尚不明确，至今为止没有一种学说可以解释这一现象。

2. 肠道菌群与感染

人类在出生以后 2 周左右即形成肠道菌群，菌群种类约为 1150 种，正常人具有较为稳定的肠道菌群种类和比例，而 IBD 患者的肠道菌群变动较大，且菌群种类的多样性降低。有研究表明，IBD 患者肠道菌群中拟杆菌、梭状菌减少，而大肠埃希菌比例增高。除此之外，CD 肠黏膜病理改变与沙门菌、志贺菌或肠结核等引起的细菌性肠炎相似，许多学者推测感染可能是病因之一，但至今还没有足够的依据证明哪种微生物可作为 CD 的特异性病原体。最近 20 年中，诸多研究集中到副结核分枝杆菌（一种引起牛肠炎的微生物）和麻疹病毒，认为它们可能是 CD 的病因。然而应用微生物学、免疫学或分子生物学技术，无论是直接检查病变部位肠黏膜的微生物，还是间接证明其存在，大多只有阴性结果或说服力不够。因此，目前的研究只是发现 IBD 的发生与感染有关，尚未发现该病的特异病原体。

最近的研究认为 CD 是由针对自身正常肠道菌丛的异常免疫反应引起的。支持这种观点的证据是：① IBD 的动物模型显示，绝大部分动物在无菌环境中不会发生结肠炎；②一部分实验证实，CD 患者针对细菌抗原的细胞和体液免疫反应增强，细菌的滞留促进 CD 发生，而采用肠造口术使粪便转流能防止 CD 复发，抗生素和微生态制剂对一些 CD 患者也有治疗作用。这些研究强调了正常黏膜和肠腔菌丛之间相互作用的重要性，提示 CD 可能是机体对正常菌群的免疫耐受缺失所引起的。

3. 其他

肠道通透性增加也是 IBD 的易感因素，但这是原发还是继发于亚临床症状的一种现象仍未明确。此外，也有假说认为，现代家长越来越重视教育，使得婴儿的肠道免疫系统暴露于致病原的概率越来越低，而在以后生活中针对病原体不易产生有效的免疫应答。维生素 D 缺乏在 IBD 患者中也十分常见，有学者认为这可能是 IBD 的易感因素之一。包括心理因素在内的应激被证明可导致肠道功能异常、肠屏障功能障碍，因而也被认为是 IBD 的可能发病机制之一。

（三）免疫因素

IBD 患者免疫功能异常已得到证实，因此 IBD 被定义为是一种至少累及肠黏膜免疫系统的疾病。临床研究显示：本病的主要病理改变与迟发型变态反应病变相似：在组织培养中，患者的淋巴细胞对正常结肠上皮细胞有细胞毒性作用；患者血清中有抗结肠上皮细胞抗体，病变组织中存在抗原抗体复合物；常并发肠外表现如关节炎；激素治疗能使病情缓解。IBD 的病变主要为胃肠道病变，而胃肠道有大量的抗原物质存在，如致病菌、正常菌群、毒素、病毒、食物及饮料等，所有这些肠内容物均可能是潜在的免疫源，CD 的免疫反应可能被肠腔内容物诱导。CD 的发病机制尚不十分明确，目前较为公认的看法仍为 Kirsher 等的假说，该假说认为早期的抗原进入使胃肠相关淋巴组织受到刺激，机体对其变得敏感，建立起一种对正常肠菌抗原的高敏状态及黏膜免疫失调。此后任何破坏肠黏膜屏障的抗原因素与这些淋巴组织再接触即激发局部免疫反应，其中肠黏膜通透性增加和肠上皮屏障机制破坏具有重要意义。然而肠黏膜屏障短暂破坏和肠组织暴露于各种抗原产物的现象经常发生，但并非每个患者都发生 IBD，显然还与机体的遗传易感性有关。这种免疫系统的激活是内生缺陷（构成性激活或下调机制的障碍）还是因为上皮黏膜屏障改变导致连续性刺激目前仍需进一步研究。

对免疫反应中免疫细胞群、细胞因子及其他炎症介质的研究已经取得了显著进展。CD 患者肠黏膜中主要为具有 1 型辅助 T 细胞（Th1）表型的 $CD4^+$（而 UC 主要为 Th2 表型），其特征是产生干扰素 γ 和 IL-2。Th1 细胞因子可激活巨噬细胞，进而产生 IL-12、IL-18 和巨噬细胞移动抑制因子。这些细胞因子在自我循环中又可进一步刺激 Th1，并且激活的巨噬细胞还可产生肿瘤坏死因子（TNF-α）、IL-1、IL-6 等促炎细胞因子，表现为 T 细胞免疫效应功能增强。

有研究显示，CD 患者在创伤情况下产生 IL-1β 及 IL-8 的量明显小于正常人，同时由于 *NOD2* 基因缺陷，有学者认为 CD 患者对肠道有害菌及细菌代谢产物的清除能力亦存在缺陷。虽然缺乏直接的证据，但这些研究提示 CD 患者可能存在固有免疫缺陷。加之 CD 患者存在肠屏障功能障碍，似乎可以部分解释 CD 发病机制。从细胞因子的表达和肠道炎症细胞浸润比例上看，CD 存在 Th1 细胞免疫亢进，而 UC 属于 Th2 细胞免疫亢进，这提示细胞免疫亢进可能是 IBD 的发病机制之一。

除上述因素外，还有许多其他细胞因子、生长因子和花生四烯酸代谢产物、氧化应激产物及黏附分子等因素参与 IBD 的发生和发展。这些介质均可增强炎症反应过程和组织破坏，诱导炎性细胞进入病变组织，使得炎症反应持续存在。当然，由于目前对 IBD 的确切发病机制并不清楚，任何提出的假说或推论仅能作为参考，需要进一步的临床和实验研究证实。

三、临床症状

（一）溃疡性结肠炎的临床表现

UC 的病变特点为连续性弥漫性结肠黏膜与黏膜下炎症，病变始于直肠，向近端蔓延，可累计整个结肠甚至回肠末端。主要临床表现为腹泻、腹痛、直肠出血、体重减轻和发热。少数患者可有关节炎、脊柱炎、结节性红斑等肠外表现，可发生于任何年龄，我国发病率较欧美低。

1. 发病及病程

UC 起病多数缓慢，初期症状并不突出，患者往往在发病数周甚至数月后才就诊，少数可急性起病，常误诊为肠道感染性疾病。多数患者病程反复发作，少数患者首次发作后病情长期缓解，可持续数年之久。也有部分患者病情活动，症状持续不缓解，或者病情严重呈暴发型，甚至危及生命或须早期行手术治疗。

2. 消化系统表现

UC 消化系统的典型表现为腹泻、黏液脓血便、腹痛、里急后重感等，每个患者的症状和严重程度并不一致。黏液脓血便是 UC 最常见的症状，超过 6 周的腹泻病程须与多数感染性肠炎鉴别。

大多数患者有腹泻症状，当病变累及直肠时，可出现里急后重感；粪便多呈糊状并混有大量黏液或脓血，直肠炎或直肠乙状结肠炎时可伴有大便干结或便秘。因此 UC 患者根据病变部位的不同可能出现腹泻便秘交替的症状，常与肠易激综合征（irritable bowel syndrome，IBS）相混淆。其腹泻发生的机制可能为黏膜病变引起水分和电解质的吸收障碍、黏膜的炎症渗出引起上皮通透性增加等。若病变累及直肠时，黏膜广泛损伤引起血管充血、糜烂和黏膜剥脱引起直肠出血时，可表现为黏液血便、脓血便或鲜血便，须与痔相鉴别。此外 UC 患者血液常呈高凝状态，严重感染导致凝血因子合成减少或血栓栓塞等也可导致消化道出血。

UC 患者常伴有腹痛，一般位于左下腹，严重患者可累计全腹部，有腹痛 – 便意 – 便后缓解的规律；若并发中毒性巨结肠或炎症波及全腹部，则有全腹部的剧烈腹痛。部分是由于肠道梗阻引起肠管扩张导致肠壁紧张度增加引起，若 UC 引起肠梗阻往往提示为恶性。除此之外，由于恶心、呕吐、厌食等症状可造成进食减少和能量摄入不足，导致营养不良或生长育障碍。

3. 全身症状

UC 的全身症状有营养不良，可伴有体重减轻、虚弱、乏力和一些特异性营养素缺乏的症状。恶心、厌食等可引起进食障碍，服用治疗 UC 的药物也能引起消化吸收不良。中重度的 UC 在急性期或急性发作期常有低度或中度发热，重度可有高热、心率加速等中毒症状，伴发热的患者提示炎症活动或合并有感染。因结肠病变可导致电解质及水分吸收障碍，UC 患者常有水电解质平衡紊乱，其中以脱水、低钾和低钠血症多见。

4. 肠外表现

UC 可伴有肠外表现，常见的有骨关节病变、皮肤病变、眼病、肝胆疾病和口腔溃疡等。部分患者肠外表现先于肠道病变出现，给诊断带来了难度。

UC 的骨关节病变包括急性关节炎（10%～15%）、骶髂关节炎（12%～15%）和强直性脊柱炎（1%～2%）等。其中急性关节炎在肠道炎症消退后症状可消除，而强直性脊柱炎病程与 UC 无关，可先于结肠炎症状或同时出现，在结肠炎症消退甚至是结直肠切除后，脊柱炎并不消退。皮肤病变部分与 UC 的治疗药物有关，如使用柳氮磺吡啶类药物可引起结节性红斑，2%～4% 的急性 UC 患者亦可出现。坏疽性脓皮病较少见，仅见于 1%～2% 的患者，常与 UC 的活动期有关，部分患者脓疱可融合。肝脏疾病是 UC 的常见肠外并发症之一，由于自身免疫性因素和肠道细菌经门静脉血流进入肝脏等原因，常可伴发脂肪肝、慢性肝炎、肝硬化、原发性胆管炎以至于胆管癌等并发症。由于 UC 患者凝血功能异常，血液呈高凝状态，伴发血栓后常可引起脑梗死、肺梗死等严重并发症，需要临床医生高度重视。

5. 并发症

UC 的严重并发症包括中毒性巨结肠、肠穿孔、消化道大出血、癌变等。根据我国《炎症性肠病诊断与治疗的共识意见 2012 年・广州》，手术的绝对指征为大出血、穿孔、癌变及高度疑为癌变等情况；相对指征为：积极内科治疗无效的重度 UC，合并中毒性巨结肠内科治疗无效者宜更早行外科干预；内科治疗疗效不佳和（或）药物不良反应已严重影响生活质量者，可考虑外科手术。

（二）Crohn 病的临床表现

CD 病变部位以回肠末端、回盲部及邻近的结肠多见，但可以累及从口腔至肛门的消化道任何一部分，表现为消化道全层透壁性改变和节段性改变。临床表现取决于发病部位及类型，主要以腹痛、腹泻、腹部肿块、瘘管形成或肠梗阻为主要特点，伴有发热、贫血、营养不良及关节、皮肤、眼、口腔等胃肠外损害。儿童 CD 早期可表现为发育迟缓，并无明显消化道症状。目前尚无法通过治疗手段治愈，病程迁延和反复发作是 CD 的病程特点。

1. 消化道表现

大部分 CD 患者有消化系统的症状和体征，最常见的症状为腹痛，伴腹泻和腹部肿块，还可伴有呕吐、食欲减退、腹胀、便血、便秘或便秘与腹泻交替出现等。由于病变以末端回肠及回盲部肠管多见，腹痛以右下腹或下腹部多见；当炎症渗出波及腹膜时，可伴有压痛或反跳痛。腹泻症状常可受情绪波动的影响，因此常易与 IBS 相混淆。由于 CD 多累及小肠，肠壁炎症水肿，部分患者行末端回肠切除后，胆盐吸收减少，引起电解质重吸收障碍，常引起营养吸收障碍。由于肠壁及系膜增厚，后期可出现腹部肿块，脓肿或内瘘形成时亦可出现肿块。肠壁的溃疡累及血管时也可伴消化道出血。瘘管形成是 CD 的另一重要临床表现，可分为内瘘和外瘘两种。外瘘指瘘管通向腹壁或肛周皮肤，内瘘是指肠管间或肠管与相邻脏器间通过瘘管相通，包括肠膀胱瘘、肠阴道瘘等等。除此之外还有肛周病变，包括皮赘、肛裂、肛瘘和肛周脓肿等改变，是 CD 的一种特殊表现形式。

2. 全身症状

CD 的全身症状较 UC 多见且明显，常见的有发热、贫血、体重减轻或消瘦，多见于中度及重度的患者。营养不良导致的体重减轻有时可很迅速，常在短期内下降 10%～20%。引起营养不良的原因可能是：①进食可能诱发腹痛、腹泻、梗阻和出血等胃肠道症状，造成患者进食恐惧，导致营养摄入减少；②肠管炎症、溃疡和腹泻的影响，从肠黏膜表面丢失的营养物质增加；③肠道不同部位和范围的病变对营养摄入有不同程度的影响，小肠吸收营养的作用大于结直肠，回肠的作用大于空肠。肠外瘘、肠内瘘及小肠（尤其是回肠）反复切除会导致肠管吸收面积减少，肠内瘘形成的盲襻使得细菌过度繁殖，不利于营养物质吸收；④活动期或合并感染的患者存在高分解代谢状态，增加能量消耗；⑤治疗药物（如激素、柳氮磺吡啶等）对营养和代谢产生不良影响。

3. 肠外表现

CD 可对全身多个系统造成损害，具有一系列的胃肠外表现。CD 的骨关节损害包括外周关节炎、强直性脊柱炎、杵状指等。由于临床上常通过使用激素诱导 CD 缓解，因此患者常伴有维生素 D 缺乏和骨质疏松等改变。皮肤损害是 CD 常见的肠外表现，国外的发生率较国内要高，包括结节性红斑、坏疽性脓皮病等。此外还有虹膜睫状体炎、葡萄膜炎等眼部症状，反复发作的口疮样溃疡等口腔病变，以及硬化性胆管炎、血管栓塞性疾病等。

腹泻、腹痛、体重减轻是 CD 的常见症状，如有这些症状出现，特别是年轻患者，应考虑本病的可能，如伴肠外表现和（或）肛周病变则高度疑为

CD。肛周脓肿和肛周瘘管可为少部分 CD 患者的首诊表现，应予注意。

4. 并发症

CD 的严重并发症常需要外科手段干预，大部分 CD 患者最终难以逃脱手术治疗。严重的并发症包括由纤维狭窄所致的肠梗阻、腹腔脓肿、瘘管形成、急性穿孔、内科治疗无效的大出血和癌变等。

四、实验室及辅助检查

（一）纤维结肠镜检查及活检

对于怀疑 UC 或结肠 CD 的患者，结肠镜检查及活检是首要的检查项目。结肠镜检查是诊断 IBD 的重要依据，根据疾病的分布、黏膜病变严重程度和组织学特点可以对其进行分类。IBD 患者做肠镜检查应对肠道的多个部位进行活检，一般主张至少对包括末段回肠、直肠在内的至少 5 个部位取检，每个部位至少应取材 2 处，包括病变部位和相对正常部位，以便根据病变的范围、黏膜病变的严重程度和组织学特点对疾病进行诊断和分型。对于重症急性结肠炎，全结肠镜检不一定需要而且可能存在禁忌，如必须做肠镜时可灌肠后行乙状结肠镜检查。

UC 的肠镜表现如图 12–1 所示，病变多从直肠向结肠近端延续，呈连续性、弥漫性分布，其典型表现为：①黏膜血管纹理模糊、紊乱或消失、充血、水肿、质脆、自发性或接触性出血和脓性分泌物附着，亦常见黏膜粗糙、呈细颗粒状；②病变明显处可见弥漫性、多发性糜烂或溃疡；③结肠袋变浅、变钝或消失及假息肉、黏膜桥等。内镜下黏膜染色、电子染色、放大内镜等技术通过对黏膜微细结构的观察和病变特征的判别，能提高内镜对黏膜病变的识别能力，有助于 UC 诊断。

通过对病变肠段的多段、多点取材，UC 患者在组织学上可见以下主要改变。活动期：①固有膜内弥漫性、急性、慢性炎性细胞浸润，包括中性粒细胞、淋巴细胞、浆细胞、嗜酸性粒细胞等，尤其是上皮细胞间有中性粒细胞浸润和隐窝炎，乃至形成隐窝脓肿；②隐窝大小、形态不规则，排列紊乱，杯状细胞减少等；③可见黏膜表面糜烂、浅溃疡形成和肉芽组织增生。缓解期：①黏膜糜烂或溃疡愈合；②固有膜内中性粒细胞浸润减少或消失，慢性炎性细胞浸润减少；③隐窝结构改变可加重，如隐窝减少、萎缩（图 12–2），可见 Paneth 细胞化生（结肠脾曲以远）。

CD 的肠镜表现如图 12–3 所示，镜下一般表现为节段性、非对称性的各种黏膜炎症，其中具有特征性的表现为非连续性病变、纵行溃疡和卵石样外观。怀疑 CD 的患者，如果考虑同时存在上消化道和小肠的病变，应通过胃镜、胶囊内镜、小肠镜等进行进一步检查，本书不赘述。

CD 患者黏膜活检可见如下病理改变：①固有膜炎性细胞呈局灶性不连续浸润；②裂隙状溃疡；③阿弗他溃疡；④隐窝结构异常，腺体增生，个别隐窝脓肿，黏液分泌减少不明显，可见幽门腺化生或 Paneth 细胞化生；⑤非干酪样坏死性肉芽肿

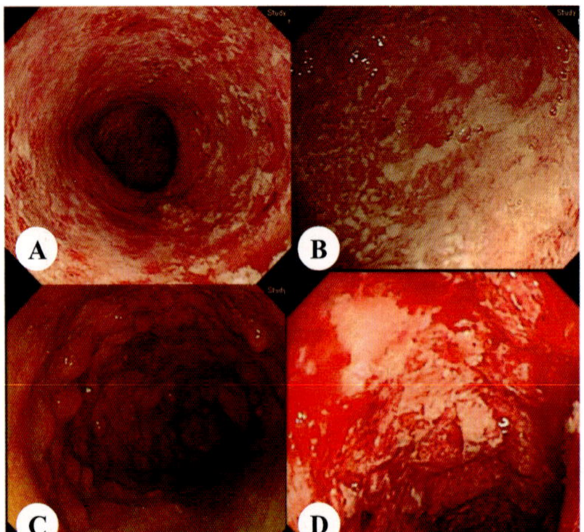

▲ 图 12–1　UC 的肠镜表现

A 和 B. 黏膜纹理消失，脓性分泌物附着；C. 假息肉；D. 接触性出血

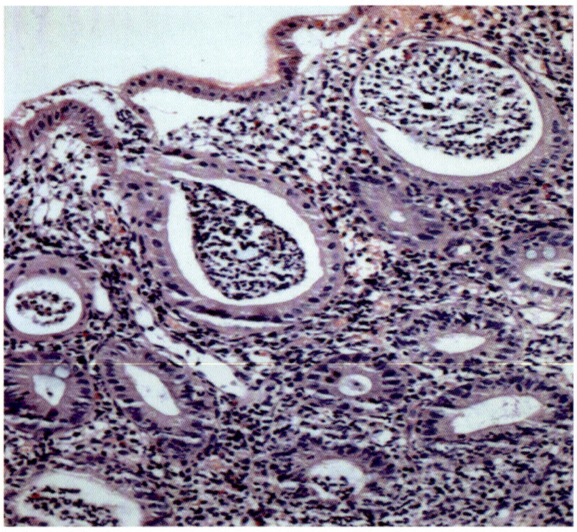

▲ 图 12–2　UC 的病理表现

隐窝腺体萎缩；杯状细胞减少；腺体不典型增生；隐窝脓肿代表了黏膜层的炎症，但并无疾病特异性

（图 12–4）；⑥以淋巴细胞和浆细胞为主的慢性炎性细胞浸润，以固有膜底部和黏膜下层为重，常见淋巴滤泡形成；⑦黏膜下淋巴管扩张；⑧神经节细胞增生和（或）神经节周围炎。

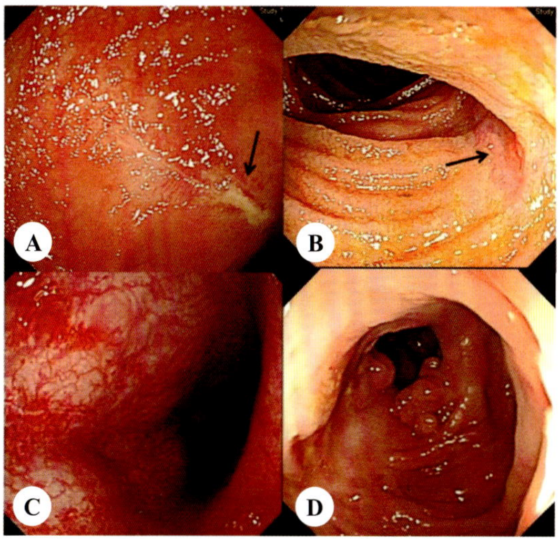

▲ 图 12–3　CD 的肠镜表现

A 和 B. 裂隙样溃疡；C. 黏膜纹理消失，肠壁充血水肿；D. 假息肉

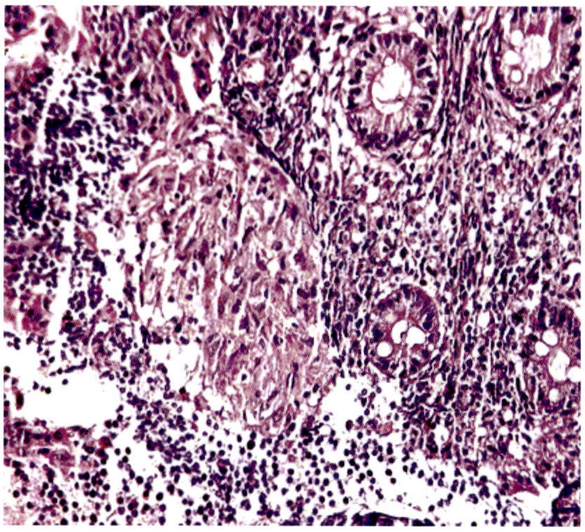

▲ 图 12–4　Crohn 病病理表现

上皮样肉芽肿病变

（二）影像学检查

影像学检查对炎性肠病的诊断和评估也很重要。对于有狭窄等因素导致肠镜不能观察的病例或病变部分，以及合并瘘管等情况，结肠造影可观察到狭窄近端的肠腔。由于钡剂容易在狭窄部位、瘘管等处残留，不易排尽；使用各种含碘的造影剂造影效果相似且更加方便和安全。UC 患者行灌肠造影可见：①黏膜粗乱和（或）颗粒样改变；②肠管边缘呈锯齿状或毛刺样改变，肠壁有多发性小充盈缺损；③肠管短缩，袋囊消失呈铅管样等改变。此外，灌肠造影还可进一步明确病变的位置，并发现肠腔狭窄等异常改变，显示好发部位的多发性、跳跃性病变、裂隙状溃疡、卵石样改变、假息肉、肠腔狭窄、僵硬等。瘘管形成时可见造影剂到达肠腔外或其他肠管和邻近器官。

CT、MRI 等检查可以进一步评估肠壁和肠管周围的病变。急性期患者肠壁明显增厚并可见分层改变（图 12–5），炎症较重的可见结肠袋消失如铅管样（图 12–6），常伴一定程度的管腔狭窄（图 12–7）。CD 患者行 CT/MRI 检查有助于发现肠管之间的内瘘、肠系膜肿大淋巴结、腹腔内的脓肿（图 12–8）等，活动期患者还可以发现肠系膜血管增多、扩张、纡曲所形成的“梳状征”；盆腔 MRI 有助于 CD 患者肛周病变的诊断和评估。目前增强 CT 或在肠道加入造影剂已属常规做法。CT/MRI 的肠道成像（CTE/MRE）可部分替代肠镜的功能，是 CD 影像学检查的重要内容。

超声在用于脓肿的诊断和穿刺等方面有较高价值。有经验的超声科医生可通过腹部超声或使用超声造影剂对回盲部病变进行评估，包括肠壁厚度、病变肠管长度，充血程度等（图 12–9），区分活动期与缓解期。

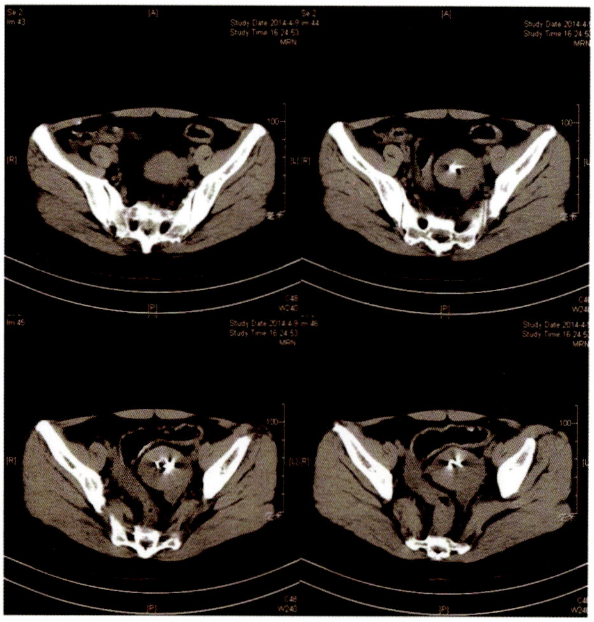

▲ 图 12–5　UC 的 CT 表现

可见直肠上段及乙状结肠壁增厚

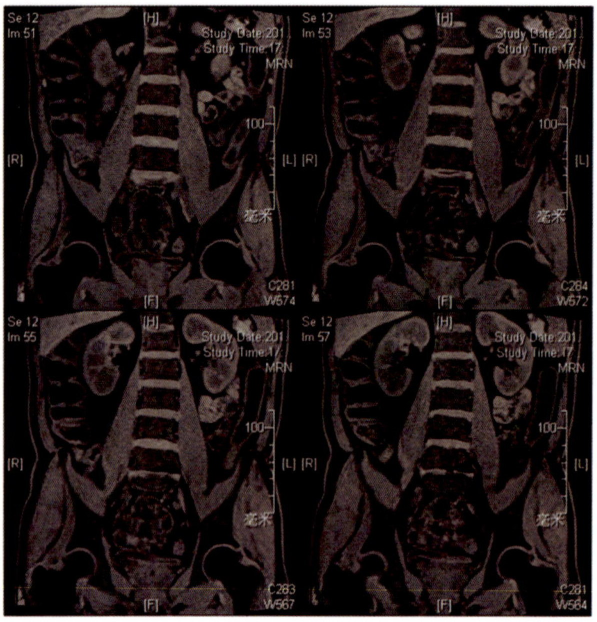

▲ **图 12-6　UC 的 MRI 表现**

可见降结肠结肠袋消失，如铅管样改变

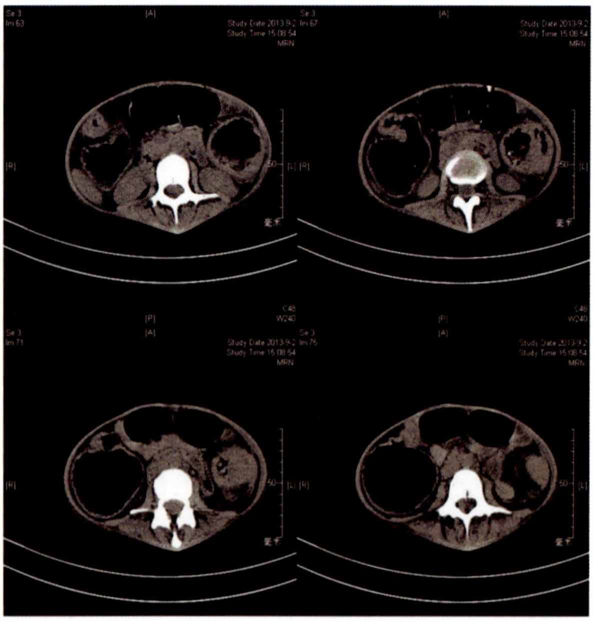

▲ **图 12-7　CD 的 CT 表现（一）**

可见降结肠狭窄梗阻，近端肠道明显扩张

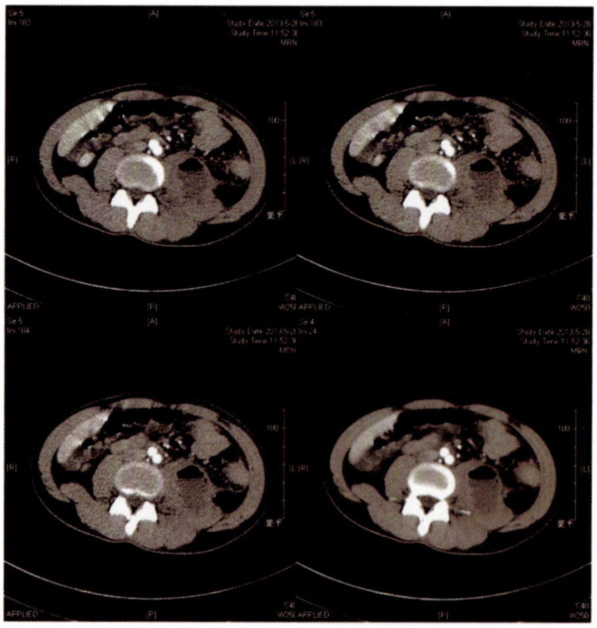

▲ **图 12-8　CD 的 CT 表现（二）**

可见左侧腰大肌感染伴脓肿形成

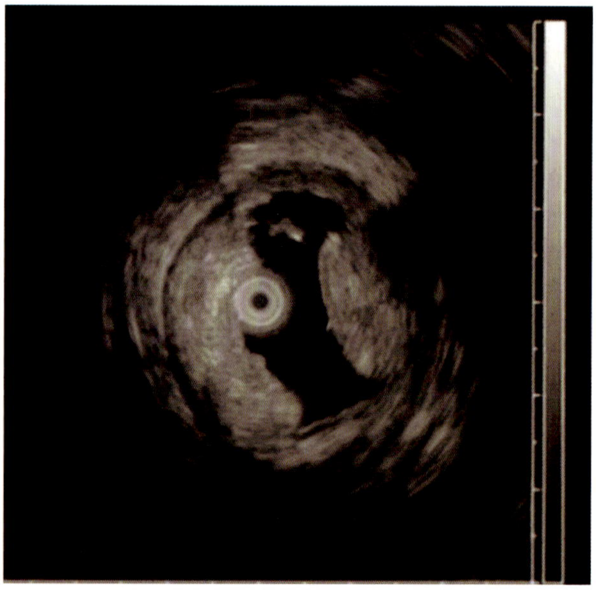

▲ **图 12-9　CD 超声下表现**

超声下见溃疡处管壁黏膜层缺失，其旁管壁增厚，层次结构清晰，黏膜下层高度增厚，回声增强

（三）血液学检查

IBD 患者应进行血常规、生化、血沉、CRP、血清铁蛋白、转铁蛋白饱和度、叶酸、维生素 B_{12}、血清学标志物（pANCA 和 ASCA）等血液学检查。

贫血是炎症性肠病患者常见的表现，最常见的是缺铁性贫血和慢性病性贫血，这两种都是小细胞低色素的贫血，但病因上有所不同。大多数 IBD 患者存在铁缺乏，原因包括慢性肠道失血，小肠尤其上段空肠病变所致的铁吸收障碍等。发生缺铁性贫血时血清铁蛋白浓度降低，转铁蛋白浓度升高而转铁蛋白饱和度降低。慢性病性贫血是由于长期炎症、感染时人体产生的炎症介质如 IFN-γ、IL-1、IL-6、TNF-α 等介导促红细胞生成素降低、铁利用障碍所致的贫血。发生慢性病性贫血时血清铁蛋白正常或升高、转铁蛋白正常。在治疗上，前者以营养支持为主而后者应给予促红细胞生成素并控制全身炎症反应。当然更多患者可能是缺铁性贫血合并慢性病性贫血。此外，IBD 患者维生素 B_{12} 缺乏、柳氮磺吡啶影响叶酸吸收可致巨幼细胞性贫血；硫唑嘌呤、甲氨蝶呤等药物引起骨髓抑制也可引起贫血。

凝血功能异常在 IBD 患者也非常常见。主要包括血小板功能紊乱和高凝状态。血小板升高作为慢性炎症的非特异性表现，在 IBD 患者尤其活动期患者十分常见。血小板平均体积的缩小也是 IBD 患者常见的异常。在 IBD 患者凝血因子Ⅴ、Ⅶ、Ⅷ及脂蛋白 a 和纤维蛋白原的浓度明显升高，而抗凝血酶Ⅲ、蛋白 C、蛋白 S 和组织因子途径抑制物的浓度明显降低，纤溶能力也明显降低。凝血异常使 IBD 患者发生静脉血栓和肺栓塞的风险数倍于常人。传统的血小板计数及凝血功能检查主要针对凝血的某个孤立部分进行评估，而血栓弹力图可全面反映全血的凝血和纤溶能力并评估各组分的功能，对预测血栓风险，指导抗凝或抗血小板治疗有重要的价值。随着方法和设备的改进，部分先进单位已逐渐开展该检查。

炎性肠病的患者在炎症活动期可见血沉、CRP 的升高，两者均属非特异性的评价急性炎症反应的治疗。合并细菌感染的患者会出现白细胞、中性粒细胞及降钙素原（PCT）的升高。合并营养不良的患者还可能有白蛋白、前白蛋白的降低等。

抗酿酒酵母抗体（ASCA）可见于 50%～80% 的 CD 患者，pANCA 可见于 20%～80% 的 UC 患者。两者联合检测在区别 IBD 与非 IBD，以及 CD 和 UC 的鉴别上具有一定的价值。

五、诊断及鉴别诊断

（一）诊断要点

对于典型的炎性肠病患者，诊断并不困难。

UC 的诊断要点：①有黏液脓血便或腹泻腹痛、里急后重等临床表现；②肠镜所见从直肠向上延伸的连续性黏膜病变或影像学支持 UC 的疾病分布；③黏膜活检或手术病理符合本病炎症和黏膜改变的特点。

UC 的完整诊断还包括临床类型、病变范围和活动度等，如溃疡性结肠炎（初发型直肠活动期中度）。临床类型可简单分为初发型和慢性复发型；根据蒙特利尔分型可将 UC 分为：E1，局限于直肠；E2，累及左半结肠；E3，累及脾区附近乃至全结肠。活动度的诊断见后。有中毒性巨结肠、消化道穿孔等诊断应单独列出。

CD 的诊断要点包括：①腹痛、腹泻、体重减轻等典型临床表现；②肠镜或影像学检查符合 CD 的特征性改变和分布；③黏膜活检或手术病理符合本病特点并排除结核等其他疾病。

CD 的诊断也应包括其分型和活动度。CD 的分型按蒙特利尔 CD 表型分类法进行（表 12–2）。活动度的诊断见后。

内镜和活检难以区分 UC 或 CD 的可诊断为 IBD 类型待定（inflammatory bowel disease unclassified，IBDU）。结肠切除术后病理检查仍然无法区分的称为未定型结肠炎（indeterminate colitis，IC）。

（二）病情评估

炎症性肠病的病情评估对治疗决策、疗效评价、科研等都有重要的作用。腹泻腹痛等临床症状、肠镜检查、影像学、血液学检查是常用的评估手段。炎症性肠病的评估常用各种评分进行。

UC 临床上常用的是改良 Truelove 和 Witts 疾病严重程度分型标准（表 12–3）。改良 Mayo 评分多用于科研（表 12–4）。

表 12–2　CD 的蒙特利尔分型

确诊年龄（A）	A1	≤16 岁
	A2	17—40 岁
	A3	＞40 岁
病变部位（L）	L1	回肠末段
	L2	结肠
	L3	回结肠
	L4[a]	上消化道
疾病行为（B）[b]	B1	非狭窄非穿透
	B2	狭窄
	B3	穿透

注：a. L4 可与 L1、L2、L3 同时存在；b. 肛周病变时在疾病行为后加字母 P

CD 临床上常用的是简化 CDAI 评分（表 12-5），科研上常用的是 Best CDAI 评分（表 12-6）。

（三）鉴别诊断

1. UC 与 CD 的鉴别

UC 与 CD 的主要区别见表 12-7。

局限于结肠的 CD 与 UC 有时难以区分，但对于需要手术的患者却非常重要，因为这涉及手术方式的选择：UC 的特点是局限于结肠，所以手术将全结肠切除可以达到治愈的目的；而 CD 可以累及全消化道，即使将所有病变的肠段全部切除，剩余肠道仍可能复发，所以应该尽可能切除少段肠管。对于难以区分的患者，联合检测 ASCA 和 pANCA 有一定价值。

2. 炎性肠病与其他疾病的鉴别

CD 与结核的鉴别是一个难点，全国炎症性肠病学组 2012 年的广州共识对此有详述，临床表现、活检、T-SPOT、CT、诊断性抗结核治疗是常用的鉴别手段。

志贺菌、空肠弯曲杆菌、沙门菌、产气单胞菌、大肠杆菌、耶尔森菌等细菌感染所致的急性肠炎常

表 12-3 改良 Truelove 和 Witts 疾病严重程度分型

严重程度分型 [a]	排便（次 / 天）	便血	脉搏（次 / 分）	体温（℃）	血红蛋白	ESR（mm/h）
轻度	＜4	轻或无	正常	正常	正常	＜20
重度	≥6	种	＞90	＞37.8	＜75% 正常值	＞30

a. 中度介于轻、重度之间

表 12-4 改良 Mayo 评分

项　目	0 分	1 分	2 分	3 分
排便次数 [a]	排便次数正常	比正常增加 1～2 次 / 天	比正常增加 3～4 次 / 天	比正常增加 5 次 / 天或以上
便血 [b]	未见出血	不到一半时间内出现便中混血	大部分时间为便中混血	一直存在出血
内镜发现	正常或无活动性病变	轻度病变（红斑、血管纹理减少、轻度易脆）	中度病变（明显红斑、血管纹理缺乏、易脆、糜烂）	重度病变（自发性出血，溃疡形成）
医生总体评价 [c]	正常	轻度病情	中度病情	重度病情

注：a. 每位受试者作为自身对照评价排便次数的异常程度；b. 每日出血评分代表 1 天中最严重出血情况；c. 医生总体评价包括 3 项标准：受试者对于腹部不适的回顾、总体幸福感及其他表现，如体检发现和受试者表现状态；评分≤2 分且无单个分项＞1 分为临床缓解，3～5 分为轻度活动，6～10 分为中度活动，11～12 分为重度活动

表 12-5 简化 CDAI 评分 [a]

项　目	0 分	1 分	2 分	3 分	4 分
一般情况	良好	稍差	差	不良	极差
腹痛	无	轻	中	重	—
腹块	无	可疑	确定	伴触痛	—
腹泻	稀便每日 1 次记 1 分				
伴随疾病 [b]	每种症状记 1 分				

注：a. ≤4 分为缓解期；5～8 分为中度活动期；≥9 分为重度活动期。b. 伴随疾病包括关节痛、虹膜炎、结节性红斑、坏疽性脓皮病、阿弗他溃疡、裂沟、新瘘管、脓肿等

有不洁饮食史或疫区接触史，对抗菌治疗效果好；粪便培养有助鉴别。

阿米巴肠炎和肠道血吸虫病常有微生物接触史或疫区接触史。典型的阿米巴肠炎可表现为果酱样大便。粪便中可寻找到病原体或虫卵。针对阿米巴或血吸虫的治疗有较好的疗效。

白塞病是一种全身性慢性血管炎症性疾病，肠白塞病占白塞病的 10%～50%，该病也需要与炎性肠病进行鉴别。白塞病在肠镜下表现为回盲部多见的单发或多发溃疡，溃疡呈火山口样、地图样、口疮样，溃疡间黏膜正常；肛瘘在白塞病患者罕见。白塞病与炎性肠病更主要的区别在于肠外病变，如复发性口腔和外生殖器溃疡、眼损伤、皮肤损伤等有助于与 CD 的鉴别。白塞病针刺试验阳性率 60%～78%，对诊断和鉴别诊断有意义；白塞病患者 HLA-B5 阳性率高，且与眼、消化道病变相关。

表 12-6 Best CDAI 评分 [a]

变 量	权 重
稀便次数（1 周）	2
腹泻程度（1 周总评，0～3 分）	5
一般情况（1 周总评，0～4 分）	7
肠外表现与并发症（1 项 1 分）	20
是否需阿片类止泻药（0 分、1 分）	30
腹部肿块（可疑 2 分；肯定 5 分）	10
血细胞比容降低值（正常值：男 40%，女 37%）	6
100 ×（1 – 体重 / 标准体重）	1

注：a. 总分 = 各项分值之和，CDAI<150 分为缓解期，CDAI≥150 分为活动期，150～220 分为轻度，221～450 分为中度，>450 分为重度

表 12-7 UC 和 CD 的鉴别

项 目	UC	CD
症状	脓血便多见	有腹泻但脓血便少见
病变分布	病变连续	呈节段性
直肠受累	绝大多数受累	少见
肠腔狭窄	少见，中心性狭窄	多见，偏心性狭窄
内镜表现	溃疡浅，黏膜弥漫性充血水肿、颗粒状，脆性增加	纵行溃疡、卵石样外观，病变间黏膜外观正常（非弥漫性）
活检特征	固有膜全层弥漫性炎症、隐窝脓肿、隐窝结构明显异常、杯状细胞减少	裂隙状溃疡、非干酪样肉芽肿、黏膜下层淋巴细胞聚集

结直肠淋巴瘤在内镜下常表现为息肉或肿块，但黏膜溃疡也很常见，其溃疡多为形状不规则的深大溃疡，边缘如堤状；盲肠是结直肠淋巴瘤的常见部位，可能与该部位淋巴组织较多有关。其诊断主要依赖于病理和免疫组化，故应强调肠镜检查时的多点取材和深度取材以获取足够组织。此外，IBD 可增加结直肠淋巴瘤的发病率，故已诊断 IBD 的患者仍要警惕发生淋巴瘤的可能性。

六、炎性肠病的内科治疗

（一）炎性肠病的常用药物

1. 氨基水杨酸类

5- 氨基水杨酸类是炎症性肠病的基础药物，包括传统的柳氮磺吡啶（SASP），5- 氨基水杨酸（5-ASA）前体药巴柳氮和奥沙拉秦，以及 5-ASA 的各种控释剂型等。该类药物可影响花生四烯酸代谢的多个步骤，抑制前列腺素和白三烯的合成，清除氧自由基等；还可抑制 TNF-α、NF-κβ 等细胞因子的产生，抑制淋巴细胞活性和相关抗体的分泌从而发挥其抗炎作用，对维持缓解和轻度活动期患者效果较好，但对回肠或结肠活动性 CD 诱导缓解疗效不肯定。

SASP 是 5-ASA 和磺胺吡啶的偶氮化合物，因其可在胃和小肠被吸收，所以在病变部位难以获得较高的药物浓度；SASP 不良反应较多且大多来源于磺胺吡啶，其常见不良反应包括过敏、骨髓抑制（粒细胞减少、血小板减少、贫血）、溶血、黄疸、肝肾损害、影响叶酸吸收等。巴柳氮是 5-ASA 和 P- 氨基苯甲酰 β 丙氨酸的偶氮化合物，奥沙拉秦是两个 5-ASA 以偶氮键形成的二聚体，这两种药物不仅不良反应较 SASP 轻，而且在小肠不吸收，直接进入结肠后释放，可用于 UC 和结肠 CD 的治疗。5-ASA 的控释剂型包括甲基丙烯酸酯包裹的 pH 依赖型美沙拉秦肠溶片和乙基纤维素膜包裹的时间依赖型美

沙拉秦控释剂。前者在 pH>6 时溶解，主要在末段回肠和结肠释放出 5-ASA；后者口服后 60min 左右开始溶解，在远端空肠、回肠和结肠释放，该类药物可对小肠病变发挥治疗作用。美沙拉秦还有栓剂、灌肠剂，可用于远段结肠的局部用药，常见用法是美沙拉秦栓剂 0.5～1g/ 次、1～2 次 / 天，美沙拉秦灌肠剂 1～2g / 次、1～2 次 / 天。

2. 糖皮质激素（简称激素）

糖皮质激素可与细胞中的糖皮质激素受体结合，阻断花生四烯酸的多个代谢途径，减少白三烯等炎性介质，并可抑制 NF-κβ、NF-AT、AP-1 等转录因子活性，从而快速诱导肠道炎症的缓解。糖皮质激素常用于中度以上活动期的 IBD。激素类包括短效的静脉制剂如琥珀酸氢化可的松，中效的口服类如口服的泼尼松、静脉的甲泼尼龙等。琥珀酸氢化可的松也可用于灌肠。最常用的是泼尼松，一般按 0.75～1mg/(kg·d) 的剂量给药，缓解后逐渐缓慢减量至停药，减量过程通常在 8 周左右，并过渡至维持缓解药物。病情较重或无法口服的患者可使用静脉制剂，用量按泼尼松的量换算，不同激素的等效剂量换算是：25mg 可的松 =20mg 氢化可的松 =5mg 泼尼松（泼尼松龙）=4mg 甲泼尼松（甲泼尼龙）=0.75mg（地塞米松）。根据糖皮质激素的生理特点，每日用量宜在上午 8—10 点顿服；长效激素不宜用于诱导缓解；激素类也不能长期用于维持缓解，研究显示，长期使用激素并不能维持疾病缓解，更不能促进黏膜愈合，并且会出现药物性库欣综合征，出现肥胖、蛋白合成障碍、易感染等并发症。泼尼松和甲泼尼松需在肝脏代谢为泼尼松龙和甲泼尼龙发挥作用，所以对肝功能不全的患者宜选择泼尼松龙和甲泼尼龙。

布地奈德是泼尼松龙的类似物，作用是泼尼松龙的 15 倍，与糖皮质激素受体的高度亲和力使其具备很强的局部抗炎效果。口服的布地奈德可经肝脏的首过效应迅速灭活，全身不良反应小。布地奈德控释片在回肠释放，对回肠、回盲部活动 CD 有诱导缓解作用，维持缓解可以使用 6～9 个月。布地奈德泡腾片作用于局部，可用于远段结肠炎的灌肠治疗。

3. 免疫抑制药

常用药物为硫嘌呤类的硫唑嘌呤（AZA）和 6-巯基嘌呤（6-MP），该类药物在体内代谢为 6- 硫基鸟嘌呤，抑制嘌呤合成从而抑制 DNA、RNA 的合成、进而抑制 T 细胞、B 细胞的增殖和活性，起到抑制炎症、治疗 IBD 的作用。硫嘌呤类起效时间长，如 AZA 起效需要 12～16 周，常用于诱导缓解后的维持缓解治疗，不宜单独用于活动期患者诱导缓解。欧美推荐的 AZA 目标剂量为 1.5～2.5mg/(kg·d)，有人认为亚裔人剂量宜偏低如 1mg/(kg·d)，对此尚未达成共识。有报道 AZA 与氨基水杨酸类合用，治疗 5- 氨基水杨酸疗效不佳的小肠病变患者，但合用后粒细胞减少的风险增加。使用 AZA 或 6-MP 可能出现白细胞减少、贫血和骨髓抑制等表现，长期使用有继发淋巴瘤的可能。初始用药时剂量宜逐渐增加，前 4～8 周应每周检查血常规，此后每 1～3 个月复查。发生严重的骨髓抑制时应停药并针对感染风险等做适当处理。

AZA 治疗无效或不能耐受者可考虑使用甲氨蝶呤（MTX）或雷公藤多甙等药物，但缺乏循证医学证据，中药制剂如雷公藤多甙等药物也有用于 IBD 治疗的报道，但其疗效尚没得到普遍认可。环孢素 A 可用于激素治疗无效的重症 UC 患者的“拯救治疗”，但须监测其血药浓度，以免出现肾功能损害。

4. 生物制剂类

生物制剂类药物主要为各种细胞因子的单克隆抗体，其中使用最多的是抗 TNF 抗体和抗整合素抗体等。

在我国，使用最广泛的抗 TNF 抗体是英夫利西单抗（IFX），欧洲 Crohn 病和肠炎组织（ECCO）推荐在激素依赖、无效或不耐受时使用 IFX，如果 AZA、6-MP、MTX 治疗失败也可使用。IFX 对 IBD 患者的总体有效率为 75%～80%。该药使用剂量为 5～10mg/kg，静脉滴注，诱导缓解时在第 0、第 2、第 6 周给药，维持缓解时每隔 8 周给予相同剂量。IFX 具有免疫原性，可能诱发机体产生抗体，降低疗效，故应联合使用免疫抑制剂类。活动性感染、结核及肿瘤患者禁用 IFX。

除 IFX，阿达木单抗（Adalimumab）是另一种应用较广的抗 TNF 抗体，Adalimumab 对一部分 IFX 治疗失败的患者仍可以起到诱导、维持缓解的作用，我国医生对该药使用经验少。但即使对抗 TNF 抗体治疗有效的患者，随时间推移仍可能会对该治疗失去反应，所以需要开发其他药物。Natalizumab 是 α_4 整合素抗体，最初用于多发性硬化，2008 年起用于治疗中重度 CD 取得效果，但该药可能引起进行性多灶性白质脑病（PML）限制其使用。目前，新型的 $\alpha_4\beta_7$ 整合素抗体 Vedolizumab 已完成数个Ⅲ期临床试验，这种单抗对肠道有“超选择性”且不会透过血脑屏障，使用该抗体没有发生 PML 的报道。在 2014 年 5 月发表的一项Ⅲ期临床研究中，使用抗 TNF 治疗失败的中重度 CD 患者使用 Vedolizumab 10 周后维持缓解率为 26.6%，远高于安慰剂对照组的 12.1%。相信各种新的药物能为更多 IBD 患者带来福音。

5. 肠内营养、抗生素等

肠内营养制剂包括氨基酸型、短肽型、整蛋白型、含膳食纤维制剂等。营养支持治疗在 Crohn 病的治疗中有重要作用，它不仅可以改善营养状况、提高生活质量、改善自然病程，对炎性肠病本身也有诱导和维持缓解、促进黏膜愈合、改善自然病程的作用。不同患者对不同的肠内营养制剂的耐受有所差异，应根据患者全身和肠功能的具体情况选择，但不同制剂在治疗效果上没有差异。肠内营养可作为激素无效或有禁忌的患者的诱导缓解，儿童炎症性肠病患者使用肠内营养可能达到和激素类似的疗效，并满足生长和发育的营养需求，可作为诱导缓解的一线用药。

IBD 患者合并感染或细菌过度滋生、肛周病变时应根据情况选择甲硝唑、环丙沙星等抗生素。炎性肠病患者多存在肠道菌群异常，如 CD 患者肠道拟杆菌、大肠杆菌等增多而双歧杆菌、乳杆菌等减少，菌群异常可能是肠道异常免疫反应的始动因素，而抗生素可以减少肠腔和黏膜细菌、选择性清除致病菌、减轻细菌对组织的侵袭和移位，可能发挥对 CD 的治疗作用。此外，甲硝唑等抗生素可能本身具有免疫调节作用。有 Meta 分析认为抗生素用于 CD 的初始治疗是有效的，但目前相关证据仍显不足，各类指南暂不推荐其用于 IBD 的诱导缓解和维持。

（二）药物治疗的策略和评估

1. 药物治疗的策略

轻度活动期 UC 使用氨基水杨酸类；对氨基水杨酸制剂治疗 2～4 周（为氨基水杨酸类的起效时间）无效者，特别是病变较广泛者，可改用口服全身作用激素。活动期中度 UC 使用激素诱导缓解，同时使用氨基水杨酸类和免疫抑制剂类药物，缓解后由氨基水杨酸类或免疫抑制剂类维持缓解；上述药物无效的可使用 IFX。重症患者首选静脉使用激素类诱导缓解，若 3～5 天仍无效可选择“拯救”治疗或立即手术。拯救治疗可以使用环孢素 A 或 IFX，如果 4～7 天拯救治疗无效仍应积极手术。对于局限于直肠或直肠乙状结肠的轻度 UC 可局部使用栓剂或灌肠剂，如为中度或以上病变应联合使用局部用药和口服或全身用药。

活动期 CD 的治疗较 UC 要复杂，要根据病情的轻重、不同病期和病变部位选择适宜的药物，并充分考虑既往药物治疗的疗效和不良反应、有无肠外表现及并发症等。本书主要讨论结直肠 CD 的治疗，其他部位的治疗可参考相关专著。轻度活动期 CD 可使用氨基水杨酸类，注意根据不同水样酸制剂的释放部位结合病变范围选择药物；如果病变局限于回盲部可使用作用于局部的布地奈德片。轻度活动 CD 经上述治疗无效时应使用全身作用的激素。中度活动期 CD 应首选全身作用的激素诱导缓解，如口服泼尼松。即使是回盲部的中度病变，全身作用的激素也优于局部作用的布地奈德。泼尼松用法如前述，须注意的是糖皮质激素可导致骨质疏松，而 CD 患者本身营养不良发生率高，所以使用激素期间应特别注意补充钙和维生素 D。复发的 CD 患者可加用 AZA，该药与激素联合用于诱导缓解有协同作用，但由于 AZA 起效慢，所以应尽早与激素同时使用，待激素减量时逐渐起效维持缓解；水杨酸类可能增加 AZA 的骨髓抑制作用，如果两者联用应予以重视。AZA 治疗无效或不能耐受者可改用 MTX；MTX 有明确的致畸作用，不适于备孕或孕期、哺乳期患者。中度患者上述治疗无效、激素依赖或发生不良反应不耐受的应考虑 IFX（剂量用法如前述）或直接手术治疗。使用 IFX 前应细致评估感染和脓肿的存在，在充分控制感染和充分引流脓肿的情况下方可使用 IFX；IFX 停用 12 个月以上再次使用时，应注意可能出现的急性及慢性输液反应。重度活动 CD 患者应尽快完成病情的评估：如有感染、脓肿及时进行内科治疗或引流；如存在电解质紊乱、中重度贫血、低蛋白血症及时予以纠正；如果存在肠梗阻、穿孔等外科情况及时评估手术的可行性和风险。药物治疗方面可使用口服的泼尼松或静脉使用氢化可的松，也可直接使用 IFX；更重要的是让外科医生尽早参与重度 CD 患者的治疗，及时发现内科治疗无效、药物不良反应不能耐受、病情持续进展等需要手术的病例。重度活动 CD 患者病情可能迅速进展恶化，应予以足够的重视。

维持缓解一般延续除全身激素外的诱导期用药，必要时才更换药物。不同药物用于维持缓解时治疗时间有所不同。使用氨基水杨酸类的患者完全缓解2年后可考虑停药，如停药后复发，可再次使用5-ASA，如果无效或者停药后仍复发，应考虑使用糖皮质激素诱导缓解，AZA维持。对复发风险高的患者，如发病年龄小于16岁、广泛结肠病变、高位CD、合并肛周病变或发病早期就需要使用激素诱导缓解者应考虑长期用药。AZA维持缓解者，完全缓解4年可考虑停药，停药后应密切随访，有复发者及时治疗。对高危患者4年后是否继续使用AZA需要医生和患者讨论决定。IFX可用于诱导缓解和维持治疗，对复发高风险患者，如果患者经济条件允许，可长期用药。

前述的治疗方案可称为升阶梯治疗，即先选用毒性低、相对廉价的药物，无效或不能耐受时升级到药效更强的药物。这种治疗方法的合理性在于，大多数患者病情较轻，适合采用毒性较低、不良反应较少的药物，以避免过度治疗，但缺陷是对重症患者来说，采用疗效低的药物可能使患者长期接受无效的治疗方案，这无疑降低了疗效，贻误了治疗时机。为避免上述弊端，对重症患者可以早期应用抗TNF治疗，也称降阶梯治疗。临床研究证实，CD患者在应用IFX诱导缓解的同时早期加用免疫抑制剂比单用IFX治疗可提高缓解率，减少并发症和手术；研究还发现，从诊断到使用单抗类药物的时间间隔越短，其临床有效率越高。欧洲一项前瞻性RCT研究对比了CD患者使用降阶梯治疗和升阶梯治疗的效果，发现在治疗6个月、12个月时降阶梯组缓解率明显高于升阶梯组（6个月时分别为60%、36%；12个月时分别为62%、42%），降阶梯组的复发平均时间也大幅晚于升阶梯组（分别是329天和174天），可见降阶梯治疗确有优势。由于花费较大，以及药物可能的不良反应，降阶梯治疗不适合每一位患者，而应该用于预计有较大可能发生病情进展迅速、有可能早期出现并发症的患者。这种情况主要见于发病年龄小、早期即需全身激素治疗、合并肛周病变等患者。此外*CARD15*基因变异，血清ASCA、抗ompC抗体等标志物阳性也可能增加病情恶化的风险，但这几项还没有得到可靠临床研究的证实。

2. 治疗效果的评价

UC缓解的定义不仅包括腹泻腹痛等症状的消失，还应该包括内镜下的黏膜愈合。如果症状和内镜所见仅部分改善称为有效，如果症状和内镜所见均无改善则称为无效。复发指自然或经药物治疗进入缓解期后，UC症状再发，最常见的是便血，腹泻亦多见，可通过结肠镜检查证实。UC的复发分为偶发复发（≤1次/年）、频发复发（≥2次/年）和持续型复发（UC症状持续活动，不能缓解）、早期复发（经先前治疗进入缓解期的时间<3个月）。临床研究时常选择改良Mayo评分判定病情变化，相对于基线值的降幅≥30%及≥3分，而且便血的分项评分降幅≥1分或该分项评分为0分或1分为临床缓解。

CD的临床缓解常以CDAI<150分为标准；缓解期停用激素称为撤离激素的临床缓解。一般以CDAI下降≥70分为治疗有效的标准。复发系指经药物治疗进入缓解期后，CD相关临床症状再次出现，并有实验室炎症指标、内镜检查和影像学检查的疾病活动证据。进行临床研究时，常以CDAI>150分且较前升高70分为复发标准。评价糖皮质激素对IBD的疗效时常用指标如下。激素无效，经相当于泼尼松0.75mg/(kg·d)治疗超过4周，疾病仍处于活动期。激素依赖：①虽能维持缓解，但激素治疗3个月后，泼尼松仍不能减量至10mg/d；②在停用激素3个月内复发；③1年内需要2次使用激素治疗。

（三）炎症性肠病的营养支持治疗

营养支持治疗在炎症性肠病的综合治疗中有重要作用。炎性肠病患者常合并营养不良，CD患者尤为突出，在需接受外科治疗的CD患者中，营养不良的发生率可达86.7%。IBD患者营养不良的形式多种多样，最常见的是蛋白质能量型营养不良，同时合并微量元素和维生素的严重缺乏。需注意的是，仅根据体重或BMI不能准确评估患者的营养状况，应使用人体成分分析并测定体内微量元素和维生素含量，以充分评估患者营养不良的类型和程度。

所有住院的IBD患者均应进行NRS2002评分，当评分≥3分时提示有营养风险，需要进行营养支持。对于择期手术的患者，合并营养不良或有营养风险时，先纠正营养不良再行手术可以明显降低手术风险。成年患者的能量供给可以25～30kcal/(kg·d)作为目标剂量，合并脓毒症、发热等情况酌情增加；有条件的单位应测定患者的代谢率，个体化指导营养支持治疗。

儿童Crohn病较成人患者更易出现体重减轻、发热、肛周病变及肠外症状。IBD 可导致患儿对生长激素不敏感，炎症性细胞因子可导致活动期 CD 患儿出现厌食，故儿童 IBD 除可出现成年人的各种症状和并发症外，还可能表现为青春期延后、生长迟滞、骨质疏松等，最终导致成年后身高不足。

CD 患者有下列情况时应使用肠内营养：①儿童和青少年活动期 CD 使用肠内营养诱导缓解的效果与激素相当，并可促进深度缓解和黏膜愈合；②生长发育迟缓或停滞的儿童肠内营养在维持缓解过程中还可促进生长发育；③成人使用肠内营养诱导缓解的效果虽不如激素，但对于药物治疗无效或禁忌（激素无效、不耐受、严重骨质疏松）的活动期 CD，肠内营养可作为激素的替代治疗。肠内营养诱导 CD 缓解主要对小肠和回盲部的病变有效，对结直肠病变效果不如小肠。在使用肠内营养诱导 CD 缓解和促进生长发育时，可以将营养与其他药物联合使用。改善 IBD 患儿生长发育的基础是控制炎症，对于 IBD 控制良好但仍存在生长迟滞的患儿，联合应用生长激素可促进其生长发育。儿童和青少年患者摄入能量除用于正常代谢，还需要实现相对同龄人的追赶性生长，故能量供给应为正常儿童的 110%～120%。

根据肠内营养制剂占营养摄入总量的比例，可将肠内营养分为完全肠内营养和部分肠内营养。完全肠内营养是指患者需要的能量完全来源于肠内营养，不摄食，而部分肠内营养是指在进食的基础上通过摄入肠内营养补充食物热量的不足。肠内营养的途径包括口服和管饲，管饲方法包括鼻胃管、鼻空肠管、经皮内镜引导下胃造口（PEG）、手术胃肠造口等。口服补充对胃肠道功能要求高，患者耐受性和依从性都较差，当肠内营养用量＞600kcal/d 时应使用管饲。对有营养风险或营养不良的患者进行营养支持时，口服或管饲肠内营养作为膳食的补充可以达到纠正营养不良的效果；如果使用肠内营养诱导和维持缓解，应使用匀速管饲的全肠内营养，如果肠内营养的用量无法达到总热量需求的 60%，应使用肠外营养加以补充。重度营养不良的患者在营养支持初期需警惕再灌食综合征（refeeding syndrome）。营养支持开始前注意补充磷、钾、镁、维生素 B_1；营养支持早期应低剂量、少钠并继续补充电解质和维生素；逐渐增加到目标剂量。

（四）妊娠女性的治疗

我国诊断为 IBD 的年轻患者日渐增多，再加上我国生育年龄逐渐提高，所以生育前女性诊断为 IBD 的不断增多。有必要关注孕产期和哺乳期 CD 患者的治疗。

1. IBD 患者何时可以妊娠

IBD 患者妊娠更容易出现早产（＜37 周）、低出生体重（＜2500g）等异常，这些异常与 IBD 病情活动有较大关系，所以应该尽量选择在病情缓解期受孕，一般认为在病情维持缓解 3 个月以上妊娠者，孕期出现病情活动的可能性明显减低。IBD 患者如果有营养不良，应在怀孕前积极改善。如果曾使用甲氨蝶呤，应停药 3～6 个月再妊娠；如果在使用柳氮磺胺吡啶，应补充叶酸（2～5mg/d）。

2. IBD 常用药物对胎儿的安全性

对于 IBD 患者，孕期的病情活动比用药本身对胎儿的影响更大，所以即使考虑到药物对胎儿的可能风险，仍然应该根据病情选择合适的用药。常用药物的 FDA 分级和安全评价如下。

(1) 美沙拉嗪（FDA C）和柳氮磺胺吡啶（FDA B）：孕期及哺乳期可以使用。柳氮磺胺吡啶可抑制叶酸吸收，使用该药的孕妇要予以补充。需要指出的是，一般孕妇也需要补充叶酸，但只需 0.4mg/d，而使用柳氮磺胺吡啶的患者需要 2～5mg/d。哺乳期使用柳氮磺胺吡啶有导致婴儿血性腹泻的个案报道，理论上可能出现新生儿溶血和核黄疸等。此外柳氮磺胺吡啶可能导致男性患者精子缺乏。

(2) 硫唑嘌呤（FDA D）：硫唑嘌呤在动物实验中有致畸作用，可能导致流产增加，但 IBD 患者使用该药导致不良妊娠结局的证据并不充分。该药虽有可能增加早产和新生儿贫血等风险，但大多数专家认为如果孕前使用该药，孕期应该继续使用。该药可少量从乳汁排出，有专家建议用药后 4h 内的乳汁应弃去。

(3) 糖皮质激素（FDA C）：孕期前 3 个月使用该药可能小幅增加唇腭裂风险。如果必须使用，应选择泼尼松、泼尼松龙、甲泼尼龙，避免使用地塞米松和倍他米松。该药也可少量从乳汁排出，专家建议用药后 4h 内的乳汁应弃去。口服布地奈德报道较少，因其主要作用于局部，一般认为可以安全使用。

(4) 抗生素：IBD 患者常用抗生素包括甲硝唑（FDA B）、环丙沙星（FDA C）、阿莫西林（FDA B）等。甲硝唑在动物实验中可能导致腭裂，孕期的前 3 个月应避免使用。喹诺酮类（包括环丙沙星）、四环素类、磺胺类应避免使用。青霉素类（包括阿莫西林）和头孢类一般认为可安全使用。哺乳期如需甲硝唑和环丙沙星，剂量要小且不宜长期使用。

(5) 环孢素 A（FDA C）：可能导致早产和低出生体重，重度活动期患者仅在必要时使用。

(6) 英夫利西单抗（FDA B）：孕早中期和哺乳期可以使用。但在孕晚期该药可透过胎盘，所以最好在孕 30 周或更早停用。孕期使用过该药的新生儿在出生后 6 个月内不宜接种活疫苗（如卡介苗）。

(7) 甲氨蝶呤（FDA X）：有充分明确的致畸作用的药物，男女患者都应在妊娠前 3～6 个月停用该药，女性在孕期和哺乳期都要避免使用该药。

3. 妊娠期间的治疗策略

对于维持良好的患者，孕期尽量不要调整用药。

孕期出现病情活动的患者要正规用药缓解，可使用糖皮质激素类和英夫利西单抗，环孢素 A 仅在必要时谨慎使用。

如果孕期出现急性加重的肠道炎症或威胁生命的并发症，应按照非孕妇的原则进行处理，包括必要的腹部 X 线片检查等。对母体 IBD 病情的最适宜治疗才是对腹中胎儿的最大限度保护。

4. 手术和分娩

孕期与非孕期针对 IBD 的绝对手术指征没有差别。只有在强化药物治疗促进胎儿关键脏器成熟时，方可推迟手术。

如在孕期切除肠段宜行肠造口术，最好避免行一期吻合。

Crohn 病合并活动性肛周病变及溃疡性结肠炎曾行回肠储袋肛管吻合的患者宜选择剖宫产。

七、炎性肠病的外科治疗

（一）手术适应证和手术时机

UC 的手术指征包括大出血、穿孔、癌变及高度疑为癌变，药物治疗无效、激素依赖或出现严重药物不良反应等；积极内科治疗无效的重度 UC、中毒性巨结肠宜尽早外科干预。CD 的手术指征包括出现肠梗阻（单发的＜4cm 的狭窄可行内镜下扩张）、肠瘘、急性穿孔、大出血、腹腔脓肿（宜先行脓肿引流）等并发症；激素治疗无效的重度 CD，内科治疗效果不佳或激素依赖或出现严重药物不良反应等。

外科手术是炎症性肠病不可缺少的治疗手段，CD 患者 5 年、10 年累计手术率达到 35%、53%，UC 的手术率在 30%。从前述手术指征可以看出，除急性穿孔、大出血等绝对指征外，内科治疗无效等指征较为宽泛，是否手术、何时手术浮动性大，医师和患者往往在药物治疗完全失败甚至出现生命危险时才考虑手术治疗，但此时无论从患者的全身状况、用药情况还是病变程度、经济状况而言，均不是最理想的手术时机，这是妨碍外科医师实施手术的最大障碍。这样的患者进行手术往往恢复不顺利、预后差，这又反过来给人以“外科手术治疗 IBD 效果不好”的假象，使得医生和患者更加抗拒手术。因此我们多次强调外科医生早期参与 IBD 的综合治疗，及时实施必要的手术，提高我国 IBD 的综合治疗水平。

不论 UC 还是 CD，择期手术的安全性均明显高于急诊手术，所以有手术指征的患者不能因为病情已缓解就不再手术，而应该珍惜宝贵的时间窗进行必要的外科处理。但对于须急诊手术的重症患者，回避外科治疗而过度寄希望于激素、免疫抑制药和 IFX 等药物治疗，不但达不到治疗效果，反而可能导致手术风险增加。择期 UC 手术患者术前使用中高剂量激素（泼尼松龙≥20mg）的时间超过 2 个月，急诊手术的重症 UC 患者术前使用激素＞8 天，全结肠切除术的并发症发生率显著增加。故足量激素治疗 3～5 天效果不佳的 UC 患者应及时转变治疗策略采取“拯救”治疗或及时手术。“拯救”治疗最常用的药物为环孢素 A（CsA）和英夫利西单抗（IFX）。虽然“拯救”治疗确实可使部分 ASUC 患者避免全结肠切除术，但“拯救”治疗失败再接受手术治疗时，其风险将进一步增加。研究表明，单独使用 IFX 或与 CsA 联用进行“拯救”治疗失败后再行手术治疗的患者，其吻合口并发症、贮袋相关感染、败血症等并发症的发生率都显著增加。所以当“拯救”治疗 4～7 天效果不佳或治疗过程中发现患者病情严重，接受手术的可能性极高时，不应再冒失败的风险耽误时间进行希望不大的“拯救”治疗，而应抓紧时机，立即手术。对于有手术指征的 CD 患者亦是如此。

由于 IBD 的特点，多数患者尤其是需要手术的 CD 患者大多数存在营养不良。营养不良是 IBD 手术的危险因素。营养不良不但妨碍创口愈合，增加切口感染、裂开、疝和吻合口瘘的发生率，而且由于免疫功能下降和骨骼肌减少，术后患者卧床时间延长，咳痰无力，导致肺部感染的可能性明显增加。

对于营养不良的 IBD 择期手术患者，不应急于手术，而应积极采用营养支持改善其营养状况，纠正营养不良后再行手术治疗；即使存在肠梗阻等情况，也可先放置小肠减压管缓解症状，部分患者经小肠减压后肠道水肿减轻、肠道复通，可完成肠内营养支持；如不能复通，也可以在维持梗阻症状不加重的情况下给予肠外营养支持。营养支持的策略可参照欧洲肠外肠内营养学会关于胃肠病和手术的指南。对于严重营养不良但需急诊手术的患者，应缩小手术规模，积极使用肠造口术，避免进行肠道一期吻合。术后应进行积极的营养支持，待患者营养状况改善、病情维持缓解时再择期进行包括肠造口还纳术在内的确定性手术。

CD 患者常合并腹腔感染，因感染并发症而需接受外科治疗。由于感染本身是手术并发症的危险因素，因此不宜在合并感染的情况下进行确定性手术治疗，而应先处理感染，待感染消退后再进行确定性手术。目前，CD 合并腹腔感染的首选治疗方法是经皮穿刺脓肿引流。经皮穿刺脓肿引流治疗脓肿和感染后不仅手术更加安全，甚至可能使部分患者病情改善免于手术。对于 IBD 患者手术时机的选择，应强调多学科治疗团队的作用，外科医生尽早参与到 IBD 的综合治疗中，及时发现需要手术的患者，把握有利的手术时机，从而提高治疗效果、保障患者安全。

（二）手术方法

UC 是局限于结肠的病变，通过手术将全部结肠切除可以根除本病。如果将全结肠切除后直接行回肠、肛管吻合，由于结肠吸收水分的功能和直肠储便的功能丧失，患者往往出现严重的腹泻，不仅影响吻合口愈合，还大大降低了患者远期生活质量。所以对 UC 患者目前公认的首选手术方式是全结肠切除术、回肠储袋肛管吻合术（IPAA）、近端回肠保护性造口术。该术式最早报道于 1978 年，采用Ⅱ期手术法将全结肠切除后，末端 15～20cm 的回肠折返与近端肠段侧侧吻合形成“J”形储袋，储袋与肛管吻合，吻合口近端 40cm 左右的回肠在右下腹做保护性襻式造口，待 3 个月以上储袋和肛管吻合口愈合后还纳造口。IPAA 所形成的储袋可部分代偿直肠的储便功能，而保护性造口降低了术后早期吻合口并发症的风险；吻合器的使用不仅缩短了手术时间，也使得吻合更加可靠。我国学者观察该术式治疗效果良好，超过 90% 的患者可获得良好的控便能力，长期随访有较高的生活质量。该手术可能出现的早期并发症包括储袋出血、盆腔脓肿、切口感染、肠梗阻等，择期手术的早期并发症显著少于急诊手术；远期并发症包括储袋炎、储袋周围瘘和脓肿、切口疝等，其并发症经过系统治疗大多可以良好控制。当患者病情危重、一般情况很差，确实不能耐受大手术时应当考虑行结肠切除＋回肠造口等其他术式，急诊手术患者往往属于这种不能行 IPAA 的情况。除Ⅱ期手术外，不做保护性回肠造口的Ⅰ期 IPAA 手术也被越来越多的人接受，笔者的经验是小心选择炎症活动度较轻、营养状况良好的择期手术患者可以不做保护性回肠造口。

CD 不是外科能根除的疾病，即使通过手术将所有病变的肠管全部切除，剩余肠管仍可能再发，所以 CD 患者手术的目的是处理并发症而非切除病变。由于不少 CD 患者需接受再次或多次手术，如果肠管切除过多，最终势必造成短肠综合征，所以 CD 患者的手术应限于切除导致并发症的“罪犯”肠管，不宜盲目扩大切除范围。CD 常用的手术方式是肠切除吻合术，术后复发的常见部位是吻合口或邻近肠管，所以选择合适的吻合方法和材料十分重要。需注意的包括以下几个方面：首先，侧侧吻合口较端端或端侧吻合口宽大，肠内容物可顺畅通过；顺蠕动方向的侧侧吻合可以更加顺畅，肠管残端的内容物淤积更少并降低复发率。其次，CD 的肠道裂隙样溃疡多在系膜侧，使用对系膜缘的肠管进行吻合可以减少吻合口瘘的风险。最后，吻合器吻合比手工吻合时间短，吻合器和可吸收线与传统丝线相比组织反应更轻。所以使用吻合器和可吸收缝线做顺蠕动方向的对系膜缘肠壁的侧侧吻合是最为合理的吻合方式，当患者需行短路手术时也应遵循上述原则。全结肠病变的 CD 常需行全结肠切除，切除肠管后可行小肠造口或回直肠吻合，但要注意的是 CD 患者行 IPAA 后由于吻合口复发和储袋炎等问题，储袋失败率要高于 UC 患者。CD 患者手术时，为了减少肠管切除范围或控制手术损伤，以及病变本身的原因，常需在有炎症的肠段离断肠管。凡有炎症的肠段均不宜直接吻合，应行近端肠管造瘘，待病情稳定条件允许时再行造口还纳；远端剩余肠道较多时也应造瘘或插管造瘘，以便充分利用远端肠道给予肠内营养。

随着微创外科的发展及患者对生活质量要求的提高，腹腔镜、单孔腹腔镜甚至机器人手术等先进方法逐渐流行，并应用于IBD的外科治疗上。用腹腔镜给UC患者做IPAA虽然有花费高、学习曲线长等缺点（需经过100～150例的学习曲线才能达到理想的手术效果和并发症率），但优点也是明显的：它可以加快术后康复、缩短住院时间，减少术后粘连和切口疝等远期并发症，可以整体降低并发症率和死亡率而不影响远期控便、不增加储袋炎的发生。腹腔镜在CD患者的手术方面优缺点并存，但CD透壁性炎症和反复手术的特点决定其腹腔内粘连通常较UC严重。腹腔镜在治疗结肠CD方面大有可为，从已发表的文献看，虽然腹腔镜的使用可能使手术时间延长，但与开腹手术相比，结肠CD患者不论是做部分切除还是结肠次全切除，在促进术后恢复、减少切口和腹腔感染、缩短住院时间方面，腹腔镜手术确有优势。对于合适的患者使用腹腔镜手术是CD患者标准治疗的一部分。我院开展择期和急诊的腹腔镜手术用于UC和CD患者的手术治疗，行腹腔镜下IPAA和右半结肠切除术等各有数十例，均取得满意的效果并积累了宝贵的经验。

对于CD患者脓肿的外科处理，笔者认为关键在于充分的引流。首选的引流方式是经皮穿刺引流：极表浅的脓肿可直接切开引流，较深的脓肿可在超声、CT引导下穿刺引流，如果脓腔有分隔应充分打通。引流应该采用大口径的引流装置，如使用黎氏双套管进行冲洗引流效果明显优于其他小口径的被动引流。脓肿引流后，部分肠管穿透性病灶可以愈合，从而降低了肠切除的可能性，即使需要将穿透性溃疡病灶切除，手术风险也明显下降。

（三）肛周病变的外科处理

CD的肛周病变包括皮赘、痔、肛裂、溃疡、肛瘘、直肠阴道瘘、肛周脓肿、肛管直肠狭窄及恶性肿瘤等，其中肛瘘和肛周脓肿最为常见，也是提示病情较重的重要标志。不论肛瘘还是肛周脓肿，均可使用盆腔MRI、腔内超声、麻醉下查体等手段进行充分评估。肛周脓肿往往表现为肛周局部皮色发红、肤温增高、疼痛及肿胀，脓肿局部皮肤粗糙，常表现为暗红色或紫红色肿块。肛瘘可分为单纯性肛瘘和复杂性肛瘘，以及无症状的肛瘘和有症状的肛瘘。

肛周脓肿均应及时切开引流，同时使用甲硝唑、环丙沙星等抗生素，单独使用抗生素效果差，及时引流可减少CD患者发生败血症的危险。有研究显示，IFX对大部分肛瘘患者有效，1/3以上的患者可以达到瘘管全部闭合的效果。巯嘌呤类、MTX、CsA等单独使用对肛瘘的作用不确切。无症状的单纯性肛瘘无须外科治疗，处于CD活动期的有症状肛瘘可使用引流、挂线、肛瘘切开等治疗，并积极治疗活动性CD。治疗肛瘘的确定性手术包括瘘管切除、黏膜推进皮瓣、生物胶封堵、括约肌间瘘管结扎等，确定性手术宜在病情缓解期进行。部分难治性肛周病变的患者需行转流性肠造口或直肠切除+肠造口术。

第 13 章　放射性肠炎

在过去的几十年间，癌症发病率和死亡率一直没有太大的变化，但癌症幸存者的数量却在相同的时期内增长了 3 倍。随着癌症幸存者人群的增大，癌症治疗所带来的副作用越来越受到关注，尤其是放射治疗带来的副作用，在这一方面的预防、诊断及治疗的投入也日渐增多，据统计，约 55% 的癌症患者会接受腹部或盆腔放射治疗，肠道作为腹腔器官，因其对放射性敏感，容易受到放射损伤。在美国，一项新近的流行病学调查，慢性放射性肠损伤的患者数已经达到 160 万人，超过炎性肠病的患者数（140 万人），成为当前临床治疗的现实问题。

放射性肠炎（radiation enteritis，RE）是因盆腔或腹部疾病放射治疗后引起的小肠和结肠损害，其发病率与严重程度受多种促发因素影响。治疗相关的促发因素有放射剂量、受照射的肠管面积、分割剂量及联合化疗。患者自身因素有 BMI，现认为肥胖是保护性因素，消瘦者因内脏下垂，小肠坠入盆腔更易受到放射损伤。既往有腹部手术史的患者，肠管因手术粘连，活动度下降，易受放射损伤，合并炎性肠病、糖尿病、高血压及血管硬化性疾病患者由于血管容易发生堵塞，易受到放射损伤。

按疾病发生的早晚，放射性肠炎可分为急性放射性肠炎和慢性放射性肠炎。在急性期，放射线造成大量迅速增殖的肠壁隐窝内上皮细胞及可以继续分化的干细胞死亡，同时在肠壁固有层形成持续的炎性反应。完整的肠屏障依赖于持续不断的上皮更新，当放射剂量增大，肠上皮干细胞不能分化产生足量的更替细胞重新注入小肠绒毛时，小肠绒毛便出现萎缩，最终失去正常功能，致使营养吸收功能降低，水、电解质及蛋白向肠腔渗漏，微生物侵入肠屏障的机会增加。因此，急性期患者多以恶心、腹痛、腹泻、疲劳为主要临床表现，然而对于大部分患者急性期的症状在放射治疗结束后的 1～3 个月内会自然缓解。慢性放射性炎多在放射治疗后 6 个月～3 年内发生，其发病机制复杂，涉及肠壁的各个组分，包括黏膜萎缩、透壁性纤维化、微血管栓塞。临床上主要表现为肠道转运改变、营养物质吸收不良、肠动力障碍。近年来，随着放疗设备及放疗技术的提高，严重慢性放射性肠炎（3～4 级）的发病率明显下降，但在宫颈癌放化疗的患者中，这种并发症的发病率仍维持在 10% 左右。

20 世纪 20—30 年代，研究者对放射性肠炎的发病机制完全基于“靶向细胞”理论，并在 20 世纪 40 年代将这一理论形成完整的理论框架。根据“靶向细胞”理论，肠道被简单地理解为内面附有快速增殖上皮细胞的管道，上皮细胞的损伤是导致放射性肠炎急性期病理改变的主要因素，而与上皮细胞不同，那些增殖速度较慢的靶细胞如成纤维细胞、内皮细胞则被认为在慢性放射性肠炎病理改变中起重要作用。近 20 年来随着分子生物学及肠道功能学的发展，现认为肠道内的多种组织及细胞不同程度地参与了发病过程。如肠道不仅是营养吸收的场所，更是全身最大的免疫器官；肠道具有全身第二大的神经系统——肠神经系统，它的神经元数目超过脊髓内的神经元数目；微血管病变在放射线引起的肠道毒性损伤中起到重要作用；肠腔内有与人体共生的百万亿株细菌，它们的存在很大程度上影响了放射性肠炎的发病过程。因此除了上述“靶向细胞”理论提出的细胞损伤外，肠道的神经、免疫、生物、微血管损伤均在放射性肠炎的发病中扮演着重要角色。

由于放射性肠炎多具有不可逆转的肠壁缺血和纤维化特征，一旦诊断明确，治疗的首要目标是控制症状，尽可能通过非手术治疗改善患者的生活质量。包括营养支持、药物治疗（止泻、抗氧化、黏膜保护、益生菌）及内镜下治疗。目前对于 RE 的非手术治疗尚无特异、有效的方案，主要根据患者的临床表现选择合适的治疗方案。在非手术治疗不佳的情况下，应考虑联合外科手术治疗，外科治疗主要针对放射性肠炎的并发症：肠梗阻、穿孔、肠瘘及内科治疗不能控制的出血。有关放射性肠炎的外科治疗目前仍存有争议，由于手术难度大，并发症发生率高，病死率高，手术治疗 CRE 对外科医生是一个重大挑战。有学者认为应尽可能避免外科治疗，然而国内外多家临床中心的研究资料表明，外科手术在放射性肠炎患者的治疗中发挥了重要作用，手术治疗的 CRE 患者生活质量与生存期均好于保守治疗。对于 CRE 的外科治疗，严格选择手术适应证、完善围术期处理及合理选择手术方式，是 CRE 外科治疗成功的关键。本章主要就放射性肠炎的诊断、预防、治疗分别做具体的阐述。

一、放射性肠炎的诊断

放射性肠炎是盆腔、腹腔或腹膜后恶性肿瘤经放射治疗引起的肠道并发症，可累及小肠、结肠和直肠。1897 年 Waloh 首次提出该病相关病例报道。根据肠道遭受辐射剂量的大小、时间的长短、发病的缓急，放射性肠炎一般分为急性放射性肠炎和慢性放射性肠炎 2 种。急性放射性肠炎常出现在放疗期间，持续数周，可自行缓解；若持续 3 个月以上则为慢性放射性肠炎。正因为慢性放射性肠炎发病时间的延迟性，其与肠道原发、复发肿瘤及良性炎性病变的鉴别尤显重要。慢性放射性肠炎多发生在放疗结束后 12～24 个月。亦可能在放疗结束后数年至数十年出现。可分为放射性小肠炎及放射性结直肠炎。放射性小肠炎以腹痛、腹胀等梗阻症状多见，严重者可出现完全性肠梗阻、肠穿孔、肠瘘；放射性结直肠炎以排便习惯改变为主，如腹泻、便血、排便失禁、肛门疼痛等，还可伴有吸收不良、乙状结肠直肠炎等不典型的消化道症状，便血是大多数慢性放射性肠炎患者就诊的主要原因。

（一）发病因素

治疗相关的促发因素有放射剂量、受照射的肠管面积、分割剂量及联合化疗；患者自身因素有 BMI，现认为肥胖是保护性因素，消瘦者因内脏下垂，使小肠坠入盆腔更易受到放射损伤；既往有腹部手术史的患者，肠管因手术粘连，活动度下降，易受放射损伤；合并炎性肠病、糖尿病、高血压及血管硬化性疾病患者由于血管容易发生堵塞，易受到放射损伤。

（二）病理改变

急性放射性肠炎的病理改变源自腺管细胞有丝分裂减少，小肠绒毛缩短至黏膜不同程度充血和水肿，黏膜变薄，固有层有浆细胞和多形核白细胞致密浸润，这种黏膜损伤表现为营养物质（特别是脂肪、叶酸、胆盐和维生素 B_{12}）吸收不良，但组织学异常与症状和功能改变不一致。放射性肠损伤的病理进展，表现为肠腺脓肿、上皮细胞脱落及后期发生的广泛性或局限性黏膜溃疡形成等。

慢性放射性肠炎以进行性闭塞性动脉内膜炎和间质纤维化为主要病理特征。慢性放射性损伤的机制尚不清楚，肠壁血管内皮和结缔组织的损伤往往是亚临床型的，其隐匿期可达数月至数年。病理进展可造成肠壁进行性缺血、黏膜溃疡、肠壁坏死、出血、狭窄。放射治疗后 2～12 个月，血管损伤最为突出，在这种情况下，如遇急性损伤，不会发生修复。黏膜和黏膜下发生进行性纤维化，肠襻之间及肠管与邻近脏器之间，皆可有致密粘连，并可有窦道、脓肿和瘘管形成。

（三）临床表现

1. 早期症状

由于神经系统对放射线的反应，早期即可出现胃肠道的症状。一般多出现在放疗开始后 1～2 周内。恶心、呕吐、腹泻、排出黏液便或血样便，累及直肠者伴有里急后重，持久便血可引起缺铁性贫血。便秘少见，偶有低热、痉挛性腹痛则提示小肠受累，乙状结肠镜检查可见黏膜水肿、充血，严重者可有糜烂或溃疡。

2. 晚期症状

急性期的症状迁延不愈或直至放疗结束 6 个月至数年后始有显著症状者，均提示病变延续，终将发展引起纤维化或狭窄。此期的症状，早的可在放疗后半年，晚的可在 10 年后甚至 30 年后才发生，多与肠壁血管炎及持续病变有关。

(1) 结肠、直肠炎：常出现于照射后 6～18 个月，国内报道发病率为 2.7%～20.1%。症状有腹泻、便血、黏液便和里急后重，大便变细和进行性便秘，或者出现腹痛者提示肠道发生狭窄。严重的病损与邻近脏器形成瘘管，如直肠阴道瘘，粪便从阴道排出；直肠膀胱瘘可出现气尿；直肠小肠瘘可出现食糜混于粪便中排出，也可因肠穿孔引起腹膜炎，腹腔或盆腔脓肿。肠道狭窄和肠襻缠绕可发生肠梗阻。直肠的放射性病损可分为四度：Ⅰ度，可无或仅有轻微症状，肠黏膜只有轻度水肿，能迅速自愈。这些改变一般认为属于放射反应性损伤；Ⅱ度，大便频数，有血便或黏液便、里急后重症状可持续数个月或数年，肠黏膜有坏死、溃疡或中度狭窄；Ⅲ度，直肠严重狭窄，需做结肠造口术；Ⅳ度，已伴有瘘管形成。

(2) 小肠炎：小肠受到放射线严重损伤时出现剧烈腹痛、恶心呕吐、腹胀、血样腹泻。但晚期表现以消化吸收不良为主，伴有间歇性腹痛、脂肪泻、消瘦、乏力、贫血等。

（四）辅助检查

1. X 线检查肠道

X 线钡剂检查有助于确定病损范围与性质，但征象无特异性。钡剂灌肠可见结肠黏膜呈细小的锯齿样边缘，皱襞不规则，肠黏膜水肿，肠襻分开，肠壁僵硬或痉挛。有时可见肠腔狭窄、变直和结肠袋消失、溃疡和瘘管形成。

2. 结肠镜检查

放射性肠炎的急性期变化，在乙状结肠镜检查时表现为结肠和直肠黏膜充血、水肿，血管纹理不清，甚至有溃疡形成，黏膜脆弱，触之易出血（图 13–1）。在放射性肠炎的慢性期，可见黏膜水肿，苍白，呈颗粒状，较脆弱，并有明显的黏膜下毛细血管扩张。放射性直肠炎肠镜所见病变轻重程度，按 Sherman 分级标准分类如下。Ⅰ级：黏膜呈局限或弥漫性充血水肿，血管扩张，组织变脆接触易出血，可有糜烂或伴有渗血，但无溃疡。Ⅱ级：已形成溃疡，为圆形、椭圆形或不规则形，表面附着灰白苔或坏死物，边缘平坦，无周堤形成。溃疡周围仍可见血管扩张，糜烂溃疡常伴有出血。Ⅲ级：除黏膜炎症，糜烂，溃疡外，同时伴有肠腔狭窄。Ⅳ级：除Ⅲ级特点外伴有瘘管形成。常规应在内镜下夹取组织，进行病理分析，较易与恶性肿瘤鉴别。

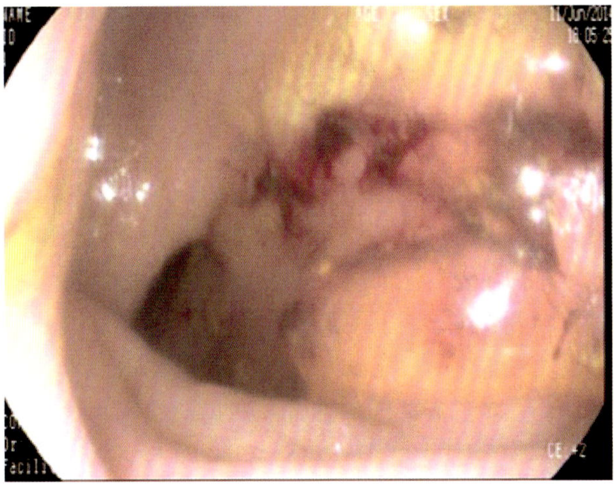

▲ 图 13–1　放射性肠炎肠镜下表现

黏膜充血、水肿，肠壁粗糙、僵硬、变形，血管纹理模糊，镜身难以通过

3. CT 检查

放射性肠炎的典型影像学表现是损伤肠段和非损伤肠段有明显分界，且不发生于放射野内。具体表现包括肠壁增厚水肿，附近肠系膜脂肪炎性改变。特征性 CT 表现为不断增厚的狭窄肠管，肠壁的脂肪密度靶，亦被称为“脂肪晕轮征”。此“晕轮”可为“双环”或“三环”，原因是脂肪沉积于有水肿或炎症的小肠黏膜下层。该种征象较易与 Crohn 病混淆，不同的是 Crohn 病的“晕轮”为非对称性的。另外“脂肪晕轮征”还可出现于部分体胖者或移植物抗宿主病患者中，应注意鉴别。

4. MRI 灌肠检查

在对放射性肠炎的影像诊断中，病变末端回肠会出现小肠壁的增厚，对比剂的增强，肠黏膜密度增高和管腔的狭窄。

（五）诊断

急性放射性肠炎的诊断主要根据临床表现。接受盆腔或腹部放疗的患者，出现恶心、呕吐、腹泻，伴有或不伴有腹绞痛，应考虑到放射性肠炎的可能。乙状结肠镜检查可见黏膜不同程度水肿至显著的炎症和坏死，多发性毛细血管扩张和直肠狭窄亦属常见。由于多数病例诊断均较明确，故一般无须求证于活检。

慢性放射性肠炎的诊断较困难，特别是在放疗后数年才出现症状，临床医师可能将症状解释为恶性疾病复发。临床上往往延迟至后期出现一系列并发症如肠梗阻、肠瘘、肠道出血时始确诊慢性放射性肠炎。钡剂检查可见肠管呈现节段性僵硬及黏膜皱襞消失的改变，主要是黏膜萎缩、肠管壁瘢痕改变的结果，早期和轻症病例表现为弥漫性水肿痉挛，较重病例可见弥漫性纤维化和狭窄、瘘管、溃疡形成等。

（六）鉴别诊断

1. 溃疡性结肠炎

无辐射病史，病理检查可见隐窝脓肿可资鉴别。

2. 伪膜性肠炎

患者无放射线照射史，多于病前使用广谱抗生素，一般多在抗生素治疗过程中开始出现症状，少数患者可于停药 1～10 天后出现，大便培养为难辨梭状芽孢杆菌。

3. 急性缺血性肠炎

多发生于年长者或口服避孕药女性，临床表现为突发腹痛和便血，结肠镜检查可见病变肠段黏膜的充血水肿、糜烂及出血，多为一过性，少数可遗留肠管狭窄。

二、放射性肠炎的预防

放射治疗在腹、盆腔肿瘤的治疗中发挥重要作用，胃肠道对放射线敏感，是放疗易受累脏器。90%～95% 的患者在接受放疗后会出现不同程度的胃肠不适症状，并因此影响个人的生活质量。当前，对临床医生来说，放射性肠炎的治疗是一项十分具有挑战性的工作，其治疗过程相对较长，往往需要专业性的医师诊疗。因此，预防放射性肠炎的发生显得尤为重要。急性放射性肠炎可出现在放疗期间或放疗结束的 3 个月内，病理改变表现为急性的黏膜损伤和组织炎性反应，慢性放射性肠炎多在放疗结束后的 6 个月以后出现，病理改变以肠管透壁性纤维化、微血管硬化为主。

通过技术手段物理性的转移放疗对正常组织的毒性损伤或采用生物制剂调节细胞、组织对放疗毒性损伤的反应是当前预防放射性肠炎的主要策略。

（一）预防放射性肠炎的技术手段

当前已经公认，放射剂量、受照射的肠管面积、分割剂量及联合化疗是放射性肠炎发生的危险因素。通过对这些危险因素的调整，制订个体化的方案可以有效降低放射对肠道组织的损伤。

（二）体位与组织扩张器

放疗期间采用合理的体位可有效降低放射线对肠道的损伤。一项随机对照研究证实，在前列腺癌接受放射治疗的患者中，采取仰卧位要明显地改善小肠、直肠前壁、膀胱壁的辐射剂量。另一项回顾 150 例接受盆腔放疗患者的研究中，作者提出利用膀胱充盈和俯卧位（此时腹内压力降低）将盆腔内小肠最大限度地移出，可有效减少受到照射的小肠体积。同样，让患者取俯卧位，利用“腹部挡板”的重力作用，将盆腔内小肠移至挡板边缘以下，从而避免放射线的照射，这种技术可以平均减少 60% 受照射的小肠体积。于盆腔内置入组织扩张器，其目的也是将盆腔内小肠推到受照射的盆腔外，从而减少受照射的小肠体积，进一步预防放射性肠炎的发生。

（三）预防性的外科手术

对于需要接受术后放疗的患者，在前次肿瘤切除术中，可利用可吸收网孔悬带、盆腔置入人工乳房假体、盆腔重建术或网膜成形术来减少术后放疗时的小肠照射体积。研究表明，利用可吸收网孔悬带可减少 50% 的照射体积。盆腔重建术有许多方法，比如可使用腹直肌来重建骨盆底，具体做法是将腹直肌的后鞘和腹膜打开，在平脐平面处将腹直肌在两侧显露，然后将腹直肌送入骨盆，将其边缘缝合于骶岬的前缘和侧缘。11 例接受此手术患者中有 7 例在术后 4 周接受了放疗，在接下来的 2 年观察中，只有 1 例发生了小肠粘连梗阻症状。

（四）优化放疗方案与技术

制订个体化的放疗方案，提高能量传导精确性，可以进一步缩小照射野范围，精确传导放射源从而避免周围组织无辜损伤。剂量－体积直方图可以模拟组织内放射剂量的具体分布，帮助决策放疗方案。适形调强放疗（IMRT）技术通过调节辐射野内的强度分布，最大限度地减轻对正常组织的电离损伤。研究表明，与常规放疗相比，适形调强放疗可将小肠受到的放疗剂量减少 40%，一篇涉及 46 篇文章的回顾性研究观察了三维适行放疗（3D-CRT）联合 IMRT 的治疗效果，患者采取俯卧位，同时腹部垫有孔泡沫板可最大限度缩小遭受放射性损伤的小肠体积。另外，放疗时间对急性放射性肠损伤的影响较大，Shukla 报道早晨行盆腔放疗期间发生腹泻的概率较晚间放疗高，但放疗结束后两组间无明显差异。

（五）生物制剂

体外实验证实，他汀类药物能够在受辐射的细胞中起到抗炎、抗纤维化的作用，血管紧张素转化酶抑制药（ACEI）能够保护内皮细胞免受放疗损伤，同时临床上也观察到同时服用他汀类和 ACEI 类药物的患者胃肠道放疗毒性反应较轻。一项涉及 308 例患者的回顾性非随机队列研究证实放疗期间服用他汀类联合 ACEI 可显著降低急性胃肠道反应评分，并且也存在远期的保护作用。细胞保护剂阿米福汀能够清除电离辐射产生的自由基并提供 DNA 修复所需的氧，一项涉及 205 例患者的研究证实，盆腔放疗前 15min 注射 340mg/m^2 阿米福汀能够显著减轻放疗后下消化道毒性反应。动物实验表明，谷氨酰胺和精氨酸能够保护放疗后的肠黏膜，但 Vidal-Casariege A 等的 RCT 临床试验表明，与安慰剂相比，谷氨酰胺并未对放射期间肠道的损伤表现出保护作用。一项综合了 22 项研究的系统评价发现，无论何种要素膳配方、低脂或高脂饮食、低纤维素或高纤维素饮食、低乳糖饮食、添加益生菌、益生元饮食均未显现出高级别的推荐证据，因此仍需进一步的临床验证。

目前对于放射性肠炎缺乏有效的治疗手段，因此采用合适的技术手段或相应的药物减少放射性损伤，避免长期进一步加重显得更有意义。

三、放射性肠炎的非手术治疗

放射性肠炎是腹、盆腔肿瘤患者接受放射治疗后常见的并发症，按发病时间可分为急性放射性肠炎与慢性放射性肠炎。急性期主要表现为恶心、呕吐、腹泻、腹痛，症状一般在放疗结束后 3 个月可缓解。慢性期则多发生于放疗后 6～24 个月，以反复发作的腹泻、腹胀、腹痛、便血为主，甚至出现肠梗阻、肠瘘的表现，往往需要外科手术治疗。

由于慢性放射性肠炎多具有不可逆转的肠壁缺血和纤维化的特征，一旦诊断明确，治疗的首要目标是控制症状，尽可能通过非手术治疗改善患者的生活质量。当前对于放射性肠炎的非手术治疗已经取得了一定的进展，但这些研究证据大部分局限非对照研究或是小样本的对照研究。

（一）饮食调整

尽管目前还没有一种特定的饮食可以减轻 RE 患者的临床症状，但已知高纤维饮食会使患者的腹泻症状加重甚至出现急腹症（肠梗阻）。因此在饮食结构上推荐低纤维膳食。对于一些存在小肠细菌过多生长的患者，可能出现乳糖耐受不良，避免乳糖的摄入会减少腹泻和腹胀的发生。

（二）肠外营养

RE 早期患者多有严重的腹泻，甚至有消化道出血，通过肠外营养让肠道休息比肠内喂养在短期内更能改善患者的氮平衡、临床和影像学结果。但长期的肠外营养不利于肠道黏膜的修复和屏障功能的维护，因此当腹泻和消化道出血得到控制后，营养方式应从肠外逐渐向肠内过渡。对于并发肠道梗阻、肠瘘的患者，在一定的营养支持后选择手术治疗，术后可终止肠外营养，改善患者生活质量并延长生存期。目前，肠外营养在 RE 治疗中是否仅提供营养支持作用或是通过“肠道休息”而达到一定的治疗作用，仍需要更多的临床研究来验证。

（三）止泻药物

腹泻是放射性肠炎的主要临床表现，止泻药物在放射治疗引起的腹泻中发挥着重要作用。洛派丁胺作为一线止泻药在放疗诱发的腹泻治疗中已经使用了 40 年，洛派丁胺可以明显降低肠道蠕动的频率，减缓肠道运输速度，提高胆盐吸收率，但腹胀和恶心限制了洛哌丁胺的使用。对合并肠狭窄和肠梗阻的患者应当避免使用止泻药物，止泻药物尽管可以改善患者的临床症状，但并不能解除病因，停用药物后，患者的腹泻症状可能复发。水溶性膳食纤维亦有较好的止泻作用，无不良反应，可长期服用。

（四）抗炎类药物

应用类固醇药物治疗本病已有较长历史，但非甾体抗炎药治疗放射性肠炎的确切机制尚不清楚，可能是抑制前列腺素合成，清除氧自由基而减轻炎症反应。5- 对氨基水杨酸（5-ASA）制剂巴柳氮能在远端的结肠产生较高的有效药物浓度，对预防和减轻放射引起的直肠乙状结肠炎症状具有较好作用。然而非甾体抗炎药的疗效仍存在争议，临床发现，柳氮磺胺吡啶的疗效不如硫糖铝。因此，仍需要更多的研究来明确非甾体抗炎药对放射性肠炎的治疗价值。

（五）益生菌和抗生素

放射治疗可破坏肠腔内部正常的微生态结构，往往导致肠道菌群失调。一方面，益生菌可维持肠道菌群平衡，恢复肠腔正常的 pH，缓解腹泻等症状。另一方面，慢性放射性肠炎患者小肠细菌过度增殖也是很常见的现象，如果怀疑细菌过度增殖，尝试给予 7～10 天的抗生素治疗，往往可以缓解患者腹胀、腹泻等症状。相比于治疗，确诊小肠细菌过度增殖显得更为重要，因为抗生素有时也会导致患者出现腹痛、腹泻。此外，在临床工作中，除非是已知的敏感细菌，抗生素的选择通常是经验性用药，有时可能需要给予多种抗生素并且反复循环用药。

（六）考来烯胺散

考来烯胺散是一种阴离子非吸收性树脂，可以吸附胆汁酸，从而缓解慢性放射性肠炎患者因胆盐吸收不良造成的腹泻。由于其胃肠道反应较重，超过 2/3 的患者在服药一段时间后会自行停药，因此，临床上不推荐把考来烯胺散作为治疗慢性放射性肠炎并发腹泻的单一治疗药物。

（七）生长抑素及其类似物

生长抑素通过减少消化液的分泌和丢失，保持机体内稳态，减轻肠道负荷。对放射引起的难治性腹泻，生长抑素比洛哌丁胺、地芬诺酯和阿托品等传统治疗药物更有效。生长抑素对放射性肠炎引起的出血、肠瘘、腹泻、肠梗阻亦有较好的效果，同时生长抑素能减轻放射对组织的破坏和小肠的炎症反应。

（八）肠黏膜保护药

硫糖铝作为常用的肠黏膜保护药，被广泛用于治疗放射性肠炎。硫糖铝在胃酸的作用下能解离为氢氧化铝和硫酸蔗糖离子，后者可聚合成一种黏着性糊剂，与溃疡面上带阳性电荷的蛋白质或坏死组织相结合，形成保护膜，同时可刺激局部前列腺素的合成和释放，改善溃疡局部血流，达到保护黏膜和促进溃疡愈合的作用。

（九）抗氧化药

电离辐射对胃肠道黏膜的细胞毒效应是由氧自由基介导，己酮可可碱和维生素 E 可以中和氧自由基，减少电离辐射对胃肠道黏膜的细胞毒性，从而治疗放射引起的肠壁纤维化。但有关己酮可可碱和维生素 E 的疗效仅见于一些小样本的回顾性研究，认为它们可以减轻慢性放射性肠炎的症状，降低放疗毒性标准评分。随机对照实验中发现，这两种药物联合应用并不能明显改善慢性放射性肠炎的症状，反而出现更为严重的胃肠道反应。因此，目前仍期待更多临床试验来评估其临床疗效。

（十）细胞保护药

阿米福汀是一种抗辐射细胞保护药，其辐射防护机制是清除放射所致的自由基和提供修复 DNA 损伤所需的氢。此药物必须经由正常细胞碱性磷酸酶作用脱去磷酸之后才能转换成为有细胞保护作用的代谢产物 WR-1065。由于癌细胞碱性磷酸酶较正常细胞低得多，且癌细胞内血流情况及偏酸性环境亦不利于碱性磷酸酶发挥作用，静脉注射阿米福汀后，正常细胞内浓度可比癌细胞高出 10 倍，因此阿米福汀对正常细胞具有选择性保护作用，但必须于化疗或放疗前 15～30min 给予。该药价格昂贵，限制了广泛的应用。

（十一）高压氧治疗

放射损伤后组织兴奋性减低，细胞分裂增殖能力下降，血管弹性差，组织细胞缺氧，生存期缩短。高压氧舱（hyperbaric oxygen chambers，HBO）治疗可改善放射性肠炎因血管内皮损伤导致的组织缺血、缺氧、微循环障碍，提高血氧分压和血氧含量，加速溃疡愈合，促进组织修复。同时，高压氧治疗具有良好的耐受性，极低的不良反应，对各种顽固性肠病是一种有效的治疗手段，但昂贵的费用也在一定程度上限制了其广泛的应用。

（十二）内镜治疗

内镜治疗包括 3 种方法：激光治疗、氩离子凝固治疗（argon plasma coagulator，APC）及甲醛凝固治疗。激光治疗存在治疗深度不易控制的缺点，APC 因采用单电极技术，将氩离子通过电流非接触性地用于病变表面。其深度不超过 3mm，不易穿孔，而且氩离子束可以自动导向需治疗的组织表面，从而可以对病灶进行全方位治疗。甲醛通过使蛋白质凝固，在黏膜层新生血管内产生血栓从而起到止血作用，作用表浅。局部应用甲醛对顽固性放射性直肠炎出血的疗效比较确切，具有价格低廉、实用性强、效果不满意可反复治疗等优点。但甲醛也是一种固定剂，刺激性强，方法不当有可能引起急性结肠炎、排粪失禁、直肠狭窄及肛门区疼痛等不良反应。

目前对于 RE 的非手术治疗尚无特异、有效的方案，应根据患者的临床表现来选择合适的治疗方案。放化疗前应用细胞保护药可有效预防放射性肠炎的发生，对于肠道出血患者可选用内镜下激光凝血术或甲醛溶液固定术；对于有顽固性腹部症状的患者应用高压氧、口服抗氧化药 / 益生菌或肠外营养支持治疗，可加速肠黏膜的再生、促进肠功能恢复，减轻肠道炎症。如保守治疗不佳，应考虑联合外科手术治疗。

四、慢性放射性肠炎的手术治疗

随着肿瘤综合治疗水平的提高，肿瘤患者的生存期得以延长，慢性放射性肠炎（CRE）这种在放疗结束后出现的远期并发症的发生率也逐渐升高，在该病的终末期，患者往往因肠道梗阻、穿孔、肠瘘及内科治疗不能控制的出血而被迫接受手术治疗。由于病变肠管与周围组织（肠管、盆底）粘连致密，给手术操作带来很大困难，此外放疗带来的损伤往往造成组织愈合能力欠佳，术后吻合口瘘高发，使得肠吻合口位置的选择成为手术成功一大关键。放疗损伤有时会累及多处肠管，形成多处狭窄，手术切除这些病变肠管，可能造成术后短肠综合征，甚至出现肠衰竭。因此妥善的围术期准备、合理的手术方案是该病手术治疗成功的关键。

（一）CRE 围术期准备

CRE 患者前期经受肿瘤侵犯及放化疗的双重打击后再出现慢性肠道损伤，往往合并营养不良、机体内环境紊乱、全身免疫力低下等并发症，故在计划手术前应纠正营养不良、感染和电解质紊乱，CRE 的围术期营养支持应以迅速改善营养状况为目的，而不仅是满足于维持营养状况，应尽可能利用患者的肠道，力争将肠内营养作为营养支持的主要途径，以减少肠外营养的并发症，迅速改善患者的营养状况，降低费用。慢性放射性肠炎的病变范围可能有多处，多见于末端回肠、乙状结肠两处，术前应行小肠造影、电子结肠镜、结肠气钡双重造影、腹部 CT 等检查明确患者的放射损伤范围，为制订手术方案提供依据，同时排除肿瘤复发。

（二）CRE 手术方案

慢性放射性肠炎的外科治疗有肠切除吻合、肠道转流及肠造口多类，肠切除吻合能有效避免盲襻形成，提高患者术后生活质量，提高患者术后 5 年生存率，但同时也有术后并发症多，手术死亡率高的缺陷。各种术式有其优缺点，手术方案的选择必须依据患者全身条件、肠管损伤情况及术者的经验决定。

1. CRE 并发肠梗阻的外科治疗

直肠或妇科手术后，由于末端回肠粘着于盆腔，以及乙状结肠的解剖位置相对固定，肠管的游离活动度小，因此容易受到长时间照射，故 CRE 并发肠道梗阻以末端回肠及乙状结肠多见，外科手术前明确梗阻位置、有无多处梗阻是手术治疗成功的关键。病变肠管切除吻合是 CRE 并发小肠梗阻的主要手术方式，可以根据患者全身及肠道情况选择行一期切除吻合或肠造口 + 二期肠吻合术。术中分离盆腔粘连肠襻必须十分小心，由于愈合不良，微小的肠管破损也可导致瘘的产生。吻合口的选择应尽量避开放射损伤部位，如果选取有放射性损伤的肠管做吻合，因愈合能力差而有相当高的瘘发生率，如果拟吻合的远近断端均为健康的肠管或是一端肠管健康、另一端肠管轻微放射损伤，进行肠吻合是安全的；如果吻合口两端肠管均有放射损伤，术后吻合口瘘发生率甚高。如果无法判断肠管是否受到放射损伤，为安全起见，一般选择远离放射野的肠管（如盆腔放疗时选横结肠）进行肠吻合。吻合方式中，侧侧吻合因保留了更多的吻合口血供，且吻合口径大，比端端或端侧吻合更为安全有效。对于全身情况差不能耐受手术创伤打击或梗阻近端肠管明显扩张水肿的患者，可选择肠造口术，恢复肠内营养，待全身情况好转后，再行二期肠吻合术。而对乙状结肠、直肠梗阻患者，因病变位置相对固定，放射损伤重，周围组织血供差，组织愈合能力弱，宜选择永久性肠造口术。行肠造口术时，也应注意造口的肠管不能有放射损伤，同时造口处腹壁应无放射损伤，以避免术后肠造口发生坏疽、狭窄、脱落、出血。短路手术也是 CRE 并发肠梗阻常用的手术方式，既往认为其操作简单，吻合口瘘发生率低，近年来随着手术技术的提高及对放射损伤的充分认识，目前普遍认为吻合部位选择恰当，一期肠切除吻合后瘘发生率并不比短路手术高，而且短路手术并未切除病变肠管，仍然存在病损肠管出血、穿孔（瘘）、梗阻、感染及盲袢综合征的危险，往往需要再次手术。

2. CRE 并发肠瘘的外科治疗

由于这类患者具有病程长、全身状况差、病情复杂、组织愈合能力差及治疗难度大等特点，因此，围术期营养支持甚为重要。手术治疗的目的是恢复患者经口进食，维持机体的营养需要量。理想的手术方式是将病变小肠段切除并恢复肠道连续性，某些肠瘘因粘连瘢痕过重无法分离行肠段切除吻合时，亦可采用瘘口修补、肠浆肌层覆盖加强的方法。旷置肠瘘的旁路手术操作简单，术中损伤少，手术成功率高，适用于腹腔粘连紧密、无法分离及复杂性瘘而不宜对瘘口处广泛分离的患者。对于小肠阴道瘘或直肠阴道瘘，亦可选用旁路手术。但旁路手术并未切除病变肠管，仍然存在病损肠管出血、穿孔（瘘）、梗阻、感染及盲襻综合征等危险，因此行旁路手术时，应尽量切除病变肠管，缩短旷置的肠襻，尽可能消除旁路手术的弊端。也有人主张二期再切除旷置的肠襻。对于肠膀胱瘘，由于放射损伤及消化液刺激、腐蚀及感染，造成膀胱瘢痕样挛缩，膀胱储尿功能明显降低，频繁小便（膀胱结石），瘘口往往较大或有多种破损成为复杂瘘，单纯缝合、肠代膀胱等难以实施，膀胱功能难修复，多采用永久性膀胱造口。

3. CRE 并肠穿孔外科治疗

肠穿孔多属于急诊手术，患者入院后一般情况往往较差，手术的目的在于迅速控制腹腔感染，挽救患者生命，为二次手术重新建立消化道连续性创造条件。手术方式以腹腔冲洗引流、穿孔近端肠造口术为主，对于生命体征稳定的患者，如果术中能迅速定位单发穿孔部位，且该段肠管可以方便地切除，并可以争取到至少一端没有受放射性损伤的肠管吻合，可考虑一次完成确定性手术。对于穿孔位置较高的病例，近端肠造口可能导致术后消化液大量丢失，术中可行远端肠管插管，便于术后消化液回输。

4. CRE 并肠出血的外科治疗

这类患者一般情况差，多合并贫血，凝血功能差，因反复多次出血打击，全身炎性反应重。术前应有尽可能尝试保守治疗，争取渡过应激反应期，再行确定性手术。理想的手术方式是切除出血肠段，行一期肠吻合，恢复肠道连续性，但由于出血部位多在直肠，且损伤重，周围组织愈合能力差，肠吻合术后吻合口瘘高发，且有再出血风险，一般采用近端肠造口，转流粪便，减少消化液对出血部位的刺激，如有可能，术中可切除出血肠段，降低术后再出血风险。

（三）腹腔镜治疗 CRE 并发症

近年来随着腹腔镜技术的不断完善和发展。腹腔镜结肠、直肠根治切除手术已在全国逐渐普及。盆腔放射治疗往往引起盆壁血管闭塞，这使得盆腔游离更加安全，视野也更加清晰。在充分游离完毕后，详细评价正常及病损肠管的范围，可以彻底切除病变肠管。由于可以完全避开放射损伤的腹壁做切口，尤其在结肠拖出吻合的患者中，腹部只有几个 0.5～1cm 的穿刺孔，从而避免了传统开腹手术后切口迁延不愈，甚至切口裂开的发生。但对于既往已经行盆腔手术（尤其是根治性手术）的患者，盆腔粘连十分致密，俗称冰冻骨盆，此时腔镜手术十分困难，无从下手。因此在术前应充分评估腹、盆腔肠管粘连的范围及程度，减少中转开腹率。

有关放射性肠炎的外科治疗目前仍存有争议，由于手术难度大，并发症发生率和病死率高，手术治疗 CRE 对外科医生是一个重大挑战。有学者认为应尽可能避免外科治疗，然而国内外多家临床中心的研究资料表明，外科手术在放射性肠炎患者的治疗中发挥了重要作用，手术治疗的 CRE 患者生活质量与生存期均好于保守治疗。对于 CRE 的外科治疗，严格选择手术适应证、完善围术期处理及合理选择术式，是 CRE 外科治疗成功的关键。

五、放射性肠炎并发症治疗

放射性肠炎是腹、盆腔恶性肿瘤（如直肠癌、前列腺癌、子宫颈癌等）接受放疗后引起的小肠、结直肠放射性损伤。90%～95% 的患者在盆腔放疗期间即出现放射反应。这些急性症状多具有自限性，但仍有相当部分病变将进展为慢性放射性肠炎（CRE）。CRE 多发生在放疗结束后 1～2 年内，亦可能在放疗结束后数年至数十年出现。可分为放射性小肠炎及放射性结直肠炎，放射性小肠炎以腹痛、腹胀等梗阻症状多见，严重者可出现完全性肠梗阻、肠穿孔、肠瘘；放射性结直肠炎以排便习惯性改变为主，如腹泻、便血、排便失禁、肛门疼痛等，还可伴有吸收不良、乙状结肠直肠炎等不典型的消化道症状，便血是大多数 CRE 患者就诊的主要原因。由于慢性放射性肠炎多具有不可逆转的肠壁缺血和纤维化的特征，一旦诊断明确，治疗的首要目标是控制症状，提高患者生活质量，对于出现肠道梗阻、穿孔、肠瘘及内科治疗不能控制的出血症状时往往需要外科手术治疗。

（一）便血的治疗

1. 药物治疗

临床上主要通过保留灌肠来控制低位直肠出血，灌肠药主要发挥减轻炎性水肿、重建黏膜屏障、刺激上皮细胞再生的作用。常用的灌肠药物有甲硝唑、硫糖铝、氢化可的松。另外，短链脂肪酸是结直肠细胞的主要能量来源，有研究报道其在短期内能显著减轻直肠出血。

2. 甲醛烧灼

甲醛烧灼最早用于放射性膀胱炎的出血治疗，基于其成功经验，后来学者将其用于放射性直肠炎的治疗。甲醛通过使蛋白质凝固，在黏膜层新生血管内产生血栓从而起到止血作用。局部应用甲醛对顽固性放射性直肠炎出血疗效比较确切，具有价格低廉、实用性强、效果不满意可反复治疗等优点。但甲醛也是一种固定剂，刺激性强，方法不当有可能引起急性结肠炎、排粪失禁、直肠狭窄及肛门区疼痛等副反应。

3. 内镜治疗

内镜治疗包括 3 种方法：激光治疗、氩离子凝固治疗（argon plasma coagulator，APC）及甲醛凝固治疗。激光治疗存在治疗深度不易控制的缺点，APC 因采用单电极技术，将氩离子通过电流非接触性地用于病变表面。其深度不超过 3mm，不易穿孔，而且氩离子束可以自动导向需治疗的组织表面，从而可以对病灶进行全方位治疗。

4. 高压氧治疗

放射损伤后组织兴奋性减低，细胞分裂增殖能力下降，血管弹性差，组织细胞缺氧，生存期缩短。高压氧治疗可改善放射性肠炎因血管内皮损伤导致的组织缺血、缺氧、微循环障碍，提高血氧分压和血氧含量，加速溃疡愈合，促进组织修复。

（二）腹泻的治疗

腹泻是 CRE 常见的并发症，其具体的发病机制尚不完全明确，目前认为肠道细菌过度繁殖、胆盐吸收不良、肠道动力学改变是其发生的主要原因。采用相应的实验室检查如呼气试验、肠道内容物培养、血胆盐产物检测等有助于明确腹泻病因，进而指导相应的治疗。洛派丁胺作为一线止泻药在放疗诱发的腹泻治疗中已经使用了 40 年，洛派丁胺可以明显降低肠道蠕动的频率，减缓肠道运输速度，提高胆盐吸收率，其他药物如抗生素、考来烯胺散、抗胆碱类药物均有不同程度的使用。

（三）肛门失禁的治疗

对盆腔放疗后出现肛门失禁的患者，行肠镜、直肠彩超、肛管直肠测压等检查有助于明确病因，通过排粪训练、生物反馈及适当的止泻药物治疗后有一定作用。

（四）腹痛和肛门及会阴疼痛的治疗

约 30% 的患者在盆腔放疗后会出现不同程度的腹痛或肛门、会阴部疼痛，可能与肛周溃疡、排粪时盆底肌肉痉挛等因素有关。但此时应注意排除是否为肿瘤复发或新生肿瘤，给予局部理疗、止痛药物及抗抑郁药物治疗有一定作用。

（五）晚期并发症的治疗

该病的终末期，患者往往因肠道梗阻、穿孔、肠瘘及内科治疗不能控制的出血而被迫接受手术治疗。手术原则应当以解决临床症状为首要目标，慎重选择手术时机及手术方式，最大限度地降低手术死亡率及并发症发生率，提高患者预后及远期生活质量。

手术治疗方式包括：肠切除吻合、肠道转流及肠造口等，相对于肠道转流、肠造口手术，肠切除吻合能有效避免盲袢形成，提高患者术后生活质量和 5 年生存率，但同时也有术后吻合口瘘多发，死亡率高的缺陷。肠吻合口位置的选择成为手术成功一大关键，吻合口的选择应尽量避过放射损伤部位，选择两段健康的肠管或是一端肠管健康、另一端肠管轻微放射损伤进行吻合是安全的；对于全身情况差不能耐受手术创伤打击或梗阻近端肠管明显扩张水肿的患者，可选择肠造口术，恢复肠内营养，待全身情况好转后，再行二期肠吻合术。而对乙状结肠、直肠梗阻患者，因病变位置相对固定，放射损伤重，周围组织血供差，组织愈合能力弱，宜选择永久性肠造口术。

放射性肠炎的治疗除了治疗症状及并发症外，尚应注重远期生活质量的改善。目前，各种治疗方法虽在一定程度上显示了其有效性。但循证医学支持的证据尚不多，亟须更多大型设计良好并且有长期随访的 RCT 研究来提供更多的治疗证据，以建立放射性肠炎的规范化治疗策略。

第 14 章 嗜酸细胞性胃肠炎

嗜酸细胞性胃肠炎亦称嗜酸性胃肠炎（eosinophilic gastroenteritis，EG），以胃肠道的某些部位弥漫性或局限性嗜酸细胞浸润为特征，通常累及胃窦部和近端空肠，累及结肠则以盲肠和升结肠为多见，也可累及腹膜、食管。罕有累及肝胆系统。患者可有腹部痉挛性疼痛，可伴有恶心、呕吐、发热、腹泻等症状。1937 年 Kajiser 首次报道 EG，该病可发生于任何年龄，以 30—50 岁人群居多，男女之比为 2∶1。本病起病原因往往不明，临床表现多样，较少见，极易误诊。本病病因及发病机制并不十分明确。由于 EG 患者 EG 可反复发作，也有恶变的病例报道。

一、发病机制

常伴有哮喘、湿疹、过敏性鼻炎或荨麻疹等变态反应性疾病，对某些蛋白质类食物如牛奶、蛋类、羊肉和海虾的不耐受性，服用某些药物如磺胺、呋喃唑酮片和吲哚美辛片等可诱发 EG，以及胃肠道有弥漫性和局限性嗜酸细胞浸润，多数学者认为 EG 与过敏有关。当食物或药物等过敏源与胃肠道敏感组织接触后，于胃肠壁内发生抗原抗体反应，抗原抗体复合物形成后通过作用于嗜酸性粒细胞表面的 C3 受体，吸引大量嗜酸性粒细胞浸润病灶。接触胃肠黏膜的抗原促进 Th2 介导免疫应答，Th2 细胞产生 IL-4、IL-5 和 IL-13 促进嗜酸性粒细胞和 IgE 的产生。而认为 EG 为Ⅰ型变态反应的学者则提出，当胃肠组织中的肥大细胞通过 Fc 受体与食物或药物抗原所引起的 IgE 抗体相结合后，如再遇到相应的抗原，将促使肥大细胞脱颗粒，释放组胺，ECF 和缓激肽等物质。ECF 可吸引嗜酸性粒细胞，而组胺可进一步加强其对嗜酸性粒细胞的趋化性。便也有学者不支持上述观点，他们认为并非所有 EG 患者均有过敏史；EG 患者血清 IgE 水平仅在少数病例中增高，且其他免疫指标如 IgG，补体及淋巴细胞计数等均未见异常。

EG 常并发胃肠道溃疡，溃疡的形成与嗜酸细胞浸润导致黏膜损伤加重，消化道排空障碍及免疫机制改变等有关。

二、临床表现

EG 临床表现症状多样，缺乏特异性。EG 可发生于胃肠道任何部位，其症状的出现取决于病理类型、病变累及部位、范围及程度。根据 Klei 等将 EG 分为 3 种类型。黏膜型：最常见，临床症状主要为腹泻及腹痛，嗜酸性粒细胞主要处于黏膜层和黏膜下层；患者常伴有呕吐及胃肠道出血、蛋白丢失性肠病、营养不良、缺铁性贫血为主要表现的消化吸收不良症状。肌型：较少见，嗜酸性粒细胞浸润至肌层，患者可表现为腹痛、腹泻、呕吐、幽门狭窄或胃排空障碍、不完全性或完全性肠梗阻。浆膜型：罕见，该型以浆膜层浸润为主，浆膜增厚并可累及肠系膜淋巴结。胸腹腔积液症状也时有出现，有的患者胸腹腔穿刺时胸腹腔积液中可见大量嗜酸性粒细胞；有的患者行胸腔镜、腹腔镜或剖腹探查，于浆膜中可见较多量的嗜酸细胞浸润。以上 3 种类型可单独出现，也可混合出现。也有 EG 患者表现为梗阻性黄疸，对此应予以警惕。

有的患者首发症状可为腹痛，中上腹，脐周及下腹疼痛。疼痛差异感较大，如刺痛、绞痛等。疼痛易餐后加剧，控制饮食疼痛可有减轻。有的患者出现腹泻症状，如稀水样便，每日次多而量却较少，通常 3～6 次 / 天。往往腹痛数日之后有腹泻现象出现。有的可伴有腹胀、恶心、呕吐。有的患者有食物（如虾）过敏史。

对于经治疗好转的 EG 患者，仍应进行随访观察，需避免一些肿瘤特别是恶性淋巴瘤所致的类 EG 表现。

三、诊断标准

有腹胀、腹痛、腹泻等消化道症状；胃肠道黏膜活检或腹腔积液中有嗜酸细胞浸润，病理证实胃肠道一处或多处组织中嗜酸性粒细胞浸润；无胃肠道以外多器官嗜酸性粒细胞浸润，并除外嗜酸性细胞白血病及寄生虫感染等其他引起嗜酸细胞增高的疾病。

四、诊断

（一）实验室检查（辅助检查）

患者外周血及骨髓中的嗜酸性粒细胞范围为30.5%～43.3%，以成熟型为主，血小板及血红蛋白均正常。外周血及骨髓中嗜酸性粒细胞增高，不仅是EG的主要特点，而且也是诊断EG的关键性指标。病情变化时，患者嗜酸性粒细胞数量随腹泻和腹痛发作程度而出现增加或降低。20% 的 EG 患者在整个病程中外周血嗜酸性粒细胞始终未见升高。骨髓细胞学检查对 EG 诊断十分重要，更有助于排除其他疾病。患者出现腹腔积液时，腹腔积液可为深或淡黄色，行常规及相关生化检测，多为渗出液性质，腹腔积液中可有较多嗜酸性细胞。

CRP、血沉、自身抗体（抗线粒体、抗壁细胞、抗核抗体、抗平滑肌）、免疫球蛋白及肿瘤标志物CEA、AFP、CA19–9 均正常。

（二）内镜检查

EG 的内镜表现无特异性，病变主要累及胃窦、十二指肠、回肠末端和回盲部，受累黏膜散在红斑，充血水肿，糜烂出血，溃疡形成，覆白苔。将覆薄白苔部分进行活检，黏膜层可显现较多数量的嗜酸细胞浸润。食管、小肠也可累及，病变呈散在分布。行全结肠镜，可见结肠黏膜阶段性水肿、充血、黏膜处非均匀性糜烂进而促成小溃疡，以升结肠、回盲部及回肠末端为主，病理显示有较多嗜酸性细胞浸润。内镜下黏膜活检证实胃肠道黏膜组织嗜酸性细胞浸润超过 20 个 /HP 为诊断 EG 的关键。内镜检查对 EG 的诊断价值取决于活检的点数及深度，多点（6 点以上），挖掘式活检，于溃疡边缘取材有助于提高 EG 的诊断率。有学者认为内镜结合活检至少可以诊断 80% 的 EG 患者。内镜对黏膜型和混合型的诊断意义较大。值得注意的是活检阴性也不能完全排除本病可能，必要时应重复活检。

消化钡造影显示受累胃肠道黏膜水肿，皱襞粗大，增宽，功能紊乱。胃肠壁增厚，管腔狭窄及梗阻征象。CT 检查可发现胃肠壁增厚，肠腔狭窄可伴梗阻，腔内肿块，肠系膜肿块，肠系膜淋巴结肿大或腹腔积液。

（三）鉴别诊断

1. 寄生虫感染

周围血嗜酸性粒细胞增多可见于钩虫、蛔虫、旋毛虫、华支睾吸虫、包虫、肠绦虫、囊类圆线虫所致的寄生虫病，各有其临床表现，外周血嗜酸性粒细胞绝对值明显升高，通过反复检查粪便虫卵不难鉴别。

2. 嗜酸细胞增多症（HES）

该症除周血嗜酸性粒细胞增高外，病变不仅累及肠道，还广泛累及其他实质器官，如心、脑、肺、肾等，其病程短，预后差，常在短期内死亡。

3. 嗜酸性肉芽肿

嗜酸性肉芽肿主要发生于胃，小肠及大肠的局限性肿块，病理示嗜酸性肉芽肿混于结缔组织基质中。过敏史少见，周围血中白细胞数及嗜酸性粒细胞常不增加。

4. 肠道癌肿与恶性淋巴瘤

也可有外周血嗜酸性粒细胞增高，但属继发性，患者尚有癌肿及淋巴瘤的其他表现。

5. 功能性消化不良

多见一些消化不良的症候群，如上腹不适，隐痛，饱胀，胃灼热，食欲减退，便秘或腹泻等。胃镜检查可能仅有轻度胃炎征象，并无其他异常发现。消化性溃疡病为常见的慢性胃肠道疾病，常发生于胃或十二指肠球部。与酸性胃液接触的其他胃肠道部分也可以发生。胃镜检查常可明确诊断。胃及十二指肠球部黏膜活检组织病理检查无嗜酸性粒细胞浸润。

五、治疗

（一）饮食治疗

EG 的治疗原则是避免接触过敏源，抑制变态反应，稳定肥大细胞，以达到缓解症状，清除病变的目的。现认为 EG 是一种自限性免疫变态反应性疾病，部分患者不经治疗也可痊愈，但可复发。对于明确的由于食物或药物引起的 EG，祛除食物和药物因素，EG 可获得有效的治疗。通过要素饮食完全剔除食物抗原可改善临床症状和组织病理学情况。

（二）药物治疗

皮质类固醇仍是目前主要治疗措施。

对无激素治疗禁忌证的 EG 患者，激素是治疗 EG 的有效药物，可迅速缓解症状，并使外周血嗜酸性粒细胞数恢复正常。一般认为皮质类固醇 1～2mg/(kg·d)，8 周后逐渐减量，对临床急性期症状是为一种较合理的治疗方法。使用常规剂量的泼尼松，大多数临床症状在 2 周左右得到改善，组织学检查亦有好转。一些患者可不复发，当患者复发时可使用小剂量泼尼松维持治疗，如 5～10mg/d 维持治疗一段时间。总体而言激素药物的疗程视 EG 的类型及病情而定。对激素不敏感或激素不良反应较为严重可改用色甘酸钠治疗。色甘酸钠为肥大细胞膜稳定药，每天 4 次每次 200mg 能抑制肥大细胞脱颗粒反应，防止组胺、血小板活化因子和白细胞毒素释放，从而发挥抗过敏作用。白三烯拮抗药及美泊利单抗（抗 IL-5 单抗）作为治疗 EG 的潜在手段现也被广泛关注。对有幽门梗阻或肠梗阻患者，可考虑行手术治疗，术后仍有症状或嗜酸性粒细胞仍有增高者，可用小剂量泼尼松，进行一段时间的维持治疗。

六、预后

EG 是一种自限性变态反应性疾病，可反复发作，多数预后良好，少有恶变。

第 15 章　假膜性肠炎

假膜性肠炎（pseudomembranous colitis，PMC）是主要发生在结肠，也可累及小肠的急性黏膜坏死、纤维素渗出性炎症，黏膜表面覆有黄白或黄绿色伪膜。致病菌主要为难辨梭状芽孢杆菌（clostridium difficile，CD），故称为难辨梭菌相关性腹泻（CDAD）。临床上常见与应用抗生素治疗之后，故又称“抗生素相关性肠炎”。本病好发于年龄多在 50—59 岁。女性稍多于男性。起病大多急骤，病情轻者仅有轻度腹泻，重者可呈暴发型，病情进展迅速，病情严重者可以致死。

一、流行病学

近年来，CD 感染的发生率和严重性显著增加，2002 年美国匹兹堡大学医学中心报道了 CD 感染发病率的增加，随后在加拿大、英国和美国陆续出现了 CD 感染的暴发流行。2005 年通过分子分型发现在欧洲和北美一些国家流行的 CD 菌株是一种高产毒株（027/NAPI/BI）。CD 传播的主要模式是粪口传播，它可以产生芽孢，而芽孢对于干燥、消毒剂和高温有很强的耐受性，可在 CD 感染患者周围存在数月到数年。

二、病因发病机制

多数学者认为，本病发生于应用四环素、土霉素、氯霉素、多西环素、氨苄西林、林可霉素等广谱抗生素以后。近年研究证实，假膜性肠炎患者粪便中分离出的难辨梭状芽孢杆菌，能产生具有细胞毒作用及肠毒作用的毒素，其中细胞毒作用的毒素是假膜性肠炎的重要致病因素。这些毒素均使仓鼠发生致死性回盲肠炎。毒素可造成局部肠黏膜血管壁通透性增加，致使组织缺血坏死，并刺激黏液分泌与炎性细胞形成假膜。

但是，假膜性肠炎还可发生于从未用过抗生素的患者，因机体的免疫—抗病机能低下，如肠道缺血、肠道菌群失调或术后及肠梗阻、白血病、糖尿病、慢性肺心病的患者，抵抗力下降使细菌易于繁殖生长并产生霉素而致病。也有人认为与肠道局部的 Schwartzman 反应有关，病变可发生于肠道的任何部位，以结肠和小肠为主，病变广泛而严重，呈节段性同时受累。由于细菌霉素在肠黏膜上产生局部反应造成小血管内凝血、血栓形成、血管壁坏死，从而导致肠黏膜的缺乏性损害。外霉素还刺激黏膜上皮细胞的 CAMP 系统而使水钠分泌增加，加重腹泻。霉素刺激黏膜分泌增加，混同炎性细胞、黏蛋白及纤维素等形成伪膜。大手术后和慢性消耗性疾病时，可能使机体的免疫 - 抗病功能低下，肠道瘀血或缺血、肠道菌群失调等原因有利于难辨菌的繁殖而致病。手术后发生本病时，肠腔内的气体还能进入肠壁，而使病变加重。

三、临床表现

本病多发生于 50 岁以上人群，女性多于男性，多有胃肠手术或其他严重疾病病史，并在近期内应用抗生素尤其是广谱抗生素。症状的发生多见于抗生素治疗 4～10 天内或在停用抗生素后 1～2 周内。起病大多急骤，轻者仅有腹泻，重者可呈暴发型。

（一）腹泻

是最主要的症状，腹泻程度和次数不一，轻型病例，大便每日 2～3 次，可在停用抗生素后自愈。重者有大量水样腹泻，每日可达 30 余次。少数病例有脓血样便，或者排出斑块状假膜。

（二）腹痛

通常发生在下腹部，呈钝痛、胀痛或痉挛性疼痛，有时疼痛剧烈，可伴有腹胀、恶心、呕吐。腹部压痛、反跳痛阳性常被误诊为急腹症、手术吻合口漏等。

（三）毒血症表现

毒血症表现包括心动过速、发热、谵妄及定向障碍等。严重者常发生低血压、休克、严重脱水、电解质紊乱及代谢性酸中毒，甚至急性肾功能不全。

（四）并发症

部分患者由于病情严重或诊治不及时可发生严

重并发症，如中毒性巨结肠、麻痹性肠梗阻、肠穿孔等。

四、实验室及辅助检查

（一）实验室检查

1. 血常规

周围血白细胞增多，在（10～20）$\times 10^9$/L 以上，以中性粒细胞为主。

2. 粪常规检查

有白细胞，肉眼血便少见，出血性肠炎者可见红细胞或隐血。

3. 粪便菌群分析

球 / 杆菌比例失调，粪便涂片多次发现阳性球菌或真菌，如在成人粪便中发现大量粗大阳性杆菌，顶端有芽孢，则可怀疑为难辨梭状芽孢杆菌感染。

4. 粪便培养

疑诊病历应送难辨梭状芽孢杆菌培养。至少送 2 份粪便标本，在厌氧条件下经 37℃培养 24～48h 可出结果。确诊需要进行毒素鉴定。通常采用组织细胞培养法。将患者粪便滤液稀释不同倍数，加到细胞培养液中，24～48h 后光镜下发现单层成纤维细胞肿胀变圆即为阳性。最近开展的酶联免疫吸附法（ELISA）能检测到 100～1000pg 水平的毒素 A 或毒素 B，虽不及细胞培养敏感，但有快速、简便、经济的优点。

（二）内镜检查

及时进行内镜检查不仅能早期明确诊断，还能了解病变的范围和程度。一般认为即使假膜性肠炎急性期也应行结肠镜检查，但应注意结肠黏膜充血水肿，组织变脆，易造成出血或穿孔，检查应特别小心。假膜性肠炎内镜下表现不一，轻者可仅见黏膜充血水肿，血管纹理不清，呈“非特异性肠炎”表现；稍重者可见黏膜散在浅表糜烂，假膜呈斑点样分布，周边充血；严重病例假膜呈斑片状或地图状，伪膜不易脱落，部分脱落区可见溃疡形成（图 15-1 至图 15-3）。

（三）X 线检查

腹部 X 线片可显示肠麻痹或肠扩张。钡剂灌肠检查可见肠壁增厚，显著水肿。部分病例尚可见到肠壁间有气体，提示部分肠壁坏死，或者可见到溃疡或息肉样病变表现。气钡双重造影可提高诊断价值，但有肠穿孔的危险，应慎用。

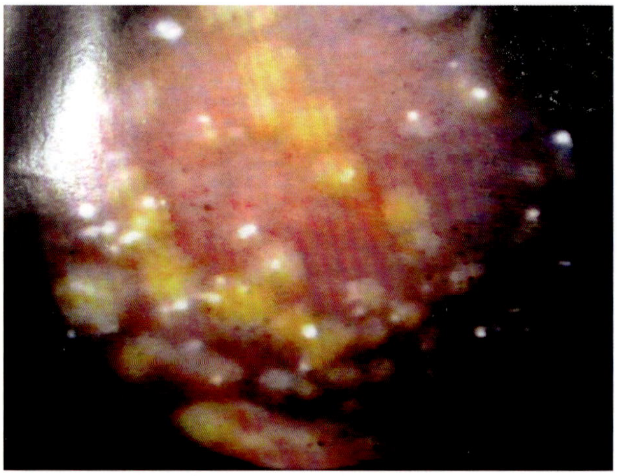

▲ 图 15-1　假膜性肠炎（一）

可见乙状结肠黏膜上弥漫分布黄色和白色假膜

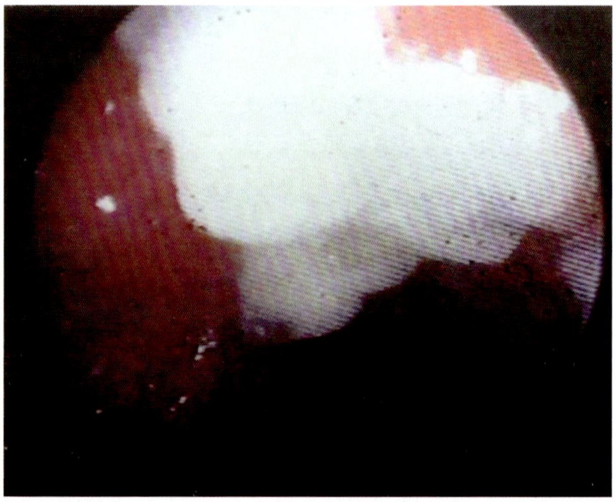

▲ 图 15-2　假膜性肠炎（二）

可见黏膜充血水肿及片状较厚假膜

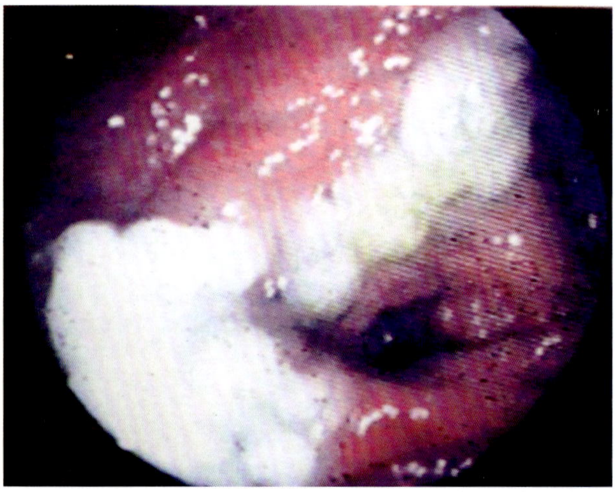

▲ 图 15-3　假膜性肠炎（三）

可见一片白色较厚假膜，周围黏膜充血水肿

五、诊断

1. 中老年多见，女性多于男性，多有广谱抗生素使用史。

2. 使用抗生素期间或停用抗生素 2 周内，出现发热、腹痛、腹泻，轻者仅有轻度腹泻，重者每日大便可达 30 余次，有时可有假膜排出。严重者常发生低血压、休克、严重脱水、电解质紊乱及代谢性酸中毒，甚至急性肾功能不全。部分患者由于病情严重或诊治不及时可发生严重并发症，如中毒性巨结肠、麻痹性肠梗阻、肠穿孔等。

3. 查体发现腹部压痛、反跳痛，严重者似急腹症或急性肠梗阻的体征。

4. 血常规提示白细胞和中性粒细胞增多，便常规检查可见白细胞，便毒素检测阳性，便培养有难辨梭状芽孢杆菌生长。

5. 腹部 X 线片可显示肠麻痹或肠扩张。钡剂灌肠检查可见肠壁增厚，显著水肿。

6. 内镜检查发现病变主要累及左半结肠，也可累及右半结肠、直肠，呈连续性肠道受累，早期可见结肠黏膜充血、水肿，血管纹理不清，呈“非特异性肠炎”表现；稍重者可见黏膜散在浅表糜烂，假膜呈斑点样分布，周边充血；严重病例伪膜呈斑片状或地图状，假膜不易脱落，部分脱落区可见溃疡形成。

本病应注意与溃疡性结肠炎、Crohn 病、真菌性肠炎及艾滋病结肠炎等鉴别。

六、预防与治疗

假膜性肠炎多系在应用抗生素后导致正常肠道菌群失调，难辨梭状芽孢杆菌大量繁殖，产生外毒素而致病。由于广谱抗生素和免疫抑制药的广泛应用，该病发病率有上升的趋势。因此应注意抗生素的使用，避免滥用抗生素，减少假膜性肠炎的发病率，尤其是广谱抗生素的使用要有明确的目的，在获得预期的疗效之后应及时停药。对老年、体弱及手术者，尤其是进行腹腔和盆腔大手术后，以及免疫功能低下的肿瘤患者，应尽量避免使用易于诱发难辨梭状芽孢杆菌的抗生素。对必须使用抗生素的患者要加强警惕，早期发现，及时治疗，减少发生严重的假膜性肠炎。

一旦确诊或高度怀疑假膜性肠炎时，治疗措施包括及早停用相关抗生素，加强支持治疗，调整肠道正常菌，严重者给予抗难辨梭状芽孢杆菌抗生素或抗毒素治疗。极少病例因肠梗阻或穿孔须手术。合理使用抗生素，严格掌握用药指征是防止假膜性肠炎的关键。

（一）立即停用原有抗菌药物

大多数患者停用相关抗生素能自行缓解而呈自限性。如原发感染尚未被控制，应考虑改用另一种不常导致难辨梭状芽孢杆菌相关性疾病的抗生素，最好注射给药，选用主要经肾排泄的有效抗菌药物。

（二）支持治疗及抗休克

及时静脉补充足量液体和电解质，补液量根据失水程度决定，或者口服葡萄糖盐水补偿氯化钠的丢失，纠正电解质失平衡及代谢性酸中毒。可输入血浆、白蛋白纠正低蛋白血症。严重营养不良者可给予胃肠外营养。有低血压休克者可在补充血容量基础上应用血管活性药物。肾上腺皮质激素可短期小量应用，以改善毒血症症状。

（三）抗菌药治疗

首选药物是甲硝唑，甲硝唑对缺氧情况下生长的细菌和厌氧微生物起杀灭作用，它在人体中还原时生成的代谢物也具有抗厌氧菌作用，它在人体中还原时生成的代谢物也具有抗厌氧菌作用，但对需氧菌和兼性厌氧菌无作用。其中的硝基还原成一种细胞毒素，从而作用于细菌的 DNA 代谢过程，抑制细菌的脱氧核糖核酸的合成，干扰细菌的生长、繁殖，最终导致细胞死亡。一般用法为 200～400mg，每天 3～4 次，餐后服用，口服 7～10 天，95% 的患者治疗后反应良好，用药后 2 天发热和腹泻可获缓解，腹泻一般在 1 周内消失，治疗后 72h 内粪中测不到毒素 B。重症频吐者可静脉给药，但疗效明显低于口服用药。用药期间应禁酒。

万古霉素用于甲硝唑治疗无效或不能耐受者。万古霉素的有效率和复发率与甲硝唑相似，但随着甲硝唑类抗菌药物在临床的广泛使用，疗效有所下降，因此万古霉素成为治疗伪膜性肠炎最有效的抗菌药物。该药口服不吸收，对肾无损害，在肠道内可达高浓度，静脉给药肠内浓度低，不宜采用。一般用法为 0.8～1.0g/d，分 3～4 次口服，疗程为 7～10 天。一般治疗 48h 起效，4～7 天内应恢复正常，严重病例可能需要更长时间的治疗。

杆菌肽对革兰阳性菌有抗菌作用，可用于本病，剂量为 25 000U，每日 4 次口服，一般 7～10 天，症状缓解与万古霉素相似，但价格较贵，仅在上述药物无效时使用。杆菌肽静脉给药有较高的肾毒性和耳毒性发生率，不宜采用，口服尚未发现明显不良反应。

（四）微生态制剂治疗

直接或间接补充正常菌群，纠正肠道菌群失调，抑制难辨梭菌的生长。目前应用的微生态制剂有两类，一类是使用需氧菌消耗肠道内氧，使之成为厌氧环境，促使厌氧菌生长恢复菌群的平衡，如地衣芽孢无毒株活菌制剂、酪酸菌等。另一类直接用厌氧菌，如双歧杆菌活菌制剂、双歧三联活菌（含肠道双歧杆菌、嗜酸乳杆菌、粪链球菌）等。一般用法为每次 2 粒，每天 3 次，应注意微生态制剂与抗菌药物的相互作用，原则上不与抗菌药合用以免影响疗效。

死菌制剂常用的有乳酸菌素和嗜酸乳杆菌散剂，含高温消毒的乳酸菌及其代谢产物，可抑制肠道致病菌生长及促进有益的酸性菌生长，调整菌群平衡。并能降低血中内毒素，增强肠黏膜免疫功能。因不受抗生素的影响，可与抗生素一起服用。

（五）抑制毒素吸收及抗毒素治疗

考来烯胺（消胆胺），2～4g，每天 3～4 次，疗程 7～10 天，该药能与毒素结合，减少毒素吸收，促进回肠末端对胆盐的吸收，改善腹泻症状。因其可降低万古霉素在肠道中的浓度，不宜合用。其他类似药物有八面体蒙脱石散（思密达）等。抗污泥梭状芽孢杆菌抗毒素可中和难辨梭菌毒素，国外已用于临床。

（六）手术治疗

如为暴发型病例，内科治疗无效或并发肠梗阻、中毒性巨结肠、肠穿孔时，可考虑行结肠切除或改道性回肠造口术。

七、评估与预后

轻症病例在停用抗感染药物后可自愈，重症者经及时诊断、积极治疗预后良好。

10%～20% 的患者在初治停药 1～3 周后可再次出现腹泻，其原因可能是灭菌不彻底或再感染。复发病例轻者可应用调节肠道菌群药物，重者需再次使用甲硝唑或万古霉素治疗。出现严重并发症如中毒性巨结肠、麻痹性肠梗阻、肠穿孔时，病死率可达 16%～22%。

八、假膜性肠炎评述

假膜性肠炎（PMC）多是在应用抗生素后导致正常肠道菌群失调，属于严重的菌群失调，难辨梭状芽孢杆菌为其主要致病菌，难辨梭状芽孢杆大量繁殖，产生毒素而致病。腹泻是最主要的临床表现。

该病多发生于老年人、重病患者、免疫力低下及外科大手术后等患者，病情比较严重，治疗不及时病死率较高。几乎所有抗生素都可以诱发 CD 相关的腹泻，以阿莫西林、克林毒素、林可毒素、头孢菌素最为常见，联合使用抗生素比单一使用抗生素所发生的概率更高，其相对危险性与抗生素的使用频率、强度和使用时间有关，难辨梭状芽孢杆菌是抗生素相关性腹泻中最常分离出的病原菌。目前认为，几乎所有的假膜性肠炎都是由难辨梭状芽孢杆菌感染所致。但是据文献报道，只有 10%～20% 的抗生素相关性腹泻患者可以检测到难辨梭状芽孢杆菌。组织培养、毒素测定是诊断的金标准，但大多数实验室不能进行检查，并且结果要在 24～48h 后得到。在选择性培养基上进行粪便培养也可用于诊断。如果方法得当，其敏感性很高。多次送检可提高敏感性。因此，难辨梭状杆菌培养及毒素鉴定阳性率低、时间长，仍需进一步改进检测方法。

尽管伪膜性肠炎的高危因素有年龄、住院、用抗生素、免疫力低下。但是，在健康成人中亦有可能造成伪膜性肠炎，因此，对于无高危因素的腹泻患者仍应提高警惕。

随着抗生素在临床上的广泛使用及新型抗生素的不断研制、生产和使用，社会的老龄化，与抗生素相关的 PMC 的发病率会逐年升高。由于其易感人群的特殊性，临床表现的多样性，病情发展的凶险性及治疗上的复杂性，临床医师应提高对 PMC 的认识，以期做到对该病的早期诊断、早期治疗，从而降低病死率。

同时要规范医疗行为，合理使用抗生素，对减少 PMC 的发生也有其积极的意义。由于本病可能还存在外源性交叉感染。因此，加强院内感染管理是有助于预防本病的发生。相比较而言，医院内发病的患者抗生素应用更为复杂、多样，这可能与住院患者存在基础疾病有关。因此，在临床工作中，应继续规范抗生素的应用，严格掌握抗生素适应证，合理选择抗生素的种类，同时对于同一患者，抗生素的应用策略应保持一致，避免同一类抗生素反复使用，从而减少假膜性肠炎的发生，对 PMC 患者进行隔离治疗，对病区采取有效的消毒措施，医务人员的手、各种检查仪器及换药用品进行严格消毒，这些措施可以有效预防院内感染造成的 PMC。

尽管伪膜性肠炎的高危因素有年老、住院、用抗生素、免疫力低下。但是，在健康成人中亦有可能造成假膜性肠炎，因此，对于无高危因素的腹泻患者仍应提高警惕。

目前认为，几乎所有的假膜性肠炎都是由难辨梭状芽孢杆菌感染所致。但是据文献报道，只有 10%～20% 的抗生素相关性腹泻患者可以检测到难辨梭状芽孢杆菌。组织培养、毒素测定是诊断的金标准，但大多数实验室不能进行检查，并且结果要在 24～48h 后得到。在选择性培养基上进行粪便培养也可用于诊断。如果方法得当，其敏感性很高。多次送检可提高敏感性。因此，难辨梭状杆菌培养及毒素鉴定阳性率低、时间长，仍需进一步改进检测方法。

在治疗方面，口服甲硝唑和万古霉素的疗效相当，有效率为 90%～97%，疗程通常为 10 天。抗生素最好为口服，因为难辨梭状芽孢杆菌只存在于结肠肠腔中。如果需要静脉滴注治疗，那么只有甲硝唑是有效的，因为药物在结肠内可保持中等浓度。如果治疗有效，发热将在 1 天内缓解，而腹泻将在 4～5 天内缓解。两种药物相比，甲硝唑的优势在于价廉、可避免产生耐万古霉素的肠球菌。而口服万古霉素的优势在于可用于妊娠、哺乳、不能耐受甲硝唑或经甲硝唑治疗 3～5 天无效的患者。少数严重的患者对甲硝唑或万古霉素无效，可能需要结肠切除。根据文献报道，轮换用抗生素及延长疗程似乎不能减少复发次数。其他治疗措施包括：用考来烯胺、微生态制剂，静脉应用免疫球蛋白。人类粪便或粪便菌群灌肠也有效，但存在传播轮状病毒和其他病原体的潜在危险。

预防和控制感染的关键是限制抗生素的应用。对于正在使用抗生素或近期内曾经使用抗生素的腹泻患者，均应考虑难辨梭状芽孢杆菌的可能。

第 16 章　感染性结肠炎

感染，在结肠炎病因中是主要病因之一。一般情况下，结肠感染与产生痢疾的微生物有关（如志贺菌）。侵及大肠的微生物常常造成严重的腹痛、里急后重感及全身感染的症状和体征（如全身不适、发热）。虽然在粪便一般难以检测到致病菌、病毒或真菌。但每次发病时，使用抗生素则可不同程度控制病情，这说明抗生素具有抑制大肠杆菌及其他致病菌，减低临床症状的作用，一般认为都与感染有关。当感染累及健康的结肠时，会造成临床上极似溃疡性结肠炎和 Crohn 病的假象。结肠感染可以是细菌性的，也可以是病毒、真菌或原生物性的。感染性结肠炎的特点是大便有白细胞、黏液，甚至血液。非感染性腹泻的特征是水样便，粪便中无白细胞、黏液或血液；它们很容易和 IBD 的轻症病例相混淆，因为后者也常在粪便中发现白细胞。

当患者出现炎症性结肠炎的临床症状时，应根据疾病的严重程度和患者潜在的疾病情况进行评价与分类。腹泻超过 5 天，有高热、腹痛、血容量不足的症状和体征、持续血便，均提示病情严重。环境因素，包括抗生素的使用、住院治疗、与腹泻患者有过接触、近期有外出旅行史，或者有口交和肛交的性接触史，对疾病评价也是一种直接的依据。由潜在疾病而引起免疫缺陷如 AIDS、肝硬化及 lgA 缺乏症的，使用免疫抑制药都容易发生特殊类型的感染。不是所有的患者都需要全套微生物研究。

一、细菌性结肠炎

（一）空肠弯曲菌

空肠弯曲菌（Campylobacter Jejuni）已成为今日美国感染性腹泻的主要原因之一，是世界范围腹泻的重要病原菌。该菌是一种弯曲的或“海鸥翅膀”样的微需氧革兰阳性杆菌，可生活在许多野生动物或家禽体内，包括各种宠物。通过污染的水果和水源，或者通过与已感染的动物或人直接接触而经粪 – 口途径传播，通常是因为吃了没有洗干净的食物所致。潜伏期 2～5 天，20% 的被感染者没有症状。症状和体征与其他影响肠道的疾病特别是非特异性炎症性肠病的表现在鉴别诊断上是困难的。事实上，弯曲菌性肠炎在任何患有肠出血和腹泻的患者的鉴别诊断中必须考虑到。症状可有腹痛、发热、恶心、水样泻、恶心呕吐。死亡率约 2.4/1000 感染者。

20%～40% 的被感染病例可并发吉兰 – 巴雷综合征（Guillain-Barré syndrome，急性感染性多神经炎）。如感染持续发展可并发 AIDS。弯曲菌性结肠炎的内镜下表现可以类似于严重的溃疡性结肠炎，并可引起原来已经存在的溃疡性结肠炎反复发作。甚至黏膜活检标本也很难同溃疡性结肠炎和 Crohn 病相区别。确诊有赖于大便培养。该病有一定自限性，但复发常见。故是否使用抗生素尚有争议。但若症状严重而且诊断明确需要住院，给予输液和补充电解质，推荐药物为红霉素，剂量为 250～500mg/d，4 次 / 天，疗程 7 天；或者环丙沙星，500mg/d，2 次 / 天，四环素、多西环素、克林霉素也可以使用。不能使用止泻药物。应该采取适当的粪便预防措施（特别是住院患者），污染的被单彻底清洗，要注意手卫生。已有报道出由弯曲菌结肠炎引起毒素性巨结肠需要全结肠切除术。

（二）难辨梭状杆菌

难辨梭状杆菌为革兰阳性厌氧杆菌，是抗生素相关性假膜性结肠炎的致病菌。多见于院内感染，部分带有地方性。例如，在英国就有在一家医院里连续 17 名患者死于该病的报道。感染的发生常因结肠正常菌群受严重破坏所致，通常出现在使用抗生素和化疗药物后。最易引起该病的抗生素有头孢菌素类、氨苄西林、阿莫西林和克林霉素。另一些药物因为对肠道厌氧菌的抑制作用不大，所以使用后很少或不会引起难辨梭状芽孢杆菌感染，它们是氨基糖苷类的庆大霉素、氟化喹诺酮类的 ciprofloxacin 及青霉素等。该病的介导物是毒性产物和有毒菌株，具体是毒素 A（内毒素）和毒素 B（细胞毒素）。感染可以是无症状的，尤其是健康的新生儿感染后更是如此。血清学研究表明 2 岁以内的新生儿有 50% 毒素 A 和 B 的抗体阳性。症状在使用抗生素的几天或 2 个月内出现，每天的水样便可多达 10 次。大便可带血，但严重血便并不常见，除非患者有潜在的 IBD 或结肠肿瘤。里急后重、恶心、呕吐和厌食是常见的症状。体检可发现肌紧张和腹部膨隆。腹膜刺激征则罕见。诊断的确立有赖于在粪便中找到难辨梭状芽孢杆菌毒素。假膜性结肠炎的阳性率为 95%，抗生素相关性结肠炎的阳性率为 30%。细胞毒活性试验（cytotoxicity test）是鉴定毒素的“金标准”，24h 内即可获结果；毒素抗原技术（toxin antigen techniques）现开发应用，可使确诊时间缩短为 2～4h，准确率为 75%～100%；细菌培养应用广泛但缺乏特异性，主要用于流行病学调查和研究。患者症状消失或恢复后，毒素测定和培养阳性仍可持续数天或数周。大便随访研究对无症状患者没有临床意义。症状严重者禁止结肠镜检查以防肠道穿孔。弯曲度好的乙状结肠镜可以使用，并常可诊断出难辨梭状杆菌（C.difficile）感染所致的假膜性肠炎，但需与化学性结肠炎相鉴别。鉴别要点是前者病变弥漫，后者仅有局部增厚性坏死。

难辨梭状杆菌性结肠炎的预防治疗是不连续使用抗生素和化疗药，这样无须用其他药物即可使 15% 的患者解除症状。特殊治疗包括口服甲硝唑 250mg/d，3 次 / 天，连服 7～10 天，两者效果类似，增加万古霉素的剂量并不能增加疗效。但万古霉素可比甲硝唑显著缩短疗程（3～4.6 天）。对于不能口服的可以静脉联合应用万古霉素和甲硝唑，以保证足够的肠腔浓度。

反复发作的病例在用两药期间约占 24%。DNA 类型研究表明，复发患者中的半数其实是难辨梭状杆菌的不同菌株。已有一些方法来防止复发，包括口服乳酸杆菌或布拉酵母（Saccharomyces boulardii）。对反复发作的病例可以联合使用万古霉素和利福平。考来烯胺散可紧跟着抗生素使用，这样可以进一步络合残余毒素。但考来烯胺散不能与抗生素同时使用，以防止其结合并灭活抗生素。也有报道使用免疫球蛋白来治疗复发性难辨梭状杆菌性结肠炎，但效果不确切。

（三）大肠杆菌

大肠杆菌是革兰阴性菌，是一个大家族，在正常人结肠中含量丰富，是肠道正常菌群的主要成分。病理性大肠杆菌有 5 种，①肠致病性大肠杆菌（enteropathic E coli，EPEC）；②肠毒素性大肠杆菌（entertoxigenic E coli，ETEC）；③肠侵蚀性大肠杆菌（enteroinvasive E.coli，EIEC）；④肠出血性大肠杆菌（entertoherrhagic E coli，EHEC）；⑤肠聚合性大肠杆菌（entroaggregative E coli，EaggEC）；其中 3 种可致结肠炎，分别是 EHEC、EIEC 和 EaggEC。

(1) EHEC：这一菌株对于羊和猪来说是正常菌群。EHEC 至少有 50 个血清学亚型，主要的是 015：H7，据报道美国 1995 年就发生 2139 例。导致该病发生的主要是被污染的汉堡肉饼、未经巴氏消毒的牛奶或饮用水，以及不小心接触游泳池的脏水和牛粪。EHEC 是非侵入性的，造成损伤主要是靠与上皮细胞接触和产生两种志贺菌样毒素（SLT-Ⅰ和 SLT-Ⅱ）。罹患者多见于老人和 10 岁以下儿童，可发展成为脑病。临床上患者感染 3～4 天后出现症状，包括腹痛、发热及水样便，1～2 天后出现血便伴腹肌紧张，4～10 天后缓解。7% 的受感染患者并发血尿毒综合征（hemolytic uremic syndrome，HUS）和血小板减少性紫癜。病变部位在回肠末端和结肠，活检须与化学性损伤相鉴别。确诊有赖于特异性细菌培养或者应用 DNA 探针技术检测 EHEC 的特异核酸序列。治疗以支持治疗为主，使用抗生素效果不明显，但较为敏感的有复方新诺明和诺氟沙星等。虽然 EHEC 和 EIEC 可并发 IBD，但在对照中，带有黏附因子的有毒菌株并不比有症状和无症状的溃疡性结肠炎和 Crohn 病多见。

(2) EIEC：这一菌株引起腹泻发生率很低。EIE 含有类似痢疾杆菌菌体 O 抗原及 140MD（megadalton）的侵袭性质粒，主要通过对结肠黏膜的侵袭致病。临床表现与细菌性痢疾相似。病程一般 1～12 天，平均 4 天。免疫学方法检测本病有确诊意义。治疗原则基本同细菌性痢疾，可用复方新诺明或氟诺喹酮类药物治疗。

(3) EaggEC：这一菌种因像砖块那样聚集在上皮细胞上而得名，造成上皮细胞黏附受损，致泻机制与细菌长时间的肠内黏附定居、产生肠毒素有关；EaggEC 是导致婴幼儿腹泻的重要病原体，该类感染主要见于热带地区的儿童。

（四）分枝杆菌性结肠炎

1. 人肠结核

累及胃肠道的分枝杆菌感染主要发生在免疫抑

制的情况下，但亦可发生机体没有潜在疾病时。在众多的结核患者中累及胃肠道者确实是少数，但有资料表明美国1995年就发生了22 860例消化道结核，可见其并不罕见。病变最初发生在回肠和盲肠，造成小肠梗阻，并可触及肿块。病变继而发展造成肠道狭窄和瘘管，类似Crohn病；如果累及结肠，症状又类似溃疡性结肠炎，诊断靠结肠镜病理活检和组织培养。免疫功能正常者可使用INH、RFP、吡嗪酰胺及乙胺丁醇（或链霉素）四联疗法，时间2个月。

2. 鸟型分枝杆菌性结肠炎

这是一种双重感染，发生在HIV病毒感染的进展期，此时免疫屏障功能低下并伴有多种免疫异常。侵犯胃肠道后通常发生腹泻、腹痛、体重下降、发热和吸收不良。诊断有赖于快速酸涂片试验和病理活检及培养。治疗也是四联疗法：阿米卡星（amikacin）7.5mg/(kg·d)静脉使用4周继而口服12周；环丙沙星(ciprofloxaxin)750mg/次，2次/天，12周；乙胺丁醇0.1g/(次·天)，共12周，利福平600mg/(次·天)，共12周。

3. 副结核分枝杆菌性结肠炎

这一细菌对人类的病原学意义尚有争议。该细菌可造成山羊和绵羊的慢性结肠炎，症状类似Crohn病。Crohn病时可并发此病，用DNA探针分析，为牛型副结合分枝杆菌感染，但200例Crohn病进行特异性黏膜培养，该感染仅发现6例。PCR技术的阳性率可升高至13%～100%，所以Crohn病患者可以采用抗结核治疗，使用药物有利福平、克拉霉素及阿奇霉素等，疗程应延长至18个月。

（五）沙门菌性结肠炎

这是一类最常见的感染性腹泻，病原体主要引起小肠和结肠上皮细胞的广泛侵袭，没有肠黏膜的破坏，细菌自身溶解产生内毒素。1995年，仅美国就发生过45 970例。沙门菌是革兰染色阴性杆菌，是绵羊和部分家禽的肠道正常菌群，通过粪-口途径传播，通常因食物和水感染而传播。便培养可发现沙门菌。临床症状有恶心、呕吐，继而水样便或血便。本病大多有自限性，通常在2～5天后自行恢复，无症状携带者不到1%。如果细菌进入血液，会导致严重的脓毒血症，出血发热疾病的特征，包括发热、头疼、谵妄、脾大、腹痛、斑丘疹和白细胞减少。

（六）志贺菌性结肠炎

这是第二大感染性腹泻的原因，美国1995年发病数为320 880例。该菌为革兰阴性杆菌，病理过程中产生志贺毒素和志贺样毒素。毒素可抑制蛋白合成，并可引起溶血尿毒综合征。症状开始于水样便，腹痛和发热，继而出现里急后重，肛门坠胀和黏液血便。感染通常是自限性，症状严重者可用环丙沙星每次500mg，2次/天，疗程3～5天即有效。

（七）耶尔森小肠结肠炎

小肠结肠炎耶尔森菌（Yerisinia enterocolitica，耶氏菌）是20世纪70年代才发现的肠道感染的一种病原，由之感染引起的耶氏菌病临床表现多样，可出现肠内和（或）肠外等多种症状，为革兰染色阴性球杆菌，包括许多不同的亚型，最早发现于欧洲和北美洲的较寒冷地区。受感染者主要是因为吃了污染的食物，特别是猪肉、水和牛奶引起。病原菌主要侵犯肠上皮的Peyer丛，通过其侵袭力致病。感染初期是回肠末端受累，发生黏膜溃疡，中性粒细胞侵入肠壁，使之增厚。临床表现有腹泻、发热及腹痛，14～17天后缓解，但有些患者症状可持续较长时间。2%的患者并发心肌炎、关节炎、多发性结节性红斑及多形性红斑。诊断有赖于大便中分离出细菌而确诊。感染通常有自限性，轻型患者无须抗生素治疗。病情严重及有并发症者应及时全程应用抗生素。推荐的治疗包括抗假单胞菌氨基糖苷类药物，TWP/SMZ，第三代头孢菌素及氟喹诺酮类。

（八）大肠放线菌

大肠放线菌病少见，病原菌为牛放线菌，是一种化脓性肉芽肿性疾病。病理上主要为慢性化脓性肉芽肿的改变，易形成流出的窦道，在脓肿中可见放线菌颗粒。最常侵犯盲肠和阑尾，当疾病累及结肠和直肠时，通常局部形成肿块。临床表现类似亚急性或慢性阑尾炎，可有发热、腹痛、呕吐和腹泻。腹部可触及肿块，有压痛。若发生瘘管，排出脓液中可带有硫黄色颗粒。

肠镜检查显示结直肠部位有一肿块，这是放线菌病患者总相当常见的表现，有可能被误认为腹部肿瘤，因此，除非取活检做组织学检查，本病一般不易诊断。X线表现类似结核，但较易形成瘘管。回盲瓣可增厚、狭窄，末端回肠瘀积，盲肠痉挛，可有瘘管形成。

因放线菌病局限在结肠，手术切除是一种治疗选择。此外也应用抗生素治疗（青霉素）。推荐大剂量长时间使用。

（九）细菌性痢疾

细菌性痢疾也称为菌痢，是由痢疾杆菌引起的。痢疾杆菌是一种革兰阴性无芽孢杆菌。痢疾可表现为急性发作，伴发热，腹泻和严重脱水，患者可因此而看急诊。尽管痢疾常局限于结肠黏膜，但较重的疾病已有报道，包括肠梗阻和中毒性巨结肠。临床表现可以为亚急性或慢性腹部不适，无发热或腹泻；痢疾杆菌在未治疗的患者的粪便中可以长期存在，保持一种“携带状态”。

炎症反应的标志是肠黏膜的侵袭和破坏。水样便在严重腹痛、里急后重和直肠出血后发生。小肠期症状由肠毒素引起。而典型的大肠症状是侵袭期。

确定诊断的最满意方法是内镜检查时用棉拭子取任一溃疡病变做细菌培养；黏液或粪便也可做培养。因为痢疾杆菌是不稳定的，一旦采集到标本应立即接种平板。

如前所述，因为痢疾常是自限性的，支持疗法可能是唯一需要的，虽然某些人认为不管症状是否严重，所有患者均应使用抗生素治疗。然而，在 Bennish 和其同事的临床实践中，在孟加拉国治疗的患者中的 90% 发展为肠梗阻，其中 1/3 死亡。

TMP-SMZ 是首选药（口服 1 片，每天 2 次，服用 5～15 天）；或者氨苄西林（ampicillin）（500mg 口服，每天 4 次，服用 5 天）可以作为二线药。其他药物有环丙沙星（ciprofloxacin）（500mg 口服，每天 2 次，服用 7 天）。同其他感染性结肠炎一样，重要的是反复检查粪便以确定细菌是否已经被消灭。

（十）布氏菌病

布氏杆菌是指波浪热布氏杆菌，常因食用未消毒的山羊奶或奶酪而引起。在发展中国家相对常见，而在西方国家较少见。布氏菌病偶尔引起严重的结肠炎。症状和内镜检查所见基本上与其他炎症性肠病相同。脓性渗出物有助于诊断。治疗采用四环素或者多西环素（Vibramycin）。

二、病毒性结肠炎

特异性侵犯直肠和结肠的病毒感染或是相当少见，然而大多数病毒性结肠炎患者都有免疫功能低下（如 AIDS），巨细胞病毒及单纯疱疹病毒等因此介入其中，引起感染。

（一）巨细胞病毒

这是一种双股螺旋 DNA 疱疹病毒，有一个大的核内包涵体和一个小的胞质包涵体。胃肠道受累多发生在食管和直肠，但也可涉及小肠。症状包括腹痛、血便、发热及体重下降。严重病例可发生缺血性坏死和肠道穿孔。这种结肠炎常发生在 AIDS 患者身上，但也可见于使用免疫抑制药治疗的患者。结肠镜检查可见灶性出血性溃疡，间隔以正常的肠黏膜。诊断有赖于在黏膜细胞中找到核内包涵体。另可用免疫组化研究及黏膜培养方法。治疗方法为丙氧鸟苷（甘昔洛韦）5mg/kg，2 次 / 天，连续 14 天，或者使用膦甲酸（foscarnet）90mg/kg，2 次 / 天，连用 3 周，均静脉使用。

（二）人类免疫缺陷病毒

1993—1995 年美国的 AIDS 病例数有所限制，但患者的总数量仍然很多。所以无法判断将来会不会仍然保持继续下降的趋势。在发达国家的 HIV 患者中 50% 有腹泻，而在非发达国家本病发生率高达 90%。在 HIV 感染的几周内有腹泻、恶心、呕吐及厌食；数个月至数年后一些患者会出现无菌性腹泻，有人称之为 AIDS 性肠病。小肠活检可见部分性肠微绒毛萎缩，并可发生肠道细菌过度生长和脂肪吸收不良。但绒毛萎缩和腹泻之间并没有关系。而在 HIV 感染的后期，患者免疫功能显著下降，这时的腹泻和结肠炎是由于容易发生下列之一的感染：①细菌感染如鸟型分枝杆菌和空肠弯曲杆菌；②寄生虫感染如等孢子球虫、隐孢子虫和微孢子虫；③病毒感染如巨细胞病毒、腺病毒和单纯疱疹病毒。85% 的患者可发现病原菌。这时胃肠道感染的治疗原则如上述。

（三）单纯疱疹病毒

单纯疱疹病毒是有性活动能力的男性同性恋中非淋病性直肠炎的最常见原因。侵及胃肠道的单纯疱疹病毒局限于口咽部、肛管直肠区和肛周区。感染的患者多有肛交史。直肠炎时的症状有肛门直肠疼痛、里急后重、便秘、腹股沟淋巴结肿大、尿排空困难及骶骨麻痹。患者可有黏液样便，但腹泻少见。通过免疫学方法检测抗病毒抗体可做出诊断，或者通过活检和肛周拭子培养，可以分离出单纯疱疹病毒。已经证实，阿昔洛韦（Acyclovir）可消除直肠、肛周单纯疱疹病毒感染，治疗用 200mg/ 次，5 次 / 天，疗程 2 周，亦可 5mg/kg 静脉使用。该病毒容易反复发作，需要长期治疗。

（四）腺病毒

腺病毒是一种 DNA 病毒，可在 AIDS 伴有腹泻的患者直肠炎症黏膜中发现。临床表现有水样便和体重减轻。结肠镜检可以正常，也可见有直径几毫米的红色结节。诊断有赖于在活检组织的上皮细胞中发现病毒。

三、真菌性肠炎

真菌广泛存在于自然界，属条件致病菌，通常存在于人的皮肤、黏膜处，主要感染途径为内源性。有报道消化道带菌高达 50%，当机体抵抗力降低或长时间使用抗生素、激素等药物时，真菌大量繁殖引起真菌感染，使正常寄居的微生物间相互制约作用失调，导致真菌性肠炎。

真菌性肠炎主要指组织胞质菌、沙门菌、耶尔森菌、毛样产芽孢杆菌、空肠弯曲杆菌、梭菌等引起的肠炎。以往认为临床较少发生，近年随着医学的快速发展，激素、免疫抑制药、广谱抗生素的应用越来越广泛，致机体免疫力下降，微生态平衡紊乱，菌群失调增多，真菌性肠炎日渐增多，治疗难度增加，腹泻迁延不愈，因此迫切需要提高对真菌性肠炎的认识，以便及时诊断和早期治疗，尤其需要特效真菌药物加以防治。

（一）病因

真菌性肠炎的发生主要有以下因素。

1. 药物因素

当机体患严重肝肾疾病、粒细胞缺乏症或恶性肿瘤时引起恶病质，均可导致机体免疫功能降低。如长期使用抗生素、肾上腺皮质激素、化学抗癌药物、免疫抑制药和放射治疗等皆可使机体和组织的抗病能力减弱，或者肠道菌群失调，真菌乘虚而入，大量繁殖，侵袭组织而易引起肠道真菌病。

2. 其他因素

真菌性肠炎还可继发于消化道某些疾病，如痢疾、肠梗阻、食管脓肿等。

（二）临床表现

1. 念珠菌肠炎

念珠菌肠炎最常见，好发于儿童，尤其是营养不良或器官严重衰竭的婴儿。主要表现为腹泻，大便每天 10～20 次，呈水样或豆腐渣样，泡沫比较多且呈黄绿色，可伴有腹胀、低热，甚至呕吐，但腹痛少见。粪标本碘涂片可见大量出芽酵母和菌丝，培养多为白色念珠菌。患儿常伴有鹅口疮。有基础疾病的患者则往往于发病前有应用广谱抗生素史。

2. 弯曲菌肠炎

弯曲菌肠炎好发于有基础疾病的体力劳动者，多为弯曲菌所致。往往继发于肺曲菌病。弯曲菌肠炎的临床表现以腹痛和血便为主，可引起消化道大出血，而腹泻常不典型，也缺乏念珠菌肠炎的迁延性经过，侵犯血管后已发展为播散性曲菌病。

3. 毛霉菌肠炎

毛霉菌肠炎是因摄入被真菌孢子污染的食物所致，好发于营养不良的儿童或有胃肠道慢性疾病的患者。其特点是血管栓塞后引起黏膜溃疡甚至穿孔的表现，多伴有胃的感染和胃溃疡。可出现腹痛、腹泻、呕血和黑便，或者肠穿孔导致腹膜炎，或者侵入胃肠血管导致血行播散，病情发展快，病死率高。

4. 组织胞浆菌肠炎

组织胞浆菌肠炎具有地方流行性，多见于艾滋病患者或儿童，因吸入或摄入来自污染土壤中的孢子所致。临床经过酷似局限性肠炎或溃疡性结肠炎。起病缓慢，有发热、消化不良、腹泻、黑便、腹痛，有时呕吐。常伴有肺部感染灶，但以肠炎为主要表现。

5. 副球孢子菌肠炎

副球孢子菌肠炎继发于肺部感染灶或经血行播散而感染。主要见于巴西中部高原，经常接触土壤的人群较易患此病。病变多在回盲部，引起有脓肿形成的溃疡性肉芽肿。病原菌可通过淋巴播散至局部淋巴结、肝、脾。主要症状是腹痛，右下腹可触及肿块，伴腹泻、呕吐，往往由于出现腹腔积液和腹腔淋巴结肿大而误诊为结核或肿瘤。

6. 地丝菌肠炎

地丝菌和念珠菌相似，是一种内源性条件致病菌。地丝菌肠炎多见于有免疫缺陷的慢性病患者和应用免疫抑制药、抗生素或糖皮质激素者。症状有腹痛、腹泻、脓血便或黏液便，与痢疾相似，但脓血便中可查到大量地丝菌和长方形关节孢子。患者多伴有口腔地丝菌病，类似鹅口疮。

（三）检查

病原学检查

(1) 直接镜检标本：以 10% 氢氧化钾或生理盐水制片，高倍镜下发现大量菌丝和孢子有诊断意义。对于双相型真菌，仅查到孢子可能是正常带菌。真菌性肠炎的 6 种常见病原多数情况下直接镜检即可鉴定，但孢子、菌丝和其他背景物质有时相互混淆，不易辨认。

(2) 染色：镜检常用的染色方法如下。①革兰染色适用于念珠菌，孢子、菌丝染成蓝色，但着色不均。②过碘酸希夫染色真菌孢子、菌丝均染成红色。③吖啶橙染色荧光显微镜下真菌孢子呈亮绿色。④吉姆萨染色和瑞特染色适用于荚膜组织胞浆菌，染色前用甲醇固定，油镜下菌体染成红色，较小一端有出芽，菌体周围有一圈荚膜样结构，为此菌的细胞壁。通常菌体位于巨噬细胞或单核细胞内，少数位于细胞外。⑤乳酸酚棉蓝染色适用于各种真菌培养涂片，菌体染成蓝色。

(3) 真菌培养：粪标本直接镜检通常不容易确定菌种。需参考粪培养结果，观察菌落形态，再挑取菌落染色后镜检。常用沙氏葡萄糖琼脂培养基和血琼脂培养基。对于双相型真菌还需在不同温度下（25℃或37℃）分别培养，以便观察其形态改变。

（四）诊断

真菌性肠炎的诊断比较困难，临床病例多数被漏诊或误诊，一是由于临床症状一般不严重，缺乏特征性表现，少数甚至无明显腹泻，如弯曲菌肠炎；二是由于实验室检查中具确诊意义的项目不多，有些项目又难以推广应用。因此，真菌性肠炎的诊断需要运用多种方法，如病原学、病理学、免疫学等手段做综合分析。

（五）鉴别诊断

1. 霍乱

霍乱大流行现已少见。患者有剧烈呕吐和腹泻，呕吐和腹泻物呈米泔水样或黄水样，无腹痛，不发热，常迅速出现严重脱水和微循环衰竭。吐泻物直接镜检可见大量呈鱼群样运动的弧菌。

2. 细菌性痢疾

细菌性痢疾多见于夏秋季。主要病变是结肠的化脓性炎症。患者呕吐少，常有发热，腹泻伴腹痛、里急后重，左下腹压痛。大便混有脓血，镜检可见红细胞、脓细胞和巨噬细胞，培养有痢疾杆菌生长。

3. 阿米巴痢疾

阿米巴痢疾以散发为主。患者常隐匿起病，腹泻轻重不一，毒血症少，腹痛与里急后重不明显，与真菌性肠炎颇为相似。但粪便与脓血不混合，典型者呈果酱样，腥臭，镜检以红细胞为主，可见吞噬红细胞的阿米巴滋养体和夏科-莱登结晶。

4. 伤寒与副伤寒

副伤寒丙可呈胃肠炎型发作，多在3～5天内恢复。伤寒与副伤寒甲、乙以高热、全身毒血症为主，可伴有腹痛，但腹泻少。血培养或骨髓培养有伤寒或副伤寒杆菌生长即可确诊。

5. 局限性肠炎

局限性肠炎或称Crohn病，通常现病史漫长，有明显发作与缓解交替出现的现象。X线钡餐显示病变以回肠末端为主，有边缘不全的线条状阴影，病变呈节段分布，间以扩张的肠曲，即脱漏征。

6. 溃疡性结肠炎

临床表现为反复发作的腹泻、脓血便，可伴有发热。病变以乙状结肠、直肠最为严重，或者累及整个结肠。肠镜检查可见肠黏膜充血、水肿及溃疡形成，黏膜松脆易出血。粪培养无致病菌生长。晚期病例X线钡餐显示结肠袋消失，肠管呈铅管样变化。

7. 其他腹泻

过敏性腹泻有进食鱼虾或解除变应原史，既往有类似药物性腹泻有服用泻药史；酶缺乏性腹泻有遗传病家族史。

（六）治疗

1. 一般治疗

卧床休息，消化道隔离。给予易消化、高热量、高维生素、低脂肪饮食。限制进食牛奶以防腹胀。避免刺激性、多渣食物。可用物理降温。停用原有抗生素。忌用止泻药。可应用微生态制剂。

2. 液体疗法

静脉补液：应静脉输液，以补充水分、热量，及时纠正酸碱平衡和电解质紊乱。原则上损失多少补多少，遵循“先盐后糖，先快后慢，纠酸补钾”的方针。口服补液：适用于轻度失水者和静脉补液后病情已有改善者。

3. 抗真菌治疗

首选制霉菌素口服。重症或口服有困难者选用氟康唑或两性霉素B合用，氟胞嘧啶静脉滴注。

(1) 制霉菌素：为多烯类真菌抗生素，因不溶于水，口服不吸收，故不良反应较小。可与大蒜素合用。

(2) 大蒜素：大蒜经真空分馏得到的一种有效挥发油，化学名为三硫二丙烯，亦可人工合成。

(3) 氟康唑：为取代酮康唑的新一代三唑类化学制剂。此药应避免与降低胃pH的碱性药物同服；也应避免与降血糖药、环孢素A、苯妥英钠、利福平、H_2受体拮抗药等合用，以免相互干扰、加速代谢而降低疗效。

(4) 伊曲康唑：作用与氟康唑类似，仅供口服。用法及注意点同氟康唑。用于治疗副球孢子菌肠炎，疗程需 6～12 个月。

四、寄生虫性结肠炎

寄生虫性肠炎主要指鞭毛虫、球虫、弓形虫、蛔虫、钩虫、血吸虫、纤毛虫等引起的肠炎。肠道寄生虫病及机会性寄生虫病对人类健康的危害不容忽视。全球钩虫感染的人数已超过 7 亿；在发展中国家的农村地区，蛔虫感染者约占总人口的 75%～90%，半数以上的儿童营养与发育受到严重的影响。特别是在亚洲、非洲、拉丁美洲的农业区，常以污水灌溉和施用新鲜粪便，造成了肠道寄生虫病的广泛传播。在不发达的农村地区，贫困人群中多种寄生虫混合感染的情况也较常见。肠道寄生虫病的发病率已被认为是衡量一个地区经济文化发展水平的基本指标，它与社会经济和文化的落后互为因果。

（一）临床表现

多种寄生虫可引起腹泻，可以表现急性和慢性腹泻、稀便或黏液脓血。

1. 急性肠炎

常表现为恶心、呕吐、腹泻是急性肠炎的主要症状。

2. 慢性肠炎

临床表现为长期慢性或反复发作的腹痛、腹泻及消化不良等症，重者可有黏液便或水样便。腹泻程度轻重不一，轻者每日排便 3～4 次，或者腹泻便秘交替出现；重者可每 1～2 小时一次，甚至出现大便失禁。直肠严重受累时，可出现里急后重感。粪质多呈糊状，混有大量黏液，常带脓血。

（二）诊断

寄生虫病的诊断包括病原诊断、免疫诊断和其他实验常规检查。

（三）并发症

根据引起肠道炎症的病因不同，并发症也不同。主要并发症包括出血、穿孔、中毒性肠扩张、息肉增生或癌变等。

（四）防治

管理传染源、切断传播途径和保护易感人群是控制和消灭寄生虫病的主要对策。

1. 管理传染源

管理传染源是控制和消灭寄生虫病的首要措施。传染源的管理包括发现患者或带虫者、确定保虫宿主的种类，治疗患者和带虫者、处理保虫宿主等措施。

2. 切断传播途径

不同的寄生虫病，其传播途径不尽相同，因此，应结合寄生虫的生活特点，根据当地的生产、生活方式，采取简便、易行和有效的防治措施。包括控制和消灭中间宿主或媒介节肢动物、粪便管理、食品卫生监督等。

3. 保护易感人群

人类对大多寄生虫感染缺乏先天性抵抗力，低年龄儿童和非疫区居民对寄生虫更加易感。因此采取积极的防护措施对于控制人体寄生虫病的流行具有重要的意义。

(1) 健康教育：积极开展预防寄生虫病的宣传教育工作，不断提高群众自我保健意识，培养良好的个人卫生习惯和改变不良习惯，防治经口感染的寄生虫病或经接触疫水而感染的寄生虫病。

(2) 药物预防：某些寄生虫病可服用药物进行预防，如蒿甲醚可用于血吸虫病的预防。

(3) 疫苗：积极研制寄生虫疫苗，为保护易感人群提供最有力的技术手段。

第17章　肠系膜血管缺血性疾病

肠系膜血管缺血性疾病是一类疾病的总称，是由各种原因引起的肠道急性或慢性血流灌注不足或回流受阻所致的肠壁缺血坏死和肠管运动功能障碍的一种综合征。此病可累及全消化道，早期诊断较为困难。部分患者病情进展迅速，可短时间内出现肠坏死，甚至是休克、死亡。凡全身血液循环动力异常、肠系膜血管病变及其他全身或局部疾病引起的肠壁缺血，均可引发本病。依据病因可将肠系膜缺血性疾病分为：①急性肠系膜上动脉闭塞；②非闭塞性急性肠缺血；③肠系膜上静脉血栓形成；④慢性肠系膜血管闭塞缺血。

一、急性肠系膜上动脉闭塞

（一）病因

动脉血栓栓塞是急性肠系膜上动脉闭塞的主要原因。多数栓子来源于心脏，如风湿性心脏病与慢性心房颤动的左心房，急性心肌梗死后的左心室，心肌梗死后形成的附壁血栓，瓣膜疾病或瓣膜置换术后等。肠系膜上动脉从腹主动脉呈锐角分出，本身几乎与主动脉平行，与血流的主流方向一致，因而来自心脏或大血管的栓子易进入形成栓塞。另外，急性肠系膜上动脉血栓形成也可导致急性肠系膜上动脉闭塞。闭塞部位几乎都发生在原有动脉硬化狭窄处，在某些诱因如充血性心力衰竭、心肌梗死、水分丧失、心输出量突然减少，或者大手术后引起血容量减少等情况下产生。偶也可由夹层主动脉瘤、口服避孕药、医源性损伤而引起。

（二）病理

急性肠系膜上动脉闭塞后会引发一系列复杂的病理改变。动脉闭塞后，其远端血供丧失，血管分支也发生痉挛。受累肠管呈苍白色，处于收缩状态。肠黏膜不耐受缺血，急性肠系膜动脉闭塞10min后，肠黏膜的超微结构即有明显改变；缺血1h后，组织学上的改变即很清楚，可出现黏膜下水肿，黏膜坏死脱落。急性缺血的初期，肠平滑肌收缩，其后因缺血而松弛，血管痉挛消失，肠壁血液淤滞，出现发绀、水肿，大量富含蛋白质的液体渗至肠腔。缺血后短时间内虽然病理生理改变已很明显，但如动脉血流恢复，小肠仍可具有活力，不过会有明显的再灌注损伤。缺血时间继续延长后，肌肉与浆膜将坏死，并出现腹膜炎，肠管呈发绀或暗黑色，浆膜呈潮湿样，易破，有异味；肠腔内细菌繁殖，毒性产物被吸收，很快因中毒与大量液体丢失而出现休克与代谢性酸中毒。如果血管闭塞在肠系膜上动脉开口处，可引起Treitz韧带以下全部小肠及右半结肠的缺血坏死。较常见的部位是在结肠中动脉开口以下，也可引起Treitz韧带和回盲瓣之间的大部分小肠坏死。闭塞愈靠近主干远端，受累小肠范围愈小。当轻度缺血得到纠正后，肠黏膜将再生，新生的绒毛形状不正常，有萎缩，并有暂时性的吸收不良，其后渐恢复，部分坏死的肠组织瘢痕愈合以后出现小肠节段性狭窄。急性肠系膜上动脉闭塞的病理生理改变可概括如下：①组织缺氧，血管壁通透性增加，血浆渗出到肠壁，局部水肿可引起血液浓缩、血容量减少；②肠黏膜缺血坏死、脱落，肠腔出血以致肠壁梗死；③肠壁的无氧代谢、水电解质渗漏至腹腔等可导致酸中毒、脱水，以致引发休克；④细胞坏死后肠道产生大量5-羟色胺进入循环与血小板聚合，以及脱水、血液浓缩、细菌异位可导致弥散性血管内凝血。

（三）临床表现

1. 临床症状

患者可出现难以用药物缓解的腹部绞痛，可以是全腹性也可是脐旁、上腹、右下腹或耻骨上区。病程早期疼痛是由于肠痉挛所致，病程晚期可发生肠坏死，疼痛转为持续性。多数患者伴有频繁呕吐，呕吐物为血样。近1/4患者有腹泻，并排出暗红色血便。

2. 体征

患者早期临床症状明显、严重，但腹部体征与其不相称，这是急性肠系膜上动脉闭塞的临床特点。开始时腹软不胀，轻度压痛，肠鸣音存在；其后腹部逐渐膨胀，压痛明显，肠鸣音消失；当出现腹膜刺激的征象时，说明已有肠坏死发生。

（四）诊断与鉴别诊断

1. 实验室检查

白细胞计数可升至 20.0×10^9/L 以上，并有血液浓缩和代谢性酸中毒表现。

2. 一般影像学检查

腹部 X 线片难以明确有肠缺血的现象。早期仅显示大、小肠有中等或轻度胀气；当有肠坏死时，腹腔内有大量积液，X 线片显示密度普遍增高。在发病早期，腹部尚无胀气时，超声多普勒检查可提示肠系膜上动脉搏动消失。但当肠襻胀气时，其检查的效果有限。

3. 选择性肠系膜上动脉造影

该检查方法对本病有较高的诊断价值，不但能帮助诊断，还可区分动脉栓塞、血栓形成和血管痉挛。动脉栓塞多在结肠中动脉开口处，造影剂在肠系膜上动脉开口以下 3～8cm 处突然中断；血栓形成则往往在肠系膜上动脉开口下方 3cm 内出现血管影中断（图 17–1 和图 17–2）。小栓子则表现为肠系膜动脉分支有闭塞现象，有时还可发现肾动脉或其他内脏动脉阻塞。血管痉挛显示为血管影缩窄但无中断。在完成血管造影并明确病变性质与部位后，动脉导管可留置在原位，用于给予血管扩张药以解除栓塞引起的血管痉挛。术后还可利用这一导管进行药物治疗或再次造影以了解肠系膜血管的血流状况。

应注意将急性肠系膜上动脉闭塞与绞窄性小肠梗阻相鉴别。另外，急性肠系膜上动脉闭塞的临床表现与非闭塞性急性肠缺血类似，应注意鉴别。选择性动脉造影对于正确诊断有决定性意义。

（五）治疗

急性肠系膜缺血患者的早期诊断较为困难。当明确诊断时，肠缺血时间往往已经较长，肠坏死可能已经发生。同时患者多伴有较严重的心脏病，这也给治疗带来更多的风险。虽然积极的放射介入或手术治疗已经较为成熟，但总体临床效果仍然不佳。

1. 保守治疗

患者无肠坏死时可考虑抗凝疗法，静脉给予肝素是常用的治疗手段。病程较长者，可给予口服抗凝药物。此外尿激酶溶栓疗法亦可尝试。

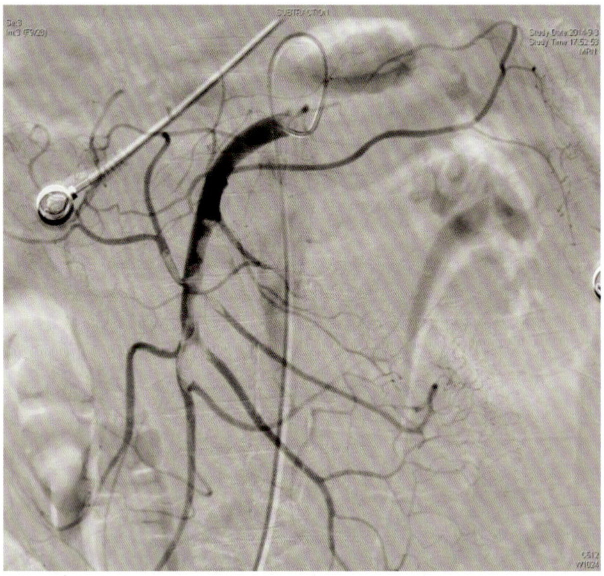

▲ 图 17–1　肠系膜上动脉广泛斑块形成（一）

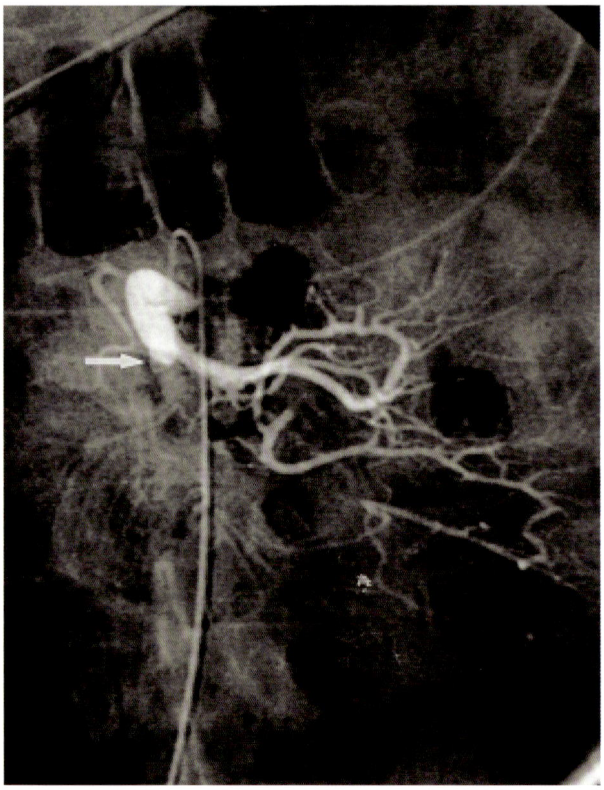

▲ 图 17–2　肠系膜上动脉广泛斑块形成（二）

2. 介入治疗

在对患者一般情况及心脏情况予以诊断及处理后，即进行选择性动脉造影，如发现有栓塞及血管痉挛，可经动脉导管给予罂粟碱，也可给予溶栓剂如尿激酶以溶解栓子。部分患者可采用经皮血管腔内气囊成形术或放置支架的方法恢复血管通畅。

3. 手术治疗

肠系膜血管栓塞当前仍以手术治疗为主，特别是患者已出现腹膜刺激症状时应尽快手术。具体手术方式应依据术中探查结果而定：①如肠管缺血范围不大且已经坏死时，可以采取部分肠管切除吻合术；②如动脉主干已栓塞，累及全部小肠及右半结肠，肠管虽有缺血但未肯定坏死时，应立即切开血管主干取栓并清除远端血凝块。如为血栓形成则需要做血管内膜切除术，清除血栓直至上下段均有血液通畅地流出。动脉切开处以自体静脉做片状移植修补。如栓塞段较长，取栓后仍无血液流出或不畅，则可应用自体大隐静脉做腹主动脉与栓塞以下通畅的肠系膜血管之间的搭桥手术。在进行血管手术前应给予肝素治疗，以防闭塞部远端血管内血栓形成。手术时可在肠系膜上动脉主干周围和闭塞部下方的动脉内注入血管扩张药，以解除血管痉挛，术后给予抗凝及溶栓治疗；③如肠系膜上动脉主干阻塞，且受累肠管已坏死，范围虽大也只能将坏死肠切除。一般来说，如果栓塞累及肠管范围较大，应在切除坏死肠管的同时尽量取尽血栓，即便如此，坏死肠管附近貌似血供正常的肠管系膜内往往有微血栓，因此如果一期行肠吻合，血栓造成的慢性缺血常导致吻合口狭窄甚至肠瘘形成，所以取栓后应将近远端肠管分别外置造口，同时积极进行抗凝治疗，3～5 天后再进腹，根据造口肠管血供恢复情况选择血供正常的部位进行肠吻合，术后按短肠综合征给予积极治疗。

术中肠管活力的判断十分重要，除观察肠管颜色、蠕动及肠系膜缘动脉搏动外，还可用荧光法探测局部有无血液循环。从周围静脉注射 1g 荧光素钠后，于暗室中通过紫外光观察肠管，局部如发黄色荧光则有血循环存在，肠管有活力。应用多普勒超声测定肠系膜血管也是一种常用的方法，其他尚有肠肌的肌电测定，肠管表面氧检测，以及红外线体积描记图等，但均须有特殊设备与时间。

当不能完全肯定肠管是否仍有活力时，可将肠管纳入腹腔关闭，术后供氧，纠正血浆容量，应用强心药提高心排出量，从选择性肠系膜上动脉导管灌注血管活性药物，以扩张血管增加血流量，并在术后 24～36h 再次剖腹观察肠管情况，当可确定肠管是否存活。再次剖腹应在第一次手术结束时决定，而不是在术后再考虑，也就是说，要做有计划的再剖腹。由于术后疼痛、肠麻痹及发热等症状会掩盖肠坏死的表现，如果依据术后临床表现决定是否再剖腹常由于症状不典型而判断失误，因此，再剖腹一经决定必须按时实行，以确保及时处理已坏死的肠管，提高患者的安全性。

急性肠系膜血管栓塞患者术后的监测、治疗甚为重要。尿量、中心静脉压、肺动脉楔压、动脉血气分析、水、电解质等的测定如有异常均须及时纠正，预防心力衰竭的发生。手术前后需应用适合的抗生素防治感染。如原已置有动脉导管者可经导管继续给予抗凝药与血管扩张药，并在 24h 后造影观察血管是否通畅。在未放置导管者，术后宜立即给予肝素或低分子右旋糖酐以防再发生血栓与肠系膜血管术后栓塞。术后宜较长时间应用华法林以减少再次发生血栓。

（六）预后

急性肠系膜上动脉闭塞的预后较差，死亡率在 85% 左右，其中栓塞患者为 75%～80%，血栓形成患者为 96%～100%。积极的放射介入与外科治疗可改善预后，再次剖腹观察对减少这类患者的术后死亡率与并发症发生率有着积极意义。短肠综合征、再栓塞、肠外瘘、胃肠道出血、局限性肠纤维化狭窄等是术后可能发生的并发症。

二、非闭塞性急性肠缺血

在急性肠缺血的患者中，有 20%～30% 的动脉或静脉主干上未发现有明显的阻塞，称为非闭塞性急性肠缺血。

（一）病因与病理

非闭塞性急性肠缺血的病因是一些可间接引起广泛血管收缩的因素，如心肌梗死，充血性心力衰竭，心律不齐，主动脉瓣闭锁不全，肝、肾疾病，休克，尿频等。这些因素可引起血液浓缩、心输出量下降、低血容量、低血压，使肠管处于一种低灌注压及低灌流状态。洋地黄是常用以治疗心脏疾患的药物，它可直接对肠系膜上动脉的平滑肌产生作用引起血管收缩。虽然内脏血管收缩通常是一种重要的生理代偿机制，但过度代偿将导致持久地血管收缩，甚至原有的刺激因素已经消除，血管收缩仍然存在。当血管内流体静力压小于血管壁的张力时，血管即塌陷，黏膜下层形成短路，绒毛顶部出现缺氧、坏死，继而累及黏膜及肠壁的深层，肠黏膜有广泛出血性坏死伴溃疡形成，黏膜下层血管内有大量红细胞沉积。当前认为肾素 – 血管紧张素轴与血管加压素及再灌注损伤是非闭塞性急性肠缺血的重要病理生理改变。非闭塞性肠缺血的肉眼与显微镜所见与急性肠系膜动脉阻塞相似。但它的病变更为广泛，常累及整个结肠与小肠，但有时缺血可呈片状或节段样。

（二）临床表现

非闭塞性肠缺血几乎全都发生在前面已叙述的低血流、低灌注疾病如充血性心力衰竭、心肌梗死等情况下。临床表现与急性肠系膜上动脉闭塞相似，但起病较缓慢。患者常表现为严重腹部不适、乏力，早期腹部检查结果与患者症状严重度不相符。肠坏死发生后，腹膜刺激征甚为明显，伴有呕吐、休克，常有腹泻及血便，75% 的患者有白细胞计数增加，常有血液浓缩。

（三）诊断与鉴别诊断

当存在诱因的患者出现剧烈腹痛并且与腹部体征不相符时，应考虑到该病的可能。腹部 X 线片仅能显示肠麻痹，选择性动脉造影是主要的诊断措施，可见肠系膜上动脉主干没有闭塞，而在中小分支中可能有散在的节段性狭窄，只有动脉硬化存在。在除外急性肠系膜动脉闭塞后可诊断本病。

（四）治疗

1. 保守治疗

保守治疗的重点是处理引起肠系膜血管收缩的原因如充血性心力衰竭、心律不齐等，去除血管收缩因素，改善循环功能。选择性肠系膜上动脉造影甚为重要，不但可以明确诊断，也是药物治疗的重要途径，比如灌注血管扩张药。非手术治疗过程中，可再次造影观察肠管循环情况，并继续进行药物治疗。应用血管扩张药的同时，还可加用持续硬脊膜外阻滞麻醉，改善肠系膜血循环。治疗过程中还应重视对再灌注损伤的治疗。此外，胃肠减压、吸氧与抗生素也都是重要的辅助治疗措施。

2. 手术治疗

由于该病早期发现较为困难，多数情况下，非手术治疗后腹部体征未能消失，仍须进行手术探查。手术探查的重点是肠管活力，包括是否可触及肠系膜动脉搏动，小肠、结肠以至胃部可能存在的片状坏死区范围等。局限在某一段肠管的坏死可以切除，但由于肠缺血范围大，缺血程度不完全，因此肠切除范围往往很难确定，所以建议只将明确坏死的肠管切除，上、下残端外置造口以便于术后观察肠管血供变化情况，并避免吻合口瘘。术后仍应继续通过肠系膜上动脉插管输注血管扩张药物并进行积极的抗凝治疗，定期复查血管造影以了解肠循环的恢复情况，48～72h 待全身血流动力学及肠管血供状况稳定时，应考虑再次剖腹探查，进行确定性手术，切除活力有怀疑的肠管，恢复肠道连续性。

（五）预后

由于本病多是在严重的原发病基础上发生的，发病后治疗难以及时，并发症多，死亡率可高达 80%～90%。积极预防和处理低血流状态是预防本病的基础。

三、肠系膜上静脉血栓形成

肠系膜静脉血栓形成占全部肠系膜血管缺血性疾患的 5%～15%，通常累及肠系膜上静脉，肠系膜下静脉很少受累。该病在临床上表现较为隐袭，诊断往往延误，大多数病例是在剖腹探查时才获得确切诊断。

（一）病因及病理

肠系膜上静脉血栓形成可分为原发性和继发性两种。病因明确者称为继发性肠系膜上静脉血栓，病因不明者称为原发性或特发性肠系膜上静脉血栓。随着对遗传性凝血功能障碍诊断及高凝状态识别能力的增强，特发性病例在本病所占的比例逐渐缩小。目前约 75% 的肠系膜静脉血栓形成可以获得病因诊断。最常见的原因是遗传性或获得性疾病所导致的高凝状态，如肿瘤、腹腔炎症、手术后、肝硬化及门静脉高压。使用口服避孕药者占年轻女性肠系膜上静脉血栓患者的 9%～18%。本病病理主要表现为肠管静脉回流障碍所致的水肿、渗出、缺血等，严重者可导致肠管坏死。

（二）临床表现

患者往往会有腹痛、腹部不适、排便规律改变（腹泻或便秘）等前驱症状。此期患者症状不典型，查体亦无明确体征，仅表现为不确定的腹部深压痛，各项化验及辅助检查也无特异性变化，此时诊断肠系膜上静脉血栓形成很困难。随着病情的进展，病程发展速度明显加快，患者的症状多突然加重，可伴有腹胀、恶心、呕吐。腹痛剧烈，呈持续性，但疼痛定位不准确，一般止痛药物无效，常需使用强镇痛药如盐酸布桂嗪或哌替啶方能暂时缓解。进展早期患者症状明显加重但体征少，肌紧张、压痛、反跳痛等腹膜刺激征尚不明显。随后肠管缺血逐渐加重，肠壁水肿、渗出，继发腹膜炎，则会出现相应体征。此期因腹腔脏器缺血、继发感染等，血常规及血、尿淀粉酶等会出现异常。

（三）诊断

实验室检查对肠系膜上静脉血栓形成的诊断通常没有太大帮助。代谢性酸中毒及血清乳酸水平升高可用来判定存在肠坏死，但往往是疾病晚期的表现。

该病的诊断主要依靠影像学检查：①腹部 X 线片检查仅有 5% 的患者表现特殊的肠缺血征象：肠腔出现指压征提示肠黏膜缺血，肠壁气肿或门静脉游离气体是肠系膜静脉血栓形成所导致的肠梗死的特征性表现；②腹部彩色多普勒超声检查可发现肠系膜静脉血栓，但对于怀疑有肠系膜静脉血栓形成的病例应选用 CT 检查；③ CT 检查可以使 90% 的患者明确诊断，但对于疾病早期门静脉内小血栓的诊断准确性较低；④选择性肠系膜血管造影可以显示位于大静脉内的血栓，或者肠系上膜静脉显影延迟；⑤ MRI 检查对诊断肠系膜上静脉血栓形成具有较高的灵敏度和特异度，但检查过程较为复杂，普及性差；⑥ CTA 是较好的检查方法，不仅可以显示肠系膜血管并确定受累肠管的范围，还可以排除其他导致腹痛的疾病。

此外，肠系膜静脉血栓形成的患者可以有腹腔浆液血性积液，这时诊断性腹腔穿刺对诊断有所帮助。

（四）治疗

1. 手术治疗

有明确腹膜炎体征的患者须紧急手术。术中如果能够明确肠系膜静脉血栓形成的诊断，即应开始抗凝治疗。由于缺血肠管和正常肠管之间缺乏明确的界限，一味强调获得正常的肠管断端进行肠切除吻合术可能导致切除过多有生机的肠管，故对该病实施肠切除应持更加谨慎的态度，以尽可能保存有生机的肠管。

为避免切除过多可能存在生机的肠管，最好在 24h 后二次剖腹探查，二次探查尤其适用于受累肠管广泛且存在一定肠系膜血流的患者。同时对肠管生机范围不确定或生命体征不稳定的患者，应在肠切除后将肠管断端拖出腹壁造口，而不是进行肠管一期吻合，将造口作为观察肠管生机的窗口，可以及时发现肠管血供的变化，减少肠坏死导致腹膜炎的可能。如果血栓形成时间较短且局限于肠系膜上静脉，可以进行血栓切除术。范围广泛的血栓，不宜实施取栓术，而应积极地抗凝和溶栓。动脉痉挛是一种常见情况，通过联合应用动脉内罂粟碱输注、抗凝及二次探查等方法，可以避免切除有可能恢复生机的缺血肠管。

2. 药物治疗

如果没有出现肠坏死，肠系膜静脉血栓形成可以不采取手术，而给予药物治疗，不过目前还没有指标能够准确地指示患者肠坏死的危险。在患病早期立即给予肝素抗凝治疗可以明显提高患者的存活率，降低复发率，即使在手术中应用也在所不惜。全身肝素治疗开始时可采取肝素 5000U 静脉注射，随后持续输注，保持活化部分凝血活酶时间为正常的 2 倍以上。即使存在消化道出血的情况，如果出现肠坏死的风险大于消化道出血的风险，也可以给予抗凝治疗。

3. 其他治疗

其他支持治疗手段包括胃肠减压、液体复苏和禁食。在明确肠管无进一步缺血后，可口服抗凝药物。尽管可能出现食管静脉曲张和出血，但长期抗凝治疗的好处仍然超过出血的风险。对没有新血栓形成的患者，抗凝治疗的时间应维持 6 个月至 1 年。

有个案报道经门静脉置入导管注入尿激酶或组织纤维蛋白溶酶激活物进行直接溶栓，由于有较高的出血风险，且患者就诊较晚，溶栓治疗成功率低，只有少数病例取得成功。如果血栓位于较大的血管，预后较差，实施直接溶栓的预期效益超过出血的风险时，可以考虑进行插管直接溶栓。

四、慢性肠系膜血管闭塞缺血

慢性肠系膜血管闭塞缺血主要表现为反复发作的餐后剧烈阵发性上腹部绞痛或脐周围疼痛。肠绞痛主要与胃血流量有关，食物进入胃后，相应所需血流增加，为满足胃血流增加的需要，而“窃取”肠道的血流量，称此现象为“窃血现象”。肠绞痛的发生与冠状动脉供血不足在活动后诱发心绞痛相类似，进餐后代谢增加，动脉供血不足，继发组织中氧含量减少，造成肠壁平滑肌痉挛而引起腹痛。

（一）病因与病理

发病往往是多因素协同作用的结果。腹腔动脉和肠系膜上下动脉多同时受累。主要病因概括如下：①动脉性疾病绝大多数发生在有动脉粥样硬化的基础上，动脉的附壁血栓和粥样斑块形成致管腔狭窄甚至使之闭塞，在血管逐渐闭塞的同时，附近血管的侧支循环也随之建立起来，如动脉瘤，动脉狭窄、大动脉炎。②静脉闭塞性疾病静脉血栓形成常继发于腹腔内感染、血液病、外伤、胰腺炎，腹腔人手术，结缔组织病、长期应用肾上腺皮质激素及长期口服避孕药等。③低灌注心力衰竭各种原因引起的休克及血容量不足、血压突然下降，药物或某些内分泌引起肠道小血管收缩。④小血管炎性疾病如 Wegener 肉芽肿，系统性红斑狼疮，白塞病、皮肌炎、糖尿病，高血压、结节性多动脉炎及过敏性紫癜等亦可累及中小动脉而致管腔狭窄、闭塞。⑤其他可引起肠腔内压增高的疾病如肿瘤性梗阻，顽固性便秘、腹部外伤和放射病等。

肠道重度缺血时的病理改变主要有肠壁水肿、充血、黏膜内出血及不同程度的坏死、增生修复、溃疡形成、穿孔及炎症变性，具体如下：①水肿绝大多数都有轻重不一的水肿，特别是黏膜层及黏膜下层水肿明显，动脉或小血管疾病则水肿不明显。②所有患者均会出现程度不同的出血，特别是静脉性阻塞常无明显坏死，主要为水肿和出血，出血严重者临床表现为便血，甚至发生失血性休克。③坏死是由缺血所引起严重的损害，坏死轻重不同，常为凝固性坏死或出血性坏死，可表现为孤立性、局灶性、多发性、节段性，大片状黏膜层坏死，可从黏膜层开始，向外层扩展至肌层及浆膜层，表浅大片坏死可形成假膜。严重的坏死可表现为坏疽。④糜烂及溃疡黏膜缺血性变性坏死可引起糜烂及溃疡形成。溃疡大小深浅不一，可形成多灶状小溃疡，貌似溃疡性结肠炎。慢性严重者可形成深大溃疡。透壁性溃疡甚至可造成穿孔，慢性者常有肠粘连。⑤修复上皮及间质可有程度不一的增生或再生修复性变化，在慢性期，间质肉芽肿及纤维增生，最后形成纤维瘢痕，甚至呈肿瘤样团块，肠壁因间质增生及纤维化而增厚，在修复过程中亦可见肠腔狭窄及变形，上皮及间质可形成息肉样或结节状病变。

在上述的病理基础上及继发细菌作用下，几乎均会出现不同程度的炎症，肠内气体经破损处至肠壁浆膜下形成气囊肿，并于穿孔后形成腹腔脓肿及腹膜炎，肠壁血管炎性缺血性肠病本身就是炎症病变，是以血管为中心的非化脓性炎症，病变可累及肠壁全层，甚至肠周。肠道病变的范围可局限在一段小肠或全部肠道，这取决于血管闭塞的部位和程度，形成闭塞的快慢及侧支循环的建立等条件的影响。病变分布可呈孤立灶，单发性或多发性节段性分布，钡剂检查时表现小肠的单纯性狭窄；若为间断的多处纤维瘢痕，则表现为节段性狭窄，称“香肠串”征。

（二）临床表现

患者常为老年人，有心脏病或周围血管病的病史。男性多于女性，腹痛或腹部不适是最常见症状，疼痛常位于上腹部或脐周，亦可呈弥漫性，可放射至后背及颈部。典型的疼痛症状在饱餐后 15～60min 发生，持续 2～3h，症状程度与摄食量平行。病初可为阵发性钝痛，随着病情的进展，症状可逐渐加重呈持续性钝痛和痉挛性绞痛，偶有剧烈性绞痛。可伴有恶心、呕吐等，系因此时的血供不能满足小肠消化功能的需要所致。改变体位如蹲位或俯卧位疼痛可减轻，体力活动可促发腹部疼痛或间歇跛行等，这是因为供应下肢的血流主要来自于内脏循环，肠系膜下动脉在直肠通过其吻合支，经髂内动脉的直肠支与体循环沟通，行走及活动时代谢加快，致使内脏血流减少，随之出现腹痛。由于肠道缺血致吸收不良，引起慢性腹泻、脂肪泻、腹胀等；病程呈渐进性，即随着病程的进展患者会出现症状性惧食，使体重下降及营养不良，伴有腹胀，便秘的患者可能出现急性肠系膜血栓形成和肠梗阻。

（三）诊断

如出现典型的临床表现（餐后发作性上腹痛、腹胀、腹泻等，常因不敢多食而致体重下降）应当考虑本病，并寻找缺血的证据。老年人，有动脉粥样硬化病史者为潜在人群。早期临床表现不典型，且实验室检查、放射学检查及超声多普勒多正常，加之多种原因容易忽视血管造影检查，故早期或术前诊断十分困难。

常用的辅助检查如下：①腹部 X 线片应作为常规，一般无特征，可排除胆囊结石、泌尿系统结石及梗阻。② X 线钡剂检查可表现小肠的单纯性狭窄；若为间断的多处纤维瘢痕，则表现为节段性狭窄，称“香肠串”征，肠系膜上动脉疾病常引起较大范围肠段病变，涉及小肠至结肠。③超声检查多普勒超声可测量血流速度，判断血管狭窄程度、部位，显示腹腔内主要动脉内的斑块、狭窄及闭塞的大小程度及部位，超声检查排除肝胆胰及泌尿系统疾患。④内镜检查除外消化性溃疡及消化道肿瘤。胃镜检查可见胃窦和十二指肠糜烂。⑤血管造影是诊断本病的最可靠方法，对疑有本病者行主动脉造影、选择性腹腔动脉、肠系膜上动脉及肠系膜下动脉造影术，确定血管狭窄闭塞的性质、部位、程度和范围及侧支循环的建立。侧位和后前位腹部 X 线片可显示明显的动脉粥样硬化症及一些血流动力学的改变，在主动脉根部 1～2cm 内常可见动脉硬化病变，或者 2～3 支肠系膜动脉狭窄或完全闭塞，狭窄程度超过 50% 可见到向腹主动脉的血液反流，同时伴有粗大蜿蜒纡曲的侧支供血动脉，有时仅看到 1～2 主支狭窄但无粗大蜿蜒纡曲的侧支血管，仍不能确定诊断，临床上血管病变与症状并非一致，75% 的患者可有肠系膜动脉硬化的造影表现，值得注意的是，无症状的老年人在肠系膜血管造影时 10%～20% 有明显病变。

（四）鉴别诊断

该病需要与以下疾病相鉴别。①胃溃疡：上腹痛多在餐后 0.5～1h 出现，经 1～2h 逐渐自行缓解，发作有周期性，易发生在初春及秋末季，服用抗酸药及黏膜保护药疼痛可缓解，胃镜检查可确定。②慢性胰腺炎：有进食后腹痛，体重减轻、腹泻、消化不良等症状，与本病相似。根据腹部 B 型超声检查、CT、MRCP、ERCP 及腹部 X 线片检查可鉴别。③膈下弓状韧带压迫综合征：多见于青年女性，男女之比为 1∶3。表现为与饮食无关的间歇性上腹钝痛，伴恶心，呕吐或腹泻，体重减轻，消瘦和营养不良，体格检查可在腹部闻及较响亮的收缩期吹风样杂音，发病机制大多因膈下弓状韧带或腹腔神经节压迫腹腔动脉的起始部而导致缺血，血管造影可证实受压或狭窄、远端扩张，而无动脉粥样硬化的表现。此外还应与胃肠道肿瘤、Crohn 病、局限性肠炎、伪膜性肠炎，出血性肠炎、胰腺癌、胆道疾患肾绞痛等鉴别。

（五）治疗

1. 内科治疗

轻症患者首先内科保守治疗。饮食上注意少量多餐；同时采用药物治疗减低血液黏滞度及抑制血小板黏附。可应用硝酸异山梨酯，单硝酸异山梨酯、硝苯地平、硫前列酮（前列腺素 E），以及罂粟碱、己酮可可碱和肠溶阿司匹林等口服药，改善肠管血液循环，缓解临床症状。亦可以通过导管或外周静脉滴注低分子右旋糖酐，罂粟碱等，疗效更佳。

2. 手术治疗

经内科保守治疗无效，血管造影证实腹腔动脉、肠系膜动脉主干存在严重狭窄者，可在改善营养不良、纠正心血管功能和低氧血症等后，考虑手术治疗。常采用的手术方式有动脉内膜剥脱，自体大隐静脉或人工血管旁路移植，血管再植术。采取上述何种手术方式取决于患者的一般情况，病变部位解剖关系。小动脉分支广泛硬化狭窄或广泛小血管炎者不宜手术。

3. 介入治疗

近年来，介入放射学的开展为血管病的治疗开辟了新途径，促进了慢性肠系膜缺血性疾病非手术治疗的发展。气囊血管成形术是常用方法，经皮股动脉穿刺后在腹腔动脉、肠系膜上动脉狭窄处进行导管气囊扩张。另外，在上述主要动脉狭窄处放置钛合金支架，可取得使血流通畅、改善缺血的同样效果，适用于体弱难以承受手术者，有时可取代旁路移植或动脉内膜剥脱术。

（六）预后及预防

轻症者经内科保守治疗多可以缓解症状，重症者内科保守治疗无效，须行介入放射或手术治疗，大多可改善症状，预后较好。少数患者可进展为急性肠系膜动脉缺血及肠梗阻，危及生命。这种血管性肠梗阻造成的肠坏死比机械性更广泛、直接、快速，预后很差，常无特有的临床表现，病死率达 60%～80%。伴有广泛小动脉硬化狭窄或广泛小动脉炎者预后差。

第 18 章　肠结核

肠结核（intestinal tuberculosis，ITB）是由人型结核菌侵犯肠壁引起的慢性特异性感染，近年来其发病率有上升的趋势。人型结核菌感染人体后，多处于潜伏状态，它能在宿主细胞内逃逸宿主的防御保护而大量繁殖，一般情况下，约 10% 的感染者可发展为致病性结核，在病灶检测到结核杆菌可诊断结核。肠结核少数为原发性，多数为继发性。有文献报道肠结核 48%～69% 伴有肺结核。一项大型研究提示消化系统结核菌侵犯的部位中，小肠占 33.3%，大肠占 22.3%。回盲部有大量淋巴滤泡聚集，且此区域细菌与肠黏膜接触时间长，为肠结核好发部位。肠结核亦可发生自十二指肠至直肠之间的任何部位。

一、肠结核的病因和发病机制

结核杆菌侵犯肠道有以下三条途径。

（一）胃肠道感染

排菌的肺结核患者由于经常吞咽含有结核杆菌的痰液而有致肠道感染的可能。肠结核是否发病，与肺结核病变的严重程度密切相关：轻型肺结核合并肠结核的比例较低，而重型肺结核最高可有约 25% 的病例合并肠结核。饮用被结核菌污染的牛奶所致的原发性肠结核临床较为少见。

（二）血行播散

肠结核系由肠道外病变经血源播散而引发，临床上较为少见。

（三）直接蔓延

肠道外脏器有结核病灶，由这些病变溃破侵及肠道所致。如女性患者如患盆腔或妇科结核，此类结核病灶破溃并侵及肠道，终致肠结核。

二、病理

依 ITB 大体标本其形态学可分为溃疡型、增殖型及混合型 3 种。当机体免疫状态良好，侵入肠道的结核菌数量少，毒力低时，肠结核以增殖型为主要表现，反之则以溃疡型为主。

（一）增殖型肠结核

此型约占肠结核的 10%，好发于回盲部和结肠。发病初期，病变肠管充血、水肿、淋巴管扩张。慢性期可见结核性肉芽肿及纤维组织增生。光镜下结核性肉芽肿的中心为干酪样坏死，外周为上皮样细胞围绕，郎罕细胞形成。最外层为单核细胞及淋巴细胞浸润，动脉管壁增厚，管腔狭窄甚至闭塞。

（二）溃疡型肠结核

该型临床最为多见，约占肠结核的 60%，好发于回肠。其溃疡形态可为单发或多发，多呈环形溃疡，深浅不一，深者达肠壁肌层或浆膜层；溃疡边缘多不规则，有的呈鼠咬状。其发生机制为结核菌侵犯肠道黏膜后，巨噬细胞将病原菌带至肠黏膜下层，侵及肠壁的集合淋巴结和淋巴滤泡，形成特异性结核小节。当结核小节中的动脉闭塞后，肠道黏膜表面坏死脱落而形成溃疡，结节中心则形成干酪样坏死病灶。如溃疡侵及肌层和浆膜层，可形成慢性穿孔，可形成腹腔脓肿或肠瘘。肠系膜淋巴结可以因此肿大，也可有干酪样坏死发生，且抗结核治疗对肠系膜淋巴结的干酪坏死影响不大。

（三）混合型

此型约占肠结核的 30%。肠道黏膜可见溃疡，也有结核结节及瘢痕形成，溃疡型和增殖性病变同时存在。

三、临床表现

因肠结核临床表现不典型，且影像学检查也缺乏一定的特异性，即使应用多种现代诊疗技术，有时也不易诊断。少数肠结核首发症状为急腹症，病情变化快，如不及时处理可能造成严重的后果。肠结核的常见症状主要有以下几个方面。

（一）腹痛

腹痛最为常见，多为脐周或右下腹隐痛。有时可为绞痛，特别是合并有肠梗阻或急性肠穿孔时。由于胃－结肠反射可使肠蠕动加强及肠痉挛，可表现为进食后出现腹痛或腹痛加重。肠结核所致穿孔多为慢性穿孔，一般于右下腹形成局限性脓肿。当肠结核所致慢性穿孔发生在肠与肠之间或肠与脏器之间，可形成瘘管，因经久不易愈合，最终造成患者严重营养不良。

（二）腹泻与便秘交替

大便性状改变，腹泻、便秘、腹泻与便秘交替、腹胀。其发生机制为肠结核病变致肠道功能紊乱所引起。当患者发生腹痛后，易有腹泻出现，大便为糊状或稀水样，如病变未累及直肠，则不会有里急后重感。肠道结核所致溃疡多发及广泛时，大便次数可多达每天 10 次左右。溃疡型肠结核累及左半结肠时，可有脓血便。肠结核累及小肠，因吸收障碍及肠道细菌过度繁殖而致吸收不良而出现脂肪泻。

（三）结核中毒症状

如低热、盗汗、乏力、消瘦等。发热以午后低热多见，体温多在 37.5～38.5℃。

（四）腹部肿块

腹部肿块多位于右下腹，较深，表面不平，位置相对固定，质偏硬，可有触痛。其发生机制为肠壁结核性肉芽肿形成，特别是结核菌侵犯回盲部时。病变肠壁增厚并与周围组织粘连加上局部肿大的淋巴结压迫可致腹部肿块。病变进展时易并发肠梗阻，常为慢性，不完全性肠梗阻。完全性肠梗阻少见。合并肠梗阻时患者可有呕吐。当肠结核溃疡侵蚀较大血管时可有便血，严重时可致大出血。

四、实验室检查

（一）血常规和血沉

结核患者常出现贫血，血沉加快。

（二）粪便检查结核杆菌

通过粪便查找抗酸杆菌或粪便培养以获得结核杆菌，其阳性率低，对肠结核诊断价值不大。

（三）纯化结核菌素（PPD）试验

选择患者前臂内侧，皮内注射 0.1ml 的结核菌素纯蛋白衍生物，48～72h 后观察结果，测量红肿或硬节直径，若硬节直径≥5mm，判断为阳性。PPD 皮肤试验已广泛用于肺结核的诊断，但其在消化系统结核感染中的价值尚不确定。PPD 皮试特异性及灵敏性均不高。结核病早期或机体免疫力低下时 PPD 试验可为阴性，故 PPD 试验阴性也不能完全排除肠结核可能。传统的 PPD 方法可能因卡介苗接种，非结核杆菌的细菌之间的交叉反应，导致 PPD 皮试的假阴性。临床中的激素以及免疫抑制应用等多种原因可能导致 PPD 假阴性，为消化系统结核临床鉴别诊断带来困难。

（四）腺苷酸环化酶

对诊断肠结核并腹膜炎有重要意义。腺苷酸环化酶（adenylate deaminase，ADA）测定是一种方法简单，敏感性较高的方法。癌性腹水 ADA 多＜20μl/L；如 ADA＞30μl/L 则提示结核腹水，若＞40μl/L 基本可诊断为结核性腹腔积液。

（五）聚合酶链反应（PCR）技术检测 MTB

聚合酶链反应（PCR）技术检测通过活检或手术获取的肠道组织石蜡标本中结核分枝杆菌（mycobacterium tuberculosis，MTB）DNA 来诊断肠结核或与 Crohn 病（CD）进行鉴别诊断具有重要价值。IS6110 是 MTB 基因组中一个多拷贝的保守片段，有 1361bp 的核苷酸和 28bp 的反向末端重复序列，MTB 中含有该序列 10～20 拷贝，具有较高的灵敏度。该序列仅存于人型结核分枝杆菌、牛型结核分枝杆菌（包括 BCG）和非洲结核分枝杆菌中，亦具有较高的特异度。根据 IS6110 设计引物的聚合酶链反应具有高灵敏度和高特异度的优点，特别是菌量少时更能显示出该技术的优越性。MTB DNA PCR 技术灵敏度高，尤其对 ITB 抗酸染色阴性或未见干酪样坏死典型表现的组织标本。该方法特异度高，获得结果快速。PCR 在 ITB 的诊断中，其灵敏度国内学者认为可达 60%，但其特异度很高。但结核菌 PCR 价格昂贵且易污染是为其缺点。

（六）T 细胞计数体外酶联斑点技术

T 细胞计数体外酶联斑点技术（T-ELISPOT. Tuberculosis，T-SPOT.TB）的原理是利用 γ- 干扰素释放试验，通过结核特异性抗原 RD-1 抗原即早期分泌的抗原靶点 6（early secretory antigenic target-6，ESAT-6）和培养滤过蛋白 10（culture filtrate protein 10，CFP-10）刺激 IFN-γ 释放的检测。刺激受试者 T 细胞分泌 γ- 干扰素水平来判断是否有结核感染。2008 年 7 月 FDA 认定第四代 IGRA，结核的快速 T 细胞计数体外酶联免疫斑点技术（T-SPOT. TB），即通过结核特异抗原 ESAT-6 和 CFP-10 与外周血单核细胞（PBMC）共同孵育，通过 ELISPOT 检测分泌 IFN-γ 的细胞数来评估结核感染，其中每个斑点代表一个与相应抗原反应的单个细胞。γ- 干扰素释放试验可避免与卡介苗，其他非结核杆菌的细菌交叉反应；可快速即 24h 获得检测结果，因其较高的特异性可鉴别出 PPD 假阳性的受试者。因此对 PPD 阳性，不能排除消化系统结核感染的患者进一步行 T-SPOT. TB 检测，从而排除 PPD 假阳性患者，可减少不必要的抗结核治疗。在 HIV 感染人群中，虽然 T-SPOT. TB 的敏感性低于免疫正常人群，但较 PPD 更为敏感。考虑到 T-SPOT. TB 与 PPD 两种诊断方法的一致率为 75.9%，在临床工作中两者结合能提高肠结核的诊断效率。

五、影像学检查

（一）胸腹部 X 线检查和 CT 检查

如发现双肺结核、活动性肺结核、陈旧性结核，则为肠结核的诊断提供重要支撑证据。腹部 X 线检查对诊断肠结核并发肠梗阻和肠穿孔有重要价值，但对肠结核的诊断价值不高。

（二）腹部 B 超

B 超检查对发现腹部肿块及腹腔积液有一定的参考价值。B 超对诊断肠结核价值不大。

（三）X 线胃肠钡餐及钡灌肠检查

X 线钡餐造影及钡灌肠检查对诊断肠结核有重要价值，但临床上考虑到肠梗阻可能时，是否进行钡餐检查应慎重考虑，必要时行稀钡进行钡餐检查。X 线胃肠钡餐及钡灌肠检查常显示肠结核为环形溃疡，回盲部病变为主。肠结核患者的盲肠，升结肠处有黏膜破坏，管壁僵直，溃疡及管狭窄等症状，息肉负影也是常出现的影像学表现之一。同时，回肠末端和回盲瓣也有不同程度的病变。尤其在增殖性的肠结核诊断方面，其灵敏度更高。

（四）结肠镜检查

结肠镜检查是确诊肠结核的重要手段，可发现溃疡型病变，如溃疡呈类圆形，直径为 0.5～2.5cm，单个的环形溃疡融合后为不规则状的环形溃疡，溃疡一般较深，覆盖较厚且牢固的白苔；或者病变黏膜充血，水肿或糜烂；增殖型病变，多呈结节状增生，严重时可导致肠腔环形狭窄，肠镜不能通过；混合型则同时有溃疡及增殖型病变的特点。利用结肠镜来诊断肠结核，要争取多点，深凿取材，常规行抗酸染色和分枝杆菌培养，以此来提高肠结核的检出率（图 18-1 至图 18-3）。

（五）腹腔镜检查

对诊断有困难而又腹腔镜探查条件的患者可进

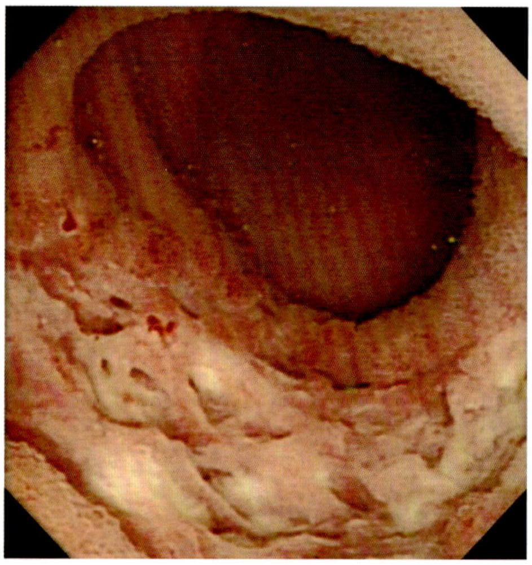

▲ 图 18-1 肠结核的内镜下表现（一）
横行溃疡

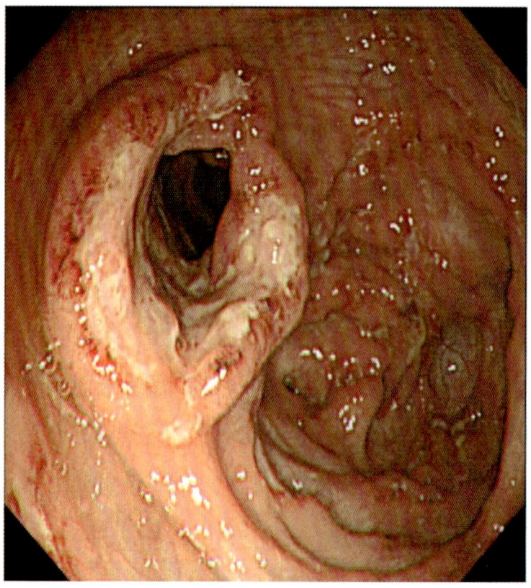

▲ 图 18-2 肠结核的内镜下表现（二）
回盲瓣口开放

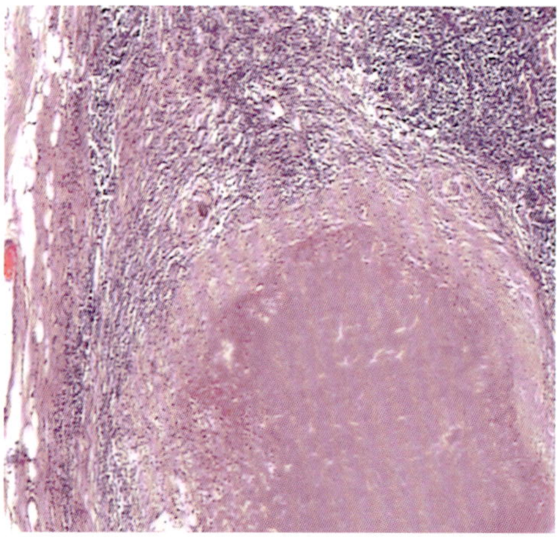

▲ 图 18-3 肠结核病理表现
融合肉芽肿样病变；干酪样坏死

行该项检查，可于病变肠段浆膜面见灰白色小结，活检于病灶中可见典型的结核结节。也可同时收集腹水，行 ADA 检测，如 ADA＞30μl/L 则提示结核腹水，若＞40μl/L 基本可诊断为结核性腹腔积液。

六、肠结核诊断标准

2006 年中华医学会消化病学分会制订的肠结核诊断标准：肠壁或肠系膜淋巴结找到干酪样坏死性肉芽肿；病变组织病理找到结核杆菌；一般病例根据临床症状，体征及 X 线检查有典型结核改变，肠外找到结核灶和抗结核试验治疗 6 周病情有改善，便可做临床诊断。

七、鉴别诊断

（一）Crohn 病（CD）

肠结核（ITB）和 Crohn 病（CD）临床表现有很多相似之处，且病理特征上都具有肉芽肿形成的特点，较难区别两种疾病。CD 是一组发病机制不明确的肠道炎症性疾病，其发病机制认为与肠道细菌和环境因素作用于遗传易感的人群，引起异常免疫反应有关。CD 可发生于整个肠道的任何部位，主要好发于回肠末端和右半结肠。钡剂灌肠示末端回肠病变为主，为裂隙状溃疡，鹅卵石样改变为主。CD 的 X 线征象主要表现在肠道壁黏膜的不规则增厚，并且出现黏膜融合或小结节现象，肠道的管腔出现狭窄，可出现 3 段以上病变，另外鹅卵石症状明显。结肠镜检查可见肠壁纵形裂隙状溃疡，鹅卵石样改变，病变呈节段性分布。

（二）肠淋巴瘤

肠淋巴瘤一般可以自愈，预后与早期诊断密切相关。肠淋巴瘤好发于回盲部，但肠淋巴瘤患者腹部肿块发生率，穿孔发生率明显高于肠结核；肠淋巴瘤患者中因并发症而需要进行急诊手术治疗的患者明显多于肠结核。

（三）结肠癌

患者发病年龄一般较肠结核患者为大，粪便隐血试验多示连续阳性，病灶较为局限，行结肠镜及病理检查常可明确诊断。

（四）耶尔森肠炎

耶尔森肠炎（Yersinia enterocolitis）最常侵犯末端回肠，肠壁可有增厚，肠系膜淋巴结因发生炎症而肿大，但该病病程短，可自愈。急性期，留取粪便进行培养可有阳性发现。测定血清中抗耶尔森菌的抗体增高，对该病的诊断也有价值。

八、治疗

（一）诊断性抗结核治疗

对高度怀疑肠结核而又不能确诊的病例，可以予试验性抗结核治疗 2～6 周。采用三联或四联疗法，异烟肼、利福平、吡嗪酰胺和（或）乙胺丁醇，治疗 6 周。

（二）肠结核的规范治疗

肠结核只要诊断明确，治疗并不困难。早期应采用内科规范抗结核治疗，足量，规范，联合抗结核药物至少应用至 18 个月。联合营养支持及保肝药物，定期监测肝肾功能。常用的抗结核药物有异烟肼、利福平、乙胺丁醇、吡嗪酰胺等。前 3～6 个月选用四联治疗（含异烟肼、利福平），为强化治疗阶段；后 12～15 个月选用异烟肼 + 利福平二联治疗，为巩固治疗阶段。

（三）肠结核的手术治疗

肠结核的手术适应证包括：完全性肠梗阻；急性肠穿孔；肠道大量出血经积极抢救不能有效止血者；局限性的脓肿形成或者肠瘘；反复慢性肠梗阻，严重影响了患者的日常工作，生活有重度营养障碍；不能除外恶性病变者；诊断困难须剖腹探查者。肠结核手术并发症发生率高，手术选择要慎重，只有在规范的内科治疗无效，出现严重并发症时才予以考虑。目前国内外对肠结核手术治疗提倡依据具体情况决定术式，对肠梗阻者尽量减少肠道损伤，对回盲部病变宜行右半结肠切除术或回盲部切除术，术前充分静脉营养，改善全身状况，可提高手术耐受，减少并发症。当出现肠梗阻时可考虑手术治疗，若病变局限，其他结核病灶情况稳定，则手术疗效较好，一般复发机会很少。

肠结核合并肠梗阻的患者手术方式根据病情而定，原则上应彻底切除病变并进行肠吻合术，当合并粘连性肠梗阻时可同时行肠粘连松解术，对腹腔的结核脓肿可同时给予切除或刮除。小肠部分切除适用于病变位于小肠处，如果病变累及回盲部须行回盲部切除时，在手术中更应谨慎切除肠管。如肠管粘连极其严重，病变肠段广泛浸润，分离困难，如勉强分离则容易引起术后肠瘘发生，以及患者在术中出现休克，体质虚弱，难以承受过大手术者可行短路手术。

第19章　结直肠梗阻性疾病

结直肠梗阻通常可以分为机械性梗阻和动力性梗阻两大类。

结直肠机械性梗阻是指由各种原因引起结直肠肠腔机械性阻塞，导致肠内容物通过完全受阻或严重障碍。其病因可归纳为三个方面：①肠管本身病变（如原发或继发性肿瘤、先天性肠旋转不良、肠扭转、憩室病、炎症性肠病、肠结核、放线菌病、肠道多发息肉、创伤后肠壁内血肿、肠壁缺血导致肠管瘢痕性狭窄、肠套叠、放射性肠炎等）；②肠管以外的病变（如腹壁或腹内疝、腹腔异物、腹腔肿瘤、腹腔炎症等）；③肠腔内的病变（如粪石、异物等）。与小肠机械性梗阻不同的是结直肠梗阻很少会因粘连所导致。此类梗阻多数需要手术治疗。

结直肠动力性梗阻是指各种因素引起的结直肠肠壁肌肉运动紊乱，致使肠内容物不能有效运行。其又可分为两大类：血运性肠梗阻和假性肠梗阻。

结直肠血运性梗阻是因肠系膜血管发生血栓形成或栓子栓塞，从而引起结直肠血管堵塞，循环障碍，结直肠失去蠕动能力，肠内容物停止运行出现肠麻痹现象，但是它可迅速继发肠坏死，误诊率和死亡率较高，在处理上有其特殊性。

结直肠假性梗阻是以肠道不能推进其内容物通过非梗阻的肠腔为特征的结直肠动力紊乱，是一组具有结直肠梗阻症状和体征，但无机械性肠道阻塞证据的临床综合征，同时可合并有胃、小肠的运动功能障碍。其由 Ogilvie 于 1948 年首次报道，1958 年 Dudley 报道 13 例，并首次提出使用“假性肠梗阻”之名。该类型结直肠梗阻从病因学上可以分为原发性和继发性，从病程上又可分为急性和慢性。原发性结直肠假性梗阻包括内脏肌病，内脏神经病及乙酰胆碱受体功能缺陷性假性肠梗阻，其确切发病机制尚未知。继发性结直肠假性梗阻又可分为麻痹性和痉挛性两类，其中以麻痹性多见；麻痹性的梗阻诱因包括手术、脊髓损伤、腹膜后的刺激（如血肿、输尿管绞痛、感染等）、电解质紊乱（如低钾、低镁血症）、黏液性水肿、尿毒症、糖尿病性昏迷、甲状腺或甲状旁腺功能减退、抑制肠蠕动的药物使用、感染（如脓毒症、肺炎、腹膜炎、带状疱疹、破伤风、急性肠炎等）、系统性自身免疫病（如系统性红斑狼疮、硬皮病等）等；痉挛性的梗阻较为少见，可在急性肠炎、肠道功能紊乱及慢性铅中毒的患者中发生。假性肠梗阻通常以非手术治疗和处理原发病为主，因此在诊断上此类结直肠梗阻需注意与机械性梗阻相鉴别。

结直肠梗阻在临床上并没有小肠梗阻常见，除肠扭转外不易出现绞窄。但因回盲瓣具有单向阀的作用，气体通常只能向结肠灌注而不能反流至小肠，因而易形成闭襻型梗阻，结肠可呈极度的扩张。加之结肠壁薄，易发生盲肠部位穿孔。此外结肠内细菌含量高，梗阻后细菌繁殖加快，易招致全身感染，甚至产生中毒性休克。因此其治疗方法上亦有别于小肠梗阻，及早明确结直肠梗阻的诊断有利于治疗计划的制订。结直肠梗阻以腹胀为主要症状，腹痛、呕吐、肠鸣音亢进没有小肠梗阻明显，体格检查时可发现腹部有不对称的膨隆，借助腹部 X 线片上出现一段充气扩张的结肠襻，可考虑为结直肠梗阻。结肠逆行造影、结肠镜、X 线计算机体层摄影、磁共振成像、血管造影等可进一步帮助明确诊断。

一、肿瘤性梗阻

结直肠的肿瘤性梗阻多由结直肠原发恶性肿瘤所致，主要为结直肠癌。肠外肿瘤压迫或侵犯结直肠亦可导致梗阻。少数结直肠肿瘤性梗阻是由结直肠良、恶性肿瘤，如大的息肉、脂肪瘤、黑色素瘤等引起肠套叠所致（详见本章“肠套叠”部分）。此外，肿瘤侵犯腹膜后内脏神经及类癌综合征亦可导致结直肠假性梗阻，该类型梗阻需按照假性肠梗阻的治疗原则处理，以非手术治疗为主，胃肠减压、减少消化液分泌、维持水电解质及酸碱平衡、改善患者营养状况、促进肠动力恢复，同时对于原发病进行治疗。下文主要针对结直肠癌导致的结直肠梗阻进行论述。

（一）流行病学及病因学

结直肠癌导致的梗阻在结直肠梗阻中最为常见，约占 60%，为结直肠肿瘤性梗阻的首要病因，且以左半结肠癌和直肠癌占大多数，高发年龄在 50—70 岁，发病高峰年龄在 60 岁左右，男性多于女性。

（二）临床表现

该类患者的症状主要表现为逐渐加重的腹胀，伴停止排气排便。如果回盲瓣功能完好，可以没有呕吐；如果回盲瓣开放，结肠内容物可反流至回肠而出现粪样呕吐物。多数患者没有腹痛，因而，患者的耐受程度要好于小肠梗阻；有时也可因粪便嵌塞而出现腹痛；一旦出现难以解释的剧烈腹痛、心动过速、休克或发热需要考虑肠穿孔的可能。此外左半结肠癌和直肠癌患者病史中常伴有大便的习惯和性状改变、便血、里急后重感；右半结肠癌患者病史中常伴有大便的习惯和性状改变、黏液血便、腹痛、腹部肿块及贫血。

（三）辅助诊断

1. 腹部 X 线片

腹部 X 线片用于结直肠梗阻的初筛，可显示出结肠胀气：左侧结肠梗阻，右侧结肠将有充气；低位结肠梗阻时，左半结肠可以有充气。典型的 X 线表现是出现多个肠襻内含有气液面呈阶梯状，气液面是因肠腔内既有胀气又有液体积留形成，只有在患者直立位或侧卧位时才能显示，平卧时不显示这一现象。如腹腔内已有较多渗液，直立位时尚能显示下腹、盆腔部的密度增高。

2. 计算机体层摄影（CT）

结直肠癌导致的机械性结肠梗阻，CT 可发现肠壁不规则增厚或占位性肿块，可明确地判断梗阻的部位，其近端结肠高度扩张，内有大量稀便，气体较少；还可观察有无转移灶、腹腔积液或其他情况；有时，缩窄性肿瘤可能看不到占位，但会发现远端肠管突然瘪陷。

3. 结肠逆行造影

结肠逆行造影可以显示结直肠梗阻的部位和性质，区分机械性梗阻和动力性梗阻。既往常采用钡灌肠，而目前水溶性造影剂的结肠逆行造影亦被临床应用。

4. 结肠镜

对于诊断不清且无须紧急手术的患者，如果条件允许，还可行结肠镜检查以明确诊断，但此类患者由于肠道准备不充分或肠腔狭窄等原因亦可导致结肠镜检查无法达到预期效果。

（四）治疗

由于结直肠梗阻形成一个闭锁肠襻，易造成肠腔极度扩张，肠壁缺血、坏死、穿孔，且肿瘤越靠近回盲部，闭锁肠襻越短，发生穿孔的危险越大，因此治疗上需要更为积极。在禁食、胃肠减压、抑制消化液分泌、补充容量、纠正水电解质紊乱和酸碱失衡后，宜早期进行手术。手术遵循如下原则：①右半结肠肿瘤导致结直肠梗阻应争取行右半结肠切除一期吻合术；②如果右半结肠肿瘤无法切除，可选择做末端回肠与横结肠侧侧吻合的内转流术；③盲肠插管造口术减压效果不佳，目前已基本被废弃；④左半结肠肿瘤引起的梗阻在条件许可的情况下尽量一期切除肿瘤，具体术式有 3 种，一是结肠次全切除，回肠与乙状结肠或直肠吻合；二是左半结肠切除，一期吻合、末端回肠转流性造口，二期造口关闭；三是左半结肠切除，近远端结肠造口或近端造口，远端关闭，二期吻合；⑤如左半结肠肿瘤无法切除，可选做内转流术或横结肠双腔造口术。在非手术治疗方面，经肛放置肠梗阻导管或扩张支架置入适用于肠腔几乎堵塞但仍有少许肠腔允许通过的高危病例；其优点是避免了结肠造口，为之后的肿瘤的一期切除（或新辅助治疗后的一期切除）并吻合创造了条件。但这些技术只适合暂时无条件手术的或作为切除前准备的高危患者的姑息疗法，且需要有经验的内镜医师来实施。

二、扭转性梗阻

肠扭转是指一段肠襻以肠系膜为轴旋转 180° 以上甚至 360°～720° 或两段肠襻扭缠成结而造成的闭襻性肠梗阻，其同时伴有肠系膜血管的扭折不通，受其血供的肠管因缺血可迅速发生膨胀、水肿、坏死、穿孔，导致严重的腹膜炎、休克，病情凶险，进展迅速，如不及时处理，死亡率可达到 10%～33%。该病的发生与地区具有一定的关系，东欧、俄罗斯、中亚、非洲多见，有的地区可占到肠梗阻的半数以上，并以结肠扭转多见；西欧、美国的肠扭转相对较少，不到肠梗阻的 10%。在我国，肠扭转是急性肠梗阻的常见原因，排第三位，约占肠梗阻的 14%，且小肠扭转多于结肠扭转。结肠扭转在结直肠梗阻的原因中排第二位，其中乙状结肠扭转最为常见，横结肠扭转、盲肠扭转则较为少见。

（一）乙状结肠扭转

1. 流行病学及病因学

我国结肠扭转的发病率占肠梗阻的 2%～4%，其中以乙状结肠扭转最为多见，占结肠扭转中的 65%～80%，并以老年人居多，小儿的乙状结肠扭转则十分少见。乙状结肠扭转的常见原因包括：①乙状结肠及其系膜冗长，活动度大，肠管的两端在乙状结肠系膜根部紧密接近，容易发生扭转；②老年人结肠黏膜和肌层萎缩，结缔组织增多，而致大肠壁增厚，大肠长度延长；③乙状结肠内粪便大量积聚，特别是活动量小、排便能力差的老年人，以及患有乙状结肠肿瘤、憩室、息肉、先天性巨结肠等病变的患者，亦包括慢性便秘、长期服用缓泻剂、容易发展为无症状性假性巨结肠症者。这类患者常形成乙状结肠重力和动力性改变，容易发生扭转。④部分患者无明显原因，扭转可能与肠动力改变有关。

2. 病理学

乙状结肠系膜较长。正常情况下常存在顺时针 180° 的生理旋转角度，不影响肠腔通畅，不产生临床症状。加之正常的肠蠕动的复位作用，不至于发生肠管过度旋转。如乙状结肠襻以其系膜为固定点沿系膜的长轴顺时针或逆时针旋转超过 180°，导致肠腔部分或完全闭塞即可出现梗阻；扭转超过 360° 以上，则系膜发生绞窄，形成绞窄性闭襻性肠梗阻，肠壁血供受到影响。扭转的乙状结肠常高度扩张，肠腔直径可达 15～20cm，由于肠腔扩张压力增高，肠壁内静脉回流受阻，血供障碍进一步加重，最终可导致肠壁坏死穿孔（图 19-1）。此外，由于回盲瓣单向阀的作用，扭转肠襻以上至回盲部的结肠亦可形成闭襻性梗阻，扩张的肠腔向上推移膈肌，严重时可造成患者的呼吸循环障碍。部分患者如乙状结肠扭转程度轻，可自行复位，排气后症状消失，但是可反复发作。

3. 临床表现

乙状结肠扭转以腹痛和进行性腹胀为主要临床表现，根据其发病的缓急可分为亚急性型和急性暴发型。

(1) 亚急性型：比较常见，占乙状结肠扭转的 75%～85%，多为老年患者。发病缓慢，有不规则腹痛发作史和经排便排气后腹痛消失。主要症状为中下腹部的持续性胀痛阵发性加剧，无排便排气；恶心、呕吐，但呕吐量少，晚期呕吐有粪臭味。进行性腹胀为其特点。

体格检查：患者一般情况尚可，腹部明显膨胀，腹胀为不对称性，以左侧为甚，可见肠型。除肠坏死外，腹部仅有轻度压痛，无显著腹膜刺激征，有时可触及有压痛的囊性肿块。腹部叩诊呈鼓音。听诊有高调肠鸣音或气水泡音。高龄、体弱、病程长者可有休克表现。

(2) 急性暴发型：比较少见，多见于年轻人。起病急，病情发展快，为典型的低位肠梗阻表现。腹痛严重，为全腹弥漫性疼痛；呕吐出现早而频繁，因大量体液丢失，患者易发生休克。

体格检查：腹胀较亚急性者为轻，腹膜刺激征表现明显，全腹均有压痛及反跳痛，腹肌紧张明显。如肠鸣音消失，提示可能发生肠缺血坏死或穿孔。

4. 辅助诊断

(1) 腹部 X 线片：可见腹部偏左明显充气的巨大孤立肠襻自盆腔达中上腹部，甚至可达膈下，占据腹腔大部形成所谓“弯曲管”征。在巨大乙状结肠肠襻内，常可看到两个处于不同平面的液气面。左、右半结肠及小肠有不同程度的胀气。

(2) 钡剂灌肠造影：钡剂在直肠乙状结肠交界处受阻，钡柱尖端呈锥形或鸟喙形且灌肠之容量往往不及 500ml（正常可灌入 2000ml 以上），并向外流出，即可证明在乙状结肠处有梗阻（图 19-1）。此项检查仅适用于一般情况较好的早期扭转病例。当有腹膜刺激征或腹部压痛明显者禁忌钡灌肠检查，否则有发生肠穿孔之危险。

(3) 低压盐水灌肠实验：灌入生理盐水＜500ml，即可证明扭转梗阻在乙状结肠。

(4) 结肠镜检查：可以通过观察梗阻部位及肠黏膜血供情况来帮助诊断，同时亦可进行减压治疗。

5. 治疗

乙状结肠扭转出现肠坏死，死亡率可超过 50%。因此一旦考虑该病，应积极予以治疗。首先应按照肠梗阻的处理原则予以禁食、胃肠减压、抑制消化

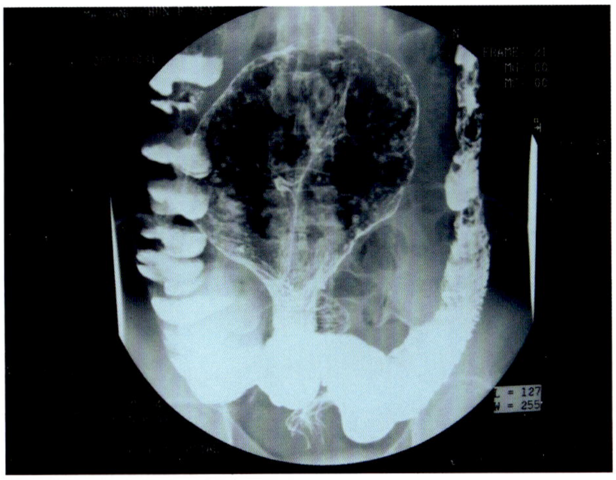

▲ 图 19-1 乙状结肠扭转

液分泌、补液、维持水电解质及酸碱平衡，必要时给予抗生素。

(1) 非手术治疗：适应于全身情况良好，临床症状较轻的早期乙状结肠扭转患者。对年老体弱患者，估计尚未发展为绞窄性肠梗阻时可考虑采用非手术疗法。但对乙状结肠扭转患者在积极治疗过程中应密切观察病情变化，包括临床症状、体征及实验室检查结果。在保守治疗 24h 后，当发现症状体征不减轻反而加重时应果断手术探查。

① 灌肠疗法：对乙状结肠扭转的患者，可试用温热高渗盐水或肥皂水 500ml 缓慢灌入直肠和乙状结肠，通过水压促使乙状结肠复位为了达到安全地处理急症的目的，灌肠压力不可过高，不可重复使用，以免扭转肠管发生坏死穿孔。此方法的成功率仅为 5%。

② 乙状结肠插管法：通过直肠镜或结肠镜将肛管置入乙状结肠扭转肠襻内，如有大量的气体和肠内容物顺利地排出，使膨胀大的肠管排空，扭转可能自行复位。此法复位成功率达 80%～90%。扭转复位后，引流管需保留在肠腔内 24～48h，继续肠腔减压，有利于水肿消退并可预防早期复发。需注意的是如果肠镜发现肠黏膜有溃疡、出血和坏死，此方法则为禁忌。

③ 颠簸疗法：近年来国内有报道在肠扭转的早期采用此方法，能及时使乙状结肠扭转复位。但必须根据患者的周身情况及术者的经验来决定，有腹膜炎者不宜采用。

非手术复位后再次扭转的发生率为 50%～90%，且常为近期复发，而多次复发可增加死亡率。故国内外学者均主张在复位后 1～2 周行择期乙状结肠切除术，消除扭转原因。

(2) 手术适应证：目前国内外对乙状结肠扭转的治疗原则仍多主张积极采用手术治疗。因为乙状结肠扭转系闭襻性、绞窄性肠梗阻，延误治疗或方法不当，死亡率仍很高。有以下情况应及时手术：①非手术复位失败；②有肠坏死和腹膜炎征象；③复发的乙状结肠扭转；④结肠镜检查发现有黏膜坏死、溃疡形成。

(3) 手术方式：手术治疗不仅是肠管复位，还需根据有无肠管坏死及污染情况做根治手术和针对并发症手术。

①乙状结肠生理机制状态正常的处理。a. 单纯扭转复位：开腹后将肠襻按其扭转的相反方向回转复位，同时手术台下助手经肛门插入一钢管，术者在手术台上协助将钢管通过乙状结肠段。术后继续保留钢管 1～2 天，以利于排空结肠，防止术后复发扭转。由于乙状结肠扭转的手术单纯复位后的复发率可达 27%～42%，扭转复位加侧腹膜固定或系膜折叠术等并不能降低术后复发率，有学者主张单纯复位手术后 10 天，在同一住院期间，经肠道准备后实施乙状结肠切除术。b. 一期乙状结肠部分切除术：如患者般情况良好，无严重腹膜炎，肠壁水肿不严重，一期肠切除吻合可安全实施。手术要求切除乙状结肠段长短适宜，彻底减压，保证吻合口充分血供。吻合后吻合肠管的近端肠腔要空虚，远端要通畅无梗阻。可在术中用生理盐水和甲硝唑溶液进行结肠灌洗，取得与择期手术前肠道准备同样的效果。

②乙状结肠坏死的处理：术中发现肠管坏死，应先切除坏死的乙状结肠，再根据情况采用下列术式。a. Hartmann 手术最为常用。切除坏死的乙状结肠后，近端结肠造口远端缝合封闭，并固定于壁腹膜上，或者做双腔结肠造口术，坏死肠管可切除或暂不切除而外置。以上手术均须 3 个月后再行二期手术，恢复肠道的连续。b. 坏死肠段切除一期吻合术，一般用于肠管有坏死或血供不好、腹腔污染较轻者，或者乙状结肠特别冗长，估计行固定术效果不佳，则可将乙状结肠切除行根治性治疗。可一期切除乙状结肠对端吻合，近年来多提倡行此术式。对非手术治疗有效并为防止复发而择期手术也多采取此术式。

（二）横结肠扭转

1. 流行病学及病因学

横结肠扭转和其系膜过长和结肠脾曲活动度过大有关，先天性索带或腹腔手术粘连、慢性便秘、远端阻塞性病变及妊娠等也可能是促进因素，当扭转至 270° 时即可形成闭襻性绞窄性肠梗阻。其发生率在结肠扭转中占 3%。女性多于男性，偶发于儿童。

2. 临床表现

横结肠扭转发病急骤，表现为大肠急性机械性肠梗阻症状，既往可有类似病史。较其他单纯性大肠梗阻易发生呕吐，可能由于肠系膜扭转压迫十二指肠空肠曲所致。

3. 辅助诊断

平卧位腹部 X 线片可见显著扩张的结肠襻，同时近端结肠亦有扩张，远端结肠很少或无充气。小肠也可有梗阻征象。站立位腹部 X 线片可见在扭转肠襻内有 2 个（偶见 1 个）气液平面。亦可在右侧结肠出现第 3 个气液平面。因横结肠位置的变化，可误诊为乙状结肠扭转。钡灌肠可见横结肠处梗阻并有鸟嘴状阴影。

4. 治疗

急性横结肠扭转的治疗原则是：禁食、胃肠减压、抑制消化液分泌、补液、维持水电解质及酸碱平衡，必要时给予抗生素，改善全身情况，急症手术切除扭转的横结肠，近端造口解除肠梗阻。

(1) 横结肠部分切除一期吻合：扭转复位后横结肠活力良好且患者一般情况较好时施行扭转肠段切除一期对端吻合。单纯横结肠固定术复发率高，故不宜采用。横结肠切除后两端距离大不能吻合的，必要时连同右半结肠切除做一期回肠和横结肠左侧吻合。

(2) 横结肠部分切除两端结肠造瘘术：结肠扭转复位后若结肠缺血或坏死、腹腔有感染，患者高龄或一般情况较差，坏死结肠切除后不宜做结肠一期吻合可两侧结肠端分别做造口术，二期再做吻合术。

（三）盲肠扭转

1. 流行病学及病因学

正常盲肠附着于腹后壁，很少发生扭转。当盲肠的移动度过大，回盲部的肠襻发生扭转时，即称盲肠扭转，同时，其附近的回肠和升结肠也发生扭转（图 19–2）。其诱因还包括饮食过多、腹泻、过度用力及腹腔内粘连等。盆腔肿瘤、妊娠等因素使盲肠位置改变，或者盲肠远端梗阻造成盲肠过度扩张，也使其容易发生扭转。盲肠扭转较为罕见，约占肠梗阻的 1%，发病年龄多见于 40 岁以下年轻人，女性多于男性。早期即可发生肠管血循环障碍，危险性大，急性扭转未经手术治疗者死亡率高。

2. 病理

盲肠扭转以顺时针扭转常见，达 85%。扭转程度达 360° 甚至更多，肠系膜也发生扭转，呈闭襻性梗阻。时间长可造成病变肠襻坏死，发生率约占 1/4。盲肠扭转可合并末端回肠和升结肠的一部分一起扭转。因末端回肠梗阻，可造成完全性小肠梗阻。盲肠扭转发生后，当其直径＞9cm 时，容易发生穿孔，故有人称之为 9 分法则，意即为盲肠直径达到 9cm 时是发生肠穿孔的危险信号。如盲肠部分扭转，则表现为不完全性肠梗阻，右下腹可触及囊性肿块。自动复位后症状可消失，但以后可反复发作。另一种类型是游离盲肠呈回肠反时针方向旋转移位。即游离盲肠向前向上翻折，使盲肠向上折叠，呈盲肠悬吊状态，末端回肠和升结肠折叠形成梗阻。此种盲肠折叠不影响系膜血液供应，不发生盲肠坏死，因而有人认为不符合肠扭转的基本含义，不属于盲肠扭转。

3. 临床表现

盲肠移动可引起脐周及右下腹疼痛、腹部胀气等症状。发生盲肠扭转时，临床上可分为 2 种类型。

(1) 急性盲肠扭转：早期临床症状为突然出现右下腹或中腹部剧烈绞痛，可阵发性加重，伴有恶心、

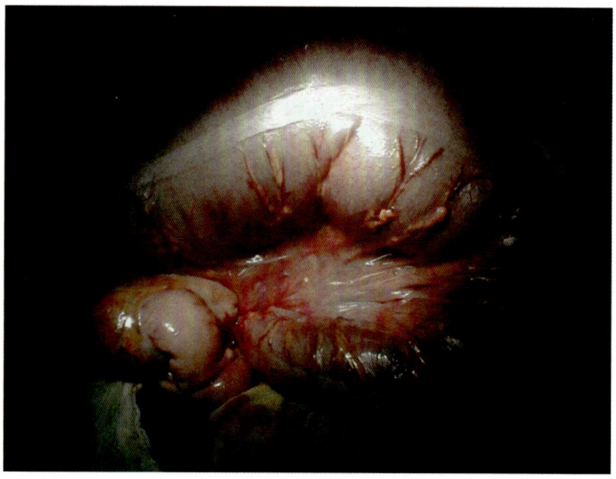

▲ 图 19–2　盲肠升结肠扭转

呕吐、肛门停止排气、排便等典型的低位肠梗阻表现。晚期可出现感染性休克。体征：右下腹有压痛、反跳痛和肌紧张。腹腔内如有渗液，压痛可遍及全腹。腹胀明显，且不对称。右下腹部隐约可触及胀气肿块。听诊时，肠鸣音亢进或有气过水声。

(2) 亚急性盲肠扭转：临床表现为反复发作的不完全性肠梗阻。发作时右下腹部疼痛不适，伴不同程度的腹胀。右下腹可触及囊性肿块，有压痛。病情可持续数天，扭转复位后症状自然缓解。

4. 辅助诊断

(1) 腹部 X 线片：盲肠扭转的腹部 X 线片特点包括三个方面：①盲肠显著扩张。扩张的盲肠可位于腹部的任何部位，但常见于左上腹或上腹部。宽大的气液平面有时可误认为急性胃扩张，可插鼻胃管进行鉴别。②低位小肠梗阻的征象，出现阶梯状排列的多个液平面。③末端回肠胀气、移位。末端回肠充满气体，异常地位于盲肠右侧，横结肠和降结肠内气体相对较少。

(2) 钡剂灌肠：可见钡剂在结肠肝曲部位受阻。

(3) 计算机体层摄影（CT）：对于盲肠扭转 CT 也具有一定的诊断价值。CT 定位影像上如果缺乏远侧结肠塌陷征象，则该诊断不太可能成立。漩涡征、回盲肠扭转、移行部（鸟喙征）、扭转交叉点、肠壁分离这些征象对诊断盲肠扭转具有较高的特异性。

5. 治疗

一旦确诊盲肠扭转，则应按肠梗阻治疗原则积极进行禁食、胃肠减压、抑制消化液分泌、维持水电解质及酸碱平衡。盲肠扭转应及时剖腹探查，根据扭转肠管不同病变，采取相应的术式以解除肠梗阻，切除坏死肠段及防止复发。

(1) 盲肠扭转复位加盲肠固定术：适用于无肠坏死的患者。盲肠扭转复位后，应将盲肠与侧腹壁缝合固定，亦可切开后腹膜形成瓣状，缝合于盲肠和升结肠前，形成一腹膜后囊袋，但复发率较高。

(2) 扭转复位、盲肠内插管造口：适用于无肠坏死但盲肠蠕动功能差、高龄者和一般情况差者。盲肠扭转复位后，可在盲肠处切一小口，插入蕈状导尿管，从右下腹引出。盲肠内插管引流，不仅可让肠管术后减压，而且让造口部位盲肠壁与腹膜形成粘连，达到固定盲肠的目的，以防复发。术后 2 周可拔除导尿管，造口处自行愈合。适用于无肠坏死者、高龄者和一般情况差者。本术式可能出现伤口感染、腹腔脓肿、盲肠瘘等并发症。

(3) 右半结肠切除、回肠末段横结肠吻合：如果患者一般情况较好，扭转肠襻无坏死，可行右半结肠切除、回肠末段横结肠吻合的根治性治疗方法。患者术后痛苦少，护理简单，吻合口可一期愈合，且复发少。此术有一定的危险性，术中应仔细操作，保护肠管血运通畅。

(4) 坏死肠管切除、近端回肠造口、远端横结肠关闭：对于病情严重、有穿孔或弥漫性腹膜炎者适用本法，3 个月后再行回肠造口还纳手术。

三、粪石性梗阻

（一）流行病学及病因学

大肠粪石性梗阻与小肠粪石性梗阻的病因并不完全相同。小肠粪石性梗阻通常是由于进食易在消化道内凝结成块的食物（如柿子、黑枣、山楂等）导致粪石形成，当粪石直径>2.5cm 时，往往容易堵塞在末端回肠无法通过回盲部，从而引起低位小肠的梗阻，多见于胃大部切除术后患者。而大肠粪石性梗阻的病因除因进食易导致粪石形成的食物外，更为重要的是由于排便不畅（既可有机械性的因素也可有动力性的因素，如长期便秘、排便无力、结直肠狭窄、巨结肠等）导致粪便在大肠内长期堆积干结成块并逐渐增大，最终堵塞肠道引起梗阻症状，梗阻部位多见于左半结肠。因此有学者又将其称为粪块堵塞性肠梗阻。此型肠梗阻多发于老年人，国内报道平均发病年龄约 60 岁。

（二）临床表现

临床表现最初可为轻微的不完全性肠梗阻，患者有阵发性腹痛，腹胀明显，但检查时腹部柔软，左侧腹部可触及索状肿块，表面光滑。随着粪块的堆积，逐渐可发展到完全性肠梗阻，病程较其他原因所致的机械性肠梗阻略长。患者常自诉间歇排出少量黏液粪。直肠指诊有时可触及坚硬粪块，但要注意有无指套血染，以鉴别有无肠内肿瘤性梗阻。肠腔内大量粪便积存，细菌增殖量大，可产生大量毒素，此为潜在的危险因素。但在梗阻期间，肠壁血运较差，毒素入血量并不一定多，因而临床表现常轻微，一旦梗阻解除，肠壁血运改善，毒素会在短时间内大量入血，产生严重的中毒症状，继之可出现脏器功能的衰竭，常表现为术中或术后早期病情急剧恶化。本病起病隐匿，临床表现不典型，容易误诊，巨大的粪块常被误诊为肿瘤。但其病情恶化常具有突然性，表现凶险，死亡率高，临床应引起高度重视。

（三）辅助诊断

因不能做肠道准备，结肠镜、气钡双重造影等特异性检查多不能实施。一般的影像学诊断缺乏异性。因此病史、症状、体征对于该病的诊断更显重要。

1. 腹部 X 线片

站立位腹部 X 线片可见结肠扩张，肠襻内有大量粪便影，亦可见宽大气液平面。

2. 计算机体层摄影（CT）

可见扩张的结肠内大量粪块堆积（图 19–3），同时帮助鉴别梗阻原因。

（四）治疗

大肠的粪石性梗阻多为不完全性的单纯性肠梗阻，治疗以非手术方法为主。可服用各种润肠缓泻剂，包括油石蜡、生豆油或乳果糖等，也可用肥皂水、液体石蜡等润滑剂低压保留灌肠。如症状缓解可进一步行钡灌肠、结肠镜、排粪造影、结肠运输试验等检查以明确诊断原发病。

如非手术治疗效果不理想或患者症状进行性加重，应在积极维持内稳态的基础上果断手术，不应消极等待。否则，一旦病情突然恶化，常令医生措手不及。术式的选择，一般可行梗阻近侧结肠双腔造口术，解决排便问题；但结肠高度扩张并肠壁增厚者多为慢性梗阻，结肠腔内积存的粪块很难排出，术后患者常诉腹胀腹痛，对这类患者可将高度扩张的结肠切除并造口，以解决患者进食受阻和排便问题；如肠管有穿孔，应予穿孔部肠管切除或外置。不切除肠管者，可轻柔排除其腔内粪块，但并不追求过度清除，手术只要达到解除梗阻症状的目的即可。否则，一旦肠腔压力骤减，细菌产生的毒素大量吸收入血，可能会导致严重后果。对于少数梗阻严重、全身情况欠佳的患者，手术方式可以考虑右半结肠和左半结肠均行双腔造口术，以解除梗阻症状，术后通过肠道灌洗逐步排除肠腔内的大量积粪。另外，此类患者多有严重的脱水及中毒症状，用药方面应早期大量给激素类药物，既可以中和毒素，又可以稳定内环境，同时应快速纠正脱水，再给予利尿药，既加速体内毒素的排除，又可以保证主要脏器的功能，特别是肾功能。围术期内抗生素的使用在这类患者中是必要的。

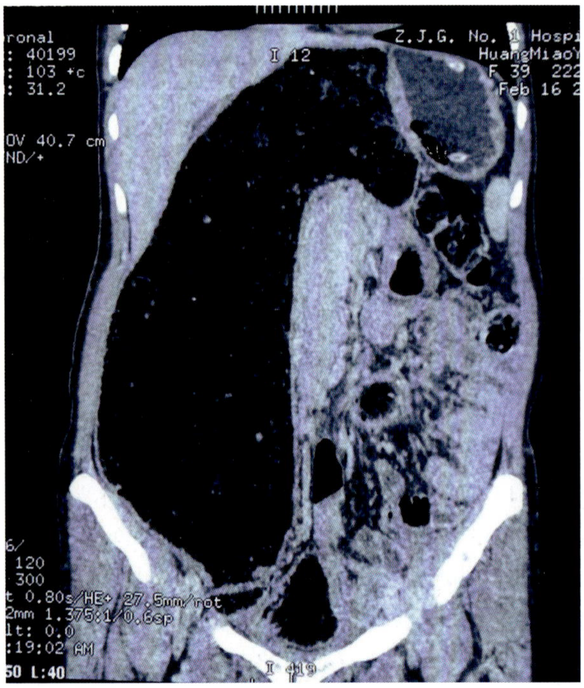

▲ 图 19–3　粪石性肠梗阻

四、炎症性梗阻

大肠炎症性梗阻是指各种炎症性疾病导致肠内容物通过结直肠腔完全受阻或严重障碍，从而出现一系列梗阻的症状。其炎症可以来自肠管本身也可以是肠管以外，多数引起大肠机械性梗阻，少数亦可以引起大肠的假性梗阻。

（一）病因学

1. 肠管本身的炎症性疾病

(1) 肠结核：肠结核好发于回盲部及末端回肠，临床可表现为溃疡型、增生型和混合型三种类型。随着病情的进展可以出现肠管慢性穿孔、脓肿、肠瘘、管腔环形狭窄及息肉样增生堵塞肠腔，从而出现机械性梗阻症状，多为回肠或回盲部梗阻。

(2) Crohn 病：Crohn 病是一种消化道的慢性、反复发作性和非特异性的透壁性炎症，病变呈节段性分布，可累及消化道任何部位，其中以末端回肠最为常见，结肠和肛门病变也较多。病理可表现为急性炎症、溃疡形成、肠狭窄和瘘管形成。当肠管出现较为严重的炎症性水肿、瘢痕性狭窄、息肉样增生堵塞肠腔时均可引起肠梗阻。

(3) 溃疡性结肠炎：溃疡性结肠炎和 Crohn 病统

称为炎症性肠病，前者也是一种病因尚不十分清楚的结肠和直肠慢性非特异性炎症性疾病，病变局限于大肠黏膜及黏膜下层，多位于乙状结肠和直肠，也可延伸至降结肠，甚至整个结肠。病程迁延，常反复发作。任何年龄均可发病，但 20—30 岁最多见。病变晚期可因假性息肉增生、管腔变细狭窄导致大肠机械性梗阻症状。在急性活动期，有约 2% 的溃疡性结肠炎患者可因炎症波及结肠肌层及肌间神经丛，以至肠壁张力低下，动力减弱，肠内容物和气体大量积聚，从而引起急性结肠扩张，肠壁变薄，出现假性肠梗阻症状甚至中毒性巨结肠表现。

(4) 憩室炎：结肠憩室可分为先天性和后天性两种，以后天性为多。憩室的形成，尤其是在左结肠，几乎皆为老化现象，年龄越大，越容易发生。憩室本身并不会造成任何问题，但若其开口被阻塞时，则形成憩室炎，可出现腹痛、便秘或腹泻、便血、寒战、发热、恶心、呕吐等症状。反复发作的慢性炎症可导致结肠变形、肠管狭窄，从而引起结肠的机械性梗阻。

(5) 放射性直肠炎：由于盆腔是腹部放射治疗中最多采用的部位，加之直肠的移动性差，70%～90% 的放射性肠炎发生于直肠。按照发病时间可分为急性与慢性放射性直肠炎。急性放射性直肠炎为放疗期间或放疗后即发病，表现为肠痉挛，腹痛、水样便和里急后重感。慢性放射性直肠炎多发生在放疗后 6～24 个月，有些甚至可以在放疗后几十年才出现症状。主要表现为直肠出血、直肠狭窄导致肠梗阻、直肠穿孔、直肠膀胱瘘、直肠阴道瘘。此外经历腹部手术粘连在盆腔的小肠及盆腔的邻近脏器如膀胱、尿道、阴道等亦可同时受损，引起相应症状。

(6) 阿米巴病：阿米巴病主要是由溶组织阿米巴通过粪－口途径或虫媒传播起病。多呈流行性，儿童常见，全年可发，多见于夏季，在我国占全部感染性腹泻的 15% ～20%。结肠阿米巴病最多见于盲肠，其次为升结肠、乙状结肠和直肠。重症患者可因肠穿孔、弥漫性腹膜炎，继而并发麻痹性肠梗阻。阿米巴原虫和继发的细菌慢性感染可使肠壁反复遭受破坏，大量纤维组织增生，形成肉芽肿，其中有散在多发的脓性病灶，并可与水肿的系膜和肿大淋巴结成团。肠壁的慢性穿孔可导致肠外瘘或肠内瘘形成。大肉芽肿导致的肠腔狭窄、肠内瘘后肠间脓肿形成的压迫、粘连可引起机械性肠梗阻。

(7) 肠道血吸虫病：我国为日本血吸虫病流行区，尤其在长江流域和长江以南的十三个省、直辖市、自治区严重流行。日本血吸虫病是危害最严重的寄生虫病。成虫大多寄生于肠系膜下静脉，移行至肠壁的血管末梢在黏膜下层产卵，以结肠，尤其是直肠、降结肠和乙状结肠为最显著，小肠很少累及，仅见于重度感染者。早期变化为黏膜水肿，片状充血，黏膜有浅溃疡及黄色或棕色颗粒，临床上见有痢疾症状，此时，大便检查易于发现虫卵。晚期由于肠壁纤维组织增生而增厚，黏膜高低不平，有萎缩，息肉形成，溃疡、充血、瘢痕形成等复杂外观。由于肠壁增厚，肠腔狭窄，可致大肠机械性梗阻。

(8) 假膜性肠炎：假膜性肠炎是一种主要发生于结肠和小肠的急性纤维素渗出性炎症，以结肠多见，尤其是左半结肠。多因抗生素使用不当引起肠道菌群失调，难辨梭状芽孢杆菌大量繁殖，产生毒素而致病。轻者可仅为轻度腹泻，重者可出现高热、严重腹泻、水电解质紊乱、结肠扩张出现假性肠梗阻表现甚至中毒性巨结肠，病情凶险。

(9) 其他：各种急性感染性肠炎严重时，均可因肠壁本身的损害及毒素吸收入血引起的全身性感染症状导致大肠继发性假性梗阻。

2. 肠管以外的炎症性疾病

(1) 腹腔脓肿：腹腔内某一间隙或部位因组织坏死液化，被肠曲、内脏、腹壁、网膜或肠系膜等包裹，即形成腹腔脓肿。其包括膈下脓肿、盆腔脓肿和肠襻间脓肿。引起继发性腹膜炎的各种疾病、腹部手术和外伤后均可引起腹腔脓肿形成。如侵及结直肠，可因脓肿外压、炎性包裹粘连及肠管的纤维化狭窄导致大肠机械性梗阻的发生。

(2) 腹膜后脓肿：腹膜后间隙是位于后腹膜与腹横筋膜间的潜在间隙，其对抗细菌侵袭的能力较腹膜为低。消化道穿孔、急性胰腺炎继发的腹膜后感染、肾周脓肿、腹膜后化脓性淋巴结炎、脊柱结核、肋骨炎、骨髓炎、盆腔器官（膀胱、前列腺、卵巢、输卵管、子宫等）感染、腹膜后的血行感染均可引起腹膜后脓肿的形成。和腹腔脓肿一样，腹膜后脓肿的外压、炎性包裹粘连及受累肠管的纤维化狭窄亦可导致大肠机械性梗阻。

(3) 其他：各种原因所致的腹膜炎尤其是弥漫性腹膜炎、腹膜后炎症及脓毒症可影响肠道自主神经系统的平衡或肠道局部神经传导、肠道平滑肌收缩，使肠管扩张蠕动消失导致继发性假性梗阻，小肠、大肠均可受累。

（二）临床表现

炎症性疾病导致的大肠机械性梗阻在梗阻发生前通常有一原发病的病程，短则数日，长则数年甚至数十年，梗阻的症状多呈进行性加重。起初可为腹胀、轻微阵发性腹痛、粪便性状改变、排气排便后症状缓解等不完全性低位梗阻表现，由于原发病的存在，此时症状易被掩盖；后可逐渐进展为完全性的大肠机械性梗阻。在合并有肠管慢性穿孔、腹腔脓肿和腹膜后脓肿的大肠机械性梗阻患者，可能伴有肠皮瘘、肠膀胱瘘、肠阴道瘘、肠襻间内瘘、腹壁脓肿，以及畏寒、发热等全身性症状；体格检查中腹部或腰背部有时可触及质地较硬、界限不清、有压痛感的炎性肿块。而继发于肠道本身炎症性疾病的大肠机械性梗阻前期可伴有腹泻、黏液血便、下消化道出血、里急后重感等一系列临床症状。少数情况下，特异性或非特异性的肠管急性炎症反应可导致肠壁全层充血水肿，使肠腔变窄从而引起大肠机械性梗阻，临床上常见于Crohn病活动期，此类患者多有剧烈腹痛和局部的腹膜炎体征，有时腹部触诊可及病变肠段，常需和血运性大肠疾病相鉴别。

炎症性疾病导致的大肠急性继发性假性肠梗阻亦称为大肠麻痹性梗阻。引起此类梗阻的炎症性疾病多来势迅猛、全身性的炎症反应较重，如暴发型或重症溃疡性结肠炎、重症感染性肠炎、原发性或继发性腹膜炎、腹膜后感染、急性重症胰腺炎、脓毒症等。临床表现最突出的症状是腹胀，多见于中上腹部。如同时存在小肠的假性梗阻，则腹胀可均匀累及全腹，并可伴有反射性呕吐。一般无阵发性绞痛，即使有腹痛也多为持续性胀痛。听诊肠鸣音减弱甚至完全消失。如患者梗阻过程中结肠迅速扩张，腹胀进行性加重，腹部压痛、叩诊鼓音、肠鸣音减弱或消失，同时伴有高热、心动过速、血压降低、嗜睡、全身衰竭等表现，则提示有中毒性巨结肠的可能，其病情凶险，应引起高度重视。

（三）辅助诊断

大肠炎症性梗阻的诊断包括梗阻的诊断和原发病的诊断两个方面。梗阻的诊断需要明确梗阻的性质、梗阻的部位及梗阻的程度；原发病的诊断用于病因治疗、指导梗阻的处理原则并影响患者的预后。

1. 腹部X线片

腹部X线片用于大肠梗阻的筛查。大肠梗阻患者可见有结肠的扩张、胀气、多个阶梯状气液面等表现。

2. 计算机体层摄影（CT）

腹部CT对于大肠炎症性梗阻的诊断具有较高的价值，可以清楚地显示结肠扩张的程度和部位、肠壁的厚度和层次、肠系膜、腹腔内及腹膜后其他情况。

3. 超声检查

超声检查主要用于病因诊断及定位引导下的穿刺治疗。但在梗阻时，肠道大量积气可能会影响其检查的效果。

4. 结肠逆行造影

中毒性巨结肠是结肠逆行造影的禁忌，除此之外，如患者身体情况许可，水溶性造影剂的结肠逆行造影检查有助于区分大肠的机械性梗阻和假性梗阻，辨明梗阻的部位，以及帮助诊断是否合并有内瘘、穿孔等病变。

5. 结肠镜检查

大肠梗阻时，由于肠道常无法做有效的清洁准备，结肠镜检查未必能达到预期的效果。此外，结肠炎症反应较重的炎症性肠病患者，在进行肠道准备时亦有可能加重肠道炎症。因此，结肠镜检查只针对那些原发病诊断不明、肠道准备充分及能耐受检查的患者。对于放射性直肠炎的患者，肠镜下的组织取检需要慎重，可能会导致无法控制的创面出血。

6. 病原学诊断

对于感染性肠炎，尽早明确致病原对诊断至关重要，是否针对致病原进行及时有效的治疗直接影响到这类大肠梗阻患者的预后。此类患者一般应根据病史和临床表现初步加以判断，进一步确诊需依赖实验室检查。细菌性肠炎可做呕吐物及大便培养，获得病原菌即可确诊。有些病原菌如沙门菌感染可做血培养。病毒性肠炎可用电子显微镜、免疫电镜、免疫荧光及血清学检查如补体结合试验、酶联免疫吸附法及放射免疫法等检查病毒的抗原和抗体。寄生虫性肠炎可直接镜检，寻找病原体及其虫卵。真菌性肠炎可从大便中直接涂片，在显微镜下检查真菌或做大便真菌培养。

（四）治疗

大肠炎症性梗阻的治疗根据梗阻的类型不同，治疗原则亦有所不同。

1. 肠管急性炎症导致的机械性梗阻

该类大肠梗阻是因肠壁全层急性炎症反应引起肠壁充血水肿使肠腔变窄所致，治疗原则应以治疗原发病为主，同时非手术治疗改善梗阻症状，如禁食、抑制消化液分泌、维持患者内稳态和营养状况，必要时还可通过肠镜在射线引导下经肛门放置肠梗阻导管至梗阻近端进行肠腔减压。保守治疗使肠管炎症水肿消退后梗阻症状多能缓解。急诊手术仅在保守治疗无效、结肠高度扩张疑有穿孔可能、腹膜炎症状持续不能缓解或进行性加重、全身情况进行性恶化、不能排除血运性肠梗阻及恶性肿瘤时考虑，手术方式为病变肠段切除，近端肠管腹壁造口，远端肠管按需处理，造口或关闭。

2. 肠管慢性炎症导致的机械性梗阻

此类梗阻多需外科治疗。但因患者肠管炎症病程较长、病情逐渐进展，慢性消耗加之肠功能障碍往往合并营养风险或不同程度的营养不良，如无急诊手术指征，首先应治疗原发病、非手术治疗缓解梗阻症状及改善患者营养状况；对长期使用糖皮质激素的患者，术前应逐渐减少糖皮质激素用量，避免术后组织愈合不良和感染，为确定性的外科治疗做准备。外科治疗的时机应尽量选择在原发疾病得到有效控制，营养状况改善明显的时候。如 Crohn 病活动期、肠外活动性结核、血浆白蛋白水平低于 30g/L 等均为相对手术禁忌。对于单纯的短段纤维化瘢痕性狭窄（狭窄长度<4cm），有条件可以考虑先行球囊扩张治疗，如扩张无效、出现消化道穿孔或难以控制的出血，则须手术切除。对于肠管增生型狭窄及超过 5cm 以上的纤维化狭窄，尽量争取行病变肠段切除肠吻合术，如无法吻合则须永久性造口。放射性直肠炎导致的直肠狭窄梗阻，如扩张无效，因其盆腔局部解剖层次改变和粘连严重，再加上放射损伤引起局部组织缺血和炎症反应等，这种条件下的手术难度会较大，手术并发症和死亡率据报道可分别达 60.5% 和 7.9% 。因此，手术方法多选择简单的造口术。Crohn 病的肠吻合术尽量争取行侧侧吻合，避免使用不可吸收的丝线，以避免或减缓术后吻合口复发导致再次狭窄引起的梗阻。

3. 脓肿导致的机械性梗阻

腹腔或腹膜后脓肿导致的大肠机械性梗阻如无急症手术的指征，首先应该对脓肿进行治疗，同时对症处理缓解或减轻梗阻的症状、支持治疗改善患者的全身状况。国外研究有报道，对于直径<3cm 的脓肿使用抗生素治疗，脓肿多能治愈，无须外科处理；直径>3cm 的脓肿在使用抗生素的同时还需要进行充分引流。引流方式首选 B 超或 CT 定位引导下的穿刺置管，其优点是创伤小，避免早期进腹手术的风险。对于无法穿刺引流或引流效果不好的脓肿则需手术进腹引流，此时进腹容易分破肠管形成肠瘘，故手术必须小心、仔细。引流方式的选择，主动引流优于被动引流，引流管的口径不能太细，否则浓稠的脓液可能会堵塞管腔导致引流不畅。脓肿治愈，部分患者的梗阻症状即可缓解。如脓肿治愈但梗阻症状仍不缓解或还合并有肠瘘等外科疾病，则需考虑开腹手术处理病变肠段，实施确定性手术。

4. 炎症性疾病导致的假性梗阻

炎症性疾病导致的大肠假性梗阻通常是急性发作，治疗原则为解除病因、对症治疗改善梗阻症状和支持治疗维持患者的内稳态和营养状况。其预后取决于原发病的治疗情况，一旦原发病被控制，则肠动力恢复，梗阻即可缓解。此型梗阻的手术指征包括：①原发疾病需要手术治疗，如腹腔脏器穿孔、肠缺血坏死等导致的急性弥漫性腹膜炎或腹膜后感染；②保守治疗效果不佳的原发性或继发性腹膜炎需要进腹引流；③经非手术治疗，梗阻症状缓解不明显甚至加重，且不能排除机械性梗阻的因素需剖腹探查；④出现腹腔间室综合征（abdominal compartment syndrome，ACS）表现需要开腹减压；⑤出现中毒性巨结肠症状，保守治疗 72h 病情无好转；⑥结肠高度扩张导致穿孔。该类患者一旦需要手术，往往都病情较重，全身情况差，因此手术方式不应追求复杂，多用肠造口和肠腔减压，必要时可切除病变肠段但不做肠吻合。对于腹腔间室综合征，可行暂时性的腹腔开放。

五、血管性梗阻

各种原因引起的肠管血供障碍导致大肠内容物受阻，从而出现一系列相应症状，称为大肠的血管性梗阻。根据临床特点的不同，其可分为缺血性假性肠梗阻、缺血性机械性肠梗阻。

（一）缺血性假性肠梗阻

此类梗阻是由于肠管血供障碍，继而发生肠麻痹而使肠内容物不能运行引起梗阻的症状。多为急性缺血导致，病情发展迅速，肠梗阻的症状表现短暂，如不能得到及时的治疗则将出现肠坏死、腹膜炎。病情凶险，误诊率和死亡率高。

1. 流行病学及病因学

导致缺血性假性肠梗阻的病因主要包括：急性肠系膜上动脉栓塞、急性肠系膜上动脉血栓形成、肠系膜上静脉血栓形成，以及急性非闭塞性肠缺血症。

(1) 急性肠系膜上动脉栓塞：急性肠系膜上动脉栓塞是由于栓子进入肠系膜上动脉造成阻塞所引起的疾病，死亡率可达 75%～80%。肠系膜上动脉从腹主动脉呈锐角分出，几乎与主动脉平行，因而栓子易进入肠系膜上动脉。栓子可堵塞肠系膜上动脉的主干，以肠系膜上动脉主要分支处的主干多见，如结肠中动脉。临床上本病较多见，占急性肠系膜血管缺血的 40%～50%。肠系膜上动脉栓塞的栓子主要来源于心脏，如心肌梗死后的壁栓，亚急性细菌性心内膜炎的瓣膜赘生物、风湿性心脏瓣膜病变处的赘生物和左右心耳附壁血栓的脱落等；亦可来源于大动脉粥样硬化的附壁血栓或粥样斑块的脱落和脓肿或脓毒血症的细菌的栓子等。

(2) 急性肠系膜上动脉血栓形成：急性肠系膜上动脉血栓多发于老年人，主要的病变基础为动脉粥样硬化，其他尚有主动脉瘤、血栓闭塞性脉管炎、结节性动脉周围炎、风湿性血管炎、肠系膜血管移植术后、血管创伤、血液凝固状态的改变亦可促使血栓形成。低血容量或心排血量突然降低、脱水、心律不齐、过量使用血管收缩药或利尿药为常见的诱因。血栓闭塞的部位常发生于结肠中动脉近侧的主干，病变广泛且进展迅速，预后差，死亡率高达 96%～100%。

(3) 肠系膜上静脉血栓形成：肠系膜上静脉血栓形成占全部肠系膜血管缺血性疾病的 5%～15%，其中的 5% 可伴有肠缺血。经典的静脉血栓三大原因是：血流滞缓、静脉壁结构改变和血液成分改变。此病常见于各种原因引起的门静脉充血和血液瘀滞、腹腔内感染（如化脓性阑尾炎、盆腔炎等）、某些血液疾病（如真性红细胞增多症）及口服避孕药等所致的高凝状态、严重创伤、腹腔恶性肿瘤直接压迫阻断肠系膜静脉血流、先天性凝血功能异常（如遗传性抗凝血酶Ⅲ缺陷症、遗传性蛋白质 C 缺陷症、遗传性蛋白质 S 缺陷症等）。起病隐匿，早期不易察觉，当急性肠系膜上静脉血栓范围广泛，门静脉－肠系膜上静脉主干分支尤其肠血管弓及直小血管均受累时，肠壁出现明显瘀血，使动脉供血受阻，肠管出现大段坏死。

(4) 急性非闭塞性肠缺血症：急性非闭塞性肠缺血症是一种由肠系膜上动脉痉挛所引起的急性肠缺血，占急性肠系膜血管缺血性疾病的 20%～30%，病死率超过 70%。高死亡率的主要原因为疾病本身表现不典型、诊断困难和合并其他全身严重疾病有关。此病多是由于心肌梗死、充血性心力衰竭、心律不齐、主动脉瓣闭锁不全、肝肾疾病、休克、利尿引起的血液浓缩等导致心排出量下降、低血容量、低血压，使肠管处于一种低灌压及低灌流状态，以及某些药物（如洋地黄）引起肠系膜上动脉过度、持久的血管收缩。持续的血管痉挛收缩导致肠黏膜缺血坏死，病变广泛，可累及整个结肠与小肠，有时缺血可呈片状或节段状，肠黏膜广泛出血坏死伴溃疡形成、腹膜炎，最后因休克而死亡。

(5) 慢性肠系膜血管闭塞缺血：慢性肠系膜血管闭塞缺血又称肠绞痛，是由于肠系膜血管因各种原因形成慢性阻塞以间歇性腹痛为主要症状的疾病。肠系膜上动脉的慢性闭塞缺血除引起间歇性腹痛外，常伴有营养缺乏及消化道功能紊乱；肠系膜下动脉的慢性闭塞缺血则可引起缺血性结肠炎，以间歇性腹痛、腹泻和血便为主要表现。慢性肠系膜血管闭塞性缺血的结局转归有 3 种：①建立充分的侧支循环代偿，此类患者症状可缓解。②发生肠梗死，其既可急性发生亦可进行性加重所致。此类患者在出现严重的肠缺血时，可引起肠麻痹，出现假性肠梗阻的症状。③发生肠缺血但无梗死。此类患者表现为长期的间歇性腹痛，反复发作的肠梗阻症状。梗阻原因既可以是肠管缺血严重时引起的肠麻痹，也可以是肠壁缺血性损伤后间质增生及纤维化引起的肠腔狭窄或慢性溃疡穿孔导致的粘连引起。

2. 发病机制

严重的急性肠管缺血所致肠黏膜损伤，特征表现为广泛的上皮与绒毛分离、上皮坏死、固有层破损、出血及溃疡形成，其导致肠道吸收、运动功能减弱，进而引起肠壁内一氧化氮及某些神经肽类物质减少，出现肠麻痹，从而表现为假性肠梗阻症状。

3. 临床表现

此类患者通常急性发作。首先表现为腹痛，多为突发上腹或脐周持续性剧烈绞痛，阵发性加剧且不为一般镇痛药缓解；同时可伴有恶心、反射性呕吐、腹泻等表现。此时腹部多无固定压痛与腹肌紧张，肠鸣音正常或稍亢进，这种早期腹痛剧烈而腹部体征轻微的现象，即症状体征分离，容易误诊。随着病情进展，肠管的缺血可导致肠黏膜受损，引起呕血、血便的消化道出血症状和肠道运动功能障碍，引起腹胀、肠鸣音减弱或消失的假性肠梗阻表现。此过程持续时间较短，如果得不到及时的治疗，可因肠管的缺血性坏死引起腹肌紧张、腹部压痛和反跳痛的严重腹膜炎表现，甚至出现脓毒症及休克。而此时，由于患者病情重、全身情况差，腹痛的反应可较前减轻。

4. 辅助诊断

(1) 实验室检查：常规实验室检查对定性诊断的帮助并不大，多数患者可有白细胞升高，但少数患者（约 10%）的白细胞可正常，约半数患者血淀粉酶可轻度增高。乳酸脱氢酶、磷酸肌酸激酶、碱性磷酸酶等血清标志物可用于急性肠缺血早期诊断，但特异性较差，对鉴别肠坏死帮助不大。

(2) 腹部 X 线片：早期腹部 X 线片可无明显异常。随着病情进展，腹部 X 线片可见胃、小肠、大肠胀气扩张，尤以大肠胀气明显，内有较小的气液面，分布范围广，无梗阻的定位征象。

(3) 超声检查：超声检查的优势在于便捷、无创伤，主要用于筛查。发病早期，彩色超声检查可以探及肠系膜血管的特征性病变，如血管内无血流的低回声信号、动脉近端管壁的钙化斑块等。但是随着病情进展，到假性肠梗阻时，由于肠管扩张积气，检查效果受到干扰。此外超声诊断的精度还受到人为因素的影响。

(4) 计算机体层摄影（CT）：目前 CT 已成为此类疾病确定性诊断的首选方法，其优点是诊断快速、精确。尤其是 CT 血管成像技术越来越广泛的应用，使其诊断的敏感性可高达 90% 以上。

(5) 血管造影：血管造影理论上是比较理想的检查方法，在明确诊断的同时还可以进行取栓、溶栓、扩血管等治疗，甚至可使一部分患者避免手术。但其缺点是耗时，有可能会延误手术时机，错过最佳治疗窗口。因此是否行血管造影检查要视病情而定。临床上此项检查多用于非闭塞性肠缺血症、肠系膜静脉血栓及慢性肠系膜上动脉闭塞缺血的诊断。至于急性肠系膜上动脉闭塞，则多主张一旦诊断，尽早手术，不必在血管造影上耗时。此外，缺血性结肠炎做动脉造影难以发现血管阻塞征象，且由于造影剂可加重血栓及动脉痉挛，应慎用。

(6) 逆行结肠造影：梗阻的患者如需消化道造影检查，目前多主张采用水溶性的造影剂。逆行结肠造影在此类患者中有助于大肠机械性梗阻和假性梗阻的鉴别诊断。

5. 治疗

缺血性假性肠梗阻多因急性肠缺血所致。由于起病迅速，无侧支循环代偿，肠管很容易出现缺血坏死。因此总的治疗原则是尽早发现，尽快治疗。这些在肠系膜血管缺血性疾病相关章节中会详细叙述。

（二）缺血性机械性肠梗阻

此类梗阻通常是各种原因导致肠管局部血供障碍引起肠壁损伤，继而发生肠壁间质的纤维化增生，导致管腔狭窄或肠壁缺血形成的溃疡慢性穿孔引起粘连。其缺血的原因包括原发性的慢性肠系膜血管缺血性疾病、腹部外伤、肠道吻合口缺血、腹腔内粘连束带对肠道或系膜的长期压迫等。根据病史、症状、体征及腹部 X 线片、腹部 CT、消化道造影及内镜检查，此型肠梗阻诊断多不困难。对于单纯的纤维化瘢痕性狭窄可以先行保守治疗，短段纤维化瘢痕性狭窄可以尝试球囊扩张。对于非手术治疗无效、反复发作影响营养状况及生活质量的狭窄型梗阻及慢性溃疡穿孔导致的粘连性梗阻则应行手术，手术原则是切除病变肠段。

六、肠套叠

（一）概述

肠套叠是指一段肠管套入与其相连的肠腔内，并引起肠内容物通过障碍所致的肠梗阻。其发病率占肠梗阻中的 15%～20%。绝大多数肠套叠是近端肠管向远端肠管内套入，逆性套叠较罕见，其比例在肠套叠中不到 10%，如空肠胃套叠即属于此类。

根据病因，肠套叠可分为原发性和继发性两类：

原发性肠套叠多发生于小儿，继发性肠套叠多见于成人。按照临床发病缓急和梗阻程度，肠套叠又可分为急性、亚急性和慢性三型：急性肠套叠多发生于婴儿，以持续、完全性急性肠梗阻者为特征；亚急性肠套叠，痉挛发生时间轻短，呈不完全性肠梗阻，多见于儿童；慢性肠套叠为慢性反复发作，好发于成人。

依据肠套叠的套入肠与被套肠部位则可分为回盲型、回结型、回回结型、小肠型、结肠型及多发型。回盲型肠套叠最多见，占总数的 50%～60%，其以回盲瓣为肠套叠的头部，带领回肠末端进入升结肠，盲肠、阑尾也随着翻入结肠内。回结型肠套叠也较多见，约占总数的 30%，回肠从距回盲瓣几厘米到数十厘米处起，套入回肠最末段，穿过回盲瓣进入结肠，而盲肠和阑尾一般并不套入。回回结型肠套叠占总数的 10%～15%，回肠先套入远端回肠内，然后再整个套入结肠内，形成回回结型复套。小肠型肠套叠比较少见，即小肠套入小肠内，其包括空肠套入空肠、回肠套入回肠和空肠套入回肠，以回肠发生率最高，占总数的 6%～10%，多见于成人。结肠型肠套叠即为结肠套入结肠，此类肠套叠很少见，占总数的 2%～5%，文献中有乙状结肠套入直肠的病例报道。多发型肠套叠则极为少见，约占总数的 1%，指有 2 处或 2 处以上的肠管同时出现套叠。

（二）流行病学

肠套叠大多见于小儿，但成人肠套叠也不罕见。美国新奥尔良 Charity 医院报道 432 例肠套叠，其中小儿 287 例，占 84%；成人 55 例，占 16%。国内诸多报道，差异较大，成人肠套叠占全部肠套叠的 20.3%～88.2%。小儿肠套叠多发生于 2 岁以下儿童，文献报道有 60%～65% 的病例年龄小于 1 岁，2 岁以内者约占 85%。但新生儿肠套叠及胎儿肠套叠（宫内肠套叠）仅占 0.3% 左右。成人肠套叠则多见于 60 岁以下人群，男女比例约为 3∶2。

（三）病因学

根据病因，肠套叠可分为原发性和继发性两类。原发性肠套叠多发生于小儿，继发性肠套叠多见于成人。

1. 原发性肠套叠

原发性肠套叠占小儿肠套叠数的 75%～90%，且多在 2 岁以前发病。成人仅 10%～15% 为原发性。其病因目前尚不明确，推测与以下因素相关。

(1) 解剖学基础：小儿肠套叠多发生在回盲部，有观点认为其与婴幼儿时期回盲部的发育相关。①回盲角：为回肠下缘与盲肠内侧缘相交之角，在胎儿时以 0° 居多（占 92.22%）。生后随着年龄增长，回盲角逐渐加大。由于婴儿回盲角＜90° 者占 80%，若遇肠蠕动的正常节律紊乱，回盲角减小为 0°～45° 或 45°～90°，则为原发性肠套叠创造了套入方向上的条件。②回盲瓣系带：分为内侧（前）系带和外侧（后）系带，外侧系带在胚胎第 18 周即出现且长度随年龄而递增，内侧系带则较外侧系带推迟 1 周出现。1 岁婴儿的内侧系带平均长度为 7.32cm，外侧系带平均长度 9.34cm。回盲瓣系带有牵拉瓣口、协助回盲口关闭的作用。由于婴儿的回盲瓣系带不发达，内侧系带甚至缺如，若回盲瓣的括约肌又发育不良，再加上蠕动的正常节律紊乱时，则容易导致原发性肠套叠的发生。③回盲口：是回肠末端在盲肠壁上的开口，多数或 100% 开口于盲肠内壁上，其形态可分圆形、卵圆形、扁椭圆形、裂隙形和不规则形等 5 型。胚胎时期多为圆形（占 59.42%），幼儿多为卵圆形（占 61.11%），学龄前后为扁圆形和裂隙形（占 40%），成人则多为裂隙形（占 63%）。这些变化可能与括约肌和回盲系带的发育有关。婴儿回盲口的括约肌发育不完整，回盲瓣系带又不发达，故回盲口几乎呈处于开放状态的卵圆形，容易发生肠套叠。

(2) 病毒感染：有文献报道腺病毒与肠套叠的发生有一定关系。肠套叠的高发年龄和季节均为病毒易感时期。其可能机制如下：①肠系膜淋巴结肿大，压迫或牵拉肠腔，造成肠管蠕动不协调，诱发肠套叠；②肠壁淋巴滤泡增生，肠壁相对增厚，肠环形肌舒张相对延迟，局部肠管相对处于痉挛状态，容易作为肠套叠的起点被推入远端肠腔内造成肠套叠；③血液中的毒性物质可以破坏肠蠕动的正常节律性，引起肠蠕动不协调，诱发肠套叠。

(3) 肠道发育和功能不全：由于婴幼儿肠道功能尚不健全，饮食改变、添加辅食可引起肠道蠕动紊乱而导致肠套叠；婴幼儿肠神经节发育不健全，远近端肠蠕动不协调，因而易发生肠套叠；回盲部游离、活动度大，易发生肠套叠；回肠末端淋巴组织增生、淋巴结肿大突入肠腔，形成了导致肠腔局限性增厚，引起局部器质性、机械性因素改变，使得肠蠕动功能紊乱形成肠套叠。

2. 继发性肠套叠

继发性肠套叠多见于成人，有明确的病因。包括：肿瘤、Meckel 憩室、息肉、溃疡性结肠炎、Crohn 病、肠阿米巴、肠结核、肠伤寒、肠道寄生虫病、肠型过敏性紫癜、嗜酸性肉芽肿、阑尾炎、血管瘤、小肠气囊肿、肠粘连、肠腔内异物、肠重复畸形、盲肠过长、手术等。亦有文献报道长期留置的空肠营养管引起的小肠套叠。其中肿瘤和息肉是成人继发性肠套叠最常见的原因。而小儿继发性肠套叠的最常见原因则是 Meckel 憩室。手术后的肠套叠很少见，占肠套叠总数的 0.6%～3%，但需引起足够重视。由于症状不典型、干扰因素多，此类肠套叠常容易误诊为术后肠功能恢复不良或粘连性肠梗阻，从而延误治疗。腹部手术后发生肠套叠的概率约 1%，仅次于粘连性肠梗阻，为第二位术后肠梗阻的病因。手术后肠套叠 80%～90% 发生在术后 2 周内，也有报道 90% 的病例发生于 1 周内，多为小肠型。既可以发生于腹部手术后（如腹膜后肿瘤切除术、先天性巨结肠症根治术、胃食管反流行胃底折叠术等），也可发生于非腹部手术（如胸部手术、头颈部手术、颈部淋巴结活检术等）。发生于腹腔内手术者占 55%，后腹膜手术 20%，腹会阴手术 14%，胸部手术为 5%，腹壁、胸腹联合和头颈部手术各占 2%。目前认为其与肠蠕动功能紊乱、手术刺激腹膜后自主神经、肠道器质性病变与解剖特点、机体应激机制有关。亦有学者推测贲门失弛缓症、神经母细胞瘤和先天性巨结肠症容易发生术后肠套叠，可能有神经内分泌及神经递质的原因，导致肠蠕动失调而形成。也有学者认为中枢神经系统发育不完善可能与未成熟儿术后肠套叠有一定关系。此外麻醉、长时间胃肠减压、肠管显露过久与腹部手术后肠套叠发生也可能有关。

（四）病理

肠套叠一般是沿肠蠕动方向使近端肠管套入远端肠管内，称为下行或顺行性肠套叠。偶因强烈的逆蠕动使远端肠管套入近端肠腔内，称上行性或逆行性肠套叠。通常肠套叠仅发生在一处，亦有少数病例在 2 处或 2 处以上的部位同时发生，称为多发性肠套叠。肠套叠在解剖结构上包括鞘部和套入部。有时整个肠套叠再套入相连的远端肠管形成复式套叠。肠套叠的肠壁折叠可形成 3 层，最内层是进入的肠管，中间是折回的肠管，此两层的连接处即为肠套叠的顶部，是套叠最远的部分。鞘部与中间层折叠的部分为颈部，为肠套叠最狭窄的部位。

肠套叠发生后，套入部随着肠蠕动不断继续前进，该段肠管的系膜也一并套入鞘内，颈部束紧不能自动退出，造成套入部肠管的血液循环障碍。最初为静脉回流受阻，组织充血水肿，静脉曲张，渗出的血液及黏膜细胞分泌的大量黏液进入肠腔内，与粪质混合呈果酱样胶冻状排出。随着时间推移，套入部肠管的水肿、静脉回流障碍加重，肠腔变窄可出现机械性梗阻。其过度膨胀使小动脉受压，供血不足，出现套入部肠管肠系膜的绞窄，导致肠壁缺血性坏死，最后穿孔，引起腹膜炎。

（五）临床表现

肠套叠的三大典型症状是腹痛、血便和腹部肿块。按照发病急缓，其又有相应的临床特点。

1. 急性肠套叠

急性肠套叠多见于婴儿，常为原发性。多有腹痛、呕吐、便血、肿块及全身情况的改变。

(1) 腹痛：为首发症状，占就诊患者的 90%～100%。因肠套叠形成后，肠腔即发生梗阻，近端肠段发生剧烈的蠕动和痉挛性收缩，随着每一蠕动波发生，使套入段不断向前推进，将肠系膜牵入鞘内而产生剧痛。营养良好，平时健康的婴儿常出现阵发性的哭闹不安，面色苍白，手足乱动，呈痛苦状。持续 10～20min 后，安静入睡或玩耍如常。数分钟后又突然发作，如此反复。体质较弱或在肠炎、痢疾基础上发生肠套叠的病儿可无剧烈哭闹，仅表现为阵阵不安和面色苍白，较大儿童患肠套叠时腹痛发作间歇期一般较长。

(2) 呕吐：为肠系膜受到牵拉引起的反射性呕吐，是婴儿肠套叠的早期症状之一，常在阵发性哭闹开始不久即发生，吐出物多为奶块或其他食物，以后常夹有胆汁，12～24h 后呕吐可渐停止，但常有拒绝哺乳或饮食。如较晚再次呕吐，吐出物为粪臭液体，说明套叠所致肠梗阻已非常严重。

(3) 便血：套入部肠壁血循环障碍，肠腔内渗出血液与肠黏膜分泌液混合可出现便血。便血常于腹痛后 4～12h 发生，起初混有黄色便，很快即排出暗红色果酱样便，有时为深红色血水，也可仅为少许血丝。回结肠型套叠早期即有便血，小肠型肠套叠便血发生较迟，较大儿童往往缺乏肠套叠便血症状，或在发病数天后才发生。若患儿无自行排便，肛门指诊可见手套染血。

(4) 腹块：病初腹痛间歇期一般能顺利进行腹部检查，扪及肠套叠所形成的肿块。婴幼儿肠套叠以回盲型居多，肿块的部位多沿结肠框分布，严重者可达直肠。肿块表面光滑，可活动，形状多如腊肠或香蕉状，中等硬度，略带弹性。此为确诊最有意义的体征。发病超过 1～2 天者，因套叠部以上小肠胀气显著，故往往难以扪及肿块。

(5) 全身情况：肠套叠的病情进一步进展，可出现精神萎靡、表情淡漠、重病面容。48h 后出现肠坏死者可产生腹膜炎体征，全身情况更趋恶化，常有高热、严重水电解质失衡、全身性中毒症状以及休克等表现。

2. 亚急性肠套叠

亚急性肠套叠多见于年龄较大的儿童或成人，既可以是原发性的，也可以是继发性的。此类型肠套叠痉挛性腹痛、腹块和黏液血便不显著，起病初期可有肠功能紊乱的表现，易被误诊为感染性肠炎，扪及腹部肿块者又易被误诊为肠道蛔虫症；如未能及时明确诊断和正确处理，可导致套入部肠管血供发生障碍形成绞窄性肠梗阻。体征上因鞘部包裹着套入部，虽有血供障碍，但腹膜刺激征不明显，患者全身状况可迅速恶化。此外，胃切除手术后的空肠胃套叠有上腹部疼痛、早期呕吐胆汁或胃引流量增多等表现。手术后并发的小肠套叠，可有腹胀、腹痛、腹块，但黏液血便不多见。

3. 慢性肠套叠

慢性肠套叠多发生于成人，以继发性常见，83%～92% 具有导致肠套叠的器质性病变。其症状不典型，病程发展缓慢，主要表现为慢性、间歇性、不全性梗阻。症状可出现数天、数月甚至 1 年以上，最后可逐渐发展为急性完全性梗阻。初发为反复出现肠道炎症及肠道功能紊乱症状，腹痛并伴有恶心和呕吐，大便中可有少量的黏液和血液，也可完全正常。腹部肿块在疼痛发作时可出现或变硬，并可见到肠型，疼痛间歇期恢复原状，若套叠自行复位，则腹块可完全消失。Felix 报道，慢性肠套叠症状中痉挛性腹痛占 75%，恶心呕吐占 68%，腹胀占 45%，压痛占 60%，肠蠕动改变占 34%，25%～50% 可触及肿块，30%～60% 有血便或粪便隐血试验阳性。

（六）辅助诊断

1. 肛门指诊

怀疑本病时，应常规行肛门指诊。肠套叠时可见指套染血或排出血便。如套叠顶部抵达低位直肠，指检可扪及子宫颈样肿块。

2. 腹部 X 线片

极少能在腹部 X 线片见到肠套叠的直接征象，如在右下或右腹部见到一段充气结肠内有腊肠样软组织肿块，肿块近侧结肠影缺如，有时肿块影四周有一薄层壳样气体包围。通常用来观察肠气分布、肠梗阻及腹腔渗液情况，对指导消化道造影及灌肠复位有重要意义。如腹腔内有游离气体或肠梗阻较严重时为消化道造影和灌肠复位的禁忌证。

3. 消化道造影

对于无肠坏死、肠穿孔及梗阻不严重的患者可进行消化道的对比造影检查。经口消化道造影主要用于小肠套叠、空肠胃套叠及少见的十二指肠套叠的诊断，对比剂可采用钡剂或水溶性造影剂，其特征性的表现包括邻近套叠部的近端肠管喙动减弱、消失或出现逆蠕动；套叠处肠管呈鸟喙状或锥形的线性狭窄；套鞘呈新月状、半环形或弹簧样外观。结肠逆行造影检查主要用于累及结直肠的肠套叠的诊断，如回盲型、回结型、回回结型及结肠型等，对比剂除了采用钡剂、水溶性造影剂外，还可采用空气或氧气。在国内以空气灌肠的造影检查最为常用，典型表现为套入部所致充盈缺损呈杯状或钳状阴影。灌肠检查不仅能早期确诊同时也可作为治疗方法，因而具有双重临床意义。

4. 超声检查

超声检查中，肠套叠特征性图像为肠管横断面上显示“同心圆”，纵断面扫描上可见“假肾”征。此外，超声检查还可探及扩张的肠管、腹腔积液、套叠内积液、肠蠕动减弱，如彩色多普勒检查见肠管内血流信号缺少或消失，尤其是动脉信号消失，则提示肠壁缺血。

5. 消化道内镜

根据肠套叠的不同部位，可以选择相应的内镜进行检查。胃部分切除术后，胃空肠吻合口套叠可行胃镜检查确诊，内镜可见充血水肿的小肠黏膜经吻合口向胃内突出。慢性小肠型套叠可采用小肠镜来诊断。累及结肠的套叠根据情况可选用直肠镜或结肠镜检查诊断。其优势在于可直观探及肠套叠部位，同时又可以进行组织活检，有利于明确病因。临床上常用于成人肠套叠、慢性肠套叠的诊断。

6. 计算机体层摄影（CT）

CT 上肠套叠表现为腹腔内分层状软组织肿块，其形态因层面与肿块呈平行、垂直或斜行关系而不同。可靠的直接征象包括：彗星尾征和靶环征，以及血管卷入征和脂肪征。此外，CT 还可以通过腹部影像对其病因及病情进展程度起到辅助诊断作用。随着多层螺旋 CT 及重建技术的逐渐广泛应用，CT 在肠套叠诊断中的应用价值亦越来越高。

7. 磁共振成像（MRI）

MRI 在肠套叠的诊断中应用报道较少，表现为套叠近端肠管明显扩张，积气及气液平面，套叠肠管区可见同心圆状长/短 T_1 长/等 T_2 软组织肿块信号，腹腔内可有少量游离液体呈长 T_1 长 T_2 信号。

8. 其他

Lande 介绍采用腹腔血管造影诊断肠套叠，Duszynski 报道用核素 ^{99}Tc 诊断本症，目前尚未广泛应用。

（七）治疗

肠套叠的治疗包括非手术治疗和手术治疗。小儿肠套叠多为原发性，以非手术治疗为主；成人肠套叠多为继发性，以手术治疗为主。

1. 非手术治疗

(1) 适应证：考虑为原发性的急性肠套叠，病程不超过 48h，全身情况良好，生命体征平稳，无明显脱水、电解质紊乱、腹胀及中毒性症状者。

(2) 禁忌证：肠套叠非手术治疗复位的禁忌证如下。①发病超过 48h 或全身情况差，有高热、脱水、精神萎靡、休克等中毒性症状者；②腹胀明显，透视下肠腔内可见多个巨大张力性气液平面；③出现腹膜刺激征或怀疑有肠坏死；④怀疑或明确有肠道器质性病变；⑤早期出血量大，肠壁血管损害严重者；⑥未累及结直肠的肠套叠；⑦套叠的顶部已至结肠脾曲以下，估计复位困难；⑧试用空气灌肠时逐步加压，而肠套叠阴影仍不移动，形态不变。

(3) 治疗方法

灌肠复位：灌肠复位常用的方法包括透视下的气灌肠或造影剂灌肠，以及 B 超监视下的生理盐水加压灌肠。灌肠复位前，通常先给予阿托品、苯巴比妥、水合氯醛等药物解痉镇静，也可应用胰高血糖素 0.05μg/kg，解痉效果更好。有脱水者应先输液改善一般情况。如受医疗条件限制，无 X 线或超声设备，也可尝试非透视下的空气灌肠，但是要严格把握适应证，一旦复位不成功，须及时转至有条件的医疗单位救治。

空气灌肠复位是我国小儿外科医生发明的，在近 30 多年来已广泛运用。其优点为操作简单，花费较少，成功率高。文献报道其复位成功率可高达 80%～95%。但其透视下的显影不如造影剂灌肠清晰。灌肠时将气囊肛管插入肛门，深 5～6cm，另端接空气灌肠机（如无空气灌肠机，可用血压计代替）。将气囊管注气，堵塞肛门防止气体外泄。灌气压力从 8.0kPa（60mmHg）开始，逐渐加压，最高可达 13.3～16.0kPa（100～120mmHg）。在操作过程中可对肿物经腹壁轻柔按摩，并有节律地放出气体，再次注入，使患者有休息和肠内压缓解的时间。透视下见回盲部肿块影消失和小肠内进入大量气体，说明肠套叠已复位。如在非透视条件下，听诊器听诊有“咕噜”或爆破声音，同时腹块消失，即为复位。

造影剂灌肠复位传统多采用钡剂灌肠，国外应用较广泛。其优点为操作简单，透视下显影清晰，复位成功率较高，可达 70%～80%。但如穿孔引起钡剂腹膜炎，钡剂在腹腔内很难被彻底清除，从而形成异物残留，日后肠粘连发生率高。水溶性造影剂的灌肠复位则可避免上述问题，但使用中需注意可能出现的过敏反应。钡剂灌肠复位时，将钡剂配成 20% ～50% 的溶液盛于灌肠流筒内，流筒与气囊肛管相连。开始时将流筒悬挂高出检查台 100cm，钡剂缓慢灌入直肠内，在透视下追踪钡剂的进展，在见到肠套叠的阴影后增加水柱压力，如有必要可将流筒提高至 130～150cm 处，缓慢增加钡剂，耐心观察肠套叠阴影移位情况，直至完全消失，透视下盲肠完全显影，回肠末端充盈，停止的钡剂突然大量进到回肠，证实已复位。如症状、体征消失，盲肠完全显影，炭末试验正常排出，即使回肠没有显影，也可判断复位成功。

B 超下的生理盐水加压灌肠复位的优势在于避免射线损害，同时操作简便，复位成功率也较高，文献报道可达 80.9%～95.5%。但对于哭闹不止、不配合检查、肠腔积气较多的患者，B 超检查的准确性会受到影响，此外其疗效还与 B 超医生的经验水平相关。灌肠时，需将水压控制灌肠器与气囊肛管相连，将水压调至6.66kPa（50mmHg），持续缓慢加压，B超下可见套入部与鞘部之间无回声区加宽，纵切面上套叠头部由“杯环”样声像逐渐转变成为典型的“宫颈”征，套叠肠管缓慢后退，当退至回盲瓣时，套头部表现为“半岛”征，此时肠管后退很困难，须缓慢加大水压至12～16kPa（90～120mmHg）；随着水压的增大“半岛”越来越小。B超下肠套叠复位的标准为：①套叠部通过回盲瓣后“半岛”消失；②结肠内大量水进入末端回肠；③回盲瓣呈现“蟹爪”样运动；④末端回肠在纵切面上表现为“沟壑”征。

对于首次灌肠复位失败或复位不全的患者，如生命体征平稳、腹胀不严重、体温正常、无腹膜刺激征，可间隔0.5～3h后再次行灌肠复位。

结肠镜对于肠套叠的复位治疗也是有效的，其原理和灌肠复位一致。尤其对于继发性肠套叠的患者，结肠镜的优势在于复位的同时可以明确诊断，甚至可以行内镜下的病因治疗，如肠腔肿物切除、经皮内镜下盲肠造口固定等，避免继发性肠套叠的开腹手术，但目前开展尚不广泛，治疗经验有待于积累。此外，国外亦有报道通过胃镜诊断和治疗空肠－胃套叠手术后近期再复发的病例。

2. 手术治疗

(1) 适应证：①肠套叠非手术治疗无效者或多次复发，怀疑有器质性病变者；②病程中出现了严重的并发症者，如肠穿孔、腹膜炎或疑有绞窄性肠坏死；③小肠型肠套叠；④继发性肠套叠。

(2) 处理原则

①套叠复位：进腹后显露肠套叠肿块，检查有无肠坏死。如无肠坏死，用压挤法整复肠套叠，用两手拇指、示指握住肿块的远端向近端推挤，切忌在近端拖拉套入部，以免发生肠破裂。其间如发现浆膜层有细小破损，应予以修补。恶性肿瘤导致的肠套叠通常无须复位，行病变肠段原位切除，以避免因挤压而导致肿瘤的扩散。若进腹探查发现肠襻有明显的广泛坏死，也不必复位，应迅速行原位切除，以防止诱发或加重中毒性休克的危险。

②判断血供：对复位后充血色紫的肠壁，用温盐水热敷，或者在肠系膜根部以0.25%普鲁卡因封闭，如肠管恢复红润光泽，毛细血管出现搏动，证明该段活力存在，可以保留。如术中不能确定肠管活力，宁可切除该肠段或将该段肠管外置观察，切不可盲目放回腹腔，否则一旦出现肠坏死、穿孔、腹膜炎将危及生命。

③寻找病因：尤其对于成人肠套叠，多为继发性，术中应仔细查找可能诱发肠套叠的各种病因，如肿瘤、息肉、憩室等。一般认为病因多在套叠肠管近侧，肠腔内的病变有时需切开肠管才能发现。

④术式选择：对于复位后肠管血供良好无坏死的原发性急性肠套叠，可直接将肠管还纳进腹腔，不必做任何固定术。对于反复发作的肠套叠，如进腹探查未发现其他肠道器质性病变，建议行阑尾切除术。盲肠过长者，应行盲肠固定。如固定术后仍反复发作肠套叠，有文献报道可行盲肠切除，回肠升结肠端端吻合术治愈。继发性肠套叠如为良性肠道疾病导致，多采用局部肠段切除术；如为恶性肿瘤所致，则无须套叠复位，直接行病变肠段的原位切除，有条件可实施恶性肿瘤的根治性手术。对于无法复位或有广泛肠缺血坏死的，应行病变肠段原位切除。Shah针对套叠头部已达乙状结肠的晚期不能复位的肠套叠，提出了“结肠切开，最少肠段切除手术”，即切开结肠后，在结肠内切除坏死肠管，再将套入部复位吻合，此术式可避免结肠大部切除。对于肠切除患者，有条件的争取行一期吻合。肠造口及肠外置术适用于全身情况不良或肠段是否坏死不能明确判断且需要尽量保留肠段的患者。

七、急性结肠假性梗阻（Ogilvie综合征）

“急性假性结肠梗阻（acute colonic pseudo-obstruction，ACPO）”这一名词最早出现在1982年Nanni等发表的一篇综述性文献中，是指急性发作的结肠扩张，有类似于结肠机械性梗阻的临床表现，但无机械性梗阻的原因。此病进展迅速，如诊治及时，多在1周内恢复，否则可导致结肠缺血坏死和穿孔，危及生命。Ogilvie于1948年首先描述该病症，报道2例腰椎肿瘤伴有腹膜后神经广泛浸润的患者出现进行性结肠扩张，但手术探查发现结肠内不存在阻塞性病变，因此又有人称之为“Ogilvie综合征”。

（一）流行病学与病因学

目前为止，ACPO的发生率国内外还没有可靠的数据报道，死亡率为0%～5%。大多数研究表明，老年患者发生ACPO的风险最大。与ACPO发生相关联的因素很多，Vanek等对400例该症患者分析得出的结论为：经历妇产科或盆腔手术者占发病总人数的 19%，因创伤或骨折经历治疗者占发病总人数的 18%，感染患者占发病总人数的 10%，心脏病患者占发病总人数的 10%，神经系统疾病患者占发病总人数的 9%。其他导致 ACPO 发生的因素还包括电解质紊乱、某些药物的使用（如阿片类药物、抗抑郁药等）、实体器官移植、过度疲劳状态、恶性肿瘤，以及结缔组织疾病等。Dudley 则将本症病因分为 3 类：①病因不明；②继发于肾功能衰竭、胰腺炎、肺炎、充血性心力衰竭、脊髓损伤和电解质紊乱等；③由持久的低血压或缺氧引起。

（二）病理与发病机制

ACPO 目前被认为是一种结肠运动功能的紊乱。其确切的发病机制尚不清楚，主要观点集中在神经源性和肌源性两个方面。

1. 神经源性

自主神经系统调节结肠运动的机制还不太清楚。通常认为交感神经是抑制性的，而副交感神经则是促进肠蠕动的。Ogilvie 于 1948 年最早报道了 2 例 ACPO，其观点认为结肠的交感神经受抑制，导致自主神经系统功能失调，副交感神经相对活动过度导致末端结肠紧张度增加从而引发结肠梗阻症状。而新近的研究又提出另外一个观点，即副交感神经活动受到抑制导致的自主神经系统功能紊乱，交感神经相对活动过度，从而引起其支配结肠段瘫痪。这一观点被药物治疗的显著疗效所支持。

2. 肌源性

不少学者认为，ACPO 可能与机体遭受损伤等应激，体液中激素紊乱有关。有报道 ACPO 患者血浆前列腺素 E 和前列腺素 F 升高，从而导致肠管环形平滑肌弛缓。妊娠后体内孕激素大量增加，亦可致肠管平滑肌张力下降而伴发 ACPO。此外也有研究提示各种原因导致的一氧化氮生成可能对肠道平滑肌的收缩功能造成损害引起 ACPO。老年 ACPO 则可能与局部肠壁内的神经肌肉退行性变，致结肠张力低下有关。

（三）临床表现与诊断

1. 临床特点

ACPO 的发病年龄多在 60 岁以上，男女比例（2～3）∶1，大部分有慢性久卧史或手术创伤史。临床表现与结肠机械性梗阻非常相似。症状发展比较快，通常在数日之内发展成为完全性肠梗阻。临床表现为腹胀、腹痛、恶心、呕吐等，排便排气情况差异较大，顽固性便秘、阵发性腹泻都可能存在。其中腹胀最为显著。肠鸣音通常存在，当梗阻严重时可闻及高调肠鸣。直肠指诊多为空虚感。患者一般无腹部压痛，如果出现压痛并伴有腹膜炎症状及发热和细胞计数升高，则应高度怀疑结肠穿孔。

2. 辅助检查

(1) 腹部 X 线片：腹部 X 线片对诊断 ACPO 有帮助，影像上以右半结肠及盲肠显著扩张最为多见。梗阻严重时，结肠扩张也可能波及横结肠、脾曲甚至降结肠。此外其还可以帮助鉴别有无结肠穿孔及预测病情进展。通常认为如果盲肠直径超过 12cm，则极易导致盲肠穿孔。但仅凭腹部 X 线片多数情况下很难和结肠机械性梗阻相鉴别。

(2) 水溶性造影剂结肠逆行造影：此项检查已被广泛推荐为与结肠机械性梗阻相鉴别，确诊 ACPO 的首选检查项目。由于造影剂高渗性的特点，其还具有渗透性腹泻和肠腔减压的作用，具有一定的治疗价值。

(3) 结肠镜：结肠镜检查既能确诊有无梗阻性病变和采取组织活检，又能吸出肠内积气、积液，从而达到减压、防止肠管缺血穿孔的治疗目的。但需经验丰富者细致操作，镜检时尽量少注气，以防肠穿孔发生。如怀疑有肠缺血、穿孔或有腹膜炎表现时，应禁做该检查。

(4) 计算机体层摄影（CT）：腹部 CT 检查通常用于鉴别诊断和病情评估，其较之腹部 X 线片，可以更直观、更准确地对患者病情做出判断。

(5) 直肠测压：ACPO 时，直肠内压力通常＞3.55kPa，因此结肠梗阻患者如直肠内压增高，需考虑 ACPO 的可能性。

（四）治疗

ACPO 为急性起病，如果没有并发症，诊断及时，处理恰当，多数患者经过非手术治疗，短期内即可恢复。但对并发结肠坏死、穿孔的患者或非手术治疗无效，以及不能排除机械性梗阻的患者，则需要手术治疗。早期确诊在 ACPO 的治疗中显得尤为重要，如误诊为结肠机械性梗阻，贸然进腹探查，往往会使病情更趋复杂和恶化。剖腹后不做造口而关腹可能会使腹胀更加严重，甚至出现腹腔间室综合征，导致患者病情迅速恶化，引起灾难性的后果。

因此，如诊断怀疑为 ACPO 时，即应进行相应治疗，进一步诊断及病情评估同时伴随进行。有人提出的 ACPO 诊疗流程可供参考，见图 19-4。

1. 非手术治疗

(1) 基础治疗：如怀疑为 ACPO 即应进行基础治疗，包括禁食禁水、胃肠减压、维持水电解质及酸碱平衡、全合一静脉营养支持。给予小剂量胰岛素可以促进肠黏膜对葡萄糖的利用，加速肠功能恢复。必要时使用抗生素预防或控制感染。如全结肠扩张，放置肛管排气减压和生理盐水低压保留灌肠会有一定效果。同时应对基础疾病进行治疗，停用某些抑制肠蠕动的药物（如阿片类药物、抗抑郁药等）以期解除可能的诱因。在基础治疗期间应密切动态观察患者病情变化，及时调整治疗方案。

(2) 药物治疗：新斯的明自 1992 年开始应用于 ACPO 的治疗，是目前已知治疗 ACPO 疗效最为确切的药物，其为可逆性胆碱酯酶抑制药，能增加肠神经系统和神经肌肉接头处神经元 - 神经元突触局部的乙酰胆碱浓度，从而促进平滑肌收缩。给药方式推荐静脉途径，单次剂量 0.5～2mg，起效较快，有数据显示其平均起效时间为 4min。新斯的明的不良反应主要包括心动过缓、唾液分泌增多、腹痛及呕吐，给药期间，必要时须行心电监护。心动过缓伴心律不齐，以及怀疑有机械性肠梗阻、结肠有

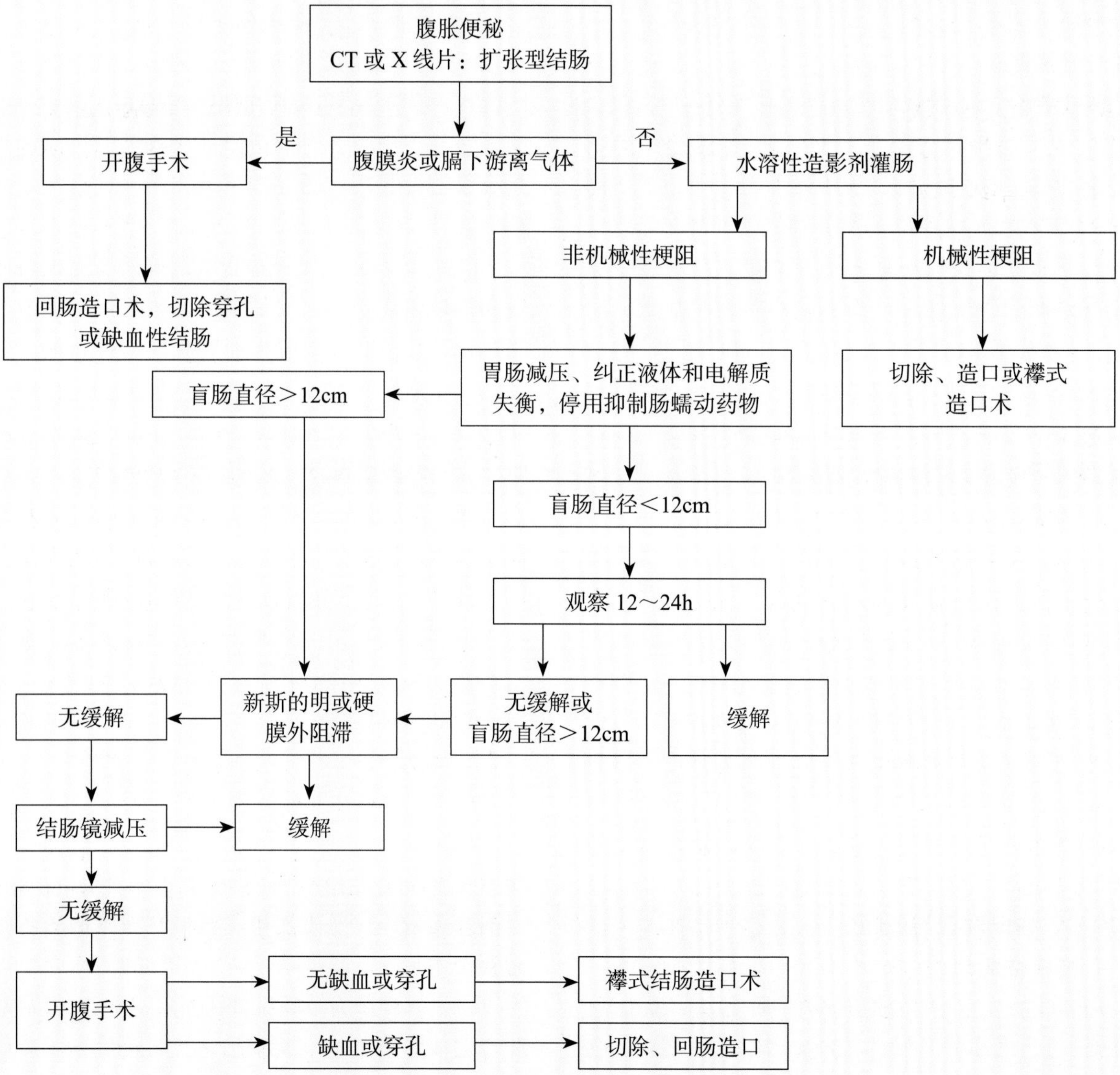

▲ 图 19-4　急性假性结肠梗阻诊治流程

缺血可能、怀疑肠穿孔、腹膜炎者和妊娠者则为新斯的明的用药禁忌。对于支气管痉挛及肾功能不全者，新斯的明须慎用。此外，5- 羟色胺受体激动药（如莫沙必利、普卡必利）、胃动素受体激动药（如红霉素）、毒碱受体激动药（如氯贝胆碱）、亲神经物质（如脑源性神经营养因子、神经营养因子 -3）、一氧化氮合成酶抑制药、生长抑素及其类似物亦有应用于 ACPO 的治疗，但疗效尚需进一步研究证实。

(3) 神经阻滞：应用硬膜外麻醉、椎管内麻醉或腰神经阻滞，降低交感神经张力，以缓解结肠运动抑制而获效。此治疗方法国外应用较国内广泛。

(4) 结肠镜减压：在新斯的明应用于 ACPO 的治疗之前，结肠镜减压是 ACPO 的一线治疗方案，目前主要用于药物治疗效果不理想的患者，其不足之处在于需要操作者具备一定经验，并有导致结肠穿孔的潜在风险，有数据分析指出结肠镜减压的症状复发率较高，约为 40%，此外严重并发症发生率约为 3%，死亡率约为 1%。其在操作前应以生理盐水低压灌肠尽量清洁肠道。操作中不可过度注气；放气时应少量、缓慢，避免影响视野。进镜深度以通过结肠肝曲为宜。减压过程中如能置入肠梗阻导管持续减压可以提高疗效。

2. 手术治疗

对非手术治疗效果不理想的 ACPO 患者，则需考虑手术治疗。

(1) 结肠插管造口：结肠插管造口适用于非手术治疗无效，但结肠无缺血、坏死、穿孔的 ACPO 患者。传统的方法是在局部麻下进行，做一个小的右髂窝斜切口，显露盲肠后用大号引流管做盲肠造口，造口管可在 2～3 周后拔除，创口能自动愈合。随着微创外科技术的发展，腹腔镜下盲肠插管造口术、经皮内镜下盲肠或左半结肠造口术在 ACPO 的治疗中亦越来越广泛地被应用。

(2) 开腹手术：对于非手术治疗无效的患者，如有腹膜炎体征，考虑有结肠缺血、坏死、穿孔可能或结肠机械性梗阻不能排除，以及由于结肠高度扩张出现腹腔间隙综合征的患者均应实施剖腹探查手术。具体手术方式需根据患者全身情况和结肠病变范围决定，包括切除坏死区或修补穿孔、插管或肠外置造口、盲肠切除、右半结肠切除、结肠或回肠造口、腹腔暂时性开放等。

（五）预后

如诊断和治疗及时，ACPO 大多能在 1 周左右的时间内缓解。但是此类患者往往多合并有基础疾病，全身情况不佳，因此死亡率也不低。有数据显示经历手术的 ACPO 患者死亡率高达 30%，而非手术治疗的 ACPO 患者死亡率则不超过 15%。

八、评述

“肠梗阻”是一个古老却又不过时，始终富有挑战的话题。早在公元前 400 年左右，无论是在西方国家还是我国，均已出现关于肠梗阻症状的描述。随着人类文明的进步，人们对这一病症的认识也在不断深入。尤其是 19 世纪 40 年代，随着镇痛、抗感染、止血与输血问题的解决，现代外科学基础的奠定，使人们对肠梗阻这类外科疾病的认识也有了跨越式的发展。

肠梗阻从本质上讲，是各种疾病导致肠道不通畅的表象，属于症状的范畴，有些病因已明确，我们称之为“继发性肠梗阻”；而有些至今病因尚不明确，我们只能暂时以“原发性肠梗阻”相称，此对于医务工作者来说是一项挑战，病因不明确，治疗手段和治疗效果就很有限。

结直肠梗阻性疾病因结直肠的生理解剖结构特点，较之小肠梗阻，更容易出现肠缺血、坏死、穿孔及全身性的中毒症状，尤其是急性的结直肠梗阻，如果诊断和治疗不及时，很有可能造成灾难性的后果。通观全章，结直肠梗阻性疾病的涉及范围非常广泛，肠道本身的疾病、肠道以外的疾病，局部的疾病、全身性疾病都有可能引起梗阻症状。这就要求医生对于涉及结直肠梗阻的疾病要有全面和系统的认识。在诊疗过程中，外科医生不能忽视最基本的诊疗操作，即详细的病史询问和仔细的体格检查。在这里尤其要指出的是“肛门指诊”。许多肛管直肠疾患仅凭肛门指检即可早期发现，如 80% 的直肠癌可在肛门指检时被发现。值得注意的是，直肠癌延误诊断的病例中约 85% 是由于未做肛门指检，有的甚至丧失了手术时机，这是非常值得临床医生警惕。

随着科技的进步，临床的辅助检查手段正在不断革新。如“结肠逆行造影”，在结直肠梗阻性疾病的诊断中，既往的钡灌肠已逐渐被使用水溶性造影剂的结肠逆行造影所取代，其优势在于可以避免肠道钡石的残留、避免钡剂腹膜炎的发生，同时因其高渗导泻的特性对于结直肠梗阻还有一定的治疗作用。此外 CT 和 MRI 的三维仿真成像技术的运用使得部分结直肠梗阻性疾病的诊断更加迅速和准确。治疗上也同样如此，新技术的运用，如 CT 引导下的脓肿穿刺引流、经皮内镜下的结肠造口、肠梗阻导管的大肠减压、腹腔镜下的盲肠造口等，使得既往需要急诊、分期的手术转为限期确定性手术，创伤大的手术转为创伤小的手术，甚至无须手术。这些都是近年来医学上的进步。

结直肠梗阻性疾病的外科急诊处理，虽然因各自病因、病情不同，具体治疗方法上各有差异，但总的治疗原则不变，即遵循“损伤控制”的理念。需要急诊外科处理的结直肠梗阻患者往往病情较重，全身情况差，内环境紊乱，很容易进入“低温 – 代谢性酸中毒 – 凝血功能障碍”的“死亡三角”。因此治疗上应以维护患者生理机能、控制病情恶化为首要目标，不应一味追求复杂完整的手术。

第 20 章　肠易激综合征

肠易激综合征（IBS）是一种以肠道功能紊乱为主的综合征，有时被称作肠痉挛、特发性便秘或神经性腹泻等。本病临床主要表现为持续性或间歇性排便异常，伴有腹痛、腹胀等多种症状，而无胃肠道的器质性病变，也非其他系统疾病引起的胃肠功能紊乱，是由多种原因引起的一种肠道功能异常。

目前主要是根据稀 / 水样便和块状 / 硬便的比例大小进行分类。IBS 亚型分类标准如下。① IBS-C：硬便或块状便占大便量≥25%，稀便（糊状便）或水样便占大便量＜25%；② IBS-D：稀便（糊状便）或水样便占大便量≥25%，硬便或块状便占大便量＜25%；③ IBS-M：稀便（糊状便）或水样便占大便量≥25%，硬便或块状便占大便量≥25%；④ IBS-U：粪便的性状不符合上述 IBS-C、D、M 之中的任一标准。

一、流行病学

肠易激综合征是一种功能性疾病，高发年龄为 20—40 岁，青壮年多见，女性较男性多见，脑力劳动者较体力劳动者多见，城市比农村多见。

IBS 是全球人群患病率较高的疾病。全球 10%～20% 的成年人和青少年存在 IBS 症状，且以女性居多。亚洲 IBS 的发病率为 2.9%～15.6%。各国报道男女患病率比为 1∶1～1∶2.85，绝大多数在 1∶2 左右。西方国家人群患病率为 5%～24%，其中 25% 以上的患者为此而就诊。各个国家的肠易激综合征就诊率有较大差异，总体上看，就诊率约为 30%。中国北京小规模调查表明，患病率大致与西方文献相仿。中国的肠易激综合征就诊率相对较低，2001 年广州的一份调查显示，就诊率为 22.4%。

二、病因及发病机制

（一）病因

IBS 的发病是多因素综合作用的结果，主要包括精神心理、肠道动力、神经内分泌、环境等因素。目前，IBS 的病因尚未完全明确。

1. 精神心理因素

IBS 患者常发生神经质、情绪易激动、不安、焦虑和抑郁等心理异常，情绪激动或应激可影响结肠和小肠的运动功能。IBS 患者的精神心理因素可概括为 3 种：精神病、心理异常（如焦虑、抑郁等）、不良的环境因素。

2. 肠道动力学因素

胃肠动力改变是 IBS 症状发生的重要病理生理学基础。很多研究表明，IBS 患者结肠收缩频率、收缩幅度和峰电位，特别是在餐后或刺激后，均比健康人明显增强。研究结果提示，IBS 是由于肠道平滑肌的功能紊乱所致，有些患者移行运动复合波异常，如果推进力增强，会导致肠道运动加速，则表现为腹泻型 IBS；如果推进力减弱，导致运动变慢，就会表现为便秘型 IBS；如果不固定表现为推进运动的减弱或是增强，则临床表现为腹泻便秘交替型 IBS。

3. 感染因素

IBS 患者症状与胃肠炎、肠道寄生虫或菌痢及炎症性肠病等其他直接影响胃肠功能的疾病密切相关。近年来，细菌感染被认为是导致 IBS 的一个非常重要的因素，如空肠弯曲杆菌，肠炎沙门菌，志贺菌都可以导致腹泻和腹痛；尽管多数感染者都可以很快痊愈。然而，一少部分感染者将发展为慢性 IBS，感染后 IBS 主要是腹泻为主型。

通过大量的流行病学调查、临床试验、动物模型、分子生物学及组织病理学研究，发现感染可能通过肥大细胞、细胞因子等对肠黏膜屏障的破坏作用，小肠细菌过度生长及脑 – 肠轴等途径导致肠道黏膜上皮通透性改变、肠道菌群异位及持续低度炎症，从而产生腹痛、腹泻、便秘等肠易激综合征症状。

4. 家族遗传

IBS 有明显的家族集聚倾向。IBS 患者的家庭成员经常会有与他们症状类似的表现，而且同一家族中 IBS 患者的临床表现类似。

5. 饮食结构不当及饮食习惯改变

IBS 患者可能对某种或多种食物不耐受，进食后可诱发或加重其症状，如对牛奶、麦类、油腻食物、某些水果或冷冻食物。

6. 肠道菌群失调

肠道菌群失调可能与 IBS 症状的产生和持续有关，主要表现为肠道微生物定植抗力受损、人肠杆菌和肠球菌属数量增加、双歧杆菌和乳酸杆菌数量减少。肠道菌群失调导致 IBS 发病的可能机制包括破坏肠道黏膜屏障作用导致肠道动力紊乱，提高内脏感觉敏感性，激活肠道黏膜免疫反应等。

7. 其他

胆汁酸吸收障碍可增加 IBS 发病的危险性。胆汁酸是一种天然的泻剂，经细菌转变成脱氧胆酸后，刺激结肠分泌电解质和水分，引起腹泻。如某些药物可引起结肠高度过敏，已知抗酸药、抗生素等可诱发 IBS。

（二）发病机制

IBS 病理生理学基础主要是胃肠动力异常、内脏感知异常及精神因素等。肠易激综合征的发病机制复杂，其中心理、情绪、社会及环境因素在致病过程中起着极为重要的作用，并直接受中枢神经、内分泌和免疫系统的制约。因此 IBS 是在特殊的个体基质基础上，以神经系统、内分泌系统及免疫系统为中介，以社会心理因素刺激为契机而引发的心身疾病。

1. 胃肠激素及神经肽

IBS 患者中胆囊收缩素、胃动素、生长抑素（SST）、血管活性肠肽（VIP）、5- 羟色胺（5-HT）、一氧化氮（NO）等多种激素活性异常且存在微循环障碍，这都可能与 IBS 发病有一定关系。多种激素的分泌异常协同作用才导致本病的发生，绝非仅仅某种或某几种激素的单独作用。

2. 脑一肠轴的改变

IBS 发病机制的一种可能解释是脑 – 肠互动理论，即胃肠道活动的信息传入中枢神经系统并由中枢神经系统调控。IBS 可能是对脑 – 肠系统这一说法的超敏反应，也包括对肠神经系统和中枢神经系统（CNS）的超敏反应。

3. 胃肠动力和内脏感觉的异常

内脏感觉过敏为 IBS 的主要发病机制之一，特别是以腹痛为主的 IBS 患者，其直肠感觉过敏的程度与患者症状的严重性密切相关，但其身体感觉则正常。目前普遍认为，IBS 患者与正常人比较，其胃肠道疼痛阈值发生改变。

三、临床表现

（一）腹痛

多数患者腹痛部位不固定，由钝痛到绞痛程度不等，常伴腹胀，多数发生在饭后或排便前，排便或排气后减轻。腹痛多发生在白天，无睡眠中痛醒者。

（二）排便习惯异常

表现为腹泻、便秘或两者交替出现。腹泻次数不多，一般少于 5 次 / 日，多为糊状便，也可先排出成形粪便，随后为糊状便或黏液便，少数可有水样便。腹泻伴腹痛或不伴腹痛，排便后腹部症状可改善。表现为便秘者，大便干结如羊粪，严重者不服泻药不能自排大便。还有部分患者表现为腹泻、便秘交替，可能与肠功能紊乱有关。部分患者可能属医源性，因腹泻不适当地应用止泻药或因便秘不适当地应用泻药所致。

（三）精神神经症状

如失眠、焦虑、恐惧、心悸、乏力、多汗、颜面手心潮热等，也可伴有消化不良症状如腹胀、嗳气等。

（四）体格检查多无阳性发现

仅有左下腹轻压痛，可触及条索状乙状结肠，痉挛肠管或粪块所致。

四、诊断与鉴别诊断

（一）诊断标准

推荐采用目前国际认同的肠易激综合征罗马Ⅲ诊断标准。

(1) 反复发作腹痛或腹部不适，在最近 3 个月内每月至少 3 天，且伴有以下 2 条或 2 条以上：腹痛或腹部不适在排便后缓解；腹痛或腹部不适发生伴有排便次数的改变；腹痛或腹部不适发生伴有粪便性状的改变。诊断前症状发作≥6 个月，最近 3 个月有典型的症状发作。

(2) 以下症状不是诊断所必备，但属肠易激综合征常见症状，这些症状越多则越支持肠易激综合征的诊断：排便频率异常（每天排便>3 次或每周排便<3次）；粪便性状异常（块状/硬便或稀/水样便）；粪便排出过程异常（费力、急迫感、排便不净感）；黏液便；胃肠胀气或腹部膨胀感。

(3) 缺乏可解释症状的形态学改变和生化异常。

（二）鉴别诊断

主要与引起腹痛及排便异常（腹泻、便秘）的有关疾病做鉴别。

1. 肠道炎症

肠道炎症包括慢性细菌性痢疾及非特异性溃疡性结肠炎等，患者腹泻多有黏液血便，粪常规化验可有红、白细胞或吞噬细胞；痢疾粪培养可分离出痢疾杆菌肠镜均有异常表现。

2. 结肠肿瘤

排便习惯异常，可出现黏液血便或血便，常伴报警症状（消瘦、贫血等），钡剂灌肠检查及结肠镜检可发现病变。

3. 梨形鞭毛虫病

梨形鞭毛虫病又称贾弟鞭毛虫病，系梨形鞭毛虫寄生于小肠所致，患者可有腹痛、腹泻、胃肠功能紊乱症状，粪便检查可查见梨形鞭毛虫包囊，服甲硝唑治疗有效。

4. 吸收不良综合征

多种原因引起肠黏膜病变，导致吸收不良，患者常有腹泻及营养不良、维生素缺乏表现，粪便检查可有较多的脂肪滴，有时需做粪脂肪定量确定。

5. 甲状腺功能亢进症

由于胃肠通过时间加快，消化吸收不良而排便次数增多，呈糊状便，常伴食欲亢进、怕热多汗、多食消瘦等甲亢症状，血清甲状腺激素测定有助于诊断。

6. 慢性便秘

许多原因可以引起便秘，如内分泌代谢性疾病（甲状腺功能减低、糖尿病等）、神经系统疾病（脊柱损伤、帕金森病、脑血管病等）、肠神经系统病（先天性巨结肠）、直肠肛门病变（肛裂、栓塞性痔、直肠黏膜脱垂等）、长期使用某些药物（如非甾体类抗炎药、单胺氧化酶抑制药、钙通道阻滞药、利尿药等），结肠无力及功能性出口梗阻等。这些疾病引起的慢性便秘需与以便秘为主的 IBS 区别。IBS 的特征是腹痛明显，通常便后可缓解，且肠道症状多变，便秘有时间断性发生或转为腹泻。相反，上述疾病的慢性便秘者较少有严重的腹痛和周期性症状变化。

五、预防与治疗

（一）预防急性复发的措施

1. 提倡乐观生活态度和保持健康生活方式。
2. 体育锻炼、缓解精神压抑和紧张。
3. 戒烟、戒酒、遵医嘱服药。
4. 避免导致复发饮食因素，如暴饮暴食、酗酒等。

（二）治疗措施

1. 一般治疗

告诉患者肠易激综合征的诊断并详细解释疾病的性质，以解除患者的顾虑和提高对治疗的信心；了解患者求医原因（如恐癌心理），进行有针对性的解释；力求发现诱发因素（如饮食因素、某些应激事件等）并设法予以祛除；提供膳食和生活方式调整的指导建议；对失眠、焦虑者适当予以镇静药；在整个诊治过程中建立良好的医患关系，取得患者信任是肠易激综合征治疗的基础，轻症患者可能因此而不需要更多的进一步治疗。

2. 药物治疗

药物治疗原则：根据主要症状类型进行对症治疗和根据症状严重程度进行分级治疗。注意治疗措施的个体化和综合运用。

(1) 缓泻药：常用来治疗便秘型 IBS（IBS-C）。常选用渗透性缓泻药，如氧化镁乳、乳果糖、聚乙二醇 4000。不良反应：腹痛或腹胀加重，需调节剂量。

(2) 止泻药：通过抑制肠道运动，达到止泻目的，常用来治疗腹泻型 IBS（IBS-D）。主要药物有复方苯乙派啶、洛哌丁胺（易蒙停）。复方苯乙哌啶含有苯乙哌啶和阿托品，其可通过血脑屏障，中枢和抗胆碱药的不良反应高于洛哌丁胺；大剂量及长期应用可引起成瘾性。洛哌丁胺不通过血脑屏障，可抑制肠壁环肌和纵肌的收缩，增强肠道水分和离子吸收，增强肛门括约肌静息压，减慢胃肠传输时间，需注意便秘等不良反应。

(3) 解痉药：多数药物具多重药理作用；针对肠道刺激的高反应，抑制平滑肌收缩，缓解腹痛为主的症状。按作用机制分：平滑肌松弛药、抗胆碱能药物、钙通道阻滞药。

(4) 选择性 5-HT_3 受体拮抗药：阿洛司琼，抑制 ENS 中非选择性离子通道的 5-HT_3 受体，抑制内脏感觉反射，抑制健康人 MMC Ⅲ运动和结肠动力反应。阿洛思琼的主要不良反应为严重便秘和缺血性肠炎，因为这些不良反应的出现，曾被美国 FDA 禁用。在近期，又被临床上许可使用，但必须处于严格的临床监控下。

(5) 5–HT_4 受体激动药：替加色罗（泽马可），选择性 5–HT_4 受体部分激动药，对 IBS-C 具有加速小肠传输和结肠传输的作用。多项临床研究证实用于 IBS-C 或便秘的症状治疗疗效确实，但该药因其严重的心血管副作用被 FDA 要求停止销售。

(6) 肠道微生态调节药：因部分 IBS 患者存在着菌群失调，故纠正肠道菌群失调可控制患者腹泻、腹胀症状，常用双歧杆菌、乳酸杆菌、酪酸菌等制剂。益生菌可能的作用机制是抑制肠上皮细胞的致病细菌，加强肠上皮的屏障功能，酸化结肠，抑制病原体的生长，调节免疫力，抑制内脏高敏感，改变黏膜应激反应和改善肠运动功能障碍。

(7) 肠黏膜保护药和吸附药：IBS 患者因常无规律、反复腹泻，多累及肠道黏膜，出现肠黏膜充血水肿，多联合采用肠道动力感觉调节药物、微生态制剂、肠黏膜保护修复剂及解痉止泻等药物对症治疗。例如，谷氨酰胺颗粒是有效的肠黏膜保护及修复药物。

另外，一些非药物治疗 IBS 的方法如认知行为疗法、针灸疗法、运动疗法、催眠疗法、生物反馈疗法等越来越受临床医生的关注，其疗效已得到医生和患者的认可。

（三）病情监测措施

1. 病情平稳后，至少每 6 个月复诊 1 次。

2. 门诊复诊了解患者症状缓解，包括腹痛、腹部不适、排便等；药物不良反应发生情况。

3. 评估生活质量，了解心理状况。

4. 至少每年检查一次大便和腹部超声。

六、评述

肠易激综合征是一种功能性疾病，预后良好，尽管症状有时可能持续较长时间，但一般不会影响全身状况，经过合理治疗，患者症状大多能在短期内改善。

对于 IBS 发病机制的最终研究，与很多消化系统的非功能胃肠病一样，绝不可能是单一因素的最终产物，而是一种多因素引起的复杂疾病。目前肠易激综合征治疗的发展趋势包括：①通过基础研究发现肠易激综合征的特异靶点，针对这些靶点开发新药。②提取、提纯、精制中药有效成分，开发新的中药剂型。③建立中国肠易激综合征临床诊断和治疗流程。通过多家医疗机构的大宗病例研究，有助于进一步探索新型诊断和治疗体系。

第21章 出口梗阻型便秘

一、概述

（一）便秘的概念

便秘（constipation）是在世界范围内的一种常见病，以排便次数减少和（或）排便困难为突出表现。排便次数减少指每周排便少于3次；排便困难包括排便费力、排出困难、排干硬便、排便费时、需要手法辅助排便和排便不尽感。慢性便秘（chronic constipation）病程至少为6个月。慢性便秘背后常隐藏着非常复杂的病因，从这个角度看慢性便秘属于一种病症。在临床工作中，多数慢性便秘患者能明确排除器质性疾病，已有的研究结果让我们了解到慢性便秘的病因、发病机制、临床表现、检查和治疗方法；由于病因、发病机制不同，临床表现和治疗也有所区分。实际上，长期以来沿用的慢性便秘一词和近年来使用的功能性胃肠病——罗马专家委员会提出的功能性便秘和功能性排便障碍在内涵上并不完全吻合，有学者更愿意沿用慢性便秘这一诊断，从这一角度来看，慢性便秘是一种疾病。

（二）便秘的分类

以往将功能性便秘分为三类。

第一类，慢传输型便秘（slow transit constipation，STC）：又称为结肠无力（colonic innertia）、结肠瘫痪症、特发性顽固性慢传输性便秘，是由于肠道传输功能障碍，肠内容物通过缓慢而导致的便秘。包括全肠道传输减慢和结肠传输减慢两个亚型，临床上以结肠传输减慢最多见，全肠道传输减慢较罕见。这类便秘多见于育龄期妇女，往往病因不清，症状顽固。这类顽固性便秘与成人先天巨结肠、成人特发性巨结肠及肠易激综合征（便秘型）临床表现相似，需要仔细鉴别诊断。

第二类，出口梗阻型便秘（outlet obstructed constipation，OOC）：是由于盆底组织器官、肛管括约肌、直肠的形态功能异常导致的排便功能障碍，突出表现为粪便不能顺畅地从肛管排出，结肠传输功能正常。这类便秘包括一组疾病，常见的有直肠内脱垂、直肠前突、盆底疝、耻骨直肠肌综合征、会阴下降综合征、内括约肌失弛缓征等。

第三类，混合型便秘（mixed constipation）：同时具有结肠传输功能减慢和出口梗阻型便秘的特征。如结肠慢传输伴直肠内脱垂或直肠前突等。两种类型的便秘可互为因果，慢传输型便秘因粪便干结、排出困难而长期用力排便，可造成盆底疝、直肠脱垂、直肠前突等；出口梗阻性便秘者则因重复排便、排便不尽、排便用力而长期服用各类止泻药，特别是长期滥用刺激性止泻药可损伤肠神经系统，导致“止泻药结肠”，对止泻药产生依赖，最终导致慢传输型便秘。

2013年中华医学会消化病学分会胃肠动力学组制订了慢性便秘诊治指南，将功能性便秘分为4型，①慢传输型便秘：结肠传输延缓，主要症状为排便次数减少、粪便干硬、排便费力。②排便障碍型便秘：即功能性排便障碍（functional defecation disorders），既往称为出口梗阻型便秘，主要表现为排便费力、排便不尽感、排便时肛门直肠堵塞感、需要手法辅助排便等，诊断应在符合功能性便秘的基础上有肛门直肠排便功能异常的客观证据，分为不协调排便和直肠推进力不足2个亚型。③混合型便秘：患者存在结肠传输延缓和肛门直肠排便障碍证据。④正常传输型便秘（normal transit congstipaition，NTC）：便秘型肠易激综合征（IBS-C）多属于这一类，患者的腹痛、腹部不适与便秘有关。

（三）便秘对人体的危害

便秘是临床常见症状，在慢性消化道疾病中比其他的消化道症状更常见。一是发病率高，二是对人体影响的时间长。在日常生活中，有相当一部分人认为便秘只不过是大便难解，殊不知，便秘对人体的危害是很大的，也与许多疾病的发生发展相关。长期便秘可对身体造成极大的伤害，轻则导致记忆力下降、注意力不集中等，严重者会影响日常生活和工作。

1. 胃肠功能紊乱

便秘时，排便困难，粪便干燥，可直接引起和加重肛门直肠疾病，如直肠炎、肛裂、痔疮等。上述疾病又加重粪便在直结肠的潴留，形成恶性循环。粪便在直肠内长时间的潴留，过量的有害物质吸收可引起胃肠神经功能紊乱而致食欲不振、腹部胀满、嗳气、口苦、肛门排气多等现象。

2. 诱发心脑血管疾病

临床工作中常发现，便秘可诱发心脑血管疾病的发作，甚至猝死。目前研究表明因便秘而诱发心、脑血管疾病发作者有逐年增多的趋势。

3. 对大脑的功能的影响

长期的便秘可影响大脑的功能，代谢产物长时间停留在肠道，细菌的作用产生大量有害物质，如甲烷、酚、氨等。这些物质部分扩散到中枢神经系统，干扰大脑功能，突出表现是记忆力下降，注意力分散，思维迟钝等。

4. 便秘与结肠癌的关系

便秘可能引起结肠癌。临床研究发现，便秘患者结肠癌的发病率是正常人的 4 倍多，原因是便秘使排泄物在结肠停留时间过长，粪便内的致癌物质长时间作用于结肠。因此，防止便秘既可以减少脑出血等急性病的发生，也可预防结肠癌。

5. 便秘与老年痴呆病的关系

日本东京大学的研究者发现，30%～40% 的老年痴呆患者在他们青壮年时，患有顽固性便秘，或者体形肥胖。

（四）治疗

1. 保守治疗

保守治疗不但是所有功能性便秘的首选治疗方法，也是这类患者无论手术与否都必须长期坚持的一种生活习惯。

(1) 饮食疗法：饮食疗法是治疗和预防各种便秘的基础方法，包括多饮水、多进食富含纤维素的食品。一般要求每天的饮水量在 2000ml 以上。膳食纤维在各种植物性食物中的含量高低不同，以菌藻类、芝麻、豆类等含量最高。例如：按每 500g 食物中的膳食纤维含量来计算，海带为 46g，芝麻为 31g，蚕豆为 33.5g，黄豆为 24g，葡萄为 11.3g，韭菜为 5.2g，苹果为 4.9g，大米为 3.5g，芹菜为 2.2g，西红柿为 1.4g。

(2) 养成良好的排便习惯：首先应放弃已有的不良习惯，如人为抑制便意，排便时看书导致排便时间过长，过度用力排便等。在此基础上，利用正常的排便条件反射排便，如在早晨起床后结肠产生集团蠕动，可将粪便推入直肠引起便意（称为起立反射），故每天晨起后排便一次最好。但每人的排便习惯不同，也有人在餐后排便（利用胃结肠反射）。

(3) 运动疗法：排便需提高腹内压，主要依靠膈肌、腹肌的力量，所以经常进行深呼吸运动，增强腹肌的力量，有利于粪便的排出，特别是对于某些老年人，这一点非常关键。另外，体力活动可刺激结肠蠕动，加快肠内容物的推进，有利于排便。对于某些出口梗阻型便秘患者，长期坚持做胸膝位提肛锻炼有利于加强盆底肌肉的力量，增强其协调运动性，可以大大减轻症状，甚至治愈，特别是直肠内脱垂等。

(4) 药物治疗：对于较严重的便秘患者，可酌情应用止泻药。但必须明确各类止泻药的特点，切忌滥用，否则可对结肠壁内神经元产生持久的损害。常用的止泻药包括以下几类。

① 高渗性止泻药：高渗性止泻药又被称为容积性止泻药，常见的有硫酸镁、硫酸钠、甘露醇等，其共同的特点是口服后难以吸收，在肠内形成很高的渗透压，使水分滞留于肠腔内，使食糜容积增大，机械性刺激肠道蠕动而促进排便。该类止泻药主要应用于急性便秘或手术前、肠镜检查前的肠道准备，服用后需多饮水以防脱水。严禁应用于肠道有器质性狭窄的患者，以防急性肠梗阻。

② 刺激性止泻药：有时被称为接触性止泻药。常见的有大黄、酚酞（果导片）、番泻叶、蓖麻油、双醋酚汀、波希鼠李皮等。主要机制是刺激肠壁内神经元导致肠蠕动增加，使肠内容物迅速向远段推进。这类止泻药长期应用可降低肠壁的敏感性，造成肠壁内神经元的损害，所以不宜久用。

③ 润滑性止泻药：常见的润滑性油剂包括液体石蜡、香油、甘油等。这类油剂口服或吸收后不被吸收，而且可以妨碍水分的吸收，对肠壁和粪便起单纯润滑作用，服用后可随大便排出体外。这类油剂对顽固性便秘、粪便干结、排出无力的老年体弱者最为适宜，可长期服用。如果每晚睡前服液体石蜡 20ml，第二天起床可排便，且有利于养成定时排便的条件反射。但长期应用可使脂溶性维生素如维生素 A、维生素 D、维生素 E、维生素 K 的吸收减少，造成脂溶性维生素缺乏。

④ 促肠动力药物：促肠动力药物种类繁多，但

应用最广泛的是 5-HT_4 受体激动药。从初期的西沙比利（Cisapride）到目前临床应用更多的莫沙比利（Mosapride）类药物都属于 5-HT_4 受体激动药，对肠动力有较好的促进作用。由于西沙必利的心脏不良反应，自 2000 年 9 月 1 日起，全国各零售药店停止销售。莫沙比利（Mosapride）是新一代胃肠动力药，为高选择性 5-HT_4 受体激动药，通过激活胃肠道的胆碱能中间神经元及肌间神经丛的 5-HT_4 受体，使之释放乙酰胆碱，产生消化道促动力作用。但这类药物对顽固性便秘的治疗效果仍然有限，临床上可根据情况试用。

⑤ 灌肠及其他通便方法：灌肠是将一定量的溶液直接注入直肠、结肠，刺激结肠直肠蠕动引起排便的方法。主要应用于急性便秘和重症患者的对症处理。一般用生理盐水或 1% 肥皂水灌肠导泻，温度控制在 39～40℃为宜；对于大便嵌塞者可用"一二三"灌肠液，即 50% 硫酸镁 30ml、甘油 60ml、水 90ml。有时也可用中药大承气汤灌肠。除灌肠外，开塞露法、肥皂条通便法也是简便易行的方法。

2. 手术治疗

通过非手术治疗，绝大多数便秘患者可以得到治愈或改善，但有一小部分顽固性便秘患者最终需手术治疗。随着近年来对肛肠解剖的研究及对便秘发生的病理生理学和组织学研究的不断深入，可作为部分顽固性便秘的手术治疗的理论基础。过去的观点认为慢传输型便秘是一种功能性疾病，但近年来的研究越来越表明慢传输型便秘实际上存在肠壁内神经丛的病理改变，如神经元变性、相关的肠神经递质含量减少等，因此全结肠切除术逐渐被认可为治疗顽固性慢传输型便秘的最终手段。同样，对排便生理的更深入研究，促使对直肠内脱垂和直肠前突，以及耻骨直肠肌综合征的手术治疗的不断改进。目前已经开展的便秘外科手术方式有 10 余种（详见本书各论部分），取得了较满意的效果。但是，我们必须清楚，便秘往往是两种甚至多种疾病或症状混杂在一起的综合征，必须严格把握手术指征，应以解除患者的症状为目的，而不是为了纠正某种解剖异常。

二、直肠前突

（一）定义

直肠前突（rectocele，RC）是指直肠前壁和阴道后壁的疝，即直肠前壁的一部分向阴道方向突出，亦有称之为直肠前膨出。实际上是直肠前壁和阴道后壁凸入阴道穹隆，这是由于直肠前壁、直肠阴道间隔和阴道后壁薄弱造成的。其缺损始于直肠壁黏膜下层变薄，使得直肠可突入由疏松纤维蜂窝组织构成的直肠阴道隔。直肠前突的患者绝大多数为女性，经产妇多见，是女性出口梗阻型顽固性便秘常见原因之一。排便时，直肠腔内压力升高，致使松弛的直肠前壁向阴道方向膨出，排便的部分作用力朝向阴道（图 21-1），分散了朝向肛门的压力，导致部分粪便进入直肠前壁形成的盲袋内，排便后这部分粪便又回纳入直肠，因此患者有排便不尽感，迫使患者用力排便，直肠前膨出加重，形成恶性循环。男性的直肠前壁有前列腺支持，由于支持力量较强，很少发生直肠前突。只有当前列腺切除后，偶可形成轻度或中度的直肠前突。

（二）病因病理

国内外文献报道，直肠前突在排便困难的女性患者中，发病率为 30%～70%。直肠前突很少单独存在，多数是与其他出口梗阻型便秘共存。但是，在这些直肠前突中有些人有症状，有些人无症状。因此，正常人排粪过程中出现的直肠前突，如果无排便困难症状，属正常范围，为生理性的直肠前突。

1. 与性别的关系

文献报道直肠前突患者中 99% 为女性，这与女性盆底的特殊结构有关。女性尿生殖三角区的肌肉筋膜不甚坚韧，骨盆出口宽度和长度又较大，这些是形成直肠前突的生理解剖基础。在男性盆底有一层筋膜，并称之为直肠膀胱隔。在女性盆底直肠

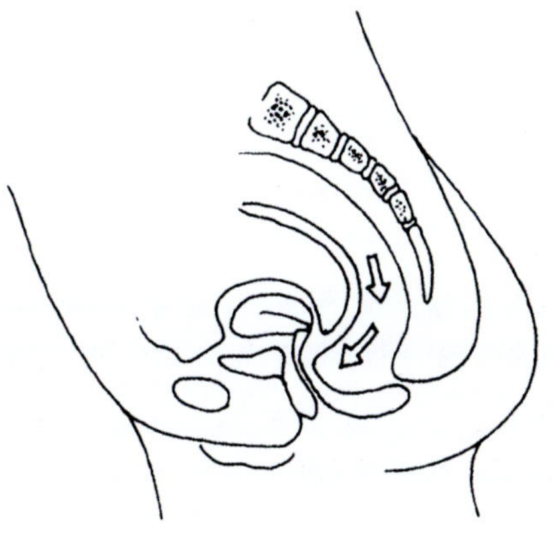

▲ 图 21-1　直肠前突

图中箭所指方向是排便时粪便作用力的方向

前壁和阴道后壁之间也有隔，称为直肠阴道隔。女性的直肠前壁有直肠阴道隔支持，并与阴道分开。直肠阴道隔厚度一般在 0.5cm 左右，该隔主要由骨盆内筋膜构成，内有耻骨直肠肌和肛提肌的前中线交叉纤维组织及会阴体。直肠阴道隔与直肠前突的形成密切相关。直肠阴道隔间筋膜的异常是直肠前突的发生病因，肛提肌前中线交叉纤维也存在解剖学的异常，因为它是直肠阴道隔间筋膜的组成部分。直肠阴道隔缺陷和减弱是发生直肠前突的病因。正常男性直肠前壁与尿道及前列腺等毗邻，其支撑作用较女性强，故很少发生直肠前突。当发现男性有直肠前突时，应追寻有无造成直肠附近结构改变的因素。

2. 与年龄的关系

本病多在女性的绝经期前后。女性患者随着年龄的增加，特别是在绝经期，全身弹力纤维减少，当直肠阴道隔和会阴伸展开时，就不会完全恢复到原来正常的状态，或者需持续一段时期才能恢复，导致直肠前突的大小和薄弱程度增加。

3. 与分娩的关系

直肠前突的发病率与妊娠次数有直接关系。分娩是造成直肠阴道间组织薄弱的最基本最常见的原因，但组织薄弱程度与经阴道分娩次数无关，而与胎儿大小、产程、会阴撕裂、外阴切开术和产妇特有的会阴组织类型有关。

4. 与肛门部手术的关系

肛瘘切除术、痔切除术、前庭大腺切除术等均可影响肛门功能。子宫切除后直肠前突的原因与术后恢复阴道穹隆和闭合阴道末端技术有关，也可能与术前未能注意到的直肠脱垂有关。盆腔和盆底手术与直肠前突的发生有一定的内在联系。

5. 与排便习惯的关系

正常时，直肠前壁及直肠阴道隔能抵抗排便时下行的粪块向前突出的冲击力，避免改变粪块的运动方向。由于不良习惯、饮食中纤维素的减少等引起的便秘，可致粪便干燥、增粗、排便费力，随年龄增加亦会引起会阴和直肠阴道间组织遭受长期的连续创伤，在排便冲击力长久作用下，会逐渐形成直肠前突。

6. 与盆底松弛的关系

直肠前突的深度与盆底下降的程度有关，盆底下降导致以下几方面的变化：①支配盆底肌的阴部神经受到牵拉损伤：该神经的末段长度为 90mm，受牵拉不超过 12%，一般不会造成损伤。反复过度牵拉导致神经功能和器质性损害，使支配的肛提肌、外括约肌逐渐变弱，表现为收缩压降低。②直肠感觉下降：阴部神经损害，可导致直肠感觉功能下降，直肠壁张力降低，直肠收缩反射迟钝。③内脏神经损伤：肛提肌的直肠附着部及耻骨直肠肌均有大量的内脏神经分布，便意的产生及直肠的反射性收缩可能与此有关。盆底的异常下降对上述内脏神经造成损伤。直肠前突合并盆底下降时，患者的肛管收缩压、直肠感觉容量、直肠收缩波和收缩率均降低，提示有盆底神经的损伤。神经损伤又可加重盆底功能的失调，进一步损害加重，互为因果形成恶性循环。因此，直肠前突不是一个独立的病变，可能是盆底松弛综合征的一种表现。

总之，当直肠阴道隔发育缺陷，随年龄的增加，全身结缔组织开始退变，直肠阴道隔结构松弛；分娩时的损伤；不良的排便习惯导致腹内压增加，使薄弱的直肠阴道隔扩张。在上述一种或几种因素存在时，排便时粪块在压力的作用下，直肠前壁易向阴道方向凸出，逐渐发展成囊袋状，排便压力最低点也由肛管转向阴道作用于前膨出部，改变了粪块朝向肛门口的方向。这样，粪块首先进入并积聚于囊袋内，使粪便难以排出，出现排便困难，患者只好用更大的压力排便，又进一步作用于前膨出部，形成恶性循环。排便时如果肛管内括约肌反常收缩痉挛致肛管功能性缩窄，亦可促进加重形成直肠前突。

（三）辅助检查

1. 排粪造影

排粪造影能够确诊直肠前突，并且能同时了解盆底脏器和盆底的形态及功能状态。排粪造影能观察到直肠前突的形成及排空变化，依据排粪造影所显示的直肠前突的深度和长度，为临床治疗尤其是为手术治疗提供较为可靠的依据。目前国内外文献报道认为中重度直肠前突有较大的临床意义，但也有学者认为关键不在严重程度，而在于直肠前突部位在排空时有无内容物滞留，如有滞留征象，又有临床症状和（或）合并直肠内脱垂等，就一定有临床价值。

2. 直肠动态摄影

直肠动态摄影是目前能对直肠前突及其在排便过程中的变化进行客观评价的最好方法，能精确地测量直肠前突的大小，解释直肠前突相关临床症状，鉴别其他类型的便秘，并作为直肠前突修补前对患者进行评价的重要参考指标。正确解释直肠动态摄影的结果要求对正常的直肠动态摄影解剖学要有详尽的了解。直肠前突是直肠动态摄影发现的最常见疾病。直肠动态摄影的优点是它可以进行排便的动态分析而让患者更易选择手术，也可以对修补类型的应用进行指导。直肠动态摄影显示大多数直肠前突的患者直肠能完全排空，这类患者不需选择手术修补。

3. 直肠前突的分类

(1) 分度：根据直肠向前突出的深度，分为轻度、中度和重度。直肠向前膨出＜5mm 为正常；6～15mm 为轻度直肠前突；16～30mm 为中度直肠前突；≥31mm 为重度直肠前突。

(2) 分型：根据直肠前突的 X 线图像设立测量标准线，将直肠前突分为三型，并且对直肠前突的手术有指导意义。在直肠前突的 X 线图像上人为定下 A、B、C 点，A 点为直肠前突的突出部分的顶点，B 点为直肠近端前突的起始点，C 点为直肠远端前突的终止点，A 至 B 的连线设定为 b 线，B 至 C 的连线为 c 线，A 至 C 线的垂直线为 a 线。测量各线长度。直肠前突的 X 线图像大致可将直肠前突形态分为 3 种类型：高鼻型、憩室型和横峰型（图 21-2）。其临床意义见后述。

(3) 分位：根据直肠前突的位置高低可将直肠前突分为高位、中位和低位。低位直肠前突通常是由严重的产科创伤、异常的肛管括约肌及会阴体造成。中位直肠前突是最常见的类型，其缺损部位靠近肛管括约肌并可延至近 7～8cm。这类直肠前突是由于直肠阴道隔松弛，或者随着年龄增大、经产、不良的肠道习惯和腹腔压力增高出现渐进的直肠前壁松弛而造成。高位直肠前突则是由阴道上 1/3、主韧带和子宫骶骨韧带破坏或病理性松弛所致，常伴有阴道后疝，阴道外翻，子宫脱垂，其缺损部位在直肠阴道隔的主要部位，离肛缘 8cm 以上，且通常与生殖器完全脱垂和阴道后疝有关。

（四）临床表现及诊断

1. 临床表现

多见于中老年妇女，也可见于青年女性，男性少见。国内 11 篇文献报道 502 例直肠前突，均见于女性，年龄 28—72 岁，平均 47.3 岁。8 篇文献报道了病程，其范围为 2～40 年，平均病程 8～16 年。主要表现为排便困难，国内 8 篇文献报道了 376 例，全部患者都有排便困难症状（100%），排便不尽感（53.2%），肛门有下坠感、阻塞感（39.4%），大部分患者需用手指压迫肛门周围才能排便（75.5%），或者需用手指插入阴道向后抵压阴道后壁才能排便，甚至将手指或卫生纸卷插入直肠诱导排便，有的患者需灌肠后排便。还有肛门疼痛、便血、大便失禁和性生活困难等。多数直肠前突患者合并有肛门直肠病变，如直肠脱垂、内套叠、痔、肛裂、会阴松弛、膀胱突出等肛肠病或妇科病，故同时也合并有其他疾病的症状。从上述情况看，许多患者的肛门疼痛、便血、坠胀、便气失禁等症状，可能与肛门直肠病变的关系比直肠前突更大。

2. 诊断

(1) 病史：直肠前突的诊断中首先详细询问病史，可了解各种出口梗阻型便秘的共有症状和各自较特异性表现，要注意分析症状出现的先后和主次，结合各种检查，明确主要异常及其组合。

(2) 直肠指检：直肠指检时在直肠前壁齿状线上会触到一个圆形或卵圆形凹陷的薄弱区，触及囊袋凸入阴道内。让患者用力排便时凹陷更加显著，可

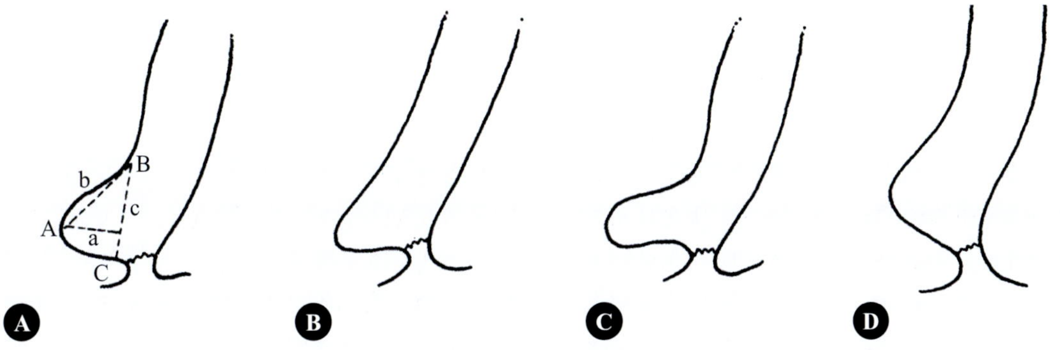

▲ 图 21-2　直肠前突形态 X 线图像分型

A. 标准线的设计图；B. 高鼻型；C. 憩室型；D. 横峰型

使薄弱区向阴道方向凸出更为明显，甚至可将阴道后壁按压至阴道口外，这样可初步诊断。

(3) 实验室检查：排粪造影是明确诊断的最佳检查方法，可显示直肠前膨出的形态、大小、长度、深度和“鹅头征”，同时发现合并异常的征象，也可评价直肠前突的手术效果。因此，有典型症状、直肠指检，以及排粪造影证实便能确诊。为了了解和鉴别其他原因所致的便秘，可同时有目的地做结肠传输试验、肛门直肠测压、盆底肌电图、气囊排出试验。肛门镜、结肠镜检查、钡灌肠造影虽然很难发现本病，但能及时排除肠道的器质性病变。

（五）鉴别诊断

1. 阴道后疝

区分阴道后疝和一般的直肠前突是很重要的。严格定义上的阴道后疝是指阴道和直肠间的腹膜疝入阴道，其内容物包括小肠、肠系膜、大网膜等。阴道后疝多有盆腔的沉重感和下坠感，特别是在站立时，这是由于囊内容物中肠管的重力牵引所致。其诊断方法是做直肠和阴道检查，若觉拇指和示指间有饱满感，表明为阴道后疝。有时直肠前突易被误疑为阴道后疝。对阴道后疝做出正确诊断是非常必要的，以防止对腹腔内容物的误伤和直肠前突修补后的迅速复发。

2. 直肠后突

直肠后突是由于慢性肌紧张产生肛提肌分离所致，这种盆腔底的分离使直肠下降，形成一种盆腔底疝，甚至比真正的直肠前突还严重。赵文杰等报道了 15 例直肠后突的 X 线表现，力排时侧位片上直肠壶腹部膨出的深度 6～10mm 为轻度后突，11～15mm 为中度后突，＞15mm 为重度后突。15 例中轻度后突 8 例，中度后突 5 例，重度后突 2 例。直肠后突多合并直肠黏膜内脱垂和耻骨直肠肌肥厚。

（六）治疗

1. 保守治疗

凡有顽固性便秘的直肠前突，排粪造影和直肠动态造影进一步证实直肠前突部位不完全排空，应首先进行内科试验治疗。一般包括以下几个方面：①饮食治疗，如多进食不被消化酶所消化的植物，包括富含纤维的蔬菜、水果、粗粮，应保证恒定或逐日增加的高质量纤维的饮食。②多饮水，每日 2000～3000ml。③增加体育活动，以改善胸、腹、膈肌的力量。④按摩腹部，养成定时排便的良好习惯。⑤生物反馈治疗对部分患者症状改善有效。

2. 手术治疗

经内科治疗无效者可考虑手术治疗，适应证包括：①阴道内有肿块感或膨出感，并须手法辅助排便。②排粪造影显示直肠前突＞3cm，前突囊袋内有粪便滞留。③伴有直肠前壁脱垂的较大直肠前突。

手术原则是修补缺损部位、消灭薄弱区。手术方式选择的原则包括：由会阴体破裂及肛管括约肌机械结构引起的低位直肠前突可用括约肌成形术使肛管肌群恢复而得到修补。中位直肠膨出可用经阴道或经肛门方法进行修补。由于可同时矫正肛门直肠病变，通常经肛门法更易被接受。另外，经肛门法也是外科医师最熟悉的一种方法。高位直肠前突用经阴道法可行最好的修补，它可以更好地观察近端阴道的情况。当存在阴道穹隆脱垂和阴道后疝时偶尔也用经腹途径。直肠前突进行修补时，要注意同时治疗合并的疾病，使手术效果更确切。

常用手术途径有经直肠和经阴道两种。

(1) 经肛门直肠前突修补术：经肛门直肠前突修补术是 Sullivan 等在 1968 年报道，此后被广泛采用。具体术式如下。

① Block 手术

手术适应证：轻度和中度的中、低位直肠前突，此术对于单纯的中度直肠前突较为适用。

手术方法

- 左侧卧位或折刀位。
- 显露直肠前壁：用肛门直肠拉钩牵开肛门和直肠的远端，显露直肠前壁（图 21–3A），术者用左手示指探查直肠阴道隔薄弱部位。
- 修补直肠阴道隔：根据排粪造影所示直肠前突的宽度和深度，自齿状线上 0.5cm 处起，用 1–0 号铬制肠线自下而上行连续锁边缝合直肠黏膜肌层，直至耻骨联合水平（图 21–3B）。缝合时应保持下宽上窄，使被折叠缝合的直肠黏膜肌层呈宝塔形，以防止在上端形成黏膜瓣（图 21–3C）。

注意事项：修补直肠阴道隔时应保持所缝合的直肠黏膜肌层呈柱状，并与直肠纵轴平行。缝针必须穿过直肠黏膜下层和肌层（图 21–3D），但勿穿透阴道黏膜，否则易形成直肠阴道瘘。亦有人在缝合前用中弯止血钳将薄弱部位的直肠黏膜夹住，然后再连续缝合，有的术者在缝合完毕后，于缝合之两侧注入适当的硬化剂，使薄弱部分的黏膜与肌层粘连。

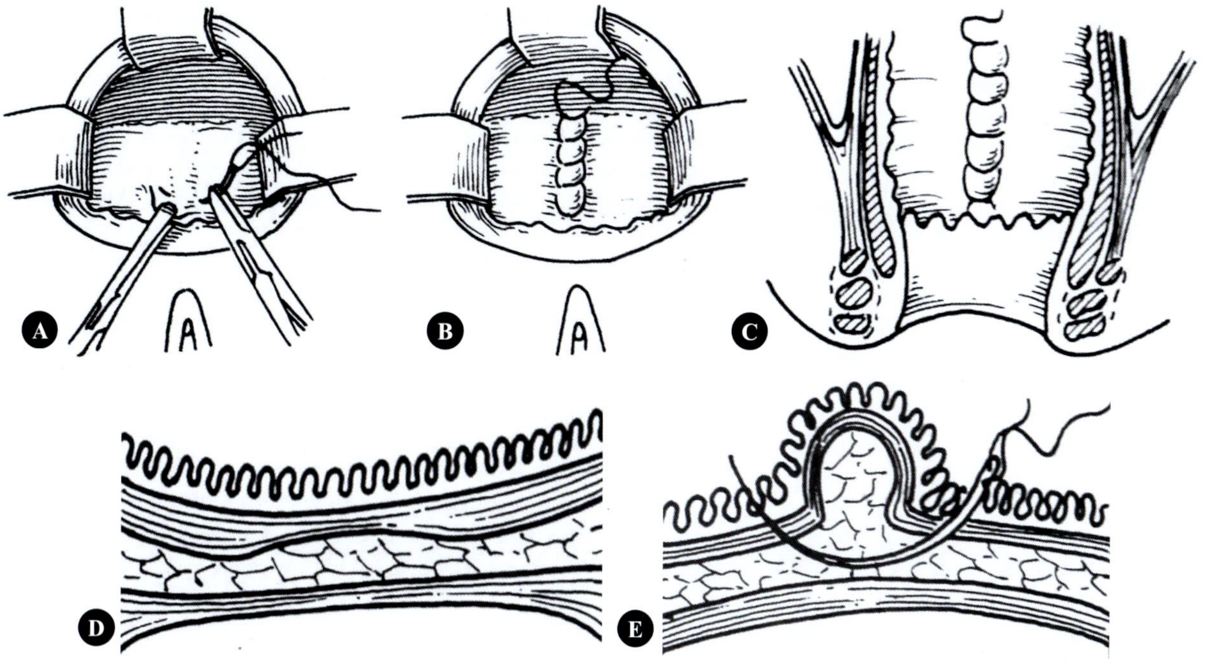

▲ 图 21–3　直肠前膨出的 Block 手术

A. 显示直肠前壁；B. 连续锁边缝合达耻骨联合水平；C. 缝合修补完毕；D. 薄弱的直肠阴道隔；E. 缝针穿过直肠黏膜下层和肌层

② 直肠黏膜切除绕钳缝合修补术

手术适应证：轻度、中度直肠前突。

手术方法

• 体位、显露直肠前壁黏膜：同 Block 术。

• 钳夹直肠前突部位直肠黏膜并切除：用组织钳在前正中位齿状线上 1cm 处提起直肠黏膜，用中弯止血钳钳夹 5～6cm 长的直肠黏膜组织（图 21–4A）。注意要使被钳夹的黏膜组织上窄下宽。然后用组织剪或手术刀将止血钳上方的黏膜组织切除（图 21–4B）。

• 绕钳缝合修补直肠阴道隔：自齿状线上 0.5cm 处，用 2–0 号铬制肠线绕止血钳连续缝合直肠黏膜肌层（图 21–4C）。缝合达耻骨联合水平，即缝合顶点超过止血钳尖端 1cm 左右（图 21–4D）。然后边抽出止血钳边拉紧缝合线，先在顶端打结，然后将缝线尾部再在齿状线上 0.5cm 处与第一针间再缝合 1 针后打结（图 21–4E）。

注意事项：缝合时缝针要穿透肛提肌，以加强固定直肠阴道隔；防止缝针穿透阴道黏膜，术者左手示指放在阴道内作指导；彻底止血，防止血肿形成导致感染。

③ Sehapayaks 手术

手术适应证：轻度、中度直肠前突，合并直肠远端黏膜脱垂。

手术方法

• 体位、显露直肠前壁黏膜：同 Block 术。

• 切除直肠左右两侧冗长的直肠黏膜：用带缺口的肛门直肠镜先显露左侧的直肠黏膜，然后用中弯止血钳夹住拟切除的冗长的直肠黏膜，长 5～6cm，在止血钳上方将多余的直肠黏膜剪除（图 21–5A）。

• 缝合关闭直肠黏膜切口：用 2–0 号铬制肠线自齿状线上方绕钳连续缝合，注意尾线一定要留足够长度（图 21–5B）。缝合至止血钳尖部后，将止血钳抽出并拉紧肠线（图 21–5C）。

• 加强缝合将所留的尾线自下而上沿原缝合交叉缝合，达顶端后与遗留的铬制肠线打结（图 21–5D）。

• 痔切除：若有内痔存在，用 Fansler 法将痔组织切除。用另 2–0 铬制肠线关闭切口（图 21–5E）。用同样的方法将右侧冗长的直肠黏膜及痔组织切除。

• 直肠前膨出部位切口：用带缺口的肛门直肠镜显露直肠前壁。自齿状线下 0.5cm 做一与直肠纵轴平行的正中切口，向上达肛直肠环上方 7～8cm 长（图 21–5F）。

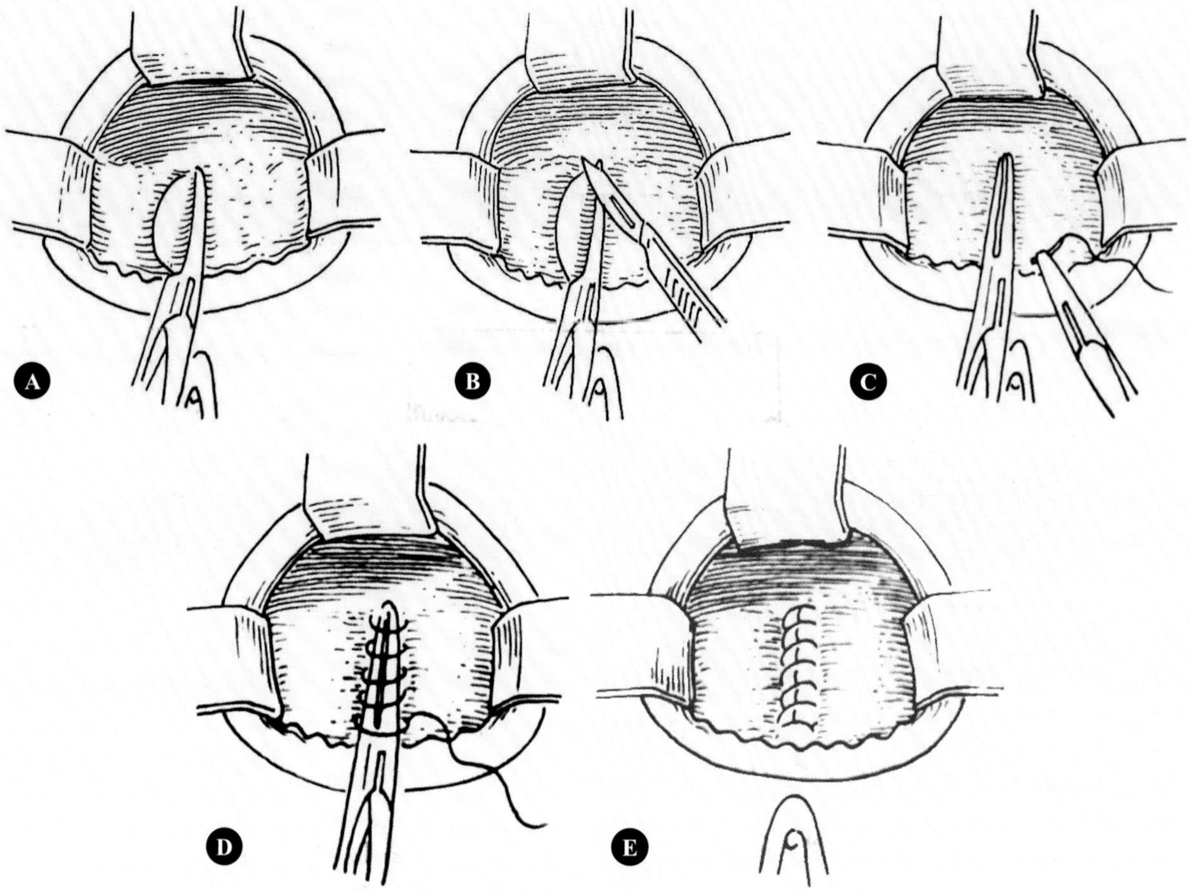

▲ 图 21-4　经直肠黏膜切除绕钳缝合修补术

A. 钳夹直肠前壁黏膜；B. 切除直肠前壁黏膜；C. 缝合直肠前壁黏膜；D. 绕钳连续缝合；E. 缝合完毕

• 游离直肠黏膜：游离直肠黏膜瓣显露肌层及筋膜缺损用组织剪锐性向左右两侧游离黏膜肌层达左右两侧肛提肌边缘，并显露部分肛提肌，使薄弱的直肠阴道隔和肛提肌显露（图 21-5G）。

• 缝合两侧肛提肌，加强直肠阴道隔，修补直肠前膨出用 2-0 号铬制肠线或中号丝线自右侧肛提肌边缘进针，穿过右侧肛提肌后出针，再从左侧肛提肌边缘内侧进针，在左侧肛提肌出针（图 21-5H 至 J）。间断缝合 4～6 针后，一起打结（图 21-5K）。

• 修剪多余的直肠黏膜瓣，用 2-0 铬制肠线间断或连续缝合直肠黏膜切口（图 21-5L）。

④直肠黏膜切开修补术

手术适应证：重度直肠前突。

手术方法

• 扩肛：充分扩肛，一般容纳 4 指为宜（图 21-6A）。

用肛门直肠拉钩牵开肛门，充分显露直肠前壁。术者用左手示指自阴道插入并将阴道后壁推向直肠侧。用 1∶100 000U 或 1∶200 000U 去甲肾上腺素生理盐水 50ml 注入直肠前突部位的直肠黏膜下层（图 21-6B）。使直肠黏膜与肌层分开，在游离直肠黏膜瓣时可达到减少出血的目的。

• 用组织钳在齿状线上 0.5cm 处夹起直肠黏膜（图 21-6C）。

• 用弯止血钳沿直肠纵轴于直肠前正中部位钳夹直肠黏膜，长达 6～7cm。用组织剪或手术刀在止血钳下方将直肠黏膜切除（图 21-6D）。切除后可显露薄弱的直肠阴道隔（图 21-6E）。

• 用组织钳夹住被切开的直肠黏膜肌瓣边缘。用组织剪或手术刀锐性游离两侧直肠黏膜肌瓣（图 21-6F）。达肛提肌边缘后再游离 1cm 左右（图 21-6G），以显露肛提肌。

• 用 4-0 号丝线或 1-0 号铬制肠线间断缝合两侧肛提肌。一般自右侧肛提肌进针（图 21-6H），从肛提肌边缘内侧出针；再自左侧肛提肌边缘内侧进针，

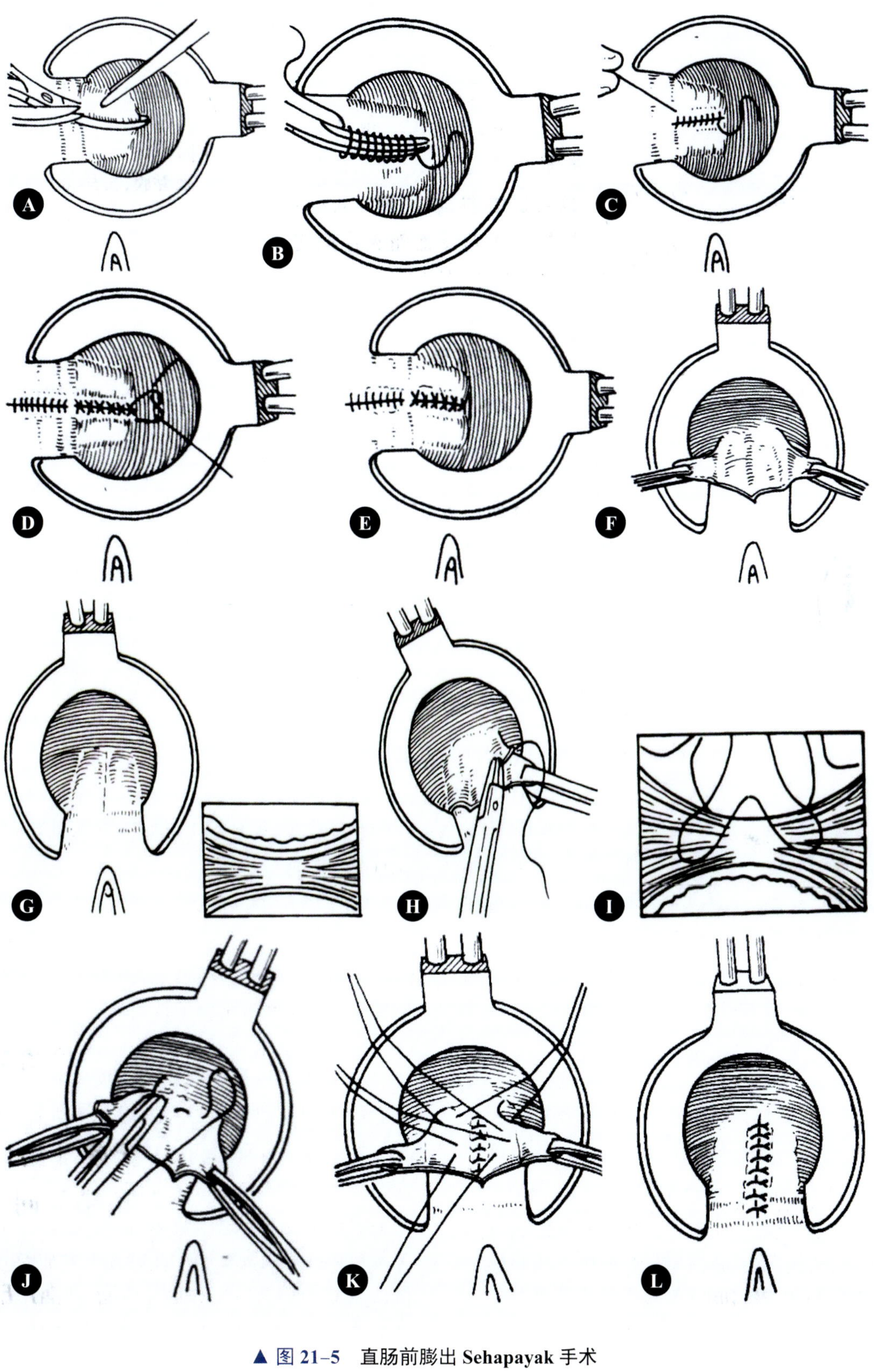

▲ 图 21-5　直肠前膨出 Sehapayak 手术

A. 切除直肠下段左侧的脱垂黏膜；B. 缝线绕钳连续缝合关闭切口；C. 去除止血钳后抽紧缝线；D. 加强缝线经原路返回并与遗留线尾打结；E. 缝合完毕（对侧用同法切除脱垂黏膜和痔）；F. 自齿状线做一正中切口，向上达 7～8cm；G. 游离直肠黏膜瓣；H. 缝合左侧肛提肌边缘；I. 缝合右侧肛提肌边缘；J. 手术缝线途径横断面；K. 缝线打结；L. 间断缝合黏膜瓣自左侧肛提肌出针（图 21-6I），缝合 4～5 针即可（图 21-6J）。

• 自上而下顺序打结，使两侧肛提肌对合，加强直肠阴道隔（图 21-6K）。

• 修剪多余的直肠黏膜肌瓣。用 2-0 铬制肠线间断或连续缝合直肠黏膜肌瓣（图 21-6L）。

⑤ Khubcandani 手术

手术方法

• 切口：在齿状线上 1～2cm 做横切口，长 1.5～2cm，在切口两端向上各做纵切口，每侧长 5～7cm，上端达宫颈水平。

• 游离黏膜肌层瓣：游离一基底较宽的黏膜肌层瓣，黏膜肌层瓣向上分离须超过直肠阴道隔的薄弱区。

• 修补直肠阴道隔：先做 3～4 针间断横行（左右）缝合，纵行折叠松弛的直肠阴道隔；再做 2～3 针间断垂直（上下）缝合，以缩短直肠前壁，减低缝合黏膜肌层瓣的张力，以促进愈合。

• 缝合黏膜肌层瓣：剪除多余的黏膜，将黏膜肌层瓣边缘与齿状线间断缝合。

注意事项：①横行切口自齿状线开始。②保持直肠黏膜肌瓣的血供，要包括部分肌纤维。③纵行缝合后切除多余的直肠黏膜肌瓣，并将其缝合在齿状线，不要有张力。④彻底止血，防止血肿形成和感染；直肠阴道瘘发生后，要等待 6 个月，部分可自行愈合。该手术的优点包括：①手术简单；②可同时治疗其他伴随的肛管直肠疾病；③局部麻醉可完成手术。

(2) 经阴道切开直肠前突修补术

手术适应证：重度中位直肠前突伴阴道后壁松弛或脱垂。

手术方法

① 会阴切口：用组织钳牵开两侧的小阴唇，切开两钳之间的后阴道壁与会阴部的皮肤，做一椭圆形（长 5～6cm、宽 1.5～2cm）的切口（图 21-7A）。

② 分离阴道黏膜：在切口中部用弯组织剪尖部贴阴道黏膜由下向上分离阴道直肠间隙，达直肠前突部位以上。并向会阴切口两侧剪开阴道黏膜，达组织钳固定点（图 21-7B）。

③ 剪开阴道后壁：剪开前以组织钳牵拉拟切开阴道后壁的顶端及阴道后壁黏膜中线两侧，使之成直线。沿后正中线剪开阴道后壁黏膜（图 21-7C）。

④ 分离直肠前突部位的直肠及肛提肌：用组织钳向外上方牵拉左侧阴道瓣，用刀刃或刀柄剥离阴道黏膜与直肠间组织，使膨出的直肠左侧游离。分离时术者以左手拇指、示指把握牵引用的组织钳，以中指垫于左侧阴道瓣之上，使被剥离处紧张而容易分离（图 21-7D）。用同法分离右侧阴道瓣。直肠充分分离后，即可显露左右两侧肛提肌（图 21-7E）。

⑤ 修补直肠前突部：直肠前突部呈球形，用 2-0 铬制肠线做几个荷包缝合膨出的直肠，各同心圆荷包缝完后，自内向外，顺序打结（图 21-7F）。如系高位直肠前膨出呈筒状时，可采用平行点状缝合法，在缝合完毕后，自上向下顺序打结（图 21-7G）。缝合时仅缝合直肠表面筋膜，缝针勿穿透直肠黏膜。

⑥ 缝合肛提肌加强直肠阴道隔：用 1-0 号铬制肠线间断缝合肛提肌 4～5 针，加强直肠阴道隔（图 21-7H 和 I）。

⑦ 切除多余的阴道黏膜：根据会阴松弛情况和直肠前膨出的深度，决定切除阴道黏膜的多少。一般自两侧会阴切口端斜向阴道后壁切缘顶点。剪去约 1cm 宽的阴道黏膜。愈向顶端切除愈少。注意勿切除过多，以防阴道及阴道外口狭窄（图 21-7J）。

⑧ 缝合阴道黏膜：用 1-0 号铬制肠线由内向外间断缝合阴道黏膜（图 21-7K）。

⑨ 缝合会阴部皮下组织及皮肤：用 1-0 号细丝线间断缝合会阴部皮下组织及皮肤（图 21-7L 和 M）。

3. 手术前后处理

(1) 手术前的处理

①肠道准备：包括进食流质和无渣食物，清洁肠道，肠道抗生素的应用。②阴道准备：术前 2 日做阴道冲洗。③镇静药应用。

(2) 手术后处理

①延长术后排便时间：进食流质和无渣食物。②会阴坐浴：消毒阴道和肛门。③留置尿管：以防止污染会阴部切口。④保持排便的通畅。

4. 手术疗效

国内外手术优良率在 80% 左右，近年国内 13 篇文献报道直肠前突手术 706 例，手术有效例数为 615 例，有效率为 87.1%。也就是说直肠前突无论采取什么手术方法，手术后的有效率都很高。国内作者报道了直肠前突采用补片修补，也报道了补片优点。根据国内大多数文献报道的手术方法，很少有人采用补片，也取得了较好疗效。另外，补片应用后是否有并发症还需继续观察。

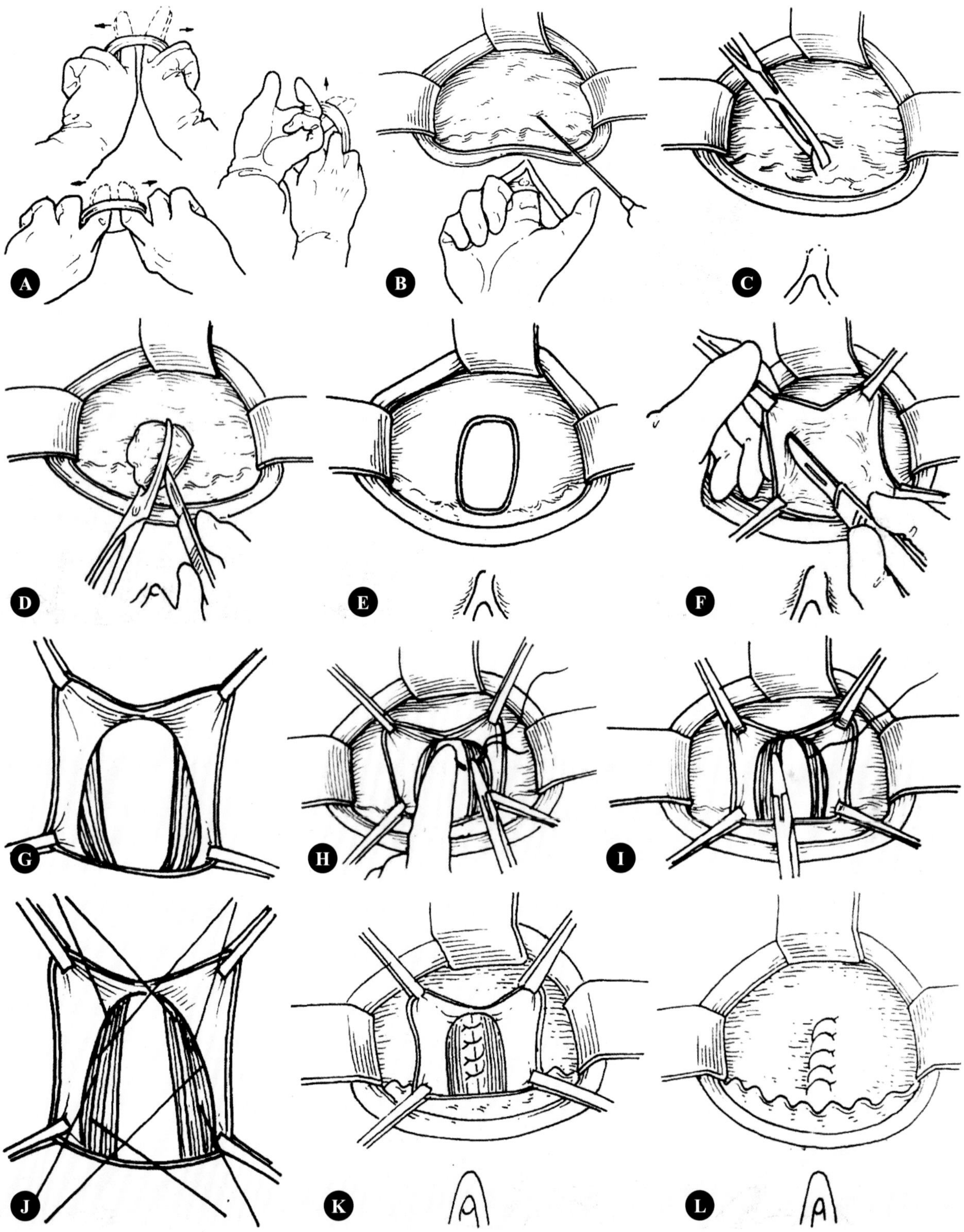

▲ 图 21–6　直肠前膨出经直肠切开直肠黏膜修补术

A. 扩肛；B. 直肠前壁黏膜下注入去甲肾上腺素生理盐水；C. 齿状线上 1cm 处钳夹直肠前壁黏膜；D. 自钳下方切除多余直肠黏膜；E. 显露直肠肌层；F. 游离两侧直肠黏膜肌瓣；G. 显露两侧肛提肌边缘；H. 自右侧肛提肌边缘进针；I. 自左侧肛提肌边缘出针；J. 间断缝合两侧肛提肌边缘 3～4 针；K. 打结；L. 缝合直肠黏膜切口

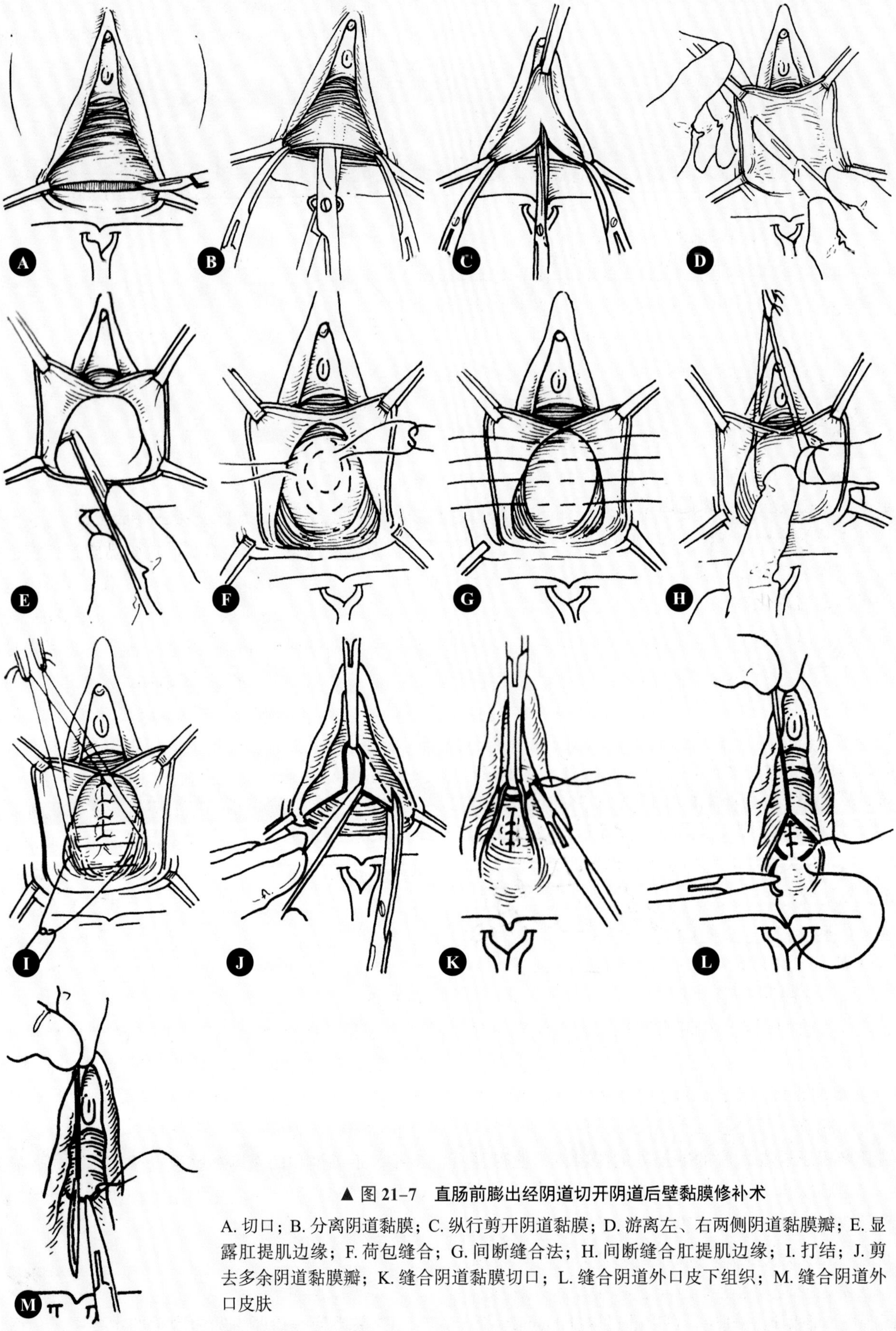

▲ 图 21-7　直肠前膨出经阴道切开阴道后壁黏膜修补术

A. 切口；B. 分离阴道黏膜；C. 纵行剪开阴道黏膜；D. 游离左、右两侧阴道黏膜瓣；E. 显露肛提肌边缘；F. 荷包缝合；G. 间断缝合法；H. 间断缝合肛提肌边缘；I. 打结；J. 剪去多余阴道黏膜瓣；K. 缝合阴道黏膜切口；L. 缝合阴道外口皮下组织；M. 缝合阴道外口皮肤

三、直肠内脱垂

（一）定义

直肠内脱垂（internal rectal prolapse，IRP）是出口梗阻型便秘的最常见临床类型，31%～40% 的排便异常患者排粪造影检查可发现直肠内脱垂。直肠内脱垂指直肠黏膜层或全层套叠入远端直肠腔或肛管内而未脱出肛门的一种疾病。由于直肠黏膜松弛脱垂，特别是全层脱垂，可导致直肠容量适应性下降、排便困难和直肠孤立性溃疡等。最早在 1903 年由 Tuttle 提出，由于多发生于直肠远端，也称为远端直肠内套叠。虽然国内外文献对该疾病有不同的命名，但所表达的意义相同。

（二）病因病理

1. 直肠内脱垂与直肠外脱垂的关系

直肠脱垂可分为直肠外脱垂和直肠内脱垂。顾名思义，脱垂的直肠如果超出了肛缘即直肠外脱垂，简称为直肠脱垂。影像学及临床观察结果等均表明直肠内脱垂和直肠外脱垂的变化相似；手术中所见盆腔组织器官变化基本相似。因此，多数学者认为两者是同一疾病的不同阶段，直肠外脱垂是直肠内脱垂进一步发展的结果。

但对此表示异议的研究者认为，排粪造影检查发现 20% 以上的健康志愿者也存在不同程度的直肠内脱垂表现，却很少发展成为直肠外脱垂。Mellgern 等对 26 例直肠内套叠患者进行排粪造影随访，平均 6.1 年，所有排粪造影检查中，25 例仍表现为直肠内脱垂，仅 1 例发展为直肠外脱垂。作者认为直肠内脱垂很少发展成直肠外脱垂，并认为这是两种完全不同的疾病。Berman 等也认为直肠内脱垂是一个独立的疾病而不是直肠外脱垂的先兆。

2. 直肠内脱垂的病因病理

综合目前的研究，引起直肠脱垂的可能机制有以下几方面。

(1) 滑动性疝学说：早在 1912 年，Moschcowitz 认为直肠脱垂的解剖基础是盆底的缺陷。冗长的乙状结肠堆积压迫在盆底的缺损处的深囊内，使得直肠乙状结肠交界处形成锐角。患者长期过度用力排便，导致直肠盆腔陷窝腹膜的滑动性疝，在腹腔内脏的压迫下，盆腔陷窝的腹膜皱襞逐渐下垂，将覆盖于腹膜部分之直肠前壁压于直肠壶腹内，最后经肛门脱出。根据这一理论，可以通过修补 Douglas 陷窝达到纠正盆底的滑动性疝从而达到治疗目的。然而，术后较高的复发率证明这一理论并不是直肠内脱垂的主要因素。

(2) 肠套叠学说：正常时直肠上端固定于骶骨岬附近，由于慢性咳嗽、便秘等引起腹内压增加，使此直肠上段固定点受牵拉伤，就易在乙状结肠直肠交界处发生肠套叠。在腹内压增加等因素的持续作用下，套入直肠内的肠管逐渐增加，由于肠套叠及套叠复位的交替进行，致直肠侧韧带、肛提肌受伤，肠套叠逐渐加重，最后经肛门脱出。肛管直肠测压的研究支持这一理论，但临床患者的排粪造影研究并不支持。

(3) 盆底松弛学说：一些研究者认为直肠缺乏周围的固定组织，如侧韧带松弛、系膜较游离，以及盆底、肛管周围肌肉的松弛是主要原因。正常状况下压迫于直肠前壁的小肠会迫使直肠向远端移位从而形成脱垂。

(4) 妊娠和分娩的因素：一些学者认为妊娠期胎体对盆腔压迫、血流不畅、直肠黏膜慢性瘀血减弱了肠管黏膜的张力，使之松弛下垂。直肠内脱垂 80% 以上发生于经产妇，也是对这一理论的支持。脱垂多从前壁黏膜开始，因直肠前壁承受了来自直肠子宫陷窝的压力，此处腹膜反折与肛门的距离女性为 8～9cm。局部组织软弱松弛失去支持固定作用，使黏膜与肌层分离，是发生此病的解剖学基础。前壁黏膜脱垂进一步发展，将牵拉直肠上段侧壁和后壁黏膜，使之相继下垂，形成全环黏膜内脱垂。病情继续发展，久之则形成直肠全层内脱垂。分娩造成损伤也可导致直肠内脱垂，相关因素有大体婴儿、第二产程的延长、产钳的应用，尤其多胎，产后缺乏恢复性锻炼，易导致子宫移位。分娩损伤在大多数初产妇可很快恢复，但多次分娩者因反复损伤，则不易恢复。

(5) 慢性便秘的作用：便秘是引起直肠黏膜内脱垂的重要因素，且互为因果。便秘患者粪便干结，排出困难。干结的粪便对直肠产生持续的扩张作用，直肠黏膜因松弛而延长，随之用力排便时直肠黏膜下垂。下垂堆积的直肠黏膜阻塞于直肠上方，导致排便不尽感，引起患者更加用力排便，于是形成恶性循环。

（三）辅助检查

1. 排粪造影

排粪造影是诊断直肠内脱垂的主要手段，而且可以明确内脱垂的类型是直肠黏膜脱垂还是全层脱垂；明确内脱垂的部位是高位、中位还是低位；并可显示黏膜脱垂的深度。排粪造影的典型表现是直肠壁向远侧肠腔脱垂，肠腔变细，近侧直肠进入远端的直肠和肛管，而鞘部呈杯口状。并常伴有盆底下降、直肠前突和耻骨直肠肌痉挛等。直肠内脱垂的排粪造影有以下几种影像学改变。

(1) 直肠前壁脱垂：肛管上方直肠前壁出现折叠，使该部呈窝陷状，而直肠肛管结合部后缘光滑延续。

(2) 直肠全环内脱垂：排便过程中肛缘上方6～8cm直肠前后壁出现折叠，并逐渐向肛管下降（图21-8），最后直肠下段变平而形成杯口状的鞘部，上方直肠缩窄形成锥状的套入部。

(3) 肛管内直肠脱垂：直肠套入的头部进入肛管而又未脱出肛缘。

2. 盆腔四重造影

传统的排粪造影检查不能区别直肠黏膜脱垂和直肠全层内脱垂，也不能明确是否存在盆底疝等疾病。为此，张胜本等设计了盆腔造影结合排粪造影的二重造影检查方法，即先腹腔穿刺注入含碘的造影剂，待其引流入直肠陷窝后再按常规方法行排粪造影检查。如果直肠陷窝位置正常，说明病变未累及肌层，为直肠内黏膜脱垂。如果盆底腹膜反折最低处（正常为直肠生殖陷窝低点）下降并进入套叠鞘部，则说明病变已累及腹膜层，为全层脱垂，从而可靠地区分直肠黏膜脱垂或直肠全层内脱垂。2005年，刘宝华等在报道了盆腔四重造影技术在出口梗阻型便秘诊断中的作用，即在上述盆腔二重造影的基础上，放置尿管同时让膀胱显影，在阴道内放置钡条使阴道显影。盆腔四重造影技术可以动态显示排便时膀胱、子宫、盆底、直肠的形态学变化，为复杂性盆底功能障碍及伴随盆底疝的直肠全层内脱垂的诊断提供了更准确全面的手段（图21-9）。

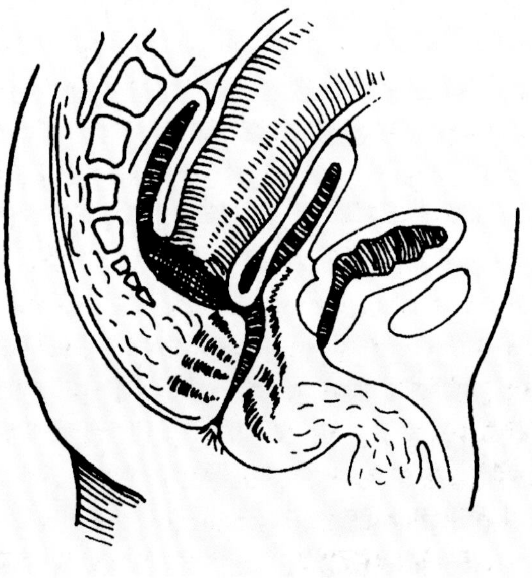

▲ 图 21-8　直肠内脱垂

3. 肛门直肠压力测定

张连阳等采用GY-2型下消化道功能测定仪，对经排粪造影结合盆腔造影诊断的36例直肠黏膜脱垂和25例直肠全层内脱垂患者进行了肛门直肠压力测定，结果发现直肠黏膜脱垂组的肛管静息压低于对照组（$P<0.05$），直肠全层内脱垂组的静息压和咳嗽压均显著低于对照组（$P<0.01$），直肠全层内脱垂组的静息压还明显低于直肠黏膜脱垂组（$P<0.05$）。Tsiaoussis等对162例直肠前壁黏膜脱垂的患者和44例正常人进行了肛门直肠压力测定，结果表明直肠前壁黏膜脱垂患者的肛管最大收缩压、括约肌的长度、肛管高压带的长度明显低于对照组（$P<0.01$）。

肛门直肠压力测定的结果说明直肠内脱垂能导致肛管的压力下降，损害肛管的功能状态。这是由于会阴的下降及脱垂的直肠黏膜损害了肛门内括约肌。直肠的敏感性增加的原因为直肠黏膜的脱垂导致直肠的感染和直肠黏膜的缺血。

4. 肌电图检查

肌电图是通过记录神经肌肉的生物电活动，从电生理角度来判断神经肌肉的功能变化，对判断括约肌、肛提肌的神经电活动情况有重要参考价值。

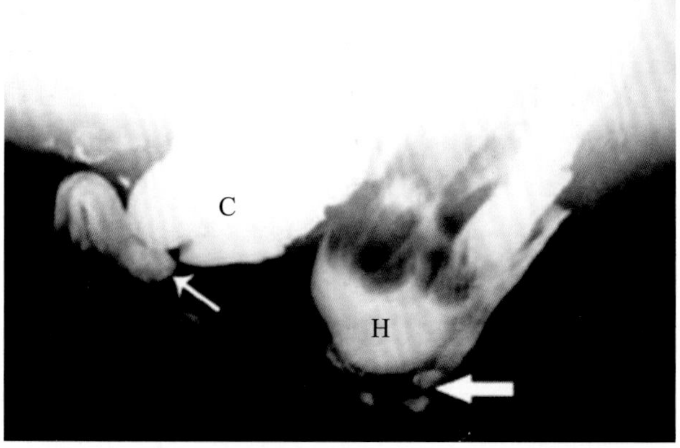

▲ 图 21-9　盆腔四重造影显示直肠内脱垂伴盆底疝

C. 膀胱；H. 盆底疝；细箭. 阴道；粗箭. 直肠

崔毅等采用四道肌电图仪检测了 94 例直肠内脱垂患者盆底肌电图情况，肌电异常率为 85.1%（80/94）。结果表明，便秘患者发病早期肌电图无变化，5～20 年后才有改变。直肠前突、直肠内脱垂患者随意收缩时参加活动的肌纤维数量减少，波形稀疏，但电位电压＞1000μV 以上，多相电位增加，排便时呈反常电活动，肌电图表现为神经源性损伤，可能是排便时过度费力使支配神经分支变性，运动单位的肌纤维部分丧失，引起动作电位的电场在时间上和空间上极度分散所致。

5. 直肠内脱垂的分度

目前仍然缺乏公认的直肠内脱垂分度标准，文献中报道的分度方法不尽相同，都具有一定的参考价值。

(1) 卢任华等依套叠的深度将直肠内脱垂分为四度（表 21-1）。

表 21-1　卢任华报道的直肠内脱垂的分度标准

分　度	标　准
Ⅰ度	3～15mm
Ⅱ度	16～30mm
Ⅲ度	＞30mm 或多发、多重或厚度＞5mm
Ⅳ度	直肠外脱垂

(2) 1999 年全国便秘诊治新进展学术研讨会拟订的直肠内脱垂的诊断分度标准分为轻度、中度和重度（表 21-2）。

表 21-2　1999 年拟订的直肠内脱垂分度标准

分　度	标　准
正常	＜3mm
轻度	3～15mm
中度	16～30mm
重度	＞31mm 或多处套叠或厚度＞5mm

(3) Pescatori 等将直肠黏膜内脱垂分为三度，Ⅰ度直肠黏膜脱垂在肛管直肠环以上，Ⅱ度直肠黏膜脱垂在齿状线水平，Ⅲ度直肠黏膜脱垂在肛管水平。作者认为直肠黏膜脱垂的程度与症状有显著的相关性。

（四）临床表现及诊断

1. 临床表现

由于直肠黏膜或直肠全层脱垂造成直肠或肛管的部分阻塞现象，直肠内脱垂的症状以排便梗阻感、肛门坠胀、排便次数增多、排便不尽感为最突出，其他常见症状有黏液血便、腹痛、腹泻及相应的排尿障碍症状等。少数患者可能出现腰骶部的疼痛和里急后重。严重时可能出现部分性大便失禁等。部分性大便失禁往往与括约肌松弛、阴部神经牵拉损伤有关。但这些症状似乎并无特征性。Dvorkin 等对排粪造影检查的 896 例患者进行分组：单纯直肠内脱垂、单纯直肠前突和两者兼有。对这三组患者的症状进行统计学分析发现：肛门坠胀、肛门直肠疼痛的特异性最高。长期的直肠全层内脱垂可能导致脱垂顶端的黏膜缺血、糜烂形成溃疡，称之为“孤立性直肠溃疡综合征”，可表现为便血。

2. 诊断

根据典型的症状、体征，结合排粪造影等辅助检查结果，直肠内脱垂的诊断并不难。但在直肠内脱垂的诊断过程中，必须值得注意的问题是：临床或影像学诊断的直肠内脱垂是否能够解释患者的临床症状，是否是引发出口梗阻型便秘系列症状的主要因素。特别是伴随有其他类型的出口梗阻型便秘时，区分主次就显得非常重要，与治疗方法的选择和预后密切相关。

(1) 临床症状：典型的临床症状是便意频繁、肛门坠胀、排便不尽感，有时伴有排便费力、费时。多数无血便，除非伴有孤立性直肠溃疡。但包括直肠肿瘤在内的许多疾病都可能出现上述表现，因此直肠内脱垂的诊断必须排除直肠肿瘤、炎症等其他常见器质性疾病。

(2) 肛门直肠指诊和肛门镜检查：指诊时可触及直肠壶腹部黏膜折叠堆积、柔软光滑、上下移动，内脱垂的部分与肠壁之间可有环行沟。肛门镜检查一般采用膝胸位，内脱垂的黏膜往往已经还纳到上方，因此肛镜的主要价值在于了解直肠黏膜是否存在炎症或孤立性溃疡及痔疮。

(3) 结肠镜及钡灌肠：检查的主要目的是排除大肠肿瘤、炎症等其他器质性疾病。但肠镜退镜至直肠中下段时，适当抽出肠腔内气体后，可以很容易地看到内脱垂的黏膜环呈套叠状，提示存在直肠内脱垂。肠镜下判断孤立性直肠溃疡必须非常慎重，应反复多次活检排除肿瘤后才能确定，而且应该定期随访，切不可将早期直肠癌性溃疡认为直肠内脱垂所引起的孤立性溃疡。

（五）鉴别诊断

1. 其他类型的出口梗阻型便秘

直肠内脱垂的临床表现往往与其他类型的出口梗阻型便秘临床表现相似，又因为直肠内脱垂往往同时伴随有其他类型的出口梗阻型便秘，应此，应特别重视与其他类型的出口梗阻型便秘鉴别。直肠内脱垂最常合并直肠前突，其次为耻骨直肠肌综合征、盆底疝等。

2. 直肠肿瘤和炎症性疾病

长期的直肠全层内脱垂可能导致脱垂顶端的黏膜缺血、糜烂形成溃疡，可表现为便血。肠镜下发现直肠溃疡时，应反复多次活检，排除肿瘤后才能诊断直肠溃疡，而且应该定期随访，切不可将早期直肠癌性溃疡和炎症性溃疡作为直肠内脱垂所引起的孤立性溃疡。

（六）治疗

直肠内脱垂的治疗包括手术治疗和非手术治疗。研究表明，直肠内脱垂的发生、发展与长期用力排便导致盆底形态学的改变有关。因此，除手术治疗外，非手术治疗也相当重要，很多患者经过非手术治疗可以改善临床症状。

1. 非手术治疗

(1) 建立良好的排便习惯：让患者了解直肠内脱垂发生、发展的原因，认识到过度用力排便会加重直肠内脱垂和盆底肌肉神经的损伤。因此，在排便困难时，应避免过度用力，避免排便时间过久。

(2) 提肛锻炼：直肠内脱垂多伴有盆底肌肉松弛，盆底下降，甚至阴部神经的牵拉损伤。坚持定期提肛锻炼，可增强盆底肌肉及肛门括约肌的力量，从而减轻症状。特别是在胸膝位下进行提肛锻炼效果更好。

(3) 调节饮食：提倡多食富含膳食纤维的水果、蔬菜等，多饮水，每日 2000ml 以上；必要时每晚可口服芝麻香油 20～30ml，使粪便软化易于排出。

(4) 药物治疗：针对直肠内脱垂并无特效药物，临床上应根据患者的症状个体化选择软化大便的药物。

2. 手术治疗

迄今为止文献报道的针对直肠脱垂的手术方法接近百种，手术的目的是控制脱垂和改善排便障碍。手术往往通过切除冗长的肠管和（或）将直肠固定在骶骨岬而达到目的。按照常规的路径，直肠内脱垂的手术方式可分为经腹手术和经肛门手术两大类。但是，目前评价何种手术方法治疗直肠内脱垂效果较好是困难的，因为缺乏大宗的临床对照研究结果。临床上应根据患者的临床表现，结合术者的经验个体化选择手术方案。目前，直肠内脱垂手术方法有以下几种。

(1) 直肠黏膜下和直肠周围硬化剂注射疗法

手术适应证：直肠黏膜脱垂和直肠内脱垂，不合并或合并小的直肠前突、轻度的会阴下降。

手术方法：患者取胸膝位，该体位利于操作，使脱垂的黏膜和套叠的直肠复位，以便于将其固定于正常的解剖位置。黏膜下注射经肛门镜，直肠周围注射采用直肠指诊引导。肛周严格消毒后，经肛旁 3cm 进针，进针 6cm 至肠壁外后注射。硬化剂采用 5% 鱼肝油酸钠，用量 8～10ml。一般 2 周注射 1 次，4 次为 1 个疗程。

手术机制：通过药物的致炎作用和异物的刺激，使直肠黏膜与肌层之间、直肠与周围组织之间产生纤维化而粘连固定直肠黏膜和直肠，以防止直肠黏膜或直肠的脱垂。

手术疗效：黄显凯等报道了 85 例直肠内脱垂行注射疗法的结果，大多数患者临床症状明显改善。国外 Tsiaoussis 等报道了 162 例直肠前壁黏膜脱垂行硬化剂注射治疗的结果，有效率为 51%。硬化剂注射疗法治疗后不满意的原因是会阴下降和合并直肠前突。

并发症：如果肛周皮肤消毒不严格，可发生肛周脓肿。

(2) 直肠黏膜套扎法

手术适应证：直肠中段或直肠下段黏膜内脱垂。

手术方法：患者采用折刀位或左侧卧位。局部浸润麻醉。充分扩肛，使肛管容纳 4 个手指以上。在齿状线上方进行套扎，先用组织钳钳夹齿状线上方 1cm 左右的直肠松弛的黏膜，用已套上胶圈的两把止血钳的其中一把夹住被组织钳钳夹的黏膜根部，然后用另一把止血钳将胶圈套至黏膜的根部，为防止胶圈的滑脱，可在套扎前在黏膜的根部剪一小口。

使胶圈套在切口处（图 21–10）。

在齿状上套扎 1～3 处，向上套扎 2～3 处，最多套扎 9 处。被套扎得黏膜 7～10 天缺血坏死脱落，其瘢痕组织可使直肠黏膜与直肠肌层粘连固定。

(3) 直肠黏膜间断缝扎加高位注射术

手术适应证：直肠远端黏膜脱垂和全环黏膜脱垂，以及直肠全层内脱垂。

手术方法

① 体位：取左侧卧位。

② 钳夹松弛的直肠远端黏膜：用组织钳夹持直肠黏膜定位，再以长弯止血钳沿直肠纵轴夹持松弛之黏膜，夹持的长度应依据术前排粪造影 X 线片测算的套叠长度（图 21–11A）。

③ 折叠缝合：自齿状线上 0.5cm，用 2–0 铬制肠线向上连续缝合（图 21–11B）。用此法分别在直肠前壁或后壁及两侧壁纵行折叠缝合松弛的直肠黏膜共 3 行。

④ 硬化剂注射：注射方法有黏膜下注射法，适用于直肠远端黏膜内脱垂；直肠周围注射法，适用于直肠远端内套叠。常用的药物有 5% 石炭酸植物油、明矾（硫酸铝钾）水溶液、消痔灵注射液等。①黏膜下注射法：用上述药物在每 2 纵行折叠缝合柱之间纵行注射。具体注射方法亦有两种，经肛门镜在直视下注射（图 21–11C）和经肛周皮肤在直肠指诊引导下注射（图 21–11D）。②直肠周围注射法：该法是经直肠外将上述药液注入两侧骨盆直肠间隙及直肠后间隙，使直肠高位与周围组织两侧直肠侧韧带及前筋膜，通过药物所致的无菌性炎症产生纤维粘连，使直肠与周围组织固定。骨盆直肠间隙注射：先在一侧 9 点或 3 点位肛缘外 1.5cm 处用 7.5cm 腰穿针穿刺，经外括约肌至肛提肌，术者用左手示指伸入直肠做引导（图 21–11E），将穿刺针进达骨盆直肠间隙，边退针边注药，呈扇形分布（图 21–11F）。③直肠后间隙注射：穿刺针沿直肠后壁进针 4cm 左右即达直肠后间隙，注入药物（图 21–11G）。3 个部位注入药物总量为 20～25ml。

手术疗效：本手术具有方法简单、容易掌握、创伤小、疗效佳、设计符合解剖生理学要求等优点。金定国等报道 32 例，经 3 个月至 1 年的随访，疗效优者 16 例（50.0%），良者 8 例（25.0%），中等者 5 例（15.6%），差者 3 例（9.4%），总有效率 90.6%。

(4) 直肠减容术

Irwin 等报道的直肠减容术（rectal reservoir reduction）包括多排直肠黏膜结扎、纵行直肠黏膜条状切除术（图 21–12）、单排直肠黏膜条状切除术（图 21–13）。作者采用多排直肠黏膜结扎术治疗直肠内脱垂 36 例，单排直肠黏膜条状切除术 8 例，疗效分别为 88.9% 和 90.0%。

(5) 改良 Delorme 手术：Delorme 手术是 1900 年第一次报道用于治疗直肠外脱垂的一种手术方法。Berman 等（1990 年）采用 Delorme 手术治疗 21 例直肠内脱垂的患者，15 例（71.4%）患者症状改善。

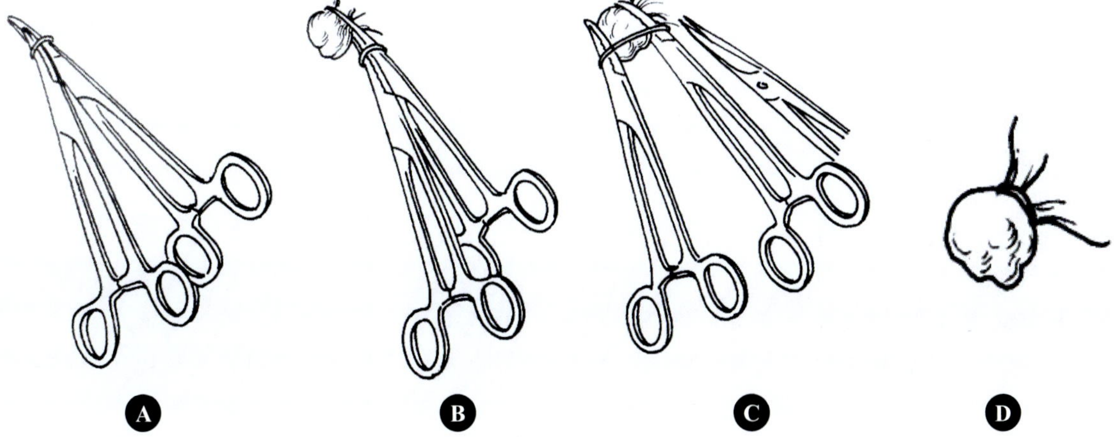

▲ 图 21–10　直肠黏膜止血钳套扎法

A. 准备；B. 夹住直肠黏膜；C. 在黏膜部剪口；D. 套扎完成

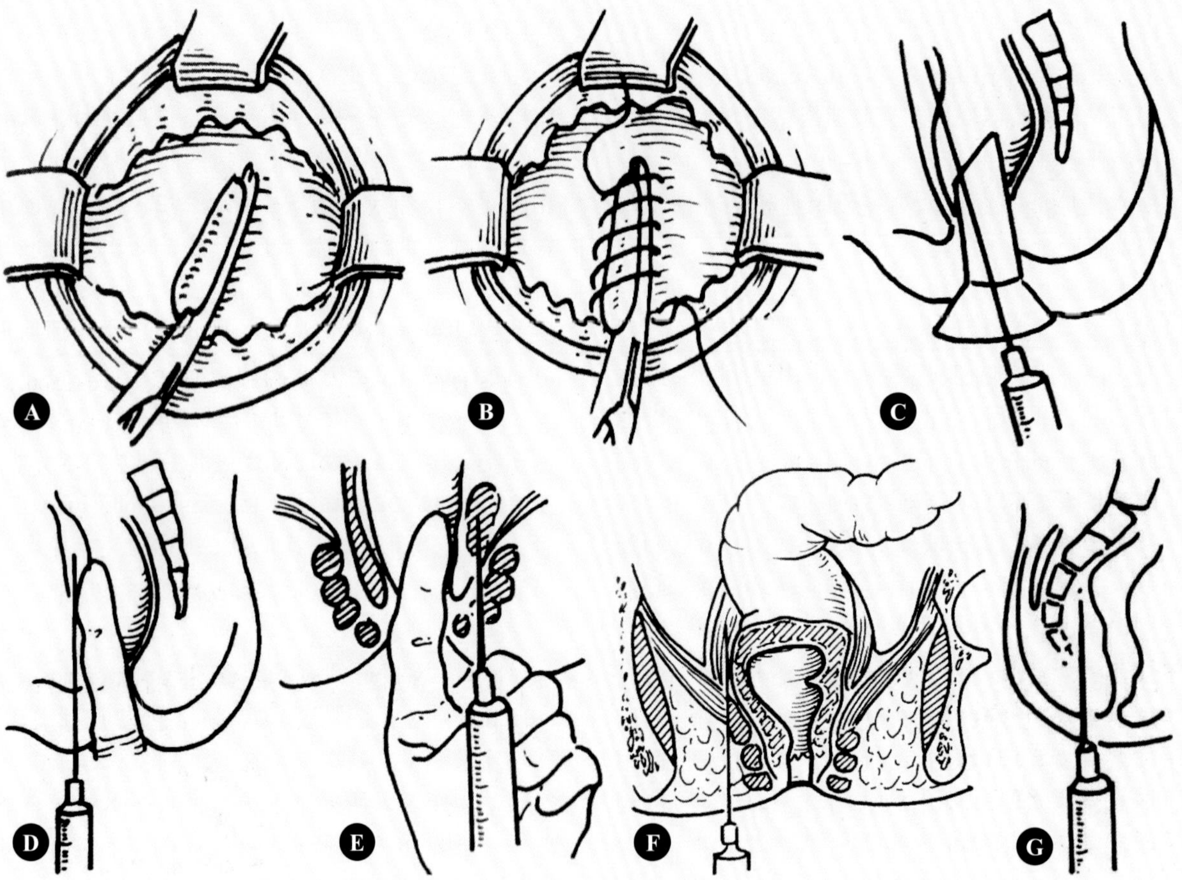

▲ 图 21-11　直肠黏膜间断缝扎加高位注射术

A. 钳夹直肠前壁黏膜；B. 绕钳连续缝合；C. 经肛门镜直肠黏膜下注射法；D. 经肛周皮肤直肠指诊引导注射法；E. 术者用左示指伸入直肠做引导；F. 边注射边退针，使呈扇形分布；G. 达直肠后间隙时注入药物

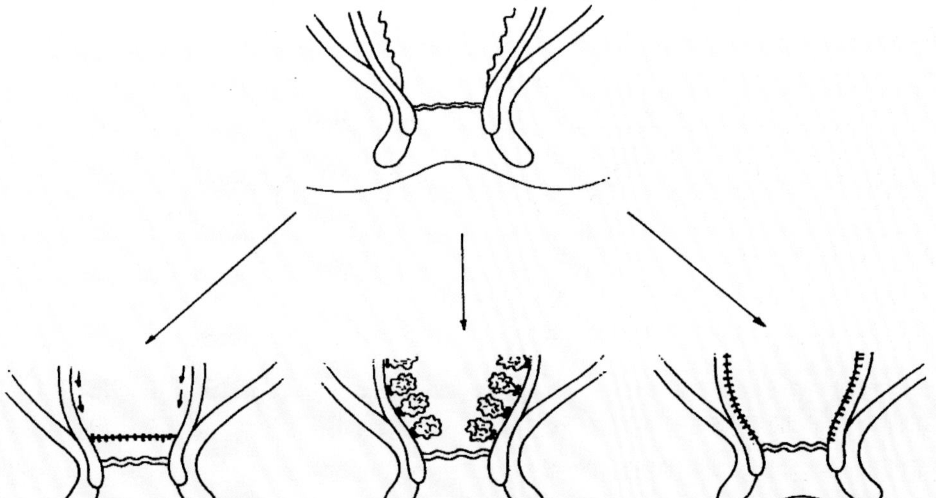

▲ 图 21-12　多排直肠黏膜结扎、纵行直肠黏膜条状切除术

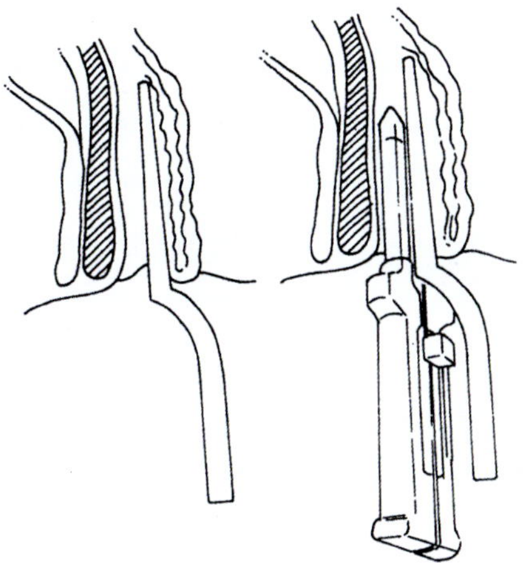

▲ 图 21-13　单排直肠黏膜纵行切除术

术后随访 3 年，无复发的病例。Watts 等（2000 年）报道了 1983—1994 年 135 例次 Delorme 手术疗效，认为 Delorme 手术是一种简单、安全、有效的手术方法，适用于任何年龄的患者。但是，该手术的复发率高，手术前医生要向患者解释清楚。

手术适应证：直肠远端和中位内脱垂。特别适合长型内脱垂（4～6cm）。

手术方法

① 用肛门直肠拉钩先将肛门直肠左右牵开，于齿状线上 0.5cm 处黏膜下层注射 1：200 000U 去甲肾上腺素生理盐水 20ml。前位、后位注射完毕后，再用肛门直肠拉钩上、下牵开肛门直肠，同法在左右侧注入 1：200 000U 去甲肾上腺素生理盐水，总量在 80ml 左右（图 21-14A）。

② 环形切开直肠黏膜：于齿状线上 1～1.5cm 处用电刀环形切开直肠黏膜（图 21-14B 和 C）。

③ 游离直肠黏膜管：用组织钳钳夹近端直肠黏膜之切缘，并向下牵拉，然后用组织剪沿黏膜下层向上锐性游离直肠黏膜，显露直肠壁的肌层（图 21-14D 和 E），黏膜管游离的长度主要依据术前排粪造影所示直肠内套叠的总深度，一般在切开上方 6～15cm。

④ 直肠环肌的垂直折叠缝合：用 4-0 丝线垂直缝合直肠环肌层，一般缝合 4～6 针即可（图 21-14F）。这样不但将直肠环肌层折叠缝合以加强盆底功能，同时可以达到可靠止血、消除无效腔的目的。

⑤ 切除直肠黏膜管：在距游离的直肠黏膜管最高点下方 2cm 用电刀切断（图 21-14G）。

⑥ 吻合直肠黏膜：用 2-0 铬制肠线剪断缝合。首先在 12 点、3 点、6 点及 9 点缝合，然后再在每 2 点之间间断缝合（图 21-14H）。

⑦ 肛管直肠远端放置包裹有油纱条及明胶海绵的橡胶管。

⑧ 术后处理：术后 3～5 日进普食后常规应用缓泻药以防止大便干燥。患者正常排便后即可停用缓泻药（图 21-14I）。

手术注意事项

① Delorme 手术强调剥离黏膜为 5～15cm，有时手术操作困难，黏膜容易被撕破。对重度脱垂者剥离 15cm，一般剥离到黏膜松弛消失为止，如果过多黏膜剥离可导致吻合处张力过大，发生缺血坏死，近端黏膜缩回等严重并发症。

② Delorme 手术强调折叠直肠肌层，王立勇等认为在剥离黏膜长度＜15cm 时，可以不做肌层折叠缝合。这样可简化手术步骤，术中行黏膜吻合前彻底止血，加上术后粘连，同样起到肌层折叠的作用。肌层折叠还有导致折叠处狭窄的可能。

③ 若合并直肠前突，在吻合直肠黏膜前，用 4 号丝线间断缝合两侧的肛提肌，加强直肠阴道隔。

④ 本手术严重的并发症为局部感染，因而术前肠道准备尤为重要，术中严格无菌操作，彻底止血，防止吻合口张力过大。

手术疗效：Liberman 等（2000 年）报道了 34 例 Delorme 手术结果，与手术前相比，手术后除大便失禁外，大部分症状得到非常显著的改善（$P<0.01$）。但是，12 例患者并发了一种或一种以上的并发症。Watts 等（2000 年）报道了用 Delorme 手术治疗直肠内脱垂 113 例，其中 101 例术后随访＞12 个月，30 例疾病复发，手术疗效为 70.3%。作者认为影响手术疗效的主要因素是黏膜切除的长度。

(6) 经肛吻合器直肠切除术：经肛吻合器直肠切除术（stapled transanal rectal resection，STARR）的原理是采用经肛双吻合器技术，第一把吻合器在直肠前壁切除直肠套叠脱垂的前半部分和直肠前突的凸出部分，同时完成吻合，纠正直肠前壁的解剖异常。第二把吻合器于直肠后壁切除直肠套叠脱垂的后半部分，同时完成吻合。该手术同时纠正了直肠前突和直肠套叠脱垂两种解剖异常，理论上疗效应优于传统手术。2004 年 Longo 首先采用 STARR 术，同时切除直肠前突及套叠脱垂的直肠壁，以治疗出

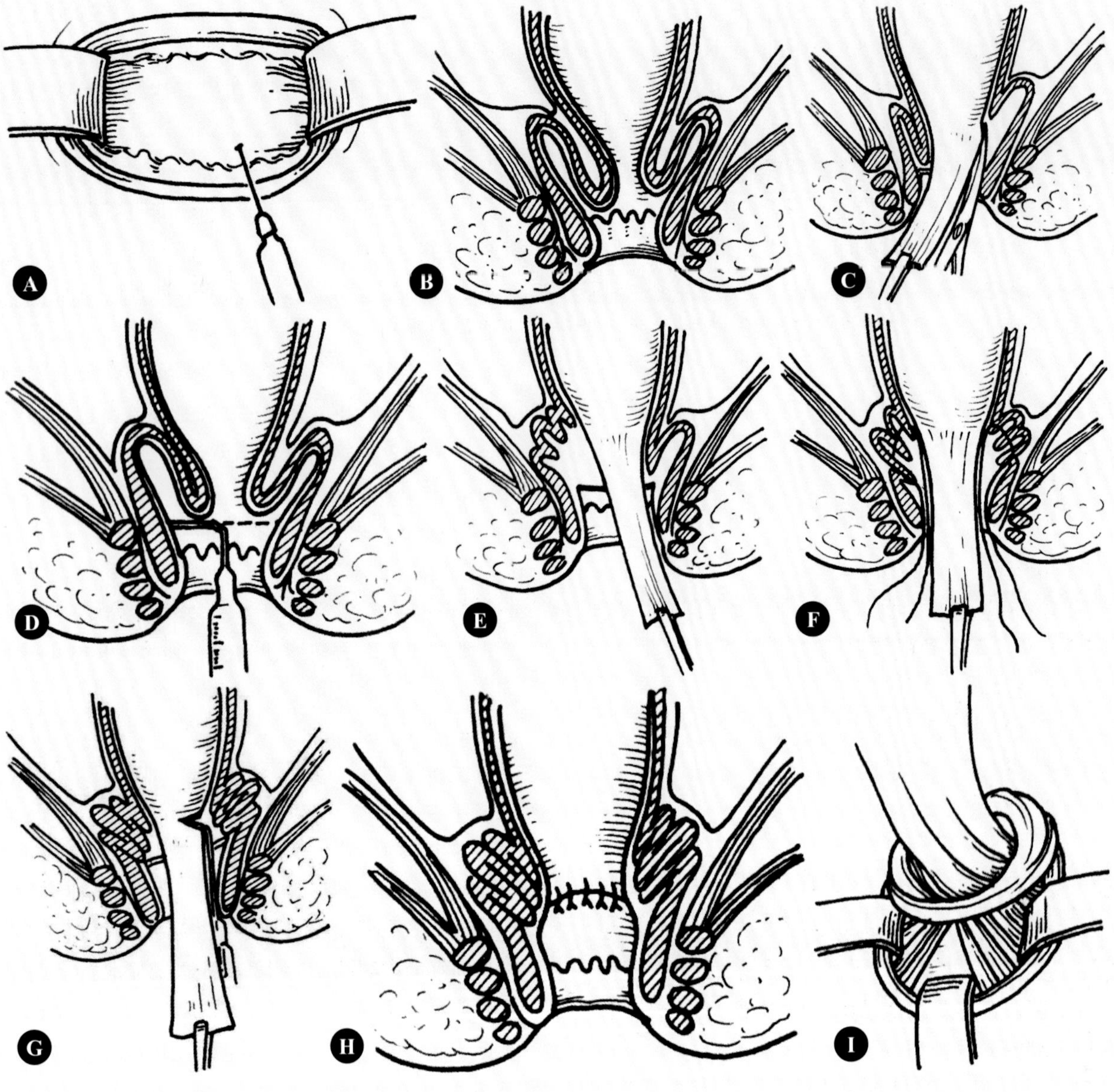

▲ 图 22-14 改良 Delorme 手术

A. 经肛门直肠黏膜下注射；B. 直肠远端套叠；C. 齿状线上 0.5cm 环形切开直肠远端黏膜；D. 游离直肠黏膜管；E. 折叠直肠远端肌层；F. 折叠缝合直肠远端肌层；G. 切除直肠黏膜管；H. 间断缝合；I. 修补直肠前膨出

口梗阻型便秘，疗效满意。

近年国外已有多个研究评价 STARR 术的疗效，近期结果满意。Boccasanta 等对 90 例 STARR 术后患者随访 1 年，排便不尽感缓解率 81.1%、手法辅助排便缓解率 83.4%，并能降低直肠前后直径、恢复直肠顺应性、降低直肠感觉阈值。Gagliardi 等对 85 例患者随访 17 个月，65% 患者症状得到改善。

① 适应证：a. 排粪造影检查至少有 2 项以上表现：直肠黏膜内套叠≥10mm，力排时直肠前突≥3cm，排便后前突直肠中钡剂残留；b. 以下症状中至少存在 3 项：排便不尽感、排便梗阻感，排便时间长但排出困难，需要会阴部压迫和（或）采用特殊的姿势排便，需用手指经肛或经阴道辅助排便，只能通过灌肠方能排便；c. 内科疗效不满意；d. 排除结肠慢传输或便秘型肠易激综合征者。

② 治疗方法：术前 1 日下午口服硫酸镁或聚乙二醇电解质散行肠道准备。手术采用椎管内麻醉或硬膜外麻醉，患者取折刀位。

采用强生 PPH01 管形痔吻合器（Ethicon Endosurgery）或天臣 TST33，取折刀位，经肛门置入透明扩肛器并固定，于齿状线上 2～5cm 直肠前壁（通常为黏膜最松弛处），用 7 号丝线做三个直肠全层半周荷包缝合，每个荷包间距 1cm。在扩肛器后方置入挡板于直肠内，以阻隔防止直肠后壁黏膜滑入吻合器钉仓。置入第一把吻合器，用带线钩将荷包线尾端从吻合器侧孔中拉出，将荷包线收紧使直肠前壁牵入钉仓。击发后退出吻合器，剪断黏膜桥，仔细检查吻合口，如有搏动性出血，用 3-0 号可吸收线缝扎止血；然后在直肠后壁做两个全层半周荷包缝合，在扩肛器前方置入挡板于直肠内，更换第二把吻合器，余法同第 1 次吻合。

术后予留置肛管 1～2 日，禁食 1～2 日，流质 2 日，予静脉补液和抗生素 3 日。

(7) Ripstein 直肠固定术

手术适应证：本手术是治疗直肠脱垂的方法，可以治疗中位和高位的直肠内脱垂。

手术方法

① 下腹正中切口，自耻骨联合上缘至脐。按层次切开腹壁。切开腹膜时注意勿损伤膀胱，进入腹腔后改为头低足高位。

② 探查腹腔，主要探查有无乙状结肠冗长、直肠膀胱（子宫）陷窝过深及骶骨直肠分离等异常情况。

③ 用纱垫将小肠推向上腹或用塑料袋装起小肠，放置一侧。S 形拉钩牵开子宫，显露盆底。

④ 切开直肠及乙状结肠两侧腹膜，绕过陷凹底。分别于直肠前后游离直肠达肛提肌水平。注意防止损伤双侧输尿管及肠系膜下动脉（图 21-15A）。将直肠充分游离后牵向头侧，在骶骨中线右侧 1cm 处，用不吸收中号无创缝线缝入骶前筋膜 3～4 针，并保留缝线（图 21-15B）。如果穿入骶前静脉，可就此结扎。如果发生骶前出血，可用纱垫压迫，或者用钛金属大头钉钉入骶骨以压迫止血。任何企图显露出血点并予以缝扎或结扎的尝试，都只会引起更严重的出血。

⑤ 将 Teflon 网片剪成 4cm 宽条状，其中一端先缝于右侧骶骨前，此时助手始终将直肠向头侧拉紧，用丝线行浆肌层缝合，把 Teflon 网固定在直肠壁（图 21-15C 和 D）。缝合分 5 行，每行 4 针。

⑥ 修剪左侧 Teflon 网条，使缝合后没有张力，且可在直肠后壁放入 1 指。左侧网端骶前固定同右侧（图 21-15E 和 F）。

另一种固定 Teflon 网的方法为，将 Teflon 网条中间与骶骨中线筋膜单行缝合固定，再将网条两端向前绕至直肠两侧及前壁，分别缝合固定。但直肠前壁中央留出 2cm 宽空隙，以防止直肠狭窄（图 21-15G 和 H）。

⑦ 无须修补盆底组织，缝合直肠侧腹膜及盆底腹膜。如果无明显出血，可以不放置引流。如果发生骶前出血，必须在盆腔内放置负压引流管，经左下腹戳口穿出。

Johansson 等报道了 63 例直肠内脱垂采用 Ripstein 手术，手术前后的临床症状大部分改善，但气体失禁较术前增加，原因不详。Roberts 等报道了 130 例，其并发症的发生率高达 52.0%。并发症多发生在术后近期。他认为修补材料引起的排便梗阻是一个最危险的因素，修补材料的宽度及医生的技术是手术成功的关键因素。Schultz 等（2000 年）报道了 112 例患者行 Ripstein 手术，包括直肠脱垂 69 例，直肠内脱垂 43 例。手术后 30 日内的近期并发症的发生率为 33.0%（37/112），其中 5 例有一种以上的并发症。对患者进行了长期随访，发生晚期并发症 13 例，其中直肠阴道瘘 2 例，分别发生在术后 3 年和 10 年。

(8) Well 手术：手术方法类似 Ripstein 手术。Christiansen 等 1992 年报道该手术后发现用补片包绕的直肠动力障碍，但并未发现狭窄。并用该手术治疗 8 例直肠内脱垂，3 例临床症状明显改善。

手术方法

① 切开直肠两侧的腹膜，充分游离直肠至肛提肌的水平。

② 将 Marlex、Telfon 网，或者 Ivalon 海绵片剪成约 8cm，用 2-0 号不可吸收缝线，缝合于骶骨中央的骨膜上。

③ 补片两侧包绕直肠，并与直肠固定，前壁中央留 2～3cm 的空隙，缝合盆底腹膜。

(9) Orr 手术：Orr 等 1947 年首先应用于临床，用于治疗直肠外脱垂。以后人们将其应用于治疗直肠内脱垂。Christiansen 等用该手术治疗 14 例直肠内脱垂，6 例临床症状明显改善。

手术适应证：直肠内脱垂。

手术方法

① 取大腿阔筋膜或腹直肌前鞘筋膜，（1～2）cm × 10cm。

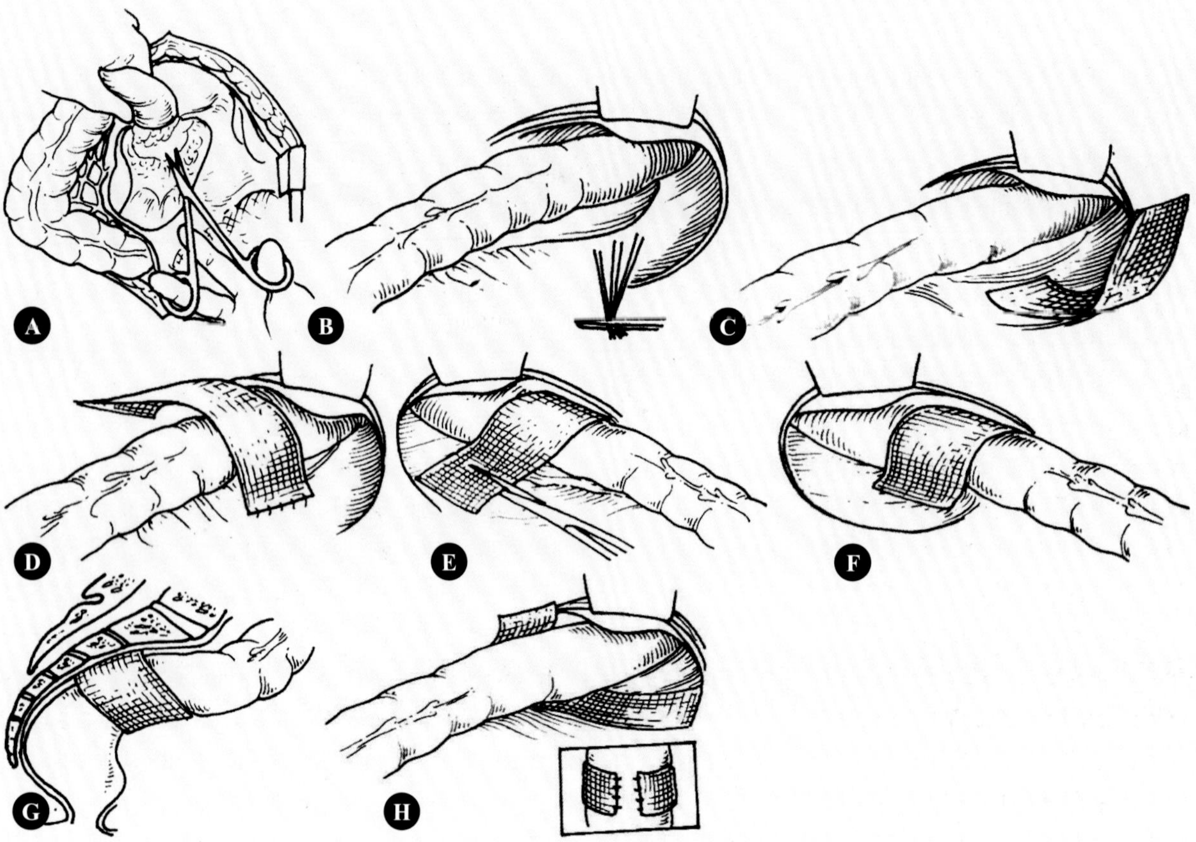

▲ 图 21-15 **Ripstein 直肠固定术**

A. 游离直肠至肛提肌水平；B. 骶骨中线右侧 1cm 进针；C. Teflon 网片一端缝至骶前筋膜；D. Teflon 网片与直肠壁缝合固定；E. 修剪左侧 Teflon 网片；F. 将左侧 Teflon 网片缝于骶前筋膜；G. Teflon 网片固定直肠于骶骨凹内；H. 另一种固定方法

② 将两条筋膜带分别缝合于直肠两侧，以及骶骨岬筋膜，使直肠悬吊。

③ 缝合盆底，关闭 Douglas 陷窝。

(10) Nigro 手术

手术适应证：直肠内脱垂。

手术方法

① 切开直肠两侧的腹膜，游离直肠至肛提肌。

② Teflon 网条缝合固定在直肠两侧及后壁。

③ Teflon 网条固定在耻骨，向前悬吊直肠。

(11) 功能性直肠悬吊和盆底抬高术：长期以来在治疗直肠内脱垂时，外科医生重视了从解剖学上纠正直肠脱垂，手术虽然纠正了直肠脱垂，但约一半的患者症状未改善，功能上未治愈。手术的分离，可能是造成直肠自主神经损伤的原因之一，部分患者在手术后反而加重便秘的症状。为此，张胜本等采用功能性直肠悬吊术。所谓功能性直肠悬吊术是通过改进手术操作，纠正直肠内脱垂的同时，不游离直肠从而避免损伤自主神经，从而达到提高治愈率的目的。

手术适应证：中高位重度直肠内脱垂。

手术方法

① 改良的 Orr 直肠悬吊术：38 例患者都有较大程度的盆底下降，同时发现直肠周围组织松弛 14 例，周围脂肪堆积 5 例。对这类患者采用改良的 Orr 直肠悬吊术，悬吊材料先选用腹直肌前鞘，后改用丝线，甚至将腹膜或松弛的侧副韧带固定在骶骨岬上，开始直肠两侧悬吊，但发现易形成夹角妨碍肠道内容物通过，后改为单侧悬吊。有 3 例腔静脉分叉下移掩盖骶骨岬，仅将侧腹膜固定。最初几例直肠固定高而紧，使直肠失去上下活动而术后坠胀感重，改为固定直肠时留下直肠活动的余地，以利排便动作后，症状消失，故改为功能性直肠悬吊术。

② 盆底抬高：盆底下降的患者，术中发现Douglas陷窝加深，最初的几例是将直肠与膀胱或阴道间隙分离后，上提缝合，同时修补直肠前突4例，术后坠胀感反而加重。然后只将过深的盆底腹膜缝合，消除Douglas陷窝过深，并缝合疝囊至膀胱颈及子宫骶韧带水平，患者恢复快而无症状。

③ 乙状结肠切除：术中发现乙状结肠冗长35例，2例扭曲，6例乙状结肠进入盆底疝囊内。最初的4例未处理乙状结肠，过多的乙状结肠与直肠固定后成角，术后出现左下腹阻塞症状，以后30例常规切除过长的乙状结肠，消灭成角，另有3例因左半结肠通过缓慢而行左半结肠切除，未再出现左下腹阻塞症状。

④ 子宫固定术：27例女性除1例子宫与前腹膜粘连及2例曾行子宫切除外，24例都有子宫内脱垂及子宫后倒，并陷入Douglas陷窝，其中2例子宫较大，将直肠压在骶骨上，增加腹压排便时子宫阻塞粪便通过直肠，故本组常规行子宫抬高固定与纠正后倒。

术后处理：直肠内脱垂经腹手术针对腹内脏器向下移位做了相应的处理，而得到形态的纠正。而已松弛的盆底肌若用手术干预，必然带来更严重的反应。因此，加强术后的长期功能锻炼，注意多饮水、多食粗纤维食物及油类，充分利用排便时的生理反射，避免过度用力摒便等，才能防止本病的复发。

(12) 经腹腔镜直肠固定术：与剖腹手术相比，经腹腔镜直肠固定手术具有独到的优点，包括微创、疼痛轻、恢复快、腹部切口美观、更短的住院日等等。目前经腹腔镜直肠固定术，可以缝合固定于骶骨岬也可以用补片在直肠后固定。直肠部分切除或不切除视术中情况定。Heah等（2000年）报道从1994—1998年经腹腔镜行25例直肠固定术，患者为直肠全层内脱垂。4例因腹腔小肠粘连术中转为剖腹手术。21例完全经腹腔镜直肠内固定术，不切除直肠。2例再次出现直肠内脱垂，行Delorme手术；另外2例合并有孤立性直肠溃疡综合征。术后随访26个月，手术后16例临床症状明显改善。2002年Solomon等报道了39例行直肠固定术患者的随机对照研究，19例开腹手术，20例行腹腔镜固定术。结果发现腹腔镜组具有恢复饮食快、术后下地活动早、住院时间短、并发症少的优势，这些与神经内分泌应激的减少有关。但长远的效果，包括便秘、脱垂复发及大便失禁的评分等与开腹手术无显著差异。

(13) 腹腔镜盆底整体修复术：盆底整体理论是在1990年由Petros提出，魏东团队在此基础上吸纳了盆腔三水平理论和三腔室概念，将不同腔室和不同支持轴水平共同构成一个解剖和功能整体，应用在盆底功能障碍性疾病的诊治过程中应注重在整体理论指导下的特定位点的修复。

手术适应证：直肠脱垂，直肠内脱垂，直肠黏膜内套叠，直肠前突，盆底疝。

手术禁忌证：既往有腹部直肠固定手术史特别是伴有大段肠切除或盆腔广泛粘连，性活跃期男性患者，病理性肥胖。

手术方法

① 术前准备，体位及Trocar放置如图21-16所示。

② 探查整个腹腔后，使用内镜抓钳将手术区域内的残留小肠轻轻置于右上腹。

③ 手术视野的显露：第一助手将一个内镜抓钳夹住乙状结肠，将乙状结肠向头侧牵拉，拉紧直肠；第一助手使用三叶钳将子宫向前顶起（男性为膀胱皱襞）。通过助手的牵拉显露盆腔的凹陷（图21-17）。

④ 直肠前壁悬吊（关闭Douglas窝）：术者间断缝合盆底凹陷，注意要在助手向头侧牵拉直肠的状态下缝合，将子宫颈、Douglas窝最低点和子宫颈对应平面的直肠壁缝合，将Douglas窝关闭（图21-18）。

⑤ 直肠左侧闭悬吊：助手将直肠用肠钳向右肩方向牵引。保持直肠上提的状态，间断缝合直肠左侧壁与左侧盆壁将直肠上提并固定，操作上注意直肠要缝合到浆膜层，缝合盆壁时注意保护输尿管与髂血管。

⑥ 直肠右侧壁悬吊：助手将直肠用肠钳向左肩方向牵引。保持直肠上提的状态，间断缝合直肠右侧系膜与右侧盆壁将直肠进一步上提并固定，操作时注意缝合直肠系膜时不要缝合肠壁，缝合盆壁时注意保护输尿管与髂血管（图21-19）。

⑦ 切口闭合：检查手术区域的出血情况。移走套管，缝合切口。

总结盆底疝、直肠前突、直肠黏膜内套叠的发病原因都和盆底肌肉的松弛有关。关闭Douglas窝这一手术由Moschowitz提出，是作为治疗直肠脱垂的手术，其原理是在盆底设置经浆膜的荷包缝线以封闭Douglas窝。魏东团队是在关闭Douglas窝的基础上增加了直肠侧壁悬吊的操作，既关闭了直肠两侧

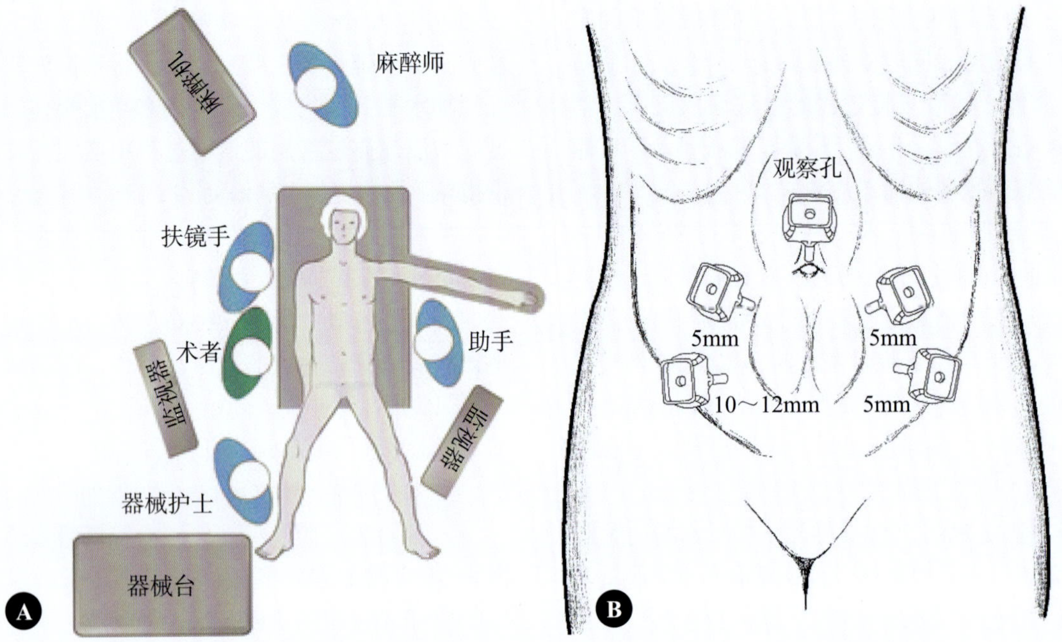

▲ 图 21-16　体位及 Trocar 放置

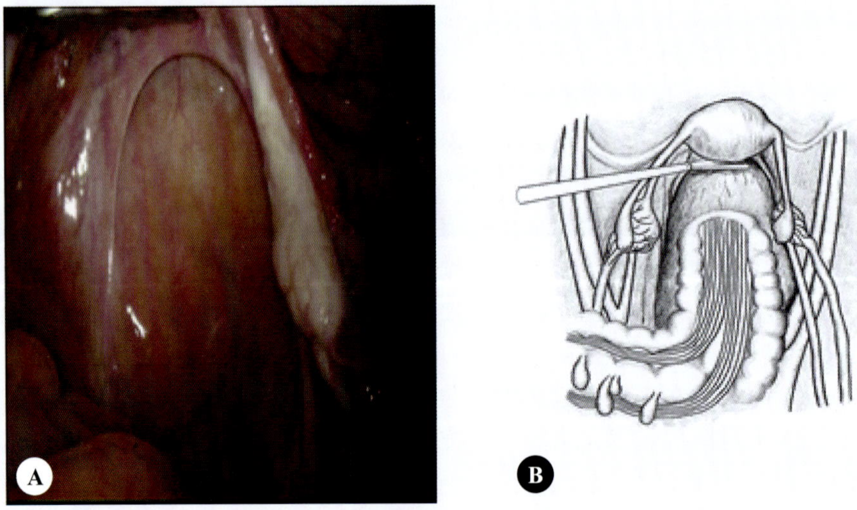

▲ 图 21-17　显露盆底疝

的疝囊，又起到了上提直肠并将直肠固定在侧腹壁上的作用。

四、耻骨直肠肌综合征

（一）定义

耻骨直肠肌综合征（puborectal muscle syndrome，PRS）是由于肛门外括约肌、耻骨直肠肌在排便过程中的反常收缩（即不协调性收缩），导致直肠排空障碍性便秘的一种盆底疾病。也就是在排便时，肛门外括约肌和耻骨直肠肌不但不松弛反而呈反常的过度收缩，使粪便在直肠内滞留难以排出，导致顽固性便秘。1964 年 Wasserman 首次报道并详细描述了 4 例耻骨直肠肌痉挛性肛门狭窄，行耻骨直肠肌部分切除术，效果良好，病理报道有明显的肌纤维肥大

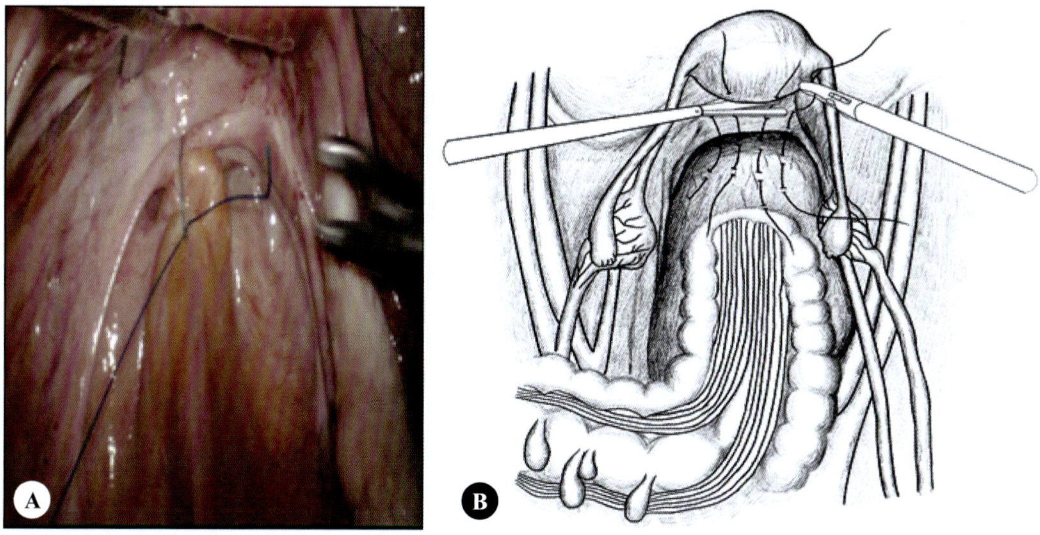

▲ 图 21–18　关闭盆底疝

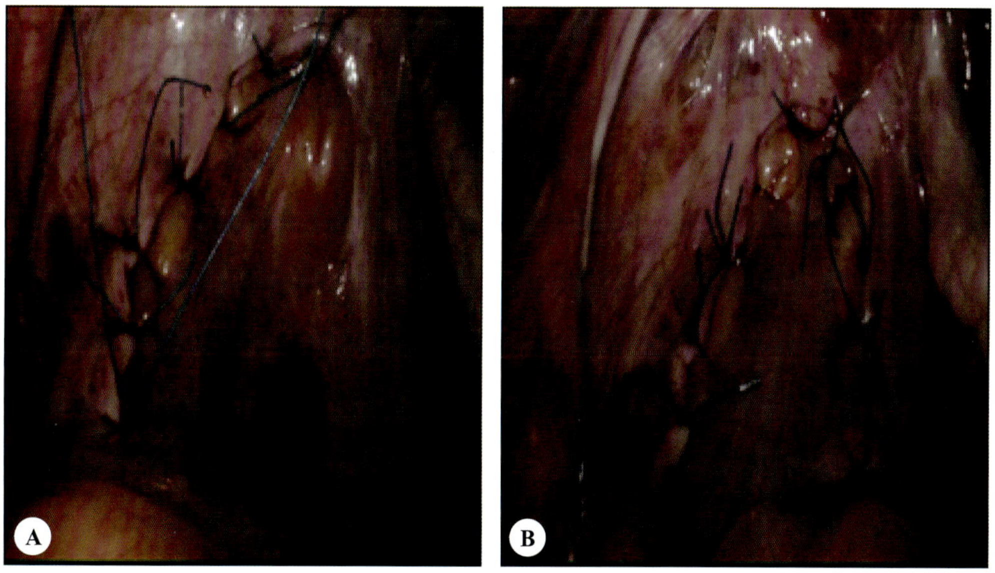

▲ 图 21–19　上提左、右侧壁

（图 21–20），故定名为“耻骨直肠肌综合征”。目前，对排便时盆底肌不能松弛而导致排便困难者文献命名较多，如盆底痉挛综合征、耻骨直肠肌痉挛综合征、耻骨直肠肌肥厚症、肛门痉挛、盆底失弛缓综合征等。

（二）病因病理

1. 感染

耻骨直肠肌周围的感染是常见病因之一，感染刺激该肌肉痉挛收缩，粪便通过耻骨直肠肌环时引起局部疼痛加剧，导致反射性收缩，以减少粪便通过，从而减轻疼痛。久之则形成反常收缩，长期痉挛性收缩就会引起肌纤维水肿、纤维化、瘢痕形成，导致耻骨直肠肌失去松弛功能。喻德洪等报道的 18 例中有 3 例术中见到耻骨直肠肌周围小脓肿，均有多次不明原因的发热病史。田波等报道的 20 例中，5 例耻骨直肠肌周围存在脓肿；病理检查的 9 例中，3 例耻骨直肠肌肥大，4 例肥大伴部分纤维化的脂肪浸润，2 例完全瘢痕化。

2. 先天性因素

先天性耻骨直肠肌痉挛、肥厚也是常见原因之

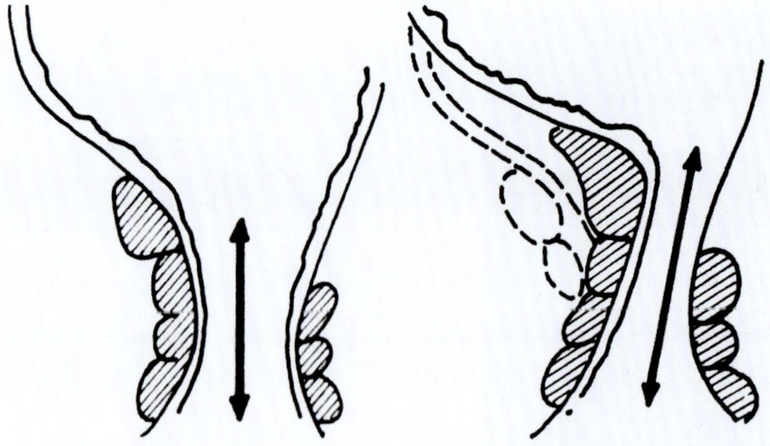

▲ 图 21-20 耻骨直肠肌肥厚

一。Barnes 报道 9 例耻骨直肠肌痉挛综合征，2 例自幼儿期发病，无明显诱因。Kuijpers 报道的 12 例中 6 例自有记忆起即有症状。田波等报道的 20 例中，有 2 例自幼儿期发病。

3. 排便困难或长期腹泻及泻剂应用

长期顽固的进行性加重的排便困难，排便过度用力，排便时间延长，便次频繁可导致耻骨直肠肌肥厚。另外，长期腹泻可诱发耻骨直肠肌痉挛、肥厚、反常收缩。田波等报道的资料中，4 例有 3 年以上肠炎病史，患者为减少腹泻次数经常用力缩肛，导致耻骨直肠肌综合征。

4. 心理因素

与其他功能紊乱性疾病一样，心理因素可能有一定诱发作用。牛虹报道 2 例有恐癌心理，经常焦虑，出现便秘。由于肛门神经肌肉调节紊乱导致的症状。

5. 神经源说

Mathers 认为同 Parkinson 病一样，导致盆底肌和肛门括约肌的功能障碍，可能与滥用泻药、局部炎症、盆底肌部分失去神经支配等因素有关；另外，心理因素在其发病中可能起重要作用。Takana 研究认为，阴部神经病变可能在盆底痉挛综合征发病中起了重要作用，该研究分析了 68 例有痉挛性肛部疼痛的患者，其中 55 例患者经指诊证实沿阴部神经体表投影有压痛，在接受神经传导阻滞处理后，65% 的患者症状消失。结果表明痉挛性肛部疼痛的发病机制是阴部神经的神经痛所致。Takana 发现在对耻骨直肠肌综合征患者进行神经阻滞诊断性治疗中，患者耻骨直肠肌肌电活动明显增强，阴部神经潜伏期明显延长。应用神经阻滞液进行阴部神经阻滞后可明显缩短其潜伏期并缓解患者的临床症状。

肖元宏对 18 例成人耻骨直肠肌综合征型患者的外括约肌静息电位，以及模拟排便时外括约肌电位变化进行检测分析，成人盆底痉挛综合征型便秘表现为以下三种病理分型。Ⅰ型：高静息电位 + 矛盾运动（44.44%）；Ⅱ型：高静息电位（33.33%）；Ⅲ型：矛盾运动（22.22%）。耻骨直肠肌综合征型便秘Ⅰ型表现为外括约肌高静息电位及模拟排便时外括约肌的矛盾运动，其可能的病理生理机制在于此类患者静息状态下，网状结构下行的兴奋性神经传导冲动较正常高，使外括约肌Ⅰ型纤维处于一种高水平的电活动状态，因此属于一种中枢调节的失调。当患者试图排便时，大脑高级中枢又发放了错误的命令，不是主动放松肛门外括约肌而是相反，这样，很容易出现外括约肌Ⅰ型纤维高静息电活动基础上的Ⅱ型纤维的一次位相性收缩活动，即矛盾运动。

6. 肌源说

Kerremans 认为骨骼肌的反常收缩可能是排便过程中，有意识地抑制正常抑制反射的结果。也有研究认为盆底痉挛综合征与包括外伤、过多的体力活动、年龄过大有关，可能是骨盆肌肉痉挛或为了克服自身的失禁症状而造成肛提肌过度收缩的结果。一些研究提示与精神压力、紧张和焦虑有关，也和术后的并发症有关，包括经腹直肠切除术、肛门瘘管术、肛裂内侧切术等。目前认为非特异性功能性肛门直肠痛和心理因素有着密切的关系。

（三）辅助检查

1. 排粪造影

排粪造影是诊断耻骨直肠肌痉挛综合征的重要手段，特别是肛直角的大小变化有重要的诊断意义。肛直角代表盆底肌群（主要是耻骨直肠肌）的活动度。正常人静息状态下，耻骨直肠肌呈轻度收缩状态，肛直角约为 92°（72°～125°），而力排时该肌松弛，肛直角增大，约为 137°（105°～160°），以利排便。若用力排便时耻骨直肠肌不松弛反而加强收缩，甚至持续痉挛，则肛直角不增大，或者保持在 90° 左右或更小，因而影响排便，导致便秘（图 21-21 和图 21-22）。Kuijpers 等认为在排除了肛裂、短节段巨结肠和肛门狭窄等因素，用力排便时盆底肌呈持续收缩状态，即表明是盆底肌群功能紊乱，并可诊断为耻骨直肠肌综合征。

另外，有的病例主要表现为耻骨直肠肌压迹，正常用力排便时不应有耻骨直肠肌压迹。如果排便时耻骨直肠肌收缩，甚至持续性痉挛，肛直角静态与力排时持续性不变或变化较小，直肠肛管结合部后缘呈平板状改变（搁架征），表明耻骨直肠肌肥厚，肌纤维变性，部分失去正常作用。排粪造影时较典型的 X 线征象：用力排便时肛直角不增大、耻骨直肠肌压迹和搁架征是耻骨直肠肌综合征的典型 X 线征象，其中肛直角最为重要。

卢任华等报道了排粪造影中符合耻骨直肠肌综合征诊断标准的 118 例（133 次）的 X 线检查资料进行分析，肛直角和耻骨直肠肌压迹的测量结果如下：118 例力排时肛直角均≤90°；99 例（83.9%）有明显的耻骨直肠肌压迹，用力排便时其深度为 3～17mm，其中 80 例为 7～14mm。依据肛直角的大小改变和有无耻骨直肠肌压迹及其深度分四个组进行统计，第 1、2 组在静息和用力排便时无耻骨直肠肌压迹。第 1 组静息肛直角正常，用力排便时≤90°。第 2 组静息和用力排便时肛直角均≤90°。第 3、4 组均有耻骨直肠肌压迹，其深度 4 组＞3 组。第 3 组静息肛直角多数＜90°，但不伴耻骨直肠肌压迹，用力排便时肛直角≤90°，并伴耻骨直肠肌压迹；第 4 组静息、用力排便时均有耻骨直肠肌压迹，有的伴有其他严重继发变化。结果非常明显的显示出各组用力排便的肛直角均≤90°（表 21-3）。潘世友等报道了 64 例耻骨直肠肌综合征，将静息时有无耻骨直肠肌压迹分为两组，第 1 组用力排便时出现耻骨直肠肌压迹 17 例（26.6%）；第 2 组静息和用力排便时均可见耻骨直肠肌压迹 47 例（73.4%）。两组在用力排便时都有耻骨直肠肌压迹并都出现搁架征；肛直角在静息和用力排便时无明显变化（表 21-4）。

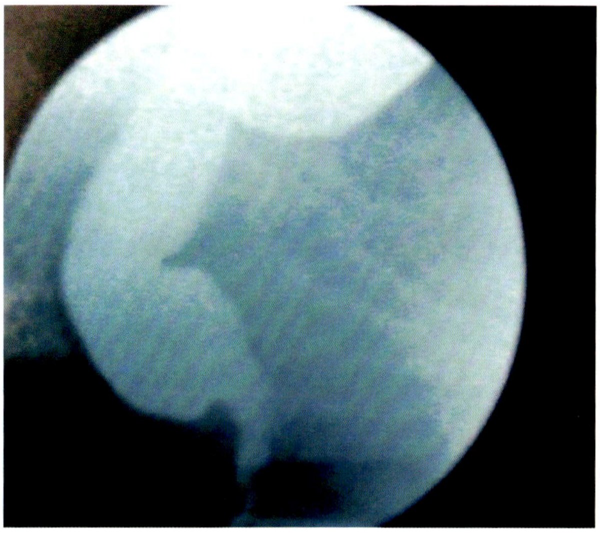

▲ 图 21-21　耻骨直肠肌肥厚（用力排便时）（一）

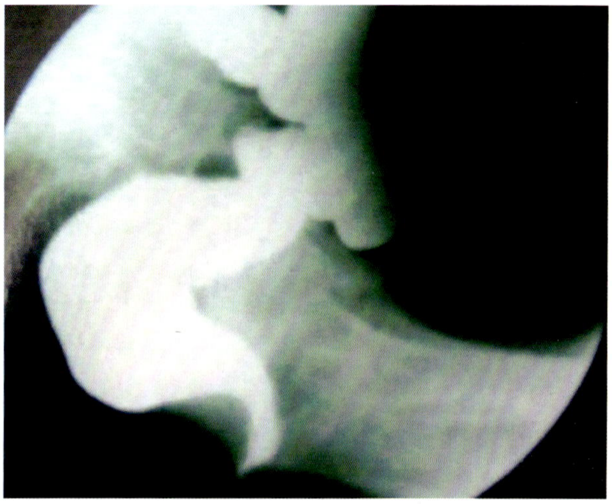

▲ 图 21-22　耻骨直肠肌肥厚（用力排便时）（二）

2. 肛管测压

耻骨直肠肌综合征的患者肛管的静息压、最大收缩压明显高于正常人，肛管长度增加，直肠括约肌松弛反射消失、减弱或异常。赵征元等对 32 例耻骨直肠肌综合征患者进行了肛管压力的测定，结果表明 26 例肛管静息压超过正常值（6.8kPa ± 1.5kPa），最高达 18.2kPa；模拟排便时肛管压力不下降反而升高者 22 例（7.2kPa ± 1.8kPa）。保持静息状态，肛门

表 21-3 118 例耻骨直肠肌综合征的 ARA 和 PRMI 测量结果

分组	例数	ARA (°)		PRMI (mm)		继发表现		
		静息相	用力排便相	静息相	用力排便相	会阴下降	肠疝	内脏下垂
1	9	114 ± 14	84 ± 6	—	—	1	0	0
2	10	88 ± 6	82 ± 7	—	—	2	0	1
3	83	93 ± 14	79 ± 10	—	9 ± 3	37	4	2
4	16	88 ± 17	75 ± 11	7 ± 4	12 ± 4	7	2	0

ARA. 肛直角；PRMI. 耻骨直肠肌压迹

表 21-4 64 例耻骨直肠肌综合征 X 线测量值（cm）

分组	例数	ARA (°)		PRMI (cm)		DUAC ≥ 3.0cm 经产妇 3.5cm
		静息相	用力排便相	静息相	用力排便相	
1	17	78.5 ± 6.2	79.0 ± 3.4	0	2.5 ± 0.7	6
2	47	86.47 ± 5.3	88.0 ± 1.3	3.0 ± 3.8	3.5 ± 1.2	9

ARA. 肛直角；PRMI. 耻骨直肠肌压迹；DUAC. 肛上距

直肠抑制反射减弱 8 例，消失 10 例，出现异常反射 12 例。李实忠等对 26 例耻骨直肠肌综合征患者及 36 例正常对照者进行了肛管压力的测定，结果发现患者的盆底横纹肌功能失常，直肠感觉功能降低（表 21-5）。

3. 肛肠肌电图

盆底肌电图主要描记外括约肌及耻骨直肠肌在静息状态下、用力收缩肛门、模拟排便时的肌电图的特征。耻骨直肠肌痉挛的患者，肌电活动减弱，动作电位电压下降，时间缩短，肌纤维放电密度增加，并有较多的短棘波多相电位，排便时活动明显。肌电图符合肌源性损害，可能由于肌纤维变性和炎症致电解质浓度改变，使肌纤维兴奋性增高，引起参与收缩的亚运动单位的肌纤维不同步收缩所致。耻骨直肠肌痉挛及肥厚伴有直肠前突、直肠内脱垂的患者肌电图表现较复杂，呈混合性损害，既有神经损害特征，又有肌源性损害的表现，这种患者治疗困难，预后较差。

牛虹等报道了 6 例耻骨直肠肌肌电图在排便时动作电活动增加，动作电位振幅达 145～1750μV，呈干扰型放电。静息状态有 3 例呈持续低频紧张性动作电位，波幅 350～382μV，呈单个型放电。肖元宏等根据肛门外括约肌的静息电位及模拟排便外括约肌的电位变化，将成人耻骨直肠肌综合征型便秘分为 3 种类型（表 21-6）。

4. 球囊逼出试验

球囊逼出试验阳性者，应怀疑是否为耻骨直肠肌痉挛或便秘伴会阴下降综合征；另外，直肠前突及肛管黏膜脱垂的患者球囊逼出试验也有阳性者，故该项检查不能作为主要指标。但是，对于已经排除了其他引起出口处梗阻病变的患者，诊断的价值仍然是显而易见的，并且价廉。国内文献报道 82 例，全部病例均不能排出直肠内 50ml 水囊。

5. 结肠传输时间测定

结肠传输时间测定在传统意义上是用来诊断或排除结肠慢传输型便秘，但是，如果传输标志物在直肠上段和（或）乙状结肠停留的时间延长，在排除了其他出口梗阻型便秘的情况下能较好地反映耻骨直肠肌综合征的严重程度。因此，临床症状愈重，排便时间愈长的患者其残留标志物越多，在直肠上段的停留时间越长。该检查受周围因素影响很小，应作为诊断该综合征的诊断指标之一。结肠传输试验诊断标准：72h 标志物排出少于 80%，未排出的标志物滞留于直肠和（或）乙状结肠内。喻德洪等报道了 13 例耻骨直肠肌综合征的结肠传输时间测定结果，有 10 例>96h，7 例均为直肠潴留。

表 21-5　对照组和患者组肛肠动力学变化

检查项目	对照组（36 例）	患者组（26 例）	P 值
肛管静息压（cmH_2O）	69.0 ± 14.9	78.6 ± 16.7	＞0.05
肛门直肠抑制反射阈值容量（ml）	9.6 ± 4.7	11.1 ± 6.1	＞0.05
完全抑制量（ml）	110.8 ± 25.5	128.9 ± 73.1	＞0.05
肛管最大收缩压（cmH_2O）	218.4 ± 65.4	202.7 ± 83.7	＞0.05
排便迟缓反射阳性（例）	29/36	0/26	＜0.01
排便时肛压改变（cmH_2O）	–37.3 ± 14.9	+48.1 ± 15.6	＜0.001
静息肛管功能长度（cm）	3.6 ± 0.4	4.6 ± 0.7	＜0.01
排便肛管功能长度（cm）	1.4 ± 1.2	4.6 ± 0.7	＜0.01
直肠持续便意容量（ml）	113.5 ± 51.8	151.0 ± 80.3	＜0.05
50ml 球囊排出阳性（例）	36/36	4/26	＜0.01
排便压（cmH_2O）	146.5 ± 38.5	156.2 ± 74.8	＜0.05

表 21-6　成人盆底痉挛综合征引起的便秘的病理生理分型

病理分型	例　数	比例（%）	静息电位均数（μV）	静息电位标准差（μV）
高静息电位 + 矛盾运动	8	44.44	10.510	4.640
高静息电位	6	33.33	4.251	0.551
矛盾运动	4	22.22	2.504	0.301

6. CT 检查

王力等报道 30 例 CT 检查结果，耻骨直肠肌综合征患者的耻骨直肠肌厚度为（5.6 ± 1.8）cm，20 例正常人为（2.4 ± 0.6）cm，两者相差非常显著（P＜0.01）。

（四）临床表现及诊断

1. 临床表现

(1) 发病年龄：15 篇国内文献报道的 650 例耻骨直肠肌综合征的发病年龄为 6—81 岁，有详细年龄记载 458 例，平均年龄为 42.5 岁。卢任华等报道 118 例，发病年龄为 6—72 岁，其中 6 岁 1 例，21—50 岁 94 例，≥51 岁者 23 例。

(2) 男女比例：在国内文献报道的耻骨直肠肌综合征中，508 例有详细性别记载，男女之比为 1∶1.15。这一特点与其他类型的出口梗阻型便秘不同，其他类型的出口梗阻型便秘一般女性明显多于男性，本病男女之比基本一致。

(3) 发病率：王李华等报道了 18 000 例的人群调查结果，发现各类便秘者为 377 例，约占 2.1%，而耻骨直肠肌综合征的患者为 31 例，占所有便秘者之 8.2%。田波等报道耻骨直肠肌综合征占同期便秘患者的 8.4%（39/465）。

(4) 临床表现：正常人在静息状态下肛门外括约肌和耻骨直肠肌呈收缩状态，在排便时或在模拟排便动作时上述肌肉松弛，肛管上口开放，以利粪便的排出。对于耻骨直肠肌综合征的患者，无论是外括约肌和耻骨直肠肌痉挛，或者是耻骨直肠肌肥大、瘢痕形成，当其排便时上述肌肉均不松弛反而呈过度收缩状态，致使肛管不能开放，排便困难。因此，两者的临床表现相同，患者均有排便困难，多为缓慢地、进行性加重的排便困难。在排便时须过度用力，往往越用力粪便排出越困难，部分患者在排便时常大声呻吟、大汗淋漓；排便时间较长，有些需

30min 以上。崔毅等报道 102 例，排便时间 3h 者达 37%；卢任华等报道 118 例，2～30 日（平均 7 日）排便 1 次。由于每次排便量少，粪便潴留于直肠，所以患者在排便后仍有便意、下坠感和直肠下段的重压感，因而有部分患者便次频繁。国内文献报道部分患者每日排便 3～5 次，类似里急后重。部分患者常借助泻药排便，但效果不可靠，泻药的用量随病程的延长而越来越大。卢任华等报道 118 例患者中有 112 例需采取一定措施如服缓泻药、用手指插入肛门刺激或用水灌肠才能排便。部分患者病程较长，最长者 50 年，在 118 例中，病程为 3 个月～45 年，平均 8.9 年。

2. 诊断

(1) 症状和病程在诊断中的意义：对于便秘的诊断，其症状和发病时间是一个关键因素。绝大部分学者认为即使其他实验室指标符合诊断标准，临床上无症状或发病时间短者均不应贸然下诊断。王李华等报道耻骨直肠肌综合征患者的资料显示症状和发病时间与疾病的严重程度呈正相关，每次排便时间越长，排便的反常反射时间也越长，导致耻骨直肠肌等的增生越明显；每次排便时间长于 30min，病史 5 年以上者，一般其肛管长度都在 5.5cm 以上，临床症状比较明显。因此，症状和发病时间应成为诊断耻骨直肠肌综合征的关键指标。

(2) 肛管的功能长度：在排便反射活动中患者的肛管不缩短反而延长，重度患者的肛管长度超过正常值的 2 倍，并且显示症状与排便相肛管长度呈正相关。因此，排便相肛管长度在该综合征中是一个突出而易测的体征，应作为主要的诊断指标。

直肠指诊发现肛管张力较高，有时手指插入肛门较困难，需用力方能通过肛管。肛直肠环肥大，肛管较长，长者达 6cm 以上。直肠壶腹部后方变深呈囊袋状。做提肛动作时耻骨直肠肌后缘向前上方收缩，其边缘较锐。在模拟排便动作时耻骨直肠肌后缘不松弛反而向前上方收缩，肛管压力亦增高。部分患者甚至盆底肌肉、臀部肌肉亦可产生痉挛性收缩。停止排便动作后肛管可松弛。王李华等通过对 18 000 人的调查，肛管直肠指诊获得的平均肛管长度分别为：静息相 3.12cm，用力排便相 1.76cm，其中有便秘的 377 人的平均肛管长度分别为：静息相 3.43cm，用力排便相 2.03cm。

(3) 诊断标准及分度：因为耻骨直肠肌综合征的表现主要反映在肛直角和耻骨直肠肌压迹的深度上。卢任华等根据两者的变化将盆底痉挛综合征分成 4 度（表 21–7）。众所周知，长期排便困难、用力排便、腹内压升高，可使会阴下降导致盆底肌张力逐渐减低、减弱，阴部神经也受到损害。随之出现其他继发变化如会阴下降、肠疝、内脏下垂等，这些多发生在第Ⅲ、第Ⅳ度者。所以，除了静止和用力排便时肛直角缩小及耻骨直肠肌压迹加深的程度不同外，会阴下降的程度也可以表示本病的罹患程度。因而认为这种分度法对耻骨直肠肌综合征的罹患程度的判断和疗效观察有一定参考价值。

Wexner 等提出盆底痉挛综合征的诊断标准，认为在下列 3 项检查中，至少有 2 种异常即可诊断为盆底痉挛综合征：①结肠传输结果显示，直到检查的第 5 日，至少有 20% 的标志物潴留在乙状结肠和直肠中；②排粪造影检查时，不能迅速排出 200ml（500g）的钡剂，并在静息状态和用力排便时肛直角无明显增大；③盆底肌电图检查时，神经肌肉（耻骨直肠肌）的反常活动增加。

(4) 合并的疾病：盆底痉挛综合征可单独出现，也可和其他异常如直肠前突、直肠内脱垂等并存。卢任华等报道的 118 例中，50% 合并直肠前突，23.7% 合并直肠黏膜脱垂和（或）直肠内套叠，会阴下降的出现率为 39.8%。潘世友等报道了 64 例耻骨直肠肌综合征，单纯耻骨直肠肌综合征 21 例（32.8%）；合并直肠前突、直肠内脱垂、直肠前壁黏膜脱垂 43 例（67.2%），会阴下降 9 例（14.1%），内脏下垂 3 例（4.7%）。

（五）治疗

1. 保守治疗

耻骨直肠肌综合征是一种正常肌肉的功能紊乱，与其他功能紊乱性疾病的原因一样，心理因素可能起重要作用。对于症状较轻、病史短，特别是耻骨直肠肌痉挛、肥厚伴有反常收缩者，应先取非手术治疗，包括增加粗纤维饮食、足够量的饮水、缓泻药、生物反馈疗法等。以上疗法可同时施行。

(1) 饮食疗法：适用于症状轻、病史短、耻骨直肠肌痉挛或肥厚伴有反常收缩者，增加膳食纤维摄入量。增加饮水量，每日不少于 2500～3000ml。

(2) 生物反馈治疗：常用生物反馈治疗方法有 2 种，压力介导的生物反馈和肌电介导的生物反馈法。

表 21-7　盆底痉挛综合征的分度

分　度	肛直角 (°)		耻骨直肠肌压迹		并发症 *
	静息相	用力排便相	静息相	用力排便相	
Ⅰ	正常	≤90	无	无	无
Ⅱ	≤90	≤90	无	无	无
Ⅲ	<90	≤90	无	有	有
Ⅳ	<90	<90	有	有	有

*. 并发症包括会阴下降、肠疝、内脏下垂

Wexner 等认为生物反馈治疗是治疗盆底痉挛综合征首选方法。作者对确诊的 18 例盆底痉挛综合征患者进行了生物反馈治疗，每次治疗 1h，所有患者平均接受 8.9（2～19）次。对患者随访了平均 9.1（1～17）个月，16 例（88.9%）认为治疗成功，而且无并发症。

(3) 肉毒杆菌毒素治疗：Shafik 等对诊断明确的 15 例耻骨直肠肌综合征的患者，采用向外括约肌顶襻处注射肉毒杆菌毒素的方法，治疗后随访（14.6 ± 3.3）个月，治疗效果满意，无明显的不良反应。认为该法是在生物反馈治疗失败后可采用的一种简单、易行、安全有效的方法。但是，Haian 等将肉毒梭状芽孢杆菌 A 型神经毒，局部注射于耻骨直肠肌，临床观察远期效果亦不满意，且并发大便失禁率高。

(4) 扩肛术：王李华等认为对于轻、中度的耻骨直肠肌综合征进行局部麻醉扩肛治疗，尤其是在局部麻醉时加入小剂量亚甲蓝，能延长肛管横纹肌的麻醉时间。此阶段若进行排便反馈训练能收到更好的效果。田波等也认为在局部麻醉或骶管麻醉下扩肛是一种有效的治疗措施。作者对 3 例耻骨直肠肌痉挛伴反常收缩者行骶管麻醉下扩肛治疗 2～3 次，症状完全消失，随访 2.5 年无复发。另外，国外报道了应用扩肛治疗仪或扩张棒行扩肛术，Maria 等采用 3 个不同直径的扩张器，分别为 20mm、23mm、27mm，由细到粗先后将 3 个扩张器插入肛管，每个插入 10min，共扩张 30min，每日治疗 1 次。13 例耻骨直肠肌综合征的患者，在治疗 6 个月后症状得到明显改善，服用泻药的人数及泻药的用量明显减少，肛管最大收缩压由平均 93mmHg 降至 62mmHg，力排时肛直角由平均 95° 增大到 110°。作者认为扩肛术是简单有效的治疗方法。

2. 手术治疗

仅非手术治疗无效者才考虑手术治疗，但手术效果多不确切，或者易复发。可能与本病为整个盆底肌的不协调活动，单独处理某一肌肉不能改变整个盆底肌的功能状态有关。另外，耻骨直肠肌切断或部分切除术后的瘢痕可能进一步加重排便困难。所以，手术治疗盆底痉挛综合征一定要慎重。目前手术治疗主要针对耻骨直肠肌综合征，因为耻骨直肠肌肥大、瘢痕形成，理论上切除部分耻骨直肠肌甚至同时切除部分外括约肌的手术是合理的。自 1964 年 Wasserman 报道该手术以来，Walace、河野通孝等先后报道采用此手术使便秘症状得以缓解，Yashioka 报道采用该手术满意效果达 62%。但近期资料证实其疗效不持久，术后早期可获满意的疗效，一般在 2～3 个月后排便困难症状逐渐出现，有部分患者其症状较术前更为严重。其原因可能是耻骨直肠肌综合征不仅仅是耻骨直肠肌在排便时有反常收缩，而是参与肛门自制的肌肉收缩不协调；另外耻骨直肠肌部分切除术后早期其反常收缩消失，但随着时间的推移，瘢痕组织又将耻骨直肠肌连接在一起，耻骨直肠肌痉挛又重新出现，所以单纯切除部分耻骨直肠肌往往效果欠佳。

目前文献报道对非手术治疗效果不佳者及耻骨直肠肌瘢痕挛缩者选用手术治疗。手术方法有：耻骨直肠肌全束部分切除术、侧方部分切除术、瘢痕松解术等。术后气囊扩肛和粗纤维饮食可防止肌肉断端粘连复发，并帮助恢复排便反射。

(1) 手术方法

① 耻骨直肠肌全束部分切除术

适应证：耻骨直肠肌综合征。

麻醉方式：鞍区阻滞、骶管阻滞或连续硬膜外

阻滞麻醉。

体位：折刀位。

手术步骤

• 切口：自尾骨尖上方 1～1.5cm 处向下至肛缘，切口长 5～6cm（图 21-23A）。

• 游离耻骨直肠肌：术者左手示指插入肛门内，扪及后正中位肥厚的耻骨直肠肌，将其向切口方向顶起，分离耻骨直肠肌表面的软组织并将其切开。仔细分辨肥厚的耻骨直肠肌与外括约肌深部（图 21-23B），用弯止血钳自尾骨尖下方游离耻骨直肠肌上缘，达直肠后壁肌层后，沿耻骨直肠肌内侧面与直肠后壁肌层之间向下游离，达外括约肌上缘的深部。然后沿耻骨直肠肌与外括约肌交界处将耻骨直肠肌下缘游离。游离的耻骨直肠肌长约 2cm（图 21-23C）。

• 切除部分全束耻骨直肠肌：将游离的耻骨直肠肌用止血钳钳夹（图 21-23D），在止血钳的内测将其切除 1.5～2cm（图 21-23E），耻骨直肠肌断端缝扎止血（图 21-23F）。

• 缝合切口：用生理盐水或甲硝唑冲洗创面，检查直肠后壁有无损伤及活动性出血，放置橡皮条引流，缝合皮下组织及皮肤（图 21-23G）。

② 闭孔内肌移植术：闭孔内肌位于左右两侧闭孔的内侧面，被闭孔内肌筋膜覆盖，该筋膜形成肌鞘并附着于坐骨和耻骨支，闭孔内肌在排便时呈收缩状态，使两侧臀部向外侧翻张。肌电图研究表明闭孔内肌无论是正常人还是耻骨直肠肌综合征的患者，排便时或在模拟排便动作时均呈收缩状态。闭孔内肌肌腱切断后不影响髋关节的内旋内收动作。闭孔内肌移植后建立了肛管扩张机制，以对抗反常收缩的耻骨直肠肌和外括约肌，又不影响直肠的感觉，也不损害排便的节制肌肉。从理论上讲，闭孔内肌自身移植术是治疗盆底痉挛综合征的理想方法。杨新庆等对 37 例诊断明确的盆底痉挛综合征的患者采用该法，并对该法进行了改良，取得了满意的效果。术后排粪造影证实肛直角在提肛及力排时明显增大，肛管静息压、最大缩窄压明显降低，术前排便困难症状缓解或消失。因此，闭孔内肌自身移植术是一种治疗盆底痉挛综合征的有效手术方法。

适应证：耻骨直肠肌综合征。

麻醉：骶管阻滞或连续硬膜外阻滞麻醉。

体位：折刀位。

手术步骤

• 切口：距肛缘 1.5cm 处的坐骨直肠窝左右两侧各做一长约 5cm 的切口。

• 解剖闭孔内肌下缘：切开皮肤、皮下组织及坐骨直肠窝的脂肪组织。术者左手示指插入直肠，在坐骨结节上 2cm 处触摸到闭孔内肌下缘，用拉钩牵开坐骨直肠窝内的组织，在左手示指的引导下用尖刀切开闭孔内肌筋膜。用锐性和（或）钝性的方法游离闭孔内肌的下缘和后下部。

• 闭孔内肌移植术：将游离的闭孔内肌后下部、闭孔内肌筋膜缝合在肛管的每一侧的耻骨直肠肌、外括约肌深部和浅部之间。每侧缝合 3 针，即前外侧、正外侧和后外侧各缝合一针，3 针缝合后一起打结。

• 缝合切口：检查无活动性出血后，放置橡皮条引流，缝合皮肤。

③ 改良肛直肠环闭孔内肌缝合术

麻醉和体位：采用骶管阻滞或鞍区阻滞，取折刀位，用 5cm ×40cm 的胶带两条，先将其中一端分别粘贴在两侧臀部坐骨结节外侧皮肤，再牵拉另一端使肛周充分显露后固定在手术台旁。

手术步骤

• 切口：先于右侧坐骨结节内侧 0.5～1.0cm 处做一凹面向内的弧形切口，长约 3cm。

• 显露肛直肠环：分离脂肪组织，直至显露括约肌的环形纤维，术者左手示指伸入肛管内，触及肛直肠环同侧肌组织，至耻骨直肠肌后出针，暂不打结，另取两个无损伤针线，在距此上下 1.0cm 处各做一相同缝合，其深度达到黏膜下层，勿穿透黏膜。

• 将肛直肠环缝合于闭孔内肌：左手示指沿右侧坐骨结节，向深部顺其坐骨支找到闭孔内肌，右手持夹无线空针持针器，带上从耻骨直肠肌穿出的线端，于同侧闭孔内肌的深部进针，向浅部腱膜处出针，待其余 2 针缝合完毕后，再与穿入肛直肠环的另一相应线端各自结扎，针距为 1.0cm，用同样方法行左侧手术，两侧完成后直肠指诊肛管压力明显下降。

(2) 手术效果：尽管文献中报道的手术显效率差别较大，但疗效是显著的。存在差别的原因可能与手术指征、手术方式及疗效评价标准不尽相同有关。综述国内外 14 篇文献报道的手术疗效，手术的优良率为 84.6%。国内外文献报道的临床效果不尽一致，主要有以下两个方面的原因：一是手术指征不尽相

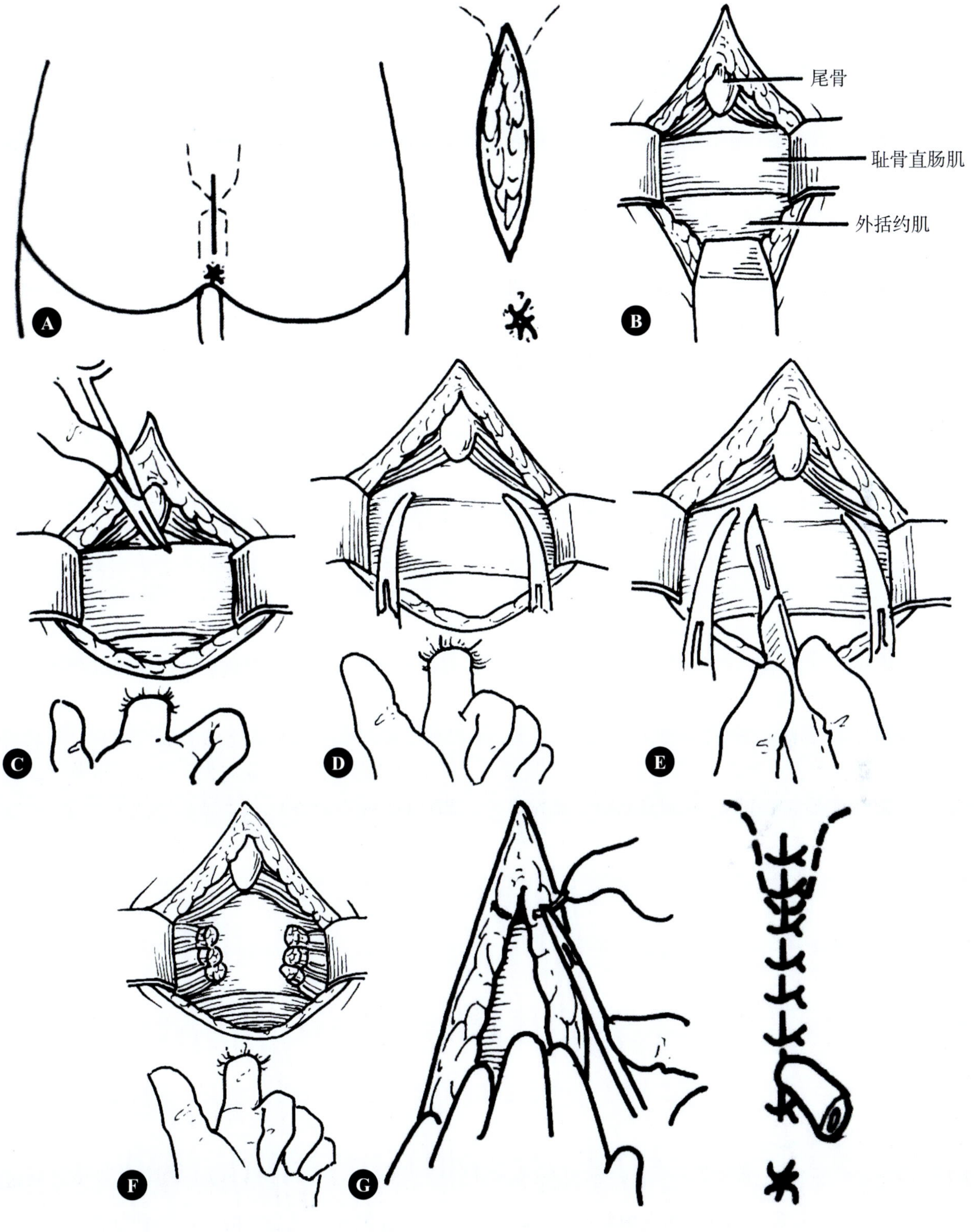

▲ 图 21-23　耻骨直肠肌全束部分切除术

A. 切口；B. 显露耻骨直肠肌；C. 游离耻骨直肠肌；D. 钳夹已游离的耻骨直肠肌；E. 切断耻骨直肠肌织、皮肤；F. 结扎耻骨直肠肌断端；G. 缝合皮下组织同，如 Kamm 等（1998 年）报道的病例包括巨直肠症等；二是手术方法有差异。目前文献报道的手术方法考虑到耻骨直肠肌与盆底肌及直肠壁有肌束连附，切断后不会全部退缩，有重新粘连的可能，认为以后方部分切除为宜，并尽可能沿直肠壁向两侧分离，至少切除肌束 1.5～2cm。在不影响伤口愈合的情况下，及早行气囊扩肛，可避免耻骨直肠肌粘连，还可训练患者的排便反射。

(3) 手术并发症：耻骨直肠肌部分切除术后的并发症包括大便失禁、直肠壁损伤引起的切口感染或瘘管形成等。Barnes（1985 年）报道有 5 例术后出现气体、稀便和黏液失禁。失禁的原因是长期摒便引起会阴下降，牵拉损伤支配外括约肌的阴部内神经，导致终末神经元的潜伏期由正常的（1.9 ± 0.2）ms 延长至（2.5 ± 0.5）ms 或更长，外括约肌呈部分或完全去神经支配状态，随意缩肛功能明显减弱。此种情况下切断耻骨直肠肌易发生大便失禁。因此，术前常规检查外括约肌及其支配神经的功能是必要的。耻骨直肠肌周围有脓肿时，术后易形成肛瘘。喻德洪报道的 18 例中，1 例大便失禁，术后 2 个月后能控制干便；1 例行瘢痕分离时直肠破裂，修补后治愈；4 例发生切口感染（均有局部感染史）。

3. 手术失败的原因

①未同时处理并发症：长期便秘常并发直肠内脱垂、会阴下降等。如果未同时处理，则便秘仍会存在。②肌肉断端粘连复发：耻骨直肠肌与盆底肌及直肠壁之间有肌束连附，耻骨直肠肌切断后的断端不会完全退缩。因此，单纯行耻骨直肠肌切断或切除长度不够（＜1.5cm）时，术后可因两断端粘连而复发。③肛管直肠的顺应性未恢复：肛管直肠周围的感染或多次的手术使耻骨直肠肌及其周围瘢痕化严重，破坏了肛管直肠的顺应性。另外，术中分离切除瘢痕不够，效果也不满意。术前局部理疗和气囊扩肛有助于瘢痕软化及恢复肛管直肠的顺应性。

五、会阴下降综合征

（一）定义

会阴下降综合征（descending perineum syndrome，DPS）指盆底肌肉异常松弛引起的一系列临床症状，如排便困难、排便不尽、会阴坠胀感、大便失禁等。会阴下降综合征首先由 Parks 等在研究直肠内脱垂时提出，是一种盆底肌肉失调性疾病。最初仅为放射学诊断，即在正常时，上端肛管恰在耻骨联合与尾骨连线处（代表正常状态下的盆底位置），摒便时肛管下降＜2cm，若＞2cm 即诊断为会阴下降综合征。目前临床上也用该标准诊断本病。

目前研究表明会阴下降的患者共同特点是多部位、多系统、多脏器松弛性改变，以盆腔脏器为主。包括直肠、子宫及其固定结构、直肠阴道隔松弛、腹膜腔位置过低、盆腔以上各部位结肠固定的松弛。

（二）病因病理

会阴下降的原因为随着年龄增长支配盆底肌肉的神经变性；妊娠或分娩过程中的盆底肌肉的创伤或神经的损伤；排便困难时对神经肌肉持续性损伤等。目前认为有以下几方面的因素与会阴下降有关。

1. 过度用力摒便

长期过度用力摒便可能是主要的病因。长期的腹内压增高可使盆底肌肉薄弱，肛管直肠角缩小。若继续摒便，增高的腹内压力可传导至直肠前壁，使该处的直肠黏膜脱垂至肛管上端。直肠前壁黏膜脱垂可产生排便不尽感，使患者再次摒便，如此形成恶性循环（图 21-24），促使和加重会阴下降。盆底过度下降时，支配肛门外括约肌的阴部神经分支将受到牵拉，过度牵拉将严重影响神经功能。Parks 和 Beersick 报道会阴下降 2cm 时阴部神经就被拉长 20%，超过了可复性损伤的界线（12%）。这可能是肛门括约肌薄弱，造成大便失禁，以及部分患者会阴疼痛的原因。

Bartolo 等报道盆底肌肉减弱也是病因之一，在

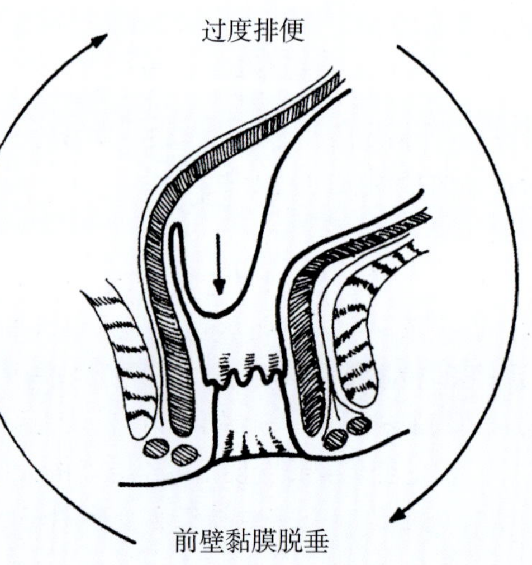

▲ 图 21-24　摒便与直肠内脱垂的恶性关系

摒便或咳嗽增高腹内压时，导致盆底下降。研究表明排便后，会阴下降患者盆底肌肉恢复到原位比正常人慢，这是由于患者摒便使肛直角变钝，进一步使过多的直肠黏膜脱入肛管。

2. 分娩时产伤

会阴下降综合征的女性中多数有多产史，并且伴有产伤。张连阳等报道44例女性会阴下降综合征，38例为多胎产妇，该倾向反映出阴道分娩与会阴下降的关系。Bartolo认为本病多见于30岁以上的经产妇，妊娠或分娩过程中的损伤是形成会阴下降的主要原因。因为支配耻骨直肠肌的骶神经行走于盆底肌表面，进入耻骨直肠肌，在分娩过程中容易造成损伤。Henry等报道的患者中阴部神经和骶骨神经根分支有牵拉性损伤，但是，作者认为骶神经损伤可能是原发性损伤，从而造成盆底肌肉张力下降，导致盆底下降。分娩致伤的因素有大体重儿、延长的第二产程、产钳的应用，尤其是多胎。多数初产妇损伤可很快恢复，少数女性主要是多次分娩者因反复损伤而不能恢复。

3. 盆底组织松弛

会阴下降综合征的病因除先天因素及后天损伤以外，中年以后人体性激素水平下降，导致结缔组织的退变松弛，是全身多种松弛性病变的基础。这些松弛性病变是先天性或后天性尚不能肯定。但是，根据所涉及的范围及程度，可能更支持先天性改变，因此类解剖异常，诱发出口梗阻症状，而出口梗阻所致过度用力排便，更加重松弛性病变。

4. 与肛门内括约肌的关系

张连阳等报道52例会阴下降综合征患者会阴异常下降达3.58cm，并有肛管静息压、最大收缩压、咳嗽压降低，证实会阴下降综合征存在盆底横纹肌（包括肛门外括约肌和肛提肌）的功能障碍，并可能伴有肛门内括约肌功能障碍。其原因为直肠内脱垂引起反射性内括约肌松弛。

Bartolo报道了53例会阴下降综合征，将其分为有无大便失禁两组，两组患者间危险因素指数无差异；两组间检查结果无显著性差异，进一步表明两组间外括约肌神经变化无差异。作者认为是由于直肠内括约肌的变化导致会阴下降组患者的大便失禁。因为直肠内括约肌受壁内神经和盆底神经丛支配，盆底下降不会影响到该神经。Freckner等认为在维持括约肌的张力中，正常的内括约肌所产生的张力比外括约肌大。因此，会阴下降患者出现大便失禁是由于内括约肌张力的减低。

5. 与肛门直肠疾病的关系

直肠前突和会阴下降是一对既对立又统一的矛盾，会阴下降可能是矛盾的主要方面，导致直肠前突，反过来又加重会阴下降，两者互为因果。代全武等认为直肠前突和会阴下降是出口梗阻型便秘的常见原因，两者常同时存在。多发生于中老年妇女，经产妇多见。

李实忠报道了45例行手术修补术的直肠前突，排粪造影显示直肠前突患者的盆底位置显著降低，直肠前突的深度与盆底下降的程度呈显著的正相关（$P<0.01$）。作者认为直肠前突不是一个独立的病变，可能是盆底下降综合征的一种表现。Henry等报道会阴下降的患者多存在肛管直肠形态的改变，如直肠黏膜脱垂和痔脱垂，这种机械性扩张也可导致肛门括约肌损伤，或者导致盆底神经的损伤。如果有手助排便和部分括约肌切除术可导致神经的进一步损伤，也增加了大便失禁的危险性。

6. 盆底下降导致以下几方面的变化

(1) 支配盆底肌的阴部神经和骶骨神经根受到牵拉损伤：阴部神经的末段长度为90mm，受拉伸展不超过12%，一般不会造成损伤。李实忠报道直肠前突与会阴下降的患者安静时神经受牵拉为19.4%，排便时为31.3%。反复的过度牵拉导致神经损害，使支配的肛提肌、外括约肌逐渐变弱，表现为收缩压降低。

Harewood等认为会阴的过度下降是导致大便失禁的原因之一，这是由于会阴的下降使阴部神经末梢和骶骨神经根受牵拉性损伤所致。阴部神经支配外括约肌，骶骨神经根支配耻骨直肠肌，肛直角反映盆底肌，特别是耻骨直肠肌的活动度（图21-25）。

(2) 直肠感觉下降：Read等报道，阴部神经损伤，可导致直肠感觉功能下降，直肠壁张力降低，直肠收缩反射迟钝。

(3) 内脏神经损伤：以往的文献证实，肛提肌的直肠附着部及耻骨直肠肌均有大量的内脏神经分布，便意的产生及直肠的反射性收缩可能与此有关。盆底的异常下降对上述内脏神经造成损伤。

（三）辅助检查

目前诊断会阴下降综合征的方法有排粪造影、肛门直肠测压、气囊逼出试验、阴部神经潜伏期测定。

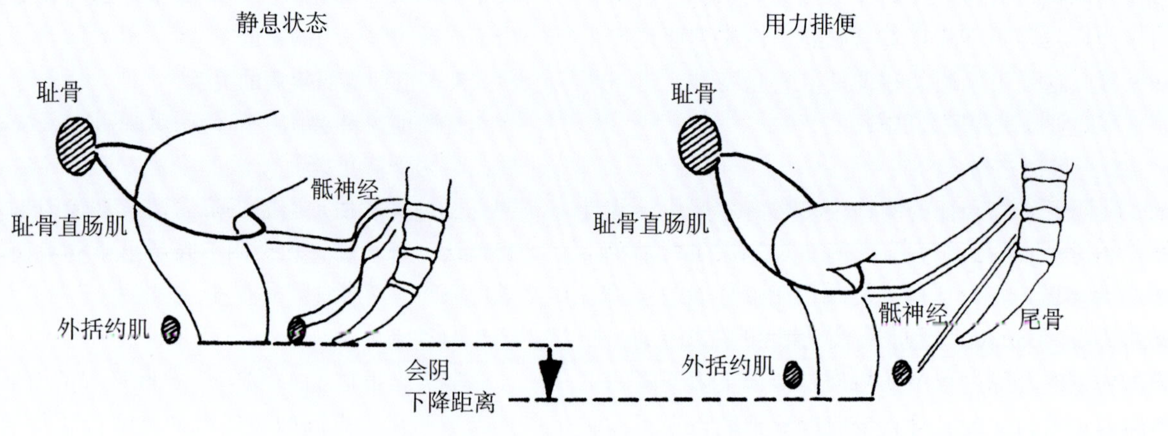

▲ 图 21-25 会阴下降时盆底组织器官在静息和摒便时的变化

1. 排粪造影

在影像学上则表现为耻尾线肛上距加大、骶骨分离、肠疝及正位像的直肠左右折曲等。Harewood等报道了38例会阴下降的排粪造影结果，57%的患者肛直角减小，78%的患者会阴明显下降。

2. 肛门直肠测压

肛肠测压结果表明会阴下降患者的肛管压力明显降低，尤其是收缩压；直肠感觉容量增加。李实忠等报道了11例会阴下降综合征的肛肠动力学检查，会阴下降组的肛管静息压、最大收缩压、收缩时间非常明显低于对照组，而直肠感觉容量显著高于对照组（$P<0.05$ vs. $P<0.01$）。说明盆底横纹肌系统的薄弱松弛。

3. 阴部神经潜伏期测定

Henry等报道20例会阴下降综合征患者的阴部神经潜伏期测定，与对照组相比，潜伏时间明显延长、振幅显著降低（$P<0.01$）。肛门外括约肌组织学检查结果表明，肌纤维的直径明显大于对照组（$P<0.01$），会阴下降综合征患者中大便失禁组与无失禁组的肌纤维直径相比无显著差异。

（四）临床表现及诊断

1. 临床表现

国内外7篇文献报道226例会阴下降综合征，女性201例（88.9%），男女之比为1∶8.04。5篇文献报道的143例有详细的年龄记载，平均年龄44.6岁。Bartram等认为本病多见于30岁以上的经产妇。他们调查100例患者后发现，会阴下降<2.5cm时，只有23%患者在过度摒便时有症状，若下降>2.5cm，则83%有症状。会阴下降综合征有以下几种主要临床症状。

(1) 排便困难：这是最突出的临床表现，国内外6篇文献报道196例，其中131例（66.8%）有排便困难。患者排便时间长、费力、排空障碍，结果导致经常做无效的用力排便。部分患者在排便时需要插入一手指至肛门内，企图推回脱垂的黏膜。若脱垂的黏膜便后仍不能回缩，则直肠有持续的胀感，促使产生反复排便。

(2) 直肠出血及黏液分泌：会阴下降者多合并有直肠内脱垂和痔脱垂，以及痔切除病史。Bartolo等报道了53例会阴下降综合征，其中49例合并直肠黏膜脱垂。直肠前壁黏膜脱垂与痔脱垂一样，可有黏液分泌。若有外伤，可导致直肠出血。

(3) 会阴疼痛：在疾病的晚期或会阴下降严重者，患者在长期站立或久坐后，可有难以定位的会阴不适，平卧或睡眠时减轻。疼痛与排便无明显的关系。

(4) 大便失禁：Headcastle等注意到大便失禁与会阴下降的关系，认为会阴下降可能是大便失禁的原因。不正常的摒便可致盆底肌肉张力减低，其神经也将受到继发性改变。会阴下降者阴部神经伸展可伸长20%～30%，导致不可逆的改变。会阴下降综合征患者大便失禁发生率明显高于其他类型的出口梗阻型便秘。

(5) 尿失禁及阴道脱垂：有些女性患者有功能性排尿异常，多为应力性失禁。常伴有不同程度的阴道脱垂。

2. 诊断

会阴下降综合征的诊断主要依靠临床表现和辅助检查结果，最主要的是排粪造影结果。如果患者有出口梗阻的临床表现，排粪造影时会阴下降值达到了诊断标准，即可确诊。其他检查手段是进一步明确肛门直肠的功能状态。

根据目前国内外文献报道，由于所采取的会阴位置的测量点不同，各家报道的诊断标准也不同，表 21–8 列出了国内外文献资料，仅供参考。张连阳等报道鉴于尾骨尖解剖变异较大，采用坐骨结节下缘作为参照，以耻骨直肠肌压迹中点作为会阴位置测量点，以 Douglas 窝最低点测量盆底腹膜的位置。为检验其可靠性，观察了耻骨直肠肌压迹中点与盆底腹膜的位置关系，结果表明不论是正常组或会阴下降组，在静息位或用力排便时该点与盆底腹膜位置是一致的，直线相关分析表明对照组和会阴下降组的会阴、盆底腹膜位置在静息相都呈非常显著正相关（P<0.01）；在排便中下降值都呈显著正相关（P<0.05）（表 21–9）。故认为以耻骨直肠肌压迹中点作为会阴位置测量点是可取的。作者对 82 例正常人排粪造影的测量结果表明，排便前会阴位置（耻骨直肠肌压迹中点）低于坐骨结节下缘；排便中会阴下降>3cm 者诊断为会阴下降综合征。

（五）治疗

1. 保守治疗

便秘患者常用的保守治疗方法为多饮水、多进含纤维素的食物，服用容积性泻药。对于会阴下降的患者用上述方法，疗效不佳。Harewood 等报道了将治疗其他类型便秘患者的方法应用于会阴下降的患者，不是最合适的选择。张连阳等认为坚持提肛锻炼，争取重建盆底肌的部分弹性，如果有效，这种锻炼和避免用力排便的方式应是终身坚持的。

2. 生物反馈治疗

生物反馈治疗对直肠肛管的功能没有明显的改善，这并不奇怪，这是因为盆底韧带和软组织的松弛导致的会阴下降，并不是盆底肌肉功能受损。所以，肌肉功能的锻炼并不能改善会阴下降引起的临床症状。Harewood 等随访结果表明 2/3 的患者在生物反馈治疗后无明显的疗效。同时，作者认为对会阴下降的早期阶段用生物反馈治疗有效。Guillemot 等报道生物反馈治疗对有大便失禁的会阴下降综合征患者有效，因为生物反馈治疗能改善直肠感受器的功能。

3. 手术治疗

会阴下降的治疗是一个较为复杂的问题，除先天因素和后天损伤以外，中年以后人体性激素水平下降，导致结缔组织的退变松弛，这是全身多种松弛性病变的基础。外科手段不能阻断这种自然规律，但对这种退变造成的某些明显的解剖变化则可以纠正。对于盆腔或腹腔内脏的松弛病变实施紧固手术，可以改变因这些松弛病变导致的通道阻塞，以及压迫之类的病变，起到缓解症状的作用。因而，外科手术治疗盆底松弛综合征具有一定的价值。但如何

表 21–8　会阴位置的测量点及诊断标准

作　者	会阴位置的测量点	诊断标准
Parks	耻骨联合与尾骨连线	摒便时肛管上端低于该线 2cm
Bartolo	耻骨联合与尾骨连线	摒便时肛管上端低于该线 2cm，或摒便时下降>3cm
Oettle	耻骨联合与尾骨连线	会阴下降≥ 3cm，或者在耻尾线以下≥ 2.5cm
张连阳	耻骨直肠肌压迹中点	会阴下降>3cm

表 21–9　对照组、会阴下降组会阴和盆底腹膜位置（cm）

组　别	会阴的位置			盆底腹膜的位置		
	静息相	排便相	下降值	静息相	排便相	下降值
对照组	1.71 ± 1.05	−0.15 ± 1.25	1.86 ± 0.94	6.51 ± 1.28	4.13 ± 1.67	2.29 ± 1.28
会阴下降组	1.29 ± 1.28	−2.03 ± 1.04*	3.58 ± 1.58**	6.22 ± 1.36	2.02 ± 2.24	4.17 ± 2.13**

注：负值表示会阴位置低于坐骨结节下缘；*. P<0.05；**. P<0.01，与对照组比

掌握固定"度"还需继续研究。Girona 也认为会阴下降综合征的治疗效果主要取决于盆底肌肉的功能状态、内外括约肌的功能状态及手术方法。

目前，国内外文献报道对于会阴下降综合征的手术方法，主要是盆腔紧固手术，包括盆底重建、子宫固定、直肠悬吊及冗长乙状结肠切除，必要时加直肠前突修补等。Girona 采用直肠前突修补术加直肠前壁悬吊，75% 的患者术后肛门疼痛和排便困难的症状得以缓解。

Berman 认为，各种原因引起的过度用力排便，导致黏膜脱垂和会阴下降，从而使直肠套叠，在上述过程中过度用力排便是它们间联系的重要因素。故提出积极治疗内脱垂，避免过度用力排便，打断其与会阴下降间恶性循环，是防治会阴下降的关键。张连阳等报道 52 例会阴下降综合征中 80.8%（42/52）患者伴有直肠内脱垂，作者以排粪造影结合盆腔造影为依据，对会阴下降伴随的直肠内脱垂分别采用硬化剂 15% 鱼肝油酸钠或无水酒精注射，部分患者（8 例）行经腹直肠悬吊术，总有效率达 80.8%。

六、孤立性直肠溃疡综合征

（一）定义

孤立性直肠溃疡综合征（solitary rectal ulcer syndrome，SRUS）是一种少见的良性肛肠疾病，特征性改变是直肠远端孤立性溃疡、红斑、息肉样损害。临床表现以血便、黏脓便、排便困难、排便次数增多和肛门痛为特点，有时缺乏上述典型的症状，并且易被误诊为直肠癌或炎症性肠病。活检有典型组织学改变。

本病最早由 Cruveilhier（1830 年）首先在慢性便秘患者中发现。Loyd Davis（1937 年）正式报道本病，并命名为孤立性直肠溃疡。Madigan 和 Morson（1969 年）对本病病理和临床表现做了详细叙述。由于本病病因及临床表现多种多样，过去名称繁多，如孤立性溃疡、深部囊性结肠炎、直肠良性溃疡、隐性直肠脱垂、错构息肉、会阴下降综合征等，直至 1975 年 Rutter 将此征命名为孤立性直肠溃疡综合征。

孤立性直肠溃疡综合征被认为是一种排便障碍性疾病，有以下特点。

1. 临床表现为便血、黏液便，并且有摒便和排便不尽感。

2. 排粪造影发现直肠脱垂，包括内、外脱垂，一般没有会阴下降。

3. 结肠镜发现直肠病变多样，包括溃疡、红斑、息肉样损害。病变常见单发，也可多发。尽管多数发生在前壁，也可发生在其他部位，甚至呈环状。

4. 组织学表现为黏膜固有层肌纤维消失，黏膜肌层排列紊乱，平滑肌纤维侵入黏膜固有层。

（二）病因病理

孤立性直肠溃疡综合征的病因尚不清楚，可能与性别、年龄、排便习惯、外界暴力、缺血等有关。目前研究表明孤立性直肠溃疡综合征的形成可能与以下几方面有关。

1. 与伴随疾病的关系

本病的病因尚不清楚，目前国内外文献均认为孤立性直肠溃疡综合征常与便秘、直肠脱垂、直肠息肉、脱出型混合痔等疾病相伴随。

(1) 直肠脱垂：自 1969 年以来，许多作者经研究发现孤立性直肠溃疡综合征有严重直肠脱垂的表现和相似的组织学特征，认为直肠脱垂是孤立性直肠溃疡综合征的主要病因。Sun 等发现直肠前壁脱垂和孤立性直肠溃疡综合征患者的肛管静息压和肛管收缩压都低于正常人，均有直肠扩张。

国外 15 篇文献报道的 615 例孤立性直肠溃疡综合征，有 270 例合并直肠外脱垂和直肠内脱垂，占总数的 43.9%。国内吴金栋等报道了 13 例孤立性直肠溃疡综合征，伴有直肠脱垂 4 例，混合痔 6 例，单发直肠息肉 2 例，多发直肠息肉 3 例，其中两例合并两种上述疾病。

另外，直肠脱垂或直肠内脱垂的患者也合并直肠孤立性溃疡。Tsisoussis 等报道 162 例直肠前壁黏膜脱垂的患者，合并直肠孤立性溃疡 27 例（16.7%）。Schultz 等报道 112 例直肠外脱垂和直肠内脱垂的患者，其中 69 例外脱垂合并直肠孤立性溃疡 11 例，43 例内脱垂合并直肠孤立性溃疡 7 例。

上述临床资料从两个方面说明孤立性直肠溃疡综合征与直肠脱垂有密切的关系。但是，也有作者根据临床观察结果发现，临床上治疗直肠脱垂后，孤立性直肠溃疡综合征的症状并没有明显改善，因此，直肠脱垂不是唯一的病因，孤立性直肠溃疡综合征的病因较多。Allen-Mersh 等报道了 200 例内脱垂的患者，随访 10 年仅 5% 的患者发生孤立性直肠溃疡综合征。

直肠内脱垂导致孤立性溃疡综合征的机制为脱

出的直肠组织反复复位引起局部组织学改变，可继发孤立性直肠溃疡综合征。伴有直肠内脱垂的患者，当腹内压升高时，把直肠黏膜推压到耻骨直肠肌上；或者直肠脱垂黏膜嵌顿于肛管上方，受外括约肌强力收缩的压迫，造成直肠黏膜的直接损伤和缺血，导致溃疡发生。另外，直肠黏膜脱垂或直肠壁全层内脱垂，黏膜下的血管被牵拉破裂，固有层纤维化，使该层毛细血管闭塞，引起直肠黏膜缺血、溃疡发生。

(2) 直肠息肉或痔：直肠息肉或痔核脱出，肛门括约肌收缩压迫直肠引起缺血，导致直肠溃疡的形成。

(3) 与其他疾病的关系：目前认为下列疾病与孤立性直肠溃疡综合征的发生有关，炎症性肠病、先天性直肠黏膜错构畸形、病毒和细菌感染、缺血性肠病等。

目前孤立性直肠溃疡综合征的确切病因仍不明确，多数学者认为是一个多种病因导致的疾病。Tandon 等报道了 22 例孤立性直肠溃疡综合征，4 例有口腔溃疡、1 例结节性红斑、6 例骶髂关节炎同时有放射性病史、4 例人类白细胞抗原 B_{27} 阳性。

2. 盆底组织学的改变

(1) 外括约肌的改变：Womack 等认为外括约肌的过度收缩是孤立性直肠溃疡综合征的病因。当外括约肌过度收缩时，患者要有更高的直肠内压才能将直肠内容物排空，直肠内增高的排空内压引起直肠黏膜充血、损害，导致直肠溃疡。然而，检查发现在排便时外括约肌过度收缩的患者并不多，这一发现与上述理论不一致。其他文献也发现仅有 25%～50% 的患者盆底肌电图异常。

(2) 耻骨直肠肌的改变：Snooks 等报道了 20 例孤立性直肠溃疡综合征的患者肛肠肌电图测定结果，20 例患者中 10 例在模拟排便时耻骨直肠肌不能松弛，出现反常收缩，对照组全部松弛；7 例患者在模拟排便时耻骨直肠肌肌纤维密度增加；12 例患者的阴部神经潜伏期时间延长。作者认为这些患者在排便时耻骨直肠肌不松弛，呈现收缩状态，直肠前壁黏膜压向耻骨直肠肌，造成黏膜损伤，形成溃疡。

(3) 直肠支持无力：孤立性直肠溃疡亦可见于直肠上段，提示可能是直肠支持组织，特别是侧副韧带软弱，或者盆底去神经，使直肠下降，嵌顿于肛管上方，造成直肠黏膜损伤，导致溃疡的形成。

3. 外伤

手指或器械插入直肠可损伤黏膜，导致直肠溃疡的形成。Niv 统计 19 例直肠孤立性溃疡，其中 9 例（47.4%）有外伤史：6 例用手指插入直肠协助排便，2 例将此作为性生活的一部分，1 例经直肠按摩前列腺。Tjandra 等统计了 80 例孤立性直肠溃疡综合征，6 例（7.5%）有手法辅助排便史。国内张仁政等报道了 2 例孤立性直肠溃疡综合征出血过多的患者也有手法辅助排便史。

4. 摒便和便秘

目前文献报道孤立性直肠溃疡综合征的患者中 28%～79% 有摒便，35%～68% 的患者有便秘。Womack 等报道的 9 例孤立性直肠溃疡综合征，7 例摒便并有肛管括约肌松弛障碍。因此，长期摒便或便秘可导致直肠内压增高和盆底功能紊乱，引起孤立性直肠溃疡综合征。

（三）辅助检查

1. 直肠镜或结肠镜检查

镜下可见直肠壁黏膜溃疡、息肉状改变和黏膜红斑、颗粒状、充血等病理性改变（图 21-26）。

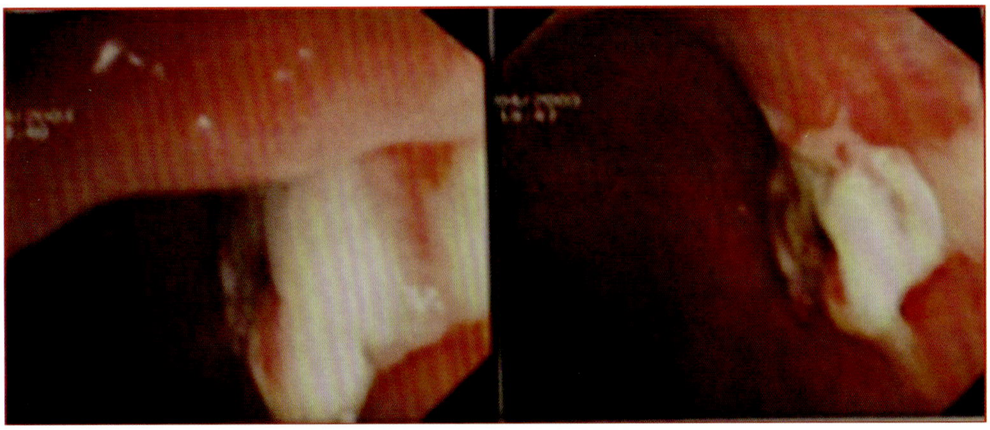

▲ 图 21-26　结肠镜下见直肠前壁溃疡

综述国外文献报道的 170 例孤立性直肠溃疡综合征，直肠溃疡为 48.2%，息肉状改变为 32.4%，黏膜红斑、颗粒状、充血为 19.4%。目前文献报道的孤立性直肠溃疡综合征病变多为溃疡和息肉样改变。溃疡从数毫米至数厘米，边界清楚，边缘不规整，周围有轻度炎症改变（图 21-22）。有时直肠无明显溃疡，仅见一粗糙炎性区域。直肠溃疡亦有多个溃疡存在的情况，国外 5 篇文献报道了 82 例孤立性直肠溃疡综合征的病理类型为直肠溃疡，其中单发性溃疡 58 例（70.7%），多发性溃疡 24 例（29.3%）。由此可见，孤立性直肠溃疡综合征多数溃疡为单发。

吴金贵等报道了 13 例孤立性直肠溃疡综合征，直肠指诊和肛门镜检可发现有结节状、索条状、半环状或环状肿物，质地较硬，多有韧性感。一般在直肠前壁或环绕 1 周，距肛缘 5～12cm 多见。肿物表面可见单发或多发的溃疡，表浅的溃疡直径为 0.3～2cm。Tjandra 等报道 80 例孤立性直肠溃疡综合征的病灶，76.3% 位于直肠前壁或前外侧壁，6.5% 位于侧壁，11.8% 位于后壁，5.4% 呈环形分布。从肛管直肠交界处到乙状结肠均可发现病灶，但多数在直肠距肛门 7～10cm。

2. 排粪造影

可发现直肠脱垂或其他排便障碍性疾病，比较手术前后的疗效。Halligan 等报道了 23 例孤立性直肠溃疡综合征患者，合并直肠内脱垂 12 例（52.2%）。Kuijpers 和 Mahieu 等报道直肠内脱垂所占的比例为 35%～63%。Halligan 等还报道了 53 例组织学确诊的孤立性直肠溃疡综合征，68% 伴有直肠脱垂（内脱垂 45%，外脱垂 23%），会阴下降的程度明显大于正常人，75% 的患者排粪时间延长。排粪造影能显示孤立性直肠溃疡综合征伴随的疾病包括直肠内脱垂、外脱垂、会阴下降等，虽然它们都不是本综合征的特异表现，但是，如果上述几个疾病同时出现时应高度怀疑是否存在孤立性直肠溃疡综合征。

排粪造影可比较手术前后的疗效。Halligan 等比较了 19 例孤立性直肠溃疡综合征患者手术前后的排粪造影结果，19 例患者中直肠内脱垂 12 例，外脱垂 7 例，根据排粪造影的结果分析了影响手术的因素。结果表明手术后直肠轴的角度比手术前明显减小，手术后会阴下降的深度明显纠正。

3. 钡灌肠检查

Millward 等认为钡灌肠检查可显示溃疡、息肉、狭窄和结节等直肠壁的慢性病变。Niv 等检查 13 例孤立性直肠溃疡综合征，7 例显示正常，3 例被疑为直肠癌，1 例发现憩室，仅 2 例疑有直肠溃疡，提示此检查效果欠佳。

4. 盆底肌电图检查

多数患者的盆底肌电图表现异常。Womack 等检查 9 例，发现 7 例排粪时肛管括约肌不能放松。Kuijpers 等认为盆底肌电图检查可排除盆底痉挛综合征。

5. 肛管内超声检查

Halligan 等检测 21 例，发现肛管内括约肌直径和横截面积均比正常人显著增加（$P<0.001$），肛管外括约肌有相似改变。内括约肌与外括约肌厚度之比明显下降。这一研究显示，对于以排便障碍为主要表现的患者，超声检查发现肛管括约肌肥厚有助于孤立性直肠溃疡综合征的发病因素分析。

6. 组织活检

孤立性直肠溃疡综合征特有的组织学改变：直肠黏膜肌层增生、纤维化，增生的肌纤维垂直于肠腔；黏膜出现异位的腺体及增生的上皮。具有以上孤立性直肠溃疡综合征典型的病理改变才能确诊。也有作者认为直肠黏膜固有层闭塞，纤维肌性增生的典型组织学改变即可确诊本病。另外，黏膜下常有异位腺体呈囊性扩张，故本病有时被描述为深部囊性结肠炎。黏膜下分割性黏液池，以及黏膜糜烂、溃疡和颗粒组织亦较常见。所取标本要足够，以防漏诊及误诊。

（四）临床表现及诊断

1. 临床表现

国内 6 篇文献报道 121 例，男性 78 例，占 64.5%。国外 8 篇文献报道 219 例，男性 59 例（26.9%），女性 160 例（73.1%），女性多于男性。219 例中 190 例有详细的年龄记载，平均年龄 35.2 岁。国内外文献报道孤立性直肠溃疡综合征在性别方面差异较大，主要是病例较少所致。

目前认为孤立性直肠溃疡综合征是多种疾病的综合征，病程多数为慢性，临床表现多种多样，几乎任何肛肠疾病的症状都可出现，亦可无症状。临床表现包括直肠出血、黏液便、里急后重、会阴部疼痛、排便不尽感、排便梗阻感，最后出现直肠狭窄。还有部分患者合并心理障碍。本病常伴有便秘、直肠脱垂、直肠息肉和混合痔等。混合痔多为Ⅳ期混合痔，直肠息肉有单发和多发之分，单发较大，有时可脱出肛门外。孤立性直肠溃疡综合征主要临床表现如下。

(1) 血便、黏液便：血便是最常见的一个症状，血便呈鲜红色，量一般较少，偶有大量出血。综述国内外文献报道的 247 例，血便为 81.4%（201 例），黏液便 64.4%（159 例）。Sitzler 等报道了 81 例，直肠出血为 56%。Martin 等报道 51 例患者中直肠出血达 98%。Thomson 等综述 183 例，其中 1.1% 出现出血过多。张仁政报道 2 例因消化道大出血伴休克住院，1 例肛门镜发现新鲜血液自溃疡灶涌出，溃疡位于距肛门缘 4cm 的直肠前壁，呈凹陷状，如黄豆大小，深达 1.8cm，周围有瘢痕皱折；另 1 例溃疡距肛门 6cm 之前侧壁，如小指末节大小，深达 1.5cm，创面周围覆有灰白苔。

直肠孤立性溃疡引起的出血可能与下列因素有关：①直肠黏膜内脱垂，黏膜固有层纤维化，使该层闭塞，闭塞后的固有层缺血、坏死，造成黏膜浅溃疡的形成；②炎症刺激加剧了溃疡的加深，创面扩大，侵及血管造成大出血；③外界暴力，如手法辅助排便亦有可能导致浅溃疡的出血。因此，用力摒便、外界暴力、缺血等是导致直肠孤立性溃疡并发大出血之相关因素。

(2) 排便困难和腹泻：多数患者表现为长期排便困难或慢性便秘。国内外文献报道 247 例，排便困难 114 例（41.2%），腹泻为 83 例（33.3%）。另有少数患者腹泻和便秘交替出现。

(3) 疼痛：主要为肛门直肠痛，亦可为腹痛、会阴、腰背、耻骨上或左髂窝痛。国外文献报道肛门直肠痛占 5%～68%，腹痛占 89%。本章综述的国内外文献中，肛门疼痛 68 例（27.5%）。

(4) 里急后重：患者排便次数增多，排便时间延长和排便不尽感。本章综述的国内外文献中，里急后重 109 例（44.1%）。

2. 诊断

本病患者的病史较长。国外文献报道从症状出现到明确诊断平均为 3.5～5.5 年，最长者达 30 年。影响及明确诊断的原因如下。①临床表现多样性：孤立性直肠溃疡综合征临床表现为多样性，或者无临床症状；同时伴随的疾病较多，特别是直肠内脱垂，从而影响了诊断及治疗。②发病率低：目前文献报道孤立性直肠溃疡综合征发病率低，人们对其综合征缺乏足够的认识，北爱尔兰地区 10 年的调查研究发现孤立性直肠溃疡综合征的每年发病率为 1/100 000。③容易误诊：文献报道孤立性直肠溃疡综合征初诊有 26% 的患者误诊，将其诊断为炎症性肠病，少数患者误诊为直肠癌。

因此，本病的诊断主要靠结肠镜检查和组织活检。直肠指诊及其他辅助检查手段亦有助于诊断。组织学检查起着重要的作用。

（五）鉴别诊断

本病缺乏特异性，误诊率较高，常需与以下疾病鉴别。

1. 直肠癌

孤立性直肠溃疡综合征典型的临床特征与直肠癌非常相似，本病的非特异性溃疡、增生性改变、绒毛状改变及便血等表现也容易被误诊为直肠癌。因此，本病的部分患者常误诊为直肠癌而误行直肠癌根治术，或者在术前病理检查时找不到癌细胞而多次取组织病理检查。王立勇等报道直肠孤立性溃疡误诊为直肠癌 4 例。作者遇到 1 例直肠前壁、距肛门 6cm 有 2cm × 2cm 溃疡，初步诊断为直肠癌，第 3 次活检，才明确为孤立性直肠溃疡综合征。因而临床医生和病理科医生对孤立性直肠溃疡综合征应有足够的认识。

国外文献单独报道 3 例孤立性直肠溃疡综合征合并黏膜下腺癌，1999 年 Monkemuller 在给 *The American Journal Gastroenterology* 编辑部的信中说，他至少知道有 8 例孤立性直肠溃疡综合征合并直肠肿瘤。目前国内文献未见有关报道。

2. 炎症性肠病

有直肠溃疡或黏膜充血的孤立性直肠溃疡综合征最易被误诊为 Crohn 病或溃疡性结肠炎。Tjandra 等报道了被误诊的 25 例孤立性直肠溃疡综合征，镜下主要表现：溃疡 11 例，息肉状病变 8 例，黏膜充血 6 例。溃疡或黏膜充血的 17 例中，8 例误诊为 Crohn 病，7 例误诊为溃疡性结肠炎，另外有 2 例与绒毛状腺瘤混淆。

3. 其他

本病还需与息肉、绒毛状腺瘤、肠结核、阿米巴病等鉴别。

（六）治疗

本病若不治疗，其结果难以预测，因为目前国内外文献报道的例数较少。但有报道溃疡可多年无改变，自动消失少见。Rutter 等报道 52 例，平均观察 8 年，溃疡改变不大，其中 1 例 34 年内溃疡无改变。另一组观察 27 例，均 4 年以上，虽然症状无明显改变，但溃疡的形态及组织学改变都很明显。

1. 保守治疗

目前对本病尚无特效治疗，以保守治疗为主，包括以下几个方面。

(1) 一般措施：包括高膳食纤维饮食及容积性泻药、水杨酸偶氮磺胺吡啶、糖皮质激素、抗生素、甲硝唑等药物的全身或局部应用，嘱患者改变排便习惯、防止摒便等。

(2) 生物反馈治疗：Bleijenberg 认为生物反馈治疗可改善盆底功能紊乱，适用于盆底功能有障碍的患者。Keighley 应用生物反馈治疗 13 例，9 例 1 年后溃疡愈合。

(3) 药物灌肠：①硫糖铝保留灌肠。Zargar 等报道用硫糖铝保留灌肠（2g，2 次 / 天）治疗 6 例患者，6 周后 4 例症状消失，2 例症状明显改善。硫糖铝有促进溃疡愈合及细胞保护作用，但长期效果不明显。②苦参汤保留灌肠。陈志强等用苦参汤保留灌肠治疗 8 例，每天 1 次，10 天为 1 个疗程。治疗 3～4 个疗程后，7 例症状消失，结肠镜检查溃疡愈合，随访 1 年均无复发。

2. 手术治疗

(1) 手术适应证：孤立性直肠溃疡综合征是一种慢性非特异性良性疾病，一般先行保守治疗，症状顽固或恶化的病例才需手术治疗，故对手术适应证应严格掌握。

(2) 手术方式：目前文献报道手术方式较多，主要有直肠黏膜局部切除术、Delorme 术、经腹直肠固定术等。由于本病发病率低、手术例数少、病因复杂，因此文献报道的手术效果不尽相同，有些文献相差甚远。对文献报道的手术方式加以介绍。

① 经肛直肠黏膜切除及内固定术：该术式能解除溃疡发生的病理基础，溃疡不治而愈。Martin 等报道手术后溃疡愈合时间明显短于保守治疗的 10.5 个月。该种手术简易、创伤小、并发症少。对于不伴有直肠脱垂的患者，该手术方法效果明显，能明显的改善症状，特别是息肉状的孤立性直肠溃疡综合征。

因为孤立性直肠溃疡综合征多数有直肠黏膜内脱垂，Orrom 认为局部切除不能改善排粪障碍，故不适于以排粪不完全和延迟为主要症状的患者。Goei 等也认为切除脱垂的直肠黏膜不一定有效。

② 经腹直肠固定术：目前文献报道特别对伴有直肠内、外脱垂的患者手术疗效确切。但手术创伤大且手术复杂。经腹直肠固定术是一个比较常用的手术，其理论依据是：本病的部分病灶位于痔环上 7cm 以上，提示伴有直肠内脱垂，以及直肠支持组织松弛。Keighley 等行 14 例经腹直肠固定术，1 年后随访伴有完全直肠脱垂的 6 例患者中 5 例溃疡愈合，不伴直肠脱垂的 8 例，仅 2 例愈合。Nicholls 等也发现伴有直肠内脱垂的患者，经腹直肠固定术效果满意，不伴有直肠脱垂的患者疗效不满意。Van Tets 行后位直肠固定术 18 例，3～4 周后溃疡全部愈合，因为全部病例伴有直肠内脱垂。总之，孤立性直肠溃疡综合征伴有直肠脱垂（完全或不完全）且症状明显是直肠固定术的手术指征。但是，手术不能完全改善排便障碍的症状。

③ 其他手术方式：在上述手术效果不满意或失败，患者症状明显时，可行直肠切除术、结肠造瘘术等。

(3) 手术疗效：目前治疗孤立性直肠溃疡综合征的手术方法较多，但最佳手术方式尚不明确。应根据患者的特点决定手术方式。综述国外 7 位作者报道 181 例次手术疗效，有效率为 62.4%。

国外文献中有两篇详细报道了治疗孤立性直肠溃疡综合征的手术方法、疗效，以及进一步治疗措施，将其简单介绍如下。

Tjandra 等报道了 27 例孤立性直肠溃疡综合征患者行手术 31 次的手术疗效，手术有效率为 61.3%（表 21–10）。手术方法包括：局部切除术 9 例，包括局部切除溃疡 6 例，Delorme 手术 1 例，肛管肌瘤切除术 1 例，括约肌修补术 1 例；直肠固定术 10 例，包括 Ripstein 术 9 例，单纯直肠固定术 1 例；直肠结肠切除术 10 例，包括直肠前切除术 5 例，乙状结肠切除术 2 例，结肠肛管吻合术 1 例，结肠全切除术回肠直肠吻合术 1 例，直肠乙状结肠切除术 1 例；造瘘术 2 例，包括结肠造瘘 1 例，回肠造瘘术 1 例。同时报道了有无直肠内脱垂患者的手术疗效，结果表明有无直肠内脱垂患者对手术疗效无明显的影响（表 21–11）。

Sitzler 等报道了 81 例孤立性直肠溃疡综合征的患者的手术方法及疗效，术后随访 66 例，手术方法见表 21–12。同时报道了 49 例直肠固定术和 9 例 Delorme 术的手术疗效及进一步治疗方法（表 21–13 和表 21–14）。

表 21-10　27 例孤立性直肠溃疡综合征 31 次手术疗效

治疗方法	症状改善的例数		
	溃疡（%）	息肉（%）	充血（%）
局部切除术	2/2*	4/5	0/2
直肠固定术	2/3	5/6	0/1
直肠结肠切除术	3/8	1/1	0/1
造瘘术	—	—	2/2
合计（%）	7/13（53.8）	10/12（83.3）	2/6（33.3）

*. 分子表示手术后有效例数，分母表示手术例数

表 22-11　有无直肠内脱垂患者的手术疗效比较

手术名称	症状改善的例数	
	合并直肠内脱垂 *	无直肠脱垂
局部切除	1/3	5/6
直肠固定术	6/7	1/3
直肠切除术	3/6	2/4
造口术	1/1	1/1
合计	12/17（70.6%）	9/14（64.3%）

*. 包括直肠全层脱垂和黏膜脱垂

表 21-12　随访的 66 例患者手术方法

手术方法	例　数
直肠固定术	49
Delorme 术	9
造瘘术	4
直肠切除术	2
肛管后壁修补术	1
耻骨直肠肌分离术	1

表 21-13　49 例直肠固定术的手术疗效及进一步治疗

手术疗效	二次手术方法	例　数
成功 27 例		
失败 22 例（进一步治疗 19 例）	结肠切除术	11
	括约肌修补术	1
	Delorme 术	1
	再次直肠固定术	2
	直肠切除术	4

表 21-14　9 例 Delorme 手术的手术疗效及进一步治疗

手术疗效	二次手术方法	例　数
成功 5 例		
失败 4 例（进一步治疗 3 例）	直肠固定术	1
	结肠肛管吻合术	1
	回肠造瘘术	1

第22章　慢传输型便秘

慢传输型便秘（slow transit constipation，STC）是指结肠的运动功能障碍，肠内容物传输缓慢所引起的便秘，主要症状为排便次数减少、粪便干硬，常伴排便费力、腹胀。多发于育龄期妇女，且随着时间的推移其症状逐渐加重，少部分患者最终需行全结肠或次全结肠切除术。本病占功能性便秘的16%～40%，近年来随着生活质量日渐提高，慢传输型便秘的发病率有升高的趋势。慢传输型便秘已成为影响人们身心健康的重要因素之一。

一、病因和发病机制

（一）病因

慢传输型便秘的确切病因及发病机制尚未完全明了，目前相关的病因见表22-1。

（二）发病机制

慢传输性便秘的发病是一个多因素、多途径、复杂多变的过程。主要包括肠道动力学的改变、肠道形态学的改变和胃肠调节肽的改变。

1. 肠道动力学的改变

(1) 结肠动力学的变化：结肠的集团蠕动形式是维持肠腔内压力所必需的。研究发现慢传输型便秘患者结肠集团运动减少，餐后集团蠕动亦显著减少。慢传输型便秘患者肠道传输缓慢不仅局限于结肠，也可能是全胃肠运动功能的失调导致。部分慢传输型便秘患者的结肠传输减慢可能是全胃肠动力障碍的主要部分。对慢传输型便秘患者离体结肠肌条进行的研究发现，其结肠肌条对胆碱能刺激是高度敏感的，西沙比利可以降低其敏感性，这提示慢传输型便秘患者可能存在平滑肌病。

(2) 直肠肛管动力学的变化：慢传输型便秘患者可伴有直肠感觉阈值显著增高，直肠最大耐受量增加，直肠排便收缩反应减弱。

(3) 神经病变：慢传输型便秘患者存在结肠胆碱能神经分布异常。用刺激汗腺反应的试验，发现几乎所有的慢传输型便秘患者都存在节前交感胆碱能神经功能紊乱，提示可能是一种选择性末梢纤维神经病，便秘是该病的一种表现。

2. 肠道形态学的改变

大多数慢传输型便秘患者常规病理检查时肠道并无异常，形态学改变主要表现在消化道的肠神经系统，肠神经系统主要是指黏膜下神经丛和肌间神经丛。其形态学改变包括以下几个方面：①嗜银性神经元数目减少，细胞体积变小、皱缩，轻度肿胀，染色不均匀；②神经节内胞核变异增多；③神经丝（neurofilament，NF）明显减少，甚至缺损；④肠肌间神经丛神经元和Cajal间质细胞变性；⑤肠神经节细胞空泡变性，重度神经节炎；⑥S-100蛋白免疫反应性异常增高；⑦神经纤维密度下降。

Cajal细胞具有肠道慢波起搏器的功能。Lee等将接受结肠切除的慢传输型便秘患者与非梗阻型结肠癌患者的结肠标本进行比较研究，发现慢传输型便秘患者多个层次Cajal细胞密度比对照组明显减少。我们的研究发现，慢传输型便秘患者结肠内c-kit RNA和c-kit蛋白表达降低，提示c-kit信号通路在慢传输型便秘患者Cajal细胞减少过程中起重要作用。我们进一步的研究发现腺病毒介导的干细胞因子（stem cell factor，SCF）基因转染可以激活c-kit信号通路，促进Cajal细胞恢复。

3. 胃肠调节肽的改变

Kreek等认为阿片肽与慢传输型便秘有关，国内学者杨岑山研究发现，便秘患者直肠远端黏膜和黏膜下层内源性阿片肽浓度增加，他们认为内源性阿片肽的增加导致直肠局部张力性收缩增强，推进性蠕动减弱，肠内容物不易通过直肠而导致便秘。也有学者认为内啡肽能延缓结肠通过时间而致便秘（表22-2）。对于5-羟色胺和受体研究也较深入，其中5-HT_4受体激动药是目前治疗慢性便秘较常用的药物，包括苯甲酰胺类、苯并咪唑类和吲哚烷基胺类。苯甲酰胺类5-HT_4受体激动药有西沙必利、莫沙必利等。西沙必利和莫沙必利为非选择性5-HT_4受体激动药，

表 22-1 慢传输型便秘的病因

序 号	病 因	相关因素和疾病
1	饮食纤维素含量减少	
2	药物	泻药、阿片生物碱、抗胆碱能类药、抗抑郁药、含铝或钙的抗酸药
3	内分泌紊乱	女性激素水平异常、甲状腺功能低减、嗜铬细胞瘤
4	代谢性疾病	低钾血症、高钙血症、卟啉病、淀粉样变性
5	神经系统疾病	Parkinson 病、自主神经病变、多发性硬化症
6	胃肠调节肽含量的异常	内源性阿片肽、P 物质、血管活性肠肽、生长抑素、胃动素等异常
7	系统性疾病	系统性硬化症、慢性阻塞性肺气肿、皮肌炎
8	其他	心理因素、精神病、不良排便习惯

主要刺激肠肌间神经元，促进胃肠平滑肌蠕动，同时作用于胃肠管壁内肌神经丛神经节后末梢，促进乙酰胆碱的释放和增强胆碱能作用。西沙必利可延长心电图 Q-T 间期，引起严重心律失常，特别是与影响细胞色素 P_{450} 的药物如红霉素、氟康唑等同时应用时，目前已经停止在临床使用。替加色罗为吲哚烷基胺类选择性 5-HT_4 受体部分激动药，通过触发肠道黏膜生理反射，刺激肠道嗜铬细胞释放钙基因相关蛋白、血管活性肠肽和 P 物质，调节环行肌的松弛和收缩，使结肠近端收缩、远端舒张，促进结肠蠕动，加速结肠内容物的通过，缩短小肠和结肠运转时间，治疗便秘时可增加排便次数、软化粪便，同时改善患者胃肠道症状。但由于其致缺血性心血管病的不良反应，目前替加色罗也已退出市场。普芦卡必利（Prucalopride，商品名：力洛）为苯并咪唑类 5-HT_4 受体激动药，可选择性地与肠肌间神经丛的 5-HT_4 受体结合，增加胆碱能神经递质的释放，刺激结肠产生巨大推进性收缩波，促进近端结肠的排空，是选择性的促结肠动力药。

二、实验室及辅助检查

（一）结肠传输试验

为慢传输型便秘首选的检查方法。目前主要采用不透 X 线标志物法，该方法简单易行、应用广泛、结果可靠。不透 X 线标志物法诊断标准：80% 的标志物在 3 天内不能排出，仍在乙状结肠和以上部位。目前国内外对服用标志物后腹部照片时间不同，但诊断标准基本相同。

（二）排粪造影

排粪造影可了解是否合并存在肛门直肠的功能异常，即排便障碍型便秘（出口梗阻型便秘）。

（三）肛门直肠测压

肛门直肠测压主要用于了解是否合并存在排便障碍，包括不协调性收缩、直肠推进力不足和感觉功能异常。对某些慢传输型便秘的鉴别诊断有重要意义，如果肛门直肠抑制反射消失则诊断为先天性巨结肠。

（四）肛肠肌电图测定

肌电图可发现肛门内外括约肌和耻骨直肠肌有无在排便时产生反常的肌电活动。

（五）电子结肠镜检查

电子结肠镜检查主要目的是排除肠道器质性病变，有时可见结肠黑变病。

（六）球囊排出试验

球囊排出试验主要用于评价受试者排便动力或直肠的敏感性。正常人很容易排出 50ml 体积的球囊，而慢传输型便秘患者则只能排出较大体积的球囊，甚至当球囊充至 200ml 以上方能将其排出。

三、临床表现

国内 12 篇文献报道了 518 例手术治疗的慢传输型便秘患者，其发病平均年龄在 43.9—78 岁，女性占 77.4%，男性占 22.6%（表 22-3）。病程较长，多为数年，长者可达数十年。

主要表现为排便间隔时间延长，可 5～10 天排便 1 次，从表 22-4 可以看出，绝大多数患者缺乏便意，部分患者甚至完全没有主观排便冲动；患者均

表 22-2 慢传输型便秘结肠胃肠调节肽的改变			
序 号	名 称	含量变化	胃肠肽的作用
1	阿片肽	增加	十二指肠通过延缓，结肠非推进性节段性收缩振幅增大，肛门括约肌张力明显增强
2	5-羟色胺	降低	对胃肠道影响是双向性的。既能引起收缩，也能导致舒张
3	血管活性肠肽	增加	调节肠平滑肌舒张，抑制肠蠕动和括约肌的收缩
4	一氧化氮	增加	胃肠道神经元所释放的主要抑制性神经递质
5	生长抑素	增加	抑制胃肠运动和胆囊排空
6	酪酪肽	增加	抑制空肠和结肠运动
7	乙酰胆碱	降低	引起消化道平滑肌收缩
8	P物质	降低	引起消化道平滑肌的强烈收缩
9	降钙素基因相肽	增加	抑制电刺激神经引起的胃肠平滑肌收缩
10	胃动素	降低	加速胃肠排空，缩短肠道传递时间，加强空肠、回肠和结肠运动

表 22-3 慢传输型患者一般情况一览表								
作 者	年 份	例 数	性 别		发病年龄（岁）		病 程	
			男	女	平均年龄	范围	平均数	范围
龚旭晨	2008	35	5	30	46.69	17—75	—	2～24 年
韦丽峰	2010	60	9	51	—	28—76	—	5～40 年
魏东	2009	36	11	25	78.0	70—92	16	12～40 年
崔明明	2009	45	8	37	48.6	—	—	—
丁曙晴	2010	15	2	13	45.8	30—81	16.12	5～40 年
陈红跃	2010	14	3	11	53	36—68	—	—
		11	2	9	50	32—72	—	—
于永铎	2008	22	10	12	48.6	22—74	—	6～30 年
汪东升	2008	73	8	65	57.13	18—79	10.9	1～30 年
李红岩	2005	23	7	16	64.9	54—81	13.0	5～30 年
曹永丽	2017	54	12	42	49.9	—	—	—
金蕾	2018	80	21	59	49.1	35—62	9.3	5～14 年
任欢	2024	50	19	31	43.9	—	9.6	1～20 年
合计		518	117	401	—	—	—	—

表 22-4　慢传输型便秘的临床表现

作　者	年　份	例　数	临床表现						
			排便间隔时间	无便意	腹胀	腹痛	排便费力	长期灌肠	服用泻药
龚旭晨	2008	35	每 7（4～30）天 1 次	35	32	32	—	—	35
韦丽峰	2010	60	1～1.5 次 / 周	60	38	38	45	24	60
李颖	2009	48	每 4～12 天 1 次	—	48	48	—	48	48
魏东	2009	36	每 20 天 1 次	36	—	36	36	36	36
丁曙晴	2010	15	泻药通便	—	—	—	—	4	15
陈红跃	2010	25	每 5～14 天 1 次	25	25	—	—	5	25
汪东升	2008	73	平均每 9 天 1 次	73	73	73	73	—	73
李红岩	2005	23	每 5～27 天 1 次	23	18	—	—	—	23
曹永丽	2017	54	每 7～10 天 1 次	54	54	30	—	—	—
金蕾	2018	80	每 6 天 1 次	80	80	—	80	80	80
任欢	2024	50	1.5 次 / 周	50	—	—	—	—	50

有腹胀和不同程度的腹痛。大部分患者长期使用灌肠，所有患者依靠泻药排便，且泻剂的用量越来越大，效果越来越差，甚至最后即使用泻药也不能排便。患者排便时间较长，一般在 15～45min，粪便干结，呈羊粪状或干球状。慢传输型便秘患者多无特殊体征，部分患者可在左下腹触及增粗的肠管或充满粪团的肠管。部分患者有焦虑、失眠、抑郁等全身症状。

四、诊断及鉴别诊断

（一）诊断

主要依据病史、临床表现和实验室检查。

1. 病史和激素水平检测

在诊断过程中，要详细询问有无服用抑制胃肠蠕动的药物，检查有无神经系统疾病，以及女性激素和甲状腺功能检测，有助于慢传输型便秘病因的诊断。

2. 临床表现

长期排便次数减少，通常 5～10 天排便 1 次，粪便干硬，排便费力；长期腹胀、食欲不振、依靠泻药排便，且用量越来越大，最后即使服用泻药也不能排便。

3. 实验室检查

主要依据结肠传输试验（图 22-1），采用不透X线标志物法，80% 的标志物在 3 天不能排出，即诊断结肠传输减慢。结肠传输试验受影响因素较多，一般要多次检查，才能做出诊断。其他检查包括：电子结肠镜检查主要是排除肠道器质性病变。排粪造影和肛门直肠测压主要了解是否合排便障碍型便秘（出口梗阻型便秘）。如果肛门直肠抑制反射消失则诊断为先天性巨结肠。

（二）鉴别诊断

1. 大肠肿瘤

依据病史、电子结肠镜或钡灌肠检查，可以明确诊断。

2. 先天性巨结肠

依据病史，钡灌肠发现扩张结肠，结直肠活检发现神经节缺如和减少，可以明确诊断。

五、治疗

对于慢传输型便秘的治疗，首先是严格的内科治疗，在内科治疗无效时可考虑外科治疗。内科治疗包括：①多进食蔬菜和水果；②多饮水；③多运动；④养成良好的排便习惯；⑤正确认识便秘带来后果，调整好心态，避免出现由于过度精神紧张造成的精神症状。⑥合理应用药物，既起到通便作用，又防止药物带来不良反应。在医生指导下经过较长

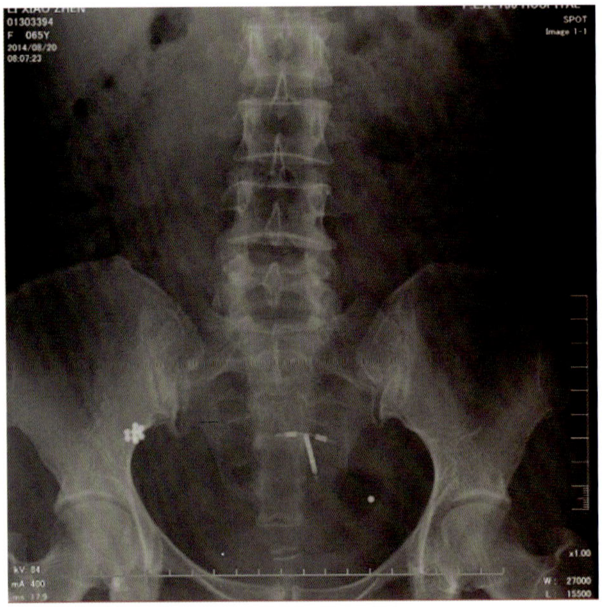

▲ 图 22-1　肠传输试验缓慢

时间系统的内科治疗，确实排便困难者可考虑手术治疗。

（一）外科治疗手术指征

慢传输型便秘的外科手术，除手术引起的并发症外，手术治疗后有一定复发率，故应慎重。有以下条件者可考虑手术治疗：①符合功能性便秘罗马Ⅲ诊断标准；②多次结肠传输时间测定证实结肠传输明显延长；③病程在3～5年以上，系统的非手术治疗无效；④严重影响日常生活和工作，患者强烈要求手术；⑤无严重的精神障碍；⑥排粪造影或盆腔四重造影，了解是否合并出口梗阻型便秘；⑦钡灌肠或电子结肠镜检查，排除结直肠器质性病变；⑧肛门直肠测压，无先天型性巨结肠的证据。

（二）手术方式

目前，在慢传输型便秘外科治疗中，面临以下问题。①患者对手术疗效要求高：不但希望有良好的排便和控便功能，而且要求术后不发生各种并发症；②慢传输型便秘手术治疗后有一定复发率；③选择什么样的手术方式最合适，难以评估。中华医学会外科学分会结直肠肛门学组和中华医学会消化病学分会胃肠动力学组自2007年以来多次召开学术会议，内外科胃肠专家一起对便秘诊治问题进行专题讨论，发表了《便秘外科诊治指南》和《中国慢性便秘诊治指南》。目前，慢传输型便秘手术方式有以下几种：①全结肠切除术；②次全结肠切除术；③顺行结肠灌洗术；④结肠旷置术；⑤回肠末端造口术；⑥结肠旷置造口术；⑦改良 Duhamel 术（金陵术）。应根据患者的不同情况选择不同的手术方式。

1. 全结肠切除术

(1) 适应证：结肠慢传输型患者。尤其适应于病史较长，年龄偏大的患者。

(2) 手术方法：全结肠切除回肠直肠吻合术有开腹全结肠切除术和腹腔镜全结肠切除术，目前多采用后者。具体又可做如下分类。①全结肠切除回直肠吻合术：全结肠切除回直肠吻合术（total colectomy with ileosigmoidal anastomosis，TAC-IRA），即切除从回肠末端至直肠上端范围内的结肠行回肠直肠吻合；此术式适用于全结肠动力障碍的慢传输型便秘患者。由于该术式切除了导致慢传输型便秘的大部分病灶，相对缩短了肠腔内容物的传输时间，使更多的液性粪便进入直肠，可明显改善患者的排便困难症状（图 22-2 和图 22-3）。这一术式早在20世纪初就被应用于临床，至今仍然是慢传输型便秘的主流术式。多数研究表明 IRA 术后的结果是良好的，患者满意率为 80%～100%。但是该术式的缺点是并发症较多，主要为肠梗阻、顽固性腹泻及大便失禁，主要原因是 IRA 手术切除全部结肠手术创伤大，手术切除了回肠末端、盲肠和回盲瓣，回盲瓣的限制和逆蠕动功能丧失。②全结直肠切除回肠储袋肛管吻合术：该术式主要针对行 TAC-IRA 术后回

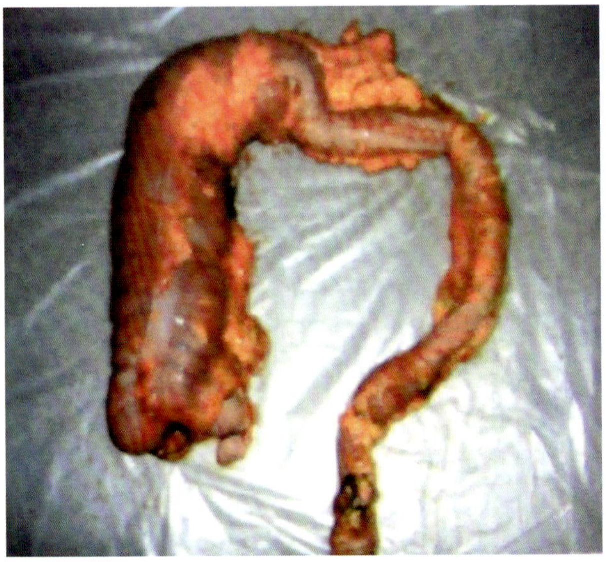

▲ 图 22-2　慢传便秘的手术后标本

升结肠扩张，左半结肠变细

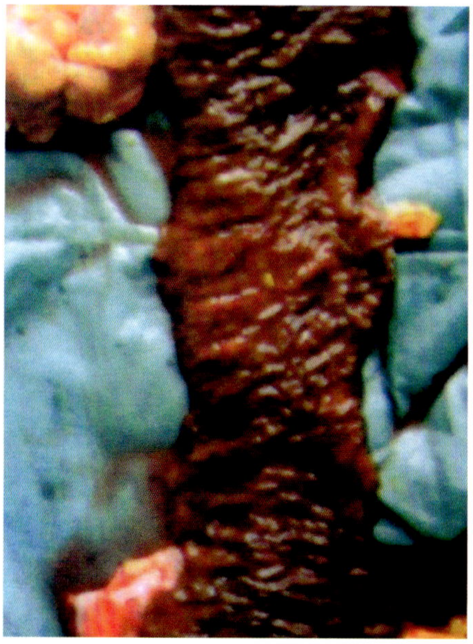

▲ 图 22-3　慢传输型便秘术后标本结肠黑变

直肠吻合口瘘，术后便秘复发和手术失败者，不作为慢传输型便秘的常规治疗手段。近 10 年来，采用全结肠切除回肠肛管吻合术的文献少，而且并发症多，手术创伤大。

(3) 术中注意的问题：①用超声刀沿结肠壁分离结肠系膜，每次分离系膜不应过多，避免出血、延长手术时间；②因为结肠位于腹腔不同部位，术中要变换多个手术视野，操作较困难，术者要有耐心；③分离脾区结肠时，不应过度牵拉，避免损伤脾脏；④分离肝区结肠时，避免损伤十二指肠；⑤行回肠直肠吻合时，认清回肠系膜方向，不要将旋转的回肠与直肠吻合；⑥彻底止血，以防术后出血；⑦腹腔用防止肠粘连的药物。

2. 次全结肠切除术

(1) 适应证：结肠慢传输型患者。尤其适应于病史相对较短，年龄较轻的患者。

(2) 手术方式：结肠次全切除术主要包括以下两类。①保留回盲瓣、盲肠和部分升结肠的结肠次全切除术：常用的肠道重建方式有升结肠直肠吻合术或盲肠直肠吻合术；②保留远端乙状结肠的结肠次全切除术：行回肠乙状结肠吻合术。目前，结肠次全切除术后，多采用升结肠直肠吻合术或盲肠直肠吻合术。保留远端乙状结肠的结肠次全切除术多不采用。保留回盲瓣、盲肠和部分升结肠的结肠次全切除后，肠管吻合方式分为顺蠕动（图 22-4）和逆蠕动（图 22-5）两种。顺蠕动吻合即以升结肠与直肠端端吻合，逆蠕动吻合则以盲肠底部与直肠行吻合。1955 年 Lillehei 和 Wangensteen 提出了向左扭转结肠系膜的顺蠕动升结肠直肠吻合术（图 22-4A）。1964 年 Deloyers 设计了另一种向头侧扭转盲肠的顺蠕动升结肠直肠吻合术（图 22-4B），1984 年 Ryan 和 Oakley 提出直肠盲肠直肠端侧吻合术（图 22-4C），因操作烦琐在国内外运用较少。国内外文献中报道的结肠次全切除、盲肠直肠吻合术其实大部分为升结肠直肠吻合术。因为解剖学上真正的盲肠位于回盲瓣水平以下。结肠次全切除、升结肠直肠吻合术一般保留回盲结合部以上 5～10cm 升结肠，直肠离断处在骶骨岬稍下方，可切除上 1/3 的直肠。手工或经肛门以吻合器行升结肠 - 直肠端端吻合。由于在吻合时，需将剩余升结肠、盲肠进行翻转，在一定程度上扭转回结肠血管，操作较复杂，且可能增加肠梗阻发生率。意大利学者 Sarli 于 2001 年首先报道了结肠次全切除、逆蠕动盲肠直肠吻合术（图 22-5）。该术式以盲肠底部与直肠中上段行吻合，不需要对结肠、盲肠进行位置上的大调整。

结肠次全切除、逆蠕动盲肠直肠吻合术开放手术操作步骤如下。

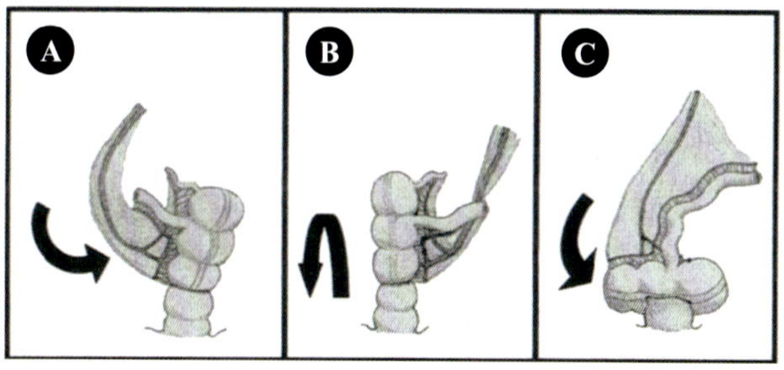

▲ 图 22-4　结肠次全切除、升结肠直肠或传统的盲肠直肠吻合术

A 和 B. 升结肠直肠吻合；C 直盲端侧吻合术

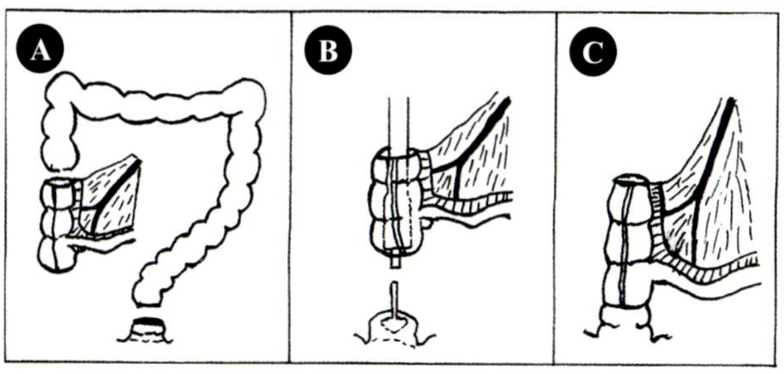

▲ 图 22-5　结肠次全切除、逆蠕动盲肠直肠吻合术

A 结肠次全切除、阑尾切除；B 和 C. 端端逆蠕动盲肠直肠吻合

① 患者取结石位。

② 连同盲肠一起游离升结肠、横结肠、降结肠及乙状结肠。

③ 保留回盲瓣以上 5～7cm 离断升结肠。

④ 在骶岬下方离断直肠。

⑤ 切除阑尾。

⑥ 直肠残端置入吻合器抵钉座（头端），升结肠切除断端置入吻合器器身，旋紧吻合器将盲肠牵入盆腔，以吻合器吻合盲肠底部和直肠残端。

⑦ 结肠断端缝闭。

升结肠保留 5～7cm 即可，以免导致术后便秘不缓解或复发。保留回盲部不在于保留的长度，而在于保留回盲瓣本身的功能，保留回盲部不宜过长，剩余长度便于器械吻合即可。目前，多采用腹腔镜技术行结肠次全切除、逆蠕动盲肠直肠吻合术，并取得了良好的效果。

3. 顺行结肠灌洗术

(1) 适应证：主要用于不能耐受较大手术的严重便秘患者，脊髓损伤后长期卧床的便秘患者。该手术优点是大便仍然从肛门排出，腹部的阑尾或回肠造瘘口不必戴造口袋，患者较容易接受。

(2) 手术方法：①阑尾造瘘顺行灌洗术（图 22-6），经腹腔将阑尾造口于右下腹部，切开阑尾末端，备行结肠灌洗。②回肠末端造瘘顺行灌洗术（图 22-7），经腹腔将末端回肠离断，回肠近端与升结肠行端侧吻合术，回肠远端造口于右下腹部，备行结肠灌洗。

顺行结肠灌洗术是将灌洗管插入造口的阑尾或回肠，进行顺行灌洗。通过结肠灌洗可以训练结肠规律的蠕动，建立条件反射，达到正常排便规律的目的。对严重的慢传输型便秘患者可缓解症状，解除痛苦，减轻患者的心理负担。灌注方法是用温开水 500～1000ml，规律灌洗，经过一定时间，可建立排便反射。目前国外已开展用腹腔镜行此手术，国内尚未见报道。但是，行顺行结肠灌洗术时，灌洗液反流回肠导致疗效欠佳，是限制临床应用主要因素。目前，国外也很少有文献报道。

4. 结肠旷置术

结肠旷置术主要理论基础是结肠具有蠕动功能，能够使旷置结肠内的分泌物、黏液等可从远端流出。另外，当粪便进入直肠，在其产生的压力尚未达到排便的反射压时，直肠与旷置结肠间就存在一定压力梯度差，此时直肠压力大于结肠的压力，故少部分粪便反流至旷置结肠，增加了重吸收水分的肠道黏膜面积及扩宽了贮存粪便的空间，故不易发生严重腹泻并发症。

(1) 手术适应证：①有长期便秘病史，病程在 3 年以上，无便意或便意差，伴有腹胀、腹痛等；②经长期（至少半年以上）并且正规系统的保守治疗无效者；③排除结肠器质性疾病；④结肠传输试验明确诊断为结肠慢传输型便秘；钡灌肠提示结肠形态异常或肠管排列异常；排粪造影排除出口梗阻型便秘；⑤胃及小肠蠕动功能正常；⑥不伴焦虑、忧郁等精神症状。

(2) 手术方法

① 升结肠切断的结肠旷置、逆蠕动盲直肠端侧吻合术

开腹后，探查结肠的情况。可发现病变结肠段充气、扩张明显，管壁菲薄透明，刺激（指叩）肠段均蠕动反应不启动或明显蠕动缓慢。

游离回盲部及部分升结肠，使回盲部能下移到

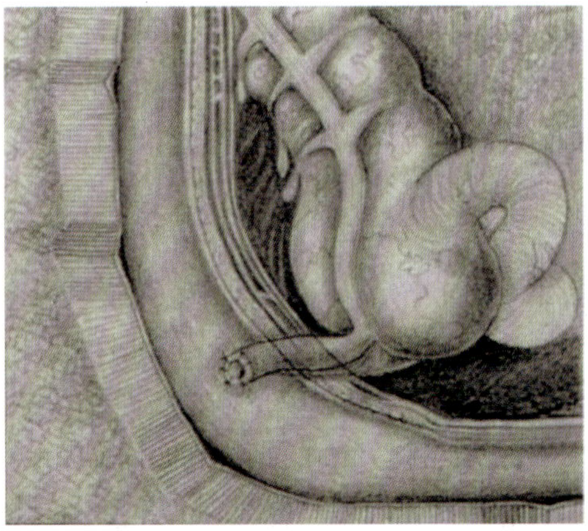

▲ 图 22-6　阑尾造瘘顺行灌洗术

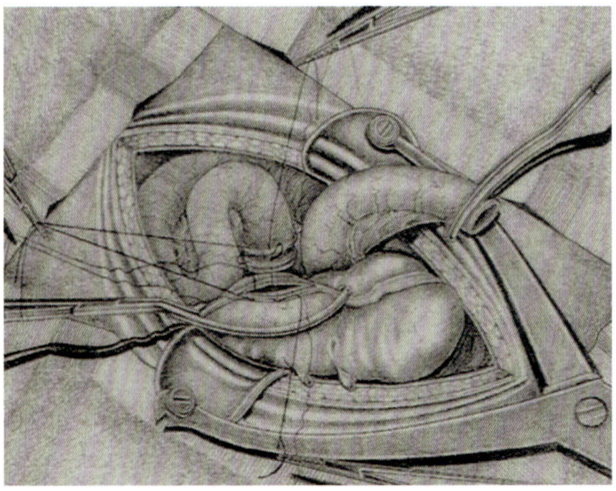

▲ 图 22-7　回肠末端造瘘顺行灌洗术

盆腔，于升结肠距回盲瓣 5～10cm 处切断肠管及其系膜，先将远端肠管的切口封闭，旷置远端结肠。

近端结肠行荷包缝合，将吻合器钉座（头端）纳入近端结肠内，收紧荷包缝合。

直乙交界处做适当游离，打开腹膜反折，在骶前筋膜前间隙分离直肠，直肠前分离时男性患者注意保护精囊腺及前列腺，女性患者注意保护阴道壁，向下继续分离。

扩肛并经肛门置入吻合器，尖端自腹膜反折处直肠右壁穿出，将近端升结肠及盲肠向内侧翻转，连接钉座与吻合器，合拢后收紧至安全刻度，旋紧吻合器时盲肠被牵入盆腔，将保留的回盲部与直肠行端侧吻合，从而使结肠成为“Y”形结构，旷置的结肠内容物亦可顺利排出。

吻合完成后，将吻合口上方升结肠、盲肠与直肠、乙状结肠并行缝合 5cm。

用生理盐水、甲硝唑反复冲洗腹腔，盆腔置入引流管，关闭腹膜创面后逐层关腹。

② 升结肠不切断的结肠旷置、逆蠕动盲直肠端侧吻合术

进腹后适当游离回盲部和部分升结肠，使回盲部能下移到盆腔。

在回盲部结合处以上 7～10cm 的升结肠，用消化道直线闭合器闭合升结肠不切断。

分离系膜，切除阑尾。

距回盲瓣外侧回盲部尖端置入吻合器钉座（头端）于盲肠内，扩肛并经肛门置入吻合器。距腹膜反折处 5～8cm 直肠右前侧壁作为吻合口。

旋紧吻合器时盲肠被牵入盆腔，以吻合器吻合盲肠底部和直肠右前侧壁。完成盲直肠端侧吻合。

冲洗腹腔，盆腔置入引流管。

③ 结肠旷置、回肠和直肠侧侧吻合术：游离末段回肠和直肠上段，行回肠和直肠侧侧吻合术，关闭肠间裂孔防止内疝。

④ 改良结肠旷置术

游离回盲部及部分升结肠，距回盲瓣 5～10cm 切断升结肠及其系膜，远端升结肠缝合，近端升结肠及盲肠向内侧翻转，与直肠中上段行端侧吻合，其余结肠旷置保留。

吻合完成后，将吻合口上方盲肠、升结肠与乙状结肠并行缝合 5cm。然后人工制作乙状结肠人工瓣膜，手术方法是在吻合口上方乙状结肠缝合形成 3 处皱襞，每处皱襞的间隔为 3cm，针间距为 2cm。本术式对保留回盲瓣的结肠旷置术进行了改良，增加了升结肠与乙状结肠的并行缝合和乙状结肠人工瓣膜。并行缝合改变了结肠内压力传导方向，人工瓣膜对粪便反流有节制作用，可有效防止术后旷置结肠的粪便反流，避免因粪便反流所诱发的腹胀和腹痛等并发症。

⑤ 腹腔镜结肠旷置回肠直肠侧侧吻合分流术：自回盲部向下寻找回肠 20～30cm，牵拉至腹膜反折处，确定无张力。钳夹标记。

取下腹正中切口约 3cm，进腹提出标记好的回肠，纵行切开，置入 25mm 吻合器抵钉座，荷包缝合，收紧结扎荷包后还纳腹腔。

重新建立气腹后自肛门置入吻合器，根据慢传输型便秘患者的年龄、症状严重程度和肛门括约肌功能等，调整吻合口的位置。于直肠前壁腹膜反折处上方 2～5cm 行回肠直肠侧侧吻合。

检查回肠直肠吻合圈完整、吻合口有无血肿、有无张力。

关闭切口。

(3) 结肠旷置术的优点：①保留回盲部和回盲瓣，保障水、电解质、胆盐和维生素 B_{12} 的吸收；②保留盲肠和部分升结肠能起到类似于储粪袋作用，对排便有缓冲作用，改善术后腹泻症状；③操作方便；④因只游离回盲部，腹腔干扰小，手术创伤非常轻微，术后恢复快，并发症低，临床效果满意。

(4) 术后并发症：部分患者在行结肠旷置术后出现了类似术前的症状，如腹胀、腹痛，尤其以左侧腹为甚；情绪烦躁；甚至呃逆频繁，恶心欲吐等。使用泻药协助排便之后上述症状则减轻或消失。经肠镜检查发现，旷置的残余结肠段有不同程度的干便积留，甚至有的形成粪石状，把这一系列症状称为“旷置结肠综合征”。

从临床上观察，此术式虽然阻断了近端肠管内容物的通过，但由于肠管本身的功能并未丧失，这段肠道的分泌、吸收等功能依然存在，其内的分泌物、黏液等可从远端排出，而远端的粪便在蠕动时也可能反流进入旷置的肠段。又由于它们的神经节、肌肉等病理改变，肠道动力的减弱，致旷置肠段的内容物无法被排出，日久即形成不同程度的干便积留，甚至是形成粪石，从而术后患者会出现左侧腹胀、积便感，影响了术后患者的生活质量，一旦出

现“旷置结肠综合征”患者往往需要定期灌肠或结肠水疗排空粪便，严重者需要再次手术，因此该术式不作为常规术式推广，仅适用于高龄老年合并其他脏器系统疾病的慢传输型便秘患者的个体化手术方法。

5. 回肠末端造口术

(1) 适应证：主要用于不能耐受较大手术的严重便秘患者和脊髓损伤后长期卧床的便秘患者。该手术缺点是增加患者心理压力和术后护理工作。但是，对于不能行结肠灌洗的家庭，采用该手术方式较好。

(2) 手术方法：经腹将末端 20cm 左右的回肠离断，回肠远端关闭，回肠近端造口于右下腹部。

回肠造口术的难点问题是，患者损失了全部的结直肠生理功能，以及肛门控便排便功能，患者术后并发症较多，生活质量差，因此在临床工作中要综合考虑，慎重选择手术方式。

6. 结肠旷置造口术

(1) 适应证：70 岁以上的老年患者，合并其他脏器系统疾病。这类患者常伴有不同程度的心脑血管疾病，不能够承受较大的手术。这些患者因此而被迫放弃手术治疗。但由于常年口服泻药，这类患者对大部分药物都有了耐药性，只能靠定期灌肠解决排粪问题。

(2) 手术方法：次全结肠旷置造口逆蠕动盲直肠端端吻合术（subtotal colonic bypass plus colostomy with antiperistaltic cecoproctostomy，SCBCAC），简称结肠旷置造口术，是在结肠次全旷置逆蠕动盲直肠端端吻合术的基础上行乙状结肠造口术（图 22-8 至图 22-10）。

魏东团队报道了腹腔镜下次全结肠旷置造口逆蠕动盲直肠端端吻合术（SCBCAC），通过对比研究发现旷置造口术后无明显腹痛、腹胀，肠功能恢复较早，旷置造口手术患者的腹壁造口愈合良好，因没有粪便排出，造口周围皮肤无糜烂、出血，对患者的日常生活没有影响。腹腔镜结肠旷置逆蠕动盲直肠端侧吻合乙状结肠造口是治疗慢传输型便秘的一种有效方法，它尤其适用于体质较差不适合行结肠次全切除的患者老年；对老年患者的疗效优于单纯次全结肠旷置逆蠕动盲直肠侧侧吻合术。

7. 改良 Duhamel 术（金陵术）

临床上的顽固性便秘有部分属混合型便秘，即患者慢传输型便秘和直肠出口梗阻性便秘两类病因并存，基于这种情况 2012 年李宁和姜军等行次全结

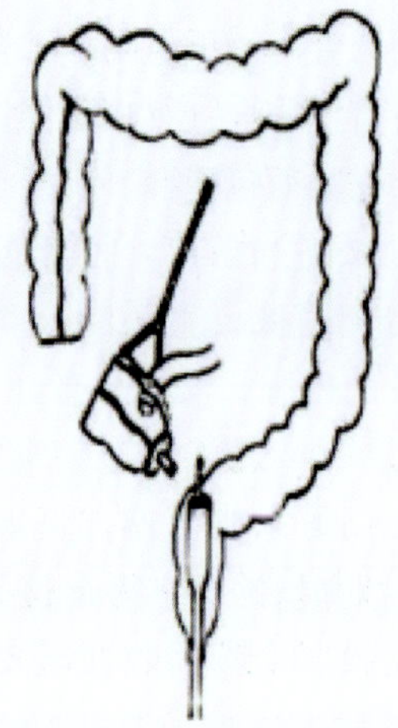

▲ 图 22-8　结肠旷置术

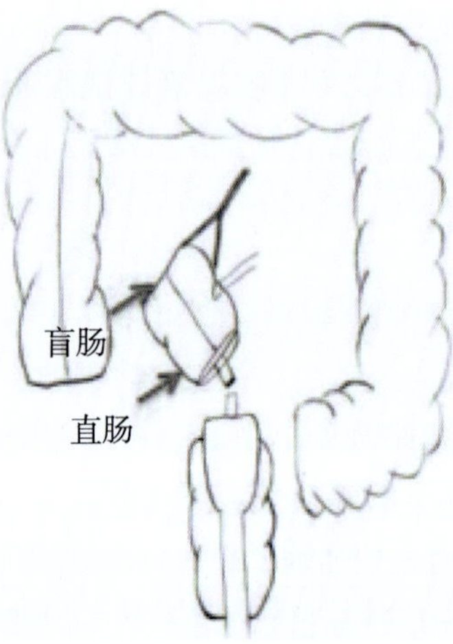

▲ 图 22-9　结肠旷置造口切除范围

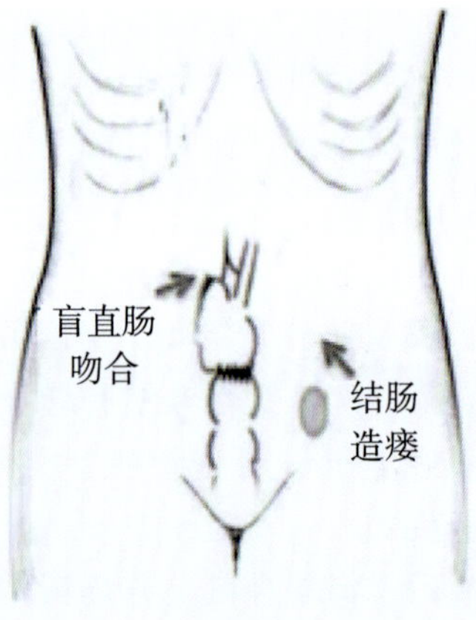

▲ 图 22-10　结肠旷置造口术吻合方式

肠切除解除慢传输型便秘病因，同时行升结肠、直肠（后壁）侧侧吻合，纠正盆底解剖和功能紊乱，从而解除了直肠出口梗阻性便秘病因，取得了满意的治疗效果。金陵术须反转升结肠，同时分离盆底游离部分直肠，增加了手术创伤和并发症的风险。

六、述评

综述近年来国内 8 篇文献报道慢传输型便秘手术的 297 例，有效病例 267 例，有效率为 87.5%，复发率为 22.5%，多数复发的病例为结肠部分切除术。国外 12 篇文献报道的全结肠切除回直吻合术效果也非常好，手术有效率为 76%～97%。结果表明无论全结肠切除术或次全结肠切除术均取得非常好的手术疗效，只是部分结肠切除术效果欠佳。因此，结肠部分切除术不适宜应用于治疗慢传输型便秘。

目前，国内文献对不同手术方式的疗效进行了比较，结果显示虽然全结肠切除术和次全结肠切除术都取得了较好疗效，但是次全结肠切除术仍然有一定复发率。采用次全结肠切除术的目的是防止术后腹泻，根据长期临床观察，全结肠切除回肠直肠吻合术后，患者在术后 3～6 个月腹泻能够改善。尽管如此，临床中也不应一味采用全结肠切除回肠直肠吻合术，应严格掌握适应证，毕竟术后近期出现腹泻症状。对年纪比较大，小肠或结肠传输功能差的患者，建议采用全结肠切除回肠直肠吻合术。

第 23 章　结直肠肛管先天性疾病

一、结直肠肛门的胚胎发育

肛管直肠移行区上段上皮来源于内胚层，下段上皮来源于外胚层，两者之间以齿状线分界，不但解剖结构特殊，而且该部位疾病发生率高，具有重要的临床意义。

人胚第 3～4 周时，随着胚体由盘状变成圆管状，卵黄囊顶部的内胚层被卷入胚体内，形成两端封闭的原始消化管（primitive gut）称为原肠。卵黄囊通过一狭窄的卵黄囊柄与原肠中段相连称为中肠，头段称为前肠（foregut），尾段称为后肠（hindgut）。原肠最初为一条直管，以背系膜连于腹后壁。由于肠的生长速度快，致使肠管向腹部弯曲而形成 U 形中肠襻（midgut loop），其顶端连于卵黄蒂。肠系膜上动脉行于肠襻系膜的中轴部位。中肠襻以卵黄蒂为界，分为头支和尾支，尾支近卵黄蒂处有一突起．称盲肠突（caecal bud），为大肠和小肠的分界线，是盲肠和阑尾的原基。第 6 周，肠襻生长迅速，由于肝、肾的发育，腹腔容积相对较小，致使肠襻突入脐带内的胚外体腔，即脐腔（umbilical coelom），形成生理性脐疝。肠襻在脐腔中生长的同时，以肠系膜上动脉为轴作逆时针 90° 旋转（从腹面观），使肠襻由矢状位转为了水平位，头支从上方转到右侧，尾支从下方转到左侧。第 10 周，由于腹腔容积增大，肠襻陆续从脐腔返回腹腔，脐腔闭锁。在肠襻退回腹腔的过程中，头支在先，尾支继后，继续逆时针旋转 180°。头支的头端转至左侧，头支演化为空肠和回肠的大部分，占居了腹腔的中部；尾支的头端转向右侧，尾支主要演化为结肠，位居腹腔周边。盲肠突最初位于肝下，后降至右髂窝，升结肠随之形成。盲肠突的近段发育为盲肠，远段形成阑尾。降结肠尾段移向中线，形成乙状结肠。第 6 周以后，卵黄蒂退化闭锁，脱离肠襻，最终消失（图 23–1）。

直肠的发生与泄殖腔的分隔：腹侧尾端内胚层突出的盲管直接插人体蒂内，称尿囊。后肠末段的膨大部分为泄殖腔（cloaca），其腹侧与尿囊相连，腹侧尾端以泄殖腔膜封闭。胚胎发育到第 5 周时，泄殖腔两侧外面的中胚层呈纵行的凹沟与内胚层增生的脊相融合成尿直肠隔（urorectal septum）。它向尾端生长，形成一镰状隔凸入泄殖腔内，最后与泄殖腔膜愈合，将泄殖腔分隔成背腹互不相通的两腔，背侧为原始直肠，腹侧为尿生殖窦（urogenital sinus），而泄殖腔膜被分隔为腹侧的尿生殖膜（urogenitalmembrane）和背侧的肛膜（anal membrane）。尿生殖窦将参与泌尿生殖管道的形成，原始直肠分化为直肠和肛管上段。肛膜的外方为外胚层向内凹陷形成的肛凹（anal pit）。第 8 周末，肛膜破裂，肛管相通。肛管的上段上皮来源于内胚层，下段上皮来源于外胚层，两者之间以齿状线分界。12 周时会阴向后迅速生长，使肛门移到正常位置。

二、先天性直肠肛管畸形

先天性肛门直肠畸形是新生儿肠梗阻原因之一，发病率罕见，每 4000～5000 个活产新生儿中约发生 1 个，其中 1/3 合并其他先天性异常，如先天性心脏病、食管或十二指肠闭锁，输尿管、肾脏及骶骨的异常。男性最常见的是直肠尿道瘘，女性最常见的病变是直肠前庭瘘。肛门直肠畸形的种类繁多，病理改变复杂，不仅肛门直肠本身发育缺陷，肛门周围肌肉（耻骨直肠肌、肛门外括约肌和内括约肌）均有不同程度的改变，神经系统改变也是该畸形的重要病理改变之一。

近 30～40 年来随着人们对维持排便功能的神经肌肉的解剖生理、肛门直肠畸形、肛周肌肉病理改变的深入研究，对肛门直肠畸形的胚胎学及遗传学研究有了不少进展，对肛门直肠畸形手术方法的改进日趋完善合理，术后肛门排便功能恢复较好。

（一）胚胎学发生机制及病因

1. 胚胎学基础

肛门、直肠先天性畸形的胚胎学基础是后肠发育障碍。随着胚胎发育，后肠形成肛管上部、直肠

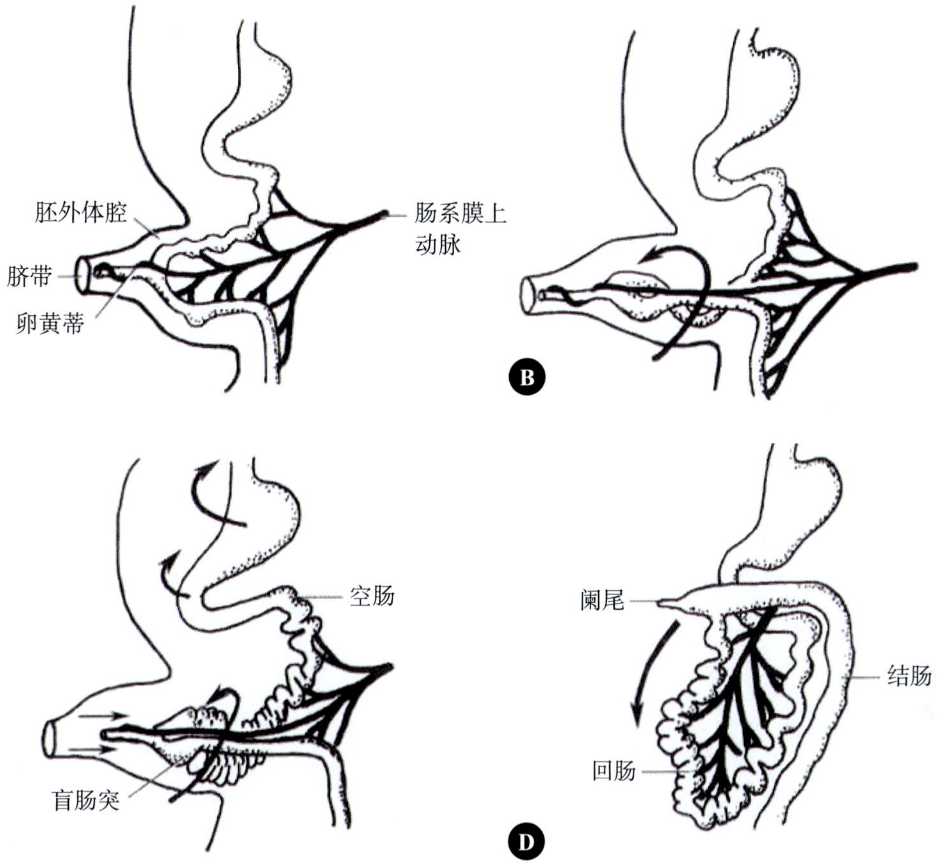

▲ 图 23-1　中肠襻的旋转（左侧观）

和部分泌尿生殖器官。具体见前文所述。

2. 肛门直肠畸形胚胎学进展

目前肛门直肠畸形的病因还不清楚，研究者推测其发病是多因素的。

(1) 后肠的正常胚胎学：胚胎在发育时，后肠的“泄殖腔”被“尿直肠隔”分隔成两个独立的器官系统即泌尿生殖道和肛门直肠管。根据这一理论，异常的隔膜发育应该导致异常的泄殖腔发育。然而，目前对于隔膜的本质及其发育方式有不同的认识。Tourneux 认为隔膜像“法国窗帘”样沿着头侧向尾侧移动，Retterer 推测泄殖腔侧面出现皱褶或嵴，这些皱褶或嵴相互融合形成隔膜。Stephens 则综合这两种理论，认为可更好地解释肛门直肠畸形的多样性。他提出隔膜的头侧部分像 Tourneux 解释的那样应向下生长，同时尾侧部的侧面嵴相互融合形成该区域的隔膜。

(2) 直肠的迁移：通过对人类新生儿肛门直肠畸形形态学的研究，Bill、Johnson、Gans 和 Friedman 推测在正常的发育过程中，直肠实际上从一个比较高的位置“迁移”到达正常肛门开口的位置。如果这一“迁移过程”在肛门到达最后位置之前停滞，就会出现异位的肛门。但目前没有这一学说的胚胎学证据。

(3) 对泄殖腔的新认识：近年 Kluth 和 Lambrecht 发现在肛门直肠畸形的胚胎泄殖腔的发育过程中，存在下列异常。①泄殖腔出现异常形态，背侧泄殖腔常缺失；②泄殖腔膜很短，泄殖腔脂的背侧部分缺失；③在近端的后肠和泄殖腔之间出现异常连接。他们推测背侧泄殖腔膜和背侧泄殖腔是正常肛门及下部直肠发育所必需的，如泄殖腔始基出现缺陷，则导致肛门外口异常和直肠与腹侧泌尿生殖道之间的异常交通。

3. 先天性肛门直肠畸形的致病基因研究

先天性肛门直肠畸形的发病原因复杂，对人类肛门直肠畸形的基因学报道很少，仅限于染色体水平及合并畸形综合征的基因水平研究，如 Currarino

综合征等。王维林选取经手术治疗的肛门直肠畸形患儿的核心家系（即至少有 1 个发病子女的核心家庭）30 例，首次发现部分先天性肛门直肠畸形患者的 *HoxA-13*、*HoxD-13* 基因表达异常，进而推测 *HoxA-13*、*HoxD-13* 基因是先天性肛门直肠畸形的致病基因之一[1]。

肛门直肠畸形伴随其他畸形者占 40%～70%，Stoll 等统计 174 例肛门直肠畸形患儿，其中 49.4% 伴发其他系统的畸形，最多见的是泌尿系统（81.1%）和骨骼系统（45.5%），其次为心血管系统。泌尿生殖畸形主要有肾发育不良、神经源性膀胱、膀胱输尿管反流、异位肾及巨输尿管等。

（二）分类

先天性肛门、直肠畸形分为四型。Ⅰ型：肛门或肛管直肠交界处狭窄；Ⅱ型：肛门膜状闭锁；Ⅲ型：肛门闭锁，肛门部皮肤距直肠盲端有相当的距离，常并发通向泌尿生殖系统的瘘管；Ⅳ型：直肠闭锁，肛门肛管正常。

1971 年在澳大利亚墨尔本举行的国际会议上，制订了肛门直肠先天畸形国际分类法。

(1) 低位畸形（直肠通过肛提肌）：肛门外口在正常位置——肛门狭窄、肛门遮盖（完全性）；肛门外口在会阴部——肛门皮肤瘘（部分性肛门遮盖）、会阴前肛门。肛门外口在女性外阴部——肛门外阴瘘、肛门前庭瘘、前庭肛门。

(2) 中间位畸形：肛门闭锁、肛门闭锁不并发肛瘘、肛门闭锁并发肛瘘、直肠前庭瘘（女）、直肠阴道低位瘘（女）、直肠尿道球部瘘（男）、肛门直肠狭窄。

(3) 高位畸形（直肠盲端在肛提肌以上）：肛门直肠闭锁、肛门直肠闭锁不并发肛瘘、肛门直肠闭锁并发肛瘘、直肠尿道瘘、直肠膀胱瘘、直肠阴道高位瘘、直肠泄殖腔瘘、直肠缺如。

(4) 其他畸形：肛膜闭锁、泄殖腔外翻、多肛管畸形。

（三）临床表现

先天性肛门直肠畸形的根据种类不同，其临床症状不一，出现症状时间也不同。有的患儿出生后即出现急性肠梗阻症状，有的生后很久才出现排便困难，还有少数患儿长期没有症状或症状轻微。

1. 高位或肛提肌上畸形

高位或肛提肌上畸形约占肛门直肠畸形的 40%，男孩多见。患儿多存在瘘管，但瘘管较细，多有肠梗阻症状。此种患儿在正常肛门位置皮肤稍凹陷，色泽较深，但无肛门。患儿哭闹或用劲时，凹陷处无向外膨出，用于指触摸该处也没有冲击感。女孩常伴有阴道瘘（图 23-2），开口多于阴道后壁穹隆部。直肠泌尿系瘘见于男孩，主要症状是从尿道口排气和胎粪。

2. 中间位畸形

中间位畸形约占 15%，有瘘者其瘘管开口于尿道球部、阴道下段或前庭部，无瘘者直肠盲端在尿道球海绵肌边缘或阴道下端附近，耻骨直肠肌包绕直肠远端。

3. 低位或经肛提肌畸形

低位或经肛提肌畸形约占 40%，直肠末端位置在耻尾线以下。肛管被一层隔膜完全闭塞，在正常肛门位置有凹陷（图 23-3）。有的肛膜破裂不完全，其口径仅有 2～3mm，存在排便困难。有的肛门位置在正常肛门与阴囊根部或阴唇后联合之间，称会阴前肛门。

（四）诊断

先天性肛门直肠畸形的诊断在临床上一般并不困难，重要的是准确测定直肠肛管闭锁的长度，进

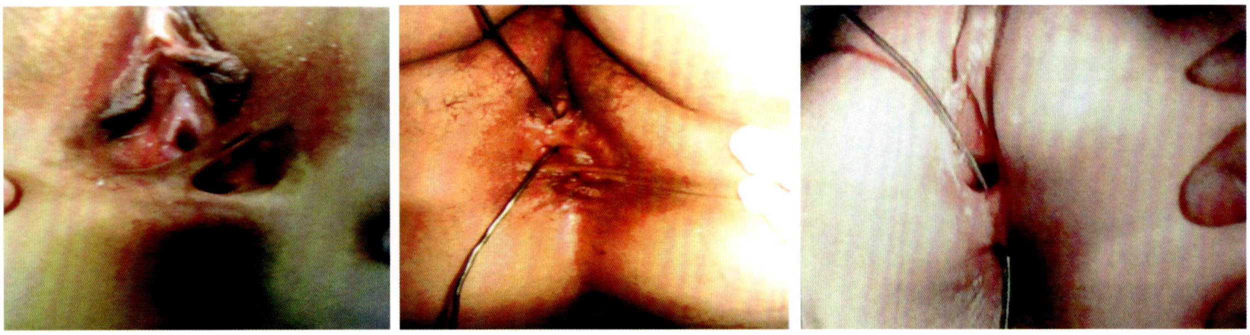

▲ 图 23-2　先天性会阴前庭瘘

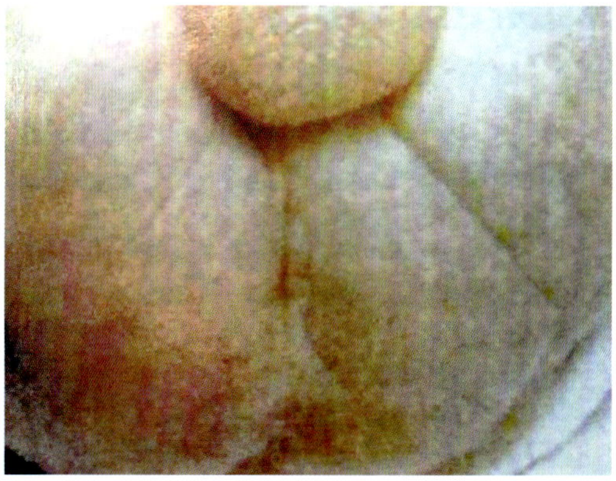

▲ 图 23-3　先天性肛门闭锁

行合理的临床分型，对于先天性直肠肛管畸形患儿的预后起到至关重要的作用。

1. X 线检查

目前广泛使用临床分型的是 1930 年 Wangensteen 和 Rice 设计的倒立侧位片法，而 Stephens 提出依 PC 线测量法，此线相当于耻骨直肠肌环的侧切面，直肠盲端气体影高于此线者为高位畸形，恰好位于此线者为中间位畸形，低于此线者为低位畸形。但该检查方法具有局限性，如果检查时间过早，肠道气体尚未充盈直肠末端；检查时患儿倒置时间少于 2min ；因 X 线射入角度不合适等原因易出现误差。同时部分患儿倒立位摄片易引起呕吐、误吸，出现肺部并发症，X 线反复照射会影响生殖腺发育等缺点，限制了此诊断技术在临床上的应用。

2. 腹部超声检查

应用高清晰度彩超技术诊断先天性直肠肛管畸形，检查前无须特殊准备，安全简便，技术简单，测量数据可靠。具体方法：探头接触患儿肛穴处会阴皮肤，做矢状切面扫描，必要时可行耻骨联合上冠状面扫描，可较为准确地测量出直肠肛管闭锁的长度，明确先天性直肠肛管畸形合理的临床分型。孙德霞认为 B 超检查对于完全性闭锁和有直肠瘘但就诊时间较早或尚未出现直肠瘘症状的患儿较为适宜。

3. CT 检查

CT 检查可显示不同类型肛门直肠畸形的肌肉发育状况，从而选择不同术式以使成形肛门达到最理想的控制排便功能。在正常儿 CT 检查显示耻骨直肠肌为一软组织物，前面固定于耻骨，向后与直肠两侧及后壁相连，外括约肌呈环状环绕于直肠周围。

4. MRI 检查

MRI 对软组织的鉴别优于 CT，能从多方面观察，其具有以下优点：① MRI 能够较好地显示肛底肌群的状况；② MRI 对术后排便功能评价是其主要价值之一；③ MRI 对瘘管的显示也有一定的帮助；④ MRI 可以同时发现其他联合畸形，尤其是合并脊髓、脊柱及泌尿生殖系畸形。

（五）治疗

1. 低位肛门直肠畸形的治疗

低位肛门直肠畸形治疗目的是在保证良好排便功能的前提下恢复其正常会阴外观。前矢状入路肛门成形术除了避免了术后直肠黏膜外翻，还可以最大限度地保存内括约肌及齿状线区域分布的高度特化的神经终末组织，为获得最好的排便功能创造了条件。前矢状入路肛门成形术的手术要点有：①经瘘口向直肠腔内填塞无菌绷带，阻止肠内容物外溢；②瘘口皮肤黏膜交界处缝 4～6 根牵引线；③游离瘘口和直肠；④在电刺激仪引导下纵形正中劈开外括约肌前部，将直肠置于横纹肌复合体中心，然后原位修复括约肌；或者在电刺激仪引导下于外括约肌收缩中心纵向切开皮肤 1.0cm，将直肠经括约肌中心穿出；⑤利用两侧的耻尾肌重建会阴体。因成形之肛门较小，术后 2 周开始需常规扩肛半年。

2. 中、高位肛门直肠畸形和泄殖腔畸形的治疗

腹腔镜技术具有对患儿损伤小，术后恢复快等优点，国外及国内一些大的小儿外科中心治疗已开始应用治疗中、高位肛门直肠畸形和泄殖腔畸形。Lima 报道腹腔镜辅助下肛门直肠成形术（laparoscopically assisted anorectop lasty，LAARP）处理高位无肛，可以在直视下将直肠拖至盆腔，通过 Pena 刺激器腹内刺激耻骨直肠肌和皮肤外的电刺激可以清晰显示提肛肌的位置，可以清楚地看到肛管的位置。

主要手术步骤如下：①腹腔镜下探查并明确盆腔器官的病变（如子宫、阴道、尿道瘘和直肠等）；②游离乙状结肠系膜和直肠；③游离、切断和结扎直肠泌尿系瘘；④明确两侧耻骨尾骨肌间隙，指导经会阴的穿刺针穿过其中心，进而形成隧道，将直肠从中穿出，成形肛门。

此手术的优点如下：①清晰地显示瘘管部的解剖，有利于准确分离和结扎瘘管，避免尿道损伤；②有利于从盆底侧准确地辨认横纹肌复合体纵肌漏斗的中心，可以从盆面观寻及两侧耻骨尾骨肌腹的中心点，在电刺激配合下进一步显示肌肉的收缩中心，指导直肌从盆底拖出的隧道准确地位于肌肉中心，减少了对周围肌肉损伤，该手术后排便控制功能良好可能与此有关；③腹腔镜对女孩合并泄殖腔畸形如卵巢、子宫和阴道等畸形可同时手术治疗；④腹腔镜手术可减少已经行结肠造瘘的婴幼儿手术创伤。

（六）术后并发症

1. 肛门狭窄

肛门狭窄是肛门成形术后常见的并发症。术中避免缝合时有张力，防止切口感染和直肠回缩，术后定期扩张肛门，是预防和治疗的有效措施。如狭窄严重，可于第 1 次手术后 6 个月，再次行瘢痕切除、肛门成形术。

2. 排便功能失调

先天性肛门直肠畸形患儿术后常存在排便功能失调，有学者指出后矢状入路肛门直肠成形术及其他骶会阴手术保留了远端肠管，相当于直肠部分，由于其高顺应性而充分发挥了容纳粪便的作用，在临床上表现为便秘，而且越是低位畸形越明显；相反如果手术中切除了远端肠管，就缺少了直肠的容纳作用，患儿多表现为大便稀薄、次数增多甚至大便失禁。而有的学者认为，肛门直肠畸形患儿术后排便情况主要是依赖于患儿本身神经肌肉发育情况，而与手术方案的关系相对较小。针对排便功能失调，尝试用电刺激和生物反馈的方法训练患儿的排便控制能力，取得了一定的疗效。

3. 泌尿生殖系统并发症

肛门立场畸形特别是伴直肠尿道废者术后可发生一系列泌尿系并发症，如尿道狭窄、憩室、闭塞、尿瘘及神经性膀胱等。主要有两方面因素，一是肛门直肠畸形患儿本身伴发的泌尿生殖系统发育不良，其次是手术造成的医源性损伤。医源性损伤包括尿道的撕裂、尿道狭窄、输精管和输尿管损伤等。

（七）预后

近年来先天性肛门直肠畸形的治疗效果明显改善，总死亡率降至 10% 左右，但仍有约 1/3 的病例术后存在不同程度的肛门功能障碍。目前对于复杂泄殖腔畸形患儿的治疗仍然是一个难点，主张早期一次性完成尿道、阴道和肛门成形术。对于阴道膀胱瘘合并尿失禁的患儿，术中通过重建膀胱颈和尿道后，患儿仍可以获得良好的排尿控制功能。

三、先天性巨结肠

先天性巨结肠又称肠管无神经节细胞症，1886 年 Hirschsprung 对此病做了详细而典型的描述，所以也称（hirschsprung dieseas）先天性巨结肠，其病因主要是肠壁肌间和黏膜下神经丛内神经节细胞缺如、稀少和异常。是一种小儿外科比较常见的肠道发育畸形，发病率为 1/15 000～1/12 000，男女之比为 4∶1。其主要的临床表现为患儿胎粪排出延迟，顽固性便秘和腹胀，常并发小肠结肠炎、低位性肠梗阻，严重的影响患儿的生活质量甚至危及生命。

（一）病因和发病机制

先天性巨结肠的病因和发病机制不明，目前有几个基本理论解释。

1. 神经母细胞移入中断理论

基于对神经嵴细胞在消化道的正常出现顺序的观察，移行停滞发生越早，则病变肠段越长。因为位于消化道的最远端，乙状结肠和直肠最常受累。此理论是目前最被广泛接受的假设。

2. 微环境改变理论

远段结肠内胚胎期组织和成熟组织的研究，提示神经细胞的移入曾有可能发生过。提出神经节细胞的缺乏可能是由于母细胞的移入后生存环境（微环境）的改变，导致神经母细胞不能正常分化的假设，其中胞外基质蛋白的改变是重要的因素。

3. 遗传学因素

先天性巨结肠发病被认为具有家族倾向性，是一种多基因遗传性疾病，遗传度为 80%，若干相关基因突变后或表达量异常，使神经节细胞发育和（或）迁移受阻而发病。

4. 其他因素

其他因素包括免疫因素、局部缺血、巨细胞病毒和寄生虫感染等。

（二）先天性巨结肠症病理改变

1. 神经化学

巨结肠狭窄段内缺乏神经节细胞，副交感神经节前纤维大量增生、增粗，排列紊乱，乙酰胆碱酯酶染色呈强阳性，同时这些增生的外来胆碱能神经与肌肉的接点很少；交感神经节后纤维减少、增粗、排列紊乱，乙醛激发荧光减弱，并失去正常的竹篓状结构。这种副交感活性增强和交感活性的减弱是导致无神经节细胞肠段痉挛狭窄的主要原因。另外有研究认为先天性巨结肠缺乏 NO 阳性神经节细胞和神经纤维是导致其无神经节细胞肠段痉挛的重要因素，内括约肌失弛缓可能由其他机制介导。

2. 组织化学

有学者认为移行到远端结肠的神经节细胞受到某些因素的影响，如毒素、药物和生物活性因子等，使其发育和成熟受阻可能也是无神经节细胞症发病的原因之一。另有学者认为神经生长发育内环境的改变可能与先天性巨结肠形成有一定关系。

（三）分型

参照病变的范围，结合治疗方法的选择、临床及疗效的预测将先天性巨结肠分类如下。

1. 超短段型病变局限于直肠远端，临床表现为内括约肌失弛缓状态，新生儿期狭窄段在耻尾线以下。

2. 短段型病变位于直肠近、中段，相当于第 2 骶椎以下、距肛门不超过 6cm。

3. 常见型无神经节细胞区自肛门开始向上延至第 1 腰椎以上，距肛门约 9cm。病变位于直肠近端或直肠乙状结肠连接处，甚至达乙状结肠远端。

4. 长段型病变延至乙状结肠或降结肠。

5. 全结肠型病变波及全部结肠及回肠，距回盲瓣 30cm 以内。

6. 全肠型病变波及全部结肠及回肠，距回盲瓣 30cm 以上，甚至累及十二指肠。

以上各型中常见型比例最高，其次是短段型。

（四）临床表现

先天性巨结肠在新生儿时期多表现为低位肠梗阻，出生 24h 内不排胎便或排出延迟，出现腹胀、呕吐等症状。少数严重者腹胀明显，可见肠型，甚至引起呼吸困难、肠穿孔、腹膜炎、中毒性休克，危及患儿生命。直肠指检可发现直肠壶腹空虚无粪便，退指时有气粪爆破感，腹胀缓解，但有的严重病例需灌肠腹胀才能缓解。同时对腹胀、发热、呕吐及腹泻，以及腹泻和便秘交替的患儿，也要考虑先天性巨结肠的可能。

较大儿童的临床表现较典型，表现为渐进性加重的顽固性便秘，初始使用辅助灌肠措施（如用开塞露及洗肠）有效，随着时间推移，逐渐失效，腹部查体可触及质硬粪块，肛诊肛门狭窄，可触及直肠内粪块或直肠壶腹空虚，退指后少有爆破样排气排便，诊断多无困难。先天性巨结肠患儿的营养较差，多伴贫血、生长发育滞后。

（五）诊断

新生儿先天性巨结肠的诊断相当困难，如果新生儿不排胎便或胎便排出延迟合并腹胀、梗阻、呕吐，直肠指检伴有气便排出，均应怀疑有先天性巨结肠的可能，并应进行以下检查。

1. 腹部 X 线检查

X 线片是简单易行的初步检查方式，腹部直立位 X 线片表现为低位肠梗阻征象，可见明显的结肠扩张、结肠袋消失，而直肠内无气体影。腹部 X 线片对新生儿先天性巨结肠的诊断率可达 89%。

2. 钡剂灌肠

钡剂灌肠造影仍是诊断巨结肠的首选方法，可以观察到结肠无正常蠕动波，肠管扩张如筒状，僵直。如果显示典型的狭窄、扩张段和移行段，即可明确诊断（图 23-4），且 24h X 线片钡剂有残留。新生儿在钡剂灌肠时常表现为病变肠管细小，管腔小于正常，边缘毛糙，走行僵直，呈痉挛狭窄状，这是诊断新生儿先天性巨结肠的重要标准。钡剂灌肠除了诊断意义，对手术治疗也有较大的指导作用，根据 24h 的钡剂储留部位，可指导手术中切除结肠的范围。

3. 结肠传输实验

若颗粒滞留或排出延迟，说明结肠运动功能障碍，由此对结肠传输功能进行评估。

4. 直肠肛门测压

直肠肛管测压检查结果对巨结肠有诊断意义，健康新生儿一般在出生 24h 内可出现直肠肛管抑制反射，而先天性巨结肠患儿则缺乏该反射。直肠肛门

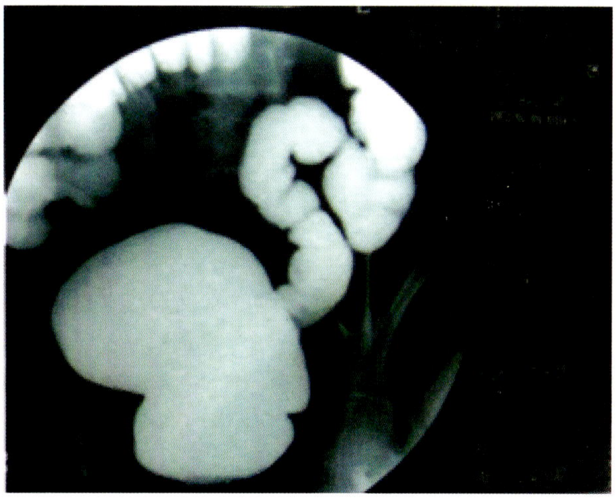

▲ 图 23-4 先天性巨结肠

测压主要的指标是直肠肛管抑制反射。先天性巨结肠的典型表现为直肠肛管抑制反射消失。

5. 直肠黏膜组织活检

直肠黏膜组织活检是巨结肠确诊的金标准。直肠黏膜抽吸活检简便易行，一般在门诊即可进行，无须麻醉，并发症较少，常见的并发症有出血，而肠穿孔发生率非常低。直肠黏膜乙酰胆碱酯酶染色：乙酰胆碱酯酶（AChE）是先天性巨结肠最为可靠的依据，正常肠黏膜内 AChE 为阴性，先天性巨结肠患儿表现为黏膜固有层及黏膜下层 AChE 阳性。直肠全层活检作为先天性巨结肠的诊断标准，准确率达98%。但须麻醉，存在出血、穿孔等并发症的可能，结果等待时间长，以及由于新生儿神经节细胞发育尚不成熟，容易误诊为先天性巨结肠，国内临床很少应用。

综上所述，诊断先天性巨结肠的标准除了顽固性便秘等典型的临床表现，必须有钡剂灌肠显示典型狭窄段、移行段及扩张段，直肠黏膜 AChE 染色为阳性支持，可与功能性便秘及巨结肠同源病鉴别，有条件者直肠肛管测压检查也是必要的。

（六）鉴别诊断

1. 特发性巨大结肠

特发性巨大结肠多见于儿童，患儿出生后排胎便正常，直肠壁内可以找到正常的神经节细胞，后来由于尚未明确的原因造成顽向性便秘或便秘合并污粪。直肠活检或组织化学检查均可帮助诊断。治疗上采用灌肠和饮食治疗、排便训练、扩张括约肌、精神及心理疗法均可获得良好的效果。

2. 获得性巨结肠

毒素中毒可导致神经节细胞变性，发生获得性巨结肠。最有代表性的是南美洲发现的锥体鞭毛虫病（Chagas 病）。由于毒素的影响，不仅有结肠扩张，而且可出现小肠、食管扩张。组织学检查贲门肌呈慢性改变，钡剂检查从食管到结肠全部扩张。

3. 继发性巨结肠

先天性直肠肛管畸形，如肛门狭窄、直肠舟状窝瘘和先天性无肛术后等引起的排便不畅均可继发巨结肠，神经节细胞正常存在。

4. 便秘

神经系统疾病引起的便秘，患有 21- 三体综合征、大脑发育不全、小脑畸形和腰骶部脊髓病变的患儿者常合并排便障碍、便秘或失禁。甲状腺功能减退、克汀病或甲状腺功能亢进均可引起便秘。

5. 退化性平滑肌病

此病的原因不清，主要症状为便秘、慢性进行性腹胀和肠梗阻，病理上表现为肠管变薄，肌细胞退化坏死和肌纤维再生，并可见炎性病灶、神经节细胞和神经丛移位。

（七）治疗

1. 保守治疗

此疗法的目的是用各种方法达到每天或隔天排便 1 次，解除低位肠梗阻症状。新生儿、婴儿经过口服泻药、灌肠及扩肛能自行排便，一般情况良好者，可采用保守治疗。保守治疗在于可为婴儿及新生儿赢得营养改善及体质量增加机会，先天性巨结肠患儿的症状顽固，保守治疗很难维持排便，故最终仍需手术治疗。

2. 手术治疗

手术是治疗先天性巨结肠最有效的方法，手术应完整切除病变段，根据情况选择不同的手术方式。

(1) 手术原则：①手术的目的是解除梗阻的症状，维持大便通畅。若患儿一般情况良好，诊断明确，可行一期根治术。②如新生儿、婴儿由于一般情况差、腹胀、肠梗阻及小肠结肠炎，尤其是全结肠无神经节细胞症者，保守治疗效果不佳，可行分期手术，首先行肠造瘘并活检术，解除梗阻症状后于6～12 个月选择最佳时机行二期根治术。③与开腹手术相比，经肛门手术治疗小儿先天性巨结肠可减少手术时间、术后禁食时间及住院时间，减少术中出血量，降低术后小肠结肠炎及术后肠梗阻的发生率，不增加吻合口狭窄及吻合口瘘的风险。

(2) 手术方式的选择

① 先天性巨结肠经典手术及其改良式：先天性巨结肠的经典手术方式包括 Swenson 术、Duhamel 术、Soave 术和 Rehbein 术。这几种方法都对先天性巨结肠的治疗起了重要的作用，但都是经腹的巨结肠根治术，其缺点有手术时间长、术中出血多、手术创伤大及腹部伤口感染、住院时间长和并发症多等。

- 直肠肛管背侧纵切、心形斜吻合术（王果改良 Swenson 术）：即直肠背侧纵行劈开至齿状线而不切除内括约肌，将正常结肠拖出肛门外与直肠肛管做心形斜吻合。此手术的优点是在体外吻合，减少了腹腔内感染的机会，且吻合口宽大，降低吻合口狭窄的发生率。

• 直肠后拖出吻合巨结肠根治术（Duhamel 术）：此手术特点是齿状线上方 0.5cm 处切开直肠后壁，将保留的近端结肠从此切口拖出，结肠后壁与直肠切口远端吻合，直肠后壁与结肠前壁用结肠夹固定。该术式的主要特点是：不需要盆腔的广泛解剖，避免损伤直肠前方的神经；切除后侧部分括约肌，从而防止内括约肌痉挛而导致便秘复发；保留了直肠前壁的排便反射区。但此种方法可能出现闸门综合征。

• 直肠肌鞘拖出吻合巨结肠根治术（Soave 术）：将直肠黏膜剥离，结肠由直肠肌鞘拖出与肛管黏膜吻合。此手术的优点是不需要解剖盆腔，避免损伤盆丛和其他器官；保留了肛门内外括约肌、无盲袋及闸门形成。因结肠壁全层与直肠肌鞘共同形成新的直肠，术后必须行扩肛治疗以减少便秘复发，另外结肠回缩及鞘内感染是此种术式特有的并发症。

• 盆腔内吻合巨结肠根治术（Rehbein 术）：指在腹腔内切除巨大结肠并行结肠直肠端端吻合。此术式由于保留了 3～5cm 无神经节细胞的病变肠管，相当于短段则巨结肠，术后常有内括约肌痉挛和便秘复发。

• 翻出型肛门外吻合巨结肠根治术（Swenson 术）：此手术之特点是经腹腔游离直肠至皮下，由于分离面广，出血及损伤多，术后并发症多，如吻合口漏、吻合狭窄、尿潴留、盆腔感染、大便失禁等。目前国内已很少使用。

② 新生儿短段型和超短段型巨结肠的手术方法：经肛门内括约肌部分切除术仅适用于新生儿及婴儿的短段型先天性巨结肠，扩张段肠管病理改变较轻，术后可逆转恢复者。此手术具无须开腹、创伤小、切口美观等优点，由于不经过腹腔，术后恢复进食的时间短、患儿恢复快、住院时间短及费用低。

③ 腹腔镜辅助先天性巨结肠根治术：腹腔镜下直肠内结肠拖出术和单纯经肛门直肠内拖出术日益受到广大小儿外科医生的接纳和采用。此手术不但对患儿创伤小，切口美观，而且有切除痉挛段黏膜彻底，吻合口低且能同时处理肛门内括约肌病变，易松解直肠和结肠系膜，可行多处肠壁活检，确定无神经节细胞段准确等优点。

先天性巨结肠手术标本见图 23-5 和图 23-6。

(3) 并发症及处理：先天性巨结肠根治术近远期并发症较多，吻合口漏是根治术早期最严重的并发症，往往造成盆腔脓肿、腹膜炎，甚至危及生命。其原因较多：结肠末端血供不良；盆腔感染；钳夹过高；钳夹后肠壁张力过大至粘连处撕裂；吻合口肠壁间夹杂脂肪垂及大量疏松结缔组织，以致愈合不良，吻合口裂开，这是非常多见的原因之一；夹钳脱落过早；缝合不当等。其余并发症有伤口感染、尿潴留、肠粘连、肠梗阻、结肠回缩、小肠结肠炎、污粪、便秘复发。微创手术较经典先天性巨结肠手术以上并发症少。为减少先天性巨结肠术后并发症，要做好充分的术前准备，充分评估手术的风险，针对患儿及医院的具体情况选择合适的手术方式。

（八）预后

新生儿先天性巨结肠诊断治疗均十分困难。多数文献报道，采用常规洗肠等保守疗法，半年内死亡率为 50%～70%，1 年达 70%～90%。肠炎发生率为 20%～30%，肠穿孔发生率为 3.4%～6.4%。但近年来也有报道少数病例根治术未发生死亡者。因此对新生儿的先天性巨结肠诊治应特别慎重，确诊为先天性巨结肠后，首先应根据患儿的情况选择治疗方案。保守治疗既可能治愈部分短段型先天性巨结

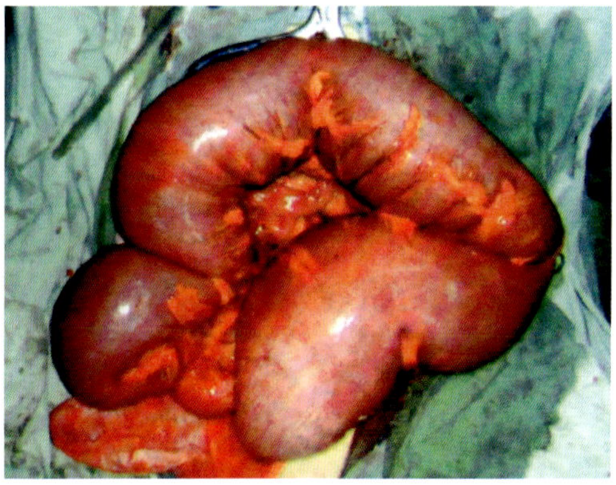

▲ 图 23-5　先天性巨结肠（一）
术中探查：肠管呈充气状

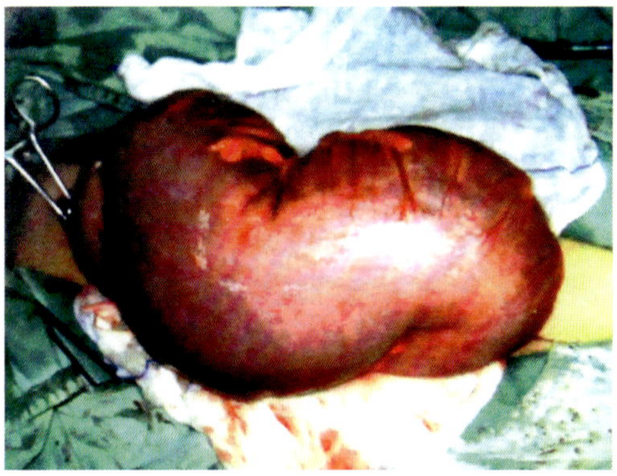

▲ 图 23-6　先天性巨结肠（二）
乙状结肠扩张，结肠袋消失

肠，也可作为术前准备。其次应根据患儿及医院情况选择手术方式，均须完整切除无神经节段及病变之扩张段，以减少复发。

四、结肠闭锁和狭窄

结肠闭锁和狭窄是一种少见的先天性畸形，表现为消化道梗阻，其所占肠闭锁的比例不超过 10%，男性占多数，绝大多数为第 1 胎第 1 产、足月顺产。由于本病罕见，目前尚缺乏系统全面的报道。

（一）病因

目前关于先天性结肠闭锁与狭窄的病因未明，多数学者认为是由于机械作用、血管畸形或炎症等因素使肠道局部血液循环障碍，肠管发生无菌坏死、吸收、修复而出现结肠闭锁和狭窄。动物实验表明，胎儿在母体子宫内发生肠套叠、扭转、穿孔、内疝及肠系膜血管羊水栓塞时均可形成肠闭锁与狭窄。大动脉的羊水栓塞还可以造成眼及其他内脏器官发育异常。腹裂、脐膨出易伴发结肠和小肠闭锁畸形，认为是由于肠系膜血管受锐利的腹壁缺损边缘压迫后引起血液循环障碍所致。

（二）病理

1. 分型

结肠闭锁和狭窄可分为 3 型。Ⅰ型：肠腔存在隔膜闭锁，肠管保持连续性，或者隔膜中央有一小孔相通，形成结肠狭窄。Ⅱ型：肠管盲端闭锁，闭锁的远、近端肠管形成盲袋，中间由纤维素带相连接，肠系膜正常。Ⅲ型：肠管盲端闭锁，系膜分离，闭锁两端构成盲袋，肠系膜呈“V”形缺损。

一般发生在升结肠、横结肠的肠闭锁和狭窄以Ⅲ型多见，而发生在脾曲以下的肠闭锁和狭窄则以Ⅰ型、Ⅱ型多见。

闭锁近端肠管明显扩张、水肿、肥厚，缺乏蠕动能力，而远端肠管萎瘪细小，形似鸡肠。如果回盲瓣完整而结肠肝曲以下闭锁，则可形成盲襻，盲襻肠管可高度扩张，缺血、坏死甚至穿孔。

2. 合并畸形

结肠闭锁常合并畸形包括多发性小肠闭锁、腹裂、先天性巨结肠、Meckel 憩室、肠旋转不良等，其中多发性小肠闭锁最多见。

（三）临床表现与诊断

1. 症状与体征

单纯结肠闭锁患儿主要表现为低位完全性肠梗阻，出生后不解胎便、胆汁性或粪汁性呕吐、腹胀进行性加剧。结肠狭窄症状与狭窄程度有关。重度狭窄表现与结肠闭锁相同。轻度狭窄的症状则出现较晚，一般在出生后数周内逐渐出现低位、不全性肠梗阻症状。

2. X 线检查

新生儿呕吐、腹胀、不排胎便时均应行腹部正、侧位片，X 线多显示为完全性低位肠梗阻，有时可见宽大的气液平面或扩张的结肠影，但新生儿 X 线片有时很难区分扩张肠管是结肠还是小肠，有作者建议应对所有类型的新生儿肠梗阻行钡灌肠检查。行钡灌肠检查显示，Ⅰ型结肠闭锁显示为狭窄结肠的梗阻平面和梗阻端特征性肠扩张，即“卷袜征”。Ⅱ型和Ⅲ型可见充有造影剂的结肠影突然终止。

3. B 超检查

产前 B 超检查发现异常扩张的肠曲虽不是结肠闭锁和狭窄的特异性表现，但在产后对此类患儿进行严密的临床观察，可以对疾病的性质尽早做出判断。

（四）治疗

对结肠闭锁和狭窄患儿是采取先行肠造瘘还是Ⅰ期行肠吻合，目前仍有争议。两种术式均可采用，但要考虑两个因素：①近端结肠闭锁的定位很重要，以结肠脾曲为界，近端闭锁的治疗常行闭锁段切除和初步再吻合，而远端闭锁最初治疗是回肠造口术；②近端结肠扩张程度：如近端结肠高度扩张，直径是远端结肠的 3 倍以上，则应考虑行结肠造瘘术或回肠造瘘术，待扩张肠管回缩后再行结肠吻合术。

手术成功关键在于操作技能，牢靠、细致的单层肠吻合是避免术后出现吻合口狭窄和吻合口瘘的基础，另外尽早手术、术中的减压和灌洗及病变肠管的充分切除也是手术取得成功的重要因素。

（五）预后

结肠闭锁与狭窄如能早期诊断和手术，预后较好。文献报道病死率为 10% 或更低。

五、先天性肠旋转不良

先天性肠旋转不良是一种先天性畸形，临床表现视年龄、病理分型而有所差异，容易延误诊断和治疗，是随时可发生威胁生命的并发症。

（一）病因

如果肠旋转异常或中止于任何阶段均可造成肠旋转不良。当肠管旋转不全，盲肠位于上腹或左腹，附着于右后腹壁至盲肠的宽广腹膜索带可压迫十二指肠第二部引起梗阻；也可因位于十二指肠前的盲肠直接压迫所致。另外，由于小肠系膜不是从左上至右下附着于后腹壁，而是凭借狭窄的肠系膜上动脉根部悬挂于后腹壁，小肠活动度大，易以肠系膜上动脉为轴心，发生扭转。剧烈扭转造成肠系膜血循障碍，可引起小肠的广泛坏死。

（二）临床表现

新生儿以突发性胆汁性呕吐的高位完全或不完全性肠梗阻为主要症状，非新生儿则以反复发作的呕吐或腹痛为主要症状，可经治疗或自行缓解，部分常伴有不同程度的营养不良和发育障碍，经常便秘或发生“消化不良”样腹泻。本组轻及中度营养不良 41 例，重度 6 例，有肠梗阻表现 43 例，黄疸 9 例，长期腹泻 7 例，生后正常胎粪排出者 60 例，无胎粪排出者 8 例均并发其他畸形。先天性肠旋转不良的临床表现常随年龄而异，新生儿期的症状是出生后 3～5 天反复间歇性含大量胆汁的呕吐。此外，呕吐物可不含胆汁，此类病例系腹膜带压迫十二指肠乳头以上部分之故，此点与十二指肠其他梗阻畸形很难鉴别，应引起注意。非新生儿期则以反复发作的呕吐或腹痛为主要症状，发生绞窄坏死时，可出现呕吐咖啡样液体、血便或腹膜炎体征。Brege 回顾统计 97 例不伴随其他先天解剖异常进行外科手术的先天性肠旋转不良患儿后认为，年龄在 6 周以内的患儿以反复间歇性含大量胆汁的呕吐为主，6 周以上的患儿以反复发作的呕吐或腹痛为主要症状，本组病例有 9 例伴黄疸，实验室检查血清中直接胆红素和间接胆红素均明显增高，血清中直接胆红素增高可能是扩张的胃和十二指肠压迫胆总管所致。

（三）实验室检查

X 线检查是诊断肠旋转不良的主要客观依据。腹部立位 X 线片见“双气泡”征，钡餐检查见十二指肠扩张或钡餐灌肠见到回盲部位置异常可确诊（图 23–7）。但盲肠位置正常也不能排除肠旋转不良，本组有 5 例（7.4%），术前钡剂灌肠回盲部位置正常。由于少数病例盲肠、升结肠游离，钡剂灌肠时有过多的钡剂灌入，加上重力因素，以致盲肠处于右下腹部的位置。另外，新生儿采用钡餐检查有发生吸入性肺炎，甚至窒息死亡的危险，因此新生儿病例只需明确存在十二指肠梗阻或反复呕吐胆汁样胃内容物，即应手术探查，不宜做过多检查。肠旋转不良通常基于 X 线检查发现，但有一部分是在外科急腹症的剖腹探查中确诊。本组病例早期误诊率达 44%，原因是一些临床症状因病理分型而异，其中 4 例结肠正常旋转，十二指肠无旋转，造成十二指肠索带压迫致梗阻性黄疸者，误诊为新生儿肝炎和新生儿败血症。4 例单纯回盲部固定不良引起反应性腹痛者，长期误诊为肠蛔虫症，其余病例由于十二指肠索带压迫梗阻或十二指肠和结肠反向旋转，或者横结肠处于小肠系膜及肠系膜上动脉的后面不能提起，小肠系膜及肠系膜上动脉压迫致横结肠梗阻，以上因素均可造成系膜血管慢性充血致消化不良、营养不良，误认为婴儿腹泻、中毒性肠炎。因此，凡有营养不良、消化不良、生长发育迟缓的小儿均应考虑到肠旋转不良的可能性，须做胃肠道检

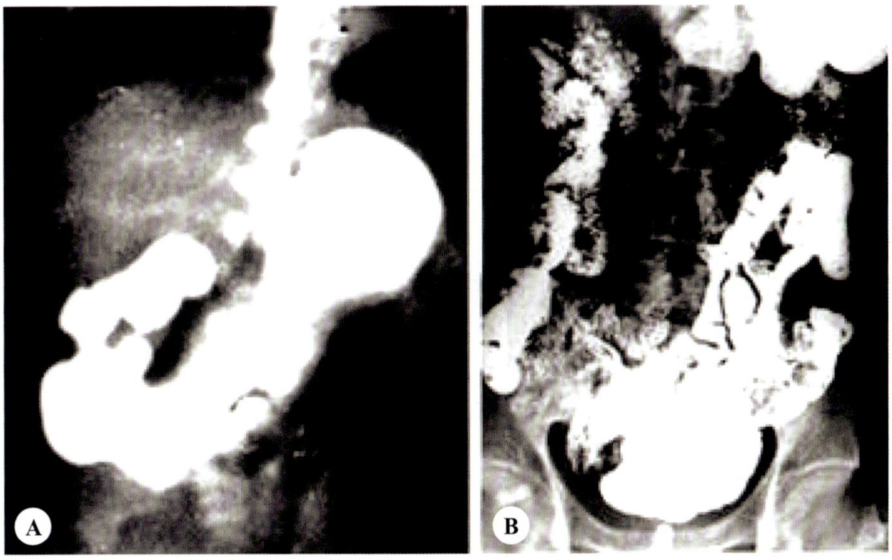

◀ 图 23–7 先天性小肠旋转不良 X 线影像

A. 消化造影示胃及十二指肠近侧较扩张，十二指肠降段中部呈漏斗样梗阻，造影剂通过受阻；B. 十二指肠及空肠上中段位于左中下腹，回肠下段及回肠段位置正常

查。同时腹腔镜检查也不失是一个好的诊断手段。

（四）诊断

肠旋转不良应注意伴有小肠扭转，董其刚等报道109例肠旋转不良中有61例伴有肠扭转，如未能及时确诊及手术，一旦发生肠绞窄，死亡率明显增高。笔者认为肠旋转不良伴小肠扭转具有以下特点：①持续频繁的胆汁样呕吐或呕吐突然加剧；②便闭、便血、大便潜血阳性或呕吐物为咖啡色；③腹痛明显伴上腹饱满或上腹扪及肿块；④“双气泡”征为大胃泡及小的十二指肠泡或仅见一大胃泡表现为“单气泡”征，梗阻以下肠腔内无气体或仅见极少气体；⑤一般情况差，若出现腹胀或有腹膜刺激征者，往往已肠坏死，预后不良。

（五）治疗

肠旋转不良的治疗主要是手术治疗，手术的关键是完全分离压迫十二指肠的Ladd带，使十二指肠内容物能顺利进入空肠，同时要注意有些病例屈氏韧带异常附着于脊性而压迫十二指肠，应从脊柱面剪断该带，完全松解并拉直十二指肠。另外，Ladd带等虽已松解，而盲肠结肠仍留在右侧腹腔，使盲、结肠再次与十二指肠及空肠粘连，后者受压迫造成再梗阻，故第一次手术应按Ladd术式的要求将盲肠推到左上腹部，使全部结肠位于左侧腹腔，小肠则置于右侧腹腔，对由于肠系膜上动脉跨越并压迫横结肠造成右半结肠梗阻者，可做升结肠与左侧横结肠的侧侧吻合或回肠－横结肠吻合术。手术松解粘连时，应恰当使用锐性分离，出血时妥善止血，减少创面出血或渗血，以免术后造成再粘连。本组术后发生粘连性肠梗阻7例，其中3例再手术证实为盲、结肠与十二指肠及空肠粘连。同时，术中对于盲肠位置正常者，不可误认为无病理变化，Thomas等对19例肠旋转不良盲肠位置正常者检查，都发现有腹膜带压迫十二指肠，本组中有4例。在肠固定的问题上，Bill主张分别固定十二指肠及盲肠于后腹壁及侧腹壁以防再发肠扭转。本组病例均不做肠固定，无再发肠扭转。手术过程中还应对合并其他畸形做相应处理。美国波士顿儿童医院的164例肠旋转不良患儿中合并畸形29%，本组并发畸形率21%。有些作者建议胃造瘘术一则可以通过造瘘口直接探明是否有并发十二指肠膜式狭窄或十二指肠闭锁等畸形的存在，其次胃造瘘可作为术后减压及避免长期胃肠外的营养。笔者采用术中把预置的胃管送入空肠，排除肠内隔膜，再把胃管退回胃内。同时附带切除阑尾，以免日后因盲肠位置变异而贻误诊断。

六、结肠和直肠重复

（一）概述

肠重复畸形（duplication of intestine）曾被称为“肠源性囊肿”“肠囊肿”“憩室”，以及“双回肠”“双空肠”和“少见的Meckel憩室”等。1937年Ladd命名为“肠重复畸形”。肠重复畸形较为少见，可发生于消化道的各段，但以小肠为多见，而小肠又以回肠为好发部位；结肠重复畸形发病率占肠重复畸形的2%～25%，畸形可位于结肠任何部位及阑尾；直肠重复畸形占肠重复畸形的3.2%～10.5%。赵玉元报道64例肠重复畸形，回肠重复畸形46例（70.88%），结肠重复畸形5例（7.81%）。李龙等报道138例消化道重复畸形，其中全结肠重复畸形7例（5.1%）。

结肠重复畸形多为全结肠重复畸形，重复肠管与主肠管可以并行，大多数是重复肠管与主肠管之间有共壁、共同的系膜及浆膜。可合并急性阑尾炎、粪石性肠梗阻、远端穿孔，盲肠壁内囊肿可突向肠腔，造成不同程度的梗阻。

（二）病因与发病机制

1. 病因

(1) 憩室外袋学说：在胚胎20～30mm时，妊娠8～9周，消化道各部位均有憩室样外袋突起。随着正常发育，憩室样外袋突起逐渐消失。如果膨出憩室外袋在直肠处受压不能退化，使憩室残留形成囊肿状直肠重复。Veeneklass认为胚胎第3周脊索形成时，内外胚胎层发生粘连，肠管与脊索分离障碍，在肠管形成时发生憩室样突起，从而发展成各种形态的消化道重复畸形。

(2) 胚胎尾端孪生畸形：在胚胎长约10mm时，尾端孪生畸形，导致肠道重复畸形。管状直肠重复畸形多伴有泌尿生殖系统畸形，如双膀胱和双尿道、双子宫和双阴道、双阴茎和双阴囊。同时伴有肛门、结肠和直肠重复畸形。这是胚胎早期生殖结节或其他部位的中胚层移行或融合障碍所致。因此，解释为是分离不全的孪生儿。

(3) 蜕化不全学说：Hjermstad等认为在胚胎发育早期，即35～56天时，直肠从头侧向尾部形成，尾部蜕化不全形成尾肠囊肿。当真正的脊索开始形成，向尾部生长时，神经管逐渐消失。如果神经管蜕化不全，在尾部可形成先天性囊肿。

2. 分类和分型

(1) 分类：从胚胎发育的角度，肠道重复畸形可分为三类：局限性肠道重复畸形，与脊柱和其他异常有关的肠道重复畸形，结肠完全重复畸形。黄志仪等报道结肠重复畸形分为两类，一类是结肠重复畸形限于结肠，不合并消化道以外的畸形，多为部分重复，呈球形或管状盲囊，不与肠道相通。另一类是结肠重复畸形，合并泌尿系、生殖器和腰椎畸形；重复范围大，从盲肠到直肠；重复的近端结肠与肠道相通，远端可以是盲端（锁肛）、双肛或与会阴或尿道形成瘘。

(2) 分型：从外观形态可分为 4 型。①囊肿型：呈圆形或椭圆形，与肠腔不相通；②憩室型：呈圆锥或圆柱形，与肠腔相通；③管状形：长短不一，与正常结肠平行，多共壁；④全结肠直肠型：此型罕见，常合并泌尿生殖器重复畸形。赵莉等报道了 4 例全结肠直肠重复畸形，包括重复肠管与正常肠管为共同系膜；直肠和全结肠双肠管并行，阑尾不重复；直肠、全结肠和阑尾重复，合并双子宫和双阴道；直肠和结肠重复，并发巨结肠。

3. 病理

肠道重复畸形具备以下几个特征：①与消化道相通，相通的形式各异；或者附着于消化道某一部分而不通；②壁内有完整的平滑肌层，可以与肠管的平滑肌紧密相贴，也可以两者共用一肌层；③重复肠管壁所被覆的黏膜，与发生部位的肠黏膜性质相同，也可为异位的其他消化道黏膜。

直肠重复畸形的病理有如下特征：①与直肠关系紧密，伴行或与直肠共壁。与直肠共壁者具有共同的浆肌层、肠系膜和血供来源；伴行者有独立的系膜和血管来源。②有较完整的平滑肌层。③重复直肠衬以不同类型的消化道上皮，如纤毛柱状上皮、鳞状上皮、移行上皮等。如有迷生的胃黏膜，则可因溃疡而继发出血。

（三）辅助检查

1. 钡灌肠检查

钡灌肠检查其 X 线表现主要取决于结肠重复的类型，是否与正常结肠相交通，以及交通口是否通畅。①憩室型、管状型及全结肠直肠型：大多数与正常结肠相交通，钡剂通过交通口进入重复肠管内，重复肠管与正常肠管同时显影，显示双腔的结肠和直肠，有助于确定诊断。②交通口不畅时，钡剂不能进入重复肠管而只显示正常肠管。③如果结直肠重复畸形的肠管内内容物潴留时，重复肠管扩张，压迫正常肠管，造成肠管的波浪状压迹或狭窄，以及正常结肠走行发生改变，应高度怀疑本病。④钡灌肠能够显示重复的结直肠合并泌尿系瘘。

2. CT 检查

多层螺旋 CT 能够检查表现为单房囊肿型或管状型肿块，肿块壁与邻近主肠管壁厚度相近或增厚。增强扫描显示肿块壁均匀明显强化，肿块内无强化，肿块内为液性密度。囊肿型 CT 主要表现为位于结肠内侧类圆形囊状低密度影，由于内层密度稍低，外层稍高，见“晕轮征”，增强后“晕轮征”显示更加清楚。

3. 结肠镜检查

邹婵娟等报道入镜后直肠未见异常，乙状结肠距肛 30cm 处发现肠腔一分为二，中间有一隔膜，肠镜先后分别从两肠腔深入，均能进入 40cm 而达升结肠，在此会合，继而达回盲部，回盲瓣及各肠段黏膜未见异常。

（四）临床表现

肠重复可见于任何年龄，文献报道 67% 见于 1 岁以内，男婴略多于女婴。Daudet 报道 764 例，其中十二指肠 54 例（7%），小肠 436 例（57.1%）。结肠重复畸形发病率占全消化道重复畸形的 2%～25%，畸形可位于结肠任何部位及阑尾。直肠重复畸形约占肠重复畸形的 3.2%～10.5%。

1. 结肠重复畸形临床表现

由于结肠重复畸形发生的部位、大小、类型及合并其他畸形等因素不同，其临床症状表现不一。全结肠直肠重复畸形没有典型的症状和体征，故术前确诊较为困难，结肠重复畸形的主要临床表现为慢性腹痛、肠梗阻及腹部肿块；其他临床症状包括大便干结、便血、腹胀等。

2. 直肠重复畸形临床表现

(1) 渐进性排便困难：这是管状直肠重复的主要症状。孙琳等报道 4 例管状直肠重复，因合并有肛门闭锁及肛门狭窄，表现为排便困难，大便变形。

(2) 自肛旁瘘管排出粪便、黏液、脓液：文献报道直肠重复畸形患者中 20% 合并瘘管。孙琳等报道 7 例中 5 例合并肛瘘（71.4%）。瘘管可与阴道和尿道相通。因此，肛旁瘘管排出粪便、黏液、脓液为直肠重复畸形的常见症状。

(3) 慢性的肛周感染：多见于囊肿型直肠重复畸形，表现为肛周局部脓肿和肛瘘。

(4) 直肠重复畸形常合并其他畸形，伴发畸形的情况各学者报道不一，如脊柱畸形和泌尿生殖系畸形。孙琳等报道 7 例中 4 例有泌尿生殖畸形，4 例伴有脊柱畸形。

（五）诊断及鉴别诊断

1. 诊断

结肠重复畸形临床表现多种多样，术前确诊困难。凡有慢性腹痛、肠梗阻、下腹部肿块应想到结肠重复畸形。结合钡灌肠和 CT 等辅助检查可以初步诊断。诊断结直肠重复畸形时，应想道本病常伴有泌尿系畸形或腰椎畸形，需进行静脉肾盂造影与腰椎脊柱 X 线片检查。赵莉等认为出现下列临床症状时应考虑结直肠重复畸形：①肛门内肿物脱出，用力排便或哭闹时明显，排便后肿物缩小；②指肛检查可触及囊性肿物，一般肿物位于直肠前壁；③肛门与直肠瘘同时存在；④双阴道，因为本病多合并泌尿生殖系畸形；⑤多在婴儿期就有症状。

余日升等认为以下影像学特征有助于本病的诊断：①与肠腔相通的长管状或囊样病变；②双管状肠管；③ CT 显示囊样病灶内见肠道内容物或对比剂。

2. 鉴别诊断

直肠重复畸形应与下列疾病进行鉴别。

(1) 骶尾部畸胎瘤：90% 在新生儿期发现并有骶骨前的损害。CT 和 MRI 显示直肠后骶骨前界限清晰的肿物，50% 的病例肿物内有脂肪及钙化组织，血 AFP 的检查有助于进一步鉴别诊断。

(2) 骶骨前脑脊膜膨出：是一种罕见的发生在骶骨前的脑脊膜囊肿。50% 的病例还伴有其他畸形，如脊柱裂、双角子宫、肛门闭锁等。

(3) 直肠平滑肌肉瘤：多发生在直肠下 1/3，男性多见，临床症状表现为直肠出血。CT 可见边界清楚的直肠壁内分叶状肿瘤，有时可见囊内坏死。

(4) 肛门腺囊肿：壁层由鳞状上皮，柱状上皮和移行上皮组成，为黏液性囊肿。CT 和 MRI 显示多靠近肛门的括约肌的多腔性囊肿。

（六）治疗

结直肠的治疗方案应根据病变的部位、大小、性质而定，主要目的是去除病变和通畅肠道，以免发生肠梗阻、出血、穿孔。

全结肠重复畸形的手术治疗有以下几种术式：①重复肠管与主肠管间隔分离，单腔肠管成形术；②重复肠管与主肠管全程侧侧吻合术；③重复肠管远端横断与主肠端侧吻合术；④重复肠管黏膜剥脱术等。以上方法均有重复肠管残留和手术复杂等缺点；⑤采用 Soave 手术方法，既可解决瘘的问题，又可保护肛门直肠内外括约肌不受损伤。将重复乙状结肠从直肠肌鞘内拖出后，形成的肛门内有中隔问题，用钳夹处埋。

直肠重复畸形包括以下几种手术方式：根据囊肿的大小、部位，可经腹、经肛门或经尾骨切口进行手术。对于直肠重复畸形伴有泌尿生殖系统畸形的处理较困难，应根据畸形的类型采取不同的手术方式，对囊肿型直肠重复通常只做重复直肠的黏膜摘除术，对管状直肠重复多采用共壁开窗术。

七、坏死性结肠炎

坏死性结肠炎是新生儿时期严重的疾病之一，是较为常见的胃肠道疾病，在早产儿中发病率相对较高，是其早期死亡的主要原因之一。在新生儿往往表现为小肠、结肠广泛出血和坏死，是新生儿肠穿孔或全身炎症反应综合征的主要原因。文献报道也见于成年人分娩和溃疡性结肠炎并发坏死性结肠炎。临床症状主要为进行性腹胀、呕吐、血便及肠梗阻。如果早产儿发生坏死性结肠炎，病死率高，病死率为 10%～50%。

（一）病因

1. 新生儿坏死性结肠炎病因

(1) 新生儿的成熟度：Wilson 等报道随着出生体重增加而危险性下降，并发现达到相等于 35～36 周胎龄时，危险明显降低。提示胃肠道的功能成熟起主要作用。

(2) 喂养：新生儿坏死性小肠结肠炎的发生与喂养的时间、容量和速度有明显关系，因此控制喂养的速度和容量可能预防疾病。

(3) 高渗喂养：高渗溶液进入胃肠道损伤肠黏膜和促成新生儿坏死性结肠炎发生。

(4) 感染：文献报道感染也是病因之一，肠道的 G^- 杆菌侵及肠黏膜下层，内毒素引起机体全身反应。

(5) 药物因素：茶碱和氨茶碱可减慢肠运动和引起肠细胞损伤；给予早产儿大剂量维生素 E，可增加新生儿坏死性小肠结肠炎发病率；吲哚美辛可阻断前列腺素合成酶和引起血管收缩，常发生新生儿坏死性小肠结肠炎和胃肠穿孔。

(6) 先天性心脏病

上述因素主要影响患儿肠黏膜的血液循环，使患儿小肠内部局部供血不足，导致肠壁不同程度的缺氧缺血；另外，新生儿肠蠕动能力较差，导致食物堆积。在此基础上继发肠内细菌感染，导致新生儿坏死性结肠炎的发生。黄凤英等报道了采用母乳喂养的 11 例患儿发生新生儿坏死性结肠炎的概率，明显少于非母乳喂养的 32 例患儿（$P<0.05$）。主要因为早产儿的胃肠道消化功能尚未发育成熟，肠蠕动能力较差，胃酸 pH 较高，造成食物出现滞留和难以消化，造成发病率升高。

2. 溃疡性结肠炎导致坏死性结肠炎病因

国外文献报道溃疡性结肠炎可导致血栓并发症。因为溃疡性结肠炎能够使患者多种血液成分的含量与活性发生变化，使血液处于高凝状态，易致血栓形成。朱成雁等报道 46 岁的男性溃疡性结肠炎患者，发生降结肠和乙状结肠坏死性结肠炎。

3. 分娩导致坏死性结肠炎病因

(1) 结肠缺血：分娩前便秘造成结肠内压力增大；分娩时腹压升高，结肠内外压力增大；两者导致肠壁血液循环障碍。

(2) 感染：分娩前便秘，结肠内厌氧菌过度滋生，引起结肠炎症；

(3) 肠道寄生虫引起的变态反应性微血管炎：李晓军等报道 27 岁产妇分娩后 4h，出现产后感染和中毒性休克，手术发现盲肠、升结肠、结肠肝曲、横结肠及结肠脾曲有 5 处直径 3～6cm 片状坏死灶，濒临穿孔。病理检查为坏死性结肠炎。

（二）临床表现

1. 新生儿坏死性结肠炎

新生儿坏死性结肠炎往往表现为小肠、结肠广泛出血和坏死，临床表现较复杂。轻者为腹胀、呕吐、胃潴留。重者为便血，脓毒症伴中毒性肠麻痹。呕吐物可呈胆汁或咖啡样物；腹泻每天 5～10 次，1～2 天后出现便血；腹胀进行性加剧，肠鸣音减弱。可出现呼吸暂停、心率缓慢、体温不稳定和嗜睡。如果出现腹壁水肿、红斑甚至出现捻发音，是后期所见，提示腹膜炎存在。

2. 成人坏死性结肠炎

主要临床表现是腹痛、腹泻、黑便、腹部局部有压痛。严重者出现腹胀、呕吐、便血三大症状，如果有腹膜刺激症状，提示有肠穿孔的可能。李晓军等报道产妇分娩后腹痛呈持续性进行性加剧，伴恶心、呕吐，腹泻 7～8 次，为暗红色血样便。产后 4h 出现高热，血压下降，随即出现中毒性休克。溃疡性结肠炎导致坏死性结肠炎的患者无诱因下突然出现持续左下腹痛并逐渐加重，左下腹明显压痛和反跳痛，解痉治疗未能缓解，多次排鲜血便。

（三）辅助检查

1. 粪便潜血试验

早期就出现粪便潜血试验阳性，应连查多次粪便潜血试验协助诊断。

2. 血常规

白细胞计数可升高，血沉增快。如出现典型的中性粒细胞严重减少和血小板减少，则预示病情加重和预后不良。

3. 血培养

部分血培养阳性，大多为大肠埃希菌。

4. 腹部 X 线片

腹部 X 线片对诊断很有价值，一次无阳性发现可多次检查。早期为肠道功能改变，表现为肠管积气、积液。文献报道可将坏死性小肠结肠样的 X 线片表现分为 3 个阶段。①早期：表现为胃肠道动力性肠梗阻改变，部分肠管可不规则变窄变细。②典型阶段：出现不同形态的肠壁积气，积气形态可呈囊样环状及细条状透亮影，肠壁缺血程度加重导致病变进一步发展。③晚期：出现肠管扩张充气，腹腔渗液增多，门静脉充气征及气腹。

Bell 根据临床及放射学资料把新生儿坏死性小肠结肠样病程分为 3 期（表 23–1）。

（四）早期诊断

早期临床表现一般不典型，多表现为程度不等的腹胀。粪便隐血试验阳性，但不一定都出现血便，呕吐血性物有助于诊断。腹部 X 线片多表现为胃肠道充气，肠壁增厚模糊，尤以右下腹多见。无肠壁积气征和门静脉积气征。应多次复查粪便隐血和腹部 X 线片，以便及时诊断。

诊断鉴定标准：参照 Bell 新生儿坏死性小肠结肠炎分级标准，根据临床表现及放射学资料将病程分为 3 期，对患儿进行诊断，Ⅰ期：患儿体温正常、有短暂的呼吸暂停、心跳缓慢、腹胀、呕吐、便血、X 线片显示正常；Ⅱ期：呼吸暂停、腹胀加剧、呕吐

表 23-1 Bell 的新生儿坏死性小肠结肠炎分期

期 别	临床特征
Ⅰ期（可疑）	下列 4 个症状中出现 2 个：持续腹胀但没有其他疾病发现，肉眼血便，胃潴留反复呕吐，可扪及肠曲或腹部包块，无其他情况可解释
Ⅱ期（确诊）	上述 4 个症状中任何一个加上下列情况之一者可确诊：肠壁气囊肿，肠梗阻穿孔，术中发现门静脉积气
Ⅲ期（进行性）	伴有外科情况的新生儿坏死性小肠结肠炎（肠坏死、穿孔、腹膜炎）

和便血情况加重，肠鸣音消失、X 线片呈扩张状态，并伴有肠梗阻现象发生；Ⅲ期：患儿心率严重降低、呼吸暂停、白细胞减少、腹胀明显、X 线片显示肠穿孔。

（五）治疗

1. 保守治疗

对于新生儿坏死性小肠结肠炎治疗成功率，主要决定于早发现、早诊断、早治疗。由于新生儿的身体承受能力有限，不能采用创面较大的手术治疗，只有早诊断和早治疗才能明显提高本病的治愈率。李振山报道对Ⅰ期、Ⅱ期、Ⅲ期的诊断和治疗结果来看，Ⅰ期患者的治疗总有效率为 100%，Ⅱ期为 71.4%，Ⅲ期为 33.3%。

保守治疗措施如下：①绝对禁食，必要时给予胃肠道减压：禁食的时间应视病情而定，轻者为 5～7 天，一般为 8～12 天，最长可达 3 周。黄凤英等报道 39 例新生儿坏死性小肠结肠炎，未能及时禁食，或者仅短时间禁食的患儿 3 例出现肠穿孔。因此，一般以腹胀消失，出现觅食反射，大便隐血转阴为试食进食指征。②补充水电解质：保持水、电解质平衡非常重要。③营养支持：本病禁食期较长，要注意营养补充，以每日热量 335kJ/kg（80kcal/kg）进行全胃肠外营养。④激素应用：激素可预防内毒素休克的发生和发展，并抑制垂体产生引起低血压的 β- 内啡肽。但在病变早期激素的应用仍存在争议，有人提出激素将增加肠道出血和肠穿孔的概率，故在无休克时应慎用。⑤抗感染治疗：怀疑为肠道感染引起发病或血培养阳性者，抗生素的选用应根据感染的细菌而定。

2. 手术治疗

(1) 手术指征：气腹、门静脉积气、腹穿阳性，内科治疗后病情仍恶化为手术指征。最佳指征是气腹、门静脉积气、腹穿阳性，

(2) 手术原则

① 肠切除指征：孤立病变，如单一区域肠坏死或穿孔，仅需局限切除，近端造口。多段病变（＞50% 能存活），如多个区域坏死，分隔在有活力的肠段，有几种手术方式可供选择。历史上，外科医生宁可个别切除每一病变肠段和多个造口，而不做大段切除，并努力做到保留回盲部。全肠病变，切除坏死肠，近端造口，或者不做肠切除、高位造口。

② 腹腔引流指征：有“显著心血管和体内平衡的不稳定者”1000g 以下婴儿做腹腔引流，引流 24h 未见改善者即做剖腹探查。

③ 肠造口关闭：主要决定于手术后时间、体重增加和造口排出量。一般于术后 4 周～4 个月，腹腔内血管性粘连消失，炎症消退。

④ 储高峰等报道治疗应急诊手术，因结肠血供差，病变肠段应尽量彻底切除，不宜姑息保留，并行回肠造口的二期手术。

第24章　肛门失禁

肛门失禁是指对直肠内液态或固态的粪便及气体失去蓄留和随意控制的功能。根据粪便污染内裤的情况可判断失禁的严重程度。轻度肛门失禁患者其内裤偶尔弄脏，有时丧失对排出气体和液性粪便的控制能力，常与直肠粪便嵌塞或手术损伤肛门内括约肌有关，多见于直肠敏感性低的老年人。重度肛门失禁患者对成形粪便亦失去控制能力，粪便失禁次数不一，可为1周1～2次或较频繁，每日数次。

一、病因

（一）肌源性肛门失禁

1. 肛门内、外括约肌损伤

成年女性产伤是主要原因，35%的初产妇阴道分娩后有括约肌损伤的证据。肛门直肠手术，如痔、肛瘘、扩肛或括约肌侧切手术，超低位直肠癌保肛术，以及外伤、骨盆骨折等均可直接损伤肛门内括约肌，导致失禁。

2. 骨骼肌病变

如肌肉萎缩、妊娠、重症肌无力和其他肌病可影响肛门外括约肌和盆底功能。

3. 平滑肌功能障碍直肠顺应性降低

直肠顺应性降低或蓄便能力减低的因素可引起肛门失禁，如肛门内括约肌的肌肉变性、肌病；放射性直肠炎由于放射线导致直肠炎症和纤维化、溃疡性结肠炎或Crohn病、直肠缺血等。

（二）神经源性肛门失禁

神经源性肛门失禁主要由神经退行性变或损伤引起。

1. 中枢神经系统疾病

脑损伤、多发性硬化、痴呆、智力发育迟缓、卒中、脊髓痨、脊髓损伤、应用镇静药。

2. 周围神经系统病变

马尾病变、会阴部神经损伤或变性包括中毒性神经病（如酒精中毒）、糖尿病性神经病、会阴下降综合征等。

（三）稀便失禁

一些患者肛门括约肌会阴部神经完好，但排便功能障碍，表现为对稀便失禁而成形便正常，这是因为排便功能不全，肛门直肠感觉障碍、直肠敏感性降低所致。常见于老年人和儿童，粪便在直肠内嵌塞，从而肛门内括约肌松弛时间延长，使液体粪便从嵌塞粪便周围流出、渗漏。

二、分类

（一）被动性肛门失禁

无便意，无意识地排气、排便，无任何警觉，直肠失去反射功能，伴或不伴括约肌功能障碍。

（二）急迫性肛门失禁

有便意，尽管努力试图蓄留肠内容物，但仍不能控制，迫不及待地排气排便，为括约肌功能或直肠蓄留粪便功能障碍。

（三）粪便渗漏

有时稀便从肛门流出，表现为稀便失禁，对成形粪便则无失禁，能正常排出成形便。大都由于排便功能不全或直肠感觉障碍或部分括约肌损伤引起，神经功能大都完好。

三、诊断

（一）病史

病史包括肛门失禁的起病情况、诱因、病程、粪便质地、便急程度、每周需用几个卫生垫、有无并发症、有无尿失禁、有无创伤史、有无手术史、有无难产史、排便障碍史、肛裂史、用药史，以及有无神经系统疾病、肌病等。根据Cleveland临床分级系统评定大便失禁的分级（表24-1）。

（二）体格检查

1. 肛周检查

肛门皮肤反射，用棉签在肛管皮肤每一个象限检查，即出现肛门外括约肌轻微收缩。此反射减弱或消失表明感觉神经和皮肤间的联系通路，即由脊

表 24-1 Wexner 肛门失禁评分

失禁情况	无（0 分）	很少（1 分）	有时（2 分）	经常（3 分）	总是（4 分）
干便					
稀便					
气体					
需要护垫					
生活方式改变					

无 . 从不；很少 .<1 次 / 月；有时 . >1 次 / 月或<1 次 / 周；经常 . >1 次 / 周或<1 次 / 天；总是 . >1 次 / 天

髓神经节段 S_2、S_3、S_4 传导的相应的神经及肛门外括约肌运动支出现损伤。

2. 直肠指诊检查

插入润滑的带指套的示指后，感知括约肌的静息张力及在静息和随意收缩时肛管长度、耻骨直肠肌的完整性、肛门直肠角度等的变化。也可感知是否存在直肠前突、是否有粪嵌塞。

3. 会阴部检查

注意有无皮炎、瘢痕、皮肤擦伤、肛裂、肛瘘、痔、直肠脱垂等。排便期盆底下降超过 3cm 便认为是会阴下降异常。

（三）辅助检查

1. 实验室检查

便常规可检查感染、粪便量、渗透性、电解质；同时可做生化检查、甲状腺功能检查、有关糖尿病和其他代谢病检查，以及呼气试验、乳糖耐量试验和细菌培养。

2. 电子结肠镜检查

电子结肠镜检查可以帮助发现直肠、结肠黏膜病变和肿瘤。

3. 肛门直肠测压

肛门直肠测压可以客观评价内、外括约肌功能，临床上通过肛门直肠测压，可了解肛门直肠压力、直肠感觉、肛门直肠反射及肛门节制能力等。测压导管有小气囊导管、灌注式导管、固态测压导管、容积向量检测导管。目前已有环绕力测量通道的固态测压电极，检测时无须牵拉电极，操作简单，可生成高分辨率三维测压轮廓图，可较直观地判断括约肌形态及完整性。目前在肛门失禁方面的相关研究尚不多，仍有待于进一步研究。

4. 肛门直肠感知功能及顺应性检查

用直肠气囊或水囊扩张方法，观察直肠在进行性充盈过程中的变化，评估直肠感知和直肠壁的顺应性。

5. 肛门直肠 3D 超声

3D 超声适于检查肛门内、外括约肌形态、厚度及结构的完整性，确定瘢痕组织、明确病变与括约肌的关系等，动态超声也能观察并评价括约肌功能。

6. MRI 检查

MRI 检查重要价值在于对肛门外括约肌萎缩及外括约肌修复程度的评估，较 3D 超声更有优势。

7. 气囊排出试验

气囊排出试验有助于判断粪便渗漏和评估生物反馈治疗的疗效。

8. 盐水灌注试验

盐水灌注试验是评估大便失禁患者手术后或生物反馈治疗后临床改善情况的检查方法。

9. 肌电图

横纹肌的收缩伴随动作电位，动作电位可用细胞外电极记录，该方法用于测定肛门外括约肌和盆底肌的功能。

四、治疗

对大多数失禁患者来说，非手术治疗是有效且安全的方法。当非手术治疗无效或预计手术效果肯定如产伤、外伤等引起括约肌缺损的病例才选择外科手术治疗。

（一）非手术治疗

1. 内科治疗

对于大多数患者，肠道调理可以作为第一步治疗方案，尤其是对于那些粪便嵌塞致充盈性失禁的患者，对于这类患者，应常规使用轻泻药使直肠排空，以防粪便填塞的发生。粪便成形时，那些因腹泻而表现为失禁的患者症状都能得到改善，并使肠道运动重新协调。假如找不到腹泻的原因或治疗无效，应使用阿片类止泻药，复方地芬诺酯、盐酸洛哌丁胺是常用药，膨胀剂能帮助大便成形。

2. 灌肠法

教会患者在家中自行灌肠法，可以用来治疗那些肛门失禁伴便秘和因骶神经病变引起的直肠无感知或括约肌功能几乎丧失及非手术治疗无效的患者。

3. 控便辅助物的应用

控便辅助物有尿布和随身粪便收集器等，主要应用于少量大便漏出，这类辅助物对材料要求较高，必须具有柔软、透气、高吸水性等特性，否则患者行走时会有不适感，如能配合在灌肠后使用，则效果较佳。

4. 生物反馈治疗

生物反馈训练是一种有效的治疗肛门失禁方法。训练内容包括感知直肠内充气小球的容量变化和对感知到的直肠膨出做出快速而持久的收缩反应。括约肌收缩时不要用腹压。它需要一台同时具有肛管内和直肠内两个压力传感器并能将压力显示在显示器上的仪器，生物反馈治疗对多种病因引起的肛门失禁有效，如糖尿病、肛肠手术后的损伤，但有效的前提条件是患者需要有一定程度的直肠感觉功能和自主收缩功能，所以急迫性失禁患者的疗效优于被动失禁，据 Enck 等报道，生物反馈训练总的有效率约为 70%，且效果可维持多年。生物反馈治疗的优点是安全无痛苦，但需要医患双方面的耐心和恒心。

5. 电刺激疗法

通过埋植于体内的电极对骶传出神经进行短期的电刺激，对不适于行括约肌修补术的失禁患者有一定的效果但远期疗效不肯定。

（二）手术治疗

1. 肛门皮肤成形术

(1) 手术指征：因手术、外伤所致肛门周围瘢痕组织形成，肠黏膜外翻或肛管皮肤缺损者，可采用本术式。

(2) 手术步骤

① 沿肛门周围于皮肤与直肠黏膜交界处做圆形切口，将瘢痕及肠黏膜与其下方的外括约肌分离直达齿状线。于齿状线处离断肠黏膜，切除多余的黏膜及皮肤瘢痕组织。以肛门为中心再做 S 形切口，分别于肛门之右前方及左后方，做成两个厚薄均匀带少量脂肪的皮片 a 及 b（图 24-1A 和 B）。

② 将皮片 a 往左（患者的左侧）移向肛门前方，皮片 b 往右移向肛门后方。用细丝线先做皮下间断缝合，再与直肠黏膜边缘做全层间断缝合（图 24-1C）。

③ 完成 S 形皮片缝合，不需要放置引流片。

2. 肛门外括约肌修补术

(1) 手术指征：外括约肌损伤不超过周径的 1/3，如因手术或外伤切断或撕裂所致的肛门失禁。

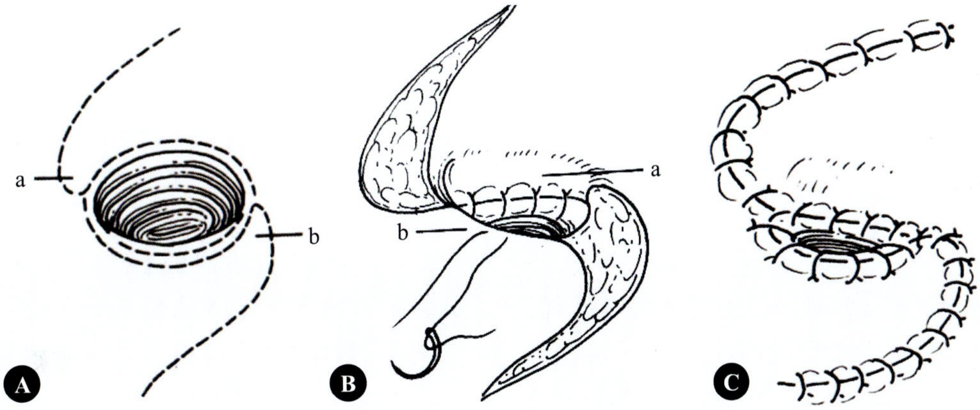

▲ 图 24-1　肛门皮肤成形术

A. 以肛门为中心做 S 形切口；B. 旋转皮片与直肠黏膜缝合；C. 完成 S 形皮片缝合

(2) 手术步骤

① 术者先做肛门指诊，确定括约肌撕裂的部位。截石位或俯卧位在原瘢痕外侧做弧形切口，凹面朝向肛门，切口离肛门稍远，以减少术后感染。

② 弧形切开皮肤及皮下组织，将皮瓣向肛门翻转，分离皮下组织，寻找外括约肌的断端（图 24–2A 和 B）。

③ 适当切除括约肌的即断端间的瘢痕组织，但应保留少瘢痕组织，以免缝合时撕裂括约肌纤维。将两断端拉拢，稍粗丝线做 2～3 个褥式缝合，另加数针间断缝合，打结时力量适宜，过紧或过密反造成肌坏死致手术失败。缝合皮下及皮肤切口，不置引流片（图 24–2C）。

3. 臀大肌修补肛提肌术

(1) 手术指征：本术式适用于肛提肌损伤或肛提肌发育不良者。

(2) 手术步骤

① 俯卧位，做尾骨尖下凹面的弧形切口，切开皮肤和皮下组织，术者用左手示指置直肠内或置肛管直肠内做引导，分离并显露直肠后壁。向两侧分别游离显露左右侧臀大肌的内侧部，每侧取血供良好、宽 5cm、厚 2cm 的臀大肌肌瓣（图 24–3A 和 B）。

② 将切取好的左右两侧臀大肌肌瓣盖于直肠后方，拉拢并收紧两肌瓣。以直肠内手指感觉肌瓣向前推压直肠为适度，于直肠后方缝合两肌瓣。肌瓣的最下缘缝合固定于直肠周围的外括约肌及残存的肛提肌上。于肌瓣后方置橡皮片引流，缝合皮肤切口（图 24–3C）。

(3) 术后处理：术后使病者取俯卧位，48h 后拔除橡皮片引流。切口盖消毒敷料后周围密封，防止粪便污染手术切口。

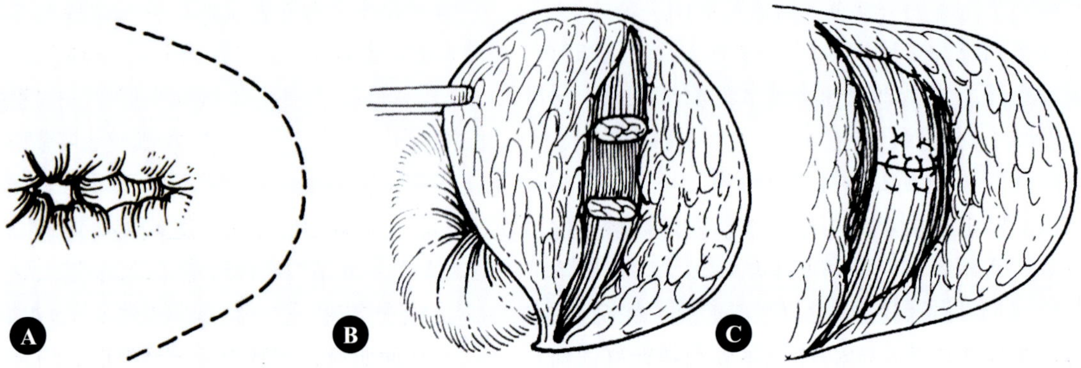

▲ 图 24–2 肛门外括约肌修补术

A. 沿肛门外侧做弧形切口；B. 牵开皮肤黏膜片显露外括约肌断端；C. 切除瘢痕组织后，间断缝合外括约肌

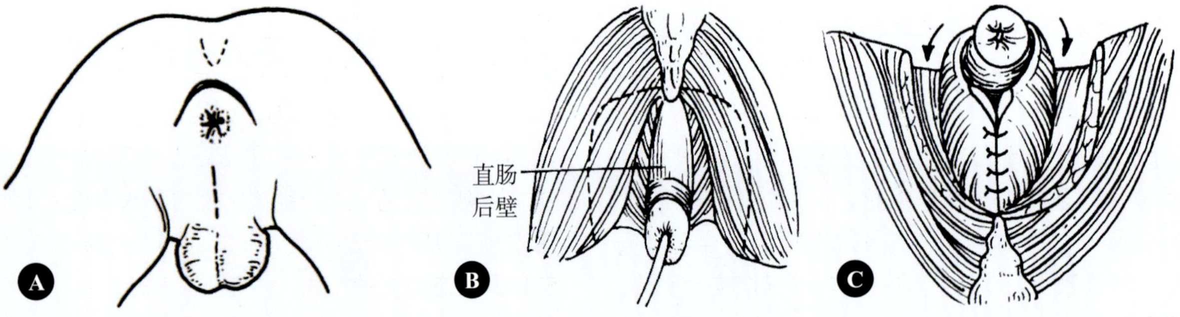

▲ 图 24–3 臀大肌修补肛提肌

A. 体位与切口；B. 切取臀大肌瓣；C. 将切取好的左右两侧臀大肌瓣覆盖于直肠后方，拉拢后缝合

4. 股薄肌移植外括约肌重建术

(1) 手术指征

① 先天性直肠肛管畸形手术误伤肛门括约肌；肛门会阴部外伤破坏外括约肌所致的肛门失禁。

② 先天性脊髓脊膜膨出所致肛门失禁。

③ 肛门失禁程度按肛门括约肌功能评分(6 分法) 为 0～2 分者。

④ 患儿年龄在 5 岁以上者。

(2) 手术步骤

取仰卧位，两下肢消毒，以消毒巾包扎使呈外展体位。取发育良好一侧的股薄肌。

于膝关节内侧上方相当于股薄肌下 1/3 处做一 3cm 长纵性皮肤切口①，切开皮下分离股薄肌腱。沿肌走行向下于胫骨内侧踝处做皮肤切口②，显露股薄肌腱附着点，将其切断。分离切口①与②之间的皮下间隙，将股薄肌下 1/3 段完全游离。于股薄肌上 1/4 处再做皮肤切口③，将②与③之间一段的股薄肌完全游离。将已游离好的下 3/4 长度的股薄肌条由切口③拉出。游离肌条时不可钳夹，切勿损伤近心段的闭孔神经和股深动脉分支，以保证肌条的血液供应。用温盐水纱布包裹肌条备用。缝合切口①和②(图 24-4A 和 B)。

离肛门 1.5cm 处的 6 点及 12 点分别做 2cm 长的纵切口。于肛门前、后中缝深层围绕肛门做环形的皮下隧道。同时做肛门前至股部切口③之间的皮下隧道。

用血管钳经肛门 6 点和 12 点的切口挑起肛门前后正中缝。并于 3 点、9 点处做同样的小切口，分别于左右侧肛提肌中分出一条肌束，使股薄肌条能通过肛前后正中缝及肛提肌束深层而起固定和滑车的作用 (图 24-4C)。

将股薄肌条通过肛门与大腿的皮下隧道拉至肛门 12 点处切口下空隙，按顺时针方向拉至左侧肛提肌束下，经肛门后 6 点切口正中缝下拉至右侧肛提肌肌束下方，环绕肛门 1 周 (图 24-4D 和 E)。

股薄肌肌条环绕时，术者应于肛门内置一手指，同时拉紧肌条使手指有紧缩感。然后将肌条第二次通过肛门前切口隧道，将肌条末端固定缝合于对侧坐骨结节骨膜上。于肛门前后切口各置橡皮片引流，缝合所有皮肤切口 (图 24-4F)。

(3) 术后处理

① 术后给流质饮食，给肠道收敛剂，如复方樟脑酊 2～5ml。每日 3 次，减少排便。

② 术后 48h 拔除橡皮片引流。注意肛门创口清洁护理。至少卧床休息 1 周。

③ 2 周后开始训练收缩，培养定时排便习惯。并用手指扩肛 1～2 周，然后改用扩肛器扩肛。

5. 带蒂臀大肌移植外括约肌重建术

(1) 手术指征：同股薄肌移植术。

(2) 手术步骤

① 从骶尾关节开始分别向左右侧坐骨结节方向各做一弧形切口。切开皮肤和皮下组织，显露臀大肌下缘。在臀大肌下缘游离一条宽 3cm、厚 2cm 的带蒂肌瓣。注意保护好肌瓣内侧近中线处的臀下动脉供养支和神经。预先计算好肌瓣所需长度，应使肌瓣能无张力地环绕直肠周径为限。在大转子附近切断肌瓣 (图 24-5A 和 B)。

② 直肠内置肛管，分别于 3 点、9 点处肛门外 1.5cm 各做一皮肤横切口，紧靠直肠前后壁钝性分离直肠前后方组织，使其形成隧道，分离时勿损伤直肠前方的尿道及直肠壁。拔出肛管改用手指置于直肠内。先将一侧肌瓣绕过直肠前壁分离好的隧道，根据直肠内手指的感觉收紧肌瓣，再将肌瓣断端缝合固定于对侧臀大肌肌瓣起点处，使直肠充分后移成角 (图 24-5C)。

③ 另一侧肌瓣则从直肠后壁隧道交叉拉至对侧，其断端缝合固定于对侧臀大肌肌瓣起点处或会阴浅横肌上，使直肠能向前成角 (图 24-5D 和 E)。

④ 两肌瓣在直肠前后方环绕时，应注意在不同高度环绕，使直肠远端能形成绞锁式关闭。肛门旁切口置橡皮片引流，缝合所有皮肤切口。

(3) 术后处理：同股薄肌移植术。

6. 人工肛门括约肌置入术

(1) 人工肛门括约肌历史：最早的实验室在动物模型的大肠内装入可充气的人工肛门括约肌。当人工括约肌套囊的压力在 50～70cmH_2O 范围时，大肠的承受情况很好，控便能力达到令人满意的程度。Heiblum 等报道了一种放在结肠造口周围的皮下套囊，由患者通过手工控制该装置的膨胀程度。6 例使用这种装置的患者中 5 例效果良好，可以明显控制气体及固态粪便的排放，1 例患者出现了感染和腐蚀现象。Christiansen 和 Lorentzen 报道了最初的临床试验，他们对 5 例神经性肛门失禁患者在肛门附近置入 AMS800 的尿道括约肌，发现这种方法对控制固

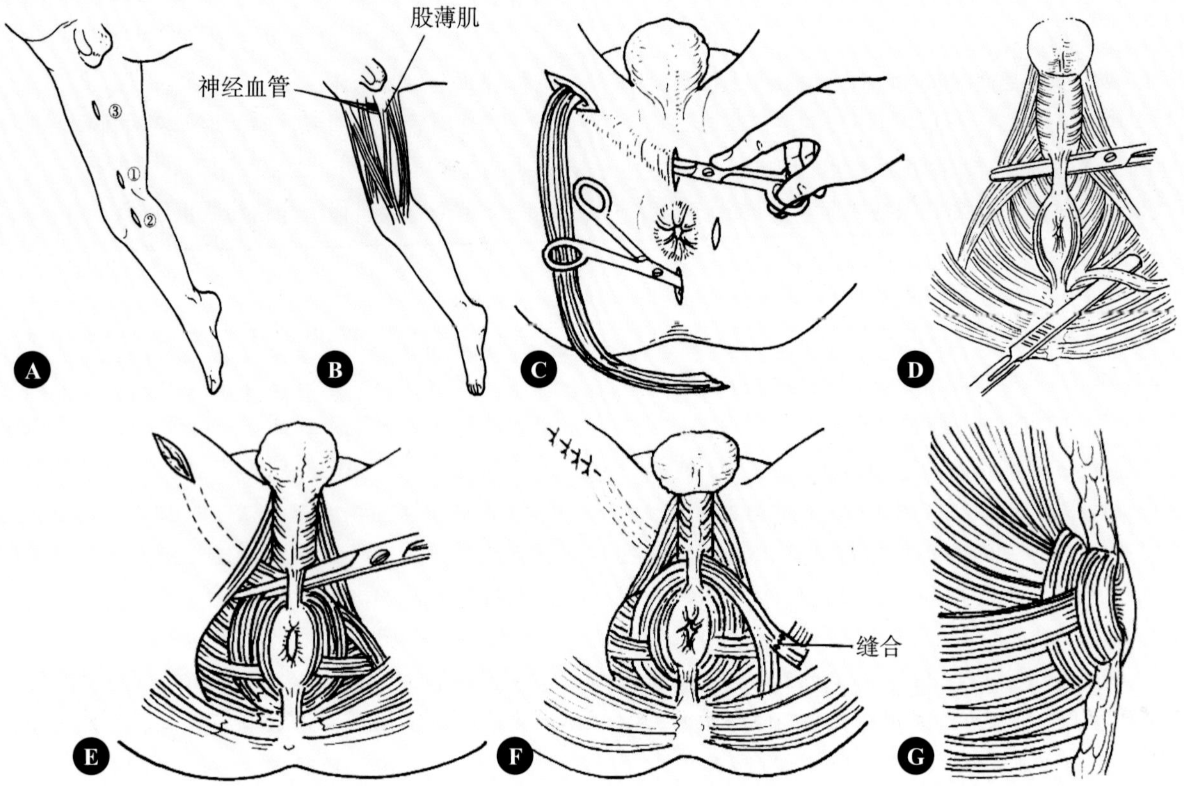

▲ 图 24-4　股薄肌移植外括约肌重建术

A. 分别于股薄肌上 1/4、下 1/3 和胫骨内侧髁处做 3 个纵行皮肤切口，游离股薄肌；B. 切取一侧发育良好的股薄肌；C. 肛门周围切口及其与股部上部切口间隧道；D. 用刀柄和剪刀在肛门 6 点和 12 点处挑起肛门前后正中缝，使股薄肌条能通过肛门前后正中缝；E. 将股薄肌按顺时针方向于肛提肌下方环绕肛门 1 周；F. 将肌条末端缝合固定于对侧坐骨结节骨膜上

态或半固态粪便效果很好，但对液态粪便的控制不尽人意。

有报道 Christiansan 等将尿道括约肌改良为人工肠括约肌，改良后的装置包括一个可扩充的袖套式装置，可称作肛管套囊（相当于括约肌），一般宽为 2.0～2.5cm，周长为 9～14cm，由硅橡胶管分别连接着贮液囊（透视下可显像）和控制泵（放在阴囊或阴唇下），由控制泵对整个装置进行控制。如果液囊充满液体后，套囊可控制排便。患者操作控制泵，可让大便通过套囊。目前使用的人工肛门括约肌装置包括 Action™ Neosphinter、AMS800™（美国医学系统公司）和 ABS 等（图 24-6）。

(2) 人工肛门括约肌置入术的适应证和禁忌证

① 适应证：人工肛门括约肌置入术可用于肛门括约肌破裂和撕裂等各种情况引起的肛门失禁。研究的早期，手术适应证的选择非常严格。随着手术成功例数的增加，适用证范围也在扩大。如分娩产伤、严重外伤、先天性肛门闭锁、脊柱裂伤，脊髓肿瘤，还有其他医院性损伤等。近年来，直肠癌患者实施人工肛门置入手术的病例在逐渐增多。

② 如患者存在以下情况之一将不能留置人工肝门括约肌：严重心血管和呼吸疾病、年龄＜16 岁或＞75 岁、患者存在严重的感染、肠 Crohn 病、进展期肿瘤、低分化和未分化癌、术后需放射治疗的患者、盆腔或直肠有放射治疗史、会阴部有瘢痕等。

(3) 人工括约肌置入的手术方法：术前需行排粪造影、超声内镜检查、肛管测压、结肠长度评估、MRI 检查、心理测试及术前教育（患者需要充分知情，从生理和心理上接受该装置），手术需经伦理委员会同意，并签署知情同意书。并且需评估肛门失禁的程度及生活质量。

手术在全麻状态下进行，首先完成腹壁结肠造口术。在进行人工肛门括约肌置入手术前，常规采用结肠造口，排便转移有助于置入术的成功。先前

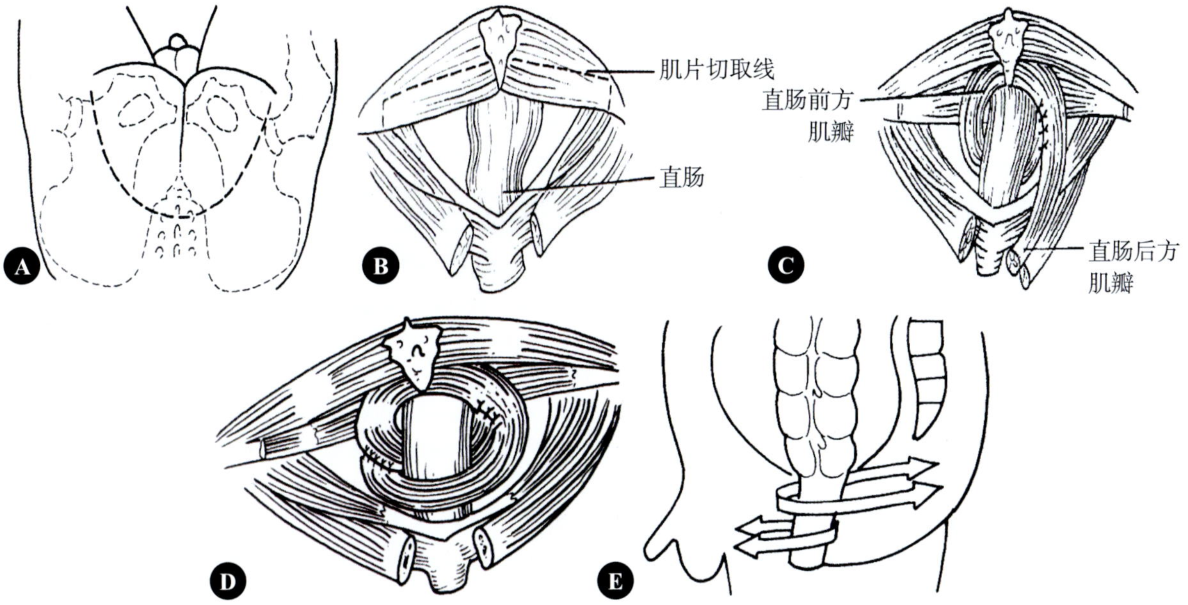

▲ 图 24-5　带蒂臀大肌移植外括约肌重建术

A. 臀部切口；B. 切取带蒂肌瓣；C. 将一侧的臀大肌瓣向前绕过直肠后缝合固定于对侧臀大肌起点处；D. 另一侧肌瓣绕直肠后壁缝合固定于对侧臀大肌起始处；E. 两侧肌瓣环绕直肠

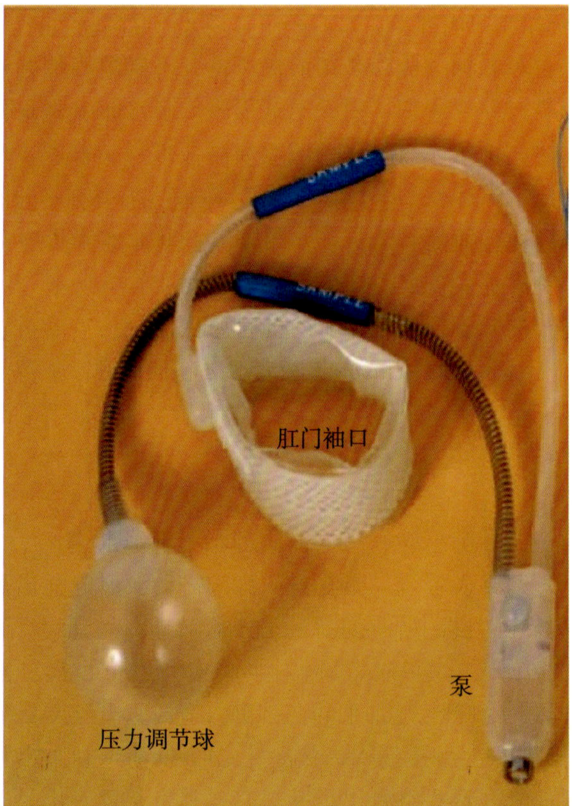

▲ 图 24-6　人工肠括约肌

已行直肠癌 Miles 手术的患者也可延期手术治疗。术中广泛的游离结肠脾曲有助于将结肠残端转移至会阴水平。肛门旁开一个 3cm 切口，高度达肛提肌水平。在直肠前后潜行分离出可容纳套囊的间隙，将套囊从切口放入直肠周围间隙。随后在下腹壁耻骨上做半月形横切口，将贮液囊置于耻骨后膀胱前间隙。控制泵置于男性阴囊或女性大阴唇内，从肛门会阴部放入硅胶管连接贮液囊和控制泵。当控制泵将贮液囊内液体注入肛管套囊，压力达到 60～90cmH_2O 时即可控制排便。

术后无渣流质 24h，静脉镇痛 24～48h，常规应用抗生素 7 天，6 周后即可启动括约肌装置，平均 19 周关闭腹壁造口。平均的手术时间是 68.1min（38～105min），术后的平均住院时间是 3～4 天（图 24-7）。

(4) 术后并发症：括约肌的替代方法主要分为动态股薄肌成形术和人工肠括约肌技术，后者操作简单，易于被患者接受。常见的术后并发症包括装置撤除、再次手术、术后感染、腐蚀、慢性疼痛、便秘、套囊滑动和机械故障等，并发症的发生率为 43%～100%。法国报道的 52 例患者，随访 14.6 个月

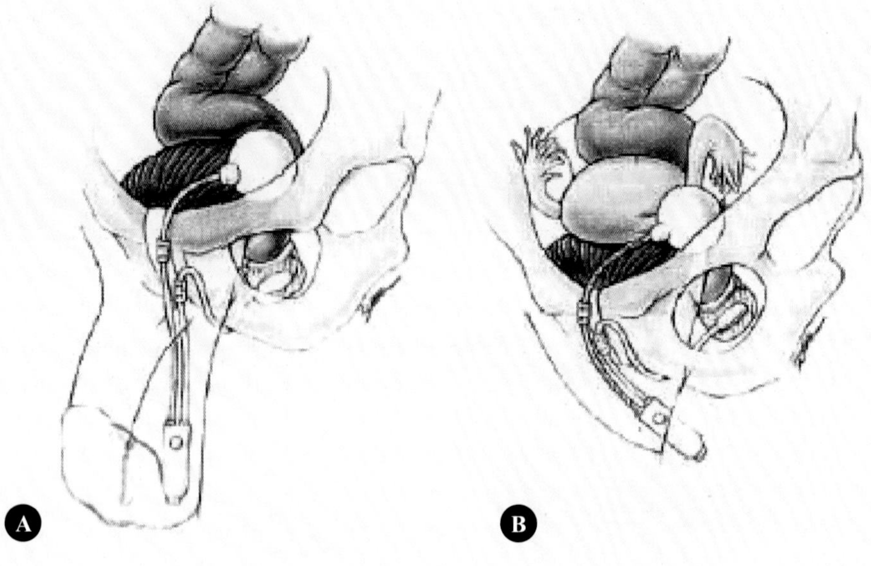

▲ 图 24-7 人工肠括约肌安装后

A. 男性人工肠括约肌装置安装后；B. 女性人工肠括约肌装置安装后

时，26.9% 的患者需要确定性撤除手术。52 例患者，平均随访 57 个月后，50% 需要再次手术。73% 的原因是套叠的微小穿孔。在一组包含 384 例的病例研究中，86.6% 的患者发生了与装置相关的并发症，其中 35.9%（138 例）需要外科干预。感染也是留置人工肛门括约肌后主要的并发症，其发生与异物的置入有关。虽然应用了抗生素，但手术部位仍有可能发生感染，其发生率可达 35.3%。多因素分析显示 ABS 置入人体到第一次肠蠕动之间，会阴感染是早期 ABS 感染的独立危险因素。装置启动后，感染主要与腐蚀有关，最终导致装置撤除。人工肛门括约肌留置后慢性疼痛的发生率为 4%～17%，多数在装置启动后。

人工肛门括约肌对治疗严重肛门失禁的患者效果是可以肯定的，但是术后较高的并发症限制其在临床的广泛应用。患者的选择是装置安全置入、保证治疗效果的重要一步。长期随访结果显示，ABS 置入后随时间的推移症状可能会恶化，效果也可能地域患者的预期，所以必须让患者得到全面的信息，认识到治疗失败的可能性。

第 25 章　结直肠肛管异物及损伤

解剖上肛管直肠有骨盆保护，肛管直肠异物损伤的发病率较低，占全消化道异物的 3%～5%。直肠肛管异物也是直肠肛管损伤的病因之一，只是直肠肛管异物造成的损伤程度多数较轻，少数也可造成严重损伤。

直肠肛管损伤的发病率较低，占腹部外伤的 0.5%～5.5%。由于直肠肛管和邻近器官在解剖上及生理上的特殊性，尽管损伤的发病率较低，但是，损伤后局部污染严重，常合并邻近器官的损伤，临床容易发生误诊、漏诊，重者可危及生命。因此，直肠肛管损伤的诊断和处理上有其特殊性，如不及时诊断，延误治疗或处理不当，易导致严重并发症和后遗症。

结肠损伤是腹部钝性损伤及穿透性损伤所致，病因包括工作中外伤、交通事故伤、医源性损伤等。近年来随着交通事故的增多，结肠损伤的发生率较高。结肠损伤多见于腹部闭合伤。结肠伤死亡主要原因为腹腔严重的污染导致的感染，以及合并严重脏器伤、休克和延迟治疗等。

结直肠损伤外科治疗的原则：以抢救患者生命，改善患者生活质量为基本要求。影响手术方式选择因素较多，包括患者的全身情况、腹腔污染程度、局部的损伤程度、腹内多发伤的严重程度，以及医师的技术经验。在实际处理过程中，创造有利条件争取一期修补，但是，为抢救患者生命、减少并发症，应选择二期手术。

一、结直肠肛管异物

（一）直肠异物

1. 定义

非外伤所致的直肠内异物的原因有诸多因素，如自杀、误服、精神异常、易性癖和恶作剧等。直肠异物合并直肠损伤是一种严重疾病。肛管直肠和邻近器官在解剖及生理有特殊性，如不及时诊断，延误治疗或处理不当，易导致严重并发症和后遗症。

2. 病因病理

(1) 病因：直肠异物进入体内有两个途径：经口和经肛门。覃宗升等综述国内文献报道的 403 例直肠异物患者，经口食入 262 例（65.0%），经肛门进入 141 例（35.0%）。

直肠异物病因有以下几方面。

① 口源性直肠异物：口源性异物多是未消化的骨头、骨刺、果核在直肠壶腹堆积造成，或者是由于异物刺入直肠壁后不能排出等引起。统计资料表明 65% 直肠异物经口食入，占第一位，主要与饮食习惯和饮食中误食有关。王永杰报道了 57 例渔民直肠鱼骨刺嵌顿；闫明文等报道了 48 例直肠异物，其中瓜籽果皮粪便嵌塞 25 例，樱桃核粪便嵌塞 6 例，麦仁粪便嵌塞 9 例。误食直肠异物种类较多，除鱼刺、果皮和果核外，还有动物骨刺、牙签、鱼钩、义齿等。男性明显多于女性，可能与女性饮食更细心，相对不易误吞异物有关。

② 肛源性直肠异物：常见原因有以下几种。

- 经直肠性自慰：张陈等报道 22 例直肠异物，经直肠性自慰 6 例（22.22%），全部为老年男性。覃宗升等综述 403 例直肠异物，明确为经直肠性自慰的为 18 例（12.8%），全部为男性，其中 1 例为年轻人好奇模仿肛交所致，其余为中老年患者，多为离婚或丧偶独身。肛交常见于男性同性恋者，临床上鲜见女性自纳性直肠异物的患者。纳入肛门异物有药瓶、啤酒瓶、玻璃杯、电灯泡、木棒、钢笔套、自慰器等。
- 精神异常人员自行插入：异物有手表、铁钉等。
- 医源性异物：经肛门塞入异物为医用纱布和体温计。闫明文等报道手术残留肛门内纱布团 1 例。
- 便秘患者用异物抠便。
- 藏匿异物，如毒品。蔡家超等报道海洛因多装在小胶筒（如保济丸胶筒），或者塑料包成团状，X 线片可见直肠位置可见塑胶筒或小团状密影。

(2) 病理：直肠异物造成损伤程度与异物大小、方向、存留时间有关，也与插入力量有关。

① 直肠黏膜充血水肿、糜烂：病变严重程度与异物大小和异物方向有关。王顺和等报道木质擀面杖的远端达乙状结肠，直肠黏膜均有显著的充血水肿、糜烂、直肠内黏液增多。如果为细长条尖锐的异物可造成黏直肠黏膜不同程度的充血水肿、糜烂。纵向存在的异物一般嵌顿程度轻，对肛管直肠黏膜、黏膜下层损伤较轻；而在肛管直肠横向存留的异物一般嵌顿比较明显，对肛管直肠黏膜、黏膜下层，甚至肌层都有损伤。

② 肛周脓肿和肛瘘：直肠异物滞留时间较长可形成肛周脓肿和肛瘘。

③ 穿孔、大出血：直肠穿孔、大量出血的患者几乎全部为经肛塞入异物者，这可能与暴力塞入、异物体积较大有关。异物刺激黏膜引起出血。覃宗升等报道的 391 例中，肠穿孔 15 例（3.8%），大量出血 3 例（0.8%）。

④ 肠梗阻：大的直肠异物可引起肠梗阻，肠梗阻发生后，直肠黏膜受压发生循环障碍，组织可糜烂坏死、出血。闫明文等报道了 48 例直肠异物，其中瓜籽果皮、樱桃核、麦仁造成粪便嵌塞 40 例，均有不同程度的肠梗阻症状。

3. 辅助检查

肛管直肠异物者，肛门直肠指检应作为首选常规检查，可以避免使用肛门镜将异物推向直肠上方，以及再次划伤直肠壁；明确异物位置、大小、质地、表面光滑度、形状等；对选择取出异物途径有重要意义。

(1) 肛门镜检查：能够看到异物嵌顿的位置、直径大小、表面、形状等信息。

(2) 骶位 X 线片：适用于对于指诊与肛门镜检查不能了解异物性状和位置，特别是直肠上段异物。X 线对骨性的异物、金属异物能够准确定位，了解直肠异物在肛管直肠内的位置，明确异物在肛管直肠内是纵向的还是横向。

4. 临床表现及诊断

(1) 临床表现：直肠异物大小、形状、部位、存留时间不同，异物对直肠肛门损伤程度也不同，因而，临床表现有所不同。主要有以下临床表现。

① 肛门坠胀和肛门疼痛：由于直肠异物刺激，肛门括约肌痉挛收缩，首先表现为肛门坠胀和肛门疼痛。根据直肠异物大小、形状，肛门疼痛程度不同。

② 便鲜血及黏液脓血便：具有尖角、锐缘、硬质的异物可刺伤直肠壁血管引起出血。

③ 肛周感染：异物刺穿肠壁则可并发感染，位于腹膜反折以下者可并发肛管直肠周围软组织急性蜂窝织炎，若处理不及时将引起肛周脓肿。

④ 腹膜炎：异物刺穿肠壁则可并发感染，如肠壁穿破处位于腹膜反折以上，会出现弥漫性腹膜炎，出现腹膜刺激征。

⑤ 低位肠梗阻：较大异物可致低位肠梗阻。

(2) 诊断：根据病史、直肠指诊及肛门镜检，多可获得准确诊断，必要时行 X 线检查及 CT 检查，可以明确诊断。需要详细了解病史。在病史了解过程中，有自杀、精神异常、易性癖、恶作剧患者有时不愿或不能正确叙述异物吞服和塞入史；精神失常者，心理障碍者不能提供正确病史。

5. 鉴别诊断

覃宗升等在文献分析的 391 例中，由于忽视直肠指诊及肛镜检查，11 例（2.8%）患者误诊，反复按痔疮、肛周脓肿、肛瘘、直肠肿物、痢疾治疗数年，1 例按急性肠梗阻错误开腹手术治疗，加重了患者的精神压力和经济负担。郑常秋等报道 2 例直肠异物误诊为肛瘘，行挂线术，较长时间不愈。

6. 治疗

直肠异物取出方法包括 3 种：手法直肠异物取出术、麻醉下直肠异物取出术和开腹直肠异物取出术。综述国内 7 篇文献报道 136 例直肠异物，3 种方法分别为 39.0%、48.5%、12.5%。

(1) 手法直肠异物取出术：小的直肠异物用钳夹取出一般不难。有时异物刺入黏膜，肛门镜下直视不易寻找，需手指仔细触摸确定异物的部位，再钳夹取出。直肠异物取出后仍需仔细检查防止遗漏。对于果壳、鱼刺与粪便结成的大团块，可灌入液体石蜡后夹碎，分块取出。覃宗升等报道的 391 例中，绝大多数患者（79.3%）可通过手法取出异物。

(2) 麻醉下直肠异物取出术：经肛门塞入的异物大部分难以取出，如为玻璃试管、灯泡则易碎，一旦炸裂会形成许多碎片，不易完全清除，并且会造成更大的损伤，治疗这类异物时需要良好的麻醉，取截石位，用卵圆钳小心地沿直肠前壁到达异物的中上段，即异物相对较小段，轻轻夹住异物将其压向骶尾骨，然后向下牵引可成功取出。行麻醉下直肠异物经肛门取出术，应注意以下几点：①选用适当麻醉，以取得良好的麻醉效果及肛门括约肌松弛。②取异物时应在直视下，尽量看清异物全貌，动作轻柔，切忌暴力，避免引起肠穿孔。③注意残存于肠壁内的异物取出，尤其细小者，以防形成直肠黏膜下脓肿。④对高位的较大尖锐异物，经肛门不能取出者，可开腹取出。⑤及时处理并发症如肠穿孔、电解质紊乱等。

(3) 开腹直肠异物取出术：有时因直肠异物过大过深，嵌塞时间太长，不能经肛门取出时，应及时开腹，以免导致肠穿孔等并发症。覃宗升等报道的391 例中，经肛塞入者 14 例形成肠穿孔，开腹行肠修补术、乙状结肠外置、乙状结肠造瘘。开腹手术注意事项：尽量避免切开肠管取物，以减少并发症。开腹后由助手在肠外向下挤送，协助将异物由肛门取出。

(4) 脓肿切开术和肛瘘挂线术：直肠异物一旦形成肛周脓肿或肛瘘，应行脓肿切开术和肛瘘挂线术治愈。

（二）结肠异物

1. 定义

结肠异物很少见，吞食消化道的 80% 异物可以自行排出，10%～20% 的上消化道异物内镜可以取出，只有少数异物到达结肠。经肛塞入异物大多在直肠，少数达到结肠。

2. 病因病理

(1) 结肠异物其种类和来源：主要有口源性和肛源性异物，其中肛源性异物较多见。主要原因如下。①性自慰行为：这是造成结肠异物主要原因。②自行缓解肛门直肠病症状：邱永丰等报道因肛门瘙痒而插入肛门短木棍。③医源性：如肛温剂、灌肠管。笔者曾遇到 1 例直肠手术后的压迫纱布，上行至结肠脾区部位。④恶意攻击或损伤。在结肠异物病因中，性自慰在结直肠异物的形成中占重要地位。Cohen 等报道 48 例结直肠异物，78% 与经直肠性自慰有关。

(2) 病理：结肠异物小者无明显病理变化；异物较大者，由于异物摩擦、挤压肠壁可导致肠道出血和肠穿孔。周洪彪等报道由肛门进入的黄鳝，自乙状结肠穿入后腹膜，在横结肠下方后腹膜可见一较大包裹腔。

3. 辅助检查

腹部 X 线片示结肠异物造成结肠部分梗阻时，可见到梗阻部位以上结肠扩张；结肠完全梗阻时，可见液气平面。潘波和黄祯报道 CT 检查可见横断面见结肠内一光整的圆柱状影和下腹部囊性肿物。

4. 临床表现及诊断

(1) 临床表现

① 腹部肿块：国内 6 篇文献报道 8 例患者，其中 4 例腹部发现肿块。主要原因是无论经口或经肛进入结肠异物都较大。

② 部分肠梗阻症状：腹痛和恶心呕吐，腹部有压痛，肠鸣音多正常。

(2) 诊断：根据病史、查体、腹部 X 线和 CT 检查，诊断多不困难。

5. 鉴别诊断

由于就诊时患者不愿意讲出实情，而医生又不能加以深究，误诊率非常高。

黄祯报道 1 例乙状结肠异物误诊为结肠肿瘤。

6. 治疗

(1) 经肛门乙状结肠异物取出术：邱永丰等报道经肛取出乙状结肠内 30cm 长木棒，全麻状态下扩肛后，以卵圆钳探夹到木棍下端，腹部适当助推后顺利取出木棍。任武军等报道用胎头吸引器取出乙状结肠异物 1 例。

(2) 开腹结肠异物取出术：由于结肠异物多数较大，多采取开腹结肠异物取出术。右半结肠内异物尽量送入回肠内取出，左半结肠异物尽量送入直肠由肛门取出。异物取出时不得过分摇摆、拉扯，顺着异物长轴的方向取出，以免造成医源性损伤。如果切开肠管取出，术中放置腹腔引流管。手术中应仔细探查全部结肠和小肠，以免遗漏肠穿孔。

二、结肠损伤

（一）定义

结肠损伤是腹部钝性损伤及穿透性损伤所致，病因包括工作中外伤、交通事故伤、医源性损伤等。近年来随着交通事故的增多，结肠损伤的发生率较高。结肠损伤已腹部闭合伤为多见，发生率在腹部内脏伤中位于第 5 位，次于小肠、脾脏、肝脏、肾脏。在战争时，结肠火器伤仅次于小肠，位于内脏伤的第 2 位，仅次于小肠。结肠伤死亡主要原因为腹腔严重的污染导致的感染，合并严重脏器伤、休克、延迟治疗等。

（二）病因与分级

1. 病因

(1) 钝性伤：腹部受到物体撞击，如坠落、车祸、斗殴等。导致结肠壁受伤、撕裂和穿孔。

(2) 刀刺伤：平时见于斗殴、凶杀等。战时见于刺刀伤。

(3) 火器伤：战时弹片、枪弹伤，常合并小肠和其他脏器损伤。

(4) 医源性损伤：见于内镜检查致结肠穿孔。

2. 结肠损伤的分类

(1) 结肠损伤按部位分类：右半结肠损伤和左半结肠损伤，最常见的部位是横结肠，其次是升结肠和盲肠。

(2) 按损伤与腹膜的关系：分为腹腔内损伤和腹膜外损伤。

(3) George 将粪便污染分为三度：轻度指粪便仅污染损伤局部；中度指较多粪便污染，但局限于腹部的一个象限；重度指大量粪便污染并超过一个象限。

(4) 美国损伤学会提出的结肠损伤分级见表 25-1。

表 25-1　美国损伤学会结肠损伤分级

级　别	伤　情
Ⅰ	无血供障碍的挫伤或血肿
	不完全性肠壁撕裂
Ⅱ	全层破裂，＜50% 的肠周径
Ⅲ	全层破裂，≥50% 的肠周径，但未横断
Ⅳ	横断
Ⅴ	横断伴肠壁缺损
	系膜血管损伤导致节段性血供障碍

注：多处伤分级增加一级

3. 结肠损伤特点

①结肠中充满粪便，细菌含量高，故结肠损伤后易发生严重感染；②升、降结肠为间位器官，该部位损伤时内容物不能马上进入腹腔，早期症状不明显，容易漏诊和形成严重腹膜后感染；③结肠壁薄，血液供应差；伴有休克时，对肠道的血供影响比其他器官更重，导致伤口愈合能力差；④结肠损伤合并伤多，开放伤多；⑤结肠损伤后的并发症发生率高（15%～50%）。

（三）辅助检查

1. 腹腔穿刺术

腹腔穿刺术在腹部创伤诊断中阳性率在 80%～90% 以上，技术简单，安全可靠，因此，在腹部创伤的辅助诊断中占有重要的地位。腹腔内有 200ml 以上液体时，可获得阳性结果。在怀疑结肠损伤中，如果腹腔内抽出 0.1ml 不凝固血液，或者粪性液体，均为腹腔穿刺结果阳性，穿刺阴性者也不能排除无结肠损伤。

2. 腹腔灌洗术

腹腔灌洗术是腹部创伤最有用的辅助检查，诊断准确率优于腹腔穿刺，约为 98.5%。具体操作方法：排空膀胱，腹胀者予以胃肠减压。取仰卧位，在脐下正中线 3～5cm 区域麻醉，做小切口或直接用套管针穿刺，插入有侧孔的塑料管进入腹腔。滴入等渗盐水或平衡盐液约 1000ml，约在 15min 内滴完。如果病情稳定，无其他禁忌证，置患者于头低足高位数分钟，或者将患者转侧后平卧。然后，依靠虹吸作用，引流出腹腔灌洗液。流出的灌洗液至少应在 500ml 以上。灌洗液结果判断标准：①引流出 10ml 以上无凝块的血性腹腔灌洗液，表明腹腔内有出血；引流血液少于 10ml 为可疑。②红细胞计数＞0.1×10^{12}/L、白细胞计数＞0.5×10^{9}/L。③发现有混浊粪性液体。均为腹腔灌洗阳性，表示有结肠损伤。

3. 血常规

红细胞、血红蛋白、血球压积下降提示结肠出血；白细胞升高结肠损伤穿孔后伴有腹腔感染。

4. X 线片

怀疑有结肠损伤，在病情允许时，可行 X 线检查。腹部 X 线片可发现膈下有游离气体、弹头等金属异物。

5. B 超和 CT

结肠损伤后，粪便流入腹腔或腹膜，发现粪性块影，也可发现腹腔积液、积气，CT 能够腹膜后组织炎性水肿。

6. 结肠镜

如果病情稳定，可行结肠镜检查。有时可发现结肠破裂部位。大多数由于直肠或结肠内粪便，不能发现结肠损伤。

7. 腹腔镜

适应于腹腔感染不重，生命体征平稳；怀疑结肠损伤不能确定部位患者。可探查结肠损伤程度、部位，以及腹腔污染程度。

（四）结肠损伤的临床表现及诊断

1. 临床表现

临床表现取决于结肠损伤部位是在腹腔内或腹膜外，粪便漏出量、积聚范围，以及有无合并伤情况。

(1) 腹腔内结肠破裂：成型的粪便流出临床表现较轻，稀便流出临床表现较明显。有腹痛、腹胀，压痛、腹肌紧张、反跳痛，肠鸣音消失等腹膜炎的症状体征。远端结肠损伤患者常有便血症状，直肠指检指套上染血或血便。粪便潜血阳性。诊断性腹腔灌洗液引流出混浊粪样液体。

(2) 腹膜外结肠破裂：缺乏特异性临床表现，可有后腰痛、腹胀，腹膜刺激征不明显，而腰部压痛明显。诊断性腹腔灌洗可呈阴性。

2. 诊断

典型的结肠损伤的诊断并不难，主要依据病史，腹部损伤诊断，应仔细询问病史；腹部查体时注意有无腹膜刺激征、肝浊音界改变等；直肠指诊指套有血性粪便提示结直肠损伤；诊断性腹腔穿刺、腹腔灌洗和腹腔镜检查有助于诊断；腹部 X 线检查可见膈下游离气体；腹膜后结肠损伤，B 超和 CT 可显示腹膜后积液、积气，腰大肌阴影模糊。必要时可行纤维结肠镜检查。

腹部的开放伤，发现有粪便流出，可诊断结肠破裂。如果是腹膜外结肠破裂，结肠损伤诊断较困难，因为无明显临床症状。结肠损伤的确诊多在剖腹探查术中做出。战争条件下结肠损伤的漏诊率高达 54%～58%，以结肠腹膜外部分多见，原因包括多发伤掩盖结肠损伤，主要由于早期无明显临床症状。

腹部闭合伤，造成结肠破裂时，由于结肠内容物对腹膜刺激性较小，流动性小，扩散慢，早期症状局限而隐蔽，因而诊断困难。如果结肠损伤后的时间较长，出现腹腔或腹膜后严重感染时，诊断则较容易，但已丧失早期治疗的机会。

（五）结肠损伤的治疗

结肠损伤造成死亡的主要原因是粪便污染所致的感染并发症，治疗的关键是早期确定性手术。对疑有结肠损伤者，应及时剖腹探查，及早控制污染。所有结肠损伤患者均应给予破伤风抗毒素。

1. 腹腔探查

由于结肠位于腹腔的四周，较隐蔽。腹腔仔细探查非常重要，强调全面、有序地探查全结肠。仔细探查结肠壁的小血肿；如果结肠粪便干结，即使有结肠破裂，腹腔污染也不严重；注意探查肝曲、脾曲和结肠的腹膜后部分，这些部位较隐蔽，如果这些部位有血肿，应切开后腹膜探查；发现升结肠或降结肠前壁有伤口时，应探查后壁。

2. 手术方式

结肠损伤的手术方式种类较多，结肠损伤范围是决定手术方式的主要因素。

(1) 一期缝合修补或切除吻合术：随着广谱抗生素和全肠外营养的临床应用，结肠损伤的一期修复越来越为外科医师所接受。有学者将一期手术和二期手术治疗结肠损伤的病例进行了比较，结果一期手术的并发症和病死率均较二期手术低，因此，只要病例选择得当，一期手术是安全可靠的。

① 适应证：a. 粪便干结，轻度腹腔污染；b. 伤后 6～8h 以内；c. 术前无休克，腹内出血量少于 1000ml；d. 无其他脏器损伤；e. 无广泛腹壁组织缺损；f. 低速枪弹或钝性外伤引起的单纯结肠损伤；g. 结肠损伤在Ⅱ级以内者；h. 营养状况良好，无慢性消耗性疾病，年龄＜60 岁。

② 手术方法：结肠破裂口缝合修补术，也有采用带蒂肠浆肌片贴敷修补的方法。适应于结肠锐器刺伤、非贯通伤。部分结肠切除吻合术：适应于肉眼不易分辨结肠损伤范围，单纯修补术可能增加漏的危险性；广泛的钝性结肠损伤或缺损，损伤超过结肠周径 25% 者；邻近的多处结肠损伤；结肠系膜血管损伤导致结肠血供障碍，须行节段性结肠切除术。

(2) 结肠造口术：结肠造口是降低结肠损伤病死率的简单、安全和可靠的手术方式。造口的目的是使粪便转流，减轻腹腔内感染，保证结肠损伤修复处愈合，避免结肠修补处或吻合口瘘。

① 适应证：a. 不具备上述结肠一期修补或切除吻合条件者；b. 同时存在多个脏器损伤，尤其是胰腺和泌尿系损伤；c. 结肠修复或吻合完整性和可靠性有疑问时。

② 结肠造口手术方式：襻式造口、远端肠道关闭近端肠道单腔造口和双腔造口术。应根据损伤的部位、程度、腹腔污染程度等选择。近端肠道保护性造口术适用于结肠修补或切除吻合后，尤其适应于升结肠、降结肠固定部位的结肠损伤。近端肠道保护性造口可采用襻式造口术或双腔造口。如果左侧结肠损伤，可采用近端横结肠或末段回肠保护性肠造口术，右侧结肠损伤多采用末段回肠保护性肠造口。末段回肠造口优点是二期回肠还纳术较简单。结肠损伤严重时，可行切除损伤肠段后双腔造口术，也可采用切除损伤肠段后远端肠道关闭近端造口术。

(3) 结肠外置术

① 适应证：广泛的肠壁损伤，结肠襻活力存在疑问，修补困难或修补后可能瘘者，伴有严重的多发伤。

对修补和吻合存在疑虑时，可将损伤结肠襻外置5～10天，待愈合后再回纳腹腔。外置术手术操作简单，不必行广泛的解剖分离，特别对危重伤员争取抢救时间有益。缺点是住院时间长、并发症多、需再次手术，有些部位如升结肠、肝曲外置困难等。适应证包括：有广泛的肠壁损伤时，结肠襻活力存在疑问时，修补困难或修补后可能瘘者，伴有严重的多发伤。

② 手术方式：包括结肠修补后外置术和损伤肠襻直接外置术两种。结肠修补后外置术优点是不会造成腹腔内感染；裂开则改为造口，无须二次手术。但是，结肠外置并发症发生率达36%～50%，其中肠梗阻占21%。因此，结肠外置术应用已日渐减少。张连阳等报道“结肠腹膜外置术”，将结肠损伤处的前方、外侧、后方侧腹膜缝合于结肠损伤处附近，使结肠修补处或吻合口置于腹膜外，表面有皮肤覆盖。与结肠腹壁外外置术相比，减少了并发症，即使发生术后渗漏也可避免腹膜炎的发生。

术后应加强抗感染，做好结肠外置和造口的护理，积极防治各种感染、结肠外置和造口等并发症。

三、直肠肛管损伤

（一）定义

由于有骨盆保护，直肠肛管损伤较少见。直肠肛管闭合伤以骨盆骨折引起继发性损伤较多见；开放伤有刺伤、火器伤及同性恋经直肠性交造成损伤等；医源性损伤包括内镜损伤、术中损伤、灌肠损伤和产妇分娩时撕裂伤等。

（二）病因及分级

1. 病因

(1) 钝性伤：肛管直肠受到物体撞击，如坠落、车祸。导致肛管撕裂、直肠刺伤和穿孔。

(2) 火器伤：枪弹伤、刺伤。

(3) 医源性损伤：内镜损伤、手术中损伤、灌肠损伤和产妇分娩时撕裂伤。

(4) 同性恋经直肠性交造成损伤。

2. 直肠肛管损伤的分级

(1) 直肠和肛管损伤为三类：①腹膜内直肠损伤，指腹膜反折以上损伤；②腹膜外直肠损伤，指腹膜反折以下、肛提肌以上的直肠损伤。③肛提肌以下的肛管损伤，包括括约肌及其周围皮肤的损伤，常合并会阴部撕裂伤、阴道损伤等。

(2) 直肠肛管损伤的分级美国损伤学会提出的直肠损伤分级见表25-2。

表25-2　美国损伤学会直肠损伤分级

级　别	损伤程度
Ⅰ	无血供障碍的挫伤或血肿 不完全性撕裂
Ⅱ	全层裂伤，＜50%的肠周径
Ⅲ	全层裂伤，≥50%的肠周径
Ⅳ	全层裂伤，合并会阴撕裂
Ⅴ	节段性血供障碍

注：多处伤分级增加一级

3. 直肠肛管损伤的特点

①直肠内粪便成形，细菌含量多，损伤后污染严重；②直肠周围结缔组织疏松，易发生严重感染；③直肠损伤常伴盆腔脏器及骨盆损伤，如骨盆骨折、后尿道断裂等；④并发症较多；⑤直肠肛管损伤少见，容易误诊、漏诊。

（三）辅助检查

1. 腹腔穿刺术

腹腔穿刺术在腹部创伤的辅助诊断中占有重要的地位。腹腔内有200ml以上液体时，可获得阳性结果。怀疑腹膜内直肠损伤，如果腹腔内抽出0.1ml不凝固血液，或者粪性液体，均为腹腔穿刺结果阳性，穿刺阴性者也不能否定无直肠损伤。

2. 腹腔灌洗术

腹腔灌洗术是腹部创伤最有用的辅助检查，诊断准确率优于腹腔穿刺，约为98.5%。具体操作方法：排空膀胱，腹胀者予以胃肠减压。取仰卧位，在脐下正中线3～5cm区域麻醉，做小切口或直接用套管针穿刺，插入有侧孔的塑料管进入腹腔。滴入等渗盐水或平衡盐液约1000ml，约在15min内滴完。如果病情稳定，无其他禁忌证，置患者于头低足高位数分钟，或将患者转侧后平卧。然后，依靠虹吸作用，引流出腹腔灌洗液。流出的灌洗液至少应在500ml以上。灌洗液结果判断标准：①引流出10ml以上无凝块的血性腹腔灌洗液，表明腹腔内有出血；引流血液少于10ml为可疑。②红细胞计数＞0.1×10^{12}/L、白细胞计数＞0.5×10^{9}/L。③发现有混浊粪性液体。均为腹腔灌洗阳性，表示有腹膜内直肠损伤。

3. 血常规

红细胞、血红蛋白、血球压积下降提示直肠出血；白细胞升高直肠损伤穿孔后伴有腹腔感染。

4. X 线片

怀疑有腹膜内直肠损伤，在病情允许时，可行 X 线检查。腹部 X 线片可发现膈下有游离气体、弹头等金属异物。

5. B 超和 CT

直肠损伤后，粪便流入盆腔，CT 能够发现盆腔粪性块影，或者盆腔积液。

6. 结肠镜或直肠镜

如果病情稳定，可行结肠镜或直肠镜检查。有时可发现直肠破裂部位。

7. 腹腔镜

适应于腹腔感染不重直肠损伤患者，并且是腹膜内直肠损伤。可探查直肠损伤程度、部位，以及腹腔污染程度。

（四）直肠肛管损伤的临床表现及诊断

1. 临床表现

腹膜内和腹膜外直肠损伤，有不同的临床表现。

(1) 腹膜内直肠损伤：成型的粪便进入腹腔临床表现较轻，稀便流如腹腔临床表现较明显。有腹痛、腹胀，压痛、腹肌紧张、反跳痛，肠鸣音消失等腹膜炎症状体征。直肠损伤常有便血较明显，直肠指检指套上染血。

(2) 腹膜外直肠损伤：腹痛不明显，可无腹膜炎表现。主要表现为肛门出血，会阴部、肛门疼痛，里急后重、肛门坠胀等。有时直肠出血或局部疼痛是唯一症状。如果直损伤同时累及膀胱、尿道，尿液和粪便即会互相沟通而排出。

2. 诊断

直肠肛管损伤早期症状易被其他脏器损伤症状所掩盖，在诊断时应注意如下两点：①重视受伤史及伤道情况，如果骨盆损伤及砸、压伤患者出现腹膜炎体征，应注意有无直肠损伤；②明确直肠肛管损伤后，应注意有腹腔内实质性脏器破裂、多发肠破裂，以及泌尿生殖系统器官损伤。

肛管损伤部位表浅，也容易诊断，但应判断是仅为肛管撕裂伤，或者合并括约肌损伤。

腹膜内直肠损伤诊断：腹痛伴有弥漫性腹膜炎是腹膜反折以上直肠损伤的特点，但有时腹膜炎体征不典型，而表现腹胀及严重的全身中毒感染症状。

腹膜外直肠损伤的诊断较困难，出现以下临床表现，应考虑直肠损伤的可能：①有下腹部、臀部、骶尾部、肛门周围及会阴部有外伤史；②出现便血、腹痛、肛门坠胀症状；③有血尿或尿液从肛门流出；④剖腹术中见直肠周围、腹膜外血肿形成。⑤肛管直肠指检，发现直肠有破裂口或指套染血。

疑有直肠损伤而指检即使阴性，也应行直肠或结肠镜检查，可发现直肠破口及损伤程度。X 线立位片示膈下有无游离气体，还可以了解有无骨盆骨折和异物存留。腹穿有无血性或粪性渗液。对疑有尿道或膀胱损伤时可进行导尿或逆行照影。

（五）直肠肛管损伤的治疗

1. 腹膜内直肠损伤

(1) 一期修补术：若直肠损伤时间短、直肠空虚、损伤肠壁无明显炎症改变时，可行直肠伤口一期修补。

(2) 修补 + 近侧结肠去功能性造口：伤口较小时可双层修补，然后近侧结肠去功能性造口。

(3) Hartmann 手术：直肠段损伤重，如毁损伤等，应切除损伤直肠段，远端直肠关闭，近端直肠或乙状结肠提出腹壁造口。

2. 腹膜外直肠损伤

(1) 去功能性结肠造口术：该术式是直肠损伤治疗的基本原则，可根据具体情况选择应用以下 5 种方式。

① 标准式襻式造口：与端式造口相比，具有造口操作简单、快速、还纳容易的优点。

② 远端肠道关闭法襻式造口：关闭襻式结肠造口的远侧端，达到完全转流目的。也具备造口操作简单、快速、还纳容易的优点。

③ 双腔造口：将用于造口的乙状结肠完全断开，结肠近远端端式造口。双腔造口优点是达到远端肠管完全断流的目的。

④ Hartmann 手术：即近端端式造口、直肠远端关闭于腹腔内。用于直肠有严重、广泛的损伤，修补有危险，可能发生盆腔并发症时。

⑤ 经腹会阴直肠切除、乙状结肠造口：用于腹膜外直肠严重毁损伤时。

(2) 直肠伤口修补

① 腹膜内直肠损伤：适应证包括容易显露的

直肠损伤；在显露探查直肠周围脏器，如膀胱、髂内血管、阴道时，同时发现的直肠损伤；伴泌尿生殖系统损伤时，应修补直肠伤口，避免形成直肠尿道瘘。

② 腹膜外直肠损伤：由于经腹途径直肠显露损伤困难，一般不做直接伤口修补，只要行去功能性结肠造口术，感染能够得到控制，未经修补的直肠损伤，一般都能自行愈合。适应证仅为术前已行肠道准备的盆腔、会阴部手术中意外损伤者。

Serra-Aracil X 等报道，使用经肛门内镜微创手术（TEM）进行直肠损伤的修补，可以避免开腹手术带来的损伤，又能修补经肛手术无法修补的直肠位置。

③ 骶前引流术：用于腹膜外直肠伤口已经修补者，肛提肌上方的直肠周围形成感染或脓肿患者。

④ 远侧直肠灌洗：主要用于直肠旁间隙有粪便者，行远端直肠灌洗和清洗直肠旁间隙粪便污染。如果单纯远侧直肠灌洗，虽然可以减少直肠内细菌数量，但是，可能因灌洗液流入直肠周围，造成直肠周围感染。是否应用远侧直肠灌洗争议较大。事实上多数直肠损伤者的直肠相对空虚，大多数粪便可手法掏出，常不需直肠灌洗。

3. 肛管损伤

(1) 单纯清创缝合术：适应于浅小的外伤。

(2) 乙状结肠造口术：适应于肛管损伤的伤口大而深，累及括约肌和直肠者。应仔细清创，保留尚未累及的括约肌，并修复损伤的直肠和括约肌，尽量保存肛管的功能。

(3) 分期手术：对括约肌损伤应分期手术。一期行去功能性乙状结肠造口，肛管及括约肌损伤处清创后修补。二期行肛管成形术，一般在感染控制后1～2个月进行。三期行乙状结肠造口还纳术。手术后2～3个月伤口愈合后应定期扩张肛管和直肠，防止狭窄。

(4) 经腹会阴直肠切除、乙状结肠造口术：适应于肛管、肛门括约肌、腹膜外直肠严重毁损伤。

术后应加强抗感染、保持引流管通畅，及时处理局部伤口。防止形成早期并发症，如直肠肛管周围脓肿、直肠阴道瘘、直肠尿道瘘等。后期若发生肛管直肠狭窄，可给予扩张、狭窄成形、狭窄切除等处理。如果出现肛门失禁，应行括约肌修复、生物反馈治疗，以及括约肌移植。

四、述评

近 30 年来，随着创伤体系建立、伤后确定诊断和手术处理时间缩短、液体复苏和抗生素进展、麻醉技术提高等，结直肠损伤的救治水平有了明显提高。但仍存在不能早期诊断、腹膜外结直肠损伤漏诊率高、过多选用转流造口手术、并发症发生率多（15%～75%）等问题。对上述几个主要问题进行评述。

（一）影响结直肠损伤的术前早期诊断因素

1. 结肠内容物已成型，流动性小，扩散慢，腹膜刺激征不明显，早期症状局限而隐蔽。

2. 腹膜后结肠损伤后，临床表现更加隐匿。

3. 和平时期以钝性损伤多见，临床表现不典型时是否剖腹探查常常困扰外科医师。

4. 无明显症状的结直肠损伤，非专业医师更容易漏诊。

5. 伤情危重，往往救治的重点是确定性止血手术、复苏，结肠损伤容易漏诊，失去早期诊断机会。

6. 意识障碍者，结直肠创伤更容易漏诊。

7. 腹部损伤，尤其是空腔脏器损伤，迄今为止仍然缺乏敏感性和特异性的影像学诊断手段。

（二）合理选择手术方式问题

Singer 等对 1996—2001 年随机性前瞻性试验进行 Meta 分析，结果表明：结肠穿透性损伤一期手术优于传统手术。国内郭有生等报道一期手术率达 90.6%，这表明一期手术是安全可行的。结肠造口术是传统处理结肠损伤的方法，但需要再次手术，增加了手术的危险性、患者痛苦和经济负担。然而，一期手术避免了再次手术给患者带来的痛苦，并且提高了术后的生活质量，减轻了患者的经济负担。

（三）防治感染问题

结直肠损伤术后感染发生率，与手术方式的选择无明显相关，与患者入院时损伤的严重程度及血流动力学的改变有关。结肠肠损伤防止感染应注意以下问题：①术中做彻底清创和冲洗，降低腹腔内细菌负荷。②术中、术后静脉应用强力、广谱抗菌药，还可同时进行肠腔和腹腔途径给药，如术中经结肠低压灌洗，术后经腹腔引流管灌注。③术毕充分引流。④腹腔脓肿形成则应及时手术引流。⑤围术期对合并伤的患者，合理使用强力广谱抗生素，是一期手术成功的重要保障。

第26章 肠 瘘

肠瘘是指在肠与其他器官或与腹腔、腹壁外的异常通道。肠瘘可分为内瘘和外瘘。常与肠相通或与其他空腔脏器相通，其内容物不流出肠腔外者称内瘘，如胆囊十二指肠瘘、直肠膀胱瘘、直肠阴道瘘等。肠瘘穿破腹壁与外界相通的称为外瘘，如小肠瘘、结肠瘘等。情况复杂时可出现内瘘与外瘘同时存在的情况。目前肠外瘘仍是腹部外科手术最棘手的病症之一，它不仅可以引起严重感染，还可以引起严重的电解质紊乱和营养不良，病死率较高。

一、病因和病理生理

（一）病因

产生肠瘘的原因很多，先天性形成肠瘘比较罕见，如卵黄肠管未闭形成的肠瘘，先天性白细胞减少引起的右下腹膜炎形成肠瘘等。后天性形成肠瘘又可分为创伤性和非创伤性两大类。

在创伤性方面，开放伤为主要原因，但处理不当的闭合伤亦可发展成肠瘘。另外放射损伤和外科手术亦是最常见的创伤原因，腹腔手术中操作的误伤，胃肠吻合口愈合不良，切口裂开及腹腔内感染脓肿形成甚至异物的残留均可导致肠瘘；放射治疗或消化道内镜检查、治疗所引起的肠道损伤亦可导致肠瘘。

在非创伤性方面，急性或慢性炎症最常见如阑尾炎、憩室炎，由此发展到弥漫性或局限性腹膜炎，腹腔脓肿、肠梗阻和肠穿孔后均可发展为肠瘘。特异性感染如肠结核也有引起肠壁坏死穿孔成瘘的可能。晚期肿瘤浸润破溃及炎性肠病（IBD）同样也可发展为肠瘘。

（二）病理生理

肠外瘘发生后其症状和对全身的影响随肠瘘的位置、大小和原发病而异。肠液除含有电解质、水分外，还有细菌、消化酶等。肠液溢出肠腔外而引起病理生理改变，主要涉及氧失衡、水电解质失衡、营养不良、感染和器官功能障碍等方面，这些病理生理改变可以相互影响，形成恶性循环。

1. 水电解质失衡

肠瘘所造成的水、电解质、酸碱失衡与消化液丢失相关，根据瘘口的位置，消化液丢失的不同而各异，常见的如低钾血症、低钙血症、低磷酸盐血症等。临床处理中应根据水电解质失调程度结合患者临床表现适当补充，尤其要注意肠瘘患者对治疗不当耐受性较普通患者低，其治疗处理须综合考虑原发疾病、瘘口位置、患者营养状态等多个因素。

2. 缺氧

肠瘘患者主要是肠瘘合并感染可致呼吸性缺氧，肠瘘合并消化道出血或长期营养不良导致贫血，形成血液性缺氧和低血容量性缺氧。

3. 营养不良

营养障碍首先是因为摄入不足，肠瘘患者无法摄入足够的营养物质或摄入后无法充分消化吸收；其次，肠瘘患者继发感染引起发热会提高代谢率，营养需求增高；另外，肠瘘本身或其并发的腹腔内感染等造成的营养素的丢失，患者往往合并低蛋白血症。

4. 感染

肠瘘患者形成感染的原因有多个方面，肠液含有较多的消化酶，外溢后侵蚀瘘周围组织。在此基础上，肠瘘含有较多的细菌可以导致局部感染，形成腹腔内脓肿，腹腔内的肠液虽经引流但不充分或流出量不大而自行局限，其后将出现局限性腹膜炎或脓肿，仍可导致全身性感染、多器官功能障碍或衰竭。如漏出的肠液未能得到有效引流，将污染整个腹腔形成弥漫性腹膜炎，进而发生全身性感染与多器官功能障碍甚至多器官衰竭。感染是导致肠瘘患者死亡的首要原因，南京军区南京总医院报道1168例肠外瘘治疗效果，其中5.5%患者死亡，而其中因感染死亡的占92.3%。

5. 多器官功能障碍

严重感染、免疫功能低下及营养不良等因素可以导致脓毒症，其形成也受创伤、休克、高代谢、热量缺乏和再灌注损害等多因素作用。机体受到严重损伤、严重感染后形成脓毒症，根据其生理、代谢变化，经过休克、复苏、持续高代谢后形成多器官功能障碍。多器官功能障碍是脓毒症恶化的结果，继续发展即导致多器官功能衰竭，脓毒症和多器官功能衰竭是肠癌患者主要的死亡原因。

二、辅助检查

（一）口服染料或骨炭检查

这是一种经多年实践的检查方法，给予口服亚甲蓝或骨炭后，定时观察创口（每 15 分钟 1 次），记录排出量和时间。但该检查亦有其局限性，因部分肠瘘的瘘口小，瘘管曲折，并不容易在创口处出现染料或炭末，该检查适用于肠瘘形成的初期。

（二）瘘管造影

对于瘘管形成的病例，从瘘口部直接注入造影剂摄片是一简易而有效的诊断方法。这种造影不但可以显示瘘管的部位、大小、路径，与肠瘘相关肠襻的关系，还可观察肠壁瘘口与腹壁瘘口间有无脓腔、瘘管是否完整等。能够较完整地了解肠瘘的情况。

（三）胃肠道钡剂检查

全消化道钡餐和钡灌肠可以了解胃肠道整体情况，判断肠瘘位置及其上下端肠管情况。对于明确造成肠瘘的原发病，制订治疗方案有参考价值（图 26–1）。

（四）CT、MRI 及 B 超检查

这些检查有助于腹腔脓肿的定位诊断（图 26–2 和图 26–3）。CT 检查尤其适用于肠襻间与隐匿部位的脓肿。B 超检查受腹内肠胀气影响较大，B 超引导性穿刺对腹腔内脓肿的诊断和治疗意义重大。

三、临床表现及诊断

（一）临床表现

肠外瘘的临床表现差异极大，各种类型的肠外瘘表现各不相同，即使同一位置的肠瘘，不同患者表现亦有不同，总体而言，其临床表现可分为腹部表现和全身性表现两类。

1. 肠外瘘的腹部表现

(1) 瘘口：腹壁瘘口可分为三类，第一类为管状瘘（tubular type fistula），腹壁瘘口与腹壁外口之间有一段不同长短的瘘管，瘘管附近可能存在着一脓腔，是肠外瘘最常见的类型，有不经手术自行愈合的可能，但肠液先流至腹腔而后溢出腹壁外，易有腹腔

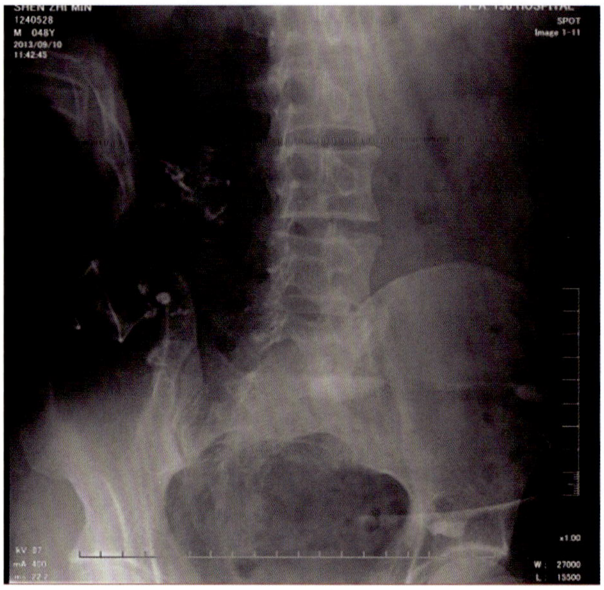

▲ 图 26–1 腹腔窦道形成合并肠瘘

经腹壁窦口插管推注造影剂示：窦道显影，向内后上走形，长约 5.5cm，近段管腔稍增粗，边缘不光滑，其旁分叉，见一细线样窦道于结肠相通，长约 0.8cm，造影剂经肠腔弥散

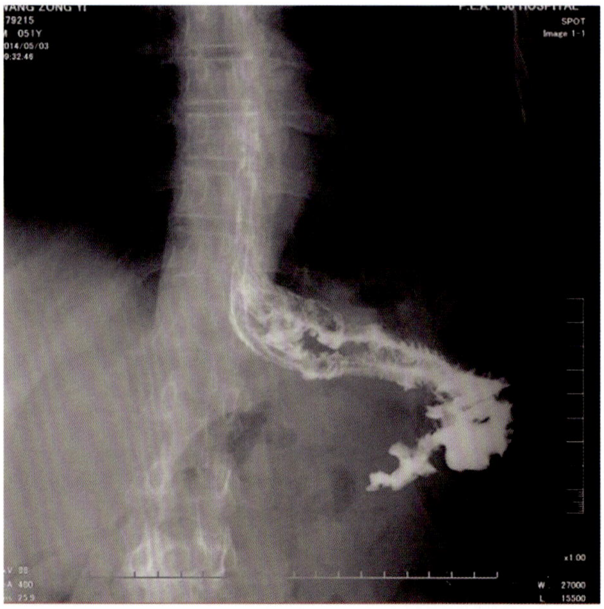

▲ 图 26–2 胃癌术后十二指肠盲端漏

胃癌术后复查，口服造影剂示：膈下吻合口宽约 1.0cm，边缘光滑，食管 – 小肠吻合口通过顺畅，未见狭窄及瘘，胃肠营养管位于空肠，少量钡剂经十二指肠盲端进入腹腔

内感染。第二类是唇状瘘（stomal type fistula），肠壁瘘口与腹壁瘘口紧贴，多系肠襻暴露在腹壁外，肠瘘形成后肠黏膜外翻与腹壁皮肤愈合形成唇状。唇状瘘的肠液直接流至腹腔外，腹腔内感染较轻，但肠液流出量较管状瘘多，几乎均需要手术治疗。第三类是断端瘘（disrupted fistula）肠管全部或部分断裂，肠内容物全部由瘘口流出，多系手术人工造口所致，病理性引起很少见，外形与管状瘘类似，但必须手术治疗。

(2) 漏出物：由瘘口位置决定，十二指肠瘘和上段空肠瘘流出液内含大量胆汁和胰液，刺激性和腐蚀性很强，易导致瘘口周围皮肤腐蚀、糜烂。下段空肠瘘常溢出淡黄色蛋花样液体，也有较强腐蚀性。回肠瘘刺激性较轻，性质较黏稠。结直肠瘘则多呈成形粪便。

(3) 腹壁：由于瘘口周围皮肤受到漏出液腐蚀，患者常觉腹壁疼痛，反复感染，溃疡形成及多次手术形成腹壁瘢痕，瘘口周围腹壁若存在缺损亦可形成疝。

(4) 腹腔内感染：肠外瘘的各个阶段患者均有腹腔内感染的风险，常常表现为肠襻间脓肿，膈下脓肿，肝下脓肿及瘘管周围脓肿等。

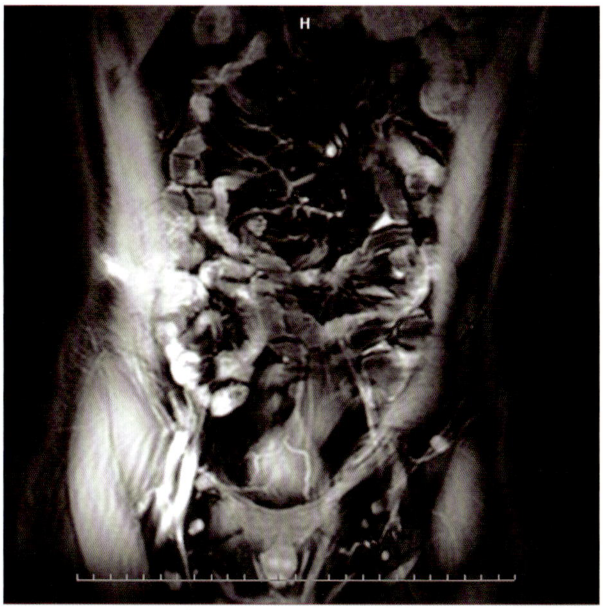

▲ 图 26-3　肠瘘 MRI 表现

原阑尾切除术引流管拔出后复查，现 MRI 示回盲部肠壁周围可见少许线片状不均匀 T_2 高信号，可见一条状斜行稍长 T_1 长 T_2 信号影，由回盲部内后方向前外侧走行经腹横肌、腹内斜肌、腹外斜肌、皮下组织至皮肤与外界相通，长约 3.45cm，宽约 0.62cm，皮肤周围软组织可见线片状不均匀 T_2 高信号

2. 全身表现

(1) 内稳态失衡：尤其在高位、高流量瘘明显。由于大量的肠液丢失，出现水与电解质失衡和酸碱代谢紊乱，常见有低钾、低钠血症，低蛋白血症，酸血症。当瘘口的位置甚高、胃液的丢失量大，则可有代谢性碱中毒，或者是感染较重而有脓毒症时，患者呼吸加快，出现呼吸性碱中毒。

(2) 营养缺乏：在肠外瘘的初期，如患者原先营养状态良好，早期并无消瘦等营养不良的现象，主要表现以低蛋白血症为表现的蛋白质营养不良，但是，在腹腔感染较重、禁食时间较长后便可迅速出现营养不良，主要表现为体重下降，皮下脂肪消失，骨骼肌萎缩。同时血清内脏蛋白质下降称为混合性营养不良。

(3) 感染：肠瘘感染多为革兰阴性杆菌，发生后如未能得到及时引流，肠液外溢对周围组织腐蚀，细菌侵入，将发生弥漫性或局限性腹膜炎以至腹腔内脓肿形成。腹腔感染严重时，也可导致全身性感染甚至多器官功能障碍甚至衰竭。感染是导致肠外瘘患者死亡的主要原因，可占死亡患者的 80%～90%。

(4) 多器官功能障碍：是肠瘘最严重的结果。肠外瘘并发的多器官功能障碍，常见的有肺炎及呼吸功能障碍、胃肠道出血、肝损害、心损害、肾功能损害、凝血机制障碍、中枢神经系统损伤等。上述器官或系统的功能损害。这些功能障碍可以是单发或多发，继续进展就出现功能衰竭。

（二）诊断

肠瘘的症状体征往往比较明显，当发现创面有肠液、粪便、气体溢出，看见显露的肠管或肠黏膜，很容易确诊。但是，当瘘孔较小或瘘管曲折，尤其是腹膜后结肠瘘，肠内容物位置隐蔽，临床表现为创口持久不愈或愈后又破溃，或者出现腹膜后软组织感染与全身毒性症状，而创口部仅有肉芽组织不健康与脓性分泌物增多的现象。这种情况下单从临床观察很难诊断有瘘，需要结合辅助检查结果来判断。

四、治疗

肠外瘘病理生理改变复杂，根据不同病理生理状态治疗策略不同，可以可归纳为下列几个方面。

（一）维持内稳态平衡

肠瘘尤其是高流量瘘（空腹时肠液流出量>500ml/24h），可以迅速发生水电解质及酸碱失衡，应根据肠液的流失量及时静脉补充适量的液体与电解质。由于肠瘘患者每日输液量较大，必要时可采用中心静脉置管输液，能保证液体和电解质的输入。

（二）控制感染

感染是肠外瘘治疗失败、患者死亡的主要原因，造成感染严重的原因是肠液溢漏至腹腔而未能得到引流。感染的控制首先要及时将漏出的肠液引流至体外。可采用双套管持续滴水冲洗负压引流。当出现有瘘与腹膜炎时，宜及时行剖腹探查术，清除腹腔内的肠液及分泌物，吸尽腹腔内积存的脓性肠液，特别是注意吸尽腹腔间隙与肠襻间的肠液，并以大量等渗盐水清洗至液体不再混浊，后置放有效引流。肠外瘘的初期多有局限性腹膜炎或脓肿存在，它先有吻合口或缝合口附近小的溢漏，形成感染、脓肿，后逐渐增大直至破裂，在瘘口处于逐渐变大的过程中，应用吸引的方法及时去除外溢的肠液，减轻肠液对瘘和周围组织的腐蚀作用，迅速控制炎症感染，促进瘘口愈合。

（三）营养支持

在肠液流出量大的患者，营养支持是治疗重点。在 20 世纪 70 年代以前，因营养不良而死亡者，约占肠外瘘死亡率的 48%。在此之后，随着营养支持的发展，肠瘘患者的营养支持逐渐得到解决，通过营养支持治疗，可以提高患者的血浆蛋白水平，改善部分并发严重腹腔感染患者的高代谢状态；感染的控制结合营养支持的广泛营养，肠外瘘的治愈率已提高至 90% 左右。

患者的代谢在应激早期处于高分解状态，此时给予营养支持不能逆转该状态，反而会加重器官负荷，损害其功能。所以，治疗肠外瘘时，应首先补充丢失的液量与电解质，减少肠液的流出量与控制感染，营养支持治疗大部分选择在肠外瘘发生后的 3～5 天，内环境稳定之后再开始，此时患者生命体征稳定、内环境基本平衡。营养支持途径可分为肠内营养与肠外营养两种。

肠外营养支持可采用周围静脉或腔静脉途径。由于应激患者在炎性细胞因子影响下会出现明显的胰岛素抵抗，高糖血症发生率很高，容易发生各种并发症。所以肠外营养支持时建议采用糖脂混合能源，减少葡萄糖用量，以便于控制血糖，肠外营养物质供给可以按照 1.5～2.5g/（kg·d）供给氨基酸，非蛋白质热量可按 25～35kcal/（kg·d）供给。长期肠外营养可发生胆汁淤积及肝功能损害、感染、肠道屏障功能障碍和肠道细菌移位等并发症。所以当肠瘘患者腹腔感染已被控制，有足够长度供消化吸收且通畅无梗阻的小肠，就具备实施肠内营养的条件。

实施肠内营养越早越好。成功的关键是建立管饲途径，可随患者的情况加以选择。可通过瘘口向远端置管，插入鼻胃管输入营养液。对于十二指肠瘘及高位空肠瘘，可在胃肠镜下将胃肠管越过瘘口以远实施肠内营养，必要时也可开腹做瘘口远端悬着高位空肠造口。对于低位小肠瘘及结肠瘘，待窦道牢固后可直接口服肠内营养液或无渣饮食。在某些高位肠瘘，如有大量胆汁、胰液的丢失，可将漏出液收集与管饲饮食混合后从远端肠管灌入回输，称为回收并灌入法。肠内营养有较多的优点，应首选这一途径。肠内营养制剂有要素膳、短肽类和整分子模式及匀浆饮食等，可根据患者情况制订个体化方案。肠内营养时应从低剂量、低浓度、低输注速度开始，逐渐增加且同时密切监测消化道的耐受性。

总之，肠外瘘营养支持的方法应根据病情与病程而定。根据患者具体情况采取肠外营养和肠内营养的分阶段应用或联合应用。

（四）肠外瘘的局部处理

肠外瘘的局部处理包含着肠壁瘘口与腹壁瘘口，瘘管及邻近的脓腔、腹壁瘘口周围的皮肤等部位的处理。瘘口局部处理的好坏可以直接或间接影响治疗的效果。良好的瘘口局部处理可获得减轻瘘周围皮肤糜烂、疼痛；减少周围组织的侵蚀、出血等并发症；有利于控制感染；减少肠液的流失利于维持内稳态平衡及营养供给的效果。首先要有效的清除溢漏的肠液，促进肠外瘘的自然愈合，设法恢复肠道连续性。常用的瘘口局部处理方法有引流，外堵，内堵，瘘口周围皮肤处理等。

(1) 引流：一般采取双腔负压负压引流：这是最基本而重要的瘘口处理方法，能及时将溢出的肠液引流到体外。

(2) 外堵：可采取水压、管堵、黏合胶等方法，主要适用于管状瘘，治疗时间在 3 周左右。水压是以一直径与瘘管直径相似的导管，前端成平头状，插入瘘管，距肠壁瘘口 1～1.5cm，尾端接无菌盐水滴瓶，瓶距患者高 1.0m，每日均匀滴入等渗盐水 1000ml，水将灌入肠腔而不沿导管外溢，肠内容物也不能外溢。管堵法的基本原理与方法近似水压法，但是以管径相同的盲端管塞人瘘管，肠液不能外溢，瘘管逐渐愈合。黏合胶是应用 α- 氨基丙烯酸酯或纤维蛋白胶灌于瘘管内形成固体将瘘管堵塞。

(3) 内堵：内堵适用于唇状瘘，经负压引流后，肠黏膜与皮肤附着，不能自愈。因无瘘管，不能应用外堵的方法，但肠壁瘘口即显露在腹壁表面，可采用硅胶片内堵的方法。应用内堵法要求肠黏膜与腹壁皮肤已愈合，瘘口周围组织较为牢固；经造影或探查，瘘口所在肠段无梗阻；瘘口附近组织中无感染或脓腔存在。硅胶片系中心部较厚（2～3mm）而周围部分甚薄（0.3～0. 5mm），直径 3.0～9.0cm（或更大），特制的圆形片，卷成筒状置入瘘内，后任其弹起成瓦筒状而将瘘口严密堵住，内堵法有可能造成瘘口扩大，感染加重，嵌顿，肠黏膜损伤或肠道梗阻等并发症，需要谨慎选择。

（五）促进肠瘘快速自愈

组合应用生长抑素和生长激素可促进肠外瘘的自愈。生长抑素有抑制胃肠液分泌，减少肠液溢出，有利于肠瘘形成完整的瘘管，在肠瘘早期，引流肠液的同时，应用生长抑素可以最大限度抑制肠液的分泌，减少肠液的丢失，控制腹腔污染。但同时生长抑素对蛋白质的合成也有负面效应，使用时应注意适时、适度。生长激素是垂体前叶分泌的一种蛋白质激素，通过胰岛素样生长因子发挥作用。肠外瘘患者多因手术和感染处于应激状态，蛋白质合成受抑并过度的炎性反应，应用生长激素能降低分解，促进机体修复，从而有利于创面和肠黏膜的组织生长，加速组织修复，促进肠瘘自愈，两者序贯应用可促进肠瘘愈合。在肠瘘治疗进入后期阶段，无腹腔内严重感染，肠瘘成为低流量瘘时（漏出量＜200ml/d），可同时给予重组人生长激素治疗，能有效地促进机体蛋白质的合成，利于肠瘘的愈合。黎介寿等研究指出生长抑素与生长激素联合序贯应用可明显提高肠外瘘的自愈率（96.5%）。同时应注意营养支持的配合，使用生长抑素时配合全肠外营养；生长激素应配合全肠内营养或肠内肠外营养联合应用。

（六）手术治疗

肠外瘘患者的手术可分为辅助性手术与确定性手术。辅助性手术如剖腹探查术，腹腔冲洗引流术，肠造口术，肠旷置术等，确定性手术有肠瘘局部切除肠吻合术；肠管部分切除吻合术；带蒂肠浆肌层覆盖修补术等；20 世纪 70 年代外科医师多选择早期确定性手术。但术后再瘘的发生率高达 90%，死亡率高达 70%。20 世纪 70 年代以后由于全胃肠外营养的出现及对肠瘘病理过程的进一步认识，提出了引流、等待、再手术原则，使死亡率明显下降。因此，剖腹探查、引流、肠造口等辅助性治疗手术，可按需要随时进行。而那些为消除肠瘘而进行的修补、切除等确定性手术的手术时机选择则决定于腹腔感染的控制与患者营养情况的改善。一般在瘘发生后 3 ～6 个月进行。这主要因为腹腔粘连松解需要 3～6 个月的时间，腹腔粘连越轻，手术成功率越高。肠瘘确定性手术是用切除吻合或修补等方式消除瘘的手术，重建肠道的连续性。90% 的肠瘘可以自愈，对于不能自愈的病例，确定性手术是最终治疗手段，恰当的确定性手术成功率达到 98%。确定性手术的前提条件为控制感染、改善营养。多数研究显示脓毒血症合并营养不良是导致患者死亡的主要原因。在感染没有控制前，不宜行确定性手术。良好营养状况可以提高自愈率和确定性手术的成功率，确定性手术前应尽可能使患者获得最佳营养状态。手术计划应包括松解所有粘连，彻底清除引流脓肿，解除远端梗阻，切除瘘管和坏死组织，用健康、血供丰富的肠管端端吻合。

近年来，有学者提出需要根据患者的整体情况与腹部炎症控制的情况采取早期确定性手术方案。早期确定性手术是指在肠外瘘发生后的早期，一般是 2 周以内行的确定性手术。黎介寿等认为在肠瘘发生的早期实施确定性手术并配合有效的围术期支持，完全可以成功治愈肠瘘，并提出早期确定性手术适应证：①肠瘘发生后 2 周以内；②无腹腔感染外其他严重并发症；③无严重营养不良；④确定性手术不复杂。但目前早期确定性尚缺乏循证医学证据，需要慎重选择。

肠瘘手术的成功除取决于手术时机的选择与手术方式外，还与术后预防肠粘连、腹腔感染、营养支持有关。肠瘘手术可采取肠排列手术或使用防粘连药物以预防术后发生肠梗阻。手术中应以大量等渗盐水冲洗腹腔，放置双腔负压引流管，以减少腹腔内细菌，防止术后腹腔内感染的发生。术后仍应注意肠外营养支持，逐渐过渡到肠内营养支持，保证患者的康复。

五、述评

20 世纪 70 年代之前，肠外瘘的死亡率为 50%～60%，随着现代医学的不断发展，肠外瘘的治疗也有所突破，具有代表性的是国内黎介寿等报道 1971—2000 年收治肠外瘘患者 1168 例，死亡 65 例（5.5%）。肠外瘘的诊治目前虽有诸多显著成就及进展，但其平均死亡率仍高达 10%～20%，与其他外科疾患相比仍属较高，这说明该病的治疗水平仍有待提高。

肠外瘘的治疗的关键首先是早期诊断，一旦有肠外瘘迹象，要及时明确诊断，采取营养支持，维持内环境稳定，适当选取瘘口局部处理方法，为肠外瘘的自行愈合创造条件；如无法自行愈合则尽量减少瘘量，改善肠瘘的局部情况，控制感染，提高患者身体及心理素质为手术创造条件。其次是根据患者具体情况采取适合的手术方式，部分条件允许的患者可以尝试早期确定性手术。治疗过程中应注意营养支持，增强患者应激能力。另外，肠瘘很多都是医源性的，这要求医务工作者严格操作，手术细心规范，避免肠瘘的发生。

第27章　痔

痔是结直肠肛门外科最常见的疾病之一。国内外古老的医学文献中早已对痔的诊断和治疗做了相关记载，可是直到20世纪和21世纪，Thomson（1981年）和Bayless（1984年）还在哀叹“痔这一术语的概念现在变得越来越含糊不清了”。许多人常把各种肛门部症状述说为“痔疮”，甚至有些医生对概念的掌握也不准确。很长时间以来，痔的传统概念认为：静脉曲张是痔的本质，痔是病理性组织，只有消除痔体才能根治。由于静脉曲张学说缺乏理论依据，早在18世纪开始，国内外学者已经对这种概念陆续提出质疑，并逐渐被摒弃。

据统计，50岁以上的人群中，50%以上有此病史。不过，很多肛门、直肠疾病都常被误诊为痔，因此，对于临床医师来说，对痔的诊断和治疗有清楚的认识是至关重要的。

然而，痔的本质究竟是什么？这个问题一直没有得到很好的解答。最近30年，随着对痔的解剖学、组织学研究的开展，Thomson（1975年）首先提出了肛垫的概念，认为肛垫是人人均有的正常结构，一般为3个，位于肛肠右前、右后和左正中。当肛垫出现病理性肥大、下移导致出血、脱垂等症状则称为痔病。该学说经过进一步的充实、完善和发展，目前被大多数国内外专家学者和临床医生所认可并接受。中华医学会外科学会结直肠肛门外科学组于2006年制订了《痔临床诊治指南》，明确指出，内痔是肛垫（肛管血管垫）的支持结构、血管丛及动静脉吻合发生的病理性改变和移位；外痔是齿状线远侧皮下血管丛扩张、血流瘀滞、血栓形成或组织增生。根据组织的病理特点，外痔可分为结缔组织性外痔、血栓性外痔、静脉曲张性外痔和炎性外痔4类；混合痔是内痔和相应部位的外痔血管丛的相互融合。

痔的发病率各家统计差异很大，4.4%～36.4%，原因仍在于对痔的认识的不统一。目前主要的学术观点认为痔不是病，是肛管黏膜下层不连续增厚的肛垫，肛垫是正常解剖的一部分，只有当肛垫发生病理性肥大、移位，以及肛周皮下血管丛血流淤滞形成的团块，出现坠胀、疼痛、出血、脱垂或嵌顿等临床表现时才称为痔病。但国内外均称痔病为痔，为了不使读者混淆，本章仍将痔病称为痔，而无临床表现的正常肛垫（痔）则不属于此范畴。

一、病因病理

（一）病因及诱因

痔发病的原因仍不是很清楚，尚无统一的认识。痔虽然是一种局部的病变，但它的形成却与全身有着十分密切的联系。痔的诱因涉及多个方面，以下总结了文献已有报道的诱因，有些已被证实，有的还存在争议。

1. 年龄与性别

痔的发病随年龄增长而增加，45—65岁为发病高峰，这与肛垫支持组织随年龄增加而退行性变有关。女性发病率高于男性，女性在妊娠期、分娩期、产后、月经期好发，与腹压增加、内分泌改变有关。

2. 饮食

低纤维素饮食、过度饮酒、过量食用辛辣刺激性食物及长期无规律饮食等因素，可使盆腔脏器充血而诱发痔。

3. 职业

驾驶员、办公室文员等久坐、久蹲、缺少活动职业者和长期重体力劳动者好发，可能与腹压长期增加有关。

4. 排便异常

便秘患者用力排便、粪便干燥、长时间排便动作，使腹腔压力增高、静脉回流障碍可诱发痔的发生。腹泻患者过多的排便动作、稀便对肛垫黏膜的刺激也为发病诱因。

5. 促使腹、盆腔内压力增高的因素

如妊娠晚期、腹腔内较大肿瘤、前列腺增大等，均可使腹腔内压力增高，静脉回流障碍，盆腔脏器充血而诱发痔。

6. 其他

直肠炎、肛窦炎等局部慢性反复感染，肛门部长期受冷热刺激，气候变化，心理情绪变化，异常性行为等。

（二）发病机制

痔的发病机制有多种学说，其中最具代表性、接受程度最广的有静脉曲张学说和肛垫下移学说。

1. 静脉曲张学说

早在18世纪，Hunter等在解剖人体标本时就已发现痔组织内存在扩张的静脉，并认为它是痔的病因。该学说认为：痔是直肠黏膜下和肛管皮肤下痔静脉丛瘀血、扩张和屈曲形成的柔软静脉团。解剖学研究发现痔静脉丛的静脉壁本身的抗力较弱，容易瘀血，显微镜下可以清楚地观察到静脉扩张、静脉壁萎缩，壁层弹性组织被纤维组织代替，并有炎症细胞，管壁内外有血栓形成。电镜下也观察到痔静脉丛发生曲张、瘀血、间质水肿、静脉回流差。导致痔静脉曲张的原因如下：①痔静脉壁的薄弱；②局部静脉压力的增高。由于门静脉系统无静脉瓣，人长期处于直立的体位导致了痔静脉压力容易升高，各种原因引起的腹内压升高、门静脉高压可导致痔静脉曲张。19世纪以来，该学说曾经占有主导地位。至今仍有一些专业论著、医学辞典将其作为痔的发病机制。

然而，随后人们发现，从刚出生的婴儿到健康成人都存在这种痔静脉丛的扩张现象，这种静脉丛的扩张实际是一种生理现象。Shafic等通过痔静脉丛血管造影发现，痔静脉回流仅向体循环的前列腺（或阴道）静脉丛，而体循环血流不能流向门静脉系，故门静脉高压与痔无关。同时，门静脉高压患者痔发病率并未明显升高，门静脉高压导致的直肠静脉曲张，形态上与痔有明显差异。因此，门静脉高压可导致痔的传统概念也没有依据。

2. 肛垫下移学说

1975年，Thomson率先提出“痔是肛垫组织向远端移位的结果，肛垫是人体的正常组织，在肛门自制中起着重要的作用”。该学说认为：在齿状线上方有宽1.5～2.0cm的环状组织带，在右前、右后和左侧正中形成厚而柔软且高度特化的血管性衬垫，简称肛垫。肛垫组成有：①窦状静脉，即动静脉吻合，窦状静脉瘀血是内痔产生的解剖学基础；②结缔组织；③Treitz肌是介于肛垫和肛管内括约肌之间的平滑肌，具有固定肛垫、防止肛垫移位的作用。肛垫是肛管正常的解剖结构，内含血管、平滑肌和弹力结缔组织，由肛门内括约肌及纵肌发出的连接组织网将肛垫悬吊于肛管，在协助括约肌维持肛管的正常闭合及精细控便等方面起着重要的作用。正常情况下肛垫疏松地附着在直肠平滑肌壁上，排便后借其自身纤维的收缩作用，缩回肛管内。肛垫切除可造成部分患者肛门自制功能受损。

肛垫下移的原因有：随年龄增长Treitz肌和连接组织网出现退化、断裂、扭曲；粪便干燥、长期腹压增加不断牵拉肛垫造成Treitz肌和连接组织网损伤；女性月经、妊娠期某些性激素（如尿促卵泡素、泌乳素、糖皮质激素等）刺激肛垫内激素受体而导致其肥大充血下垂；腹泻等导致肛垫的急性炎性改变而出现病理性肥大和脱垂。显微镜下可见到Treitz肌断裂，黏膜固有层小静脉扩张、瘀血，黏膜下层疏松水肿，有扩张的大小不等的小静脉；小动脉充血、弯曲，管壁厚薄不均，管腔变窄；毛细血管扩张、瘀血、白细胞附壁。肛垫下移学说很好地解释了脱垂性痔的形成机制，是目前普遍接受的学说。

相对于正常肛垫组织中窦状血管结构良好，痔病组织内窦状血管出现结构破坏、组织退行性变、血管内和（或）外弹力板中断和破坏，另外还存在血栓形成和其继发的组织缺血缺氧改变。相对正常肛垫组织中肌纤维、弹性纤维形态较规则、密集，断裂和变形少见，痔组织的Trietz肌、弹性纤维排列紊乱、疏松，呈明显的断裂、变性等异常。覆盖痔组织的黏膜存在明显的损害。痔组织的纤维固定支持结构存在明显的病理学改变，包括Treitz肌、结缔组织在内的肛垫固定支持结构的破坏。肌纤维和结缔组织的病变，使肛垫移位、回缩能力差，排便后难以自行回纳，造成日渐严重的肛垫下移和脱出。而且，这些病变的肛垫在各种理化刺激、低纤维素饮食和不良排便习惯等诱因下更易于发病。因此痔病患者的肛垫是病理性肛垫，其病变包括窦状血管结构破坏和血栓形成、Treitz肌和弹力纤维的排列紊乱、疏松断裂等退行性变，还包括痔表面黏膜的损害。这些病理形态改变是痔发生、发展的重要基础。

综上所述，痔的发病机制有以下几点。

(1) 痔发生的解剖基础定位于肛垫是正确的，已成为共识，在认识过程中曾走过的弯路是：①混淆正常肛垫和痔的区别，或者认为肛垫就是痔组织，或者认为痔是正常存在的组织；②过分强调肛垫的移位，把移位的病理和病理生理概念混同于物理学位置移动概念；③只注意到肛垫移位，而忽略了其组织结构的改变，特别是血管结构的变化，痔虽然不是一个曲张的静脉团块，但毕竟是一个以出血为主要症状、与血管关系极为密切的病变。只有肛垫出现一系列病理变化才能形成痔。

(2) 肛垫发生移位的机制主要是长年累月的排便动作及粪便本身所致的机械性作用，给肛垫造成了损害。

(3) 在肛垫（包括黏膜、实体组织）结构受到损害的较长过程中，肛垫不断地遭受损伤、反复慢性感染，以及肛垫本身已出现的异常条件，再加上很可能存在的各种炎性因子的作用，使肛垫病变继续加重，直至形成痔。

(4) 在痔形成和演变过程中，诸多因素，如个体因素的遗传、先天性结缔组织发育不良等、肛管内压增加影响静脉回流、慢性便秘及腹泻等排便异常、多次妊娠，以及人类所特有的直立位活动等均参与并起作用。

二、分类和辅助检查

（一）分类

痔常用的分类方法是按其所在部位分为三类：①内痔；②外痔；③混合痔。这种传统的分类方法简单、易掌握，在国内外被广泛采用。

1. 内痔

内痔位于齿状线上方，表面为黏膜覆盖，是肛垫的支持结构、血管丛及动静脉吻合发生的移位及病理性改变、肥大。常见于右前、右后、左正中三处，这与痔内静脉丛的位置有关。以出血和脱垂为主要表现。若内痔相连续全部脱出肛门，呈梅花瓣状，称环状内痔；如内痔脱垂水肿不能回纳，称嵌顿性内痔（图 27–1）；嵌顿性内痔发生血循环障碍，出现糜烂、破溃、坏死，疼痛加剧，称绞窄性内痔。

内痔存在病变程度的不同，根据内痔的症状及脱垂的程度又可分为四期，目前常用的是 Goligher 分四期法。

Ⅰ期：痔出血但无脱垂。排便时带鲜血、滴血或喷射状出血，便后自行止血，痔组织不脱出肛门外。内镜检查，在齿状线上可见痔区黏膜隆起，表面不同程度的充血、糜烂、破溃、渗血（图 27–2）。

Ⅱ期：常有痔出血并有脱垂，便后自行还纳。间断性排便带鲜血、滴血或喷射状出血，出血量可能较Ⅰ期减少，但排便时痔组织脱出肛门外，便后能自行还纳。

Ⅲ期：可有便血，痔有脱垂，便后不能自行还纳，需要用手推回（图 27–3）。排便时偶有便鲜血，出血量减少，但便时内痔组织脱出肛门外，或劳累、行走过久、久站及咳嗽或负重等腹内压增高时，痔组织也脱出肛门外，脱出后不能自行还纳，需用手托回或卧床休息，腹内压减低后方可自行还纳。

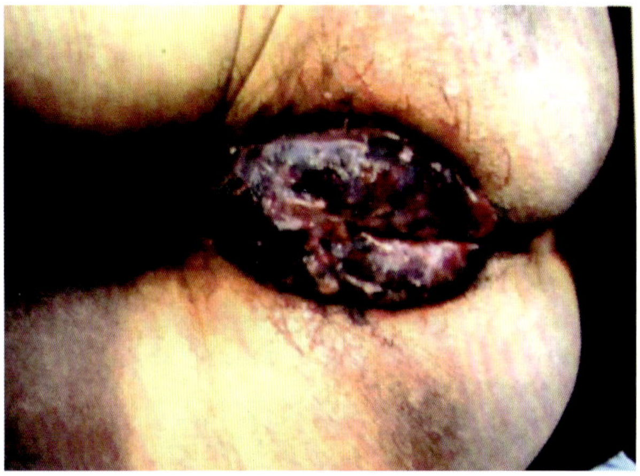

▲ 图 27–1　嵌顿性内痔

内痔呈环状脱出嵌顿，表面糜烂、坏死

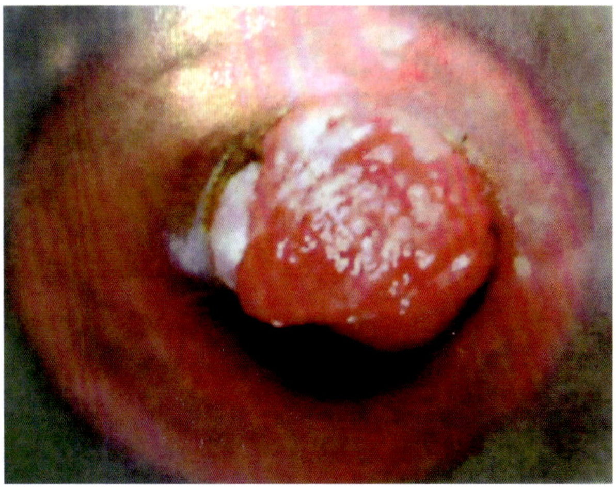

▲ 图 27–2　Ⅰ期内痔

肛门镜下观痔核较小，单发，呈结节状，似花生米，便时出血，但不脱出肛门外

Ⅳ期：可有便血，痔持续脱垂在肛门外，不能还纳，或者还纳后易脱出。排便时偶有便鲜血，内痔组织长期脱出在肛门外，即使用手也不能还纳，或还纳后又立即脱出。

内痔的分期对选择适当的治疗方法具有重要意义，但需要指出的是，分期与症状的严重性不一定直接相关。

2. 外痔

外痔位于齿状线下方，是齿状线远侧皮下血管丛扩张、血流瘀滞、血栓形成或组织增生，由皮肤覆盖，根据组织类型不同分为静脉曲张性外痔、血栓性外痔、结缔组织性外痔和炎性外痔。

(1) 静脉曲张性外痔：也称单纯性外痔，由齿状线以下的外痔静脉丛扩张、纡曲形成。

(2) 血栓性外痔：各种原因引起肛缘静脉破裂，血液在肛缘皮下形成圆形或卵圆形血块（图 27–4）。

(3) 结缔组织外痔：也称皮垂性外痔，痔内无静脉扩张。常由慢性刺激引起结缔组织增生（图 27–5）。

(4) 炎性外痔：炎性外痔是肛缘皮肤因急慢性感染或炎性增生所致（图 27–6）。

3. 混合痔

混合痔为内痔与相应部位的外痔跨越齿状线相互融合而成一整体，具有内外痔的共同特征。内痔发展到Ⅲ期、Ⅳ期时，因脱出的痔组织较大，常累及到内、外痔静脉丛和皮肤、皮下及黏膜组织，多数由内痔逐步加重形成混合痔（图 27–7）。

这种传统的分类方法简单、易掌握，在国内外被广泛采用。但近年国外文献中所提的痔倾向于指内痔，结缔组织性外痔、炎性外痔实际为肛周皮肤病变，国外文献多描述为皮垂（external tag 或 skin

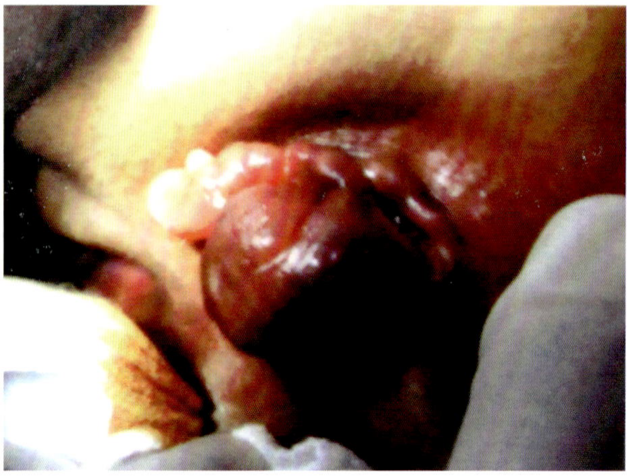

▲ 图 27–3　Ⅲ期内痔
静脉曲张性，伴肛乳头状瘤

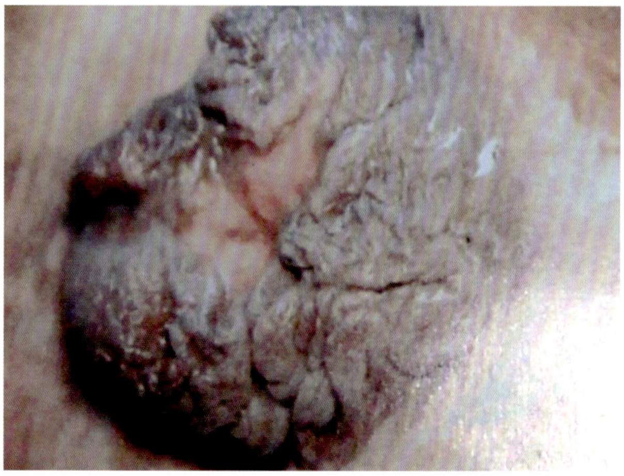

▲ 图 27–5　环状结缔组织性外痔

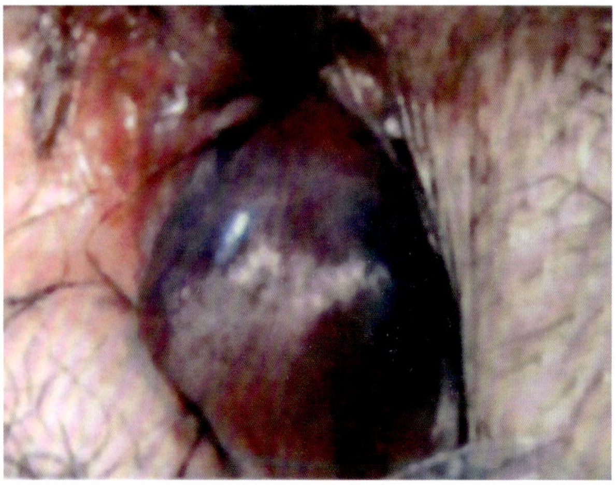

▲ 图 27–4　血栓性外痔

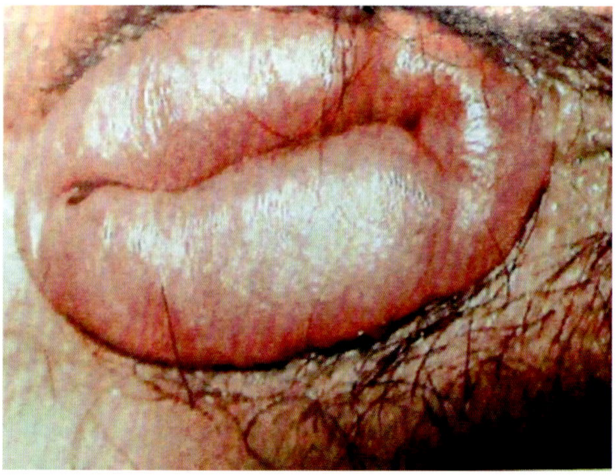

▲ 图 27–6　环状炎性外痔

tab)。血栓性外痔为肛周皮下血管破裂形成的血肿。从痔的发病机制来说都不是真正意义上的痔。混合痔则被描述为“有外部成分的痔”(haemorrhoids with a external component)。

(二)辅助检查

1. 视诊

检查有无内痔脱出，肛门周围有无静脉曲张性外痔、血栓性外痔及皮赘，必要时可行蹲位检查，或者在患者排便后使痔保持脱垂状态下及时观察。观察脱出内痔组织的部位、大小、形态、有无出血及痔黏膜有无充血、水肿、糜烂和溃疡。

2. 直肠指诊

Ⅰ期、Ⅱ期内痔指诊时多无异常。对反复脱出的Ⅲ期、Ⅳ期内痔，指诊有时可触及齿状线上的纤维化组织。直肠指诊可以排除肛门直肠肿瘤、直肠黏膜下肿块和其他疾病，是重要的检查方法。

3. 肛门直肠镜

直视下观察，可以明确内痔的部位、大小、数目和内痔组织表面黏膜有无出血、水肿、糜烂和溃疡等；观察肠腔内有无血迹、肿块，排除直肠内其他病变。

4. 粪便隐血试验

粪便隐血试验是排除全消化道肿瘤、出血的常规筛查方法。

5. 结肠镜检查

以便血就诊者、有消化道肿瘤家族史、本人有息肉病史者、年龄超过 50 岁者、粪便隐血试验阳性，以及缺铁性贫血的痔患者，建议行结肠镜检查。

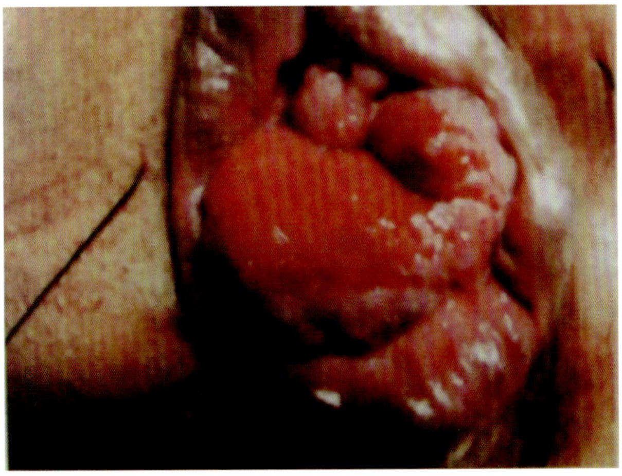

▲ 图 27-7 静脉曲张型混合痔
内痔Ⅲ期伴表面糜烂

三、临床表现及诊断

(一)临床表现

1. 内痔

内痔初期无明显不适症状，临床表现随着痔组织的逐渐增大而出现症状并逐渐明显、加重。便血和肛门肿物脱出是最常见的症状，以及肛门部潮湿、瘙痒和疼痛等症状，并可并发血栓、嵌顿、绞窄及排便困难。

(1) 便血：便鲜红色血是内痔最常见的症状，多见于Ⅰ期、Ⅱ期内痔。Ⅲ期、Ⅳ期内痔出血有所减少。便血常由大便干结、饮酒、吃辛辣刺激性食物或生活不规律及疲劳引起，为无痛性、间歇或反复性便鲜血，便后即自行止血。便血的程度有很大的不同，多为大便表面附着鲜血或便纸染少量鲜血，有时为便时肛门点滴状鲜血，严重者可呈喷射状。如长期反复便血，可出现慢性失血性贫血。

(2) 肛门肿物脱出：Ⅱ期、Ⅲ期、Ⅳ期内痔均可出现脱垂，表现为肛门肿物脱出，多先有便血，后有脱垂，越到晚期脱垂越严重。轻者便后可自行还纳，重者需用手推回还纳，严重者在咳嗽、久站、体力劳动等腹压增加时也脱出肛门外，更严重为脱出肛门后不能还纳。肛门肿物脱出后常伴有局部坠胀感及排便不尽感，严重影响患者的生活及劳动，如果出现炎症、水肿可以造成嵌顿，局部剧烈疼痛，甚至组织缺血、坏死。有的内痔患者出血不明显，而脱垂是其主要症状。

(3) 肛门部潮湿、瘙痒：由于痔组织反复脱垂、长期刺激，直肠末端黏膜发生慢性炎症、分泌增多，同时肛门括约肌松弛，分泌物常流出肛门外，刺激肛周皮肤出现潮湿及瘙痒，严重时还会出现肛周湿疹。

(4) 疼痛：单纯内痔一般无疼痛，可有肛门下坠感或排便不尽感，只有当内痔脱出水肿、血栓形成时，才出现肛门部疼痛，当痔组织嵌顿、感染、坏死时可有剧烈疼痛。

2. 外痔

主要临床表现为肛门部软组织团块，有肛门不适、潮湿瘙痒或异物感，如发生血栓及炎症可有疼痛。

(1) 静脉曲张性外痔：大多无明显自觉不适，行走过久肛门可有下坠或异物感，有时有肛门瘙痒，无疼痛、出血等其他症状。视诊可见肛门周围有圆形或椭圆形的柔软突出物。

(2) 血栓性外痔：常在用力排便后，在肛缘皮下形成圆形或近圆形肿块，突然感到肛门疼痛，肿块越大，疼痛越重，严重者可妨碍行走甚至坐卧不安。视诊在肛缘皮肤可见紫红色肿块，质地稍硬，边界清楚，位置表浅，触痛明显。血栓性外痔皮肤可自行破裂排出血块。

(3) 结缔组织外痔：常由慢性炎症刺激引起，往往无明显不适感，有时有轻微肛门异物、下坠感，常有粪便擦不尽污染内裤。视诊见肛门部大小不等、形状规则的皮赘，表皮皱褶增多、变深，伴有色素沉着，触之柔软无疼痛。

(4) 炎性外痔：肛周皮赘感染和炎性增生，皮赘红肿隆起，伴有灼痛和瘙痒感，排便时加重。视诊见肛门部皮赘或皱襞红肿、充血，触痛明显，有时伴有少量分泌物。

3. 混合痔

混合痔则可表现为内痔和外痔的共同症状和体征，严重时表现为环状痔脱出。

（二）诊断和鉴别诊断

1. 诊断

痔的诊断主要根据有针对性地询问病史、临床表现及专科检查。专科检查应按照视诊、直肠指诊和肛门直肠镜检查的顺序仔细进行。

详细的询问患者的病史，如发病时的临床表现、病情变化过程、发病时间及诊治情况效果，出血、脱垂、卫生问题及疼痛、纤维素和水的摄入情况；另外，大便习惯，包括大便频率、性状及排便的难易程度也应问及；直肠出血患者，应仔细询问家族史，重点询问肠道病史；有恶性肿瘤的患者需要进一步评估，以确定是否存在偶发或继发性的结直肠癌，是否需要对结肠进行进一步评估。视诊注意有无肛周皮肤红肿、皮垂及痔组织脱垂，如为Ⅰ期内痔，则肛周可无明显异常。主诉有脱垂的患者，嘱行排便动作时有利于显示脱垂程度。如为外痔、混合痔则肛周可见明确肿物，血栓性外痔表现为暗紫色肿块，触痛明显。视诊需注意有无肛裂、肛瘘等病变，有助于鉴别。直肠指诊通常不能触及明显肿块，如痔合并炎症明显、局部有血栓形成，则可感觉到直肠下端黏膜的增厚、变硬，伴出血患者指套退出可染有鲜红色血。直肠指诊必须常规检查，以免漏诊直肠肿瘤，延误病情。最后行肛门直肠镜检查，可在直视下观察肛垫区，应注意痔组织的大小、炎症程度及有无出血，常可见该区红肿、充血、糜烂，甚至可见明确出血灶。

痔诊断并不困难，但需要注意，患者的症状与体征并不成正比，看上去很严重的痔可能症状很轻；相反，看上去正常的肛垫可伴有明显的症状。尤其需要指出的是，便血患者切不可随意诊断为痔，一定行直肠指诊，必要时行结肠镜检查，以免漏诊结直肠肿瘤、炎性肠病、其他类型结肠炎、憩室病和血管发育异常等。

2. 鉴别诊断

虽然痔的诊断并不困难，但是应注意与肛门直肠部位的其他疾病相鉴别，尤其是直肠癌等严重疾病鉴别，避免漏诊和误诊。即使有痔存在，也应该注意与结直肠癌、肛管癌、息肉、直肠黏膜脱垂、肛周脓肿、肛瘘、肛裂、肛乳头肥大、肛门直肠的性传播疾病及炎性肠病等疾病进行鉴别。

(1) 肛管直肠癌：临床表现为便血、排便困难、里急后重等。误诊的原因主要为仅凭症状主观臆断，未按要求常规行直肠指诊，缺乏警惕性。尤其因痔为多发病，许多肛管直肠癌患者本身合并有痔，因此查体发现痔时也不能满足于该诊断而放弃直肠指诊，肛管直肠癌患者行直肠指诊多可触及质硬、表面不平的肿块。对可疑病例应毫不犹豫建议行结肠镜检查。

(2) 直肠息肉：低位直肠息肉可表现为便血，带蒂息肉可随排便而脱出肛外。但直肠息肉多呈球形、半球性，质柔软，活动性好，可有明显的蒂。多发于儿童。

(3) 直肠脱垂：表现为直肠黏膜或全层的环状脱出，轻度脱垂者容易误诊为环行痔。直肠脱垂黏膜呈环行，脱垂重者呈宝塔状，黏膜增厚，肛门括约肌松弛，而痔脱垂呈花瓣状，括约肌不松弛或较紧张。

(4) 肛乳头肥大：肛乳头位于齿状线部位，肥大肛乳头呈乳头状或三角形突起，上覆上皮，色灰白或黄白，质较硬，无出血，可脱出肛门外。直肠指诊可触及，肛门直肠镜下可观察到上述症状。

(5) 肛周其他常见病变：如肛裂、肛瘘、肛周脓肿、性传播疾病等，症状与痔有相似之处，但只要详细询问病史、仔细查体多容易鉴别。

四、治疗

痔是常见、多发的疾病，针对痔的治疗，近年有许多新的药物及非手术治疗方式出现，手术方法也有了新的进展。根据痔的类型和症状的不同，其治疗方式也有所不同。痔的治疗方法较多，各有其适应证、禁忌证，若治疗不当会发生较严重的并发症和后遗症。痔的治疗应根据每位患者的具体病情，结合临床医生的经验和医疗条件等，选择相应合理的非手术或手术治疗方法。需要指出的是，现代对痔的治疗观点是：①无症状的痔无须治疗，一切治疗的目的是消除、减轻、缓解症状，而不是消除痔组织；②痔的治疗应视消除、减轻、缓解症状为治疗效果的标准，比改变痔体的大小和根除痔组织本身更有意义，要最大限度地保留肛垫，通过对痔周围组织的纤维化，以达到固定肛垫于直肠肌壁的目的，防止症状发生；③严格掌握手术适应证，先给予保守治疗，当保守治疗失败或Ⅱ期、Ⅲ期、Ⅳ期内痔不再有可逆性时，选择手术切除是必要的；同时患者有影响日常生活的症状而保守治疗无效，必要时需手术治疗。

（一）非手术治疗和物理治疗

首先应该强调和提倡痔的保守治疗，即非手术疗法。包括药物治疗、物理治疗、饮食治疗、功能锻炼等非创伤性的疗法。一方面因为大部分痔可以经非手术治疗缓解或治愈；另一方面在人体重要而又精细的出口处难以经受反复的创伤性治疗。在对患者进行非手术治疗、改善患者症状的同时，建议患者配合以下的一般治疗尤为重要。

1. 一般治疗

(1) 软化大便、保持排便通畅：以减少干燥粪便及用力排便对肛垫的损伤作用，如调整饮食习惯，注意保证每天的饮水量，增加膳食纤维摄入以防便秘，口服复方聚乙二醇电解质散剂、乳果糖等渗透性缓泻剂软化大便。

(2) 饮食、生活调理：避免饮酒和进食辛辣刺激性食物。建立良好的排便习惯，定时排便，排便时不宜久坐久蹲，避免用力排便，不要在排便时阅读书报造成对肛管的长时间压迫刺激。

(3) 局部护理：便后或睡前可用 1∶5000 高锰酸钾溶液坐浴；痔组织脱出后，轻柔将其复位；经常坐浴、保持会阴部清洁干燥等。

(4) 坚持做提肛运动：既然痔是由于反复排便引起的肛垫下移，理论上反复提肛将有利于锻炼肛垫的肌性连接，促使肛垫复位；反复提肛还有利于改善肛门部的血液循环，促进肛垫组织结构的修复，减少肛门部并发疾病。

多项随机性研究已证实，上述方法对缓解痔出血及肛门不适感有效，但对痔脱垂症状改善不明显。美国结直肠外科医师协会推荐将膳食调整（充分饮水及摄入足量膳食纤维）作为非手术治疗的首选一线措施。便秘与大便习惯的改变是痔产生的重要原因，增加膳食纤维和水的摄入可以改善轻至中度的脱垂和出血症状。有系统评价表明，增加摄入膳食纤维对于改善痔的脱垂和出血症状有显著作用。因此，应告知患者保持良好的排便习惯，比如避免过度努挣和长时间排便，因为这些因素可能增加痔的发生。饮食和生活调理可作为Ⅰ期、Ⅱ期内痔的主要治疗方法，也作为Ⅲ期、Ⅳ期内痔的辅助治疗。

2. 药物治疗

药物治疗是痔治疗的重要方法，Ⅰ期、Ⅱ期内痔患者应首选药物治疗。国内外治疗痔的药物很多，分为外用栓剂、膏剂及乳剂和口服用药。然而，国内传统上以局部用药为主，而国外更多的是口服用药。中国传统医学局部用药治疗痔具有较好的疗效，但对口服用药的疗效持怀疑态度。国外则更提倡口服用药，一方面是注重用药的方便性；另一方面认为，局部应用膏剂、乳剂对控制症状有一定的作用，但栓剂纳肛后，药物多位于痔近端的直肠内，并不能真正作用于痔区。

常用药物包括静脉增强药、抗炎镇痛药。静脉增强药可减轻内痔急性期症状；抗炎镇痛药能有效缓解内痔或血栓性外痔所导致的疼痛；也可以应用中医药辨证治疗。

近年，国内出现了几种新的静脉增强、微循环调节药物和肛垫黏膜修复保护药，经临床应用后具有较好的疗效。

(1) 草木樨流浸液片：商品名消脱止 –M 片，是从豆科植物草木樨的叶和花中提取的以草木樨流浸液为主要成分的纯植物制剂，主要成分为香豆素。对于减轻乳腺癌术后上肢淋巴水肿及烧伤后皮肤水肿有显著作用；用于治疗痔组织的出血、肿胀也有较好疗效。每片 400mg 含草木樨流浸液片 2.5mg，相当于香豆素 0.2～0.25mg。成人每次 2～4 片，每日 3 次。儿童每次 1～2 片，每日 3 次。

药理作用：①减轻各种原因造成的毛细血管壁通透性增高，改善末梢循环，增加血流量；②明显的镇痛、抗炎作用；③激活网状内皮系统，增加组织新生肉芽细胞的生成，促进创面愈合；④抑制肾小管钠和氯的重吸收，发挥利尿消肿作用；⑤改善动、静脉血流，使毛细血管内压恢复正常，阻止血清蛋白的丧失，维持正常的胶体渗透压，从而起到抗水肿的作用。

(2) 地奥司明片：商品名爱脉朗。每片含微粒化纯化的黄酮成分 500mg，其中地奥司明 450mg，橙皮甙 50mg。该药对静脉曲张和痔具有较好疗效。一般剂量，每天 2 片；急性痔疮发作期，前 4 天，每天 6 片；随后 3 天，每天 4 片。

药理作用：①改善静脉张力，减轻静脉丛的扩张；②保护微循环，对抗毛细血管的脆性和动静脉吻合功能不全的不良后果；③降低局部炎症程度并减轻充血性水肿。

(3) 马栗树籽提取物片：商品名迈之灵，其主要成分为七叶皂苷素，按无水七叶皂苷素（Escin）计算，相当于 30mg 三萜糖苷。用于慢性静脉功能不全，各种原因所致的软组织肿胀、静脉性水肿，内外痔急性发作症状，如肛门潮湿、瘙痒、便血、疼痛等。

药理作用：①降低血管通透性，对血清中的溶酶体活性具有明显的抑制作用，稳定溶酶体膜，阻碍蛋白酶的代谢，降低毛细血管的通透性，减少渗出，防治组织肿胀、静脉性水肿；②增加静脉回流，减轻静脉瘀血症状，可作用于血管内皮细胞感受器，引起静脉收缩，增加静脉壁的弹性和张力，提高血管壁的强度，增加静脉血液的回流速度，减少静脉容积，降低静脉压，缓解静脉淤滞症状；③增加血管弹性，增加血管张力，通过抑制血液中蛋白酶的作用，使静脉中糖蛋白胶原纤维不受破坏，逐渐恢复静脉的正常胶原含量和结构，使其弹性和收缩性趋于正常，防治静脉曲张；④抗氧自由基作用。

(4) 复方银杏叶萃取物胶囊：商品名静可福，由 3 种活性成分构成，标准银杏叶萃取物（含 24% 黄酮糖苷和 6% 的银杏内酯 – 白果内酯）、三羟乙基芸香素和盐酸庚胺醇。用于静脉 – 淋巴功能不全的相关症状治疗（下肢沉重感、疼痛、不宁腿综合征）；急性痔发作相关症状的治疗。

药理作用：①增强静脉张力，提高毛细血管稳定性，抑制毛细血管的通透性增加，促进静脉回流；②体内、体外实验均证实本药可提高红细胞膜抗力作用，促进钠泵功能，改善微循环；③能稳定溶酶体膜，刺激巨噬细胞的活性，对抗氧自由基的破坏，在维持胶原、肌纤维正常代谢方面协同作用尤为明显。

(5) 肛垫黏膜保护药（anal-cushions mucosa protector, AMP）：复方角菜酸酯栓（乳膏），商品名太宁栓（乳膏），其主要药物成分为角菜酸酯、二氧化钛和氧化锌，乳膏比栓剂增加了利多卡因的成分。

药理作用：角菜酸酯在潮湿环境下形成有弹性的黏液胶体凝胶，覆盖受损的痔黏膜表面，形成人工的“黏液屏障”，有效地将粪便与黏膜隔开。角菜酸酯不仅是肛垫黏膜的隔离膜，而且还是粪便的滑润剂；二氧化肽具有止痒、收敛作用；氧化锌有减轻充血、消炎作用；乳膏剂型中的利多卡因成分具有局部止痛作用。肛垫黏膜保护药是对痔疗效较好的局部用药。

3. 硬化剂注射治疗

黏膜下层硬化剂注射主要适用于Ⅰ期、Ⅱ期内痔的治疗，对Ⅲ期痔也有一定疗效，近期疗效显著。其原理是将少量硬化剂注射于黏膜下痔组织基底部，引起局部无菌性炎性反应，使痔核收缩、组织纤维化，局部下移的肛垫、黏膜固定于肌层。常用的硬化剂是 5% 石炭酸植物油。

适应证：①Ⅰ期内痔，尤其适用于主诉便血而无脱垂者，治疗出血的效果明显；②Ⅱ期、Ⅲ期内痔，注射后可消除或减轻脱垂症状；③既往曾经行痔手术后复发，再次出现便血或脱垂的患者；④年老体弱，有高血压，心脏病，肝、肾功能不全者等也可注射治疗，但应谨慎治疗。

禁忌证：任何外痔及内痔有血栓、感染或糜烂者，妊娠期痔。

方法：治疗前排空大、小便。无须麻醉或局部浸润麻醉。经肛门镜在注射处消毒后，将注射针刺入齿状线上痔上方黏膜下层，以针尖能左右移动为宜，回抽无血即可注射。不能注射入痔组织中心的静脉丛内，以防硬化剂注入血管内，引起急性痔栓塞。注射后黏膜明显隆起，黏膜内微血管清晰可见，表明注射在黏膜下层，每个痔核注射 5% 石炭酸植物油 2～5ml，每次注射不超过 3 个痔核。对痔核较多者，宜分次注射，1～2 周再次注射其余痔核；对首次注射疗效不佳者可 1 周后再次注射，第 2 次注射的位置应较第 1 次略低（图 27-8）。

术后处理：术后第 1 天进流质饮食，以后逐渐过渡到普通饮食。当天避免排便，第 2 天起口服缓泻药软化大便，注意大便性状。

并发症：硬化剂注射相对比较安全，并发症主要包括注射引起的轻度不适、局部疼痛、肛门部烧灼感或出血。严重的并发症很少见，常因注射过深、注射位置不当或硬化剂过敏引起，尤其在男性患者的直肠前壁，组织坏死溃疡、肛门狭窄、痔血栓形成、黏膜下脓肿与硬结，尿潴留、前列腺炎、前列腺脓肿、睾丸炎、直肠尿道瘘、直肠穿孔和坏死性筋膜炎等均有报道，也有报道引起致命的严重感染。上述并发症在单独行硬化剂注射和联合应用胶圈套扎法时均有报道。

硬化剂注射可缓解痔出血，但对脱垂疗效差。优点是便宜、简单、疼痛少、安全。缺点是失败率高，许多患者需要行其他治疗。有学者随访了 100 例Ⅰ期内痔行硬化剂治疗的患者，62% 在 24h 内不再出血，28 天时下降至 41%，88% 患者感到症状有改善。虽然硬化剂注射在近期可产生较好疗效，但远期随访发现，只有 28% 的患者疗效能维持。硬化剂注射后 6 个月，与仅通过增加纤维摄入治疗痔的患者比较，两组在控制出血症状方面无明显差异。

4. 胶圈套扎治疗

1963 年 Barron 首先报道了胶圈套扎术，其原理是通过特制器械将胶圈套入痔基底部，阻断痔组织的供应血管，导致溃疡、坏死脱落，随后创面自行愈合，深层组织因纤维愈合而固定。适用于Ⅰ期、Ⅱ期内痔及混合痔的内痔部分，对Ⅲ期痔也有较好的疗效。在采集病史时，应仔细询问患者是否存在凝血功能障碍：原发性凝血功能障碍如血小板减少症；继发性凝血功能障碍如服用抗血小板聚集药物、华法林抗凝或肝素类制品。通常因为套扎后出血的概率较高，凝血功能障碍为胶圈套扎的禁忌证。

方法：套扎前排空大、小便，无须麻醉或局部浸润麻醉。先用肛镜进行定位，肛门镜下充分显露拟套扎痔区，确定痔的基底部，然后用止血钳或吸引器抓住痔核，使用拉入式套扎器、吸入式套扎器或应用血管钳将胶圈套于痔组织基底部，注意套扎部位要在齿状线上区域 5～10mm，被套扎痔块因缺血、坏死而脱落，最后基底部创口纤维化，愈合固定于原位。每个痔使用 2 个胶圈，1 次可套扎不超过 3 个痔团，但 1 次套扎多个痔核可增加术后并发症发生的风险（图 27-9）。

术后处理：当天避免排便，第 2 天起口服缓泻药软化大便，注意大便性状，便后坐浴。术后 7～15 天为套扎痔核脱落期，应保持大便通畅，避免用力排便、剧烈活动，防止大出血。

并发症：主要为出血和疼痛。出血表现为术后 1～2 周的迟发性出血，为痔坏死脱落后的创面出血，出血多者可危及生命，需要及时处理。疼痛与套扎的部位和数目有关，套扎位置过低、套扎数目越多，

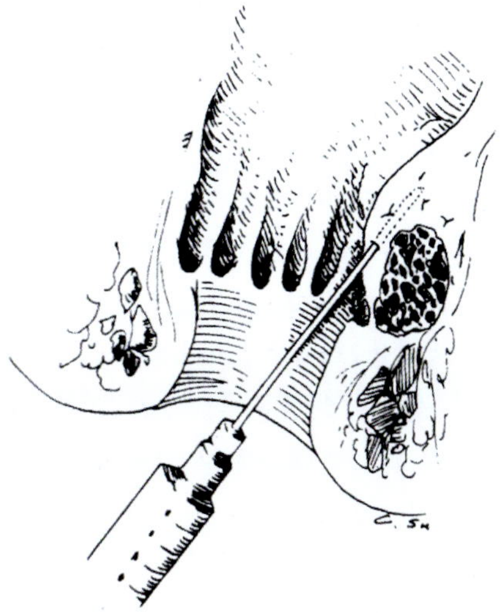

▲ 图 27-8　硬化剂注射法

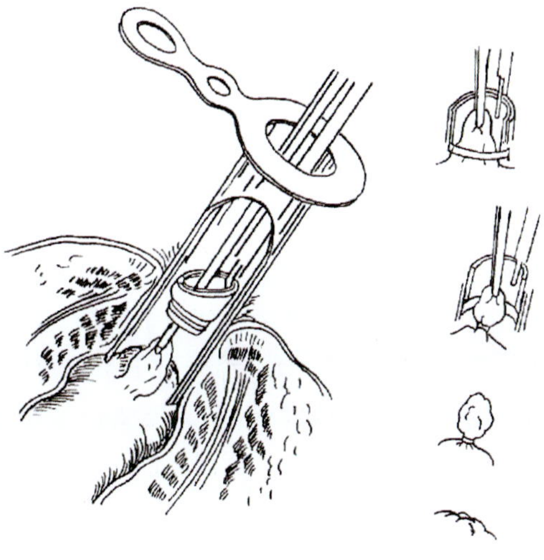

▲ 图 27-9　用拉入式套扎器行内痔套扎术

则术后疼痛越明显。其他并发症也有报道，如尿潴留、盆腔脓肿、肛周脓肿等、痔血栓形成、套扎移位、黏膜溃疡等。有研究了 512 例行胶圈套扎术患者，严重并发症发生率为 2.5%，包括尿潴留、直肠出血、盆腔感染、肛周脓肿；还有 4.6% 的轻微并发症，包括直肠不适与坠胀感、肛门皮肤水肿、血栓性外痔、胶圈移位或滑脱、轻度出血、黏膜溃疡等。

人样本的研究及 Meta 分析均表明，胶圈套扎较硬化剂注射疗效更好，成功率高。总体上 60%～80% 的患者行胶圈套扎术后对疗效表示满意，18% 患者需要多次套扎。有研究报道，同时增加纤维摄入有助于提高远期治愈率。

5. 红外线凝固治疗

Neiger 在 1977 年首先报道了红外线凝固治疗痔，通过红外线发生器产生红外线，经过光电导体聚焦后作用于痔组织，引起痔组织内的蛋白质变性，导致一定深度的局部坏死，溃疡形成，痔黏膜下纤维化，痔核收缩并固定于肌肉表面。根据情况可调节波长、治疗时间、深度，以控制组织破坏范围。常用于治疗Ⅰ期、Ⅱ期痔。文献报道其对脱垂性痔的疗效优于硬化剂注射，但对脱垂较重的痔疗效差。因为设备成本高、费用贵应用受到限制。

6. 铜离子电化学治疗

铜离子电化学治疗是通过将铜针留置于痔核及痔上黏膜并通电，可使局部产生无菌性炎症，纤维组织形成，促进血管闭塞、痔核萎缩。同时，局部形成的纤维组织瘢痕化，继而将痔固定于黏膜下层，从而缓解出血、脱垂等症状。对出血为主要症状的Ⅰ期、Ⅱ期内痔，以及脱垂为主要症状的Ⅱ期、Ⅲ期内痔具有较好疗效。但对Ⅳ期痔并不适合。本方法方便、简单、并发症少、患者容易接受，易于在门诊开展。

7. 冷冻治疗

该法通过特制的冷冻探头与痔组织接触，快速冻结组织，随后再快速解冻，使痔组织坏死、脱落。该法一度在国外较为流行，但医生很难把握治疗的深度及范围，术后常出现疼痛、出血、愈合延迟、黏膜溃疡、分泌物，且疗效并不确切，因此目前较少采用。

8. 其他物理治疗

除了上述红外线凝固治疗、铜离子电化学治疗和冷冻治疗外，还有激光治疗、直流电疗法和微波热凝疗法等。主要适应证为Ⅰ期、Ⅱ期、Ⅲ期内痔。主要并发症为出血、水肿、创面愈合延迟及感染等。

（二）手术治疗

适应证：内痔已发展至Ⅲ期、Ⅳ期，或者Ⅱ期内痔伴出血严重者；急性嵌顿性痔、坏死性痔、混合痔，以及症状和体征显著的外痔；非手术治疗无效且无手术禁忌证者。

手术治疗主要用于对保守治疗效果不佳的脱垂性痔。在吻合器痔上黏膜环切术出现之前，手术治疗的基本思路是切除脱垂的痔组织，虽然具体手术方式有所差异，不论是开放式还是闭合式痔切除术都可使用多种手术器械，包括：手术刀、剪刀、单极电凝、双极电凝和超声刀，其中任何一种无明显优势。因此，每例患者手术前，都需要对其病情和个体因素进行仔细权衡和考虑。经典的手术方式有以下几种。

1. 痔环行切除术（Whitehead 术）

痔环行切除术，适用于环行脱出的内痔及环形混合痔。由 Whitehead 于 1882 年首次报道，后经 Saresola 和 Klose 予以改良。该手术的基本要点是在齿状线上方 0.3～1.0cm 处沿内括约肌表面向上分离，环形切除宽 2～3cm 的直肠下端黏膜、黏膜下组织及全部痔组织，将直肠黏膜与肛管皮肤缝合。

麻醉及体位：采用骶管阻滞或椎管内麻醉，患者取侧卧位、折刀位或截石位。

手术步骤：

① 麻醉后充分扩肛，选一适当口径的软木塞，涂润滑剂后塞入肛管直肠约 6cm。轻轻向外旋转牵拉出 2～3cm，使痔核随木塞完全脱出肛外。用大头针将痔核固定于木塞一周，针距约 1cm。固定点在皮肤黏膜交界线上方。

② 于齿状线上 0.5cm 做环形切口，切开黏膜及黏膜下层。沿括约肌表面分离痔核至正常直肠黏膜处，注意保护内括约肌。在预定切除线附近用丝线结扎或用大头针再次固定黏膜袖于木塞上。

③ 于上述固定线或大头针近端环形切断黏膜，边切边止血并用可吸收线缝合，完成一周的切除与缝合，环形切除痔组织。

④ 取出软木塞，仔细检查缝合口，仔细止血。

⑤ 肛管内置入裹有凡士林纱布的乳胶管，外端固定，以压迫止血，并可观察引流。

术后处理：术后 1～3 天进流质，以后逐渐过渡至普通饮食。控制大便 2～3 天，第 2 天起口服缓泻药软化大便，注意大便性状，并坐浴 2～3 次 / 天。术后适当补液 1～3 天，并应用甲硝唑、头孢类抗生素。

并发症：该手术方式切除范围大，被认为是较为彻底的手术，对缓解痔脱垂和出血具有很好的疗效。Barrios 和 Khubchandani 报道了 41 例均获得满意疗效，术后复发率低。但该手术时间长、出血多，术后 10%～13% 的患者发生比较严重的并发症，如黏膜外翻及肛门狭窄（Whitehead 畸形）、肛管感觉丧失、肛门失禁等。目前已很少采用。

2. 开放性和闭合性痔切除术

由于 Whitehead 术的明显不足，人们开始寻找更为安全的手术方式。其中最为经典的是 Milligan-Morgan 术和 Ferguson 术。前者又称为开放性痔切除术、外剥内扎术，1937 年由 Milligan-Morgan 首次报道。该手术的原理是在剥离、切除主要痔组织后保留充分皮桥，防止术后肛门狭窄，切口开放二期愈合。

Milligan-Morgan 术在英国广为接受，虽然痔切除手术方式有多种多样，但多数是在 Milligan-Morgan 术基础上的修改，近年又引入了电刀、激光、集束结扎器（ligasure）、超声刀等手术工具。

Ferguson 术于 1959 年首次报道，又称为闭合性痔切除术，其基本步骤与 Milligan-Morgan 术相似，但最后切口用可吸收线缝合。该手术在美国较为流行，认为术后疼痛少，愈合快。最近有研究将 100 例患者随机分配至开放或闭合性手术组中，结果显示，闭合性切除组术后愈合和疼痛评分优于开放组，术后 1 年两组疗效无显著差别。但各研究间结果并不一致，有报道闭合性切除术组有许多患者因为切口裂开导致愈合时间更长。

(1) 麻醉及体位：采用骶管阻滞或椎管内麻醉，患者取侧卧位、折刀位或截石位。

(2) 手术步骤

① 充分扩肛，提起外痔，于其基底部做 V 形切口切开肛管皮肤，向上剥离痔核，至近齿状线处两侧切口逐渐靠拢，直至齿状线上 1～2cm 内痔处。

② 于内痔基底部钳夹，钳下予结扎或缝扎，钳上切除剥离的痔组织。

③ 同法处理其他痔核，一次处理 3～5 个痔核，潜行剔除皮桥下痔组织，修剪创缘，创面开放。术中应注意合理保留皮肤桥、黏膜桥的部位及数量可缩短创面愈合时间（图 27–10）。

(3) 术后处理：术后 1～3 天进半流质，以后普通饮食。控制大便 2 天，第 2 天起口服缓泻药软化大便，注意大便性状，1∶5000 高锰酸钾溶液坐浴 2 次 / 天，痔疮栓塞肛 1～2 次 / 天。术后酌情使用甲硝唑、头孢类抗生素 1～3 天。

(4) 并发症

① 疼痛：肛门部切口使术后疼痛较为明显。有许多方法被用于减少术后疼痛。采用局部黏膜保护药和镇痛药可减轻痔手术后疼痛，包括复方利多卡因、复方薄荷脑、解热镇痛栓剂、硝酸甘油膏等黏膜保护药局部用药和采用自控性镇痛泵；中药熏洗以活血消肿止痛，还可采用针刺龈交、二白、白环俞或肛周电刺激治疗。有建议使用 0.25% 布比卡因 + 1∶200 000 肾上腺素局部麻醉，有助于减轻疼痛。术后局部感染可能对疼痛具有一定的作用，研究表明，术后应用 1 周甲硝唑有助于改善闭合性痔切除术后疼痛。术后软化大便，减少排便费力也有助减轻疼痛，有研究在术前 4 天开始使用乳果糖有较好效果。术后肛门部避免大量填塞、包扎也有利于减

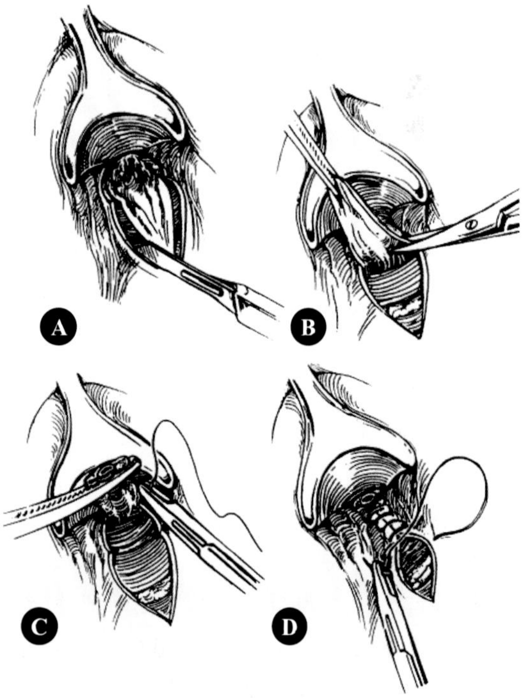

▲ **图 27–10　闭合性痔切除术**

A. 做“哑铃状”切口；B. 剥离痔核；C. 内痔基底部缝扎；D. 缝合切口

少疼痛。内括约肌痉挛可能在术后疼痛中起了一定的作用，但目前尚没有足够的证据证明，同时行内括约肌切断术对减少术后疼痛有效。有文献报道局部注射肉毒素在术后1周内有助于减轻疼痛，但样本量少，且较安慰剂的差异不大。

② 出血：术后早期出血多因术中止血不彻底。术后7～14天的迟发性出血的发生率为2.4%，多因结扎痔脱落，创面感染所致。因肛门括约肌的作用，出血可逆流向近端，患者可无明显便血及敷料浸透，但可有肛门下坠感，严重者有休克表现，需要及时发现并予局部压迫、缝扎等处理。

③ 尿潴留：痔切除术后尿潴留的发生率为20%～65%，与麻醉方式、术中、术后大量输液、肛门部疼痛等有关。骶管阻滞术后尿潴留发生率相对较低，而椎管内后发生率较高。术前排空膀胱，控制输液量和输液速度，选择合适的麻醉方式可预防尿潴留的发生。术后予有效镇痛、围术期少量缓慢补液等有助于减少尿潴留。如发生尿潴留可采用足三里穴位封闭，下腹部热敷，针刺关元、三阴交、至阴穴，还可用耳压等有助于促进排尿，必要时导尿。

④ 肛缘水肿：坐浴、药物外敷，必要时手术处理。

⑤ 肛管直肠狭窄：因术中切除黏膜、皮肤过多，未能充分保留黏膜桥，在同一平面处理3个以上的痔核等所致。文献报道发生率为3.8%。可通过扩肛、侧方内括约肌切断、肛门成形术等治疗。

⑥ 肛门失禁：多因术中切除肛垫导致的轻度肛门失禁，表现为内衣污粪、控制稀便能力较差等。可为术后暂时的，以后逐渐代偿，也可长期存在。有作者随访了400例痔切除术患者，有33%出现了轻度肛门失禁。过度扩肛、肛管括约肌损伤、内括约肌切开等治疗后易发生肛门失禁。患者原有肛管功能不良、肠易激综合征、产科创伤、神经疾患等疾病可增加肛门失禁发生的危险。

⑦ 全身感染：有研究发现，使用电刀痔切除术，有5%患者出现一过性的菌血症，但出现全身感染的极少。主要发生于使用免疫抑制治疗的特殊患者。

这两种手术对痔出血、脱垂等症状均具有较好的疗效。相对痔环切术，并发症少，较为安全，但对环形痔、Ⅳ期内痔，本手术常可能会遗留部分小的痔组织。

3. 多普勒超声引导下痔动脉结扎术

1995年首次出现多普勒超声引导下痔动脉结扎术（doppler-guided haemorrhoidal artery ligation，DGHAL）的报道，近年在欧洲逐渐流行。利用多普勒专用探头，于齿状线上方2～3cm探测到痔上方的动脉直接进行结扎，阻断痔的血液供应以达到缓解症状的目的。适用于Ⅱ～Ⅳ期内痔。Thomson研究了痔的供应血管，发现平均有5个直肠上动脉分支到达肛垫。DGHAL采用装有多普勒探头的直肠镜，用来确定痔动脉的位置，然后用可吸收线予黏膜下“8”字缝扎。上述操作可重复进行，直到没有多普勒信号。DGHAL阻断了痔的血流并结扎了黏膜，导致痔萎缩、回缩。初步研究结果显示该方法对Ⅲ期痔疗效较好，有研究对308例Ⅱ～Ⅳ期进行了DGHAL治疗，术后18个月60%无症状，没有严重并发症，疼痛轻，很少需要镇痛治疗。该方法疼痛轻、并发症少，但缺乏大样本、远期随访的研究报道，其疗效有待进一步的观察。

4. 痔上黏膜环切钉合术

1993年Longo首次报道了痔上黏膜环切钉合术（procedure for prolapse and hemorrhoids，PPH）。该手术通过环行切除肛垫上方直肠黏膜，将肛垫向上方牵拉，同时阻断了其血液供应，从而缓解脱垂、出血症状。PPH术区别于传统切除、结扎痔组织的手术方式，保留了肛垫，更符合生理，反映了痔外科治疗理念的转变。肛垫作为痔发生的基本解剖结构，并参与肛门自制和内分泌、免疫等功能，其直肠肛管移行上皮（ATZ上皮）有丰富的感觉神经末梢，对维持正常排便活动有极其重要的意义。PPH术保留肛垫及齿状线的完整，使脱垂的肛管直肠黏膜被拖回至原来的生理位置，肛垫由直肠上动脉、直肠中动脉和直肠下动脉联合供血，PPH术阻断了支配痔组织的血供，不仅控制出血症状并可使肛垫的供血减少、痔组织萎缩。

(1) PPH术的适应证：以脱垂为主要症状的Ⅲ期、Ⅳ期环形内痔和以内痔为主的环形混合痔，以及反复出血的Ⅱ期内痔，对经保守治疗不能缓解，硬化剂注射及套扎等方法失败的Ⅱ期内痔也可考虑使用本手术。传统痔环切术手术复杂，术中出血多，术后肛门狭窄、黏膜外翻等发生率高；外剥内扎术则难行一次性根治，常需要多次手术，而且术后疼痛、出血、肛门狭窄等并发症多。PPH术则正好解决了上述问题，提供了一个简单、有效、微创的方法，使原本复杂的手术简单化，手术时间明显缩短，术后并发症明显减少，疼痛减轻，恢复正常生活的时间缩短。

(2) 麻醉及体位：采用骶管阻滞或椎管内麻醉，患者取侧卧位、折刀位或截石位。良好的麻醉应当使肛管充分松弛，这样不仅可以使痔核和松弛的直肠黏膜得到完全脱出和显示，使荷包缝合容易进行，而且易于术中对吻合口的观察和止血。

(3) 手术步骤

① 用圆形肛管扩肛器进行充分扩肛后还纳痔核，在扩肛器引导下置入透明肛镜并固定。若脱垂的痔组织过多，宜用 3 把 Allies 钳于截石位 3 点、7 点、11 点，提起肛缘皮肤向外牵引以便于置入，将肛管扩张器置入肛管，取出内栓，固定后将牵出组织复位。应充分显露痔上黏膜。

② 根据病变情况，在肛镜缝扎器的显露下，于齿状线上 2.5～4.0cm 做荷包缝合。可行单荷包缝合或双重荷包缝合，若行双荷包缝合，其间距应为 1.0～1.5cm。荷包缝线应全部潜行黏膜下层并保持在同一水平，荷包缝针应尽量自出针点原位进针，一般以 3～7 针为宜。

③ 取出缝扎器，旋开圆形吻合器至最大位置，将钉砧头导入并使之置于荷包线之上，将荷包线收紧并打结。用带线器将荷包线尾端从吻合器侧孔中拉出后牵引。

④ 适度牵拉荷包线，使拟切除直肠黏膜环置于吻合器钉仓内，同时旋紧吻合器，将圆形吻合器送入肛门直至 4cm 刻度处。女性患者应注意防止误伤阴道后壁。检查无误后击发吻合器，保持吻合器关闭状态为 20～30s。

⑤ 将吻合器旋开 1/2～3/4 圈后移出，检查切除黏膜的完整性。仔细检查吻合口有无出血，遇有活动性出血的部位必须用可吸收线缝扎止血（图 27-11 至图 27-13）。

本手术荷包缝合的深度和高度是手术成功的关键。荷包缝合于黏膜下层，过深可能损伤肛门括约肌及阴道后壁。荷包缝合距离齿状线的高低与对肛垫的悬吊作用有直接的关系，位置越高悬吊的作用越弱，但吻合口出血、术后肛门部疼痛不适等并发症的发生率也越低；反之，荷包缝合越靠近齿状线，悬吊的作用越强，切除的痔核组织也越多，术后并

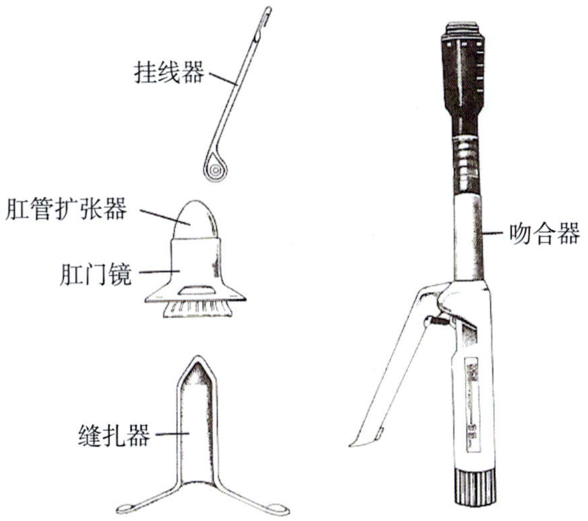

▲ 图 27-11　**PPH 手术器械**

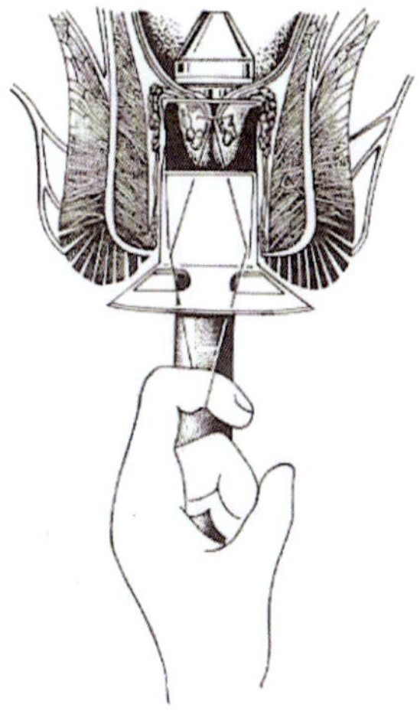

▲ 图 27-12　收紧荷包并击发吻合器

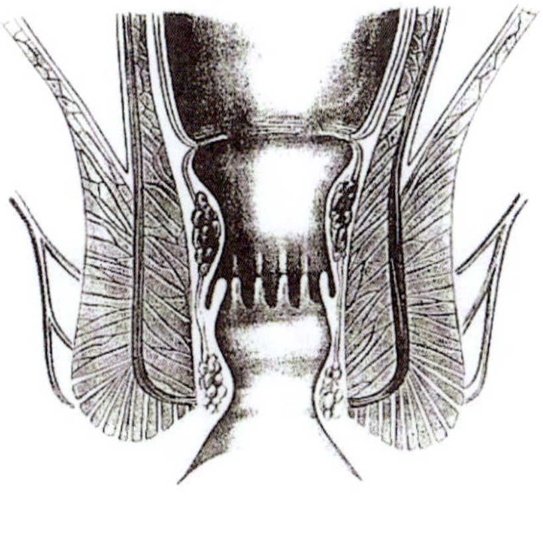

▲ 图 27-13　切除吻合完毕

发症发生率也越高。因此，距离的高低主要应当根据痔脱垂程度而定，脱垂越重，相对的缝合部位越低，甚至同时切除部分痔核；如果脱垂程度较轻，缝合部位在齿状线上 4cm 左右即可。吻合完毕后以吻合口位于齿状线上 2～3cm 为宜。关于荷包缝合的数量，研究显示 2 个荷包缝合切除的宽度比单一荷包缝合要宽，而且切除的更加均匀。Longo 报道痔脱出＜3cm，做 1 个荷包缝合即可；但如果痔脱出＞3cm，则双荷包缝合可以更好地保证手术效果。

尽管部分内痔患者为单纯的内痔，但是在临床上相当多的内痔患者同时伴有外痔、皮赘、肥大肛乳头或单纯性肛瘘等其他情况；也有部分患者由于痔核脱出不对称或切除不均匀，PPH 术后仍有部分痔核残留肛门外。对于这种情况，许多医生由于担心术后引起疼痛不敢同时进行处理，结果导致患者的不满，认为手术没有做好，部分患者为此进行二次手术。近年来，许多作者同时切除伴发的皮赘、表浅肛瘘或对仍然脱出的痔核进行外剥内扎后，不仅患者满意率明显提高，而且术后肛门部疼痛的程度并没有明显增加。

(4)PPH 术后处理：观察有无出血（包括早期及延迟性出血）；可置入直肠黏膜保护药，利于伤口愈合及排便；对尿潴留、疼痛等给予相应处理；麻醉恢复后可进食，术后 1～3 天进半流质，以后普通饮食。控制大便 2 天，第 2 天起口服缓泻剂软化大便，注意大便性状。1∶5000 高锰酸钾溶液坐浴 2 次 / 天。术后酌情使用甲硝唑、头孢类抗生素 1～3 天。

(5) 并发症

① 出血：吻合口出血并不少见，多为术后 12h 内，为少量鲜红色渗血。但 PPH 术后大出血也有报道，多为手术后未仔细检查吻合口，吻合口有小动脉持续搏动性出血，未能及时发现所致。应注意以下几点，对预防术后近期出血有所帮助：术前须对患者进行认真的检查，排除出凝血功能障碍；应完整缝合直肠黏膜；在收紧吻合器时需同时收紧缝线，防止吻合切除的直肠黏膜不完整；在取出吻合器时先逆行旋转半圈至一圈后再取出，不可强行取出。若遇阻力，可将吻合器与肛管扩张器一并取出，防止撕裂吻合口；在取出吻合器后，需通过肛管扩张器或肛镜缝扎器仔细检查吻合口，若有出血，用可吸收缝线间断缝扎止血；手术结束前，可将一块止血纱布置于肛管内以起到压迫止血的作用。术后因肛门部敷料填塞，以及疼痛导致肛门括约肌收缩，出血逆流向近端肠腔内，因此在观察敷料渗血情况同时，需要密切观察生命体征，腹部体征及排便情况，以免贻误病情。少量出血可应用止血药，观察病情；如出血量较多，则需要局部压迫或予缝扎止血处理。

② 肛门部疼痛：PPH 术切除部位在直肠下端黏膜，该区并无躯体感觉神经支配，因此理论上术后并无疼痛。但由于术中扩肛、牵拉等损伤，术后吻合口水肿造成牵张直肠壁的疼痛，术后仍有疼痛感，但程度轻、持续时间短。如患者术后疼痛较剧烈，则可能因术中吻合口位置偏低，位于齿状线附近或齿状线以下，该区感觉神经丰富，造成躯体神经传导的疼痛。部分患者可能存在局部感染，导致顽固性疼痛，适当使用广谱抗生素、局部应用栓剂有较好疗效。笔者发现疼痛多在术后当天晚上较为明显，往往经单次镇痛处理即可缓解，较以前常规的痔切除术有明显的改观，特别是术后首次排便，PPH 术后患者一般没有痛苦。有前瞻性、随机对照、多中心的临床试验亦证实，PPH 术后的疼痛发生率、镇痛药的使用率均较传统的痔切除术为低。对于顽固性的疼痛要考虑有无局部感染，国外有前瞻性、随机、对照试验证实，术前给予单剂广谱抗生素，可显著减低术后感染的发生率。

③ 下腹部疼痛、不适：部分患者术中击发吻合器时，以及术后感下腹疼痛、不适。其发生机制尚不明确，可能与术中牵拉及吻合口炎症反应等刺激有关，不需要特殊处理。

④ 吻合口狭窄：PPH 术后吻合口狭窄的发生率为 3%～9%，与手术技巧、局部感染、既往手术史等有关。有两种情况，一种是瘢痕性狭窄，主要由吻合口撕裂或局部感染后形成瘢痕引起，需要再次行狭窄环切开手术或肠镜下球囊扩张；另一种是术后吻合口膜性狭窄，一般无须手术，用手指扩肛即可解决。笔者遇到一例于外院手术时，因操作不当致吻合不完全、出血严重，术者情急之下予手工缝合，术后出现吻合口明显狭窄。

⑤ 尿潴留：同痔切除术。

⑥ 手术无效：与外剥内扎手术不同的是，PPH 手术依靠对痔上方直肠黏膜切除将肛垫向上方牵拉，使肛垫复位。如果荷包缝合部位过高，尤其是重度痔脱垂患者，手术可能完全无效，使术者处于非常

尴尬的境地。因此荷包缝合线位置应在齿状线以上 3～4cm 处为宜，对于脱垂＞3cm 的患者可以通过双荷包缝合，切除更多的组织，提高悬吊作用。如果出现痔核回缩不全，应当追加外剥内扎手术，避免二次手术。1 次 PPH 手术可能无法完全治愈内痔伴直肠黏膜脱垂，在术前须向患者讲明并取得理解。先后进行二次 PPH 术是安全的，第 2 次手术的吻合口须做在前一次吻合口上方 1cm 处。

⑦ 其他少见并发症：如肛门失禁、直肠阴道瘘、严重盆腔感染、后腹膜感染、直肠穿孔、腹膜炎、后腹膜气肿、纵隔气肿等均有报道。术后的感染虽少见，但感染可能是造成直肠阴道瘘、复发、肛门直肠狭窄等并发症的原因。国外文献有 PPH 术后早期发生盆腔及腹膜后重度感染的报道。PPH 术后应常规使用抗生素预防感染。德国 4635 例 PPH 中有 3 例直肠穿孔，1 例死于严重感染，建议术前常规进行肠道准备，术后短期应用抗生素。

PPH 术较传统手术疼痛轻，恢复快已得到广泛的认可。对环行痔和Ⅳ期痔近期疗效较好，常为术后立竿见影。但其远期疗效及复发情况，目前大样本的前瞻性研究仍较少。而且，单纯行 PPH 术常会残留外痔、皮垂，术中视情况需要结合外痔切除术。Boccasanta 等对 80 例Ⅳ期内痔分别采用 PPH 术和传统手术治疗各 40 例，进行前瞻性研究，随访 54 周，两组疗效无差别。Ganio 等随访 16 个月发现 PPH 组患者脱垂较多。Racalbuto 等对 PPH 术后随访 2 年，94% 患者疗效满意，无狭窄和失禁。

5. 特殊患者的处理

(1) 急性嵌顿痔：是痔的急症。根据患者情况可选择手法复位或手术治疗。早期手术并不增加手术风险及并发症；对嵌顿时间长或痔表面糜烂坏死者，可局部应用解除括约肌痉挛的药物；对嵌顿痔手法复位失败、嵌顿时间长而出现绞窄坏死者，应采取手术治疗以解除嵌顿、去除坏死组织、预防感染。对急性痔嵌顿患者采用 PPH 同样可以取得满意的效果但此时的痔伴有明显的组织充血、水肿并可能伴有感染或组织坏死。进行 PPH 不仅切除的组织较少，可能达不到完全回缩的效果。而且容易引发术后感染，最好是先行保守治疗。待局部炎症水肿消退后再行 PPH 以提高安全性。

(2) 血栓性外痔：是痔的急症。对发病早期、疼痛剧烈、肿块无缩小趋势者，可急诊手术，能更快消除症状，且复发率较低，疗效保持时间较长。应避免使用手术刀行简单切开引流，这将使血栓再次形成，且形成的血栓更大，症状更严重。发病超过 72h，如症状有缓解宜采用保守治疗。

(3) 妊娠、产后早期的痔：首选保守治疗。对痔的严重并发症和药物治疗无效的患者，应选择简单有效的手术方式。禁用硬化剂注射。

(4) 痔并发贫血：应注意排除导致贫血的其他疾病，应积极采取硬化剂注射、手术等治疗。

(5) 痔合并免疫缺陷：免疫缺陷的存在（艾滋病、骨髓抑制等）是硬化剂注射和胶圈套扎的禁忌证。在手术治疗时，须预防性使用抗生素。

(6) 高龄、高血压病、糖尿病患者的痔：以非手术治疗为主，病情严重者，应对相关疾病治疗，待其稳定后酌情选用简单的手术方法治疗。

6. 治疗方法的选择

痔治疗方法的选择应当遵循最有效、最安全、最简单和最经济的原则，即是能够采用药物治疗的不必采用器械治疗，能够采用器械治疗的不必采用手术，在手术方式上应当尽可能采用简单、经济、同样有效的手术方法，避免过度手术。

Ⅰ期内痔应以保守治疗为主，包括注意饮食、改变生活惯、保持大便通畅和通过口服或局部使用药物，缓解症状，减少发作。只有保守治疗无效的患者再进一步采用器械或手术治疗。

Ⅱ期内痔以器械治疗为主，其中又以弹力圈套扎、硬化剂注射和红外光凝最为有效，双极电凝和单极电凝也可取得较好的效果。对于出血和轻度脱垂的内痔，器械治疗的近期疗效好，有效率可达 80% 以上。对于不伴有脱垂的痔出血患者，硬化剂注射和红外光凝具有方便、安全、经济、可反复进行治疗的优点。冷冻疗法和激光治疗由于设备较贵，并发症较高，已逐渐淘汰，近年来开展的超声引导下的痔动脉结扎手术具有近期效果确切、并发症少、手术简单等特点，但远期效果不明确。

Ⅲ期、Ⅳ期脱垂性内痔和混合痔，尤其是环形脱垂性内痔，以手术治疗为主，目前比较常用的方法有外剥内扎和 PPH 等。痔环切术（Whitehead 术）技术复杂，完全破坏了齿状线附近的黏膜，手术后肛门狭窄、黏膜外翻、肛门失禁发生率高，近年来随着 PPH 的广泛开展，临床上已很少应用。M-M 手术作为经典的手术方式，是目前Ⅲ期、Ⅳ期脱垂性内痔和混合痔最常用的手术方式，该手术简单，治疗效果确切，但是术后疼痛的发生率较高，部分患者发生肛门失禁。PPH则解决了上述问题，更加适合经肛门进行环形直肠壁的切除，操作简便，手术时间明显缩短，术后并发症明显减少，疼痛减轻，恢复正常生活的时间缩短。

五、评述

最近30年，国内外有关痔的讨论非常活跃，涉及了痔的定义、本质、发病机制、临床分度的必要性、药物治疗、手术方式等，新的治疗方式也不断涌现。可见，虽然痔是肛肠外科最为熟悉的疾病，但我们对它的认识还远远不够，有待进一步的探索。

痔的诊断主要依靠临床症状和体征。典型的体格检查包括：肛门视诊、直肠指检及肛门镜或直肠镜。痔的治疗原则是无症状的痔无须治疗。治疗目的重在消除、减轻痔的症状。解除痔的症状较改变痔体的大小更有意义，应视为治疗效果的标准。医生应根据患者情况、本人经验和医疗条件采用合理的非手术或手术治疗。便秘与大便习惯的改变是痔产生的重要原因。膳食调整（包括摄入足量的膳食纤维和水）是治疗痔的首选一线非手术疗法。大部分药物治疗无效的Ⅰ期、Ⅱ期、Ⅲ期痔患者，经器械治疗均有效，但患者需要知情的是，这些治疗后疾病都有不同程度的复发，可能需要重复治疗。尽管保守治疗能够不同程度的缓解痔的症状，但是手术切除能更快消除症状，且复发率较低，疗效保持时间较长。痔手术治疗适用于器械治疗无效、无法耐受器械治疗、外痔很大或者混合痔有明显脱垂的患者。

痔手术治疗的适应证有：内痔已发展至Ⅲ期、Ⅳ期，或Ⅱ期、Ⅲ期内痔伴出血严重者，急性嵌顿性痔、坏死性痔、混合痔，以及症状和体征显著的外痔，非手术治疗无效且无手术禁忌证者。根据痔的具体情况选择不同的手术方式。

尽管PPH术为重度环形脱垂性痔的治疗提供了一种简单、有效、痛苦小的手术方法，但其只是对原有痔治疗方法的一种补充，而不是替代。由于其本身的特点，应当加强手术适应证的合理选择和并发症的预防，使其达到应有的治疗效果。

对痔的治疗应当严格按照每例患者痔的特点采用相应的治疗方法，既要关注治疗效果，同时也要注意潜在并发症，尤其是严重并发症发生的可能性，并加以预防。避免新技术的滥用和过度使用，力求用最简单、最安全、最经济、最有效的治疗给患者带来最大的治疗效果。

痔的手术治疗历史悠久，已积累了丰富的经验。由于痔的发生原因远未真正明确，至今仍无一完善的手术方法，有待今后研究，以寻求方法简便、术后疼痛轻、并发症和后遗症少，以及复发率低的手术。

第28章 肛 裂

肛裂是指肛管齿状线以下皮肤全层纵向裂开而形成的溃疡，以肛门疼痛为主要症状，是一种较常见的肛门直肠疾病，其发病率约占肛肠类疾病的4.12%。肛裂可见于各个年龄阶段，但以青壮年多见，其男女发病率无显著差异。肛裂方向通常与肛管纵轴平行，长0.5～1.0cm，呈梭形或椭圆形。75%肛裂位于肛管的后正中线上，约10%的女性及1%的男性位于前正中线，侧方肛裂出现极少。

一、病因和发病机制

肛裂的病因目前仍不清楚。近年来，学者们提出了许多不同的学说，如肛瓣损伤学说、感染学说、内括约肌痉挛学说等。

（一）肛瓣损伤学说

损伤是发生肛裂的直接原因，由于肛门部暴力检查或异物等均可损伤肛管而发生肛裂。慢性便秘患者，由于大便干硬，便条粗，排便过度用力，损伤肛管皮肤，形成慢性皮肤溃疡。但研究发现，在肛裂患者中，仅有25%的患者存在便秘的情况，6%的患者存在腹泻的情况。

（二）感染学说

研究显示肛裂多伴有肛隐窝炎，肛乳头肥大和皮下潜行瘘管。肛管内的慢性感染致使肛管皮肤形成溃疡。

（三）解剖缺陷学说

肛门外括约肌浅层起自肛尾韧带向前在肛管后侧分为两支，向前绕肛管两侧至肛管前方汇集附着于会阴体，由此在肛管前后方各形成了一个“Y”形缺陷，成为解剖生理上的薄弱区。由于肛管直肠联合部受耻骨直肠肌牵拉而呈直角通连，排便时肛管后壁承受的压力较大，又因缺陷而缺乏肌肉的有力支持，后侧皮肤极易受损。研究发现，正常人两侧肛门动脉的分支在肛后联合处约85%的人无吻合，形成乏血管区，提示肛管后正中部位不仅解剖薄弱，同时还是一潜在的缺血区，损伤后因血供不足较难修复而很易感染形成溃疡。

（四）内括约肌痉挛学说

几乎所有慢性肛裂的患者均伴有肛管静息压升高。已知静息压的70%～80%由肛门内括约肌维持，内括约肌痉挛可引起静息升高，许多证据表明内括约肌痉挛常出现于慢性肛裂之前，但是痉挛产生的机制未明。Schouten等研究发现肛管后正中线皮肤的血供与肛管静息压成负相关，肛管缺血可引起内括约肌痉挛，内括约肌痉挛更压迫了穿过它的血管，加重了局部血液循环障碍而致供血不足，形成缺血性溃疡。缺血－内括约肌痉挛－缺血，这一恶性循环，是肛裂形成的主要病理机制。

二、辅助检查

大多数肛裂可以通过向两侧拉开臀部诊断，有时皮垂可能是唯一标志。由于疼痛严重，直肠指诊和内镜检查常难以实施；使用利多卡因凝胶、较细的手指和儿童乙状结肠镜，可以排除括约肌内脓肿或肿瘤等疾病，必要时可以考虑在麻醉下体检。如果肛裂位于肛管侧方时且具有多发性、无痛和难以愈合特点时，应该考虑有无炎性肠病、HIV感染、肿瘤、外伤、梅毒和结核等可能。

三、临床表现和诊断

（一）临床表现

肛裂患者典型的临床表现是：疼痛、便血和便秘，其他的症状有大便失禁、肛门瘙痒、性交困难和排尿困难。

1. 疼痛

肛裂的疼痛呈周期性，多由排便引起，常为严重的烧灼样或刀割样疼痛，便后片刻疼痛缓解，此期称疼痛间隙期，随后由于内括约肌痉挛出现肛门剧痛，难以忍受，有的还放射到会阴部、两大腿内侧和臀部，疼痛可持续数分钟至数小时，直至括约肌松弛，疼痛停止。但下一次排便时又产生这样的周期性疼痛。

2. 便血

肛裂的便血一般出血量不多，鲜红色。大便干燥时带血或滴鲜血，大便松软时可仅有便纸上的鲜血迹，有时大便不出血。出血的多少与裂口的大小、深浅有关，但很少发生大出血。

3. 便秘

因排便引起肛门疼痛，导致患者恐惧排便，大便变得更加干硬难解，而不愿意去排便，结果引起便秘或使原有便秘进一步加重，而便秘又可导致下一次排便更困难，加重肛裂，引起更为严重的肛门疼痛，形成恶性循环。

（二）诊断

根据典型临床症状及肛门部检查，较容易诊断肛裂（图 28-1 至图 28-3）。可分为急性肛裂和慢性肛裂。

1. 急性肛裂

主要症状是疼痛、出血。急性肛裂具有明确的分界、新鲜的黏膜边和基底部增生的肉芽组织。

2. 慢性肛裂

有较典型体征，裂口肛缘出现前哨痔，质地较硬，为炎性刺激产生；肛裂线部位常出现明显肥大增生的肛乳头；肛裂部位内括约肌纤维化形成，一般出血较少或不出血；有些患者因局部感染而形成通向齿状线肛窦部的瘘管。其典型特征常称为“肛裂三联征”或“四联征”：肛裂、肥大肛乳头、前哨痔、皮下瘘。慢性肛裂有时是全身疾病的表现之一，如 Crohn 病、恶性肿瘤、性传播疾病等。

四、治疗

（一）一般治疗

1. 软化大便，保持大便通畅

增加膳食纤维的摄入、提高水的摄入量，治疗伴发的便秘。不建议使用含蒽醌类泻药通便，易产生依赖性，可选用渗透性通便药物（聚乙二醇散剂、乳果糖），容积性泻药（菲比麸）等。

2. 保持肛门部清洁

便后温水坐浴，可解除内括约肌痉挛，促进肛

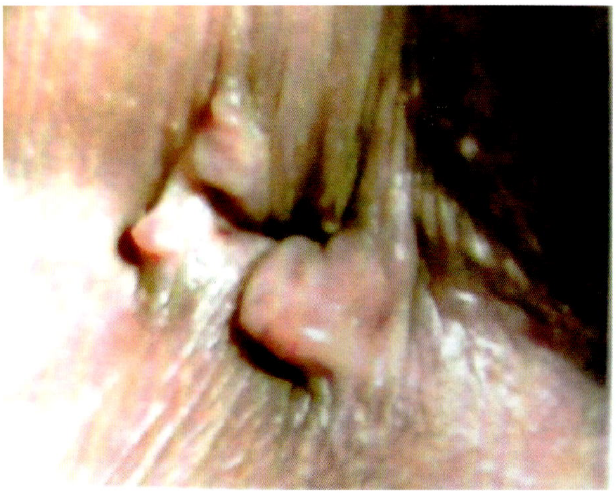

▲ 图 28-1　Ⅰ期肛裂

肛管后方有一新鲜裂口，肛周皮肤潮红

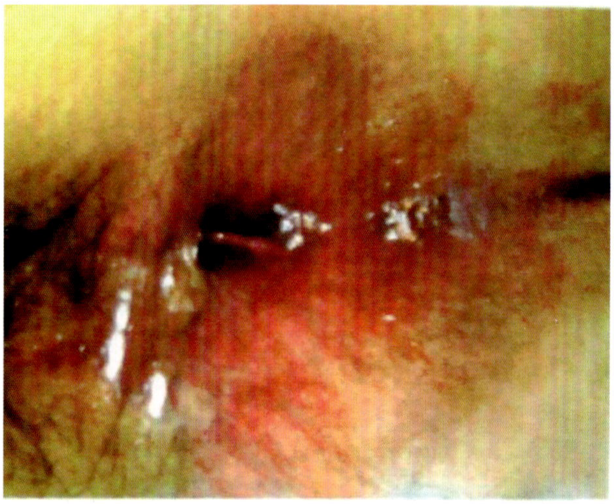

▲ 图 28-2　Ⅱ期肛裂

肛管前后位均有溃疡裂口，创缘不规则，皱皮肌增厚、角化、并发裂痔，肛隐窝炎、肛乳头肥大、皮下瘘

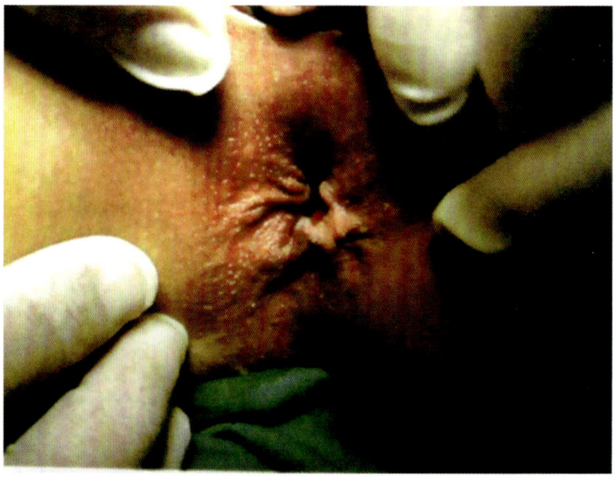

▲ 图 28-3　Ⅲ期肛裂

肛管后方有陈旧性裂口，深达肌层，边缘组织角化，伴有静脉曲张性外痔

裂愈合。

（二）药物治疗

1. 肉毒毒素

肉毒毒素于1993年被用于慢性肛裂的治疗，它是一种抑制神经传递的毒素，能快速与突触前胆碱能神经末梢结合，阻断神经传递，从而增加肛周局部的血流，降低肛管压力。不良反应主要包括起暂时性的排气失禁（18%）、排便失禁（5%）、肛周血栓、肛周血肿及全身症状（3%）。国外研究发现，肉毒毒素可以治愈60%～80%的肛裂患者，但是复发率高达42%。肉毒毒素注射剂量、注射的部位、注射的深度、注射针与内括约肌的角度等都会影响疗效及预后。

2. 硝酸甘油软膏

硝酸甘油作为外源性一氧化氮（NO）供体，可以缓解肛门内括约肌的痉挛，降低肛管压力，迅速缓解疼痛，最大的不良反应是引起头痛（20%～30%），还会出现头晕、肛门区灼热等，随着药物浓度的增加（0.2%～0.4%），不良反应明显增加。文献报道5年的复发率为52.3%。

3. 钙离子通道阻滞药

口服或肛周局部应用钙离子通道阻滞药（硝苯地平、地尔硫䓬）可以缓解内括约肌痉挛，降低肛管静息压，增加血流，促进裂口愈合。钙离子通道阻滞药与硝酸甘油相比，在治疗效果方面与硝酸甘油相当，但可以降低不良反应的发生（头痛、肛门瘙痒等）。不良反应是面部潮红及轻微头痛。高复发率是应用本类药物产生的主要问题，在一项2年的随访试验中，复发率高达60%。目前尚未见肠道选择性钙通道阻滞药治疗肛裂等研究。

（三）手术治疗

虽然药物是慢性肛裂的一线治疗方法，药物治疗失败后则需要手术干预。应用于慢性肛裂的手术方法众多，目前主要的肛裂手术治疗方法如下。

1. 肛管扩张术

用一只手的示指插入肛门，随后对侧手的示指插入，手指向两侧方牵拉，接着插入中指，然后另一手的中指插入。用4个手指轻柔的扩张肛管。男性应向前后方向扩张，女性应向左右方向扩张。有临床研究表明，大多数病例扩肛后能迅速有效地减轻或缓解症状，复发率为2.2%～56.5%，并随着随访时间的延长而升高。该法的最大问题是损伤内括约肌导致大便失禁。故仅限用于年轻患者，女性则不主张使用，现临床多已弃用，被内括约肌切开取代。

2. 内括约肌切开术

侧方内括约肌切开术是唯一获得肛裂持久愈合和症状缓解的治疗方法，可以使肛管压力降低，肛管黏膜血流增加，对慢性肛裂的治愈率超过98%，复发率仅为1%～6%。侧方内括约肌切开术尤其适用于伴肛管明显狭窄的年轻慢性肛裂患者，但对老年患者应慎用。侧方内括约肌切开术主要有两种方式，即闭合式和开放式侧方内括约肌切开术。

(1) 开放式侧方内括约肌切开术（图28-4）：避开前后正中线，在肛缘一侧做放射状或弧形小切口，小弯钳自括约肌间沟探入，反挑出珠白色内括约肌下缘，并在直视下切断。切断内括约肌的厚度标准是，从齿状线到括约肌间沟内括约肌的1/3～1/2。该术式优点是在直视下进行，切断肌肉的多少较准确，止血彻底。

(2) 闭合式侧方内括约肌切开术（图28-5）：用眼科刀片或小尖刀从括约肌间沟垂直刺入肛管皮下与肛门内括约肌之间或内外括约肌之间，深度不超过齿状线，内括约肌的下1/3～1/2被切开，黏膜下可见刀片时拔出，用手指侧面按压这段残留的内括约肌纤维，有明显凹陷感。此法创伤小、出血少、疼痛小、愈合快，缺点是肌肉切断不完全，不可直视情况下易损伤外括约肌。

3. 肛裂切除术

肛裂切除术是Gahriel于1948年提出的，适用于慢性肛裂。该手术是沿肛裂周围做梭形切口，将溃疡面连同前哨痔和肥大肛乳头一并切除，清除内括约肌表面的瘢痕组织，直至显出深部平软的新鲜组织，创面敞开以引流。肛裂切除伴或不伴内括约肌切开已被认为是治疗肛裂的较好的方法。国外研究报道肛裂切除术后患者的满意率不如侧方内括约切开术。

4. 皮瓣成形术

除了保留括约肌，皮瓣成形术用皮瓣覆盖创面，缩短了术后愈合时间，并且避免了术后轻微肛门失禁的风险，尤其适用于肛管皮肤有较大缺损，肛管明显狭窄者。但必须注意的是：皮瓣的血供和缝合皮瓣时张力不宜过大；该手术并没有缓解括约肌的痉挛。

(1) V-Y成形术：经过裂口开一个倒Y字形切口，由切口上部切除裂口、肛窦、外痔和肥大的肛乳头，

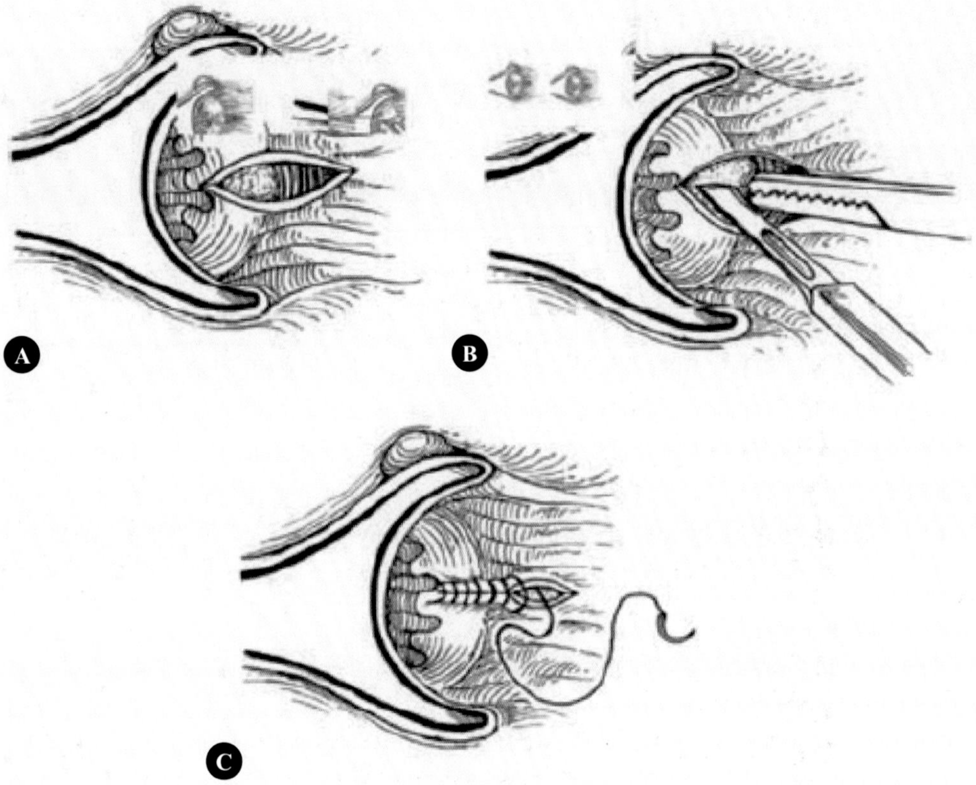

▲ 图 28-4　开放式侧方内括约肌切开术

切开肛门梳硬结，在伤口下方做一带蒂倒 V 形全层皮片，将皮片尖部与直肠黏膜缝合。V-Y 成形术对肛门自制功能损害小，治愈率高，复发率低。

(2) 皮瓣推移术：有研究认为，肛周皮瓣推移术可替代侧方内括约肌切开术治疗慢性肛裂，尤其适用于肛门压力低的患者。国外的研究结果显示用屋状皮瓣成形术治疗慢性肛裂有较高的成功率和患者满意度。

五、评述

肛裂的治理应该尽量明确其个体发生诱因，并适当处理。缓解内括约肌痉挛，改善局部血液供应，促使肛裂创面愈合是治疗本病的基本原则。约 10% 肛裂患者需要接受手术治疗。肛裂手术方法较多，不同术式对不同情况的肛裂都有较好的疗效，临床应根据患者的病史、失禁风险、症状轻重等不同特点，以及个人意愿制订因人而异的治疗方案。目前对内括约肌切断位点的选择，远期肛门失禁风险的评估及内括约肌切断厚度等问题尚无统一认知，还需进一步研究和统计评估。

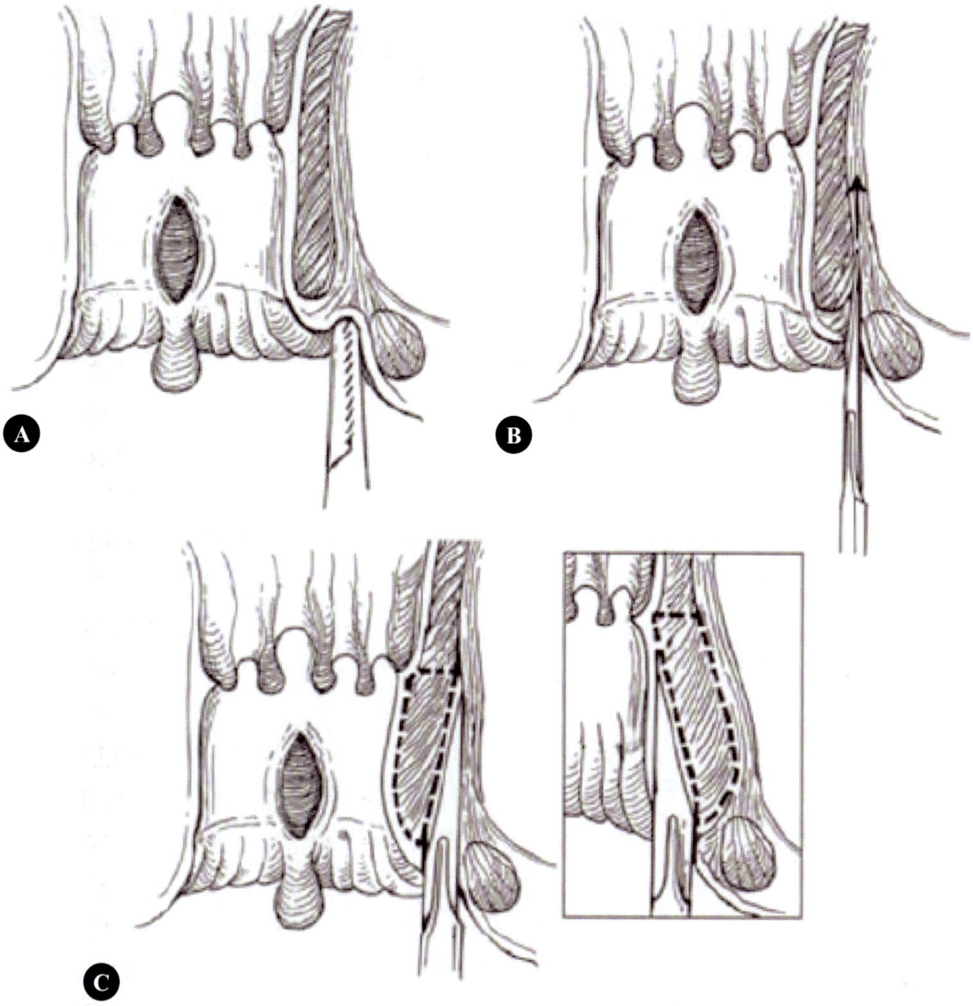

▲ 图 28-5　闭合式侧方内括约肌切开术

第 29 章　肛周脓肿

肛管、直肠周围软组织内或其周围间隙内发生急性化脓性感染，并形成脓肿，称肛管直肠周围脓肿（perianorectal abscess），亦称肛周脓肿、肛旁脓肿。本病较为常见，发病率高，起病急骤，疼痛剧烈，可发生于任何年龄组，但多见于 20—40 岁的青壮年，男性多于女性，春秋季多发。脓肿破溃或手术切开引流后自愈的可能性小，常形成肛瘘，通常认为这是肛管直肠炎症的不同病理过程，不同时期的表现，脓肿是急性期，肛瘘是慢性期。

肛周脓肿是结直肠肛门外科的常见病和多发病，有 90% 是由于肛腺感染引起的。肛腺开口于肛窦，肛窦为开口向上的盲袋，粪便易进入或损伤肛窦而致感染，感染可沿肛腺管进入肛腺，并通过腺体的管状分支或联合纵肌纤维向上、下、外三处扩散到肛管直肠周围间隙，形成各种不同部位的脓肿。如沿联合纵肌向下到肛管开口处为肛周软组织或肛周皮下间隙脓肿，这是最常见的脓肿；向外穿过联合纵肌及外括约肌到坐骨直肠间隙成为坐骨直肠窝脓肿；向上到括约肌间隙则产生骨盆直肠窝脓肿或高位肌间脓肿。骨盆直肠窝脓肿、直肠后窝脓肿和高位肌间脓肿均位于肛提肌以上，称为深部脓肿；坐骨直肠窝脓肿、肛门括约肌间脓肿和肛周软组织或肛周皮下间隙脓肿位于肛提肌以下，称为浅部脓肿。

本病的发展过程较为迅速，如延误治疗可使病情加重，并使病情复杂化。因肛管、直肠周围的疏松结缔组织被肛提肌、筋膜、肌纤维、韧带等分隔成多个间隙，感染初期常局限在一个间隙内，到后期可扩散到邻近间隙，形成多房性脓肿，增加了治疗困难，故脓肿一旦形成应尽早切开引流或一次性根治，防止感染进一步加重。深部脓肿常选择切开引流术，浅部脓肿可选择切开引流术或一期根治术。

一、病因及发病机制

肛管直肠周围感染可分为三个阶段：①肛腺感染阶段；②肛管直肠周围脓肿阶段；③肛瘘形成阶段。

肛管直肠周围脓肿可由特异性的和非特异的病因引起。非特异性的肛管直肠周围脓肿多由大肠杆菌和厌氧菌混合感染引起。特异性肛管直肠周围脓肿临床较为少见，以结核杆菌感染为主。

肛管直肠周围脓肿常见的致病菌是大肠杆菌、金黄色葡萄球菌、链球菌和厌氧菌，也可见绿脓杆菌和结核杆菌感染，但临床上所见的常是多种致病菌的混合感染。将脓液做细菌培养若为大肠杆菌和厌氧菌，说明感染源多来自直肠，感染沿肛腺管进入肛腺并形成脓肿，引流后多会形成肛瘘，临床最常见，需行二期手术治疗；若培养为金黄色葡萄球菌，说明感染多来自皮肤而不是来源于肛腺，术后很少发生肛瘘，但这类肛周脓肿较少见，并在切开引流术中很少找到内口，这类脓肿可直接来源于肛裂、血栓性外痔破裂、内痔或直肠脱垂药物注射后，也可来源于肛周皮肤感染、败血症、血液疾患或直接外伤。肛周脓肿的少数病例还可来源于结核、溃疡性结肠炎或 Crohn 病等。

肛管直肠周围脓肿多起源于括约肌间的腺源性感染。感染源大多来自肛窦（肛隐窝）感染，即肛窦炎，少数继发于肛管直肠外伤或血路感染。肛窦是向上开口于直肠的漏斗形盲袋，其底端多数有肛腺，6～10 个这样的腺体围绕着肛管并开口于肛窦的底部，肛腺体导管多位于黏膜下层及内外括约之间。粪便易嵌入或损伤开口向上的肛窦，细菌经损伤侵入引起肛窦炎，炎症刺激肛门括约肌收缩，肛窦引流不畅，加重感染。肛窦感染后，炎症向开口于肛窦的肛腺及其管状分支的肛腺管，或者经联合纵肌或经淋巴引流向上、下、外不同方向蔓延，扩散到肛管直肠周围的疏松结缔组织间隙形成不同部位的脓肿（图 29–1）。炎症沿联合纵肌向下到肛门周围形成肛周软组织或肛周皮下间隙脓肿或肛门括约肌间脓肿；向外穿过联合纵肌及外括约肌到坐骨直肠间

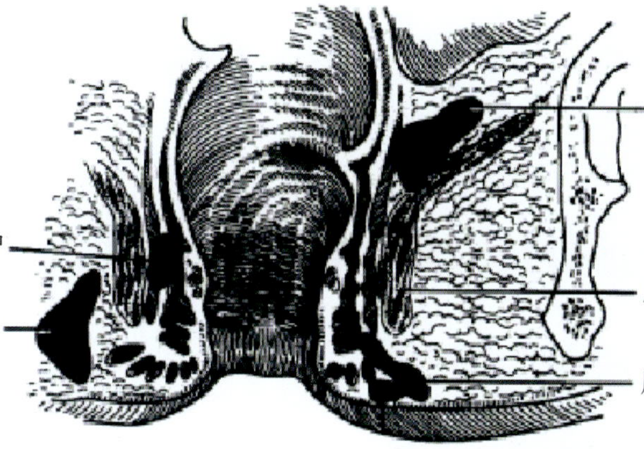

▲ 图 29-1 肛管直肠周围间隙不同部位的脓肿

隙形成坐骨直肠窝脓肿；向上到括约肌间隙产生骨盆直肠窝脓肿、直肠后窝脓肿或高位括约肌间脓肿。

肛管直肠周围脓肿并不都是继发肛腺感染，部分来源于内、外痔的感染及肛裂或肛周皮肤感染；部分来源于肛门部的外伤或手术，如内痔注射等；也可来源于血路感染，如脓毒症引起的肛周脓肿；极少数患者是由结核、溃疡性结肠炎或 Crohn 病引起。并有较多文献认为肛周脓肿与男性激素及胚胎发育有关，Ralphs 在切除的瘘管中发现了移行上皮，认为它来源于胚胎时期泌尿生殖窦移行细胞的残留，加之男性不但激素水平高，皮脂腺分泌旺盛，肛腺管易堵塞，发生炎症，而且在胚胎时期肛管直肠的套叠融合较女性长，这些可以解释男性的肛周脓肿为什么多于女性。

二、分类和辅助检查

（一）分类

根据肛管直肠周围脓肿与肛提肌的关系，可以分为肛提肌以下脓肿和肛提肌以上脓肿。

1. 肛提肌以下脓肿（低位脓肿）

低位脓肿包括肛周软组织或肛周皮下间隙脓肿、坐骨直肠窝脓肿、括约肌间脓肿等。

2. 肛提肌以上脓肿（高位脓肿）

高位脓肿包括骨盆直肠窝脓肿、直肠后窝脓肿和少见的高位肌间脓肿等。

肛管直肠周围各间隙之间有结缔组织通道，若一个间隙形成的脓肿处理不及时，可因脓液增多、压力增大，扩散到其他间隙，因此脓肿一经确诊，应行急诊手术治疗。

（二）辅助检查

1. 视诊

检查肛门皮肤有无红肿、肿块，有无破溃、溢脓（图 29-2 和图 29-3）。

2. 直肠指诊

肛周红肿的范围，边界是否清楚，是否质硬，有无波动感，触痛是否明显，肛管和直肠是否有隆起和触痛，直肠黏膜外是否有隆起触痛及波动感。

3. 细针穿刺抽脓

触及波动或肿胀最明显处行经皮肤穿刺或经直肠穿刺，如果抽出脓液即可确诊。

4. 经肛门直肠腔内超声

麻醉状态下，行经肛门直肠腔内超声，可以观察脓腔的部位、大小、炎症波及周围组织的范围、深度及其与肛管、肛门括约肌间的关系。对切开引

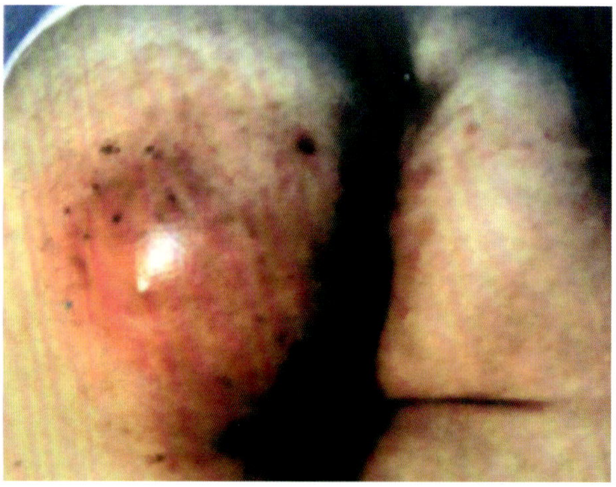

▲ 图 29-2 肛周皮下间隙脓肿

肛门左侧有一枣样肿物，红肿高突

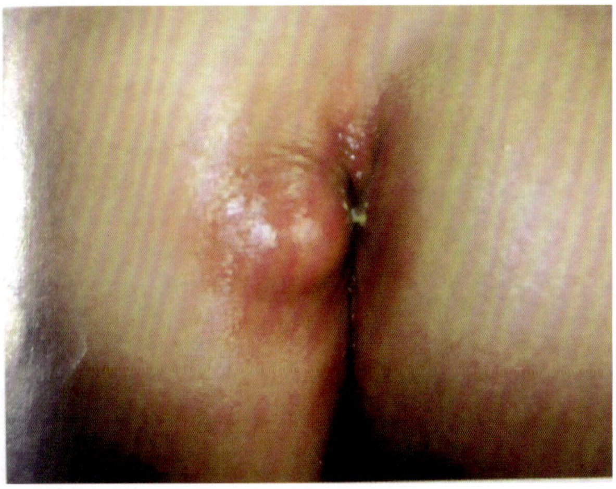

▲ 图 29-3　臀部脓肿

左臀部红肿高起，皮色暗红，触之灼热，椎刺跳痛

流后怀疑有脓液残留者也有较大的诊断价值。腔内超声对肛周脓肿诊断的准确率高达 80%～89%，特别对马蹄形脓肿和瘘管性脓肿的辨别具有优势。但超声有以下不足：病变显示不直观；对操作医师的依赖性较强；易遗漏深部脓肿。三维超声技术提供了更多的解剖信息，尤其适用于复杂性肛周脓肿和高位肛瘘，可以精确地判断肛周脓肿的位置、大小、内口、瘘管走形及与括约肌的关系，判定深部和较小的隐匿病灶，是评估肛周脓肿的最佳方法，具有明显的优势和广泛的应用前景。

单纯型脓肿超声图像为肛管周围软组织内可见大小不等、类圆形、不规则形的低回声、无回声或混合性回声肿块，边界欠清晰，压之可变形。肛瘘形成图像可见一条或多条管道样低至无回声，管壁边界尚清晰，走行直线或纡曲；早期已成脓液者可见液性无回声区，后期脓液机化、纤维组织增生可显示为高回声与低回声混杂的条索样不均匀回声，边界欠清晰；经瘘管注入过氧化氢，瘘管可呈强回声。

5. 磁共振（MRI）和计算机体层摄影（CT）检查

MRI 在肛周脓肿诊断中优势明显：无须肠道准备；利用体外线圈成像，患者无任何不适；优越的空间和组织分辨率可清晰显示肛管解剖结构、病变及其关系；大范围任意平面扫描使深部脓肿、多发脓肿不易漏诊。MRI 可清晰显示肛提肌、肛门内外括约肌和括约肌间沟等重要的肛管结构及其与肛周脓肿的位置关系，MRI 图像能显示肛周脓肿的位置及其范围，多用于诊断复杂性及高位肛周脓肿，并可描绘肛瘘瘘管形态和识别内口的位置。有研究认为，盆腔 MRI 的灵敏度和准确性略高于超声内镜。CT 检查适用于复杂性肛周化脓性疾病，尤其是骨盆直肠脓肿和对有肛周病理表现的 Crohn 病患者。

6. 肛门镜或结肠镜检查

肛门镜和结肠镜能够发现肛瘘内口和其他黏膜病变，如 Crohn 病。

7. 实验室检查

如果合并全身症状、严重的潜在疾病或诊断不明确，可以行相应的实验室检查。肛周脓肿的血常规检查，可见白细胞计数及中性粒细胞计数比例增高。

三、临床表现及诊断

本病的一般表现是，患者先感肛门处坠胀疼痛或呈刺痛，可以扪及一质硬肿块，有压痛，继之疼痛加重，痛性肿块逐渐增大，并可出现畏寒、发热。在 3～5 天后局部可形成脓肿。低位脓肿局部症状重而全身症状轻；高位脓肿全身症状重而局部症状轻。脓肿可自行向肛管皮肤或直肠内破溃自发排出脓液，排脓后疼痛缓解，全身症状好转或消失。形成肛瘘以后脓肿可反复发作。由于脓肿发生部位不同，其症状体征也各有特点。

（一）肛提肌以下脓肿

1. 肛周软组织或肛周皮下间隙脓肿

肛周软组织或肛周皮下间隙脓肿是肛管直肠周围脓肿最常见类型。多由肛腺感染向下、向外扩散而成，位于肛门周围皮下组织内，上方由筋膜与坐骨直肠间隙分隔，脓肿不大，多发生于肛门后侧方（图 29-4 和图 29-5）。主要症状是肛周持续性胀痛，形成脓肿时有跳动性疼痛，排便、咳嗽、下坐或受压时疼痛加重，行走不便，发热、食欲不振等全身症状轻。检查：肛旁局部皮肤有红肿、硬结或波动感，触痛明显，必要时可穿刺证实。脓肿常自行破溃，形成低位肛瘘。脓肿也可向上穿透坐骨肛管横隔扩散到坐骨直肠窝，引起坐骨直肠窝脓肿。

2. 坐骨直肠窝脓肿

坐骨直肠间隙呈楔形，在肛提肌与坐骨之间，底向下是肛门和坐骨结节之间的皮肤，尖向上在闭孔内肌筋膜与肛提肌的膜连接处。该脓肿多由感染的肛腺经外括约肌向外扩散形成，脓肿深而大（图 29-6）。由于此间隙是肛提肌以下最大的间隙，因此形成的脓肿较大，症状较重。主要表现为肛门

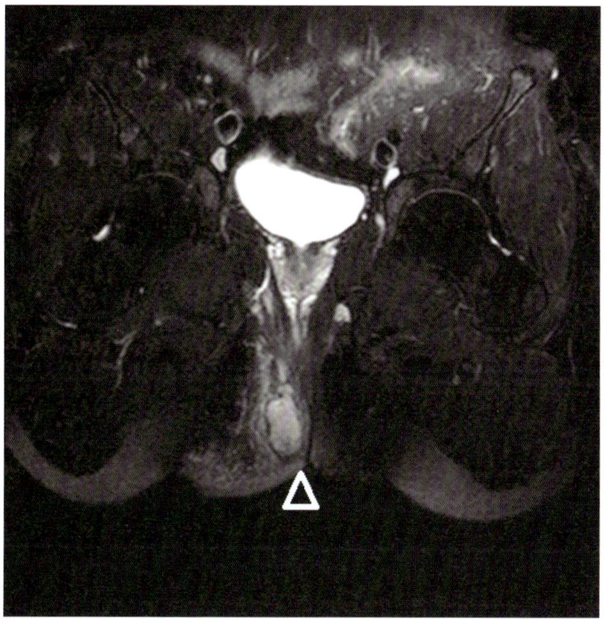

▲ 图 29-4 肛周皮下间隙脓肿

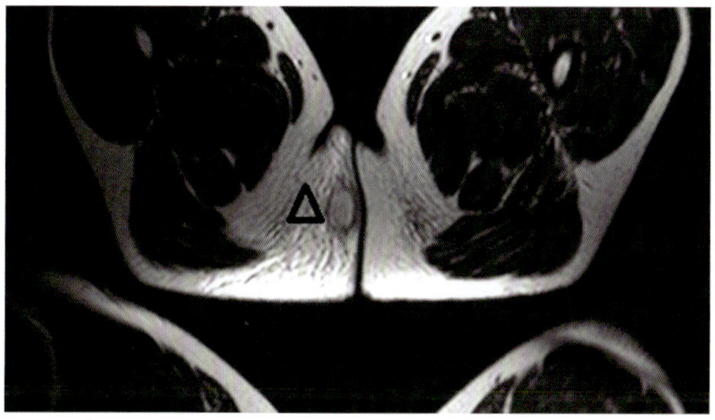

▲ 图 29-5 肛周软组织脓肿

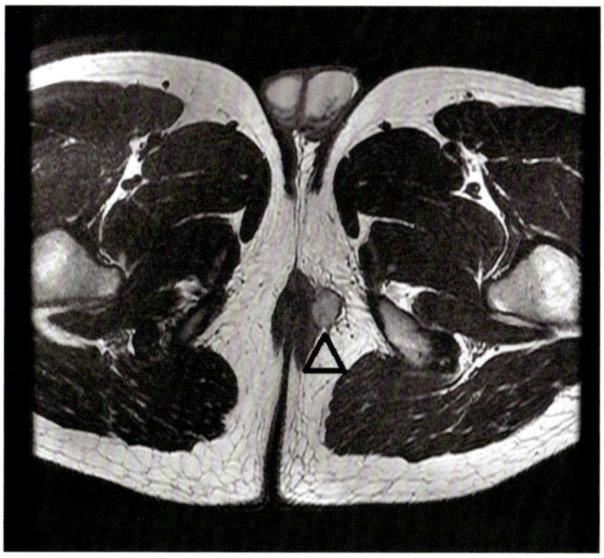

▲ 图 29-6 坐骨直肠窝脓肿

外侧的巨大红肿，双臀不对称，疼痛剧烈，坐立不安，多有发热、乏力、食欲不振等感染的全身症状，有的还出现寒战、恶心及反射性排尿困难，里急后重，排便时剧痛。由于感染位置深，初期局部症状不明显，但随着炎症的发展，继之出现肛周较大范围的红肿，质硬，边界不清楚，深压痛，肛门持续跳痛等。直肠指检，患侧触痛明显，可扪及肿块，甚至可扪及波动感。如不及时切开引流，患者痛苦大，炎症可向下浸润，脓液穿过肛管经皮肤流出。少数患者的炎症累及肛提肌后可形成骨盆直肠窝脓肿，脓液引流后形成高位复杂性肛瘘。坐骨直肠窝穿刺是发现脓肿的最简单有效办法。

3. 括约肌间脓肿

括约肌间脓肿发生在肛管内、外括约肌之间的间隙内（图 29-7），由感染的肛腺经内、外括约肌间隙向上扩散形成。距肛缘较近者全身症状较轻，有的患者全身症状较显著，发热、倦怠、食欲缺乏等症状明显。直肠下部有坠胀感及疼痛，行走及排便时加重，脓肿形成时局部持续性跳动性痛明显，并有排便困难。直肠指诊可触及卵圆形或索条状肿物，质软，有波动感，触痛明显。内镜检查时可见黏膜隆起，其边缘整齐，发红、发亮。穿刺时抽出脓液。

（二）肛提肌以上脓肿

1. 骨盆直肠窝脓肿

骨盆直肠窝脓肿位于盆腔内，下为肛提肌，上为盆腔腹膜，后有直肠和侧韧带。前方男为膀胱和前列腺，女为子宫和阔韧带（图 29-8）。该类脓肿较少见，由于该脓肿位置深，容积大，局部症状不明

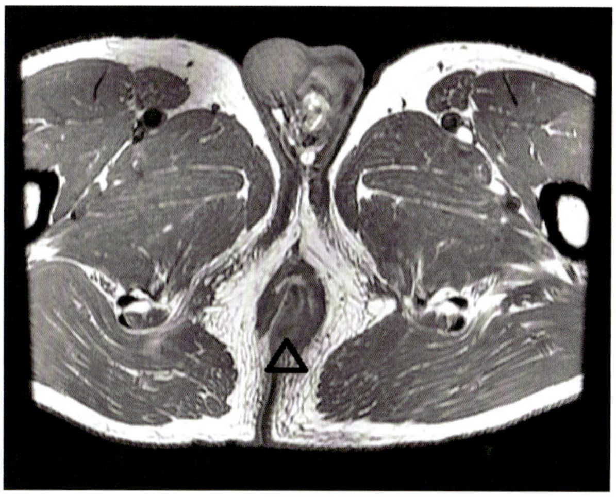

▲ 图 29-7 括约肌间脓肿

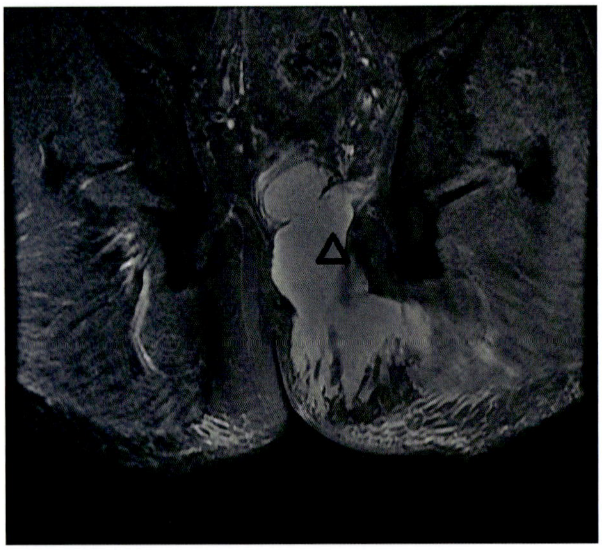

▲ 图 29–8 骨盆直肠窝脓肿

显，早期诊断较困难。骨盆直肠窝脓肿常由直肠炎、憩室炎、直肠溃疡、Crohn 病、输卵管炎，或者直肠外伤引起；也可以由括约肌间脓肿或坐骨直肠窝脓肿蔓延所致。脓肿发生后主要表现为全身中毒症状，而局部症状体征不明显，造成诊断上的困难。发病初期仅感肛门直肠坠胀，排便时加重，继之出现胀痛，并有发冷、发热、乏力、食欲不振等感染的全身症状，有时有排便不畅，排尿困难。检查：患侧肛旁有肿胀、压痛，但皮肤多无发红。直肠指检可触及直肠上端前外侧壁外有浸润性肿块隆起，触痛明显，甚至有波动感，经皮肤穿刺抽出脓液即可诊断。

2. 直肠后窝脓肿

患者感肛门直肠坠胀、骶尾部疼痛，并向会阴部及下肢放射，坐位及大便时疼痛加剧。畏寒、发热、乏力等感染的全身症状重。病因及症状与骨盆直肠窝脓肿相似。检查：肛门周围皮肤一般无异常发现。直肠指检，直肠后方有明显压痛，可扪及直肠后壁外隆起肿块，触痛明显，有时可触及波动感，穿刺抽出脓液即可确诊。在诊断该病时应注意与骶骨前囊肿，畸胎瘤和脊索瘤等疾病鉴别（图 29–9）。

3. 高位肌间脓肿

高位肌间脓肿位于肛提肌上方，直肠环形肌与纵行肌之间，常误认为是黏膜下脓肿（图 29–10）。脓肿常由肛隐窝感染引起。临床表现类似骨盆直肠窝脓肿。发病隐匿，患者自觉症状少，可能仅有轻度的肛门直肠坠胀不适或钝痛。继之脓肿破溃，有脓液从肛管排出是其主要表现。肛门外观无异常，

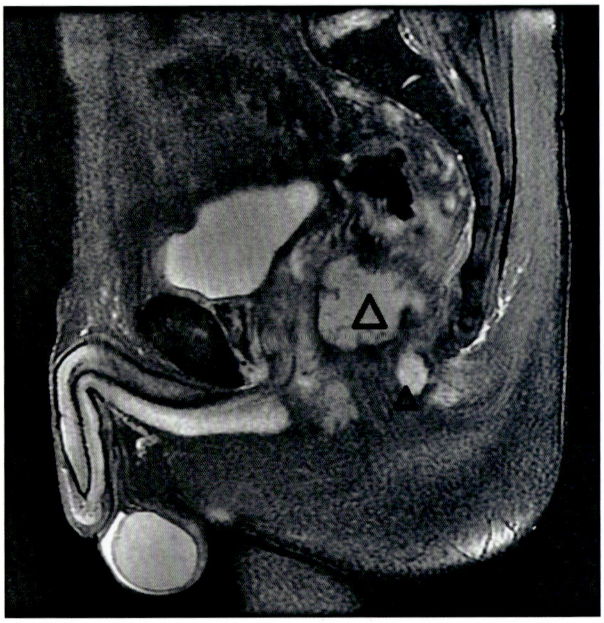

▲ 图 29–9 直肠后窝脓肿

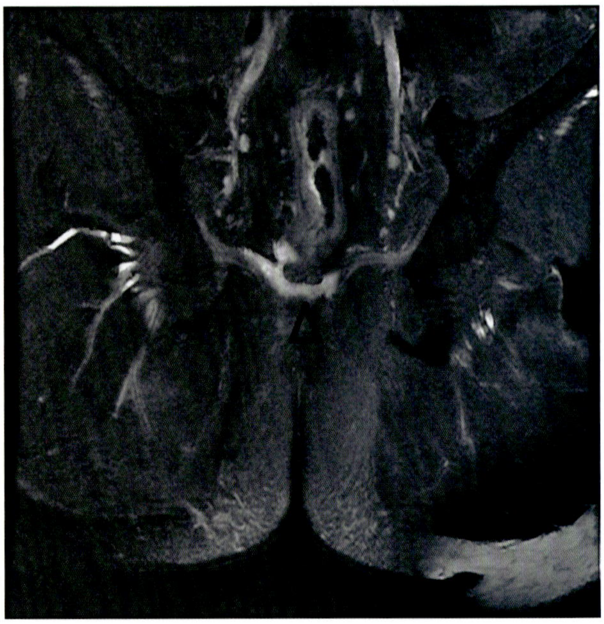

▲ 图 29–10 高位肌间脓肿

直肠指检常可在直肠下端扪及黏膜光滑的卵圆形肿块，边界清楚、质硬、有触痛，如脓肿已形成，则有波动感。若脓肿已破溃，可扪及开口。用内镜观察可看见开口，并有脓液流出，开口旁黏膜充血、水肿。如脓肿未破溃，可看见呈紫红色的肿块，其表面黏膜水肿。但应与内痔鉴别。

对于多数患者，根据其病史、症状和查体已能明确诊断，无须进一步影像学检查；但是对于复发性脓肿或肛提肌上脓肿需要行超声、MRI 或 CT 等定

位。虽然 90% 的肛周脓肿来源于肛腺感染，临床鉴别肛周其他化脓性疾病如直肠骶前囊肿、炎症性肠病、血液病、结核或肿瘤等继发感染、坏死性筋膜炎、化脓性汗腺炎、感染性皮肤病、HIV 和梅毒等疾病同等重要。如果怀疑 Crohn 病，则需要更为详细地检查。在体格检查中，肛周软组织或肛周皮下间隙脓肿和坐骨直肠窝脓肿主要表现为皮肤红肿和波动感；而括约肌间和肛提肌上脓肿可能缺乏外部表现，仅在指诊时有直肠压痛和黏膜下隆起或硬结。经肛门直肠腔内超声对肛周脓肿诊断的准确率高达 80%～89%，特别对马蹄形脓肿和瘘管性脓肿的辨别具有优势。三维超声技术提供了更多的解剖信息，CT 对有肛周病理表现的 Crohn 病患者可帮助区分脓肿瘘管与单纯直肠炎。基于我国现状，术前完善的实验室检查和必要的影像学证据是需要强调的。对于复发性脓肿和肛提肌上脓肿，超声、MRI 或 CT 有助于定位，以帮助选择最佳手术入路。术中麻醉下还可进一步确定诊断。

四、治疗

（一）非手术治疗

脓肿尚未形成时，可给予保守治疗，应用抗生素，软化大便，卧床休息，局部治疗。

1. 全身使用抗生素

主要针对革兰阴性杆菌和厌氧菌。一般使用氨基糖甙类和头孢类加甲硝唑或林可霉素，后两者对厌氧菌的疗效较好。中性粒细胞计数正常和体格检查无波动感的患者，单独应用抗生素的治愈率可达 30%～88%。

2. 通便

肛周脓肿时常伴便秘，通便可减轻排便时的疼痛等不适症状。

3. 卧床休息

适当静脉补充能量及维生素。

4. 局部疗法

如温水坐浴、局部理疗、外敷中药或用抗生素作局部注射等。

（二）手术治疗

肛周感染除非是早期，否则非手术治疗难以见效，因此手术治疗实际上是治疗肛管直肠周围脓肿的主要手段。并非所有肛周感染一旦发生就需手术切开，要根据症状决定手术时机，手术时机要注意以下几点：①感染症状持续 2～3 天经治疗无好转或进一步加重，此时脓肿往往已开始形成，即使无波动感也应考虑切开；②经穿刺抽出脓液者；③感染处有波动感者；④深部脓肿 B 超、MRI 或 CT 提示有液化者。

切开引流是肛周脓肿最主要的治疗方法。原则上，切口应尽可能靠近肛缘，以缩短可能形成的瘘管长度，并保证引流通畅。弧形切口足够大的情况下，填塞通常没有必要。另一种情况是，局部麻醉下行小切口放置细乳胶管引流，引流充分和引流管周围脓腔愈合时可拔除引流管。

肛管直肠周围脓肿一旦诊断明确应尽早切开引流，但手术必须注意以下问题。①定位准确：一般在脓肿切开前应先穿刺，抽出脓液后再行切开引流；②切口：浅部脓肿行放射状切口，深部脓肿距肛缘旁 2.5～3cm 行弧形切口或前后方向的直切口，避免损伤括约肌，但口应尽可能靠近内侧；③引流彻底：切开脓肿后，用示指伸入脓腔，分开脓肿间的纤维隔，以利引流；④脓液送培养：术中应将脓液送需氧菌及厌氧菌培养及细菌药敏试验，以便术后有针对性地应用抗生素，控制感染。

肛周脓肿手术目的是在保护括约肌功能的同时充分引流。根据脓肿的位置选择经肛周或经直肠引流。根据症状决定手术时机，多需急诊手术。不同部位的脓肿，其手术操作不同，充分麻醉下，依据脓肿的类型选择合适的引流方式，总的原则是排出脓液，清除坏死组织，保持引流通畅。

脓肿行单纯切开引流的复发率在 3%～44%，这与脓肿的位置和随访时间有关。复发及需要早期再次引流的相关因素有：首次引流不充分，脓腔内间隔未打开，遗漏脓腔及未诊断出的瘘管。马蹄形脓肿具有较高的复发率，常达 18%～50%，通常需要多项治疗措施才能治愈。

1. 肛提肌以下脓肿

(1) 肛周软组织或肛周皮下间隙脓肿

① 单纯脓肿切开引流术：用局部麻醉、骶管阻滞或椎管内麻醉，取侧卧位、截石位或折刀位。在脓肿部位皮肤隆起波动最明显处做放射状切口，切口需与外括约肌纤维平行，引流切口在不破坏括约肌的前提下应尽量接近肛缘，以缩短术后可能形成的瘘管长度，切口大小与脓肿直径相等，保证引流通畅。放出脓液后，示指伸入脓腔分开脓腔间隔，

然后置碘仿或凡士林纱条引流（图 29-11）。术后 24h 拔除引流条，用 1∶5000 的高锰酸钾液坐浴，1～2 次 / 天，必要时换药。

② 脓肿切开引流 + 瘘管切开或肛瘘挂线术：麻醉和体位同上。切开脓肿后，仔细探查内口，如寻找内口容易，瘘管位于皮下，未涉及外括约肌浅部及深部，可将瘘管切开，并切除少许皮肤、皮下组织和内口周围的组织，以利引流。如瘘管仅穿过外括约肌的皮下部或浅部，内口容易找到，患者全身情况好，局部炎症不严重，可行一期切开引流 + 肛瘘挂线术。在皮肤隆起波动最明显处，放射状切开皮肤和皮下组织，弯血管钳由切口探入并扩大脓腔，右示指伸入脓腔探查其大小并分开脓腔纤维间隔，使引流通畅，探查内口，用橡皮筋作挂线对口引流（图 29-11）。术后每天常规换药，待脓腔分泌物减少，局部红肿热痛明显减轻后，再在局部麻醉下收紧引流的橡皮筋做挂线治疗。此法的优点是脓肿一期治愈，不形成肛瘘。但在切开引流时，如找内口有困难，不要盲目寻找，以免形成假道或炎症蔓延，仅做切开引流，待肛瘘形成 3 个月后，再做肛瘘手术。

(2) 坐骨直肠窝脓肿：坐骨直肠窝脓肿易扩散，应早期切开引流。用骶管阻滞或椎管内麻醉。取侧卧位、折刀位或截石位。在红肿中心处或压痛明显处用粗针头穿刺，抽出脓液后，距肛门 2.5cm 行前后方向切口，避免损伤括约肌，但切口应尽量靠近肛缘，以减少日后肛瘘手术的创伤。切开脓腔后，示指伸入脓腔分开纤维隔，充分引流。脓腔内填入碘仿或凡士林纱条引流（图 29-12）。切开引流时应注意脓液的量，如超过 100ml，多提示脓肿已累及对侧坐骨直肠窝或同侧的骨盆直肠窝，应仔细探查，以免延误治疗。

(3) 括约肌间隙脓肿：用骶管阻滞或椎管内麻醉，取侧卧位、折刀位或截石位。通过直肠指诊，检查脓肿的部位、范围，仔细查找原发内口肛窦所在位置，由内口所在位置行肛周放射状切口引流或一次切开。完全位于括约肌间靠近肛管可经肛引流，并切断部分内括约肌，排出脓液后，示指伸入脓腔分开纤维隔，引流要通畅，脓腔内放置凡士林纱条引流。术后每天换药 1 次，术后 1～2 天用 3% 的过氧化氢溶液冲洗，然后用生理盐水冲洗，放置凡士林纱条引流，要保持排便顺利通畅。

2. 肛提肌以上脓肿

肛周脓肿的感染常来源于括约肌间并通过此间隙向周围间隙蔓延，形成肛提肌上脓肿，由此还可通过肛管后深间隙蔓延至两侧的坐骨直肠间隙形成复杂性脓肿。术前经超声、CT 或 MRI 定位，或者麻醉下通过三维腔内超声定位明确后，对于单纯肛提肌上脓肿可经括约肌间入路，置管引流；对于合并一侧或双侧坐骨直肠间隙者可加一括约肌外切口，游离保护外括约肌后置入引流管，术后配合持续或间断冲洗吸引，主动引流，当空腔逐步缩小后拔除

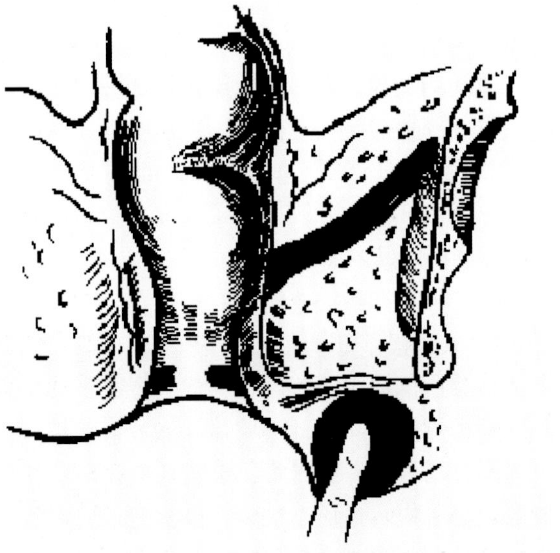

▲ 图 29-11　示指分开脓腔间隔

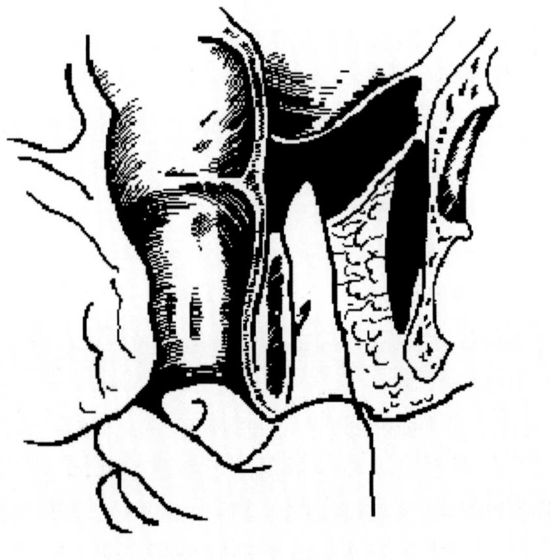

▲ 图 29-12　示指分开纤维隔

引流管。术中使用直径 1cm 左右的引流管做引流，在清除脓肿分泌物液和坏死组织后，在脓腔顶部放置一段引流管，通过引流管分别用 0.1% 新洁尔灭和生理盐水及 0.5% 甲硝唑溶液冲洗脓腔，脓腔内置凡士林纱条止血，外以无菌纱布包扎，术后每天利用引流管分别用 0.1% 新洁尔灭和生理盐水及 0.5% 甲硝唑溶液冲洗脓腔并引流，待脓腔分泌物减少，局部红肿热痛明显减轻后，每日可将引流管适当转动并向外拔出 0.5～1.0cm，使创腔由深到浅、从里到外生长，直至脓腔闭合，创腔愈合。

(1) 骨盆直肠窝脓肿：麻醉，体位和手术切口同坐骨直肠窝脓肿，但切口稍偏后及略长。在做切口之前，左手示指伸入肛门扪清楚脓肿位置，在示指引导下（或直肠内超声的引导下），穿刺针从肛旁皮肤刺人脓腔抽取脓液，该针不拔除，在穿刺针的引导下打开脓腔，即切开皮肤及皮下组织后，用弯血管钳顺着穿刺针进入撑开肛提肌敞开脓腔。然后用示指伸入脓腔分开纤维隔，避免引流不畅（图 29-12）。并用 0.5% 甲硝唑溶液冲洗脓腔，放置双套管或单腔引流管引流，缝合固定引流管，防止引流管滑入脓腔。

(2) 直肠后窝脓肿：麻醉，体位和切开引流方法同骨盆直肠窝脓肿。但切口更偏后，穿刺抽脓在直肠与尾骨之间进行。切开引流时尽量不切断肛尾韧带。切开皮肤及皮下组织后，用弯血管钳向后伸入脓腔扩大引流，然后用示指探查脓腔。血管钳伸入脓腔时动作要轻柔，防止损伤骶前静脉出血。排尽脓液后，0.5% 甲硝唑溶液冲洗脓腔，放置引流管引流。

(3) 高位肌间脓肿：截石位或折刀位。椎管内麻醉或骶管阻滞。用肛门镜显露脓肿，为防止切开黏膜出血，可用电刀纵行切开脓肿，然后找到脓肿与肛隐窝相通的瘘管，用有槽探针由肛隐窝探入，从脓肿切口处探出，切开肛隐窝的黏膜及内括约肌，如有出血，应结扎止血。创面敞开引流。如无电刀，可用有槽探针从与脓肿相通的肛隐窝探入，向上探约 2.5cm，探针头从脓肿上端穿出，探针的槽朝向黏膜，然后用带有粗丝线的细软探针，经有槽探针的槽通过，收紧丝线结扎脓肿前方的内括约肌及黏膜，数日后丝线脱落，脓肿切开，逐渐愈合。如该脓肿与坐骨直肠窝等脓肿并存时，应先处理其他脓肿，再处理高位肌间脓肿。脓肿切开引流后都应复查或行内镜检查，以防脓肿残留，并排除其他病变。

肛周脓肿如引流满意，其复发和形成肛瘘的发生率相对较低，脓肿复发率为 4%～31%，形成肛瘘率为 7%～66%。脓肿复发及形成肛瘘与脓肿位置相关，14% 为肛周软组织或肛周皮下间隙脓肿形成，35% 为括约肌间脓肿形成，60% 为坐骨直肠脓肿和肛提肌上脓肿形成，且更易形成复发性肛瘘。脓肿切开引流术后肛瘘的形成除主要与其病理的改变有关外，还与以下因素有关：①脓肿引流不畅；②脓肿自行破溃后未行处理；③患者有糖尿病或肥胖；④ Crohn 病、结核或溃疡性结肠炎并发的肛周脓肿；⑤肛旁脓肿伴有白血病、艾滋病等免疫功能低下者，脓肿切开引流后易形成肛瘘。

进行脓肿引流手术同时探查是否已经形成肛瘘须谨慎，不推荐进行。有主张在行脓肿切开的同时应行肛瘘切开或挂线术，避免二期行肛瘘切除等手术。脓肿引流手术同时行肛瘘一次切开术仅适用于内口明确、肛瘘表浅者，并建议由有经验的医生完成。为了避免因术中盲目探查或形成高位肛瘘，最好待瘘管形成后二次手术。多数学者认为对高位复杂性肛瘘，以及内口不能确定或局部炎症严重者不宜行一期肛瘘挂线等治疗，待炎症局限后再施行肛瘘治疗术为好。如肛周脓肿合并形成复杂性肛瘘，可采用挂线引流并刺激形成管壁，留待二次手术。

有研究比较了肛周脓肿仅行切开引流和同时行一次性切开，认为一次性切开降低了再手术率，但形成更严重的肛门功能障碍。因此，我们需要正视观念上的差距，避免片面强调一次性根治，在首次脓肿引流手术同时不推荐广泛的瘘管探查和内口探查。应重视微创和肛门功能保护，控制损伤，合理分期手术更利于患者快速康复。

（三）围术期处理

不推荐抗生素用于非复杂性肛周脓肿切开引流后，因为抗生素不会缩短愈合时间和降低复发率。因此，术后不常规使用抗生素，创面处理仅需每日常规温水冲洗和坐浴，保持引流通畅。合并弥漫性蜂窝织炎、全身感染、免疫力低下或单纯引流不能改善症状的患者，可考虑使用抗生素。

肛周脓肿合并社区获得性耐甲氧西林金黄色葡萄球菌（MRSA）感染时，尚不确定切开引流后是否需要培养。脓液培养对治疗帮助不大，但在复发感染或伤口长期不愈的患者中可以采用。合并其他感染或非特异性细菌如结核菌感染的 HIV 患者，可能会受益于脓液培养和抗菌治疗。美国心脏病学会建议对人工心脏瓣膜、既往细菌性心内膜炎、先天性心脏病、有瓣膜病变的心脏移植患者，在脓肿切开引流前使用抗生素。

五、评述

当前，随着社会的飞速发展、生存压力的增大、饮食结构的改变及人们对生活质量要求的提高，肛管直肠周围脓肿的发病率和就诊率呈逐渐上升的趋势。随着对肛门解剖、病理认识的提高和手术技巧、方法的改进，以及各种新型医疗材料的开发和利用，使肛周脓肿的外科治疗发生了变化。

术前对于多数患者，根据其病史、症状和查体已能明确诊断，无须进一步影像学检查；但是对于复发性脓肿或肛提肌上脓肿需要行超声、MRI 或 CT 等定位，以帮助明确诊断和选择最佳手术入路。保守治疗、特别是希望通过抗感染治疗以避免手术的做法，循证医学已证明不适合采用。肛周脓肿手术目的在保护括约肌功能的同时充分引流、避免副损伤、减少患者的痛苦。根据症状决定手术时机，多需急诊手术，肛周脓肿的主要治疗仍是外科引流，充分麻醉下，依据脓肿的类型选择合适的引流方式。肛周脓肿引流时通常不能发现肛瘘，若是单管、低位、简单瘘管，如果瘘管切开很容易进行，可以引流同时给予切开；而不符合上述条件时，则仅进行引流手术，为了避免因术中盲目探查或形成高位瘘，最好待瘘管形成后二次手术。引流时切口的选择要根据脓肿的具体情况确定，要充分引流。要避免片面强调一次性根治，应重视微创和肛门功能保护，控制损伤，合理分期手术更利于患者快速康复。对于非复杂性肛周脓肿，切开引流后使用抗生素并不能缩短愈合时间或降低复发率，因此，不常规使用，仅在患者并发严重蜂窝组织炎、全身性系统疾病或单纯引流不能治愈的情况下考虑使用。肛周脓肿的规范诊治有助于肛瘘诊治的标准化和规范化。

第30章 肛 瘘

肛瘘是一种常见的肛门直肠疾病，是指肛管或直肠因病理形成的与肛门周围皮肤相通的一种异常管道，多为肛周脓肿破溃或切开引流形成。其特征为瘘管内口多位于肛窦内，管道穿过肛门直肠周围组织，外口位于肛周皮肤。急性发作期可因外口已闭合引流不畅而致局部肿痛，继而在原外口处再次破溃溢脓或形成新的外口。如不及时治疗，病情将反复发作且会出现瘘管管道复杂化的可能。在我国其发病率占肛门直肠疾病的1.67%～3.6%，国外为8%～25%，发病高峰在20—40岁，男女老幼均可发病，但一般以青壮年居多，男性多于女性，比例为5∶1～6∶1。

一、病因和发病机制

肛瘘多为化脓性感染所致，少数为特异性感染，如肠结核继发的肛瘘。直肠肛管外伤继发感染、放射治疗、肿瘤溃破、Crohn病累及肛门直肠等也可引起肛瘘，但较少见，且与化脓性肛瘘感染有明显的区别。目前肛瘘的病因学说主要包括：肛隐窝腺体感染学说和中央间隙感染学说，此外，免疫学因素、胚胎发育异常及性激素可能也与肛瘘的发生有关。

（一）肛腺感染学说

肛腺是感染原入侵肛周组织的主要部位，感染侵入肛腺后，通过腺管分支或联合纵肌扩散至肛周间隙，形成括约肌间脓肿，并最终发展为肛瘘。该学说强调肛瘘手术成功的关键在于正确查找和彻底清除感染的肛隐窝、肛腺及肛腺导管。但有学者研究发现肛腺源性脓肿不一定全部成瘘，肛腺也并非真正的腺体，而是胚胎期肛直窦的残留，出生后退化不全，在肛区黏膜下出现上皮样管状物，并非人人皆有。Klosferhalfe指出，肛腺和肛隐窝是完全独立的两个解剖学结构，2/3的肛隐窝内没有肛腺开口。因此，肛腺理论对部分肛瘘患者可能并不适用，肛腺临床意义不宜过分夸大，不应将全部肛瘘归因于肛腺感染。

（二）中央间隙感染学说

中央间隙位于联合纵肌下端与外括约肌皮下部之间，环绕肛管下部1周，间隙内有联合纵肌中央腱。中央腱借中央间隙直接或间接与其他间隙相通。Shafik提出病菌侵入肛周组织的部位不是肛隐窝，而是破损了的肛管上皮，不是肛门腺形成括约肌间脓肿，而是在中央间隙内最先形成中央脓肿，继而向四周蔓延形成肛瘘。

（三）免疫因素与直肠黏膜屏障

正常人体直肠黏膜屏障由黏膜上皮、正常菌群、分泌物及免疫细胞组成。屏障功能的维持有赖于特异性分泌型免疫球蛋白sIgA的正常分泌，以及非特异性机械与化学屏障的完整性。有研究认为成人肛瘘的发生可能也与全身及局部免疫功能不全导致直肠屏障功能受损有关。

（四）胚胎学因素

早在1961年Parks发现部分肛瘘患者的肛腺呈囊状扩大，即怀疑有先天因素存在的可能，后来Firzagid（1985）观察21例肛瘘患儿有94%（20例），发病年龄小于18个月；Shafer（1987）观察52例肛瘘患者，发现其肛隐窝异常加深，形成肥厚的不规则的齿状线；后来有人对上述情况进行了胚胎学解释，因此目前多数学者认为，肛瘘的发生可能与肛腺的先天发育异常有关。

（五）性激素因素

1976年Takatsuki提出，雄激素分泌过量可能与男性好发肛瘘有关。据统计肛瘘患者按年龄分为四组，新生儿组、儿童组，青壮年组、老年组；可见儿童及老年人组肛瘘发病率很低，而新生儿、青壮年组发病率高，且均以男性为主。分析主要原因是受母体孕期雄激素水平较高影响，新生男婴体内雄激素水平较高；青春期后则男性自体内雄激素分泌旺盛，肛腺开始发育增殖，故肛瘘发病率最高；而老年人雄性激素水平下降，肛腺萎缩，肛腺感染机会减少。

二、辅助检查

大多数肛瘘通过传统的检查手段即可诊断，包括肛门视诊、直肠指诊、肛门镜检查、瘘管注射染色、探针检查等；但对复杂性肛瘘还需进行影像学检查，主要包括 X 线下瘘管造影、直肠肛管腔内 B 超、CT 三维重建和 MRI 等。此外，对某些特殊类型的肛瘘，还应进一步行细菌学检查、病理组织检查等。肛管直肠测压也常被用于肛瘘患者肛门功能的评估。

（一）常规检查

1. 视诊法

主要查看肛瘘外口数量、部位、形态及分泌物性状。一般情况下，肛瘘外口的位置与瘘管走向、内口位置有一定的关系。患者取膝胸位，在肛门中点划一条与地面平行的假设线，若外口在此线前方，瘘管常呈直线走向肛管，且内口位于外口的相应位置；若外口在横线后方，瘘管管道多弯曲（也称半马蹄型），且内口多在肛管后正中处；如肛门左右均有外口，多为马蹄形肛瘘，内口多在肛管后正中齿状线处。此即经典的 Goodsall 定律（图 30–1），该定律对内口判断的总准确率为 49%～81%。

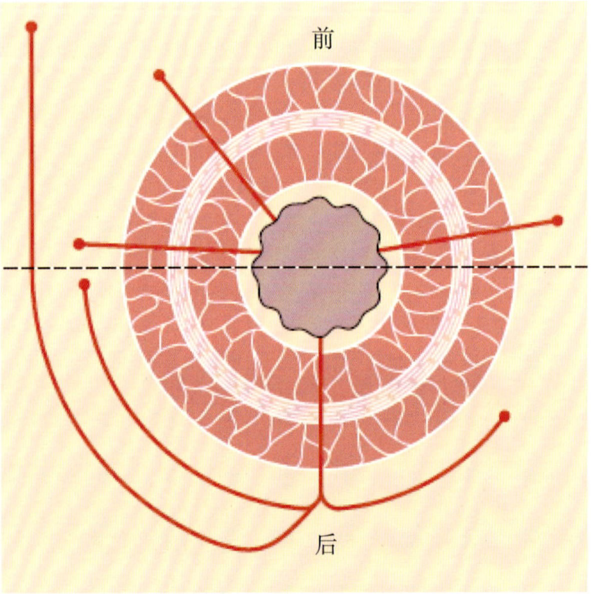

▲ 图 30–1　Goodsall 定律

2. 触诊法

通过触摸肛门外瘘管大概判断瘘管的走向和深浅，同时检查手指置于肛门内，配合确定瘘管的走向和内口的位置。内口多呈硬结状或瘢痕凹陷，挤压可疑内口处如有脓液从外口溢出则可确认为内口。还要注意除主瘘管外，是否有支管，附近直肠黏膜有无其他病变。

3. 肛门镜检查

可发现已感染的肛窦局部呈水肿、充血凹陷状改变，并借此确定内口，如有感染，可见分泌物溢出。

4. 探针法

将探针从外口循瘘管向内口方向轻轻探人，示指在直肠内引导，感触到探针头部最明显处，即内口。也可用钩状探针，经肛门镜于可疑肛窦处探入，找到内口。对复杂的瘘管探查时，要注意用力得当，避免过于暴力造成假道或假内口，而遗留真正的内口，引起误诊误治。探针检查通常在麻醉下进行，以避免肛门括约肌收缩的影响。

5. 染色及注射法

将纱布置入肛管直肠，从肛瘘外口注入亚甲蓝，然后取出纱布，观察纱布和肛管染色区，确认内口是否存在及存在的部位，但无染色也不能否定内口的存在。相对而言过氧化氢注射优于亚甲蓝，因亚甲蓝可使直肠黏膜染色，有时不易观察内口。而过氧化氢释放的氧气通过内口时出现的气泡很容易观察，气体产生的压力易于穿过狭窄的瘘管进入肛管，过氧化氢分解产生气体的压力可使部分堵塞的瘘管再通，并可重复进行检查，过氧化氢溶液同时还可作为超声增强剂，使超声下瘘管回声增强，便于观察及成像。

（二）影像学检查

1. 瘘管造影

造影剂可选用 30%～40% 碘化油或 60% 泛影葡胺。造影剂经外口注入，在 X 线下观察肛瘘的走行及内口的位置。瘘管 X 线造影在瘘管管道粗大无阻塞的情况下，对瘘管的走行、内口的位置确定有良好的显示作用，但常常由于瘘管和脓腔内有坏死组织和脓液而阻碍造影剂通过，难以获得瘘管的全部影像，所以瘘管造影已逐渐被 B 超、CT、MRI 所取代。

2. CT 三维重建

通过直接扫描获得的断层 CT 图像进行三维重建，能清晰的观察到盆腔、盆壁、括约肌、提肛肌的情况及病变范围，可以立体地呈现复杂性肛瘘的位置、形态、边缘、长度及其分支，有无与直肠相通，以及无效腔、窦道的大小、形态等，并能明确与肛门括约肌之间的关系。

3. 磁共振成像（MRI）

MRI 对软组织具有高分辨率，可以较好地显示直肠壁各层次组织结构及肌肉组织，显示肛瘘瘘管的走向及与括约肌的关系，从而有助于判断肛瘘组织、肛门瘢痕组织及周围炎症侵及的范围（图 30-2 和图 30-3）。2000 年 Morris 等提出肛瘘的 MRI 分类标准。Ⅰ级：简单括约肌间瘘；Ⅱ级：括约肌间瘘伴脓肿或伴继发性瘘管；Ⅲ级：非复杂性经括约肌瘘；Ⅳ级：经括约肌瘘伴坐骨直肠窝脓肿或瘘管；Ⅴ级：经肛提肌或肛提肌上瘘。手术治疗Ⅰ、Ⅱ级肛瘘效果满意，但是Ⅲ、Ⅳ、Ⅴ级肛瘘再次手术的可能性大。目前认为，MRI 对于术前明确肛瘘的走行及分类，指导手术从而减少复发有重要作用。

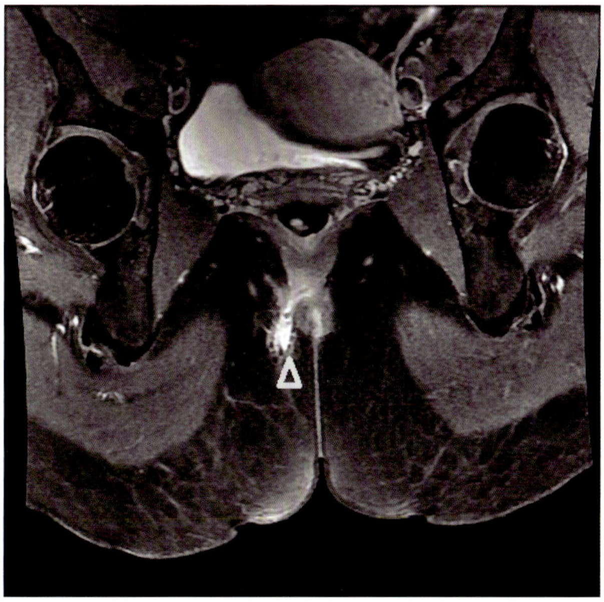

▲ 图 30-2　经括约肌肛瘘

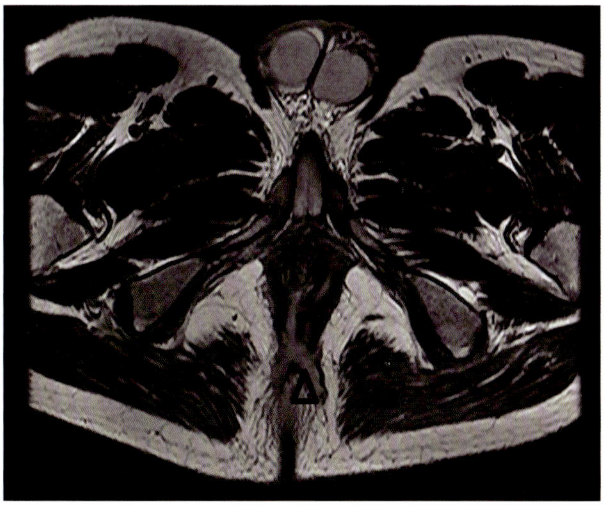

▲ 图 30-3　复杂性肛瘘

4. 三维直肠肛管腔内超声（EAUS）

EAUS 能清楚地显示肛门内外括约肌和肛提肌，并准确清晰地分辨肛瘘主管走向，支管的分布、数量及内口位置。其准确率与超声探头的频率及病变的深度有关。近年来，过氧化氢瘘管内注射法增强 EAUS 对肛瘘诊断的敏感性得到了广泛的应用。术前应用 EAUS 对括约肌和瘘管的关系的准确评估有利于指导手术、避免术中损伤括约肌和术后肛门失禁。EAUS 对肛管直肠周围结构及瘘管的分辨率可以与 MRI 相媲美，而且费用低、操作简便，是诊断肛瘘的理想影像学方法。

5. 超声内镜（EUS）

EUS 是电子内镜与超声技术相结合的产物，集内镜与超声优点于一体，既观察黏膜病变，又行超声扫描，显示管壁各层次及周围结构的清晰图像。EUS 相对于其他检查方法的主要优势表现在对已经闭合的肛瘘内口有很好的显示，在 EUS 下，闭合的内口表现为黏膜下或内括约肌缺损、中断、低回声灶，其对肛瘘内口诊断的假阳性率很低。

（三）其他检查

1. 肛管直肠测压

肛管直肠压力测定能准确测试肛门括约肌张力、直肠顺应性、肛管直肠感觉和肛门直肠抑制反射等。通过测得的肛瘘术前、术后生理学数据，可术前评估肛瘘患者的肛门括约肌功能，有助于手术方式的选择；可确定术后括约肌损伤程度，对了解患者术后肛门功能的变化、比较手术方式、评估手术疗效有重要意义。

2. 细菌学检查

肛周脓肿、肛瘘的致病菌多为肠源性细菌，感染与肛瘘形成有直接的关系。行瘘管分泌物细菌学培养和药敏试验，有助于针对性地选择抗生素及局部用药，促进肛瘘尤其复杂性肛瘘的愈合。

3. 病理学检查

肛瘘一般不发生恶变，但如果病史长，没有及时治疗，局部出现硬性无痛肿块时要警惕发生鳞状上皮癌的可能，可活检明确性质。病理学检查对特异性感染肛瘘或恶性肿瘤破溃形成的肛瘘诊断也具有重要价值。

三、临床表现和诊断

（一）临床表现

临床表现一般为肛旁反复肿痛、反复流出少量脓血性、黏液性分泌物，可伴有肛门潮湿、瘙痒，有时形成湿疹；局部可有红、肿、热、痛等炎性表现，甚至可伴寒热、乏力等全身感染症状。患者症状反复发作，可形成多个外口、内口，经久不愈。多数肛瘘患者有肛周脓肿自行破溃或切开引流的病史，同时也要注意患者有无炎症性肠病、结核、糖尿病、血液病、骶前畸胎瘤、囊肿等病史。

（二）诊断

肛瘘的诊断通常基于病史和体格检查。肛瘘一般由内口、瘘管和外口三部分组成。内口是肛瘘的感染源，多位于齿状线附近，通常为1个。瘘管包括主管和支管，在不同的解剖层次穿过肛门括约肌和盆底肌；外口是瘘管通向肛周皮肤的开口，位于肛门周围皮肤上，可为1个或多个。外口的形状、大小均各有异，有的肉芽结缔组织增生形成突起的小丘，有的呈凹陷，有的刚好与皮肤齐平，大多数可挤压出脓血性分泌物。

大多数肛瘘通过传统的检查方法即可诊断，但对高位复杂性肛瘘应进行影像学检查，以明确主管、支管及原发灶的部位，以及与邻近器官的关系。

（三）分类

1. 按组织学分类

肛瘘一般分为特异性肛瘘和非特异性肛瘘两类，前者指由 Crohn 病、结核、淋巴肉芽肿等引起的肛瘘，后者一般指化脓性感染形成的肛瘘。

2. 按瘘管走形分类

内、外口位置和瘘管与括约肌关系，肛瘘分为括约肌间、经括约肌、括约肌上和括约肌外肛瘘（图 30-4）。

(1) 括约肌间肛瘘：最常见，约占 70%，瘘管走行在括约肌间隙，可上行到直肠壁形成高位盲瘘，可扩散到盆腔达肛提肌以上；可开口于直肠；可下行至肛周区域，开口于肛门旁；也可在括约肌间隙内终止形成盲瘘。

(2) 经括约肌肛瘘：此类肛瘘通常来源于坐骨直肠窝脓肿，约占所有肛瘘的 23%。瘘管从内口通过内外括约肌到达坐骨直肠窝。如果瘘管向上的分支通过坐骨直肠窝的顶点或通过肛提肌到达盆腔可形成高位盲瘘。

(3) 括约肌上瘘：此类肛瘘来源于肛提肌上脓肿，占肛瘘的 5%。瘘管经过括约肌间到达耻骨直肠肌以上，在侧方弯曲向下到坐骨直肠窝，再到肛周皮肤。也可以形成盲道导致蹄铁形瘘。

(4) 括约肌外瘘：这种类型占肛瘘的 2%，瘘管从肛提肌以上的直肠开始，穿过肛提肌经过坐骨直肠窝到达肛周皮肤。这种肛瘘可能是异物穿透直肠引起。Crohn 病、肿瘤或会阴的刺伤也可引起。

3. 根据瘘管是否累计肛管直肠环分类

高位肛瘘：瘘管位于肛管直肠环以上。此类肛瘘治疗是应注意保护肛管直肠环，以防损伤后引起肛门失禁；低位肛瘘：瘘管位于肛管直肠环以下。

4. 根据瘘管的性状分类

直瘘：即瘘管为直行的条索状，无弯曲；弯瘘：瘘管弯曲；马蹄形肛瘘：瘘管围绕肛管从后正中分别向左右前方伸展，形成马蹄状，在肛周两侧可有多个外口，内口常在后正中线附近。若仅向一侧伸展也称半马蹄瘘。

5. 根据内、外口的情况分类

单内口瘘：即盲瘘，只有内口与瘘管相通，无外口；内外瘘：既有内口，又有外口，内口多在肛隐窝处，外口在肛周皮肤，瘘管与内外口相连。

6. 根据疾病的复杂程度分类

可分为简单性肛瘘：包括括约肌间瘘、低位经括约肌肛瘘和穿过＜30% 外括约肌的经括约肌肛瘘；复杂性肛瘘：包括伴或不伴有盲瘘的高位经括约肌肛瘘、括约肌上和括约肌外肛瘘、马蹄形肛瘘，以及与炎性肠病、放射性肠炎、恶性肿瘤、先前存在

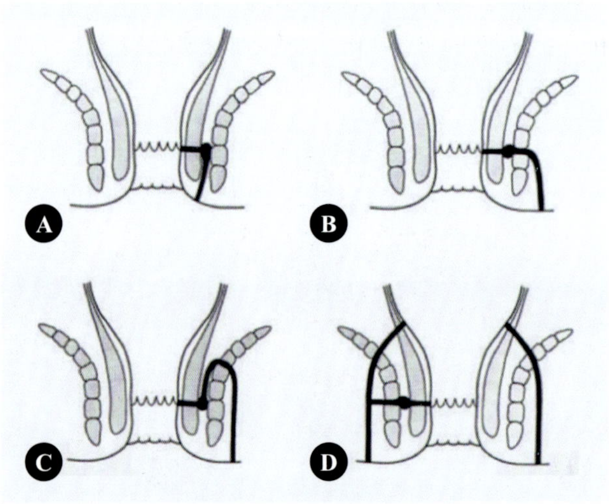

▲ 图 30-4　肛瘘 Park 分类

失禁等相关的肛瘘及女性前侧肛瘘。

四、治疗

肛瘘不能自愈，手术是目前肛瘘唯一有效的治疗方法。肛瘘手术成功的关键在于：准确找到内口、完全切开或彻底切除内口和瘘管、防止肛门括约肌过度损伤。目前尚没有一种手术方法可以治疗所有肛瘘。传统的术式包括瘘管切开、切除、挂线术。近几年来，肛瘘治疗提倡微创理念，新的手术方式不断被应用于临床，如经肛门括约肌间瘘管结扎术、直肠黏膜瓣推移术、生物材料填塞封堵术等。

（一）肛瘘挂线术

肛瘘挂线术用于治疗高位经括约肌肛瘘或括约肌上肛瘘，是非常有效的方法（图 30–5），挂线可起到异物刺激、慢性切割、引流等作用，分引流挂线和切割挂线两种，又分别称浮线和紧线，能较好解决高位肛瘘完全切开所致失禁的问题，中医学应用药线，同时还有去腐生肌的作用。挂线法主要适用于瘘管在肛管直肠环上方或通过环上 2/3 的肛瘘，包括外括约肌深部与提肛肌间瘘或肛提肌以上的肛瘘手术。挂线时注意：①精准寻找及处理内口，挂线范围仅选择在瘘管经肛管直肠环范围的肌肉组织部分；对大束肌肉组织，可采用分组挂线术。②以防止肛门失禁为目的的切开挂线，术中应收紧；如存在难以处理的残腔，应选用引流挂线，适当时机时再决定是否需要收紧线进行切开。

（二）肛瘘切开术

肛瘘切开术是将瘘管全部切开，并将切口两侧边缘的瘢痕组织充分切除，使引流通畅，靠肉芽组织生长使伤口愈合，其总的治愈率为 92%～97%，适用于低位肛瘘。因切开后一般只损伤肛门外括约肌皮下部和浅部，一般不会出现肛门失禁。瘘管切开术结合挂线疗法也可以作为高位肛瘘瘘管位于肛管直肠环以下部分的辅助治疗方法。肛瘘切开术的优点是：①创面开放，引流通畅；②可经切开处彻底清除瘘管内的肉芽和假性上皮；③手术切除组织少，不遗留较大的缺损创面；④切断的肛门括约肌两断端回缩不多，形成肛门失禁的机会较切除者为少；⑤创口愈合快。

（三）肛瘘切除术

肛瘘切除术适用于低位、非急性期、瘘管与周围组织关系清晰明确者，将瘘管壁全部切除，直至健康组织，使创面呈内小外大，以利于引流（图 30–6）。对内口明确、瘘管切除完整的直瘘可行一期切除缝合术。与肛瘘切开术对比，肛瘘切除术复发率与其相似，却存在创口大、愈合时间长的问题，增加了术后肛门失禁的风险。

（四）直肠黏膜瓣推移术

直肠黏膜瓣推移术是在切除了感染的肛腺，显露出健康组织后，利用基底部（头侧）游离的直肠黏膜瓣或黏膜肌瓣覆盖肛瘘的内口，以封闭瘘管的高压端，使肠腔内容物或细菌无法进入瘘管，则外侧瘘管逐渐萎缩直至闭合（图 30–7）。该技术的优点包括：最大限度地保存了解剖的完整性，保护了括约肌的功能，愈合时间短，术后疼痛轻，失败后不影响再次手术。作为一种治疗复杂性肛瘘的手段，具有一定的疗效。手术治疗原则为：术前精确定位肛瘘的解剖；充分引流使瘘管简单化；分层牢固缝闭内口：避免形成无效腔、张力及缺血；对瘘管处理到位以防止脓肿的形成。手术要点如下。①充分显露术野：根据内口的位置灵活选择体位，内口在后侧用截石位，在前侧则选择俯卧位，应用 Lone Star

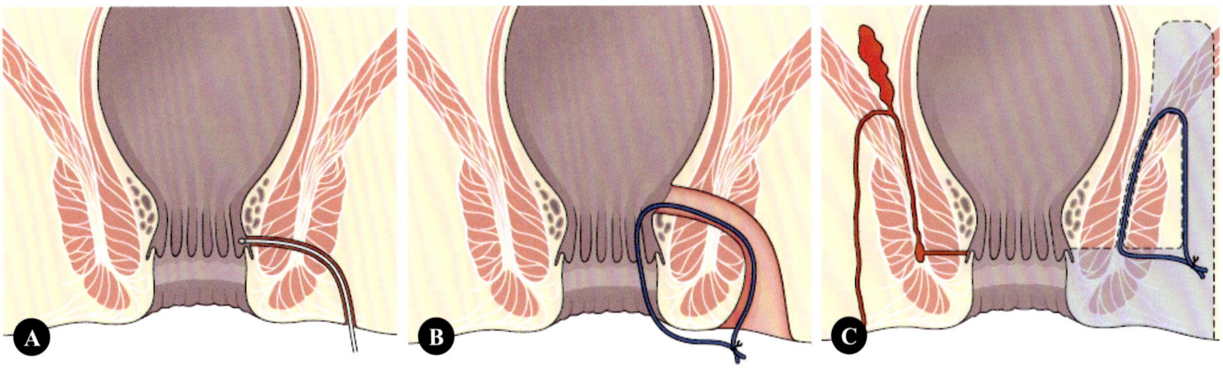

▲ 图 30–5　肛瘘挂线术

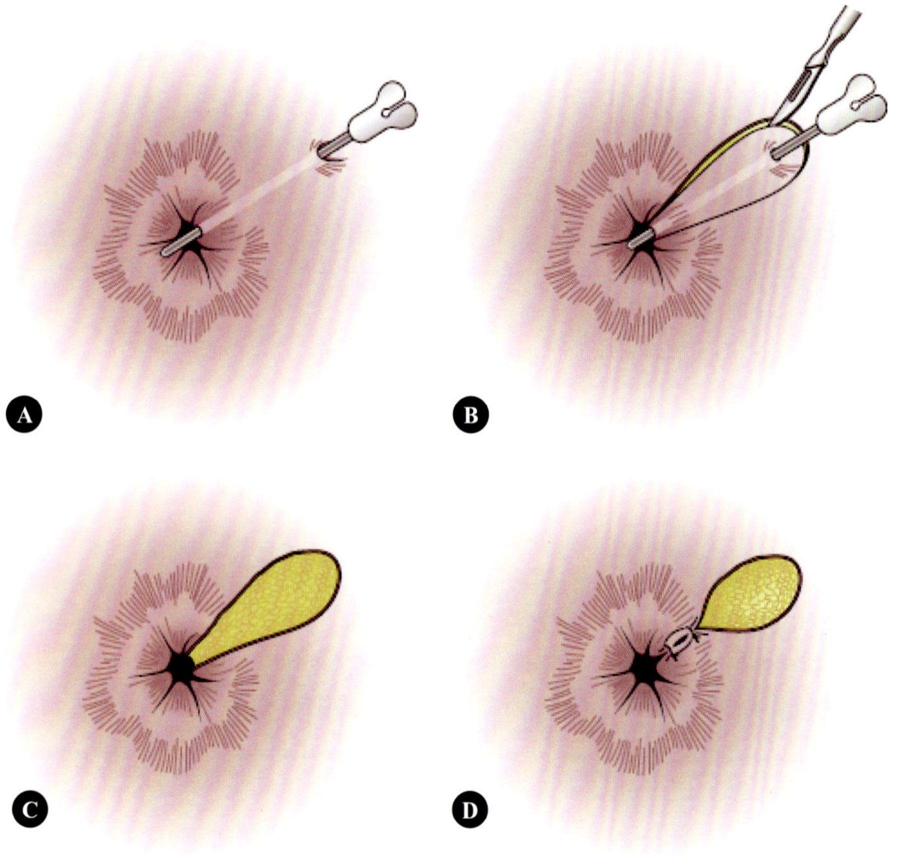

◀ 图 30-6 肛瘘切除术

拉钩可充分显露术野。②直肠黏膜瓣或黏膜肌瓣向近端游离至少 4cm，使基底部（头侧）宽度是顶部（尾侧）的 2 倍，保证良好血供及与周围组织的无张力缝合。③外口至外括约肌之间的瘘管可采取隧道式挖除，对穿过外括约肌的瘘管只进行搔刮。用 2-0 或 3-0 号可吸收缝线间断缝合缺损。从外口注入生理盐水验证缝合是否牢固。术后应确保引流通畅，防止缝合处局部感染积聚，造成手术失败。

（五）生物材料填塞封堵术

1. 纤维蛋白胶封堵术

在正确彻底清除内口和管壁坏死组织的前提下，应用生物蛋白胶彻底粘堵内口，封闭瘘管，以使瘘管的闭合。该术式因其不损伤肛门括约肌，操作简单，可重复治疗，因而在国外应用较为广泛。国外报道其短期成功率可达 70%～74%，失败后再次治疗的治愈率达 69%。

2. 脱细胞真皮基质填塞术

2006 年 Jhonson 等首次用冻干猪肠黏膜下层的做成一种生物栓植入瘘管治疗肛瘘，其治愈率达 87%（12/15）。我国学者王振军等用异体脱细胞真皮基质填塞治疗肛瘘取得了满意效果。脱细胞真皮基质具有在感染性创面上快速血管化和诱导组织生成的作用，作为细胞支架，引导细胞沿其胶原框架有序生长，达到补充、修复乃至重建组织的目的。

3. 其他生物材料

近年来，西班牙学者 Damian 等将脂肪来源的干细胞作为填充物和纤维蛋白胶联合治疗复杂性肛瘘，治愈率达 71%（17/24）。脂肪来源的干细胞具有促进新生血管形成、多向分化及免疫抗炎能力，初步研究认为这可能是其治疗肛瘘的机制。

（六）括约肌间瘘管结扎术（LIFT）

2006 年泰国的 Rojanasakul Anal 教授首先报道了括约肌间瘘管结扎术（ligation of the intersphinctevic-fistula tract，LIFT），治愈率达 94%（16/17）。LIFT 技术的核心是术前对瘘管走行及内口的准确判断，先沿括约肌间找到瘘管，然后缝扎瘘管闭合内口，切除括约肌间段的瘘管，最后用刮刀刮除剩余瘘管坏死组织。该术式的主要优点：处理了内口及感染的肛腺组织，未损伤括约肌，不影响肛门功能。

手术方法如下：①确认内口，在瘘管上方的括

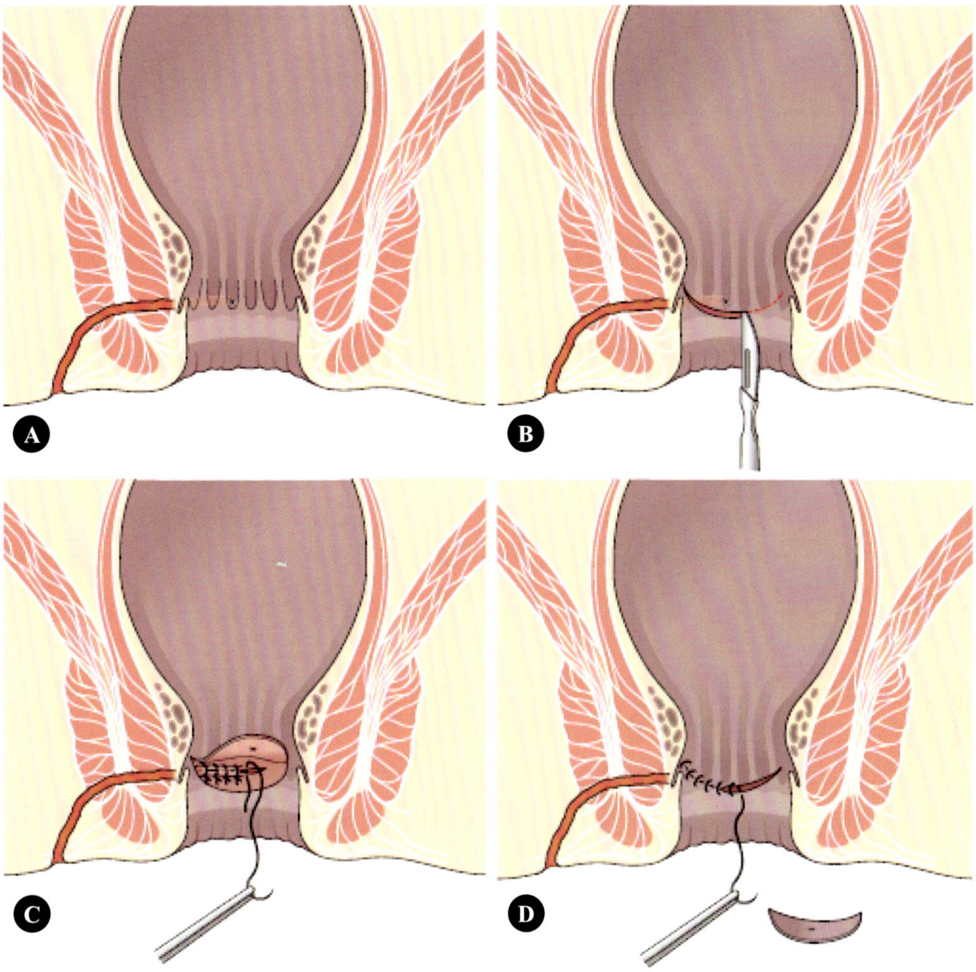

▲ 图 30–7　直肠黏膜瓣推移术

约肌间沟做 1.5～2.0cm 的弧形切口；②电刀分离至括约肌间平面，注意靠近外括约肌以免损伤内括约肌和直肠黏膜；③牵开内括约肌和外括约肌，切开括约肌间瘘管，用 3–0 号可吸收缝线结扎靠近内口的瘘管；④通过注射或探针探查至外口行瘘管切除，搔刮肉芽组织；⑤通过内括约肌间切口缝合外口，3–0 号可吸收线缝合切口。

（七）Crohn 病肛瘘的治疗

Crohn 病伴发的肛瘘难以治愈，且手术治疗常常存在伤口难以愈合和肛门失禁的风险。所以其治疗目的应该是减轻症状，控制感染，无症状者无须手术，有症状的低位单纯性肛瘘可行切开术；复杂性肛瘘可长期挂线引流，如果直肠黏膜大体正常，可行黏膜瓣推移术。对不能控制症状的复杂性肛瘘，可能需要永久性造口或切除直肠。手术需要结合内科治疗并根据患者的症状及严重度等个性化选择，避免因为激进手术对肛门功能的损伤。免疫抑制药如硫唑嘌呤、6- 巯基嘌呤和环孢素等能帮助控制症状；生物制剂如英夫利西单抗能提高瘘管愈合率。

五、述评

肛瘘治疗应提倡微创理念，尽量保护肛门功能，减少肛门括约肌的损伤。治疗不应一味强调彻底性，不能因为追求彻底而带来术后严重的肛门失禁，应权衡括约肌切断的程度、术后治愈率和术后肛门控便能力之间的利弊。继续探索新的治疗方法，更好地保护肛门功能，解决复杂性肛瘘术后的并发症和高复发率问题，已成为结直肠外科医师的第一要任。微创的、修复性的、不损伤肛门外观和功能的治疗方式未来会在很大程度上取代传统术式，成为肛瘘尤其是复杂性肛瘘的治疗方向。对某些患者来说，创伤控制性手术理念应当体现在治疗中，带瘘生存也许是不错的选择。

第31章　肛门直肠的性传播疾病

性传播疾病（sexually transmitted diseases，STD）是指主要通过性行为或类似性行为（包括阴交、肛交、口交、接吻、触摸等）而传染的一组疾病，简称性病，过去民间称“花柳病”。STD已成为世界上最严重的公共卫生问题之一，据世界卫生组织报道，全球每天约有100万人感染可治愈的性病（如淋病、梅毒等）。我国近年来STD的发病率较前大幅升高，但现阶段仅将艾滋病、尖锐湿疣、梅毒、肛门及直肠淋病、性病性淋巴肉芽肿、非淋球菌性尿道炎、生殖器疱疹、软下疳等8种疾病列为重点防治的性病。患STD后不但会产生生殖器、胃肠道和皮肤的症状，也常累及肛管直肠，有的STD在肛管直肠表现尤为突出，故结直肠肛门外科医师在诊治该病上责任重大。

一、艾滋病

艾滋病即获得性免疫缺陷综合征（acquired immunodeficiency syndrome，AIDS），是由人类免疫缺陷病毒（human immunodeficiency virus，HIV）侵犯人体免疫系统，尤其是破坏CD_4^+淋巴细胞，使人体免疫功能严重低下，患者容易发生各种顽固性感染及恶性肿瘤，常见的有卡氏肺囊肿肺炎，卡波西肉瘤，慢性淋巴结肿大，非霍奇金淋巴瘤和各种条件致病菌引起的不同部位的感染。本病的发病率男性高于女性，尤以青壮年多见。截至2012年底，世界卫生组织（World Health Organization，WHO）和联合国艾滋病规划署（Joint United Nations Programme on HIV and AIDS，UNAIDS）报道全球HIV携带者或AIDS患者总人数约3530万人（3220万～3880万人），较2001年增长17%；2012年全球约160万人（140万～190万人）死于AIDS相关疾病，较2006年的290万人（250万～350万人有所下降。世界各地HIV感染人数尤以东亚、东欧和中亚地区增长速度惊人，病例总数则以东非、南亚、北美南部最多（图31-1）。我国1985年发现第一例艾滋病以来，截至2022年底，卫生部通报全国存活HIV携带者及艾滋病患者约122.3万例，全年新发感染者10.78万例，死亡3.8万例，据估计我国实际感染人数远超上述数据。

（一）病原及流行病学

1. 病原

艾滋病毒有不同的变异株，1983年法国巴斯德研究所首先在艾滋病患者中分离出了淋巴结相关病毒（lymph associated virus，LAV），1984年美国国立肿瘤研究所又分离出人类嗜T细胞Ⅲ型病毒（HTLV-Ⅲ）。这两种病毒的形态相似，都是反转录RNA病毒，是同一病毒的变异。1986年7月25日，世界卫生组织发布公告，国际病毒学会将LAV、HTLV-Ⅲ型病毒均称为HIV。HIV是一种单链的RNA病毒（核糖核酸病毒），外周有衣壳，衣壳外有包膜，衣壳和包膜的主要成分是糖蛋白。HIV对理化因素的抵抗力较弱，离开人体后，常温下只能存活数小时至数天。高温、干燥及常用消毒药品可以杀灭这种病毒。对热敏感，在56℃经30min可灭活。但耐寒，-75℃可存活3个月。不耐酸，75%酒精、0.2%次氯酸钠、0.1%漂白粉、2.5%碘酊可将其迅速灭活，但紫外线、γ射线对HIV的杀灭作用不强。HIV的特性是噬T淋巴细胞，特别是噬CD_4^+淋巴细胞和神经细胞。并且HIV含有一种特殊的反转录酶，对人体有一定的致癌作用。

2. 传播与流行

(1) 传染源：目前认为感染HIV的人是本病唯一的传染源，包括患者和无症状的HIV感染者。其血液、精液、脑脊液、泪液、乳汁、宫颈及阴道分泌物和尿液中均分离出艾滋病毒，其中精液含HIV量最高。而未发病的HIV携带者传播危险性更大。

(2) 传播途径：①性接触传播，是全球范围内最主要的传播途径，不正当的性交、同性恋等传播率更高；②血源性传播，其中经静脉吸毒是我国艾滋病的主要传播途径，还可经血液或使用血制品传播，如人体白蛋白等。接触HIV污染的物品如注射器、

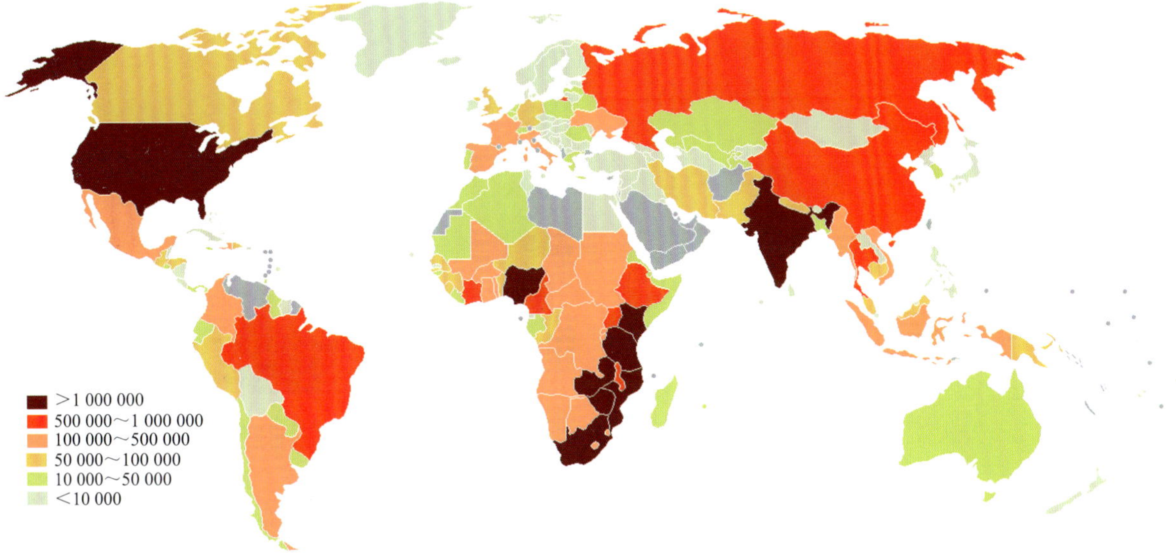

▲ 图 31-1　全球成人 HIV 感染分布图

针头等也可造成传播；③母婴传播（mother-to-child transmission，MTCT）：宫内感染、围产期感染、母乳传播是三个主要方式，以后两者为主。

(3) 易感人群：①同性恋及暗娼等，同性恋患者因肛交损伤了肛管直肠黏膜，而受损的黏膜易感染 HIV。而异性性交亦是传播 HIV 的重要途径，但阴道黏膜较直肠黏膜耐摩擦，没有肛管直肠黏膜易受损伤，故肛交最容易传染 HIV；②吸毒者，这是第二类易感人群，这些人经常反复经静脉注射成瘾药物，使用了被 HIV 污染的注射器和针头而传染；③反复接受输血或血制品者，如血友病患者，需反复接受输血或血制品第Ⅷ凝血因子，增加了接受已污染 HIV 血液的机会；④职业暴露人群，如接触 HIV 感染患者的医护人员。

（二）发病机制

HIV 进入人体后，最初引起淋巴细胞增殖，并激活 B 淋巴细胞产生抗体，但这种抗体不能中和病毒，HIV 仍存于血液中。并且 HIV 的包膜与 CD_4^+ 淋巴细胞有很大的亲和力，与 CD_4^+ 淋巴细胞的 CD_4 受体结合进入细胞内，脱掉外壳释放出病毒 RNA，在病毒反转录酶的作用下，将病毒 RNA 反转录成双链 DNA（前病毒 DNA）。前病毒 DNA 与宿主 DNA 整合在一起，使机体无法清除这些病毒。前病毒 DNA 与宿主细胞的 DNA 整合后，即可再经反转录产生新的病毒 RNA 和病毒蛋白，经装配形成新的病毒颗粒，HIV 复制完成。整个复制过程需 1～2 周。新的病毒产生后附在 CD_4^+ 淋巴细胞膜上向外顶，状如出芽，然后离开细胞进入血液，再侵入其他 CD_4^+ 淋巴细胞，如此反复造成大量的 CD_4^+ 淋巴细胞破坏。而 CD_4^+ 淋巴细胞又是免疫细胞中最为重要的，它能识别外来抗原，激活 B 淋巴细胞、单核细胞和 NK 细胞，并且 CD_4^+ 淋巴细胞的特异性免疫处于失功能状态，即出现严重的免疫缺陷。由于机体的免疫缺陷，不能清除侵入机体的病原体，致使本来就对人体能产生感染的病原体和一些条件致病菌都对机体产生侵犯，发生感染，危及生命。并且 HIV 的反转录酶能导致机体恶性肿瘤的发生，如卡波西肉瘤、中枢神经的淋巴瘤等。

（三）病理

艾滋病的病理改变，主要表现为以淋巴组织增生开始到淋巴组织缺失告终的病理过程。最初可见到肿大的淋巴结有滤泡增生（Ⅰ型）；类血管免疫母细胞性淋巴腺瘤的淋巴结肿大（Ⅱ型）；淋巴细胞缺失的淋巴结（Ⅲ型）；最后出现卡波西（Kaposi）肉瘤的局部淋巴结（Ⅳ型）。这 4 种类型可能是艾滋病对组织损害不同阶段的表现。

（四）临床表现

感染 HIV 后一般经过以下阶段才出现艾滋病的临床表现。

1. 亚临床期（HIV 急性感染期，潜伏期）

感染 HIV16 周，约 75% 的患者出现发热、乏力，关节、肌肉和咽喉痛，以及厌食，皮肤红斑，腹泻等表现。腹股沟淋巴结、腋窝、耳后等全身淋巴结肿大。血小板减少及 CD_4^+ 淋巴细胞减少（正常 8×10^9/L），CD_4/CD_8 比值降低。此期肿大的淋巴结病理表现为非特异性的滤泡增生，HIV 抗体阴性。而 HIV 抗体阳性要 6 周后出现。故又将此期称为潜伏期或 HIV 急性感染期。

2. 艾滋病相关综合期（轻型艾滋病）

感染 HIV 后约 1/4 的患者在 3 年内进入此期，其他的患者需更长的时间。患者除了持续性的全身淋巴结肿大外，还出现全身非特异性感染的症状，如体温常在 38℃以上、盗汗、疲劳、持续腹泻、明显消瘦等，口腔常出现白色念珠菌感染形成的假膜，血小板减少，皮下、牙龈易出血。CD_4^+ 淋巴细胞明显减少，低于 0.4×10^9/L，CD_4/CD_8 比值倒置。但此期一般无恶性肿瘤发生。

3. 艾滋病期

艾滋病期是感染 HIV 后的最严重阶段，主要表现为条件致病菌感染和恶性肿瘤。患者出现持续的发热、食欲减退、体重下降、乏力、盗汗、精神萎靡，以及幻觉和头晕等。其条件致病菌感染以原虫、真菌感染、病毒感染常见。

（五）肛管直肠损害

艾滋病在肛管直肠部位的损害主要为条件致病菌感染所致临床表现。

1. 肛管溃疡

肛管溃疡由单纯疱疹病毒引起。溃疡多位于肛管，多呈圆形或卵圆形，基底宽，活检可发现单纯疱疹病毒（图 31–2）。

2. 尖锐湿疣

尖锐湿疣表现为在肛周或肛管出现米粒或黄豆大小的呈分支状的赘生物，患者常有肛门部瘙痒、疼痛或出血。

3. 卡波西肉瘤

卡波西肉瘤是发生于肛管形如杨梅状的疣状物，活检易引起大出血。如病变发生在直肠，则直肠常出现顽固性溃疡。

4. 肛周淋巴瘤及肛管鳞状细胞癌

淋巴瘤和鳞状细胞癌也是艾滋病患者常见的肛管直肠损害，在接诊过程中应保持警惕（图 31–3）。

（六）诊断

我国于 1996 年制订了 HIV 感染和 AIDS 的诊断标准，后根据实际临床需要在其基础上做了一些修改。诊断标准分为急性 HIV 感染期、无症状 HIV 感染期及艾滋病期。

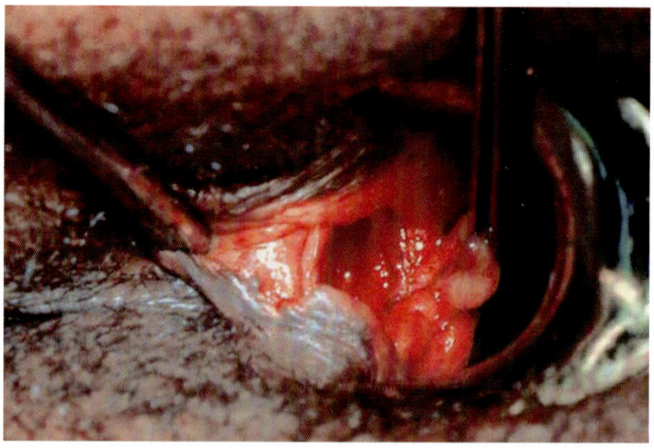

▲ 图 31–2　AIDS 患者的肛管溃疡

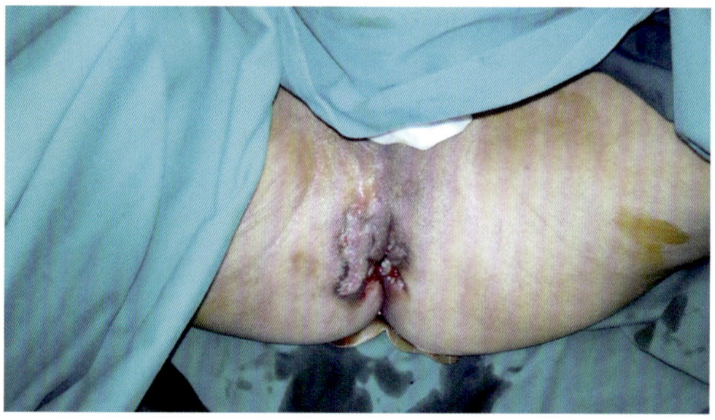

▲ 图 31–3　一位 57 岁 HIV 阳性患者的肛管癌

1. HIV 感染的诊断

(1) 流行病学史：不安全性生活史、静脉注射毒品史、输入未经抗 HIV 抗体检测的血液或血液制品、HIV 抗体阳性者所生子女或职业暴露史等。

(2) 实验室检查：诊断 HIV 感染必须是经确认试验证实的 HIV 抗体阳性，而 HIV-RNA 和 P24 抗原的检测有助于 HIV/AIDS 的诊断，尤其是能缩短抗体“窗口期”和帮助早期诊断新生儿的 HIV 感染。

2. 急性 HIV 感染期

诊断标准：患者近期内有流行病学史和临床表现，结合实验室 HIV 抗体由阴性转为阳性即可诊断，或者仅实验室检查 HIV 抗体由阴性转为阳性即可诊断。80% 左右 HIV 感染者感染后 6 周初筛试验可检出抗体，几乎 100% 感染者 12 周后可检出抗体，只有极少数患者在感染后 3 个月内或 6 个月后才检出。

3. 无症状 HIV 感染期

诊断标准：有流行病学史，结合 HIV 抗体阳性即可诊断，或者仅实验室检查 HIV 抗体阳性即可诊断。

4. 艾滋病期

(1) 原因不明的持续不规则发热，38℃以上，＞1 个月；

(2) 慢性腹泻次数多于 3 次 / 日，＞1 个月；

(3) 6 个月之内体重下降 10% 以上；

(4) 反复发作的口腔白念珠菌感染；

(5) 反复发作的单纯疱疹病毒感染或带状疱疹病毒感染；

(6) 肺孢子菌肺炎（PCP）；

(7) 反复发生的细菌性肺炎；

(8) 活动性结核或非结核分枝杆菌病；

(9) 深部真菌感染；

(10) 中枢神经系统占位性病变；

(11) 中青年人出现痴呆；

(12) 活动性巨细胞病毒感染；

(13) 弓形虫脑病；

(14) 青霉菌感染；

(15) 反复发生的败血症；

(16) 皮肤黏膜或内脏的卡波西肉瘤、淋巴瘤。

诊断标准：①有流行病学史、实验室检查 HIV 抗体阳性，加上述各项中的任何一项，即可诊为艾滋病。② HIV 抗体阳性，而 CD_4^+T 淋巴细胞＜$0.2 \times 10^9/L$（200/μl），也可诊断为艾滋病。

（七）治疗

目前艾滋病已成为一种可控的慢性传染病，但在我国仍有较高的死亡率和致残率，患者也承受着很多痛苦和压力。

艾滋病患者可以照常工作学习，但低热时应注意休息，并注意营养，多吃易消化食物及高蛋白食物。防止感染。对艾滋病目前尚无确切有效的药物治疗，高效抗反转录病毒治疗（highly active antiretroviral therapy，HAART）是艾滋病的最根本的治疗方法。而且需要终身服药。治疗目标是最大限度地抑制病毒的复制，保存和恢复免疫功能，降低病死率和 HIV 相关性疾病的发病率，提高患者的生活质量，减少艾滋病的传播。

同时还要积极针对并发症进行治疗，主要是对感染均应进行针对各种病原的抗感染治疗。对于并发肿瘤者，则根据相应肿瘤治疗原则进行积极治疗。

（八）艾滋病患者的肛门肠道手术

艾滋病患者如患肛周脓肿、内痔脱垂等，需行脓肿切开引流或痔手术；若患者有直肠病变的需行活检。虽然这些手术较小，但术后伤口愈合较难。近年也有切除肛管溃疡改善症状的报道，但需谨慎行事。

艾滋病患者如并发巨细胞病毒（cytomegaoviyns，CMV）感染而发生回肠、结肠炎时，多表现为顽固的腹泻及腹部隐痛。当其合并大出血及肠穿孔时，因病情危急，常需急诊行肠切除吻合术，但近期死亡率高，1 个月内的死亡率达 71%，如行择期手术预后稍好。

（九）预防

目前尚无预防艾滋病的有效疫苗，因此最重要的是采取预防措施。

1. 洁身自爱，避免不安全的性行为，常规使用避孕套。

2. 严禁吸毒，尤其是静脉吸毒易传播 HIV。

3. 积极治疗其他性传播疾病，因性传播疾病可促进 HIV 的传播，对性病患者常规进行 HIV 抗体检测。

4. 防止医源性感染，规范输血、血制品的采集和使用，使用一次性注射器。

5. 不要借用或共用牙刷、剃须刀、刮脸刀等个人用品，避免直接与艾滋病患者的血液、精液、乳汁和尿液接触，切断其传播途径。

6. 对于携带 HIV 的孕妇，传染给婴儿的概率约 45%，但若母婴同时接受抗反转录病毒治疗，基本可阻断这一传播。

二、肛门尖锐湿疣

尖锐湿疣又称生殖器疣或性病疣，是一种由人类乳头状病毒（HPV）感染引起的增生性疾病。主要通过性接触传染，患者主要为性活跃人群，以 20—30 岁为发病高峰，此病在全世界流行，以欧美多见。我国近年来缺乏全国范围内的流行病学资料，且有大量的尖锐湿疣病例未报，但不少地区性的流行病学调查提示该病近年来的发病率有了较高的增长。

（一）病因及发病机制

1. 病原

HPV 是尖锐湿疣的病原体，是一种 DNA 病毒。病毒颗粒直径为 50～55mm，表面由 72 个壳微粒组成，中心为病毒的 DNA 链。人是 HPV 的唯一宿主，病变一般为良性过程，能引起人的鳞状上皮增殖。目前用现代分子生物学技术分离到的 HPV 有 100 个亚型，而与尖锐湿疣有关的是 HPV-6、HPV-11、HPV-16、HPV-18、HPV-33 型，其中 HPV-16、HPV-18 型有高度的致癌性。HPV 在人体温暖潮湿的部位易生存、繁殖，故生殖器及肛周易发病。

2. 传播途径

(1) 性接触传播：不洁性交是传播的主要途径，在性交过程中 HPV 颗粒很容易通过微小的皮肤黏膜损伤传染给对方，患者的性伴侣 2/3 会传染此病，一般发病期 3 个月时传染力最强。

(2) 间接接触传播：部分患者通过接触患者污染的内衣、马桶等间接传染，也可通过非性行为的直接接触传染。

(3) 母婴传播：胎儿的母亲患有产道的尖锐湿疣，胎儿出生时传播给婴儿，或者出生后患儿与母亲的密切接触传染。HPV 感染还与机体的免疫功能有关，在机体免疫功能低下时，尤其是细胞免疫功能低下时容易感染 HPV。

3. 发病机制

HPV 易感染黏膜和皮肤的鳞状上皮细胞、性接触部位的细小伤口致感染发生，基底细胞层 A6 整合蛋白（integrin）可能是病毒附着的受体，L1 蛋白在病毒结合、进入细胞时起协调作用，基底细胞中的 HPV 抗原性弱，易逃避机体免疫系统的识别和清除，其基因早期表达 E1 和 E2，E1 蛋白是核酸磷酸化磷脂蛋白，并具有腺嘌呤和鸟嘌呤三磷酸化酶活性及 DNA 螺旋酶活性；E2 蛋白既是转录的激活剂又是限制剂，通过固定在 12- 核苷复苏物（ACCN6GGT）启动转录调节，随着向棘细胞分化生长过程，携有高复制（>50 vopies）HPV 的 DNA 的完整病毒颗粒出现在中上层细胞中，E6、E7 编码蛋白发挥了重要的转化细胞功能，特别是在高危型 HPV（HPV-l6、HPV-l8 型）感染中，概括而言，ORF 早期区 E1–E8 主要负责病毒的复制且有转化特性，晚期区 L1 和 L2 则和增殖及复制有关，病毒颗粒在角质形成细胞终末分化阶段装配，子代病毒随死亡角层细胞脱落而释放。

（二）病理

HPV 颗粒侵入机体后，引起表皮角质层轻度角化过度、弥漫性角化不良，棘细胞层高度肥厚、表皮嵴增粗，延长，棘细胞内可见核丝分裂现象，但无异型。中上层的细胞有明显的空泡形成，空泡化的细胞壁正常细胞大，核浓缩，核周围有透亮的晕。真皮浅层毛细血管扩张，增生、间质水肿，周围有少量炎性细胞浸润。

（三）临床表现

本病潜伏期为 2 周至 8 个月，平均 3 个月。发病初期男性在龟头、包皮、冠状沟，女性在阴唇、阴道口、尿道口、阴道壁、宫颈口出现单个或多个针头至黄豆大的丘疹，呈淡红色，扁平或半球形，或者丝状，表面光泽，质柔软，无症状。偶可发生在腋窝、脐窝、趾间及口腔颊部等部位。皮损逐渐增大、增多、大小不等，形态多种多样，如丘疹样、乳头样、菜花样、鸡冠样及蕈样。表面粗糙，呈灰白色或粉红色。病程较长的尖锐湿疣，表面角化明显，呈褐色，质地硬。肛门尖锐湿疣更为典型，因肛周皮肤更为湿润，并且经常受排便摩擦或浸渍，尖锐湿疣可发生糜烂、破溃而渗血或有脓性血痂覆盖，肛门皱襞间有分泌物积存、恶臭，如并发感染可出现瘙痒、压痛及疼痛感。巨大型损害又称巨大型尖锐湿疣，表现为生长迅速，形成疣状或菜花状，可发生坏死、感染，形态似癌（图 31–4），但病理为良性。肛管上端、直肠下端的尖锐湿疣不易发现，体积较大时患者才有肛门下坠感或疼痛，大便次数增多等表现。有报道生殖器癌的发生与生殖器的尖锐湿疣有关，外阴部的尖锐湿疣经 5～40 年后可能会转变成鳞状细胞癌，15% 阴茎癌、5% 女阴癌及部分肛门癌是在尖锐湿疣的基础上发展而成的，特别是宫颈癌与 HPV 的感染明显相关。

（四）诊断

根据患者的不洁性交史，当地尖锐湿疣的发病情况，以及生殖器、肛门等部位的增生物形态，再结合以下检查，即可做出诊断。

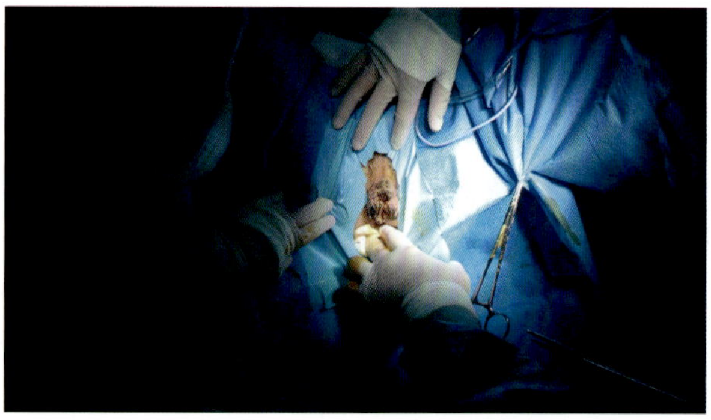

▲ 图 31–4 21 岁男性肛门尖锐湿疣

1. 醋酸白试验

用棉拭子蘸 5% 醋酸溶液涂于疣上级周围皮肤黏膜上，3～5min 后可见到 HPV 感染部位变为均匀一致的白色，与周边分界清楚。

2. 组织学检查

取病变组织行组织学检查，见棘细胞空泡化，核浓缩，核周围有透亮的晕等，有助诊断。

3. 阴道镜检查

阴道镜（colposcopy）主要用于对宫颈阴道部黏膜的观察，可用于外阴及阴道上皮的检查，对宫颈上皮的亚临床感染，癌前期病变的早期发现，早期诊断有很大帮助。患者在检查前 24h 内应避免阴道冲洗及性交。宫颈以 3%～5% 醋酸溶液浸湿的纱布敷贴 3min 后以阴道镜检查将有助于发现 HPV 的亚临床感染。对境界清楚的白色斑片或斑点，应进一步取材做组织病理学检查。

4. 细胞学检查

细胞学检查主要用于检查女性阴道、宫颈上皮、肛门周围有否 HPV 的感染。用阴道或肛门的疣做组织涂片，做巴氏（Papanicolou）染色，可见到空泡化细胞及角化不良的两种细胞同时存在，对尖锐湿疣有诊断意义。

5. 聚合酶链反应（PCR）

取病变组织或可疑部位样品，提取 DNA，利用特异引物对目标 DNA 予以扩增。引物可以是 HPV 通用引物，亦可以是针对某一型的特异引物。该法灵敏度高，特异度强，但该方法应该在通过相关机构认可或认证的实验室进行开展。

（五）鉴别诊断

1. 绒毛状小阴唇

绒毛状小阴唇又名假性湿疣，好发于年轻女性的小阴唇内侧，阴道前庭和尿道口周围，呈对称密集分布的直径 1～2mm 白色或淡红色小丘疹，表面光滑，有些可呈绒毛状、鱼子状或息肉状，无明显自觉症状，偶有瘙痒，醋酸白试验阴性。是一种正常的生理变异，不属疾病。

2. 阴茎珍珠状丘疹

珍珠状丘疹是在男性冠状沟处发生多个针头大小的黄白色结节或淡红色的小丘疹，质硬、排列成行、无压痛、醋酸白试验阴性。

3. 扁平湿疣

扁平湿疣是二期梅毒的特征，常见于外阴及阴茎冠状沟和肛门部位，呈扁平样隆起，大小不等，边界清楚，表面光滑潮湿，无角化，分泌物行暗视野检查可见大量的梅毒螺旋体，梅毒血清试验阳性。

4. 生殖器及肛管癌

生殖器及肛管癌多见于老年人，病变呈浸润性生长，容易发生溃疡。活检行病理检查见到癌细胞，可确诊。

5. 光泽苔藓

光泽苔藓为发生于阴茎干部位的，发亮的多角形或圆形平顶丘疹，针尖至粟粒大小，可密集分布但互不融合，其病理学改变具有特征性。

6. 皮脂腺异位症

龟头、包皮内或小阴唇等部位可见粟粒大小，孤立而稍隆起，成群或成片的黄白色或淡黄色丘疹，无自觉症状，组织学特征为每个丘疹均由一组小的成熟的皮脂腺小叶组成，小叶包绕皮脂腺导管，醋酸白试验阴性。

7. 汗管瘤

汗管瘤表现为小而硬固的肤色或棕褐色丘疹，直径约数毫米，多发，通常无自觉症状，组织病理学检查可确诊。

8. 鲍恩样丘疹病

鲍恩样丘疹病为多发性小丘疹，呈红色或棕红色，多见于青壮年男女的生殖器皮肤或肛周等处。活检组织行病理检查为类似鲍恩病样改变。

（六）治疗

由于目前没有特效的抗病毒药物，尖锐湿疣的治疗必须采用综合治疗。一般只要坚持规则的综合治疗都可治愈。

1. 一般治疗

治疗诱因，如白带过多、包皮过长、淋病等，同时提高机体免疫力。

2. 局部药物治疗

(1) 足叶草脂：本疗法适用湿润区域的湿疣，例如发生于包皮过长而未曾做包皮环切除手术的龟头，以及会阴部的湿疣。但对宫颈尖锐湿疣不能用足叶草脂治疗。用 20% 足叶草脂酊剂涂到皮损处或用药前先用油质抗菌药膏保护皮损周围的正常皮肤或黏膜，然后涂药，用后 4～6h，用 30% 硼酸水或肥皂水清洗，必要时 3 天后重复用药，该药是国外用于本病治疗的首选药，一般用一次可愈。但有很多缺点，如对组织破坏性大，使用不当可引起局部溃疡。毒性大，主要表现为恶心、肠梗阻、白细胞及血小板减少，心动过速、尿闭或少尿，故使用时必须谨慎，发现上述反应时，应立即停药。

(2) 抗病毒药：可用 5% 酞丁胺霜剂，或者用 0.25% 碘苷软膏，每日 2 次，外涂。阿昔洛韦口服，每日 5 次，每次 200mg，或者用其软膏外用，α- 干扰素每日注射 300 万单位，每周用药 5 天或干扰素 300 万单位注入疣体基部，每周 2 次。连用 2～3 周，主要不良反应为流感样综合征，局部用药不良反应较少且轻微。

(3) 腐蚀剂或消毒剂：常用有 30%～50% 三氯醋酸或饱和二氯醋酸，或者 18% 过氧乙酸。用 10% 水杨酸冰醋酸或 40% 甲醛、2% 液化酚、75% 乙醇蒸馏水 100ml 混合溶液，点涂局部，用于龟头、肛周湿疣，每日或隔日 1 次，效果甚好。消毒剂可用 20% 碘酊外涂，或者 2.5～5% 碘酊注射于疣体基部，每次 0.1～1.5ml，或者用新洁尔灭外涂或以 0.1%～0.2% 外敷，后者需配合全身疗法。

(4) 抗癌药

① 5- 氟尿嘧啶（5-Fu）：一般外用 5% 软膏或霜剂，每日 2 次，3 周为 1 个疗程。2.5%～5% 氟尿嘧啶湿敷治疗阴茎、肛周尖锐湿疣，每次敷 20min，每日 1 次，6 次为 1 个疗程。也可用聚乙二醇做基质，加入占其干质 5% 的 5-Fu 粉剂制成栓剂，治疗男女尿道内尖锐湿疣，也可用 5-Fu 基底注射，多者可分批注射。

②噻替哌：主要用于 5-Fu 治疗失败的尿道内尖锐湿疣，每日用栓剂（每个含 15mg），连用 8 天，也可将本品 60mg 加入 10～15ml 消毒水中，每周向尿道内滴注，维持 0.5h，不良反应有尿道炎。亦可用本品 10mg 加入 10ml 浸泡患处，每日 3 次，每次 0.5h，治疗阴茎、龟头冠状沟湿疣，主要用于经其他方法治疗后尚有残存疣体或复发者。也可将此溶液再稀释 2 倍浸泡局部，以预防复发。

③秋水仙碱：可用 2%～8% 的生理盐水溶液外涂，涂 2 次，间隔 72h 治疗阴茎湿疣，涂后可出现表浅糜烂。

④博来霉素或平阳霉素：用 0.1% 的生理盐水溶液做皮损内注射，每次总量限制在 1ml（1mg），大多一次可愈。平阳霉素为博来霉素换代品，用法基本相同，亦有用平阳霉素 10mg 溶于 10% 普鲁卡因 20ml 内注射。

3. 物理疗法

(1) 激光疗法：通常采用 CO_2 激光治疗，最适用于女阴、阴茎、尿道或肛周的湿疣。本法适用于数量少，面积小的湿疣，可行 1～2 次治疗，间隔时间为 1 周。烧灼中应注意深度，过深易使创面不易愈合、瘢痕大，过浅易复发。

(2) 冷冻疗法：采用液氮或干冰，破坏尖锐湿疣，但愈后有发生瘢痕及色素沉着的可能。有报道称冷冻不但能破坏病变组织，而且还能激发局部的免疫应答，有较好的疗效。

(3) 电灼治疗：用高频电刀或电针对疣体进行切割或烧灼。本疗法适应数量少，面积小的湿疣。

(4) 微波治疗：采用微波手术治疗机，利多卡因局部麻醉，将杆状辐射探头尖端插入尖锐湿直达疣体基底，当看到疣体变小、颜色变暗、由软变硬时，则热辐射凝固完成，即可抽出探头。凝固的病灶可以用镊子夹除。为防止复发，可对残存的基底部重复凝固一次。

(5) β 射线治疗：近来应用 β 射线治疗尖锐湿疣取得了较为满意的效果。

4. 免疫疗法

(1) 自体疫苗法：用患者自己的疣体组织匀浆(融冷灭活病毒)，并进行加热处理（56℃，1h）收集上清液注射，可用于顽固性肛周尖锐湿疣。

(2) 干扰素诱导剂：可用聚肌胞及替洛隆。聚肌胞每日注射 2ml，连用 10 天，停药 1～2 个月后，再继续用药。替洛隆每日 3 次，每次 300mg，停药 4 天，或者隔日口服 600mg。

(3) 干扰素、白介素 -2，灵杆菌素，利百多联合应用，疗效较佳。

5. 手术治疗

适用于单发及巨大尖锐湿疣。可用局部麻醉、骶管阻滞或椎管内麻醉。用 1：1000 的氯己定溶液常规消毒，铺单后，距疣边缘 2～3mm 切开皮肤后，用电刀切开皮下组织、切除疣，缝合切口。切除过程中尽量保留肛门皮肤及肛管黏膜。以防愈合后肛周瘢痕过大而感肛门不适。手术时可用冷冻切片检查损害是否切除干净。

三、梅毒

梅毒（syphilis）是由梅毒螺旋体（treponema pallidum）引起的慢性、系统性性传播疾病，主要通过性接触传播，在皮肤和睾丸组织内大量繁殖，可在体内长期生存。临床上可表现为一期梅毒、二期梅毒、三期梅毒、潜伏梅毒和先天性梅毒（胎传梅毒）等。该病在全球范围内流行，以东欧、南亚、东南亚等地区发病率最高，近年来梅毒在我国增长迅速，也是《中华人民共和国传染病防治法》中列为乙类防治管理的病种，目前已成为报道病例数最多的性病，2012 年报道新发病例 41 万例，死亡 79 例。在近年所报道的梅毒病例中，潜伏梅毒占多数，一、二期梅毒也较为常见，先天梅毒报道病例数也在增加。

（一）病原及流行病学

1. 病原

梅毒的病原是梅毒螺旋体，虫体纤细、透明成螺旋状，故又称苍白螺旋体。螺旋体的运动方式是依其长轴旋转前进、弯曲如蛇行和伸缩前进。在光镜下见到这些运动方式可与其他螺旋体相鉴别。梅毒螺旋体的生活周期约 30h，其繁殖方式是横断分裂和芽生分裂繁殖。螺旋体属于厌氧微生物，体外不易生存。易被肥皂水及一般消毒液杀死。最适生存温度是 37℃，42℃条件下 30min 即丧失传染力，0℃下可存活 48h，−78℃下可存活数年不丧失传染力。

2. 传染源及传播途径

(1) 传染源：梅毒是人类独有的疾病，早期（一期、二期）后天性梅毒患者是传染源，这些患者皮肤破溃损伤小，常未引起重视，但其皮损处及其分泌物、血液中含有大量的梅毒螺旋体，传染力极强。梅毒螺旋体可通过胎盘传给胎儿，即为先天性梅毒，早期梅毒的孕妇传染给胎儿的危险性很大。

(2) 传播途径：性接触是梅毒的主要传播途径，占 95% 以上，除异性性交外，还有肛交、口交等性传染。其次是与患者的接触，如握手、接受患者的血等传染，也可以因接触被患者污染过的物品而传染。感染梅毒的前 2 年传染性最强，随着病期的延长传染性越来越小，一般认为感染后 4 年以上性接触的传染性十分微弱。

患有梅毒的孕妇可通过胎盘传播给胎儿，引起胎儿宫内感染，可导致流产、早产、死胎或分娩胎传梅毒儿。一般认为孕妇梅毒病期越早，胎儿感染的机会越大。即使患有无症状的隐性梅毒孕妇也具有传染性。

（二）病理

梅毒螺旋体进入机体以后，在局部皮下或黏膜下繁殖，出现渗出，增殖性炎症，真皮血管内皮细胞肿胀、增生、血管肥厚，并有大量淋巴细胞和浆细胞浸润。很快沿淋巴管到达附近淋巴结，约 48h 后进入血液播散到全身。侵入机体未经治疗的梅毒，根据其传染性强弱分为两个阶段，一般 2 年以内为早期梅毒，传染性较强；2 年以后为晚期梅毒，皮肤黏膜局部出现慢性肉芽肿，其内无螺旋体，无传染性。约 1/4 早期梅毒患者，由于机体对梅毒螺旋体产生非特异性抗心磷脂抗体和特异性抗体 IgM、IgG、IgA 和 IgE，消灭了体内的螺旋体而得到痊愈，不发展到晚期梅毒。而部分晚期梅毒也可因这些抗体的作用而获痊愈。

（三）临床表现

1. 一期梅毒

一期梅毒的标志性临床特征是硬下疳。好发部位为阴茎、龟头、冠状沟、包皮、尿道口、大小阴唇、阴蒂、宫颈、肛门、肛管等，也可见于唇、舌、乳房等处。硬下疳特点：感染梅毒螺旋体后 1～4 周出现，皮损大多数为单发，起初为一红斑或丘疹，后为硬结，很快形成单个圆形或椭圆形的浅溃疡或糜烂面，不痛不痒，大小多为 1～2mm，周围稍高于皮肤表面，绕以红晕，边界清晰，质地中等，溃疡面较清洁，有继发感染者分泌物多。触之有软骨样硬度（图 31–5）。溃疡表面分泌物涂片可见大量梅毒螺旋体，传染性很强。硬下疳不经治疗 3～8 周可自愈，但早已传遍全身的梅毒螺旋体未被全部消灭，仍在繁殖，经过一段时间后引发二期梅毒。硬下疳须与软下疳、生殖器疱疹、固定性药疹等的生殖器溃疡性疾病相鉴别。淋巴结肿大：出现硬下疳后 1～2 周，部分患者出现腹股沟或近卫淋巴结肿大，可单个也可多个，肿大的淋巴结大小不等、质硬、不粘连、不破溃、无痛。

2. 二期梅毒

二期梅毒以二期梅毒疹为特征，一般在硬下疳消退后相隔一段无症状期再发生，但硬下疳也可以和二期梅毒并存。梅毒螺旋体随血液循环播散，引发多部位损害和多样病灶。侵犯皮肤、黏膜、骨骼、内脏、心血管、神经系统。梅毒进入二期时，梅毒血清学试验几乎 100% 阳性。全身症状发生在皮疹出现前，常见的有发热、头痛、乏力、食欲不振、骨

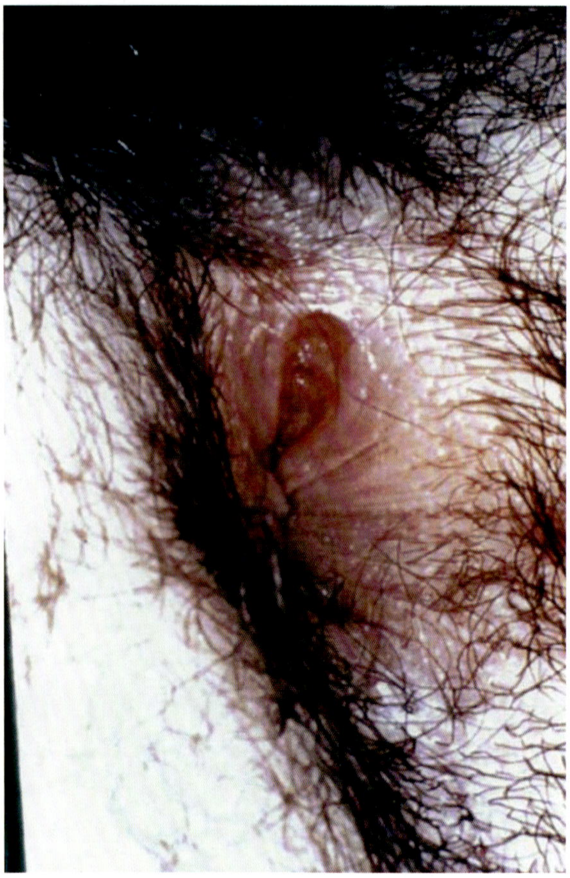

▲ 图 31-5 肛周硬下疳

关节酸痛、肝脾大、淋巴结肿大等。男性发生率约25%；女性约50%。3～5天后好转，随即出现梅毒疹，并有反复发生的特点。

(1) 皮肤梅毒疹：80%～95% 的患者发生。特点为皮疹形态多样，可表现为玫瑰疹、斑疹、斑丘疹、丘疹、鳞屑疹、脓疱疹等，皮疹多见于躯干、四肢，常呈对称性分布，皮疹数目多，皮损较小，常以一种皮疹为主，多种类型同时存在。患者无明显自觉症状或轻微瘙痒。肛门周围及外阴部常可见扁平湿疣，高于皮肤表面，较大扁平湿疣的顶部呈菜花状或有糜烂。

(2) 复发性梅毒疹：初期的梅毒疹自行消退后，约 20% 的二期梅毒患者于 1 年内复发，以环状丘疹最为多见。

(3) 黏膜损害：约 50% 的患者出现黏膜损害。发生在唇、口腔、扁桃体及咽喉等部位，为黏膜斑或黏膜炎，有渗出物，或者发生灰白膜，黏膜红肿。

(4) 梅毒性脱发：约占 10%，多为稀疏性，边界不清，如虫蚀样；少数为弥漫样。

(5) 骨关节损害：骨膜炎、骨炎、骨髓炎及关节炎，伴疼痛。

(6) 二期眼梅毒：梅毒性虹膜炎、虹膜睫状体炎、脉络膜炎、视网膜炎等，常为双侧。

(7) 二期神经梅毒：多无明显症状，脑脊液异常，脑脊液快速血浆反应素试验阳性，可有脑膜炎或脑膜血管症状。

(8) 全身浅表淋巴结肿大。

3. 三期梅毒（晚期梅毒）

三期梅毒是感染梅毒螺旋体 2 年后又出现的临床症状，是早期梅毒未得到治疗或治疗不彻底，机体对体内残余梅毒螺旋体产生的免疫反应所致。约 1/3 的未经治疗的显性梅毒螺旋体感染患者发生三期梅毒。其中，约 15% 为良性三期梅毒，15%～20% 为严重的三期梅毒。三期梅毒主要表现为皮肤的结节性皮疹和树胶肿，80% 发生在皮肤黏膜，少数发生在骨骼和内脏。树胶肿起初在皮下，直径多在 0.5～3.0cm，与皮肤无粘连，皮肤黏膜颜色无改变，无疼痛。如不治疗，2～6 个月后结节增大，逐渐与皮肤粘连，高出皮肤，皮肤颜色呈紫色，此时多约核桃大小。随后皮肤破溃，有少量分泌物流出，形成较深的溃疡，溃疡底部有黄色坏死组织。溃疡常出现一侧愈合，另一侧在蔓延的表现。一般区域引流淋巴结不肿大。如树胶肿发生在直肠，患者可有肛门部下坠感，如树胶肿破溃，出现脓血便及里急后重。如连续出现树胶肿，愈合时留下的瘢痕可致直肠狭窄、排便不畅等。

4. 神经梅毒

发生率约 10%，可在感染早期或数年、十数年后发生。可无症状，也可发生梅毒性脑膜炎、脑血管梅毒、脑膜树胶样肿、麻痹性痴呆等。脑膜树胶样肿为累及一侧大脑半球皮质下的病变，发生颅内压增高、头痛及脑局部压迫症状。实质性神经梅毒系脑或脊髓的实质性病损，前者形成麻痹性痴呆，后者表现为脊髓后根及后索的退行性变，有感觉异常、共济失调等多种病征，即脊髓痨。脊髓痨多发生在感染后 20～25 年，病变主要侵及脊髓后根，使脊髓后根发生变性、萎缩，使周围神经的感觉冲动传不到中枢，导致感觉障碍及运动性共济失调。如支配肛管直肠的感觉中枢受损造成的运动性共济失调，可发生肛门失禁，称作肛门括约肌共济失调。检查时用手将肛门向两侧分开，手离开后肛门不能像正常人一样迅速闭合，而出现闭合弛缓，呈开放肛门。

5. 潜伏梅毒（获得性隐性梅毒）

后天感染梅毒螺旋体后未治疗或治疗不彻底，无临床症状，梅毒血清试验呈阳性，脑脊液检查正常，称为潜伏梅毒（隐性梅毒）。早期潜伏期梅毒约 20% 的患者可发生二期复发梅毒，晚期复发者少见。

6. 妊娠梅毒

妊娠梅毒是孕期发生的显性或隐性梅毒。妊娠梅毒时，梅毒螺旋体可通过胎盘或脐静脉传给胎儿，形成以后所生婴儿的先天梅毒。孕妇因发生小动脉炎导致胎盘组织坏死，造成流产、早产、死胎，只有少数孕妇可生健康儿。

（四）诊断

1. 流行病学病史

有不安全的性接触史；孕产妇梅毒感染史；输注血液史。

2. 临床表现

有各期梅毒相应的临床表现。如为潜伏梅毒则无明显临床表现。

3. 实验室检查

(1) 暗视野显微镜检查：取患者的可疑皮损（如硬下疳、扁平湿疣、湿丘疹等），在暗视野显微镜下检查，见到可运动的梅毒螺旋体，可作为梅毒的确诊依据。

(2) 梅毒血清学试验：梅毒血清学试验方法很多，所用抗原有非螺旋体抗原（心磷脂抗原）和梅毒螺旋体特异性抗原两类。前者有快速血浆反应素试验（RPR）、甲苯胺红血清学试验（TRUST）等，可做定量试验，用于判断疗效、判断病情活动程度。后者有梅毒螺旋体颗粒凝集试验（TPPA）、梅毒螺旋体酶联免疫吸附试验（TP-ELISA）等，特异性强，用于梅毒螺旋体感染的确诊。

(3) 梅毒螺旋体 IgM 抗体检测：感染梅毒后，首先出现 IgM 抗体，随着疾病发展，IgG 抗体随后才出现并慢慢上升。经有效治疗后 IgM 抗体消失，IgG 抗体则持续存在。TP-IgM 抗体不能通过胎盘，如果婴儿 TP-IgM 阳性则表示婴儿已被感染，因此，TP-IgM 抗体检测对诊断婴儿的胎传梅毒意义很大。

(4) 脑脊液检查：梅毒患者出现神经症状者，或者经过驱梅治疗无效者，应做脑脊液检查。这一检查对神经梅毒的诊断、治疗及预后的判断均有帮助。检查项目应包括：细胞计数、总蛋白测定、RPR 及 TPPA 试验等。

（五）鉴别诊断

1. 肛周的硬下疳应与软下疳、肛管鳞状细胞癌、单纯疱疹及 Bowen 病鉴别。

2. 肛周的皮疹应与真菌感染、银屑病、尖锐湿疣等相鉴别。

3. 肛周梅毒性白斑需与白癜风、汗斑相鉴别。

4. 梅毒性直肠炎、梅毒瘤需与非特异性直肠炎和直肠恶性肿瘤相鉴别。

（六）治疗

1. 一般治疗

注意劳逸结合，进行必要的功能锻炼，保持良好的心态，以利康复。饮食调养与其他感染性疾病一样，均要吃新鲜富含维生素的蔬菜、水果，少吃油腻的饮食，忌食辛辣刺激食物，戒烟、酒，适当多饮水，有利于体内毒素的排除。

2. 治疗原则

强调早诊断、早治疗、疗程规则、剂量足够。治疗后定期进行临床和实验室随访。性伴侣要同查同治。早期梅毒经彻底治疗可临床痊愈，消除传染性。晚期梅毒经治疗可消除组织内炎症，但已破坏的组织难以修复。

青霉素，如水剂青霉素、普鲁卡因青霉素、苄星青霉素等为不同分期梅毒的首选药物。对青霉素过敏者可选四环素、红霉素等。部分患者青霉素治疗之初可能发生吉海反应，可由小剂量开始或使用其他药物加以防止。梅毒治疗后第 1 年内应每 3 个月复查血清一次，以后每 6 个月复查一次，共 3 年。神经梅毒和心血管梅毒应终身随访。

3. 梅毒治疗中的吉海反应

梅毒治疗首次用药后数小时内，可能出现发热、头痛、关节痛、恶心、呕吐、梅毒疹加剧等情况，属吉海反应，症状多会在 24h 内缓解。为了预防发生吉海反应，青霉素可由小剂量开始逐渐增加到正常量，对神经梅毒及心血管梅毒可以在治疗前短疗程应用泼尼松，分次给药，抗梅治疗后 2～4 天逐渐停用。皮质类固醇可减轻吉海反应的发热，但对局部炎症反应的作用则不确定。

（七）预后

目前通常应用 RPR 和 TPPA 来判断是否痊愈。RPR 是非特异性梅毒血清学试验，常用于疗效的判断。TPPA 检测血清中特异性梅毒螺旋体抗体，有较高的灵敏度和特异度。TPPA 检测一旦阳性，无论治疗与否或疾病是否活动，通常终身保持阳性不变，其滴度变化与梅毒是否活动无关，故不能作为评价疗效或判定复发与再感染的指标，只能够作为梅毒的确认试验。

凡确诊为梅毒者，治疗前最好做 RPR 定量试验。两次定量试验滴度变化相差 2 个稀释度以上时，才可判定滴度下降。梅毒患者在经过正规治疗以后，每 3 个月复查一次 RPR，半年后每半年复查一次 RPR，随访 2～3 年，观察比较 RPR 滴度变化情况。在治疗后 3～6 个月，滴度有 4 倍以上的下降，说明治疗有效。滴度可持续下降乃至转为阴性。如果连续 3～4 次检测的结果都是阴性，则可以认为该患者的梅毒已临床治愈。

梅毒患者在抗梅治疗后，其血清反应一般有 3 种变化的可能。

(1) 血清阴转；

(2) 血清滴度降低不阴转或血清抵抗；

(3) 转阴后又变为阳性，或者持续下降过程中又有上升，表明有复发或再感染。

各期梅毒接受不同药物的治疗，血清反应阴转率可有差别。一、二期梅毒接受任何抗梅毒药物治疗，血清阴转率皆高，通常在 1～2 年内可达 70%～95%。当一期梅毒正规抗梅毒治疗后 12 个月，二期梅毒 24 个月后，血清反应仍然维持阳性，在临床上称为血清抵抗或血清固定，发生原因可能与体内仍有潜在的活动性病变、患者免疫力下降、抗梅毒治疗剂量不足或有耐药等因素有关。对这类患者，应该做包括脑脊液检查、艾滋病检查在内的全面体检，以发现可能存在的原因并给予相应的处理。如果没有特殊异常发现，可以定期随访观察，不要盲目给予抗生素过度治疗。

（八）预防

1. 加强健康教育和宣传，避免不安全的性行为。

2. 追踪患者的性伴侣，对患者所有性接触者进行筛查，追踪观察并进行必要的治疗，未治愈前禁止性行为。

3. 对可疑病例均应进行梅毒血清试验筛查，以早期发现并及时治疗。

4. 对患梅毒的孕妇，应及时给予有效治疗，以防将梅毒感染给胎儿。未婚的感染梅毒者，最好治愈后再结婚。

5. 去正规的采血点献血，按规定严格应用血制品。

6. 注意生活细节，防止传染他人：早期梅毒患者有较强的传染性，晚期梅毒虽然传染性逐渐减小，但也要小心进行防护。自己的内裤、毛巾及时单独清洗，煮沸消毒，不与他人同盆而浴。发生硬下疳或外阴、肛周扁平湿疣时，可以使用清热解毒、除湿杀虫的中草药煎水熏洗坐浴。

7. 梅毒患者在未治愈前应禁止性行为，如有发生则必须使用安全套。

四、肛门及直肠淋病

肛门及直肠淋病（anorectal gonococcal disease）是最常见的累及直肠肛门的细菌传播性病，我国的肛门直肠淋病可占到所有性病病例数的 60%～70%。淋病（gonorrhea）是有淋病奈瑟菌（淋球菌）引起。该菌为革兰阴性双球菌。淋球菌适宜在 35～36℃的温度中生长，不耐热，在 50℃环境中 5min 即死亡。在干燥环境中数小时内死亡，一般消毒剂均能将其杀灭。在脓液中能保持传染性 24h。

人类是淋球菌唯一的天然宿主，全球每年大约 400 余万人感染淋病，20 世纪 90 年代中期以来该病的发病率呈上升趋势。淋病主要是通过性交传染，男同性恋者及女性肛交者之间亦可互相传染，接触被污染的衣裤、浴具、马桶等亦可传染。肛门及直肠淋病多见于 15—30 岁，女性多于男性。该病临床上主要表现为泌尿生殖系统的感染症状，常见的表现为直肠炎、盆腔炎、眼及咽喉部感染，极少数可经血液播散，引起淋球菌性关节炎、感染性心内膜炎、脑膜炎等严重并发症。

（一）发病机制

淋球菌的外膜表面有菌毛，它是由 1 万个相同的蛋白亚单位（菌毛蛋白）组成的单丝状结构，具有抗原性。淋球菌进入人体后其菌毛黏附于黏膜上皮上，尤其容易黏附在黏膜的柱状上皮上，继之淋球菌外膜层中的脂多糖内毒素与宿主补体的协同作用，抵抗巨噬细胞的吞噬，并对白细胞有趋化作用，使白细胞聚集、吞噬，局部产生充血、水肿、化脓等炎症反应。如淋球菌上行蔓延，男性可发生前列腺、精囊、附睾炎；女性可发生子宫内膜炎、盆腔炎等。

（二）临床表现

淋病的潜伏期为 2～10 天，平均 3～5 天。临床上分为单纯性淋病、合并症性淋病及播散性淋病。以单纯性淋病最多见，合并症性及播散性淋病通常只在未得到及时治疗、机体抵抗力低下的情况下出现。

1. 单纯性淋病的临床表现

(1) 男性：主要表现为急性淋球菌性尿道炎，开始尿道口红肿，轻度瘙痒，尿道内有灼热感并有少量稀薄的黏液流出。而后出现尿道刺痛，排尿时加剧，有尿频、尿急、夜间阴茎痛性勃起，尿道口红肿加剧，可出现龟头炎、分泌物变稠呈深黄色。一周后症状减轻或消失。约 20% 患者成为无症状的带菌者。少数患者发展成合并症性淋病或播散性淋病。

(2) 女性：子宫颈是淋病的原发部位，但症状多较轻，主要表现为阴道分泌物增多、月经异常、外阴瘙痒、下腹部坠胀、隐痛。检查见宫口有红肿、糜烂、触痛及较多的淡黄色黏稠分泌物。尿道炎的症状与男性尿道炎的症状相同，出现尿频、尿痛，排出脓性分泌物等。但上述症状均出现者较少，约占 40%，大部分患者无明显症状呈带菌者。少数患者发展成合并症性淋病及播散性淋病。

(3) 淋病性肛门直肠炎：主要见于男性同性恋或有肛交史的患者，少数患者是由外阴部的分泌物流至肛门感染所致。大量的淋球菌进入直肠黏膜下层，淋球菌外膜层中的脂多糖与补体和 IgM 协同作用，抵抗巨噬细胞对淋球菌的吞噬作用，并诱导中性粒细胞聚集、吞噬，产生局部的炎症反应，出现充血，水肿、坏死、化脓感染等黏膜上皮的损害。患者有肛门瘙痒，灼热感。继之黏膜糜烂、坏死、溃疡形成。并出现肛门疼痛、里急后重、黏液血便，常有黄白色稀薄的分泌物从肛门流出，较臭（图 31-6）。炎症严重者可并发肛周脓肿，形成肛瘘。在炎症消退局部损害修复过程中，上皮由鳞状上皮所代替，出现黏膜增厚、变硬，易出血。腺窝部的修复，多是结缔组织增生，出现纤维化而致腺管腔狭窄，腺管开口被阻塞，可形成腺窝脓肿。严重的淋球菌性肛门直肠炎在愈合过程中可形成较大的瘢痕，致肛管、直肠狭窄。少数患者可发展成合并症性淋病及播散性淋病。

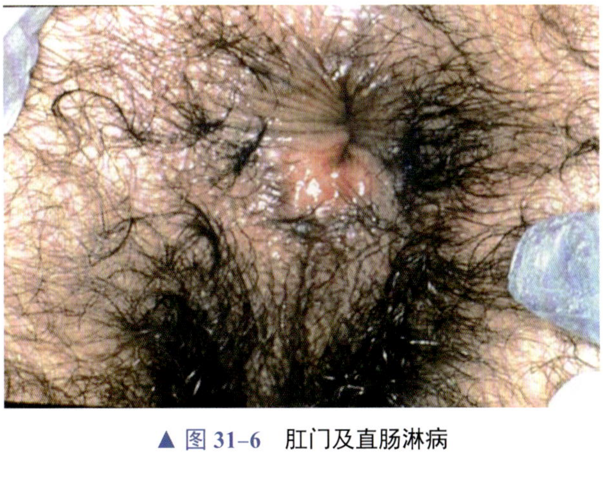

▲ 图 31-6　肛门及直肠淋病

2. 合并症性淋病

少数患者由于单纯性淋病未得到及时治疗或机体抵抗力低下时，淋球菌上行感染发生后尿道炎、输精管炎、精囊炎、附睾炎等。女性发生子宫内膜炎、盆腔炎、附件炎等。由于输精管、输卵管的炎性增生，可致管腔狭窄或堵塞致不育症。

3. 播散性淋病

极少数患者由于全身衰弱或在月经期间性交等，淋球菌可经血液播散到全身，出现播散性淋病。患者出现菌血症、脓毒血症或相应受感染器官的表现，如肺炎、胸膜炎、心包炎、关节炎等。并且皮肤可出现水疱、脓疱、出血、坏死等。

（三）诊断及鉴别诊断

淋病的诊断应根据当地的流行情况、病史、临床表现及实验室检查相结合来正确诊断。患者的性生活史对淋病的诊断有很大的参考价值，如有无婚外性行为、性伴侣人数、性伴侣有无性病史、有无同性恋、肛交史等。并且符合上述的临床表现，再结合实验室检查。

1. 涂片检查

取患者脓性分泌物涂片染色，在多形核白细胞内发现革兰染色阴性的淋球菌即可做出诊断。如在多形核白细胞外发现革兰阴性淋球菌只能作为诊断线索，不能作为诊断依据。咽部涂片查到淋球菌无意义，因咽部有其他类型的淋球菌。

2. 单克隆抗体检测

用特异性的单克隆抗体，通过抗原 – 抗体的特异性结合来检测抗原淋球菌，该法简单、快速、灵敏度、特异度高。

3. 基因诊断

用聚合酶链反应（PCR）或连接酶链反应（LCR）来检测淋球菌 DNA 中的特异性基因片段。该法灵敏度、特异度高，多用于慢性、轻症和治疗后的复查。但治疗后患者如行此项检查应在 3 周后进行，因 3 周内仍有死亡淋球菌排出，检查仍可呈阳性。

淋病主要与非淋球菌感染性尿道炎、子宫内膜炎等鉴别。

（四）治疗

对淋病的治疗，按淋球菌感染病系统进行诊治时同时进行，应达到治疗后连续4个月涂片和培养无异常发现，症状完全消失的要求。

1. 一般治疗

在急性发作期，应尽量卧床休息，进食富有营养的食物，避免刺激性食物。治愈前禁止性生活，并避免过于频繁的肛门指诊及肛门镜检查，同时注意每日坐浴，保持肛门部清洁，避免使用的物品的交叉污染传染他人。

2. 抗感染治疗

治疗淋病的药物较多，早期发现，早期治疗是关键，用药量及用药时间要足够长。青霉素类药物为首选药物，连续应用3～5天，如果疗效欠佳，可改为头孢类、喹诺酮类、氨基糖甙类等抗生素治疗。若为合并症性淋病，则剂量、用法相同，但用药时间延长到3～10天。如为播散性淋病，用药剂量应加大，用药时间为10～28天。最好是通过细菌的药敏试验来选用，并且请相关专科会诊，协助治疗。

3. 局部治疗

如有淋球菌性结膜炎，可用青霉素滴眼液，每15分钟滴1次，或者用金霉素眼膏。宫颈炎可用甲硝唑栓或氯己定栓塞阴道。直肠肛管炎者，可用1：5000高锰酸钾溶液坐浴及甲硝唑栓塞肛。

五、性病性淋巴肉芽肿

性病性淋巴肉芽肿（lymphogranuloma venereum，LGV），又名第四性病（fourth venereal disease），与梅毒、淋病、软下疳并称四大性病。性病性淋巴肉芽肿主要表现为腹股沟及肛管直肠周围淋巴结炎。该病在我国解放前及解放初期较为常见。20世纪90年代以后我国部分地区仅有散发病例报道，且绝大多数未经血清学检验或培养证实。

（一）病原及流行病学

LGV的病原体是沙眼衣原体15个血清型中的L_1、L_2、L_3三种血清型，其大小介于细菌和病毒之间，有包膜及染色体，以有丝分裂方式繁殖，人是L_1、L_2、L_3型衣原体的唯一宿主，好侵犯皮肤和淋巴结。LGV的血清型侵袭力较强，引起全身病变多，而不像其他沙眼衣原体血清型主要局限于黏膜，LGV病原体可侵犯巨噬细胞。细胞介导的免疫和体液免疫可以限制但不能完全消除局部和全身感染的扩散。即使到了晚期仍可以从感染组织中分离出病原体。

LGV主要通过性接触传播，偶尔经接触患者分泌物或被污染的物体传染。LGV发病高峰与性活跃高峰年龄20—30岁一致，本病接触感染率比淋病和梅毒低得多，早期表现男性较女性多见，而女性往往以晚期并发症表现出来。

（二）病理

病原体进入人体后，引起局部的非特异性炎症，出现丘疹、脓疱，继之脓疱破溃形成溃疡。此时衣原体也沿淋巴管播散到淋巴结，引起特异性慢性肉芽肿性炎症。继之淋巴结中心大片坏死，形成溃疡，晚期形成肉芽肿组织愈合。由于肉芽肿愈合过程中纤维化反应而形成大量的瘢痕。如病变在肛管直肠，可致肛管直肠的狭窄。组织切片可见早期淋巴结有上皮样细胞聚集，形成上皮样细胞岛。随着上皮样细胞岛的增大及坏死，形成特有的星状溃疡，其中含有嗜中性粒白细胞及巨噬细胞。溃疡周围绕有上皮细胞及大量浆细胞的肉芽组织。

（三）临床表现

1. 潜伏期

有不洁性交史，潜伏期1～6周，多在3周左右发病。

2. 早期症状

初疮多发生在男性阴茎体、龟头、冠状沟及包皮，女性阴道前庭、小阴唇、阴道口、尿道口周围的5～6mm的小水疱、丘疱疹、糜烂、溃疡，常为单个，有时数个，无明显症状，数日不愈，愈后不留瘢痕。

3. 中期症状

初疮出现1～4周后，男性腹股沟淋巴结肿大、疼痛、压痛、粘连、融合，可见"槽沟征"（腹股沟韧带将肿大的淋巴结上下分开，皮肤呈现出槽沟状）。数周后淋巴结软化、破溃，排出黄色浆液或血性脓液，形成多发性瘘管，似"喷水壶状"，数月不愈，愈后留下瘢痕。女性初疮多发生于阴道下部，向髂内及直肠淋巴结回流，引起该部淋巴结炎，直肠炎和直肠周围炎，临床可有便血、腹痛、腹泻、里急后重及腰背疼痛，形成肛周肿胀、瘘管、直肠狭窄及大小阴唇象皮肿等。

4. 晚期症状

数年或数十年后，长期反复性的腹股沟淋巴管（结）炎可致阴部象皮肿、直肠狭窄等。

5. 全身症状

淋巴结肿大化脓期间可有寒战、高热、关节痛、乏力及肝脾大等全身症状（图 31-7）。亦有皮肤多形红斑、结节性红斑、眼结膜炎、无菌性关节炎、假性脑膜炎等。

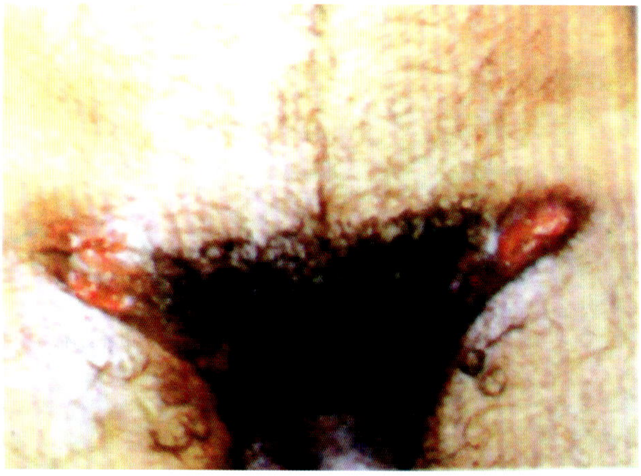

▲ 图 31-7　性病性淋巴肉芽肿

（四）诊断

结合当地 LGV 流行情况，有非婚性接触史或配偶感染史，参考该病潜伏期，早期在生殖器部位出现小水疱、糜烂或溃疡。感染数周后出现淋巴结肿大，腹股沟淋巴结红、肿、热、痛，男性有“沟槽征”，以及多数瘘管呈“喷水壶”状；而女性可发生直肠炎和直肠周围炎。晚期可出现生殖器象皮肿及直肠狭窄的临床表现，同时结合以下实验室检查可做出诊断：①病理特征性病变为淋巴结星状脓肿；②血清补体结合试验滴度升高（≥1∶64 有诊断意义，≤1∶16 可排除该病）；③细胞培养分离到 L1、L2 或 L3 血清型沙眼衣原体。

（五）鉴别诊断

LGV 应与以下疾病相鉴别。

1. 梅毒

梅毒性腹股沟淋巴结炎质地硬，无触痛及破溃。而硬下疳用暗视野检查可见梅毒螺旋体，梅毒血清反应阳性。

2. 软下疳

软下疳是由杜克雷嗜血杆菌引起的性病之一，该病肿大的腹股沟淋巴结疼痛明显，破溃后脓液较多。取溃疡中脓液（为破溃淋巴结脓液更佳）做培养，可查到其病原体。

3. 腹股沟肉芽肿

该病的致病菌是肉芽肿荚膜杆菌。此菌侵入人体后引起生殖器和腹股沟皮肤慢性肉芽肿性溃疡，溃疡边缘卷曲高起。患者不感疼痛。组织切片见有 Donovan 小体。

4. 皮肤癌

发生于阴茎、大阴唇等部位的皮肤癌可转移至腹股沟淋巴结，病理检查可确诊。

（六）治疗

治疗原则为“早期治疗、规范足量、性伴同治”。推荐的治疗方案如下：多西环素，口服，每日 2 次，疗程 21 日；或者红霉素，口服，每日 4 次，疗程 21 日；或者四环素口服，每日 4 次，疗程 14～28 日；或者米诺环素，口服，每日 2 次，疗程 21 日。上述治疗可根据病情适当延长用药时间。

对急性腹股沟综合征，波动的淋巴结可用注射器抽吸脓液或切开引流，以防形成腹股沟溃疡。

对于直肠炎症后的后遗症，如直肠狭窄、肛瘘等。对直肠瘢痕性狭窄，初期时可予扩肛治疗，直至瘢痕被扩开，排便通畅；严重的直肠狭窄可采取手术治疗。手术前后必须予足疗程的抗生素治疗。如患者有肛瘘可采取手术治疗。

应该对性伴进行检查和治疗。对于疑似病例及性接触者应及时诊治。患该病患者的性伴侣，如果在患者出现症状之前 60 日内与患者有过性接触，则必须进行尿道、宫颈的衣原体检查和治疗，无把握除外该病者也应给予抗生素预防治疗。

六、评述

随着社会开放性及社会行为的改变，1975 年世界卫生组织重新定义了性病：凡是由性行为或类似性行为所传播的疾病统称为性转播疾病，简称性病。性病对人类健康的危害性很大，尽管其中大多数病种并不属于致死性疾病，但它们的传染性很强，并能引起各种并发症和后遗症，病毒感染引起的性病尚可能诱发癌症。性病不仅危害个人，还给家庭、下一代及社会带来极为严重的影响。因此，控制性病不仅是一个医学问题，更是一个严重的社会问题。

以 AIDS 为例。自 1981 年 6 月 5 日首度证实以来，AIDS 已夺去超过 2500 万人的生命，世界上几乎每一个国家和地区都未能摆脱这种病魔的侵袭。AIDS的潜伏期为2～10年，总死亡率几乎为100%，90%患者在诊断后2年内死亡。它是史上最具破坏力的流行病之一，也是全世界疾病监测的重要指标之一，各国政府透过立法试图控制传染的规模并借由各种教育宣传手段，增加全人类对该病的认识。同时，随着医学技术的发展与进步，人们对于AIDS的认识和治疗也大为改观。1995年创造的AIDS“鸡尾酒疗法”，多种药物的三联疗法使得死亡人数出现了第一次大幅下降，但是药物的不良反应及复杂的治疗方案一样令人望而生畏。而如今，已有超过20种治疗HIV的药物，大多数患者每日亦只需服用一种药物即可有效控制病情。目前，AIDS疫苗的研制仍在进行中。目前，AIDS已经从一种致死性疾病变为一种可控的慢性病。甚至美国还报道了“功能性治愈”一名携带HIV病毒的女婴，虽是单一病例报道，但这在艾滋病治疗领域创下了新的奇迹。

同样，梅毒、肛门及直肠淋病、尖锐湿疣等性病在我国曾一度控制在很低的发病水平，但是近年来也都有了不同程度的反弹，2012年我国报道梅毒病例41万例，淋病9.2万例，尖锐湿疣等尚缺乏全国性的流行病学调查资料，部分地区的流行病学调查资料提示进入21世纪以来，该病发病率有了较大的提高，表现出高发病率、高治愈率、高复发率的特点。虽然随着社会经济及医学的发展，因STD致死的病例数已大大减少，但因STD造成的经济损失及身心损伤难以估量，这也意味着政府部门及医务人员在STD剿灭战中的任务艰巨，责任重大。

由于我国不同地区的经济发展水平差距较大，医疗条件及诊疗水平差距仍较明显，且因传统观念束缚，仍有大量STD患者未及时就诊甚至从未就诊，另外仍有相当比例的STD患者未就诊于正规医疗机构并获得规范的治疗。加之近年来部分地区暗娼抬头，这类人群流动性大，对STD及其预防缺乏足够的认识，安全、卫生、保健状况令人担忧。所有这些都给STD的防控及诊治工作造成了很大的影响。

因STD不仅累及生殖器、皮肤、胃肠道，也常累及肛门、肛管及直肠，如尖锐湿疣、梅毒、淋病等，患者常首诊于皮肤科或结直肠肛门外科。所以作为结直肠肛门外科医师，应对STD的特点有所认识，平时在接诊时对这些患者加以警惕误诊或漏诊。

对于STD所累及的直肠与肛管损害的治疗上，亦应综合评估患者疾病状况，如AIDS患者的手术指征等。多数STD的直肠及肛管损害的治疗并不十分复杂，但是疾病及手术可能导致的直肠及肛门功能损害往往是造成患者生活质量下降的重要因素，如晚期梅毒的树胶肿愈合时留下的瘢痕所致的直肠及肛管狭窄、肛周尖锐湿疣反复发作并行手术切除后的肛门狭窄等。同时在治疗过程中应注意职业防护，预防自身及交叉感染。

总之，STD的控制是一项艰巨而复杂的任务。最重要的是要做到“预防为主”，加强宣传，加强国民卫生科普教育，采取综合治理措施，以最大限度地控制STD的传播。

第32章　结直肠其他疾病

一、肠气囊肿症

肠气囊肿症（pneumatosis cystoides intestinalis，PCI）又被称为囊性淋巴积气症、肠壁囊样积气症、肠气肿、腹膜淋巴积气症等，是一种消化道少见疾病。1730年Du Vernoi首先在尸体标本上报道，1825年由Mayer命名。本病特征为肠壁或系膜上有多个黏膜下或浆膜下气囊肿，囊肿周围可有炎症和纤维化。

肠气囊肿症分为原发型、继发型与婴儿型。原发型约占15%，不伴有其他胃肠道疾病；继发型常与炎症性肠病、缺血性肠病、胃肠道肿瘤、腹部外伤或手术、内镜检查，以及一些肠外疾病如慢性阻塞性肺疾病等并存；婴儿型实际上是继发型，但将其分出作为单一类型。

国内研究报道男女发病率比为2.4∶1，平均发病年龄（45.3±15.6）岁，近70%发患者群居住于青海省、新疆维吾尔自治区、甘肃省等高海拔地区。

（一）病因

肠气囊肿症的发病原因尚不明确。不仅胃肠外科手术或结肠镜检查可能引起医源性肠气囊肿症，而且慢性肺部疾病、结缔组织病、化疗、激素替代治疗，甚至服用山梨醇、乳果糖、α-葡萄糖苷酶抑制剂等药物也是该病可能的致病因素。

1. 机械学说

气体自消化道黏膜损破处进入胃肠壁淋巴管道，进而随胃肠蠕动扩散到黏膜下或浆膜下。肠梗阻、炎症性肠病、缺血性结肠炎、腹部外伤、结直肠手术、结肠镜检查、肠道准备等引起肠黏膜损伤或肠腔内压力升高都可能导致肠气囊肿。这一学说可以解释医源性肠气囊肿的原因，但无法解释为何气囊肿内含有高浓度氢气。

2. 细菌学说

认为肠黏膜或黏膜下定植的梭状芽孢杆菌、大肠杆菌等发酵产生气体在黏膜下和淋巴管内聚集导致气囊肿。动物实验中通过向腹腔或肠壁内注入产气荚膜梭状芽孢杆菌成功构建了气囊肿模型，并且发现气囊肿内含有高浓度氢气。此外，甲硝唑等药物能够有效治疗肠气囊肿也进一步支持了这一假设。然而，临床上未能证实肠气囊肿与细菌感染有直接的关系。

3. 肺部学说

认为气体来自哮喘、慢性阻塞性肺疾病、间质性肺炎等患者破裂的肺泡进入纵隔，再沿腹膜后间隙进入主动脉、肠系膜血管周围间隙到达肠壁。这一假设也无法单独解释为何气囊肿内氢气浓度近50%，并且多数气囊肿患者并无肺部疾病。

4. 营养失调学说

认为食物中缺乏某些物质或碳水化合物代谢障碍等可能导致肠腔内酸性产物增多，并使肠黏膜通透性增加，酸性产物与肠壁淋巴管内碱性碳酸盐结合产生二氧化碳，与血中的氮气交换而形成气囊肿。最近，国外学者报道了α-葡萄糖苷酶抑制药（α-GI）相关性肠气囊肿症，α-GI是一类以延缓肠道碳水化合物吸收而达到治疗糖尿病的口服降糖药物，口服α-GI后导致PCI的可能原因为药物延缓肠道内碳水化合物吸收，进而碳水化合物经肠道内细菌发酵产生气体所致。

（二）病理

肠气囊肿症可累及消化道任何部位，但多见于结肠和小肠，也可在胃、十二指肠、肠系膜、肝胃韧带、镰状韧带，甚至大网膜、腹膜等处发生。如果病变局限于结肠，又称结肠气囊肿症。既往一项纳入919例患者的研究报道，42%患者的病变位于回肠，36%位于结肠，剩余22%同时累及小肠和结肠。另有研究报道46%患者的发病部位为结肠，27%位于小肠，仅有7%同时累及小肠和结肠。国内学者统计239例患者的资料显示，我国肠气囊肿症的发病部位中结肠与小肠的比例为1.3∶1，而小肠和结肠同时受累的患者仅仅为2.9%。

浆膜下气囊肿较黏膜下气囊肿多见，形如淋巴管瘤或肥皂泡状，触之似海绵状，直径为数毫米至数厘米，可以簇杂在一起，有的带蒂，呈节段状分布。囊壁薄，有单层扁平或立方细胞，其周围组织内可见有单核细胞、多核巨细胞等，囊与囊间的气体不沟通。已证实气囊肿内气体主要成分为氮气、氢气和二氧化碳。

（三）临床表现

通常肠气囊肿症本身不引起任何特殊症状，临床表现多以伴发疾病的症状为主，如胃溃疡合并幽门梗阻、炎症性肠病、胃肠道肿瘤等，有时可有类似肠激惹综合征的症状，有腹部隐约不适、便秘、腹泻、呕吐、气胀、体重下降等。有时由于黏膜下气囊肿突入肠腔或影响肠蠕动出现部分肠梗阻的症状。肠气囊肿有时可自行破裂而出现气腹，但不伴有腹膜炎表现，容易被误诊为消化道穿孔。Jamart 报道结肠气囊肿患者 50% 有腹泻，56% 有血便；而小肠气囊肿患者 60% 有呕吐，59% 有腹胀，55% 有体重下降，53% 有腹痛。婴儿型多继发于坏死性小肠结肠炎，主要的症状是腹泻，预后不良。由于无特异性症状，肠气囊肿常是在剖腹探查或进行结肠镜等检查时始被发现。

（四）辅助检查

结肠气囊肿症在结肠镜检查时可见多个黏膜隆起性病变，表面光滑完整，基底较宽，触之可压缩，挤压破裂后可发出破裂声，囊肿随之消失。超声内镜一般表现为黏膜下层和浆膜下层多发和固定的线状或不规则高回声区，其后伴声影。内镜检查可同时行黏膜活检，依据病理与肠息肉、淋巴瘤、脂肪瘤等相鉴别。

直立位腹部 X 线片，肝曲或脾曲部可见气囊肿或游离气腹，小肠肠腔充气处还可看到许多沿肠管分布的大小不等气泡状透明区。钡灌肠的 X 线特征为肠壁边缘有不规则的多发充气性充盈缺损，由于囊肿位于肠壁黏膜下或浆膜下，透明区往往超过钡剂的边缘，可与突向肠腔引起充盈缺损的息肉或肿瘤相鉴别。

计算机体层摄影（CT）对诊断肠气囊肿甚有帮助，能够直观显示病变部位、大小及范围，鉴别肠壁内囊肿与肠腔内囊肿，影像学特征为病变肠管边缘囊样透光区，呈葡萄或串珠状。B 型超声对肠气囊肿也有较高的诊断价值。

（五）治疗

无明显症状的原发性肠气囊肿症，无须特殊治疗。如有明显的腹部不适，腹胀、腹泻等症状时，Forgacs 等建议行高压氧治疗，吸入 2.5 个大气压氧，每天 1 次，每次 2h，患者的血氧分压达 200mmHg，囊肿可自行消失，其机制是血中高浓度氧借梯度弥散将囊内以氮气为主的非氧气体消除，氧进入囊肿后很快被组织代谢利用、消失。

肠气囊肿可伴发肠梗阻，穿孔、出血与张力性气腹，发生率约为 3%。如有并发症时则应行相应的手术治疗，切除严重病变的肠段是主要的手术方式。但国内高达 40.7% 的手术率可能是由于对该病的认识不足或误诊有关。

二、盲袢综合征

盲袢综合征（blind loop syndrome）是指由于肠道内不同原因存在着盲袢，引起肠道内容物长期淤滞和细菌过度繁殖，而造成的一系列症状，又称为淤滞肠襻综合征（stagnant loop syndrome）或细菌过度繁殖综合征（bacterial overgrowth syndrome）。临床上有腹泻、营养吸收障碍和维生素 B_{12} 缺乏所致的巨细胞贫血等表现。

（一）病因和病理生理

正常情况下，胃酸具有杀菌或抑菌作用，肠黏膜免疫功能及屏障功能健全，小肠内容物不断地自近端向远端移动，且回盲瓣可以防止结肠内容物逆流，从而肠道内细菌不致过度繁殖。当以上因素发生改变时，如手术造成盲袢或盲袋（包括末端回肠与横结肠做侧侧吻合后形成的升结肠盲袢、小肠短路后的盲袢、胃空肠吻合术后输入襻瘀滞等），Crohn 病或肠结核发生的狭窄或肠瘘，小肠憩室及假性肠梗阻等都可造成肠内容物瘀滞和细菌过度繁殖。在繁殖的细菌中，主要是厌氧菌，其他尚有大肠杆菌、产气杆菌、副大肠杆菌、变形杆菌、肠链球菌和粪链球菌等。

肠内容物淤滞和细菌过度繁殖可通过直接或间接机制引起肠黏膜结构与功能异常，出现临床上的消化、吸收不良表现。细菌过度增生时可同宿主争夺膳食中的维生素 B_{12}，引起维生素 B_{12} 缺乏和巨细胞贫血；细菌将结合胆盐水解为游离胆盐，肠腔内结合胆盐减少，长链脂肪酸和脂溶性维生素的吸收受到影响，导致脂肪泻；这些肠菌均含有某种蛋白酶，使刷状缘膜内的酶失去活性，影响肠道对营养物质的吸收；肠菌还可使脂肪酸羟化成羟化脂肪酸而不被机体所吸收，且损伤肠上皮而影响水、钠的吸收，引起水样便。肠腔内容物滞留，也可损伤肠上皮、肠黏膜屏障功能，易产生细菌易位的现象，细菌与内毒素可通过肠黏膜屏障进入门静脉与淋巴系统，导致全身性免疫炎症反应的发生；肠腔内容物滞留也可直接损伤肠上皮，出现肠黏膜糜烂和出血，慢性失血又可引起缺铁性贫血，黏膜糜烂严重的甚至发生肠穿孔和肠瘘。

（二）临床表现

盲袢综合征由于原发疾病不同，临床表现差异很大，主要有三方面。

1. 消化吸收不良

这是盲袢综合征的最主要表现。由于维生素 B_{12}、脂肪及其他营养物质的吸收不良而出现贫血、体重减轻和营养不良。腹泻轻者每日排便数次，重者数十次，甚至发生脂肪泻。本症的贫血主要由于维生素 B_{12} 的缺乏，故属巨细胞性贫血。某些患者在小肠淤滞襻发生溃疡合并出血时，由于慢性出血而造成低血色素小红细胞性贫血或混合性贫血。因肠道内未吸收的脂肪酸与钙结合而影响钙的吸收而有低钙血症。

2. 部分肠梗阻症状

由于有盲袢或盲袋，肠内容物在这些部位长期滞留或形成循环，引起腹痛、腹胀、肠型、肠鸣音亢进甚至呕吐，但仍有排便且次数增多，腹部症状可仅表现在腹部的一侧。经禁食，待肠内容滞留的情况减轻后，症状可以改善，但再进食时，症状有重复，患者因此而少进食，加重了营养不良。

3. 并发症的表现

因肠黏膜损害而有炎症、出血或破溃，形成局限性脓肿或肠瘘。也可因肠道内细菌易位而出现内毒素症状，高热、寒战及代谢性酸中毒等。

因此，临床上遇到腹部不适、腹泻、脂肪泻、体重减轻或巨红细胞贫血的患者，尤其是老年或有腹部手术史及上述病因有关病变者，应考虑盲袢综合征。

（三）辅助检查

1. 消化道造影

细致的全消化道钡餐检查对诊断很有帮助，能够显示出盲袢或盲袋的存在。

2. 氢呼气试验

底物通常用乳果糖，服用后可被肠菌分解产生氢气，根据呼出氢气的峰值时间判断是否存在小肠细菌过度增生，同时也可作为了解肠道运动时间和吸收状况的方法。

3. 其他方法

如小肠内容物细菌培养、胆盐测定等，均操作复杂较少应用。

（四）治疗

当诊断明确后，可先进行非手术治疗，纠正水、电解质、酸碱失衡，改口服饮食为要素膳食，以减少食物容量与肠内容淤滞，既能改善营养状态，也能改善症状。盲袢症状严重者可应用肠外营养，使肠腔内滞留的内容物完全排空，同时给予口服肠道抗菌药物，如氨基糖甙类、头孢菌素、甲硝唑等。

如有可纠正的解剖异常或病变，则以手术为首选。如巨大憩室或回肠横结肠侧侧吻合后的盲袋或盲袢，可行手术治疗，去除盲袋或盲袢，能获良好效果。

很多盲袢综合征是由于手术所造成。因此，在行肠道手术时应考虑到这一后遗的结果，尽量不造成盲袋或盲袢。

三、结肠憩室病

憩室是黏膜与黏膜下组织穿过肠壁的肌层向外突出的袋形物，结肠是憩室的好发部位（图 32–1）。结肠憩室常呈多发性，称为结肠憩室病（diverticular disease of colon）。本病与先天因素无关，但种族差异性大，与遗传因素有关。在西方经济发达国家属常见病，年龄超过 60 岁的人群患病率近 60%，但大多数并无明显症状，仅有 4.3% 患者可出现憩室炎。结

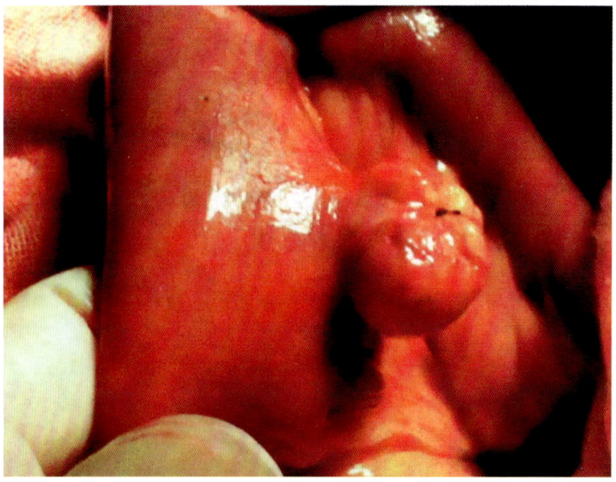

▲ 图 32–1　结肠憩室

肠憩室也与低纤维精制饮食有较密切的关系，日本近年来的饮食更接近于西方国家，发病率也随之有明显增高。

憩室发生的部位在西方国家多见于乙状结肠，而亚洲国家（包括中国、日本和韩国等）多发生在右半结肠。患者多数为高脂肪低纤维饮食及肥胖体型者，年轻人一般很少发病，40 岁之后随年龄的增长其发病率也升高。但最近报道年轻患者有增多趋势。

（一）病因

结肠憩室的形成与结肠腔内压力增高有关。长期便秘、低纤维饮食者排便时结肠腔内压力会增加，结肠的分节运动也可使肠腔内压力明显升高，这是本病的主要致病因素之一。加强活动、增加膳食纤维从而减低肠腔内压可减少憩室病的发生。最近的一项综述支持后天获得性乙状结肠憩室病是膳食纤维缺乏所造成的。然而，另有研究提出便秘和低纤维饮食并不与结肠憩室的形成相关。

本病另一致病因素与结肠壁结构的特点有关。随着年龄增长，与年龄老化相关的结肠壁内的胶原蛋白增生，结肠环形肌内的胶原纤维变细，结肠壁的弹性和张力降低，这些变化成为憩室形成的病理基础。

憩室好发于肠壁组织的薄弱处，最常见于对系膜侧、结肠带间、系膜血管分支穿过肠壁肌层的部位。血管穿过形成的隧道减弱了肌肉的力量，加之结肠内高压就可能形成憩室，这一解剖特点也可能与结肠憩室容易并发出血有关。管腔狭窄的乙状结肠因节段运动使其更易造成腔内高压（Laplace 定律），是憩室的常见部位。而直肠有完整的纵行肌且管腔较大，故较少发生憩室。

（二）病理

憩室呈泡状，黑蓝色，小者仅几毫米，大则有数厘米。肠壁脂肪较多时，小的憩室可隐蔽在肠脂垂内而不被发现。小憩室多呈开口宽的球形；较大憩室呈烧瓶状，口较窄，进入憩室的残渣不易排出。引流不畅的憩室容易发生感染，继而引起各种并发症，如出血、穿孔、蜂窝织炎、脓肿或瘘形成等。憩室壁非常薄，组织学观察提示憩室没有肌层，只有黏膜和黏膜下层，所以憩室在发生炎症后很容易穿孔而致腹膜炎。也可先形成憩室周围炎，局限化后在腹腔或盆腔内形成脓肿。炎症的进一步发展可累及周围器官（如小肠、膀胱甚至阴道、子宫等）而形成肠内瘘。感染局限化的后期还可能因瘢痕收缩而使肠腔狭窄，导致不同程度的肠梗阻。

（三）临床表现

多数结肠憩室是在钡剂灌肠或结肠镜检查时偶然发现。无并发症的结肠憩室一般不引起任何症状，占总数的 80%～85%。只有当憩室发生感染或出血时才出现症状。

盲肠部位的憩室炎与急性阑尾炎的临床表现相似，常难以鉴别。乙状结肠憩室炎可有便次增多、便中带血或隐血阳性等。如果炎症靠近膀胱，可有排尿困难、尿频、尿急、夜尿增多等。急性乙状结肠憩室炎的临床表现是左下腹或耻骨上区的急性腹痛，且持续腹痛多于绞痛，疼痛可向后背、左腰部、左腹股沟区及左腿部放射，体检有下腹压痛，患者可出现发热及白细胞计数增高，轻者数天后可缓解，重者出现腹膜炎表现。如果憩室周围炎的范围较广，可能在下腹部隐约触及边界不清、有压痛的肿块。若憩室炎或憩室周围炎形成的脓肿发生穿孔或破裂，患者则出现急性弥漫性腹膜炎的症状和体征。老年人的敏感性和反应能力比较差，在已形成结肠憩室周围炎（或脓肿）时仍然很少有自觉症状，此时所触及的下腹部肿块可能会被误诊为肿瘤。憩室周围炎的反复发作，可造成局部结肠的狭窄和阻塞，出现结肠梗阻的症状。病程后期，局限在下腹部或盆腔的脓肿可穿破周围空腔脏器而形成内瘘。其中，结肠膀胱瘘最为常见，其次是结肠皮肤瘘、结肠阴道瘘、结肠小肠瘘、结肠输尿管瘘和结肠子宫瘘。最为少见的情况是结肠输卵管瘘。

急性憩室炎的术前确诊很困难。如果老年人出现类似急性阑尾炎的症状和体征，在鉴别诊断时就应考虑到憩室炎的可能性。如果以往有钡灌肠、结肠镜等资料提示有结肠憩室，则将有助于诊断。B 超对局限性腹部或盆腔脓肿有诊断价值，但并不能确定是由憩室炎所致。急性炎症时因考虑到可能有增加穿孔的风险，钡灌肠、结肠镜等不能作为首选的检查方法，可采用 CT 检查，能够发现局部结肠壁有病理性增厚、结肠周围炎症或脓肿等，在诊断敏感性及评价病情的严重程度等方面具有明显优势。对于后期已产生内瘘或肠梗阻的患者，可采用瘘管造影、内镜、腹部 X 线片或钡剂灌肠检查等以明确诊断。

结肠憩室的部位与肠系膜血管穿过肠壁的分支

很靠近，这些血管很容易受机械或感染因素的影响而破溃出血，表现为大便隐血阳性或便血。在欧美由于结肠憩室的发生率很高，结肠憩室出血是下消化道出血的主要原因之一。多数结肠憩室的出血量很小，经药物治疗后都能止血。但也有大量出血而需手术的病例，手术前需行急诊结肠镜检查或选择性动脉造影或核素检查等，以明确出血的憩室及其部位。

（四）治疗

结肠憩室常呈多发性，病变可散在结肠的各部位。无并发症的憩室对机体无危害，无须治疗，更不宜做预防性结肠切除，否则反而会由于丧失大部分结肠而出现症状。可注意调节个人的饮食和生活习惯，保持排便通畅，对预防并发症的发生有一定作用。

对于结肠憩室的并发症，可根据病情做相应处理。急性憩室炎患者，轻者经抗感染治疗后多数可获得缓解，部分较严重病例则应给予禁食、胃肠减压、静脉补液和抗生素等综合治疗。若内科治疗无效或病情持续恶化，如已穿孔致弥漫性腹膜炎或局部脓肿形成并有全身症状加重，应考虑手术干预。手术方式视病情而定：若患者一般情况尚好，可争取做病段结肠切除和一期吻合术；若患者条件较差，则作病段结肠切除、近端结肠造口术（Hartmann 术）。近期一项系统综述研究将急性憩室炎行切除并吻合（RPA）治疗的患者与行 Hartmann 手术的患者对比，证实切除吻合术者死亡率低，RPA 术后患者死亡率为 7.4%，而 Hartmann 术后为 15.6%。对于腹部或盆腔脓肿者，一般只能做脓肿引流术，待病情稳定后再做彻底性手术。通常＜5cm 的脓肿常可经抗生素治愈。

结肠憩室出血一般先采取非手术治疗，包括注射止血药、输血等，出血大都能被控制。少数无法控制的大出血患者应紧急做选择性动脉造影，一方面可明确出血部位，另一方面也有机会同时进行介入性血管栓塞治疗，以控制出血。非手术治疗无效者可考虑做病段结肠切除术，但必须是在明确出血部位的前提之下。不宜做盲目的结肠切除，否则术后的再出血将是极为被动的局面。

对于憩室炎或憩室出血反复发作的患者，应择期行病段结肠切除。实际上，在结肠憩室病各种并发症的手术治疗中，急症手术只占少数，多数患者是在其病情稳定之后再行择期手术，以保证手术的安全和彻底。既往前瞻性随机对照研究已证实选择腹腔镜肠切除术较传统开腹手术更具有优势。另有国外学者提出该疾病过程无须手术切除肠段也可以被逆转，如腹腔镜下腹腔灌洗引流术可成功处理穿孔性急性憩室炎及弥漫性腹膜炎，而不需切除受累肠段。

四、肠道子宫内膜异位症

肠道子宫内膜异位症（bowel endometriosis）是指子宫内膜腺体和间质浸润肠壁至少达到浆膜下脂肪组织或靠近神经血管分支（浆膜下丛），严重者子宫内膜异位病灶可累及肠壁整个浆肌层甚至穿透肠黏膜。本病最早由 Sampson 于 1922 年首先报道，可位于整个消化道，但以直肠最为常见。子宫内膜异位症病灶仅位于肠管浆膜层应者应称为“腹膜子宫内膜异位症”而非“肠道子宫内膜异位症”。

（一）病因病理

子宫内膜异位症是一种良性病变，但具有远处转移和种植的能力，其发病机制目前尚无统一定论。消化道子宫内膜异位症分为肠型和肠外型。肠外型子宫内膜异位症少见，尽管已有肝脏和胰腺发病的个案报道。而肠型子宫内膜异位症更为常见。一项纳入 7000 余例子宫内膜异位症病例的回顾性研究发现，12% 患者发现有肠道子宫内膜异位症，病变最为常见的部位是直肠和乙状结肠（72%），其次为直肠阴道隔（14%）、小肠（7%）、盲肠（4%）及阑尾（3%）。临近直肠子宫陷凹的直肠前壁是最为常见的发病部位。病灶通常位于浆膜层、肌层和黏膜下层，病理进程多由肠壁浆膜层向腔内生长，但很少穿透直肠黏膜，因此很少发生直肠溃疡或出血。病灶周围通常有明显的炎症反应，并继发周围组织粘连。因此，直肠可与子宫后壁、阴道，甚至与骶骨骨膜间形成明显的粘连组织。

（二）临床表现

肠道子宫内膜异位症是与生殖道子宫内膜异位症相关的疾病，往往与其他部位子宫内膜异位症，特别是深部浸润型子宫内膜异位症同时存在。因此，临床表现与其他类型的子宫内膜异位症基本相似，受卵巢激素周期性影响，产生月经异常、慢性腹痛、性交痛、不孕等子宫内膜异位症的常见症状和肠道症状。

根据子宫内膜异位症累及肠道的部位和程度不同，临床表现也不尽相同。在浆膜层表面的子宫内膜异位小结节极少出现症状。明显累及肠壁的大结节病灶会出现疼痛和不同程度的胃肠道症状，其中包括月经期肛门坠胀、里急后重，排便疼痛，腹泻、便秘、腹胀，少数患者可以有经期便血。严重患者由于肠腔狭窄可以引起不完全性肠梗阻，甚至进展为完全性肠梗阻。直肠子宫内膜异位症并发肠穿孔极为罕见，个案报道的病例数不超过20例。在肛门指检时位于直肠阴道隔而累及肠道的子宫内膜异位症病灶往往会在直肠前壁触及明显触痛结节。部分患者在阴道后穹隆可见紫蓝色结节或红色息肉样结节，与肠壁的结节融为一体。少数肠道子宫内膜异位症患者的病灶也可同时累及一侧或双侧输尿管，引起输尿管扩张和肾盂积水。还有少数患者并没有明显的症状，不孕可能是唯一的表现。需要注意的是，患者症状的严重程度并不与病灶大小和病变范围相关。

（三）诊断

1. 症状与体征

子宫内膜异位症患者具有明显痛经、性交痛并伴有消化道症状，特别是月经期有里急后重等直肠刺激症状和月经期直肠出血，在直肠指检或妇科检查时触及直肠前壁有明显触痛结节时，应高度怀疑病灶累及肠管，形成肠道子宫内膜异位症。乙状结肠以上部位的肠道子宫内膜异位症病灶多在手术探查时发现。

2. 辅助检查

直肠气钡双重造影、经阴道超声、MRI、多层螺旋CT等已用于肠道子宫内膜异位症的诊断，但各有其局限性。对于直肠子宫内膜异位症患者，可采用直肠超声内镜探测肠壁受累情况、病灶直径、病灶距肛缘的距离、临近盆腔器官的浸润情况等。多项研究已证实了直肠超声内镜评估肠道子宫内膜异位病灶的有效性。如发现肠腔狭窄，黏膜光滑完整但有皱缩和充血，与肿瘤不易鉴别时，还可应用超声结肠镜协助诊断、进行活组织病理检查。对子宫直肠陷凹或直肠阴道隔病灶，可经阴道做细针穿刺吸引细胞学检查，如见到成团的子宫内膜细胞、陈旧的红细胞、含铁血黄素等有助于诊断。

3. 腹腔镜探查

无典型子宫内膜异位症病史、症状、体征的早期患者，主要是通过腹腔镜探查进行诊断。镜下可见肠壁失去其柔韧性，肠钳钳夹时可明显感觉到肠壁僵硬病灶的存在。术中判断是确诊肠道子宫内膜异位症的关键步骤，术者可以根据其特点确定其累及肠壁的范围，从而确定肠壁病灶切除的手术方式。

（四）治疗

与其他部位的子宫内膜异位症治疗一样，肠道子宫内膜异位症的治疗也需根据患者症状的轻重和病灶的大小，制订个体化的治疗方案。如果患者无明显疼痛不适，可不予处理。若患者的症状明显影响其生存质量，应及时采取药物或手术治疗。

由于肠道子宫内膜异位症是盆腔子宫内膜异位症的一部分，绝大多数情况下不是孤立存在，而是与深部浸润型子宫内膜异位症、直肠阴道隔子宫内膜异位症、输尿管子宫内膜异位症等同时并存。因此，术前应详细评估和判定病灶累及的范围，制订详细的手术方案，并取得相关专科的支持，以期最大限度切除病灶，达到缓解症状、预防复发的目的。

五、缺血性结肠炎

缺血性结肠炎（ischaemic colitis）是由于结肠血管闭塞性或非闭塞性疾病所引起的，以结肠供血不足为主要症状的一组综合征。胃肠道缺血性疾病中以缺血性结肠炎最为常见，国外资料统计发病率为（4.5～44）/10万人/年，占整个胃肠道缺血性疾病的50%～60%。本病的治疗难点在于正确诊断和及时治疗，缺血性结肠炎大多为一过型、自限性，并不引起全层肠壁坏死，保守治疗多有效。

既往的观点认为结肠动脉主干结扎后将引起结肠坏疽，直到1963年Boley等报道了5例可逆性结肠缺血性损伤病例。1966年，Marston等将不明原因的自发性和局限性结肠缺血引起的结肠炎命名为“缺血性结肠炎”，并将其分为坏疽型、狭窄型和一过型。这种分类方法尽管延续至今，但临床治疗多采用两分型：坏疽型（肠壁全层病变）和局限型（病变限于黏膜和黏膜下层）。

（一）解剖学

右半结肠的动脉来自肠系膜上动脉，左半结肠和直肠上部来自肠系膜下动脉，直肠中下部的动脉血则来自髂内动脉。结直肠的血供存在两个分水岭区：Sudeck点（在乙状结肠动脉供血区与直肠上动脉供血区的交界处）和 Griffiths 点（在中结肠动脉供血区与左结肠动脉供血区在脾曲吻合的交界处）。结肠缺血性损害易发生于此处。解剖学研究发现近 50% 的人群存在边缘动脉发育不良，5% 人群存在缺如；另有证据表明结肠动脉随年龄增长进行性扭曲，这些都是发生缺血性结肠炎的解剖学因素。

结肠分水岭区也能够解释为何缺血性结肠炎时 75% 受累肠段为左半结肠和脾曲，而直肠由于丰富的双侧血供，受累概率只有 5%。尽管降结肠和脾曲是最易受累的肠段，但乙状结肠狭窄是出现临床症状的最常见部位。乙状结肠比脾曲更容易发生狭窄，是因为乙状结肠是管状的，肠壁囊袋样突起更明显，黏膜下层的纤维化更广泛。

（二）病因病理

引起缺血性结肠炎有很多原因，大体可分为两类，一类为血管阻塞型，另一类为非血管阻塞型。两者均可造成结肠血供不足，结肠缺血的病理改变主要局限于黏膜和黏膜下层（非坏疽型缺血性结肠炎），而浆肌层对于因血液灌注降低引发病理改变的进展起相对限制作用，但仍有可能穿透浆膜累及肠壁全层，形成透壁性结肠坏死（坏疽型缺血性结肠炎）。本病 80%～85% 为局段性、非坏疽型缺血性结肠炎，保守有效。而其他坏疽型缺血性结肠炎通常需外科干预。

本病的危险因素包括：年龄>65 岁、肠易激综合征病史、慢性阻塞性肺疾病、便秘、血栓形成倾向及全身性动脉疾病。尽管报道结果存在分歧，但多数研究认为女性发病风险较男性高。而对于青年患者而言，缺血性结肠可能与血管炎、毒品和药物、镰状细胞病、过度运动等因素相关。

（三）临床表现

无论是血管阻塞型还是非血管阻塞型疾病所引起的缺血性结肠炎，临床表现通常为急性发作的腹部痉挛性疼痛，腹痛后 24h 内可有便急感或者血便。部分患者可表现为无痛性腹泻或血便。缺血性结肠炎引起的血便只占急性下消化道出血原因的 3%～9%。鲜红色血便提示出血部位可能为左半结肠，黑便或混合样血便提示出血部位可能位于右半结肠。Longo 等总结的其他临床表现包括：腹泻（68%）、腹胀（63%）及恶心、呕吐（38%）。症状持续 48h 到 2 周，可有短暂的发热及轻微的心动过速，直肠指诊可见血迹。

如果结肠缺血性损害进展为结肠坏疽，临床表现为全身炎症反应综合征，可出现严重的循环紊乱、酸中毒和腹膜炎。患者可主诉剧烈腹痛、恶心和呕吐，可以有肠蠕动消失或血便。当炎症穿透肠壁，包括穿孔时，体检可以发现有腹膜炎表现。腹部 X 线片可以证实有膈下游离气体。

肠管缺血性狭窄可能是由于缺血后广泛炎症反应引起，而并非是肠穿孔的结果。患者可以有轻微症状，或者恶心、呕吐，随后可能出现腹胀。钡灌肠可以发现难以与癌肿鉴别的病变。结肠镜活检无恶性细胞，但通常影像学也不典型，诊断较为困难，可以考虑短期内复查，但如果患者有明显狭窄的症状而诊断不很明确时，建议手术切除。

（四）辅助检查

1. 实验室检查

常规实验室检查对于缺血性结肠炎的诊断缺乏特异性。血常规可出现白细胞计数和中性粒细胞升高。重度病变或结肠坏死可有高乳酸血症、代谢性酸中毒。血浆 D- 乳酸水平是诊断结肠缺血相对敏感的指标，因为 D- 乳酸是肠道（尤其是结肠）细菌发酵特有的产物。缺血性结肠炎可引起肠黏膜屏障破坏及黏膜通透性增加，D- 乳酸经肠道进入血液循环后因肝脏无法代谢而引起血浆 D- 乳酸水平升高。

2. 影像学检查

腹部 X 线片常可在结肠脾曲区域发现特异性的指压征。根据病变的严重程度不同，可见充气扩张的大肠、小肠，在更严重的患者中，有时可见结肠壁内气体。

钡灌肠检查由于黏膜水肿可显示特异性的拇指印征，以及发生在脾曲、横结肠远端和降结肠的肠管狭窄。但当怀疑患者肠坏死时，禁忌行钡灌肠检查。

腹部 CT 是对于急性腹痛患者更为常用的辅助检查。缺血性结肠炎患者可见到肠腔扩张，肠壁水肿引起的肠壁变厚等非特异性变化。病变肠段增厚的肠壁平均可达 8mm。

选择性动脉造影或者仅行腹主动脉造影可发现一支主干血管或分支血管的阻塞，为外科医生判断症状发生的原因提供了有用的信息。然而，由于大部分缺血性结肠炎患者的动脉阻塞部位在小动脉，肠系膜动脉造影检查难以发现动脉阻塞的征象。另外，由于造影剂有可能引起进一步的血栓形成，应谨慎使用。

3. 结肠镜检查

结肠镜检查是诊断缺血性结肠炎的金标准。当怀疑缺血性结肠炎时，患者不伴有腹膜炎体征，腹部 X 线片没有明显结肠梗阻和结肠穿孔的影像表现时，应考虑行内镜检查。镜下可发现结肠对系膜缘出现黏膜节段性水肿，触之易出血，有不规则的坏死性溃疡或缺血性狭窄（图 32–2）。黏膜脱落时可有伪膜性肠炎表现。

如前所述，直肠因有足够丰富的侧支血运，在缺血发生时很少受累。虽然有直肠上动脉肌纤维层发育不良时发生缺血性直肠炎的报道，但如果发生直肠受累，要认真考虑其他原因（如溃疡性结肠炎、抗生素性肠炎或感染性结肠炎）。

此外，结肠镜检查时应控制注气，建议使用 CO_2 尽量减少结肠扩张。内镜下活检通过病理学检查有助于进一步明确诊断。

（五）治疗

内科治疗包括静脉输液、胃肠减压、广谱抗生素治疗及常规的支持治疗，对大多数结肠缺血的病例，病症和体征可以 1～2 天缓解。黏膜下及肠壁出血也可停止。外科干预仅用于出现腹膜炎和肠梗阻症状和体征时。

术中判断结肠缺血的程度常常很困难，切除时需确保吻合的肠管有足够的血供。如果对吻合部位的供血有疑虑，最好行结肠全切或次全切除术。但肠切除后造瘘可能更为安全。

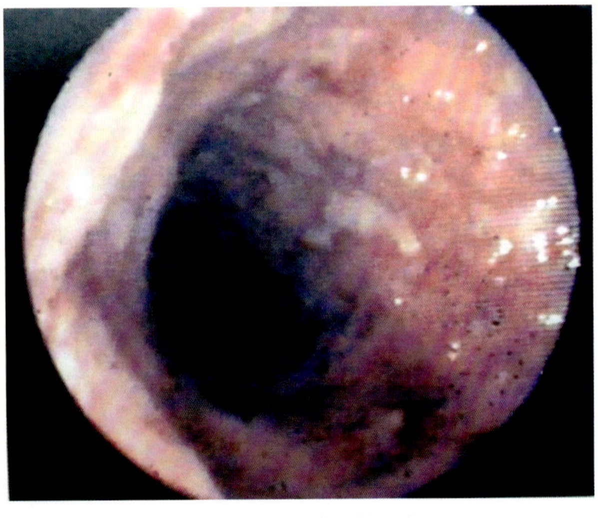

▲ 图 32–2　缺血性肠炎

可见黏膜水肿，纵行溃疡，表面脓性分泌物

（六）预后

非坏疽型患缺血性结肠炎常为自限性。坏疽型缺血性结肠炎患者的预后与年龄、病变部位、是否伴有基础疾病、是否伴有肠穿孔和腹膜炎，以及是否进行手术治疗等因素有关，病死率可达 22%。

六、结肠黑变病

结肠黑变病（melanosis coli，MC）是指结肠黏膜固有层内巨噬细胞含有脂褐素物质的一种黏膜色素沉着性病变，是一种非炎症性、良性、可逆性疾病。本病由 Cruveilhier 于 1829 年首次描述，Virchow 于 1857 年正式命名，当时认为沉着色素为黑色素或黑色素样物质。此后，通过组织化学和超微结构学证实沉着色素实为脂褐素。结肠黏膜色素沉着的原因是凋亡细胞被巨噬细胞摄取后转运至黏膜固有层，进而被溶酶体利用产生脂褐素，而非顾名思义的黑色素。因此，有些作者称之为“假结肠黑变病”（pseudomelanosis coli）。另一些作者基于色素形成的原因，命名为“结肠脂褐质沉积症”（lipofuscinosis coli）。

（一）临床、内镜及组织学特征

本病在内镜下表现为结肠黏膜有异常褐色或偶尔呈黑色的色素沉着，典型者如蛇皮样外观（图 32–3 和图 32–4）。结肠黑变病本身并没有特异性症状和体征，患者所表现出的临床症状基本归结于慢性便秘、腹泻等伴发疾病。需要注意的是，重度、病变范围较广的患者可能出现类似缺血性结肠炎的临床表现，因此须进一步鉴别诊断。

结肠黑变病通常是在内镜检查或对活检组织、手术切除标本进行病理检查时发现。组织学上，肠上皮细胞在光学显微镜下平淡无奇，而在电子显微

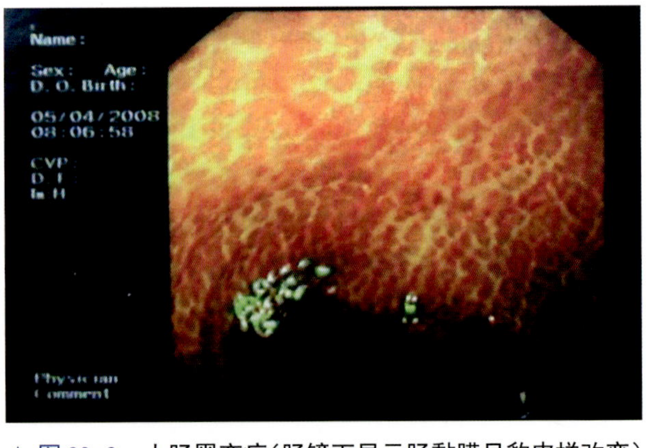

▲ 图 32–3　大肠黑变病（肠镜下显示肠黏膜呈豹皮样改变）

镜下却明显异常。肠黏膜和黏膜下层通常水肿，并包含充满色素的巨噬细胞、浆细胞、肥大细胞和不同退化阶段的神经纤维。研究报道在一组未经选择的尸检病例中，显微镜下诊断结肠黑变病的发生率为 59.5%。显微镜下结肠黑变病的诊断率往往高于内镜下诊断直观可见的病变。一项病理学研究发现经显微镜诊断为结肠黑变病的 45 例患者中，内镜下观察到有色素沉着的患者仅有 14 例（31%）。

人体中，盲肠含有最为丰富的巨噬细胞，并向直肠逐渐减少。这就解释了尽管整个结直肠都会出现结肠黑变病，但相对于远端结肠，近端结肠的发病率更高或黑变更明显。在直肠与乙状结肠，黏膜的淋巴聚集往往表现为明显的色素缺失，内镜下表现犹如“满天星”。然而，无蒂的结肠黏膜肿瘤性病变由于色素沉着的缺乏或局限，内镜下更易被鉴别。很少有结肠黑变病发生在小肠的报道，即便是在十二指肠或末端回肠等常规内镜检查容易观察到的部位。结肠黑变病的色素沉着一般也较少会延伸至末端回肠。

（二）病因

已证实长期口服蒽醌类泻药可出现结肠黑变病。早在 1928 年 Bartle 即已观察到本病与蒽醌类泻药有关，随后 Bockus 于 1933 年证实其相关性。并且，通过服用蒽醌类泻药建立的动物模型进一步证实此类药物是引起结肠黑病变的主要原因。多项研究利用不同哺乳动物模型观察到重复、周期使用泻药引起的结直肠黏膜色素沉着、消失及再发。超过 70% 使用蒽醌类泻药（如鼠李皮、芦荟、番泻叶和大黄）的人群会在 4 个月内出现结肠黑变病，平均为 9 个月。停用泻药 1 年内沉着色素通常会消失。然而，暴露

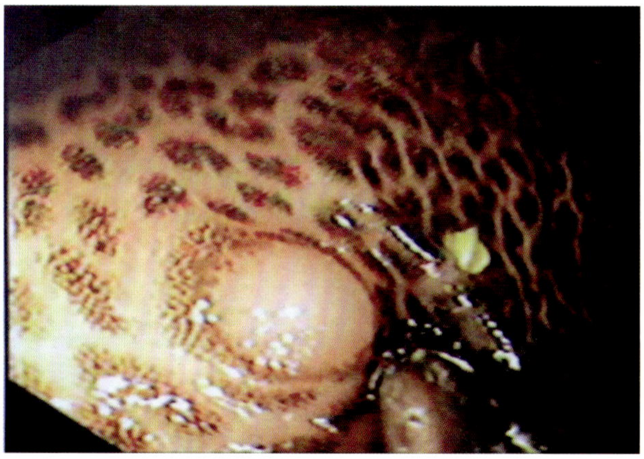

▲ 图 32-4　结肠黑变病伴息肉形成（乙状结肠）

于其他因素或使用其他泻药也可能导致结肠黑变病，并非是蒽醌类药物引起的特异性症状。女性发病的年龄更早，诊断率也相对较高，可能与女性便秘发生率高，服用泻剂更多有关。

Nusko 等进行的一项前瞻性病例对照研究中，对 202 例新诊断为结直肠癌的患者、114 例腺瘤性息肉患者和 238 例非结直肠肿瘤患者（对照组）进行全结肠镜检查，发现共有 97 例（17.5%）患者服用泻药，其中 78 例（14.1%）服用蒽醌类泻药，而服用蒽醌类泻药与结肠黑变病（内镜或显微镜下诊断）显著相关（$P<0.01$），9 例（12%）患者经内镜下诊断，31 例（40%）经显微镜下病理诊断。476 例未使用泻药的患者中，11 例（2%）经内镜下诊断为结肠黑变病，68 例（14%）经显微镜下诊断。

除泻药外，肠腔内菌群和粪便对肠黏膜上皮也具有毒性作用。已有报道长期的炎症性肠病（IBD）可导致结肠黑变病。Pardi 等统计 25 例伴有 IBD 的结肠黑变病患者中，大部分（80%）并没有泻药服用史，提示 IBD 可能是造成肠黏膜色素沉积的一项独立因素。

含有蒽醌类成分的中草药制剂损害肠上皮细胞，引起肠道吸收、分泌和运动功能的变化。这类药物在大肠内能够被细菌分解成一种称为“大黄酸”的活性衍生物，进而损伤肠黏膜上皮细胞，并诱导细胞凋亡。脱落至肠腔的凋亡细胞或损坏的细胞器被巨噬细胞分泌的溶酶体酶进一步消化分解为残余的脂褐质体。当有足够多的细胞被损坏，就会有显著的肠黏膜色素沉着出现。这样的序列性损害已在暴露于蒽醌类药物的豚鼠模型中得到证实。组织学观察到黏膜固有层中巨噬细胞的直径和数量明显增加，并且固有层中巨噬细胞所含沉着色素的数量远较腔内巨噬细胞增多。

相对于小肠而言，结直肠内微生物菌群的性质和数量存在差异，并且上皮细胞组织结构及其对蒽醌泻药的反应性不同，可能是导致结肠比小肠脂褐质更容易沉积的原因。

Byers 等分析 38 例经病理诊断为结肠黑变病患者的临床表现、泻药使用情况、组织病理学特征，并检测了结肠上皮细胞凋亡，发现大多数病例中结肠上皮细胞凋亡与服用泻药并不具有相关性。该结果支持一些研究中提出的细胞凋亡是结肠黑变病致病原因的观点，并且认为黏膜色素沉着只是结肠上

皮细胞凋亡增加的一种非特异表现。在诱导上皮细胞凋亡的诸多因素中，服用泻药只是其中之一。

（三）结肠黑变病与结直肠癌

结肠黑变病一直被认为是一种良性疾病。然而，已有研究报道蒽醌类泻药具有体外致突变效应。有证据表明动物模型中一种合成的蒽醌类泻药（dantrone）可能诱发大肠肿瘤。

Siegers 等进行了一项前瞻性研究，纳入 1095 例行结肠镜检查的病例。在没有其他并发症的患者中，假结肠黑变病的发病率为 6.9%；伴有肠道炎症性疾病的患者中，为 2.3%；在患有憩室病的病例中，为 9.1%；患有结肠腺瘤的病例中，增加至 9.8%；而在发现大肠肿瘤的病例中，发病率升高至 18.6%（P=0.0008）。统计学分析证实大肠肿瘤患者中假结肠黑变病的发生率显著升高。然而，除外肿瘤与结肠黑变病，其他研究并没有证实上述结果，尤其是证实结直肠腺瘤患者发生结肠黑变病的高风险性。

一些研究者认为，蒽醌类泻药引起的结肠黏膜凋亡可能会增加结肠癌的风险。体外和动物研究证实此药物具有潜在的激活和促进肿瘤生成的作用。有关人体的研究同样也提出蒽醌类泻药的促肿瘤作用。然而，近期一些大规模的回顾性、前瞻性和实验研究数据并没有发现这类药物会增加肿瘤的风险。而目前一致认同的观点是色素沉着背景有助于发现更小的腺瘤，因此结肠黑变病患者中腺瘤的发病率升高。

Nusko 等进行了一项前瞻性病例对照研究，发现服用蒽醌类泻药与结直肠腺瘤或结直肠癌并没有相关的统计学意义。此外，研究组与对照组的药物服用时间也没有统计学差异。结肠黑变病（经内镜或高倍显微镜诊断）并非大肠腺瘤或大肠癌发生的显著危险因素。因此，这项研究表明不论是否服用蒽醌类泻药，即使是长期使用，还是经内镜或病理明确诊断的结肠黑变病均与大肠腺瘤或大肠癌的发生没有明显的相关性。

（四）结肠黑变病引起的其他损伤

蒽醌类刺激性泻药除引发结肠黑变病外是否会引起永久性肠神经或肌肉损伤是目前广受关注的问题。从某种程度上说，肠神经或肌肉损伤可能是结肠黑变病进展的结果。但目前对其功能意义的认识尚不清楚，黏膜色素沉着本身并不延伸到肌层或肠神经丛，并且停用泻药后结肠黑变病完全可逆。而更多的研究证据支持长期使用蒽醌类泻药并不引起结肠肌肉或肠神经元结构的形态学变化。

（五）治疗

目前，结肠黑变病的临床治疗并没有相关的指南规范。通常推荐摄取纤维素膳食和服用车前子等药物改善便秘症状，同时避免使用蒽醌类泻药。对于已经确诊的患者，要定期随访肠镜，及时发现伴发的结肠息肉、腺瘤及结直肠癌，早期行内镜下切除或根治性手术。但对无服用泻药史而有本病的患者，治疗方法尚待进一步探讨。

附　录

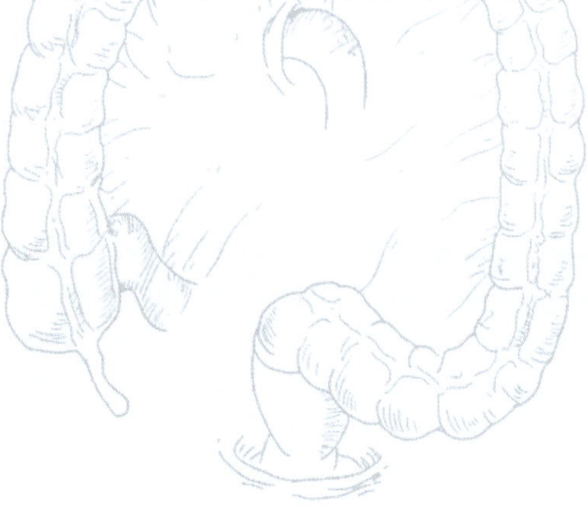

附录 A NCCN 结肠癌治疗指南（2022 版）

临床表现[a]	检查[b]	结果		手术	
带蒂或无蒂息肉（腺瘤）伴浸润性癌 →	• 病理学检查[cd] • 结肠镜检查 • 标记癌变息肉部位（如果外科医生认为有必要，则在结肠镜检查时或 2 周内进行） • MMR/MSI 检测[e]	单个样本，完全切除，组织学特征良好[f]且切缘清晰	带蒂息肉伴浸润性癌 →	观察 →	参见病理分期、辅助治疗和监测（COL-3）
			无蒂息肉伴浸润性癌 →	观察[g] 或 结肠切除术，整体切除局部淋巴结 →	参见病理分期、辅助治疗和监测（COL-3）
		碎片样本或切缘无法评估，或者不良的组织学特征[f] →	• 考虑进行骨盆 MRI[b] • CBC、化学检查、CEA • 胸部 / 腹部 / 盆腔 CT[b] • PET/CT 扫描不适用[c] →	结肠切除术[h]，整体切除局部淋巴结 →	参见病理分期、辅助治疗和监测（COL-3）

小肠腺癌 → 参见小肠腺癌 NCCN 指南

阑尾腺癌 → 按照结肠癌 NCCN 指南，考虑进行全身治疗（COL-D）

腹膜间皮瘤或其他胸膜外间皮瘤 → 按照恶性胸膜间皮瘤 NCCN 指南（MPM-A）和恶性腹膜间皮瘤（MPM-B）进行全身治疗

a. 应询问所有结肠癌患者的家族史，并考虑进行风险评估。对于患有疑似 Lynch 综合征、家族性腺瘤性息肉病（FAP）和轻表型 FAP 的患者，参见遗传 / 家族性高风险评估 NCCN 指南：结直肠癌

b. 影像学原则（COL-A）

c. 确认存在浸润性癌症（pT1）。pT_{is} 没有发生转移的生物学可能性

d. 还没有确认分子标记在治疗测定（预测性标志物）和预后中是否有用

e. 病理学检查原则（COL-B 4/5），MSI 或 MMR 测试

f. 病理学检查原则（COL-B），在内镜下切除恶性息肉

g. 考虑进行观察，认识到不良结局（残余病、复发病、死亡、血行转移，但无淋巴结转移）的发生率明显高于息肉样恶性息肉。病理学检查原则（COL-B），在内镜下切除恶性息肉

h. 手术原则（COL-C 1/2）

COL–1

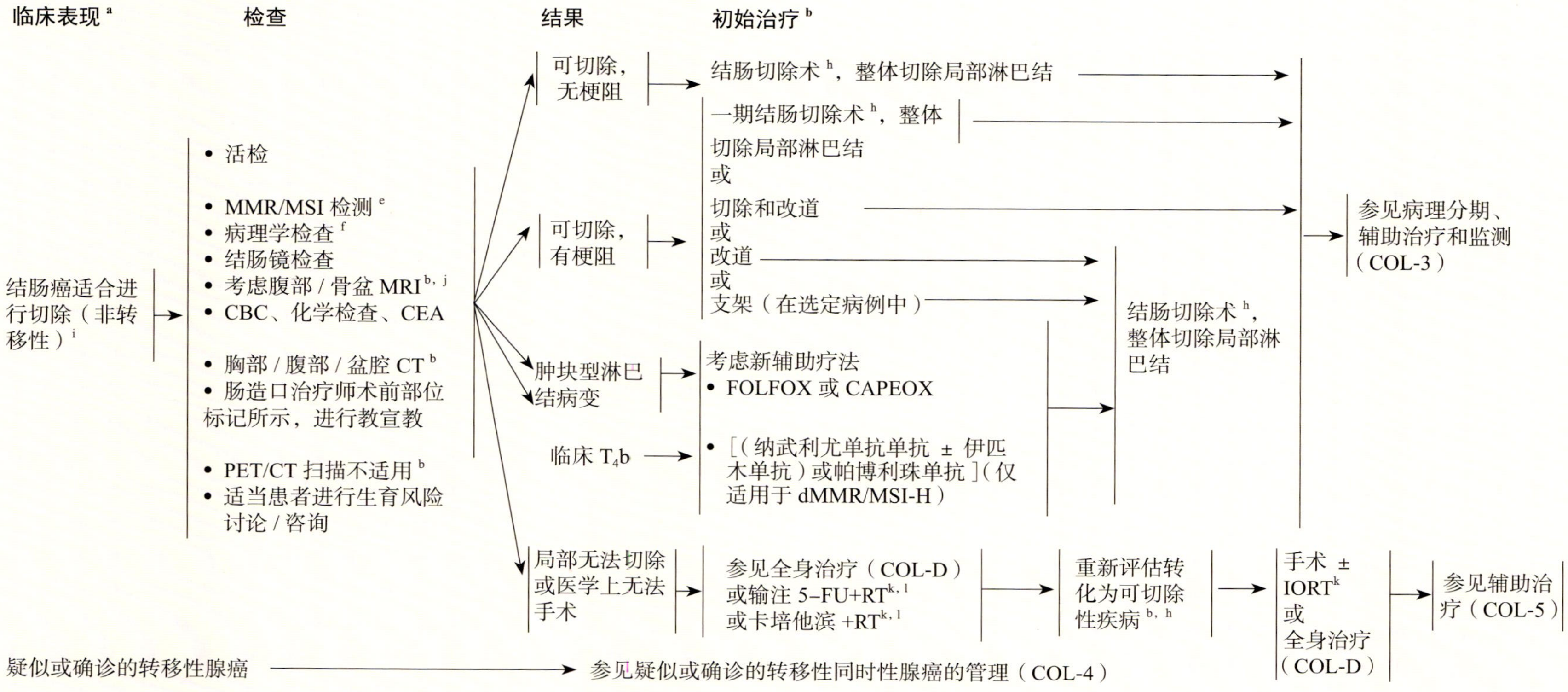

a. 应询查所有结肠癌患者的家族史，并考虑进行风险评估。对于患有疑似 Lynch 综合征、FAP 和轻表型 FAP 的患者，参见遗传 / 家族性高风险评估 NCCN 指南：结直肠癌

b. 影像学原则（COL-A）

e. 病理学检查原则（COL-B 4/5），MSI 或 MMR 测试

f. 病理学检查原则（COL-B），适合切除的结肠癌，病理分期和淋巴结评价

h. 手术原则（COL-C 1/2）

i. 对于有助于最佳评估和管理老年癌症患者的工具，参见老年肿瘤患者 NCCN

j. 考虑用 MRI 帮助诊断直肠癌和结肠癌（例如，低位乙状结肠肿瘤）。直肠位于一条虚拟线以下，从骶骨岬到耻骨联合的上边缘，如 MRI 所示

k. 放疗和放化疗原则（COL-E）

l. 推注 5-FU/ 亚叶酸钙 /RT 是适用于不能耐受卡培他滨或输注型 5-FU 的患者的一种选择

COL–2

病理分期 [m]	辅助治疗 [b,u]	
T_{is}；T_1，N_0，M_0；T_2，N_0，M_0；	观察	参见监测（COL-8）
$T_{3\sim4}$，N_0，M_0 [n]（MSI-H/dMMR） T_3，N_0，M_0 [n,o]（MSS/pMMR 和无高危特征）	观察 或 考虑卡培他滨（6 个月）[q] 或 5-FU/ 亚叶酸钙（6 个月）[q] 卡培他滨（6 个月）[q,r] 或 5-FU/ 亚叶酸钙（6 个月）[q,r]	参见监测（COL-8）
T_3，N_0，M_0 有很高的全身复发风险 [o,p] 或 T_4，N_0，M_0（MSS/pMMR）	或 FOLFOX（6 个月）[q,r,s,t] 或 CAPEOX（3 个月）[q,r,s,t] 或 观察	参见监测（COL-8）
$T_{1\sim3}N_1$ （低风险Ⅲ期）	首选 • CAPEOX（3 个月）[q,t] 或 • FOLFOX（3～6 个月）[q,t] 或 • 其他选择：卡培他滨（6 个月）[q] 或 5-FU（6 个月）[q]	参见监测（COL-8）
T_4，$N_{1\sim2}$；T 任何时期，N_2 （高风险Ⅲ期）	首选 • CAPEOX（3～6 个月）[q,r,t] 或 • FOLFOX（6 个月）[q,r,t] 或 • 其他选择：卡培他滨（6 个月）[q,r] 或 5-FU（6 个月）[q,r]	参见监测（COL-8）

b. 参见影像学原则（COL-A）
m. 参见病理学检查原则（COL-B）
n. 参见Ⅱ期疾病的风险评估原则（COL-F）
o. 复发的高风险因素（不包括 MSI-H 的癌症）：分化不良 / 未分化组织学、淋巴管 / 血管浸润、肠梗阻、检查的淋巴结<12 个、周围神经浸润、局部穿孔或边缘接近、模糊、阳性或肿瘤出芽。在高危Ⅱ期患者中，没有数据表明风险特征与化疗的选择之间存在相关性
p. 没有足够的数据推荐使用多基因分析组来确定辅助治疗
q. 参见辅助治疗原则（COL-G）
r. 考虑 T_4 的放射治疗，穿透至固定结构。参见放疗和放化疗原则（COL-E）
s. 在Ⅱ期结肠癌中，添加奥沙利铂至 5-FU/ 亚叶酸钙的存活获益尚未得到证实
t. 在 70 岁及更年老的患者中，添加奥沙利铂至 5-FU/ 亚叶酸钙的获益尚未得到证实
u. 尚未证明 CAPEOX 3 个月相比 6 个月的非劣效性，但 CAPEOX 3 个月在 5 年总生存率的数值上与 CAPEOX 6 个月相似（82.1% vs. 81.2%；HR，0.96），且毒性明显较小（Andre T，et al.Lancet Oncol 2020；21：1620–1629）。这些结果支持在大多数Ⅲ期结肠癌患者中使用 CAPEOX 3 个月辅助治疗，而不是 CAPEOX 6 个月辅助治疗。在 $T_{1\sim3}$、N_1（低风险的Ⅲ期）期的结肠癌患者中，对于无病存活期而言，3 个月的 CAPEOX 不劣于 6 个月的 CAPEOX；3 个月对比 6 个月 FOLFOX 的非劣效性尚未得到证实。在 T_4、$N_{1\sim2}$ 或 T 任何时期、N_2（高风险的Ⅲ期）期的结肠癌患者中，对于无病存活期而言，3 个月的 FOLFOX 劣于 6 个月的 FOLFOX，然而 3 个月对比 6 个月 CAPEOX 的非劣效性尚未得到证实。相比 6 个月治疗，接受 3 个月治疗的患者的 3+ 级神经毒性率较低（对于 FOLFOX 为 3% vs. 16%；对于 CAPEOX 为 3% vs. 9%）

COL–3

临床表现

疑似或经证实的转移性同时性腺癌（任何 T，任何 N，M_1）→

检查

- 结肠镜检查
- 胸部 / 腹部 / 盆腔 CT[b]
- CBC、化学检查
- CEA
- 测定 *RAS* 和 *BRAF* 突变及 *HER2* 扩增的肿瘤基因状态［单独或作为基于组织或血液的二代基因测序（NGS 组）的一部分］[v, w]
- 确定肿瘤 MMR 或 MSI 状态[e]（如果之前未做）
- 活检（如有临床指征）
- 如果在选定病例中有可能通过手术治愈的 M_1 疾病，则考虑 PET/CT 扫描（颅底至大腿中段）[b]
  - 对于可能切除的肝转移，考虑进行肝脏 MRI[b]
- 若可切除，则进行多学科团队评估，包括具有肝胆和或肺部转移切除经验丰富的外科医生

结果

- 同时性仅肝脏和（或）仅肺部转移
  - 可切除[h] → 参见治疗和辅助治疗（COL-5）
  - 不可切除（可能可转变的[h]或不可转变的）→ 参见治疗和辅助治疗（COL-6）
- 同时性腹部 / 腹膜转移 → 参见初始治疗（COL-7）
- 其他部位同时存在不可切除型转移灶[x] → 参见全身治疗（COL-D）

b. 参见影像学原则（COL-A）
e. 参见病理学检查原则（COL-B 4/5），MSI 或 MMR 测试
h. 参见手术原则（COL-C 2/3）
v. 参见病理学检查原则（COL-B 4/5），*KRAS*、*NRAS* 和 *BRAF* 突变检测
w. 如果是已知的 RAS/RAF 突变，则 HER2 检测不适用。NGS 组能够挑选出罕见的和可操作的突变和融合
x. 如有即将发生梗阻、大出血、穿孔的风险或其他明显肿瘤相关症状时，才考虑结肠切除

COL-4

治疗 仅可切除的[h]同时性肝脏和（或）肺部转移	**辅助治疗**[b]（最多 6 个月的围术期治疗）（转移性疾病已切除）	
同时或分期的结肠切除术 y 联合肝脏或肺部切除（首选）和（或）局部治疗[z] 或 新辅助疗法（持续 2～3 个月）FOLFOX（首选）或 CAPEOX（首选）或 FOLFIRI（2B 类）或 FOLFOXIRI（2B 类），然后同时或分期的结肠切除术[y]和转移性疾病切除（首选）和（或）局部治疗 或 结肠切除术[y]，随后化疗（持续 2～3 个月）FOLFOX（首选）或 CAPEOX（首选）或 FOLFIRI（2B 类） 或 FOLFOXIRI（2B 类）和转移性疾病的分期切除和（或）局部治疗或	→ FOLFOX（首选）或 CAPEOX（首选） 或 卡培他滨或 5-FU/ 亚叶酸钙	→ 参见监测（COL-8）
考虑[（纳武利尤单抗 ± 伊匹木单抗）或帕博利珠单抗（首选）]（仅 dMMR/MSI-H）[aa]随后行同期或阶段性结肠切除术[y]和转移性疾病切除（首选）和（或）局部治疗	→	参见监测（COL-8）

b. 参见影像学原则（COL-A）

h. 参见手术原则（COL-C2/2）

y. 肝动脉输注 ± 全身性 5-FU/ 亚叶酸（2B 类）也是有此手术的外科和医学肿瘤学方面经验的机构的一种选择

z. 切除比局部消融（例如，成像介导消融或 SBRT）更可取。然而，这些局部技术可以考虑用于肝或肺的寡转移（COL-C 和 COL-E）

COL–5

治疗

仅不可切除的[h]同时性肝脏和（或）肺部转移

辅助治疗[b]（最多 6 个月的围术期治疗）

- 全身治疗
  - FOLFIRI 或 FOLFOX 或 CAPEOX 或 FOLFOXIRI ± 贝伐珠单抗[bb, cc]

  或
  - FOLFIRI 或 FOLFOX FOLFOXIRI ± 帕尼单抗或西妥昔单抗[dd]（联合 FOLFOXIRI 为 2B 类）（仅 KRAS/NRAS/BRAFWT 基因）[v, ee]

  或
  - [（纳武利尤单抗 ± 伊匹木单抗）或帕博利珠单抗（首选）]（仅适用于 dMMR/MSI-H）[aa]
- 仅当如存在即将发生梗阻、出血过多、穿孔的风险或其他明显肿瘤相关症状时，才考虑结肠切除[h]

→ 如果可切除性转化是合理的目标，则每 2 个月进行 1 次可切除性转化再评估[b,h]

→ 转化为可切除 → 结肠和转移性癌的同时或分期切除[h]（首选）和（或）局部治疗[z] → 全身治疗 ± 生物学疗法[ff]（COL-D）（生物学疗法为 2B 类）或考虑进行观察或短期化疗 → 参见监测（COL-8）

→ 仍不可切除[y] → 参见全身治疗（COL-D）并考虑对部分患者进行局部治疗[k]

b. 影像学原则（COL-A）
h. 手术原则（COL-C2/3）
k. 放射治疗和放化疗治疗的原则（COL-E）
v. 病理学检查原则（COL-B 4/8）–*KRAS*、*NRAS* 和 *BRAF* 突变检测
y. 肝动脉输注 ± 全身 5–FU/ 亚叶酸（2B 类）也是具有该手术的外科和医学肿瘤方面经验的机构的一种选择
z. 切除术优于局部消融手术（如图像引导消融术或 SBRT）。然而，这些局部技术可以考虑用于肝或肺少转移酶（COL-C 和 COL-E）
aa. 数据有限，早期进展的风险可能高于化疗
bb. 末次贝伐珠单抗给药与选择性手术之间应有至少 6 周间隔，并在术后至少 6～8 周重新开始使用贝伐珠单抗。中风和其他动脉疾病事件的风险增加，特别是在年龄≥65 岁的患者中。使用贝伐珠单抗可能会干扰伤口愈合
cc. FDA 批准的生物仿制药是贝伐珠单抗的合适替代品
dd. 关于在患有可能可切除的肝脏转移的患者中使用 FOLFOX+ 西妥昔单抗，存在相互矛盾的数据
ee. 该组将左侧结肠定义为直肠脾曲。有证据表明，对于肿瘤起源自于右侧结肠（肝曲至盲肠）的患者不太可能对西妥昔单抗和帕尼单抗治疗有反应。缺乏起源于横结肠（肝曲至脾曲）的原发性肿瘤的患者对西妥昔单抗和帕尼单抗的反应数据
ff. 生物疗法仅适用于对转换疗法持续出现良好反应的情况

COL–6

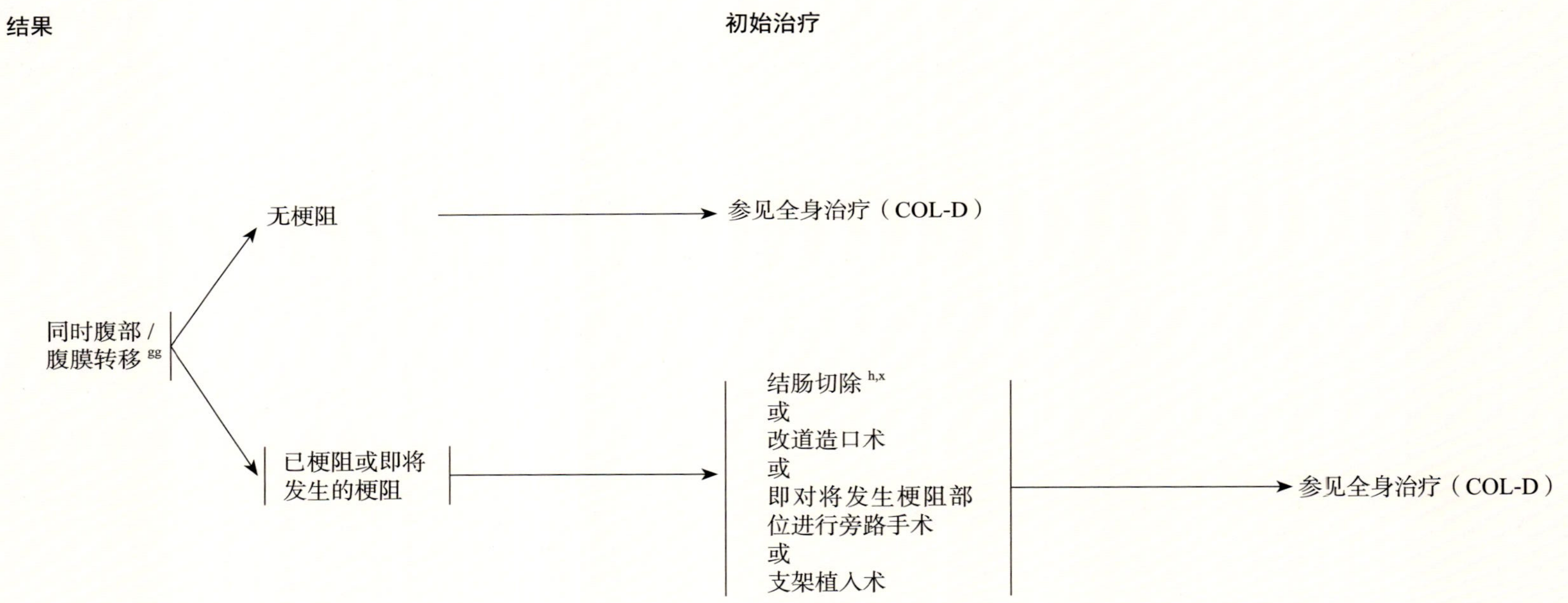

h. 参见手术原则（COL-C 2/2）

x. 如有即将发生梗阻、出血过多、穿孔的风险或其他明显肿瘤相关症状时，才考虑结肠切除

gg. 完全肿瘤细胞减灭术和（或）腹腔化疗可考虑在有经验的中心进行，适用于选定的有限腹膜转移能实现 R_0 切除者

COL–7

病理分期	监测[b]
Ⅰ期 →	术后 1 年结肠镜检查[a] • 如果是进展期腺瘤，则在 1 年内复查 • 如果非进展期腺瘤[hh]，则在 3 年内复查，然后每 5 年复查 1 次[ii]
Ⅱ期、Ⅲ期 →	• 病史和体格检查，每 3～6 个月 1 次，持续 2 年，然后每 6 个月检查 1 次，共计 5 年 • CEA 检查[jj]，每 3～6 个月 1 次，持续 2 年，然后每 6 个月 1 次，共计 5 年 • 胸部 / 腹部 / 盆腔 CT 检查，自手术之日起每 6～12 个月 1 次（频率<12 个月为 2B 类），共计 5 年 • 术后 1 年进行结肠镜检查[a]，如术前因梗阻未行结肠镜检查，则在 3～6 个月行结肠镜检查 　– 如果是进展期腺瘤，则在 1 年内复查 　– 如果不是进展期腺瘤[hh]，则在 3 年内复查，然后每 5 年复查 1 次[ii] • 不推荐使用 PET/CT 扫描 • 参见生存原则（COL-H）
Ⅳ期 →	• 病史和体格检查，每 3～6 个月 1 次，持续 2 年，然后每 6 个月检查 • CEA 检查[jj]，每 3～6 个月 1 次，持续 2 年，然后每 6 个月 1 次，共计 5 年 • 胸部 / 腹部 / 盆腔 CT 扫描，每 3～6 个月 1 次（频率<6 个月为 2B 类）共 2 年，然后每 6～12 个月 1 次，共计 5 年 • 术后 1 年进行结肠镜检查[a]，术前因梗阻未行结肠镜检查，则在 3～6 个月行结肠镜检查 　– 如果是进展期腺瘤，则在 1 年内复查 　– 如果不是进展期腺瘤[hh]，则在 3 年内复查，然后每 5 年复查 1 次[ii] • 存活原则（COL-H）

→ 连续的 CEA 升高或有复发记录 → 参见检查和治疗（COL-9）

a. 应询查所有结肠癌患者的家族史，并考虑进行风险评估。对于患有疑似 Lynch 综合征、FAP 和轻表型 FAP 的患者，参见遗传 / 家族性高风险评估 NCCN 指南：结直肠癌
b. 影像学原则（COL-A）
hh. 影响绒毛的息肉，息肉>1cm 或高级别异型增生
ii. 引自 Kahi CJ，et al. Gastroenterology 2016；150：758-768
jj. 如果患者是接受进一步干预的潜在对象

COL-8

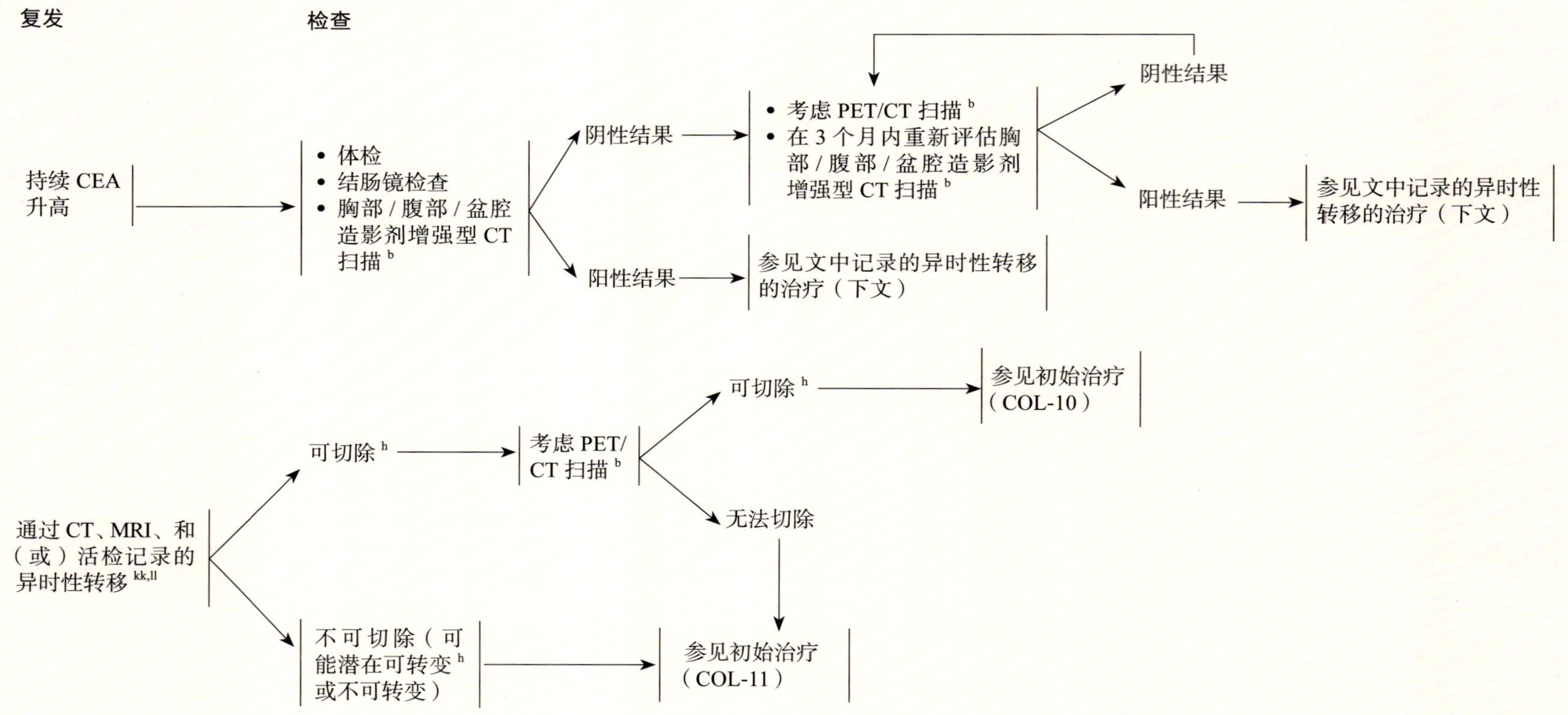

b. 参见影像学原则（COL-A）
h. 参见手术原则（COL-C 2/2）
kk. 测定 *RAS* 和 *BRAF* 突变及 *HER2* 扩增的肿瘤基因状态（单独或作为基于组织或血液的 NGS 组的一部分）。如果是已知的 *RAS/RAF* 突变，则 HER2 检测不适用。测定肿瘤 MMR 或 MSI 状态（如果之前没有做）。参见病理学检查原则（COL-B 4/5）–*KRAS*、*NRAS* 和 *BRAF* 突变检测，以及微卫星不稳性（MSI）或错配修复（MMR）检测。NGS 组能够挑选出罕见的和可操作的突变和融合
ll. 患者应由多学科团队进行评估，包括对可能可切除的患者进行外科会诊

COL–9

可切除
异时性转移

初始治疗

辅助治疗 [b]（最多 6 个月的围术期治疗）

既往未进行化疗 →

切除（首选）[y] 和（或）
局部疗法 [z]
或
新辅助化疗（2～3 个月）
FOLFOX（首选）或
CAPEOX（首选）或（卡培他滨或 5-FU/ 亚叶酸钙）（2B 类）

→ FOLFOX 或 CAPEOX（首选）
或
卡培他滨或 5-FU/ 亚叶酸钙
→ 参见监测（COL-8）

→ 切除（首选）[y]
和（或）
局部疗法 [z]
→ FOLFOX 或 CAPEOX
或
卡培他滨
或
5-FU/ 亚叶酸钙
或
观察
→ 参见监测（COL-8）

既往进行过化疗 →

切除（首选）[y] 和（或）
局部疗法 [z]
或
新辅助化疗（2～3 个月）
FOLFOX（首选）或
CAPEOX（首选）或
卡培他滨或 5-FU/ 亚叶酸钙

→ 观察（首选用于既往基于奥沙利铂的疗法）
或
全身治疗 ± 生物学疗法（COL-D）（生物学疗法 2B 类）
→ 参见监测（COL-8）

→ 切除（首选）[y]
和（或）
局部疗法 [z]
→ FOLFOX 或 CAPEOX
或
卡培他滨
或
5-FU/ 亚叶酸钙
或
观察
→ 参见监测（COL-8）

b. 参见影像学原则（COL-A）
y. 肝动脉输注 ± 全身性 5-FU/ 亚叶酸钙（2B 类）也是有此手术的外科和医学肿瘤学方面经验的机构的一种选择
z. 切除比局部消融（例如，成像介导消融或 SBRT）更可取。然而，这些局部技术可以考虑用于肝或肺的寡转移（COL-C 和 COL-E）

COL-10

无法切除的异时性转移

初始治疗 [mm]

辅助治疗 [b]
（最多 6 个月的围术期治疗）

- 过去 12 个月内接受 FOLFOX/CAPEOX 辅助治疗 → （FOLFIRI 或伊立替康）±（贝伐珠单抗 [nn]（首选）或阿柏西普或雷莫西尤单抗 [oo]
  或
  （FOLFIRI 或伊立替康）±（西妥昔单抗或帕尼单抗）[ee]（仅 *KRAS/NRAS/BRAF* 野生型基因）或
  [（纳武利尤单抗 ± 伊匹木单抗）或帕博利珠单抗（首选）]（仅 dMMR/MSI-H）
  或
  康奈非尼 +（西妥昔单抗或帕尼单抗）[v]（BRAF V600E 突变阳性）

- 既往接受 FOLFOX/CAPEOX 辅助治疗＞12 个月
- 既往 5-FU/ 亚叶酸钙或卡培他滨
- 无既往化疗

→ 全身治疗（COL-D）

→ 如果可切除性转化是合理的目标，则每 2 个月进行 1 次可切除性转化再评估 [b,h]

- 转化成可切除的 → 切除 [y]（首选）和（或）局部的治疗 [z] 方案 → 全身治疗 ± 生物学疗法 [ff]（COL-D）（生物学疗法 2B 类）或观察 → 参见监测（COL-8）
- 仍不可切除 → 全身治疗（COL-D）并考虑对部分患者进行局部治疗 [k]

b. 影像学原则（COL-A）
h. 手术原则（COL-C 2/2）
k. 放射治疗和放化疗治疗的原理（COL-F）
v. 参见病理学检查原则（COL-B 4/5）–*KRAS*、*NRAS* 和 *BRAF* 突变检测。
y. 肝动脉输注 ± 全身性 5-FU/ 亚叶酸钙（2B 类）也是有此手术的外科和医学肿瘤学方面经验的机构的一种选择
z. 切除术优于局部消融手术（如图像引导消融术或 SBRT）。然而，这些局部技术可以考虑用于肝或肺少转移酶（COL-C 和 COL-E）
ee. 西妥昔单抗或帕尼单抗仅用于左侧肿瘤，该面板将结肠左侧定义为脾弯曲至直肠。有证据表明，肿瘤起源于结肠右侧（通过盲肠的肝弯曲）的患者不太可能对西妥 昔单抗和帕尼单抗有反应。关于横结肠（肝曲 – 帕曲）原发肿瘤患者对西妥昔单抗和帕尼单抗的反应的数据缺乏
ff. 生物疗法仅适用于对转换疗法持续出现良好反应的情况
mm. 对于靶向疗法的感染风险、监测和预防建议，参见癌症相关感染的预防和治疗 NCCN 指南中的 INF-A
nn. FDA 批准的生物仿制药是贝伐珠单抗的合适替代品
oo. 基于毒性和（或）成本，贝伐珠单抗是首选的抗血管生成药物

COL–11

影像学原则

初始检查 / 分期

- 胸部、腹部和骨盆 CT
  - 评估肿瘤的局部范围或周围结构的浸润
  - 评估肺、胸和腹淋巴结、肝脏、腹腔及其他器官的远端转移性疾病
  - 除非有禁忌证，否则应使用 IV 碘化造影剂和口服造影剂进行 CT 扫描
  - 胸部 CT 不需要 IV 造影剂（但如果进行腹部 CT 扫描，则通常需要 IV 造影剂）
  - 如果 IV 碘化造影剂因明显的造影剂过敏而禁用，那么可以改用 IV 钆基造影剂（GBCA）进行腹部和骨盆 MR 检查。在没有进行透析的慢性肾衰竭患者（肾小球滤过率＜30mL/min）中，也忌用静脉碘化造影剂，在选定病例中，可以给予 IV GBCA，采用的是钆磷维塞三钠、钆塞酸二钠、钆贝葡胺或钆特醇
  - 如果碘化和钆造影剂均由于严重过敏或无透析慢性肾功能衰竭而忌用，则考虑无 IV 造影剂的 MR 或考虑 PET/CT 成像
- 考虑用腹部 / 骨盆 MRI 帮助诊断直肠癌和结肠癌（例如，低位乙状结肠肿瘤）。直肠位于一条虚拟线以下，从骶骨岬到耻骨联合的上边缘，如 MRI 所示
- 肝转移如果潜在可切除，考虑进行肝脏 MRI
- PET/CT 通常不适用
  - PET/CT 不能代替造影剂增强型诊断 CT 或 MRI，而且仅应用于评价造影剂增强型 CT 或 MRI 扫描上不明确的结果，或用于具有很严重的 IV 造影剂禁忌证的患者
  - 考虑 PET/CT（颅底至大腿中部）
    - ◊ 如果为选定病例中可手术根治的 M_1 期疾病
    - ◊ 在考虑影像指导肝导向治疗（即消融术、放射性栓塞术）的选定患者中
- 如果考虑行肝导向疗法或手术，采用静脉常规细胞外或肝胆 GBCA 的肝 MRI 优于 CT，以评估转移灶的确切数目和分布，以便制订局部治疗计划

监测

- 胸部、腹部和骨盆造影剂增强型 CT
  - 在辅助治疗之前，以评估对初始治疗或切除的反应
  - 在重新评估转化至可切除性疾病过程中
- 可考虑使用 PET/CT 评估影像指导下的肝定向疗法（即消融术、放射性栓塞术）后的缓解和肝复发
- Ⅰ期疾病
  - 影像学检查通常不适用，而且应仅基于复发 / 转移性疾病的症状和临床关注点
- Ⅱ、Ⅲ期疾病
  - 胸部、腹部和骨盆 CT 检查，每 6～12 个月 1 次（频率＜12 个月为 2B 类），共计 5 年
  - PET/CT 不适用
- Ⅳ期疾病
  - 胸部、腹部和骨盆 CT 扫描，每 3～6 个月 1 次(频率＜6 个月为 2B 类)，持续 2 年，然后每 6～12 个月 1 次，共计 5 年
  - 可考虑使用 PET/CT 评估影像指导下的肝定向疗法（即消融术、放射性栓塞术）后的缓解和肝复发情况或随访期间 CEA 持续升高

COL–A

病理学检查原则

在内镜下切除恶性息肉

- 恶性息肉的定义是指肿瘤侵袭整个黏膜肌层并侵入黏膜下层（pT_1）。pT_{is} 并不视为“恶性息肉”。
- 良好的组织学特征：1 或 2 级，无血管淋巴管浸润，切缘阴性。关于阳性切缘的构成定义尚未达成共识。阳性切缘被定义为：

(1) 肿瘤距横切缘＜1mm；

(2) 肿瘤距横切缘＜2mm；

(3) 肿瘤细胞在横切缘的透热疗法范围内[1-4]。

- 不良的组织学特征：3 或 4 级，血管淋巴管浸润，或“切缘阳性”。参见上述的阳性切缘定义。在几项研究中，已显示肿瘤出芽是与不良结局相关的不良组织学特征，可能排除息肉切除术作为内镜下切除恶性息肉的充分治疗方法。
- 对于无蒂形态的恶性结直肠息肉能否通过内镜切除成功治疗还存在争议。文献似乎表明，内镜切除无蒂恶性息肉的不良结局（残余病、复发性疾病、死亡、血行转移，但不包括淋巴结转移）发生率明显高于有蒂恶性息肉。然而，我们仔细观察这些数据时可发现，构形本身并不是不良结局的重要变量，而且内镜下切除组织学为Ⅰ级或Ⅱ级的恶性无蒂息肉、阴性切缘、无淋巴血管浸润等都可以通过内镜下息肉切除术成功治疗[3-7]。

适合切除的结肠癌

- 原发性结肠恶性肿瘤的组织学确认

病理分期

- 应报告以下参数
  - 癌症分级
  - 穿透深度（T）
  - 已评估的淋巴结数量和阳性数量（N）
  - 近端、远端、径向和肠系膜边缘的状态[8-9] 参见分期（ST-1）
  - 淋巴血管浸润[10,11]
  - 周围神经浸润（PNI）[12-14]
  - 肿瘤沉积[15-18]
- 径向（环周）边缘评估：浆膜表面（腹膜的）不构成手术切缘。在结肠癌中，环周（径向）缘是最接近肿瘤最深穿透的外膜软组织，是通过钝性或锐性腹膜后切开的手术方式形成的，具有非腹膜被覆表面的所有结肠段均应评估径向边缘。环周切缘对应未被间皮细胞质膜层覆盖的任何结肠部分，必须从腹膜后切开来移除内脏。病理检查很难划分腹膜被覆表面和非腹膜被覆表面。因此，鼓励外科医生用夹子或缝线标记非腹膜被覆表面的部位。肠系膜切缘是完全被腹膜包裹的节段中唯一相关的环周边缘[10-11]。
- PNI：PNI 的存在与预后明显较差相关。在多变量分析中，已显示 PNI 是癌症特异性、总体和无病存活的独立预后因素。对于Ⅱ期肿瘤，相比没有 PNI 的患者，具有 PNI 的患者的 5 年无病存活率显著较低［29% vs. 82%（P=0.0005）］[12-14]。
- 肿瘤沉积：在离肿瘤前缘较远的结肠周围或直肠周围脂肪中有不规则的离散肿瘤沉积，未见残余淋巴结组织，但在原发癌的淋巴引流内，被视为瘤周种植或卫星结节，而且不算作淋巴结被肿瘤替代。多数病例是由于淋巴血管浸润或 PNI（更少见）所致。因为这些肿瘤沉积与无病和总体存活的下降相关，所以应该在手术病理学报告中记录其数量。在Ⅲ期肿瘤患者中也注意到这种较差的结局[15-18]。
- 肿瘤出芽：近年来，肿瘤出芽已被确定为结肠癌的新预后因素。最近，有一个关于肿瘤出芽报告的国际共识会议[19]。肿瘤芽被定义为单个细胞或≤4 个细胞的细胞簇，由苏木精和伊红（H&E）在浸润性癌的前缘检测到。应报告尺寸为 0.785mm 的选定热点的肿瘤芽总数（在大多数显微镜中采用的是 20 倍目镜 / 通过换算因子）。出芽分成 3 层：低层（0～4 个芽）、中层（5～9 个芽）和高层（10 个或更多芽）。使用该评分系统的两项最近的研究表明[20,21]，肿瘤出芽是Ⅱ期结肠癌的独立预后因素。ASCO Ⅱ期结肠癌指南将肿瘤出芽列为不良（高风险）因素[22]。多项研究表明，pT_1 结直肠癌中的高层肿瘤出芽，包括恶性息肉，与淋巴结转移的风险增加有关；然而，评估肿瘤出芽和分层的方法却并不统一[23-27]。

内镜下切除恶性息肉和关于 COL-B（1/5）的适合切除的结肠癌
关于 COL-B（3/5）的淋巴结评估
关于 COL-B（4/5）的 KRAS、NRAS 和 BRAF 突变检测
关于 COL-B（5/5）的 HER2 检测和 NTRK 融合

淋巴结评估

- AJCC 和美国病理学家协会建议检查最少 12 个淋巴结，以准确地对结肠癌进行分期[8,9,28]。文献对准确识别Ⅱ期癌症的最小淋巴数量没有达成一致意见。据报道，最小的淋巴结数量为>7、>9、>13、>20 和>30[29–37]。被检出的淋巴结数目因患者的年龄、性别、肿瘤级别和肿瘤部位而异[30]。对于Ⅱ期（pN_0）结肠癌，如果最初识别出少于 12 个淋巴结，则建议病理学医师重新检查标本，重新提交更多的潜在淋巴结组织。如果仍没有识别出 12 个淋巴结，报告中的注释应表明已对淋巴结进行了广泛的检查。病理学医师应试图尽可能多地检出淋巴结。已有研究表明，阴性淋巴结数量是 ⅢB 期和ⅢC 期结肠癌患者的独立预后因素[38]。

前哨淋巴结和通过免疫组织化学法检测微转移

- 通过严密的组织学和（或）免疫组织化学检查法进行淋巴结（前哨的或常规的）检查，有助于检测是否存在转移性疾病。通过免疫组织化学法（IHC）或通过多种 H&E 水平和（或）<0.2mm 的肿瘤细胞团检测单个细胞，被视为孤立的肿瘤细胞（pN_0）。第 8 版的 AJCC 癌症分期手册和指南[39]将直径≥0.2mm 且≤2mm 的肿瘤细胞团块或 10～20 个肿瘤细胞的细胞簇定义为微转移，并建议将这些微转移视为标准的阳性淋巴结（pN+）。
- 目前，前哨淋巴结的使用和仅用免疫组织化学法检测孤立的肿瘤细胞应该被视为试验性的，在临床管理决策中应谨慎使用这些结果[40–49]。一些研究表明，在Ⅱ期（N_0）结肠癌中检测到 IHC 细胞角蛋白阳性细胞（由 H&E 定义）具有较差的预后，而其他研究未能显示这种存活差异。在部分研究中，目前被定义为孤立的肿瘤细胞的情况被视为微转移[45–50]。近期的 Meta 分析[51]证明了微转移（≥0.2mm）是重要的不良预后因素。可是，另一项近期的Ⅰ期或Ⅱ期疾病的多中心前瞻性研究（通过 H&E）表明，IHC 检出的孤立肿瘤细胞（<0.2mm）的存活率下降了 10%，但仅见于有 pT_3～pT_4 疾病的患者[52]。

内镜下切除恶性息肉和关于 COL-B（1/5）的适合切除的结肠癌
关于 COL-B（2/5）的病理学分期
关于 COL-B（4/5）的 KRAS、NRAS 和 BRAF 突变检测
关于 COL-B（5/5）的 HER2 检测和 NTRK 融合

检测方法

- 检测可基于福尔马林固定的石蜡包埋组织（首选）或血液。

***KRAS*、*NRAS* 和 *BRAF* 突变检测**

- 所有转移性结直肠癌患者都应该有 *RAS*（*KRAS* 和 *NRAS*）和 *BRAF* 突变基因型的肿瘤组织，单独或作为 NGS 组的一部分。具有任何已知 *KRAS* 突变（外显子 2、3、4）或 *NRAS* 突变（外显子 2、3、4）的患者不应使用西妥昔单抗或帕尼单抗进行治疗[53–55]。*BRAF* V600E 突变使得对帕尼单抗或西妥昔单抗有反应的可能性极低，除非与 *BRAF* 抑制剂共同给药[56–58]。
- 还可以进行免疫组化 *BRAF* V600E 突变检测。
- *KRAS*、*NRAS* 和 *BRAF* 突变的检测仅应在经 1988 年临床实验室改进修正案（CLIA-88）认证的实验室中进行，这些实验室有资格进行高度复杂的临床实验室（分子病理学）检测。不推荐特定的方法（如测序、杂交）。
- 该检测可在原发性结直肠癌和（或）转移癌上进行，因为文献表明 *KRAS*、*NRAS* 和 *BRAF* 突变在两种样本类型中相似[59]。

微卫星不稳定性或错配修复检测

- 通用的 MMR[a] 或 MSI[a] 检测被推荐用于所有新确诊的结肠癌患者。遗传 / 家族性高风险评估 NCCN 指南：结直肠癌。
- 在 MLH1 缺失的情况下，*BRAF* V600E 突变的存在将可以在大多数病例中排除林奇综合征（LS）的诊断。可是，具有 *BRAF* V600E 突变（及失去 MLH-1）的大概 1% 的癌症都是 LS。在 *BRAF* V600E 突变的情况下，在排除有很强的家族史影响的病例进行生殖细胞系筛查时应谨慎[60]。
- Ⅱ期高 MSI（MSI-H）患者可能拥有良好的预后，无法从 5-FU 辅助治疗中获益[61]。
- MMR 或 MSI 检测仅应在 CLIA 认证的实验室进行。
- MSI 检测可以通过聚合酶链反应（PCR）或经验证的 NGS 组来完成，后者特别适用于需要 *RAS* 和 *BRAF* 基因分型的转移性疾病患者。
- 免疫组织化学（IHC）是指对肿瘤组织进行染色，以检测已知在 LS 中发生突变的四种 MMR 基因的蛋白表达（*MLH1*、*MSH2*、*MSH6* 和 *PMS2*）。正常的 IHC 检验表明，所有四种 MMR 蛋白均正常表达（保留）。四种 DNAMMR 蛋白中的一种或多种表达丧失（缺失）通常被报告为 IHC 异常或阳性。当 IHC 被报告为阳性时，应谨慎行事，以确保阳性指的是不存在错配表达，而非存在这种表达。注：正常是指存在阳性蛋白染色（保留 / 完整），异常是指蛋白染色呈阴性或缺失。在任何一个 MMR 基因中，IHC 导致蛋白表达缺失，这为进一步的基因检测（对未观察到蛋白表达的基因进行的突变检测）提供了指导。MLH1IHC 异常后，应进行 *BRAF* V600E 突变或 *MLH*1 启动子甲基化的肿瘤检测。*BRAF* V600E 突变或 *MLH*1 启动子甲基化的存在与散发性癌症是一致的。然而，在家族史影响很强的情况下，根据 *BRAF* V600E 突变排除某些病例进行生殖细胞系筛查时应谨慎[60]。

关于 COL-B（5/5）的 HER2 检测和 *NTRK* 融合

a 适用于 MMR 的 IHC 和适用于 MSI 的 DNA 分析是不同的测定方法，可测量由 MMR 功能缺陷引起的不同生物效应。

HER2 检测

- 通过免疫组织化学法、荧光原位杂交法（FISH）或 NGS 进行诊断检测。
- 通过免疫组织化学法呈阳性是指：在超过 50% 的肿瘤细胞中是 3+ 染色。3+ 染色是指强烈的膜染色，可以是环周的、基底外侧的或外侧的。HER2 评分为 2+ 的情况应进行 FISH 检测[62-64]。当 50% 以上的细胞中 HER2:CEP17 比值≥2 时，通过 FISH 进行的 FISH 扩增被视为阳性[62-64]。NGS 是检测 HER2 扩增的另一种方法[65]。
- 抗 HER2 疗法仅适用于同样是 *RAS* 和 *BRAF* 野生型的 HER2 扩增肿瘤。

***NTRK* 融合**

- *NTRK* 融合在结直肠癌中极其罕见[66]。在 2314 例结直肠癌患者中，总发病率约为 0.35%，*NTRK* 融合仅限于泛野生型 *KRAS*、*NRAS* 和 *BRAF* 的肿瘤。在包括 8 例含 *NTRK* 融合的结直肠癌的一项研究中，其中 7 例是属于 dMMR（MLH-1）/MSI-H 的小部分[67]。*NTRK* 融合在 dMMR 患者中更常见。
- *NTRK* 抑制剂只在 NTRK 融合的情况下有活性，而在 NTRK 点突变的情况下没有活性。
- 检测 NTRK 融合的方法包括 IHC[68]、FISH、基于 DNA 的 NGS 和基于 RNA 的 NGS[66,69]。在一项研究中，基于 DNA 的测序法显示检测 *NTRK* 融合时的整体灵敏度和特异性分别为 81.1% 和 99.9%，相比基于 RNA 的测序法和免疫组织化学法显示的整体灵敏度为 87.9%，特异性为 81.1%。由于经 IHC 鉴定为有 *NTRK* 融合的大约五分之一肿瘤将会是假阳性，所以经 IHC 检测呈阳性的肿瘤应通过 RNA NGS 进行确认。同一项研究还表明，基于 RNA 的测序法似乎是检测 *NTRK* 融合的最佳方法，因为内含子的剪接简化了充分覆盖的技术要求，而且因为 RNA 水平融合的检测提供了功能性转录的直接证据[69]。但是，选择 *NTRK* 融合检测的合适测定法取决于肿瘤类型和所涉及的基因，以及对其他因素的考量，例如可用的材料、各种不同的临床测定法的可及性，以及是否需要同时进行全面的基因组检测[69]。

COL–B

手术原则

结肠切除术

- 淋巴切除术
  - 应找出供血血管起源处的淋巴结，进行病理学检查。
  - 如果可能，应该对切除范围外的可疑的临床阳性淋巴结进行活检或摘除。
  - 遗留的阳性淋巴结表明不完全切除（R_2）。
  - 最少需要检查 12 个淋巴结才能确定 N 期[1]。
- 可根据以下标准考虑微创方法[2]
  - 外科医生有进行腹腔镜辅助结直肠手术的经验[3,4]。
  - 对于局部进展期癌症或急性肠梗阻或因癌症导致的穿孔，微创方法一般不适用。
  - 需要进行彻底的腹部探查[5]。
  - 考虑术前病变的标记。
- 对已知或临床疑似的林奇综合征（LS）携带者状态的患者进行管理。
  - 对具有影响很强的结肠癌家族史的或年轻的（<50 岁）患者，考虑进行更广泛的结肠切除术。参见遗传 / 家族性高风险评估 NCCN 指南：结直肠癌。
- 切除需要完整才能被视为可治愈。

转移瘤的可切除性标准和手术中的局部治疗

肝脏

- 肝切除是治疗结直肠癌的可切除性肝转移的首选方法[6]。
- 完全切除基于解剖基础和病变程度必须是可行的；需要维持充分的肝功能[7]。
- 原发性肿瘤必须切除才能治愈（R_0）。不应有不可切除的肝外部位疾病[8–11]。不建议减瘤切除（小于 R_0 切除）的方案[7]。
- 患有可切除的转移性疾病和原发性肿瘤的患者应该切除这两个部位，以达到治愈目的。可以在 1 次手术中切除，也可以分阶段切除，取决于肝切除术或结肠切除术、并发症、手术暴露和外科医生的专业知识[12]。
- 当肝转移疾病由于残余肝容量不足而无法最佳切除时，可考虑采用术前门静脉栓塞术[13]、分阶段肝脏切除的方法[14]或钇 –90 放射性栓塞术[15]。
- 消融技术可考虑单独使用或与切除术联合。所有的疾病原发部位都需要接受消融或切除。
- 动脉导向的经导管治疗，尤其是钇 –90 微球选择性内部放射，是适用于患 化疗耐药 / 难治性疾病和患主要的肝转移的高选择性患者的一种选择。
- 适形外照射放疗可考虑在严格选择的病例或在临床试验环境中进行，而且不应该随意用于可能进行手术切除的患者。
- 选定的患者可以考虑再次切除[16]。

肺

- 完全切除需要基于解剖位置和病变程度，同时需要维持充分的功能[17–20]。
- 原发性肿瘤必须切除才能治愈（R_0）。
- 可切除性肺外转移不妨碍切除术[21–24]。
- 选定的患者可以考虑再次切除[25]。
- 对于可切除性疾病，消融技术可考虑单独使用或与切除术联合。所有的疾病原发部位都需要接受消融或切除。
- 当不可切除且可以完全消融时，也可以考虑消融技术。
- 可切除性同步转移癌患者可以同步切除或采用分阶段方法。
- 适形外照射放疗可考虑在严格选择的病例或在临床试验环境中进行，而且不应该随意用于可能进行手术切除的患者。

转化为可切除或可消融性疾病的评估

- 对于不可切除者，应考虑在术前化疗 2 个月后，以及此后每隔 2 个月对切除和消融进行重新评估[26–29]。
- 转化成可切除的可能性较高的疾病是那些最初可转化的疾病，分布在有限的部位。
- 考虑疾病是否已经转化成可切除时，所有的原发部位都需要能够切除[30]。
- 对于患有可能转化的疾病的患者，应该考虑缓解率高的术前化疗方案[31]。

参考文献详见 NCCN 指南

COL–C

连续治疗：进展期或转移性疾病的全身治疗[a,b]

初始治疗[c]

推荐强化治疗 →

- FOLFOX[d] ± 贝伐珠单抗[e]
  或
  CAPEOX[d]+ 贝伐珠单抗[e]
  或
  POLHOX[d]+（西妥昔单抗或帕尼单抗）[f,g]
  （仅 *KRAS/NRAS/BRAF* 野生型）
  或
  → 进展 → COL-D（2/11）
- FOLFIRI[h] ± 贝伐珠单抗[e]
  或 FOLFIRI[h]+ 西妥昔单抗或帕尼单抗）[f,g]
  （仅 *KRAS/NRAS/BRAF* 野生型）
  → 进展 → COL-D（3/11）
- 或 FOLFOXIRI[d, h, i]+ 贝伐珠单抗[e]
  或
  → 进展 → COL-D（4/11）
- [（纳武利尤单抗 ± 伊匹木单抗）或帕博利珠单抗（首选）*][j, k, l, m]
  （仅适用于 dMMR/MSI-H）[f]
  → 进展 → COL-D（5/11）

不推荐强化治疗 →

- 5–FU ± 亚叶酸钙 ± 贝伐珠单抗[e]
  或
  卡培他滨 ± 贝伐珠单抗[e]
  或
  （西妥昔单抗或帕尼单抗）[f,g]
  （2B 类）（仅 *KRAS/NRAS/BRAF* 野生型）
  或
  [纳武利尤单抗或帕博利珠单抗（首选）][j, k, l, m]
  （仅适用于 dMMR/MSI-H）[f]
  或
  纳武利尤单抗 + 伊匹木单抗[j, k,l, m]
  （仅适用于 dMMRSI-H）（2B 类）
  或
  [曲妥珠单抗[n]+（帕妥珠单抗或拉帕替尼）]（HER2 扩增及 *KAS* 和 BKAF 野生型）[f]
  → 进展
  - 功能状态改善 → 考虑上述的初始治疗[p]
    或
    如果既往使用氟尿嘧啶，COL-D（5/11）
  - 无功能状态改善 → 最佳支持治疗参见 NCCN 姑息治疗指南

* 患者应予密切随访 10 周，评估疗效。

连续治疗：进展期或转移性疾病的全身治疗 [a,b,q]

既往基于奥沙利铂的疗法，未使用伊立替康

后续治疗 [c,r,s]

FOLFIRI[h]
或伊立替康 [h]
或
FOLFIRI[h]+［贝伐珠单抗 [e,t]（首选）
或阿柏西普 [t,u] 或雷莫西尤单抗 [t,u]］
或
伊立替康 [h]+［贝伐珠单抗 [e,t]（首选）
或阿柏西普 [t,u] 或雷莫西尤单抗 [t,u]］

→ 伊立替康 [h]+（西妥昔单抗或帕尼单抗）[g,v]
（仅 *KRAS/NRAS/BRAF* 野生型）[f]
或
瑞戈非尼 [y]
或
曲氟尿苷 + 替匹嘧啶 ± 贝伐珠单抗 [e,y]
或
［（纳武利尤单抗 ± 伊匹木单抗）或帕博利珠单抗（首选）］[j,k,l,m] 或多塔利单抗 [k,l,m]
（仅适用于 dMMR/MSI-H）[f]
或
［曲妥珠单抗 [n]+（帕妥珠单抗或拉帕替尼）］[o]
或 fam- 曲妥珠单抗 deruxtecan-nxki[x]
（HER2 扩增及 *RAS* 和 *BRAF* 野生型）[f]
参见后续治疗

→ 瑞戈非尼 [y]
或
曲氟尿苷 + 替匹嘧啶
± 贝伐珠单抗 [e,y]

→ 瑞戈非尼 [y,z]
或
曲氟尿苷 + 替匹嘧啶 [z]
± 贝伐珠单抗 [e,y]
或
最佳支持治疗
参见 NCCN 姑息治疗指南

或

FOLFIRI[h]+（西妥昔单抗或帕尼单抗）[g,v]
（仅 *KRAS/NRAS/BRAF* 野生型）[f]
或伊立替康 [h]+（西妥昔单抗或帕尼单抗）[g,v]
（仅 *KRAS/NRAS/BRAF* 野生型）[f]
或康奈非尼 +（西妥昔单抗或帕尼单抗）
（*BRAF* V 600E 突变阳性）[f]

→ 瑞戈非尼 [y]
或
曲氟尿苷 + 替匹嘧啶 ± 贝伐珠单抗 [e,y]
或［（纳武利尤单抗 ± 伊匹木单抗）或帕博利珠单抗（首选）］[j,k,l,m] 或多塔利单抗 [k,l,m]
（仅适用于 dMMR/MSI-H）[f]
或
［曲妥珠单抗 [n]+（帕妥珠单抗或拉帕替尼）］[o]
或 fam- 曲妥珠单抗 Deruxtecan-nxki[x]
（HER2 扩增及 *RAS* 和 *BRAF* 野生型）[f]
参见后续治疗

或

［（纳武利尤单抗 ± 伊匹木单抗）或帕博利珠单抗（首选）］[j,k,l,m] 或多塔利单抗 [k,l,m]
（仅适用于 dMMR/MSI-H）[f]
或
［曲妥珠单抗 [m]+（帕妥珠单抗或拉帕替尼）］[o]
或 fam- 曲妥珠单抗 Deruxtecan-nxki[x]
（HER2 扩增及 *RAS* 和 *BRAF* 野生型）[f]
参见后续治疗

连续治疗：进展期或转移性疾病的全身治疗[a,b,q]

既往基于伊立替康的疗法，不含奥沙利铂

后续治疗[c,r,s]

FOLFOX[d] 或 CAPEOX[d]
或
FOLFOX [d]+ 贝伐珠单抗[e]
或
CAPEOX [d]+ 贝伐珠单抗[e]
或
FOLFOX[d]+
（西妥昔单抗或帕尼单抗[g,v]）
（仅 *KRAS/NRAS/BRAF* 野生型）

→ 伊立替康[h]+（西妥昔单抗或帕尼单抗）[g,v]
（仅 *KRAS/NRAS/BRAF* 野生型）[f]
或
瑞戈非尼[y]
或
曲氟尿苷 + 替匹嘧啶 ± 贝伐珠单抗[e,y]
或
[（纳武利尤单抗 ± 伊匹木单抗）或帕博利珠单抗
（首选）][j,k,l,m] 或多塔利单抗[k,l,m]（仅适用于 dMMR/MSI-H）[f]
或
[曲妥珠单抗[n]+（帕妥珠单抗或拉帕替尼）] 或 fam- 曲妥珠单抗 deruxtecan-nxki[x]（HER2 扩增及 *RAS* 和 *BRAF* 野生型）

参见后续治疗

→ 瑞戈非尼[y] 或
曲氟尿苷 + 替匹嘧啶 ± 贝伐珠单抗[e,y]

→ 瑞戈非尼[y,z]
或曲氟尿苷 +
替匹嘧啶[y] ±
贝伐珠单抗[e,y]
或
最佳支持治疗
参见姑息治疗
NCCN 指南

或

伊立替康[h] +
（西妥昔单抗或帕尼单抗）[g,v]
（仅 *KRAS/NRAS/BRAF* 野生型）[f]
或
康奈非尼 +（西妥昔单抗或帕尼单抗）[w]
（*BRAF* V600E 突变阳性）[f]

→ FOLFOX[d] 或 CAPEOX[d]
或
[（纳武利尤单抗 ± 伊匹木单抗）或
帕博利珠单抗（首选）][j,k,l,m] 或
多塔利单抗[k,l,m]（仅适用于 dMMR/
MSI-H）[f]

或 [曲妥珠单抗[n]+（帕妥珠单抗
或拉帕替尼）] 或 fam- 曲妥珠单抗
Deruxtecan-nxki[x]（HER2 扩增及 *RAS*
和 *BRAF* 野生型）[f]

参见后续治疗

→ 瑞戈非尼[y]
或
曲氟尿苷 + 替匹嘧啶 ±
贝伐珠单抗[e,y]

或

[（纳武利尤单抗 ± 伊匹木单抗）或帕博利珠单抗
（首选）][j,k,l,m] 或多塔利单抗[k,l,m]
（仅适用于 dMMR/MSI-H）[f]
或
[曲妥珠单抗[n]+（帕妥珠单抗或拉帕替尼）][o] 或
fam- 曲妥珠单抗 Deruxtecan-nxki[x]（HER2 扩增及
RAS 和 *BRAF* 野生型）[f]

参见后续治疗

连续治疗：进展期或转移性疾病的全身治疗[a,b,q]

后续治疗[c,r,s]

既往用奥沙利铂和伊立替康治疗 →

伊立替康[h]＋（西妥昔单抗或帕尼单抗）[g,v]
（仅 *KRAS/NRAS/BRAF* 野生型）[f]
或
康奈非尼＋（西妥昔单抗或帕尼单抗）[w]
（*BRAF* V600E 突变阳性）[f]
→
瑞戈非尼[y]
或
曲氟尿苷＋替匹嘧啶 ± 贝伐珠单抗[e,y]
或
[（纳武利尤单抗 ± 伊匹木单抗）或帕博利珠单抗（首选）][j,k,l,m]
或多塔利单抗[k,l,m]（仅适用于 dMMR/MSI-H）[f]
或
[曲妥珠单抗[n]+（帕妥珠单抗或拉帕替尼）][o]
或 fam- 曲妥珠单抗 Deruxtecan-nxki[x]
（HER2 扩增及 *RAS* 和 *BRAF* 野生型）[e]
→
瑞戈非尼[y,z]
或
曲氟尿苷＋替匹嘧啶[z]
± 贝伐珠单抗[e,y]
或
最佳支持治疗
见姑息治疗 NCCN 指南

参见后续治疗

或

瑞戈非尼[y] →
或
曲氟尿苷＋替匹嘧啶 ± 贝伐珠单抗[e,y] →
或
[（纳武利尤单抗 ± 伊匹木单抗）或帕博利珠单抗（首选）][j,k,l,m] 或多塔利单抗[k,l,m]
（仅适用于 dMMR/MSI-H）[f]
或
[曲妥珠单抗[n]+（帕妥珠单抗或拉帕替尼）][o]
或 fam- 曲妥珠单抗 Deruxtecan-nxki[x]
（HER2 扩增及 *RAS* 和 *BRAF* 野生型）[e]

参见后续治疗

→
瑞戈非尼[y,z]
或
曲氟尿苷＋替匹嘧啶[z]
± 贝伐珠单抗[e,y]
或
最佳支持治疗
见姑息治疗 NCCN 指南

连续治疗：进展期或转移性疾病的全身治疗[a,b,q]

既往治疗不含伊立替康或奥沙利铂 →

后续治疗[c,r,s]

FOLFOX[d] 或 CAPEOX[d]
或
FOLFOX[d] 或 CAPEOX[d] + 贝伐珠单抗[e]
或
FOLFIRI[h] 或伊立替康[h]
或
（FOLFIRI 或伊立替康）[h]+［贝伐珠单抗[e,t]（首选）或阿柏西普[t,u] 或雷莫西尤单抗[t,u]］
或
伊立替康[h]+ 奥沙利铂 ± 贝伐珠单抗[e]
或
康奈非尼 +（西妥昔单抗或帕尼单抗）[w]（*BRAF* V600E 突变阳性）[f]
［（纳武利尤单抗 ± 伊匹木单抗）或帕博利珠单抗（首选）］[j,k,l,m] 或多塔利单抗[k,l,m]（仅适用于 dMMR/MSI-H）[f]
或
［曲妥珠单抗[n]+（帕妥珠单抗或拉帕替尼）］[o] 或 fam- 曲妥珠单抗 Deruxtecan-nxki[x]（HER2 扩增及 *RAS* 和 *BRAF* 野生型）[f]
→ 参见后续治疗

FOLFOX 或 CAPEOX（± 贝伐珠单抗）→ COL-D 6/11

FOLFIRI 方案组 →
FOLFOX[d] 或 CAPEOX[d]
或
［（纳武利尤单抗 ± 伊匹木单抗）或帕博利珠单抗（首选）］[j,k,l,m] 或多塔利单抗[k,l,m]（仅适用于 dMMR/SI-H）[f]
或
［曲妥珠单抗[n]+（帕妥珠单抗或拉帕替尼）］[o] 或 fam- 曲受珠单抗 Deruxtecan-nxki[x]（HER2）扩增及 *RAS* 和 *BRAF* 野生型）[f]
→ 参见后续治疗

→
伊立替康[h]+（西妥昔单抗或帕尼单抗）[g,v]（仅 *KRAS/NRAS/BRAF* 野生型）[f]
→ 瑞戈非尼[y] 或 曲氟尿苷 + 替匹嘧啶 ± 贝伐珠单抗[e,y]
↓
瑞戈非尼[y,z] 或 曲氟尿苷 + 替匹嘧啶[z] ± 贝伐珠单抗[e,y] 最佳支持治疗见姑息治疗 NCCN 指南

或

瑞戈非尼[y]
或
曲氟尿苷 + 替匹嘧啶 ± 贝伐珠单抗[e,y]
→ 瑞戈非尼[y,z] 或 曲氟尿苷 + 替匹嘧啶[z] ± 贝伐珠单抗[e,y] 最佳支持治疗见姑息治疗 NCCN 指南

或

［（纳武利尤单抗 ± 伊匹木单抗）或帕博利珠单抗（首选）］[j,k,l,m] 或多塔利单抗[k,l,m]（仅适用于 dMMR/MSI-H）[f]
或
［曲妥珠单抗[n]+（帕妥珠单抗或拉帕替尼）］[o] 或 fam- 曲妥珠单抗 Deruxtecan-nxki[x]（HER2 扩增及 *RAS* 和 *BRAF* 野生型）[f]
→ 参见后续治疗

连续治疗：进展期或转移性疾病的全身治疗[a,b,q]

后续治疗[c,r,s]
随后治疗不含伊立替康或奥沙利铂

FOLFOX[d] 或 CAPEOX[d]
或
FOLFOX[d] 或 CAPEOX[d]
+ 贝伐珠单抗[e]

→

伊立替康[h] ±（西妥昔单抗或帕尼单抗）[g,v]（仅 KRAS/NRAS/BRAF 野生型）[f]
或
Encorafenib+（西妥昔单抗或帕尼单抗）（*BKAF* V600E 突变阳性）[f]

或

[（纳武利尤单抗 ± 伊匹木单抗）或帕博利珠单抗（首选）][j,k,l,m] 或多塔利单抗[k,l,m]（仅适用于 dMMRMSI-H）[f]
或
[曲妥珠单抗[n]+（帕妥珠单抗或拉帕替尼）]。或 fam- 曲妥珠单抗 deruxtecan-nxki[x]（HER2 扩增及 *RAS* 和 *BRAF* 野牛型）[f]

→ 参见后续治疗

→

伊立替康[h] ±（西妥昔单抗或帕尼单抗）[g,v]（仅 *KRAS/NRAS/BRAF* 野生型）[f]
→ 瑞戈非尼[y]
或
曲氟尿苷 + 替匹嘧啶 ± 贝伐珠单抗[e,y]

或

瑞戈非尼[y]
或
曲氟尿苷 + 替匹嘧啶 ± 贝伐珠单抗[e,y]

或

[（纳武利尤单抗 ± 伊匹木单抗）或帕博利珠单抗（首选）][j,k,l,m] 或多塔利单抗[k,l,m]（及适用于 dMMR/MSLH）[f] 或 [曲妥珠单抗[n]+（帕妥珠单抗或拉帕替尼）] 或 fam deruxtecan-nxki[x] HER2 扩增及 RAS 和 *BRAF* 野牛型）[f]

→ 参见后续治疗

→

瑞戈非尼[y,z]
或
曲氟尿苷 + 替匹嘧啶[z] ± 贝伐珠单抗[e,y]
最佳支持治疗见姑息治疗 NCCN 指南

进展期或转移性疾病的全身治疗：脚注

a. 对于化疗的参考文献，参见化疗方案和参考文献（COL-D8/11）。
b. 对于靶向疗法的感染风险、监测和预防建议，参见癌症相关感染的预防和治疗 NCCN 指南。
c. 胸部 / 腹部 / 盆腔造影剂增强型 CT，或造影剂增强型胸部 CT 及腹部 / 骨盆 MRI 监测治疗的进展。不应使用 PET/CT。参见影像学原则（COL-A）。
d. 在治疗 3～4 个月后强烈建议停用奥沙利铂（或因不可接受的神经毒性作用更早停止），同时维持其他治疗直到病情进展。如果奥沙利铂因神经毒性而不是疾病进展而停用，可重新引入。
e. FDA 批准的生物仿制药是曲妥珠单抗的合适替代品。
f. 病理学检查原则（COL-B 4/5）。
g. 西妥昔单抗或帕尼单抗应仅用于左侧肿瘤。该组将左侧结肠定义为脾曲至直肠。有证据表明，起源自于右侧结肠（肝曲 – 盲肠）的肿瘤患者不太可能对西妥昔单抗和帕尼单抗有反应。缺乏患有起源自于横结肠（肝曲 – 脾曲）的原发性肿瘤的患者对西妥昔单抗和帕尼单抗的反应数据。
h. 对于患 Gilbert 综合征或血清胆红素升高的患者，应慎用伊立替康。市场上提供 *UGT1A1* 测试。尚未制定临床使用指南。
i. 对于体能状态极好的患者，应特别考虑使用 FOLFOXIRI。
j. 这些疗法经 FDA 批准，可治疗接受氟尿嘧啶、奥沙利铂和伊立替康治疗后发生疾病进展的结直肠癌。可是，临床试验中的一些患者没有接受过所有这三种先前的全身治疗。37% 的患者接受了纳武利尤单抗单药疗法，24% 的患者接受了一线或二线的伊匹木单抗 / 纳武利尤单抗联合疗法，还有 28% 和 31% 的患者分别在用纳武利尤单抗或 伊匹木单抗 / 纳武利尤单抗治疗之前，没有接受过所有这三种先前的疗法。
k. 参见免疫疗法相关毒性管理 NCCN 指南。
l. 如果有疾病缓解，则考虑治疗 2 年后停用检查点抑制剂。
m. 如果既往没有使用检查点抑制剂治疗。
n. FDA 批准的生物仿制药是曲妥珠单抗的合适替代品。
o. 如果既往没有使用 HER2 抑制药治疗。
p. 在接受含氟尿嘧啶的治疗方案时疾病发生进展后，使用卡培他滨单药治疗已被证明是无效的；因此，不建议这样做。
q. 动脉导向的经导管治疗，尤其是钇 –90 微球选择性内部放射，是适用于患化疗耐药 / 难治性疾病和患主要的肝转移的高选择性患者的一种选择。参见手术原则（COL-C）。
r. 拉罗替尼或 Encorafenib 是适用于转移性结直肠癌（*NTRK* 基因融合阳性）患者的治疗方案。
s. 如果患者因除了疾病进展之外的原因而停止治疗（例如，蓄积毒性、选择性治疗中断、患者偏好等），则在发生疾病进展时可选择再接受治疗。
t. 基于毒性和（或）成本，贝伐珠单抗是首选的抗血管生成药物。
u. 目前没有数据表明 FOLFIRI– 阿柏西普或 FOLFIRI– 雷莫西尤单抗在使用 FOLFIRI– 贝伐珠单抗时出现疾病进展的患者中具有活性，反之亦然。阿柏西普和雷莫西尤单抗仅在与 FOLFIRI 联合使用时，才会在未接受过 FOLFIRI 的患者中表现出活性。
v. 建议西妥昔单抗或帕尼单抗与基于伊立替康的疗法联合使用，或作为单药疗法，治疗无法耐受伊立替康的患者。
w. 在 *BRAF* V600E 突变阳性肿瘤的二线治疗中，有关于靶向疗法疗效优于 FOLFIRI 的 3 期证据。
x. 既往 HER2 靶向治疗方案后已发现一些活性。由于有肺毒性（间质性肺疾病致死报告率 2.6%），因此不适用于有基础肺疾病的患者。
y. 瑞戈非尼或曲氟尿苷 + 替吡嘧啶联合或不联合贝伐珠单抗是适用于通过所有可用疗法后仍然出现疾病进展的患者的治疗方案。
z. 如果既往未用过。

进展期或转移性疾病的全身治疗：化疗方案

mFOLFOX 6 [1,2,3]
奥沙利铂 85mg/m^2，IV，第 1 天 [aa]
亚叶酸钙 400mg/m^2，IV，第 1 天 [bb]
5-FU 400mg/m^2，在第 1 天静脉推注，然后 1200mg/（m^2·d），持续 2 天（在 46～48h 内共 2400mg/m^2），持续输注。
每 2 周重复给药

mFOLFOX 7[4]
奥沙利铂 85mg/m^2，IV，第 1 天 [aa]
亚叶酸钙 400mg/m^2，IV，第 1 天 [bb]
5-FU 1200mg/m^2/ 天，持续 2 天（在 46～48h 内共 2400mg/m^2）持续静脉输注每 2 周重复给药

FOLFOX+ 贝伐珠单抗 [5,e,dd]
贝伐珠单抗 5mg/kg，IV，第 1 天每 2 周重复给药

FOLFOX+ 帕尼单抗 [6]（仅 *KRAS/NRAS/BRAF* 野生型及左侧肿瘤）
帕尼单抗 6mg/kg，第 1 天输注时间大于 60min，每 2 周重复给药

FOLFOX+ 西妥昔单抗 [7]（仅 *KRAS/NRAS/BRAF* 野生型及左侧肿瘤）
西妥昔单抗 400mg/m^2，首次静脉输注时间大于 2h，然后 250mg/m^2，静脉输注时间大于 60min，每周 1 次
或西妥昔单抗 500mg/m^2，第 1 天，静脉输注时间大于 2h，2 周 / 次（首选每 2 周 1 次）

CAPEOX[8]
奥沙利铂 130mg/m^2，IV，第 1 天 [aa]
卡培他滨 1000[cc] mg/m^2，一天 2 次，口服，持续 14 天
每 3 周重复给药

CAPEOX+ 贝伐珠单抗 [8,e,dd]
奥沙利铂 130mg/m^2，IV，第 1 天 [aa]
卡培他滨 1000[cc] mg/m^2，口服，一天 2 次，持续 14 天
贝伐珠单抗 7.5mg/kg，IV，第 1 天每 3 周重复给药

FOLFIRI[9,10]
伊立替康 180mg/m^2，第 1 天在 30～90min 内 IV
亚叶酸钙 [bb] 400mg/m^2，静脉输注，配合伊立替康输注的持续时间，第 1 天 5-FU 400mg/m^2，在第 1 天静脉推注，然后 1200mg/（m^2·d），持续 2 天（在 46～48h 内共 2400mg/m^2），持续输注
每 2 周重复给药

FOLFIRI+ 贝伐珠单抗 [11,e,dd]
贝伐珠单抗 5mg/kg，IV，第 1 天每 2 周重复给药

FOLFIRI+ 西妥昔单抗
（仅 *KRAS/NRAS/BRAF* 野生型及左侧肿瘤）西妥昔单抗 400mg/m^2，首次静脉输注 2h，
然后 250mg/m^2，静脉输注 60min，每周 1 次
或西妥昔单抗 500mg/m^2，第 1 天，静脉输注时间大于 2h，2 周 / 次（首选每 2 周 1 次）

FOLFIRI+ 帕尼单抗 [14]（仅 *KRAS/NRAS/BRAF* 野生型及左侧肿瘤）帕尼单抗 6mg/kg，IV 大于 60min，第 1 天
每 2 周重复给药

FOLFIRI+ 阿柏西普 [15]
阿柏西普 4mg/kg，IV 大于 60min，第 1 天每 2 周重复给药

FOLFIRI+ 雷莫西尤单抗 [16]
雷莫西尤单抗 8mg/kg，IV 大于 60min，第 1 天每 2 周重复给药

FOLFOXIRI[17,ee]
奥沙利铂 85mg/m^2，IV，第 1 天 [aa]；亚叶酸钙 400mg/m^2，IV 大于 2h，第 1 天；伊立替康 180mg/m^2，IV 30～90min，第 1 天；氟尿嘧啶 400mg/m^2，IV 推注第 1 天，然后 1200mg/（m^2·d），持续 2 天（46h 内共 2400mg/m^2），持续输注。每 2 周重复给药调量的 FOLFIRINOX[18, ee]
奥沙利铂 85mg/m^2，IV，第 1 天 [aa]；亚叶酸钙 400mg/m^2，IV 大于 2h，第 1 天；伊立替康 150mg/m^2,IV 30～90min, 第 1 天；氟尿嘧啶 1200mg/(m^2·d)，持续 2 天（46h 内共 2400mg/m^2），持续输注 , 每 2 周重复给药

FOLFIRINOX 或 mFOLFIRINOX+ 贝伐珠单抗 [19,e,dd]
贝伐珠单抗 5mg/kg，IV，第 1 天 , 每 2 周重复给药

FOLFIRINOX 或 mFOLFIRINOX+ 西妥昔单抗 [19]
（仅 *KRAS/NRAS/BRAF* 野生型及左侧肿瘤）
西妥昔单抗 500mg/m^2，IV 时间大于 2h，第 1 天，每 2 周重复给药（首选）
或
西妥昔单抗 400mg/m^2，首次静脉输注 2h，
然后 250mg/m^2，静脉输注 60min，每周 1 次

FOLFIRINOX 或 mFOLFIRINOX + 帕尼单抗 [20]
（仅 *KRAS/NRAS/BRAF* 野生型及左侧肿瘤）帕尼单抗 6mg/kg，第 1 天在 60min 内 IV
每 2 周重复给药

IROX[21]
奥沙利铂 85mg/m^2，IV[aa]
接着是伊立替康 200mg/m^2，IV，30～90min，每 3 周 1 次

IROX + 贝伐珠单抗 [e,dd]
贝伐珠单抗 7.5mg/kg, IV，第 1 天，每 3 周重复给药
静脉推注或静脉输注 5-FU/ 亚叶酸钙 Roswell Park 治疗方案 [22]
亚叶酸钙 500mg/m^2，IV 大于 2h，第 1、8、15、22、29 和 36 天
5-FU 500mg/m^2，静脉推注，开始接受亚叶酸钙后 1h 给药，第 1、8、15、22、29 和 36 天
每 8 周重复给药

e. FDA 批准的生物仿制药是曲妥珠单抗的合适替代品。
aa. 奥沙利铂可在 2h 内给药，或在更短的时间内输注，输注速率为 1mg/(m^2·min)。亚叶酸钙输注应配合奥沙利铂的输注时间。
dd. 贝伐珠单抗的安全给药速率为 0.5mg/（kg·min）（在 10min 内 5mg/kg, 在 15min 内 7.5mg/kg）。
e. 建议用 FOLFIRINOX 代替 f FOLFOXIR，因为 f FOLFOXIR 使用高剂量的氟尿嘧啶（48h 内 3200mg/m^2）

简化版每2周1次输注5-FU/LV（sLV5FU2）
亚叶酸钙[bb] 400mg/m² 第1天静脉输注2h，
然后5-FU推注，400mg/m²，随后1200mg/（m²·d），持续2天（在46～48h内共2400mg/m²）持续输注
每2周重复给药
每周1次

亚叶酸钙20mg/m² 第1天，IV 2h，开始接受亚叶酸钙后1h后静脉推注5-FU 500mg/m²。每周重复给药[23]
或5-FU 2600mg/m²，24h输注，加亚叶酸钙500mg/m²
每周重复给药[23]

推注或输注型5-FU＋贝伐珠单抗[e,dd]贝伐珠单抗5mg/kg，IV，第1天每2周重复给药

卡培他滨[24,cc]
卡培他滨850～1250mg/m²，口服，一天2次，持续14天
每3周重复给药

卡培他滨＋贝伐珠单抗[25,e,dd]
贝伐珠单抗7.5mg/kg，IV，第1天每3周重复给药

伊立替康
伊立替康125mg/m²，IV 30～90min，第1天和第8天
每3周重复给药[26,27]
或伊立替康180mg/m²，IV 30～90min，第1天
每2周重复给药
或伊立替康300～350mg/m²，IV 30～90min，第1天，
每3周重复给药

伊立替康＋西妥昔单抗（仅*KRAS/NRAS/BRAF*野生型及左侧肿瘤）
西妥昔单抗400mg/m²，首次输注，然后250mg/m²，IV
每周1次[28]
或西妥昔单抗500mg/m²，第1天在2h内IV，每2周1次[13]
（首选每2周1次）
伊立替康＋帕尼单抗[14,29]
（仅*KRAS/NRAS/BRAF*野生型及左侧肿瘤）帕尼单抗6mg/kg，IV 60min，每2周1次
伊立替康＋贝伐珠单抗[30,e,dd]
伊立替康180mg/m²，IV，第1天
贝伐珠单抗5mg/kg，IV，第1天
每2周重复给药或
伊立替康300～350mg/m²，IV，第1天
贝伐珠单抗7.5mg/kg，IV，第1天
每3周重复给药

伊立替康＋雷莫西尤单抗[16]
雷莫西尤单抗8mg/kg，IV 60min，每2周1次

伊立替康＋阿柏西普
伊立替康180mg/m²，IV，第1天
阿柏西普4mg/kg，IV，第1天
每2周重复给药

西妥昔单抗（仅KRAS/NRAS/BRAF野生型及左侧肿瘤）
西妥昔单抗400mg/m²，首次输注，然后250mg/m²，IV，每周1次[28]
或西妥昔单抗500mg/m²，IV 2h，第1天在，每2周1次[13]

帕尼单抗[31]
（仅*KRAS/NRAS/BRAF*野生型及左侧肿瘤）
帕尼单抗6mg/kg，IV 60min，每2周1次

瑞戈非尼
瑞戈非尼160mg，口服，每天1次，第1～21天
或第1周期：瑞戈非尼80mg，口服，每天1次，第1～7天，然后120mg，
口服，每天1次，第8～14天，然后160mg，口服，每天1次，第15～21天[33]
后续周期：瑞戈非尼160mg，口服，每天1次，第1～21天
每28天重复给药
曲氟尿苷＋替匹嘧啶 ± 贝伐珠单抗[e,34,35]
曲氟尿苷＋替吡嘧啶起始剂量为35mg/m²，增至最大剂量为80mg（基于曲氟尿苷成分）
口服，一天2次，第1～5天和第8～12天
贝伐珠单抗5mg/kg第1天和第15天
每28天重复给药
帕博利珠单抗36（仅适用于dMMR/MSI-H）
帕博利珠单抗2mg/kgIV，每3周给药1次
帕博利珠单抗200mgIV，每3周给药1次
或帕博利珠单抗400mgIV，每6周给药1次

纳武利尤单抗（仅适用于dMMR/MSI-H）
纳武利尤单抗3mg/kg，每2周给药1次
或纳武利尤单抗240mg，IV，每2周1次
或纳武利尤单抗480mg，IV，每4周1次

纳武利尤单抗＋伊匹木单抗[38]（仅适用于dMMR/MSI-H）
纳武利尤单抗3mg/kg（30minIV）和伊匹木单抗1mg/kg（30minIV），每3周1次，共给药4次，然后纳武利尤单抗3mg/kgIV或纳武利尤单抗240mgIV，每2周1次或纳武利尤单抗480mgIV，每4周1次

多塔利单抗[39]（仅dMMR/MSI-H）
多塔利单抗500mg IV，每3周1次，共4次
随后1000mg IV每6周1次
曲妥珠单抗[ff]＋帕妥珠单抗[40]（HER2扩增及*NRAS/BRAF*野生型）
曲妥珠单抗8mg/kg, IV，在第1周期的第1天给予负荷剂量，然后6mg/kg IV，每21天1次
帕妥珠单抗840mg，IV，在第1周期的第1天给予负荷剂量，然后420mg，IV，每21天1次
曲妥珠单抗[ff]＋拉帕替尼[41]
（HER2扩增及*RAS*和*BRAF*野生型）
曲妥珠单抗4mg/kg，IV在第1周期的第1天给予负荷剂量，然后2mg/kg IV，每周1次
拉帕替尼1000mg口服，每天1次

Fam-trastuzumab deruxtecan-nxki[42]
Fam-trastuzumab deruxtecan-nxki 6.4mg/kg，IV，第1天，
每21天重复给药
Encorafenib+西妥昔单抗[43-45]（*BRAF* V600E突变阳性）
Encorafenib 300mg，口服，每天1次

西妥昔单抗400mg/m²，随后250mg/m²，每周1次
Encorafenib+帕尼单抗[43-45]（*BRAF* V600E突变阳性）
Encorafenib 300mg，口服，每天1次
帕尼单抗6mg/kg，静脉输注，每14天1次

拉罗替尼46（*NTRK*基因融合阳性）100mg口服，每天2次
Entrectinib47（*NTRK*基因融合阳性）600mg，口服，每天1次

COL-D

放疗和放化疗原则

一般原则

- 对于最初无法切除或医学上不能手术的非转移性 T_4 结肠癌患者，可考虑新辅助放疗同时联合基于氟尿嘧啶的化疗，以帮助癌症切除。
  - 输注型 5-FU+ 放疗[1]
    5-FU225mg/m^2，在 24h 内 IV，放疗期间 5 或 7 天 / 周
  - 卡培他滨 + 放疗[2,3]
    卡培他滨 825mg/m^2，口服，每天 2 次，放疗期间 5 天 / 周
  - 推注 5-FU/ 亚叶酸钙 + 放疗[1,a]
    5-FU 400mg/m^2，静脉推注 + 亚叶酸钙 20mg/m^2，静脉推注，放疗的第 1 周和第 5 周期间每周持续 4 天。
- 对于肝或肺转移数量有限的患者，在严格选择的病例或在临床试验环境中，可考虑进行转移部位的消融放疗。放疗不能代替手术切除。放疗应以高度适形的方式进行。相关技术包括 3D 适形放疗、调强放疗（IMRT）或立体定向体部放疗（SBRT）。

治疗信息

- IMRT 应在特殊的临床情况下首选使用，如既往治疗过的复发性疾病患者的再照射和独特的解剖情况，IMRT 有助于输送推荐的靶区剂量，同时遵循可接受的正常组织剂量 – 体积限制（如覆盖髂外或腹股沟淋巴结或避开小肠）。
- 对于寡转移性疾病患者，可考虑 SBRT。
- 在 IMRT 和 SBRT 治疗过程中，应常规使用包含千伏（kV）成像或锥形束 CT 成像的影像介导放疗（IGRT）。
- 动脉导向的经导管治疗，尤其是钇 –90 微球选择性内部放射，是适用于患化疗耐药 / 难治性疾病和患主要的肝转移的高选择性患者的一种选择。
- 如果可用的话，术中放疗 (IORT) 应考虑用于患 T_4 或复发性癌症的患者，作为额外的增强方案。
- 靶区
  - 放射治疗区域应包括肿瘤床，应由术前放射成像和 / 或手术夹来确定。
  - 放射剂量应为：45～50Gy，25～28 次。
    - ◊ 在评估邻近危险器官的累积剂量后，考虑对接近或阳性切缘或无法切除病例进行加量。
    - ◊ 小肠剂量应限制为 50Gy。
    - ◊ 大肠、胃和肝是关键的结构，应在剂量 – 体积直方图 (DVH) 上进行评估。
    - ◊ 以氟尿嘧啶为基础的化疗应与放疗同时进行。
- 考虑对于术后穿透固定结构的 T_4 进行放射治疗。

支持治疗

- 如适用，应考虑为患者使用扩阴器，应对其进行阴道狭窄症状的相关指导。
- 有生育潜力的患者应了解过早绝经的影响，并考虑转诊以讨论激素替代策略。
- 有生育潜力的患者应被告知，经过放射治疗的子宫不能孕育足月胎儿。
- 在治疗前，应告知患者有关性功能障碍、未来潜在的低睾酮水平、不孕症风险，并提供有关精子库或卵母细胞、卵子或卵巢组织库的适当信息。

COL–E

Ⅱ期疾病的风险评估原则

- 患者 / 医生讨论治疗的潜在风险与潜在获益的比较，包括预后。应包括证据支持型治疗的讨论、从间接证据中获益的假设、与治疗有关的发病情况、高风险特征以及患者偏好。
- 决定是否应该进行辅助治疗时，应考虑以下内容。
  - 手术后分析检查的淋巴结数量（＜12 个）
  - 不良预后特征 [例如，组织学分化不良（不包括 MSI-H 的情况）；淋巴管 / 血管浸润；肠梗阻；PNI；局部穿孔；边缘接近、模糊或阳性]。
  - 其他并发症和预期寿命的评估。
- 辅助化疗的益处并不能使存活率提高超过 5%。
- MSI 或 MMR 检测（参见 COL-B 4/5）。

COL–F

辅助治疗原则

- 对于Ⅲ期结肠癌患者，CAPEOX 或 FOLFOX 优于 5-FU/ 亚叶酸钙 [1,2]。
- 对于Ⅲ期结肠癌患者，卡培他滨似乎等效于推注 5-FU/ 亚叶酸钙 [3]。
- 在Ⅱ期结肠癌中，向 5-FU/ 亚叶酸钙治疗添加奥沙利铂的存活益处尚未得到证实 [4]。FOLFOX 对于具有多种高危因素的Ⅱ期患者是合理的，但不适用于良好或中等风险的Ⅱ 期结肠癌患者。
- 在 70 岁及更年老的患者中，添加奥沙利铂至 5-FU/ 亚叶酸钙的获益尚未得到证实 [4]。
- 尚未证明 CAPEOX3 个月相比 6 个月的非劣效性，但 CAPEOX 3 个月在 5 年总生存率的数值上与 CAPEOX6 个月相似（82.1% vs. 81.2%；HR，0.96），且毒性明显较小 [5]。这些结果支持在大多数Ⅲ期结肠癌患者中使用 CAPEOX 3 个月辅助治疗，而不是 CAPEOX6 个月辅助治疗。在 $T_{1\sim3}$、N_1（低风险的Ⅲ期）期的结肠癌患者中，对于无病存活期而言，3 个月的 CAPEOX 不劣于 6 个月的 CAPEOX；3 个月对比 6 个月 FOLFOX 的非劣效性尚未得到证实。在 T_4、$N_{1\sim2}$ 或 T 任何、N_2（高风险的Ⅲ期）期的结肠癌患者中，对于无病存活期而言，3 个月的 FOLFOX 劣于 6 个月的 FOLFOX，然而 3 个月对比 6 个月 CAPEOX 的非劣效性尚未得到证实。相比 6 个月治疗，接受 3 个月治疗的患者的 3+ 级神经毒性率较低(对于 FOLFOX 为 3% vs. 16%；对于 CAPEOX 为 3% vs. 9%）（Grothey A，et al.N Engl J Med 2018；378：1177–1188）[6]。
- 在 IDEA 协作网中对高危Ⅱ期患者的汇总分析显示，与 6 个月的辅助治疗相比，3 个月未显示出非劣效性。与Ⅲ期相似，治疗的持续时间与 CAPEOX3 个月和 6 个月之间的微小（不具有统计学意义）DFS 差异有关。3 个月治疗的
  3～5 级毒性显著少于 6 个月。

化疗方案

mFOLFOX6
奥沙利铂 85mg/m，IV，第 1 天 [a]
亚叶酸钙 400mg/m^2，IV，第 1 天 [b]
5-FU400mg/m^2，在第 1 天静脉推注，然后 1200mg/（m^2·d），持续 2 天（46～48h 内共 2400mg/m^2），持续输注。
每 2 周重复给药。[1,2,3]
卡培他滨 [4]
卡培他滨 1000～1250[c]mg/m^2，口服，每天 2 次，连续 14 天，每 3 周
重复给药，持续 24 周

CAPEOX[5]
奥沙利铂 130mg/m^2，IV[a]，第 1 天
卡培他滨 1000[c]mg/m^2，口服，每天 2 次，连续 14 天，每 3 周重复给药，持续 24 周

5-FU/ 亚叶酸钙
- 亚叶酸钙 500mg/m^2，2h 输注给药，每周重复给药，持续 6 周。5-FU500mg/m^2，静脉推注，开始接受亚叶酸钙后 1h 给药，每周重复给药，持续 6 周。每 8 周重复给药，持续 4 个周期 [6]
- 已简化，每 2 周 1 次，输注型 5-FU/LV(sLV5FU2)[7] 亚叶酸钙 400[b]mg/m^2，IV，第 1 天，随后 5-FU 静脉推注，400mg/m^2，然后 1200mg/（m^2·d），持续 2 天（46～48h 内共 2400mg/m^2），持续输注。每 2 周重复给药。

COL-G

生存原则：结直肠癌长期随访护理

结直肠癌监测
参见 COL-8
- 应谨慎小心地进行长期监测，结合日常良好的医疗护理和监测，包括癌症筛查、日常医疗保健和预防保健。
- 常规 CEA 监测和常规 CT 扫描不建议超过 5 年。

生存护理计划
肿瘤科医生和初级保健医师在监测期内有明确的职责，即有与患者沟通的职责[1]。
- 制订生存护理计划
  - 整体治疗概要，包括接受的所有手术、放疗和化疗。
  - 描述急性毒性缓解的可能预期时间、治疗的长期影响和治疗可能的进展期后遗症。
  - 监测建议。
  - 根据初级保健医师和肿瘤科医生的具体职责，确定适当的转诊时间。
  - 健康行为建议。

疾病或治疗的进展期 / 长期后遗症的管理 [2~6]
- 对于与不适、疼痛、神经病变、疲乏或性功能障碍有关的问题，参见生存 NCCN 指南。
- 对于慢性腹泻或失禁
  - 考虑使用止泻药、大便成形剂、饮食控制、骨盆底康复和防护性内衣。
- 造口术的管理
  - 考虑参加造口术支持小组或与专门从事造口术护理的医疗保健人员（即造口术护士）配合协作进行护理
  - 检查身体变化带来的不适（参见痛苦管理 NCCN 指南）和参与体力活动的注意事项（参见生存 NCCN 指南中的 SPA-C 页。
- 对于奥沙利铂引起的神经病变
  - 度洛西汀仅可考虑用于治疗疼痛性神经病变，对麻痹、刺痛或寒冷敏感性无效[7]。
  - 考虑非药物治疗，如热疗法或针灸疗法。
  - 不建议使用普瑞巴林或加巴喷丁。

关于健康生活方式和健康状况的咨询 [8]
参见生存 NCCN 指南
- 根据国家指南进行所有年龄和性别适当的癌症和预防性健康筛查。
- 终生保持健康体重。
- 采取积极运动的生活方式（每周大部分时间进行至少 30min 中等强度活 动）。活动建议可能需要根据治疗后遗症（即，造口术、神经病变）进行 调整。
- 健康饮食，多吃植物性食物。饮食建议可根据肠道功能障碍的严重程度进行调整。
- 考虑每天服用 325mg 阿司匹林作为二级预防。
- 杜绝或限制喝酒，女性喝酒不超过 1 杯 / 天，男性喝酒不超过 2 杯 / 天。
- 酌情接受戒烟辅导。

应根据指征，在初级保健医生的护理下，进行其他健康监测和免疫接种。鼓励存活者终生与初级保健医生保持治疗关系。
参考文献详见 NCCN 指南

COL–H

美国癌症联合委员会（AJCC）结肠癌 TNM 分期分类第 8 版，2017 年

表 A–1　T、N、M 的定义

T	原发性肿瘤
T_X	原发肿瘤无法评估
T_0	无原发肿瘤证据
T_{is}	原位癌：黏膜内癌（累及固有层，没有扩散至黏膜肌层）
T_1	肿瘤侵袭黏膜下层（通过黏膜肌层，但没有侵入固有肌层）。
T_2	肿瘤侵袭固有肌层
T_3	肿瘤通过固有肌层侵入结直肠周围组织
T_4	肿瘤侵袭脏腹膜或侵袭或黏附邻近器官或结构
T_{4a}	肿瘤侵袭整个脏腹膜（包括肠道穿过肿瘤的严重穿孔以及肿瘤穿过炎症区域直达脏腹膜表面的持续侵袭）
T_{4b}	肿瘤直接侵袭 * 或黏附 ** 邻近器官或结构
N	区域淋巴结
N_X	区域淋巴结无法评估
N_0	无区域淋巴结转移
N_1	1～3 个区域淋巴结呈阳性（淋巴结中的肿瘤大小 ≥0.2mm），或存在任何数量的肿瘤沉积，而且所有可识别的淋巴结均呈阴性
N_{1a}	1 个区域淋巴结呈阳性
N_{1b}	2 个或 3 个区域淋巴结呈阳性
N_{1c}	无区域淋巴结呈阳性，但在浆膜下层、肠系膜或非腹膜被覆的结肠周围或直肠周围 / 直肠系膜组织中有肿瘤沉积。
N_2	4 个或更多区域淋巴结呈阳性
N_{2a}	4～6 个区域淋巴结呈阳性
N_{2b}	7 个或更多区域淋巴结呈阳性
M	远处转移
M_0	影像显示无远端转移等；在远端部位或器官没有肿瘤的迹象（这一类不是由病理学医师指定）
M_1	已确认转移至 1 个或多个远端部位或器官或腹膜转移
M_{1a}	已确认转移至 1 个部位或器官，无腹膜转移
M_{1b}	已确认转移至 2 个或多个部位或器官，无腹膜转移
M_{1c}	已确认仅转移至腹膜表面，或包含其他部位或器官转移

ST–1

表 A-2　预后组

	T	N	M
分期 0	T_{is}	N_0	M_0
Ⅰ期	T_1，T_2	N_0	M_0
ⅡA 期	T_3	N_0	M_0
ⅡB 期	T_{4a}	N_0	M_0
ⅡC 期	T_{4b}	N_0	M_0
ⅢA 期	$T_{1\sim2}$	N_1/N_{1c}	M_0
	T_1	N_{2a}	M_0
ⅢB 期	$T_3\sim T_{4a}$	N_1/N_{1c}	M_0
	$T_2\sim T_3$	N_{2a}	M_0
	$T_1\sim T_2$	N_{2b}	M_0
ⅢC 期	T_{4a}	N_{2a}	M_0
	$T_3\sim T_{4a}$	N_{2b}	M_0
	T_{4b}	$N_1\sim N_2$	M_0
ⅣA 期	任何 T	任何 N	M_{1a}
ⅣB 期	任何 T	任何 N	M_{1b}
ⅣC 期	任何 T	任何 N	M_{1c}

NCCN 对证据和共识的分类	
1 类	基于高水平证据，NCCN一致认为此项治疗合理
2A 类	基于低水平证据，NCCN一致认为此项治疗合理
2B 类	基于低水平证据，NCCN 基本认为此项治疗合理
3 类	基于任何水平证据，NCCN 对此项治疗是否合理存在重大分歧

除非另有说明，所有建议均为 2A 类

ST-2

NCCN 优先使用分类	
首选干预方法	若合适、可负担，则基于疗效、安全性和证据更优的干预方法
推荐的其他干预方法	其他干预方法可能疗效较低、毒性更多，或者依据的数据不太成熟，或者具有相似疗效，但费用明显较高
某些情况下有用	其他干预方法可能会用于选定的患者人群（根据推荐类型定义）

所有建议均视为合理

CAT-1

附录B 结直肠肛门测压中国专家共识（2023版）

结直肠肛门测压包括肛门直肠测压和全结肠测压，肛门直肠测压是评价肛门直肠功能的常用方法，能较为客观地反映排便障碍和排便失禁的病理生理异常，以及肛门直肠手术等对排便控便的影响。全结肠测压是近年来发展的一种新型结肠动力检测方法，其能通过测压导管记录整个结肠的蠕动收缩情况，有助于医师进一步对多种结直肠疾病进行评估。由于检测设备、操作标准、评价参数等尚未形成共识，故临床实践中对于其操作规范和判读评价难以统一。为了更好地利用结直肠肛门测压这项技术解决结直肠肛门功能障碍的诊断问题，在中国医师协会肛肠医师分会指导下，联手中国医师协会肛肠医师分会临床指南工作委员会、中国医师协会肛肠医师分会肛肠动力异常性疾病学组和中国医疗保健国际交流促进会结直肠病学分会联合，由天津市人民医院牵头组织国内本领域的专家，在检索相关文献的基础上，结合国内外临床经验，经过多次讨论，编写了《结直肠肛门测压中国专家共识（2023版）》。旨在为结直肠肛门测压检查提供一个标准化流程，从而促进肛门直肠疾病诊断和治疗水平的提高。

一、基本原理

（一）肛门直肠测压

通过压力感受器系统和信号传导系统工作，肛管和直肠收缩与放松产生压力挤压气囊，经信号转化和传导获取肛门直肠的压力参数，从而检测其功能。

（二）全结肠测压

通过导管实时监测腔内压力变化，判断结肠运动规律。

二、适应证和禁忌证

（一）适应证

1. 肛门直肠测压检查的适应证

(1) 评估排便障碍型便秘，确定或量化直肠肛门协调异常、排空参数和直肠敏感性。

(2) 评估巨结直肠，排除结直肠高敏感性或低敏感性，为巨结直肠患者术后肠道功能训练提供依据。

(3) 评估排便失禁，确定或量化肛门括约肌功能受损和直肠敏感性异常（包括高敏感性和低敏感性）。

(4) 评估功能性肛门直肠痛、肛门括约肌高压、直肠肛管协调异常和排泄参数的识别与量化。

(5) 评估肛门直肠手术前后的功能，描述手术前后肛门括约肌功能和排空参数。

(6) 评估产科损伤或创伤性分娩后患者的肛门直肠功能。

(7) 与放射影像学、超声影像学和盆底肌电图综合评估盆底和肛门括约肌缺损或神经损伤。

2. 高分辨率全结肠测压检查的适应证

(1) 评估顽固性便秘，确认药物治疗的有效性，目前，结肠黑变病的临床治疗并没有相关的指南规范。通常推荐摄取纤维素膳食和服用车前子等药物改善便秘症状，同时避免使用蒽醌类泻药。对于已经确诊的患者，要定期随访肠镜，及时发现伴发的结肠息肉、腺瘤及结直肠癌，早期行内镜下切除或根治性手术。但对无服用泻药史而有本病的患者，治疗方法尚待进一步探讨。指导结肠切除术的肠管切除范围，并在关闭造口前评估造口远端的肠管蠕动功能。

(2) 评估慢性肠梗阻的严重程度，对进行小肠或多器官联合移植的慢性肠梗阻患儿进行全面的结肠压力评估。

(3) 评估巨结肠和结直肠畸形，确认巨结肠患者结肠各部分的蠕动功能，特别是定位远端结直肠是否存在肠蠕动以及存在肠蠕动的部位，指导结肠切除的手术范围；评估巨结肠手术后结肠运动正常、但仍存在排便障碍患者的结肠功能；评估存在结直肠畸形患者的结直肠功能。

（二）禁忌证

(1) 肛门直肠区域急性外伤或穿孔，肛门周围有急性化脓性炎症或疼痛剧烈者。

(2) 直肠癌术后吻合口漏。

(3) 有严重脏器衰竭病史者。

(4) 肛管直肠严重狭窄探头不能通过者，结直肠内有异物未取出者。

三、检查前的处置

检查前须核对患者个人信息，使用泻药或灌肠进行肠道准备。进行肛门直肠指检，引导患者熟悉“缩肛”和“力排”等指令，以更好地配合后续检查。发现粪便堵塞肛门时，及时灌肠以免影响检查。

四、操作步骤

（一）肛门直肠测压的操作

1. 压力测定

检查时嘱患者左侧卧位，屈髋屈膝。检查者使用润滑剂涂抹探头，将导管插入距肛缘 6cm 处，使球囊位于直肠壶腹部，以防止球囊在膨胀期间挤压肛管。最远端记录传感器应位于肛门边缘外。如果感到疼痛或不适，应立即撤出导管；再次插入时，如仍有不适，应再次评估患者肛门直肠情况，决定是否继续进行肛门直肠测压。

(1) 稳定期：在导管插入后和试验操作前，应先观察 3min，以使插管后肛门直肠的张力恢复到基线水平以达到稳定期。

(2) 静息压（rest）：在患者放松状态下测量基础肛门张力，其测量时间为 20s。操作时应提醒患者放松，保持安静，避免出现运动伪影。此操作过程中可看到超低波（频率为 0.5～2.0 次 / 分），即为静息压（图 B–1）。

(3) 收缩压（squeeze）：在检查期间进行 3 次缩肛动作，每次持续 20s，间隔 20s，在肛门或盆底进行收缩时记录肛门压力。3 次缩肛动作中完成最好的 1 次数据用于最终的分析判读（图 B–2）。

(4) 力排（push）：测量模拟排便过程中患者肛门和直肠压力变化。在检查期间进行 3 次模拟排便，每次持续 20s，间隔休息时间为 20s。在此过程中，直肠球囊不强制注气。由于技术因素和患者对指令的反馈，可能会出现假阳性结果。所以，3 次操作中取最好的（定义为质量上最正常的）1 次数据用于分析判读（图 B–3）。

(5) 咳嗽（cough）：测量患者咳嗽时直肠肛门压力的变化。在腹腔或盆腔内压力突然变化时，肛门括约肌压力随后发生变化。两次咳嗽间隔 20s。注意医生要确保在这个操作中进行有效指导，每次咳嗽都是 1 次咳嗽（而不是 2 次或多次）。最好的 1 次数据（直肠压力增加最大时）用于肛门收缩能力的分析（图 B–4）。

2. 直肠肛门抑制反射

向球囊注气 10ml，每次增加 10ml，一直到 50ml，测量患者直肠快速扩张时肛门反射的过程。正常反射的特征是直肠处的球囊扩张时肛门压力下降。引起一个单一直肠肛门抑制反射（rectal anal inhibitory reflex，RAIR）的球囊起始容积至少为 30ml（图 B–5）。

3. 直肠感觉测试

患者左侧卧位，将测压导管插入直肠内，肛管测压孔距离肛缘 6cm，用注射器或气泵向球囊内持续 1～5ml/s 或间断 10ml/s 注入空气，随着球囊扩张的程度，记录患者首次感知、出现便意、强烈便意、

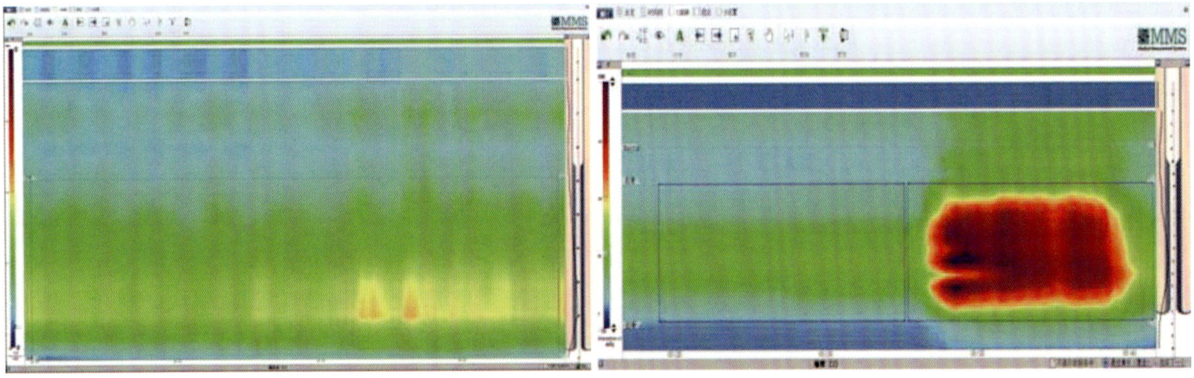

▲ 图 B–1　传感器记录的静息压图像

A. 表示正常的肛管静息压，肛管的压力带呈黄绿色；B. 表示升高的肛管静息压，肛管的压力带成红黄色

最大便意或疼痛各节点的球囊扩张体积。正常人直肠最大容量阈值＜350ml，“伦敦共识”建议球囊的容量应＞400ml。

4. 球囊逼出试验

患者取左侧卧位，使用顶端连接气囊的柔性导管，涂抹润滑剂后插入肛门直至直肠壶腹部。向球囊注入 50ml 温水，嘱患者进入厕所做排便动作并开始计时，直到排出球囊记录时间。

肛门直肠测压操作流程见图 B–6。

（二）高分辨率全结肠测压的操作

1. 压力校准

结肠测压进行导管校准时，测压导管已经在结肠肠道内，故而临床上，测压导管置入结束，并连接测压机器后，患者需要安静休息 2h 左右，待到患者机体状态相对稳定时，进行体外校准。

2. 测压导管的放置

在内镜下将钛夹和带标记线的导管依次自患者肛门进入直肠、乙状结肠、降结肠、结肠脾曲、横结肠、结肠肝曲和升结肠，最终到达回盲部，并用钛夹将导管固定于回盲瓣。

3. 测压定位

在 X 线下进行放射定位，X 线能展现导管的大致轮廓，且能清晰显示导管每隔 5cm 的显影标记线，通过标记线描绘出导管在结肠的具体位置和走行，为数据分析提供精准定位。

4. 测压过程

将导管另一端连接至全结肠测压主设备，在患者完全静息状态下进行测试，并于基线稳定后行体内校准，实时记录患者在 24h 内不同状态下如晨起、餐后、睡眠等的结肠运动情况。嘱患者分别于检查

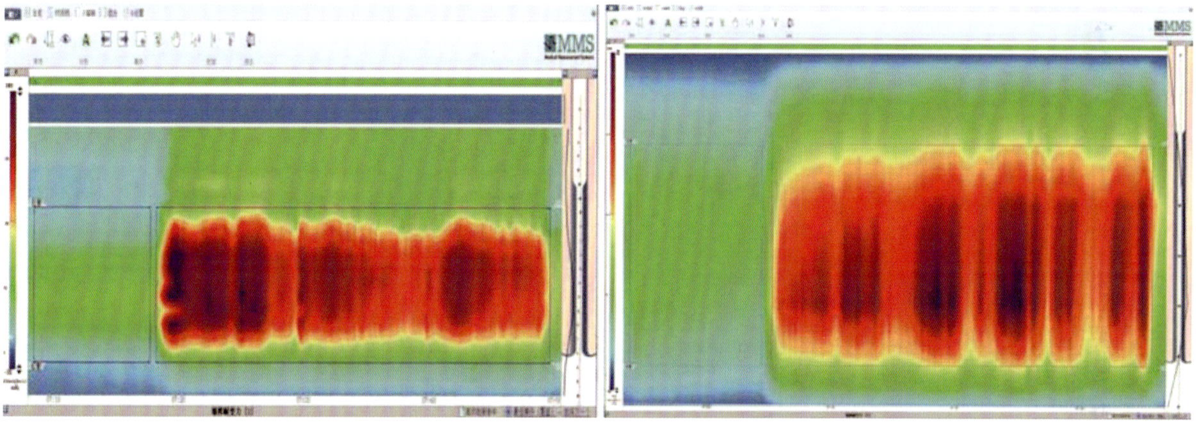

▲ 图 B–2　传感器记录的收缩压图像

A. 表示正常的肛管收缩压，在肛管收缩时，由于肛管的压力突然升高，肛管的压力带由静息时的黄绿色变为持续存在的紫红色压力带；B. 表示正常的肛管收缩压，在肛管收缩时，其肛管高压带的长度较图 A 明显增加。

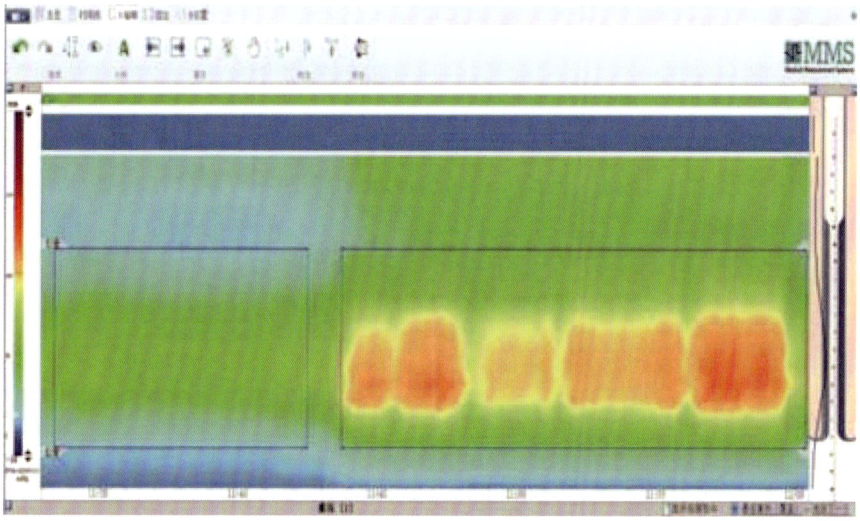

◀ 图 B–3　传感器记录的力排图像

表示在力排时，直肠压力升高（压力由静息时的蓝色变为黄绿色），肛管残余压仍存在（压力由静息时的黄绿色变为红黄色）

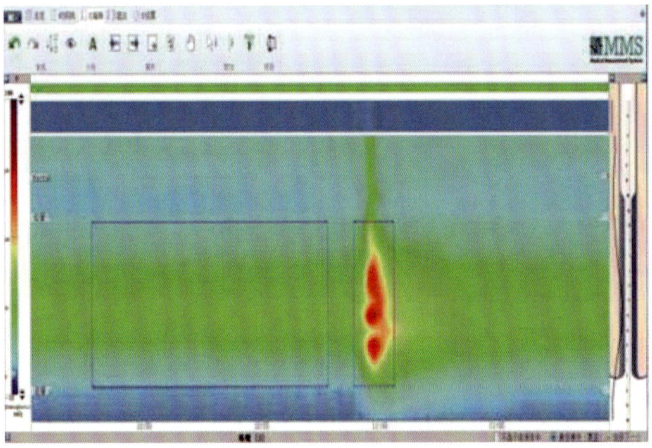

▲ 图 B-4　咳嗽时传感器记录的图像

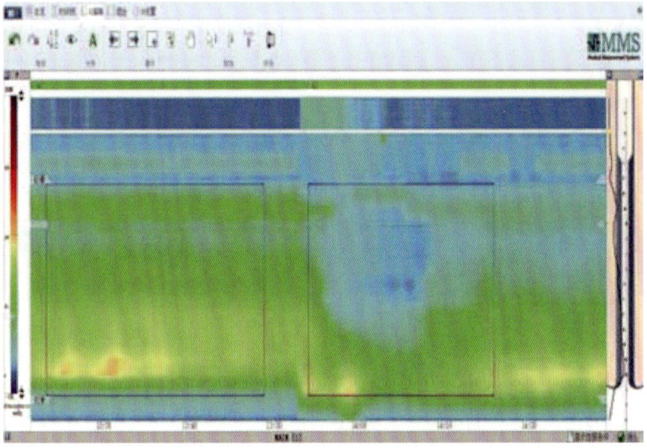

▲ 图 B-5　传感器记录的直肠肛门抑制反射图像

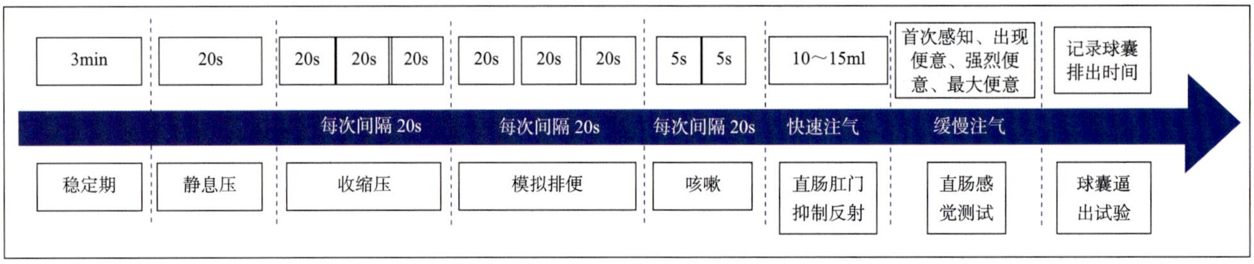

▲ 图 B-6　肛门直肠测压操作流程

（以固态测压系统为例；李玉玮、彭川悦绘制）

当日中午进食热量约为 1000kcal 的午餐，以观察有无高幅蠕动收缩波（high amplitude propagation contraction，HAPC）的出现，晚餐和次日早餐可正常进食。患者于检查期间可适当饮水，同时应保证夜间睡眠充足，次日上午 10:00 时由医生取出导管。检查过程中受试者需自行记录休息、进食、睡眠和晨起时间。

5. 测压数据的分析

利用系统软件对测压数据进行分析并显示为压力地形图谱，医师可以根据压力地形图谱了解患者在晨起、餐后或清醒状态下有无 HAPC 出现，观察是否存在晨起反射和胃 – 结肠反射，以评估全结肠蠕动收缩情况。根据其收缩特点，推断病变部位和类型，指导下一步治疗。

全结肠测压操作流程见图 B-7。

五、结果判读

（一）肛门直肠测压

1. 肛门直肠测压参考值

水灌注高分辨的压力参考值见表 B-1；固态高分辨的压力参考值见表 B-2；三维固态高分辨的压力参考值见表 B-3。

2. 静息状态下测压

肛门括约肌最大压力、肛门括约肌平均压力、高压带长度高于（或低于）正常值，提示肛门内括约肌收缩力增强（或减低）。

3. 收缩状态下测压

肛门括约肌最大压力高于（或低于）参考值，持续挤压时间延长（或缩短），提示肛门外括约肌和耻骨直肠肌收缩力增强（或减低），肌肉收缩的耐力延长（或缩短）。

4. 模拟排便状态时测压

肛门残余压和肛门松弛率反映肛门括约肌的松弛能力，肛门残余压高于参考值，肛门松弛率低于参考值，表明肛门松弛能力下降，排便阻力增加；直肠压力反映直肠排便时的动力，低于参考值，表明排便动力不足；直肠肛管压力差反映排便协调能力，排便时通常为负值。

5. 气囊充气状态下测压

初始感觉、排便感觉及最大耐受量降低或升高，提示直肠感觉阈值升高或是降低。

6. 直肠肛门抑制反射

在巨结肠中，当扩张容积较低时，RAIR 不能被

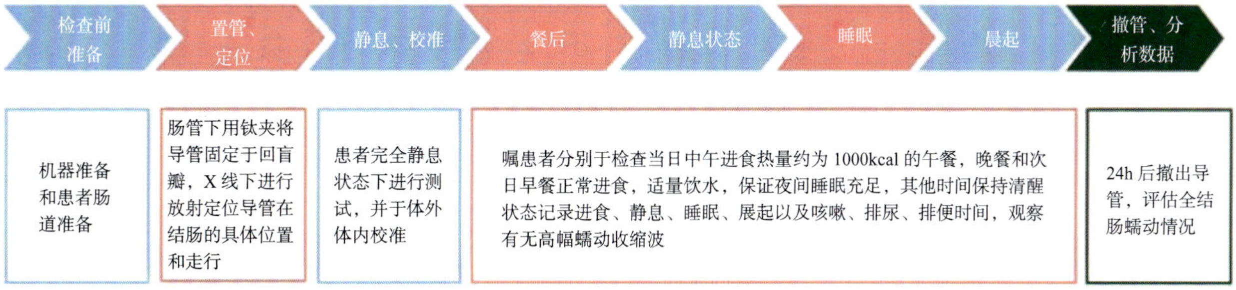

▲ 图 B–7　全结肠测压操作流程

（李玉玮、彭川悦绘制）

表 B–1　肛门直肠测压参考值（水灌注高分辨 – 欧美国家）

测压时状态（mmHg）	参考值	
	男　性	女　性
静息状态肛门括约肌最大压力	40～116	34～101
收缩状态肛门括约肌最大压力	36～643	27～429
气囊充气状态（ml）		
初始感觉	10～110	10～105
排便时感觉	40～190	30～200
最大耐受量	80～355	65～285

引出。因此，如果怀疑有大容量直肠时，应增加球囊容积，重复测量。

7. 球囊逼出实验

正常对照组通常 1min 内排出球囊；气囊排出时间超过 5min 为排出延迟。

（二）全结肠测压

1. 静息状态下慢传输型便秘的压力表现

完全静息状态下进行测试，并于基线稳定后进行校准，实时记录患者在 24h 内休息晨起、餐后及睡眠状态下的结肠运动情况。根据高分辨率结肠测压可观察到慢传输型便秘（slow transitcon-stipation，STC）患者的 6 种波形。①孤立性收缩波：在无任何压力活动的情况下随机出现收缩波并持续至少 30s；② HAPC：振幅＞75mmHg，持续时间＞10s，跨越 6 个或更多通道，传播距离＞30cm；③低幅蠕动收缩波（low amplitude peristaltic contraction，LAPC）：振幅＞5mmHg，但＜75mmHg，传播速度＞0.5cm/s，跨越 6 个或 6 个以上通道；④同时性收缩波(simultaneous contraction wave，SPW)：所有传感器同时发现收缩波；⑤逆行收缩波：传播速度＞0.5cm/s，跨越 6 个或 6 个以上通道，传播距离＞30cm；⑥周期性直肠运动活动（periodic rectal motility activity，PRMA)：离散性乙状结肠收缩波或强直性收缩波，爆发频率为 3 个波 /min，循环持续时间＞3min。

2. 对 STC 的诊断分类

根据高分辨率结肠测压检测到 HAPC 和 LAPC 的特点和临床经验对便秘进行分类：完全传输（正常）的 HAPC：24h 出现＞3 个；在餐后和晨起状态时，HAPC 发生率增加。①Ⅰ型 STC：HAPC 及新斯的明诱导的 HAPC、LAPC 和清醒 – 胃结肠反应均为阳性（正常），提示神经元回路完整；建议进行改变生活方式和饮食的保守治疗。②Ⅱ型 STC：神经病变（神经丛的空泡变性）和肌病（固有肌外层的纤维化），HAPC 缺失和清醒 – 胃肠道反应受损，存在新斯的明诱导的 HAPC；推荐药物治疗联合生活方式改变和饮食治疗。③Ⅲ型 STC：神经病变（神经丛的空泡变性）和肌病（固有肌外层的纤维化），HAPC 缺失和清醒 – 胃肠道反应受损，不存在新斯的明诱导的 HAPC；推荐药物治疗联合生活方式改变和饮食治疗，必要时手术治疗。④Ⅳ型 STC：HAPC、新斯的明诱导的 HAPC、LAPC 和清醒 – 胃结肠反应的缺失，提示更严重的神经病变和肌病，结肠动力严重受损；建议行全结肠或次全结肠切除术。在睡眠、晨起、餐后状态，STC 患者的 HAPC 发生率增加，但低于正常人。STC 患者不完全 HAPC 发生率、完全 HAPC 发生率、HAPC 转化为 SPW 发生率、LAPC 转化为 HAPC 发生率均低于正常人。＞60 岁 STC 患者 HAPC 转化为 LAPC 的比例高于≤60 岁患者。

表 B-2　肛门直肠测压的参考值范围（固态高分辨 - 中国人）

测压时状态	参考值	
	男　性	女　性
静息状态		
肛门括约肌最大压力（mmHg）	74.6～83.0	75.2～84.1
肛门括约肌平均压力（mmHg）	67.1～75.1	67.9～76.6
高压带长度（cm）	3.4～3.7	3.2～3.5
收缩状态		
肛门括约肌最大压力（mmHg）	196.6～225.4	147.8～167.2
持续挤压时间（s）	11.1～13.3	11.5～13.1
模拟排便状态		
肛门残余压（mmHg）	66.4～76.7	54.1～63.4
肛门松弛率（%）	29.8～34.4	37.4～43.0
直肠肛管压力差（mmHg）	-17.0～-5.1	-14.1～-4.9
气囊充气状态（ml）		
初始感觉阈值	44.1～49.4	45.4～50.2
初治便意阈值	80.7～91.0	80.0～87.9
急迫便意阈值	122.7～139.7	116.0～128.4
最大耐受阈值	176.6～197.3	160.2～175.8

表 B-3　三维肛门直肠测压的正常参考值

测压时状态	参考值	
	男　性	女　性
静息状态		
肛门括约肌最大压力（mmHg）	65.2～73.8	63.6～73.4
肛门括约肌平均压力（mmHg）	56.5～65.5	55.8～64.6
高压带长度（cm）	3.4～3.8	3.3～3.7
收缩状态		
肛门括约肌最大压力（mmHg）	180.9～208.6	150.5～184.3
持续挤压时间（s）	10.8～13.8	13.2～16.3
模拟排便状态		
肛门残余压（mmHg）	72.6～89.7	51.8～78.7
肛门松弛率（%）	16.6～28.3	21.2～33.0
直肠压力（mmHg）	53.5～91.2	31.2～60.4
直肠肛管压力差（mmHg）	-28.5～-1.7	-29.8～-4.1
气囊充气状态（ml）		
初始感觉	40.6～47.8	36.4～43.6
排便窘迫感	94.2～110.8	82.2～98.6
最大耐受阈值	147.1～162.0	134.6～155.4

3. 排便或盆底功能障碍型便秘的压力表现

HAPC 和 LAPC 均可被检测。

4. 正常传输型便秘（肠易激综合征 - 便秘型）的压力表现

晨起清醒状态下出现 3 个连续且完整的 HAPC，自升结肠开始横向传播，下行乙状结肠后至直肠。

六、结直肠肛门测压检查的并发症及处理

进行结直肠肛门测压检查时，测压探头对肠黏膜有一定的损伤，严重者可出现穿孔或出血，此时应撤出测压探头和导管，进行干预，恢复后重新评估患者是否耐受此项检查。行直肠切除术后，患者结直肠局部解剖结构和生理功能改变，出现大便失禁，利用测压检查评估直肠顺应性时，有穿孔和出血风险，故操作更应谨慎，最大耐受容量通常不作为常规检测指标，穿孔出现时及时手术治疗。

附录 C　骶尾部藏毛疾病诊治中国专家共识（2023 版）

骶尾部藏毛疾病（sacrococcygeal pilonidal disease，SPD）好发于 20—40 岁的青年男性，男女比例为 2∶1～4∶1，欧美国家发病率为 26/10 万。亚洲国家的发病率相对较低，我国目前还没有关于该病的流行病学研究数据。SPD 的发病机制尚存在争议，但大部分学者认为，它是一种与臀沟毛发密切相关的后天获得性疾病。起初，臀沟皮肤碎屑或汗液阻塞毛囊，使得毛囊扩张和皮下脓肿形成，产生局部炎性病变和感染；毛发穿透皮肤，最终可致臀沟中线小凹的形成，反复感染破溃而形成骶尾部慢性窦道。SPD 的治疗方法较多，目前尚无统一标准，加之我国普通外科和肛肠外科医生对 SPD 尚缺乏足够认识，误诊率高。为了进一步推动我国 SPD 的规范化诊断和治疗，中国医师协会肛肠医师分会及其临床指南工作委员会组织国内相关领域的专家，借鉴国际相关指南和文献，结合我国的研究成果及临床实践，对 SPD 诊治方面的关键内容进行反复讨论，对有争议的问题进行投票，最终形成了《骶尾部藏毛疾病诊治中国专家共识（2023 年版）》。本共识根据 GRADE 系统进行证据质量评估及推荐强度分级，见表 C-1。

一、诊断评估

对于无症状的 SPD 患者，仅在体格检查时发现臀沟中线有一个或多个小凹。急性期常表现为骶尾部肿胀或剧烈疼痛，可伴有发热及周围血白细胞升高，体格检查见臀沟处蜂窝织炎或有波动感的红肿肿块，提示脓肿形成。脓肿破溃或切开引流后，形成慢性 SPD，表现为骶尾部反复流脓或持续有分泌物溢出，伴疼痛不适，可见一个或多个窦口与小凹相通。多数情况下通过病史和体格检查可明确诊断，实验室或影像学检查不作为常规检查手段。

SPD 需与化脓性大汗腺炎、软组织感染（毛囊炎、疖、痈等）、肛瘘、Crohn 病肛周病变、骶前肿瘤伴感染、鳞状细胞癌以及包括结核、梅毒和放线菌病在内的全身感染性疾病等相鉴别。通常情况下，SPD 的窦道向头侧延伸，但也有少部分向尾侧延伸靠近肛门，易与肛周疾病混淆。此时，详尽的肛门直肠检查、直肠镜、经直肠腔内超声或骶尾部 MRI 检查均有助于鉴别诊断。SPD 恶变的报道较为罕见，

表 C-1　推荐分级的评估、制定与评价（GRADE）证据质量描述

分　级	具体描述
证据强度分级	
高（A）	非常有把握观察值效应值接近真实值效应值
中（B）	对观察值效应值有中等把握：观察值效应值有可能接近真实值效应值，但也有可能差别较大
低（C）	对观察值效应值的把握有限：观察值效应值可能与真实值有很大差别
极低（D）	对观察值效应值几乎没有把握：观察值效应值与真实值效应值可能有极大差别
推荐强度分级	
强推荐	明确显示干预措施利大于弊或者弊大于利
弱推荐	利弊不确定，或无论质量高低的证据均显示利弊相当

可见于使用免疫抑制剂的患者。如果外观发现可疑皮损，应行活组织病理检查。

推荐意见 1：根据病史、临床表现和体格检查进行临床诊断；如果 SPD 的窦道靠近肛缘，应进行肛门直肠检查和常规 MRI 影像学检查，以与其他肛肠疾病相鉴别（证据质量：A，推荐强度：强推荐）。

引起 SPD 的危险因素包括家族史、肥胖（身体质量指数>25kg/m^2）、局部多毛多汗、臀沟较深、久坐、长期驾驶、卫生不良和局部创伤或刺激等。一项前瞻性研究将 587 例 SPD 患者与 2780 例健康人进行对照，结果发现，每天久坐>6h，每周洗澡<2 次的多毛人群，患 SPD 的风险增加 219 倍。有家族史的患者更易发生本病，且与术后复发率增加有关。识别这些危险因素，可以指导患者改变其生活方式及加强日常护理，从而减少疾病的复发。

推荐意见 2：了解 SPD 的危险因素，指导患者改变不良的生活方式（证据质量：B，推荐强度：强推荐）。

二、治疗

SPD 有多种治疗方法，从非手术治疗到广泛的局部切除和皮瓣重建，是否选择微创手术存在争议。尽管窦道的特征和疾病的复杂程度可能影响手术决策和患者预后，但目前尚缺乏统一的 SPD 分类标准以指导选择治疗方案。Beal 等对 SPD 分类进行系统回顾分析后认为，治疗方案应根据患者病情进行个体化选择，需考虑的因素包括小凹数量、窦口距中线位置、最远端小凹距肛缘距离、是否存在脓肿、是否为复发性藏毛疾病，以及既往手术史（图 C-1）。

（一）非手术治疗

部分 SPD 患者只在检查中偶然发现中线小凹，如果没有任何不适，无须手术治疗。一项大样本的观察性研究表明，无症状的 SPD 不会自行进展，采用预防性手术切除对患者没有任何益处。可对这类患者进行定期复查和随访，同时针对有关的危险因素予以干预，如减重、避免久坐、改善个人卫生以及臀沟及其周围皮肤每 2 周剃毛 1 次等，可避免或减少患者出现 SPD 的症状。SPD 患者的症状不会自愈，需行相应的治疗。

推荐意见 3：不建议对无明显症状的 SPD 患者进行手术治疗（证据质量：A，推荐强度：强推荐）。

1. 臀沟及周围皮肤的脱毛

基于臀沟毛发与 SPD 发病机制密切相关，定期臀沟剃毛或采用其他脱毛方法（如激光、脱毛膏）去除臀沟及周围皮肤的毛发，对 SPD 的治疗有益。

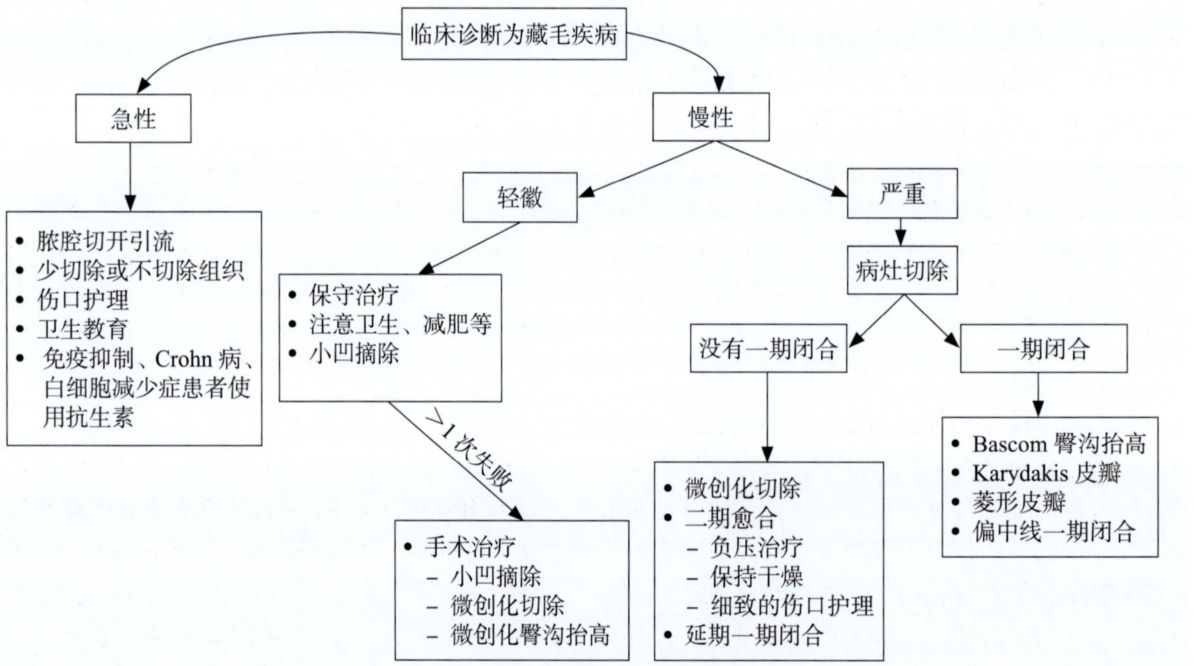

▲ 图 C-1　骶骨部藏毛疾病诊疗流程图

剃毛的频率建议至少每2周1次。在一项治疗急性SPD的回顾性研究中，采用脓肿侧方引流结合臀沟剃毛的方法与其他外科手术相比，可减少住院时间和手术次数。然而，也有证据表明，术后立即用剃刀剃毛可能会增加SPD确定性手术后复发的风险。激光脱毛需要多次治疗，一般3～11个疗程，间隔6～8周，费用相对较高。有文献报道，采用激光脱毛的SPD患者，其复发率为9.3%，低于剃刀剃毛或脱毛膏脱毛患者的23.4%。在一项回顾性研究中，28例青少年SPD患者均行激光脱毛，其中25例行手术治疗，3例无症状者予非手术治疗，结果显示，在平均2年的随访中只有1例复发。尽管目前支持这些治疗措施的研究不多，但其风险相对较低，并发症少，可作为辅助治疗手段，也可作为慢性SPD的预防措施，避免复发和脓肿的形成。

推荐意见4：采用剃毛或激光脱毛去除臀沟及周围皮肤的毛发，可减少SPD复发（证据质量：C，推荐强度：强推荐）。

2. 石炭酸和纤维蛋白胶的应用

在中线小凹内注射石炭酸治疗SPD的作用机制，是通过石炭酸腐蚀破坏病灶内的上皮组织，诱导炎性反应和瘢痕形成。治疗可在门诊局部麻醉下完成。文献报道，石炭酸治疗成功率为30%～92%，并发症（感染或皮肤烧伤）的发生率<15%，有80%以上的患者无复发。常规的治疗步骤包括脱毛、搔刮和将1～3ml石炭酸注入窦道内。在一项前瞻性随机对照研究中，石炭酸治疗组与手术切除组患者的治愈率都为100%，但石炭酸治疗组愈合速度更快、疼痛更轻及更早恢复正常活动，虽然复发率石炭酸治疗组（18.6%）高于手术治疗组（12.9%），但差异无统计学意义（P=0.92）。然而，由于石炭酸的毒性作用，在德国是限制其应用的。我国尚未有相关应用文献报道。

纤维蛋白胶最初用于肛瘘的治疗，也可结合多种技术治疗慢性和复发性SPD。文献报道，纤维蛋白胶的治疗成功率为90%～100%。囊肿切除或皮瓣闭合后可将纤维蛋白胶填充无效腔，或者填充SPD切除术后未闭合的创面，或者填充中线小凹搔刮后留下的窦道，优点为创伤小、疼痛轻、恢复快。对使用纤维蛋白胶治疗的患者进行评估显示，有79%的患者满意，71%的患者在治疗2周内恢复正常活动，74%不需要进一步治疗。一项对比用与不用纤维蛋白胶的Limberg皮瓣技术治疗32例SPD的前瞻性随机对照研究结果显示，纤维蛋白胶组患者伤口引流量较少，住院时间较短，伤口全部愈合，随诊8个月无复发病例。然而，2017年的一篇综述文章分析结果显示，纤维蛋白胶治疗SPD的疗效尚不确定。

推荐意见5：石炭酸治疗SPD存在争议；纤维蛋白胶可作为辅助治疗方法（证据质量：C，推荐强度：弱推荐）。

抗生素的应用：抗生素在SPD的治疗中主要用于围术期预防、术后治疗和局部使用。在一项小型随机双盲研究中，一期缝合的患者术前接受一次预防性甲硝唑或术前头孢呋辛加甲硝唑静脉注射，术后5天口服阿莫西林或克拉维酸治疗，随访4周的结果显示，单次用药组在术后第2周和第4周伤口感染显著增加，广谱抗生素5天方案预防作用优于单次用药。然而，另一项前瞻性随机对照研究显示，对采用Limberg皮瓣治疗SPD的患者预防性使用抗生素与不使用抗生素相比，没有任何优势。目前，应用抗生素治疗SPD的数据有限，且部分结果不一致，其应用价值尚不清楚，建议根据病情酌情使用抗生素。对合并严重蜂窝织炎、使用免疫抑制药或伴随全身性疾病的患者，可考虑静脉点滴抗生素，包括第三代头孢菌素和甲硝唑。

推荐意见6：静脉应用抗生素的价值尚缺乏证据，可以视病情选择使用（证据质量：C，推荐强度：弱推荐）。

（二）手术治疗

1. 切开引流术

SPD的急性脓肿期应及时切开、充分引流，切口通常选择在偏中线处，并搔刮清除脓腔内的炎性肉芽组织和毛发。对首次发作的急性SPD行单纯切开引流术后的治愈率为60%，部分患者需待局部炎性病变消退后再行确定性手术治疗。尽管可以一期愈合，但复发率在15%～40%，可能与未处理中线小凹及未彻底清除潜在的碎屑、毛发和窦道内肉芽组织有关。在一项随机对照研究中，对SPD急性脓肿期采用切开引流结合（或不结合）脓腔搔刮进行对比，第10周后的结果显示，实施脓腔搔刮组整体治愈率更高（96% vs. 79%）；术后65周内的复发率更低（10% vs. 54%）。一项Meta分析也强调，切开引流结合搔刮技术的复发率低（4.5%），并发症发生率仅为1.4%，且对急性和慢性SPD都有效。不主张在急性脓肿期采用病灶切除术，会延长住院及伤口愈合时间，增加复发率，延缓恢复正常生活和工作的时间。

推荐意见 7：急性脓肿期 SPD，不论是初发还是复发，均需及时切开引流（证据质量：A，推荐强度：强推荐）。

2. 病灶切除创面开放二期愈合

是治疗 SPD 的有效方法。该手术操作简单易学，可重复，术后护理方便，治愈率较高，复发率低，适合基层医院开展。一项随机对照研究证实，开放创面二期愈合的术后并发症发生率明显低于皮瓣转移术（12% vs. 49%），1 年后复发率更低。其缺点是创面愈合时间长。2010 年的一项系统回顾研究显示，开放切口的愈合时间为 41～91 天，而闭合切口的愈合时间为 10～27 天。切除后袋形缝合术是介于伤口完全开放和完全闭合之间的折中手段，可以缩小窦道切除后的创面，缩短愈合时间；其复发率低（0～10%），愈合时间为 3～4 周，恢复工作时间为 0.5～1.5 个月。研究显示，病灶切除袋形缝合术的复发率为 1.5%，而一期缝合的复发率为 17.0%，但比一期缝合愈合时间长。对于一期缝合的患者（包括各种皮瓣技术），偏中线缝合优于中线缝合，前者的并发症发生率低、愈合时间短、复发率低。Petersen 等对过去 35 年发表的数据（包括 1 万例以上患者）进行 Meta 分析，结果显示，偏中线缝合患者的术后感染率低于中线缝合术者（3.6%～9.3% vs. 12.4%）。一项针对复发率的 Meta 分析纳入了 15 项研究，随访时间至少 5 年，总复发率为 13.8%，二期（开放）愈合、中线缝合和偏中线 一期缝合的复发率分别为 17.9%、16.8% 和 10%，这使得偏中线缝合技术成为首选方式。

推荐意见 8：对于慢性 SPD 患者可行病灶切除，创面开放二期愈合，或切除后作袋形缝合；也可选择病灶切除后一期闭合偏中线缝合（证据质量：A，推荐强度：强推荐）。

3. 皮瓣技术

在切除病灶后，用健康的组织覆盖广泛切除后的组织缺损，以改变臀沟的外形，使臀沟抬高，降低复发率。常用的皮瓣技术有菱形（Limberg）皮瓣及其改良术、Karydakis 皮瓣、Bascom 臀沟抬高技术等，Z 形和 V-Y 皮瓣等其他外科重建技术也有报道。

(1) 菱形皮瓣（Limberg 皮瓣）技术及改良术式：常用于治疗病变范围较广的复杂性或难治性 SPD。Limberg 皮瓣具体是以臀中线为长轴，等边菱形切除病灶至骶骨筋膜，旋转皮瓣闭合伤口，消除臀沟。多项随机对照研究比较了 Limberg 皮瓣与一期中线缝合或开放愈合的结果，结果均显示，Limberg 皮瓣技术具有明显的优势，前者住院时间短（2～6 天）、恢复快（14.0～21.5 天）和复发率低（0～5.4%）；缺点是皮瓣范围较大，会出现血肿、皮下积液、伤口裂开等并发症。由于经典的 Limberg 皮瓣底角位于臀沟（中线），容易发生底角裂开和延迟愈合 。

近年来，对该技术进行改良，即将底角向中线偏移 1～2cm，避免缝合创面的底角位于臀沟处。目前，我国采用多种菱形皮瓣技术（Limberg 皮瓣、改良 Limberg 皮瓣和改良 Dufourmentel 皮瓣手术）治疗初发或复发性 SPD，均取得良好疗效。Karydakis 皮瓣技术：Karydakis 皮瓣通过椭圆形切除病灶皮肤及窦道至骶尾部筋膜，游离健康侧皮瓣，移动皮瓣至对侧并偏中线缝合。这种手术的优点是偏中线无张力缝合，同时抬高臀沟。在患者满意度、复发率和术后并发症方面都优于简单的一期中线闭合术。Karydakis 回顾了 1992 年使用该技术治疗的 6000 例患者的资料，结果显示，复发率<2%，伤口并发症发生率为 8%。多项研究将 Karydakis 皮瓣和 Limberg 皮瓣技术进行比较，结果显示，两种手术的复发率差异无统计学意义，但前者手术伤口裂开和皮瓣坏死发生率较低，创面愈合快，术后美容效果更满意，技术更易掌握。

(2) Bascom 臀沟抬高术：Bascom 在对 SPD 的病因病理深入研究后，在 Karydakis 皮瓣的基础上提出了一种革新技术，即 Bascom 臀沟抬高技术。该手术仅切除病灶部分，保留正常皮下脂肪组织，不要求切到骶骨筋膜，通过游离的皮瓣在偏中线缝合，从而抬高臀沟。在采用 Bascom 臀沟抬高术治疗 69 例特异性难治性 SPD 且伤口不愈合的患者后，获得了 96% 的愈合率。一项前瞻性随机对照研究，将 122 例患者分别采用 Bascom 臀沟抬高技术与 Limberg 皮瓣技术进行比较，结果显示，前者手术时间较短，切除的组织更少，疼痛评分更低，活动受限影响较少，患者满意度高，但在愈合、并发症或早期复发方面比较，差异无统计学意义。基于以上优势，采用该技术治疗 SPD 也受到国内外学者的青睐。

(3) Z 型和 V-Y 皮瓣技术：Z 型和 V-Y 皮瓣技术常用于身体不同部位的软组织重建，也可用于治疗 SPD。有研究显示，V-Y 皮瓣技术治疗 SPD 后的复发率高于 Limberg 皮瓣，但在切口并发症、血肿发生率或住院时间方面，两者相当。因 Z 型和 V-Y 皮瓣技术未广泛应用于 SPD 的治疗，故不做赘述。

没有充足的证据支持哪一种皮瓣技术优于另一种皮瓣技术，因此，外科医生在开始应用这些技术之前，应接受专门的培训，以获得所需的专业知识和经验，根据患者具体情况个体化选择适合的技术，从而使患者受益最大化。

推荐意见 9： 对于慢性、复发性或病变范围广的 SPD 患者，在切除病灶的同时可采用皮瓣技术（证据质量：A，推荐强度：强推荐）。

（三）微创技术

1. 小凹摘除术（也称“简单 Bascom 手术”）

1980 年，Bascom 首次采用小凹摘除、侧方引流的方法治疗 50 例 SPD 患者，术后 1～2 天即可恢复正常工作和生活，经过 24 个月的随访发现，平均愈合时间为 3 周，治愈率达 92%。该手术要点是切除中央小凹，通过侧方切口清除毛发和碎屑，破坏周围脓腔或“囊肿”，切除小凹处伤口予一期闭合，侧方切口部分关闭或开放以利引流。小凹摘除术最主要的优势是手术创伤小，操作简单，疼痛轻，手术时间短，可在门诊局部麻醉下完成，能使患者快速恢复正常生活和工作。有文献报道，采用小凹摘除术治疗 SPD 急性期大范围感染的患者，治愈率达 100%，仅 2 例患者出现术后中线小凹处伤口裂开。Nordon 等进行的一项比较小凹摘除术与臀沟抬高技术疗效的前瞻性随机研究，小凹摘除组随访 36 个月后的复发率达 24%，明显高于臀沟抬高组。Olmez 等将石炭酸作为硬化剂结合小凹切除，取得了良好的疗效。

推荐意见 10：“小凹摘除术”可用于轻度至中度急性或慢性 SPD 患者（证据质量：B，推荐强度：强推荐）。

2. 激光消融闭合术

2011 年，Wilhelm 首次描述采用激光消融闭合术（sinus laser closure，SiLaC）治疗肛瘘。2017 年，Dessily 等报道了采用 SiLaC 治疗 SPD。该技术通过使用激光探针永久性破坏窦道的上皮组织，同时将整个腔隙闭合达到治疗目的。该技术不需要将窦道连同周围健康组织一并切除，是一种创伤小、手术时间短、疼痛轻和并发症少的安全、简单、微创、有效的技术。目前文献报道，成功率在 86%～94%。激光使用功率通常为 8～10W，波长为 1470nm。Yardimci 比较了 Karydakis 皮瓣技术与激光消融术治疗早期 SPD 患者的疗效，发现后者的手术时间更短，恢复正常活动更快，疼痛轻，患者满意度高。一项随机对照研究结果显示，激光消融术组比开放创面组手术时间长，复发率高，但前者愈合时间短，愈合创面更美观。与其他治疗手段相比，该术式的局限性在于无法直视下操作，可能存在遗漏分支窦道未处理、对窦道内上皮组织和肉芽组织烧灼不完全及毛发清理不彻底的情况，难免导致疾病复发，因此不适合急性期、感染腔隙过大和分支窦道较多的患者。该技术较新颖，尚未在临床广泛采用，还需要更多研究来确定其疗效。

3. 视频辅助下 SPD 切除

为了避免不能在直视下操作的问题，2014 年，由 Milone 等提出了一种新型的微创手术，即视频辅助下 SPD 切除。该技术在视频辅助下清除窦道内所有的毛发和碎屑，切口小，对周围组织损伤小，能够使患者快速恢复正常工作生活。在一项视频辅助下 SPD 切除技术与传统手术切除的随机对照试验中，术后随访 12 个月，前者的伤口感染率更低（1.3% vs. 7.2%），疼痛更轻，恢复工作时间更快（1.6 天 vs. 8.2 天），患者满意度更高。由于样本量有限，随访时间较短，没有报告这两种方法的长期随访数据。视频辅助下 SPD 切除技术治疗 SPD 有效，但需要专门的设备和技能，目前还缺乏大样本的临床研究证据。

推荐意见 11： 可以使用激光消融、视频辅助等微创技术治疗 SPD，但需要专门的设备和专业技能（证据质量：C，推荐强度：弱推荐）。

（四）伤口管理

一期缝合后放置引流管，有利于引流清除渗出液和冲洗创面。一项慢性 SPD 的非随机对照研究显示，一期缝合后放置引流管 2～6 天，可减少积液，避免伤口裂开，愈合时间短，复发率相似。结合使用真空辅助闭合（vacuum assisted closure，VAC）负压引流装置，可加快创面愈合，避免伤口感染、裂开和积液等术后并发症的发生。在一项前瞻性临床试验中，将49例SPD切除后进行开放愈合或VAC治疗的患者进行比较，发现VAC治疗的愈合时间更短（84天 vs. 93天），在2周的随访中，创面相对缩小（$P<0.05$）。另一项随机对照研究发现，与对照组相比，VAC组患者的愈合时间、恢复时间和术后疼痛时间明显缩短，患者在术后平均7.3天后可恢复日常活动，而常规治疗组平均恢复时间需15.9天。国内文献报道，引流管接负压吸引器，引流量<5ml/d时可予以拆除。建议外科医生根据患者情况，个体化地选择性使用引流装置。

推荐意见12：对于一期缝合的SPD患者，可根据具体情况酌情使用引流装置；结合真空辅助闭合负压引流装置可加快创面愈合，减少伤口感染、裂开和积液等术后并发症的发生（证据质量：A，推荐强度：强推荐）。

附录 D　出口梗阻型便秘诊治中国专家共识（2022 版）

出口梗阻型便秘（outlet obstructive constipation，OOC）是功能性便秘最常见的亚型，国外文献也称排粪梗阻综合征（obstructive defecation syndrome，ODS），约占慢性便秘的 60%。由于 OOC 临床症状多样、盆底解剖复杂，还涉及肛门功能和患者心理等多方面因素，其诊断和治疗具有争议。为了规范我国 OOC 的诊治流程，提高临床疗效和减少治疗并发症，由中国医师协会肛肠医师分会及其临床指南工作委员会牵头，中国中西医结合学会大肠肛门病专业委员会、中国女医师协会肛肠专业委员会和中华便秘医学会等共同发起，由《中华胃肠外科杂志》组织召集国内本研究领域的专家组成工作团队，在检索相关文献的基础上，结合国内外最新循证医学证据和临床经验进行共识的撰写，经过多次讨论修改，并对相关内容进行投票表决，达成了《出口梗阻型便秘诊治中国专家共识（2022 版）》。

本共识投票结果评价等级如下：a. 完全赞成（必不可少）；b. 部分赞成，但有一定保留；c. 赞成，但有较大保留；d. 不赞成，但有一定保留；e. 完全不赞成。本共识意见中的推荐等级根据投票结果分为：A 级指标（强烈推荐），即 a 得票比例≥80%；B 级指标（推荐），即 a 和 b 得票比例相加≥80%；C 级指标（建议），即 a、b 和 c 得票比例相加≥80%；未达 C 级指标则删除。最终由专家审阅定稿形成本共识意见。根据证据级别高低和专家投票结果，本共识将推荐等级分为“强烈推荐”“推荐”和“建议”3 个等级。

一、OOC 的诊断

推荐意见 1： OOC 的诊断为符合功能性便秘罗马Ⅳ诊断标准，病程至少 6 个月，近 3 个月满足以下诊断标准：①必须符合功能性便秘和（或）便秘型肠易激综合征的诊断标准。②在反复尝试排粪过程中，至少包括以下 1 条：球囊逼出试验或影像学检查证实，存在排出功能减弱或盆底松弛相关解剖学改变；压力测定和影像学或肌电图检查证实，盆底肌肉不协调收缩或括约肌基础静息压松弛率＜20%；压力测定或影像学检查证实，排粪时直肠推进力不足（推荐等级：强烈推荐；完全赞成率 91%，部分赞成率 9%）。

二、OOC 的分类

推荐意见 2： OOC 的分类根据功能性便秘罗马Ⅳ诊断标准的描述分为盆底痉挛型、盆底松弛型、直肠推动力不足型，以及兼有以上两种或两种以上类型的盆底混合型。其中，盆底痉挛型包括耻骨直肠肌综合征和盆底痉挛综合征等；盆底松弛型包括直肠前突、直肠黏膜内脱垂、直肠内套叠、会阴下降综合征和盆底疝等（推荐等级：推荐；完全赞成率 65%，部分赞成率 28%，赞成率 5%，不赞成率 2%）。

三、检查和评估

有便血、排粪习惯改变等肿瘤报警症状者，应常规进行直肠指检和直肠或纤维结肠镜检查，以排除肿瘤和炎性疾病，必要时增加心理评估。特异性辅助检查对于甄别 OOC 的亚型、严重程度和疗效评价有指导价值。

（一）详细询问病史

推荐意见 3： 详细询问病史，包括有关 OOC 的症状及病程、饮食习惯、胃肠道症状、伴随症状和疾病、用药情况及肛门盆腔手术史、排粪次数、粪便性状、排粪意识、是否存在排粪困难或不畅、排粪后有无排粪不尽及下坠感；进行精神和心理状态的评估（推荐等级：强烈推荐；完全赞成率 95%，部分赞成率 5%）。

（二）肛肠专科检查

推荐意见 4： 进行肛肠专科检查，通过肛门指检了解直肠内有无粪便滞留及其性状，了解有无肛管或直肠狭窄或直肠占位等情况，了解肛管括约肌、耻骨直肠肌的功能状况及有无直肠前突、直肠内脱垂等。检查时应注意观察会阴外形有无改变，有无肉眼可见的盆腔脏器脱垂，应该重视瓦尔萨尔瓦（Valsalva）及模拟排粪动作时盆底会阴的改变情况，必要时进行妇科及泌尿外科相关的协同查体。肛门镜检能看到松弛堆积的直肠黏膜及直肠孤立性溃疡等黏膜病变（推荐等级：强烈推荐；完全赞成率91%，部分赞成率9%）。

（三）排粪造影

排粪造影常用稀释的钡剂，X线造影可抓拍患者静息、提肛、力排及排粪后黏膜相，结合骨性标志线对OOC的亚型及严重程度进行分析，必要时可与盆底腹膜造影术同步进行，三重和（或）四重造影、盆腔动态多重造影可了解排粪过程中直肠周围脏器和盆底形态的改变，具有操作简单、价格低廉、图像直观、评价可靠的优点，是OOC最常用的检查方法。增加稀钡灌注量可显示左半结肠和全结肠，可发现结肠扩张、结肠冗长、肝曲或脾曲综合征等结肠形态异常，排除巨结肠或结肠冗长症等。动态磁共振排粪造影能实时显示盆腔脏器、盆底组织和直肠肛门在排粪时的运动与排空情况，与盆腔多重造影的价值相当，对盆底功能障碍性疾病类型的判断和手术方案的制定有重要参考价值。

推荐意见5：排粪造影能同时观察直肠的形态结构和排出功能异常。可用于评估肛门直肠功能，为手术方式选择提供可靠依据（推荐等级：强烈推荐；完全赞成率88%，部分赞成率7%，赞成率5%）。

（四）胃肠传输试验

胃肠传输试验（gastrointestinal transit test，GIT）常用不透X线的标志物。检查前3天禁服泻药及其他影响肠功能的药物。随标准餐顿服不透X线的20个标志物，服标志物后6h、24h、48h和72h各拍摄1张腹部X线片，根据结肠内标志物数量计算结肠传输时间和排出率。正常值为72h排除80%的标志物。根据结肠标志物的分布，有助于评估是否OOC。主要方法包括不透X线标志物法、少量钡餐法、氢呼气试验和闪烁荧光示踪法。不透X线标志物法在慢性便秘的临床诊断中应用最为广泛，必要时术前可完成2次或2次以上该检查，以提供更为准确的结果。氢呼气试验法和闪烁荧光示踪法目前在国内很少开展。

推荐意见6：GIT是评估结肠传输功能的重要方法，对评估慢传输型便秘胃肠运动功能障碍的严重程度和评估治疗效果有重要意义，也是评估混合型便秘的一种方法（推荐等级：强烈推荐；完全赞成率90%，部分赞成率5%，赞成率5%）。

（五）肛门直肠测压

肛门直肠测压检查指标包括肛管静息压、肛管最大收缩压、排粪弛缓反射、直肠肛管收缩反射和直肠肛管抑制反射、直肠感觉功能，以及直肠顺应性等，有传统的水灌注系统、高分辨率肛门直肠压力测定、消化道压力无线胶囊检测技术等，可用于肛门直肠疾病的动力评估、生物反馈的指导以及OOC术后疗效的评价，是一种无创伤、操作简便、安全系数高的检测技术。

推荐意见7：肛门直肠测压可用于鉴别肛门直肠功能的异常，识别肛门直肠感觉和（或）运动功能障碍，指导OOC各亚型的治疗（推荐等级：推荐；完全赞成率79%，部分赞成率19%，赞成率2%）。

（六）盆底肌电图

常用的是肛门括约肌肌电图、阴部神经体感诱发电位和球海绵体肌肌电图。盆底肌电图检查是观察静息或排粪状态时肛门外括约肌和耻骨直肠肌电活动的最佳手段。可对肛周神经或肌肉损伤进行定位和定性，可用于中枢神经系统（如帕金森病或多发性硬化等）或外周神经系统（如圆锥、马尾、骶丛和阴部神经）病变导致的神经源性便秘和肌源性便秘的鉴别诊断。盆底表面肌电检查可作为OOC类型区分的一种辅助手段和干预效果评价的方式。

推荐意见8：盆底肌电图作为鉴别神经源性便秘和肌源性便秘的辅助手段，可对肛周神经或肌肉损伤进行定位和定性（推荐等级：推荐；完全赞成率58%，部分赞成率40%，赞成率2%）。

（七）球囊逼出试验

球囊逼出试验常以50ml的球囊排出时间＞5min者为阳性。然而，球囊逼出试验正常并不能完全排除直肠推动力不足或盆底痉挛。

推荐意见9：球囊逼出试验能够反映肛门直肠对球囊的排出能力，可用于OOC的初步分类诊断（推荐等级：推荐；完全赞成率65%，部分赞成率33%，赞成率2%）。

（八）盆底超声

对于盆底松弛型OOC，盆底超声可发现直肠前突、会阴下降、直肠内套叠和肠疝等异常超声表现，其诊断效果与X线或MRI排粪造影相似，且易于进行实时和可重复的检查，具有较高诊断价值；但盆底超声由于检查时体位、操作者经验水平或探头压迫等原因，可能低估病变的严重程度。对于盆底痉挛型 OOC，盆底超声在观察直肠壁及肛门括约肌的层次、耻骨直肠肌的解剖形态及运动上有其独特的优势，能够评估静息及 Valsalva、模拟排粪动作时肛直角、肛门括约肌、耻骨直肠肌及肛提肌裂孔等的变化，为临床选择治疗方式及评估疗效提供多参数参考。经会阴超声剪切波弹性成像（shear wave elasticity imaging，SWE）近年来被用于定量评估耻骨直肠肌和肛提肌等盆底肌群的弹性及收缩功能，可指导临床及早进行盆底肌肉训练、评估盆底康复效果。

推荐意见 10：盆底超声能够观察膀胱尿道、宫颈阴道、肛管直肠的形态结构和 Valsalva 或模拟排粪动作时的实时功能状态，为临床治疗方式选择提供参考（推荐等级：推荐；完全赞成率 68%，部分赞成率 21%，赞成率 9%，不赞成率 2%）。

（九）心理评估

调整生活方式和经验治疗后，仍不能缓解便秘症状时，应特别注意对患者精神心理、睡眠状态和社会支持情况的评估，判断心理异常与便秘的因果关系。积极进行心理干预，以提高患者的疗效和生活质量，同时也为评估手术风险、审慎对合并严重精神心理障碍患者进行手术干预提供参考依据。

推荐意见 11：建议早期了解患者精神心理状态，对合并精神心理症状的便秘患者先进行必要的心理评估（推荐等级：强烈推荐；完全赞成率 91%，部分赞成率 9%）。

（十）疗效评价

推荐意见 12：OOC 的治疗效果评价主要依靠患者的排粪体验，患者治疗前后每周自主排粪次数、排粪时间、粪便排空满意度及相关伴随症状改善满意度（0～10 分），便秘评分系统（constipation scoring system，CSS）、克利夫兰诊所评分（Cleveland clinic score，CCS）、出口梗阻综合征评分（obstructed defaecation syndrome score，ODS）等多种评分量表等有一定参考价值（推荐等级：强烈推荐；完全赞成率 84%，部分赞成率 14%，赞成率：2%）。

四、治疗

（一）培养良好的饮食生活习惯

定时进餐，多食富含膳食纤维的食物，如新鲜蔬菜、水果、豆类和豆制品等有助于排粪。适当增加饮水量，多项研究推荐的饮水量为 1.5～2.0L/d。养成良好排粪习惯，晨起、餐后半小时定时排粪。痉挛型便秘患者可采取蹲位或马桶坐位脚部垫高姿势排粪。规律的作息时间、坚持运动锻炼、积极乐观的情绪也有助于排粪等生理功能。

推荐意见 13：OOC 需增加膳食纤维和水的摄入、增加运动等生活方式调整和养成良好排粪习惯（推荐等级：强烈推荐；完全赞成率 93%，部分赞成率 7%）。

（二）药物治疗

药物是治疗便秘最常用的方法，包括膨胀性泻药、渗透性泻药、刺激性泻药、润滑性泻药、促肠道动力药和促分泌药物等。药物的选择应该遵照慢性便秘的药物治疗原则，减少刺激性泻药的使用，避免长期使用刺激性泻药导致的结肠黑变病和电解质失调等不良反应。补充益生菌制剂，如双歧杆菌四联活菌片、枯草杆菌三联活菌等复合制剂，可调节胃肠道菌群失调，促进肠蠕动和改善胃肠动力，是目前推荐慢性便秘的长期辅助用药。

推荐意见 14：药物治疗对于缓解部分 OOC 患者的症状是有效的，但需注意避免长期使用刺激性泻药（推荐等级：强烈推荐；完全赞成率 88%，部分赞成率 7%，赞成率 5%）。

（三）生物反馈治疗

便秘的生物反馈治疗可分为压力介导和肌电介导两种类型，临床上以肌电生物反馈治疗常见，常配合其他康复治疗手段进行联合治疗，具备良好的安全性、有效性和简便性。生物反馈治疗通过改善肛门感觉、缓解盆底肌矛盾性收缩，以及诱发肛门括约肌松弛等机制，达到降低肛门括约肌和耻骨直肠肌的过度紧张、改善排粪生理行为和结直肠功能、重建正常的排粪模式的治疗效果。生物反馈治疗对盆底肌协同收缩异常类型的便秘，治疗改善率约 70%；长期改善率约 50%；且治疗效果受年龄、便秘症状评分和肠道功能等因素影响较小；是该类型患者的一线治疗选择。生物反馈治疗优于饮食调节、运动及常规泻药治疗和安慰剂。

推荐意见 15：生物反馈治疗是 OOC 患者常用治疗方法（推荐等级：推荐；完全赞成率 77%，部分赞成率 14%，赞成率 9%）。

（四）盆底功能训练

即有意识地对以肛提肌为主的盆底肌肉进行自主性收缩，以加强盆底肌肉力量，从而提高盆底肌肉力量和对膀胱、直肠的控制能力，改善便秘。凯格尔运动通过有节律地进行盆底肌肉群收缩锻炼，可使盆底损伤的神经肌肉被唤醒，盆底肌肉弹性和肌力增加，进而促进其功能恢复正常。此外，盆底功能训练也对直肠起到“唤醒”作用，刺激大脑提醒排粪。因此，通过盆底肌训练，可有效改善便秘，是一种主动、有意识地促进盆底功能恢复的非手术盆底肌训练方法，且随时都可进行。

推荐意见16： 盆底功能训练可改善部分松弛型OOC患者的症状，常与生物反馈治疗配合进行（推荐等级：推荐；完全赞成率77%，部分赞成率19%，赞成率2%，不赞成率2%）。

（五）心理干预

OOC与精神心理异常之间的关系尚不明确。但有研究认为，心理治疗可以明显改善OOC患者的症状及其心理异常，尤其对伴有抑郁症和（或）焦虑症等精神心理疾患的患者，其帮助更为重要。对于精神心理症状较轻者，在规范的便秘治疗同时，增加一般心理治疗，进行有效沟通、认知教育及排粪行为习惯训练等，就可以获得更好的效果。对于伴有存在较重精神心理症状者，应请精神心理专科医师会诊或转诊精神心理专科，由精神心理医师制订心理治疗方案，给予更为专业的专科治疗。

推荐意见17： 心理干预可以明显改善OOC患者的症状及其心理异常，对于伴有较重精神心理症状者，应请精神心理专科医师会诊，给予更为专业的专科治疗（推荐等级：强烈推荐；完全赞成率82%，部分赞成率16%，赞成率2%）。

五、中医中药治疗

（一）中药和针灸

中药（包括中成药制剂和汤剂）能有效缓解OCC症状，增加患者每周完全自发排粪的次数，安全性与安慰剂相似。中医药治疗需要辨证施治、分型论治。中成药芪黄通秘软胶囊等对老年或气虚型便秘患者有效。中药灌肠法的使用也逐渐广泛，已有研究表明，其可以通过调节氧化应激水平促进肠道蠕动，改善肛门直肠压力，进而缓解病情。根据中医经络学说，常用天枢、上巨虚、足三里、支沟、大肠俞等穴位，针刺的传入冲动可投射到大肠的接收范围，促进结直肠蠕动，增加排粪动力，具有双向调节效应，对痉挛型、松弛型OOC均有效。针刺八髎穴能显著改善排粪困难程度、排粪频率、排粪不尽感、排粪时间，调整直肠推动力。

推荐意见18： 中药（包括中成药制剂和汤剂）、针灸等辩证治疗，是OOC非手术治疗的重要手段之一，可缓解便秘症状，提高生活质量（推荐等级：推荐；完全赞成率53%，部分赞成率40%，赞成率7%）。

（二）骶神经调控

骶神经调控（sacral neuromodulation，SNM）早期称为骶神经刺激（sacral nerve stimulation，SNS），通过外接脉冲发生器，干预异常的骶神经反射弧，影响和调节骶神经效应器官的功能紊乱。3～10年的随访结果显示，47%的患者改善了便秘症状，尤其是在排粪障碍患者中更为显著，其作用机制并非改变肛管压力，而是使直肠阈值和紧迫感显著降低。2015年发表的《SNS治疗粪尿失禁和便秘的欧洲共同声明》认为，SNS治疗慢性便秘的证据尚不充分，仍需进一步研究证实，但当慢传输型便秘和（或）功能性排粪障碍患者（排除器质性梗阻）的便秘症状持续超过1年，且其他治疗无效时可考虑行SNS。

推荐意见19： SNM可用于治疗常规方法无效的OOC（推荐等级：推荐；完全赞成率47%，部分赞成率49%，赞成率4%）。

六、外科治疗

推荐意见20： 针对经过非手术治疗后收效不大、经便秘特殊检查显示，有明显异常的中度及以上便秘患者，可以考虑手术治疗，但对合并明显精神心理异常的重度便秘患者需要慎重手术（推荐等级：推荐；完全赞成率70%，部分赞成率28%，赞成率2%）。

（一）盆底痉挛型便秘的外科治疗

目前研究认为，盆底痉挛型便秘的发病机制在于脊神经的γ反射和交感－反射异常，以及盆底肌肉超负荷收缩导致的缺血痉挛和TrP痉挛（TrP-spasm，即板肌点痉挛）。国外便秘指南中均建议采用以生物反馈及肉毒杆菌毒素注射（botulinum toxin injection，BTX）治疗为主。手术只针对缺血痉挛和TrP－痉挛及保守治疗无效而有强烈手术意愿的患者。

盆底痉挛型便秘手术指征：①有粪便变细、排粪困难、费力、费时等典型的临床表现；②排粪造影有典型的 X 线表现异常；③半年以上长期严格的保守治疗无效；④结肠运输试验正常或轻度延长，有明显直肠滞留现象；⑤球囊自直肠排出时间超过 5min 或不能排出；⑥肛直角变小，肛管≤4cm。

推荐意见 21： 盆底痉挛型便秘其手术治疗疗效不确切，故手术治疗须严格掌握手术指征。应首选生物反馈、A 型肉毒杆菌毒素注射治疗等非手术治疗（推荐等级：推荐；完全赞成率 67%，部分赞成率 28%，赞成率 5%）。

盆底痉挛型便秘的治疗方案包括以下几种。

(1) 扩肛术（anal dilation）：通过机械扩张来缓解耻骨直肠肌痉挛，增加粪便排出。有手法扩肛和机械扩肛等，机械扩张器可逐渐增大型号，也有扩张加振动的方法，或者与生物反馈联合使用。一般需要局部麻醉使得扩肛更为有效。优点是不需要手术，没有改变局部解剖结构，可反复进行；缺点是没有改变耻骨直肠肌厚度，停止扩肛术后可能复发，操作粗暴或过度可引起肛裂和短时间肛门失禁。手法扩肛一般需要达到 4 个手指并拢过第一个关节，器械扩张采用逐级扩张的方法。扩肛术被认为是治疗耻骨直肠肌痉挛型便秘首选和最简单的治疗方法；有效率达 46.3%～77.3%。

推荐意见 22： 扩肛术可用于耻骨直肠肌痉挛引起的盆底痉挛型 OOC 的治疗（推荐等级：推荐；完全赞成率 37%，部分赞成率 46%，赞成率 12%，不赞成率 5%）。

(2) 耻骨直肠肌部分切除术（transanal partial excision of puborectalis，TPEP）：TPEP 通过经肛门切除部分耻骨直肠肌以缓解盆底痉挛，促进粪便排出。TPEP 被认为能够降低肛管压力，恢复盆底痉挛型便秘解剖结构异常。目前文献检索缺乏大样本随机对照研究证据，国内外早期报道其术后有效率为 60%～89%，有一定的肛门失禁风险，需要严格掌握手术适应证。国内有报道采用中医挂线（seton）和小针刀疗法替代传统 TPEP 可减少失禁风险。但目前尚缺乏多中心大样本随机对照研究数据的支持。

推荐意见 23： TPEP 可用于非手术治疗无效的耻骨直肠肌痉挛引起的盆底痉挛型 OOC，但疗效不确切，应慎重选择，由经验丰富的医生完成（推荐等级：建议；完全赞成率 58%，部分赞成率 24%，赞成率 9%，不赞成率 9%）。

(3) 肉毒毒素注射（botulinum toxin，BTX）：BTX 是用肉毒杆菌产生的一种细菌外毒素进行注射治疗。肉毒毒素能作用于周围运动神经末梢神经肌肉接点，抑制突触前膜乙酸胆碱的释放，引起肌肉松弛性麻痹，对耻骨直肠肌综合征、肛门失弛缓征等有较好的疗效。BTX 有多种亚型，其中 A 型 BTX（BTXA）在我国已被批准用于临床。BTXA 局部注射作为治疗 OOC 的方法，治疗后患者耻骨直肠肌反常收缩减少，自然排粪次数增多，具有创伤小、早期疗效确切的优点，超声引导下注射更好。不足之处在于肉毒毒素可被代谢，部分患者需要在几个月后重复注射治疗，且存在不良反应和过敏现象。注射早期症状改善率为 77%（29.2%～100%）；注射后 4 个月有效率下降至 46%。

推荐意见 24： BTX 可改善高张力耻骨直肠肌痉挛引起的盆底痉挛型 OOC 症状，与生物反馈配合使用可提高疗效（推荐等级：推荐；完全赞成率 47%，部分赞成率 47%，赞成率 4%，不赞成率 2%）。

（二）盆底松弛型便秘的外科治疗

治疗决策的选择应综合考虑脱垂程度及部位、合并症（包括是否合并前盆和中盆脱垂）、盆底整体功能情况、患者认知和意愿，以及疾病对患者生活质量的影响（包括年龄、是否有生育要求等）、既往盆腔及会阴手术史等因素，从而制订个体化的策略。手术应在“不治疗没有症状的体征，也不治疗没有体征的症状”原则下，注重微创化，修补相关组织缺陷，恢复解剖结构。严格掌握手术适应证，减少因过度治疗带来的风险。

推荐意见 25： 盆底松弛型便秘治疗的目的在于减轻和（或）消除伴随的排粪困难、肛门阻塞感、肛门坠胀、里急后重感等相关症状，提高生活质量。手术主要适用于非手术治疗效果不佳并有明显影像学盆底松弛表现的患者（推荐等级：推荐；完全赞成率 63%，部分赞成率 37%）。

盆底松弛型便秘的手术方式选择如下。

(1) 直肠内套叠（直肠内脱垂）相关便秘：直肠内套叠总体疗效欠佳，目前尚无一种公认的最佳治疗方案。直肠内套叠的手术指征为出口梗阻症状明显、经系统的非手术治疗后疗效差及排粪造影检查显示有明显的直肠内脱垂。

推荐意见 26： 经严格非手术治疗无效，影像学显示有明显直肠内套叠（直肠内脱垂）改变的患者，可考虑手术治疗（推荐等级：强烈推荐；完全赞成率82%，部分赞成率14%，赞成率2%，不赞成率2%）。

手术入路包括经肛门手术和经腹手术。经肛门手术的方式包括经肛吻合器直肠切除术（stapled transanal rectal resection，STARR）、吻合器痔上黏膜环切钉合术（procedure for prolapse and hemorrhoids，PPH）、经会阴直肠黏膜剥除肌层折叠术（Delorme）和硬化剂注射术等。直肠黏膜脱垂可考虑PPH手术，伴有直肠外脱垂的可考虑Delorme手术，硬化剂注射等术式可作为补充术式。文献对于STARR的报道较多，欧洲STARR协作组对2224例行STARR的出口梗阻便秘患者进行了1年的随访，结果显示OOC评分、症状严重程度评分和便秘症状均较术前显著改善；STARR的满意度可达64%～86%。

经腹手术包括各种直肠悬吊固定手术如功能性直肠悬吊术、直肠前补片悬吊固定术（Ripstein术）、腹腔镜下腹侧补片固定术（LVMR）等，其中LVMR总有效率可达86%～93%，并发症发生率为10%，逐渐成为国外治疗直肠脱垂（包括直肠内脱垂）较为主流的术式。其在纠正脱垂、提高盆底后，患者排粪功能和便秘症状会得到很好的改善。研究显示，LVMR在老年及合并有肛门失禁而不宜行STARR的患者中有更好的远期疗效和更少的并发症。

(2) 直肠前突相关便秘：直肠前突是盆底松弛型便秘的常见原因之一，多合并有其他解剖异常。经肛门、阴道、会阴和腹部等手术入路均可达到修 补薄弱区域、加固直肠阴道隔的作用。①经肛门手术：主要有PPH、STARR、TST-STARR、Contour-STARR和Bresler术等；②经阴道手术：经阴道切开直肠前突修补术；③经会阴手术：经会阴切开修补术及补片植入手术；④经腹手术：主要是LVMR。本共识主要针对结直肠肛门外科医生，且与经阴道修补相比，经肛修补能同时解决患者的其他肛肠疾病。因此，对于经阴道修补手术未予评价。

(3) 单纯的PPH较少应用于直肠前突相关便秘。STARR后症状缓解率可达到83%～93%。Meta分析文献报道的4464例OOC患者行STARR的临床资料，证实了STARR的安全性和有效性；但STARR的远期疗效存在一定缺陷，复发率可达24%。

TSTSTARR术利用容积较大的吻合器手术、Bresler术（或改良）使用腔镜直线切割闭合器在临床的应用中都取得了较好的效果。但没有较多的循证依据支持。

LVMR的有效率为76%～92%；具有更好的长期功能结果，并发症少，复发率低，其10年长期随访中，症状复发率为14.3%。但是，也应该重视LVMR的不良反应，尤其是补片侵蚀，发生率为2.4%左右。文献报道，LVMR和STARR都可有效治疗OOC，但是LVMR在改善整体盆底症状评分方面具有显著优势。因此，LVMR更适合伴有会阴下降、直肠内脱垂等复杂盆底的直肠前突患者。

推荐意见27：对于直肠前突，STARR的疗效较为确切，TSTSTARR术经肛腔镜切割缝合器直肠前突修补术（Bresler术）效果也较好，LVMR更适合伴有会阴下降、直肠内套叠的直肠前突患者，且远期疗效具有优势（推荐等级：推荐；完全赞成率54%，部分赞成率44%，赞成率2%）。

(4) 盆底疝相关便秘

推荐意见28：手术治疗主要是消除异常加深的Doglas窝、抬高盆底，对便秘症状严重的患者，要同时修复其他合并存在的如子宫后倒等异常。各种直肠悬吊固定手术如功能性直肠悬吊术、Ripstein术、LVMR等可作为选择（推荐等级推荐；完全赞成率63%，部分赞成率23%，赞成率14%）。

(5) 会阴下降综合征（descending perineum syndrome，DPS）相关便秘：DPS的手术治疗是一个复杂问题，经肛门、经阴道和经会阴等多种方法均可修复直肠内脱垂、直肠前突等部分解剖学改变，但对DPS本身效果不佳。目前认为，经腹的直肠固定术效果较好，LVMR可同时改DPS。腹腔镜骶骨阴道固定术有效率可达86.4%～94.6%；复发率为10.0%～11.5%。

推荐意见29：DPS的手术治疗效果欠佳，LVMR和腹腔镜骶骨阴道固定术可作为选择（推荐等级：推荐；完全赞成率44%，部分赞成率38%，赞成率14%，不赞成率2%，完全不赞成率2%）。

（三）直肠推动力不足型便秘的治疗

直肠推动力不足，又称排粪推进力不足，是指压力测定显示直肠推进力不足，伴或不伴肛门括约肌和（或）盆底肌不协调性收缩。据报道，功能性排粪障碍中，排粪动力不足者可达40.7%，患者的生活质量较正常人明显降低。

直肠推动力不足型便秘的诊断基于肛门直肠测压及各种动态排粪造影、盆腔动态多重造影、磁共振排粪造影等检查。直肠推动力不足型便秘病因复杂，文献报道较少。在临床上与慢传输型便秘、OOC 和混合型便秘有较多的重叠。治疗的方法应该围绕解除影响直肠推动的解剖异常、缩短结直肠传输距离、增加直肠推动力，从而达到改善临床症状的目标。直肠推动力不足无法通过常规外科手术治疗，其他类型便秘行外科手术前也应行肛门直肠测压、球囊排出试验或各种动态排粪造影、盆腔动态多重造影、磁共振排粪造影等检查，以明确是否合并严重的直肠推动力不足。

对于直肠推动力不足型便秘，可考虑使用促动力剂如普芦卡必利等，需要注意的是应避免长期应用或滥用刺激性泻剂。电刺激生物反馈应作为直肠推动力不足型便秘的首选治疗之一。骶神经刺激（SNS）对部分直肠推动力不足型便秘显示出了较好的疗效，尤其对部分一般治疗，包括生物反馈治疗无效的直肠推动力不足型便秘患者是一种有前景的治疗方式。对严重影响生活质量，现有所有治疗失败的患者，可考虑肠造口治疗。

推荐意见 30：由于直肠推动力不足型便秘的病因复杂，常合并存在便秘的慢传输型、盆底痉挛型和盆底松弛型患者中，目前尚无公认的治疗方法，且效果较差。在确定便秘行手术治疗前需仔细鉴别，排除严重的直肠推动力不足（推荐等级：强烈推荐；完全赞成率 80%，部分赞成率 9%，赞成率 9%，不赞成率 2%）。

盆底混合型便秘的治疗：盆底混合型便秘是临床中遇到的主要类型。便秘治疗的目的在于减轻和（或）消除伴随的排粪困难、肛门阻塞感、肛门坠胀、里急后重感等相关症状，提高患者的生活质量。因此，治疗决策的选择应综合考虑患者的便秘类型及程度、盆底整体功能情况、患者认知和意愿、便秘对生活质量的影响、年龄、是否有生育要求、既往盆腔及会阴手术史等因素，制订个体化策略。

推荐意见 31：针对同时具有多种类型的盆底混合型便秘的治疗，尤其是手术治疗之前，应优先考虑盆底痉挛和直肠推动力不足的评估，可考虑分步骤的治疗方案，制订个体化策略（推荐等级：推荐；完全赞成率 74%，部分赞成率 21%，赞成率 5%）。

附录E　排粪失禁临床诊治中国专家共识（2022版）

排粪失禁是指年龄>4岁，在既往可以自制的前提下，出现不能控制粪便或气体的情况，病史持续时间至少1个月。其病因复杂多样，目前研究表明，年龄增长、肥胖、白种人，以及存在身体残疾、糖尿病、肠易激综合征、炎性肠病、神经系统疾病、尿失禁、分娩、肛肠手术史和肛交史等，均为排粪失禁发生的危险因素。近期流行病学调查显示，我国城市中，成年女性排粪失禁的患病率0.43%；农村地区老年人（65岁及以上）的患病率为12.3%；国外报道的患病率普遍较高。作为一种临床常见的肛门直肠疾病，排粪失禁严重影响患者的身心健康和生活质量。为更好地提高我国排粪失禁的诊治水平，由中国医师协会肛肠医师分会、中国医师协会肛肠医师分会肛肠疾病专家委员会和中国医师协会肛肠医师分会临床指南工作委员会共同发起，在《中华胃肠外科杂志》编辑部组织下，召集国内本领域专家成立工作小组，在检索相关文献的基础上，结合国内外最新循证医学证据和临床经验，针对排粪失禁诊断和治疗相关的临床问题，逐条进行讨论和投票表决，并由第三方计票。经过反复修改，最终形成本共识。根据证据级别由高到低及专家投票结果，本共识将推荐等级分为“强烈推荐”“推荐”和“建议”3个等级，旨在规范排粪失禁的临床处理流程以提高疗效。

一、诊断评估

（一）病史询问（推荐等级：强烈推荐）

详细的病史询问，有助于对患者的起病因素进行判断，包括是否有先天性肛门畸形、手术史、创伤史或放疗史等，是否有神经系统和泌尿系统疾病史，女性患者是否有产伤史等。此外，应详细了解排粪失禁的持续时间、排粪频率、粪便性状、排粪意识和诊治经历等。

（二）评分工具（推荐等级：强烈推荐）

使用评分工具，可以对排粪失禁的类型、发生频率及其对生活质量的影响进行描述和评价。常用评分工具包括排粪失禁严重指数（fecal incontinence severity index，FISI）、排粪失禁生活质量量表（fecal incontinence quality of life scale，FIQL）、克利夫兰排粪失禁评分（Cleveland clinic incontinence score，CCIS）等。目前对患者精神心理状态在排粪失禁中的评估日渐重视。

（三）体格检查（推荐等级：强烈推荐）

体格检查的内容主要包括肛周视诊和肛管直肠指检，同时建议进行神经系统、认知和活动能力方面的查体。肛周视诊包括对肛周皮肤、脱出肛管，以及直肠黏膜的视诊。视诊时应特别注意肛周形态、肛周皮肤是否发红或存在皮损、有无手术瘢痕和会阴体厚度，以及有无其他疾病如直肠脱垂等。肛管直肠指检时，可先用棉签或钝针轻触肛周4个象限的皮肤，来评估会阴感觉和肛门反射，正常情况下，会引起肛门反射收缩，如果收缩减弱或消失，应怀疑神经病变。肛管直肠指检时嘱患者做提肛和排粪动作，可初步评估肛门括约肌的完整性、肛管紧张度以及盆底肌肉运动协调性等。另外，也可初步排除直肠肿瘤、粪便嵌塞等其他导致排粪失禁的病因。

（四）专科检查

1. 肛门镜和直肠镜检查（推荐等级：强烈推荐）

可初步排除因炎性肠病或肛管直肠新生物等因素导致的排粪失禁。

2. 肛门直肠压力测定（推荐等级：强烈推荐）

肛门直肠压力测定（anorectal manometry，ARM）是指通过肛门直肠测压仪压力感受器，将导管所受到的压力经换能器转变为电信号，再显示为直肠肛管压力形态图，进而获取肛管直肠的生理数据，包括肛管静息压和收缩压、肛管高压带长度和肛管压力分布等。其可以用于评估肛门括约肌功能受损程度和直肠敏感性异常。排粪失禁患者的肛管静息压和收缩压显著下降，肛管高压区长度变短或消失。

该检查对排粪失禁的诊断具有重要意义。可指导治疗的选择以及对治疗手段进行疗效评价。

3. 经直肠腔内超声（推荐等级：推荐）

经直肠腔内超声（transrectal ultrasound，TRUS）是将超声探头插入肛管直肠内，记录耻骨直肠肌、肛门内括约肌、肛门外括约肌和肛管的横断面图像。该检查对于排粪失禁患者，尤其是经阴道分娩或既往有肛肠手术史的患者的诊断具有较高的敏感性，可明确肛门括约肌有无损伤或缺如。

4. 磁共振成像（推荐等级：推荐）

MRI 在盆腔脏器的显像清晰度方面具有优势。对于考虑因肛管及肛周解剖结构异常所致的排粪失禁患者，盆腔或肛管 MRI 具有较高的诊断价值。同时，对于治疗方案的制订有良好的指导作用。尤其是肛门括约肌成形手术，手术前后 MRI 对比，可以显示括约肌形态及完整度。

5. 直肠感觉和顺应性测定（推荐等级：强烈推荐）

临床上常采用人工简单扩张球囊来反映肛门直肠感觉及顺应性。其适用于评估排粪失禁患 者的肛门直肠敏感性和顺应性异常，也可用于评估治疗手段的疗效。操作方法如下：将导管插入直肠内，用注射器或气泵向球囊中持续（1～5ml/s）或间断（10ml/s）注入空气，患者随着球囊扩张的程度，报告以下感觉：首次感知、出现便意、强烈便意、最大便意或疼痛，检查者记录各节点的球囊扩张体积。由于正常人的直肠最大容量阈值<350ml，伦敦共识建议球囊的容量应>400ml。随着技术的更新，快速电子恒压器使用无张力球囊替代了传统 的弹性球囊，提供了远优于目前临床实践中使用的 弹性球囊的体积测量。

6. 球囊逼出试验（推荐等级：强烈推荐）

要求受试者在预设时间内将球囊排出。其主要应用于排粪失禁伴功能性排粪障碍患者。由于许多盆底肌肉收缩不协调的患者在试验中仍可正常排出球囊，因此该试验不足以单独作为诊断依据，需辅以其他检查结果综合分析。

7. 盆底肌电图（推荐等级：推荐）

盆底肌电图是通过记录肌肉的生物电活动以判断神经肌肉功能变化的一种检测方法，盆底肌收缩产生的动作电位经放大而被记录下来的曲线称之为盆底肌电图。盆底肌电图主要适用于神经损伤后排粪失禁，用于了解阴部神经和（或）盆底肌肉功能，也可作为治疗前后疗效评价的工具。临床上联合 ARM，可提高排粪失禁的诊断准确率。

8. 排粪造影（推荐等级：推荐）

分为 X 线排粪造影和 MRI 排粪造影。X 线排粪造影能显示直肠壁形态和盆底运动，MRI 排粪造影能对盆底各结构进行成像。主要应用于排便障碍型便秘的辅助诊断，对于排粪失禁的诊断价值较低，但对于合并直肠前突或直肠脱垂的排粪失禁患者，可以提供有价值的参考信息。

9. 结肠镜（推荐等级：推荐）

结肠镜检查对排粪失禁的诊断和治疗价值有限，但对于排粪失禁合并便血、黏液脓血便、里急后重或排粪急迫感的患者，提示存在结肠镜筛查适应证。通过结肠镜检查可 明确是否合并其他结直肠病变。

10. 阴部神经末梢运动潜伏期检测（推荐等级：建议）

阴部神经末梢运动潜伏期（pudendal nerve terminal motor latency，PNTML）是检测通过阴部神经末端的最快神经传导，进而评估阴部神经及括约肌的完整性。PNTML 目前仅测量传导最快且完整的神经传导，而非肛门直肠的整个神经支配。因此，它不能检测到所有排粪失禁受试者的神经病变，部分原因是神经病变可能涉及并延伸到阴部神经的末端。故该手段在排粪失禁诊疗中的作用尚存在争议。

二、治疗

治疗原则为通过综合治疗及日常管理，根除或减轻排粪失禁的症状，改善患者生活质量（图 E-1）。

（一）基础治疗（推荐等级：强烈推荐）

对于排粪失禁患者，可以从调整饮食习惯、液体摄入量和排粪习惯等方面来改善症状。既往的研究表明，近 1/3 的患者可通过调整饮食来减轻排粪失禁的症状或预防其发生。常见的导致排粪失禁加重的膳食有富含咖啡因饮食、糖替代品和乳糖等。研究表明，低可发酵低聚糖、二糖和单糖及多元醇饮食法，可以作为治疗排粪失禁和肠易激综合征的有效手段。虽然补充膳食纤维可改变粪便质地，但对括约肌功能受损患者，纤维摄入增加会导致粪便量和粪便所含液体量增加，一定程度上会加重失禁症状。排粪习惯和行为训练对于养成规律排粪很重要。患者可通过使用排粪日记或问卷调查表，对个人饮食生活习惯进行自我评估，以进一步了解诱发或加

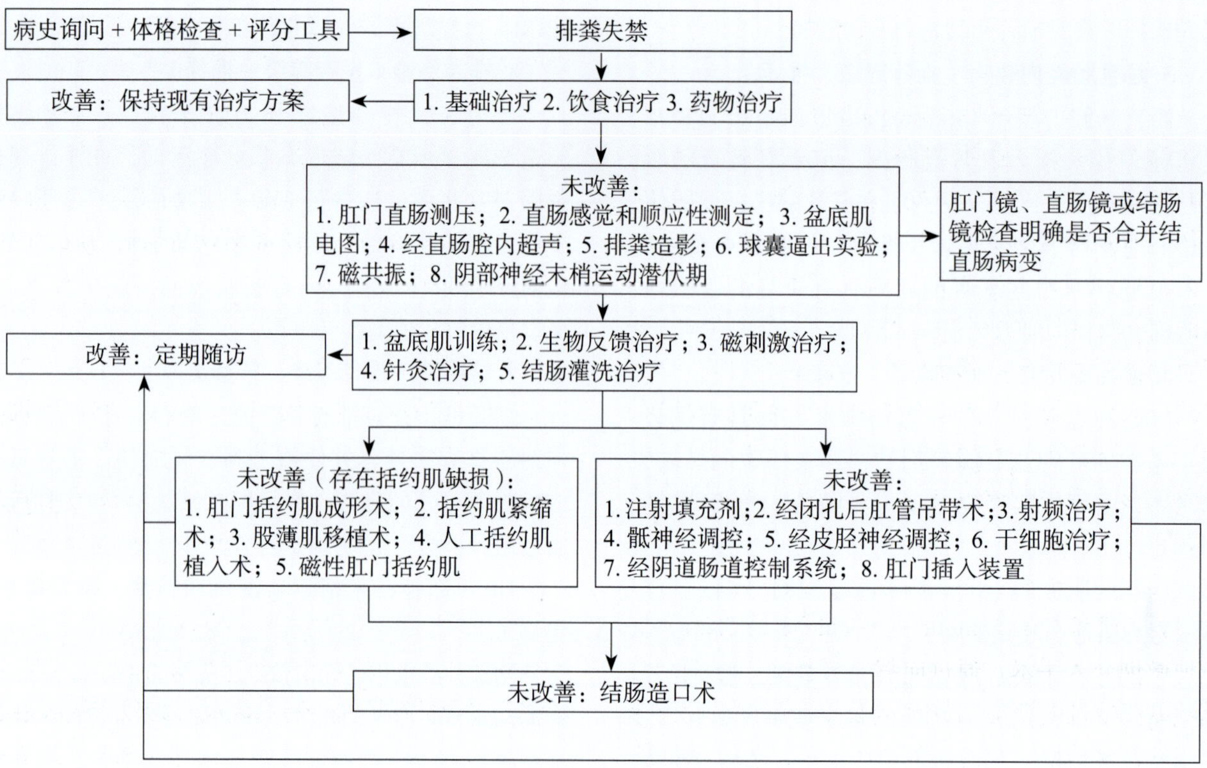

▲ 图 E-1　排粪失禁诊治流程

重病情的日常饮食生活习惯，从而进行调整或摒除。

（二）药物治疗（推荐等级：推荐）

针对排粪失禁发生的病因，选择相应的西药或中医药进行治疗。例如对于大部分患者，可选用洛哌丁胺等抗腹泻药物延缓结肠传输并减少粪便量；对于长期存在排粪障碍、粪便嵌塞以致漏粪的患者，可使用通粪药物进行干预。

（三）非手术治疗

1. 生物反馈治疗（推荐等级：强烈推荐）

生物反馈治疗属于行为疗法，通过电位探头，将放置部位的电位或压力信息经系统处理，以视觉或听觉等直观方式传递给使用者，患者按指令交替进行盆底肌肉的收缩和放松训练，以此形成条件反射。生物反馈治疗应被作为排粪失禁患者和括约肌部分自主收缩功能保留患者的初级治疗方法。尤其当患者在经过单纯饮食调整、药物治疗和其他护理措施治疗无效时，可以选择生物反馈治疗。生物反馈治疗是一种无痛、无创的盆底肌认知性训练，尤其对肛门括约肌完整、直肠感觉功能下降的患者效果良好。

2. 盆底肌训练（推荐等级：强烈推荐）

以凯格尔运动为主的盆底肌训练，目前广泛应用于盆底功能障碍性疾病的预防和治疗，可以改善盆底肌肉功能。其优势在于对治疗的时间和地点没有特别的要求，适用性较强。但对于排粪失禁的治疗效果，目前仍不确切。

3. 磁刺激治疗（推荐等级：推荐）

磁刺激治疗是通过在刺激部位产生感应电场，进而引发神经轴突去极化，由神经去极化引起肌肉活动的反复激活，进而增强肌肉的力量和耐力。应用模式目前主要包括盆底磁刺激和骶神经磁刺激。磁刺激治疗是一种新颖、安全而无创的治疗手段，但其临床效果仍然需要进一步证实。

4. 结肠灌洗治疗（推荐等级：推荐）

该治疗是通过结肠灌洗治疗（retrograde colonic irrigation，RCI）减少粪便不自主地排出以达到缓解排粪失禁症状的目的。方法如下：患者排粪时，将插入肛管直肠内的导管与装有 0.5～1.0L 的温水袋子连接，并将水灌入肠道内。有报道其对于排粪失禁的有效率达到了 41%。但目前仍缺少多中心、大样本的 RCT 研究证实其在排粪失禁治疗中的效用。

（四）手术治疗

1. 肛门括约肌修复成形术（推荐等级：强烈推荐）

该术式是通过修补缺损的肛门括约肌，从而恢复其功能。对于经阴道分娩、肛门直肠手术或盆腔创伤等所致的括约肌损伤患者，可以通过该术式进行治疗。其短期改善效果显著，但随时间的推移，括约肌功能往往逐渐下降，然而仍有相当部分的患者对生活质量的改善感到满意。在未找到确切的疗效减退因素（如再次阴道分娩造成括约肌再次损伤等）前，应避免再次进行括约肌重建。对肛门括约肌修复成形术后失败的患者，要更积极地选择可替代的有效治疗方法。

2. 骶神经调控（推荐等级：强烈推荐）

骶神经调控（sacral neuromodulation，SNM）是一种微创介入手术，通过向特定骶孔植入电极，将低频电流通过电极持续刺激兴奋或抑制该节段骶神经，从而影响该骶神经支配的靶器官及盆底肌群的功能，达到治疗作用。SNM 的操作分为两期，一期为局部麻醉下植入电极进入骶 3 神经孔，通过 2～4 周的患者个人体验及疗效评估后，再决定是接受永久性植入、还是拔除电极并终止治疗；二期为骶神经调节器永久性植入。该术式适用于保守治疗失败后的排粪失禁患者，可以明显改善患者排粪失禁的症状。SNM 在 2011 年被美国食品和药品管理局（food and drug administration，FDA）批准用于排粪失禁的治疗。无论有无括约肌缺陷，美国结直肠外科医师协会（American Society of Colon and Rectal Surgeons，ASCRS）强烈建议将 SNM 作为排粪失禁的一线手术选择。但在国内仍然处于起步阶段。目前，可充电式 SNM 系统已经诞生并应用于临床。

3. 人工肛门括约肌植入术和磁性肛门括约肌（推荐等级：建议）

1997 年，Christiansen 将人工尿道括约肌改良为人工肛门括约肌，通过将其植入肛周以控制排粪行为。它是一个可扩充的套囊式装置，由硅橡胶管分别连接着储液囊和控制泵，由控制泵对整个装置进行控制操作。当装置内充满液体时，储液囊能维持一定的压力，使环绕肠管周围的钳夹套囊膨胀，从而夹闭肠管；当需要排粪时，患者操作控制泵将液体泵入储液囊，使套囊收缩、肠腔开放。人工肛门括约肌植入术仅适用于其他治疗无效、严重括约肌缺损、先天性畸形及脊髓损伤所致神经源性排粪失禁的患者，或因手术所致肠功能障碍但肛管结构完整的患者。国外研究证实短期内有效，长期预后仍不明确。磁性肛门括约肌是排粪失禁患者的一种较新的治疗选择。磁性肛门括约肌装置是一圈磁珠，通过手术植入肛门括约肌周围以加强括约肌。国内目前鲜有报道。

4. 经闭孔肛管后吊带术（推荐等级：建议）

有学者基于肛直角的重要性而研发出了人工吊带支撑直肠后壁，进而治疗排粪失禁。其作用机制尚未完全明确，但被认为可通过支持耻骨直肠肌而加强肛直角。术后 12 个月随访中，69% 的患者达到了治疗目标。但目前仍缺乏大样本及长期的随访研究。

5. 股薄肌移植术（推荐等级：建议）

股薄肌移植术是将股薄肌连同相关血管神经束转移至肛周进行排粪控制。该术式 1952 年首次在国外开展，引进国内后经过多次改良。适用于初次手术修复效果不佳的肛门括约肌损伤。术后恢复情况因排粪失禁原因而异，与单纯括约肌结构缺陷者相比，伴有感觉缺陷的患者疗效较差。

6. 填充剂注射治疗（推荐等级：建议）

该疗法是通过向肛门括约肌间注射填充剂，增加肛管中的组织容积，进而增加肛管压力，防止粪便渗漏。其主要适用于轻度的被动性排粪失禁患者。常用的填充剂有 10 余种，透明质酸右旋体凝胶（NASHA Dx）应用较为广泛。该治疗的最终作用仍不确定，需要进一步的大样本研究来加以证实。

7. 肛门括约肌紧缩术（推荐等级：建议）

该手术由国外引进，最初采用银丝环植入法治疗排粪失禁。后多数医家采用银丝、烙制线或硅胶圈植入肛门括约肌周围皮下组织，紧缩肛门括约肌从而治疗排粪失禁。该术式短期疗效尚可，远期并发症较多，疗效较差。目前临床上少有使用。

8. 射频治疗（推荐等级：建议）

射频治疗是通过温控技术将热量传导至肛管从而治疗排粪失禁。但目前该治疗方式在排粪失禁中的疗效仍有争议。

9. 结肠造口术（推荐等级：建议）

该术式主要应用于对其他治疗方式无效或者拒

绝接受其他治疗方法的患者。良好的造口对排粪失禁的控制非常有效，其主要缺点是患者对该术式或长期造口有一定心理负担。当其他治疗方法不适用或治疗失败时，结肠造口术可使患者回归日常生活，提高生活质量。

（五）中医针灸治疗（推荐等级：推荐）

排粪失禁的针灸治疗方法主要包括针刺法、电针、艾灸等操作方式，根据经脉循行和主治特点，刺激体表经络腧穴，以疏通经气，调节人体脏腑气血功能，从而达到治疗疾病的目的。其主要作用机制是通过刺激特定部位的神经纤维，调节其支配区域神经和（或）器官功能，亦可对受损神经和肌肉起到修复作用，临床疗效满意。针刺常用取穴为八髎穴、足三里和肾俞穴等。

（六）其他治疗

1. 经皮胫神经电刺激（推荐等级：建议）

经皮胫神经电刺激（percutaneous tibial nerve stimulation，PTNS）是通过将电极刺入内踝上方的胫后神经体表投影 位置的皮肤，通过电流刺激胫后神经，引起与 SNM 相似的肛门直肠神经肌肉功能变化。PTNS 最早用于尿失禁的治疗，现已逐步应用于治疗排粪失禁。但其对排粪失禁的临床意义仍未确定。

2. 干细胞治疗（推荐等级：建议）

干细胞治疗是通过将干细胞注入肛门外括约肌以刺激肌肉分化和生长，进而改善括约肌功能。干细胞主要有肌肉来源的肌源性干细胞和骨髓或脂肪来源的间充质干细胞。其未来有不错的发展前景，但目前需要进一步研究确定其适应证及最合适的细胞类型和标准化的细胞制备方法等。

3. 经阴道肠道控制系统（推荐等级：建议）

经阴道肠道控制系统是一种辅助治疗手段，该系统由带气囊的阴道插入物和压力调节泵组成。插入物由硅氧烷涂层的不锈钢基底和球囊组成，利用远端直肠中的动态机制来模拟排粪动作，使得患者可以控制排粪。一项纳入 137 例患者的多中心研究显示，73 例中度排粪失禁且能够保留装置的患者，在 12 个月时的有效率高达 94%。但仍需大样本的随机对照研究来进一步证实。

4. 肛门插入装置（推荐等级：建议）

主要是指特制的肛门塞，患者可自主将肛门塞插入直肠远端，阻止粪便非自主通过，达到缓解排粪失禁的目的。有研究显示，73 例排粪失禁患者中，有 77% 完成软硅胶肛门塞的插入和随访，在 12 周的治疗时间内，患者排粪失禁频率的改善超过 50%。该方法简便易行，但目前研究数据仍有限。

附录 F　便秘经肛给药治疗中国专家共识（2022 版）

便秘是一种（组）临床症状，表现为排粪困难和（或）排粪次数减少及粪便干硬。排粪困难包括排粪费力、排出困难、肛门直肠堵塞感、排粪不尽感、排粪费时，以及需手法辅助排粪；排粪次数减少指每周排粪<3 次。偶发的便秘多因生活环境或工作节奏发生变化或临时用药的不良反应或受到刺激后情绪波动等所致，一般可自然缓解。而慢性便秘病程至少应为 6 个月。主要由器质性疾病、功能性疾病及药物三大类病因所致；遗传因素、饮食或不良排粪习惯、妊娠及老年、营养不良、心理障碍等也会引起或加重慢性便秘。便秘可发生于任何年龄；尤其孕产妇和老年人群中患病率较高。因此，临床需要关注不同年龄、不同生理时期、不同基础疾患的便秘特点，来确定治疗方法。

经肛给药是治疗便秘、改善排粪状态的最常用方法之一，具有便捷、有效、全身影响小等优点。但不同年龄、不同药物和制剂类型，经肛给药的方法、剂量不同，对促进排粪的效果也有较大的差别。目前，国内外尚无可遵循的临床实践相关专家共识。由中国医师协会肛肠医师分会和中华医学会外科学分会结直肠外科学组牵头，《中华胃肠外科杂志》编辑部召集国内相关领域的专家，结合国内外最新循证医学证据，对便秘常用经肛给药制剂、给药原则与方式进行归纳和整理，并将中医药治疗专列出来，依据 GRADE 系统进行证据质量评估及推荐强度分级，见表 F-1。旨在指导合理选择药物和剂型、科学掌握不同药物和剂 型的使用方法，以提高便秘经肛给药临床应用的 有效性和安全性。

一、经肛给药的原则与方式

经肛给药可直接润滑肛门直肠内的粪块，促进排粪；也可因药物的容积效应诱发肛门直肠的排粪反射；或者由于液体溶解碎裂粪块以易排出；还可由于直肠黏膜的快速吸收，诱发直肠的动力加强以促进排粪。但不同的药物具有不同的作用机制，经肛给药治疗便秘推荐如下原则。

（一）根据便秘的类型选择不同的经肛给药制剂

推荐意见 1： 应根据便秘的类型，选择不同的经肛给药制剂。偶然性便秘可选择开塞露、磷酸钠盐灌肠液和多库酯钠制剂。长期慢性便秘可选择甘油栓剂，慢传输型便秘可选择直肠可吸收的促动力药，出口梗阻型便秘可选择具容积效应、润滑粪便、碎裂粪块的药物（推荐等级：强推荐）。

（二）根据便秘的使用人群选择不同的经肛给药制剂

推荐意见 2： 应根据便秘的使用人群，选择不同的经肛给药制剂。婴幼儿及儿童可首选作用缓和、对患者刺激小的甘油栓剂；成年患者可选择栓剂或灌肠剂；年老体弱者建议选用甘油栓剂；孕妇应慎用经肛给药，必须时选择对直肠刺激小的制剂；阿片类药物便秘可临时用开塞露（推荐等级：强推荐）。

（三）不同的经肛给药制剂应采用不同的使用方法

推荐意见 3： 应根据不同的经肛给药制剂采用不同的使用方法，如液态制剂经肛给药，需将灌肠管缓慢塞入肛门内 5～10cm 深度，且需避免划伤直肠壁，使用后需平卧 5～10min，防止液体外流而丧失药效。栓剂经肛给药，需缓慢塞入肛门内，深度达 1～2 个示指指节，保持药物在肛门内停留 15～30min 以上直至有便意，期间患者可自由行动（推荐等级：强推荐）。

（四）要对患者加强科普教育，避免肛门直肠损伤等情况的发生

推荐意见 4： 要对患者加强科普教育，避免肛门直肠损伤等情况的发生。经肛给药制剂的给药方式和使用剂量以及周期，应严格按照说明书进行，医护人员要帮助选择合适制剂并详细指导患者及其家人，以减少不良反应和意外事件的发生（推荐等级：强推荐）。

表 F-1 推荐分级的评估、制定与评价（GRADE）证据质量描述

分 级	具体描述
证据强度分级	
高（A）	非常有把握观察值效应值接近真实值效应值
中（B）	对观察值效应值有中等把握：观察值效应值有可能接近真实值效应值，但也有可能差别较大
低（C）	对观察值效应值的把握有限：观察值效应值可能与真实值有很大差别
极低（D）	对观察值效应值几乎没有把握：观察值效应值与真实值效应值可能有极大差别
推荐强度分级	
强推荐	明确显示干预措施利大于弊或者弊大于利
弱推荐	利弊不确定，或无论质量高低的证据均显示利弊相当

二、便秘常用经肛给药的制剂及其用法

（一）国内上市的经肛给药制剂

1. 甘油栓

甘油栓主要成分是甘油，具有吸湿性和润滑性，进入肠道后，可润滑并刺激肠壁，软化粪便。甘油栓有肥皂基质、硬脂酸钠基质和明胶基质 3 种，其中明胶基质的质地更柔软，主要适用于儿科和体弱人群。甘油栓临床可用于治疗老年患者的粪便嵌塞、妇产科术后及产后尿潴留和婴幼儿的肠道清洁，以及改善乙状结肠镜下直肠黏膜的视野；可缩短术后患者的胃肠恢复时间，解决术后排气困难或便秘。甘油栓疗效明确、作用温和且质地柔软，避免了药物对肠道黏膜的刺激和损伤，不良反应少见，故适用需长期用药的患者。甘油栓易于操作，给药后保持药物在肛门内停留 15～30min 以上直至有便意即可。

推荐意见 5：甘油栓质地柔软，有吸湿和润滑性，可适用于任何年龄的便秘及粪便嵌塞（推荐等级：强推荐）。

2. 开塞露

开塞露是一种液体灌肠制剂，分为 2 种，一种主要成分为甘油，另一种主要成分为山梨醇（有较高的渗透压）。开塞露能够通过软化粪便、润滑肠壁、刺激肠道蠕动从而达到促进排粪的效果。开塞露常用于治疗成人和儿童便秘。其临床应用广泛，但高渗作用对肠壁的刺激可使患者产生依赖性。长期使用可能会导致提肛肌松弛不良，病情严重者甚至会出现提肛肌明显肥厚，用力排粪时出现痉挛、僵硬、反复收缩等松弛障碍现象。开塞露经肛给药，需平卧 5～10min，防止药液外溢；并注意药液的温度，以及因药剂开口处偏硬造成疼痛不适感或损伤局部皮肤等。

推荐意见 6：开塞露为最常用的液体灌肠制剂，有高渗、润肠和促进排粪的作用，可适用于任何人群的便秘。但长期使用有一定不良反应及副损伤（推荐等级：强推荐）。

3. 磷酸钠盐灌肠液

其主要成分为磷酸氢二钠和磷酸二氢钠。药理研究证实，磷酸钠盐灌肠液主要作用是在肠道中形成高渗环境，进而使肠道内水分增加，同时增加粪便含水量以促进粪便的排泄。磷酸钠盐灌肠液可用于解除偶然性便秘或直肠检查前灌肠清洁肠道。在清洁肠道的同时，不会引起腹痛、肠痉挛及灌肠后排粪次数频繁等问题，且少有灌肠液外流及肛门不适或疼痛症状，患者依从性良好，且操作简便。但如过量使用可能会导致低钙血症、高磷酸盐血症、高钠血症、脱水及酸中毒等。长期使用或可增加肾损伤的风险。其给药方式为常见的液体经肛给药方式。

推荐意见 7：磷酸钠盐灌肠液可增加粪便含水量，促进排粪，不良反应少，但过量时会影响内环境，长期使用或可增加肾损伤风险（推荐等级：强推荐）。

4. 液体石蜡

液体石蜡是一种矿物油，一般为无色半透明油

状液体。液体石蜡属于润滑性泻剂，经直肠给药，通过润滑肠壁、软化粪便发挥作用。液体石蜡适用于有便秘症状的老年人、儿童，伴高血压、动脉瘤或痔的便秘患者，以及术后排粪困难的患者。液体石蜡作用温和，对于粪便干结或肛门括约肌松弛的老年患者尤为适用，但目前无特定的灌肠制剂上市，一般为医院或家庭配制灌肠，操作较为烦琐。液体石蜡的给药方式通常采用生理盐水加液体石蜡灌肠法。

推荐意见8：液体石蜡为矿物油，属润滑性泻剂，常用于老年和儿童患者，目前无特定的灌肠制剂上市，可与生理盐水调配使用（推荐等级：强推荐）。

5. 甘油灌肠剂

其主要成分为甘油，含量为46.8%。甘油属于润滑性泻药，能够润滑刺激肠壁，软化粪便使其易于排出。甘油灌肠剂临床用于清 洁灌肠或便秘。作用较为温和，在治疗便秘过程中，甘油灌肠剂经肛门注入，一次剂量视便秘程度而定，一般为20～110ml。对于肠道穿孔患者、恶心呕吐或剧烈腹痛患者及痔伴有出血的患者禁用。有报道，甘油灌肠剂可引起荨麻疹和急性肾损伤。甘油灌肠剂是一种液体灌肠剂，临床给药方式与一般的液体经肛给药制剂相同，通常需他人辅助使用。

推荐意见9：甘油灌肠剂为润滑性泻剂，可用于清洁灌肠或便秘患者，一次剂量为20～110ml，偶有荨麻疹和急性肾损伤（推荐等级：强推荐）。

6. 复方角菜酸酯栓

复方角菜酸酯栓是由角菜酸酯、二氧化钛和氧化锌组成，其主要活性成分为角菜酸酯，是一种海藻中提取的天然藻胶，在潮湿环境下形成有弹性的黏液样胶体，可黏附在直肠肛管黏膜表面长达12h，保护受损直肠黏膜并将其与刺激物及污染物隔离，同时使粪便润滑易于排出。二氧化钛和氧化锌具有止痒、减轻肛管直肠的充血和炎性反应、收敛，以及促进愈合的作用，临床用于治疗痔疮合并便秘。对复方角菜酸酯栓剂成分过敏者禁用，过敏体质者慎用，妊娠和哺乳期妇女可安全使用。

推荐意见10：复方角菜酸酯栓可在直肠形成黏液样弹性凝胶，保护直肠黏膜同时顺滑粪便，适用于痔疮合并便秘患者，妊娠和哺乳期妇女可安全使用（推荐等级：强推荐）。

7. 其他灌肠剂

主要包括乳果糖和甘露醇。乳果糖是由半乳糖与果糖组成的二糖，为淡黄色透明的黏稠液体。其属于渗透性泻药，通过渗透作用增加结肠内容量，刺激结肠蠕动，保持粪便通畅，缓解便秘，同时恢复结肠的生理节律。乳果糖用于灌肠时，经肛给药可缓解便秘和恢复结肠的生理性蠕动。临床有使用一次性吸痰管推注乳果糖口服液保留灌肠的做法。与口服乳果糖比较，其治疗便秘有效率较高。目前，乳果糖灌肠临床应用并不广泛。给药方式为常见的液体经肛给药，但灌肠时需用石蜡润滑给药管的前端，插入深度为5～10cm，注入时的药液温度以33℃为宜。

推荐意见11：乳果糖属渗透性泻药，可恢复结肠的生理节律，保留灌肠可缓解便秘（推荐等级：强推荐）。

甘露醇是山梨糖醇的同分异构体，属于多糖醇。甘露醇进入肠道后，其高渗作用会使水分从肠壁渗至肠道，增加肠腔内渗透压，增加肠内容物的含水量，从而刺激肠壁，促进肠蠕动，加快粪便的排泄。临床上甘露醇可作为灌肠剂，用于老年性和除外结肠或直肠手术后早期的便秘患者，一般15～30min后会有便意，粪便增多。由于国内甘露醇灌肠剂一般为医院内配制使用，尚无甘露醇灌肠制剂上市，故甘露醇灌肠治疗便秘的临床应用较少。甘露醇灌肠的给药方式为常见的液体经肛给药方式，通常采用温水加甘露醇灌肠，操作较为烦琐。

推荐意见12：甘露醇属多糖醇，增加直肠含水量和渗透压，刺激排粪，但无特定的灌肠制剂上市，低温易结晶（推荐等级：弱推荐）。

8. 经肛给药的中药制剂

根据文献报道，中药亦可有效缓解慢性便秘的症状。中医临床有将生白术、桃仁和肉苁蓉等制成煎剂后加温至40℃进行灌肠；也有将单味芒硝、生大黄粉、柴胡承气汤、通腑合剂和肠毒清煎剂等通过灌肠给药，治疗老年便秘，临床疗效较好。见表F-2。

推荐意见13：中医有独特的理论体系。生白术、桃仁、肉苁蓉、芒硝、生大黄粉和柴胡等为主药的经典汤剂经肛给药对便秘有较好疗效，但芒硝、大黄等单药灌肠慎用（推荐等级：强推荐）。

（二）国外上市的经肛给药制剂

1. 多库酯钠制剂

多库酯钠制剂是一种具有乳化和清洁特性的表

表 F-2　中药经肛给药汤剂及用法要求

药　物	具体描述
单味芒硝	30g 芒硝溶于 40℃温水，溶解后灌肠
生大黄粉	10～15g 免煎生大黄粉溶于沸水中搅匀后过滤，待药液温度降至 38℃后进行灌肠，取左侧卧位，药液滴完后注入温开水 5～10ml
柴胡承气汤	加入芒硝后按照不保留灌肠法操作，在 5min 内灌毕，药液保留 5～10min 后可排粪
通腑合剂	加热至 40℃左右，采取头低臀高左侧位，观察时间≥15min，灌肠后平卧 5～10min 助于排粪
肠毒清煎剂	患者臀部抬高 10cm；用较细的肛管轻柔插入肛门 10～15cm；药液温度保持在 40℃；药液滴速宜慢，灌肠压力要低，灌肠器中液面距肛门＜30cm，使药液易于保留，促使粪便排出

面活性剂，通过渗透作用来软化粪便。多库酯钠上市的制剂有灌肠剂和直肠凝胶，均用于治疗偶然性便秘。多库酯钠灌肠剂禁用于出现腹痛、恶心或呕吐症状的患者，如在使用过程中出现直肠出血，需停止使用。多库酯钠直肠凝胶禁用于患有肠梗阻、腹痛、严重痔、肛裂、出血性直肠炎、肛门出血的患者，其不良反应发生率低，如腹泻、直肠充血等非常罕见。多库酯钠灌肠剂给药方式为常见的液体经肛给药方式，无特殊注意事项。多库酯钠直肠凝胶给药方式为将导管完全插入直肠，然后用力挤出内容物，需静止 5～10min。

推荐意见 14： 多库酯钠为表面活性剂，通过渗透来软化粪便，多用于偶然性便秘，禁用于腹痛、呕吐及直肠出血的患者（推荐等级：弱推荐）。

2. 复方碳酸氢钠栓

复方碳酸氢钠栓是一种复方制剂，含有碳酸氢钠和磷酸二氢钠。其在肠内会逐渐以微球状态产生二氧化碳气体，促进肠蠕动，达到接近自然的排粪效果。复方碳酸氢钠栓多用于治疗 12 岁以上儿童及成人的便秘，一般约在 18min 以后开始排粪。其主要不良反应为轻度刺激感、下腹疼痛、不适感、腹泻和残留粪便感等。

推荐意见 15： 复方碳酸氢钠栓在肠内可产生二氧化碳气体，促进排粪，多用于 12 岁以上儿童及成人，有轻度刺激及腹泻等不良反应（推荐等级：弱推荐）

3. 比沙可啶栓

比沙可啶栓的主要成分是比沙可啶，是一种刺激性泻药，通过对肠黏膜的直接作用，刺激其感觉神经末梢，引起直肠反射性蠕动增强而导致排粪。比沙可啶栓可用于治疗便秘以及消化道检查或手术前后肠道内容物的清除，作用在 15～60mi 内显现，效力约是酚酞的 5 倍。比沙可啶栓禁用于 6 岁以下儿童、孕妇、急腹症和炎性肠病患者。不良反应常见有刺激性、引起直肠炎或过度腹泻。使用注意事项较多，如便秘伴有急性腹痛者应在医生指导下使用；不宜长期应用；使用阿片等镇痛药的癌症患者耐受性差，不宜与之合用。

推荐意见 16： 比沙可啶是口服促肠道动力的刺激性泻药，栓剂可经肛给药，治疗便秘及肠道准备，有一定不良反应（推荐等级：弱推荐）。

三、结语

经肛给药制剂是治疗便秘不可缺少的药物，合理规范使用经肛给药制剂可以显著提高疗效，降低不良反应发生率，控制疾病进程。一些临床使用多年的药物，如甘油栓剂，在临床诊疗或护理过程中，如能兼顾患者用药感受和治疗效果，给患者提供尽可能充分的指导，对于提高患者对疾病的认知和药物使用依从性，实现康复治疗非常重要。较大剂量的灌肠制剂对剧烈腹痛、痔伴明显出血者禁用。国外上市的一些经肛给药制剂，如多库酯钠、比沙可啶栓等，如在国内获批上市用于治疗便秘，将会给患者带来更多的选择（表 F-3）。

表 F-3　治疗慢性便秘的不同制剂作用机制和优缺点及给药要点

经肛给药制剂	作用机制	优缺点	给药要点	使用人群	特殊病例	推荐级别
甘油栓	润滑性泻药	作用温和，依从性高	在肛门内停留 15～30min 以上	新生儿、儿童、青少年、成年和老年人	孕妇、术后、卒中、使用阿片类的患者可用	强推荐
复方角菜酸	润滑保护药	治疗痔疮合并便秘，使用安全	在肛门内停留 15～30min 以上	成年人、青少年、无孕产妇	无	强推荐
比沙可啶栓	刺激性泻药	疗效明确，禁忌和不良反应较多	在肛门内停留 15～30min 以上	成年人	孕妇禁用	弱推荐
复方碳酸氢钠栓	产生二氧化碳气体，促进肠蠕动	接近自然的排粪，不良反应较多	在肛门内停留 15～30min 以上	儿童、青少年、成年人	无	弱推荐
液体石蜡灌肠剂	润滑性泻药	作用温和，有不良反应	给药管缓慢塞入肛门内 5～10cm, 给药后平卧 5～10min	成年人	无	强推荐
甘油灌肠剂	润滑性泻药	作用温和，给药液体量较大，操作不便	给药管缓慢塞入肛门内 5～10cm, 给药后平卧 5～10min, 注意药液温度	儿童、青少年、成年人	术后、卒中患者可用	强推荐
开塞露	渗透性、润滑性泻药	疗效明确，长期使用会产生依赖性	缓慢塞入肛门内 5～10cm, 给药后平卧 5～10min	儿童，青少年、成年人	术后、卒中患者可用	强推荐
磷酸钠盐灌肠液	渗透性泻药	操作简便，长期使用增加肾脏损伤风险	给药后需维持姿势 5～10min	成年人	无	强推荐
乳果糖灌肠液	渗透性泻药	治疗便秘有效，临床经验少	石蜡润滑给药管的前端，插入深入 5～10cm 给药，注意药液温度	成年人	无	强推荐
甘露醇灌肠液	渗透性灌肠液	治疗便秘有效，临床经验少	给药管缓慢塞入肛门内 5～10cm, 给药后平卧 5～10min, 天冷易结晶	成年人	无	弱推荐
多库酯钠灌肠剂	渗透性泻药	疗效明确，禁忌证多	给药管缓慢塞入肛门内 5～10cm, 给药后平卧 5～10min	成年人	无	弱推荐

附录G　肛周坏死性筋膜炎临床诊治中国专家共识（2019版）

肛周坏死性筋膜炎（perianal necrotizing fasciitis，PNF）是一种早期诊断困难、进展迅速的严重感染性疾病，如果治疗不及时，可导致脓毒血症及多器官衰竭，甚至死亡。目前，我国尚缺乏统一规范的PNF诊治共识或指南，致各医疗机构诊治水平参差不齐。未能正确认识疾病的严重程度，会延误最初的清创手术，从而增加病死率。为了进一步推动我国PNF的规范化诊断和治疗，中国医师协会肛肠医师分会临床指南工作委员会的专家，通过借鉴国外最新指南及文献，结合我国的研究成果及临床实践，对关键内容进行充分反复讨论，并对争议问题进行投票，最终形成了《肛周坏死性筋膜炎临床诊治中国专家共识（2019版）》，为我国PNF的临床诊疗实践提供指导意见。

一、疾病概述

PNF是由多种细菌协同作用导致的、以肛周和会阴三角区皮肤和软组织坏死并蔓延为特征的暴发性感染性疾病，可累及皮肤和软组织，包括真皮、皮下脂肪和筋膜，严重时侵及肌肉及其他组织。发病率较低，为（1.6～3.3）/100 000。早期诊断困难，临床进展迅速，病死率较高，最新文献报道病死率为9%～25%，甚至更高。PNF多见于男性，平均发病年龄为50.9岁。一旦疑诊为PNF，必须进行积极的局部治疗和全身治疗。其治疗原则是早期外科切开引流，彻底清除局部坏死组织，应用大剂量广谱抗生素，积极予以营养支持治疗。

二、PNF的初步评估

（一）病因和病理

PNF是由多种细菌混合感染、需氧菌和厌氧菌协同作用的结果。最常见的有大肠埃希菌、链球菌、葡萄球菌、拟杆菌类、克雷伯菌、梭状芽孢杆菌和念珠菌等。在生理情况下，这些病原菌毒性很低，不会对人体造成危害，但存在易感因素如糖尿病、免疫抑制、营养不良、滥用毒品、周围性血管疾病、肾功能衰竭、恶性肿瘤或肥胖等的患者，一旦发生皮肤或消化道等的侵袭性损伤，上述细菌就会变成致病菌，产生极强的毒性和破坏力。其特征性组织学表现为：皮下坏死，多形核细胞浸润，血管内纤维性血栓形成，坏死筋膜和真皮内可见病原微生物；需氧菌诱导血小板聚集和补体沉积，厌氧菌如拟杆菌产生肝素酶和胶原酶，激活血管中血栓形成，皮肤和软组织发生缺血、坏死；链球菌和葡萄球菌产生透明质酸酶、链激酶和链道酶，使坏死和缺血组织部位的吞噬细胞功能严重受损，导致感染坏死迅速发展，组织溶解，局部表现为奇臭的血性渗液、坏死。厌氧菌产生的氢气和氮气在皮下组织内聚集，导致捻发音的产生。

（二）临床表现和诊断

PNF通常发病隐匿，其早期表现与肛周蜂窝组织炎及肛周脓肿的症状相似，仅表现为肛周或会阴区局部皮肤红肿疼痛；男性患者伴有阴囊肿胀，继而出现张力性水疱、表皮坏死呈紫黑色、破溃后有恶臭的洗肉水样稀薄液体；局部检查时有明显捻发音。部分患者早期阶段可能表现不明显，但有时数小时内病情急剧恶化，出现持续高热、心动过速、容量不足、贫血、电解质紊乱、意识障碍等脓毒性休克症状。若没有恰当及时治疗，最终可导致多脏器功能衰竭、甚至死亡。

诊断主要建立在临床表现的基础上，结合必要的实验室检查。白细胞明显增多，常高于20×10^9/L，出现低蛋白血症、贫血、血小板减少、高血糖症和低钠血症等。CT、磁共振成像（MRI）及超声检查可探及肛周组织结构紊乱和气体形成，并可确定健康组织边缘及软组织中的液体，帮助了解病变的进展情况。对于重症患者，不必等待完善所有检查，因为等待过程中病情可能会突然恶化，延误最佳手术时机。

三、治疗

本病治疗的关键在于早期诊断，及时治疗。主要的治疗原则包括：早期彻底清创引流，使用广谱抗生素，予以营养支持治疗，监测生命体征，反复评估病情。治疗流程见图 G–1（专家赞成率 100%）。

（一）一般准备

1. 患者优化

在不延迟初次清创时间的前提下，术前应优化患者生理状况。脓毒症患者应给予积极的液体复苏和正性肌力或血管活性药物支持；对于危重患者，应开放中心静脉通路，放置导尿管和鼻饲管，给予肠内营养；气管插管和机械通气也是必要的；请麻醉科医师会诊，首选全身麻醉；应查血型和交叉配血，备血液制品（专家赞成率 95%）。

2. 抗生素的使用

在未确定致病菌之前，早期应经验性、足量、规范地使用广谱抗生素。通常选用 2～3 联抗生素联合使用，如三代或四代头孢菌素、克林霉素、甲硝唑等，必要时可予碳青霉烯类抗生素；根据病情轻重，使用疗程在 1～2 周。根据细菌培养及药敏试验及时更换敏感的抗生素。（专家赞成率 90%）

3. 术中准备

根据病变受累范围选择合适体位。在患者进入手术室之前，应将手术室温度调至 30°C，特别是病变范围大、需要显露大面积体表或生命体征不平稳患者，低温会加重凝血障碍和出血。（专家赞成率 95%）

（二）手术治疗

1. 疑诊患者的手术探查

当疑诊 PNF（败血症、临床症状迅速恶化、皮肤坏死或水疱及皮肤捻发音、男性阴囊肿胀）时，基于组织外观应进行一定范围的清创手术，通过探查以明确诊断。虽然多数 PNF 患者早期临床表现不明显，有的可能有上呼吸道或轻微皮肤感染史，但有时数小时内病情就会急剧恶化，一些严重的 PNF 发生在没有明显诱因的年轻患者身上，感染可能导致广泛的软组织坏死。如果未能认识到疾病的严重程度，会延误初始清创，进而延误确定性治疗。手

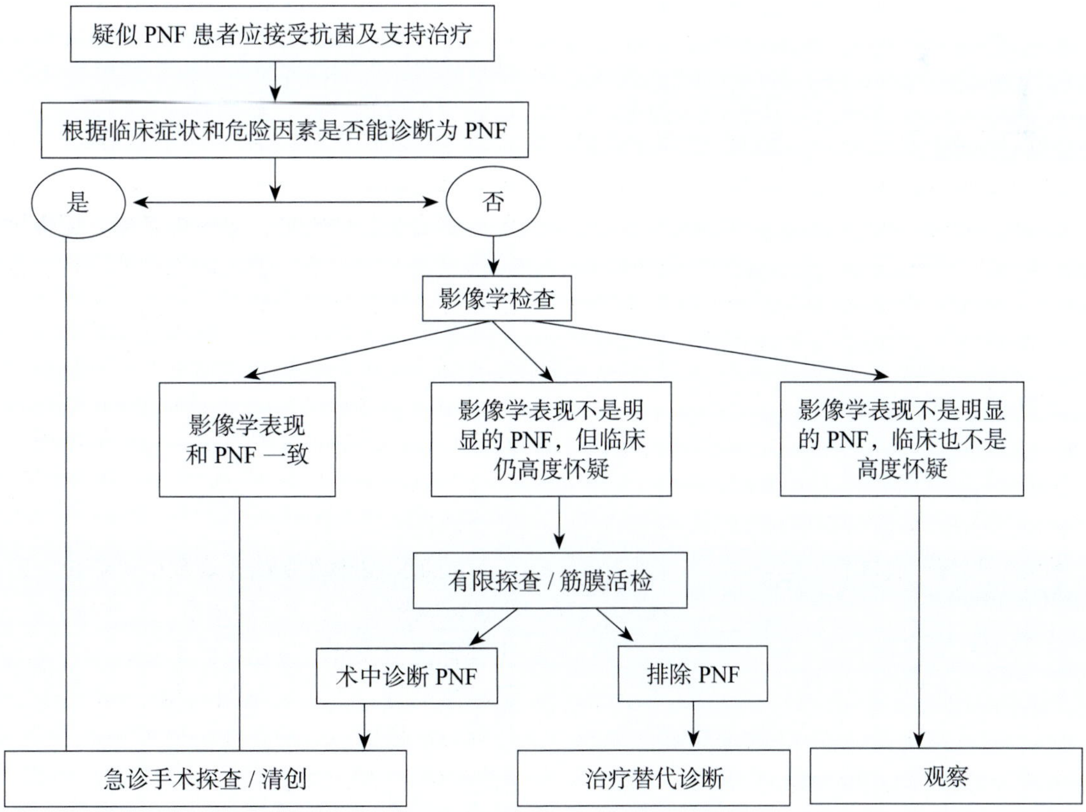

▲ 图 G–1　肛周坏死性筋膜炎治疗流程

术治疗的延误与更高的病死率相关。在一项研究中显示，年龄和入院 24h 后进行清创，是引起高病死率的独立危险因素。另一项研究显示，使用坏死性筋膜炎实验室风险指数（laboratory risk indicator for necrotizing fascitis，LRINEC）评分（表 G-1），24h 后清创可导致病死率增加 9 倍（专家赞成率 95%）。

基于研究数据，建议患者在首诊做出疑似诊断的医院进行初始清创，以便更快地控制感染源，只要有适当经验的外科医生，就可立即进行手术。对于疑诊 PNF 的患者，可做一小的皮肤切口，并将其分离至筋膜层；已经确诊 PNF 的患者，所涉及的筋膜不会黏附在相邻的组织，外科医生可以用手指沿着筋膜平面很容易地进行分离；也可局部探查深部的脂肪和肌肉是否受累。一旦初始清创完成，病情许可情况下，应转诊至三级综合性医院，因其具备多学科诊疗环境，对于处理这种复杂性质和严重程度的伤口，以及随后进行的组织重建及康复治疗更为有利（专家赞成率 95%）。

表 G-1 坏死性筋膜炎实验室风险指数评分（LRINEC）

变 量	数 值	分 值
C 反应蛋白（mg/L）	＜150	0
	≥150	4
白细胞计数（个 /mm^3）	＜15	0
	15~25	1
	＞25	2
血红蛋白（g）	＞135	0
	110~135	1
	＜110	2
血清钠（mmol/L）	≥135	0
	＜135	2
血清肌酐（mmol/L）	＜141	0
	＞141	2
血浆葡萄糖（mmol/L）	≤10	0
	＞10	1
风险（%）		
低危	＜50	≤5
中危	50~75	6～7
高危	＞75	≥8

2. 清创手术

使用手术刀片和组织剪，从明显坏死皮肤或病灶中心切开，建议环形清创模式，从最严重的区域逐渐向外扩展，直到健康的软组织出血为止。根据皮肤的外观，坏死区域通常远远超出最初预期的范围。应彻底探查伤口的边缘和深度，以确保完全切除坏死组织。若皮肤没有感染坏死，可行减压引流切口，清除皮下坏死组织，切口之间予松挂线对口引流，对感染累及深部的腔隙予置管引流。若清创不彻底，可增加患者感染性休克和肝肾功能衰竭的发生率。由于本病可危及生命，对清创后是否需要采取进一步的皮肤覆盖和重建措施，应放在次要位置，但对于男性应保护睾丸，必要时可将其植入股窝内，待二期修复重建。术中应避免注射稀释的肾上腺素，尽管可减少出血，但肾上腺素注射会促进沿筋膜平面的感染播散或损害组织活力，出血时可使用电灼法止血。在清创过程中，应从多个部位获得多个组织活检和培养物，进行微生物学和组织学评估以确认致病菌，指导敏感抗生素和抗菌敷料的选择应用。伤口边缘的标本也可行病理检查，以确认手术是否已彻底清除所有坏死和感染组织。使用广谱抗菌液，如 0.025% 次氯酸钠或过氧化氢反复冲洗伤口，但对深部组织不推荐使用过氧化氢冲洗，以防发生气体栓塞。抗菌敷料及纱布覆盖固定，送回重症监护室进行后续治疗（专家赞成率 95%）。

3. 辅助手术

若术中发现病情比术前评估更严重，应与患者或家属讨论，是否需行转移性结肠造口术，并告知该疾病的真实预后。对于肛周大范围感染、甚至累及直肠、盆腔和腹膜后的患者，可从转移性结肠造口术中受益，以减少肠道细菌对继发性伤口污染的风险。术前讨论应确定造口的位置、造口方法（腹腔镜或开放）及可能的回纳时机（专家赞成率 95%）。

四、围术期管理

（一）二次手术和后续清创术

如果患者生命体征继续恶化，在保证患者安全情况下，可行 MRI 检查以明确是否有残留坏死感染灶，必要时进行二次手术再次清创。常规换药时，对于小范围的坏死组织，应及时清创，平均需要 3～4 次清创。除了标准的术后血液检查和定期临床评估外，建议每 6～8 小时检测 1 次降钙素原、C 反应蛋白（C reactive protein，CRP）和乳酸水平，因为这些实验室感染标志物有助于确定重复清创的时机。其中降钙素原与感染严重程度和器官功能障碍密切相关，也有助于指导抗菌药物的使用时间及疗效评估（专家赞成率 95%）。

（二）伤口管理

1. 敷料

使用抗菌敷料是为伤口愈合提供最佳的环境。抗菌敷料在外科清创术中发挥重要作用，可减少生物负荷和表面污染。抗菌材料包括 0.025% 次氯酸钠、聚六亚甲基双胍 / 甜菜碱、碘伏、醋酸、醋酸麦芬胺和各种银离子敷料（专家赞成率 95%）。

2. 负压伤口疗法

目前已将该负压疗法用于 PNF 的治疗。该方法就是对肛周和会阴部创面完全封闭，并持续负压吸引。有文献报道，将负压封闭引流技术应用于 PNF 清创术后创面的治疗，可减少疼痛，加快愈合（专家赞成率 95%）。

3. 高压氧治疗

关于高压氧治疗，证据表明是有益的。证据表明，韦氏梭酸芽孢杆菌感染的患者在初始清创后进行高压氧治疗可以获益。在我国，有使用高压氧作为 PNF 辅助治疗的成功经验，认为高压氧可以改善局部组织供氧，为伤口愈合提供有利条件，增强吞噬细胞功能，减轻局部组织水肿，提高周围正常组织对致病菌的抵抗能力，有效改善患者预后（专家赞成率 95%）。

4. 疼痛管理

PNF 患者在整个过程经历严重的疼痛和焦虑。建议使用非甾体类消炎镇痛药如帕瑞昔布、氟比洛芬酯等，疼痛会损害身体和社会心理康复，并增加异常性疼痛或痛觉过敏的风险。需要多次的评价和评估患者的疼痛，根据治疗和护理的需要，调整镇痛策略（专家赞成率 90%）。

（三）营养支持治疗

PNF 患者都应接受完整的营养评估，以确定所需营养支持的适当途径和类型。对于低蛋白血症的患者，予静脉补充白蛋白或新鲜血浆。在频繁的外科手术或其他干预措施过程中，如果患者长时间禁食，可能会发生营养不良的情况，导致成纤维细胞增殖不足，损害新生血管形成并降低机体免疫力。合理的肠内肠外营养，可达到粪便转流效果，减少结肠造口的应用，使患者获益最大化（专家赞成率 95%）。

五、外科重建

一旦感染控制不再需要继续手术清创，下一个目标就是外科重建，包括覆盖和缝合创面。大多数 PNF 病例适合用游离皮肤自体移植以获得永久性覆盖。会阴重建包括残余的阴囊皮肤游离、植皮及带蒂或游离皮瓣移植，带蒂股薄肌瓣、臀大肌皮瓣、大腿皮瓣和随机皮瓣常用于会阴重建，结果满意，发病率低（专家赞成率 95%）。

六、康复

根据患者的年龄、基础疾病、患病前的功能水平、手术干预的阶段及 PNF 的严重程度和位置，来设计具体的康复方案。可以使用多种疗法，包括力量和灵活性训练、夹板、瘢痕治疗和功能康复训练（专家赞成率 95%）。

附录 H　肛周脓肿临床诊治中国专家共识

中国医师协会肛肠医师分会指南工作委员会，致力于推动结肠直肠肛门疾病的研究、预防和治疗，由学会经验丰富的结直肠盆底外科专家组成，根据可获得的最佳证据制订临床实践指南，为患者提供优质医疗。该指南就疾病概述、研究方法和具体建议等方面依次阐述，对专科医师、医务人员和希望了解指南中所包含的相关疾病治疗的患者具 有重要指导意义。

一、疾病概述

肛周脓肿和肛瘘形成的机制是肛腺阻塞感染形成脓肿，慢性感染和引流管道的上皮化形成肛瘘。肛周脓肿的定义取决于脓肿发生的解剖间隙，其中肛周皮下和坐骨直肠窝脓肿较为常见，而括约肌间、肛提肌上及直肠黏膜下的脓肿相对较少。肛周脓肿的发病率男性多于女性，且在任何年龄段均可发病，发病的高峰年龄通常在 20—40 岁。原则上，肛周脓肿的处理是及时切开和引流。30%～70% 的肛周脓肿患者会伴发肛瘘，即使没有伴发肛瘘，仍有会在脓肿引流数月到数年内诊断为肛瘘。

二、肛周脓肿和肛瘘的初步评估

询问病史和体格检查，了解症状、危险因素、病变部位、继发性感染蜂窝织炎和肛瘘的存在。肛周脓肿的诊断通常基于病史和体格检查。浅表脓肿往往表现为肛周疼痛和肿胀，但很少发热。深部脓肿如坐骨直肠窝或骨盆直肠间隙的脓肿可伴有会阴或腰骶部胀痛。其诊断有时需要借助指诊检查或者肛门镜进行确诊。当清醒因疼痛或压痛检查受限时，需要在镇静或麻醉下完成。肛周脓肿的鉴别诊断包括肛裂、血栓痔、藏毛窦、汗腺炎、肛管癌和癌前病变、Crohn 病及性传播疾病。患者的病史采集上需要包括肛门括约肌功能、肛门直肠部手术史以及相关胃肠道、泌尿道、妇科病史等信息，会阴部检查应包括探查手术瘢痕、肛门直肠畸形、Crohn 病肛周表现和外口的部位。瘘管探查有助于确定瘘管的位置，但需注意动作轻柔，避免造成假道。Goodsall 定律在判断肛门前方瘘管走行上较肛门后方的准确率高。

肛管直肠周围肿胀疼痛，伴有发热或不适，疑似为肛管直肠周围脓肿。浅表脓肿表现局部红肿，可触及肿块，或有波动感；深部脓肿直肠指检有触痛，可触及有波动感的肿块，盆腔 CT、MRI 或盆腔超声检查可做出鉴别诊断。

电子计算机体层摄影（CT）、超声、磁共振成像（MRI）或瘘管造影对于诊断隐匿性脓肿、复发性肛瘘以及 Crohn 病肛周病变是有效的。MRI 对于肛周脓肿及其瘘管的诊断优于 CT。经直肠超声（EUS），无论是否使用过氧化氢增强，对肛周脓肿和肛瘘的诊断和分类都是有效的。经会阴超声（TPUS）作为非侵袭性的检查方式与 EUS 诊断肛周脓肿的价值相似。肛瘘瘘管造影术也是判断瘘管的有效办法。以上诊断方法联合使用可提高诊断肛瘘的准确性，EUS、MRI 和麻醉下检查的准确率分别为 91%、87% 和 91%，而两种技术联合使用的准确率可达 100%。

三、肛周脓肿的治疗

肛管直肠周围脓肿的治疗就是切开引流，一旦诊断为肛管直肠周围脓肿应及时切开引流，不管有没有成脓（有无波动感），脓肿没有及时引流会播散引起周围间隙的感染和全身感染。

外科引流依然是肛周脓肿最基本的治疗，原则上切口应紧靠肛缘，以缩短潜在瘘管的长度并确保引流通畅。坐骨直肠窝脓肿，或者向上曼延引起提肛肌上方脓肿，在肛周尽量靠近括约肌复合体外缘作引流切口。括约肌间脓肿或向上曼延引起提肛肌上方脓肿，或者盆腔脓肿向下曼延，应经肛从直肠腔内引流，也可以置管引流或挂线引流，避免形成经括约肌瘘或括约肌外瘘。

外科引流后，有 44%～50% 的患者出现复发，且大多发生在初始治疗后的 1 年内。引流不畅、形成分隔马蹄形脓肿以及初次瘘管切开失败均是肛周脓肿复发的危险因素。马蹄形脓肿多来源于括约肌间和肛后深间隙的感染，但可蔓延到肛前深间隙，也可以曼延至单侧或双侧的坐骨直肠窝。1965 年首次介绍的 Hanley 手术治疗马蹄形脓肿是有效的，在后正中做放射状切口，通过主管切开引流肛后深间隙脓肿，如果需要再加两侧坐骨直肠窝切开完全引流，但该术式损伤大，大宗的病例报道还缺乏对肛门括约肌功能长期影响的综合评估。改良 Hanley 手术是通过切开部分括约肌结合分次紧线的方法治疗马蹄形脓肿，在两侧坐骨直肠窝做对口引流，创伤小，显示出与 Hanley 手术相似的疗效，且保护了肛门括约肌的功能。

对内口明确伴有瘘管形成的患者，如果是单纯性肛瘘，或复发风险较高的马蹄型脓肿，可以考虑行肛瘘切开术（一期手术）；对高位复杂性脓肿、女性前侧脓肿，即使有瘘管形成，还是以切开引流或挂线引流为主，不推荐做一期手术。

肛周脓肿患者中有 30%～70% 会伴发肛瘘。脓肿切开引流的同时行瘘管切开术仍存在争议。尽管瘘管切开术可能处理感染的肛腺隐窝，但炎症和组织水肿使得内口难以辨别，盲目探查可能造成假道或更大创伤。因此，脓肿切开引流术时面对单纯性瘘管，是否行瘘管切开术需要权衡潜在的获益（治愈）和风险（肛门失禁），在这种情况下，挂线引流可作为瘘管切开术的安全替代，待瘘管形成或瘘管成熟后再行确定性手术或保留括约肌手术，如松弛挂线技术、推移瓣、LIFT 手术。

对千肛周和会阴局部感染严重的肛管直肠周围脓肿，可考虑使用抗生素，伴全身感染、心脏瓣膜疾病、糖尿病 和免疫抑制的患者需要应用抗生素。

原则上，身体状况良好的非复杂性肛周脓肿患者行脓肿切开引流术后不推荐常规使用抗生素，因其并不能改善治愈率和减少复发。然而，对于伴有蜂窝组织炎、系统性疾病及免疫抑制的肛周脓肿患者，仍推荐使用抗生素治疗。对于难愈性和复发感染创面者，可行创面分泌物培养。对于艾滋病潜伏感染和非特异性细菌感染者（如结核），可从微生物培养中获益并选择敏感抗生素。推荐以下患者在脓腔切开引流前使用抗生素：心脏人工瓣膜、先天性心脏病和心脏瓣膜移植患者。

大多数肛管直肠周围脓肿切开引流的患者，创面的细菌培养是不必要的，当对选择抗生素治疗有影响或高危耐药的免疫抑制患者，可以做创面的细菌培养。

四、其他特殊类型肛周脓肿的治疗

（一）Crohn 病肛周脓肿

药物治疗仍是 Crohn 病脓肿和肛 瘘的首选。而手术往往作为控制感染或药物治疗的辅助手段。抗生素治疗克罗恩肛瘘有效，特别是甲硝唑及氧氟沙星治疗瘘管性病变可使 90% 的患者症状改善。然而，生物制剂是现代 Crohn 病的主要治疗方式，英夫利昔单抗可作为一线用药。1 级证据显示，英夫利昔单抗治疗 Crohn 病肛瘘的初始治愈率为 38%～55%，远期治愈率达 39%。

(1) 松弛挂线可以作为复杂性 Crohn 病脓肿和肛瘘的综合性治疗和长期姑息性治疗：对千复杂性 Crohn 病肛瘘，长期挂线引流可以有效地改善炎症和避免外口闭合。对于使用英夫利昔单抗治疗的患者，何时拆除挂线存在争议。一项随机 ACCENT 2 试验显示，英夫利西单抗使用 2 周后拆除挂线，结果有 15% 的患者再发脓肿。由此，有学者建议保留挂线直到英夫利昔单抗治疗结束。

(2) 粪便转流术对控制 Crohn 病肛周脓肿是有效的：对千复杂性 Crohn 病肛周病变，有 31%～49% 的患者需要行粪便转流手术。证据显示，行粪便转流术后，约有 81% 的患者症状得到改善。尽管肛周 Crohn 病最佳的治疗方式为药物治疗，但仍有 68% 的患者最终需要行直肠切除术来控制难治性症状。

（二）伴 HIV 感染的肛周脓肿

艾滋病肛周脓肿的表现类似于 Crohn 病肛周脓肿，研究显示，切开引流有效，脓肿切开应充分，如果伴有肛瘘形成，可做松弛挂线引流，因此伴有肛周脓肿时不建议保守治疗。

（三）伴结核感染的肛周脓肿

治疗原则与肛周脓肿相同，同时结合规范的抗结核治疗。

附录Ⅰ 肛瘘诊治中国专家共识（2020 版）

肛瘘是指肛管直肠与肛门周围皮肤的异常感染性瘘管，瘘管内壁为腺上皮组织或肉芽组织。80%～90% 的肛瘘是由于肛门的隐窝腺原发性或继发性感染形成肛门直肠周围间隙脓肿，脓肿破溃或切开引流后所遗留的上皮化瘘管或慢性感染性病灶。少部分肛瘘患者无明显的肛门直肠周围脓肿过程，应当注意特殊原因引起的肛瘘，如 Crohn 病、特殊感染、创伤、恶性肿瘤等。肛瘘可发生于任何年龄，20—40 岁年龄段相对高发，男性发病率高于女性。

肛瘘是肛肠外科的常见病、多发病，多数肛瘘治疗效果较好，但部分患者愈后不佳，其原因可归咎为术前评估不准确、手术方式选择不当或患者病情特殊等。中国医师协会肛肠医师分会临床指南工作委员会组织国内部分专家，基于国内外文献，就肛瘘的病理类型、诊断评估、手术治疗和术后伤口管理等进行反复讨论，形成本专家共识，以对肛瘘诊治提供临床指导意见。证据质量等级及推荐强度见表 I–1。

一、肛瘘的分类

肛瘘的分类方法较多，Parks 肛瘘分类法按照瘘管走行与肛门括约肌的关系进行分类，经过多年临床实践证明，该分类方法对肛瘘的临床诊治具有较好的指导意义。以此为依据，绝大多数肛瘘可以归入以下 4 型。①型：括约肌间瘘（inter-sphincteric fistula），主瘘管由内口穿过内括约肌，再经过内外括约肌间平面到肛周皮肤，部分支管可沿括约肌间平面延伸；②Ⅱ型：经括约肌瘘（trans-sphincteric fistula），主瘘管由内口穿过内括约肌和外括约肌，经坐骨直肠窝到达皮肤，瘘管高低决定其累及括约肌的程度；③Ⅲ型：括约肌上瘘（supra-sphincteric fistula），主瘘管经内口穿过内括约肌，再经括约肌间平面向上越过耻骨直肠肌，然后向下经坐骨直肠窝到皮肤；④Ⅳ型：括约肌外瘘（extra-sphincteric fistula），内口位于肛提肌平面的上方，瘘管穿过肠壁及外括约肌深部，然后经坐骨直肠窝到达皮肤。

依据肛瘘治疗的困难程度，可将肛瘘分为单纯性和复杂性肛瘘。①复杂性肛瘘：包括括约肌外瘘、括约肌上瘘、涉及＞30% 肛门外括约肌范围的经括约肌瘘、马蹄型瘘、女性患者的前侧经会阴复合体的肛瘘以及合并炎性肠病、放射性肠炎、恶性肿瘤、肛门节制功能不全、慢性腹泻等的肛瘘。②单纯性肛瘘：包括低位经括约肌肛瘘和涉及＜30% 外括约肌范围的经括约肌肛瘘等，不包括上述危险因素。相对单纯性肛瘘，复杂性肛瘘治疗困难，容易造成副损伤，遗留肛门节制功能障碍，且复发率高。

二、肛瘘的诊断与评估（表 I–1）

（一）术前评估

1. 病史和症状体征

详细了解病史和症状，并进行体检。依据患者肛周脓肿自行破溃、切开引流或愈合后反复破溃病史，并结合破口与肛门之间皮下触及硬条索、肛门括约肌纤维化等体征，对多数肛瘘可以做出明确诊断。对少部分没有明确肛周脓肿病史的患者，要注意了解其有无合并炎性肠病、糖尿病、结核、获得性免疫缺陷综合征或肛门直肠恶性肿瘤等，以综合分析是否为特殊类型的肛瘘。肛门镜检查可发现对应内口的肛隐窝基底部有无脓性分泌物排出。对于诊断不明确或需要判断瘘管与肛门括约肌关系时，建议行进一步的辅助检查（推荐等级 1B）。

2. 辅助检查

对于瘘管不明显、特别是复杂性肛瘘者，建议采用 CT、超声、MRI 或瘘管造影等检查，以明确瘘管走向及其与括约肌的关系、有无残余脓腔及内口位置等，有利于指导手术方案的选择（推荐等级 1B）。

(1) 瘘管 X 线造影：该方法简单易行，可以显示瘘管走向、分支、内口部位等信息，瘘管造影的前提是瘘管和外口要通畅，而在临床实践中，瘘管 X 线造影的结果可能不太理想，无法准确显示瘘管与

表 I-1 证据质量等级及推荐强度表

证据等级	推荐强度	获益和风险及其负担	证据来源和质量	延伸解读
1A	强烈推荐，证据质量高	获益明显大于风险和负担	从无重大缺陷的 RCT 研究或观察性研究中得到的明确证据	推荐程度强烈，在大多数情况下可以无保留地应用
1B	强烈推荐，证据质量中等	获益明显大于风险和负担	从有重大缺陷的 RCT 研究（设计不严谨、方法学有缺陷、间接证据或结果矛盾）或观察性研究中得到的强烈证据	推荐程度强烈，在多数情况下可以无保留地应用
1C	强烈推荐，证据质量低或极低	获益明显大于风险和负担	从观察性研究或病例系列研究得到的证据	推荐程度强烈，但如有更高质量的证据出现时可进行调整
2A	推荐程度弱，证据质量高	获益与风险、负担相当	从无重大缺陷的 RCT 研究或观察性研究中得到的明确证据	弱推荐，根据不同情况调整应用
2B	推荐程度弱，证据质量中等	获益与风险、负担相当	从有重大缺陷的 RCT 研究（设计不严谨、方法学有缺陷、间接证据或结果矛盾）或观察性研究中得到的强烈证据	弱推荐，根据不同情况调整应用
2C	推荐程度弱，证据质量低或极低	获益与风险、负担不确定，或可能相当	从观察性研究或病例系列研究得到的证据	弱推荐，其他选择可能得到同样效果

RCT. 随机对照试验

肛门括约肌之间的关系，有逐渐被 CT、MRI 替代的趋势。

(2) 超声检查：具有经济、方便、无创等优点，可以显示肛瘘内口及瘘管走行，判断准确率可达 90% 以上。联合使用不同的超声检查技术，如经直肠超声、双平面探头扫描、三维超声、超声造影等，可以提高诊断的准确性。超声检查的准确性与操作者的熟练程度有直接的关系，但在分辨瘘管与括约肌的关系方面还略显不足。

(3) CT 瘘管成像：CT 扫描可了解肛周解剖结构，结合成像可立体显示瘘管轨迹、分支和内口等；多层螺旋 CT 扫描联合三维重建技术可进一步提高诊断的准确性。

(4) MRI：MRI 对软组织分辨率高，能较准确显示肛门内外括约肌、肛提肌和耻骨直肠肌的解剖结构，在显示残余脓腔、瘘管及其与肛提肌、内外括约肌及肛门周围组织的解剖关系等方面具有明显优势，可协助进行肛瘘的诊断分类，对指导手术具有较高的价值；对于 Crohn 病肛瘘、复杂性肛瘘等建议术前常规行 MRI 检查。

(5) 肠镜检查：对于已知或可疑有肠道疾病的患者，对合并无痛性肛裂、脓肿、溃疡、皮赘和多发性肛瘘及不断进展的肛周病变患者，建议行结肠镜和小肠镜检查，以协助鉴别 Crohn 病肛瘘。

（二）术中评估

要特别重视肛瘘的术中检查评估，以权衡肛门功能损伤和治愈肛瘘之间的利弊关系，从而最终决定手术方式。在麻醉后、决定手术方式前，应用触诊、探针检查或染色等方法，进一步明确肛瘘内口位置、瘘管走向及其与肛门括约肌的关系等；但一定要注意操作手法轻柔，以避免形成假道，误导诊断。探针可以从外口或内口放置，也可从内外口放置两条探针，若两个探针头相互触及，即可确定瘘管位置。术中经外口注入过氧化氢溶液，气体产生的压力可经瘘管从内口溢出，从而判断内口的位置，这是一个较简单适用的方法，过氧化氢溶液中加入亚甲蓝等染料，更容易判断内口位置。术中也可以用 B 超判断瘘管位置和走向等（推荐等级 1C）。

三、肛瘘的治疗

肛瘘手术治疗的目标是消除肛瘘内口和上皮化的瘘管，最大限度减少对肛门括约肌的损伤。没有一种治疗技术适用于所有肛瘘，可选择的手术方式分为损伤括约肌的手术（包括肛瘘切开术、肛瘘切除术和肛瘘挂线术等）与保留括约肌功能的手术（主要包括括约肌间瘘管结扎术、直肠黏膜肌瓣推进修补术、肛瘘激光闭合术、视频辅助肛瘘治疗术、肛瘘栓技术、纤维蛋白胶技术、脂肪源性干细胞移植技术等）。保留括约肌功能的手术是近年来逐渐在临床上试用的手术方式，虽然在临床上应用时间较短，但已经显示了一定的优点，建议根据具体病情选择使用。对于部分复杂性肛瘘可采取有计划地进行分期手术治疗，将切开、切除、挂线或生物制剂等多种办法组合应用，以提高治愈率，降低并发症的发生率。

（一）损伤括约肌的手术

1. 肛瘘切开术

肛瘘切开术对于括约肌间瘘和低位经括约肌瘘是安全有效的，其治疗成功率可达 90%。手术方法为在明确肛瘘内外口及瘘管走向后，用探针经外口进入瘘管，循瘘管经内口穿出，切开探针上方的皮肤、皮下及肌肉组织，并切开支管和残腔，刮除瘘管壁肉芽组织，必要时对瘘管壁组织进行病理检查。对于肛门括约肌功能正常、瘘管明确、累及外括约肌量<30% 且切断后不会影响肛门节制功能的简单肛瘘，可以采用肛瘘切开术进行治疗。要注意准确判断肛瘘诊断分型、瘘管走向及受累外括约肌的程度，否则可能造成排粪失禁、肛瘘复发等（推荐等级 1B）。

2. 肛瘘切除术

沿瘘管壁外侧彻底切除肛瘘瘘管，可切开或保留瘘管表面的正常皮肤、皮下组织。一项针对前瞻性随机对照研究的 Meta 分析结果显示，肛瘘切除术与肛瘘切开术治疗低位肛瘘的疗效相同；但肛瘘切除术损伤相对较大，愈合时间较长，有一定的肛门失禁率，文献报道预期失禁率在 10% 以下。对肛瘘表浅但瘘管通畅不良的患者，恐瘘管探查不可靠，可选择行肛瘘切除术（推荐等级 1B）。

3. 肛瘘切开袋形缝合术

肛瘘切开后，搔刮瘘管壁肉芽组织，将肛管皮肤黏膜和瘘管壁纤维组织缝合，可以减少手术出血，减轻术后疼痛，并降低术后愈合时间，适应证与肛瘘切开术相同（推荐等级 1B）。

4. 肛瘘挂线术

探针自外口进入，仔细沿瘘管伸入至内口，用探针引入丝线，再用丝线引入橡皮筋，收紧并结扎橡皮筋。这是最早用于治疗肛瘘的手术方式，它在切割肛门括约肌的同时，使其在原位形成炎性改变、粘连，从而减少因肛门括约肌离断、退缩而导致排粪失禁的风险。对于累及括约肌较多（30%～50% 的肛门外括约肌受累）的肛瘘和部分复杂性肛瘘，如直接离断受累括约肌可能会影响肛门节制功能，可行挂线治疗（推荐等级 1B）。

对高位复杂性肛瘘，挂线治疗的有效率可达 90%，但也有 4%～12% 不同程度的肛门失禁风险。根据累及括约肌的多少、瘘管部位和形态以及有无残腔等，可对挂线治疗进行不同的修正。如残腔较大、局部炎性病变较重，可采取挂浮线的方式以利于引流；如累及括约肌较多，挂线的力度可稍松；累及括约肌较少，挂线力度可较紧。亦可先将瘘管表面的皮肤、皮下组织、和（或）部分瘘管切开，对受累的部分肌肉组织行挂线治疗，即所谓的切开挂线（部分挂线）治疗，具有缩短挂线时间、减轻疼痛的优点。

（二）保留括约肌功能的手术

1. 括约肌间瘘管结扎术（LIFT）

是泰国学者 Rojanasakul 等于 2007 年首次报道，在肛门括约肌间结扎和切断瘘管，然后剔除远侧瘘管。该术式具有创伤小、保留括约肌功能、无须特殊器材等优点，主要适用于瘘管管道清晰、通畅的经括约肌型肛瘘（推荐等级 1B）。

文献报道，经典 LIFT 治疗肛瘘的治愈率可达 61%～94%。瘘管的长度、弯曲度、既往手术次数和肥胖等可能是影响 LIFT 的成功率因素。先行虚挂线引流，促进瘘管壁纤维化，二期行 LIFT，可减低手术难度。

2. 直肠黏膜肌瓣推进修补术

直肠黏膜肌瓣推进修补术（anorectal advan-cement flap，AAF）操作要点为完整切除内口及其周围的瘢痕组织，清理瘘管感染病灶，于内口近端游离一片正常的肛管直肠黏膜肌瓣（包括肛管直肠黏膜、黏膜下层和肌层），下拉覆盖瘘管内口，在无张力情况下用可吸收缝线缝合固定黏膜肌瓣。该术式可用于治疗简单、复杂和复发型肛瘘，具有保护括约肌功能的优点（推荐等级 1B）。

AAF 对肛瘘的治愈率可达 66%～87% 或更高。尽管该术式为保留括约肌功能的术式，但文献报道，其术后肛门失禁的发生率可高达 35%。影响 AAF 对肛瘘治愈的相关因素有曾行放射治疗、Crohn 病、活动性直肠炎、恶性肿瘤、反复多次修补手术等。建议具有一定经验的医生开展此手术。

3. 肛瘘激光闭合术

肛瘘激光闭合术是 Wilhelm 于 2011 年首次报道。其原理是通过发射激光的探针破坏瘘管上皮，同时清除瘘管管壁组织。该术式具有保留括约肌功能的优点，但需要较昂贵的特殊设备（推荐等级 1C）。

较早期的小样本病例报告显示，该术式对肛瘘的治疗显示了良好的效果，治愈率可达 71%～82%；但最近的研究报道显示，其治愈率约为 40%，瘘管长度可能是影响其疗效的因素之一。尽管此技术报道的疗效差异较大，但在肛瘘处置中具有安全和保留肛门节制功能的优点，建议作为治疗肛瘘的可选手段。

4. 视频辅助肛瘘治疗术

视频辅助肛瘘治疗术（video-assisted anal fistula treatment，VAAFT）是用“肛瘘镜”从外口进入瘘管腔，在视频监视下识别瘘管解剖，包括主管、支管、脓腔及内口，用电灼法在腔内破坏瘘管内壁，清理感染组织后，关闭内口，引流管腔。VAAFT 具有创伤小、直视下操作、不损伤括约肌等优点，但需要特殊的肛瘘镜设备，对复杂性、复发性肛瘘显示了较好的疗效（推荐等级 1C）。

Cheung 等报道，应用 VAAFT 治疗 78 例肛瘘患者，中位随访 14 个月，60 例（81%）治愈，其中包括 5 例 Crohn 病患者，无并发症发生。Jiang 等报道，对 52 例肛瘘患者采用 VAAFT，随访 9 个月，44 例（84.6%）治愈，无肛门失禁发生。Romaniszyn 和 Walega 对 68 例肛瘘患者进行治疗，总体治愈率为 54.41%，单纯性瘘管治愈率为 73.3%，复杂瘘管的成功率仅为 39.47%，而且发现女性患者的成功率更高，未发生严重并发症。综合分析显示，VAAFT 成功率为 76.01%～82.3%，并发症发生率为 16.2%，复发率为 17.7%。

（三）生物可吸收材料

1. 肛瘘栓

肛瘘栓（anal fistula plug）是源于猪小肠黏膜下层的脱细胞胶原基质蛋白，插入瘘管后可以起到封闭内口的作用，并给宿主成纤维细胞的生长提供天然支架以促进组织修复愈合。操作要点是切除内口及外口组织，彻底清理瘘管壁坏死及感染组织，用过氧化氢及生理盐水冲洗干净并拭干；依据瘘管长度及直径选择合适的肛瘘栓材料，经外口拉入至内口黏膜下层处，用可吸收缝线缝合内口，同时将肛瘘栓材料内侧端固定于内口黏膜下层处，修剪外口处多余的肛瘘栓，外口开放，以利引流。早期报道显示了较好的疗效（70%～100% 的治愈率）。但后期研究及其改进的方法均未能重复出以上结果。多中心研究及 Meta 分析提示，其成功率不足 50%（推荐等级 2B）。

2. 纤维蛋白胶（fibrin glue）

治疗肛瘘的疗效报道相差较大，为 14%～74%，而且随着随访时间的延长，治愈率明显下降（推荐等级 2B）。

尽管国内外文献对肛瘘栓和生物蛋白胶封堵技术治疗肛瘘报道的临床治愈率相差较大，治疗效果与 LIFT、AAF 等相比明显较差，但是此技术可以保留肛门括约肌功能，没有肛门失禁之虞，对复发的病例可以重复使用，并对部分患者有效。建议有条件和有经验的医生选择性应用，或者进行临床试验。

（四）保守对症治疗

对于部分术后多次复发、瘘管走向复杂、手术后出现排粪失禁可能性较大、症状相对较轻的患者，可以选择保守对症治疗，保持引流通畅，保守治疗期间要严密观察患者病情变化（推荐等级 1C）。

四、Crohn 病肛瘘的处理

Crohn 病肛瘘是 Crohn 病在直肠肛门部的表现之一，与肛瘘瘘管是由肛窦腺感染造成内覆腺上皮的管道不同，它是 Crohn 病的侵袭性感染所致，瘘管壁为肉芽组织[79]。Crohn 病肛瘘占所有肛瘘的 10%～20%。基于其病因、病理、预后等的特殊性，治疗原则建议在多学科诊疗模式下施行以内科保守治疗为主、外科治疗为辅的个体化治疗，外科治疗的主要目标是治疗并发症。

（一）内科治疗

内科治疗包括生物治疗，可用英夫利昔单抗（Infliximab）、阿达木单抗（Adalimumab）；免疫抑制药治疗，可用硫唑嘌呤、环孢素、6 嘌呤等；抗生素治疗，可用甲硝唑、氟喹诺酮类等[88]（推荐等级 1C）。

（二）外科干预

外科干预的主要目标是引流脓肿，可以切开引流或挂线引流，外科引流结合药物治疗可以促进 Crohn 病肛瘘的愈合。对于 Crohn 病所致的严重肛周感染、顽固性败血症者，可考虑行转流性肠造口；反复感染、手术等所致直肠狭窄、肛门失禁者也可考虑行直肠切除手术（推荐等级 1C）。

五、肛瘘术后管理

肛瘘患者术后伤口管理非常重要，其目的是保持引流通畅，及时祛除异物和坏死组织，减少局部污染，促进肉芽组织正常生长，保证创面从深部开始愈合不留残腔，避免浅层创面和皮肤组织提前愈合。良好的术后伤口管理包括完善镇痛，可以降低肛瘘的复发率、减轻患者痛苦、缩短住院时间。在换药前对患者的病情及术式要有全面的认识，根据不同的创面和术式进行有效的处理，换药时动作当轻柔，避免再次对创面的损伤，降低患者对换 药的不适感。肛瘘术后伤口换药在首次排粪后或术后 48h 开始，患者在排粪后给予坐浴。术后 4～6 周内，伤口分泌物较多，建议每天检查清洗创面，祛除异物及坏死组织，更换引流材料，保持引流通畅。挂实线患者要注意观察“挂线”的张力，2～4 周后如线还未脱落，可适度牵拉，必要时可重新扎紧或直接切开；对挂虚线的患者，可进行冲洗瘘管，根据目的适时去除或收紧挂线。术后 6 周，伤口基本愈合，应该减少对创面的刺激，注意观察伤口有无创缘皮肤内翻、粘连、假性愈合等，及时处理以减少复发（推荐等级 1C）。

附录 J　肛裂临床诊治中国专家共识（2021版）

肛裂是一种常见的肛门直肠疾病，好发于年轻人（青少年），有15%的产妇会出现肛裂。排粪时和排粪后的肛门疼痛是肛裂最为重要的临床特征，常伴有局部瘙痒或便血。肛裂可分为急性或慢性急 性肛裂症状持续不超过6～8周，主要表现为肛管皮肤单纯撕裂；而慢性肛裂可见裂口远端的哨兵痔、裂口近端的肛乳头肥大、内括约肌纤维的裸露或皮下痔的形成等肛管齿状线以下至肛缘的线性溃疡是肛裂的主要病理改变，肛门内括约肌的高张力或痉挛，以及局部缺血是引起肛裂的主要病理因素，最常见的病因是粪便干结丸90%的肛裂位于肛管后正中线；这与肛管后侧区域血液供应较差和括约肌痉挛减少动脉通过内括约肌时的血流量相关。内括约肌切开被认为是肛裂治疗的关键。内括约肌切开包括化学性内括约肌切开及手术括约肌切开，通过降低肛管的压力，增加肛管皮肤的血供，促进肛裂的愈合。目前，临床上对于肛裂的治疗，尤其是手术规范尚存在一定的争议，不当的手术方式甚至会引起肛门失禁，然而，我国尚未对肛裂制定相关共识意见。为此，中国医师协会肛肠医师分会临床指南工作委员会组织本领域专家，在总结国内外该领域研究进展和相关文献及专家经验的基础上依据循证医学原则，制订了本共识，以期为我国肛裂诊疗的规范开展提供参考和指导。

一、推荐强度

推荐强度分为：强烈推荐、推荐和建议。由中国医师协会肛肠医师分会临床指南工作委员会与《中华胃肠外科杂志》编辑部共同组织本领域专家对共识意见进行逐条讨论、修改、投票，并由第三方计票。最终，由专家审阅并最终定稿形成本共识。根据证据级别由高到低及专家投票结果，本共识将推荐等级分为“强烈推荐”“推荐”“建议”3个等级。

二、诊断评估

推荐意见1：患者应常规接受专业的诊断评估，尤其是侧方的肛裂应排除其他肛周疾病（推荐强度：强烈推荐）。肛裂的诊断主要基于症状及局部检查，若有特殊症状或体征，应警惕是否合并Crohn病、传染性疾病等其他疾病。肛裂的诊断可通过病史询问、局部视诊、指检及肛门镜检查来确诊。肛裂的临床分类按照病史可分为急性肛裂和慢性肛裂；也可以根据肛门括约肌的压力分为痉挛型、正常和松弛型，有助于帮助临床医生评估是否需要手术及采用何种手术方式。

疼痛明显的患者若无法配合完成指检等局部检查，可使用表面麻醉药或在麻醉下进行检查。肠镜检查可排除肿瘤、炎性肠病等，腔内超声检查可以评估括约肌形态，可用于因肛裂术后复发再手术前的评估及松弛型肛裂的术前评估。当患者年龄超过65岁且出现非典型症状或异常的检查结果时，必须排除其他病理因素，比如对于发生在侧方的肛裂，应警惕是否由Crohn病、结核、梅毒、艾滋病、皮肤病（如银屑病）或肛管癌等引起，并在开始治疗前进行进一步检查（包括电子结肠镜、局部组织活检等）。

三、肛裂的治疗（图J-1）

（一）基础治疗

推荐意见2：急性或慢性肛裂患者应以基础治疗为主（推荐强度：推荐）。

增加膳食纤维和水的摄入、增加运动等生活方式调整是肛裂的基础治疗措施。无论是对于急性还是慢性肛裂，优先考虑保守治疗。正如美国结直肠外科医生协会的临床实践指南所述，保守治疗是安全的，几乎没有不良反应，应该作为首选推荐。健康宣教（戒烟、适当的体育锻炼、适当的休息）也很重要。摄入足够量的液体及多吃富含膳食纤维的食物可以避免便秘的发生，膳食纤维是植物或类似碳水化合物的可食用部分，建议摄入量25～30g/d。此外，对于急性期肛裂的患者，建议保持纤维摄入量来预防复发。

推荐意见 3：容积性或渗透性泻剂可用于治疗肛裂（推荐强度：推荐）。

容积性泻剂和渗透性泻剂用于改善粪便性状，通过软化粪便减少对裂口的刺激和损伤，减轻症状。使用粪便软化药物（主要是容积性泻剂和渗透性泻剂两类）。容积性泻剂通过滞留粪便中的水分，增加粪便含水量和粪便体积起到通便作用，临床上主要有纤维素的补充剂，最常见的是小麦纤维素颗粒、甲基纤维素和口服可溶性和不可溶性纤维补充剂。渗透性泻剂主要包括聚乙二醇和不被吸收的糖类。通过粪便的软化，来减轻排粪对裂口的刺激和损伤，有助于减轻症状，促进创面愈合。

推荐意见 4：温水坐浴可用于治疗肛裂，防止复发。（推荐强度：推荐）

坐浴可减轻肛门括约肌痉挛来缓解疼痛，并改善肛门部血液循环。温水坐浴不仅可以治愈肛裂，还能防止复发。主要作用是通过减轻肛门括约肌痉挛来缓解疼痛，改善肛门部血液循环，缓解充血和水肿。目前，所有关于肛裂治疗的共识文件都提到坐浴疗法，其不仅可以改善患者的局部卫生状况，还可以缓解部分患者的症状，建议温水坐浴（36～40 ℃）10～15min，每天 2 次或每次排粪后。温水坐浴通过热刺激能提高伤口周围皮肤温度，使肛门括约肌放松，刺激皮肤的神经末梢感受器，阻断疼痛的病理反射，达到减轻疼痛的效果。

（二）中医治疗

推荐意见 5：中药可用于治疗肛裂（推荐强度：强烈推荐）。

中医药治疗有助于改善肛裂的局部症状，促进裂口的愈合，防止局部的感染。中医药治疗肛裂，

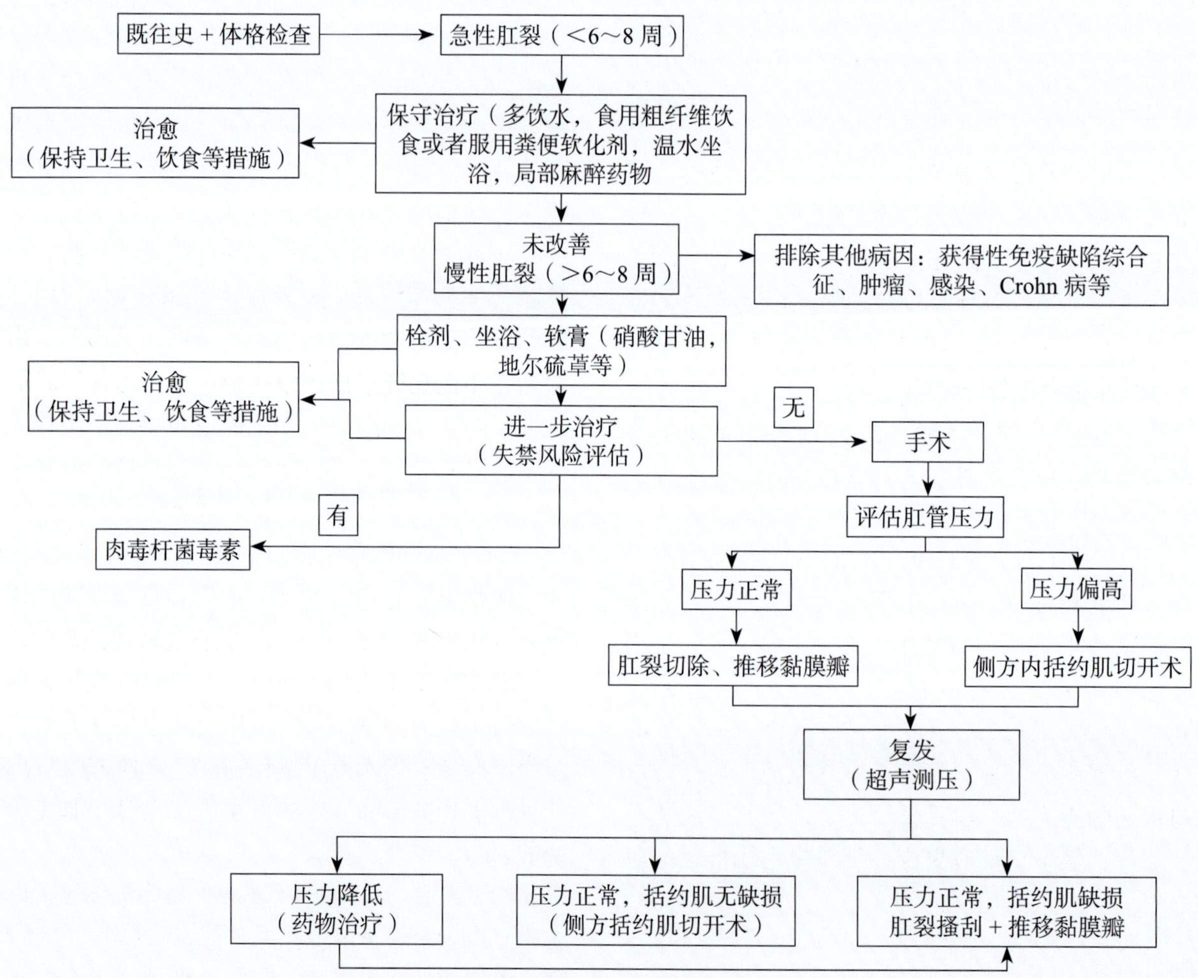

▲ 图 J-1 肛裂的诊疗流程

主要是针对肛裂不同临床症状的对症处理。对于便秘引起的肛裂，可用滋阴降火、行气润肠的中药。对于裂口的出血，可以用含三七为主要成分的中药止血。对于肛裂引起的疼痛或局部感染，可以用中药熏洗坐浴，起到清热解毒、活血化瘀、利湿消肿等作用，也有促进创面愈合的功效。此外，含有中药成分的栓剂、油膏、散剂局部外用对促进裂口的愈合、预防感染或控制感染均有效。

（三）药物治疗

推荐意见 6：一氧化氮供体硝酸甘油外用可缓解肛裂导致的疼痛，促进愈合。然而，存在头痛风险的患者需谨慎使用（推荐强度：推荐）。

一氧化氮供体硝酸甘油（glyceryl trinitrate，GTN），缓解括约肌痉挛引起的疼痛并促进愈合。硝酸甘油软膏的局部外用能有效地缓解括约肌痉挛，减轻疼痛。0.05%～0.4% 浓度的硝酸甘油软膏与安慰剂相比，在缓解括约肌痉挛引起的疼痛和治疗慢性肛裂方面疗效明显。一般每天用药 2 次，连续使用 6～8 周。硝酸甘油最常见的不良反应是头痛，20%～30% 的患者会出现头痛，1/5 的患者可能需要停止治疗。头痛是剂量依赖性的，可以通过口服镇痛药或在 4～5 天内逐渐增加硝酸甘油剂量来预防。局部使用硝酸甘油可以减少手术率或推迟手术的时间。此外，硝酸甘油浓度对肛裂愈合也有一定影响。有研究报道，0.4% 浓度的硝酸甘油比 0.2% 浓度的硝酸甘油有着更高的愈合率（54.1% vs. 40.4%）。局部使用硝酸甘油的长期复发率为 51%～67%。

推荐意见 7：钙离子通道阻滞药外用可缓解肛裂导致的疼痛，促进愈合，且不良反应少，可作为肛裂的一线治疗药物（推荐强度：建议）。

钙离子通道阻断药（calcium channel blocker，CA）的疗效与硝酸甘油接近，但不良反应更少。地尔硫䓬和硝苯地平是两种最常用的 CA 药物。局部应用 2% 软膏，每天 2 次，连续使用 6～8 周后的结果显示，65.0%～94.5% 的肛裂患者伤口可以愈合。有 10% 的患者会出现头痛和肛门瘙痒等不良反应。局部应用比口服药物更有效，耐受性更好，疗效与硝酸盐类药物相当，但不良反应更少，可作为一线推荐的药物治疗。

推荐意见 8：局部注射肉毒毒素用于肛裂的治疗尚处研究阶段，缺少统一的诊疗规范，需谨慎使用（推荐强度：建议）。

肉毒素（BT）局部注射可以松弛痉挛的内括约肌，改善血供，促进裂口愈合。BT 是一种神经毒素，可抑制突触前摄取乙酰胆碱，注射后可使内括约肌持续松弛，治疗因括约肌痉挛引起的疼痛并改善血供，促进裂口愈合。对于注射的剂量、部位和数量目前尚无共识，通常将 30～50U 的 BT 注射在裂口两边的内括约肌中。在一项研究中发现 BT 被证明比安慰剂更有效，治愈率为 73%。几项关于 BT 治疗的长期随访研究显示，其 3 年复发率为 40%～50%。高剂量组的愈合率似乎更好。很少有不良反应报道，最常见的是气体失禁占 10%～18%，粪便失禁占 5%。

（四）手术治疗

经保守治疗无效的患者，综合评估后可考虑手术治疗。常见的手术方式包括侧方括约肌切开术、肛裂切除术及推移皮瓣肛门成形术等；麻醉方式可根据实际情况选择局部麻醉、静脉麻醉或腰椎麻醉；体位选择可根据术者的习惯，包括侧卧位、截石位或俯卧折刀位，术中可以借助肛门拉钩显露，方便操作。

推荐意见 9：肛裂切除术适用于慢性肛裂及伴发不同程度并发症的肛裂患者（推荐强度：强烈推荐）。

肛裂切除术通过切除裂口溃疡及其侧缘（切除组织应送病理学检查）来处理肛裂。对于后正中的裂口，可通过肛门成形术修补，比如将直肠黏膜瓣推移覆盖伤口。当出现伤口感染或形成肛瘘时，直接切开肛裂处的内括约肌是有效的，但部分患者会因后正中的切开形成锁眼畸形，进而出现污粪的情况。一项多中心研究对 264 例患者进行了为期 1 年的前瞻性评估，结果显示，行肛裂切除术的患者平均痊愈时间在 7.5 周内，患者满意度高（91%），并发症少（4%），主要为尿潴留、尿路感染、粪便嵌塞；失禁高危因素包括：既往有腹泻、胆囊切除、多胎妊娠和会阴撕裂史。另一项长期随访研究显示，肛裂切除术后平均 8.2（5.5～12.2）年后，复发率只有 11.6%，对粪便失禁的影响也很小。在一项与侧方内括约肌切开术比较的前瞻性研究（平均随访 22 个月）中，肛裂切除术的复发率为 3.1%，气体失禁发生率为 6.3%。

推荐意见 10：侧方内括约肌切开术是目前手术治疗肛裂的首选方式，适用于括约肌高张力的肛裂，但对于存在括约肌损伤风险的患者不建议采用（推荐强度：强烈推荐）。

侧方内括约肌切开术包括直视下（开放式）或手指指腹引导下（闭合式）切开齿状线以下的内括约肌，目的是降低肛门括约肌的高张力，两种术式的疗效没有显著差异。总体愈合率为 92%～100%，早期和远期失禁发生率为 3.3%～16.0%。最近的 Cochrane 综述评价，侧方内括约肌切开术在愈合方面有优势，肛门失禁的风险很低。术后长期随访的患者中，肛门自制功能障碍主要表现为气体失禁（6%）、肛门溢液（8%）和排粪失禁（1%）。当然，由于在分离内括约肌的高度和厚度方面难以使技术完全标准化，这也是造成结果有差异的原因。

在行内括约肌切开术前，应评估患者的肛门功能（指诊或肛门直肠测压）。女性内括约肌的断裂往往比预期的更广泛，这可能是女性相比男性的肛管更短，加上年龄、分娩、既往的产科创伤、既往的肛肠手术（痔切除术、瘘管切除术或瘘管切开术）等原因，如果再行括约肌切开术可能会加重肛门功能的损伤。对于行括约肌切开术后复发的患者，再次手术前建议行肛管腔内超声评估肛管形态。改良的括约肌切开术（切开的高度根据裂口的长度，而不是以齿状线为标记）和侧方内括约肌切开术的疗效接近，肛门失禁的发生率低于 10%。避免在后正中做内括约肌切开术（会产生锁眼畸形），以减少肛门失禁的发生率。

推荐意见 11：推移皮瓣肛门成形术适用于肛门括约肌张力低或存在高失禁风险的患者（推荐强度：推荐）。

推移皮瓣肛门成形术切除肛裂纤维化的区域，游离皮肤和皮下组织，覆盖切除肛裂后的缺损，并超过其外缘，再与肛管直肠黏膜缝合，常见的推移瓣有 V-Y、U 形、菱形或 House 皮瓣。存在的并发症包括推移瓣坏死、缝合口开裂及切口感染。这项技术适用于存在肛门失禁风险（年龄、多次分娩、产科创伤、肛肠手术后）、保守治疗及行括约肌切开术后症状仍持续存在的患者。研究发现，推移皮瓣肛门成形术与侧方内括约肌切开术相比，治愈率方面无显著差异（98% vs. 100%），但发生肛门失禁的风险较低（0%～3.3%），并发症的发生率较低（裂开发生率 5.9%）。

（五）术后管理

推荐意见 12：术后有效的创面管理，有助于创面的修复、避免并发症的发生（推荐强度：推荐）。

对于术中术后存在创面出血风险的患者，围术期使用止血药能有效预防创面的出血。一项来自真实世界数据的研究提示，矛头蝮蛇血凝酶在围术期预防出血的安全性较好。对于开放性伤口，术后使用促进创面生长的药物，可以避免感染、假性愈合等情况发生。中医药干预（如中药熏洗坐浴、油膏或散剂外敷等）同样可以促进创面愈合，主要作用为清热利湿、活血化瘀、生肌长肉等，闭合式伤口避免坐浴。

（六）特殊人群肛裂治疗

推荐意见 13：儿童、孕妇、Crohn 病相关肛裂患者，需注意其特殊人群的治疗特点，以保守治疗为主（推荐强度：强烈推荐）。

Crohn 病（CD）的肛裂往往没有自觉症状，但 35% 的 CD 患者伴有肛裂的表现。所以，当肛裂位置异常，特别是基底较宽或有脓性分泌物时，需考虑是否有炎性肠病。腹痛或腹泻史对诊断有参考价值。术前应行肠镜、小肠镜及肛周磁共振等检查，肛门部活检很有价值。手术需慎重，尤其是行传统的侧方括约肌切开术，加上 CD 的患者往往都有腹泻症状，这样会加重肛门失禁的表现，影响生活质量。所以，保守治疗仍是首选，包括药物和坐浴。肛裂在任何年龄都可能发生，儿童中很常见。最常见的原因是硬粪的排出或腹泻引起的肛管损伤。68%～86% 的功能性便秘患儿伴有排粪疼痛。对排粪疼痛的儿童进行早期治疗，避免发展为慢性肛裂。所以，软化粪便或调整粪便习惯很重要。可使用口服膳食纤维素补充剂（如小麦纤维素颗粒）来软化粪便，促进肛裂裂口的愈合。局部用钙离子通道阻滞药或硝酸甘油软膏对小儿肛裂都是有效的，钙离子通道阻滞剂软膏比硝酸甘油和利多卡因软膏更有效，复发率低，不良反应小，1 年随访的疗效稳定。BT 治疗也是一种有效和安全的方法，减轻疼痛促进裂口愈合，虽然复发率较高，但可以重复注射。所以，儿童肛裂建议保守治疗，不建议手术。

产后肛裂常累及肛门前侧，通常与括约肌痉挛无关，其机制与便秘、激素水平和会阴动态变化有关，而这些变化会延迟伤口的愈合。基于问卷调查的结论，大约 1/3 的妇女在怀孕时或分娩后抱怨肛周症状（痔疮和肛裂）。便秘和妊娠晚期是引起孕妇肛裂的主要原因，建议补充膳食纤维为主，通过改善粪便性状来促进肛裂的愈合。

附录 K　慢性便秘围术期处理中国专家共识（2021 版）

手术是慢性便秘的重要治疗手段之一，而围术期处理是慢性便秘患者手术治疗的重要环节。为更好地规范我国慢性便秘围术期处理，由中国医师协会肛肠医师分会、中国医师协会肛肠医师分会肛肠疾病专家委员会和中国医师协会肛肠医师分会临床指南工作委员会共同发起，召集国内本领域专家成立工作小组，在检索相关文献的基础上，结合国内外最新循证医学证据和临床经验，经过多次讨论，现针对符合手术指征的慢性便秘患者围术期所关注的临床问题，包括术前评估、术前准备、术式选择、术后处理及术后随访等，给出了详细的推荐等级（包括强烈推荐、推荐和建议），旨在规范慢性便秘围术期处理流程，减少并发症，提高疗效。

一、术前评估

（一）病史询问（推荐等级：强烈推荐）

详细地询问病史，有助于医生对患者的起病因素进行判断，了解患者术前是否进行过规范的药物治疗和其他非手术治疗。应详细询问患者与便秘相关的症状、病程、饮食、排便习惯、胃肠道症状、伴随症状、药物使用等情况。

（二）体格检查（推荐等级：强烈推荐）

体格检查包括腹部检查和肛门直肠指诊。腹部检查时，应特别注意有无腹部压痛、腹部肿块或腊肠样肿块等。肛门直肠指诊是体格检查中的重点，不仅可了解患者直肠内有无新生物等器质性疾病，还可对肛门括约肌和耻骨直肠肌功能进行初步评估；也可作为不协调性排粪或需要肛门直肠压力测定、肛门肌电图检查的初筛指标。

（三）结肠镜检查（推荐等级：强烈推荐）

结肠器质性疾病如肿瘤，会伴有便秘症状。电子结肠镜可以明确患者是否存在器质性病变，尤其对年龄≥40 岁的慢性便秘初诊患者，建议术前行电子结肠镜检查。对于怀疑有结直肠肿瘤而不愿意或不能耐受电子结肠镜检查者，可采用粪便基因检测进行筛查。

（四）钡剂灌肠检查：（推荐等级：推荐）

可了解结肠的形态和行走情况，对诊断巨结肠和结肠冗长具有重要参考价值。且对于无法耐受肠镜检查的患者，可采用钡剂灌肠判断是否存在肠道器质性病变。

（五）结肠传输试验（推荐等级：强烈推荐）

结肠传输试验是检查结肠传输功能的重要方法，对明确患者发病原因、评价胃肠运动功能障碍的严重程度、指导临床治疗方法的选择、评估治疗效果均有重要意义。结肠传输试验的主要方法有不透 X 线标志物法、氢呼气试验和闪烁荧光示踪法。不透 X 线标志物法在慢性便秘的临床诊断中应用最为广泛，必要时术前可完成 2 次或 2 次以上该检查，以提供更为准确的结果，同时也能指导手术切除结肠的范围。氢呼气试验法和闪烁荧光示踪法国内目前很少开展。

（六）排粪造影（推荐等级：强烈推荐）

排粪造影是评估模拟排粪过程中直肠和盆底活动的影像学检查，能同时观察直肠的形态结构和排出功能异常。常用的排粪造影包括 X 线排粪造影和磁共振排粪造影。X 线排粪造影符合生理，且简单、方便、价廉，具有较高诊断价值，三重和（或）四重排粪造影可了解排粪过程中直肠周围脏器和盆腔形态的改变，目前是诊断出口梗阻型便秘的主要方法。动态磁共振排粪造影能实时显示盆腔脏器、直肠肛门在排粪时的运动和排空情况，对盆底功能障碍性疾病类型的判断和手术方案的制定有重要参考价值。

（七）肛门直肠压力测定（推荐等级：推荐）

肛门直肠压力测定用以评估肛门直肠的动力和感觉功能，对便秘类型的判断具有一定意义，也可用于手术疗效的评估。高分辨率肛门直肠三维测压法较传统的水灌注线性测压法，更能反映肛管括约肌的结构性功能改变，更能全面地评估肛门直肠功能，还能提供肛门括约肌的解剖信息。

（八）结肠压力测定（推荐等级：建议）

智能胶囊结肠压力测定具有微创、方便的特点，可评价生理状态下的结肠蠕动波及腔内压力和传输时间等结肠运输功能，为顽固性慢传输型便秘患者选择合理的术式提供参考；但缺乏更多的应用数据支持和多中心研究依据。

（九）盆底肌电图测定（推荐等级：建议）

盆底肌电图测定主要用于了解阴部神经和（或）盆底肌肉功能，也可作为盆底生物反馈治疗前后监测肌肉训练的工具。临床上联合肛门直肠压力测定，可提高盆底痉挛综合征的诊断准确率。

（十）球囊逼出试验（推荐等级：建议）

球囊逼出试验可反映肛门直肠对球囊（可用水囊或气囊）的排出能力，其多与肛门直肠压力测定综合应用。由于许多盆底肌肉收缩不协调的患者在球囊逼出试验中仍可正常排出球囊，因此，不足以单独作为诊断依据，需辅以其他检查结果，综合分析。

（十一）实验室检查（推荐等级：强烈推荐）

实验室检查包括血常规、肝肾功能、电解质、血糖、甲状腺激素及性激素和肿瘤标志物等。文献报道，糖尿病合并便秘的发生率占糖尿病患者的25%～65%，便秘在糖尿病病程10年以上患者中更为常见。故对于合并糖尿病者，围术期应密切监测血糖变化并进行严格的血糖控制。甲状腺功能低下引起便秘患者并不少见，对于这类患者，应给予甲状腺素片替代治疗，同时监测甲状腺功能变化。

（十二）营养状况评估（推荐等级：强烈推荐）

由于长期受到便秘的困扰，同时治疗过程中饮食调节不当（如低纤维素和低热量摄入）或药物使用不当，常导致患者营养不良。研究表明，营养不良会破坏肠道微生态系统，导致胃肠运动失调，从而加重便秘症状。患者术前的营养状况，不仅是手术方式选择的重要参考指标，也是手术疗效评判的客观依据之一。推荐采用MNA营养状况调查表和营养风险筛查NRS2002评分工具对患者进行营养状态评估。

（十三）精神心理评估（推荐等级：强烈推荐）

慢性便秘患者合并有精神心理疾病或处于心理状态异常期是外科手术的禁忌，故术前应对患者精神心理状态和社会生活状态进行评估。目前，国内外常采用Eysenck个性问卷成人版、Hamilton抑郁量表、Hamilton焦虑量表、社会支持评定量表和SF-36量表等。建议与心理科医生合作完成。

（十四）多学科评估（推荐等级：强烈推荐）

慢性便秘是一类发病机制极其复杂的疾病，其诊断和治疗涉及多个学科。建议组建多学科团队，开展多学科综合诊疗模式。多学科团队一般由结直肠外科、消化内科、康复科、放射科、中医科、营养科、精神科、妇科、泌尿外科等组成。

（十五）麻醉风险评估（推荐等级：强烈推荐）

慢性便秘手术是消除便秘症状、改善生活质量的手术，由于长期便秘、营养不良、老龄患者多等原因，应该针对围术期基础疾病、心肺功能、血栓栓塞等麻醉相关风险予以评价，必要时需进行专科治疗，以减少麻醉风险和围术期并发症发生率。

二、术前准备

（一）肠道准备（推荐等级：强烈推荐）

良好的肠道环境有利于降低手术并发症的发生率，减少肠造口比例，缩短住院时间。慢性便秘患者结肠蠕动慢，肠道内积存内容物较多，若进行常规的肠道准备，常出现较高比例的肠道准备不充分者。为此，对拟行手术治疗的慢传输型便秘患者，术前1天采用低渣/低纤维饮食，合理增大复方聚乙二醇电解质散使用剂量或联合其他药物来优化肠道准备。必要时延长肠道准备时间或联合清洁灌肠。

（二）肠道微生态的调节（推荐等级：建议）

研究发现，术前给予益生菌可促进患者术后胃肠功能的恢复，降低并发症发生率。因此，对于需手术治疗的顽固性便秘患者，应在术前2周口服益生菌治疗。对既往已长期使用益生菌治疗的患者，可适当增加口服剂量。菌群移植是顽固性便秘的一种新疗法，患者术前可选择性治疗。益生元在结肠被菌群代谢生成的短链脂肪酸作为代谢底物可降低肠道pH，改善肠功能。合生元是适当的益生菌和益生元的组合，能够提高益生菌的生存率，并调节肠道菌群平衡。建议术前2周开始给予口服益生元或合生元。

（三）营养支持治疗（推荐等级：强烈推荐）

术前针对营养评估提示有营养风险的住院患者，应及早开始营养支持治疗。研究表明，通过术前营养支持治疗，可显著降低围术期并发症发生率。营养支持治疗首选口服肠内营养补充。便秘患者因肠道功能障碍，可尝试采用低渣肠内营养配方，以达到在营养补充的同时，减少食物残渣及肠内粪便积聚，如肠内营养粉剂（TP），肠内营养混悬液（TPF-FOS）。如无法实施肠内营养或单纯肠内营养补充仍不足时，可通过肠外营养支持治疗进行补充。

三、手术方式的选择

（一）慢传输型便秘

慢传输型便秘的手术入路包括开腹手术和腹腔镜手术。随着微创外科的发展，腹腔镜下结直肠手术日趋成熟，其所具备的优势是治疗慢性便秘的理想选择。理论上，凡是能经腹完成的慢传输型便秘手术，均可以在腹腔镜下完成。

1. 全结肠切除 + 回肠直肠吻合术（推荐等级：强烈推荐）

该术式开展较早，在国内外应用较广泛，是治疗慢传输型便秘的经典术式之一。全结肠切除 + 回肠直肠吻合术切除了全结肠，显著缩短了肠腔内容物的运输时间，可明显改善患者的便秘症状，有效率高，复发率低，但有可能出现腹泻、肛门失禁等并发症。

2. 结肠次全切除 + 盲肠或升结肠直肠吻合术（推荐等级：强烈推荐）

手术切除自盲肠或升结肠起始部至直肠上段的肠管，两断端肠管行端端吻合术。该术式由于保留了回盲瓣及其功能，理论上降低了术后吸收不良和结肠细菌移位小肠的发生率，降低了术后腹泻和排粪失禁的发生率。但该术式尚存一些争议，主要是盲肠及升结肠切除范围尚无统一标准。

3. 结肠旷置术（推荐等级：建议）

该术式具有损伤小、恢复快、围术期并发症发生率低的优点。术中不切除结肠，直接行末段回肠、乙状结肠或直肠端侧吻合术。但因旷置结肠为盲袢，术后腹胀、腹痛的症状仍然存在，一定程度影响了手术效果，多应用于不能耐受大手术者和老年患者。

4. 回肠或盲肠造口术（推荐等级：建议）

该术式创伤小，并发症少，适用于老年、营养不良、合并有全胃肠运动功能迟缓及严重精神障碍的患者，但是由于造口给患者带来诸多生活不便，影响生活质量，需慎重选择。

（二）出口梗阻型便秘

直肠内脱垂主要有经肛和经腹手术。

1. 经肛手术（推荐等级：推荐）

方法包括直肠黏膜纵行折叠缝合术加硬化剂注射术、经肛吻合器直肠黏膜环切术、吻合器经肛直肠切除术。经肛门手术的优点是创伤小，患者容易接受。

2. 经腹手术（推荐等级：推荐）：直肠悬吊术

采用经腹直肠固定术时，直肠的固定应首先选择直肠单侧固定，保留直肠有一定活动度，防止发生肠梗阻。另外，行经腹直肠固定术时，要同时纠正盆底形态的异常，如合并盆底疝者可行盆底抬高术，有子宫后倾者可行子宫圆韧带缩短术，乙状结肠冗长者慎行乙状结肠切除术。目前国际上最受推崇的术式是腹腔镜腹侧补片直肠固定术（laparoscopic ventral mesh rectopexy，LVMR）。直肠前突经肛门直肠、经会阴和经阴道入路的手术，都有良好手术效果（推荐等级：推荐）：直肠前突手术成败的关键在于直肠前突正确的定位，以及全面了解可能同时存在的各种盆底异常情况。

（三）混合型便秘

混合型便秘患者同时存在结肠慢传输和肛门直肠排粪障碍两种病理生理紊乱，便秘症状重且持续，药物治疗效果欠佳，严重影响生活质量，占慢性便秘的 10%。目前，该类型便秘尚无明确统一的外科治疗方法。混合型便秘除选择适当的结肠切除术式外，还应对其所伴有的、能通过手术治疗的出口梗阻病变采取同期或分期手术。

1. 金陵术（推荐等级：推荐）

采用金陵术（结肠次全切除 + 升结肠直肠侧侧吻合术即改良 Duhamel 术）切除了慢传输的结肠，同时纠正混合型便秘出口梗阻病变的形态及功能紊乱，从而改善便秘症状，是目前治疗混合型便秘的一种手术方式。

2. 慢传输型便秘合并成人巨结肠手术（推荐等级：推荐）

慢传输型便秘合并成人巨结肠是顽固性混合型便秘的一种特殊类型，手术需切除慢传输型便秘的结肠和解除直肠下端梗阻。手术方式：慢传输的结肠切除，巨结肠根治方式进行吻合。肠管近切缘的确定主要依据结肠传输试验的结果和术中快速病理检查情况确定。对于狭窄段位于直肠上段以上者，术中在狭窄段远端结直肠远段预切断处，取全层肠壁送快速病理检查，直至可见正常神经节细胞处切断。消化道重建肠管吻合要保证吻合口尽可能大。侧侧吻合的效果往往优于端端吻合。对于低位成人巨结肠合并慢传输型便秘患者，若盲肠无慢传输且神经节细胞正常，可行盲肠与直肠下端改良 Duhamel 吻合，反之则行回肠末段储袋与直肠下端改良 Duhamel 吻合，吻合口的后壁下端在齿状线上 1.5～2.0cm，否则术后易出现排粪困难。

四、术后处理

（一）重视术后并发症的处理（推荐等级：强烈推荐）

顽固性便秘手术相关的并发症包括吻合口出血、吻合口漏、尿潴留、性功能障碍、肠梗阻和吻合口狭窄等。临床中应重视慢性便秘术后并发症，做到早发现，早处理。

术后顽固性腹泻常见于慢传输型便秘行全结肠切除术后患者，主要临床表现为排粪次数增多，稀水样粪便，最多可达 20 次 / 天，手术有效解除了便秘的烦恼和痛苦，但随之出现的腹泻症状又会严重影响患者的生活质量。目前，治疗方式主要包括早期禁食和肠外营养支持治疗，口服盐酸洛哌丁胺或益生菌；生长抑素的应用尚存一定争议。随着时间的推移，患者消化道功能逐渐恢复、腹泻症状改善后，可按低脂肪、高碳水化合物和低动物蛋白的原则制订食谱，每餐减少摄入量，一天进食次数可增加至 4～6 餐，速度不宜过快，中医采用淡渗利湿药对治疗顽固性腹泻也有一定效果。

（二）营养支持治疗（推荐等级：强烈推荐）

术后在逐步恢复饮食的前提下，连续辅助进行膳食纤维的补充 3 个月。术后早期，因肠道生理结构的改变，胃肠水分吸收和储粪功能的下降，大部分患者会出现腹泻。对接受金陵术式治疗的 98 例顽固性混合型便秘患者术后随访资料发现，患者术后 1 个月和 3 个月时营养指标较术前显著下降，之后逐渐恢复，术后 6～12 个月可恢复至术前水平；分析认为，术后早期患者营养不良的表现可能与手术创伤和术后胃肠道症状造成的摄入不足或丢失过多有关，但至术后 6 个月时，患者营养状况可逐渐恢复至正常水平并长期维持。因此，术后应定期对患者营养状况进行评估，营养治疗首选口服营养补充，可尝试采用低渣肠内营养配方，富含膳食纤维的肠内营养配方有助于改善便秘，膳食纤维包含可溶性膳食纤维及增加粪便重量和体积的不可溶性膳食纤维。

（三）补充益生菌和益生元（推荐等级：建议）

应用实时荧光定量 PCR 技术对健康人群及顽固性便秘患者术前、术后 6 个月粪便和结肠黏膜样本中总细菌核酸进行分析发现，虽然手术有助于患者肠道菌群结构的恢复，但仍不能完全达到正常人水平。同时，相关研究也表明，围术期补充益生菌和益生元，有助于减少患者术后小肠炎发生率，缩短术后住院时间，并减轻术后早期腹胀及腹泻症状，改善患者术后早期的生活质量。

（四）中医中药调理（推荐等级：推荐）

中医中药的调理，对降低手术并发症、提高手术疗效具有很好的效果。术后患者肠道功能恢复需要一定时间，遵从辨证论治、注重调整脏腑，以中药、针灸、推拿等多种方式协同的治疗方式进行调理，特别是对于术后便秘症状改善欠佳患者，可服用具有标本兼治的中成药，如“首荟通便胶囊”等。

（五）实施加速康复外科（推荐等级：强烈推荐）

加速康复外科（enhanced recovery aftersurgery，ERAS）的理念已在我国迅速普及和应用。在慢性便秘围术期治疗中开展 ERAS，降低了围术期并发症的发生率，促进了肠道功能的恢复，缩短了住院时间。

（六）术后随访（推荐等级：强烈推荐）

术后随访是慢性便秘手术治疗中非常重要的一个环节，对评估手术效果、及时处理手术并发症、指导患者生活和饮食等都具有非常重要的意义。中华医学会外科学分会结直肠肛门外科学组于 2005 年曾就慢性便秘症状和疗效评估专门制订了相关的量表对患者进行评估。以利于建立患者数据库，便于患者术后随访及临床资料的收集。

附录 L　直肠脱垂外科诊治中国专家共识（2022 版）

直肠脱垂是指直肠壁部分或全层向下移位，部分或全部脱出肛门以外。广义的直肠脱垂包括完全或不完全脱垂，外脱垂或内脱垂，以及成人型或幼儿脱垂。直肠脱垂可发生于任何年龄，本共识所指的直肠脱垂特指成人直肠壁全层套叠、脱出肛门之外的完全脱垂，常合并乙状结肠冗长、盆底会阴下降、骶骨直肠肌分离、肛提肌松弛等盆底解剖及功能异常，可继发黏液便或血便、排粪困难及肛门失禁等症状。据统计，直肠脱垂在人群中的发病率为 0.5%，其中女性约为男性的 6 倍。目前，关于直肠脱垂的病因及发病机制主要包括“滑动疝”和“肠套叠”学说，但尚未明确。直肠脱垂的诊治至今仍存在某些盲点和难点。如何准确评估直肠脱垂的严重程度以及手术方式的选择仍存诸多争议。为此，在中国医师协会肛肠医师分会、中国医师协会肛肠医师分会盆底外科专业委员会以及中国医师 协会肛肠医师分会临床指南工作委员会的指导下，我们组织国内本领域的相关专家，讨论制订《直肠脱垂外科诊治中国专家共识》，旨在提供一个全面、规范的临床诊治规范，供临床医师参考。本共识对直肠脱垂的诊断、鉴别诊断、辅助检查、非手术治疗、手术治疗，以及复发性直肠脱垂的外科治疗等多方面相关问题，进行了多次讨论，并通过投票方式予以表决，并按照等级划分以决定是否纳入本共识。具体如下：强烈推荐（投票完全赞成超过 80%），推荐（完全赞成以及部分赞成，保留部分意见，投票总数超过 80%），建议（完全赞成或部分赞成，有较多保留意见，投票总数超过 80%）；未能达到建议标准意见的均不纳入本共识。

一、诊断

直肠脱垂的准确诊断基于完整的病史收集、全面的体格检查及必要的辅助检查。完整的病史收集除记载直肠脱垂相关症状外，还应关注患者有无合并肛门失禁、便秘、尿失禁及盆腔脏器脱垂等症状。

体格检查：可采用侧卧位、膝胸位或蹲位。完全性直肠脱垂患者可见直肠全层自肛门脱出，呈同心环状皱褶；部分患者脱出直肠还纳后呈洞状肛门。如果就诊时未确认直肠脱垂，可使用患者提供的直肠脱垂照片或录像资料，并嘱患者蹲位做用力排粪动作，若发现直肠脱出，即可做出直肠脱垂诊断。在直肠脱出最严重时测量并记录脱垂肠管的长度和直径，并观察脱出肠管是否存在缺血或坏死等征象。女性患者尤其要注意检查阴道，注意有无伴随的阴道壁脱垂、子宫脱垂或盆腔其他器官脱垂，同时评估脱垂的严重程度。

直肠肛门指检：有助于判断有无肛管直肠肿物和评估肛门括约肌及肛提肌功能。

量表评分：对于首诊患者建议完善标准化量表，包括便秘评分（如 Wexner 便秘评分系统）和肛门失禁评分（如 Wexner 肛门失禁评分系统）等。

推荐意见 1：高质量病史采集和详尽的体格检查以及准确的专科评分，对于直肠脱垂的诊断至关重要，且对于直肠脱垂治疗方案的制定同样有重要指导作用（推荐强度：强烈推荐）。

二、鉴别诊断

直肠脱垂主要应与痔脱垂、直肠黏膜脱垂、直肠和乙状结肠息肉或肿瘤导致的脱垂进行鉴别。痔脱垂组织团块与直肠黏膜脱垂均呈放射状皱褶，直肠全层脱垂呈同心圆状。肠管长期反复脱出的直肠脱垂患者，常在齿状线附近存在多发性炎性息肉。体格检查及内镜能够鉴别直肠、乙状结肠息肉或肿瘤导致的继发性直肠脱垂。

合并肛门失禁、尿失禁及盆腔多脏器脱垂的患者，建议多学科（multi-disciplinary team，MDT）联合诊治。

推荐意见 2：直肠脱垂需要与其他直肠肛门疾病相鉴别，MDT 有助于确定同时合并盆腔多脏器脱垂患者的诊疗方案（推荐强度：强烈推荐）。

三、辅助检查

直肠脱垂的辅助检查包括结肠镜、肛门直肠测压、排粪造影、MRI 排粪造影及阴部神经终末运动潜伏期检测等，主要用于完善诊断及了解盆底功能，对于合并肛门失禁和（或）便秘的患者尤为重要。

排粪造影：可发现查体时未发现的脱垂，有助于直肠脱垂的诊断。同时，还可发现其他并存的病理改变如膀胱脱垂、阴道穹隆脱垂、盆底下降及盆底腹膜疝等。对于合并便秘的患者，有助于准确了解出口梗阻型便秘的类型，从而为外科术式的选择提供重要依据。MRI 排粪造影相比于 X 线排粪造影，能全面展示盆底组织排粪过程中的动态变化，包括膀胱和阴道，能更好地诊断盆腔脏器脱垂和盆底腹膜疝。

结肠镜：少数情况下，肠道肿瘤可导致直肠脱垂，应根据结直肠肿瘤筛查指南行结肠镜检查予以排除。结肠镜亦可用来鉴别直肠黏膜水肿与炎性肠病。对于发现并存有较大直肠多发性息肉的患者，建议行肠镜下病理活检。

直肠肛管测压：有 41.0% 的直肠脱垂患者存在肛门括约肌功能障碍。直肠肛管测压能够评估患者肛门括约肌功能、盆底肌肉协调状态、直肠顺应性及直肠肛门抑制反射等。对于合并便秘以及肛门失禁的患者，直肠肛管测压是外科术式选择的重要依据之一。结合阴部神经终末运动潜伏期检测，可预测术后肛门失禁的风险，若肛门压力下降与神经传导减慢，提示预后不良。

阴部神经终末运动潜伏期检测：临床应用较少。有研究认为，该检测能够预测直肠脱垂合并肛门失禁患者术后症状改善情况，神经传导延长（神经损伤）可能预示术后肛门失禁风险，可为外科术式选择提供依据。

此外，对于合并明显精神障碍的直肠脱垂患者，建议进行精神心理评估之后再确定治疗方案，有严重精神障碍者慎行手术治疗。

推荐意见 3： X 线排粪造影及 MRI 排粪造影可以指导临床直肠脱垂分级，同时能够协助评估可能存在的其他盆腔脏器异常（推荐强度：推荐）。

推荐意见 4： 直肠脱垂可能合并结直肠肿瘤、炎性肠病或直肠息肉，建议直肠脱垂患者常规术前行结肠镜检查（推荐强度：强烈推荐）。

推荐意见 5： 直肠肛管测压有助于制定直肠脱垂患者的治疗策略，能够指导合并肛门括约肌障碍患者手术方案的抉择（推荐强度：推荐）。

推荐意见 6： 有条件的单位可开展阴部神经动作电位检测，可能有助于预测直肠脱垂患者术后肛门失禁的风险（推荐强度：建议）。

推荐意见 7： 合并精神障碍并非直肠脱垂手术禁忌证。经过精神心理评估后确定合并重度精神障碍的直肠脱垂患者，应慎行手术（推荐强度：推荐）。

四、非手术治疗

非手术疗法可以改善与脱垂有关的便秘和排粪失禁症状。注意皮肤护理，以避免肛周皮肤的浸渍。饮食和生活方式的改变，可改善便秘症状，从而减少直肠脱垂的发生和程度的加重。提高膳食中的纤维素，保证每日足够的摄水量，是改善排粪的主要方法。其余的保守疗法包括去除病因如治疗便秘或慢性咳嗽等导致腹内压升高的症状或疾病。提肛运动可锻炼肛门括约肌功能，防止脱垂。若有直肠脱垂发生，需立即复位，防止其发生水肿或嵌顿。

对于发生直肠脱垂而不宜或无法接受手术治疗的患者，在饮食方式及排粪锻炼无效的情况下，可在局部麻醉或骶管阻滞下行硬化剂注射疗法。硬化剂常选择 5% 苯酚植物油、50% 葡萄糖注射液、消痔灵或芍蓓注射液等，采用直肠黏膜下注射和骨盆直肠间隙注射。硬化剂注射疗法可使直肠与周围组织粘连固定，防止脱垂的发生。亦可在非麻醉状态下，在直肠黏膜下层前、后、左、右四象限注射硬化剂，该方法可使直肠肌层粘连固定，从而达到治疗目的。但复发率较高。

推荐意见 8： 非手术治疗有助于改善直肠脱垂患者合并的排粪困难和肛门括约肌障碍症状。对于无法接受手术治疗的直肠脱垂患者，硬化剂注射是可供选择的治疗方案之一（推荐强度：推荐）。

五、手术治疗

手术是治疗直肠脱垂的首选治疗方法。治疗直肠脱垂的外科手术方式众多，根据手术入路分为经腹和经会阴（经肛）手术。对于直肠脱垂的最佳手术方式，目前仍存在争议。在追求更低远期复发率的同时，如何更好地降低手术风险、兼顾患者术后生活质量，一直是学者们关注的重要问题。如发现脱出肠管出现嵌顿或绞窄，则需做急诊手术准备。

（一）经腹手术

经腹手术包括直肠固定术（直肠补片固定术，直肠直接缝合固定术）和直肠固定联合乙状结肠切除术。

直肠固定术：游离直肠使其回归正常的解剖位置，并将之固定。常用的固定方式有直接缝合固定和借助人工材料。文献报道的用于盆腔脏器脱垂悬吊固定的材料有聚乙烯纤维补片（Marlexmesh）、钛化聚丙烯修补网片、生物补片及 Ivalonsponge 等。直肠悬吊的部位常选在骶前筋膜或骶岬处。

直肠补片固定手术：常用的直肠补片固定手术方式包括直肠腹侧补片固定术（ventral mesh rectopexy，VMR）、直肠后补片固定术（Wells 术）、直肠前补片固定术（Ripstein 术及改良 Ripstein 术）等。

VMR 手术仅游离直肠的前侧至会阴体，将补片置于直肠前壁最低点并予以缝合固定，通过补片悬吊固定直肠在骶岬上。VMR 术式因避免了直肠后方与侧方的游离，减少了自主神经损伤的风险。

VMR 术后复发率与传统悬吊方式相当，但便秘缓解率较高，因此备受推崇，目前是欧洲盆底外科医生治疗直肠脱垂的首选术式。对合并盆腔多脏器脱垂的直肠脱垂患者，推荐应用该术式。中期随访 VMR 术后复发率低，肛门失禁及便秘改善率高，术后并发症发生率低，包括手术相关（12.40%）及补片相关（0.96%）并发症。长期随访结果类似，VMR 术后复发率为 4%，便秘症状缓解率为 84%，肛门失禁症状改善率为 90%，术后性功能无明显影响。有研究报道，术后随访 5 年，复查 MRI 未见明显复发。

Wells 术将 Ivalon sponge（目前已不再商业化用途）或者补片固定在直肠后壁及侧方，术后短期随访复发率为 6%～12%，随着随访时间延长，复发率有所上升。一项纳入 5 项研究的 Meta 分析结果显示，总计 307 例直肠脱垂患者接受腹腔镜 VMR 术（160 例）或 Wells 术（147 例），接受腹腔镜 VMR 手术患者相对 Wells 术复发率低，但对患者便秘症状改善量表评分及肛门失禁症状改善方面，两者差异没有统计学意义。

Ripstein 术中缝合补片包绕直肠前方，导致术后并发症发生率高。McMahan 将 Ripstein 术改良，补片的两端并固定于直肠的两侧而非直肠前壁，其复发率与 Ripstein 手术相当（2%～5%），并发症发生率为 20%。Ripstein 手术及其改良手术患者术后直肠脱垂复发率为 4%～10%，术后其主要并发症常与补片有关，如结直肠梗阻、补片侵蚀肠管、输尿管损伤或纤维化、小肠梗阻、直肠阴道瘘和粪便嵌塞。

VMR 手术补片相关并发症包括补片侵蚀、感染导致直肠瘘、阴道瘘及直肠阴道瘘等，发生率 0.22%～3.30%。接受生物补片患者相对接受合成补片患者，术后补片相关并发症发生率低。应用生物补片进行直肠固定术可减少补片相关并发症，但远期疗效有待进一步观察。

直肠直接缝合固定术：直肠前后壁均游离后，将直肠系膜固定在骶骨岬。文献报道，其术后复发率相对较高。一项纳入 64 例直肠脱垂患者的单中心随机对照研究结果显示，术后随访中位数 6.1（5.4～6.8）年，接受腹腔镜 VMR 手术患者相对腹腔镜直肠缝合固定术患者，术后复发率低（8.82% vs. 23.33%），便秘症状改善显[0.26（0.14～0.84）vs. 0.93（0.32～1.61）]。直肠固定联合乙状结肠切除术：直肠固定术同时是否需要追加乙状结肠切除仍有争议。一项前瞻性研究纳入 154 例患者，所有患者接受直肠固定术的同时进行乙状结肠切除手术；患者术后肛门失禁症状（64.6%）及便秘症状（77.8%）显著改善，总体复发率 9.9%。对于术前即存在严重便秘并经传输功能试验证实为结肠慢传输型便秘的直肠脱垂患者，可考虑行直肠固定术加结肠切除术。

腹腔镜及机器人手术：已被广泛地应用于直肠脱垂经腹手术，具有创伤轻、并发症少和住院时间短等优点，术后复发率与传统的开腹手术方式相当。机器人手术治疗直肠脱垂费用相对较高，有条件的医疗机构可以逐步开展。

推荐意见 9：腹腔镜或机器人辅助直肠腹侧补片固定术（laparoscopic VMR，LVMR）治疗直肠脱垂术后复发率低，手术并发症少，能够有效改善并存的便秘和肛门失禁等症状（推荐强度：强烈推荐）。

推荐意见 10：使用生物补片进行直肠固定有助于减少补片相关并发症，但术后远期效果尚不确定（推荐强度：推荐）。

推荐意见 11：机器人手术具有良好的盆腔视野，具备狭小空间良好操作性，但是考虑费用相对昂贵，推荐有条件单位逐步开展（推荐强度：强烈推荐）。

（二）经会阴（经肛）手术

直肠脱垂经会阴（经肛）手术主要包括 Delorme

手术（经肛门直肠黏膜袖状切除、肌层折叠缝合术）和Altemeier手术（经会阴直肠乙状结肠切除术）。

Delorme手术：作为一种经典的经会阴术式，既往因为复发率较高较少应用，近年来，由于其操作简便、损伤小及对患者手术耐受能力要求低，又逐渐受到重视。Delorme手术主要适用于麻醉风险高的老年患者，特发性儿童直肠脱垂及担心神经功能受损的青年男性。传统观点认为，Delorme手术主要适用于全层直肠脱垂长度<5cm的老年患者；但亦有文献报道，对于脱垂长度5～10cm的患者也能取得良好疗效。对于经腹手术或经会阴手术的术后复发直肠脱垂患者，Delorme手术也是可供选择的再次手术方式。该术式因保持了直肠外壁的完整性，从而显著降低了肠瘘及腹腔感染的风险。Delorme术后并发症发生率较低，多与患者并存的基础疾病相关。其中与术式相关的并发症包括出血、粪便嵌塞、吻合口狭窄及裂开等。

Delorme手术过程将内括约肌进行折叠，因此加强了肛门括约肌，一定程度能改善患者控制排粪的功能。

Altemeier手术：Altemeier手术具有以下特点：①创伤小、恢复快、并发症少；②对性功能影响小；③对复发病例可多次行此手术。

其主要适应证为：①直肠全层脱垂，一般脱垂长度>5cm；②直肠脱垂并嵌顿者；③年老体弱不能耐受经腹手术者；④不愿接受经腹入路手术的中青年患者；⑤青年男性。手术体位可选用截石位或折刀位，采用全身麻醉或椎管内麻醉。对于术前评估肛门失禁明显，或者肛管短而肛直角变大的患者，可附加肛提肌成形术（前方或后方提肛肌成形术）。肛提肌成形术可部分改善患者肛门失禁症状。根据直肠脱垂“滑动疝”病因学说，可行高位结扎疝囊、切除多余的盆底腹膜后抬高重建盆底腹膜。有文献报道，肛提肌成形、盆底腹膜抬高重建，可降低直肠脱垂复发率，延迟复发时间。

Altemeier手术后的并发症主要包括吻合口并发症（出血、裂开及狭窄）、盆腔血肿或脓肿等。文献报道，Altemeier手术后吻合口裂开的发生率为1.88%～4.10%；术后复发率为0%～29%。术后复发原因可能与下列因素有关：①患者术前并存盆腔其他脏器脱垂或慢传输型便秘；②手术操作不规范如切除肠管长度不够等；③肛提肌及肛门功能受损难以矫正，或者未行肛提肌成形术及盆底腹膜抬高；④其他因素如高龄、精神疾病及肥胖等。

经会阴吻合器脱垂直肠切除术（perineal stapled prolapse resection，PSPR）：Scherer等于2008年首次用吻合器切除冗长脱垂的直肠，完成PSPR手术。目前推荐于不能耐受腹腔手术的年老体弱及肠管水肿较轻的患者中实施。PSPR手术具有操作简单、手术时间短、术后恢复快及手术并发 症少等优点。该术式操作过程中，可能存在潜在 损伤盆底腹膜肠管的风险，且未能充分切除肠管。最近一项系统综述纳入20项研究，368例接受PSPR手术的患者，中位随访18（12～34）个月，复发率为12%。PSPR手术适应证相对较窄，其远期疗效有待进一步观察。单纯肛门环缩手术：效果差，可作为经腹或经会阴手术附加术式或过渡术式。

推荐意见12：对于担心性功能受损的青年男性或不能耐受以及不接受经腹手术的患者，推荐采用经会阴（经肛）手术（Altemeier或Delorme术）治疗直肠脱垂（推荐强度：强烈推荐）。

推荐意见13：嵌顿性直肠脱垂患者首选Altemeier手术（推荐强度：强烈推荐）。

六、复发性直肠脱垂的外科治疗

术后复发性直肠脱垂的发生率为2%～60%，影响复发的因素包括初次手术方式、手术技巧和患者因素。由于缺乏高级别循证医学证据及现有研究的异质性，目前，尚没有推荐的标准治疗方案。

对RRP患者拟再次手术修复前，需详细了解既往手术方式、术后恢复情况，以及是否存在便秘或盆腔脏器脱垂等导致复发的高危因素。术前应全面评估盆腔脏器及盆底和肛门括约肌结构及其功能。合并便秘患者，应行结肠传输试验和排粪造影，肛门失禁患者应行肛肠腔内超声和肛管直肠测压等检查。这些检查不仅有助于发现初次手术失败的原因，同时也有利于制订下一步的治疗方案。

再次手术方式的选择，应根据患者既往手术方式和当前身体状况确定。一般来说，既往经肛手术者，复发后可优先考虑经腹手术，反之亦然。现有的有限研究结果表明，RRP患者经腹手术的再复发率低于经会阴手术，对身体状况允许的患者可优先考虑。对无便秘及乙状结肠冗长患者，优先行经腹直肠固定术；对合并便秘的患者，建议增加部分肠段切除。如患者既往手术方式为肠段切除性手术（如直肠前切除、乙状结肠切除或Altemeier等），再次行肠段切除性手术时需要注意两个吻合口间肠段缺血的可能性，必要时切除原吻合口。VMR术可用于治疗复发性直肠脱垂，但再复发率高于初次手术，且复发时间短，尤其是初次接受Delorme手术后复发的患者。

对高龄、身体状况不佳、经腹手术风险过高的复发性直肠脱垂患者，可选择经会阴手术。该类患者如既往接受过Altemeier或Delorme等手术，再次经会阴手术仍是可选方案，但再复发率高于初次手术。

推荐意见14： RRP目前尚无标准的治疗方案，详尽的病史采集、全面的术前检查及评估，有助于RRP患者临床诊疗策略的制订（推荐强度：强烈推荐）。

推荐意见15： 结合目前有限的国内外报道及专家意见，RRP患者再次手术推荐首选经腹手术。但是对于无法耐受经腹手术的RRP患者，再次手术可以选择经会阴（经肛）手术（Delorme或Altemeier术）（推荐强度：推荐）。

目前，直肠脱垂的临床诊治仍缺乏高级别循证医学证据。直肠脱垂患者一般状况、并存疾病（严重的内科疾病及其他盆底疾病）、脱垂严重程度、肠管是否嵌顿、患者对术后生活质量期待值及手术医生的经验等综合考虑，制订个体化的手术方案。未来开展多中心、前瞻性、高质量的临床研究至关重要，有助于后期国内直肠脱垂诊疗指南的尽快制定。

附录 M　直肠阴道瘘诊治中国专家共识（2022 版）

直肠阴道瘘虽然发病率并不高，但其严重影响患者的生活质量，且由于病因和治疗手段复杂，临床医生一定程度对直肠阴道瘘的诊断、分类、治疗及特殊类型直肠阴道瘘的诊治等多方面相关问题目前尚缺乏普遍认可的共识。为了统一对直肠阴道瘘的认识，提高对直肠阴道瘘的诊断水平，为直肠阴道瘘的治疗提供规范的治疗方案，中国医师协会肛肠医师分会临床指南工作委员会通过借鉴国内外文献，结合我国的研究成果及专家临床实践经验，多次组织国内肛肠外科、妇科专家通过问卷调查、专家意见讨论会等方式，对直肠阴道瘘病因、分类、诊断、治疗、特殊类型的直肠阴道瘘等多方面 相关问题，进行了多次讨论，并通过投票方式初步达成共识。投票分为 5 个等级：a. 完全赞成；b. 部分赞成，保留部分意见；c. 部分赞成，但有较多保留意见；d. 不赞成，但有一定保留；e. 完全不赞成。本共识的推荐意见依据投票结果，分为 3 个等级：强烈推荐（a 得票数为 80% 及以上）；推荐（a 和 b 得票数相加为 80% 及以上）；建议（a、b、c 得票数相加为 80% 及以上）；不符合上述得票数情况的意见均不纳入本共识推荐意见。

一、概述

直肠阴道瘘是指直肠与阴道之间出现的病理性通道，常出现气体、粪便或脓液由阴道溢出，炎性反应和刺激引起局部或全身症状及性功能障碍。文献报道，其发病率不足 1%。致病原因有先天性因素和后天性因素，治疗上主要以手术为主，但术后复发率高。手术方式取决于病因、瘘管的位置和大小、周围组织的完好程度及手术修补史[3]。

二、直肠阴道瘘的病因

（一）先天性因素

多见于婴幼儿，往往合并有肛门直肠畸形。

（二）后天性因素

1. 产伤

产伤是导致直肠阴道瘘的首位因素。据报道 85%～92% 的直肠阴道瘘由产伤导致。分娩伴直肠阴道隔坏死及产伤伴Ⅲ、Ⅳ度会阴撕裂或会阴切开，均可导致直肠阴道瘘。产伤所致的直肠阴道瘘往往合并肛门括约肌的损伤，肛门失禁发生率较高。

2. 炎性肠病

炎性肠病可以引起复杂的直肠阴道瘘，Crohn 病（CD）是直肠阴道瘘的第二大致病因素，约占 10%。

3. 感染

直肠阴道隔内的感染、肛腺感染、巴氏腺囊肿感染穿孔、直肠前切除术吻合口漏的感染及憩室炎等局部感染，均可能导致直肠阴道瘘。此外，直肠阴道瘘还可继发于一些少见的感染，如肛周或盆腔结核、性病性淋巴肉芽肿和血吸虫病等。

4. 恶性肿瘤

直肠阴道瘘的发生与肿瘤浸润、侵犯或接受放射治疗有关，常见于肛管、直肠、子 宫、宫颈、阴道和膀胱恶性肿瘤。一般发生在放疗后 6 个月至 2 年。

5. 手术并发症

盆腔、会阴部及直肠手术，特别是阴式子宫切除术、低位直肠前切除术、经会阴直 肠前突修补术、阴道后壁脱垂修补术、阴道成形术、吻合器痔上黏膜环切钉合术（procedure for prolapse and hemorrhoids，PPH）、选择性痔上黏膜切除术（tissue-selecting therapy stapler，TST）、经肛吻合器直肠切除术（stapled trans anal rectal resection，STARR）、不规范的直肠周围注射等手术的并发症，均可能导致直肠阴道瘘。

6. 外伤

直肠、会阴部贯通伤。

7. 其他

包括一些可能导致直肠阴道瘘的罕见病因，如粪便嵌塞、阴道扩张、人类免疫缺陷病毒（human

immunodeficiency virus，HIV）患者的病毒和细菌感染。

推荐意见 1： 直肠阴道瘘的病因较多，常见的包括产伤、炎性肠病、感染、恶性肿瘤、盆腔、会阴部及直肠手术的并发症及外伤等，治疗前应明确导致直肠阴道瘘的病因，这对手术时机及手术方式的选择都有关（推荐强度：强烈推荐）。

三、直肠阴道瘘的分类

目前，国际上常用的分类方法是结合病因、瘘的大小和位置将其分为单纯性瘘和复杂性瘘。单纯性瘘的瘘口直径＜2.5cm，为中低位瘘，多由创伤或感染引起，局部周围组织完整且血供良好。复杂性瘘的瘘口直径＞2.5cm，为高位瘘，多由炎性肠病或肿瘤引起，或者经过多次修补失败者。

根据瘘口位置的高低，分为高位、中位和低位。高位直肠阴道瘘直肠侧的瘘口位于直肠上段，阴道侧的瘘口位于子宫颈水平以上的穹隆部；低位直肠阴道瘘的直肠侧瘘口开口于解剖学肛管，阴道侧瘘口在后阴唇系带处；中位直肠阴道瘘口介于两者之间。

推荐意见 2： 直肠阴道瘘的分类方法推荐国际上常用的分类法，对于多个瘘口，以瘘口较高者来决定分类（推荐强度：推荐）。

四、直肠阴道瘘的诊断

（一）病史和症状体征

详细了解病史和症状，了解其发生直肠阴道瘘的病因，并进行专科检查。症状为粪便从阴道内流出，稀便时更明显。瘘口较小者有阴道排气现象，或少数患者表现为不明原因的阴部疼痛，以及阴道内出现刺鼻的粪臭味或反复发作的阴道炎。直肠指检及阴道直肠双合诊可触及瘘管走行、瘘管高度和瘘口个数，并评估会阴体厚度、肛门括约肌的张力及控粪功能。

（二）辅助检查

包括直肠腔内及阴道超声、盆腔、结肠镜检查、亚甲蓝试验、瘘管造影或阴道造影。Yodonawa 等认为，对于高位直肠阴道瘘，可采用阴道注入水溶性对比剂的方法，灵敏度可达 79%～100%。直肠腔内和经阴道超声可用于判断瘘管走行。其中诊断价值最高的是腔内超声及 MRI，可以了解瘘管周围肌肉的完整性。结肠镜检查可观察高位直肠阴道瘘的瘘口，排除肠道病变。

推荐意见 3： 直肠阴道瘘的临床表现主要是阴道漏气、漏粪。应特别注意一些间接临床表现，如反复发作阴道炎表现及阴道内有粪臭味或阴部疼痛。由于瘘口较小，未表现出典型的直肠阴道瘘症状，应高度警惕直肠阴道瘘（推荐强度：强烈推荐）。

推荐意见 4： 对于伴随有腹泻、便血、黏液便和腹痛及有炎性肠病症状的患者，应排除炎性肠病（推荐强度：强烈推荐）。

推荐意见 5： 体格检查要重视触诊，以了解瘘管走行、瘘口个数并评估会阴体厚度、肛门括约肌的张力及控粪功能，结肠镜排除肠道病变（推荐强度：强烈推荐）。

推荐意见 6： 推荐有条件的医院进行腔内超声或盆腔 MRI 检查，以了解瘘管走行、瘘管周围肌肉完整性及瘘口位置（推荐强度：推荐）。

五、直肠阴道瘘的非手术治疗

部分报道显示，直肠阴道瘘经保守治疗可自愈，临床上由吻合器引起的术后直肠阴道瘘，瘘口较小时经保守治疗可以愈合。

（一）期待治疗

通过控制排粪以期达到愈合的目的。

（二）支持治疗

通过饮食控制方法，纠正不良的营养状况。根据不同的病情选择普通饮食、流质饮食或肠外营养等。

（三）辅助治疗

1. 控制排粪：保持排粪通畅，质软成形。
2. 控制感染：按疗程选用合适的抗生素全身治疗或局部治疗。
3. 局部处理：局部换药、阴道冲洗。
4. 局部脓肿形成：充分引流。

（四）控制基础疾病

糖尿病患者控制血糖等。

六、手术时机选择，手术治疗的最佳时机目前尚无明确定论。

（一）一期修补

一般认为，手术损伤、轻度外伤或产伤等不超过 24h，宜行一期修补。

（二）择期手术

1. 严重外伤常伴直肠大出血，先急诊处理出血，择期进行修补。

2. 产伤若是因产程过长等原因，创面有粪便污染，常需要观察等待，择期手术。

3. 因异物致压迫性坏死或炎性瘘需等炎性病变消退后进行择期手术。

4. 瘢痕严重的瘘需等瘢痕软化。

5. 局部情况差、巨大瘘或复杂性瘘，宜先行粪便转流，待阴道清洁无粪便排出后，再行 手术治疗，以为手术修补创造良好条件。

（三）手术干预的条件

患者的整体情况良好、充分术前准备、急性期的局部充血和水肿消退、感染控制、脓肿充分引流、上皮覆盖、瘘管纤维化成熟、瘢痕软化（6 个月）等。修补失败者应继续观察 6 个月后，再次评估是否存在瘘口，如果瘘口仍存在可 再次行修补手术。

推荐意见 7：手术时机的把握在治疗中起至关重要的作用，决定着手术的成败，应严格把握手术时机（推荐强度：推荐）。

七、术前管理

（一）术前评估

①排除潜在的疾病（如 CD、肿瘤等）；②术前进行肛门括约肌的缺损情况与周围组织的情况评估；③评估瘘口大小及数量；④评估瘘管走行；⑤了解有无手术史或创伤史；⑥评估患者心理状况。

（二）肠道准备

调节肠道功能和控制腹泻。术前 3 天进软食，术前 1 天进流质，术前行全肠道清洁。

（三）阴道准备

避开月经期，待月经期结束 3～5 天后行手术。术前 3d 碘伏阴道擦洗 2 次 / 天，保证阴道清洁。

（四）术前导尿

（五）抗感染治疗

术前必须控制好肛周感染。

八、手术治疗

治疗直肠阴道瘘的手术方式较多，由于病因多样、瘘管复杂、症状重叠及体征不同，很难用一种或几种固定的“标准”术式使患者获得满意的效果。目前，也没有一种被所有医生接受的“满意”手术，但仍可遵循一致的手术原则。手术方式的选择应充分根据直肠阴道瘘的病因、位置、大小、周围组织的完好程度、肛门括约肌功能状况，以及有无手术修补史，并在此基础上制订出针对性强的个体化治疗方案和手术方式。

手术路径主要有经肛门直肠、经会阴、经阴道和经腹 4 种手术路径。文献报道的手术成功率差别较大，为 9%--100%。位置较高及复杂的直肠阴道瘘，可以采用开放或腹腔镜辅助修补；中低位的直肠阴道瘘经肛门、阴道或会阴等途径修补。手术路径或方式选择不当，可造成手术失败，甚至会降低二次手术成功率。

（一）经会阴直肠切开术

适合于低位直肠阴道瘘、直肠前庭瘘或经历过既往修补、残留瘘管直径较小的直肠阴道瘘或伴有严重肛门括约肌损伤的直肠阴道瘘。Hull 等认为，将阴道瘘切开，转变为类似Ⅳ度会阴裂伤，再依次缝合直肠黏膜、肛门括约肌、阴道黏膜及会阴皮肤，可以治疗直肠阴道瘘伴有严重肛门括约肌缺损排粪失禁的病例，治愈率为 78%～100%。

手术要点：完整游离出括约肌，逐层缝合，不留无效腔。

（二）括约肌间瘘管结扎术（LIFT）

LIFT 最初用于经括约肌肛瘘的治疗。近年来开始用于直肠阴道瘘的治疗。如果瘘管通过完整的内括约肌和外括约肌，则该入 路是合适的。可于括约肌间隙的瘘管结扎端之间 插入生物材料。Ellis 在非产伤或辐射引起的直肠阴道瘘患者中，采用括约肌间隙的瘘管结扎端之间插入生物材料，治愈率为 81%。

手术要点：完整显露瘘管并闭合。

（三）推移瓣修补术

适合中低位直肠阴道瘘、瘘口直径<2.5cm 的直肠炎性反应消退等情况的直肠阴道瘘。直肠推移瓣技术首先由用于直肠阴道瘘的治疗，此为 20 世纪 80 年代治疗低位直肠阴道瘘的主流术式，首次手术成功率为 78%～95%。包括阴道、直肠、经肛推移瓣。

手术要点：术中彻底止血，防止积血积液残留，保持引流通畅，无张力缝合；注意保留组织间血供及健康组织量。

（四）经会阴入路吻合器直肠阴道瘘切除闭合术

适应中、低位直肠阴道瘘、复发性或复杂性直肠阴道瘘。术中使用腔镜直线型切割闭合器治疗直肠阴道瘘获得成功，疗效好，具有治愈率高、复发率低的优点。

手术要点：充分显露肛门外括约肌、肛提肌及直肠侧闭合的瘘口，视情况联合行肛提肌成形术、外括约肌成形术。

（五）组织瓣移植术

适用于低位直肠阴道瘘、CD 引起的直肠阴道瘘或复发的复杂直肠阴道瘘。应用较普遍的是 Martius 术式，其成功率为 65%～100%。即经由大阴唇切口分离直肠阴道间隙，游离带蒂球海绵体肌瓣或带蒂脂肪瓣，通过皮下所建立的隧道转移填充于瘘管区域，以达到修补目的。20 世纪 90 年代初，陆续开始利用带血管蒂自体组织包括皮瓣、肌皮瓣、脂肪瓣、球海绵体肌脂肪垫、股薄肌、臀大肌、骶骨直肠肌、大网膜或小肠瓣等，填充修补直肠阴道瘘。使用肌肉瓣最早是 1969 年由 Byron 和 Ostergard 描述，成功率为 88%～94%。Wexner 等用股薄肌转移来修补直肠阴道（尿道）瘘，成功率达 78% 以上。该术式的优点是切取股薄肌对肢体功能影响小，取材方便，手术时间短，创伤小，成功率高。

手术要点：保证游离组织瓣血运，无张力缝合，引流充分引流。

（六）经腹手术及腹腔镜手术

适用于高位直肠阴道瘘、复杂或复发的直肠阴道瘘，或者由结直肠吻合术后并发症引起的直肠阴道瘘。需做经腹前切除或经腹游离经肛吻合手术，闭合阴道侧缺损。包括前切除和结肠拖出延迟吻合术。van der Hagen 等报道，腹腔镜下修补直肠阴道瘘的成功率达 95%。经腹肛拖出式直肠切除术（Maunsell-Weir 术式）：该术式由 Maunsell 首创，其后 Weir 另加改良。主要适用于复杂的直肠阴道瘘，尤其是中、高位直肠阴道瘘。

（七）其他方法

生物网状修补术、纤维蛋白胶封堵术、经肛门内镜显微手术、脂肪注射、结肠镜下钛夹治疗直肠阴道瘘、磁压榨直肠阴道瘘修补术、瘘管栓等。由于此类手术方法研究样本量少，有的属于新技术，技术不成熟，仍需进一步研究。

推荐意见 8：手术入路方面，对于中低位直肠阴道瘘，推荐经肛门直肠入路；对于低位直肠阴道瘘，可以考虑经会阴直肠切开术；对于直肠阴道瘘，建议直肠黏膜瓣推移手术；对于高位或复杂直肠阴道瘘，建议经腹入路（推荐强度：推荐）。

九、粪便转流（造口）

造口可以是暂时性的或永久性的，可以是避免修补手术或辅助修补手术的手段，也可以是手术失败或手术无法修补时的最终结局。

是否造口是有争议的。在修补手术前后或同时行转流性造口，首先为手术修补做准备，其次是为创造术后相对干净的创面及保持直肠腔内低内压，为创面恢复创造良好条件。症状较轻的单纯性直肠阴道瘘，可先保守治疗并观察，不常规行转流性造口，症状较重的单纯型瘘则应手术修补。局部情况差、巨大瘘、严重外伤、复杂性瘘，尤其是放疗后或晚期肿瘤术后，或者进展较重的 CD 直肠阴道瘘，应考虑行粪便转流性造口，待阴道无粪便排出后，再行修补手术，术后创面基本恢复后，再视情况择期闭合。

需明确的是，转流性造口不会影响直肠阴道瘘患者最终的临床预后，尤其不会影响到瘘管的复发和伤口的感染。但造口并不能带来直肠阴道瘘自愈的治疗结果。有的病例一旦造口关闭后，直肠阴道瘘复发，将面临再次修补。

十、术后管理

术后除适当使用抗生素和加强营养支持治疗外，术后的饮食、排粪的控制以及会阴部的护理和观察都非常重要。

（一）预防感染

术后可适当使用抗生素，甲硝唑栓塞阴道，碘伏擦洗换药，每日 1 次，保持创面干燥，如有渗湿及时更换辅料，可予贻贝黏蛋白肛肠敷料、肤痔清软膏换药。

（二）饮食管理

术后建议禁食 3 天。禁食期间给予营养支持治疗、补充能量、维持水电解质平衡。5～7 天后改为流质饮食，7 天后改半流质饮食。

（三）排粪管理（未实施造口术）

建议控制排粪，制动 7～10 天。推荐从流质饮食、过渡到半流质、再到正常软食，以尽可能保证粪便柔软通畅，防止因粪便干燥导致术口撕裂，或者因粪便污染导致伤口感染愈合不良甚至复发。评估肛门功能。

（四）术后留置肛管 3 天，术后留置尿管 7 天。

（五）出院指导

术后 3 个月内禁止性生活，1～2 年内避免阴道分娩，调节饮食，保持粪便柔软通畅，术后定期随访，每个月返院复查 1 次。在随访结束时使用 Wexner 评分评估肛门功能。

十一、特殊类型的直肠阴道瘘

（一）CD 引起的直肠阴道瘘

CD 病程长，易于反复加重或复发，同时面临病情控制的问题。对 CD 进行有效的药物控制，如使用英夫利昔单抗或硫唑嘌呤等生物制剂。对患有 CD 的直肠阴道瘘患者手术治疗需要特别谨慎，手术在药物控制的保障下进行，有利于术后恢复和提高成功率。CD 患者直肠阴道瘘的治疗随着药物治疗的进展而改善，对炎性病变的控制使一些患者得以采用局部修复技术进行治疗，推进皮瓣的成功率接近 60%～70%。

首先要明确病因，是否继发于 CD 的肛周病变本身；其次要判定是否有活动性肠炎，CD 活动期不管是否合并肛门直肠部的病变，都应避免手术，以防术后创面长期不能愈合。即便是非活动期的 CD，由于原发病的特性，也有术后高复发率和出现创面纤维化导致肛门狭窄的可能性。

对于部分患者，长期使用糖皮质激素，会加重患者的不良反应，导致术后创面愈合困难，增加感染的风险。有关生物制剂的应用是否增加术后并发症的发生率，目前仍存在争议。有报道认为，英夫利昔单抗会增加 CD 患者术后并发症的发生率，尤其是感染性并发症的发生率；但 CD 患者术前停用英夫利昔单抗的安全时间尚不明确，仍有待进一步研究确定。

推荐意见 9： CD 引起的直肠阴道瘘在手术时机及手术方式上目前存在较大争议。CD 引起的直肠阴道瘘通常瘘口位置较高，应该在药物治疗稳定后选择手术，并建议结肠造口（推荐强度：推荐）。

（二）放射性直肠阴道瘘

手术治疗慢性放射性肠损伤导致的直肠阴道瘘时，因组织损伤等因素，会增加手术的难度。修补和重建的失败率高，故稳妥之选是控制好局部情况，选择好手术时机，结肠造口或分期手术。

推荐意见 10： 放射性肠损伤导致的直肠阴道瘘，修补失败率高，建议控制好局部情况后实施手术并行结肠造口（推荐强度：推荐）。

（三）先天性直肠阴道瘘

先天性直肠阴道瘘（congenital rectovaginalfistula，CRVF）是由于先天性肛门发育畸形所致。直肠开口于阴道，其先天性瘘发生在下段或中段的阴道，而阴道顶端罕见，畸形越高，直肠与阴道间的共壁越短。低位的直肠阴道瘘常合并处女膜后缘缺如，检查不能发现瘘管开口，胎粪似乎来源于阴道。瘘管的位置越高，合并骶骨异常发育和会阴外观异常的可能性就越大。CRVF 还可同时并发肛门闭锁、肛门畸形或尿道瘘等，手术治疗建议结肠 造口和后矢状位入路肛管直肠阴道尿道成形术。对于手术时机，除非是先天性肛门闭锁，需在婴幼儿期手术，建议先天性直肠阴道瘘患者在青少年期（12—20 岁）进行修补（图 M-1）。

推荐意见 11： CRVF 往往复杂，可同时并发肛门闭锁、肛门畸形、尿道瘘，需采取多学科合作讨论后制订治疗方案（推荐强度：强烈推荐）。

总之，直肠阴道瘘治疗充满挑战，只有充分地进行术前评估和术前准备，选择适时的手术时机、合适的手术方式和细致的手术以及精心的术后管理，才能把手术失败率降到最低。需要指出的是，因为该疾病的发病率不高，国内外目前对直肠阴道瘘的研究大都是小样本量的报道，各中心的评价标准也不完全一致，不能直接评价某种手术的优劣。因此，加强循证医学研究，开展多中心、随机对照临床试验，对直肠阴道瘘规范化治疗十分必要。

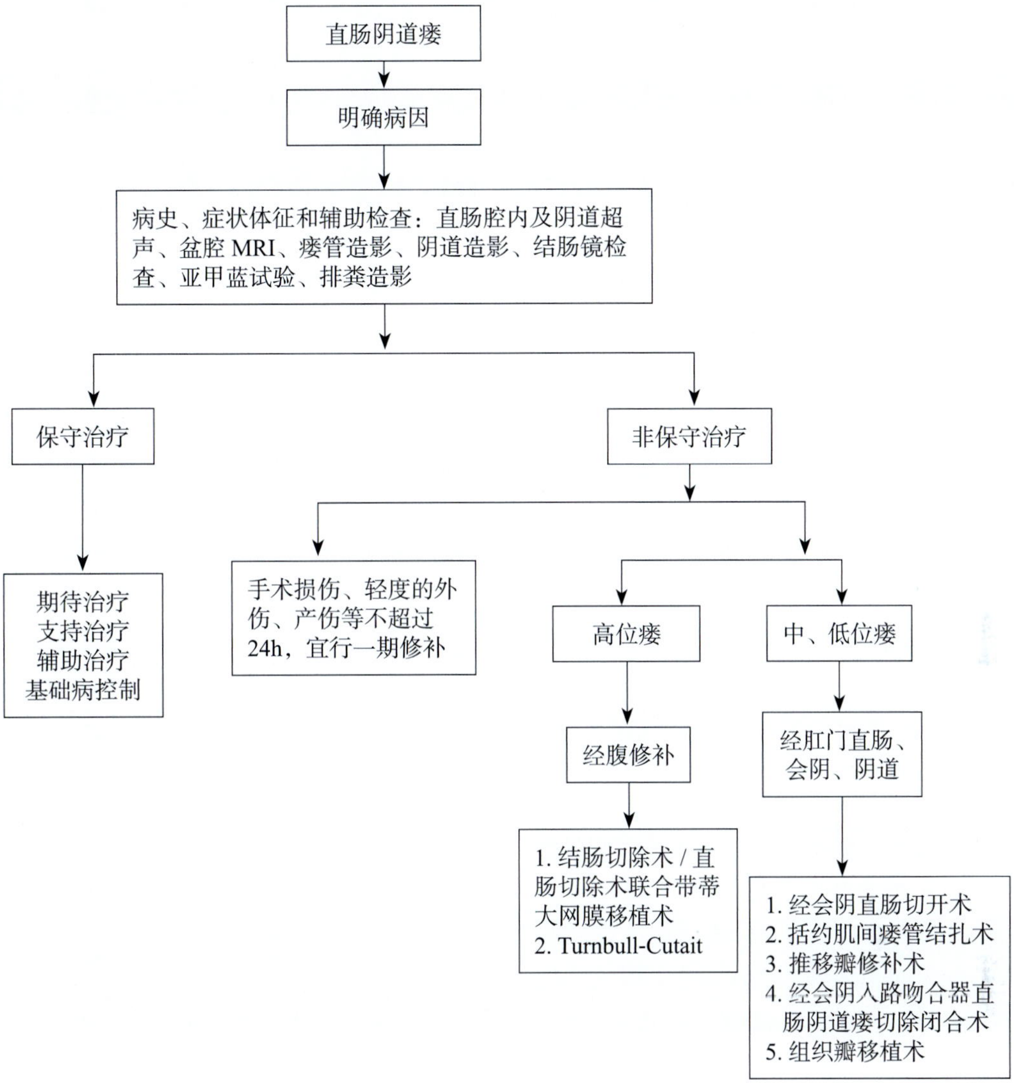

▲ 图 M-1　直肠阴道瘘诊治处理流程

附录 N　中国结直肠癌肝转移诊断和综合治疗指南（2023 版）

第一部分　诊疗指南

肝脏是结直肠癌血行转移最主要的靶器官，结直肠癌肝转移（colorectal cancer liver metastases）是结直肠癌治疗的重点和难点之一。有 15%～25% 的结直肠癌患者在确诊时即合并肝转移，而另有 15%～25% 的患者将在结直肠癌原发灶根治术后发生肝转移，其中绝大多数（80%～90%）的肝转移灶初始无法获得根治性切除。肝转移也是结直肠癌患者最主要的死亡原因，未经治疗的肝转移患者中位生存期仅 6.9 个月，无法切除患者的 5 年生存率＜5%，而肝转移灶能完全切除［或可以达到无疾病证据（no evidence of disease，NED）状态］患者的中位生存期为 35 个月，5 年生存率可达 30%～57%。研究结果表明，有一部分最初肝转移灶无法根除的患者经治疗后可以转化为可切除或达到 NED 状态。因此，通过多学科综合治疗协作组（multidisciplinary team，MDT）模式对结直肠癌肝转移患者进行全面的评估，个性化地制定治疗目标，开展相应的综合治疗，以预防结直肠癌肝转移的发生、提高肝转移灶手术切除率和 5 年生存率。

为了提高我国结直肠癌肝转移的诊断和综合治疗水平，受原卫生部临床重点学科项目资助（2008—2010 年），中华医学会外科学分会胃肠外科学组和结直肠外科学组、中国抗癌协会大肠癌专业委员 2008 年联合编写了《结直肠癌肝转移诊断和综合治疗指南》（草案），以指导我国结直肠癌肝转移的诊断和治疗，并于 2010 年、2013 年先后进行了两次修订。2016 年、2018 年、2020 年联手中国医师协会外科医师分会结直肠外科医师委员会、中国医疗保健国际交流促进会结直肠癌肝转移治疗委员会、中国临床肿瘤学会结直肠癌专家委员会、中国医师协会结直肠肿瘤专业委员会、中国医师协会肛肠医师分会肿瘤转移委员会、中华医学会肿瘤学分会结直肠肿瘤学组、中国医师协会外科医师分会等共同修订了该《指南》。2022 年再次总结国内外先进经验和最新进展修订《中国结直肠癌肝转移诊断和综合治疗指南（2023 版）》（以下简称《指南》）。

注：本《指南》对结直肠癌肝转移的诊断、预防、外科手术和其他综合治疗提出的建议，请各地医院根据实际情况予以应用。本文中出现的推荐级别、循证医学证据分类的界定，详见附录 A。

一、结直肠癌肝转移的诊断与随访

（一）结直肠癌肝转移的定义

结直肠癌肝转移的定义按照国际共识，同时性肝转移（synchronous liver metastases）是指结直肠癌确诊前或确诊时发现的肝转移；而结直肠癌根治术后发生的肝转移称为异时性肝转移（metachronous liver metastases）。本指南为便于诊疗策略的制订，将从“结直肠癌确诊时合并肝转移”和“结直肠癌根治术后发生肝转移”两方面阐述。

（二）结直肠癌确诊时肝转移的诊断常规

对已确诊结直肠癌的患者，除血清癌胚抗原（CEA）、糖类抗原 19-9（CA19-9）等肿瘤标志物检查、病理分期评估外，应常规进行肝脏超声和腹部增强 CT 等影像检查筛查及诊断肝脏转移瘤。对于超声或 CT 影像高度怀疑但不能确诊的患者可加行血清甲胎蛋白（AFP）、肝脏超声造影和肝脏磁共振成像 MRI 平扫及增强检查（1a 类证据，A 级推荐），肝脏细胞特异性造影剂增强 MRI 检查对于发现＜1cm 的微小病灶准确率更高，有条件时可考虑。PET/CT 检查不作为常规推荐，可在病情需要时酌情应用（2a 类证据，B 级推荐）。肝转移灶的经皮针刺活检仅限于病情需要时应用。

结直肠癌手术中必须常规探查肝脏以进一步排除肝转移的可能，对可疑的肝脏结节可行术中超声检查，必要时考虑同步切除或术中活检（3a类证据，B级推荐）。

（三）结直肠癌根治术后肝转移的监测

结直肠癌根治术后，应对患者定期随访，了解有无肝转移或其他远处转移的发生。

1. 每3～6个月进行1次病史询问、体格检查、肝脏超声检查和检测血清CEA、CA19-9等适当的肿瘤标志物，持续2年，以后每6个月1次直至满5年（1a类证据，A级推荐），5年后每年1次。

2. Ⅱ期和Ⅲ期的结直肠癌患者，建议每年进行1次胸/腹/盆腔增强CT扫描，共3～5年（1b类证据，A级推荐），以后每1～2年1次。对于超声或CT影像高度怀疑肝转移瘤但不能确诊的患者应加行肝脏MRI等检查，并建议在随访过程中保持影像检查方法的一致性。PET/CT扫描不做常规推荐。

3. 术后1年内应进行电子结肠镜的检查，若发现异常，需在1年内复查；如无异常则推荐术后第3年复查，以后每5年1次。如果患者发病年龄<50岁或确诊Lynch综合征则应适当增加电子结肠镜的检查频度。对于结直肠癌原发灶切除术前因梗阻等原因未完成全结肠镜检查的患者，应在术后3～6个月内完成首次电子结肠镜检查（1a类证据，A级推荐）。

（四）结直肠癌肝转移灶达到NED后的随访

结直肠癌肝转移灶达到NED后，对患者也应进行密切的随访，了解有无肝转移复发或出现其他远处转移的可能。

1. 建议术后2年内每3个月随访血清CEA、CA19-9和其他适当的肿瘤标志物，以后第3～5年内每6个月随访1次（1a类证据，A级推荐），5年后每年1次。

2. 术后2年内每3个月进行1次腹/盆腔增强CT扫描或肝脏增强MRI检查，必要时肝脏细胞特异性造影剂增强MRI检查。以后每6～12个月进行1次，共5年（1a类证据，A级推荐），5年后每年1次。不推荐常规PET/CT扫描。

3. 其他随访内容和频次参照结直肠癌原发灶根治术后的随访进行。

（五）结直肠癌及其肝转移的相关基因检测

1. RAS检测推荐所有结直肠癌肝转移的患者均进行KRAS第2、3、4外显子及NRAS第2、3、4外显子的检测。RAS基因是否突变不仅具有预后意义，更是预测抗表皮生长因子受体（epidermal growth factor receptor，EGFR）治疗有效性的重要生物学标志物（1a类证据，A级推荐）。其中KRAS G12C突变还有助于后线治疗对靶向药物的选择。

2. BRAF检测：推荐结直肠癌肝转移患者进行V600E突变检测，作为预后的评估指标（1b类证据，A级推荐）以及疗效预测因子，以指导治疗方案选择。

3. 错配修复基因（mismatch repair gene，MMR）/微卫星不稳定性（microsatellite instability，MSI）检测：推荐结直肠癌患者均进行检测（2b类证据，B级推荐），以便更精准地制订治疗策略，尤其是对免疫检查点抑制剂的应用至关重要。采用聚合酶链反应（polymerase chain reaction，PCR）毛细管电泳法比较肿瘤组织与正常组织中微卫星序列长度 的差异检微卫星状态，是MSI检测的金标准。免疫组化检测MMR的蛋白表达（包括MLH1、MSH2、MSH6和PMS2），因简便快捷已成为目前最常用的检测方式，可达到与PCR检测90%～95%的一致率。另外，有经过验证合格的二代测序法（next-generation sequencing，NGS）也可用于MSI检测。

4. UGT1A 1检测：UGT1A1是伊立替康的药物代谢酶，其基因的多样性会显著影响该酶的活性。因此建议尽可能获取UGT1A 1基因检测结果，据此慎重考虑伊立替康的给药剂量（2b类证据，B级推荐）。

5. HER2：检测在标准治疗失败的转移性结直肠癌患者中抗HER2治疗逐渐受到重视，建议转移性结直肠癌患者进行HER2检测，为晚期患者后线治疗的临床决策提供依据（2b类证据，B级推荐）。

6. 其他：NGS检测肿瘤突变负荷（tumor mutation burden，TMB）、DNA聚合酶epsilon和delta 1（POLE/POLD1）、神经营养因子受体酪氨酸激酶（neuro trophin receptor kinase，NTRK）融合基因等，均可作为潜在的预测免疫检查点抑制剂治疗或靶向药物治疗疗效的生物标志物。

结直肠癌原发灶和肝转移灶的基因状态大多无差别，对于无法获取肿瘤组织进行检测时可考虑液态活检技术（2b类证据，B级推荐）。

有研究发现基于循环肿瘤DNA（circulating tumor deoxyribonucleic acid，ctDNA）指导的微小残留病灶（minimum residual disease，MRD）评估可有

效提示结直肠癌患者接受治疗后的治愈情况，因此，MRD 有助于判断预后和制定下一步治疗策略，但目前仍存在诸多困难。

二、结直肠癌肝转移的预防

（一）结直肠癌原发灶根治性切除术

根治性手术切除结直肠癌病灶是迄今为止结直肠癌最有效的治愈方法，也是预防肝转移发生的重要环节。

1. 结肠癌根治性手术范围包括肿瘤全部及其两端足够肠段和周围可能被浸润的组织、器官及相关系膜、主要供应血管和淋巴引流区，具体手术方式依照肿瘤部位不同而异，但均应遵循完整结肠系膜切除（complete mesocolic excision，CME）原则。

2. 直肠癌根治性手术范围应包括肿瘤全部及其两端足够肠段、周围可能被浸润的组织、器官及相关的肠系膜和淋巴结。直肠中下段的肿瘤应遵循直肠全系膜切除（total mesorectal excision，TME）原则。

3. 术中发现存在切除范围外的可疑淋巴结，应行术中活检或切除。

（二）结直肠癌确诊时无肝转移（及其他远处转移）的新辅助治疗

术前通过新辅助治疗杀灭未被影像学检测到的微小转移灶，可以最大限度地减少根治性手术后的远处转移。

1. 中低位直肠癌的新辅助治疗（注：高位直肠癌，即肿瘤下缘距肛缘 12cm 以上者，其新辅助治疗参照结肠癌）

(1) 联合放化疗或放疗：建议术前诊断为 T_3 期及以期及以上或任何 T 分期、淋巴结阳性的直肠癌，在不伴有明显出血、梗阻症状、无穿孔及其他远处转移等情况时应用。包括长程联合放化疗和单纯短程放疗。

近年来，局部进展期直肠癌出现新治疗模式，全程新辅助治疗（total neoadjuvant treatment，TNT），将直肠癌术后辅助化疗提至术前，即术前进行新辅助化疗和同步放化疗，可获得更高的完全缓解率，有助于器官保留，还可以降低远处转移发生，改善长期生存（2a 类证据，B 级推荐）。

(2) 肝动脉和肿瘤区域动脉联合灌注化疗：对于术前分期为Ⅲ期，且不伴有出血、梗阻症状或无穿孔的患者，在有条件的单位可考虑应用。5FU（或其前体药物）并可联合奥沙利铂，经肝动脉、肿瘤区域动脉分别灌注，化疗后 7～10 天施行根治性切除术。目前的临床研究表明该方案虽不能明显降期，但对Ⅲ期结直肠癌患者有预防肝转移的作用，建议在有条件的单位开展，不作为常规推荐。

2. 结肠癌的新辅助治疗

结肠癌的新辅助治疗尚无明确的循证医学证据，对丁术前判断为Ⅲ期的患者可考虑肝动脉和肿瘤区域动脉联合灌注化疗，以减少肝转移的发生，不作为常规推荐。

（三）无转移结直肠癌患者术中门静脉化疗、腹腔化疗

对于该治疗方案的探讨目前已有了令人鼓舞的数据，如能联合术后辅助化疗，将可以减少肝转移的发生。该结果仍需进一步临床研究证实，故不作为常规手段推荐，临床研究可关注。

（四）无转移结直肠癌患者根治术后的辅助治疗

1. 对于Ⅲ期结肠癌，术后辅助化疗能延长 5 年无病生存率及总生存率，因此上述结肠癌患者在手术治疗后应进行 3～6 个月的辅助化疗，可选择的治疗方案有：FOLFOX、CapeOX、5-FU/LV 或卡培他滨单药（1a 类证据，A 级推荐）。

pMMR/MSS/MSI-L 的Ⅱ期患者如不存在复发转移高危因素（T_4 期、组织分化差、肿瘤周围淋巴管神经侵犯、肠梗阻或 T_3 期伴有局部穿孔、切缘不确定或阳性、淋巴结活检数量<12 枚），术后两药联合的辅助化疗在许多临床研究中获益不显著，故建议接受临床观察和随访（1b 类证据，A 级推荐），或者建议氟尿嘧啶单药治疗。但对于高危Ⅱ期患者应予以辅助化疗，方案参照Ⅲ期患者 2a 类证据，B 级推荐）。

dMMR/MSI-H 的Ⅱ期患者无论是否存在高危因素均可接受临床观察和随访，但 T_4 期患者是否需辅助化疗目前尚有争议。

2. T_3 期及以上和任何 T 分期、淋巴结阳性的中低位直肠癌患者如术前没有进行放化疗，术后辅助化疗或放化疗能提高 3 年无病生存率及降低局部复发率，但对于能否减少直肠癌肝转移方面研究有限，和辅助治疗的结合方式也需更多临床试验验证。术前接受放疗或联合放化疗的患者，术后也应接受辅助治疗，但尚无充分的循证医学证据。

总之，结直肠癌肝转移最有效的预防方式是规范化治疗结直肠癌。

三、MDT在结直肠癌肝转移诊治中的作用

对于肿瘤性疾病，MDT治疗模式是有效的手段，因此建议结直肠癌肝转移的患者进入MDT治疗模式（1a类证据，A级推荐）。结直肠癌的MDT以患者为中心，成员应包括结直肠外科、胃肠外科、肝外科、肿瘤内科、放疗科、放射介入科、放射和超声影像科、病理科及其他相关专业有一定资质的医师。MDT治疗模式可以减少个体医师做出的不完善决策，其重要作用还包括：①更精确的疾病分期；②减少治疗混乱和延误；③更个性化的评估体系和治疗；④更好的治疗衔接；⑤更高的生活质量；⑥最佳的临床和生存获益；⑦最优的卫生经济学。

MDT根据患者的体力状况、年龄、器官功能、合并症和肿瘤的分子病理特征等进行评估，针对不同的治疗目标，给予患者最合理的检查和最恰当的综合治疗方案（1a类证据，A级推荐）。

患者全身状况较差，不适合进行高强度治疗时，建议单药（或联合靶向药物）减量的两药方案或最佳支持治疗，以提高生活质量并尽量延长生存时间。如全身情况好转，可以再进行高强度治疗。

适合高强度治疗的患者，应依据肝转移的具体情况和是否伴有其他转移等，制定不同的治疗目标，给予个体化的治疗方案。

1. 肝转移灶初始即可以R_0切除，且手术难度不大、肿瘤生物学行为良好的患者，其治疗目的是获得治愈。应该围绕手术治疗进行相应的新辅助和（或）辅助治疗，以降低手术后复发风险。肝转移灶是否可以R_0切除的判断应由肝外科、肿瘤外科、影像科专家联合进行。

肝转移灶可以R_0切除，但手术切除难度较大时也应积极联合其他肿瘤局部毁损手段[如RFA和（或）立体定向放疗等]，以达到NED状态。

2. 肝转移初始无法切除，但经过治疗有望转为NED状态，且全身情况能够接受包括转移灶切除手术在内的局部治疗手段和高强度治疗患者。这类患者的治疗目的主要是最大限度缩小瘤体或增加剩余肝脏体积，应采用最积极的综合治疗，即转化治疗。

(1) 结直肠癌确诊时合并无法达到NED的肝转移

① 结直肠癌原发灶存在出血、梗阻症状或穿孔时，应先行切除结直肠癌原发病灶，继而进行系统性化疗（或加用肝动脉灌注化疗），并可联合应用分子靶向药物治疗（1b类证据，A级推荐），其中dMMR/MSI-H患者可选择免疫检查点抑制剂治疗。治疗后每6～8周进行肝脏超声和CT增强扫描检查并依据RECIST标准予以评估。临床重大决策时建议行MRI平扫及增强扫描检查。如果肝转移灶转变成可切除或有望达到NED状态时，即予以手术治疗或手术联合其他肿瘤局部毁损手段；如果肝转移灶仍不能达到NED状态，则继续进行综合治疗。

② 结直肠癌原发灶无出血、梗阻症状及无穿孔时可以行系统性化疗（或加用肝动脉灌注化疗），并可联用分子靶向治疗（1c类证据，B级推荐），其中dMMR/MSI-H患者可选择免疫检查点抑制剂治疗。每6～8周评估1次，如果转移灶转化成可切除或有望达到NED状态时，即手术治疗（一期同步切除或分阶段切除原发病灶和肝转移灶）或手术联合其他肿瘤局部毁损手段；如果肝转移灶仍不能达到NED状态，则视具体情况手术切除结直肠癌原发病灶，术后继续对肝转移灶进行综合治疗。此类患者也可选择先行切除结直肠癌原发病灶，继而进一步治疗，具体方案同上。

（2）结直肠癌根治术后发生的无法达到NED状态的肝转移

① 采用5FU/LV（或卡培他滨）联合奥沙利铂和（或）伊立替康的两药或三药方案作为一线化疗，并可加用分子靶向治疗，或者联用肝动脉灌注化疗（1b类证据，A级推荐），其中dMMR/MSI-H患者可选择免疫检查点抑制剂治疗。对氟尿嘧啶类药物不耐受的患者可考虑使用雷替曲塞（2b类证据，B级推荐）。

② 在肝转移发生前12个月内使用过奥沙利铂为基础的化疗作为辅助治疗的患者，应采用FOLFIRI方案；化疗结束后>12个月发生肝转移，仍可采用FOLFOX或CapeOX化疗方案，并可加用分子靶向药物治疗，或联用肝动脉灌注化疗（3a类证据，B级推荐），其中dMMR/MSI-H患者可选择免疫检查点抑制剂治疗。

治疗后每6～8周检查肝脏超声、CT增强扫描予以评估，临床重大决策时建议行MRI平扫及增强扫描检查，肝转移灶转为可切除或可以达到NED的患者，即应接受肝转移灶切除手术或手术联合其他

肿瘤局部毁损手段，术后再予以辅助化疗；如果肝转移灶仍不能达到 NED，则应继续进行综合治疗。

③ 还有一部分患者，其肝转移灶可能始终无法切除或达到 NED 状态，但全身情况允许接受较高强度的治疗。这类患者治疗目的为控制疾病进展，应该采用较为积极的联合治疗。

对于结直肠癌原发灶无出血、梗阻症状及无穿孔时合并始终无法达到 NED 状态的肝转移灶患者是否应该切除原发灶目前仍有争议。因此，需要 MDT 综合考虑肿瘤和患者情况，进行个体化决策，是否切除原发灶。

四、结直肠癌肝转移灶的手术及其他毁损治疗

（一）手术治疗

手术完全切除肝转移灶仍是目前能治愈结直肠癌肝转移的最佳方法，故符合条件的患者均应在适当的时候接受手术治疗。部分最初肝转移灶无法切除的患者经治疗后转化为可切除病灶时也应适时接受手术治疗。

1. 手术适应证和禁忌证

(1) 适应证：手术切除的标准一直在演变，但主要应从以下 3 方面判断（2a 类证据，B 级推荐）。

① 结直肠癌原发灶能够或已经根治性切除；

② 根据肝脏解剖学基础和病灶范围，肝转移灶可完全（R_0）切除，且要求保留足够的功能性肝组织（剩余肝脏体积≥30%～40%，采用三维 CT、3D 数字成像技术等有助于评估剩余肝脏体积）；

③ 患者全身状况允许，没有不可切除或毁损的肝外转移病变，或者仅为肺部结节性病灶，但不影响肝转移灶切除决策的患者。

随着技术进步，肝转移灶的大小、数目、部位等已不再是影响判断结直肠癌肝转移患者是否适宜手术的单一决定因素。

另外，当前的文献资料已经将切缘＜1cm、可切除的肝门淋巴结转移、可切除的肝外转移病灶（包括肺、腹腔）等也纳入适宜手术切除的范畴（4 类证据，C 级推荐）。

(2) 禁忌证（3a 类证据，B 级推荐）

① 结直肠癌原发灶不能取得根治性切除；

② 出现不适合局部处理的肝外转移；

③ 预计术后剩余肝脏体积不足；

④ 患者全身状况不能耐受手术。

2. 结直肠癌确诊时合并肝转移的手术治疗

⑴结直肠癌原发灶和肝转移灶一期同步切除：在肝转移灶小且多位于周边或局限于半肝，肝切除量＜60%，肝门部淋巴结、腹腔或其他远处转移均可手术切除的患者可建议一期同步切除。有研究认为一期同步切除肝转移灶和原发结直肠癌病灶手术的并发症发生率和死亡率可能高于二期分阶段手术，故患者的选择应较慎重，尤其是需要在两切口下完成的同步手术。

急诊手术由于缺少完备的术前检查资料和较高的感染发生概率，不推荐原发结直肠癌和肝脏转移病灶一期同步切除（2c 类证据，B 级推荐）。

⑵结直肠癌原发灶和肝转移灶二期分阶段切除：术前评估不能满足一期同步切除条件的患者，可以先手术切除结直肠癌原发病灶，二期分阶段切 除肝转移灶，时机选择在结直肠癌根治术后 4～6 周；若在肝转移灶手术前进行系统性治疗，肝转移灶的切除可延至原发灶切除后 3 个月内进行。可根治复发性结直肠癌伴有可切除肝转移灶的治 疗按结直肠癌确诊时合并肝转移处理，但倾向于进行二期分阶段切除肝转移灶。

先切除肝转移灶、再切除结直肠原发灶的“肝优先模式”（liver first approach）也已开展应用，其手术的并发症发生率、死亡率和 5 年生存率均与传统模式的二期分阶段切除相同（3b 类证据，B 级推荐）。

3. 结直肠癌根治术后发生肝转移的手术治疗

既往结直肠原发灶为根治性切除且不伴有原发灶复发，肝转移灶能完全切除且肝切除量＜70%（无肝硬化者），应予以手术切除肝转移灶，也可考虑先行新辅助治疗（3b 类证据，B 级推荐）。

诊断结直肠癌根治术后发生肝转移应当有＞2 项的影像学检查依据，包括肝脏超声、增强 CT 及 MRI 等检查，必要时可结合 PET/CT 扫描以确定病变范围和有无肝外转移，从而避免不必要的手术治疗。

4. 肝转移灶手术方式的选择（3b 类证据，B 级推荐）

(1) 肝转移灶切除后至少保留 3 根肝静脉中的 1 根且剩余肝脏体积≥40%（同时性肝切除）或≥30%（异时性肝切除）。转移灶的手术切除应符合 R_0 原则，切缘至少＞1mm。

(2) 如是局限于左半肝或右半肝的较大肝转移灶

且无肝硬化者，可行规则半肝切除术。

(3) 建议肝转移手术时采用术中超声或超声造影检查，有助于发现术前影像学检查未能诊断的肝转移病灶。

(4) 应用门静脉选择性栓塞或结扎可以使肝转移灶切除术后预期剩余肝脏代偿性增大，增加手术切除的可能。此方法被用于预计手术切除后剩余肝脏体积<30% 的肝转移患者。对于剩余肝脏体积为 30%～40%，且接受强烈化疗而有肝实质损伤的患者，同样也可从中受益（4 类证据，C 级推荐）。

放射性同时门静脉和肝静脉栓塞，又称肝静脉剥夺术，对比联合肝脏离断和门静脉结扎的二步肝切除术（associating liver partition and portal vein ligation for staged hepatectomy，ALPPS），不仅可使剩余肝脏迅速增生，而且并发症发生率和死亡率低于 ALPPS，具有操作简捷、创伤小、安全等优点，但目前仍需更多研究进一步验证，临床研究可关注。

(5) ALPPS 可使残留肝脏的体积在较短时间内明显增大而获得更多Ⅱ期肝切除的机会，但此手术复杂，并发症发生率及死亡率均高于传统肝切除术，故建议在严格选择的患者中由经验丰富的肝脏外科医师实施手术。

(6) 肝移植对于经过肝切除、局部消融治疗、系统性化疗、介入治疗、分子靶向治疗、免疫检查点抑制剂治疗等多种方法的联合或序贯治疗仍无法达到 NED 状态但仍局限于肝转移的患者，可酌情谨慎选择肝移植。

5. 肝转移灶切除术后复发和肝外转移灶的切除

在全身状况和肝脏条件允许的情况下，对于可切除肝转移灶术后复发病灶，经 MDT 讨论后，可再次选择手术切除或其他局部治疗，文献报道显示其手术并发症发生率和死亡率并不高于第一次肝转移灶切除术，而且可获得相同的术后生存率（3b 类证据，B 级推荐）。

同样，在患者全身状况允许时，如果肺和腹腔等肝外转移病灶可完全切除，也应进行同步或分阶段切除（3b 类证据，B 级推荐）。

（二）可以达到 NED 状态的肿瘤局部毁损治疗

除手术切除肝转移灶外，有些治疗手段（如 RFA、微波消融和放射治疗）也能使病灶发生彻底毁损，所以对于手术切除难度较大的个别肝转移灶应积极联合此类手段，以使更多患者有机会达到 NED 状态，提高 5 年生存率。

五、可达到 NED 状态结直肠癌肝转移的新辅助及辅助治疗

（一）新辅助治疗

对可达到 NED 状态的结直肠癌肝转移患者可考虑进行新辅助治疗，主要基于以下几方面原因。

(1) 新辅助化疗提供“窗口期”，观察有无新出现的无法切除转移灶，减少没有必要的手术。

(2) 新辅助治疗可增加 R_0 手术的机会，增加术后剩余肝脏体积。

(3) 新辅助化疗可作为评价化疗方案敏感性的依据，指导术后化疗方案选择。

(4) 新辅助化疗的疗效，可作为患者预后评估指标。

(5) 新辅助化疗结合辅助化疗，可能改善接受治愈性手术患者的预后。

新辅助治疗在应用时也应关注如下情况的发生。

(1) 化疗可能会造成肝脏损伤：如与奥沙利铂治疗相关的肝窦阻塞综合征；与伊立替康治疗相关的脂肪变性和脂肪性肝炎等。这些损害均可能增加肝切除术后的并发症。

(2) 影像学检查消失的转移灶术中仍应积极探查，例如术中超声造影等，若病灶有残存，应积极切除；若病灶消失而无法精确定位者应慎重考虑是否切除。

(3) 转移灶进展致使无法达到 NED 状态。

结直肠癌确诊时合并肝转移的新辅助治疗在原发灶无出血、梗阻症状或穿孔时，除肝转移灶在技术上切除容易且不存在不良预后因素的患者［如临床危险评分（clinical risk score，CRS）<3］外，可考虑应用新辅助治疗（2a 类证据，B 级推荐），尤其是肝转移灶体积较大、转移灶数量较多 或存在原发灶淋巴结可疑转移的患者。

系统性化疗的方案包括 FOLFOX、FOLFIRI、CapeOX 或 FOLFOXIRI，可否联合分子靶向治疗目前仍有争议，同时也可以考虑联合肝动脉灌注化疗。

为减少化疗对肝脏手术的不利影响，新辅助化疗原则上≤6 个周期（1a 证据，A 级推荐），一般建议 2～3 个月内完成并进行手术。

结直肠癌根治术后发生肝转移的新辅助治疗：原发灶切除术后未接受过化疗的患者，或者发现肝

转移 12 个月前已完成化疗的患者，可采用新辅助治疗（方法同上），时间 2～3 个月（2a 类证据，B 级推荐）。而肝转移发现前 12 个月内接受过化疗的患者，一般认为新辅助化疗作用有限，宜直接切除肝转移灶，继而术后辅助治疗（2a 类证据，B 级推荐）。也可考虑更换化疗方案进行新辅助化疗，或术前联合肝动脉灌注化疗。

（二）肝转移灶切除术后的辅助治疗

建议肝转移灶完全切除的患者接受术后辅助化疗，特别是没有进行过术前化疗及辅助化疗的患者，推荐手术前后的化疗时间总长≤6 个月（2c 类证据，B 级推荐）。对于术前接受过肝动脉灌注化疗且有效的患者，术后也可考虑同时联合肝动脉灌注化疗。经过术前化疗（包括联合分子靶向药物）证实有效的方案，术后如无禁忌证应该作为首选的辅助治疗方案。

六、无法达到 NED 状态结直肠癌肝转移的综合治疗

对于无法达到 NED 状态的结直肠癌肝转移的综合治疗包括系统性化疗和介入化疗、分子靶向治疗、免疫检查点抑制剂治疗，以及针对肝脏病灶的局部治疗如消融治疗、无水酒精注射、放射治疗等，治疗方案选择应基于对患者治疗前的精确评估。

部分初诊无法达到 NED 状态的肝转移患者，经过系统综合治疗后，即转化治疗，可转为适宜手术切除或达到 NED 状态。其术后 5 年生存率与初始肝转移灶手术切除的患者相似，此类患者应当采取较为积极的诱导方案，应用有效的强烈化疗，并考虑联合肝动脉灌注化疗及分子靶向药物治疗。

对于肝转移灶始终无法达到 NED 状态的患者，综合治疗也可明显延长中位生存期，控制疾病快速进展，明显改善生存质量。因此，积极的综合治疗对于适合强烈治疗的晚期结直肠癌肝转移患者同样意义重大。

（一）系统性化疗和肝动脉灌注化疗

化疗开始前应充分评估患者的身体状况和肿瘤分期，事先规划好患者的后续治疗和预计有严重化疗毒性反应时剂量和方案的调整。开始治疗时必须考虑患者的分类（详见“MDT 在结直肠癌肝转移诊治中的作用”节）化疗的安全性及将来手术 和（或）局部病灶毁损治疗的可能性。

1. 初始化疗

(1) 对于肝转移灶有潜在 NED 状态可能的患者进行转化治疗至关重要。转移灶出现的早期退缩（early tumor shrinkage，ETS）更是预后的重要指标之一。

对于 pMMR/MSS/MSI-L 的患者，5-FU/LV（或卡培他滨）联合奥沙利铂和（或）伊立替康的化疗方案具有较高的转化切除率（1b 类证据，A 级推荐），应该作为首选化疗方案。化疗联合分子靶向药物可以进一步提高转化率（1b 类证据，A 级推荐）。现有的研究数据显示，化疗联合贝伐珠单克隆抗体有良好的疾病控制率和转化切除率，而 RAS 野生型患者还可以采用化疗联合西妥昔单克隆抗体治疗（1b 类证据，A 级推荐）。

对于 dMMR/MSI-H 的患者，相较于化疗 ± 靶向治疗，帕博利珠单克隆抗体免疫检查点抑制剂治疗可明显提高疾病控制率和转化切除率，可以作为首选。

BRAF 的状态是重要的预后指标，BRAF V600E 突变的结直肠癌肝转移患者大多预后较差，有数据提示对该类患者化疗联合抗 EGFR 治疗的获益比较有限。因此 BRAF V600E 突变的结直肠癌肝转移患者，初始治疗采用化疗联合抗 VEGF 单克隆抗体也是值得考虑的选择。

有数据提示，对于 RAS 野生型的结直肠癌肝转移患者，抗 EGFR 治疗的疗效与肿瘤部位存在相关性。原发灶位于左半结肠（脾曲至直肠）肝转移患者使用抗 EGFR 单克隆抗体在客观缓解率和总生存上优于抗 VEGF 单克隆抗体，而原发灶位于右半结肠（回盲部至脾曲）肝转移患者，抗 EGFR 单克隆抗体在客观反应率上优于抗 VEGF 单克隆抗体，但总体生存不如抗 VEGF 单克隆抗体。

以 FOLFOXIRI 为代表的三药化疗方案也有较高的切除转化率，在分子靶向药物无法使用且综合患者年龄、体能状况及肝功能状态等因素均 适宜的情况下应该作为首选，但该方案的不良反应 较多，应予以关注。目前三药化疗方案联合贝伐珠单克隆抗体的研究有较好的临床数据，可在选择性的患者中谨慎应用（2b 类证据，B 级推荐）。还有研究发现三药化疗联合抗 EGFR 单克隆抗体比单纯三药化疗有更高的客观缓解率，能潜在提高 R_0 切除率，改善总体生存（2b 类证据，B 级推荐）。

(2) 对于肝转移灶始终无法达到 NED 状态的患

者，5-FU/LV（或卡培他滨）联合奥沙利铂或伊立替康的化疗方案是首选，也可以联合分子靶向药物治疗（2b 类证据，B 级推荐）。含奥沙利铂和伊立替康的三药化疗尽管有较高的反应率，但毒性也较大，是否应在此类患者中应用尚不明确。

2. 诱导化疗后病情缓解或稳定，但肝转移灶仍无法 R_0 切除时可考虑进入维持治疗（如采用毒性较低的 5-FU/LV 或卡培他滨单药，均可联合贝伐珠单克隆抗体）或单独使用贝伐珠单克隆抗体或暂停化疗，以降低持续高强度联合化疗的不良反应。

3. 初始化疗病情进展后的化疗选择

(1) FOLFOX(或 CapeOX）方案 ± 分子靶向治疗，如果病情进展后可以考虑改用 FOLFIR（Ⅰ或 Mxeliri）方案；FOLFIRI 方案 ± 分子靶向治疗，如果病情进展可考虑改用 FOLFOX（或 CapeOX）方案，仍可考虑与分子靶向药物联合。如果病情第二次进展，可以使用瑞戈非尼或呋喹替尼或西妥昔单克隆抗体（未用过此类药者，仅限 RAS 野生型，可联合伊立替康）或曲氟尿苷替匹嘧啶（TAS-102）± 贝伐珠单克隆抗体或最佳支持治疗（2a 类证据，B 级推荐）。

(2) 5-FU/LV 联合分子靶向治疗后如果病情进展，应改用 FOLFOX、FOLFIRI 或 CapeOX（均可联合分子靶向治疗），病情再次进展时推荐瑞戈非尼或呋喹替尼或曲氟尿苷替匹嘧啶（TAS-102）或进行最佳支持治疗（3b 类证据，B 级推荐）。

(3) 已有研究表明对于 dMMR/MSI-H 的结直肠癌肝转移患者，免疫检查点抑制剂用于二线及三线治疗显示出令人鼓舞的效果。对于未使用过该类治疗的 dMMR/MSI-H 患者可以优先选择免疫检查点抑制剂。

(4) 对于三线失败后的治疗目前尚无标准方案。据文献报道联合抗 BRAF V600E（伊立替康 + 抗 EGFR+BRAF 抑制剂，或抗 EGFR+BRAF 抑制剂 ± MEK 抑制剂）的治疗方案、抗 HER2 治疗（HER2 阳性患者）都能起到一定作用，但考虑到上述药物的适应证和可及性问题，仅建议在临床研究中谨慎使用，不作常规推荐。

4. 对于肝转移为主肿瘤负荷较大且药物治疗效果不明显的患者，或者难治性患者，或者不能耐受系统治疗的患者，可在适当时机联合应用肝动脉灌注化疗、TACE，有助于延长疾病无进展时间和总体生存期，尤其是药物洗脱微球动脉化疗栓塞，可以进一步提高疗效。但是单独应用上述治疗并不比全身化疗更具优势。

（二）局部毁损治疗

对于无法手术切除的肝转移灶，应根据其位置、治疗目标、治疗相关并发症及患者自身情况，在系统性化疗基础上选择适当的局部毁损工具（如射频消融、微波消融、冷冻治疗、放射治疗等）以加强局部病灶控制，具体应由 MDT 进行决策并结合患者意愿。

1. 消融治疗

(1) 射频消融：射频消融术使用方便，安全性好，且能高效破坏肝转移灶的肿瘤细胞。对于始终无法达到 NED 状态的晚期结直肠肝转移患者，现有资料表明单独使用射频消融治疗肝转移的生存率仅略高于其他非手术治疗，目前仅作为化疗无效后的治疗选择或肝转移灶术后复发的治疗。建议应用时选择肝转移灶最大直径＜3cm 且一次消融最多 5 枚。

对于预期术后剩余肝脏体积过小时，可先切除部分较大的肝转移灶，对剩余直径＜3cm 的转移病灶进行射频消融。对于一般情况不适宜或不愿意接受手术治疗的可切除结直肠癌肝转移患者也可以考虑射频消融治疗，但应注意避免肝外热损伤、针道转移、感染和消融不彻底等问题。

(2) 微波消融：微波的传导不受组织干燥碳化限制，使肿瘤内部在较短时间内就可产生较高温度和更大消融带，而使肿瘤细胞坏死更彻底。与单纯化疗相比，结合微波消融治疗经过选择的不可切除结直肠癌肝转移患者可以更有效地提高生存率。

(3) 冷冻治疗：尽管冷冻治疗严格挑选不可切除结直肠癌肝转移患者在一定程度上提高生存率，但是较高的局部复发率和并发症发生率（可达 35%，包括 ARDS 和 DIC 等）限制了该技术的广泛应用。

2. 放射治疗

对于直径≤3cm 的肝脏寡转移灶，立体定向放射治疗（stereotatic body radiationtherapy，SBRT）可以取得较好的局部控制率。SBRT 是一种精确的外放疗技术，采用单次高剂量（5～30Gy）大分割（1～5 次）照射，以取得类似外科手术的效果，又称之为立体定向消融放疗（stereotatic radiotherapy，SABR）。生物等效剂量（biological equivalent dose，BED）与肿瘤控制率正相关，BED≥100Gy 有更高的局部控制率。SABR 安全性较高，常见不良反应为肝功能异常及胃肠道反应。Child-Pugh 评分、胃肠道疾病史、全身治疗和肿瘤位置等需在实施 SABR 前评估。放射治疗计划设计时应避免危及胃肠、脊髓 等器官的高剂量照射。

（三）其他治疗方法

其他治疗方法包括选择性内放射（selective internal radiotherapy，SIRT）、无水酒精瘤内注射、局部放射性粒子植入和中医中药治疗等，可作为综合治疗的一部分，单独使用可能会失去其治疗意义。

第二部分　诊疗流程

诊疗流程见图 N-1 至图 N-6。

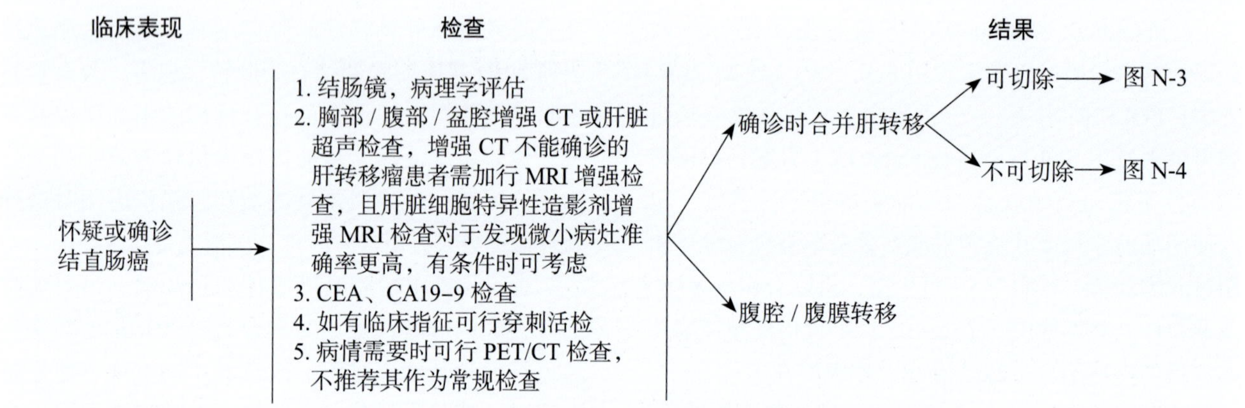

▲ 图 N–1　结直肠癌确诊时肝转移的诊断

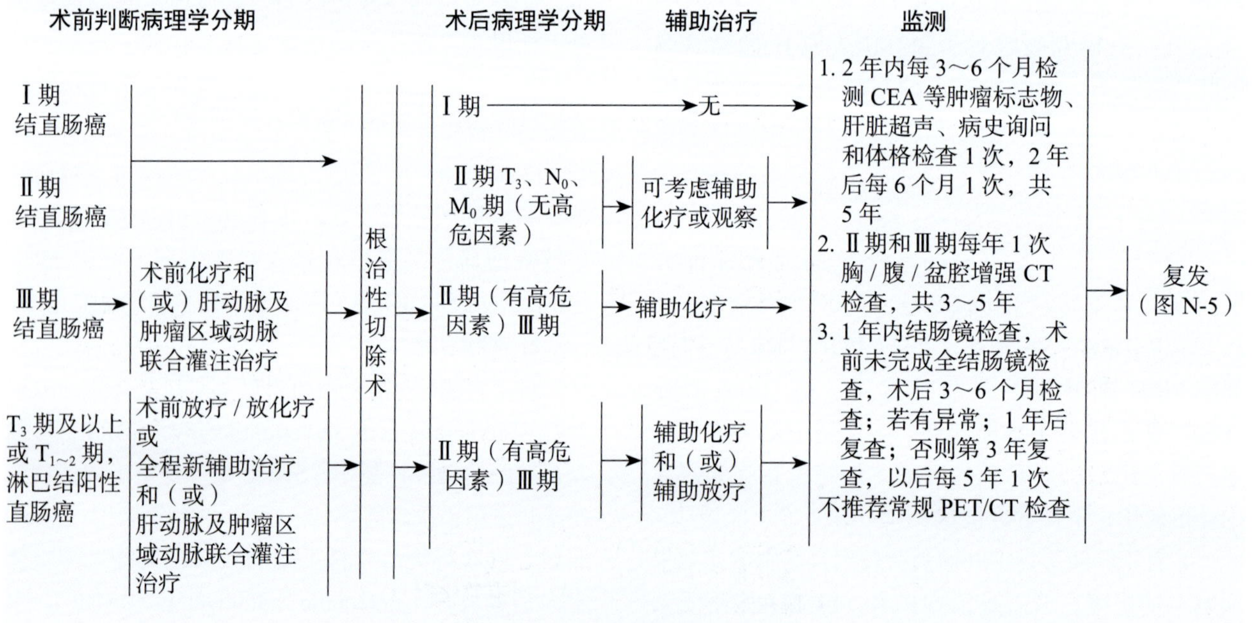

▲ 图 N–2　结直肠癌肝转移的预防

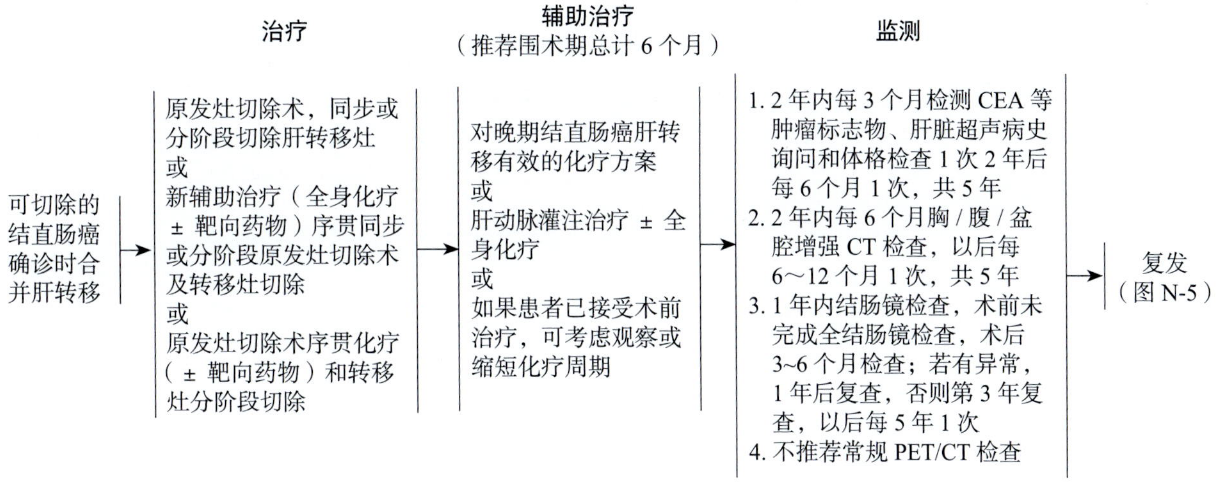

▲ 图 N-3　结直肠癌确诊时合并肝转移的治疗（转移灶可切除）

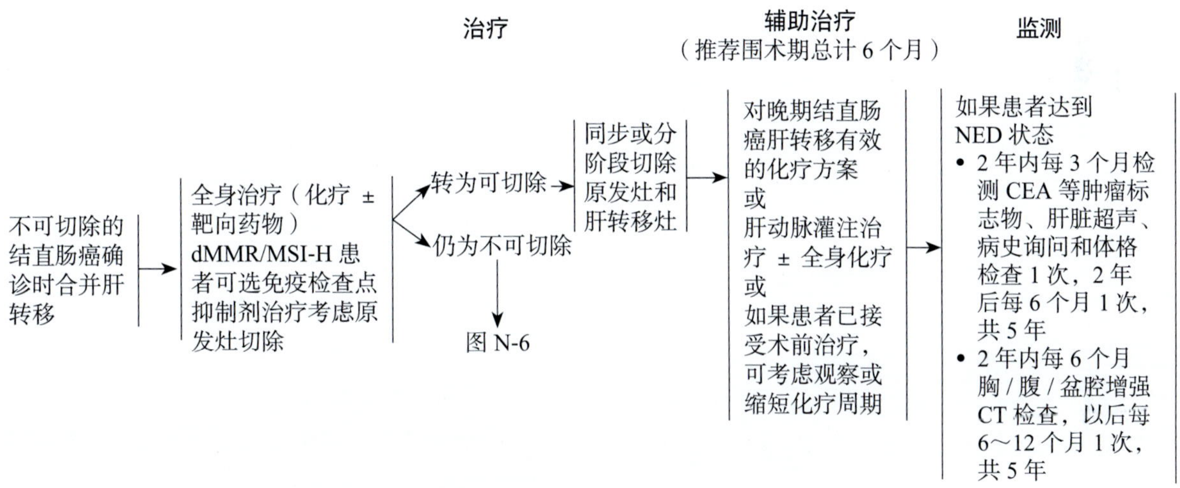

▲ 图 N-4　结直肠癌确诊时合并肝转移的治疗（转移灶不能切除）

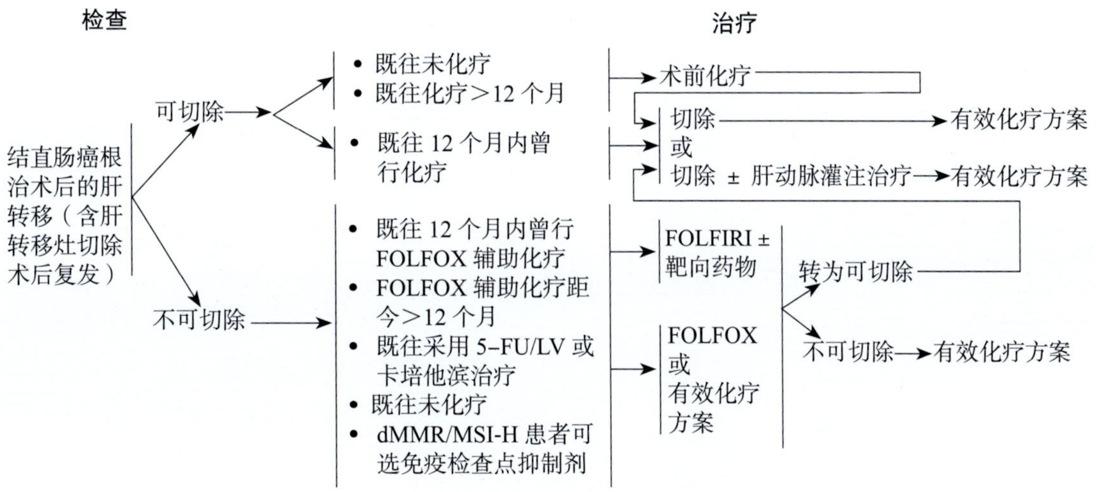

▲ 图 N-5　结直肠癌根治术后发现的肝转移的治疗

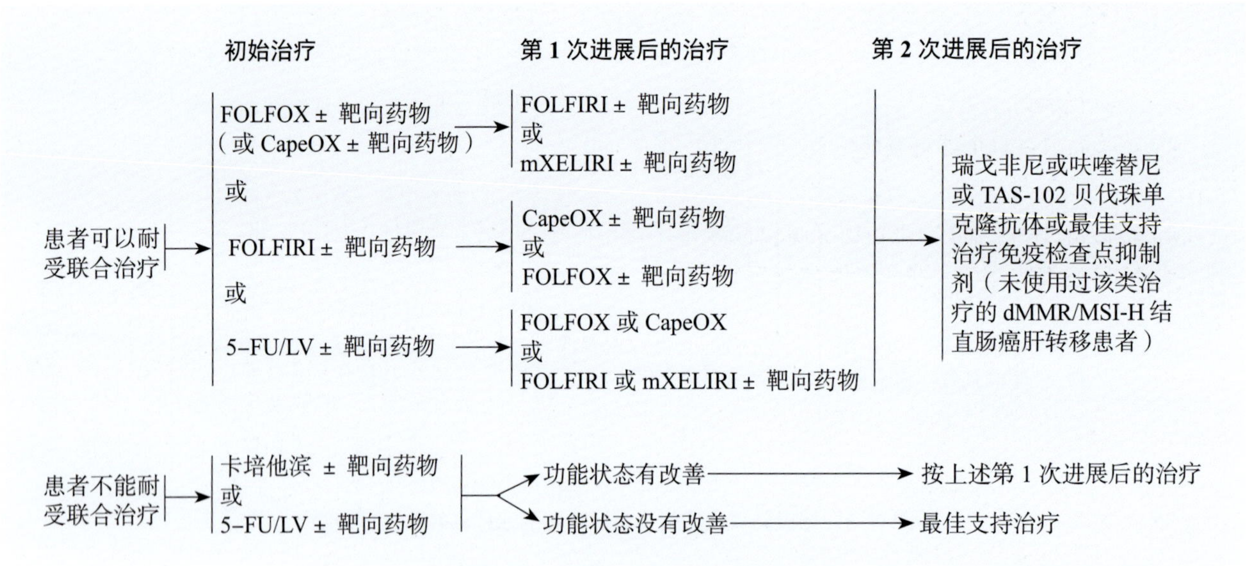

▲ 图 N-6　不可切除结直肠癌肝转移的治疗

第三部分　附　录

附录 N-1　推荐级别的分类

推荐分级	证据水平	证　据
A	1a 1b 1c	RCT 的系统综述 单项 RCT（95% 可信区间较窄） 全或无，必须满足以下要求 （1）传统方法治疗全部致残或治疗失败新方法治疗后，有部分患者存活或治愈 （2）传统方法治疗许多患者死亡或治疗失败，新方法治疗后，无一死亡或治疗失败
B	2a 2b 2c 3a 3b	队列研究的系统综述 单项队列研究（包括质量较差的 RCT）（如随访率 <80%） 结局研究 病例对照研究的系统综述 单项病例对照研究
C	4	系列病例分析及质量较差的病例对照研究
D	5	没有分析评价的专家意见

RCT. 随机对照研究

附录 N-2　结直肠癌分期

美国癌症联合委员会（AJCC）结直肠癌 TNM 分期系统（第 8 版，2017 年）

原发肿瘤（T）

T_x 原发肿瘤无法评估

T_0 无原发肿瘤

T_{is} 原位癌：黏膜内癌（侵犯黏膜固有层）

T_1 肿瘤侵犯黏膜下层

T_2 肿瘤侵犯固有肌层

T_3 肿瘤穿透固有肌层抵达浆膜下，或侵犯无腹膜覆盖的结直肠旁组织

T_{4a} 肿瘤穿透至脏腹膜（包括肿瘤所致肠道严重穿孔 / 肿瘤经炎症区域持续浸润到达脏腹膜表面）

T_{4b} 肿瘤与邻近器官 / 组织结构粘连，或直接侵犯其他器官 / 组织

区域淋巴结（N）

N_x 区域淋巴结无法评估

N_0 区域淋巴结无转移

N_1 1～3 枚区域淋巴结转移（淋巴结中的肿瘤≥0.2mm），或存在癌结节而淋巴结阴性

N_{1a} 1 枚区域淋巴结转移

N_{1b} 2～3 枚区域淋巴结转移

N_{1c} 无区域淋巴结转移，但肿瘤在浆膜下、肠系膜或无腹膜覆盖的结直肠旁或直肠系膜组织中种植

N_2 4 枚或 4 枚以上区域淋巴结转移

N_{2a} 4～6 枚区域淋巴结转移

N_{2b} 7 枚或更多的区域淋巴结转移

远处转移（M）

M_0 无远处转移

M_1 有远处转移

M_{1a} 转移局限在单个器官或部位（如：肝脏、肺、卵巢，非区域淋巴结转移），无腹膜转移

M_{1b} 转移超过一个器官 / 部位，无腹膜转移

M_{1c} 转移至腹膜表面，伴 / 不伴其他器官 / 部位转移

分期分组

分　期	T	N	M	Dukes 分期	MAC
0	T_{is}	N_0	M_0	–	–
1	T_1	N_0	M_0	A	A
	T_2	N_0	M_0	A	B1
Ⅱ A	T_3	N_0	M_0	B	B2
Ⅱ B	T_{4a}	N_0	M_0	B	B2
Ⅱ C	T_{4b}	N_0	M_0	B	B3
Ⅲ A	T_1～T_2	N_1/N_{1c}	M_0	C	C1
	T_1	N_{2a}	M_0	C	C1
Ⅲ B	T_3～T_{4a}	N_1/N_{1c}	M_0	C	C2
	T_2～T_3	N_{2a}	M_0	C	C1/C2
	T_1～T_2	N_{2b}	M_0	C	C1
Ⅲ C	T_{4a}	N_{2a}	M_0	C	C2
	T_3～T_{4a}	N_{2b}	M_0	C	C2
Ⅳ A	任何 T	任何 N	M_{1a}	–	–
Ⅳ B	任何 T	任何 N	M_{1b}	–	–
Ⅳ C	任何 T	任何 N	M_{1c}	–	–

组织学分级（G）

G_x 分化程度不能被评估

G_1 高度分化

G_2 中度分化

G_3 低度分化

G_4 未分化

附录 N–3　临床危险评分（CRS）

包括以下 5 项参数，每符合 1 项计 1 分（0～2 分为 CRS 低评分，3～5 分为 CRS 高评分）。

(1) 原发肿瘤淋巴结阳性；

(2) 同时性肝转移或原发灶切除后无病生存时间＜12 个月；

(3) 肝转移肿瘤数目＞1 个；

(4) 术前 CEA＞200ng/ml；

(5) 转移肿瘤最大径＞5cm。

附录 N–4　分子靶向药物简介

在无法达到 NED 状态的结直肠癌肝转移治疗中应用分子靶向药物已被证实安全有效，但目前的研究资料不建议多种靶向药物联合应用。目前中国大陆范围内批准使用的分子靶向药物如下。

1. 西妥昔单克隆抗体

西妥昔单克隆抗体为人鼠嵌合型的 EGFR 单克隆抗体，单用或联合化疗治疗结直肠癌肝转移均有良好的临床效果。但是西妥昔单克隆抗体只对 *RAS* 基因野生型患者治疗有较好的效果，而在 *RAS* 基因突变型患者中应用并不提高疗效。*BRAF* 突变的患者获益有限，这可能与疾病的不良预后有关。

目前认为可以同西妥昔单克隆抗体联合的化疗方案包括 FOLFOX 和 FOLFIRI，不建议其与 CapeOX 或 5FU 推注方案联用，且对于西妥昔单克隆抗体的跨线治疗是否有效仍存在争议。约有 3% 的患者会在西妥昔单克隆抗体的给药过程中出现严重的输液反应，包括过敏性反应，应引起足够的重视。

含西妥昔单克隆抗体的方案：西妥昔单克隆抗体首次剂量 $400mg/m^2$ 输注，输注时间为 120min；然后每周 $250mg/m^2$，输注时间为 120min，+ FOLFOXIRI 或 FOLFIRI 或 FOLFOX。

西妥昔单克隆抗体首次剂量 $400mg/m^2$ 输注，输注时间为 120min；然后每 2 周 $500mg/m^2$，输注时间为 120min，+ FOLFOXIRI 或 FOLFIRI 或 FOLFOX。

2. 贝伐珠单克隆抗体

贝伐珠单克隆抗体为人源化的 VEGF 单克隆抗体，联合化疗作为不可切除的结直肠癌肝转移一线治疗有良好的效果。同样，贝伐珠单克隆抗体在肿瘤进展后的二线治疗上疗效也得到了证实（3b 类证据，B 级推荐）。但贝伐珠单克隆抗体易引起出血和伤口延迟愈合，如在其治疗后需进行手术，建议手术时机选择在最后一次贝伐珠单克隆抗体使用后的 6～8 周。

含贝伐珠单克隆抗体的方案：贝伐珠单克隆

抗体 5mg/kg 静脉滴注，每 2 周重复，+5-FU 或 FOLFOX 或 FOLFIRI 或 FOLFOXIRI 贝伐珠单克隆抗体 7.5mg/kg 静脉滴注，每 3 周重复，+CapeOX。

3. 瑞戈非尼

瑞戈非尼是一种口服多靶点酪氨酸激酶抑制剂，可以阻断数个促血管生成的血管内皮生长因子受体（vascular endothelial growth factor，VEGFR）抑制与肿瘤生成和肿瘤微环境相关的多种激酶的活性。新近的临床研究表明：对于 RAS 野生型的转移性结直肠癌患者在初始化疗进展后应用瑞戈非尼序贯二线化疗联合分子靶向药物治疗有更好的生存获益，但仍需更多的临床研究证实。瑞戈非尼大部分的不良反应发生在治疗的早期阶段，主要包括手足皮肤反应、疲乏、腹泻、高血压、皮疹等，均可预测且可通过暂停给药、剂量下调及对症处理后缓解。

目前，瑞戈非尼已获批用于治疗之前接受过氟尿嘧啶、奥沙利铂和伊立替康为基础的化疗，以及既往接受过抗 VEGF 治疗，抗 EGFR 治疗（RAS 野生型）的转移性结直肠癌患者。

瑞戈非尼用法：瑞戈非尼 160mg 口服，每日 1 次，第 1～21 天，每 28 天重复。

4. 呋喹替尼

呋喹替尼也是一种口服酪氨酸激酶抑制剂，高度选择性抑制 VEGFR1、2 和 3 三种亚型。呋喹替尼可抑制 VEGFR 磷酸化，从而抑制肿瘤血管生成，最终抑制肿瘤生长。全国多中心 FRESCO 研究发现对于二线或以上标准化疗失败的转移性结直肠癌患者，呋喹替尼单药治疗显著延长生存，且安全性良好，不良反应可控。呋喹替尼常见的严重不良反应为高血压、手足综合征和蛋白尿等。

目前呋喹替尼已获批用于既往接受过氟尿嘧啶、奥沙利铂和伊立替康为基础的化疗，以及无论既往是否接受过抗 VEGF 治疗或抗 EGFR 治疗（RAS 野生型）的转移性结直肠癌患者。

呋喹替尼用法：呋喹替尼 5mg 口服，每日 1 次，第 1～21 天，每 28 天重复。

附录 N-5　化疗方案

1. 5-FU/LV

LV 500mg/m^2 静脉滴注 2h，每周 1 次 ×6。

5-FU 500mg/m^2 在 LV 滴注开始 1h 后静脉推注，每周 1 次 ×6，每 8 周重复。

5-FU370～400mg/m^2+LV400mg/m^2 每天 1 次 ×5，每 4 周重复。

2. 卡培他滨

卡培他滨 1250mg/m^2 每天 2 次口服，第 1～14 天，每 3 周重复。

3. FOLFOX

mFOLFOX6：奥沙利铂 85mg/m^2 静脉滴注 2h，第 1 天。

LV 400mg/m^2 静脉滴注 2h，第 1 天。

5-FU400mg/m^2 静脉推注，第 1 天，然后 1200mg/（m^2·d）×2 持续静脉输注（总量 2400mg/m^2，输注 46～48h）每 2 周重复。

4. CapeOX

奥沙利铂 130mg/m^2，第 1 天。

卡培他滨 850～1000mg/m^2，每天 2 次，持续 14 天，每 3 周重复。

5. FOLFIRI

伊立替康 180mg/m^2 静脉滴注 30～120min，第 1 天。

LV400mg/m^2 与伊立替康同时输注，持续时间相同，第 1 天。

5-FU400mg/m^2 静脉推注，第 1 天，然后 1200mg/（m^2·d）×2。

持续静脉输注（总量 2400mg/m^2，输注 46～48h），每 2 周重复。

6. mXELIRI

伊立替康 200mg/m^2，第 1 天。

卡培他滨 800mg/m^2，每天 2 次，持续 14 天。每 3 周重复。

7. FOLFOXIRI

伊立替康 150mg/m^2，奥沙利铂 85mg/m^2，LV 400mg/m^2，静脉滴注，第 1 天。

5-FU 2400mg/m^2 48h 持续滴注，第 1 天开始，每 2 周重复。

8. 曲氟尿苷替匹嘧啶（TAS-102）

曲氟尿苷替匹嘧啶（TAS-102）35mg/m^2（单次≤80mg）口服，每天 2 次，第 1～5 天和第 8～12 天，每 28 天重复。

曲氟尿苷替匹嘧啶（TAS-102）是一种新型口服核苷类复方制剂，其中曲氟尿苷干扰癌细胞 DNA 合成，抑制细胞增殖，替匹嘧啶抑制曲氟尿苷的代谢降解，维持有效血药浓度。国际多中心 RECOURSE

研究和 TERRA 研究均显示 TAS-102 可降低疾病进展风险和死亡风险。常见的不良反应以骨髓抑制为主，而手足综合征、腹泻等非血液学不良反应发生率较低。目前 TAS-102 已获批用于既往接受过氟尿嘧啶、奥沙利铂和伊立替康为基础的化疗，以及无论既往是否接受过抗 VEGF 治疗或抗 EGFR 治疗（RAS 野生型）的转移性结直肠癌患者。

9. 雷替曲塞

雷替曲塞 3mg/m^2 静脉输注，每 3 周重复。

雷替曲塞为抗代谢类叶酸类似物，特异性地抑制胸苷酸合成酶，导致 DNA 断裂和细胞凋亡。目前已批准在患者无法接受联合化疗时，雷替曲塞单药用于治疗不适合 5–FU/LV 的晚期结直肠癌患者。主要的不良反应是对胃肠道、血液系统及肝功能的影响。

附录 N-6　免疫检查点治疗

1. 帕博利珠单克隆抗体 2mg/kg，第 1 天，每 3 周重复。

2. 纳武利尤单克隆抗体 3mg/kg，第 1 天，每 2 周重复。

3. 特瑞普利单克隆抗体 3mg/kg，第 1 天，每 2 周重复。

4. 信迪利单克隆抗体 200mg/ 次，第 1 天，每 3 周重复。

5. 卡瑞丽珠单克隆抗体 200mg/ 次，第 1 天，每 2 周重复。

附录 N-7　直肠癌的联合放化疗

放疗剂量总量 45～54Gy，采用常规分割剂量（通常为 35 天），同时接受如下方案化疗。

1. 不伴有肝转移：卡培他滨 850～1000mg/m^2，每天 2 次，每周 5 天。

2. 伴有肝转移

(1) 奥沙利铂每周 60mg/m^2，共 6 周；5–FU 200mg/m^2，第 1～40 天。

(2) 伊立替康 50mg/m^2，第 1、8、15、22 天；5–FU200mg/m^2，第 1～33 天。

(3) 奥沙利铂每周，第 1 天 60mg/m^2，卡培他滨 650mg/m^2，每天 2 次，第 1～5 天，共 6 周。

附录 N-8　肝动脉和结直肠肿瘤区域联合灌注化疗

奥沙利铂 75mg/m^2，FUDR 650mg/m^2，丝裂霉素 8mg/m^2 采用股动脉穿刺法（Seldinger 法），经动脉导管超选择插管至结直肠肿瘤。

附录 O　中低位直肠癌手术预防性肠造口中国专家共识（2022 版）

随着外科技术的不断进步、多学科诊疗（MDT）模式的推广以及对直肠癌生物学行为认识的不断深入，中低位直肠癌保肛手术比例越来越高，但吻合口漏仍然是术后常见的严重并发症之一，其发生率为 3%～24%，相关病死率可达 6%～26%。这不仅会导致患者造口无法还纳、肛门功能不良等生活质量问题，甚至会影响肿瘤学预后。因此，如何降低吻合口漏发生率以及减轻吻合口漏发生后的危害程度，一直是结直肠外科的热点和难点。在中国医师协会肛肠医师分会、中华医学会外科学分会结直肠外科学组和中国医师协会结直肠肿瘤专业委员会的指导下，由中国医师协会肛肠医师分会造口专业委员会牵头组织，并在《中华胃肠外科杂志》的学术支持下，专家组通过查阅国内外最新指南及大量研究文献，并结合国内实际情况，制订了《中低位直肠癌手术预防性肠造口中国专家共识（2022 版）》，以期为我国中低位直肠癌手术行预防性肠造口的临床实践提供指导意见。本共识证据级别及推荐强度评定见表 O–1。

一、预防性造口的定义

预防性造口也称保护性造口或转流性造口，是指在低位前切除术后为达到粪便转流的目的，进行临时性的末端回肠造口或横结肠造口。

表 O–1　共识推荐、评估、开发和评价系统等级表

等　级	描　述	获益：风险与负担	证据的方法学质量	启　示
1A	强烈推荐，高质量证据	获益明显大于风险和负担，反之亦然（风险与负担明显高于获益）	来源于无重大缺陷的随机对照试验或观察性研究中获得的明确的证据	能够在绝大多数情况下无保留地适用于绝大多数患者
1B	强烈推荐，中等质量证据	同上	来源于有重大缺陷的随机对照试验（结果矛盾、方法学有缺陷、间接证据或设计不严谨）或观察性研究的格外强的证据	能够在绝大多数情况下无保留地适用于绝大多数患者
1C	强烈推荐，低或极低质量证据	同上	观察性研究或病例研究	高质量证据出现时可进行调整
2A	推荐程度弱，高质量证据	获益接近于风险和负担	来源于无重大缺陷的随机对照试验或观察性研究中获得的明确的证据	根据具体情况或患者所处社会的价值取向进行决策
2B	推荐程度弱，中等质量证据	同上	来源于有重大缺陷的随机对照试验（结果矛盾、方法学有缺陷、间接证据或设计不严谨）或观察性研究格外强的证据	根据具体情况或患者所处社会的价值取向进行决策
2C	推荐程度弱，低或极低质量证据	同上	观察性研究或病例研究	几乎不作推荐，其他的选择也可能同样合理

（一）低位吻合和超低位吻合

以齿状线作为标志，低位吻合指的是吻合口至齿状线的距离为 2～5cm；超低位吻合是指吻合口至齿状线的距离＜2cm。

（二）袢式造口

指造口的远、近端未横断，在腹壁外均通向共同的造口开口处，部分袢式造口在对系膜无血管区可放置支撑棒（图 O–1）。

（三）单腔造口和双腔造口

肠管连续性完全中断，只将肠管近端在腹壁外开口称为单腔造口（图 O–2）。肠管远近端横断之后，近端和远端分别在腹壁外各自开口称为双腔造口（图 O–3）。由于单腔造口和双腔造口多为治疗性造口，故在本共识中不予阐述。

二、预防性造口的临床价值

预防性造口能否降低直肠癌术后吻合口漏的发生率，直是争议的焦点。理论上，预防性造口通过转流肠内容物，减轻吻合口处的机械性张力和细菌污染，可以降低直肠癌术后吻合口漏的发生率。已有多项回顾性研究及 Meta 分析结果表明，预防性造口可以降低吻合口漏的发生率及吻合口漏发生后的再手术率。亦有前瞻性研究报道，预防性造口组吻合口漏的发生率为 5.8%～10.3%，显著低于未行预防性造口组的 16.3%～28.0%。但近年来越来越多的研究提示，预防性造口并不能降低吻合口漏的发生率。

预防性造口由于其粪便转流作用，减轻了因吻合口漏导致的腹盆腔感染、脓肿等并发症的严重程度，从而降低了二次非计划手术的概率。预防性造口并不会增加手术时间和术中出血量，也未对术后胃肠道功能恢复产生不良影响，亦不会延长术后住院天数。

专家共识 1： 预防性造口有可能降低术后吻合口漏的发生率（证据等级：2A；73.9% 同意）。

专家共识 2： 预防性造口能够减轻吻合口漏发生后腹盆腔感染的严重程度，降低因吻合口漏导致的二次手术率（证据等级：1A；100% 同意）。

专家共识 3： 预防性造口不会显著增加手术难度和术后住院天数（证据等级：2A；98.6% 同意）。

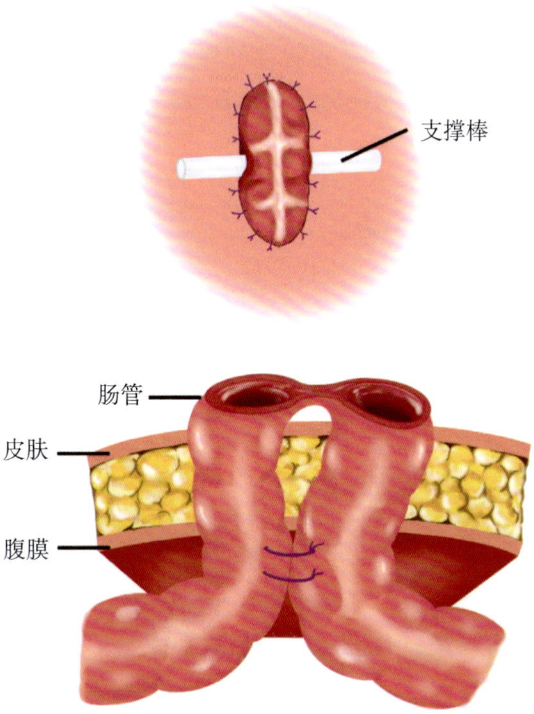

▲ 图 O–1　袢式造口

（于冠宇和李鑫绘制）

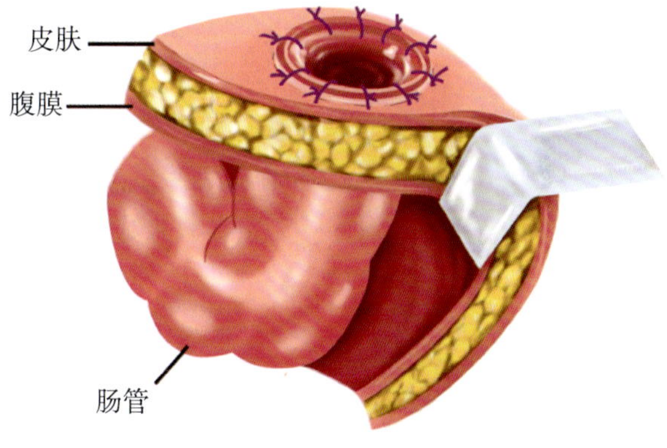

▲ 图 O–2　单腔造口

（于冠宇和李鑫绘制）

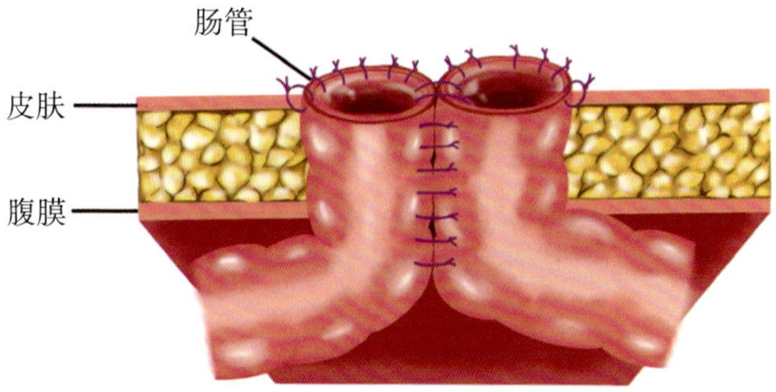

▲ 图 O–3　双腔造口

（于冠宇和李鑫绘制）

三、预防性造口的适应证

预防性造口的适应证主要依据吻合口漏的危险因素，其主要包括患者因素、肿瘤因素和手术因素三方面。

（一）患者因素

性别、体重指数（body mass index，BMI）、美国麻醉师协会（American Society of Anesthesiologists，ASA）分级、术前并发症（如糖尿病、肾功能不全、低蛋白血症、营养不良、肠梗阻等）、新辅助治疗（如长程放化疗及短程放疗）、吸烟、饮酒、术前药物使用（糖皮质激素、免疫抑制药物）等。

（二）肿瘤因素

肿瘤分期、肿瘤大小、肿瘤距肛缘距离等。

（三）手术因素

手术方式及入路、吻合口与肛缘距离、术中出血量与围术期输血量、切断直肠使用闭合器数目以及手术时长等。鉴于吻合口漏危险因素众多，目前已有不少研究构建了预测吻合口漏的模型并展示出了一定的预测效能。但目前构建的模型均基于回顾性数据，尚未有前瞻性的研究证实其在吻合口漏预测中的实际价值。

专家共识 4： 临床工作中，对于不同患者应采取个体化危险因素评估，以决定是否行预防性造口术。推荐对有 2 个或 2 个以上危险因素的中低位直肠癌患者，考虑行预防性造口术（证据等级：1C；97.1% 同意）。

四、预防性造口的术式选择和操作原则

（一）预防性造口的术式选择

末端回肠襻式造口和横结肠襻式造口，是中低位直肠癌术后常用的两种预防性造口术式。两者均可达到有效的转流目的。但由于造口肠管在消化道位置的不同，使得转流物的性状和流量存在着较大差异。

1. 回肠襻式造口

手术操作方便，具有血供良好、易愈合、造口后相关并发症发生率低、还纳方便、患者恢复快等特点。

2. 横结肠襻式造口

操作相对复杂，需游离部分大网膜以便充分松解横结肠及系膜从而形成无张力的横结肠造口，特别对于肥胖患者，网膜肥厚、粘连较多，肠脂垂多且肥大，会进一步加大造口和还纳的难度。

3. 不同部位预防性造口的优劣

回肠造口的患者排气、排粪时间早，患者可以早期进流食，缩短了患者的禁食时间。回肠造口的造口旁疝、造口脱垂、还纳后切口感染等均少于结肠造口。回肠造口周围皮肤炎及水电失衡较横结肠造口常见，并有 16% 的回肠造口会变成永久性造口。如拟行永久性造口，则更推荐结肠造口术，因为这能减少排泄物的输出，从而减少脱水和电解质失衡的风险。有研究表明，在造口相关的手术并发症上，回肠造口总体获益优于结肠造口。

（二）操作原则

限于篇幅，以末端回肠造口为例，简介其手术操作原则。

1. 末端回肠造口位置

一般选择距回盲瓣 30cm 处的回肠行襻式造口，若保留远端回肠过短，则不利于回肠造口还纳。对于行全结直肠切除术 + 回肠储袋肛管吻合术 + 回肠造口的患者，可选择距吻合口 50cm 的小肠进行回肠造口。

2. 支撑棒的应用

可选用硬性或软性造口棒。当造口有张力时，硬棒可能起作用。

3. 肠造口的固定与缝合

预防性回肠襻式造口可将回肠浆膜层直接固定于皮下，使其突出于皮肤表面。对体型瘦小、严重腹水、预防性造口保留时间长者，可以进行分层缝合。

4. 一期开放造口

在手术完成后直接开放，于肠襻对系膜缘纵行切开 2～3cm 肠管（或横行切开 1/2 肠管）。

专家共识 5： 推荐优先选择末端回肠襻式造口。对于急性梗阻等原因导致肠道准备不佳或晚期患者、结直肠吻合不可靠需做暂时减压的患者，建议行横结肠襻式造口。对于襻式造口，可根据造口部位、术者习惯等，选择支撑棒的应用（证据等级：1C；92.8% 同意）。

五、造口并发症的预防及干预

肠造口包含腹壁损伤修复、肠腔开放污染、腹部术后腹盆腔适应性改变等多个病理生理过程，并可受患者个体化因素影响，容易出现造口相关并发

症。根据并发症发生的时间，可以分早期并发症（30 天内）和晚期并发症（30 天后）；通常除造口旁疝外，大多数造口并发症为早期并发症。

（一）外科医师手术技术相关并发症的预防和干预

外科医师的手术技术及经验必然会影响造口质量及相关并发症。预防的基本原则如下：①临时性造口操作应尽可能简单；②避免在取标本切口上制作造口；③选取造口肠管宜兼顾腹壁定位和肠管张力；④合理切除皮肤及皮下组织，制作尺寸适宜的腹壁隧道；⑤造口肠管固定尽可能简单，充分利用其与周围组织的自然粘连。

（二）造口相关并发症的预防和干预

1. 肠管及系膜并发症

肠管及系膜并发症包括造口肠管或系膜出血。开放造口后需对造口处黏膜确切止血；预置支撑棒需要警惕系膜血管损伤导致出血和血肿；固定肠管时浆肌层缝合，须避免缝合系膜血管引起出血、血肿。出血可通过压迫、电凝或结扎血管处理。临时性造口坏死极为罕见。

2. 皮肤及皮下组织层并发症

皮肤及皮下组织层并发症包括皮肤黏膜分离和造口旁浅层软组织感染等。预防原则是减少无效腔形成，促进造口粘连。应少切或不切除皮下组织，钝性分离后制作腹壁隧道即可。避免皮肤层以下的缝合。可通过引流、换药来促进肉芽组织形成和愈合。

3. 肌肉筋膜层并发症

肌肉筋膜层并发症包括深层软组织感染、造口回缩、造口脱垂和早期造口疝。深筋膜和腹外斜肌腱膜的切开应避免过大。对临时性造口来说，筋膜层通常不用缝合，如能运针缝合则意味着开孔过大。造口回缩、脱垂和早期疝形成均可归因于过大的腹壁缺损，多可通过换药和合适造口器具选择等维持至造口还纳。

4. 造口早期狭窄

造口肠管输入袢早期狭窄，可导致造口排出不畅及肠梗阻。常见原因为肠襻扭转、腹壁过厚致腹腔内成角、过度缝合导致出口狭窄等。一期开放造口应确认输入袢通畅。采用手指引导，必要时在肠管近端开口处置入软质支撑管（如导尿管）等方法多可缓解。

5. 罕见严重并发症

如腹壁脓肿或坏死性筋膜炎，此类并发症通常为医源性因素，如过深过密的肠管缝合固定引起肠壁穿孔，过度的深筋膜或腹外斜肌腱膜切开、皮下组织切除，形成无效腔导致脓肿等。一旦出现多需局部切开、引流，甚至二次手术重建造口。

专家共识 6：造口相关并发症的危险因素包括患者因素、手术因素和术后因素。不同的造口并发症需要不同的治疗策略（推荐等级：1B；92.8% 同意）。

六、预防性造口还纳

（一）还纳时机

术后 1 个月还纳，患者的并发症发生率明显高于术后 3 个月还纳患者。Walma 等发现，与 3 个月以上还纳相比，3 个月内进行造口还纳，能够给患者带来更好的生活质量。而 6 个月以上进行还纳，会导致远端结肠肌肉及黏膜萎缩，导致肛门功能障碍。因此，目前较多采取的是 3 个月左右进行还纳手术。直肠癌患者术后的辅助治疗增加了还纳手术吻合相关并发症的风险。Thalheimer 等研究发现，辅助治疗期间还纳会增加伤口感染、腹泻、腹胀等并发症发生率。因此，要注意辅助治疗对造口还纳时机的影响。

（二）还纳前检查

直肠指诊在吻合口检查中的灵敏度为 98.4%，并且对直肠癌复发的诊断同样有帮助。结肠镜检查可以观察吻合口愈合情况，必要时可进行吻合口异常情况的活检 MRI 和 CT 对直肠癌的复发或转移的评价具有重要意义。水溶性造影剂灌肠常用于评价吻合口完整性，对诊断吻合口漏具有较高的特异性（95.4%）和阴性预测值（98.4%）。排粪造影能同时观察排粪过程中直肠的形态结构和排粪功能。

（三）预防性造口还纳操作

Leung 等指出，相对于手工吻合，器械吻合具有降低术后肠梗阻、缩短手术时间的趋势。有 Meta 分析结果表明，在切口的关闭中，使用慢吸收缝线连续缝合，能够显著降低切口疝的发生率。一项随机对照试验（randomized controlled trials，RCT）报道，在造口还纳手术中，预防性使用生物补片能够显著降低切口疝的发生率（12% vs. 20%，P=0.012），且不影响伤口感染率、生活质量、疼痛评分或严重不良事件发生率等。多项研究和 Meta 分析表明，与线性缝合相比，荷包缝合显著降低手术部位感染率，缩短愈合时间，并且获得患者满意度更高的美容效果。国内多中心 RCT 研究发现，十字缝合与荷包缝合切口感染率无差异，但切口愈合时间更短（17 天 vs. 25 天，$P<0.001$），患者满意度评分更高（P<0.001），可作为肠造口还纳后皮肤关闭的重要技术选择。鉴于负压伤口疗法护理操作复杂，成本昂贵，暂不推荐其作为造口还纳术后的常规治疗手段。

专家共识 7：预防性造口患者通常 3 个月左右进行还纳；吻合口愈合良好，排除手术禁忌也可提前还纳（推荐等级：2A；89.9% 同意）。

专家共识 8：需行辅助放化疗的患者，可待治疗结束后还纳造口（推荐等级：2B；94.2% 同意）。

专家共识 9：造口还纳前，应充分评估吻合口愈合情况及肿瘤有无局部复发或转移，应做直肠指诊、结肠镜检查和腹盆腔 MRI（或 CT）检查；为评价吻合口完整性，可选择水溶性造影剂进行检查；为评估直肠形态结构和排粪功能，可选择排粪造影检查（推荐强度：1B；94.2% 同意）。

专家共识 10：造口还纳时，推荐行侧侧吻合（直线切割缝合器或手工缝合均可），采用慢吸收单股缝线连续缝合关闭筋膜层；切口应一期缝合，推荐采用荷包缝合或十字缝合；切口疝高风险患者进行造口还纳时，可使用生物补片预防切口疝的发生（证据等级：1A；78.3% 同意）。

七、预防性造口术前护理

（一）造口术前评估与健康教育

造口术前有必要对患者的基本情况、心理状态、教育文化背景、职业特点和家庭经济状况等进行全面的评估，以降低患者造口相关并发症，提高患者造口术后生活质量。造口专科护士术前应依据评估结果制订护理计划，实施个性化健康教育，包括手术过程的解释、术后造口的自我护理以及造口预期闭合等内容。

（二）术前造口位置的选择

无论是择期手术还是急诊手术，都应重视术前造口定位，以降低术后造口相关并发症的发生率、提高患者生活质量。研究报道，有 16% 的预防性回肠造口变成了永久性造口。因此，预防性造口定位应遵守以下原则：①常规实施术前定位；②造口定位于腹直肌肌内；③ BMI≥30kg/m^2 者，造口位置宜定在腹部隆起的最高处；④回肠造口宜定位于右下腹以脐与髂前上棘连线中上 1/3 处，或脐、髂前上棘、耻骨联合三点形成的三角形的三条中线相交点；⑤横结肠造口宜定位于上腹部以脐和肋缘分别做水平线的两线之间，且旁开腹中线 5～7cm。术前定位至少 2 个以上：对于部分特殊患者，如有右下腹经腹直肌切口、脊柱畸形、下腹部有瘢痕或严重放射性治疗损伤等，可以根据腹壁具体情况选择造口位置；对于系膜短缩、肥胖等小肠难以从右下腹拖出的患者，亦可以选择左下腹进行造口定位。术前应尽可能多定几个位置，方便术中选择。

（三）造口术前心理问题与护理干预

患者拟行造口术前，即可出现中等水平的认知行为改变及焦虑、抑郁状况，这种心理和情绪异常在手术前后都会存在，但术前更严重。因此，术前应重视患者的情绪需要及心理创伤程度，并有针对性地向患者提供心理疏导及支持，必要时向患者提供同伴支持教育。在一定程度上可减轻或消除患者的抵触情绪，以良好的状态接受手术。

专家共识 11：造口专科护士应运用工具对患者及家庭实施整体评估，实施个性化健康教育（推荐等级：1C；98.6% 同意）。

专家共识 12：预防性造口定位应常规术前完成，选用连线定位法或三角定位法，造口位置应位于腹直肌内，且术前定位至少 2 个以上，特殊情况术前应尽可能多定几个位置（推荐等级：1C；95.7% 同意）。

专家共识 13：术前应重视患者的情绪需要及心理创伤程度，有针对性地向患者提供心理疏导及干预，必要时提供同伴支持教育（造口志愿者探访）（推荐等级：1C；100% 同意）。

八、预防性造口术后护理

（一）造口并发症的类型及护理干预

早期造口并发症是关注的重点。当早期并发症中出现造口处活动性出血或肠管脱垂时，应紧急处理。造口回缩，可选择凸面底盘以提高黏膜高度，便于排泄物收集。单腔造口黏膜完全坏死时，还应关注排粪排气、腹痛、腹胀、体温、白细胞计数等指标。预期还纳者造口旁疝时，避免腹内压增高；不能还纳者造口旁疝时，建议使用腹带包扎，控制体质量，避免腹内压增高，必要时手术治疗。皮肤黏膜分离者，配合敷料的使用，管理创面。

早期造口周围皮肤并发症护理，应着重注意患者造口结构、腹部身体形态及渗漏，通过及时、正确的护理干预，可以避免绝大部分造口周围皮肤并发症的发生，并且降低并发症的严重程度。

有高达 83% 的造口者会经历造口周围皮肤并发症。术后使用有效的造口周围皮肤评估工具，有助于造口周围皮肤并发症的早期诊治，使用工具选择合适底盘减少渗漏，在使用工具时应与临床判断结合使用。

（二）高排量造口的护理

结肠具有很强的吸收能力，每天可以吸收超过 5L 的液体和电解质。对于回肠造口的患者，其造口排出量早期会增加，后期会代偿性恢复，这一过程会持续 1～8 周。回肠造口排量持续超过 1500ml，可能会出现脱水、电解质失衡以及急性肾损伤等问题。

（三）带支撑棒造口的护理

袢式造口使用支撑棒时，应评估其材质的软硬度，使用软的支撑棒时底盘中心孔裁剪无特殊，便于佩戴造口袋；使用硬的支撑棒时，底盘中心孔“一”字形剪开 1～2 处，硬的支撑棒移位时，不宜复位，肠管张力大时，注意支撑棒切割肠管。造口支撑棒的放置时间通常为术后 2 周左右。

（四）加强造口患者出院后护理

受过专业教育培训的护士，即造口治疗师，可以帮助造口者提高生活质量和自我护理能力。造口治疗师对造口者及家属应进行充分的造口护理教育，尤其是帮助造口手术的患者及其家人理解造口类型及其对生活方式的影响。对造口患者的心理干预，也对提高患者生活质量有着积极意义。出院后接受专业人员的评估，其因造口相关原因再次入院率低。为管理造口周围并发症而提供的专业家庭护理服务与医院门诊服务同样有效。

专家共识 14： 绝大部分造口并发症可以通过及时、有效的护理干预得到避免和缓解，使用合适的工具进行评估，有助于提高诊治效率（推荐等级：1C；97.1% 同意）。

专家共识 15： 对于回肠造口患者，应注意其每日造口排量（推荐等级：1C；100% 同意）。

专家共识 16： 应根据造口支撑棒材质软硬度，对造口底盘进行裁剪以防止肠管切割（推荐等级：1C；97.1% 同意）。

专家共识 17： 造口治疗师对患者进行院内外护理及教育，有助提高患者预后及生活质量（推荐等级：1C，100% 同意）。

附录 P　便秘外科诊治指南（2017 版）

随着人们生活水平的提高、饮食结构的改变，工作压力增加，以及精神和社会因素的影响，便秘的发病率显著上升，严重影响患者的生活质量。2008 年制订的《便秘外科诊治指南（草案）》对规范便秘的诊断和外科治疗起到了重要的指导作用。近年来，随着便秘基础和临床研究水平的提高，对慢性便秘的认识也逐步深入。笔者对《便秘外科诊治指南（草案）》做了相应的修订。

一、便秘的概念

便秘表现为持续排便困难、排便不尽感或排便次数减少。排便困难包括排便量少、干结、排便费时和费力尧排便不尽感，甚至需要用手法帮助排便。排便次数减少指每周排便次数少于 3 次或长期无便意。便秘的病程至少为 6 个月。

二、便秘的病因

正常排便需要胃肠内容物以正常的速度通过消化道各段，及时抵达直肠，并能刺激直肠肛管，诱发排便反射。排便时盆底肌肉协调活动，完成排便。以上任何一个环节障碍，均可引起便秘。

（一）结直肠外因素

1. 胃肠运动控制中枢：长期抑制便意、精神病、抑郁症、神经性厌食、认知障碍或痴呆；脑出血、占位、外伤。

2. 神经传导：自主神经病变引起的传入、传出神经支配异常。

（二）结直肠因素

1. 壁内神经传导：先天性巨结肠、特发性巨结肠、巨直肠。

2. 肠神经系统：慢传输型便秘、功能性排便障碍。

3. 终末效应器：药物：如可待因、吗啡、抗抑郁剂、抗胆碱能制剂等。

4. 局部排便感受器缺如、糖尿病；甲状腺功能低下或亢进、垂体功能低下、嗜铬细胞瘤、尿毒症、慢性肾病等；离子通道拮抗药、激动药。

5. 肌肉组织：假性肠梗阻、肛裂、肛管或直肠狭窄、老年、内括约肌失迟缓、盆底痉挛综合征、耻骨直肠肌肥厚、皮肌炎等。

6. 间质组织：硬皮病、淀粉样变性、系统性硬化病等。

7. 黏膜层：炎性肠病、泻剂结肠、直肠黏膜内脱垂。

8. 直肠形态改变：直肠全层内脱垂、直肠前突。

（三）结直肠内因素

1. 黏膜表层：肠炎、伪膜性肠炎。

2. 腔内：膳食纤维摄入不足、环境改变、肠道菌群失调；结肠崩解的药物。

三、便秘的检查方法和评估

（一）询问病史

详细询问有关便秘的症状及病程、饮食和排便习惯、胃肠道症状、伴随症状及用药情况；便秘有关症状包括便次、便意、是否困难或不畅、便后有无排不尽、肛门坠胀及粪便形状；注意询问有无肿瘤的预警症状，如便血、黑便、腹痛、贫血、消瘦、发热等。

（二）一般检查

肛门直肠指诊能了解直肠有无粪便滞留及形状，肛管括约肌和耻骨直肠肌的功能状况，肛管和直肠有无狭窄和占位病变，有无直肠前突和直肠内脱垂；灌肠或结肠镜检查是排除结直肠器质性病变的重要检查；血常规、粪便常规、粪便隐血试验是排除结直肠器质性病变的重要而又简单的检查；必要时行激素水平和代谢方面检查。

（三）特殊检查

对于长期慢性便秘患者，可以酌情选择以下检查。需要注意的是，针对有关便秘的特殊检查，应在详细询问病史并进行各种常规检查如肛门直肠指诊、钡灌肠或结肠镜检查除外结直肠器质性病变后选用。

1. 结肠传输试验

常用不透 X 线标志物，检查前 3 天禁用服泻剂及其他影响肠功能的药物。随标准餐顿服不透 X 线的 20 个标志物，服标志物后 6h、24h、48h、72h 各拍摄腹部 X 线片 1 张，根据结肠内标记物数量计算结肠传输时间和排出率。正常值为 72h 排除 80% 的标志物根据结肠的分布，有助于评估是慢传输型便秘采用核素法可检测结肠各节段的传输时间，但因价格昂贵而难以普及。

2. 排粪造影

将一定量的钡剂注入直肠内，模拟正常的生理排便活动，动态观察肛门直肠的功能和解剖结构的变化。主要用于诊断肛门直肠的功能性疾病，如直肠内脱垂（直肠黏膜脱垂和直肠内套叠）、直肠前突、会阴下降尧、盆底肌痉挛综合征等。盆腔多重造影包括直肠、盆底、膀胱和阴道造影，有助于诊断盆底疝和直肠内套叠，了解膀胱和子宫的形态变化。排粪造影是决定手术方式的可靠依据。

3. 磁共振排粪造影

技术多平面成像、分辨率高、无辐射。能够完整地分析排粪时肛直肠角、肛管开放、耻骨直肠肌功能、盆底位置以及会阴下降程度等。可准确定量评价排粪速度和显示排粪过程盆底细微的形态学改变。

4. 肛管直肠测压

该方法评估肛管和直肠的动力和感觉功能。测定指标包括直肠压力、肛管静息压、肛管最大收缩压和肛门直肠抑制反射，还可以测定直肠感觉功能和直肠顺应性。有助于评估肛管括约肌压力、直肠有无动力和感觉功能障碍；监测用力排便时肛管括约肌有无不协调收缩；评估有无先天性巨结肠症。

5. 盆底肌电图测定

能够记录肛管括约肌的肌电图波幅和动作电位，可以判断有无肌源性病变，阴部神经潜伏期测定能显示阴部神经有无损伤，以及模拟排便时的肛门外括约肌矛盾性收缩。

6. 球囊逼出试验

能够反映肛门直肠对球囊的排除能力。50ml 的球囊排出时间大于 5min 者为阳性球囊逼出试验作为功能性便秘的初筛检查，简单易行对于判断直肠无力有重要意义。

7. 结肠压力测定

将压力传感器放置到结肠内，在相应生理的情况下连续 24～48h 监测结肠压力变化，从而确定有无结肠无力。对选择外科手术方式有指导意义。

8. 肛门超声内镜检查

可了解肛门括约肌有无缺损和功能异常。为手术定位提供线索。

四、便秘的诊断

对便秘的诊断应详细询问病史，进行体格检查和便秘的特殊检查，以及排除结直肠器质性病变和药物导致的便秘，且符合罗马Ⅲ标准中功能性便秘的诊断标。在上述基础上还要了解便秘的病因和诱因、程度及便秘类型。对制定治疗方法和预测疗效至关重要。

（一）便秘的程度

①轻度：症状轻，不影响生活，经一般治疗能好转，无须药物或少用药；②重度：便秘症状持续，患者异常痛苦，严重影响生活，不能停药或治疗无效；③中度：介于两者之间，所谓难治性便秘常是重度便秘，可见于出口梗阻型便秘、结肠无力及重度便秘型肠易激综合征。

（二）2. 便秘的类型

根据便秘症状，便秘分为结肠慢传输型便秘（STC）、OOC 和混合型便秘 . 其中 OOC 最为常见，STC 和 OOC 同时存在称为混合型。

1. STC

排便次数减少，少便意、粪便坚硬，因而排便困难。肛门直肠指诊时直肠内无粪便或触及坚硬粪便，而肛管括约肌缩肛和用力排便功能正常；全胃肠或结肠传输时间延长；缺乏 OOC 证据，如排粪造影和肛肠测压正常 . 符合罗马Ⅲ标准中的 b、f 项或以上，而无 c、d、e 项。

2. OOC

粪便排出障碍，可表现为排便费力、不尽感或下坠感，排便量少，有便意或缺乏便意。肛门直肠指诊时直肠内有粪便，力排时肛门括约肌、耻骨直肠肌可能呈矛盾性收缩或痉挛性收缩；全胃肠或结肠传输时间正常，多数标志物可潴留在直肠内。排粪造影可呈现异常；肛肠测压显示，用力排便时、肛门外括约肌呈矛盾性收缩或直肠壁的感觉阈值升高等。符合分型依据症状 a、c、d、e 项中之一 1 项或以上，而无 b、f。

3. 混合型便秘

同时具备 STC 和 OOC 便秘特点；罗马Ⅲ诊断标准中的症状可全部或交替出现。

4. 肠易激综合征的便秘型是一类和腹痛或腹胀有关的便秘，同时也可能有以上各类型的特点。

五、便秘的治疗

治疗原则：根据便秘轻、中、重程度、病因和类型，采用个体化综合治疗，恢复正常排便。

（一）非手术治疗

1. 运动

增加体力活动可部分改善便秘患者的症状遥。

2. 饮食

便秘患者增加更多的水和食物中纤维素的摄入，是最基础治疗。不过膳食纤维对于改善轻度至中度便秘是有效的，但对于严重便秘效果不明显。

3. 建立良好的排便习惯

患者在晨起或餐后 2h 内尝试排便，排便时集中注意力，减少外界因素的干扰。

4. 药物治疗

首选容积性泻药，如膳食纤维制剂，包括植物纤维素和甲基纤维素，尤其适用于孕妇、儿童及老年患者通过口服微生态制剂，调节肠道微生态平衡，对缓解便秘和腹胀起到一定的作用。当上述治疗无效时，可使用渗透性泻剂，增加排便次数、改变大便形状、缓解腹痛。刺激性泻药的应用，在短期内作为二线药物治疗慢性便秘；长期使用刺激性缓泻剂可造成肠道平滑肌萎缩，使肠道蠕动功能更差，并可能对肠道造成慢性损害，如结肠黑变病；比沙可啶治疗慢性便秘是有效的、可耐受的，但长期应用刺激性泻药的疗效未作评。通过肛门灌注甘油制剂，适合直肠粪便嵌塞。当饮食调节和应用各类缓泻剂均无效时，可考虑应用促动力药及促分泌药。我国传统医学的中药（包括中成药制剂和汤剂）能有效缓解慢性便秘的症状，但其疗效的评估尚需更多循证医学证据。

5. 生物电反馈治疗

生物反馈疗法是一种生物行为疗法。主要用于功能性排便障碍中的不协调性排便和大便失禁，也用于治疗其他类型的功能性便秘，如肛门痉挛、慢性盆底疼痛综合征、直肠肛门抑制反射消失、直肠感觉缺陷、大便失禁、STC、孤立性直肠溃疡等。

6. 心理治疗

功能性便秘与抑郁型和焦虑型心理障碍有密切关系，应强调精神心理治疗的重要性，包括健康教育、心理治疗、认知行为治疗、药物治疗等。对于伴有明显抑郁、焦虑和睡眠障碍的患者，需要选择抗焦虑抑郁药物治疗。

7. 针灸尧按摩推拿治疗

均有助于改善便秘症状。有报道采用骶神经刺激可治疗经内科综合治疗无效、无肛门括约肌解剖改变的顽固性便秘患者。

（二）外科治疗

针对经过非手术治疗后收效不大、经便秘特殊检查显示有明显异常的患者，可考虑手术治疗。但应慎重掌握手术适应证，针对病变选择相应的手术，如有多种病变同时存在时，应手术解决引起便秘的主要病变，但也同时解决次要的续发病变。术前需进行预测疗效，应注意有无严重的心理障碍，有无结肠以外的消化道异常。

1. 慢传输型便秘的外科治疗

经结肠传输试验证实结肠传输时间明显延长，系统非手术保守治疗无效，严重影响日常生活工作的 STC 患者，建议采用外科手术治疗。STC 手术方式主要有以下几种。①全结肠切除回直肠吻合术：是改善排便困难最有效的术式，但术后会出现一定的并发症；②结肠次全切除术：主要重建方式包括顺蠕动升结肠或盲肠直肠端端吻合术和逆蠕动盲直肠吻合术，保留回盲部是为了保留回盲瓣的功能，可有效减少术后并发症，保留回盲部的长度应根据盲直肠吻合部位和方式的不同来掌握；③结肠旷置术：对于老年及不能耐受大手术 STC 患者，国内率先采用结肠旷置术，并演变出多种不同的术式可供选择；④回肠造口术：对于行结肠旷置术后出现盲袢综合征者、年老体弱的 STC 患者可建议采用回肠造口术。

STC 的微创治疗：腹腔镜手术因具有创伤小、术后恢复快、住院时间短且具有美容效果等优点，被广泛地运用于 STC 的治疗。STC 手术后可能出现一些并发症，主要包括：①粘连性肠梗阻：多发生在结肠（次）全切除术后。手术创面腹膜化、应用防粘连的药物与制剂及腹腔镜技术的运用等可降低肠梗阻发生率。②腹泻：多在2周至3个月逐渐缓解。腹泻严重者可应用十六角蒙脱石或洛哌丁胺等止泻药物治疗。③腹痛、腹胀：可能与小肠蠕动过快、结肠次全切除术中保留结肠过长、结肠旷置后盲袢综合征等有关。④便秘复发：主要因手术切除结肠范围不够、混合性便秘未纠正OCC等导致；⑤手术创面淋巴漏：保持引流通畅是治疗关键，2～3周多可自行闭合，手术创面的腹膜化和应用超声刀游离可减少淋巴漏的发生。

STC手术指征：①符合罗马Ⅲ诊断标准；②结肠传输试验明显延长；③经过2年以上的系统非手术治疗无效；④排粪造影或盆腔四重造影能够明确有无合并出口梗阻型便秘；⑤钡灌肠或结肠镜检查排除结直肠器质性疾病；⑥严重影响日常生活工作，患者强烈要求手术；⑦无严重的精神障碍。

2. 出口梗阻型便秘的外科治疗

(1) 直肠内脱垂：直肠内脱垂的手术分为经肛门手术和经腹直肠悬吊固定术。经肛门手术包括经肛吻合器直肠切除术、吻合器痔上黏膜环切钉合术、直肠黏膜纵行折叠术加硬化剂注射术。经腹手术包括各种直肠悬吊固定手术如直肠腹侧固定术等。手术指征：①OOC症状明显；②经严格的非手术治疗包括提肛锻炼、饮食调节、软化粪便、适当应用缓泻剂及生物反馈治疗等无效；③排粪造影检查显示明显的直肠内脱垂。

(2) 直肠前突：直肠前突修补术主要包括经直肠、经阴道及经会阴3种入路。经直肠入路手术包括STARR、经肛腔镜切割缝合器直肠前突修补术；经阴道直肠前突修补术；经会阴直肠前突修补术，常同时进行肛提肌成形，可改善并存的肛门失禁症状。直肠前突手术指征：①前突深度应>3cm；②排粪造影显示直肠前突内有造影剂存留；③有明显OOC症状：需要用手辅助排便。单纯的直肠前突少见，常合并有直肠内脱垂。对直肠前突合并直肠内脱垂患者，可选择STARR或经腹直肠悬吊固定术，但术前合并肛门失禁者应慎用STARR。对盆底腹膜疝常伴有直肠内脱垂患者，建议经腹直肠悬吊固定同时，抬高盆底腹膜，修复盆底疝。骶神经刺激术治疗OOC的疗效尚需进一步研究。

(3) 盆底疝：往往同时伴随直肠内脱垂，处理方法同直肠内脱垂全层套叠，但重点是盆底抬高，修复盆底疝。

(4) 耻骨直肠肌痉挛综合征：也称为盆底肌痉挛综合征，是指排便时耻骨直肠肌异常或反常收缩或不能松弛的行为障碍。它易诊断却难以治疗。建议生物反馈结合扩肛治疗为主，也可以采用肉毒素A注射法，手术应慎重。可选择的手术方法有经肛门或骶尾入路的耻骨直肠肌束切断术和闭孔内肌筋膜耻骨直肠肌融合术。手术指征：排粪造影和肛肠肌电图诊断耻骨直肠肌痉挛；排便困难症状严重。

3. 混合型便秘的外科治疗

在手术处理STC便秘的同时，处理伴随的OOC便秘。如果伴随有痉挛性便秘，应术前进行生物反馈治疗及扩肛治疗。

值得注意的是，外科手术的治疗后，务必重视采取非手术治疗的措施，以便巩固治疗效果，防止便秘症状复发。

附录 Q　低位直肠癌适形保肛手术操作标准（2023 版）

近年来，随着对盆腔解剖结构认识的不断深入及新辅助治疗的开展，为低位直肠癌患者提供了更多的术式选择和保肛机会，如括约肌间切除术（intersphincteric resection，ISR）和结肛吻合术。但随之而来的手术后患者肛门功能不佳，严重影响着患者生活质量。特别是 ISR 手术要求进行括约肌间沟分离，这一过程会损伤括约肌间隙中的神经和感受器，以及内外括约肌间交织结构。因此，ISR 术对患者肛门功能影响较明显。

针对低位直肠癌的适形保肛手术（conformal sphincter-preservation operation，CSPO）由于腹腔游离时不进入内外括约肌间隙，最大限度地避免了括约肌间隙中的神经及组织结构的损伤；同时，保留了更多的远端直肠（肛管）组织和齿状线，且术后吻合口位置更高，故可以获得更满意的术后肛门功能；与 ISR 相比，CSPO 具有术后肛门功能更好、患者满意度更高的特点，由此获得专家们的认可，并被写入《中低位直肠癌手术消化道重建中国专家共识（2021 版）》。既往的研究结果显示，在肿瘤学结果及包括术后并发症在内的围术期安全性方面，CSPO 与 ISR 和经典的经腹会阴联合切除术（abdominoperineal resection，APR）及经腹低位直肠前切除术（low anterior resection，LAR）相比，差异无统计学意义，且术后大便频率和 Wexner 评分与 LAR 相比，差异亦无统计学意义。

目前，CSPO 作为低位直肠癌的极限保肛手术，在专业化的结直肠外科中心严格把握适应证的情况下，可取得满意的疗效。然而，关于 CSPO 的定义、分类、适应证选择、操作技术及术后并发症处理等问题，尚缺乏具有权威的临床实践指导意见。在中华医学会外科学分会结直肠外科学组、中国医师协会结直肠肿瘤专业委员会和中国医师协会肛肠医师分会的共同牵头组织下，集合国内相关领域的专家，通过借鉴国内外最新指南和文献，并结合国内实际情况，讨论制定本操作标准，旨在指导低位直肠癌适形保肛手术的规范化开展。

本标准制订步骤为：①工作组成员在文献证据收集的基础上，阐述主要观点，撰写规范内容；②举行专家会议对全文主要观点提出修改意见；③总负责人根据专家意见，修改全文并发至各位专家进行审阅和修改，得到认可后为初定稿；④初定稿在专家组成员中进行讨论、修改，最后通过即为最后定稿。

一、定义

CSPO 是指根据肿瘤位置及形状设计不规则远端斜行切除线，从而使部分低位直肠癌能够达到保肛和 保功能兼顾的极限功能保肛术式。包括拖出式适形保肛术（pull-through conformal sphincter-preservation operation，PT-CSPO）和经肛适形保肛术（transanal conformal sphincter-preservation operation，Ta-CSPO）。该术式游离直肠远端至内外括约肌间隙入口处，然后经肛在直视下根据肿瘤部位及形状设计斜形切除线，保证远切缘及侧切缘不少于 1cm，尽量保留对侧齿状线及肠壁，并以手工或器械完成吻合。

二、适应证和禁忌证

适应证：①肿瘤下缘距离齿状线 2cm 以内；②肿瘤分化良好（中或高分化）；③肿瘤直径≤3cm 或<1/3 肠周径；④肿瘤浸润深度以 $T_{1\sim2}$ 为宜；⑤局部进展期直肠癌，经过术前新辅助治疗后肿瘤降期、降级明显，符合上述条件者。此外，医院应具备术中冰冻病理检查条件，以便术中可以实施快速病理检查，确保手术切缘阴性。

禁忌证：①术前患者肛门功能差；②直肠肛管癌。

三、特殊手术器械和设备

腹部手术设备和器械：腹腔镜系统、气腹机、冲洗吸引装置、超声刀能量平台、电刀、Trocar（5mm 和 12mm）等腹腔镜常规手术器械及马镫型多功能腿架（Lloyd-Davies 腿架）。肛门部手术设备和器械：肛门部无菌手术台、小号 S 型拉钩、Lonestar 肛门拉钩、直径 36mm 肛门扩张器、超声刀能量平台、电刀、吸引器、弯头持针器、凡士林纱条及其他常规手术器械。

四、体位和手术入路

(1) 初始体位：患者取膀胱截石位。开腹手术的术者站立于患者左侧，助手于右侧、肛门侧和术者右侧，器械护士站立于术者左侧。腹腔镜手术的术者站立于患者右侧，助手于患者左侧，扶镜手站立于术者同侧（图 Q–1）。为符合人体工程学，建议至少两台监视器，分别置于患者头侧和尾侧。

(2) 肛门部布局：术者位于患者肛门侧，将肛门部小方桌置于术者与患者之间，便于放置器械。助手位于术者右侧，器械护士站立于术者左侧。

(3) 体位的调整：进入腹腔后，通常采用头低脚高的截石位，此体位可以使小肠向上腹移动，有利于术野的显露。

(4) 开腹手术的手术入路：外侧入路。

(5) 腹腔镜手术的入路：中间入路。建立气腹和进入腹腔，建议应用气腹针在脐部建立气腹，气腹压设置为 12～15mmHg（1mmHg=0.133kPa）。气腹建立确切后，自脐上切口放置一个 12mm 的 Trocar 作为观察孔，脐与右侧髂前上棘连线中外 1/3 处放置一个 12mm 的 Trocar 作为术者右手主操作孔，平行脐右侧 10cm 处放置一个 5mm 的 Trocar 作为术者左手辅助操作孔，脐水平左上方腹直肌外缘放置一个 5mm 的 Trocar 作为第一助手主操作孔；脐与左髂前上棘连线中外 1/3 处放置一个 5mm 的 Trocar 作为第一助手辅助操作孔（图 Q–2）。可以根据实际操作的需要多置 1～2 个孔。

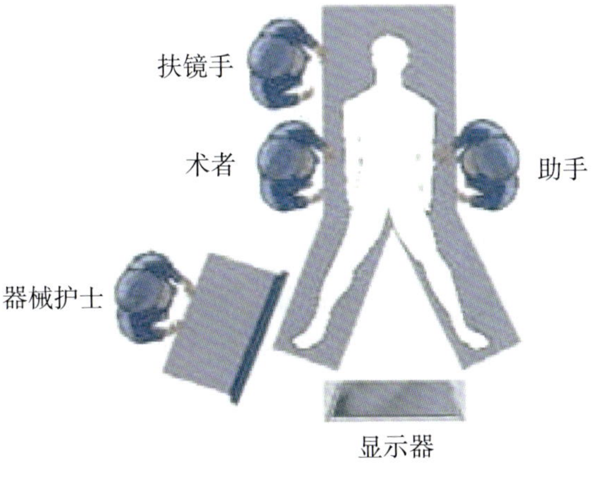

▲ 图 Q–1　腹腔镜手术的术者站位

（楼征绘制）

五、腹腔探查和术野显露

腹腔探查的顺序按顺时针探查：回盲部、阑尾、升结肠、结肠肝曲、肝脏、胆囊、横结肠、胃、大网膜、降结肠、乙状结肠、膀胱顶、膀胱直肠陷窝或子宫直 肠陷窝、子宫及双侧附件、空肠及回肠。探查时需 特别注意粘连、充血、水肿、脓液及肿块。

六、经腹操作规范化流程

(1) 中间入路分离左侧 Toldt 间隙：通过中间入路，从骶骨岬水平切开乙状结肠系膜根部进入 Toldt 间隙。在上腹下神经丛表面分离，拓展 Toldt 间隙，向左分离达左结肠旁沟，向上分离达肠系膜下动脉（inferior mesenteric artery，IMA）根部，避免过深导致损伤其深部的肠系膜下神经丛、左侧输尿管和左侧生殖血管。

(2) 肠系膜下动、静脉的离断及乙状结肠系膜的裁剪：自下而上显露肠系膜下神经丛，在其包绕 IMA 远端分离 IMA，注意保护神经。对于适形切除的患者，尽量保留左结肠动脉（图 Q–3）。同时清扫第 253 组淋巴结。继续拓展左侧 Toldt 间隙，在 IMA 根部外侧显露并离断肠系膜下静脉（inferior mesenteric vein，IMV）。从上向下裁剪乙状结肠系膜，注意保护边缘血管弓。

(3) 切开左结肠旁沟腹膜反折：从下往上切开左侧腹壁与乙状结肠系膜的黄白交界线，与内侧游离的 Toldt 间隙相贯通，视乙状结肠及降结肠长度决定是否游离脾曲。

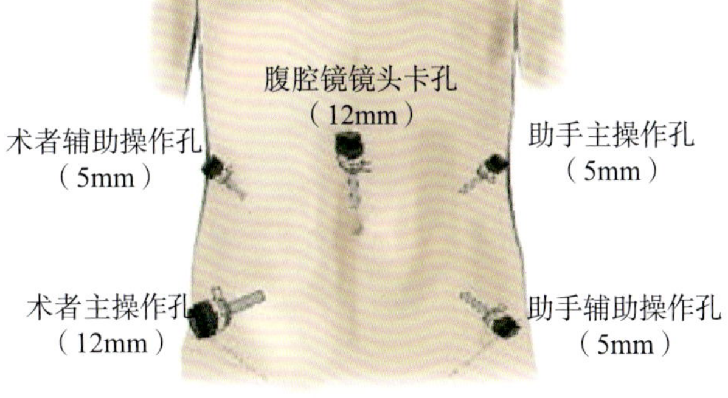

▲ 图 Q–2　腹腔镜手术的 Trocar 位置

（楼征绘制）

(4) 直肠后间隙的分离：显露骶骨岬下方疏松的直肠后间隙，沿直肠系膜筋膜表面由中心向两侧锐性分离，触及致密的直肠骶骨筋膜，由此切断，进入疏松的肛提肌上间隙，向下游离至肛提肌水平。切断肛尾韧带腹侧部分后停止分离，不需要离断肛提肌裂孔周围的致密组织，避免进入内外括约肌间隙（图 Q-4）。

(5) 直肠侧方间隙分离：对抗牵拉显示直肠侧方的潜在间隙，注意保护侧方盆壁的盆神经丛，逐步切开至腹膜反折汇合处。分离显露两侧精囊腺尾部（男性），认清邓氏筋膜由侧方向前方锐性分离，避免损伤神经。

(6) 直肠前间隙分离：在腹膜反折线上 0.5～1.0cm 处弧形切开，下方锐性分离至邓氏筋膜，在精囊腺下缘（子宫颈近端）切开邓氏筋膜进入直肠前间隙，也可在腹膜反折最低处切开进入直肠前间隙中，完整地保留邓氏筋膜及神经，从而更好地保护泌尿、生殖功能，会阴体为直肠前方的分离终点。

七、经肛操作规范化流程

经肛适形保肛术（Ta-CSPO）与拖出式适形保肛术（PT-CSPO）具有相类似的开展条件和技术平台、无菌操作和无瘤操作的技术要求。常规推荐行 Ta-CSPO，此法借鉴了经肛全直肠系膜切除术（transanal total mesorectal excision，taTME）和经自然腔道切除的技术优势和特点。而对于体格消瘦（身体质量指数<20kg/m^2）且盆腔较大的病例，可行传统的 PT-CSPO。

（一）拖出式适形保肛术（PT-CSPO）

操作流程可概括为经肛远端直肠拖出和远端直肠适形切除及肠管吻合两个步骤（图 Q-5）。

1. 经肛远端直肠拖出

当完成腹部游离后，转至会阴部。①直肠拖出前准备：应进行充足准备，具体包括上抬截石位腿架，可使大腿与躯干呈 90°，充分显露会阴部；用碘伏冲洗直肠肛管，以最大限度保证清洁；扩肛至 3～4 指，使肛门括约肌充分松弛；在直肠与乙状结肠交界处离断肠管，确保近端切缘距肿瘤保持>10cm 的安全距离。②拖出方式及流程：采用套叠拖出法将直肠拖出，具体流程为：用卵圆钳夹住直肠残端顶部，将肠管连同系膜一起套叠入直肠腔内，逐渐深入，并经肛门将直肠完全翻转，经肛门钳夹经腹部推出的直肠，向肛门外牵拉，直至直肠完全翻转拖出肛门外（图 Q-6）。之后，用温生理盐水充分冲洗远端直肠。操作全程须避免肿瘤与周围组织接触，减少操作手触摸肿瘤，以符合无菌和无瘤原则。

2. 远端直肠适形切除吻合

①切除线设计（图 Q-7）：这是 CSPO 术的关键之一。应根据肿瘤位置设计切除线，注意肿瘤远切缘和侧切缘至少距肿瘤 1cm，然后切线斜行向上，最大限度保留对侧齿状线及直肠壁。研究表明，侧切缘距肿瘤 1cm 可保证侧切缘的安全性。②切开方式及流程：切除线设计完毕后，用电刀标记切除线，在直视下从肿瘤侧沿切除线环形切开直肠或肛管黏膜，逐层深入直至全层切开。操作时，需边切开边用组织钳牵拉，防止组织回缩，导致定位不准。完全离断后，根据残留直肠壁的长度，决定吻合方式。如果保留的直肠壁长度在 1cm 以上，可以考虑使用吻合器进行吻合，此时可以使用 3-0 可吸收线由最低点向最高点间断缝合，以封闭直肠残端（图 Q-8）。如怀疑标本切缘安全性或因肿瘤位置低，远切缘不

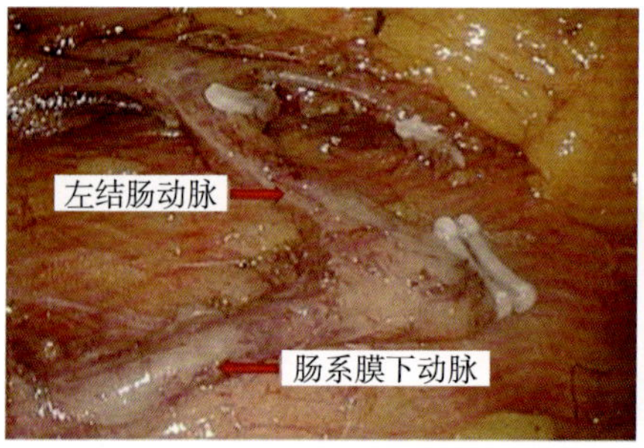

▲ 图 Q-3　保留左结肠动脉

（张卫团队术中照片）

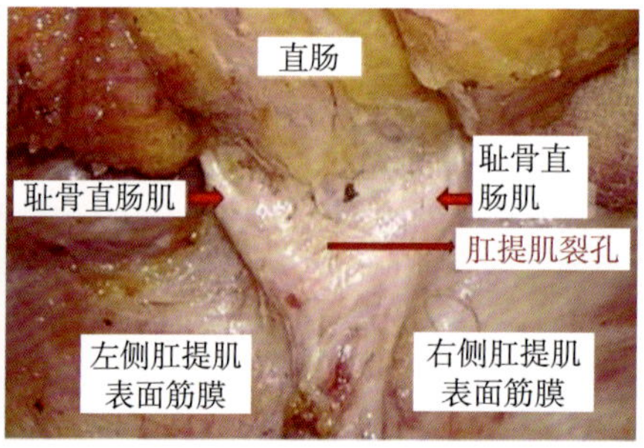

▲ 图 Q-4　经腹操作分离终点

（张卫团队术中照片）

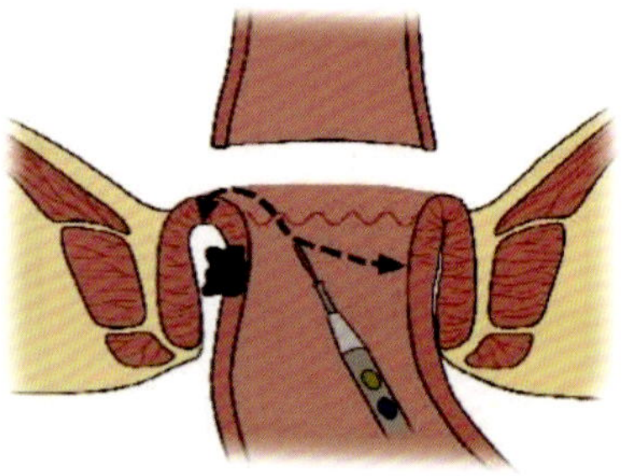

▲ 图 Q-5　拖出式适形保肛术（PT-CSPO）

（朱晓明绘制）

足 1cm 时，则需在吻合前立即送术中冰冻病理检查以确定切缘状况，并决定后续手术进程。使用温生理盐水反复冲洗直肠残端，并将其经直肠推回盆腔，为肠管吻合准备。吻合时将吻合器对准保留直肠壁的部分进行吻合，这样可以使术后吻合口位置更高。如果保留的直肠壁不足 1cm，建议行手工吻合。

（二）经肛适形保肛术（Ta-CSPO）

肛门部准备同上述“经肛远端直肠拖出前准备”的内容，操作前用 Lonestar 拉钩牵拉肛门部皮肤进一步扩肛暴露直肠及肿瘤，置入一次性塑料扩肛器，根据肿瘤位置及形状设计斜行切除线，具体原则见上述“切除线设计”（图 Q–9 和图 Q–10）。

1. 适形切除

用电刀间断灼烧黏膜标记切除线（图 Q–11）。使用 2–0 号 PDS 线沿切除线做一荷包，封闭近端肠腔（图 Q–12 和图 Q–13）。若肿瘤位置极低，无法直接缝荷包，则切开黏膜层后再行近端肠管封闭。生理盐水冲洗，然后用电刀在荷包远端环周切开肠壁全层，最终与腹腔贯通。由于肿瘤位置较低，肿瘤侧通常需切除部分内括约肌，步骤为切开内括约肌，进入括约肌间隙，由下往上进行分离，切除部分内括约肌，然后切除线斜行向上，尽量保留对侧的内括约肌、齿状线及直肠壁（图 Q–14 和图 Q–15）。由于骶前的空间较大，通常先切开直肠后壁与骶前贯通，再由后方向两侧逐步环周切开肠壁，直至与腹腔完全贯通。

在此过程中，需随时用组织钳牵拉肠壁保持适当张力，并辅以小号 S 形拉钩显露术野，在前方分离时认清层面，避免损伤前列腺或阴道。另外，肛门内空间狭小，需灵活使用吸引器清除切除过程中产生的烟雾或血迹，保持术野清晰，避免走错层次，造成不必要的出血及损伤。

2. 移除标本及吻合前准备

与腹腔完全贯通后，用组织钳夹持近端肠管残端经肛拖出，注意均匀用力，同时可边拖出边冲洗，起到润滑作用，避免挤压肿瘤。随后，根据拟吻合的方式，采用相应方法离断近端肠管，移除标本。需要注意的是，在移除标本后需仔细检查术区有无活动性出血，因为这一区域已经位于盆腔最低处，很难经腹部完成止血等操作。所以，吻合前经肛门全面仔细地检查创面，对减少术后出血等并发症显得尤为重要。特别是男性患者，需仔细检查前列腺后方出血情况，如有出血可采用 3–0 可吸收线缝扎止血。

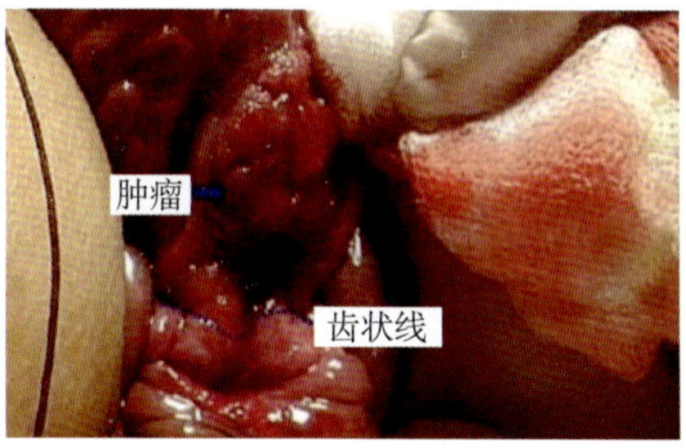

▲ 图 Q–6　直肠完全翻转拖出肛门外

（张卫团队术中照片）

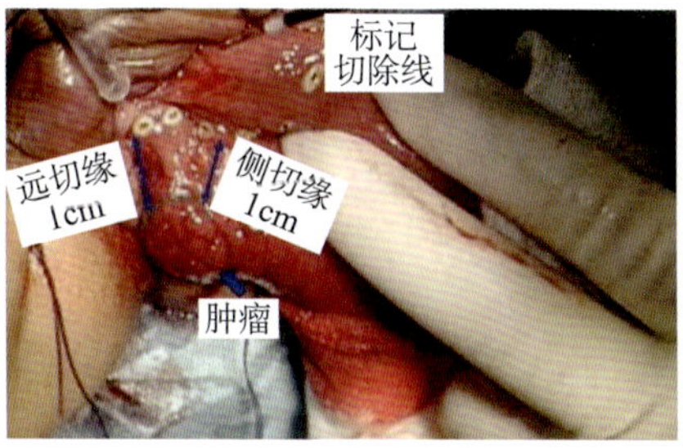

▲ 图 Q–7　切除线设计

（张卫团队术中照片）

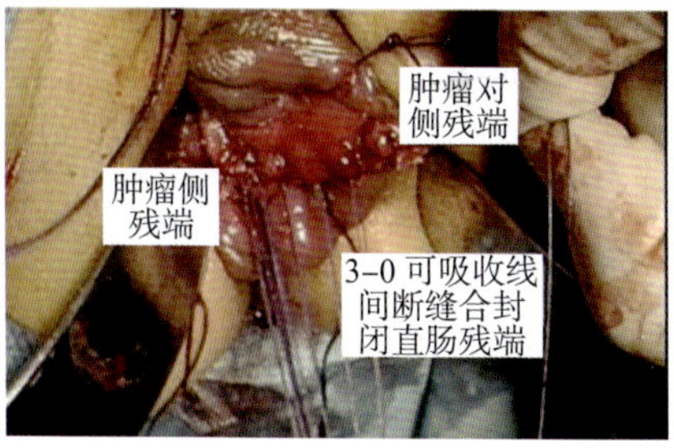

▲ 图 Q–8　封闭直肠残端

（张卫团队术中照片）

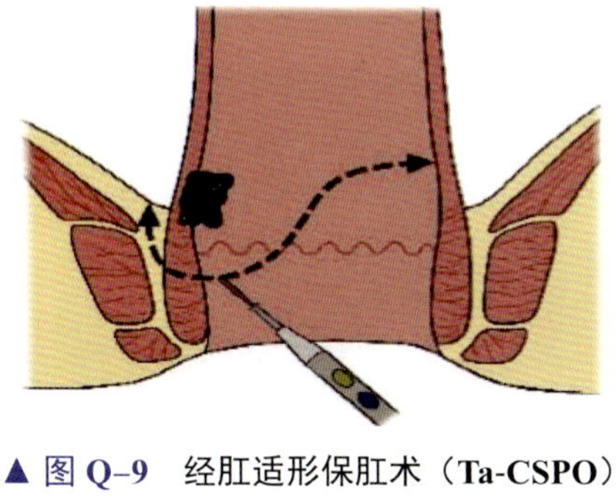

▲ 图 Q–9　经肛适形保肛术（Ta-CSPO）

（朱晓明绘制）

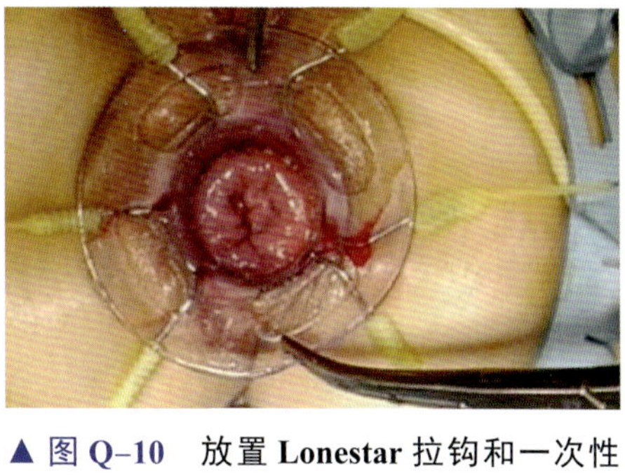

▲ 图 Q–10　放置 Lonestar 拉钩和一次性塑料扩肛器

（张卫团队术中照片）

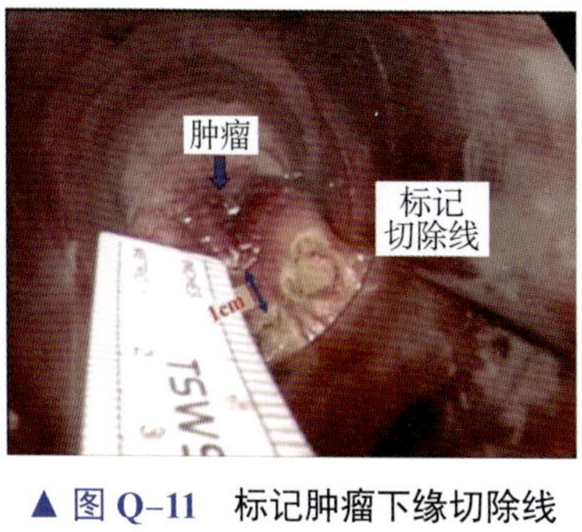

▲ 图 Q–11　标记肿瘤下缘切除线

（张卫团队术中照片）

八、消化道重建

器械吻合通常选用25mm管状吻合器或根据实际情况选择合适口径的管状吻合器。吻合要在保留直肠段的最高点，尽量使吻合口远离齿状线（图Q-16至图Q-18）。手工吻合不产生吻合圈，可以保留更多的远端肠壁，当切除后齿状线上肠壁保留较少时（＜1cm），建议常规行手工吻合。具体操作步骤如下。

（一）预留固定线

经肛离断肠管与腹腔贯通后，充分冲洗直肠残端，将直肠暂置于骶前。

然后，分别在直肠残端的3点、6点、9点和12点方向处用3-0号可吸收线做全层缝合。缝合时可稍带部分肛提肌组织，以确保吻合牢固，暂不打结。此步骤可避免后期缝合过程中出现错位及漏针（图Q-19）。

（二）移除标本

标本拖出过程中需确保近端肠管没有发生旋转。离断后，在近端肠腔内塞入碘伏纱布以避免污染。

（三）制作吻合口

吻合时先使用步骤1中预先留置的4针，将两端肠管进行全层缝合，使吻合口上、下、左、右的位置固定。然后用3-0可吸收线或2-0鱼钩缝线在左上、左下、右上、右下4个象限完成剩余肠管的全层缝合。缝合过程中注意针距2～3mm，间距均匀。也可采用2根3-0号倒刺线连续缝合，每根线缝合半圈。吻合过程中若发现吻合口张力较大，则需经腹进行进一步松解。

（四）检查吻合口

完成吻合后检查吻合口完整性。一旦发现吻合不确切处，需补针加固。同时，需检查吻合口有无出血或缺血（图Q-20）。

（五）置入凡士林纱布

检查无问题后，取出置入近端肠腔的碘伏纱布。用生理盐水或氯己定溶液冲洗吻合口，将碘伏纱布卷成条状，再以凡士林油纱布包裹后置入肛门内，预防吻合口迟发性出血。最后移除Lonestar拉钩。术后约24h后取出纱布，取出时动作轻柔，观察有无吻合口出血。

九、关闭手术切口

关闭手术切口的步骤可概括为清洗、止血、缝

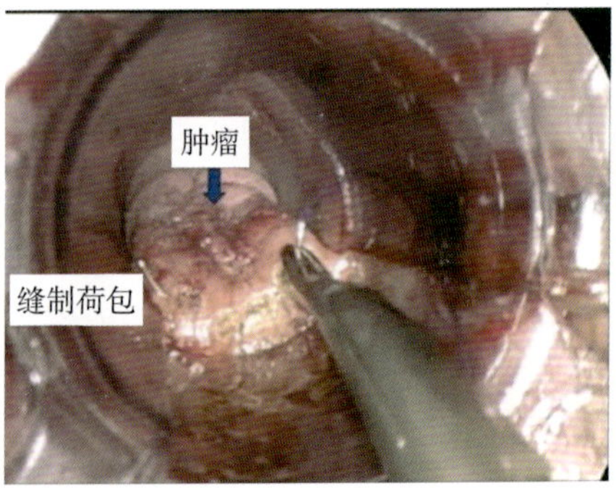

▲ 图Q-12 沿标记线做荷包
（张卫团队术中照片）

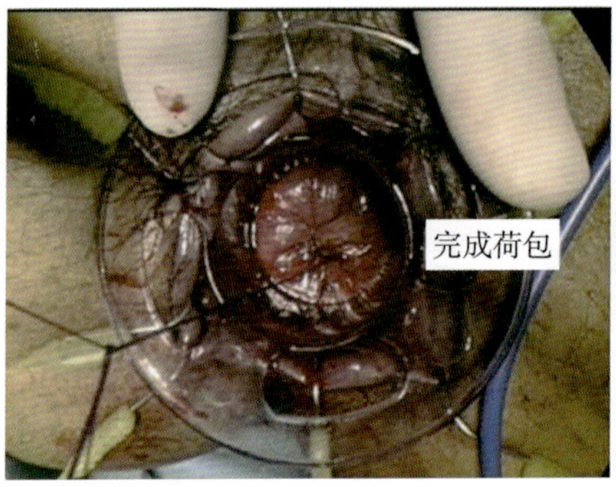

▲ 图Q-13 完成荷包
（张卫团队术中照片）

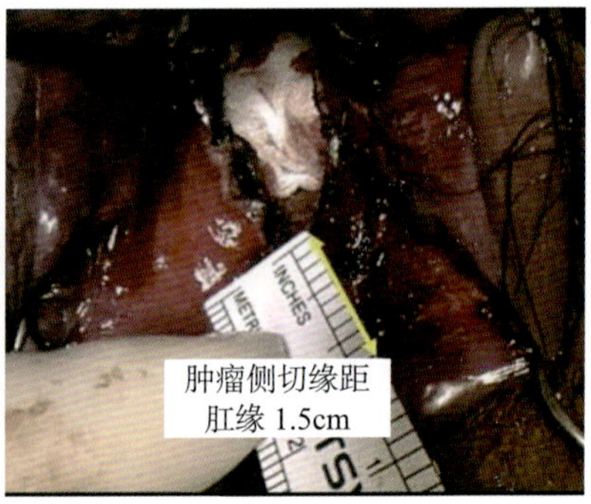

▲ 图Q-14 肿瘤对侧切缘距肛缘距离
（张卫团队术中照片）

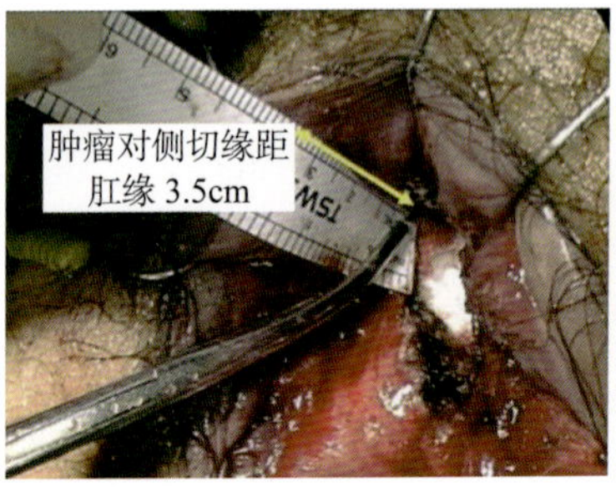

▲ 图Q-15 肿瘤侧切缘距肛缘距离
（张卫团队术中照片）

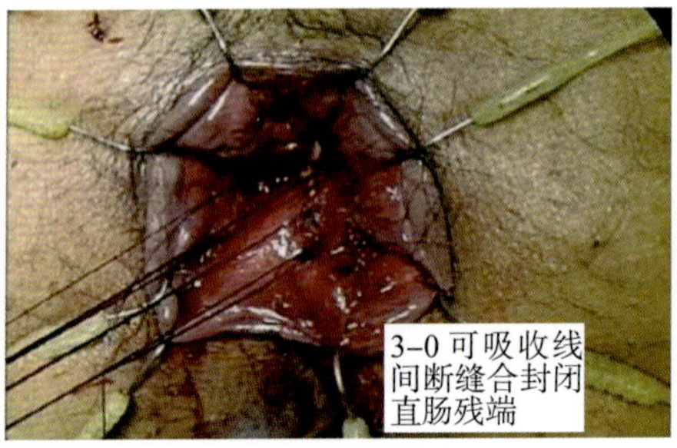

▲ 图Q-16 封闭直肠残端
（张卫团队术中照片）

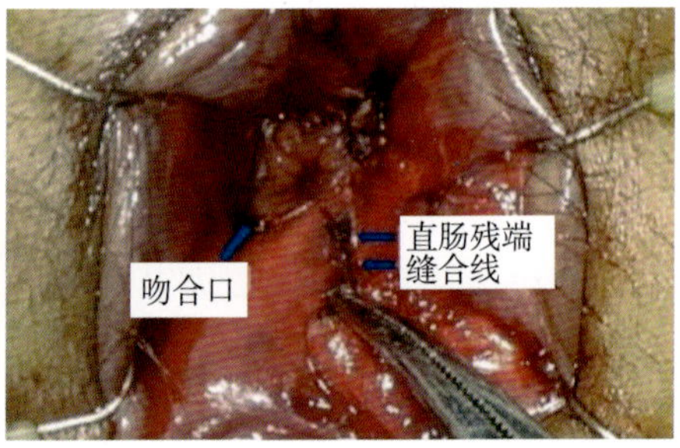

▲ 图Q-17 器械吻合口
（张卫团队术中照片）

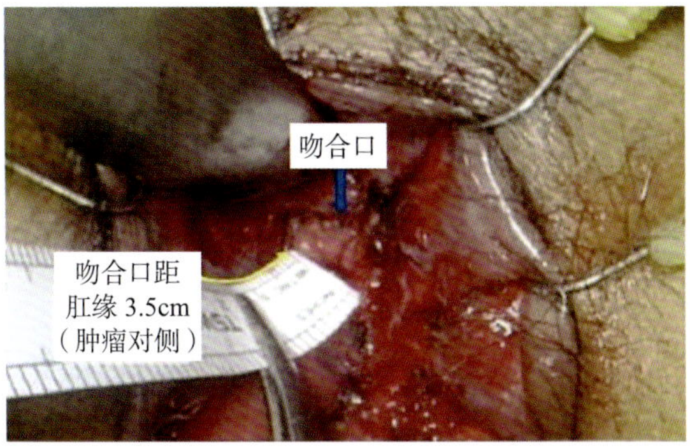

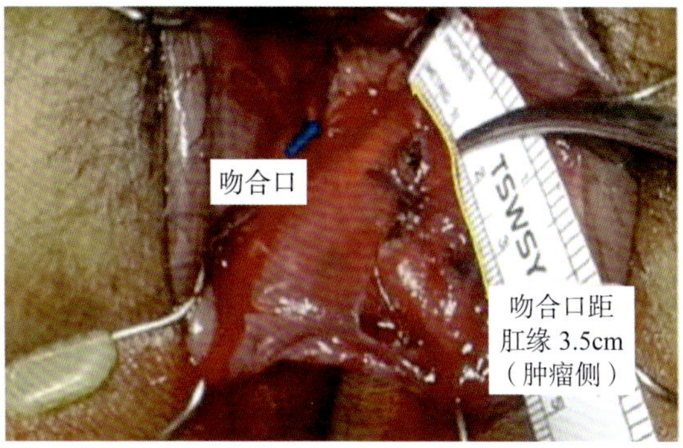

▲ 图 Q-18　吻合口距肛缘距离

A. 肿瘤对侧；B. 肿瘤侧（张卫团队术中照片）

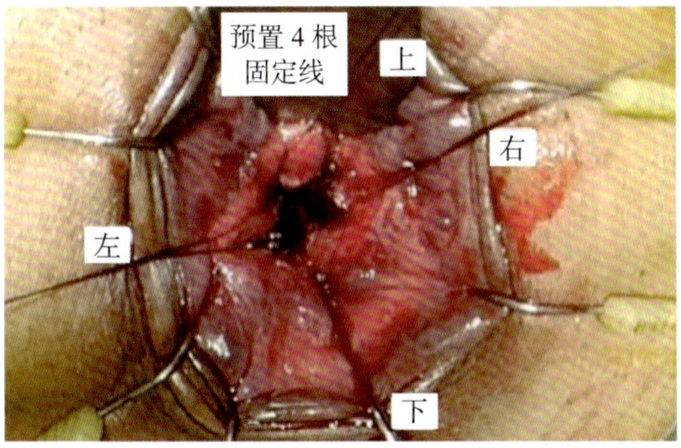

▲ 图 Q-19　手工吻合 4 针固定线

（张卫团队术中照片）

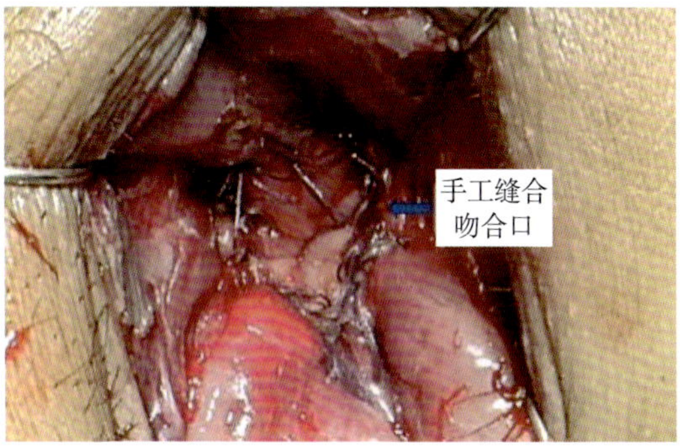

▲ 图 Q-20　手工吻合口

（张卫团队术中照片）

合、闭合皮肤和敷料覆盖。常规行预防性末端回肠造口后，放置骶前引流管并固定，随后依次拔除各 Trocar，排尽腹腔内残留气体，关闭 Trocar 孔。

十、CSPO 常见并发症的预防和处理

CSPO 与 ISR 等其他低位直肠癌保肛术式的常见并发症基本相同。

（一）吻合口相关并发症

1. 吻合口漏

吻合口漏常由于肠管血供不足或吻合口张力大及患者存在影响吻合口愈合的因素诸如低蛋白血症、糖尿病或术前接受了放化疗等因素所致。术前应注意患者营养状况；术中注意保留左结肠血管、保护吻合口血供并尽量使吻合口无张力或避免肠管扭转，必要时游离结肠脾曲；在器械吻合完成后，尽可能地进行吻合口缝线加固，尤其是吻合口侧方缝钉交叉处。建议常规行预防性回肠造口；术后留置骶前引流管或双套管，但应注意避免引流管刺激肠吻合口。酌情留置肛管。在出现吻合口漏时先以保守处理为主，确保引流通畅，采用坐浴、康复新液灌肠等方法，辅以支持疗法，多可自愈；若出现弥漫性腹膜炎、漏口较大、全身中毒症状明显等情况时，需积极手术治疗。

2. 吻合口狭窄

吻合口狭窄主要为吻合口局部肠管缺血、瘢痕或感染等原因所致。主要预防措施为尽量避免吻合口漏发生，术中充分扩肛。建议术后 1 个月由手术医生实施肛门指诊，以便于早期发现吻合口膜性狭窄。一经发现，应由手术医生实施手指扩张，以吻合口能够顺利通过示指为佳。对于瘢痕性狭窄可采用内镜下电切结合扩肛。

3. 吻合口出血

吻合完成时应注意检查有无明显活动性出血，必要时可经肛缝扎止血。若术后直肠指诊，观察有鲜血或较多血凝块流出，首先采用纱布填塞压迫，也可考虑内镜下止血。

（二）直肠阴道（或尿道）瘘

直肠阴道（或尿道）瘘主要原因是术中分离直肠前间隙时，层次辨识不够准确、张力维持不够、不慎损伤阴道后壁或尿道后壁所致。可采用康复新液

冲洗或温水坐浴等处理，但一般无法自愈，大部分需要后期手术干预。

（三）其他并发症

预防和处理与腹腔镜直肠癌其他手术方式的围术期处理方法相同。

十一、CSPO 的围术期护理要点

（一）病房护理

1. 术前护理

做好术前宣教，解释 CSPO 手术的优越性，解释造口的部位，根据医嘱，常规行术前造口定位。

2. 术后护理

严密观察病情，指导早期快速康复及下床活动。注意引流液量及形状，以观察术区延迟性出血、吻合口漏和术后感染等情况，并早期医护协同处理。

3. 造口护理

参照《低位直肠癌预防性造口中国专家共识（2022 版）》观察造口及周围皮肤情况。教会家属造口护理，介绍造口的护理方法及护理用品，鼓励患者适应造口并逐渐回归正常生活。

（二）手术室护理

1. 与病房护理人员协同，减轻患者的身心应激。

2. 专科护理：专科培训、优化手术护理配合。注意术中体位的变换、经肛操作器械物品的充分准备，严密体温保护。

3. 交接核查：术后做好交接，并提前做好引流管或留置针堵塞、坠床、压力性损伤及切口感染等不良事件的预防措施，降低其术后不良事件发生风险。

（三）术后随访要点

1. 肿瘤学随访

初次随访一般在术后 1 个月内进行，然后每 3 个月进行 1 次，连续 2 年，之后每半年 1 次，至少观察 5 年以上，5 年后每年随访一次。随访要点包括：症状及体征检查、影像学检查、肿瘤标志物癌胚抗原、糖类抗原 199 检测及结肠镜检查。

2. 肛门功能随访

术后 1 个月内到门诊行直肠指诊，防止直肠吻合口膜性狭窄；如发生吻合口漏，可采用坐浴、栓剂纳肛或康 复新液灌洗等方法促进吻合口生长。必要时考虑 结肠镜探查吻合口情况，肠镜下电灼清理感染灶。术后每 3 个月门诊行肛门功能检查，对于还纳术后腹泻患者，可予盐酸小檗碱片、蒙脱石散或盐酸咯 哌丁胺等药物改善症状并行肛门功能锻炼。

3. 生活质量支持

给予必要的心理支持和咨询，帮助患者恢复身心健康。遵循均衡饮食，保持消化系统的平稳功能。鼓励患者保持适度的体力活动和运动，减少久坐，避免过度劳累和精神紧张，保持良好的生活习惯和心态。

附录 R　保留左结肠动脉的直肠癌根治术中国专家共识（2021 版）

直肠癌手术中结扎肠系膜下动脉（IMA）可分为两种方式：一种是在 IMA 根部行高位结扎 high-ligation，HT），1908 年由 Miles 首先报道并被 Moynihan 所推广；第 2 种是在左结肠动脉（left colonic artery，LCA）起点远端行低位结扎（low-ligation，LT），即保留 LCA 的术式，近年来被越来越多的学者接受。两种术式在手术时间、根部淋巴结清扫、下拉张力、吻合口血供、吻合口漏、自主神经的保护、胃肠功能恢复以及远期肿瘤学疗效等方面可能存在差异，尤其对于短期吻合口并发症和远期肿瘤学疗效方面，IMA 的离断水平目前仍然没有共识。迄今为止，国际上以及国内各类直肠癌诊治相关指南都未对 IMA 的离断水平做出明确规定。随着临床研究的深入与手术技巧的成熟，保留 LCA 的直肠癌根治术已被越来越多的专家采纳。为了进一步规范保留 LCA 的直肠癌根治术的应用与手术技巧，拟综合现有临床数据和中国国情以及专家委员会的建议，以共识的方式为临床医生的诊治提供参考。

一、直肠癌手术保留 LCA 的意义

（一）改善吻合口血供以降低吻合口漏风险

吻合口漏是直肠癌手术较为严重的并发症之一，吻合口血供不足是其中的重要原因。国内外已有多项研究，评估了 HT 和 LT 两种结扎方式对血供的影响，发现 LT 组的血供更为丰富。用血管夹夹闭 LCA 可以显著降低吻合口近端肠管的血供，近端肠管的血供由 9.2IU/s 下降至 5.4IU/s。

Komen 等利用激光多普勒测量对比 HT 与 LT 前后结肠残端的血供，发现 LT 组血流量比值更高、灌注更好。Bae 等通过静脉注射吲哚菁绿（indocyanine green，ICG）并使用近距离红外荧光成像技术测量吻合口血供，发现保留 LCA 可为吻合口提供更充足的血供。新辅助放化疗后直肠黏膜微血管损伤，肠管血供下降，影响吻合口愈合，保留 LCA 更有意义。综上，保留 LCA 利于吻合口血供已成为多数研究的共识。

（二）保护 LCA 分叉对肠管血供存在脾曲薄弱点者的意义

LCA 发出后的走行方向往往存在变异：有 53.2% 向头侧上行达横结肠脾曲，27.1% 向头外侧上行达脾曲或降结肠上段，14.9% 横行至降结肠中下段，4.8% 缺如。向头侧上行的 LCA 常发出分支分别支配横结肠远段和降结肠上段，两个分叉在脾曲边缘弓处汇合，此交汇在部分患者中相对薄弱，称为脾曲薄弱点（griffiths' point）。若 LCA 行至降结肠或缺如，则不存在脾曲薄弱点的概念。

Riolan 弓是脾曲薄弱点的二级血管结构：Riolan 弓早期定义为直接连接 IMA 和肠系膜上动脉（SMA）的蜿蜒细致血管弓，位于降结肠系膜的最内侧，出现率低于 5%。但在之后的外科发展中，其概念逐渐演变为前述支配横结肠远段及脾曲的 LCA 的上行分支，其经过横结肠边缘弓和中结肠动脉与 SMA 系统互通，是脾曲薄弱点的二级血管结构。

该解剖概念的外科意义在于：在 IMA 高位结扎的直肠癌术中，若 LCA 向上行至横结肠远段或脾曲，LCA 常会与 IMV 紧密伴行，在离断 IMV 时需仔细辨认 LCA 分叉，在其尾侧离断 LCA，进而保护住 LCA 的上行分支，也即保护了 Riolan 血管弓，即使脾曲薄弱点结构薄弱，可确保吻合口近端的血供。同时也需明确，若 LCA 行至降结肠或缺如，则不存在 Riolan 弓的概念。

专家建议 1：直肠癌手术中保留 LCA 有利于增强吻合口近端肠管的血运，从而可能降低吻合口漏潜在风险。

（三）保留 LCA 与 D3 淋巴结清扫的关系

彻底的淋巴结清扫是直肠癌根治性切除的关

键。复旦大学肿瘤医院的数据表明，T_1 期的直肠癌患者第 253 组淋巴结无转移，T_2 期转移率为 0.95%（1/105），T_3 期为 5.22%（6/115），T_4 期为 6.12%（12/196）。提示，T_2 期以上的直肠癌，理论上都可能存在第 253 组淋巴结的转移。所以，能否彻底清扫第 253 组淋巴结，是保留 LCA 术式的关键，也是保留 LCA 争议的要点。高位结扎 IMA 可有效、彻底、完整地清扫第 253 组淋巴结，但高位结扎并非是彻底清扫该组淋巴结的唯一方法。研究显示，在保留与不保留 LCA 的患者中，第 253 组淋巴结的清扫差异无统计学意义。国内外既往回顾性和前瞻性研究均显示，直肠癌手术中高位结扎和低位结扎对患者总生存率和无复发生存率的影响相当，即使在有淋巴结转移的患者中，生存差异也无统计学意义。证实了保留 LCA 术式的肿瘤学安全性。

专家建议 2：在技术上，直肠癌手术中保留 LCA 不影响第 253 组淋巴结的清扫。在不影响淋巴清扫的前提下，低位结扎的肿瘤学疗效与高位结扎相当。

二、保留 LCA 的解剖学基础和操作技术要点

（一）保留 LCA 的解剖学基础及其变异对保留 LCA 操作的影响

现有的 IMA 分叉或 LCA 发出点变异的分型方法尚未统一，包括基于分支数量和 LCA 与乙状结肠动脉（sigmoid artery，SA）相互关系的分型。Ke 等提出 LCA 发出点由 IMA 主干向尾外侧 SA 变异的分型方法，这在手术中具有一定的简易性和实用性，在 47.3% 的患者中 LCA 发自 IMA 主干，27.1% 的患者 LCA 与 SA 共点发出，20.7% 的患者 IMA 发出一个共干后再分出 LCA 和 SA，4.8% 的患者中 LCA 缺如。

其中，最常见的 IMA 主干发出类型操作相对简便。而针对 LCA 与 SA 共点或共干的变异类型，包括 IMA 主干更长、在保留 LCA 的直肠癌术中 IMA 需裸化更长距离；还有，此亚型的中低位直肠癌患者如果欲保留 LCA，在离断直肠上动脉后，还需进一步离断 SA 才可获得理想的下拉距离，否则一般难以完成无张力吻合。对于降结肠系膜粗短或显著肥厚的患者，更需仔细辨认此 SA 分支，以防止误伤边缘动脉弓，进而造成吻合口缺血，故此类系膜肥厚患者应慎行保留 LCA 术式。

专家建议 3：LCA 发出点位置和走行方向多变，但存在一定规律；保留 LCA 的手术在系膜内的操作相对复杂，掌握 LCA 及其分叉的变异规律，有利于在彻底清扫淋巴结的同时保留血管，保护血管弓，进而为吻合口创造更好的血供条件。

（二）技术操作要点

1. 第 253 组淋巴结清扫

目前对 IMA 根部淋巴结边界的定义一般遵从日本大肠癌研究会（Japanese Society for Cancer of the Colon and Rectum，JSCCR）指南和我国学者研究结果：内侧界为 IMA 发出点到 LCA 发出点间的主干区域，外侧界为肠系膜下静脉（inferior mesenteric vein，IMV）内侧缘，尾侧界为 LCA 发出点至其与 IMV 交叉处，头侧界为 IMA 根部水平。

建议清扫流程。①头侧：十二指肠水平部至 IMA 根部之间的系膜组织；②内侧：IMA 起始部周围，至 LCA 起始部区段的裸化，尤其是 IMA 右侧淋巴脂肪组织；③尾侧：LCA 由起始部至与 IMV 交叉处的区段裸化；④外侧：IMV 内侧缘；⑤腹主动脉与 IMA 夹角之间的系膜区域；⑥上述裸化血管所围成的区域间结肠系膜组织的完整切除。

清扫注意细节：①清扫时优先裸化肠系膜下血管后壁，进入 Toldt 筋膜前间隙后游离到 IMA 根部，将 IMA 和静脉所围成的区域及血管后壁裸化，方便保护上腹下神经丛及前侧壁的分离。②前壁的处理按由内侧向外侧，由头侧向尾侧的顺序进行。主刀可左手挑起三角区内侧边缘的脂肪组织，以超声刀的工作面沿 IMA 向远侧清扫，显露 LCA 发出处，进一步由内向外裸化 LCA，显露出 IMV，因之前先分离的后侧壁，故可先行离断直肠上动脉，即可方便清除淋巴脂肪组织，尤其是 IMA 后方的淋巴脂肪组织。③对于 IMV，只裸化其前壁和内侧壁，可保证足够的清扫范围，太靠近其外侧裸化有损伤结肠边缘血管弓的危险。

专家建议 4：保留 LCA 并清扫第 253 组淋巴结时，应遵循其解剖边界，并按一定顺序和流程进行，以达到完整彻底的清扫范围。

2. 建议保留 IMA 的动脉鞘

IMA 鞘内包括肠系膜下神经丛分支、脂肪组织、胶原纤维及微血管。日本学者 Sakamoto 等对 20 例高位结扎后的手术标本 IMA 的微解剖研究显示，IMA 鞘内可见淋巴管存在；但在 IMA 根部淋巴结转移阳性病例中，鞘内未能观察到肿瘤细胞。鉴于解剖 IMA 动脉鞘可能带来术中出血及术后假性动脉瘤的

风险，慎行动脉鞘内清扫。

3. 自主神经保护

IMA 与自主神经腰内脏神经沿着腹主动脉前筋膜背侧面下行，当到达 IMA 根部前，分成两束分别绕过 IMA 左右两侧，在 IMA 背侧汇合形成上腹下神经丛。自主神经表面覆盖着一层菲薄的筋膜，是肾前筋膜向盆腔的延续，此处可以将其称为腹下神经前筋膜或者泌尿生殖筋膜，输尿管、生殖血管及自主神经位于该筋膜的背侧。当分离 IMA 背侧及第 253 组淋巴结时，容易牵起神经束支；在清扫第 253 组淋巴结时，需要以 IMA 为轴心。向腹侧牵起 IMA 蒂时，很容易同时将肠系膜下神经丛牵向腹侧。辨识不清楚时，易在此处损伤肠系膜下神经丛。需要仔细辨别神经丛。

专家建议 5: 保留 LCA 的操作过程中，建议保留 IMA 的动脉鞘，慎行动脉鞘内清扫，并注意对上腹下神经丛等自主神经的保护。

三、保留 LCA 的适应证和禁忌证

（一）直肠癌手术保留 LCA 的优先推荐人群

1. 高龄或合并代谢性疾病的患者

结肠边缘动脉弓可能因粥样斑块等原因导致内径变窄，使得源自结肠中动脉的血流有所降低。Seike 等应用彩色多普勒超声发现吻合口近端血流灌注在 IMA 高位结扎后明显下降，其下降幅度与年龄增加明显相关。另外，高龄和糖尿病是公认的吻合口漏高危因素。可能是由于高龄或合并代谢性疾病的患者存在动脉硬化及微血管病变，吻合口血供受到一定的影响。

2. 新辅助治疗后的直肠癌患者

新辅助放化疗是直肠癌术后吻合口漏的高危因素之一。放疗后的直肠癌切除标本中，癌周组织黏膜、黏膜下层及周围脂肪组织均呈不同程度的炎性改变及纤维化。直肠黏膜及系膜组织中微血管损伤和脆性增加，进而影响吻合口的愈合能力。虽然当前的研究缺乏针对新辅助放化疗的直肠癌患者术后吻合口漏的分层分析，但对于此类患者，保留 LCA 可能会通过改善近端肠管血供来降低吻合口漏的发生，故仍推荐。

3. 存在多原发结直肠癌风险的患者

双原发或多原发肠癌在临床上并非罕见，其发病率为 1%～10%。家族性腺瘤性息肉病或 Lynch 综合征的患者，发生异时性多原发结直肠癌的概率更高。首次术中保留 LCA 可为后期手术预留血管储备，有利于后续肠管的吻合，进而降低手术难度和并发症，提高患者生活质量。

4. 降结肠旋转（persistent descending mesocolon，PDM）患者：PDM 是一种先天性的肠旋转不良。在胚胎发育过程中，降结肠及其系膜没有完成与左侧及后腹膜的融合固定。

PDM 患者的降结肠更移向腹腔中线的位置，甚至乙状结肠可能位于右下腹。该类患者多伴有血管弓的异常，包括 LCA、乙状结肠动脉分支、直肠上动脉呈放射状走行，形成熊爪样结构。此外，患者的 LCA 往往较短，甚至直接构成边缘血管弓的一部分。因此，不保留 LCA 可能会导致大范围肠管缺血。术前 CT 及血管成像在肠旋转不良合并结直肠癌的诊治中具有重要价值。

（二）不推荐保留 LCA 的人群

1. IMA 根部淋巴结转移风险较高的患者

既往研究表明，IMA 根部淋巴结阳性患者预后较差，是导致患者远期复发或腹主动脉根部转移的独立危险因素之一。对于第 253 组淋巴结转移过多、融合成团的患者，对解剖显露 LCA 及保留 LCA 会带来技术上的挑战，增加术中出血损伤的概率。因此，对于术中探查发现为该类的患者，不推荐保留 LCA，可行 IMA 高位结扎，以降低手术难度并确保肿瘤学安全性。

2. 吻合口张力过高

系膜吻合口张力是影响吻合口愈合的重要因素。IMA 的高位结扎有利于获取更多的游离肠管完成无张力的低位吻合。临床实践中，低位结扎 IMA 同样可完成无张力吻合。如出现肥胖、系膜或肠管过短等情况，多数可通过沿 Toldt 间隙向近侧游离的降乙状结肠、多节段裁剪系膜、离断 LCA 降支甚至游离脾曲等方式解决。但如术中游离脾曲困难，其他方式不能奏效的情况下，可谨慎考虑离断 LCA。建议离断前行夹闭试验，高清腹腔镜下观察乙状结肠边缘弓的血运情况。

专家建议 6: 直肠癌根治术中保留 LCA 的操作应当有选择性地在特定人群中优先推荐进行，如高龄或合并代谢性疾病的患者、新辅助治疗后的直肠癌患者、存在多原发结直肠癌风险的患者或 PDM 患者等；而对于 IMA 根部淋巴结转移风险较高或评

估吻合口张力过高者，可酌情考虑是否有必要保留LCA。

四、手术入路选择

腹腔镜直肠癌根治手术入路的选择受肿瘤特点、解剖条件、术者习惯等多因素影响，目前中间入路为主流的经典入路。但在此入路下行IMA低位结扎及根部淋巴结清扫，往往需要较高的手术技巧，特别是清扫LCA和IMA背侧的淋巴脂肪组织较困难，手术时间相对延长，这也是既往选择

IMA高位结扎不保留LCA的理由之一。在分离过程中，对层次和间隙把控是极其重要的。对于肥胖的患者，层次错误可能会损伤肠系膜下神经丛。因此近年来，在中间入路的基础上发展了头侧中间入路、中间联合头侧入路和以血管为中心入路等的手术入路，各种入路在保留LCA和淋巴结清扫中各具特点。

（一）传统中间入路

简要操作流程：①切开乙状结肠右侧系膜，进入并拓展乙状结肠后间隙；②提起乙状结肠和直肠系膜，分离解剖肠系膜血管根部，解剖清扫肠系膜下血管周围脂肪和淋巴结；③进一步分离显露出肠系膜血管和分支动脉，保留肠系膜下血管分出LCA，分离过程中完成血管根部淋巴结清扫。

该入路的优点是容易进入到左侧Toldt间隙，避免损伤结肠系膜背侧叶（脏层筋膜）和腹下神经前筋膜，但是IMA左侧往往是视觉盲区，对部分病例如肥胖者，在游离IMA根部时小肠及其肥厚的系膜可能会影响视野，造成LCA与IMV关系辨认不清，可能引起损伤，对第253组淋巴结有效清扫造成困难。

（二）头侧中间入路

简要操作流程：①推开Treitz韧带处的空肠，显露Treitz韧带和左侧结肠系膜、腹主动脉及肠系膜下血管；②从IMA头侧的腹主动脉表面腹膜处打开进入左结肠后间隙，并顺势清扫第253组淋巴结；③打开IMA尾侧的直肠乙状结肠系膜并进入乙状结肠后间隙，清扫IMA下方的周围淋巴结，并使乙状结肠后间隙与步骤②中的左结肠后间隙贯通；④显露IMA、IMV和LCA及乙状结肠血管等相关血管，用血管夹夹闭离断相关血管根部，并可选择性保留LCA。

适用于肥胖患者以及系膜肥厚而导致传统中间入路肠系膜下血管等解剖标志难以辨认的病例。整个直肠、乙状结肠牵拉与对抗牵拉充分，可为后续直肠后间隙的分离提供更为充分的张力。IMA血管根部的裸化，便于有效清扫第253组淋巴结及保留LCA。

（三）中间联合头侧入路

简要操作流程：①将小肠肠襻推移至右中上腹，显露十二指肠悬韧带和十二指肠水平段；②取骶岬最高点乙状结肠侧腹膜，沿腹主动脉右侧表面向IMA头侧切开腹膜至IMA根部；③进入Todlt间隙并钝性分离和拓展至降结肠-乙状结肠侧腹膜处；④切开十二指肠下缘与IMA根部之间的侧腹膜，提起该处后腹膜沿IMV下方拓展IMA头侧部的Todlt间隙至降结肠侧腹膜；⑤贯通左结肠后间隙和乙状结肠后间隙，显露IMA、IMV和LCA，离断相关血管根部，保留LCA。头侧中间入路符合传统中间入路的手术方式，容易找到正确的间隙，有利于血管和神经保护。IMA头侧和尾侧的Todlt间隙被完全贯通打开，为肠系膜下血管的处理，以及第253组淋巴结的清扫带来便利。

（四）以血管为中心入路

简要操作流程：①向左、向上牵拉乙状结肠及直肠系膜，沿髂总血管分叉处切开腹膜；②头侧端沿十二指肠下缘分离至外侧IMV处；③沿IMA分离至显露LCA分叉处，沿该动脉走行向近心端分离，直至原分离的外侧端；④由腹主动脉内侧沿分离的IMA、LCA和IMV清除第253组淋巴结；⑤沿IMV及LCA形成的平面向远侧拓展平面，分离LCA发出的乙状结肠血管分支；⑥先静脉后动脉离断IMV和乙状结肠分支血管，并在LCA分支远侧离断直肠上动脉；⑦清扫IMA后方淋巴脂肪组织。血管为中心入路手术的概念是首先解剖肠系膜下血管，显露LCA，引流区域血管的显露将有利于相应区域淋巴脂肪组织清扫，在裸化血管的同时拓展平面，先静脉后动脉地离断血管，降低术中肿瘤血行转移的概率。

专家建议7：腹腔镜直肠癌手术入路有多种选择。根据目前已有的循证医学证据和手术开展情况，中间入路仍然是腹腔镜结直肠手术的主流入路。保留LCA的直肠癌根治术中，建议在经典的中间入路基础上，以各种革新或改良入路作为补充，并结合术者的经验和习惯，合理选择手术入路。

五、结语

在直肠癌根治术的实际操作中，如能结合患者年龄、全身情况和局部解剖条件（如 IMA 解剖分型）等因素，个体化地进行 LCA 的保留，可以做到在不增加手术难度、不牺牲肿瘤根治性的前提下，改善肠管血供，降低手术后吻合口漏等并发症的风险。因此，保留 LCA 的直肠癌根治术在技术层面上具有良好的应用前景。但相关领域的高级别循证医学证据尚不多见。为了更好地将这一技术规范地运用于临床实践，我们提倡开展关于保留 LCA 直肠癌根治术的高质量临床研究。随着手术技术不断成熟与发展，精准化手术是未来发展的必然趋势，亦是科技进步的必然结果。结直肠外科医师对这一技术应当积极加以实践并论证，促进其更加规范化地开展与推广。

参考文献

[1] Cariati A, Piromalli E, Copello F, et al. Anal stretch for chronic anal fissure: an old operation that stood the test of time[J]. *Langenbecks Arch Surg*, 2019, 404(Suppl 1):9–10.

[2] 张东铭 . 结直肠盆底外科解剖与手术学 [M]. 合肥 . 安徽科技出版社 . 2013.

[3] Mitchell M P, Abboud M, Eng C, et al. Intensity-modulated radiation therapy with concurrent chemotherapy for anal cancer: outcomes and toxicity[J]. *Am J Clin Oncol*, 2014, 37(5):461–466.

[4] Bach H T, Wang N, Eberhardt J M. Common anorectal disorders for the intensive care physician[J]. *J Intensive Care Med*, 2014, 29(6):334–341.

[5] van Waes O J, Halm J A, Vermeulen J, et al. Treatment of rectal war wounds[J]. *J R Army Med Corps*, 2014, 160(3):255–257.

[6] Lepri G, Guiducci S, Bellando-Randone S, et al. Evidence for oesophageal and anorectal involvement in very early systemic sclerosis (VEDOSS): report from a single VEDOSS/EUSTAR centre[J]. *Ann Rheum Dis*, 2015, 74(1):124–128.

[7] Zhang C, DingZH, LiGX, Li GX, et al.Perirectal fascia and spaces:annular distribution pattern around the mesorectum[J]. *Dis Colon Rectum*.2010 Sep;53(9):1315–22.

[8] Bisson A, Fréret M, Drouot L, et al. Restoration of anal sphincter function after myoblast cell therapy in incontinent rats[J]. *Cell Transplant*, 2015, 24(2):277–286.

[9] Vathanan V, Ashokkumar O, Mcaree T. Obstetric anal sphincter injury risk reduction: a retrospective observational analysis[J]. *J Perinat Med*, 2014, 42(6):761–767.

[10] Dodgion C M, Neville B A, Lipsitz S R, et al. Hospital variation in sphincter preservation for elderly rectal cancer patients[J]. *J Surg Res*, 2014, 191(1):161–168.

[11] Akagi Y, Kinugasa T, Oka Y, et al. Technical tips for intersphincteric resection: how to take out the rectum[J]. *Surg Today*, 2014, 44(10):1986–1989.

[12] Chan S S, Cheung R Y, Yiu K W, et al. Effect of levator ani muscle injury on primiparous women during the first year after childbirth[J]. *Int Urogynecol J*, 2014, 25(10):1381–1388.

[13] 黄硕、王湘英 . 胃肠动力障碍的检测方法及应用 [J]. 中外医学研究 , 2011, 9(30):158–160.

[14] 王永兵，张明激，张根福 . 智能胶囊结肠压力测定对慢传输型便秘手术方式选择的临床意义 [J]. 结直肠肛门外科 , 2011, 17(4): 201–205.

[15] Rao SS, Singh S.Clinical utility of colonic and anorectal manometry in chronic constipation[J]. *J Clin Gastroenterol*, 2010 , 44(9): 597–609 .

[16] 王李，高羽，刘正勇等 . 肛门直肠测压在便秘诊断中的作用 [J]. 第三军医大学学报 2013.35(21):2286–2288.

[17] 邹多武，张玲 . 慢性便秘肠功能检查及其临床意义 [J]. 中国实用外科杂志 2013, 33(11):923–925.

[18] 何伟东，何梦莎 . 肛痒洗剂坐浴治疗肛周湿疹 40 例 [J]. 中医外治志 , 2009, 18(3):51–52.

[19] 申世英，张新星，李士新 . 大肠癌肿瘤标记物研究新进展 [J]. 大家健康（下旬版）. 2013, 7(9):42.

[20] Wang S, Xiang J, Li Z, et al. A plasma microRNA panel for early detection of colorectal cancer[J]. *Int J Cancer*, 2015, 136(1):152–161.

[21] 臧健，俞林 . 血清 CEA 水平与结直肠癌分期及分化程度的关系 [J]. 山东医药 , 2013, 53(43):84–85.

[22] Chen M, Wang Y, Li Y, et al. Association of plasma visfatin with risk of colorectal cancer: An observational study of Chinese patients[J]. *Asia Pac J Clin Oncol*, 2016, 12(1):e65–e74.

[23] Shen H, Ahearn T U, Bostick R M. Effects of calcium and vitamin D supplementation on crypt morphology in normal colon mucosa: A randomized clinical trial[J]. *Mol Carcinog*, 2015, 54(3):242–247.

[24] Hötker A M, Schmidtmann I, Oberholzer K, et al. Dynamic contrast enhanced-MRI in rectal cancer: Inter- and intraobserver reproducibility and the effect of slice selection on pharmacokinetic analysis[J]. *J Magn Reson Imaging*, 2014, 40(3):715–722.

[25] 甘嘉亮，高枫，曹云飞 . 1220 例术前血清 CEA 阴性结直肠癌的临床流行病特征分析 [J]. 现代预防医学 , 2013, 40(9):1772–1775.

[26] Loupakis F, Cremolini C, Fioravanti A, et al. EGFR ligands as pharmacodynamic biomarkers in metastatic colorectal cancer patients treated with cetuximab and irinotecan[J]. *Target Oncol*, 2014, 9(3):205–214.

[27] 黄勤，梁栋伟，黄平 . CEA、CA199 联合检测在结直肠癌的表达及临床意义检验 [J]. 医学与临床 , 2013, 9(5):566–567.

[28] Baba Y, Murata A, Watanabe M, et al. Clinical implications of the LINE-1 methylation levels in patients with gastrointestinal cancer[J]. *Surg Today*, 2014, 44(10):1807–1816.

[29] Chang W, Gao X, Han Y, et al. Gene expression profiling-derived immunohistochemistry signature with high prognostic value in colorectal carcinoma[J]. *Gut*, 2014, 63(9):1457–1467.

[30] Sugimachi K, Yokobori T, Iinuma H, et al. Aberrant expression of plastin-3 via copy number gain induces the epithelial-mesenchymal transition in circulating colorectal cancer cells[J]. *Ann Surg Oncol*, 2014, 21(11):3680–3690.

[31] 张海林，贾爱萍，邢丽 . 大肠癌患者肿瘤标志物 CA19–9、CEA、CA242、AFP、CA125 和 CA15–3 检测结果分析 [J]. 微循环学杂志 , 2013, 23(9):11–12.

[32] 王碧玉，庄晓泉，黄芳 . 结直肠癌术后腹腔引流液 CEA、CA125、CA19–9 的检测与肿瘤淋巴转移的相关性分析 [J]. 海南医学 , 2013, 23(8):1154–1156.

[33] Smith J R, de Billy E, Hobbs S, et al. Restricting direct interaction of CDC37 with HSP90 does not compromise chaperoning of client proteins[J]. *Oncogene*, 2015, 34(1):15–26.

[34] Song M, Kim H, Kim W K, et al. High expression of AT-rich interactive domain 3A (ARID3A) is associated with good prognosis in colorectal carcinoma[J]. *Ann Surg Oncol*, 2014, 21 Suppl 4:S481–S489.

[35] Iv S L, Xie X, Old M, et al. Emerging role of nanog in tumorigenesis and cancer stem cells[J]. *Int J Cancer*, 2014, 135(12):2741–2748.

[36] Cheng R, Sun B, Liu Z, et al. Wnt5a suppresses colon cancer by inhibiting cell proliferation and epithelial-mesenchymal transition[J]. *J Cell Physiol*, 2014, 229(12):1908–1917.

[37] Hotta T, Takifuji K, Yokoyama S, et al. Impact of the post/preoperative serum CEA ratio on the survival of patients with rectal cancer[J]. *Surg Today*, 2014, 44(11):2106–2115.

[38] Teplan V, Senolt L, Hulejova H, et al. Early changes in serum visfatin after abdominal surgery: a new pro-inflammatory marker in diagnosis?[J]. *Biomed Pap Med Fac Univ Palacky Olomouc Czech Repub*, 2015, 159(3):489–496.

[39] Rupp C, Scherzer M, Rudisch A, et al. IGFBP7, a novel tumor stroma marker, with growth-promoting effects in colon cancer through a paracrine tumor-stroma interaction[J]. *Oncogene*, 2015, 34(7):815–825.

[40] Frampton A E, Krell J, Gall T M, et al. miR-15b and miR-17 Are Tumor-derived Plasma MicroRNAs Dysregulated in Colorectal Neoplasia[J]. *Ann Surg*, 2015, 262(2):e61–e62.

[41] Spindler K L, Pallisgaard N, Andersen R F, et al. Changes in mutational status during third-line treatment for metastatic colorectal cancer--results of consecutive measurement of cell free DNA, KRAS and BRAF in the plasma[J]. *Int J Cancer*, 2014, 135(9):2215–2222.

[42] Abbasi O, Mashayekhi F, Mirzajani E, et al. Soluble VEGFR1 concentration in the serum of patients with colorectal cancer[J]. *Surg Today*, 2015, 45(2):215–220.

[43] Cross A J, Major J M, Rothman N, et al. Urinary 1–methylhistidine and 3–methylhistidine, meat intake, and colorectal adenoma risk[J]. *Eur J Cancer Prev*, 2014, 23(5):385–390.

[44] Løvf M, Nome T, Bruun J, et al. A novel transcript, VNN1–AB, as a biomarker for colorectal cancer[J]. *Int J Cancer*, 2014, 135(9):2077–2084

[45] 胡书生，王懋杰，高佳，等．术前血清 CEA 在结直肠癌患者预后判断上的作用 [J]. 标记免疫分析与临床，2012, 19(6):333–337.

[46] 周峰，何显力，邢金良．结直肠癌相关肿瘤标志物的最新研究进展 [J]. 医学与哲学（临床决策论坛版），2010, 31(4):7–11.

[47] 戴鹏．结直肠癌肿瘤标记物的研究进展 [J]. 山西职工医学院学报，2008, 18(3):78–79.

[48] Dymicka-Piekarska V, Korniluk A, Gryko M, et al. Potential role of soluble CD40 ligand as inflammatory biomarker in colorectal cancer patients[J]. *Int J Biol Markers*, 2014, 29(3):e261–e267.

[49] Tu H, Ahearn T U, Daniel C R, et al. Transforming growth factors and receptor as potential modifiable pre-neoplastic biomarkers of risk for colorectal neoplasms[J]. *Mol Carcinog*, 2015, 54(9):821–830.

[50] Xu S, Wen Z, Jiang Q, et al. CD58, a novel surface marker, promotes self-renewal of tumor-initiating cells in colorectal cancer[J]. *Oncogene*, 2015, 34(12):1520–1531.

[51] Dihlmann S, Tao S, Echterdiek F, et al. Lack of Absent in Melanoma 2 (AIM2) expression in tumor cells is closely associated with poor survival in colorectal cancer patients[J]. *Int J Cancer*, 2014, 135(10):2387–2396.

[52] Ak S, Tunca B, Tezcan G, et al. MicroRNA expression patterns of tumors in early-onset colorectal cancer patients[J]. *J Surg Res*, 2014, 191(1):113–122.

[53] Barbazán J, Muinelo-Romay L, Vieito M, et al. A multimarker panel for circulating tumor cells detection predicts patient outcome and therapy response in metastatic colorectal cancer[J]. *Int J Cancer*, 2014, 135(11):2633–2643.

[54] Sirnes S, Lind G E, Bruun J, et al. Connexins in colorectal cancer pathogenesis[J]. *Int J Cancer*, 2015, 137(1):1–11.

[55] Croner R S, Stürzl M, Rau T T, et al. Quantitative proteome profiling of lymph node-positive vs. –negative colorectal carcinomas pinpoints MX1 as a marker for lymph node metastasis[J]. *Int J Cancer*, 2014, 135(12):2878–2886.

[56] Mira-Pascual L, Cabrera-Rubio R, Ocon S, et al. Microbial mucosal colonic shifts associated with the development of colorectal cancer reveal the presence of different bacterial and archaeal biomarkers[J]. J *Gastroenterol*, 2015, 50(2):167–179.

[57] Shibutani M, Maeda K, Nagahara H, et al. Prognostic significance of the preoperative serum C-reactive protein level in patients with stage IV colorectal cancer[J]. *Surg Today*, 2015, 45(3):315–321.

[58] Lynch H T, Drescher K, Knezetic J, et al. Genetics, biomarkers, hereditary cancer syndrome diagnosis, heterogeneity and treatment: a review[J]. *Curr Treat Options Oncol*, 2014, 15(3):429–442.

[59] Lasota J, Kowalik A, Wasag B, et al. Detection of the BRAF V600E mutation in colon carcinoma: critical evaluation of the imunohistochemical approach[J]. *Am J Surg Pathol*, 2014, 38(9):1235–1241.

[60] Day F, Muranyi A, Singh S, et al. A mutant BRAF V600E-specific immunohistochemical assay: correlation with molecular mutation status and clinical outcome in colorectal cancer[J]. *Target Oncol*, 2015, 10(1):99–109.

[61] Zheng R S, Zhang SW, Wu LU, et al. Report of incidence and mortality from China cancer registries in 2008[J]. *China cancer*, 2012, 21(1):1–12.

[62] Tas F, Keskin S. Age-specific incidence ratios of colorectal Cancer(CRC) in Turkey:CRC in older People is increasing[J]. *Arch Gerontol Geriatr*, 2011, 55(2):279–282.

[63] Nielsen H J, Christensen I J, Brünner N, et al. A novel prognostic index in colorectal cancer defined by serum carcinoembryonic antigen and plasma tissue inhibitor of metalloproteinases-1[J]. *Scand J Gastroenterol*, 2010, 45(2):200–207.

[64] [Edwards BK, Ward E, Kohler BA, et al. Annual report to the nation on the status of Cancer, 1975–2006, featuring colorectal Cancer trends and impact of interventions(risk factors, screening, and treatment) to reduce future rates[J]. *Cancer*, 2010, 116(3):544–573.

[65] Henry KA, Niu Xiaoling, Boscoe FP. Geographic disparities in colorectal Cancer survival[J]. *Int J Health Geogr*, 2009, 8:48.

[66] 宋枫，高峰，杨增强，等．K-ras 基因突变表达与结直肠癌的相关性分析 [J]. 西北国防医学杂志，2013, 34(4):307–309.

[67] 杨瑞钦，杨春康，徐可，等．K-ras 基因状态与结直肠癌临床病理特征的关系 [J]. 临床与实验病理学杂志 2013, 29(7):741–744.

[68] 高颖，吕红，沈兵，等．大肠癌组织中 K-ras 基因突变的检测 [J]. 诊断病理学杂志，2013, 20(10):634–637.

[69] 王璇，王建东，罗春英，等．结直肠癌中 K-ras 基因突变的检测及其临床病理学意义 [J]. 医学研究生学报，2013, 26(1):19–22.

[70] 白冬雨，张海萍，钟山，等．结直肠癌 K-ras 基因突变位点的检测及临床意义 [J]. 中国普通外科杂志，2012, 21(10):1222–1226.

[71] 赵刚，王征，肖刚，等．3 分子标记物预测直肠癌新辅助放化疗效果初步评价 [J]. 中国现代普通外科进展，2011, 14(9):768–771.

[72] 王丽，余英豪．结直肠癌 k-ras 基因检测及其靶向治疗的研究现状 [J]. 世界华人消化杂志，2011, 19(1):62– 67.

[73] 宋枫，高峰，董亮，等．p53 和 nm23 在结直肠癌中的表达 [J]. 西北国防医学杂志 [J]. 2010, 31(1):19– 21.

[74] 袁瑛，胡涵光，叶晓贤，等．K-ras 基因突变与结直肠癌临床病理因素的关系 [J]. 中华外科杂志，2010, 48(16):1247–1251.

[75] 马红，董莹，李汝敏，等．肿瘤标记物 CEA、CA19–9、CA242 和 CA50 在大肠癌诊断中的价值 [J]. 中国实用医刊，2009, 3:73–77.

[76] Zhong W, Yu Z, Zhan J, et al. Association of serum levels of CEA, CA199, CA125, CYFRA21–1 and CA72–4 and disease characteristics in colorectal cancer[J]. *Pathol Oncol Res*, 2015, 21(1):83–95.

[77] Cotter M B, Kelly M E, O'Connell P R, et al. Anal intraepithelial neoplasia: a single centre 19 year review[J]. *Colorectal Dis*, 2014, 16(10):777–782.

[78] Lee D W, Kim K J, Han S W, et al. KRAS mutation is associated with worse prognosis in stage III or high-risk stage II colon cancer patients treated with adjuvant FOLFOX[J]. *Ann Surg Oncol*, 2015, 22(1):187–194.

[79] Rosty C, Campbell C, Clendenning M, et al. Do serrated neoplasms of the small intestine represent a distinct entity? Pathological findings and molecular alterations in a series of 13 cases[J]. *Histopathology*, 2015, 66(3):333–342.

[80] Hendifar A, Tan C R, Annamalai A, et al. Biomarker-driven EGFR therapy improves outcomes in patients with metastatic colorectal cancer[J]. *Expert Rev Anticancer Ther*, 2014, 14(9):1051–1061.

[81] Cristóbal I, Aguilera O, García-Foncillas J, et al. Clinical significance of miR-126 in colorectal cancer[J]. *Genes Chromosomes Cancer*, 2014, 53(10):881.

[82] Wang X, Yang Y, Huycke M M. Commensal bacteria drive endogenous transformation and tumour stem cell marker expression through a bystander effect[J]. *Gut*, 2015, 64(3):459–468.

[83] Al-Maghrabi J, Gomaa W, Buhmeida A, et al. Prognostic significance of VEGFR1/Flt-1 immunoexpression in colorectal carcinoma[J]. *Tumour Biol*, 2014, 35(9):9045–9051.

[84] Kim J H, Rhee Y Y, Kim K J, et al. Annexin A10 expression correlates with serrated pathway features in colorectal carcinoma with microsatellite instability[J]. *APMIS*, 2014, 122(12):1187–1195

[85] Siegel R, Naishadham D, Jemal A. Cancer statistics, 2013[J]. *CA Cancer J Clin*, 2013, 63(1):11–30.

[86] Mannan A, Hahn-Strmberg V. K-ras mutations are correlated to lymph node metastasis and tumor stage, but not to the growth pattern of colon carcinoma[J]. *APMIS*, 2012, 120(6):459–468.

[87] Kim MJ, Lee HS, Kim JH, et al. Different metastatic pattern according to the KRAS mutational status and site-specific discordance of K-ras status in patients with colorectal cancer[J]. *BMC Cancer*, 2012, 12: 347.

[88] Shen H, Yuan Y, Hu HG, et al. Clinical significance of K-ras and BRAF mutations in Chinese colorectal cancer patients[J]. *World J Gastroenterol*, 2011, 17(6):809–816.

[89] Dunn EF, Lida M, Myers RA, et al. Dasatinib sensitizes K-ras mutant colorectal tumors to cetuximab[J]. *Oncogene*, 2011, 30(5):561–574.

[90] Zlobec I, Bihl MP, Schwarb H, et al. Clinicopathological and protein chamcterization of BRAF-and-K-ras-mutated colorectal cancer and implications for prognosis[J]. *Int J Cancer*, 2010, 127(2):367–380.

[91] Winder T, Mundlein A, Rhomberg S, et al. Different types of K-ras mutations are conversely associated with overall survival in patients with colorectal cancer[J]. *Oncol Rep*, 2009, 21(5):1283–1287.

[92] Van Cutsem E, Kohne CH, Hitre E, et al. Cetuximab and chemotherapy

initial treatment for metastatic colorectal cancer[J]. *N Engl J Med*, 2009, 360(14):1408–1417.
[93] Heinemann V, Stintzing S, Kirchner T, et al. Clinical relevance of EGFR and KRAS status in colorectal cancer patients treated with monoclonal antibodies directed against the EGF R [J]. *Cancer Treat Rev*, 2009, 35:262–271.
[94] Karapetis CS, Khambata-Fard S, Jonker DJ, et al. K-ras mutations and benefit from cetuximab in advanced colorectal cancer[J]. *N Engl J Med*, 2008, 359(17):1757–1765.
[95] Sobrero AF, Maurel J, Fehrenbacher L, et al. EPIC: phase III trial of cetuximab plus irinotecan after fluoropyrimidine and oxaliplatin failure in patients with metastatic colorectal cancer[J]. *J Clin Oncol*, 2008, 26(14):2311–2319.
[96] Jhawer M, Goel S, Wilson AJ, et al. PIK3CA mutation /PTEN expression status predicts response of colon cancer cells to the epidermal growth factor receptor inhibitor cetuximab[J]. *Cancer Res*, 2008, 68(6):1953–1961.
[97] Malietzis G, Johns N, Al-Hassi H O, et al. Low Muscularity and Myosteatosis Is Related to the Host Systemic Inflammatory Response in Patients Undergoing Surgery for Colorectal Cancer[J]. *Ann Surg*, 2016, 263(2):320–325.
[98] Ahn D H, Wu C, Wei L, et al. The Efficacy of Adjuvant Chemotherapy in Patients With Stage II/III Resected Rectal Cancer Treated With Neoadjuvant Chemoradiation Therapy[J]. *Am J Clin Oncol*, 2017, 40(6):531–534.
[99] Yamada T, Okabayashi K, Hasegawa H, et al. Age, Preoperative Subcutaneous Fat Area, and Open Laparotomy are Risk Factors for Incisional Hernia following Colorectal Cancer Surgery[J]. *Ann Surg Oncol*, 2016, 23 Suppl 2:S236–S241.
[100] Yamamura S, Oda S, Imuta M, et al. Reducing the Radiation Dose for CT Colonography: Effect of Low Tube Voltage and Iterative Reconstruction[J]. *Acad Radiol*, 2016, 23(2):155–162.
[101] Altenbernd J, Wetter A, Umutlu L, et al. Dual-energy computed tomography for evaluation of pulmonary nodules with emphasis on metastatic lesions[J]. *Acta Radiol*, 2016, 57(4):437–443.
[102] Horie H, Togashi K, Utano K, et al. Predicting rectal cancer T stage using circumferential tumor extent determined by computed tomography colonography[J]. *Asian J Surg*, 2016, 39(1):29–33.
[103] Kaye T L, West N P, Jayne D G, et al. CT assessment of right colonic arterial anatomy pre and post cancer resection – a potential marker for quality and extent of surgery?[J]. *Acta Radiol*, 2016, 57(4):394–400.
[104] 王飞，董国礼 . 结直肠癌的影像学研究进展 [J]. 川北医学院学报，2014, 29(1):107–111.
[105] Gong H X, Zhang K B, Wu L M, et al. Dual Energy Spectral CT Imaging for Colorectal Cancer Grading: A Preliminary Study[J]. *PLoS One*, 2016, 11(2):e0147756.
[106] Hill E J, Roberts C, Franklin J M, et al. Clinical Trial of Oral Nelfinavir before and during Radiation Therapy for Advanced Rectal Cancer[J]. *Clin Cancer Res*, 2016, 22(8):1922–1931.
[107] Pahk K, Rhee S, Kim S, et al. Predictive Role of Functional Visceral Fat Activity Assessed by Preoperative F-18 FDG PET/CT for Regional Lymph Node or Distant Metastasis in Patients with Colorectal Cancer[J]. *PLoS One*, 2016, 11(2):e0148776.
[108] Zhou X C, Su M, Hu K Q, et al. CT pelvimetry and clinicopathological parameters in evaluation of the technical difficulties in performing open rectal surgery for mid-low rectal cancer[J]. *Oncol Lett*, 2016, 11(1):31–38.
[109] Fujimoto D, Hirono Y, Goi T, et al. Sigmoid colonic metastasis by lymphatic spread occurring with unilateral Krukenberg tumor considered to be caused by stage IA early gastric cancer: A case report[J]. *Oncol Lett*, 2016, 11(1):668–672.
[110] Kahi C J, Boland C R, Dominitz J A, et al. Colonoscopy Surveillance after Colorectal Cancer Resection: Recommendations of the US Multi-Society Task Force on Colorectal Cancer[J]. *Am J Gastroenterol*, 2016, 111(3):337–346, 347.
[111] Sole C V, Calvo F A, Alvarez E, et al. Metabolic and molecular relative percentage coreduction in patients with locally advanced rectal cancer treated with neoadjuvant therapy[J]. *Eur J Nucl Med Mol Imaging*, 2016, 43(8):1444–1452.
[112] Maroongroge S, Yu J B. Medicare Cancer Screening in the Context of Clinical Guidelines: 2000 to 2012[J]. *Am J Clin Oncol*, 2018, 41(4):339–347.
[113] Kahi C J, Boland C R, Dominitz J A, et al. Colonoscopy Surveillance After Colorectal Cancer Resection: Recommendations of the US Multi-Society Task Force on Colorectal Cancer[J]. *Gastroenterology*, 2016, 150(3):758–768.
[114] Cistaro A, Cucinotta M, Cassalia L, et al. (18)F-FDG PET/CT, cytoreductive surgery and intraperitoneal chemohyperthermia for the therapeutic management in peritoneal carcinomatosis: A pilot study[J]. *Rev Esp Med Nucl Imagen Mol*, 2016, 35(4):232–237
[115] 赵桐，张建梅，陈孝柏 . 16 层螺旋 CT 与钡灌肠在结直肠癌诊断的对比研究 [J]. CT 理论与应用研究，2009, 18(4):102–108.
[116] Ferko A, Malý O, örhalmi J, et al. CT/MRI pelvimetry as a useful tool when selecting patients with rectal cancer for transanal total mesorectal excision[J]. *Surg Endosc*, 2016, 30(3):1164–1171.
[117] Deantonio L, Milia M E, Cena T, et al. Anal cancer FDG-PET standard uptake value: correlation with tumor characteristics, treatment response and survival[J]. *Radiol Med*, 2016, 121(1):54–59.
[118] Fidler J L, Murthy N S, Khosla S, et al. Comprehensive Assessment of Osteoporosis and Bone Fragility with CT Colonography[J]. *Radiology*, 2016, 278(1):172–180.
[119] Reisinger K W, Derikx J P, van Vugt J L, et al. Sarcopenia is associated with an increased inflammatory response to surgery in colorectal cancer[J]. *Clin Nutr*, 2016, 35(4):924–927.
[120] Flor N, Laghi A, Peri M, et al. CT colonography: a survey of general practitioners' knowledge and interest[J]. *Radiol Med*, 2016, 121(1):1–5.
[121] Brendle C, Schwenzer N F, Rempp H, et al. Assessment of metastatic colorectal cancer with hybrid imaging: comparison of reading performance using different combinations of anatomical and functional imaging techniques in PET/MRI and PET/CT in a short case series[J]. *Eur J Nucl Med Mol Imaging*, 2016, 43(1):123–132.
[122] Shady W, Petre E N, Gonen M, et al. Percutaneous Radiofrequency Ablation of Colorectal Cancer Liver Metastases: Factors Affecting Outcomes--A 10-year Experience at a Single Center[J]. *Radiology*, 2016, 278(2):601–611.
[123] 杨林 . 结肠癌 X 线诊断与鉴别诊断分析探讨 [J]. 中国社区医师 – 医学专业，2010, 12(19):164.
[124] 赵文良，周智红，王敏杰，等 . 结肠癌的影像学诊断价值 [J]. 上海医学影像，2010, 19(1):50–51.
[125] Elibol F D, Obuz F, Sökmen S, et al. The role of multidetector CT in local staging and evaluation of retroperitoneal surgical margin involvement in colon cancer[J]. *Diagn Interv Radiol*, 2016, 22(1):5–12.
[126] Nishi A, Milner D J, Giovannucci E L, et al. Integration of molecular pathology, epidemiology and social science for global precision medicine[J]. *Expert Rev Mol Diagn*, 2016, 16(1):11–23.
[127] Scott R B, Rangel L E, Osler T M, et al. Rectal cancer in patients under the age of 50 years: the delayed diagnosis[J]. *Am J Surg*, 2016, 211(6):1014–1018.
[128] De Bruycker S, Vangestel C, Van den Wyngaert T, et al. Baseline [(18) F]FMISO μPET as a Predictive Biomarker for Response to HIF-1α Inhibition Combined with 5-FU Chemotherapy in a Human Colorectal Cancer Xenograft Model[J]. *Mol Imaging Biol*, 2016, 18(4):606–616.
[129] Laghi A. CT Colonography: an update on current and future indications[J]. *Expert Rev Gastroenterol Hepatol*, 2016, 10(7):785–794.
[130] Cerny M, Dunet V, Prior J O, et al. Initial Staging of Locally Advanced Rectal Cancer and Regional Lymph Nodes: Comparison of Diffusion-Weighted MRI With 18F-FDG-PET/CT[J]. *Clin Nucl Med*, 2016, 41(4):289–295.
[131] Theis J, Kim D H, Lubner M G, et al. CT colonography after incomplete optical colonoscopy: bowel preparation quality at same-day vs. deferred examination[J]. *Abdom Radiol* (NY), 2016, 41(1):10–18.
[132] Nattenmueller J, Hoegenauer H, Boehm J, et al. CT-based compartmental quantification of adipose tissue versus body metrics in colorectal cancer patients[J]. *Eur Radiol*, 2016, 26(11):4131–4140.
[133] Lee M H, Hinshaw J L, Kim D H, et al. Symptomatic Versus Asymptomatic Colorectal Cancer: Predictive Features at CT Colonography[J]. *Acad Radiol*, 2016, 23(6):712–717.
[134] Schneider D A, Akhurst T J, Ngan S Y, et al. Relative Value of Restaging

MRI, CT, and FDG-PET Scan After Preoperative Chemoradiation for Rectal Cancer[J]. *Dis Colon Rectum*, 2016, 59(3):179–186.

[135] Barral M, Dohan A, Allez M, et al. Gastrointestinal cancers in inflammatory bowel disease: An update with emphasis on imaging findings[J]. *Crit Rev Oncol Hematol*, 2016, 97:30–46.

[136] Ntourakis D, Memeo R, Soler L, et al. Augmented Reality Guidance for the Resection of Missing Colorectal Liver Metastases: An Initial Experience[J]. *World J Surg*, 2016, 40(2):419–426.

[137] Bang J I, Ha S, Kang S B, et al. Prediction of neoadjuvant radiation chemotherapy response and survival using pretreatment [(18)F]FDG PET/CT scans in locally advanced rectal cancer[J]. *Eur J Nucl Med Mol Imaging*, 2016, 43(3):422–431.

[138] De Keersmaecker G, Beckers R, Heindryckx E, et al. Retrospective observational study on the incidence of incisional hernias after reversal of a temporary diverting ileostomy following rectal carcinoma resection with follow-up CT scans[J]. *Hernia*, 2016, 20(2):271–277.

[139] Alshamari M, Norrman E, Geijer M, et al. Diagnostic accuracy of low-dose CT compared with abdominal radiography in non-traumatic acute abdominal pain: prospective study and systematic review[J]. *Eur Radiol*, 2016, 26(6):1766–1774.

[140] Wang G, Zhang F, Yang B, et al. Feasibility and Clinical Value of CT-guided (125)I Brachytherapy for Bilateral Lung Recurrences from Colorectal Carcinoma[J]. *Radiology*, 2016, 278(3):897–905.

[141] Izano M, Wei E K, Tai C, et al. Chronic inflammation and risk of colorectal and other obesity-related cancers: The health, aging and body composition study[J]. *Int J Cancer*, 2016, 138(5):1118–1128.

[142] Edalat F, Camacho J C, Kokabi N, et al. Standardized Added Metabolic Activity Predicts Survival After Intra-arterial Resin-Based 90Y Radioembolization Therapy in Unresectable Chemorefractory Metastatic Colorectal Cancer to the Liver[J]. *Clin Nucl Med*, 2016, 41(2):e76–e81.

[143] Petersen H, Holdgaard P C, Madsen P H, et al. FDG PET/CT in cancer: comparison of actual use with literature-based recommendations[J]. *Eur J Nucl Med Mol Imaging*, 2016, 43(4):695–706.

[144] Shi L, Li X, Pei H, et al. Phase II study of computed tomography-guided (125)I-seed implantation plus chemotherapy for locally recurrent rectal cancer[J]. *Radiother Oncol*, 2016, 118(2):375–381.

[145] Patroni A, Bonnet S, Bourillon C, et al. Technical difficulties of left colic artery preservation during left colectomy for colon cancer[J]. *Surg Radiol Anat*, 2016, 38(4):477–484.

[146] Baek S J, Hur H, Min B S, et al. The Characteristics of Bone Metastasis in Patients with Colorectal Cancer: A Long Term Report from a Single Institution[J]. *World J Surg*, 2016, 40(4):982–986.

[147] Tutein N C, Boellaard T N, de Haan M C, et al. Computer tomography colonography participation and yield in patients under surveillance for 6–9 mm polyps in a population-based screening trial[J]. *Eur Radiol*, 2016, 26(8):2762–2770.

[148] Huang Y T, Fong W, Thomas P. Rectal Carcinoma on 68Ga-PSMA PET/CT[J]. *Clin Nucl Med*, 2016, 41(3):e167–e168.

[149] Revelli M, Paparo F, Bacigalupo L, et al. Comparison of computed tomography and magnetic resonance imaging in the discrimination of intraperitoneal and extraperitoneal rectal cancer: initial experience[J]. *Clin Imaging*, 2016, 40(1):57–62.

[150] 李进胜 . 结肠癌术后复发的钡灌肠与 CT 诊断 [J]. 实用医技杂志 , 2013, 20(3):250–251.

[151] Souguir A, Hammami A, Dahmeni W, et al. Vogt-Koyanagi-Harada syndrome and Crohn's disease: an exceptional association[J]. *Gastroenterol Rep (Oxf)*, 2018, 6(1):65–67.

[152] Panes J, Ricart E. Can we Monitor a Patient with Inflammatory Bowel Disease and Adapt Treatment without Endoscopy?[J]. *Curr Drug Targets*, 2018, 19(7):777–781.

[153] López-García I, Martín-Bermúdez R, Porras-López M. Massive Arterial and Venous Thromboses[J]. *Med Intensiva (Engl Ed)*, 2018, 42(3):e1.

[154] Allocca M, Fiorino G, Gilardi D, et al. Biologic Therapies in Ulcerative Colitis: Primi Inter Pares?[J]. *Curr Drug Targets*, 2018, 19(7):748–756.

[155] Bonamichi-Santos R, Castells M. Diagnoses and Management of Drug Hypersensitivity and Anaphylaxis in Cancer and Chronic Inflammatory Diseases: Reactions to Taxanes and Monoclonal Antibodies[J]. *Clin Rev Allergy Immunol*, 2018, 54(3):375–385.

[156] Carballal S, Maisterra S, López-Serrano A, et al. Real-life chromoendoscopy for neoplasia detection and characterisation in long-standing IBD[J]. *Gut*, 2018, 67(1):70–78.

[157] Martelli L, Peyrin-Biroulet L. Efficacy, Safety and Immunogenicity of Biosimilars in Inflammatory Bowel Diseases: A Systematic Review[J]. *Curr Med Chem*, 2019, 26(2):270–279.

[158] Hashash J G, Ramos-Rivers C, Youk A, et al. Quality of Sleep and Coexistent Psychopathology Have Significant Impact on Fatigue Burden in Patients With Inflammatory Bowel Disease[J]. *J Clin Gastroenterol*, 2018, 52(5):423–430.

[159] Siegel C A, Whitman C B, Spiegel B, et al. Development of an index to define overall disease severity in IBD[J]. *Gut*, 2018, 67(2):244–254.

[160] Imhann F, Vich V A, Bonder M J, et al. Interplay of host genetics and gut microbiota underlying the onset and clinical presentation of inflammatory bowel disease[J]. *Gut*, 2018, 67(1):108–119.

[161] 王文尚 , 麦远其 , 陈赞雄 , 崔国儒 . 结肠气钡双重造影对溃疡性结肠炎的 X 线诊断价值 [J]. 中国当代医药 , 2009, 16(13):94–94.

[162] 古丽巴合尔 . 溃疡性结肠炎 13 例诊断分析 [J]. 中国误诊学杂志 , 2008, 8(1):220–221.

[163] Arijs I, De Hertogh G, Lemmens B, et al. Effect of vedolizumab (anti-α4β7-integrin) therapy on histological healing and mucosal gene expression in patients with UC[J]. *Gut*, 2018, 67(1):43–52.

[164] Grossberg L B, Ezaz G, Grunwald D, et al. A National Survey of the Prevalence and Impact of Cytomegalovirus Infection Among Hospitalized Patients With Ulcerative Colitis[J]. *J Clin Gastroenterol*, 2018, 52(3): 241–245.

[165] Strisciuglio C, Bellini G, Miele E, et al. Cannabinoid Receptor 2 Functional Variant Contributes to the Risk for Pediatric Inflammatory Bowel Disease[J]. *J Clin Gastroenterol*, 2018, 52(5):e37–e43.

[166] Wang Y, Aggarwal P, Liu X, et al. Antiviral Treatment for Colonic Cytomegalovirus Infection in Ulcerative Colitis Patients Significantly Improved Their Surgery Free Survival[J]. *J Clin Gastroenterol*, 2018, 52(4):e27–e31.

[167] Ferreiro-Iglesias R, Barreiro-De A M, Lorenzo-Gonzalez A, et al. Accuracy of Consecutive Fecal Calprotectin Measurements to Predict Relapse in Inflammatory Bowel Disease Patients Under Maintenance With Anti-TNF Therapy: A Prospective Longitudinal Cohort Study[J]. *J Clin Gastroenterol*, 2018, 52(3):229–234.

[168] Mikocka-Walus A, Power M, Rook L, et al. What Do Participants of the Crohn's and Colitis UK (CCUK) Annual York Walk Think of Their Inflammatory Bowel Disease Care? A Short Report on a Survey[J]. *Gastroenterol Nurs*, 2018, 41(1):59–64.

[169] Shah S C, Naymagon S, Cohen B L, et al. There is Significant Practice Pattern Variability in the Management of the Hospitalized Ulcerative Colitis Patient at a Tertiary Care and IBD Referral Center[J]. *J Clin Gastroenterol*, 2018, 52(4):333–338.

[170] Suskind D L, Cohen S A, Brittnacher M J, et al. Clinical and Fecal Microbial Changes With Diet Therapy in Active Inflammatory Bowel Disease[J]. *J Clin Gastroenterol*, 2018, 52(2):155–163.

[171] Laharie D, Bourreille A, Branche J, et al. Long-term outcome of patients with steroid-refractory acute severe UC treated with ciclosporin or infliximab[J]. *Gut*, 2018, 67(2):237–243.

[172] Rinawi F, Assa A, Hartman C, et al. Long-term Extent Change of Pediatric-Onset Ulcerative Colitis[J]. *J Clin Gastroenterol*, 2018, 52(4):326–332

[173] Spinelli A, Marano A, Bacchelli C, et al. Can Surgery for Inflammatory Bowel Disease be Personalized?[J]. *Curr Drug Targets*, 2018, 19(7):798–804.

[174] Mir F A, Juboori A A, Bragg J D, et al. Autoimmune hemolytic anemia associated with infliximab infusion in ulcerative colitis[J]. *North Clin Istanb*, 2018, 5(1):64–66.

[175] Moussata D, Allez M, Cazals-Hatem D, et al. Are random biopsies still useful for the detection of neoplasia in patients with IBD undergoing surveillance colonoscopy with chromoendoscopy?[J]. *Gut*, 2018, 67(4):616–624.

[176] Habtemariam S, Belai A. Natural Therapies of the Inflammatory Bowel Disease: The Case of Rutin and its Aglycone, Quercetin[J]. *Mini Rev Med Chem*, 2018, 18(3):234–243.

[177] Bank S, Andersen P S, Burisch J, et al. Genetically determined high

activity of IL-12 and IL-18 in ulcerative colitis and TLR5 in Crohns disease were associated with non-response to anti-TNF therapy[J]. *Pharmacogenomics J*, 2018, 18(1):87–97.

[178] Oltulu P, Oltulu R, Asil M, et al. Conjunctival Impression Cytology and Dry Eye in Patients With Ulcerative Colitis: A Pilot Study[J]. *Eye Contact Lens*, 2018, 44 Suppl 1:S190–S193.

[179] Abautret-Daly Á, Dempsey E, Parra-Blanco A, et al. Gut-brain actions underlying comorbid anxiety and depression associated with inflammatory bowel disease[J]. *Acta Neuropsychiatr*, 2018, 30(5):275–296.

[180] Wilson M R, Bergman A, Chevrou-Severac H, et al. Cost-effectiveness of vedolizumab compared with infliximab, adalimumab, and golimumab in patients with ulcerative colitis in the United Kingdom[J]. *Eur J Health Econ*, 2018, 19(2):229–240.

[181] Mccurdy J D, Bruining D H, Loftus E J. Potential Pitfalls When Assessing the Impact of Cytomegalovirus in Inflammatory Bowel Disease[J]. *J Clin Gastroenterol*, 2019, 53(5):394–395.

[182] Ganji-Arjenaki M, Rafieian-Kopaei M. Probiotics are a good choice in remission of inflammatory bowel diseases: A meta analysis and systematic review[J]. *J Cell Physiol*, 2018, 233(3):2091–2103.

[183] 朱庆强，王中秋，朱文荣，等 . Crohn 病的影像学诊断 [J]. 临床放射学杂志，2011, 30(1):62–65.

[184] 曾良成，游斌，高川，等 . 低张气钡灌肠排便后检查对提高大肠憩室诊断率的价值 [J]. 中国医药指南，2012, 10(25):473–475.

[185] 莫洪波 . 结肠憩室病的临床及 X 线分析 31 例 [J]. 世界华人消化杂志，2013, 21(32): 3576–3579.

[186] 吴本俨 . 老年人结肠憩室病 – 关注以腹部肿块为表现的憩室炎 [J]. 老年医学与保健，2010, 16:69–70.

[187] Tan KK, Nallathamby V, Wong D, et al. Can superselective embolization be definitive for colonic diverticular hemorrhage? An institution's experience over 9 years[J]. *J Gastrointest Surg*, 2010, 14:112–118.

[188] 张根福，张明敖，宋安，等 . 结肠慢运输型便秘诊断及治疗研究 [J]. 中华普通外科杂志，2000, 15(11):654–655.

[189] 冯广革 . 成人小肠套叠的临床分 (附 23 例报告)[J]. 中国社区医师杂志，2011, 13(29):96.

[190] Sakran N, Farkash I, Hershko D. Inflammatory fibroid polyp (Vanek's tumour) causing a rare form of double invagination intussusception of the small bowel[J]. *ANZ J Surg*, 2018, 88(1–2):E85–E86.

[191] Behrenbruch C, Lippey J, Spillane J, et al. Colocolonic intussusception from metastatic melanoma[J]. *ANZ J Surg*, 2018, 88(3):E214–E215.

[192] Tajima S, Koda K. Locally infiltrative inflammatory fibroid polyp of the ileum: report of a case showing transmural proliferation[J]. *Gastroenterol Rep (Oxf)*, 2018, 6(2):144–148.

[193] Lai M, Coakley B A, Webber E M, et al. Intussusception With Cecal Cyst as Lead Point in a Child[J]. *Pediatr Emerg Care*, 2018, 34(7):e134–e135.

[194] Kim J W, Lee B H, Park S G, et al. Factors predicting malignancy in adult intussusception: An experience in university-affiliated hospitals[J]. *Asian J Surg*, 2018, 41(1):92–97.

[195] Kim J H, Lee J S, Ryu J M, et al. Risk Factors for Recurrent Intussusception After Fluoroscopy-Guided Air Enema[J]. *Pediatr Emerg Care*, 2018, 34(7):484–487.

[196] Nakahara Y, Yorifuji T, Kubo T, et al. Maternal smoking as a risk factor for childhood intussusception[J]. *Arch Environ Occup Health*, 2018, 73(2):96–101.

[197] Brundler M A, Kurek K C, Patel K, et al. Submucosal Colonic Lipoblastoma Presenting With Colo-colonic Intussusception in an Infant[J]. *Pediatr Dev Pathol*, 2018, 21(4):401–405.

[198] Phan D, Hong M K, Morgan M J. Appendiceal intussusception causing appendicitis[J]. *ANZ J Surg*, 2018, 88(12):E851–E852.

[199] 余国忠，聂向阳，梁剑刚. 钡剂灌肠复位对小儿肠套叠手术及预后影响 [J]. 中国医药指南，2011.9(22):13–14.

[200] 王传英，王淇 . 清洁灌肠预防钡剂灌肠后钡石形成的效果观察 [J]. 护理研究，2012, 26(7):1869.

[201] 孙道聪，胡茂能. 气囊导尿管在气钡灌肠双对比造影中的应用 [J]. 护理研究，2011, 25(5A):1181–1182.

[202] 卢芳，江从琴. 26 例经肛门镜行直肠前突修补术患者的护理 [J]. 中华护理杂志，2011, 46(4):397–398.

[203] 王济平，曹慧萍，蔡卫东，等 . 钡灌肠诱发直肠穿孔 1 例 [J]. 中国中西医结合影像学杂志，2011, 9(4):381.

[204] 王永兵，丁俞江，谢禹昌 . 不同体位下动态 M R I 排粪造影对出口梗阻型便秘病因诊断的影响 (附 16 例报告)[J]. 结直肠肛门外科，2013, 19(4):203206.

[205] 沈辉，王卫星，田冰，等 . 出口梗阻型便秘影像学诊断 [J]. 中国实用外科杂志，2013, 33(11):925–928.

[206] 黄铭 . 仿真排粪造影诊断直肠黏膜滑脱的重要意义 [J]. 中国医药导刊，2012, 14(12):2257–2258.

[207] 辛宏伟，徐启怀，陈高宏，等 . 排粪造影诊断排粪功能障碍的应用 [J]. 医学影像学杂志，2013, 23(1):160–161.

[208] 王丽娜，翁文采，权力，等 . 直肠脱垂的 X 线排便造影分型及其临床应用价值 [J]. 医学影像，2012, 50(27):95–97.

[209] 彭洪云，辛林，沈威，等 . 全结肠气钡双重排粪造影的临床应用 [J]. 结直肠肛门外科，2008, 16(4):394–397.

[210] Brandão AC, Paula I. MR Imaging of the Pelvic Floor Defecography[J]. *Magn Reson Imaging Clin N Am*, 2013, 21(2):427–445.

[211] Pilkington SA, Nugent KP, Brenner J, et al. Barium proctography vs magnetic resonance proctography forpelvic floor disorders: a comparative study[J]. *Colorectal Dis*, 2012, 14(10):1224–1230.

[212] Pechlivanides G, Tsiaoussis J, Athanasakis E, et al. Stapled transanal rectal resection (STARR) to reverse the anatomic disorders of pelvic floor dyssynergia[J]. *World J Surg*, 2007, 31(6):1329–1335.

[213] Pescatori M, Gagliardi G. Postoperative complications after procedure for prolapsed hemorrhoids (PPH) and stapled transanal rectal resection (STARR) procedures[J]. *Tech Coloproctol*, 2008, 12(1):7–19.

[214] 宋海洋，于淼，房星宇，等 . 溃疡性结肠炎活动期肠系膜血管数字减影血管造影研究 [J]. 介入放射学杂志，2013, 22(12):983–985.

[215] 王剑，程洁敏，凌跃新 . 数字减影血管造影对不明原因消化道出血的诊断和治疗价值 [J]. 中国临床医学，2012, 19(3):252–254.

[216] 宋海洋，于淼，房星宇，等 . 29 例 Crohn 病肠系膜血管造影表现 [J]. 解放军医学院学报，2014, 35(2):137–139.

[217] 姚宏昌. 重视缺血性肠病并提高其诊治水平 [J]. 天津医药，2008, 36(4):241–242.

[218] 刘霆，陆文彬 . 缺血性结肠炎 18 例介入诊疗分析 [J]. 实用医学影像杂志，2014, 15(1):68–69.

[219] 贺磊，罗和生，陈军 . 肠系膜下动脉造影和纤维结肠镜检查诊断与治疗缺血性肠炎 [J]. 临床消化病杂志，2008, 20(6):344–345.

[220] 陈斌，申中秋，廖婉薇 . 无痛胃镜联合结肠镜对胃肠道疾病安全性及有效性观察 [J]. 现代诊断与治疗，2012, 23(11):1980.

[221] 屈海华，徐细明 . 结肠镜在大肠癌术后随访中的应用 (附 138 例报告) [J]. 赣南医学院学报，2010, 30(6):957–958.

[222] 顾晨艳 . 电子结肠镜检查前肠道准备研究进展 [J]. 齐鲁护理杂志，2012, 18(13):58–60.

[223] 刘运平，党君英 . 急诊结肠镜检查对急性下消化道出血诊治的价值 [J]. 河南外科学杂志，2012, 18(4):29–30.

[224] 黄丽韫，毛华，金少琴，等 . 大肠息肉切除术后迟发性出血的危险因素分析 [J]. 中国内镜杂志，2012, 18(8):809–812.

[225] 翟爱军，陈洪，刘正新 . 大肠息肉的内镜下表现与病理分析 [J]. 北京医学，201234(7):592–595.

[226] 宋森涛，卢水蓉，王若燕，等 . 不同年龄段结肠息肉的内镜及病理特征分析 [J]. 中国内镜杂志，2013, 19(5):458–461.

[227] 赖晓嵘，沙卫红，林焕建，等 . 结直肠息肉癌变的内镜下表现、治疗及癌变因素分析 [J]. 现代消化及介入诊疗，2012, 17(3):127–129.

[228] 陈星，徐富星 . 结肠癌的结肠镜诊断 [J]. 胃肠病学，2001, 6(3):237–238.

[229] 高慧淳，邹亮，周建洪，等 . 肠镜诊断结直肠癌的临床病理分析 [J]. 武汉大学学报 (医学版), 2012, 33(6):900–902.

[230] 许秋泳，陈俊杰 . 内镜下钛夹闭合术治疗结肠镜检查所致肠穿孔 [J]. 中国现代医药杂志，2013, 15(4):98–99.

[231] 郑虹立，诸景辉，张威 . 结肠镜后肠穿孔的原因分析与治疗对策 [J]. 现代实用医学，2013, 25(11):1241–1242.

[232] 贺杰，李丽君 . 382 例下消化道出血患者结肠镜检查结果分析 [J]. 中国医学创新，2010, 7(4):183–184.

[233] 兰世迁，林栋，蔡秀梅 . 肠镜下支架置入在直肠癌性梗阻中的应用 [J]. 实用医技杂志，2013, 20(11):1168–1169.

[234] 张伟光，谭庆华，陈晓琴 . 结肠镜在消化系统疾病中的应用价值 – 附 231 例肠镜检查病例分析 [J]. 辽宁医学杂志，2012, 26(3):114–116.

[235] 彭晓峰，余志金，许岸高，等. 不同年龄组大肠癌临床病理特征差异研究 [J]. 海南医学院学报，2008, 14(4):330–333.

[236] 王超峰，王新民，王宏孝．口服甘露醇肠道准备致急性肠梗 3 例 [J]. 中国普通外科杂志，2002, 4:222.
[237] 朱晓峰．甘露醇行肠道准备术后致肾衰 2 例 [J]．南通大学学报（医学版），2008, 28(6):5.
[238] Heresbach D, Barrioz T, Lapalus M, et al. Missrate for coloreetal neoplastic Polyps: a prospective multicenter study of back-to-baek video Colonoscopies[J]. *Endoscopy*, 2008, 40(4):284.
[239] Jemal A, Siegel R, Ward E, et al. Cancer statistics, 2008[J]. *CA Cancer J Clin*, 2008, 58(2):71–96.
[240] Leff DR, Chen A, Roberts D, et al. Colorectal cancer in the young patient[J]. *Am Surg*, 2007, 73(1):42–47.
[241] Stallmach A, Bielecki C, Schmidt C. Malignant transformation in inflammatory bowel disease-surveillance guide[J]. *Dig Dis*, 2009, 27(4):584–590.
[242] 王军，陈东风，李平，等．超声内镜对直肠癌诊断和分期的价值 [J]. 重庆医学，2009, 38(4):403–404.
[243] 张蓉，徐国良，高小燕，等．超声内镜检查对直肠癌术前分期及术后局部复发诊断价值的探讨 [J]. 中华肿瘤防治杂志，2009, 16(18):1418–1421.
[244] 李靖涛，赵洪川，姚力，等．超声内镜在直肠癌术前分期中的应用 [J]. 中日友好医院学报，2009, 23(3):157–159.
[245] 张兴，王继见．超声内镜在直肠癌治疗前分期方面的应用 [J]. 中国实用医药，2008, 3(18):188–189.
[246] 张鹤鸣，万苹，郭强．超声内镜早期诊断直肠癌术后局部复发 [J]. 临床消化病杂志，2008, 20(1):53–55.
[247] 陈浩林，李森．超声内镜在结直肠癌分期诊断中的价值 [J]. 浙江医学，2008, 30(3):292–293.
[248] Jurgensen C, Dietrich CF. Role of endoscopic ultrasound(EUS)in the staging of rectal cancer[J]. *Z Gastroenterol*, 2008, 46(6):580.
[249] Ko ng kam P, LeBlanc JK. Diagnosis of recurrent rectal cancer deep into the vaginal wall by transv aginal endoscopic ultrasoundg uided fine needle aspiration[J]. *Endoscopy*, 2008, 40(10):873.
[250] 仲光熙，齐振红，戴晴，等．直肠腔内超声对直肠癌术前新辅助放化疗疗效评估 [J]. 协和医学杂志，2014, 5(1):54–58.
[251] 叶卫华，焦荣红，韩若凌，等．直肠腔内超声评价新辅助治疗对直肠癌浸润分期的影响 [J]. 临床超声医学杂志，2013, 15(5):355–356.
[252] 张春爽，项玉平，王良．经直肠腔内超声术前评价直肠癌周围淋巴结转移 [J]. 中国医学影像技术，2013, 29(2):247–250.
[253] 宋茜，赵诚，房世保．三维直肠腔内超声检查对直肠癌术前分期诊断价值 [J]. 青岛大学医学院学报，2013, 49(3):274–276.
[254] 仲光熙，戴晴，谭莉，等．经直肠腔内超声检查在经肛门内镜显微手术术前分期中的应用价值 [J]. 中华医学超声杂志（电子版），2013, 10(3):208–212.
[255] 付宪伟．直肠腔内超声对直肠癌术前分期诊断的研究 [J]. 中国医药指南，2012, 10(9):467–468.
[256] 刘竞芳，于海华，夏立建．直肠腔内超声分期在早期直肠癌局部切除术中的应用 [J]. 中华肿瘤防治杂志，2010, 17(21):1786–1787.
[257] 仲光熙，戴晴，姜玉新，等．直肠腔内超声在直肠癌术前分期的应用价值 [J]. 中国普外基础与临床杂志，2010, 17(9):901–902.
[258] 胡杨柳，陈莉．直肠腔内超声对直肠癌术前分期的诊断价值 [J]. 江西医学院学报，2009, 49(2):85–87.
[259] Ren JH, Guo FJ, Dai WD, et al. Study of endorectal ultrasonography in the staging of rectal cancer[J]. *Chin Med J(Engl)*, 2012, 125:3740–3743.
[260] Sgourakis G, Lanitis S, Gockel I, et al. Transanal endoscopic microsurgery for T_1 and T_2 rectal cancers: a meta-analysis and meta-regression analysis of outcomes[J]. *Am Surg*, 2011, 77 (6):761–772.
[261] Lezoche G, Guerrieri M, Baldarelli M, et al. Transanal endoscopic microsurgery for 135 patients with small nonadvanced low rectal cancer (iT1–iT2, iN0): short-and long-term results[J]. *Surg Endosc*, 2011, 25(4): 1222–1229.
[262] Puli SR, Bechtold ML, Reddy JB, et al. Can endoscopic ultrasound predict early rectal cancers that can be resected endoscopically? A meta-analysis and systematic review[J]. *Dig Dis*, 2010, 55 (5):1221–1229.
[263] Puli SR, Bechtold ML, Reddy JB, et al. How good is endoscopic ultrasound in differentiating various T stages of rectal cancer? Meta-analysis and systematic review[J]. *Ann Surg Oncol*, 2009, 16(2):254–265.
[264] Zorcolo L, Fantola G, Cabras F, et al. Preoperative staging of patients with rectal tumors suitable for transanal endoscopic microsurgery (TEM): comparison of endorectal ultrasound and histopathologic findings[J]. *Surg Endosc*, 2009, 23(6):1384–1389.
[265] Doornebosch PG, Bronkhorst PJ, Hop WC, et al. The role of endorectal ultrasound in therapeutic decision-making for local vs. transabdominal resection of rectal tumors[J]. *Dis Colon Rectum*, 2008, 51(1):38–42.
[266] Puli SR, Reddy JB, Bechtold ML, et al. Accuracy of endoscopic ultrasound to diagnose nodal invasion by rectal cancers: a meta-analysis and systematic review[J]. *Ann Surg Oncol*, 2009, 16(5) : 1255–1265.
[267] 邓罕，李光华，何长林，等．直肠癌低位前切除术后吻合口水平对肛门直肠功能的影响 [J]. 安徽医学，2013, 34(12):1807–1810.
[268] 张丽华，马红丽，应晓江，等．低位直肠癌保肛手术前后肛肠测压的探讨 [J]. 中国肛肠病杂志，2013, 33(8):25–26.
[269] 龚笑勇，郑起，王志刚，等．直肠肿瘤经肛门内窥镜微创手术后肛门功能测压评估 [J]．中国现代普通外科进展，2011, 14(3):193–196.
[270] 刘畅，罗翼，汪晓东，等．低位 / 超低位直肠癌吻合术后评估肛门功能的方法 [J]. 中国普外基础与临床杂志，2010, 17(9):910–913.
[271] 余君，张军，陈芬荣．肛门直肠测压技术及其临床应用 [J]．中国肛肠病杂志，2010, 30(6):51–54.
[272] Tomita R. Sacralnerve function in patients with soiling more than 10 years after low anterior resection for lower rectal cancer[J]. *Hepatogastroenterology*, 2009, 56 (89): 120–123.
[273] Koda K, Yasuda H , Hirano A, et al. Evaluation of postoperative damage to anal sphincter/levaor ani muscles with three dimensional vector manometry after sphin cter-preserving operation for rectal cancer [J]. *J Am Coll S urg*, 2009, 208(3): 362–367.
[274] Ito M, Saito N, Sugito M, e t al. Analysis of clinical factors associated with anal function after intersphincteric resection for very low rectal cancer[J]. *Dis Colon Rectum*, 2009, 52(1):64–70.
[275] Murata A, Brown CJ, Raval M, et al. Impact of short-course radiotherapy and low anterior resection on quality of life and bowel function in primary rectal cancer[J]. *Am J Surg*, 2008, 195(5):611–615.
[276] Dai Y, J iang JB, Bi DS, et al . Preservation of the continence function after inters phincteric resection using a prolapsing technique in the patients with low rectal cancer and its clinical prognosis[J]. *Chin Med J (Engl)*, 2008, 121(20):2016–2020.
[277] 王李，高羽，刘正勇，等．肛门直肠测压在便秘诊断中的作用 [J]. 第三军医大学学报，2013, 35(21):2286–2288.
[278] 马木提江·阿巴拜克热，黄宏国，艾尔哈提·胡塞音，等．肛肠压力学监测对慢性功能性便秘动力障碍分型诊断的价值 [J]. 中华实用诊断与治疗杂志，2012, 26(5):497–498.
[279] Yokota T, Ura T, Shibata N, et al. Evaluation of BRAF mutation as a powerful prognostic factor in advanced and recurrent colorectal cancer [J]. *J Clin Oncol*, 2011, 29(4 Suppl): a413.
[280] 刘丽琴，张海燕，王捷．KRAS 基因突变检测与结直肠癌分子靶向治疗的研究进展 [J]. 现代肿瘤医学，2011, 19(4): 802–804.
[281] Petrisor O, Giusca SE, Sajin M, et al. Ki-67, p53 and Bcl-2 analysis in colonic versus rectal adenocarcinoma[J]. *Rom J Morphol Embryol*, 2008, 49(2):163–171.
[282] Pritchard CC, Grady WM. Colorectal cancer molecular biology moves into clinical practice[J]. *Gut*. 2011, 60 (1) :116–129.
[283] Ferte C, Andre F, Soria JC. Molecular circuits of solid tumors: prognostic and predictive tools for bedside use[J]. *Nat Rev Clin Oncol*. 2010, 7 (7) : 367–380.
[284] Fearon ER. Molecular genetics of colorectal cancer[J]. *Annu Rev Pathol*. 2011, 28: 6: 479–507.
[285] Oliveira LA, Artigiani-Neto R, Waisberg DR, et al. NM 23 protein expression in colorectal carcinoma using TMA (tissue microarray):association with metastases and surviva[J]. *Arq Gastroenterol*, 2010, 47(4):361–367
[286] 吕翔，王益华 [J]. 消化系肿瘤病理学 .2008, 11:254–268.
[287] Gunderson LL, Jessup JM, Sargent DJ, et al. Revised TN categorization for colon cancer based on national survival outcomes data[J]. *J Clin Oncol*, 2010, 28(2):264–271.
[288] Bilimoria KY, Palis B, Stewart AK, Bentrem DJ, et al. Impact of tumor location on nodal evaluation for colon cancer[J]. *Dis Colon Rectum*, 2008, 51(2):154–161.

[289] 李世拥 . 实用结直肠癌外科学 [M]. 北京 : 人民卫生出版社 , 2012.
[290] 陈孝平 , 汪建平 , 秦新裕 , 刘玉村 , 张英则 , 等 . 外科学 [M]. 8 版 . 北京 : 人民卫生出版社 , 2013.
[291] 卫生部医政司 . 结直肠癌诊疗规范 (2010 年版) [M]. 北京 , 2010
[292] Marvin L.Corman. 结肠与直肠外科学 (第 5 版) [M]. 杜如昱 , 王彬 , 汪建平译 . 北京 : 人民卫生出版社 , 2009.
[293] 姚礼庆 , 时强 , 钟芸诗 . 内镜黏膜下剥离术在早期结直肠癌诊治中的应用进展 [J]. 中国普外基础与临床杂志 , 2012, 19(6):597.
[294] 周平红 , 姚礼庆 , 陈巍峰 , 等 . 结直肠腺瘤性息肉和早期癌的内镜治疗 [J]. 中华外科杂志 , 2008, 46(18):1386.
[295] 姜泊 , 刘思德 , 等 . 中国早期结直肠癌内镜诊治共识意见 [J]. 中华消化内镜杂志 , 2008, 25(12):617.
[296] Saito Y, Uraoka 1, Matsuda T, et a1.Endoscopic treatment of large superficial colorectal tumors: a case series of 200 endoscopic submucosal dissections(with video)[J].*Gastrointest Endosc*, 2007, 66(5):966.
[297] 钟芸诗 , 姚礼庆 , 周平红 , 等. 内镜黏膜下剥离术治疗结直肠扁平癌前期病变和黏膜内癌的 1 临床价值 [J]. 第三军医大学学报 , 2009, 31(16):1539.
[298] Zhou PH, Yao LQ, Qin XY, *et a1*. Endoscopic full-thickness resection without laparoscopic assistance for gastric submucosal tumors originated from the muscularis propria[J]. Surg Endosc, 2011, 25(9):2926.
[299] 邱辉忠 , 周皎琳 . 直肠癌的局部切除术 [J]. 癌症进展杂志 , 2009, 7(3):240.
[300] Abu-Shawer M, Abu-Shawer O, Souleiman M, et al. Hematologic Markers of Lung Metastasis in Stage IV Colorectal Cancer[J]. *J Gastrointest Cancer*, 2019, 50(3):428–433.
[301] Agah S, Alizadeh A M, Mosavi M, et al. More Protection of Lactobacillus acidophilus Than Bifidobacterium bifidum Probiotics on Azoxymethane-Induced Mouse Colon Cancer[J]. *Probiotics Antimicrob Proteins*, 2019, 11(3):857–864.
[302] Aguado L C, Martinez T D, Chavarria E A, et al. 'Simple and easy:' providers' and latinos' perceptions of the fecal immunochemical test (FIT) for colorectal cancer screening[J]. *Ethn Health*, 2020, 25(2):206–221.
[303] Ahl R, Matthiessen P, Fang X, et al. β-Blockade in Rectal Cancer Surgery: A Simple Measure of Improving Outcomes[J]. *Ann Surg*, 2020, 271(1):140–146.
[304] Ahmedah H T, Basheer H A, Almazari I, et al. Introduction to Nutrition and Cancer[J]. *Cancer Treat Res*, 2024, 191:1–32.
[305] Ajebli M, Meretsky C R, Akdad M, et al. The Role of Dietary Vitamins and Antioxidants in Preventing Colorectal Cancer: A Systematic Review[J]. *Cureus*, 2024, 16(7):e64277.
[306] Akbari E, Epstein J B, Samim F. Unveiling the Hidden Links: Periodontal Disease, Fusobacterium Nucleatum, and Cancers[J]. *Curr Oncol Rep*, 2024.
[307] Alabed A, Abubaker F, Alkhlofi S A, et al. Plasmacytoid Carcinoma in Gastrointestinal Tract, Rare Case Presentation[J]. *Gastro Hep Adv*, 2023, 2(8):1133–1135.
[308] Al-Bahrani R, Agrawal A, Choudhary A. Survivability prediction of colon cancer patients using neural networks[J]. *Health Informatics J*, 2019, 25(3):878–891.
[309] C. Laurent, T. Paumet, F. Leblanc, Q. Denost, and E. Rullier. Intersphincteric resection for low rectal cancer: laparoscopic vs open surgery approach[J]. *Colorectal Disease*, 2012; 14:35–41.
[310] Altay C, Unlu M, Fuzun M, et al. Core curriculum illustration: colonic intussusception due to pedunculated lipoma[J]. *Emerg Radiol*, 2020, 27(4):461–462.
[311] G. Barisic, V. Markovic, M. Popovic, I. Dimitrijevic, P. Gavrilovic, and Z. V. Krivokapic. Function after intersphincteric resection for low rectal cancer and its influence on quality of life[J]. *Colorectal Disease*, 2011;13(6):638–643.
[312] N. Saito, M. Sugito, M. Ito et al. Oncologic outcome of intersphincteric resection for very low rectal cancer[J]. *World Journal of Surgery*, 2009;33(8):1750–1756.
[313] 赵建民 . Parks 手术结合结肠成形在低位直肠癌保肛手术中的应用 [J]. 当代医学 , 2012, 18(26):102.
[314] 邵云飞 .Parks 手术结合结肠成形在低位直肠癌保肛手术中的作用探讨 [J]. 临床研究 , 2012, 10(27):156.
[315] Bierton C, Eteuati J. Perforated viscus; not always bowel: case report of spontaneous bladder rupture[J]. *ANZ J Surg*, 2019, 89(9):E412–E413.
[316] Borejsza-Wysocki M, Szmyt K, Jeske P, et al. Analysis of risk factors for surgical site infection and other postoperative complications in patients following loop ileostomy reversal[J]. *Pol Przegl Chir*, 2024, 96(4):44–49.
[317] Bozkurt E, Sijberden J P, Langella S, et al. Laparoscopic versus open right hepatectomy for colorectal liver metastases after portal vein embolization: international multicentre study[J]. *Br J Surg*, 2024, 111(8).
[318] Brown K, Solomon M J. Understanding Quality of Life After Pelvic Exenteration for Patients with Rectal Cancer[J]. *Ann Surg Oncol*, 2024.
[319] Butterly L F, Nadel M R, Anderson J C, et al. Impact of Colonoscopy Bowel Preparation Quality on Follow-up Interval Recommendations for Average-risk Patients With Normal Screening Colonoscopies: Data From the New Hampshire Colonoscopy Registry[J]. *J Clin Gastroenterol*, 2020, 54(4):356–364.
[320] Cao J, Zhang H, Xie X, et al. Expression Analysis of VPS72 and Associated Biological Behaviors in Colon Cancer[J]. *Int J Gen Med*, 2024, 17:3433–3442.
[321] Christensen HK, Nerstrøm P, Tei T, Laurberg S. Perineal repair after extralevator abdominoperineal excision for low rectal cancer[J]. *Dis Colon Rectum*, 2011;54(6): 711–717.
[322] Açar Hİ, Kuzu MA. Perineal and pelvic anatomy of extralevator abdominoperineal excision for rectal cancer: cadaveric dissection[J]. *Dis Colon Rectum*, 2011;54(9):1179–1183.
[323] Dalton RS, Smart NJ, Edwards TJ, Chandler I, Daniels IR. Short-term outcomes of the prone perineal approach for extra-levator abdomino-perineal excision (elAPE)[J]. *Surgeon*, 2012;10(6):342–346.
[324] Stelzner S, Koehler C, Stelzer J, Sims A, Witzigmann H. Extended abdominoperineal excision vs. standard abdominoperineal excision in rectal cancer--a systematic overview[J]. *Int J Colorectal Dis*, 2011; 26(10):1227–1240.
[325] Díaz-Basabe A, Lattanzi G, Perillo F, et al. Porphyromonas gingivalis fuels colorectal cancer through CHI3L1–mediated iNKT cell-driven immune evasion[J]. *Gut Microbes*, 2024, 16(1):2388801.
[326] Dikshit V, Ali I, Patil C, et al. Squamous Cell Carcinoma of Colon-an Etiopathological Surprise[J]. *J Gastrointest Cancer*, 2019, 50(3):604–608.
[327] Dobrzycka M, Spychalski P, Bachiński A J, et al. Statins and Colorectal Cancer – A Systematic Review[J]. *Exp Clin Endocrinol* Diabetes, 2020, 128(4):255–262.
[328] Dong L, Cao Z, Chen M, et al. Inhibition of glycosphingolipid synthesis with eliglustat in combination with immune checkpoint inhibitors in advanced cancers: preclinical evidence and phase I clinical trial[J]. *Nat Commun*, 2024, 15(1):6970.
[329] Edwards A L, Trang K, Tolstykh I V, et al. Association between gastrointestinal symptoms and specialty care utilization among colon cancer survivors: a cohort study[J]. *Int J Colorectal Dis*, 2024, 39(1):130.
[330] Epskamp C, van Eijck C, Sinke R, et al. "Duodenal Adenocarcinoma Giving Rise to Rectal Metastasis" a Rare Disease with an Extremely Rare Metastatic Pattern[J]. *J Gastrointest Cancer*, 2019, 50(3):586–588.
[331] Baik SH, Kwon HY. Kim JS, et al Robotic vertru.8 laparoscopic low anterior resection of rectal cancer: short-term outcome of a prospective comparative study[J]. *Ann Surg Oncol*. 2009;16(6):1480–1487.
[332] Baek JH, Pastor C. Pigazzi A. Robotic and laparoscopic total mesorectal excision for rectal cancer: a case-matched study[J]. *Surg Endosc* 2011:25(2):521–525.
[333] 池畔 , 林惠铭 , 卢星榕 , 等 . 确保腹腔镜直肠系膜完全切除的手术技巧 : 介绍一种自创骶前隧道式分离法 [J]. 中华胃肠外科杂志 , 2009, 12(3):317–319.
[334] Galler AS, Petrelli NJ, Shakamuri SP. Rectal cancer surgery: a brief history[J]. *Surg Oncol*. 2011 Dec;20(4):223–230.
[335] Aly OE, Quayyum Z. Has laparoscopic colorectal surgery become more cost-effective over time? [J] *Int J Colorectal Dis*. 2012 Jul;27(7):855–860.
[336] Perez RO1, Habr-Gama A, Lynn PB, et al. Transanal endoscopic microsurgery for residual rectal cancer (ypT0–2) following neoadjuvant chemoradiation therapy: another word of caution[J]. *Dis Colon Rectum*. 2013 Jan;56(1):6–13.
[337] Martin Hauer-Jensen, James W. Denham and H. Jervoise N. Andreyev. Radiation enteropathy—pathogenesis, treatment and prevention[J]. *NATURE REVIEWS | GASTROENTEROLOGY & HEPATOLOGY*. 2014,

11(10): 470–479.

[338] Packey, C. D. & Ciorba, M. A. Microbial influences on the small intestinal response to radiation injury. Curr[J]. *Opin. Gastroenterol*. 2010, 26, 88–94.

[339] 窦利州，张月明，贺舜等．内镜下黏膜切除术和内镜黏膜下剥离术治疗直肠类癌的对照研究 [J]. 中华消化内镜杂志，2013，30(4):209–213.

[340] 邱辉忠，徐徕，牛备战等．早期直肠癌局部切除术不同术式间的比较 [J]. 中华外科杂志，2012, 50(3):203–206.

[341] Ang CW, Dawson R, Hall C, et al. The diagnostic value of digital rectal examination in primary care for palpable rectal tumour[J]. *Colorectal Dis*, 2008, 10(8): 789–792.

[342] Chin CC, Yeh CY, Huang WS, et a1. Clinical outcome of Intersphinctefic resection for ultra-low rectal cancer[J]. *World J Gastroenterol*, 2006, 12 (4):640–643.

[343] Ford M E, Sterba K R, Armeson K, et al. Factors Influencing Adherence to Recommended Colorectal Cancer Surveillance: Experiences and Behaviors of Colorectal Cancer Survivors[J]. *J Cancer Educ*, 2019, 34(5):938–949.

[344] Gagnière J, Dupré A, Gholami S S, et al. Is Hepatectomy Justified for BRAF Mutant Colorectal Liver Metastases?: A Multi-institutional Analysis of 1497 Patients[J]. *Ann Surg*, 2020, 271(1):147–154.

[345] Gaitanidis A, Alevizakos M, Tsaroucha A, et al. Outcomes After Surgical Resection Differ by Primary Tumor Location for Metastatic Gastrointestinal Stromal Tumors (GISTs): a Propensity Score Matching Population Study[J]. *J Gastrointest Cancer*, 2019, 50(4):750–758.

[346] Gan T, Ho L K, Chong C S. Unusual Masquerader of an Adenomatous Colorectal Polyp[J]. *Clin Gastroenterol Hepatol*, 2019, 17(10):e117.

[347] Gao T, Liu W, Ma D, et al. Association between chemotherapy for surgically treated rectal cancer and second primary endometrial cancer[J]. *Sci Rep*, 2024, 14(1):18730.

[348] Gao Z, Wang C, Cui Y, et al. Efficacy and Safety of Complete Mesocolic Excision in Patients With Colon Cancer: Three-year Results From a Prospective, Nonrandomized, Double-blind, Controlled Trial[J]. *Ann Surg*, 2020, 271(3):519–526.

[349] Gerber P, Naqqar D, von Euler-Chelpin M, et al. Incidence of Cancer and Cardiovascular Disease After Bariatric Surgery in Older Patients[J]. *JAMA Netw Open*, 2024, 7(8):e2427457.

[350] Gibson T M, Spendlove M D, Rapier-Sharman N, et al. Transcriptomic Meta-Analysis Identifies Upregulated Clotting and Fibrinolysis Pathways in Colorectal Cancer Tumors Containing Hereditary PMS2 Mismatch Repair Deficiency[J]. *MicroPubl Biol*, 2024, 2024.

[351] Gomes S D, Oliveira C S, Azevedo-Silva J, et al. The Role of Diet Related Short-Chain Fatty Acids in Colorectal Cancer Metabolism and Survival: Prevention and Therapeutic Implications[J]. *Curr Med Chem*, 2020, 27(24):4087–4108.

[352] Kulkarni T, Gollins S, Maw A, et al. Magnetic resonance imaging in rectal cancer downstaged using neoadjuvant chemoradiation: accuracy of prediction of tumour stage and circumferential resection margin status[J]. *Colorectal Dis*, 2008, 10(5):479–489.

[353] Onozato Y, Kakizaki S, Ishihara H, et al. Endoscopic submucosal dissection for rectal tumors[J]. *Endoscopy*, 2007, 39(5):423–427.

[354] Sun Myint A, Grieve RJ, McDonald AC, et al. Combined modality treatment of early rectal cancer: the UK experience[J]. *Clin Oncol (R Coll Radiol)*, 2007, 19(9):674–681.

[355] 陈林昊，林达佳，黄良祥等．肠梗阻导管在左半结肠癌及直肠癌治疗中的应用 [J]. 中华胃肠外科杂志，2013, 16(11):1113–1114.

[356] 尚培中，贾国洪，苗建军等．记忆金属支架与植入用缓释氟尿嘧啶联合治疗晚期梗阻性直肠癌 [J]. 中国现代普通外科进展，2010, 13(11):871–873, 883.

[357] 武林枫，刘连新，薛东波等．结直肠癌合并急性肠梗阻的外科治疗 [J]. 中华胃肠外科杂志，2005, 8(1):41–42.

[358] 吴孟超，吴在德．黄家驷外科学 [M]. 7 版．北京：人民卫生出版社，2008.

[359] Hadj M A, Ricco C, Pinon A, et al. A Promising Approach to Target Colorectal Cancer Using Hybrid Triarylmethanes[J]. *ChemMedChem*, 2024:e202400151.

[360] Haghi N A, Jalilian S, Ahmadi A K, et al. A new evaluation of the rearranged non-coding control region of JC virus in patients with colorectal cancer[J]. *BMC Cancer*, 2024, 24(1):1001.

[361] Han F, Xu Y, Li X, et al. Clinicopathological features and prognosis analysis of proximal colonic mucinous adenocarcinoma[J]. *Sci Rep*, 2024, 14(1):18682.

[362] Hashash J G, Hartman D J. Inflammatory cells implicated in neoplasia development in idiopathic inflammatory bowel disease[J]. *Cell Immunol*, 2019, 343:103720.

[363] Hayashi N, Ono M, Fukada I, et al. Addressing the knowledge gap in the genomic landscape and tailored therapeutic approaches to adolescent and young adult cancers[J]. *ESMO Open*, 2024, 9(8):103659.

[364] He J, Qiu Z, Fan J, et al. Drug tolerant persister cell plasticity in cancer: A revolutionary strategy for more effective anticancer therapies[J]. *Signal Transduct Target Ther*, 2024, 9(1):209.

[365] Helgestad A, Larsen M B, Njor S, et al. Increasing coverage in cervical and colorectal cancer screening by leveraging attendance at breast cancer screening: A cluster-randomised, crossover trial[J]. *PLoS Med*, 2024, 21(8):e1004431.

[366] Ferlay J, Shin HR, Bray F, et al.Estimates of worldwide burden of cancer in 2008:GLOBOCAN 2008[J].*Int J Cancer*, 2010, 127(12):2893–2917.

[367] Hung H Y, Huang S H, Tsai T Y, et al. Comparative analysis of short- and long-term outcomes in laparoscopic versus open surgery for colorectal cancer patients undergoing hemodialysis[J]. *Langenbecks Arch Surg*, 2024, 409(1):250.

[368] Huynh F, Mclean C, Smith M. Localized lymphoid hyperplasia of the spleen mimicking metastatic colorectal adenocarcinoma[J]. *ANZ J Surg*, 2019, 89(10):1330–1332.

[369] 顾晋，赵军．直肠癌术后局部复发诊治临床路径 [J]. 中国实用外科杂志，2011, 31(4):277–280.

[370] Ou JJ, Jao SW, Wu CC, et al.Results and predictive factors of surgery for locally recurrent rectal cancer[J]. *J Soc Colon Rectal Surgeon*, 2008, 19(2):47–56.

[371] Hansen MH, Balteskard L, Dorum LM, et al. Locally recurrent rectal cancer in Norway[J]. *Br J Surg*, 2009, 96(10):1176–1182.

[372] Dozois EJ, Privitera A, Holubar SD, et al. High sacrectomy for locally recurrent rectal cancer: Can long-term survival be achieved?[J] *J Surg Oncol*, 2011, 103(2):105–109.

[373] Jo Y S, Kim M S, Yoo N J, et al. Intratumoral Heterogeneity for Inactivating Frameshift Mutation of CYB5R2 Gene in Colorectal Cancers[J]. *Pathol Oncol Res*, 2020, 26(1):585–586.

[374] Joseph A M, Ahmed A, Goc J, et al. RIPK3 and Caspase-8 interpret cytokine signals to regulate ILC3 survival in the gut[J]. *Mucosal Immunol*, 2024.

[375] Karimi S, Abdi A, Khatony A, et al. Epidemiology of Colorectal Cancer and the Risk Factors in Kermanshah Province-Iran 2009–2014[J]. *J Gastrointest Cancer*, 2019, 50(4):740–743.

[376] Kasindi D, Lewin M, Jain R. Metastatic Fallopian Tube Cancer Detected During Colonoscopy[J]. *Clin Gastroenterol Hepatol*, 2019, 17(11):A16.

[377] Heriot AG, Byrne CM, Lee P, et al. Extended radical resection: the choice for locally recurrent rectal cancer[J]. *Dis Colon Rectum*, 2008, 51(3):284–291.

[378] Saltz LB, Clarke S, et al. Bevacizumab in combination with oxaliplatin-based chemotherapy as first-line therapy in metastatic colorectal cancer: a randomized phase III study[J]. *J Clin Oncol*, 2008, 26(12):2013.

[379] Bokemeyer C, Bondarenko I, Makhson A, et al. Fluorouracil, leucovorin, and oxaliplatin with and without cetuximab in the first-line treatment of metastatic colorectal cancer[J]. *J Clin Oncol*, 2009, 27(5):663.

[380] 李世拥．实用结直肠癌外科学 [M]. 北京：人民卫生出版社，2012:357–365.

[381] Gall TM, Basyouny M, Frampton AE, Darzi A, Ziprin P, Dawson P, Paraskeva P, Habib NA, Spalding DR, Cleator S, Lowdell C, Jiao LR. Neoadjuvant chemotherapy and primary-first approach for rectal cancer with synchronous liver metastases[J]. *Colorectal Dis*. 2014 Jun;16(6):197–205.

[382] Sourrouille I, Mordant P, Maggiori L, Dokmak S, Lesèche G, Panis Y, Belghiti J, Castier Y. Long-term survival after hepatic and pulmonary resection of colorectal cancer metastases[J]. *J Surg Oncol*. 2013 Sep;108(4):220–224.

[383] Khorshid S S, Alizadeh F, Lotfi M, et al. Recent advances in CRISPR-Cas systems for colorectal cancer research and therapeutics[J]. *Expert Rev Mol*

Diagn, 2024:1–26.
[384] Kim J, Wang H, Young L, et al. An Examination of Multilevel Factors Influencing Colorectal Cancer Screening in Primary Care Accountable Care Organization Settings: A Mixed-Methods Study[J]. *J Public Health Manag Pract*, 2019, 25(6):562–570.
[385] Kim M J, Kim S M, Jung H A, et al. Efficacy and safety of cisplatin and weekly docetaxel in patients with recurrent or metastatic squamous cell carcinoma of the head and neck[J]. *Korean J Intern Med*, 2019, 34(5):1107–1115.
[386] Kim M S, Kim D, Kim J R. Stage-Dependent Gene Expression Profiling in Colorectal Cancer[J]. *IEEE/ACM Trans Comput Biol Bioinform*, 2019, 16(5):1685–1692.
[387] Kim N H, Park J H, Park D I, et al. Age at menarche and risk of colorectal adenoma[J]. *Korean J Intern Med*, 2019, 34(5):998–1007.
[388] Nash GM, Weiser MR, Guillem JG, Temple LK, Shia J, Gonen M, Wong WD, Paty PB. Long-term survival after transanal excision of T1 rectal cancer[J]. *Dis Colon Rectum*. 2009 Apr;52(4):577–582.
[389] Gunderson LL, Sargent DJ, Tepper JE, Wolmark N, O'Connell MJ, Begovic M, Allmer C, Colangelo L, Smalley SR, Haller DG, Martenson JA, Mayer RJ, Rich TA, Ajani JA, MacDonald JS, Willett CG, Goldberg RM. Impact of T and N stage and treatment on survival and relapse in adjuvant rectal cancer: a pooled analysis[J]. *J Clin Oncol*. 2004 May 15;22(10):1785–1796.
[390] Lee J H, An C H, Kim M S, et al. Intratumoral Heterogeneity of RPL22 Frameshift Mutation in Colorectal Cancers[J]. *Pathol Oncol Res*, 2020, 26(1):587–588.
[391] Lee L, de Lacy B, Gomez R M, et al. A Multicenter Matched Comparison of Transanal and Robotic Total Mesorectal Excision for Mid and Low-rectal Adenocarcinoma[J]. *Ann Surg*, 2019, 270(6):1110–1116.
[392] 中国 CSCO 胃肠间质瘤专家委员会 . 中国胃肠间质瘤诊断治疗共识 (2013 年版)[J]. 中华胃肠外科杂志 2014;17 (4):393–398.
[393] von Mehren M, Randall RL, Benjamin RS, et al. Gastrointestinal stromal tumors, version 2.2014 [J]. *Journal of the National Comprehensive Cancer Network : JNCCN* 2014;12(6):853–862.
[394] Miettinen M, Lasota J. Histopathology of gastrointestinal stromal tumor [J]. *Journal of surgical oncology* 2011;104(8):865–873.
[395] 杜长征 , 顾晋 . 肛门部鳞状细胞癌的诊断与治疗 —— 解读美国结直肠外科医师协会实践指南 [J]. 中国实用外科杂志 , 2013, 1:6–9.
[396] NCCN2013 guideline NCCN.The NCCN anal cancer clinical practice guidelines in oncology (version 2.2013)[EB/OL]. *Fort Washington: NCCN*, 2013.
[397] 顾晋 , 高兆亚 . 肛管癌治疗方式的选择 [J]. 临床外科杂志 , 2014, 01:24–28
[398] 钱军 , 江滨 . 肛管癌的诊疗现状 [J]. 新医学 , 2014, 03:152–156.
[399] 刘正 , 王贵玉 , 王锡山 . 肛管癌治疗的策略及新进展 [J]. 肿瘤研究与临床 , 2010, 07(22):443–446.
[400] Bosman FT, Carneiro F, Hruban RH, et al.WHO classification of tumours of the digestive system[M].Lyon:IARC, 2010.
[401] Talbot IC, Burt R, Jarvinen H, et al. *Familial Adenomatous Polyposis. In:The International Agency for Research on Cancer.Bosman FT*, Carneiro F, Hruban RH, et al eds.WHO Classification of Tumors of the Digestive System[M]. 4th ed.Lyon:WHO Press, 2010:120.
[402] Esaki M, Matsumoto T, Fuyuno Y, , et al.Giant inflammatory polyposis of the cecum ith repeated intussusception in ulcerative colitis:report of a case[J]. *Am J Gastroenterol*.2009;104(11):2873–2874.
[403] 郑树 , 张苏展 , 蔡善荣 , 等。大肠癌筛查方案及其实践 [J]. 中国肿瘤 , 2009, 18(9):700–704.
[404] East JE, Saunders BP, Jass JR. Sporadic and syndromic hyperplastic polyps and serrated adenomas of the colon:classification, molecular genetics, natural history, and clinical management[J]. *Gastroenterology Clinics of North America*, 2008, (01):25–46.
[405] Lieberman DA.Rex DK.Wiawer SJ.et al.Guidelines for colonoscopy surveillance after screening and polypectomy:a consensus update by the US Multi-Society Task Force on Colorectal Cancer[J].*Gastromenterology*, 2012, 143(3):844–857.
[406] Liu M, Du K, Jiang B, et al. High Expression of PhospholipaseD2 Induced by Hypoxia Promotes Proliferation of Colon Cancer Cells through Activating NF- κ Bp65 Signaling Pathway[J]. *Pathol Oncol Res*, 2020, 26(1):281–290.
[407] Lofters A, Chaudhry M, Slater M, et al. Preventive care among primary care patients living with spinal cord injury[J]. *J Spinal Cord Med*, 2019, 42(6):702–708.
[408] Chen HM, Fang JY.Genetics of the hamartomatous polyposis syndromes:a molecular review[J]. *Int J Colorectal Dis*.2009;24:865–874.
[409] Landeras LA, AslamR, Yee J.Viryual colonoscopy:technique and accuracy[J]. *Radiol Clin North Am*.2007;45:333–345.
[410] Chan AT, Giovannucci EL, Meyerhardt JA, et al.Aspirin dose and duration of use and risk of colorectal cancer in men[J].*Gastroenterology*, 2008, 134(1):21–28.
[411] Dube C, Rostom A, Lewin G, et al.US.Preventive Services Task Force. The use of aspirin for primary prevention of colorectal cancer:a systematic review prepared for the US.Preventive Services Task Force[J].*Ann Intern Med*, 2007, 146(5):365–375.
[412] Miao G, Liu L, Liu J, et al. Arterial Mucosal Linear Enhancement at Contrast-enhanced MRI to Exclude Residual Tumor after Neoadjuvant Chemotherapy and Radiation Therapy for Rectal Cancer[J]. *Radiology*, 2024, 312(2):e232713.
[413] Milenković-Grišić A M, Hayes S, Farrell C, et al. Model-informed Evidence for Clinical Non-inferiority of Every-2-Weeks Versus Standard Weekly Dosing Schedule of Cetuximab in Metastatic Colorectal Cancer[J]. *Clin Pharmacol Ther*, 2024.
[414] Miles D G, Harting M T, Saunders T E, et al. Obstructing colon mass in the setting of intestinal non-rotation[J]. *ANZ J Surg*, 2019, 89(10):1327–1329.
[415] Mohamed A H, Said N M. Immunohistochemical Expression of Fatty Acid Synthase and Vascular Endothelial Growth Factor in Primary Colorectal Cancer: a Clinicopathological Study[J]. *J Gastrointest Cancer*, 2019, 50(3):485–492.
[416] Brooks DD, Winawer SJ, Rex DK, et al.Colonosopy surveillance after polypectomy and colorectal cancer reseotion[J] *Americ-an Fam Physician*.2008;77:995–1002
[417] Ngamruengphong S, Boardman LA, Heigh RI, et al. Gastric adenomas in familial adenomatous polyposis are common, but subtle, and have a benign course[J]. *Hered Cancer Clin Pract*, 2014, 12(1):4.
[418] Vasiliadisl K, Papavasiliou C, Pervana S , et al. Acute pancreatitis as the initial manifestation of an adenocarcinoma of the major duodenal papilla in a patient with familial adenomatous polyposis syndrome: a case report and literature review[J]. *Acta Chir Belg*. 2013, 113(6):463–467.
[419] Septer S, Slowik V, Morgan R , et al. Thyroid cancer complicating familial adenomatous polyposis: mutation spectrum of at-risk individuals[J]. *Hered Cancer Clin Pract*, 2013, 11(1):13.
[420] Kim HJ, Choi GS, Park JS, et al. Early postoperative and long-term oncological outcomes of laparoscopic treatment for patients with familial adenomatous polyposis [J]. *J Korean Surg Soc*, 2012, 83(5):288–297.
[421] Smith JC, Schäffer MW, Ballard BR, et al. Adenocarcinomas After Prophylactic Surgery For Familial Adenomatous Polyposis[J]. *J Cancer Ther*, 2013, 4(1):260–270.
[422] Durno CA, Wong J, Berk T, et al. Quality of life and functional outcome for individuals who underwent very early colectomy for familial adenomatous polyposis[J]. *Dis Colon Rectum*, 2012, 55(4):436–443.
[423] Heikens JT, Gooszen HG, Teepen JL, , et al. The ileo neo rectal anastomosis: long-term results of surgical innovation in patients after ulcerative colitis and familial adenomatous polyposis [J]. *Int J Colorectal Dis*, 2013, 28(1):111–118.
[424] Koskenvuo L, Renkonen-Sinisalo L, Järvinen HJ, et al. Risk of cancer and secondary proctectomy after colectomy and ileorectal anastomosis in familial adenomatous polyposis [J]. *Int J Colorectal Dis*, 2014, 29(2): 225–230.
[425] Boostrom SY, Mathis KL, Pendlimari R, et al. Risk of neoplastic change in ileal pouches in familial adenomatous polyposis[J]. *J Gastrointest Surg*, 2013, 17(10):1804–1808.
[426] Vitellaro M, Sala P, Signoroni S, et al. Risk of desmoid tumours after open and laparoscopic colectomy in patients with familial adenomatous polyposis [J]. *Br J Surg*, 2014, 101(5):558–565.
[427] Warrier SK, Kalady MF. Familial adenomatous polyposis: challenges and pitfalls of surgical treatment[J]. *Clin Colon Rectal Surg*, 2012 , 25(2): 83–89.

[428] Barrow P, Khan M, Lalloo F, et al. Systematic review of the impact of registration and screening on colorectal cancer incidence and mortality in familial adenomatous polyposis and Lynch syndrome [J]. *Br J Surg*, 2013, 100(13):1719–1731.

[429] Oberg K. Neuroendocrine tumors (NETs): historical overview and epidemiology[J]. *Tumori*. 2010;96(5):797–801.

[430] Yao JC, Hassan M, Phan A, Dagohoy C, Leary C, Mares JE, et al. One hundred years after "carcinoid": epidemiology of and prognostic factors for neuroendocrine tumors in 35, 825 cases in the United States[J]. *Journal of clinical oncology : official journal of the American Society of Clinical Oncology*. 2008;26(18):3063–3072.

[431] Ngien A, Jiang S. Online cancer information seeking and colorectal cancer screening in China: Considering threat and coping Appraisals, and cancer fatalism[J]. *Prev Med Rep*, 2024, 45:102824.

[432] Nozawa H, Sakamoto A, Murono K, et al. Feasibility and outcomes of robotic sphincter-preserving surgery for rectal cancer after neoadjuvant treatment in patients with preexisting colostomy[J]. *Tech Coloproctol*, 2024, 28(1):102.

[433] Oetelaar G S, Lim C K, Heng H G, et al. Ultrasonographic features of colonic B-cell lymphoma with mesenteric lymphomatosis in a cat[J]. *Vet Radiol Ultrasound*, 2020, 61(6):E60–E63.

[434] Ofosu A, Ramai D, Kurtz L E, et al. Metastatic Hepatocellular Carcinoma into the Transverse Colon[J]. *J Gastrointest Cancer*, 2019, 50(3):644–646.

[435] 张思维，雷正龙，李光琳，等．中国肿瘤登记地区 2006 年肿瘤发病和死亡资料分析 [J]. 中国肿瘤．2010, 19(6):356–365.

[436] 陈勇，郝凯，尚英杰，等．胃肠道淋巴瘤的 CT 影响表现 [J]. 医学影像学杂志．2012, 22(4):578–580.

[437] 王志学，吴涛，韩大正，等．原发性胃肠道淋巴瘤多层螺旋 CT 表现 [J]. 中国医学影像学杂志．2012, 20(8):587–589.

[438] Martín-Jiménez A J, Aragón-Domínguez V, Trouillhet-Manso I, et al. Abdominal mass as a manifestation of mesothelioma[J]. *Postgrad Med J*, 2018, 94(1116):604.

[439] Sugarbaker P H. Peritoneal Metastases from Gastrointestinal Cancer[J]. *Curr Oncol Rep*, 2018, 20(8):62.

[440] Quispel-Janssen J, van der Noort V, de Vries J F, et al. Programmed Death 1 Blockade With Nivolumab in Patients With Recurrent Malignant Pleural Mesothelioma[J]. *J Thorac Oncol*, 2018, 13(10):1569–1576.

[441] Mutti L, Peikert T, Robinson B, et al. Scientific Advances and New Frontiers in Mesothelioma Therapeutics[J]. *J Thorac Oncol*, 2018, 13(9):1269–1283.

[442] de la Torre J, Banerjee S, Baumgartner J, et al. Tumor Symbiosis: Gastrointestinal Stromal Tumor as a Host for Primary Peritoneal Mesothelioma[J]. *J Gastrointest Surg*, 2019, 23(4):879–881.

[443] Lee M K, Yost K J, Pierson K E, et al. Patient-reported outcome domains for the esophageal CONDUIT report card: a prospective trial to establish domains[J]. *Health Qual Life Outcomes*, 2018, 16(1):197.

[444] 刘新光．消化系统恶性肿瘤的临床与研究 [J]. 实用医院临床杂志．2011, 8(1): 7–8.

[445] 宁建文，季峰，王丽君，等．265 例胃肠道间叶源性肿瘤的临床病理特征及超声内镜诊断价值 [J]. 中华消化杂志，2006, 26 (6) :381–385.

[446] Yu Y, Ryan B M, Thomas A, et al. Elevated Serum Megakaryocyte Potentiating Factor as a Predictor of Poor Survival in Patients with Mesothelioma and Primary Lung Cancer[J]. *J Appl Lab Med*, 2018, 3(2):166–177.

[447] COSA's 45th Annual Scientific Meeting, Mesothelioma and Gastro-Intestinal Cancers: Technology and Genomics, 13–15 November 2018, Perth Convention and Exhibition Centre, Perth, Western Australia[J]. *Asia Pac J Clin Oncol*, 2018, 14 Suppl 7:50–202.

[448] Sugarbaker P H. Update on the management of malignant peritoneal mesothelioma[J]. *Transl Lung Cancer Res*, 2018, 7(5):599–608.

[449] Letica-Kriegel A S, Leinwand J C, Sonett J R, et al. 50 Patients with Malignant Mesothelioma of Both the Pleura and Peritoneum: A Single-Institution Experience[J]. *Ann Surg Oncol*, 2020, 27(1):205–213.

[450] Nagata Y, Sawada R, Takashima A, et al. Efficacy and safety of pemetrexed plus cisplatin as first-line chemotherapy in advanced malignant peritoneal mesothelioma[J]. *Jpn J Clin Oncol*, 2019, 49(11):1004–1008.

[451] 王志强，王杉，叶颖江等。胃肠间叶源性肿瘤 210 例临床病理级免疫组织化学分析 [J]. 中华胃肠外科杂志，2007, 10(1):11–16.

[452] JElliot Carter, Javier A Laurini. Isolated intestinal neurofibromatous proliferations in the absence of associated systemic syndromes[J]. *World J Gastroenterol*, 2008, 14(42):6569–6571.

[453] Snyder RA, Harris E, Hansen EN, et al. Gastric schwannoma[J]. *Am Surg* 2008, 74(8):753–756.

[454] 伍健，王景美，孟凡青等．胃肠道神经鞘瘤 16 例临床病理特征 [J]. 临床与实验病理学杂志 2011, 27(3):307–310.

[455] Abe N, Takeuchi H, Yanagida O, et al. Endoscopic full-thickness resection with laparoscopic assistance as hybrid NOTES for gastric submucosal tumor[J]. *Surg Endosc* 2009, 23(8):1908–1913.

[456] 魏志梧，白喜林．不典型阑尾炎的诊断 [J]. 实用医技杂志，2008, 15: 2714–2715.

[457] Ng S, Fleming FJ, Drumm J, Waldron D, Grace PA. Current trends in the management of acute appendicitis[J]. *Ir J Med*, 2008, 177: 121–125.

[458] 林凌，许焕建．LigaSure 血管闭合系统在腹腔镜阑尾切除术中的应用 [J]. 实用医学杂志，2009, 25(2): 251–252.

[459] 江涛，周旭坤，李平，等．腹腔镜阑尾切除术 368 例报告 [J]. 中国微创外科杂志，2006, 6(3): 193–194.

[460] 刘学亮，薛运章，王守利．腹腔镜阑尾切除术中开腹手术技术的应用 [J]. 山东医药，2010, 10(2): 1052–1053.

[461] Meltzer J A, Kunkov S, Chao J H, et al. Association of Delay in Appendectomy With Perforation in Children With Appendicitis[J]. *Pediatr Emerg Care*, 2019, 35(1):45–49.

[462] Mizumoto R, Cristaudo A T, Lai N K, et al. Dilemma of mucosal appendicitis: a clinico-pathological entity? A retrospective cohort study[J]. *ANZ J Surg*, 2018, 88(4):E284–E288.

[463] Mercurio D C, Scace C, Shah B, et al. Abdominal Pain Caused by a Potentially Fatal Attraction[J]. *Pediatr Emerg Care*, 2018, 34(11):e211–e213.

[464] Alizadeh S, Ghazavi A, Ganji A, et al. Diagnostic Value of High-Mobility Group Box 1 (HMGB1) Protein in Acute and Perforated Appendicitis[J]. *J Invest Surg*, 2018, 31(1):9–13.

[465] Nielsen J W, Abel S A, Kenney B. Streptococcal Pharyngitis and Appendicitis in Children[J]. *Clin Pediatr (Phila)*, 2018, 57(1):36–39.

[466] Hiramatsu K, Toda S, Tate T, et al. Can laparoscopic appendectomy be safely performed by surgical residents without prior experience of open appendectomy?[J]. *Asian J Surg*, 2018, 41(3):270–273.

[467] Gaskill C E, Simianu V V, Carnell J, et al. Use of Computed Tomography to Determine Perforation in Patients With Acute Appendicitis[J]. *Curr Probl Diagn Radiol*, 2018, 47(1):6–9.

[468] Zhou X, Tang G, Ye Y, et al. Acute appendicitis caused by Schistosoma japonicum[J]. *J Infect Public Health*, 2018, 11(1):143–144.

[469] Shin D H, Cho Y S, Kim Y S, et al. Delta neutrophil index: A reliable marker to differentiate perforated appendicitis from non-perforated appendicitis in the elderly[J]. *J Clin Lab Anal*, 2018, 32(1).

[470] Prada A M, Salgado B A, Montero S M, et al. [Appendicitis versus non-specific acute abdominal pain: Paediatric Appendicitis Score evaluation] [J]. An Pediatr (Engl Ed), 2018, 88(1):32–38.

[471] Hosseini SV, Haghbeen M, et al. The therapeutic value of elective laparoscopic appendectomy jn the management of chronic abdominal pain[J]. *Saudi Med J*, 2005, 26: 1482–1483.

[472] Hörmann M, Scharitzer M, Stadler A, Pokieser P, Puig S, Helbich T. Ultrasound of the appendix in children: is the child too obese?[J] *Eur Radiol*, 2003, 13: 1428–1431.

[473] Hill BC, Johnson SC, Owens EK, el al. CT scan for suspected acute abdominal process: impact of combinations of IV, oral, and rectal contrast[J]. *World J Surg*, 2010, 34(4): 699–703.

[474] 张玉兰．阑尾炎围术期的护理干预探讨 [J]. 吉林医学，2012, 33(12): 2634.

[475] Swaid F, Kirshon M, Hebron D, et al. Surgical drains: what is still unlearned in everyday practice?[J]. *ANZ J Surg*, 2018, 88(5):E471–E472.

[476] Tayaran A, Boccola M A, Vanyai J. Preperitoneal abscess secondary to a retained appendicolith: an uncommon complication in an uncommon location[J]. *ANZ J Surg*, 2018, 88(6):648–649.

[477] Uçar M G, 0lhan T T, Kebapçılar A, et al. An extremely rare case of complicated appendicitis: in utero appendix with fistula formation[J]. *ANZ J Surg*, 2018, 88(6):E552–E553.

[478] Kevric J, Ashour M, Sarkar A. De Garengeot hernia at a country

hospital[J]. *ANZ J Surg*, 2018, 88(9):930–931.
[479] Yackey K J, Rominger A H. Are We Adequately Treating Pain in Children Who Present to US Emergency Departments?: Factors That Contribute to Pain Treatment in Pediatric Patients[J]. *Pediatr Emerg Care*, 2018, 34(1):42–46.
[480] Doniger S J, Kornblith A. Point-of-Care Ultrasound Integrated Into a Staged Diagnostic Algorithm for Pediatric Appendicitis[J]. *Pediatr Emerg Care*, 2018, 34(2):109–115.
[481] Gupta R. Inflammatory myofibroblastic tumour: biology?[J]. *ANZ J Surg*, 2018, 88(10):E734–E735.
[482] Dayawansa N H, Segan J, Yao H, et al. Incidence of normal white cell count and C-reactive protein in adults with acute appendicitis[J]. *ANZ J Surg*, 2018, 88(6):E539–E543.
[483] Li J, Pryor S, Choi B, et al. Profile of Interfacility Emergency Department Transfers: Transferring Medical Providers and Reasons for Transfer[J]. *Pediatr Emerg Care*, 2019, 35(1):38–44.
[484] Kocic M, Djuricic S M, Djordjevic M, et al. Appendiceal involvement in a patient with Gaucher disease[J]. *Blood Cells Mol Dis*, 2018, 68:109–111.
[485] Hendrickson M A, Wey A R, Gaillard P R, et al. Implementation of an Electronic Clinical Decision Support Tool for Pediatric Appendicitis Within a Hospital Network[J]. *Pediatr Emerg Care*, 2018, 34(1):10–16.
[486] Phan D, Hong M K, Morgan M J. Appendiceal intussusception causing appendicitis[J]. *ANZ J Surg*, 2018, 88(12):E851–E852.
[487] Castillo-González A, Ramírez-Ramírez M M, Solís-Téllez H, et al. Acute appendicitis in a patient with intestinal malrotation[J]. *Rev Gastroenterol* Mex (Engl Ed), 2018, 83(3):356–358.
[488] Litz C N, Ciesla D J, Danielson P D, et al. Effect of hospital type on the treatment of acute appendicitis in teenagers[J]. *J Pediatr Surg*, 2018, 53(3):446–448.
[489] Sun F, Wang H, Zhang F, et al. Copious Irrigation Versus Suction Alone During Laparoscopic Appendectomy for Complicated Appendicitis in Adults[J]. *J Invest Surg*, 2018, 31(4):342–346.
[490] Mikaere H, Zeng I, Lauti M, et al. Derivation and validation of the APPEND score: an acute appendicitis clinical prediction rule[J]. *ANZ J Surg*, 2018, 88(4):E303–E307.
[491] Litz C N, Asuncion J B, Danielson P D, et al. Timing of antimicrobial prophylaxis and infectious complications in pediatric patients undergoing appendectomy[J]. *J Pediatr Surg*, 2018, 53(3):449–451.
[492] Gerbier P, Binet A, Etancelin M, et al. Sonography of suspected acute appendicitis in children: Evaluation of the progress in performance of senior residents[J]. *J Pediatr Surg*, 2018, 53(4):620–624.
[493] Parikh P P, Tashiro J, Wagenaar A E, et al. Looped suture versus stapler device in pediatric laparoscopic appendectomy: a comparative outcomes and intraoperative cost analysis[J]. *J Pediatr Surg*, 2018, 53(4):616–619.
[494] Bonadio W, Shahid S, Vardi L, et al. A pre-operative clinical scoring system to distinguish perforation risk with pediatric appendicitis[J]. *J Pediatr Surg*, 2018, 53(3):441–445.
[495] Sobnach S, Ede C, Van Der Linde G, et al. A retrospective evaluation of the Modified Alvarado Score for the diagnosis of acute appendicitis in HIV-infected patients[J]. *Eur J Trauma Emerg Surg*, 2018, 44(2):259–263.
[496] Cummings J H, Engineer A. Denis Burkitt and the origins of the dietary fibre hypothesis[J]. *Nutr Res Rev*, 2018, 31(1):1–15.
[497] Niiniviita H, Salminen P, Grönroos J M, et al. LOW-DOSE CT PROTOCOL OPTIMIZATION FOR THE ASSESSMENT OF ACUTE APPENDICITIS: THE OPTICAP PHANTOM STUDY[J]. *Radiat Prot Dosimetry*, 2018, 178(1):20–28.
[498] 王玉芳，欧阳钦，胡仁伟，温忠慧．炎症性肠病流行病学研究进展 [J]. 胃肠病学．2013., (1): 48–51.
[499] 刘占举．导言：炎症性肠病病理生理发病基础与临床内科治疗 [J]. 医学与哲学 (B). 2013, (4): 6.
[500] Khor B, Gardet A, Xavier RJ. Genetics and pathogenesis of inflammatory bowel disease[J]. *Nature*. 2011. 474(7351): 307–17.
[501] Ooi CJ, Fock KM, Makharia GK, et al. The Asia-Pacific consensus on ulcerative colitis[J]. *J Gastroenterol Hepatol*. 2010, 25(3): 453–68.
[502] 胡品津，钱家鸣，吴开春，冉志华．我国炎症性肠病诊断与治疗的共识意见 (2012 年·广州)[J]. 内科理论与实践．2013, (1): 61–75.
[503] 薛玲，叶子茵．炎症性肠病诊断与治疗的共识意见 (2012 年·广州) 病理诊断部分解读 [J]. 胃肠病学．2012., (12): 733–735.
[504] 谭蓓，钱家鸣．炎症性肠病中的黏膜愈合 [J]. 医学研究杂志．2011, (9): 6–9.
[505] 朱维铭．炎症性肠病的营养支持治疗 [J]. 肠外与肠内营养．2011, (4): 193–195.
[506] 黎介寿．认识 Crohn 病的特性 [J]. 中国实用外科杂志．2013, (7): 535–537.
[507] 朱维铭．炎症性肠病的手术时机 [J]. 胃肠病学．2012, (12): 746–749.
[508] 杨晓，邱辉忠，林国乐，吴斌．从外科角度思考溃疡性结肠炎治疗策略 [J]. 中国实用外科杂志．2013, (7): 607–609.
[509] Hendrickson M A, Wey A R, Gaillard P R, et al. Implementation of an Electronic Clinical Decision Support Tool for Pediatric Appendicitis Within a Hospital Network[J]. *Pediatr Emerg Care*, 2018, 34(1):10–16.
[510] Phan D, Hong M K, Morgan M J. Appendiceal intussusception causing appendicitis[J]. *ANZ J Surg*, 2018, 88(12):E851–E852.
[511] Castillo-González A, Ramírez-Ramírez M M, Solís-Téllez H, et al. Acute appendicitis in a patient with intestinal malrotation[J]. *Rev Gastroenterol Mex (Engl Ed)*, 2018, 83(3):356–358.
[512] Litz C N, Ciesla D J, Danielson P D, et al. Effect of hospital type on the treatment of acute appendicitis in teenagers[J]. *J Pediatr Surg*, 2018, 53(3):446–448.
[513] Sun F, Wang H, Zhang F, et al. Copious Irrigation Versus Suction Alone During Laparoscopic Appendectomy for Complicated Appendicitis in Adults[J]. *J Invest Surg*, 2018, 31(4):342–346.
[514] Mikaere H, Zeng I, Lauti M, et al. Derivation and validation of the APPEND score: an acute appendicitis clinical prediction rule[J]. *ANZ J Surg*, 2018, 88(4):E303–E307.
[515] Litz C N, Asuncion J B, Danielson P D, et al. Timing of antimicrobial prophylaxis and infectious complications in pediatric patients undergoing appendectomy[J]. *J Pediatr Surg*, 2018, 53(3):449–451.
[516] Gerbier P, Binet A, Etancelin M, et al. Sonography of suspected acute appendicitis in children: Evaluation of the progress in performance of senior residents[J]. *J Pediatr Surg*, 2018, 53(4):620–624.
[517] Parikh P P, Tashiro J, Wagenaar A E, et al. Looped suture versus stapler device in pediatric laparoscopic appendectomy: a comparative outcomes and intraoperative cost analysis[J]. *J Pediatr Surg*, 2018, 53(4):616–619.
[518] Bonadio W, Shahid S, Vardi L, et al. A pre-operative clinical scoring system to distinguish perforation risk with pediatric appendicitis[J]. *J Pediatr Surg*, 2018, 53(3):441–445.
[519] Sobnach S, Ede C, Van Der Linde G, et al. A retrospective evaluation of the Modified Alvarado Score for the diagnosis of acute appendicitis in HIV-infected patients[J]. *Eur J Trauma Emerg Surg*, 2018, 44(2):259–263.
[520] Cummings J H, Engineer A. Denis Burkitt and the origins of the dietary fibre hypothesis[J]. *Nutr Res Rev*, 2018, 31(1):1–15.
[521] Niiniviita H, Salminen P, Grönroos J M, et al. LOW-DOSE CT PROTOCOL OPTIMIZATION FOR THE ASSESSMENT OF ACUTE APPENDICITIS: THE OPTICAP PHANTOM STUDY[J]. *Radiat Prot Dosimetry*, 2018, 178(1):20–28.
[522] Bernstein CN, Ng SC, Lakatos PL, Moum B, Loftus EV Jr. A review of mortality and surgery in ulcerative colitis: milestones of the seriousness of the disease[J]. *Inflamm Bowel Dis*. 2013. 19(9): 2001–2010.
[523] 李宁，朱维铭，左芦根．应用损伤控制外科理念指导 Crohn 病的外科治疗 [J]. 中华胃肠外科杂志．2013, 16(4): 308–310.
[524] Ott C, Obermeier F, Thieler S, et al. The incidence of inflammatory bowel disease in a rural region of Southern Germany: a prospective population-based study[J]. *Eur J Gastroenterol Hepatol*. 2008, 20(9): 917–923.
[525] Kappelman MD, Rifas-Shiman SL, Kleinman K, et al. The prevalence and geographic distribution of Crohn's disease and ulcerative colitis in the United States[J]. *Clin Gastroenterol Hepatol*. 2007, 5(12): 1424–1429.
[526] Wang YF, Ouyang Q, Hu RW. Progression of inflammatory bowel disease in China[J]. *J Dig Dis*. 2010, 11(2): 76–82.
[527] Yamamoto-Furusho JK. Clinical epidemiology of ulcerative colitis in Mexico: a single hospital-based study in a 20-year period (1987–2006)[J]. *J Clin Gastroenterol*. 2009, 43(3): 221–224.
[528] 郑家驹，史肖华，郭志荣．我国炎症性肠病的流行病学研究概况 [J]. 中华内科杂志．2009, 48(4): 344–345.
[529] Burisch J, Pedersen N, Cukovic-Cavka S, et al. East-West gradient in the incidence of inflammatory bowel disease in Europe: the ECCO-EpiCom inception cohort[J]. *Gut*. 2014., 63(4): 588–597.

[530] Trivedi P J, Tickle J, Vesterhus M N, et al. Vascular adhesion protein-1 is elevated in primary sclerosing cholangitis, is predictive of clinical outcome and facilitates recruitment of gut-tropic lymphocytes to liver in a substrate-dependent manner[J]. *Gut*, 2018, 67(6):1135–1145.

[531] Abelson J S, Michelassi F, Mao J, et al. Higher Surgical Morbidity for Ulcerative Colitis Patients in the Era of Biologics[J]. *Ann Surg*, 2018, 268(2):311–317.

[532] Mak L Y, Ng S C, Wong I, et al. Direct health-care cost utilization in Hong Kong inflammatory bowel disease patients in the initial 2 years following diagnosis[J]. *J Gastroenterol Hepatol*, 2018, 33(1):141–149.

[533] Kolios A, Biedermann L, Weber A, et al. Paradoxical ulcerative colitis during adalimumab treatment of psoriasis resolved by switch to ustekinumab[J]. *Br J Dermatol*, 2018, 178(2):551–555.

[534] Beltrán B, Sáez-González E, Moret I, et al. Adsorptive granulocyte/monocyte apheresis use in severe ulcerative colitis and determination of changes in plasma cytokines[J]. *J Clin Apher*, 2018, 33(1):99–103.

[535] Park J, Gessler B, Block M, et al. Complications and Morbidity associated with Loop Ileostomies in Patients with Ulcerative Colitis[J]. *Scand J Surg*, 2018, 107(1):38–42.

[536] Baraliakos X, Kivitz A J, Deodhar A A, et al. Long-term effects of interleukin-17A inhibition with secukinumab in active ankylosing spondylitis: 3-year efficacy and safety results from an extension of the Phase 3 MEASURE 1 trial[J]. *Clin Exp Rheumatol*, 2018, 36(1):50–55.

[537] Hohenberger M, Cardwell L A, Oussedik E, et al. Interleukin-17 inhibition: role in psoriasis and inflammatory bowel disease[J]. *J Dermatolog Treat*, 2018, 29(1):13–18.

[538] Ng SC, Tang W, Ching JY, et al. Incidence and phenotype of inflammatory bowel disease based on results from the Asia-pacific Crohn's and colitis epidemiology study[J]. *Gastroenterology*. 2013, 145(1): 158–165.

[539] Ng SC. Epidemiology of inflammatory bowel disease: Focus on Asia[J]. *Best Pract Res Clin Gastroenterol*. 2014., 28(3): 363–372.

[540] Goh K, Xiao SD. Inflammatory bowel disease: a survey of the epidemiology in Asia[J]. *J Dig Dis*. 2009., 10(1): 1–6.

[541] Juyal G, Prasad P, Senapati S, et al. An investigation of genome-wide studies reported susceptibility loci for ulcerative colitis shows limited replication in north Indians[J]. *PLoS One*. 2011, 6(1): 65.

[542] Bernstein CN, Wajda A, Svenson LW, et al. The epidemiology of inflammatory bowel disease in Canada: a population-based study[J]. *Am J Gastroenterol*. 2006, 101(7): 1559–1568.

[543] Zheng JJ, Zhu XS, Huangfu Z, Shi XH, Guo ZR. Prevalence and incidence rates of Crohn's disease in mainland China: a meta-analysis of 55 years of research[J]. *J Dig Dis*. 2010., 11(3): 161–166.

[544] Martin-de-Carpi J, Rodriguez A, Ramos E, Jimenez S, Martinez-Gomez MJ, Medina E. Increasing incidence of pediatric inflammatory bowel disease in Spain (1996–2009): the SPIRIT Registry[J]. *Inflamm Bowel Dis*. 2013, 19(1): 73–80.

[545] Chouraki V, Savoye G, Dauchet L, et al. The changing pattern of Crohn's disease incidence in northern France: a continuing increase in the 10- to 19-year-old age bracket (1988–2007)[J]. *Aliment Pharmacol Ther*. 2011, 33(10): 1133–1142.

[546] Chu HP, Logarajah V, Tan N, Phua KB. Paediatric inflammatory bowel disease in a multiracial Asian country[J]. *Singapore Med J*. 2013, 54(4): 201–205.

[547] Hou JK, El-Serag H, Thirumurthi S. Distribution and manifestations of inflammatory bowel disease in Asians, Hispanics, and African Americans: a systematic review[J]. *Am J Gastroenterol*. 2009, 104(8): 2100–2119.

[548] Cosnes J, Gower-Rousseau C, Seksik P, Cortot A. Epidemiology and natural history of inflammatory bowel diseases[J]. *Gastroenterology*. 2011, 140(6): 1785–1794.

[549] Prideaux L, Kamm MA, De Cruz PP, Chan FK, Ng SC. Inflammatory bowel disease in Asia: a systematic review[J]. *J Gastroenterol Hepatol*. 2012, 27(8): 1266–80.

[550] Chow DK, Leong RW, Lai LH, et al. Changes in Crohn's disease phenotype over time in the Chinese population: validation of the Montreal classification system[J]. *Inflamm Bowel Dis*. 2008, 14(4): 536–41.

[551] Spehlmann ME, Begun AZ, Burghardt J, Lepage P, Raedler A, Schreiber S. Epidemiology of inflammatory bowel disease in a German twin cohort: results of a nationwide study[J]. *Inflamm Bowel Dis*. 2008, 14(7): 968–76.

[552] Michelsen KS, Thomas LS, Taylor KD, et al. IBD-associated TL1A gene (TNFSF15) haplotypes determine increased expression of TL1A protein[J]. *PLoS One*. 2009, 4(3): e4719.

[553] Wang ZW, Ji F, Teng WJ, Yuan XG, Ye XM. Risk factors and gene polymorphisms of inflammatory bowel disease in population of Zhejiang, China[J]. *World J Gastroenterol*. 2011, 17(1): 118–122.

[554] Amre DK, D'Souza S, Morgan K, et al. Imbalances in dietary consumption of fatty acids, vegetables, and fruits are associated with risk for Crohn's disease in children[J]. *Am J Gastroenterol*. 2007, 102(9): 2016–2025.

[555] Olszak T, An D, Zeissig S, et al. Microbial exposure during early life has persistent effects on natural killer T cell function[J]. *Science*. 2012, 336(6080): 489–493.

[556] Hviid A, Svanstrom H, Frisch M. Antibiotic use and inflammatory bowel diseases in childhood[J]. *Gut*. 2011, 60(1): 49–54.

[557] Sonnenberg A, Genta RM. Low prevalence of Helicobacter pylori infection among patients with inflammatory bowel disease[J]. *Aliment Pharmacol Ther*. 2012, 35(4): 469–476.

[558] Porter CK, Tribble DR, Aliaga PA, Halvorson HA, Riddle MS. Infectious gastroenteritis and risk of developing inflammatory bowel disease[J]. *Gastroenterology*. 2008. 135(3): 781–786.

[559] Malekzadeh F, Alberti C, Nouraei M, et al. Crohn's disease and early exposure to domestic refrigeration[J]. *PLoS One*. 2009. 4(1): 4288.

[560] Chu KM, Watermeyer G, Shelly L, et al. Childhood helminth exposure is protective against inflammatory bowel disease: a case control study in South Africa[J]. *Inflamm Bowel Dis*. 2013, 19(3): 614–620.

[561] Cornish JA, Tan E, Simillis C, Clark SK, Teare J, Tekkis PP. The risk of oral contraceptives in the etiology of inflammatory bowel disease: a meta-analysis[J]. *Am J Gastroenterol*. 2008, 103(9): 2394–2400.

[562] Kaplan GG, Jackson T, Sands BE, Frisch M, Andersson RE, Korzenik J. The risk of developing Crohn's disease after an appendectomy: a meta-analysis[J]. *Am J Gastroenterol*. 2008, 103(11): 2925–2931.

[563] Kuroki T, Ohta A, Sherriff-Tadano R, et al. Imbalance in the stress-adaptation system in patients with inflammatory bowel disease[J]. *Biol Res Nurs*. 2011, 13(4): 391–398.

[564] Strober W, Asano N, Fuss I, Kitani A, Watanabe T. Cellular and molecular mechanisms underlying NOD2 risk-associated polymorphisms in Crohn's disease[J]. *Immunol Rev*. 2014. 260(1): 249–260.

[565] Corridoni D, Arseneau K, Cominelli F. Functional defects in NOD2 signaling in experimental and human Crohn Disease[J]. *Gut Microbes*. 2014, 5(3).

[566] Wang C, Yuan X, Ma E, et al. NOD2 is dispensable for ATG16L1 deficiency-mediated resistance to urinary tract infection[J]. *Autophagy*. 2014, 10(2): 331–338.

[567] Martinez C, Antolin M, Santos J, et al. Unstable composition of the fecal microbiota in ulcerative colitis during clinical remission[J]. *Am J Gastroenterol*. 2008, 103(3): 643–648.

[568] Abreu MT. The genetics and pathogenesis of inflammatory bowel disease[J]. *Gastroenterol Hepatol (N Y)*. 2013, 9(8): 521–523.

[569] Leslie WD, Miller N, Rogala L, Bernstein CN. Vitamin D status and bone density in recently diagnosed inflammatory bowel disease: the Manitoba IBD Cohort Study[J]. *Am J Gastroenterol*. 2008, 103(6): 1451–1459.

[570] Bitton A, Dobkin PL, Edwardes MD, et al. Predicting relapse in Crohn's disease: a biopsychosocial model[J]. *Gut*. 2008, 57(10): 1386–1392.

[571] Camara RJ, Schoepfer AM, Pittet V, Begre S, von KR. Mood and nonmood components of perceived stress and exacerbation of Crohn's disease[J]. *Inflamm Bowel Dis*. 2011, 17(11): 2358–2365.

[572] Szigethy EM, Youk AO, Benhayon D, et al. Depression subtypes in pediatric inflammatory bowel disease[J]. *J Pediatr Gastroenterol Nutr*. 2014, 58(5): 574–581.

[573] Di SA, Biancheri P, Rovedatti L, MacDonald TT, Corazza GR. New pathogenic paradigms in inflammatory bowel disease[J]. *Inflamm Bowel Dis*. 2012., 18(2): 368–371.

[574] Brown AC. Ulcerative colitis, Crohn's disease and irritable bowel syndrome patients need fecal transplant research and treatment[J]. *J Crohns Colitis*. 2014., 8(2): 179.

[575] Banait VS, Sandeep MS, Shetty S, et al. Hypercoagulable state in idiopathic ulcerative colitis: role of hyperhomocysteinemia and hyperfibrinogenemia[J]. *Indian J Gastroenterol*. 2008, 27(3): 94–98.

[576] Mendes FD, Levy C, Enders FB, Loftus EV Jr, Angulo P, Lindor KD. Abnormal hepatic biochemistries in patients with inflammatory bowel disease[J]. *Am J Gastroenterol.* 2007., 102(2): 344–350.

[577] Chow DK, Leong RW, Tsoi KK, et al. Long-term follow-up of ulcerative colitis in the Chinese population[J]. *Am J Gastroenterol.* 2009, 104(3): 647–654.

[578] 郑家驹 . 溃疡性结肠炎及其并发症的几种临床、内镜与病理学改变特点 [J]. 中华消化杂志 . 2012, 32(4): 279.

[579] Song E M, Lee H S, Park S H, et al. Clinical characteristics and long-term prognosis of elderly onset ulcerative colitis[J]. *J Gastroenterol Hepatol*, 2018, 33(1):172–179.

[580] Dulai P S, Siegel C A. Optimization of Drug Safety Profile in Inflammatory Bowel Disease Through a Personalized Approach[J]. *Curr Drug Targets*, 2018, 19(7):740–747.

[581] Pai R K, Geboes K. Disease activity and mucosal healing in inflammatory bowel disease: a new role for histopathology?[J]. *Virchows Arch*, 2018, 472(1):99–110.

[582] Jones I, Ramani P, Spray C, et al. How Secure Is the Diagnosis of Ulcerative Colitis in Children, Even After Colectomy?[J]. *J Pediatr Gastroenterol Nutr*, 2018, 66(1):69–72.

[583] Nomura O, Osada T, Shibuya T, et al. Efficacy of cytapheresis for remission induction and dermatological manifestations of ulcerative colitis[J]. *J Clin Apher*, 2018, 33(1):21–28.

[584] Cai J X, Barrow J, Parian A, et al. Routine Pouchoscopy Prior to Ileostomy Takedown May Not Be Necessary in Patients with Chronic Ulcerative Colitis[J]. *Dig Dis*, 2018, 36(1):72–77.

[585] Rim T H, Kim S S, Ham D I, et al. Incidence and prevalence of uveitis in South Korea: a nationwide cohort study[J]. *Br J Ophthalmol*, 2018, 102(1):79–83.

[586] Kobayashi T, Matsuoka K, Yokoyama Y, et al. A multicenter, retrospective, observational study of the clinical outcomes and risk factors for relapse of ulcerative colitis at 1 year after leukocytapheresis[J]. *J Gastroenterol*, 2018, 53(3):387–396.

[587] Shi H Y, Levy A N, Trivedi H D, et al. Ethnicity Influences Phenotype and Outcomes in Inflammatory Bowel Disease: A Systematic Review and Meta-analysis of Population-based Studies[J]. *Clin Gastroenterol Hepatol*, 2018, 16(2):190–197.

[588] Rolandsdotter H, Eberhardson M, Fagerberg U L, et al. Granulocyte and Monocyte Apheresis for Induction of Remission in Children With New-Onset Inflammatory Bowel Colitis[J]. *J Pediatr Gastroenterol Nutr*, 2018, 66(1):84–89.

[589] 中华医学会消化病学分会炎症性肠病学组 . 炎症性肠病诊断与治疗的共识意见 (2012 年 · 广州)[J]. 中华内科杂志 . 2012, 51(10): 818–831.

[590] 中华医学会消化病学分会炎症性肠病学组 . 炎症性肠病营养支持治疗专家共识 (2013· 深圳)[J]. 中华内科杂志 . 2013, 52(12): 1082–1087.

[591] Sands BE. From symptom to diagnosis: clinical distinctions among various forms of intestinal inflammation[J]. *Gastroenterology*. 2004, 126(6): 1518–1532.

[592] Mowat C, Cole A, Windsor A. Guidelines for the management of inflammatory bowel disease in adults[J]. *Gut*. 2011 , May;60(5):571–607.

[593] Terheggen G, Lanyi B, Schanz S, et al. Safety, feasibility, and tolerability of ileocolonoscopy in inflammatory bowel disease[J]. *Endoscopy* 2008, 40:656–663.

[594] Danese S, Fiocchi C. Ulcerative colitis[J]. *N Engl J Med*, 2011, 365(18):1713–1725.

[595] Gasche C, Berstad A, Befrits R. Guidelines on the diagnosis and management of iron deficiency and anemia in inflammatory bowel disease[J]. *Inflamm Bowel Dis*, 2007, 13(12):1545–1553.

[596] Kashuk JL, Moore EE, Le T. Noncitrated whole blood is optimal for evaluation of postinjury coagulopathy with point-of-care rapid thrombelastography[J]. *J Surg Res*, 2009, 156(1):133–138.

[597] Herszényi L, Tulassay Z. The role of autoantibodies in inflammatory bowel disease[J]. *Dig Dis*, 2012, 30(2) : 201–207.

[598] 中华医学会消化病学分会炎症性肠病学组 . 炎症性肠病诊断与治疗的共识意见 (2012 年 · 广州)[J]. 胃肠病学 . 2012, 17(2):763–781.

[599] 中华医学会风湿病学分会 . 白塞病诊断和治疗指南 [J]. 中华风湿病学杂志 . 2011, 15(5):345–347.

[600] Stanojevic GZ, Nestorovic MD, Brankovic BR. Primary colorectal lymphoma: An overview[J]. *World J Gastrointest Oncol*. 2011 Jan 15, 3(1):14–18.

[601] Gilroy L, Allen PB.Is there a role for vedolizumab in the treatment of ulcerative colitis and Crohn's disease?[J]. *Clin Exp Gastroenterol*. 2014 May 22;7:163–172.

[602] Sands BE, Feagan BG, Rutgeerts P. Effects of Vedolizumab Induction Therapy for Patients With Crohn's Disease in Whom Tumor Necrosis Factor Antagonist Treatment Had Failed[J]. *Gastroenterology*. 2014 , 5085(14)656–658.

[603] 中华医学会消化病学分会炎症性肠病学组 . 炎症性肠病营养支持治疗的专家共识 (2013 年 • 深圳)[J]. 中华内科杂志 . 2013, 52(12):1082–1087.

[604] Lochs H, Dejong C, Hammarqvist F. ESPEN Guidelines on Enteral Nutrition: Gastroenterology. Clin Nutr. 2006 Apr;25(2):260–274.

[605] Scribano ML, Prantera C. Use of antibiotics in the treatment of Crohn's disease[J]. *World J Gastroenterol*. 2013 Feb 7;19(5):648–653.

[606] 龚剑峰 , 朱维铭 . Crohn 病治疗方式的选择 [J]. 肠外与肠内营养 . 2008, 15(3):179–182.

[607] Mowat C, Cole A, Windsor A. Guidelines for the management of inflammatory bowel disease in adults[J]. *Gut*. 2011 May;60(5):571–607.

[608] D'Haens G. Early combined immunosuppression or conventional management in patients with newly diagnosed Crohn's disease: an open randomised trial[J]. *Lancet* 2008 371:660–667.

[609] Beaugerie L, Seksik P, Nion-Larmurier I. Predictors of Crohn's disease[J]. *Gastroenterology* 2006 130:650–656.

[610] D'Haens GR. Top-down therapy for IBD: rationale and requisite evidence[J]. *Nat Rev Gastroenterol Hepatol*. 2010 Feb;7(2):86–92.

[611] 龚剑峰 , 钮凌颖 , 虞文魁 . Crohn 病的围术期营养支持 [J]. 肠外与肠内营养 , 2009, 16(4):201–204.

[612] Sanderson IR. Growth problems in children with IBD[J]. *Nat Rev Gastroenterol Hepatol*. 2014 Jun 24.

[613] Critch J, Day AS, Otley A. Use of enteral nutrition for the control of intestinal inflammation in pediatric crohn disease[J]. *J Pediatr Gastroenterol Nutr*. 2012 Feb;54(2):298–305.

[614] Sandhu BK1, Fell JM, Beattie RM. Guidelines for the management of inflammatory bowel disease in children in the United kingdom[J]. *J Pediatr Gastroenterol Nutr*. 2010 Feb;50 Suppl 1:S1–13.

[615] Buchanan E, Gaunt WW, Cardigan T, et al. The use of exclusive enteral nutrition for induction of remission in children with Crohn's diease demonstrates that disease phenotype does not influence clinical remission[J]. *J Aliment Pharm Therap*, 2009, 30: 501–507.

[616] Denson, L. A. et al. A randomized controlled trial of growth hormone in active pediatric Crohn disease. J. Pediatr[J]. *Gastroenterol*. Nutr. 2010, 51:130–139.

[617] Wong, S. C. et al. A preliminary trial of the effect of recombinant human growth hormone on short-term linear growth and glucose homeostasis in children with Crohn's disease[J]. *Clin. Endocrinol. (Oxf.)* 2011, 74:599–607.

[618] Issa M, Binion DG. Bowel rest and nutrition therapy in the management of active Crohn's disease[J]. *Nutr Clin Pract*. 2008 Jun-Jul;23(3):299–308.

[619] Kirkland LL, Kashiwagi DT, Brantley S. Nutrition in the hospitalized patient[J]. *J Hosp Med*. 2013 Jan;8(1):52–58.

[620] Abhyankar A, Ham M, Moss AC. Meta-analysis: the impact of disease activity at conception on disease activity during pregnancy in patients with inflammatory bowel disease[J]. *Aliment Pharmacol Ther*. 2013 38(5):460–466.

[621] Woude CJ, Kolacek S. European evidenced-based consensus on reproduction in inflammatory bowel disease[J]. *J Crohns Colitis*. 2010;4:493–510.

[622] Nielsen OH, Maxwell C, Hendel J. IBD medications during pregnancy and lactation[J]. *Nat Rev Gastroenterol Hepatol*. 2014, 11(2):116–127.

[623] Djokanovic N, Klieger-Grossmann C, Pupco A. Safety of infliximab use during pregnancy[J]. *Reprod Toxicol*. 2011, 32(1):93–97.

[624] Huang VW, Habal FM. From conception to delivery: managing the pregnant inflammatory bowel disease patient[J]. *World J Gastroenterol*. 2014 Apr 7;20(13):3495–3506.

[625] Gao X, Yang RP, Chen MH. Risk factors for surgery and postoperative recurrence: analysis of a south China cohort with Crohn's disease[J].*Scand*

J Gastroenterol, 2012, 47(10):1181–1191.
[626] Turner D, Walsh CM, Steinhart AH. Response to corticosteroids in severe ulcerative colitis: a systematic review of the literature and a meta-regression[J]. *Clin Gastroenterol Hepatol*, 2007, 5(1):103–110.
[627] Mor IJ, Vogel JD, da Luz Moreira A. Infliximab in ulcerative colitis is associated with an increased risk of postoperative complications after restorative proctocolectomy[J]. *Dis Colon Rectum*, 2008, 51(8):1202–1207.
[628] Ferrante M, D'Hoore A, Vermeire S. Corticosteroids but not infliximab increase short-term postoperative infectious complications in patients with ulcerative colitis[J]. *Inflamm Bowel Dis*, 2009, 15(7):1062–1070.
[629] Randall J, Singh B, Warren BF. Delayed surgery for acute severe colitis is associated with increased risk of postoperative complications[J]. *Br J Surg*, 2010, 97(3):404–409.
[630] Selvasekar CR, Cima RR, Larson DW. Effect of infliximab on short-term complications in patients undergoing operation for chronic ulcerative colitis[J]. *J Am Coll Surg*, 2007, 204 (5) : 956–962.
[631] Schluender SJ, Ippoliti A, Dubinsky M. Does infliximab influence surgical morbidity of ileal pouch-anal anastomosis in patients with ulcerative colitis?[J]. *Dis Colon Rectum*, 2007, 50 (11) : 1747–1753.
[632] Mowat C, Cole A, Windsor A. Guidelines for the management of inflammatory bowel disease in adults[J]. *Gut*. 2011 May;60(5):571–607.
[633] 龚剑峰，钮凌颖，虞文魁. Crohn 病的围术期营养支持 [J]. 肠外与肠内营养，2009, 16(4):201–204.
[634] Kotze P G, Yamamoto T, Damiao A. Postoperative Approach for Crohn's Disease: The Right Therapy to the Right Patient[J]. *Curr Drug Targets*, 2018, 19(7):729–739.
[635] Souguir A, Hammami A, Dahmeni W, et al. Vogt-Koyanagi-Harada syndrome and Crohn's disease: an exceptional association[J]. *Gastroenterol Rep* (Oxf), 2018, 6(1):65–67.
[636] Leow S, Rodgers N, de Fontgalland D. Endoscopic capsule retention: a complication with an underappreciated cause[J]. *ANZ J Surg*, 2018, 88(6):649–651.
[637] Panes J, Ricart E. Can we Monitor a Patient with Inflammatory Bowel Disease and Adapt Treatment without Endoscopy?[J]. *Curr Drug Targets*, 2018, 19(7):777–781.
[638] Ramraj R, Chun C, Marcovici P. Chronic Recurrent Multifocal Osteomyelitis in Crohn Disease: Complete Resolution With Anti-TNFα Therapy[J]. *J Pediatr Gastroenterol Nutr*, 2018, 67(3):e57.
[639] Toh J, Salindera S, Sarofim M, et al. An unusual cause of bilateral lower limb pitting oedema: Crohn's septal panniculitis diagnostic of erythema nodosum[J]. *ANZ J Surg*, 2018, 88(6):E566–E567.
[640] Bonamichi-Santos R, Castells M. Diagnoses and Management of Drug Hypersensitivity and Anaphylaxis in Cancer and Chronic Inflammatory Diseases: Reactions to Taxanes and Monoclonal Antibodies[J]. *Clin Rev Allergy Immunol*, 2018, 54(3):375–385.
[641] Wisniewski A, Danese S, Peyrin-Biroulet L. Evolving Treatment Algorithms in Crohn's Disease[J]. *Curr Drug Targets*, 2018, 19(7):782–790.
[642] Leang Y J, Bell S W, Carne P, et al. Enterocutaneous fistula: analysis of clinical outcomes from a single Victorian tertiary referral centre[J]. *ANZ J Surg*, 2018, 88(1–2):E30–E33.
[643] Feng Y, Li B, Li X Y, et al. The Role of Autophagy in Rheumatic Disease[J]. Curr Drug Targets, 2018, 19(9):1009–1017.
[644] Weimann A, Braga M, Harsanyi L. ESPEN Guidelines on Enteral Nutrition: Surgery including organ transplantation[J]. *Clin Nutr*. 2006 Apr;25(2):224–244.
[645] Xie Y, Zhu W, Li N, et al. The outcome of initial percutaneous drainage versus surgical drainage for intra abdominal abscesses in Crohn's disease[J]. *Int J Colorectal Dis*, 2012, 27(2):199–206.
[646] Liu G, Han H, Liu T. Clinical outcome of ileal pouch-anal anastomosis for chronic ulcerative colitis in China[J]. *Chin Med J (Engl)*. 2014;127(8):1497–1503.
[647] Ryoo SB, Oh HK, Han EC. Complications after ileal pouch-anal anastomosis in Korean patients with ulcerative colitis[J]. *World J Gastroenterol*. 2014 Jun 21;20(23):7488–7496.
[648] Remzi FH, Fazio VW, Gorgun E. The outcome after restorative proctocolectomy with or without defunctioning ileostomy[J]. *Dis Colon Rectum*. 2006 Apr;49(4):470–477.
[649] Li Y, Zhu W, Zuo L. Frequency and risk factors of postoperative recurrence of Crohn's disease after intestinal resection in the Chinese population[J]. *J Gastrointest Surg*, 2012, 16(8):1539–1547.
[650] Fichera A, Zoccali M, Kono T. Antimesenteric functional end-to-end handsewn (Kono-S) anastomosis[J]. *J Gastrointest Surg*, 2012, 16(7):1412–1416.
[651] 李毅，朱维铭，谢颖. 肠吻合采用不同缝线对 Crohn 病术后复发的影响 [J]. 中华胃肠外科杂志，2011, 14(8):593–595.
[652] Imhann F, Vich V A, Bonder M J, et al. Interplay of host genetics and gut microbiota underlying the onset and clinical presentation of inflammatory bowel disease[J]. *Gut*, 2018, 67(1):108–119.
[653] Strisciuglio C, Bellini G, Miele E, et al. Cannabinoid Receptor 2 Functional Variant Contributes to the Risk for Pediatric Inflammatory Bowel Disease[J]. *J Clin Gastroenterol*, 2018, 52(5):e37–e43.
[654] Ferreiro-Iglesias R, Barreiro-De A M, Lorenzo-Gonzalez A, et al. Accuracy of Consecutive Fecal Calprotectin Measurements to Predict Relapse in Inflammatory Bowel Disease Patients Under Maintenance With Anti-TNF Therapy: A Prospective Longitudinal Cohort Study[J]. *J Clin Gastroenterol*, 2018, 52(3):229–234.
[655] Mikocka-Walus A, Power M, Rook L, et al. What Do Participants of the Crohn's and Colitis UK (CCUK) Annual York Walk Think of Their Inflammatory Bowel Disease Care? A Short Report on a Survey[J]. *Gastroenterol Nurs*, 2018, 41(1):59–64.
[656] White J H. Vitamin D deficiency and the pathogenesis of Crohn's disease[J]. *J Steroid Biochem Mol Biol*, 2018, 175:23–28.
[657] Suskind D L, Cohen S A, Brittnacher M J, et al. Clinical and Fecal Microbial Changes With Diet Therapy in Active Inflammatory Bowel Disease[J]. *J Clin Gastroenterol*, 2018, 52(2):155–163.
[658] Spinelli A, Marano A, Bacchelli C, et al. Can Surgery for Inflammatory Bowel Disease be Personalized?[J]. *Curr Drug Targets*, 2018, 19(7):798–804.
[659] Moussata D, Allez M, Cazals-Hatem D, et al. Are random biopsies still useful for the detection of neoplasia in patients with IBD undergoing surveillance colonoscopy with chromoendoscopy?[J]. *Gut*, 2018, 67(4):616–624.
[660] Habtemariam S, Belai A. Natural Therapies of the Inflammatory Bowel Disease: The Case of Rutin and its Aglycone, Quercetin[J]. *Mini Rev Med Chem*, 2018, 18(3):234–243.
[661] Bouhnik Y, Carbonnel F, Laharie D, et al. Efficacy of adalimumab in patients with Crohn's disease and symptomatic small bowel stricture: a multicentre, prospective, observational cohort (CREOLE) study[J]. *Gut*, 2018, 67(1):53–60.
[662] Ricci J J, Chebli L A, Ribeiro T, et al. Small-Intestinal Bacterial Overgrowth is Associated With Concurrent Intestinal Inflammation But Not With Systemic Inflammation in Crohn's Disease Patients[J]. *J Clin Gastroenterol*, 2018, 52(6):530–536.
[663] Miskovic D, Ni M, Wyles SM. Learning curve and case selection in laparoscopic colorectal surgery: systematic review and international multicenter analysis of 4852 cases[J]. *Dis Colon Rectum* 2012, 55:1300–1310.
[664] Buskens CJ, Sahami S, Tanis PJ. The potential benefits and disadvantages of laparoscopic surgery for ulcerative colitis: A review of current evidence[J]. *Best Pract Res Clin Gastroenterol*. 2014 , 28(1):19–27.
[665] Umanskiy K, Malhotra G, Chase A. Laparoscopic colectomy for Crohn's colitis. A large prospective comparative study[J]. *J Gastrointest Surg* 2010, 14:658–63.
[666] Bartels SA, Gardenbroek TJ, Ubbink DT. Systematic review and meta-analysis of laparoscopic versus open colectomy with end ileostomy for non-toxic colitis[J]. *Br J Surg* 2013, 100:726–33.
[667] Maggiori L, Panis Y. Laparoscopy in Crohn's disease[J]. *Best Pract Res Clin Gastroenterol*. 2014, 28(1):183–94.
[668] Gecse KB, Bemelman W, Kamm MA. A global consensus on the classification, diagnosis and multidisciplinary treatment of perianal fistulising Crohn's disease[J]. *Gut*, 2014 Jun 20.
[669] Hyder SA, Travis SP, Jewell DP. Fistulating anal Crohn's disease: results of combined surgical and infliximab treatment[J]. *Dis Colon Rectum*, 2006, 49:1837–1841.

[670] Sonambekar A A, Desai D C, Joshi A, et al. Adalimumab in Crohn's strictures--the CREOLE study[J]. *Gut*, 2018, 67(1):198.
[671] Gulacsi L, Pentek M, Rencz F, et al. Biosimilars for the Management of Inflammatory Bowel Diseases: Economic Considerations[J]. *Curr Med Chem*, 2019, 26(2):259–269.
[672] Lord A R, Simms L A, Hanigan K, et al. Protective effects of Helicobacter pylori for IBD are related to the cagA-positive strain[J]. *Gut*, 2018, 67(2):393–394.
[673] Navas-López V M, Pujol M G, Llerena E, et al. [A real-world study focused on the effectiveness and safety of adalimumab as first-line anti-TNF treatment for pediatric Crohn's disease][J]. *An Pediatr* (Engl Ed), 2018, 88(2):89–99.
[674] Mak L Y, Ng S C, Wong I, et al. Direct health-care cost utilization in Hong Kong inflammatory bowel disease patients in the initial 2 years following diagnosis[J]. *J Gastroenterol Hepatol*, 2018, 33(1):141–149.
[675] Arora U, Ananthakrishnan A N, Kedia S, et al. Effect of oral tobacco use and smoking on outcomes of Crohn's disease in India[J]. *J Gastroenterol Hepatol*, 2018, 33(1):134–140.
[676] Kolios A, Biedermann L, Weber A, et al. Paradoxical ulcerative colitis during adalimumab treatment of psoriasis resolved by switch to ustekinumab[J]. *Br J Dermatol*, 2018, 178(2):551–555.
[677] Siddiqui I, Somers G R. Paediatric GI Biopsies: How Many Levels Are Necessary?[J]. *Pediatr Dev Pathol*, 2018, 21(1):107–108.
[678] Korelitz B I, Sonpal N, Schneider J, et al. Obesity/Bariatric Surgery and Crohn's Disease[J]. *J Clin Gastroenterol*, 2018, 52(1):50–54.
[679] Singh S K, Srivastava A, Kumari N, et al. Differentiation Between Crohn Disease and Intestinal Tuberculosis in Children[J]. *J Pediatr Gastroenterol Nutr*, 2018, 66(1):e6–e11.
[680] Present DH, Rutgeerts P, Targan S. Infliximab for the treatment of fistulas in patients with Crohn's disease[J]. *N Engl J Med* 1999, 340:1398–1405.
[681] 谷云飞 . 肛周 Crohn 病外科处理 [J]. 中华实用外科杂志 , 2013, 33(7):560–563
[682] Wiesendanger wittmer E M, Sijtsema N M, Muijs C T, et al. Systematic review of the role of a belly board device in radiotherapy delivery in patients with pelvic malignancies[J]. *Radiother Oncol*, 2012, 102(3): 325–334.
[683] Shukla P, Gupta D, Bisht S, et al. Circadian variation in radiation-induced intestinal mucositis in patients with cervical carcinoma[J]. *Cancer*, 2010, 116(8): 2031–2035.
[684] Wedlake L J, Silia F, Benton B, et al. Evaluating the efficacy of statins and ACE-inhibitors in reducing gastrointestinal toxicity in patients receiving radiotherapy for pelvic malignancies[J]. *Eur J Cancer*, 2012, 48(14): 2117–2124.
[685] Yavas C, Yavas G, Acar H, et al. Amelioration of radiation –induced acute inflammation and mucosal atrophy by beta-hydroxy-beta-methylbutyrate, L-glutamine, and L-arginine: results of an experimental study[J]. *Support Care Cancer*, 2013, 21(3):883–888.
[686] Vidal-Casariego A, Calleja-Fernandez A, de Urbina-Gonzalez J J, et al. Efficacy of glutamine in the prevention of acute radiation enteritis: a randomized controlled trial[J]. *JPEN J Parenter Enteral Nutr*, 2014, 38(2): 205–213.
[687] Wedlake L J, Shaw C, Whelan K, et al. Systematic review: the efficacy of nutritional interventions to counteract acute gastrointestinal toxicity during therapeutic pelvic radiotherapy[J]. *Aliment Pharmacol Ther*, 2013, 37(11): 1046–1056.
[688] ZHANG Liang, GONG Jian-feng, NI Ling. Influence of preoperative nutritional support Oil surgical outcomes of chronic radiation enteritis patients complicated with intestinal obstruction[J]. *Chin J Gastrointest Surg*, 2013(16): 340–344.
[689] Ning Li, M.D., Weiming Zhu, M.D., Jianfeng Gong, M.D. Ileal or ileocecal resection for chronic radiation enteritis with small bowel obstruction: outcome and risk factors[J]. *The American Journal of Surgery,* (2013) 206, 739–747.
[690] 陈星荣 . 消化系统影像学 [M]. 上海 : 上海科学技术出版社 , 2010.
[691] Bemelman W A, Warusavitarne J, Sampietro G M, et al. ECCO-ESCP Consensus on Surgery for Crohn's Disease[J]. *J Crohns Colitis*, 2018, 12(1):1–16.
[692] Baraliakos X, Kivitz A J, Deodhar A A, et al. Long-term effects of interleukin-17A inhibition with secukinumab in active ankylosing spondylitis: 3-year efficacy and safety results from an extension of the Phase 3 MEASURE 1 trial[J]. *Clin Exp Rheumatol*, 2018, 36(1):50–55.
[693] Hohenberger M, Cardwell L A, Oussedik E, et al. Interleukin-17 inhibition: role in psoriasis and inflammatory bowel disease[J]. *J Dermatolog Treat*, 2018, 29(1):13–18.
[694] de S B F R, Carvalho A, de V C A, et al. The socio-economic impact of work disability due to inflammatory bowel disease in Brazil[J]. *Eur J Health Econ*, 2018, 19(3):463–470.
[695] Axelrad J E, Lichtiger S, Sethi A. Treatment of Crohn's Disease Anastomotic Stricture With a Lumen-apposing Metal Stent[J]. *Clin Gastroenterol Hepatol*, 2018, 16(3):A25–A26.
[696] Shukla R, Thakur F, Bradford A, et al. Caregiver Burden in Adults With Inflammatory Bowel Disease[J]. *Clin Gastroenterol Hepatol*, 2018, 16(1):7–15.
[697] Dulai P S, Siegel C A. Optimization of Drug Safety Profile in Inflammatory Bowel Disease Through a Personalized Approach[J]. *Curr Drug Targets*, 2018, 19(7):740–747.
[698] Pai R K, Geboes K. Disease activity and mucosal healing in inflammatory bowel disease: a new role for histopathology?[J]. *Virchows Arch*, 2018, 472(1):99–110.
[699] Song E M, Kim G U, Seo M, et al. Assessment of factors associated with smoking cessation at diagnosis or during follow-up of Crohn's disease[J]. *J Gastroenterol Hepatol*, 2018, 33(1):180–186.
[700] Gonzalez N, Patel P, Han G. A dissimilar biosimilar? Lichenoid drug eruption induced by an infliximab biosimilar[J]. *Br J Dermatol*, 2018, 178(4):965–968.
[701] Costas J. The highly pleiotropic gene SLC39A8 as an opportunity to gain insight into the molecular pathogenesis of schizophrenia[J]. *Am J Med Genet B Neuropsychiatr Genet*, 2018, 177(2):274–283.
[702] Jones I, Ramani P, Spray C, et al. How Secure Is the Diagnosis of Ulcerative Colitis in Children, Even After Colectomy?[J]. *J Pediatr Gastroenterol Nutr*, 2018, 66(1):69–72.
[703] Huang L, Li X H, Huang S Y, et al. Diffusion kurtosis MRI versus conventional diffusion-weighted imaging for evaluating inflammatory activity in Crohn's disease[J]. *J Magn Reson Imaging*, 2018, 47(3):702–709.
[704] Bouhnik Y, Mary J Y. Adalimumab in Crohn's disease and symptomatic small bowel strictures[J]. *Gut*, 2018, 67(1):199.
[705] Shi H Y, Levy A N, Trivedi H D, et al. Ethnicity Influences Phenotype and Outcomes in Inflammatory Bowel Disease: A Systematic Review and Meta-analysis of Population-based Studies[J]. *Clin Gastroenterol Hepatol*, 2018, 16(2):190–197.
[706] Rolandsdotter H, Eberhardson M, Fagerberg U L, et al. Granulocyte and Monocyte Apheresis for Induction of Remission in Children With New-Onset Inflammatory Bowel Colitis[J]. *J Pediatr Gastroenterol Nutr*, 2018, 66(1):84–89.
[707] Brückner A, Werkstetter K J, de Laffolie J, et al. Incidence and Risk Factors for Perianal Disease in Pediatric Crohn Disease Patients Followed in CEDATA-GPGE Registry[J]. *J Pediatr Gastroenterol Nutr*, 2018, 66(1):73–78.
[708] Atkinson M A, Leonard M B, Herskovitz R, et al. Changes in Hepcidin and Hemoglobin After Anti-TNF-alpha Therapy in Children and Adolescents With Crohn Disease[J]. *J Pediatr Gastroenterol Nutr*, 2018, 66(1):90–94.
[709] Ikeshima R, Mizushima T, Takahashi H, et al. The efficacy of active drainage for preventing postoperative organ/space surgical site infections in patients with Crohn's disease[J]. *Surg Today*, 2018, 48(1):25–32.
[710] Pascual P A, Flórez D P, Díaz M J, et al. [Splenic granulomas in a girl with Crohn's disease][J]. *An Pediatr* (*Engl Ed*), 2018, 88(2):113–115.
[711] Acosta S, Bjorck M. 2014. Modern treatment of acute mesenteric ischaemia[J]. *Br J Surg*. 101(1): e100–8.
[712] Bacharach JM. 2014. Use of fractional flow reserve in the assessment of chronic mesenteric ischemia[J]. *Vasc Med*. 19(3): 189.
[713] Bobadilla JL. 2013. Mesenteric ischemia[J]. *Surg Clin North Am*. 93(4): 925–40.
[714] Parameshwarappa SK, Savlania A, Viswanathan S, Gadhinglajkar S, Raman KT, Unnikrishnan M. 2014. Chronic mesenteric ischemia and therapeutic paradigm of mesenteric revascularization[J]. *Indian J*

Gastroenterol. 33(2): 169–174.
[715] Popa RF, Strobescu C, Baroi G, Raza A. 2013. Surgical revascularization in chronic mesenteric ischemia[J]. *Rev Med Chir Soc Med Nat Iasi*. 117(1): 153–159.
[716] Sise MJ. 2014. Acute mesenteric ischemia[J]. *Surg Clin North Am*. 94(1): 165–181.
[717] van den Heijkant TC, Aerts BA, Teijink JA, Buurman WA, Luyer MD. 2013. Challenges in diagnosing mesenteric ischemia[J]. *World J Gastroenterol*. 19(9): 1338–1341.
[718] 段鹏飞，李晓强，钱爱民，桑宏飞，戎建杰 . 2013. 急性肠系膜上静脉血栓形成的手术及介入治疗 [J]. 中华普通外科杂志 . 28(7): 504–506.
[719] 黄映玲，林顺发，周实，郭仕涛，林珏慧 . CT 血管成像在肠系膜上静脉血栓形成诊断的应用研究 [J]. 中国 CT 和 MRI 杂志 .2010, 8(2): 44–45.
[720] 李选，吴卫平 . 急性非闭塞性肠系膜血管缺血的诊断和介入治疗 [J]. 介入放射学杂志 . 2010, 15(4): 209–212.
[721] 鲁猛，戴向晨，罗宇东 . 急性肠系膜上动脉闭塞性疾病的临床特点及诊治体会 [J]. 天津医药 . 2012, 40(7): 736–737.
[722] 王浩，席时富 . 急性肠系膜上动脉闭塞的诊断与治疗 [J]. 中华普通外科杂志 . 2009, 24(9): 722–724.
[723] 许颖，李俊霞，王化虹，谢鹏雁 . 急性非闭塞性肠系膜缺血一例报道并文献复习 [J]. 中国全科医学 . 2013, 16(24): 2908–2910.
[724] 杨林 . 肠系膜上静脉血栓形成的诊断与治疗进展 [J]. 重庆医学 .2012, 41(7): 717–719.
[725] Cole ST, Brosch R, Parkhill J, et al .Deciphering the biology of Mycobacterium tuberculosis from the complete genome sequence[J]. *Nature*, 1998, 393(6685):537–544.
[726] 陈瑜君，何瑶，陈白莉，等 . PCR 法检测结核分枝杆菌 DNA 在鉴别 Crohn 病与肠结核中的价值 [J]. 中国病理生理杂志，2013, 29(1):188–192.
[727] Mazurek GH, Jereb J, Vernon A, et al.Updated Guidelines for using interferon gmma release assays to detect mycobacterium tuberculosis infection-United States[J]. *MMWR Recomm Rep*, 2010, 59:1–25.
[728] Ferrara G, Losi M, D'Amico R, et al.Use in routine clinical practice of two commercial blood tests for diagnosis of infection with Mycobacterium tuberculosis: a positive study[J]. *Lancet*, 2006, 367:1328–1334.
[729] 杨维良，张好刚 . 论肠结核的诊治现状 [J]. 临床外科杂志，2008, 16(1):57–58.
[730] Courtney M. *Sabiston Textbook of Surgery: The Biological Basis of Modern Surgical Practice* [M].19th ed.New York: Elsevier Saunders 2012.
[731] Gianotti L, Tamini N, Nespoli L, et al. A prospective evaluation of short-term and long-term results from colonic stenting for palliation or as a bridge to elective operation versus immediate surgery for large-bowel obstruction. [J]. *Surg Endosc*, 2013, 27(3):832.
[732] Rosenblat JM, Rozenblit AM, Wolf EL, et al. Findings of cecal volvulus at CT. [J]. *Radiology*, 2010, 256(1):169.
[733] Johnson DA, Barkun AN, Cohen LB, et al. Optimizing adequacy of bowel cleansing for colonoscopy: recommendations from the US multi-society task force on colorectal cancer. [J]. *Gastroenterology*, 2014, 147(4):903.
[734] de, Angelis N, Carra MC, Borrelli O, et al. Short- and long-term efficacy of endoscopic balloon dilation in Crohn›s disease strictures. [J]. *World J Gastroenterol*, 2013, 19(17):2660.
[735] 赵子艾，赵健，赵呈龙 . 肠套叠的病因分析与治疗进展 [J]. 中国药业，2009, 18(10):82.
[736] Govednik C, Cover J, Regner JL. Preventing retrograde jejunoduodenogastric intussusception as a complication of a long-term indwelling gastrostomy tube. [J]. *Proc (Bayl Univ Med Cent)*, 2015, 28(1):34.
[737] Kosaka R, Noda T, Tsuboi J, et al. Successful endoscopic removal of a large colonic lipoma causing intussusception. [J]. *Endoscopy*, 2014, 46:Suppl.
[738] Jain A, Vargas HD. Advances and challenges in the management of acute colonic pseudo-obstruction (ogilvie syndrome). [J]. *Clin Colon Rectal Surg*, 2012, 25(1):37.
[739] De la Portilla F, Rada R, Vega J, et al. Transanal rectocele repair using linear stapler and bioabsorbable staple line reinforcement material: short-term results of a prospective study[J]. *Dis Colon Rectum*, 2010, 53(1):88–92.
[740] Harris MA, Ferrara A, Gallagher J, et al. Stapled transanal rectal resection vs. transvaginal rectocele repair for treatment of obstructive defecation syndrome[J]. *Dis Colon Rectum*, 2009, 52(4):592–597.
[741] Liu J, Zhai LD, Li YS, et al. Measuring the space between vagina and rectum as it relates to rectocele[J]. *World J Gastroenterol*, 2009, 15(24):3051–3054.
[742] Schwandner T, Roblick MH, Hecker A, et al. Transvaginal rectal repair: a new treatment option for symptomatic rectocele[J]? *Int J Colorectal Dis*, 2009, 24(12):1429–1434.
[743] D'Hoore A, Vanbeckevoort D, Penninckx F. Clinical, physiological and radiological assessment of rectovaginal septum reinforcement with mesh for complex rectocele[J]. *Br J Surg*, 2008, 95(10):1264–1272.
[744] Lehur PA, Stuto A, Fantoli M, et al. Outcomes of stapled transanal rectal resection vs. biofeedback for the treatment of outlet obstruction associated with rectal intussusception and rectocele: a multicenter, randomized, controlled trial[J]. *Dis Colon Rectum*, 2008, 51(11):1611–1618.
[745] Renzi A, Talento P, Giardiello C, et al. Stapled trans-anal rectal resection (STARR) by a new dedicated device for the surgical treatment of obstructed defaecation syndrome caused by rectal intussusception and rectocele: early results of a multicenter prospective study[J]. *Int J Colorectal Dis*, 2008, 23(10):999–1005.
[746] 倪钢 . 经直肠闭式修补术治疗直肠前突便秘 80 例临床分析 [J]. 中国医药指南，2010, 8(1):66–67.
[747] 尹淑慧，赵克，侯庆香，等 . 吻合器经肛直肠切除术与经阴道手术治疗直肠前突的比较 [J]. 中国普外基础与临床杂志，2010, 17(2):129–132.
[748] 翁立平，季利江 . PPH 治疗直肠前突所致出口梗阻型便秘的临床研究 [J]. 结直肠肛门外科，2010, 16(1):10–13.
[749] 龚德英，何学 . 两种术式治疗直肠前突的临床分析 [J]. 结直肠肛门外科，2010, 16(1):24–26.
[750] 王爱磊，陆庆革 . 白国民两种术式治疗重度直肠前突的疗效对比研究 [J]. 临床和实验医学杂志，2010, 9(9):649–651.
[751] 余思，吴小剑，兰平，等 . 两种术式治疗合并直肠前突的慢传输型便秘的效果比较 [J]. 中华普通外科学文献 (电子版), 2010, 4(3):232–236.
[752] 魏志强，孔斌 . 直肠前突 62 例临床分析 [J]. 山西医药杂志，2010, 39(8):742–743.
[753] 孙壮，倪志海 . 经阴道入路治疗直肠前突 64 例临床分析 [J]. 当代医学，2010, 16(25):53.
[754] Arredondo M J, Carracedo V E, Razquin L S, et al. Pediatric Rectosigmoid Atypical Juvenile Polyps Presenting With Rectal Prolapse and Acute Bleeding: A Case Report and a Comprehensive Literature Review[J]. *Pediatr Dev Pathol*, 2024:332745143.
[755] Tsai T J, Liu Y S. Adult sigmoid intussusception resembling rectal prolapse: A case report[J]. *World J Clin Cases*, 2024, 12(6):1163–1168.
[756] 王天嫱，刘跃江，赵金坤 . 直肠阴道隔折叠术治疗直肠前突性便秘 [J]. 中国实用医药，2009, 4(4):102–103.
[757] 林友彬，杨中权 . STARR 手术在直肠前突治疗中的应用 [J]. 结直肠肛门外科 2009, 15(3):156–157.
[758] 刘大勇，刘桂兰，黄华东 . 经阴道重叠荷包缝合治疗中重度直肠前突 55 例临床观察 [J]. 宁夏医科大学学报，2009, 31(5):638–639.
[759] 谭迅，郑绍鹏 . 直肠前突闭合式修补术 58 例疗效观察 [J]. 结直肠肛门外科，2009, 15(6):405–406.
[760] 曹绥平 . 经会阴行补片无张力修补术治疗直肠前突 [J]. 延安大学学报 (医学科学版)2009, 7(4):48–49.
[761] 黄东，刘丹，代全武，等 . 经会阴入路补片植入加改良 B lock 术治疗直肠前突 [J]. 中国临床医生杂志，2008, 36(2):29–31.
[762] 赵兴明 . 手术治疗直肠前突研究进展 [J]. 结直肠肛门外科 2008, 14(2):141–144.
[763] Mcnevin M S. Evaluation and Management of Rectal Prolapse[J]. *Surg Clin North Am*, 2024, 104(3):557–564.
[764] Habeeb T, Podda M, Chiaretti M, et al. Comparative study of laparoscopic ventral mesh rectopexy versus perineal stapler resection for external full-thickness rectal prolapse in elderly patients: enhanced outcomes and reduced recurrence rates-a retrospective cohort study[J]. *Tech Coloproctol*, 2024, 28(1):48.
[765] Vurture G, Jacobson N. Resolution of symptoms of rectal prolapse after repair of vaginal prolapse: A report of two cases[J]. *Case Rep Womens Health*, 2024, 42:e00606.
[766] 乔峰妮，杨向东，曹暂剑，等 . 直肠前突症的手术治疗及其存在的问题

与展望 [J]. 结直肠肛门外科, 2008, 14(1):53–58.
[767] 李哲 . STARR 手术治疗直肠前突临床观察 [J]. 济宁医学院学报, 2008, 31(2):159–160.
[768] 詹成, 张付志, 刘淑华 . 三联术治疗直肠前突合并直肠黏膜内套叠所致便秘：附 42 例报告 [J]. 中国普通外科杂志, 2008, 17(9):945–946.
[769] Cansaran S, Gul C, Ayvaz O D, et al. An innovative surgical treatment method in persistent rectal prolapse: Ventral abdomino-rectosigmoidopexy through tube sigmoidostomy combined with Ekehorn's rectopexy[J]. *North Clin Istanb*, 2024, 11(1):66–71.
[770] Bola R, Guo M, Karimuddin A, et al. An examination of rectal prolapse surgery patients' quality of life and symptoms using patient-reported outcome instruments: A prospective cohort study[J]. *Am J Surg*, 2024, 231:113–119.
[771] Esteo C, Balciscueta Z, Uribe N. Perineal Approach for Complete Rectal Prolapse: Delorme and Altemeier Techniques[J]. *Dis Colon Rectum*, 2024, 67(6):e367–e368.
[772] Tsunoda A, Matsuda S, Kusanagi H. Comparison of Safety and Efficacy between Laparoscopic Ventral Rectopexy and Delorme's Procedure for External Rectal Prolapse in Nonagenarians[J]. *J Anus Rectum Colon*, 2024, 8(1):24–29.
[773] Schabl L, Hull T, Erozkan K, et al. Ventral mesh rectopexy for recurrent rectal prolapse after Altemeier perineal proctosigmoidectomy: feasibility and outcomes[J]. *Langenbecks Arch Surg*, 2024, 409(1):49.
[774] 陈文平, 张平 . 直肠黏膜多点结扎术治疗直肠内脱垂 32 例临床观察 [J]. 结直肠肛门外科, 2010, 16(4):245–246.
[775] Kamihata K, Nomura A, Okada T, et al. Transabdominal levatorplasty technique in laparoscopic mesh rectopexy for rectal prolapse[J]. *Tech Coloproctol*, 2024, 28(1):101.
[776] Kodia K, Huerta C T, Perez E A. Rectal prolapse in the pediatric population-a narrative review of medical and surgical management[J]. *Transl Gastroenterol Hepatol*, 2024, 9:47.
[777] Schabl L, Hull T, Ban K, et al. Recurrence Rates and Risk Factors in Altemeier Procedure for Rectal Prolapse: A Multicenter Study[J]. *Dis Colon Rectum*, 2024.
[778] Miura Y, Funahashi K, Kurihara A, et al. The Predictive Risk Factor of Postoperative Recurrence Following Altemeier's and Delorme's Procedures for Full-thickness Rectal Prolapse: An Analysis of 127 Japanese Patients in a Single Institution[J]. *J Anus Rectum Colon*, 2024, 8(3):171–178.
[779] Janjua M, Kearse L, Watson K, et al. Less is more: Outcomes of surgical approaches to rectal prolapse in patients with cirrhosis[J]. *Surgery*, 2024.
[780] Marra A A, Simonelli I, Parello A, et al. Analysis of factors that indicated surgery in 400 patients submitted to a complete diagnostic workup for obstructed defecation syndrome and rectal prolapse using a supervised machine learning algorithm[J]. *Tech Coloproctol*, 2024, 28(1):73.
[781] Olson C H, Bordeianou L, Perry W, et al. Development of a Consensus-Derived Synoptic Operative Report for Rectal Prolapse: A Report From the Pelvic Floor Disorders Consortium[J]. *Dis Colon Rectum*, 2024, 67(9):1169–1176.
[782] Zhang M, Tang S L, Yang T L, et al. Prescription Data Mining and Network Pharmacology Study of 1152 Patients with Rectal Prolapse Using Traditional Chinese Medicine[J]. *Curr Comput Aided Drug Des*, 2024.
[783] Bungo C P, Kimura C, Adel H, et al. Identifying Current Barriers in Patient Educational Content Surrounding Rectal Prolapse and Rectocele: Using Animation to Bridge the Gaps[J]. *Dis Colon Rectum*, 2024, 67(8):1077–1084.
[784] Kato T, Kato K, Kurumiya Y. Rapid Onset of De Novo Rectal Prolapse Following Colpocleisis[J]. *Int Urogynecol J*, 2024, 35(6):1323–1326.
[785] 张萍 . 直肠前突并直肠黏膜内脱垂 68 例手术治疗体会 [J]. 实用临床医药杂志, 2010, 14(19):125–126.
[786] 郭锡泉, 曾兵, 肖桂玲 . 自动痔疮套扎术 (RPH) 在直肠黏膜脱垂中的应用 [J]. 结直肠肛门外科, 2010, 16(2):85–87.
[787] Usman M, Khan I U, Hadi A. Outcomes of Laparoscopic Suture vs Mesh Rectopexy for Complete Rectal Prolapse[J]. *Cureus*, 2023, 15(12):e50758.
[788] Gurland B H, Olson C H, Mccarthy M S, et al. Core Descriptor Sets for Rectal Prolapse Outcomes Research Using a Modified Delphi Consensus[J]. *Dis Colon Rectum*, 2024, 67(6):841–849.
[789] Arab W, Lukanović D, Matjašič M, et al. Determinants of Dissatisfaction After Laparoscopic Cure of Vaginal and/or Rectal Prolapse using Mesh: a Comprehensive Retrospective Cohort Study[J]. *Int Urogynecol J*, 2024, 35(2):457–465.
[790] Chaouch M A, Sallem R, Jabra S B, et al. Altemeier procedure for strangulated rectal prolapse: A case report[J]. *Int J Surg Case Rep*, 2024, 114:109216.
[791] Kakizoe S, Kakizoe Y, Iwai T, et al. Easy modified wells method for rectal prolapse with using bilayer mesh[J]. *Updates Surg*, 2023.
[792] Perrakis A, Meyer F, Scheidbach H. Complete rectal prolapse presenting with colorectal cancer[J]. Innov Surg Sci, 2023, 8(2):119–122.
[793] Lee R J, Lo K, Schenker R B, et al. Recurrent Rectal Prolapse Successfully Treated With Polyethylene Glycol[J]. *JPGN Rep*, 2023, 4(4):e380.
[794] Kelley J K, Hagen E R, Gurland B, et al. The international variability of surgery for rectal prolapse[J]. *BMJ Surg Interv Health Technol*, 2023, 5(1):e000198.
[795] Cooper E A, Cunningham C, Lindsey I. Pelvic floor retraining in patients with high-grade internal rectal prolapse[J]. *ANZ J Surg*, 2023, 93(11):2774.
[796] Iwasa T, Adachi S, Suzuki Y, et al. Improvement of Rectal Prolapse Using an Over-the-scope Clip System[J]. Intern Med, 2024, 63(13):1879–1881.
[797] Meyer J, Liot E, Delaune V, et al. Robotic mesh rectopexy for rectal prolapse: The Geneva technique-A video vignette[J]. *Colorectal Dis*, 2023, 25(12):2469–2471.
[798] Lai D, Lavery M, Wallin U. Incarcerated Prolapsed Sigmoid Intussusception Presenting as Rectal Prolapse Without a Lead Point[J]. *BMJ Case Rep*, 2023, 16(8).
[799] Hora J A, Caiado A, Nahas S C. Altemeier's Procedure for Full-Thickness Rectal Prolapse[J]. *Dis Colon Rectum*, 2023, 66(11):e1133.
[800] Segal J, Mckeown D G, Tavarez M M. Pediatric Rectal Prolapse[J]. 2024.
[801] Biegel C, Brock S, Porter J, et al. A modified perineal approach for the management of strangulated rectal prolapse: A case report[J]. *Int J Surg Case Rep*, 2023, 109:108504.
[802] Oruc M, Erol T. Current diagnostic tools and treatment modalities for rectal prolapse[J]. *World J Clin Cases*, 2023, 11(16):3680–3693.
[803] Marra A A, Porfiri F, Biffoni B, et al. Anxiety and depression should be considered more in rectal prolapse surgery: an analysis of long-term results after ventral mesh rectopexy[J]. *Surgery*, 2023, 174(6):1486–1487.
[804] Sseruwagi T M, Lewis C R. Rectal prolapse associated with intussusception and malignancy[J]. *J Surg Case Rep*, 2023, 2023 (6):rjad363.
[805] Sciberras P, Calleja R, Bugeja R, et al. Pelvic Vascular Malformations and Recurrent Rectal Prolapse in a Patient With Maffucci Syndrome: A Diagnostic and Therapeutic Challenge[J]. *Cureus*, 2023, 15(5):e39095.
[806] Bertucci Z M, Church J M, Kiran P R. Partial Delorme procedure for the management of recurrent isolated posterior wall prolapse after robotic ventral mesh rectopexy for rectal prolapse[J]. *Tech Coloproctol*, 2023, 27(10):957–958.
[807] Arredondo M J, Bronte A M, Antona G. Self-amputated rectal juvenile polyp: An entity to consider in the differential diagnosis of rectal prolapse in childhood[J]. *An Pediatr (Engl Ed)*, 2023, 99(1):77–78.
[808] 陈波平, 吴达军, 罗超, 等 . 生物反馈联合黛立新治疗盆底痉挛综合征患者疗效的观察 [J]. 临床消化病杂志, 2009, 21(6):365–366.
[809] 杨新庆, 王振军 . 全面评估慎重对待慢性便秘的外科治疗 [J]. 中华外科杂志, 2009, 47(24):1841–1842.
[810] 龚旭晨, 朱向珑, 王峰, 等 . 不同术式治疗慢传输型便秘的评价 [J]. 国防外科学杂志, 2008, 35(12)813–815.
[811] 韦丽峰, 葛雪燕 . 腹腔镜保留回盲瓣结肠次全切除术治疗慢传输型便秘的护理 [J]. 实用医学杂志, 2010, 27(5):437–438.
[812] Tan S, Zhang W, Zeng P, et al. Clinical effects of chemical drugs, fecal microbiota transplantation, probiotics, dietary fiber, and acupuncture in the treatment of chronic functional constipation: a systematic review and network meta-analysis[J]. *Eur J Gastroenterol Hepatol*, 2024, 36(7):815–830.
[813] Karaaslan Y, Karakus A, Ogutmen K D, et al. Effectiveness of Abdominal Massage Versus Kinesio Taping in Women With Chronic Constipation: A Randomized Controlled Trial[J]. *J Neurogastroenterol Motil*, 2024.
[814] Meyer R, Vandenplas Y, Lozinsky A C, et al. Diagnosis and management of food allergy-induced constipation in young children-An EAACI position paper[J]. *Pediatr Allergy Immunol*, 2024, 35(6):e14163.
[815] Garag V, Parmar S, Kalavant B A, et al. Effectiveness of physiotherapy in children with functional constipation[J]. *Pediatr Surg Int*, 2024, 40(1):147.

[816] Geng H Z, Xu C, Yu Y, et al. Ileorectal intussusception compared to end-to-end ileorectal anastomosis after laparoscopic total colectomy in slow-transit constipation[J]. *Curr Probl Surg*, 2024, 61(6):101471.

[817] Tian M, Song Y, Guo Y, et al. Association between sleep disorders and constipation Risk: A systematic review and Meta-Analysis[J]. *J Clin Neurosci*, 2024, 126:12–20.

[818] Liu M, Chen J, Zhan C, et al. Study on regulating AQP1, AQP3, AQP4, 5–HT, NOS1 in slow transit constipation rats by Liqi Tongbian mixture[J]. *Adv Clin Exp Med*, 2024.

[819] Li Y, Zhang X H, Wang Z K. Microbiota treatment of functional constipation: Current status and future prospects[J]. *World J Hepatol*, 2024, 16(5):776–783.

[820] Popovic D D, Filipovic B. Constipation and colonoscopy[J]. *World J Gastrointest Endosc*, 2024, 16(5):244–249.

[821] Mccague Y, Somanadhan S, Stokes D, et al. The psychosocial implication of childhood constipation on the children and family: A scoping review protocol[J]. *HRB Open Res*, 2023, 6:48.

[822] 魏东，张远耀，蔡建，等．结肠旷置逆蠕动盲直肠吻合术治疗老年慢传输型便秘 [J]. 实用医学杂志，2009, 26(8):10–12.

[823] 崔明明，张宏，冯勇，等．结肠慢传输型便秘的外科治疗 [J]. 中国医刊，2009, 44(6):42–44.

[824] 陈红跃，张大牛，朝阳．顺蠕动与逆蠕动盲直肠吻合术治疗结肠慢传输型便秘的疗效比较 [J]. 中国实用医刊，2010, 37(8):15–16.

[825] 江滨，丁曙晴，丁义江，等．腹腔镜回肠直肠侧侧吻合分流术治疗顽固性结肠慢传输型便秘的临床研究 [J]. 临床外科杂志，2010, 18(12):822–825.

[826] Ogunleye O, Abdelhafez A H, Matta E, et al. Retrorectal Hernia: A Rare Cause of Constipation Diagnosed on Magnetic Resonance (MR) Defecography[J]. *Cureus*, 2024, 16(4):e58848.

[827] Seo M, Bae J H. [Nonpharmacologic Treatment of Chronic Constipation][J]. *Korean J Gastroenterol*, 2024, 83(5):191–196.

[828] Wang H, Lee J W. [Pharmacologic Treatment of Chronic Constipation][J]. *Korean J Gastroenterol*, 2024, 83(5):184–190.

[829] Mahjoob D M, Knol-De V G, de Boer M, et al. The association of fecal incontinence, constipation, and pelvic pain with the course of lower urinary tract symptoms in community-dwelling men and women[J]. *Neurourol Urodyn*, 2024, 43(7).

[830] Kubo S I, Ito M, Matsuba K, et al. The effects of lactulose on constipation in patients with Parkinson's disease: An exploratory pilot study[J]. *eNeurological*, 2024, 35.100503.

[831] Ohkuma T, Iwase M, Kitazono T. Sleep duration and its association with constipation in patients with diabetes: The fukuoka diabetes registry[J]. *PLoS One*, 2024, 19(5):e0302430.

[832] Hu J, Zou H, Qiao X, et al. The relationship between oxidative balance scores and chronic diarrhea and constipation: a population-based study[J]. *BMC Public Health*, 2024, 24(1):1366.

[833] Zhang T, Lu H, Cheng T, et al. Bifidobacterium longum S3 alleviates loperamide-induced constipation by modulating intestinal acetic acid and stearic acid levels in mice[J]. *Food Funct*, 2024, 15(11):6118–6133.

[834] Du W, Lu L, Liu Y, et al. The association between dietary vitamin B1 intake and constipation: a population-based study[J]. *BMC Gastroenterol*, 2024, 24(1):171.

[835] Srinivas S, Trimble C, Driesbach S, et al. Laxative Weaning Protocol for Patients With Functional Constipation: A Pilot Study[J]. *J Pediatr Surg*, 2024, 59(8):1633–1637.

[836] Komori S, Akiyama J, Tatsuno N, et al. Prevalence and Risk Factors of Constipation Symptoms among Patients Undergoing Colonoscopy: A Single-Center Cross-Sectional Study[J]. *Digestion*, 2024, 105(4):299–309.

[837] 于永铎．慢传输型便秘外科不同手术方法的疗效观察与评价 [J]. 结直肠肛门外科，2008, 14(3):155–157.

[838] 汪东升．4 种术式对结肠慢传输型便秘的治疗结果比较 [J]. 浙江临床医学，2008, 10(5):597–598.

[839] Mathias R M, Chu M, Edwards S, et al. Meta-analysis: Intestinal ultrasound to evaluate colonic contents and constipation[J]. *Aliment Pharmacol Ther*, 2024, 60(1):6–16.

[840] Liersch K M, Gumm K M, Read D J. Prevalence and Risk Factors of Constipation in Trauma Patients: A Prospective Cohort Study[J]. *J Trauma Nurs*, 2024, 31(3):164–170.

[841] Xie C, Gao W, Liang X, et al. Effects of garlic-derived fructan and oligofructose mixtures on intestinal health and constipation relief in mice[J]. *J Sci Food Agric*, 2024, 104(12):7476–7487.

[842] Garg P, Clemente N, Mahak G, et al. Letter to the editor regarding primary idiopathic constipation: could it be mediated through lack of thirst? A novel observation[J]. *J Gastrointest Surg*, 2024, 28(7):1220–1221.

[843] Hamedfar M, Ghaderi F, Salehi P H, et al. Posterior tibial nerve electrical stimulation in chronic constipation: a systematic review and meta-analysis[J]. *Gastroenterol Hepatol Bed Bench*, 2024, 17(1):6–16.

[844] Daza C M, Hani A C, Muñoz O, et al. [Impact of biofeedback therapy on patients with fecal incontinence or constipation in a gastrointestinal neurophysiology unit in Bogotá, D.C.][J]. *Rev Gastroenterol Peru*, 2024, 44(1):21–25.

[845] Sánchez C J, Gayoso C D, Moreno N L. Persistent constipation. A case report[J]. *Enferm Infecc Microbiol Clin* (Engl Ed), 2024.

[846] Amiri M, Hassanzadeh A, Rahimi M. A survey on functional constipation and its risk factors in older people in Shahreza, Iran[J]. *J Educ Health Promot*, 2024, 13:118.

[847] Xiang N, Xu L, Qian H, et al. Multiple obesity indices suggest a close relationship between obesity and constipation: evidence from NHANES[J]. *BMC Public Health*, 2024, 24(1):1273.

[848] Wang L, Zhang Y, Li J, et al. Efficacy of Polyethylene Glycol Electrolyte Powder Combined With Linaclotide for Colon Cleansing in Patients With Chronic Constipation Undergoing Colonoscopy: A Multicenter, Single-Blinded, Randomized Controlled Trial[J]. *Clin Transl Gastroenterol*, 2024, 15(6):e1.

[849] Xu H, Guo M, Yu C, et al. Effectiveness of acupoint stimulation combined with neurogenic bowel training on constipation in stroke patients: a retrospective study[J]. *Int J Neurosci*, 2024:1–8.

[850] 杨向东，岳朝驰，陈小朝，等．慢传输型便秘结肠次全切治疗 [J]. 结直肠肛门外科，2008, 14(4):297–300.

[851] 杨向东，曹暂剑，张琦．等．选择性结肠切断旷置术治疗重度结肠慢传输型便秘的探讨 [J]．大肠肛门病外科杂志，2005, 1 1:16.

[852] Wang R, Sun H, Yang T, et al. Causal relationship between hypertension and risk of constipation: A 2–way 2–sample Mendelian randomization study[J]. *Medicine (Baltimore)*, 2024, 103(18):e38057.

[853] Yadav S, Das S, Takács A, et al. Use of Erythromycin in Clozapine Induced Constipation: A Case Report[J]. *Indian J Psychol Med*, 2024, 46(3):281–282.

[854] Zhu F, Li F, Lyu M H, et al. Evaluation of the impact of overlapping upper gastrointestinal symptoms on the clinical characteristics of patients with functional constipation, along with risk factor analysis[J]. *J Dig Dis*, 2024, 25(3):176–190.

[855] Fujioka H. Chronic Constipation Ameliorated by Thoracic Spinal Cord Stimulation[J]. *Cureus*, 2024, 16(4):e57386.

[856] Wang J, Ye H, Zhang C, et al. Association of diarrhea or constipation with urinary incontinence in adults: A cross-sectional analysis of the National Health and Nutrition Examination Survey[J]. *Neurourol Urodyn*, 2024.

[857] Deng X, Liang C, Zhou L, et al. Network meta-analysis of probiotics, prebiotics, and synbiotics for the treatment of chronic constipation in adults[J]. *Eur J Nutr*, 2024.

[858] 邢涛，张斌，张友文．结肠旷置术治疗结肠慢传输型便秘 [J]. 中国民康医学，2011, 23(7):842–843.

[859] 陈红跃，张大牛，朝阳．顺蠕动与逆蠕动盲直肠吻合术治疗结肠慢传输型便秘的疗效比较 [J]. 中国实用医刊，2010, 37(8):15–16.

[860] 江从庆，钱群，艾中立，等．结肠次全切除逆蠕动盲直吻合术治疗慢传输型便秘的远期疗效 [J]. 中华外科杂志，2007, 45(15):1041–1043.

[861] 陶琦，钱群，江从庆．胃肠道生存质量指数在慢传输型便秘患者手术疗效评估中的应用 [J]. 中华胃肠外科杂志，2008, 11(5): 509–511.

[862] 钱群，江从庆，何跃明，等．结肠次全切除逆蠕动盲直吻合术治疗特发性慢传输型便秘 [J]. 大肠肛门病外科杂志，2004, 10(4):258–260.

[863] 钱群，江从庆，张亚杰，等．结肠次全切除、逆蠕动盲肠直肠吻合术与结肠全切除、回肠直肠吻合术治疗慢传输型便秘的对比研究 [J]. 中华外科杂志，2009, 47(24):1849–1851.

[864] 张胜本．便秘临床基础 [M]. 第 1 版．北京：科学技术文献出版社，1997: 120.

[865] Yonggang Wang, Chunbao Zhai, Liyun Niu, et al. Retrospective series of subtotal colonic bypass and antiperistaltic cecoproctostomy for the

treatment of slow-transit constipation[J]. *Int J Colorectal Dis*, 2010, 25:613–618.
[866] George P, Francisca L, María EM, et al. A Novel Surgical Approach to Slow-Transit Constipation: Report of Two Cases[J]. *Dis Colon Rectum*, 2008, 51:139–141.
[867] Hsiao KC, Jao SW, Wu CC, et al. Hand-assisted laparoscopic total colectomy for slow transit constipation[J]. *Int J Colorectal Dis*, 2008, 23:419–424.
[868] Feng Y. and Jianjiang L. Functional outcomes of two types of subtotal colectomy for slow-transit constipation: ileosigmoidal anastomosis and cecorectal anastomosis[J]. *Am J Surg*, 2008, 195(1):73–77.
[869] Riss S, Herbst F, Birsan T, et al. Postoperative course and long term follow up after colectomy for slow transit constipation – is surgery an appropriate approach[J]? *Colorectal Disease*, 2009, 11(3): 302–307.
[870] Zutshi T, Hull R, Trzcinski A, et al. Surgery for slow transit constipation: are we helping patients[J]? *Int J Colorectal Dis*, 2007, 22:265–269.
[871] Ternent CA, Bastawrous AL, Morin NA, et al. Practice parameters for the evaluation and management of constipation[J]. *Dis Colon Rectum*, 2007, 50(12):2013–22.
[872] Sarli L, Costi R, Sarli D, et al. Pilot study of subtotal colectomy with antiperistaltic cecoproctostomy for the treatment of chronic slow-transit constipation[J]. *Dis Colon Rectum*, 2001, 44(10):1514–1520.
[873] Jiang CQ, Qian Q, Liu ZS, et al. Subtotal colectomy with antiperistaltic cecoproctostomy for selected patients with slow transit constipation-from Chinese report[J]. *Int J Colorectal Dis*, 2008, 23(12):1251–1256.
[874] Zutshi M, Hull TL, Trzcinski R, et al. Surgery for slow transit constipation: are we helping patients[J]? *Int J Colorectal Dis*, 2007, 22(3):265–269.
[875] Frattini JC, Nogueras JJ. Slow transit constipation: a review of a colonic functional disorder[J]. *Clin Colon Rectal Surg*, 2008, 21(2):146–152.
[876] 李震，胡道予 . 小儿肛门直肠畸形的影像学诊断及进展 [J]. 临床外科杂志，2008, (5):307–308.
[877] 王小林，魏明发 . 先天性肛门直肠畸形致病基因研究进展 [J]. 临床外科杂志，2008, (5):352–353.
[878] 王小林，魏明发 . 先天性肛门直肠畸形致病基因研究进展 [J]. 临床外科杂志，2008, (5):352–353.
[879] 刘虎，徐兵 . 新生儿巨结肠诊断的现状与进展 [J]. 医学综述，2010, (16):2433–2435.
[880] 吴晓娟，冯杰雄 . 先天性巨结肠的诊断和治疗 [J]. 实用儿科临床杂志，2011, (11):894–896.
[881] 邹婵娟，李碧香，周崇高，许光 . 全结肠重复畸形伴先天性无肛 1 例 [J]. 疑难病杂志，2014, 13(2):205.
[882] 许秋泳，许向农 . 乙状结肠重复畸形 1 例 [J]. 福建医药杂志，2010, 32(2):178.
[883] 周俊霖，裴莉，苗静，等 . 小儿消化道重复畸形的 MSCT 诊断 [J]. 南昌大学学报 (医学版), 2013, 53(10):36–41.
[884] 段正凡，李国平，王家平，等 . 儿童结肠重复畸形的 X 线和 CT 诊断 [J]. 临床放射学杂志，2013, 32(1) 期 :106–108.
[885] 乔玉华，左树森 . 结肠重复畸形合并肾积水 1 例报告 [J]. 山东医药，2012, 52(10):4.
[886] 李振山 . 新生儿坏死性结肠小肠炎的早期诊治 [J]. 中外医疗，2012, (14):91.
[887] 李凯，朴慧权 . 直肠异物 21 例发病原因及诊疗经验总结 [J]. 中国医学工程，2011, 19(10):132.
[888] 张陈，魏键，雷跃华，等 . 肛管直肠异物损伤的发病特点及诊治体会 [J]. 海南医学，2008, 19(9):76–77.
[889] 钟紫凤，王飞霞 . 直肠及结肠异物取出术 12 例的围术期护理 [J]. 护理与康复，2013, 12(7):639–640.
[890] 潘波，董宇，王海峰，等 . 乙状结肠异物 1 例报告 [J]. 陕西医学杂志，2011, 40(5):639–640.
[891] 及小双，丁淼 . 消化道内异物手术取出 30 例分析 [J]. 宁夏医科大学学报，2011, 33(4):395–396.
[892] 黄祯 . 乙状结肠异物误诊为结肠肿瘤 1 例 [J]. 慢性病学杂志，2010, 12(4):302.
[893] 周洪彪，陈福金 . 乙状结肠异物穿孔 1 例报告 [J]. 当代医学，2010, 16(9):75.
[894] 徐俊华，朱勇，刘萍，等 . 肠镜经腹壁造口取乙状结肠异物 1 例 [J]. 结直肠肛门外科 [J], 2010, 16(4):211.
[895] 赵灿辉 . 结肠损伤的一期手术治疗探讨 [J]. 中国医药指南，2013, 11(5):201–202.
[896] 田强 . 结肠损伤手术方式的探讨 [J]. 临床医学，2012, (1):19–20.
[897] 丁彦辉 . 结肠损伤术后腹腔感染的预防 [J]. 中国煤炭工业医学杂志，2012, 15(4):536–537.
[898] 王保全，卢宏亮 . 结肠损伤 43 例诊治体会 [J]. 海南医学，2010, 21(7):180–181.
[899] 庄俊锋，林锡汉，庄丹，等 . 结肠损伤 I 期手术治疗 48 例分析 [J]. 中国医药科学，2012, 2(6):180–181.
[900] 易晓雷，刘俊，李旭辉，等 . 改良性结肠造瘘治疗外伤性结肠损伤 [J]. 中国普通外科杂志，2011, 20(7):760–762.
[901] 纪成武，陈增银 . 90 例结肠损伤的一期手术治疗 [J]. 中国现代药物应用，2011, 5(11):25–26.
[902] 张建平，闵泽 . 创伤性结肠损伤 63 例诊断及治疗分析 [J]. 现代预防医学，2011, 38(14):2885–2886.
[903] 凌建军 . 创伤性结肠损伤 64 例临床分析 [J]. 四川医学，2011, 32(12):1978–1980.
[904] 张连阳，孙士锦，谭浩，等 . 腹膜外外置术治疗结肠损伤 24 例 [J]. 解放军医学杂志，2011, 36(5):520–522.
[905] 熊盾 . I 期手术治疗结肠损伤 22 例临床体会 [J]. 中国现代药物应用，2010, 4(6):56–57.
[906] 丁洪飞，颜庆余 . 218 例结肠损伤一期手术的治疗体会 [J]. 医学信息，2010，23(2):504–505.
[907] 韩庆增，赵丙生，李海洋，等 . 改良小肠外置单腔造口术在结肠损伤手术中的应用 [J]. 河北医药，2010, 32(15):2070–2071.
[908] 张志勇，何炬辉 . 腹腔镜处理医源性结直肠损伤的诊治措施及效果分析 [J]. 浙江创伤外科，2014, 19(1):49–50.
[909] 张国良，徐向明，林建江 . 肛管直肠外伤的诊治 [J]. 浙江创伤外科，2013, 18(4):530–531.
[910] 张立新 . 肛管直肠损伤早期诊治的探讨 [J]. 中国实用医药，2012, 7(30):67.
[911] 张连阳 . 结直肠损伤 [J]. 创伤外科杂志，2012, 14(3):287–289.
[912] 刘旭东，周云祥，丁守成 . 医源性肛管直肠损伤的诊断与治疗 [J]. 山西医药杂志，2012, 41(4):339–340.
[913] 胡军 . 结直肠损伤 35 例手术治疗的回顾性分析 [J]. 吉林医学 2011, 32(19):3871–3872.
[914] 柏楠，崔爱民，史争鸣，赵景明 . 严重会阴部损伤的外科治疗 [J]. 山东医药，2010, 50(20):83–84.
[915] 裘小鸣 . 43 例肛管直肠损伤的外科治疗 [J]. 浙江创伤外科 2010, 15(3):331–332.
[916] 李晓华，吴晓琴 . 46 例结直肠损伤手术的治疗体会 [J]. 中国初级卫生保健，2010, 24(5):103.
[917] 章志坚，韩少良，朱冠保 . 33 例结肠直肠破裂原因分析与外科治疗外科 [J]. 理论与实践 2009, 14(1):70–72.
[918] 王群，郑钧，敖娟 . 47 例肛管直肠损伤的外科治疗 [J]. 河南外科学杂志，2009, 15(3):64–65.
[919] 徐长林 . 72 例肛管直肠损伤的临床分析 [J]. 中国医药导报，2009, 6(15):32–33.
[920] 臧圣彬 . 肛管直肠损伤的诊断与治疗 [J]. 临床医学，2009, 29(11):41–42.
[921] 郑春宵 . 肛管直肠损伤的治疗体会 [J]. 中国医药指南，2009, 7(23):173–174.
[922] 陆志明，王永强 . 肛门直肠损伤 43 例治疗体会 [J]. 创伤外科杂志，2009, 11(6):556.
[923] 王舒，宝欣，徐惠德，张宏兵结直肠损伤 62 例治疗分析 [J]. 中国误诊学杂志，2009, 9(15):3695–3696.
[924] 李凯旋，卢福明 . 基层医院诊治结直肠损伤 31 例的体会 [J]. 广西医学，2008, 30(2):275.
[925] Serra-Aracil X, Gómez-Díaz CJ, Navarro-Soto S et al. Repair of rectal trauma perforation using transanal endoscopic operation[J]. *Colorectal Dis*, 2012, 14(7): 427–428.
[926] Gümü M, Kapan M, nder A, et al. Factors affecting morbidity in penetrating rectal injuries: a civilian experience [J]. *Ulus Travma Acil Cerrahi Derg*, 2011, 17 (5):401–406.
[927] La Greca G, Gagliardo S, Sofia M, et al. Perineo-ano-rectal injuries: clinical experience[J]. *Chir Ital*, 2008, 60(1):91–101.
[928] Slater R. Nutritional management of enterocutaneous fistulas[J]. *Br J Nurs*, 2009, 18(4):225–230.
[929] Coughlin S, Roth L, Lurati G, et al. Somatostatin analogues for the

treatment of enterocutaneous fistulas:a systematic review and meta-analysis[J]. *World J Surg*, 2012, 36(5):1016–1029.
[930] Stevens P, Foulkes RE, Hartford-Beynon JS, et al. Systematic review and meta -analysis of the role of somatostatin and its analoguesin the treatment of enterocutaneous fistula[J]. *Eur J Gastroenterol Hepatol*, 2011, 23(10):912–922.
[931] 美国结直肠外科医师协会标准化工作委员会 . 痔诊断和治疗指南 (2010 修订版)[J]. 中华消化外科杂志 , 2012, 11(3) :243–247.
[932] 王国强 , 刘扬 , 刘青 , 等 . 吻合器痔上黏膜环切术的近远期疗效及安全性的 Meta 分析 [J]. 中华外科杂志 , 2013, 51(11):1034–1038.
[933] 朱军 , 丁健华 , 赵克 , 等 . 吻合器痔上黏膜环切钉合术的并发症分析 [J]. 中华胃肠外科杂志 , 2012, 15(12):36–39.
[934] El Nakeeb AM, Fikry AA, Omar WH, et al. Rubber band ligation for 750 cases of symptomatic hemorrhoids out of 2200 cases[J]. *World J Gastroenterol*, 2008, 14(42):6525–6530.
[935] Gupta N, Katoch A, Lal P, et al. Rectourethral fistula after injection sclerotherapy for haemorrhoids, a rare complication[J]. *Colorectal Dis*, 2011, 13(1):105.
[936] Giordano P, Overton J, Madeddu F, et al. Transanal hemorrhoidal dearterialization: a systematic review[J]. *Dis Colon Rectum*, 2009, 52(9):1665–1671.
[937] Infantino A, Bellomo R, Dal Monte PP, et al. Transanal haemorrhoidal artery echodoppler ligation and anopexy (THD) is effective for II and III degree haemorrhoids: a prospective multicentric study[J]. *Colorectal Dis*, 2010, 12(8):804–809.
[938] 邓志灏、赵宝明 . 肛裂治疗方式的选择 [J]. 世界华人消化杂志 , 2013, 21(13):1197–1204.
[939] 李辉斌、孙晖、钱海华 . 肛裂治疗进展 [J]. 现代中西医结合杂志 , 2012, 21(33) : 3754–3755.
[940] 焦浩、曹永清 . 肛裂解剖与保守治疗 .// 第十三届全国中西医结合大肠肛门病学术会议暨第三届国际结直肠外科论坛论文汇编 . 天津 :2009, 311–313.
[941] 罗超兰 . 肛裂的手术治疗进展 // 第十三届全国中西医结合大肠肛门病学术会议暨第三届国际结直肠外科论坛论文汇编 . 天津 :2009, 477–478.
[942] 欧强、竺平、陈邑歧等 . 中国普外基础与临床杂志 [J]. 中国普外基础与临床杂志 , 2014, 21(1):126–129.
[943] 彭亚平、韩加刚、杨新庆. 肛裂的研究和治疗进展 [J]. 中国临床医生 , 2011, 39(4) : 9–11.
[944] 徐廷翰 . 肛裂的病因与根治 // 第十三届全国中西医结合大肠肛门病学术会议暨第三届国际结直肠外科论坛论文汇编 . 天津 :2009, 467–469.
[945] Steele SR, Kumar R, Feingold DL, et al. Practice parameters for the management of perianal abscess and fistula-in-ano[J]. *Dis Colon Rectum*, 2011, 54(12):1465–1474.
[946] Ommer A, Herold A, Berg E, et al. German S3 guideline: anal abscess[J]. *Int J Colorectal Dis*, 2012, 27(6):831–837.
[947] 丁曙晴 , 丁义江 . 肛周脓肿和肛瘘诊治策略 —— 解读美国和德国指南 [J]. 中华胃肠外科杂志 , 2012, 12(15):1224–1226.
[948] 胡邦、谢尚奎、彭慧等 . 肛瘘诊疗新进展 // 第十六届全国中西医结合大肠肛门病学术会议汇编 . 广州 :2013, 212–216.
[949] 韩加刚、陶昀璐、王振军等 .2011 版美国肛周脓肿和肛瘘治疗指南 [J]. 中华胃肠外科杂志 , 2013, 15(6):640–643.
[950] 黄忠诚、李光义 . 复杂性肛瘘的诊治策略 [J]. 2012 医学前沿 , 2012, 206–210.
[951] 钱群 . 肛瘘的诊断 [J]. 临床外科杂志 , 2011, 4(19):224–225.
[952] 国家卫生和计划生育委员会 , 2013 中国卫生和计划生育统计年鉴 [M]. 北京 : 中国协和医科大学出版社 , 2013.
[953] Katz AR, Lee MV, Wasserman GM. Sexually transmitted disease (STD) update: a review of the CDC 2010 STD treatment guidelines and epidemiologic trends of common STDs in Hawai'i[J]. *Hawaii J Med Public Health*. 2012;71(3):68–73.
[954] Peters RP, Nijsten N, Mutsaers J, Jansen CL, Morré SA, van Leeuwen AP. Screening of oropharynx and anorectum increases prevalence of Chlamydia trachomatis and Neisseria gonorrhoeae infection in female STD clinic visitors[J]. *Sex Transm Dis*. 2011;38(9):783–787.
[955] Wexner SD, et al. *The Ascrs Textbook of Colon and Rectal Surgery*[M], Springer Science+Business Media, LLC. 2011.
[956] de Vries HJ, Zingoni A, White JA, Ross JD, Kreuter A. 2013 European Guideline on the management of proctitis, proctocolitis and enteritis caused by sexually transmissible pathogens[J]. *Int J STD AIDS*. 2013;25(7):465–474.
[957] van Liere GA, Hoebe CJ, Niekamp AM, Koedijk FD, Dukers-Muijrers NH. Standard symptom- and sexual history-based testing misses anorectal Chlamydia trachomatis and neisseria gonorrhoeae infections in swingers and men who have sex with men[J]. *Sex Transm Dis*. 2013;40(4):285–289.
[958] Givel JC, et al. *Anorectal and Colonic Diseases*[M], Springer Science+Business Media, LLC. 2009.
[959] Steedman NM, McMillan A. Treatment of asymptomatic rectal Chlamydia trachomatis: is single-dose azithromycin effective? [J]. *Int J STD AIDS*. 2009;20(1):16–18.
[960] Matsumoto T. Guidelines on the diagnosis and treatment of sexually transmitted diseases[J]. *Nihon Rinsho*. 2009, 67(1):23–29.
[961] Wu LL, Yang YS, Dou Y, et al. A systematic analysis of pneumatosis cystoids intestinalis. [J]. *World J Gastroenterol*, 2013, 19(30):4973–4978.
[962] Tsujimoto T, Shioyama E, Moriya K, et al. Pneumatosis cystoides intestinalis following alpha-glucosidase inhibitor treatment: a case report and review of the literature. [J]. *World J Gastroenterol*, 2008, 14(39):6087–6092.
[963] Ünlü, C, Daniels, L, Vrouenraets, BC, et al. A systematic review of high-fibre dietary therapy in diverticular disease. [J]. *Int J Colorectal Dis*, 2012, 27(4):419–427.
[964] Shahedi K, Fuller G, Bolus R, BC, et al. Long-term risk of acute diverticulitis among patients with incidental diverticulosis found during colonoscopy. [J]. *Clin Gastroenterol Hepatol*, 2013, 11(12):1609–1613.
[965] Nagata N, Niikura R, Aoki T, et al. Increase in colonic diverticulosis and diverticular hemorrhage in an aging society: lessons from a 9-year colonoscopic study of 28, 192 patients in Japan. [J]. *Int J Colorectal Dis*, 2014, 29(3):379–385.
[966] Peery AF, Sandler RS, Ahnen DJ, et al. Constipation and a low-fiber diet are not associated with diverticulosis. [J]. *Clin Gastroenterol Hepatol*, 2013, 11(12):1622–1627.
[967] Alamili M, Gögenur I, Rosenberg J. Acute complicated diverticulitis managed by laparoscopic lavage. [J]. *Dis Colon Rectum*, 2009, 52(7):1345–1349.
[968] 姚书忠 , 梁炎春 . 肠道子宫内膜异位症诊断及治疗 [J]. 中国实用妇科与产科杂志 , 2013, 29(1):14–17.
[969] Walther A, Houlston R, Tomlinson I. Association between chromosomal instability and prognosis in colorectal cancer: a meta-analysis[J]. *Gut* 2008, 57:941–950.
[970] Danielsen SA, Lind GE, Bjornslett M, et al. Novel mutations of the suppressor gene PTEN in colorectal carcinomas stratified by microsatellite instability- and TP53 mutation-status[J]. *Hum Mutat*, 2008, 29:252–262.
[971] Gunderson LL, Jessup JM, Sargent DJ, et.al, Revised TN categorization for colon cancer based on national survival outcomes data[J]. *J Clin Oncol*. 2010 , 10;28(2):264–271.
[972] Ueno H, Mochizuki H, Hashiguchi Y, et.al, Extramural cancer deposits without nodal structure in colorectal cancer: optimal categorization for prognostic staging[J]. *Am J Clin Pathol*. 2007 , 127(2):287–294.
[973] Puppa G1, Maisonneuve P, Sonzogni A, et.al, Pathological assessment of pericolonic tumor deposits in advanced colonic carcinoma: relevance to prognosis and tumor staging[J]. *Mod Pathol*. 2007 , 20(8):843–855.
[974] Hohenberger W, Weber K, Matzel K, et al. Standardized surgery for colonic cancer: complete mesocolic excision and central ligation-technical notes and outcome[J]. *J Colorectal Dis*, 2009, 11(4):354–364.
[975] West N, Hohenberger W, Weber K, et al. Complete Mesocolic Excision With Central Vascular Ligation Produces an Oncologically Superior Specimen Compared With Standard Surgery for Carcinoma of the Colon[J]. *J Clin Oncol*, 2009, 28(2):272–278.
[976] Liebig C, Ayala G, Wilks J, et.al, Perineural invasion is an independent predictor of outcome in colorectal cancer[J]. *J Clin Oncol*. 2009 , 27(31):5131–5137.
[977] Van Cutsem E, Köhne CH, Láng I, et, al, Cetuximab plus irinotecan, fluorouracil, and leucovorin as first-line treatment for metastatic colorectal cancer: updated analysis of overall survival according to tumor KRAS and BRAF mutation status[J]. *J Clin Oncol*. 2011, 29(15):2011–2019.
[978] Siegel R, Desantis C, Jemal A[J]. *CA Cancer J Clin* 2014 , 64(2):104–117.

[979] Twelves C, Scheithauer W, McKendrick J, et al.Capecitabine versus 5-fluorouracil/folinic acid as adjuvant therapy for stage III colon cancer: final results from the X-ACT trial with analysis by age and preliminary evidence of a pharmacodynamic marker of efficacy[J]. *Ann Oncol.* 2012, 23(5):1190–1197

[980] K Muro, Boku N, Shimada Y, et al. Irinotecan plus S-1 (IRIS) versus fluorouracil and folinic acid plus irinotecan (FOLFIRI) as second-line chemotherapy for metastatic colorectal cancer: a randomised phase 2/3 non-inferiority study (FIRIS study)[J]. *Lancet Oncology,* 2010, 11:853–860.

[981] Van Cutsem E, Labianca R, Bodoky G, et al.Randomized phase III trial comparing biweekly infusional fluorouracil/leucovorin alone or with irinotecan in the adjuvant treatment of stage III colon cancer: PETACC-3. [J]. *J Clin Oncol*, 2009, 27(19):3117–3125.

[982] Ychou M, Raoul JL, Douillard JY, et al.A phase III randomised trial of LV5FU2 + irinotecan versus LV5FU2 alone in adjuvant high-risk colon cancer (FNCLCC Accord02/FFCD9802).[J]. *Ann Oncol*, 2009, 20: 674–680.

[983] Bokemeyer C, Bondarenko I, Hartmann JT, et al.Efficacy according to biomarker status of cetuximab plus FOLFOX-4 as first-line treatment for metastatic colorectal cancer: the OPUS study[J]. *Ann Oncol.* 2011, 22(7):1535–1546.

[984] Cassidy J, Clarke S, Díaz-Rubio E, et al.XELOX vs FOLFOX-4 as first-line therapy for metastatic colorectal cancer: NO16966 updated results[J]. *Br J Cancer.* 2011 , 105(1):58–64.

[985] Bennouna J1, Sastre J, Arnold D, et al.Continuation of bevacizumab after first progression in metastatic colorectal cancer (ML18147):a randomised phase 3 trial[J]. *Lancet Oncol.* 2013 , 14(1):29–37.

[986] Hurwitz HI, Tebbutt NC, Kabbinavar F, et al.Efficacy and safety of bevacizumab in metastatic colorectal cancer: pooled analysis from seven randomized controlled trials[J]. *Oncologist.* 2013, 18(9):1004–1012.

[987] Amado RG, Wolf M, Peeters M, et a.l Wild-type KRAS is required for panitumumab efficacy in patients with metastatic colorectal cancer[J]. *J Clin Oncol.* 2008 , 26(10):1626–1634.

[988] Hecht JR, Mitchell E, Chidiac T, et al.A randomized phase IIIB trial of chemotherapy, bevacizumab, and panitumumab compared with chemotherapy and bevacizumab alone for metastatic colorectal cancer[J].*J Clin Oncol.* 2009 , 27(5):672–680.

[989] Grothey A , Cutsem EV , Sobrero A , et al.Regorafenib monotherapy for previously treated metastatic colorectal cancer (CORRECT): an international, multicentre, randomised, placebo-controlled, phase 3 trial[J]. *Lancet.* 2013 , 381(9863):303–312.

[990] Demetri GD1, Reichardt P, Kang YK, et al.Efficacy and safety of regorafenib for advanced gastrointestinal stromal tumours after failure of imatinib and sunitinib (GRID): an international, multicentre, randomised, placebo-controlled, phase 3 trial[J]. *Lancet.* 2013 Jan 26;381(9863):295–302.